"十三五"國家重點出版物出版規劃項目

本草綱目引文溯源 四 蟲鱗介禽獸人部

本草綱目研究集成

總主編 張志斌 鄭金生

鄭金生 張志斌 主編

科学出版社
龍門書局
北京

内 容 简 介

本書是"本草綱目研究集成"叢書的子書之一。書中正文充分汲取《本草綱目影校對照》的校勘成果，盡力存《本草綱目》原貌之真。注文（隨文見注）則全面追溯《本草綱目》引文來源（注明原書名、卷次、篇目），并摘録相對應的原文，以存原文之真。"溯源"之舉旨在映襯李時珍"翦繁去複"的深厚功力，彌補《本草綱目》引據欠明的某些不足，從而使本書能輔翼《本草綱目》，方便讀者參閱。從這個意義上來説，本書是當今《本草綱目》家族後續著作中唯一能同時展示引文與原文之真的新作，可供读者直接窺知李時珍所引資料的原貌。

本書適合中醫藥研究與臨床人員、文獻研究者參閱使用。

圖書在版編目（CIP）數據

本草綱目引文溯源. 四, 蟲鱗介禽獸人部 / 鄭金生，張志斌主編. — 北京：龍門書局，2019.4
（本草綱目研究集成）
國家出版基金項目　"十三五"國家重點出版物出版規劃項目
ISBN 978-7-5088-5575-2

Ⅰ.①本…　Ⅱ.①鄭…　②張…　Ⅲ.①《本草綱目》–研究
Ⅳ.①R281.3

中國版本圖書館CIP數據核字（2019）第088189號

責任編輯：鮑　燕　曹麗英 / 責任校對：張鳳琴
責任印製：肖　興 / 封面設計：黃華斌

科 学 出 版 社
龍 門 書 局　出版
北京東黃城根北街16號
郵政編碼：100717
http://www.sciencep.com
北京匯瑞嘉合文化發展有限公司 印刷
科學出版社發行　各地新華書店經銷
*
2019年4月第 一 版　　開本：787×1092 1/16
2019年4月第一次印刷　　印張：57 1/4
字數：1 464 000
定價：350.00圓
（如有印裝質量問題，我社負責調換）

本草綱目研究集成

學術指導委員會

主　　任　王永炎

委　　員　曹洪欣　黃璐琦　呂愛平
　　　　　謝雁鳴　王燕平

本草綱目研究集成

編輯委員會

本草綱目引文溯源

編輯委員會

主　　編　鄭金生　張志斌

副 主 編　汪惟剛　侯酉娟

助　　理　李　科　甄　艷　劉　悦

　　進入 21 世紀,面向高概念時代,科學、人文互補互動,整體論、還原論朝向融通共進。中醫學人更應重視傳承,并在傳承基礎上創新。對享譽全球的重大古醫籍做認真系統的梳理、完善、發掘、升華,而正本清源,以提高學術影響力。晚近,雖有運用多基因網絡開展證候、方劑組學研究,其成果用現代科技語言表述,對醫療保健具有一定意義。然而積學以啓真,述學以爲道,系統化、規範化,多方位、高層次的文獻研究,當是一切中醫藥研究項目的本底,確是基礎的基礎,必須有清醒的認識,至關重要。

　　中醫千年古籍,貴爲今用。然古籍之所以能爲今用,端賴世代傳承,多方詮釋,始能溝通古今,勵行繼承創新。深思中醫學的發展史,實乃歷代醫家與時俱進,結合實踐,對前輩賢哲大家之醫籍、理論、概念、學說進行詮釋的歷史。而詮釋的任務在於傳達、翻譯、解釋、闡明與創新。詮釋就是要在客體(即被詮釋的文本)框架上,賦予時代的精神,增添時代的價值。無疑,詮釋也是創新。

　　明代李時珍好學敏思,勤於實踐,治學沉潛敦厚。博求百家而不倦,確係聞名古今之偉大醫藥科學家,備受中外各界人士景仰。明代著名學者王世貞稱其爲“真北斗以南一人”,莫斯科大學將其敬列爲世界史上最偉大的六十名科學家之一(其中僅有兩位中國科學家)。其巨著《本草綱目》博而不繁,詳而知要,求性理之精微,乃格物之通典。英國著名生物學家達爾文稱之爲“中國古代百科全書”。2011 年《本草綱目》被聯合國教科文組織列入“世界記憶名録”(同時被列入僅兩部中醫藥古籍),實爲中國傳統文化之優秀代表。欲使這樣一部不朽的寶典惠澤醫林,流傳後世,廣播世界,更當努力詮釋,整理發揚。此乃“本草綱目研究集成”叢書之所由作也。

　　中國中醫科學院成立 60 年以來,前輩學者名醫於坎坷中篳路藍縷,負重前行,啓迪後學,篤志薪火傳承。志斌張教授、金生鄭教授,出自前輩經緯李教授、繼興馬教授之門下,致力醫史文獻研究數十年,勤勉精進,研究成果纍累。2008 年歲末,志斌、金生二位學長,聯袂應邀赴德國洪堡大學,參與《本草綱目》研究國際合作課題。歷時三年餘,所獲甚豐。2012 年兩位教授歸國後,向我提出開展《本草綱目》系列研究的建議,令我敬佩。這是具有現實意義的大事,旋即與二位共議籌謀,欲編纂成就一部大型叢書,命其名曰"本草綱目研究集成"。課題開始之初,得到中醫臨床基礎醫學研究所領導的支持,立項開展前期準備工作。2015 年《本草綱目研究集成》項目獲得國家出版基金資助,此爲課題順利開展的良好機遇與條件。

中醫藥學是將科學技術與人文精神融合得最好的學科,而《本草綱目》則是最能體現科學百科精神的古代本草學著作,除了豐富的醫藥學知識之外,也飽含語言文字學、古代哲學、儒釋道學、地理學、歷史學等社會科學内容與生物學、礦物學、博物學等自然科學内容,真可謂是"博大精深"。要做好、做深、做精《本草綱目》的詮釋研究,實非易事。在志斌、金生二教授具體組織下,聯合國内中醫、中藥、植物、歷史地理、語言文字、出版規範等方面專家,組成研究團隊。該團隊成員曾完成《中華大典》下屬之《藥學分典》《衛生學分典》《醫學分典·婦科總部》,以及《海外中醫珍善本古籍叢刊》《温病大成》《中醫養生大成》等多項大型課題與巨著編纂。如此多學科整合之團隊,不惟多領域知識兼備,且組織及編纂經驗豐富,已然積累衆多海内外珍稀古醫籍資料,是爲"本草綱目研究集成"編纂之堅實基礎。

李時珍生於明正德十三年(1518)。他窮畢生之智慧財力,殫精竭慮,嘔心瀝血,經三次大修,終於明萬曆六年(1578)編成《本草綱目》。至公元 2018 年,乃時珍誕辰500 週年,亦恰逢《本草綱目》成書 440 週年。志斌、金生兩位教授及其團隊各位學者能團結一心,與科學出版社精誠合作,潛心數年,將我國古代名著《本草綱目》研究推向一個高峰!此志當勉,此誠可嘉,此舉堪贊!我國中醫事業有這樣一批不受浮躁世風之影響,矢志不渝於"自由之思想,獨立之精神"的學者,令我備受鼓舞。冀望書成之時培育一輩新知,壯大團隊。感慨之餘,聊撰數語,樂觀厥成。

中央文史研究館館員

中國工程院院士　　王永炎

丙申年元月初六

　　"本草綱目研究集成"是本着重視傳承,并在傳承基礎上創新之目的,圍繞明代李時珍《本草綱目》(此下簡稱《綱目》)進行系統化、規範化,多方位、高層次整理研究而撰著的一套學術叢書。

　　《綱目》不僅是中華民族傳統文化的寶典,也是進入"世界記憶名録"、符合世界意義的文獻遺産。欲使這樣一部寶典惠澤當代,流芳後世,廣播世界,更當努力詮注闡釋,整理發揚。本叢書針對《綱目》之形制與内涵,以"存真、便用、完善、提高、發揚"爲宗旨,多方位進行系統深入研究,撰成多種專著,總稱爲"本草綱目研究集成"。

　　我國偉大的醫藥學家李時珍,深明天地品物生滅無窮,古今用藥隱顯有異;亦熟諳本草不可輕言,名不核則誤取,性不核則誤施,動關人命。故其奮編摩之志,窮畢生精力,編成《綱目》巨著。至公元 2018 年,乃李時珍誕辰 500 週年,亦恰逢《綱目》成書 440 週年。當此之際,我們選擇《綱目》系列研究作爲一項重點研究課題,希望能通過這樣一項純學術性的研究,來紀念偉大的醫藥學家李時珍。

　　爲集思廣益,本課題成員曾反復討論應從何處着手進行具有創新意義的研究。《綱目》問世 400 餘年間,以其爲資料淵藪,經節編、類纂、增删、續補、闡釋之後續本草多至數百。中、外基於《綱目》而形成的研究專著、簡體標點、注釋語譯、外文譯註等書,亦不下數百。至於相關研究文章則數以千計。盡管如此,至今《綱目》研究仍存在巨大的空間。諸如《綱目》文本之失真,嚴格意義現代標點本之缺如,系統追溯《綱目》所引原始文獻之空白,《綱目》藥物及藥圖全面研究之未備,書中涉及各種術語源流含義研究之貧乏,乃至《綱目》未收及後出本草資料尚未得到拾遺匯編等,都有待完善與彌補。

　　在明確了《綱目》研究尚存在的差距與空間之後,我們決定以"存真、便用、完善、提高、發揚"爲宗旨,編撰下列 10 種學術研究著作。

　　1.《本草綱目導讀》:此爲整個叢書之"序曲"。該書重點任務是引導讀者進入

《綱目》這座宏偉的"金谷園"。

2.《本草綱目影校對照》:將珍貴的《綱目》金陵本原刻影印,並結合校點文字及校記脚注,采用單雙頁對照形式,以繁體字竪排的版式配以現代標點,並首次標注書名綫、專名綫。這樣的影印與校點相結合方式,在《綱目》研究中尚屬首創。此舉旨在最大程度地保存《本草綱目》原刻及文本之真,且又便於現代讀者閱讀。

3.《本草綱目詳注》:全面注釋書中疑難詞彙術語,尤注重藥、病、書、人、地等名稱。此書名爲"詳注",力求選詞全面,切忌避難就易。注釋簡明有據,體現中外現代相關研究成果與中醫特色,以求便於現代運用,兼補《綱目》語焉不詳之憾。

4.《本草綱目引文溯源》:《綱目》"引文溯源"方式亦爲該叢書首創。《綱目》引文宏富,且經李時珍删繁汰蕪,萃取精華,故文多精簡,更切實用。然明人好改前人書,李時珍亦未能免俗,其删改之引文利弊兼存。此外,《綱目》雖能標注引文出處,却多有引而不確、注而不明之弊。本書追溯時珍引文之原文,旨在既顯現李時珍錘煉引文之功力,又保存《綱目》所引原文之真、落實文獻出處,提高該書的可信度,以便讀者更爲準確地理解《綱目》文義。

5.《本草綱目圖考》:書名"圖考",乃"考圖"之意。該書將《本草綱目》"一祖三系"之金陵本、江西本、錢(蔚起)本、張(紹棠)本這四大版本藥圖(各千餘幅)逐一進行比較,考其異同及與其前後諸藥圖之繼承關係,盡可能分析其異同之原委,以利考證藥物品種之本真,彌補《綱目》初始藥圖簡陋之不足。

6.《本草綱目藥物古今圖鑒》:以《綱目》所載藥物爲單元,彙聚古代傳統本草遺存之兩萬餘幅藥圖(含刻本墨綫圖及手繪彩圖),配以現代藥物基原精良攝影,并結合現代研究成果,逐一考察諸圖所示藥物基原。該書藥物雖基於《綱目》,然所鑒之圖涉及古今,其便用、提高之益,又非局促於《綱目》一書。

7.《本草綱目辭典》:此書之名雖非首創,然編纂三原則却係獨有:不避難藏拙、不鈔襲敷衍、立足時珍本意。堅持此三原則,旨在體現專書辭典特色,以別於此前之同名書。所收詞目涉及藥、病、書、人、地、方劑、炮製等術語,以及冷僻字詞典故。每一詞條將遵循史源學原則,追溯詞源,展示詞证,保证釋義之原創性。此書不惟有益於閱讀《綱目》,亦可有裨於閱讀其他中醫古籍。

8.《本草綱目續編》:該書雖非詮釋《綱目》,却屬繼承時珍遺志,發揚《綱目》傳統之新書。該書從時珍未見之本草古籍及時珍身後涌現之古代傳統醫藥書(截止於1911年)中遴選資料,撷粹删重,釋疑辨誤,仿《綱目》體例,編纂成書。該書是繼《綱目》之後,對傳統本草知識又一次彙編總結。

9.《本草綱目研究札記》:這是一部體裁靈活、文風多樣、内容廣泛的著作。目的在於展示上述諸書在校勘、注釋、溯源、考釋圖文等研究中之思路與依據。《綱目》被譽爲“中國古代的百科全書”，凡屬上述諸書尚未能窮盡之《綱目》相關研究，例如《綱目》相關的文化思考與文字研究等，都可以“研究札記”形式進入本書。因此，該書既可爲本叢書上述子書研究之總“後臺”，亦可爲《綱目》其他研究之新“舞臺”，庶幾可免遺珠之憾。

10.全標原版本草綱目：屬本草綱目校點本，此分冊是應讀者需求、經編委會討論增加的，目的是為適應讀者購閱需求。將本草綱目影校對照的影印頁予以刪除，再次重訂全部校勘內容，保留“全標”（即全式標點，在現代標點符號之外，標注書名線、專名線）、“原版”（以多種金陵本原刻為校勘底本、繁體豎排）的特色，而成此書。故在本草綱目書名前冠以“全標原版”以明此本特點。

最後需要說明的是，由於項目設計的高度、難度及廣度，需要更多的研究時間。而且，在研究過程中，我們為了適應廣大讀者的強烈要求，在原計劃八種書的基礎上又增加了兩種。為了保證按時結項，我們對研究計畫進行再次調整，決定還是按完成八種書來結項，而將《本草綱目辭典》《本草綱目詳注》兩書移到稍後期再行完成。

本叢書學術指導委員會主任王永炎院士對詮釋學有一個引人入勝的理解，他認爲，詮釋學的任務在於傳達、解釋、闡明和創新，需要獨立之精神，自由之思想。本書的設計，正是基於這樣的一種精神。我們希望通過這樣可以單獨存在的各種子書，相互緊密關聯形成一個有機的整體，以期更好地存《綱目》真，使詮釋更爲合理，闡明更爲清晰，寓創新於其中。通過這樣的研究，使《綱目》這一不朽之作在我們這一代的手中，注入時代的血肉，體現學術的靈魂，插上創新的翅膀。

當然，我們也深知，《綱目》研究的諸多空白與短板，并非本叢書能一次全部解決。在《綱目》整理研究方面，我們不敢説能做到完美，但希望我們的努力，能使《綱目》研究朝着更爲完美的方向邁進一大步。

張志斌　鄭金生

2018 年 12 月 12 日

　　《本草綱目引文溯源》(以下簡稱《溯源》)是"本草綱目研究集成"所含子書之一。
該書與《本草綱目影校對照》(以下簡稱《影校對照》)爲掎角之勢,共同發揮"存真"
"便用"的作用。《影校對照》重在保存符合李時珍本意的《本草綱目》真面。《溯源》
重在保存《本草綱目》引文之原貌。二者合力,發揮方便現代讀者閱讀理解及使用
《本草綱目》(以下簡稱《綱目》)的作用。

　　對《綱目》的引文"溯源",是爲該書量身而設的一種整理方式。此法既能映襯體
察李時珍"博極群書""蕑繁去複"之偉績,又能彌補《綱目》某些引而不確、注而不明
的缺憾。《綱目》問世已400餘年,時珍當年所見的部分古籍已流散海外,或深藏民
間,難以得見;又有若干時珍當年未能得見的珍善醫書版本或罕見書種也在近現代出
土或浮現。因此,收集遺佚,追本溯源,就是編纂本書的全部工作。

　　溯源與校勘有何不同? 這關係到《溯源》與《影校對照》兩書的差異,也涉及整理
古籍的兩種不同方法。

　　校勘要解決原著中文字"訛、脱、衍、倒",以保證原著文字準確。但《綱目》有其特
殊之處,影響到校勘的施行。《綱目》不像宋代唐慎微的《證類本草》,只引錄補遺而不
加評述。《綱目》引文雖極爲廣博,但却是一部引證、評説俱備的論著。該書主要致力于
遴選精論、驗方,以符實用,因此其引文多須"蕑繁去複,繩謬訂訛"。對這樣的引文,如
何去判定删改後的引文哪些屬於"訛脱"? 哪些是作者有意而爲? 若逢異必正,以還引
文之原,豈非有悖李時珍編纂《綱目》之初衷? 正是爲了存時珍《綱目》之真,《影校對照·
凡例》規定:"《綱目》引文或有化裁、增減,只要不悖原意、文理通順者,一般不改不注。"

　　但僅有爲存《綱目》之真的校勘,也會留下遺憾。讀者若想深究或轉引《綱目》所
引的原書文字,無法依靠傳統的校勘。那麽,有無兩全之策呢? 現有的《綱目》校點本
中,確實有過某些局部的嘗試。例如對某方的症狀、劑量、製法、服法等,不厭其煩在
校語中指示引文與原文的差異之處,甚至予以校改。這樣的校勘,已超出了校勘"訛、

脱、衍、倒”的職責範圍，又無益于讀者深究、引用原方之需求。更重要的是，《綱目》所引的古籍，出處欠明的非常之多。例如《綱目》所引的部分“好古”之言，在今存的王好古多種書中很難直接找到。更遑論《綱目》還引有二手材料、佚書等，查找起來更加困難。面對這樣的引文，若避而不言，忽而不校，則難免有避難藏拙之嫌。

直面這樣的兩難局面，我們只有另闢蹊徑。在古代，《本草綱目》的學術創新與藥物考辯等方面已臻登峰造極，其資料的宏富也遠勝宋代唐慎微的《證類本草》。但《綱目》對原文的剪裁訂正，以及文獻標示欠嚴謹等原因，使《綱目》的引文無法像《證類》那樣可供讀者直接引用，這是一大遺憾。既要存《綱目》之真，又要提高《綱目》的文獻價值，我們能想到的辦法就是將文字校勘與引文溯源剝離開來，另纂《溯源》一書，從而輔翼《綱目》，使之也能方便讀者直接參引《綱目》的原始文獻。

《溯源》是在《影校對照》的基礎上，全面追溯引文所在的原書，并展示相關的未經刪改的原文。從版式來看，《溯源》同樣分正文與腳注兩部分。但《溯源》的腳注并非校正一字一詞，而是展示所引某家的原文。引文和原文比較，才能讓讀者深切了解李時珍引證之廣博，爬梳抉剔之深入，才能確切展示李時珍“剪繁去複”的深厚功力與標示出處的不足之處，還能讓讀者了解《綱目》引文的確切來源與原文全貌。引文的確切真實來源即其所在原書（含轉引之書）及位置（卷篇等）。明確引文之源是繹清相關學術源流的基本條件。這就是《溯源》與一般校勘書的不同之處。

毋庸諱言的是，世易時移，後人實際上已不可能將《綱目》引文全部還原。但設立此書，却能促使我們盡力追根窮源。即便有的引文未能溯到源頭，我們也將如實註明，以俟來者。也許熟知《綱目》的讀者會説：《綱目》“書考八百餘種”，卷一又列舉了引據的各類書目，據此溯源，何難之有？不錯，《綱目》卷一的引據書目確實是我們溯源的起點。但沿此書目逐一考察，就會發現種種問題。

《綱目》“引據古今醫家書目”“引據古今經史百家書目”兩節中，均區分“舊本”與“時珍所引”兩部分。所謂“舊本”，指唐宋諸家本草。“舊本”所載醫書 84 家，引用經史百家書 151 家，共 235 家。在《綱目》之前，《政和證類本草》書前的《證類本草所引經史方書》對此有初步總結。這份書目是元代刻書家晦明軒主人張存惠所爲，不過是將《證類本草》引文標題摘録匯編而已。其中遺漏甚多，且部分名目并非書名。例如“崔魏公傳”，見《證類本草·生薑》附方，内容是“唐崔魏公”夜暴亡的故事。爲醒目起見，《證類本草》將“唐崔魏公”四字用大字作標題，實則并無此書名。查找此故事的來源，實出五代末孫光憲的《北夢瑣言》。此類問題在“舊本”書目中多達數十處，可見這份書目很不嚴謹，無法單憑它來找書溯源。

李時珍自己所引醫書 276 家，經史百家書 440 家，共計 716 家。論質量，時珍所出書目比《證類本草所引經史方書》高出一截，沒有將引文標題當作書名之類的錯誤，且多數著録書目是比較完整準確的。但囿於時代條件等限制,其新增書目裏仍存在較多的不規範問題。所謂不規範,是指其所引"書目"無一定之規。例如無一手、二手資料之分,書名、篇名、方名、詩名等混雜而列,諸書著録項目(作者、書名)或有不全等。

在李時珍新引用的 700 多家書中,明顯可考屬轉引的二手醫書最少有 36 種,經史百家書則至少有 84 種。某些唐宋及其以前的佚散醫書大多屬於轉引(如《三十六黄方》《神醫普救方》《海上名方》《梁氏總要》《究原方》等)。經史書中的宋代及其以前的緯書(如《春秋題辭》《春秋元命包》《春秋考異郵》《禮斗威儀》《周易通卦驗》等)、地誌(如《蜀地志》《荆南志》《齊地記》《鄴中記》《臨川記》等)也大多屬於轉引。這些早已佚散的書目或篇目,只有通過李時珍曾引用過的類書(如《初學記》《藝文類聚》《太平御覽》等),或文獻價值較高的某些著作(如《水經注》《齊民要術》《外臺秘要》《證類本草》《婦人良方》《幼幼新書》《普濟方》等),才有可能搜索到其佚文。

書目著録不規範,甚或錯誤,會嚴重影響引文的溯源。其中同名異書、異名同書,在《綱目》引據書目多次出現。例如所引的"某氏方",多數都不是來自《某氏方》爲名的書,而是轉引他書中記載的某某人所傳方。例如胡氏方、葉氏方等,最後溯源所得,居然是來自不同的幾種書。而那些名爲《經驗方》《經驗良方》的書,同樣皆非特指。著名的《御藥院方》,實際上包括宋、元時的兩種書。對這樣的問題,必須一條一條引文去搜索其來源。《綱目》書名中的漏字、錯字、隨意簡稱、以篇名作書名等問題,也給溯源帶來很大的困難。例如《綱目》所出的《宣政録》一書,若查史志書目,可知是明代張錦所撰。但如果追溯《綱目》所引《宣政録》的文字,則發現其源頭是南宋江萬里的《宣政雜録》。又如《綱目》引據書目有《洽聞説》,不載作者名。遍查古代書志無此書。《綱目》正文未再引此書名,但却轉引了《本草圖經》中的《洽聞記》。《洽聞記》是唐代鄭遂(一作鄭常)撰,未入時珍的引據書目。"洽""治"形似,故書目的《治聞説》實爲《洽聞記》之筆誤。時珍標記引文時,或用書名,或用人名,無一定之規。例如金元醫家多標其名(杲、元素、好古、丹溪等),不言出何書。要查找這些醫家的言論所出,則必須搜尋他們的所有著作,甚至包括託名之書。有時一名之下,糅合此人幾種書籍之論,以致引文出處似是而非。追溯此類引文之難,有時難過尋找罕見之書。由此可見,《綱目》雖然列出了引據書目,但這僅僅是最初級的綫索。真正要溯到每條引文之源,必須依據《綱目》所引之文,逐一坐實它們的出處。

在這方面,劉衡如、劉山永父子已經做了大量的工作。人衛校點本《本草綱目》、華夏校注本《本草綱目》已經指出了很多《綱目》引用書目及引文出書標記的錯誤,這給我們溯源提供了很多便利。但劉氏父子這些工作,是爲校勘而做,故未展示引文原貌,也無須提示哪些是尚未尋得源頭的引文。他們能憑藉私家之力,廣校深勘,艱苦卓絶,不能奢望他們能親自滿世界去尋找可供溯源的原書。因此,劉氏父子校勘後所遺的溯源空間還很大，有待我們在前賢工作的基礎上進一步廣搜博集。

《綱目》所引的古籍，多數還留存到今，這是我們敢於溯源的基礎。但也有少數古籍散佚在外，或深藏未露，是爲溯源的難點之一。慶幸的是，我國的前輩學者對散佚在國外的古漢籍一貫十分關注。清末民初有識之士從日本已經回歸了大批散佚古醫籍。近二十年來，我們又開展了搶救回歸海外散佚古醫籍的課題，東渡日本，西赴歐美，複製回歸了 400 多種珍善本中醫古籍，編纂出版了《海外中醫珍善本古籍叢刊》。其中有《綱目》引用過的《日用本草》《儒醫精要》《醫宗三法》《黎居士簡易方論》《方氏編類家藏集要方》《選奇方後集》等數十種醫藥書，爲本書溯源發揮了巨大的作用，解決了很多疑難問題。例如元代吳瑞的《日用本草》，今國内所藏同名古籍實際上是一僞書。《綱目》所引的該書原本今國内早已佚散，殘存在日本龍谷大學圖書館。又如《綱目》引用的"禹講師經驗方"，遍查古今書目均無所得，後在複製回歸的明代胡文焕校《華佗内照圖》之末，找到了題爲"新添長葛禹講師益之"等人的醫方（見《海外中醫珍善本古籍叢刊》，北京：中華書局，2016），最終確定了此書的源頭。可見海外所藏珍稀中醫古籍在本次溯源中發揮了巨大的作用。

此外，我們還通過各種途徑，關注網絡或民間新浮現的有關古籍。例如《綱目》著錄的《太和山志》，史志著錄了兩種同名的《大嶽太和山志》，一是明代洪熙、宣德間道士任自垣撰，一爲嘉靖間太監王佐始創，萬曆癸未（1583）宦官田玉增廣。後者成書太晚，前者未見《中國地方志聯合目錄》等書記載，存佚不明。藉助網絡，我們尋得該書的明宣德六年（1431）序刊本（存《道藏補》），并購得其 PDF 档，又爲溯源增添一種原書。

《綱目》中引文所注出處，即便找到原書，也不等於成功，還必須在原書中找到所引的文字才算了結。因爲《綱目》的引文出處也有很多筆誤或張冠李戴等錯誤，必須一條一條加以核實。因此，《綱目》的引書雖不到千種，但需要落實的引文却數以萬計。尤其是轉引的條文，要根據其引文的時代、性質，鎖定最可能被引用的古籍，再耐心地一書一書反復搜查、核定。例如《綱目》卷 23 "蜀黍" 附方，有治小便不通的 "紅秫散" 一方，注出 "張文叔方"。此名沒有進入引據書目，綫索全無。鑒於劉氏父子校勘時已經提供了此方見《普濟方》引用的信息，且云《普濟方》注明該方 "出朱氏集驗方"。《朱氏集驗方》即宋代朱佐的《類編朱氏集驗醫方》，此書尚存。我們反復搜索該書而不得此方。是《普濟方》誤載？抑或今存朱氏書遺漏？對此必須進一步查實。又經搜索方名有關工具書、文獻價值較高的其他醫書，終於在元代羅天益《衛生寶鑒》搜到 "紅秫散"。該方下亦注明 "張文叔传。大妙"。但此張文叔是否是元代人，必須有佐證。經查《衛生寶鑒》引張文叔方 5 次，且在 "續命丹" 之下，載有 "張文叔傳此二方。戊辰春，中書左丞張仲謙患半身不遂麻木，太醫劉子益與服之，汗大出，一服而愈。故錄之"。再查張仲謙，確實爲元大臣，《元史》有名。又《衛生寶鑒》卷 23 記載羅天益曾治張仲謙風證。有了這些旁證,方可確定張文叔確是元初人,其名不可能見於宋代的《朱氏集驗方》,《普濟方》誤載也。查到這裡,此方才算找到了真實的源頭。《綱目》中類似這樣注而不明、引而不確的問題很多。又因《綱目》名氣很大,流傳甚廣,後世諸家往往不加核定即轉引其中引文,於是以訛傳訛、積重難返,不可避免地影響到學術源流的考鏡。

必須坦承的是,時光已過去了 400 多年,要全部還原《綱目》的引文原貌是不可能的,總會有些難以溯源的引文。這類引文主要有李時珍及其父親的未刊著作,還有幾十種來源不明或原著已佚,唯《綱目》存其佚文者。李時珍未刊著作主要有《瀕湖集簡方》《瀕湖醫案》。其父李言聞未刊醫書有《人參傳》《艾葉傳》(一名《蘄艾傳》)《痘疹證治》,這些書雖然見於《綱目》引用,但難窺全豹。李時珍引用、但今已佚散的書籍約有 60 餘種,其中包括明代汪機《本草會編》、鄧筆峰《衛生雜興》、董炳《集驗方》、《戴古渝經驗方》、王英《杏林摘要》、談野翁《試驗方》、張氏《瀼江切要》、李知先《活人書括》、陸氏《積德堂經驗方》、葉夢得《水雲錄》、《奚囊備急方》《孫一松試效方》《唐瑤經驗方》《試效錄驗方》《蘭氏經驗方》《阮氏經驗方》等。這類書籍目前還無法尋得其原著,難以溯源。對此,我們只能在《綱目》所引出處後加註予以説明。《素問》有云:"有者求之,無者求之。"本書溯源亦本此原則,凡能溯源者展示之,無法溯源者注明之,以便讀者了解引文所涉諸書的存佚狀況,且便於日後不斷尋覓,日臻完善。

將《綱目》一書的引文全面系統溯源的過程,宛如再走一次李時珍走過的編書之路,加深了我們對李時珍所歷艱辛的認識。如何將溯源結果與《綱目》引文對照,我們也曾設計過多種方案。最終我們確立在《影校對照》正文的基礎上,對每一出處加注,展示溯源結果。此舉既不傷《綱目》之真,又展示引文原貌。其中的技術處理細節,詳見本書凡例。由於我們的知識範圍有限,許多醫藥之外的文獻不很熟悉,故溯源所得文史資料可能缺陷更多。《溯源》所用之法,在《綱目》研究中尚屬首次。篳路藍縷,經驗不足,難免會在本書中留下種種不足之處,敬請海內外各界友人、廣大讀者予以批評指正。

鄭金生　張志斌
2018 年 4 月 7 日

一、本書"溯源"，系追溯《本草綱目》引文之源。通過在引文出處之後加脚注，將引文與溯源所得相應文字對照。

二、《本草綱目》引文有直接引文與間接引文之分。間接引文即所引諸家書中的二級引文，一般不再追溯其源。"時珍曰"之下亦常引文，但引文常夾敘夾議，不如其他直接引文規範。此類引文一般視同《本草綱目》直接引文，盡量予以溯源。若僅屬時珍敘事中提及的人名、書名，且引文易查易得者，則不再溯源。凡未注出處的醫方，若能溯及其源則加注說明。暫時無法溯及其源者則不加注。凡本書加注說明未能溯及其源者，乃初步意見，非定論也，有待今後再加考索。

三、若溯源所得之文過於冗長，則節取能覆蓋《本草綱目》引文或有助於理解原文的部分，其餘則省略之。省略部分加省略號"……"。若時珍引文已糅合多種書，或予提要概括者，則加注說明。

四、若一條引文有多個源頭，一般僅選取李時珍最有可能引用之文。其餘則酌情在文後括注本書編者意見。若有必要，亦可同時列舉多個源頭。

五、爲盡量不割裂所引原著文字，一般在某藥正名的最早出典之後，展示原著全文。其後若多次引用此書之文，則注以參前某注。藥物正名以後按引文順序，羅列溯源之文。若原書條文被《本草綱目》割裂、多處引用者，一般在首次出現該書時列舉其全文，後之再引處則注出參見前注序号，不再重複列舉。若原書條文甚長（如《圖經》之文），不在此例，可按實際溯源之文分別出注。

六、本書溯源結果采用脚注方式展現。注文角碼標在引文出處之後。注文則于原出處之後，依次列舉溯源所得之書名或簡稱、卷次、篇目（以上字體加粗）、原文。若屬轉引，則首列原書名，次列轉引書名、卷次、篇目。如："《集注》見《證類》卷4'石膏'。"對溯源之文的校勘或其他說明，則在其末加**按**表述。

七、無須溯源之引文（如李時珍《瀕湖易簡方》、李言聞《人參傳》等），不加注說。

無法溯源之引文，加注説明原因。

八、《本草綱目》引文全同原書者，注文僅列原書相關信息（書名、卷次、篇目），不重複列舉原文。

九、脚注溯源文字中的小字，其前後加圓括號“（）”。其中《證類本草》中的《本經》《別録》文字，依原著分别采用陰文（黑底白字）、陽文（即無括號宋體字）表示。其後的古《藥對》七情文字原爲小字，則其前後照上例加圓括號。

十、本書溯源系用《本草綱目影校對照》正文爲工作本，故文本標點、用字取捨法、業經校改的文字皆從此本。但對工作本爲存李時珍《本草綱目》原意之真，僅加注指誤的某些誤字、衍字，或依據所引原書校改的某些重要文字，仍酌情保留或恢復金陵本原字，加圓括號爲標記。相對應的正字、補字則用六角括號“〔〕”爲標記。如“周（憲）〔定〕王”等。由於以上原因，《本草綱目》正文的圓括號用法與注文不同，正文僅標示誤字與衍文，注文主要用以標示小字。

十一、本書帶有頁碼的目録爲新編目録，與《本草綱目》正文保持一致。但《本草綱目》各卷前的分目録，其標題或與正文不一致。今將卷前分目録視爲專篇，可以改誤，却不求分目録與正文標題保持一致。

十二、本書文末附有“參考文獻”，列舉注文所引全部原書及轉引之書的簡稱、全稱、朝代、作者、版本等有關信息。“藥物正名索引”，爲本書藥物正名索引。

本草綱目引文溯源

一 圖例百病主治水火土金石部

本草綱目序   第 五 卷 水部(天水類、地水類)

本草綱目附圖   第 六 卷 火部

本草綱目總目   第 七 卷 土部

凡例   第 八 卷 金石部(金類、玉類)

第 一 卷 序例(上)   第 九 卷 石部(石類)

第 二 卷 序例(下)   第 十 卷 石部(石類)

第 三 卷 百病主治藥(上)   第 十一卷 石部(鹵石類

第 四 卷 百病主治藥(下)   附録諸石)

二 草部

第 十二卷 山草類   第 十七卷 毒草類

第 十三卷 山草類   第 十八卷 蔓草類 附録諸藤

第 十四卷 芳草類   第 十九卷 水草類

第 十五卷 隰草類   第 二十卷 石草類

第 十六卷 隰草類   第二十一卷 苔類、雜草、有名未用

三　穀菜果木服器部

第二十二卷　穀部（麻麥稻類）

第二十三卷　穀部（稷粟類）

第二十四卷　穀部（菽豆類）

第二十五卷　穀部（造釀類）

第二十六卷　菜部（葷辛類）

第二十七卷　菜部（柔滑類）

第二十八卷　菜部（蓏菜類、水菜類、
　　　　　　　　芝栭類）

第二十九卷　果部（五果類）

第 三 十 卷　果部（山果類）

第三十一卷　果部（夷果類）

第三十二卷　果部（味類）

第三十三卷　果部（蓏類、水果類
　　　　　　　　附録諸果）

第三十四卷　木部（香木類）

第三十五卷　木部（喬木類）

第三十六卷　木部（灌木類）

第三十七卷　木部（寓木類、苞木類、
　　　　　　　　雜木類　附録諸木）

第三十八卷　服器部（服帛類、
　　　　　　　　器物類）

四　蟲鱗介禽獸人部

第三十九卷　蟲部（卵生類）

第 四 十 卷　蟲部（卵生類）

第四十一卷　蟲部（化生類）

第四十二卷　蟲部（濕生類　附録）

第四十三卷　鱗部（龍類、蛇類）

第四十四卷　鱗部（魚類、無鱗魚類）

第四十五卷　介部（龜鱉類）

第四十六卷　介部（蚌蛤類）

第四十七卷　禽部（水禽類）

第四十八卷　禽部（原禽類）

第四十九卷　禽部（林禽類、山禽類）

第 五 十 卷　獸部（畜類）

第五十一卷　獸部（獸類、鼠類、
　　　　　　　　寓類怪類）

第五十二卷　人部

參考文獻

藥物正名索引

四　蟲鱗介禽獸人部

本草綱目蟲部目錄

　第三十九卷 ……………… 2651

本草綱目蟲部第三十九卷 … 2653

　卵生類 …………………… 2653

　　蜂蜜 …………………… 2653

　　蜜蠟 …………………… 2658

　　蜜蜂 …………………… 2661

　　土蜂 …………………… 2663

　　大黃蜂 ………………… 2664

　　露蜂房 ………………… 2665

　　竹蜂 …………………… 2669

　　赤翅蜂 ………………… 2670

　　獨脚蜂 ………………… 2670

　　蠮螉（果蠃）…………… 2671

　　　附：雄黃蟲

　　蟲白蠟 ………………… 2673

　　紫鉚（紫梗）…………… 2674

　　五倍子（百藥煎）……… 2675

　　螳螂桑螵蛸 …………… 2684

　　雀甕（天漿子）………… 2687

　　蠶 ……………………… 2689

　　原蠶（晚蠶）…………… 2698

　　石蠶 …………………… 2701

　　　附：雲師、雨虎

　　九香蟲 ………………… 2703

　　海蠶 …………………… 2703

　　雪蠶 …………………… 2704

　　枸杞蟲 ………………… 2704

　　蘹香蟲 ………………… 2705

本草綱目蟲部目錄第四十卷 … 2706

本草綱目蟲部第四十卷 …… 2707

　卵生類 …………………… 2707

　　青蚨 …………………… 2707

　　蛺蝶 …………………… 2708

　　蜻蛉（蜻蜓）…………… 2709

　　樗雞（紅娘子）………… 2710

棗猫 …………………… 2712

斑蝥 …………………… 2713

芫青 …………………… 2717

葛上亭長 ………………… 2718

地膽 …………………… 2719

蜘蛛 …………………… 2721

草蜘蛛 ………………… 2726

壁錢 …………………… 2727

蠮螉（土蜘蛛）…………… 2728

蠍 ……………………… 2729

水蛭 …………………… 2733

蟻 ……………………… 2736

　附：白蟻

青腰蟲 ………………… 2737

蛆 ……………………… 2737

蠅 ……………………… 2739

狗蠅 …………………… 2739

　附：壁蝨

牛蝨 …………………… 2740

人蝨 …………………… 2741

本草綱目蟲部目録

　第四十一卷 ………… 2743

本草綱目蟲部第四十一卷 … 2744

　化生類 ……………… 2744

　　蠐螬 ………………… 2744

　　乳蟲 ………………… 2747

　　木蠹蟲 ……………… 2748

　　桑蠹蟲 ……………… 2748

　　柳蠹蟲 ……………… 2749

　　桃蠹蟲 ……………… 2750

桂蠹蟲 ………………… 2750

柘蠹蟲 ………………… 2750

棗蠹蟲 ………………… 2751

竹蠹蟲 ………………… 2751

蘆蠹蟲 ………………… 2752

蒼耳蠹蟲 ……………… 2752

青蒿蠹蟲 ……………… 2752

皂莢蠹蟲 ……………… 2753

茶蛀蟲 ………………… 2753

蚱蟬 …………………… 2753

蟬花 …………………… 2757

蜣螂 …………………… 2758

　附：蜉蝣

　附：天社蟲

天牛 …………………… 2762

　附：飛生蟲

螻蛄 …………………… 2764

螢火 …………………… 2767

衣魚 …………………… 2769

鼠婦 …………………… 2771

　附：丹戩

䗪蟲 …………………… 2773

蜚蠊 …………………… 2775

行夜 …………………… 2776

竈馬 …………………… 2777

　附：促織

蟲蟱 …………………… 2777

　附：吉丁蟲、金龜子、媚蝶、腆顆蟲、
　　叩頭蟲

木蝱 …………………… 2779

蜚蝱（蚩蟲） ·············· 2780

　附：扁前、蚊子、蚋子

竹蝨 ·················· 2782

本草綱目蟲部目録

第四十二卷 ············ 2783

本草綱目蟲部第四十二卷 ··· 2784

濕生類 ·············· 2784

蟾蜍 ················· 2784

蝦蟆 ················· 2790

黽 ··················· 2792

蝌斗 ················· 2795

溪狗 ················· 2796

山蛤 ················· 2796

田父 ················· 2796

蜈蚣 ················· 2797

馬陸 ················· 2801

山蛩蟲 ··············· 2803

　附：蚰蜒、蠼螋

蚯蚓 ················· 2804

蝸牛 ················· 2811

蛞蝓 ················· 2814

緣桑蠃（桑牛） ··········· 2816

溪鬼蟲 ··············· 2816

　附：水虎、鬼彈

沙蝨 ················· 2819

　附：沙蟲

水黽 ················· 2819

豉蟲 ················· 2820

砂挼子 ··············· 2820

蚘蟲 ················· 2821

風驢肚内蟲 ············· 2822

蠱蟲 ················· 2823

金蠶 ················· 2823

附録諸蟲 ············· 2824

唉臘蟲 ··············· 2824

灰藥 ················· 2825

黄蟲 ················· 2825

地防 ················· 2825

梗雞 ················· 2825

益符 ················· 2825

董屬 ················· 2825

本草綱目鱗部目録

第四十三卷 ············ 2826

本草綱目鱗部第四十三卷 ··· 2828

龍類 ··············· 2828

龍 ·················· 2828

弔（紫梢花） ············· 2834

蛟龍 ················· 2835

　附：蜃

鼉龍 ················· 2836

鯪鯉（穿山甲） ··········· 2838

石龍子（蜥蜴） ··········· 2842

守宮 ················· 2844

　附：十二時蟲

蛤蚧 ················· 2847

鹽龍 ················· 2849

蛇類 ··············· 2850

蛇蜕 ················· 2850

蚺蛇 ················· 2853

鱗蛇 ················· 2857

白花蛇 …………………… 2857

烏蛇 ……………………… 2861

金蛇銀蛇 ………………… 2864

水蛇 ……………………… 2865

蛇婆 ……………………… 2865

黃頷蛇赤楝蛇 …………… 2866

蝮蛇 ……………………… 2867

　　附:千歲蝮

蚖 ………………………… 2870

藍蛇 ……………………… 2871

兩頭蛇 …………………… 2871

天蛇 ……………………… 2872

苟印 ……………………… 2872

蛇角(骨咄犀) …………… 2873

諸蛇 ……………………… 2873

本草綱目鱗部目録

第四十四卷 …………… 2878

本草綱目鱗部第四十四卷 … 2880

魚類 …………………… 2880

鯉魚 ……………………… 2880

鱮魚(鰱魚) ……………… 2885

鯆魚 ……………………… 2886

鱒魚(赤眼魚) …………… 2886

鯇魚(草魚) ……………… 2887

青魚 ……………………… 2887

竹魚 ……………………… 2888

鯔魚 ……………………… 2889

白魚 ……………………… 2889

鰷魚 ……………………… 2890

鱤魚 ……………………… 2890

石首魚 …………………… 2890

　　附:墨頭魚

勒魚 ……………………… 2892

鰣魚 ……………………… 2892

鮨魚 ……………………… 2893

嘉魚 ……………………… 2894

鯧魚 ……………………… 2895

鯽魚 ……………………… 2895

　　附:鰤魚

魴魚(鯿) ………………… 2901

鱸魚 ……………………… 2902

鱖魚 ……………………… 2902

　　附:鰧魚

鯊魚 ……………………… 2904

杜父魚 …………………… 2904

石斑魚 …………………… 2904

石鮅魚 …………………… 2905

黃鯝魚 …………………… 2905

鰷魚 ……………………… 2905

鱠殘魚(銀魚) …………… 2906

鱵魚 ……………………… 2906

鱊魚 ……………………… 2906

金魚 ……………………… 2907

　　附:丹魚

無鱗魚類 ……………… 2907

鱧魚 ……………………… 2907

鰻鱺魚 …………………… 2909

海鰻鱺 …………………… 2912

鱓魚 ……………………… 2912

鰌魚 ……………………… 2914

鱣魚(黄魚) ·········· 2915

鱘魚 ·········· 2916

牛魚 ·········· 2917

鮑魚(鮰魚) ·········· 2917

鮧魚(鮎魚) ·········· 2918

鱭魚(孩兒魚) ·········· 2919

鯢魚 ·········· 2920

黄顙魚 ·········· 2921

河豚 ·········· 2922

海豚魚 ·········· 2924

比目魚 ·········· 2925

鮹魚 ·········· 2925

鮫魚(沙魚) ·········· 2926

烏賊魚 ·········· 2927

　　附:柔魚

章魚 ·········· 2932

海鷂魚(少陽魚) ·········· 2933

文鰩魚 ·········· 2933

魚虎 ·········· 2934

魚師 ·········· 2934

海蛇 ·········· 2935

鰕 ·········· 2935

海鰕 ·········· 2937

海馬 ·········· 2937

鮑魚(鮸魚) ·········· 2939

鱁鮧(鰾膠) ·········· 2941

魚鱠 ·········· 2942

魚鮓 ·········· 2943

魚脂 ·········· 2944

魚魫 ·········· 2944

魚鱗 ·········· 2944

魚子 ·········· 2945

本草綱目介部目録

　第四十五卷 ·········· 2946

本草綱目介部第四十五卷 ··· 2947

　龜鱉類 ·········· 2947

　水龜 ·········· 2947

　秦龜 ·········· 2953

　蠵龜 ·········· 2954

　　附:鼂鼊、黿

　瑇瑁 ·········· 2956

　　附:撒八兒

　緑毛龜 ·········· 2958

　瘧龜 ·········· 2958

　鶚龜 ·········· 2959

　　附:旋龜

　攝龜 ·········· 2959

　賁龜 ·········· 2960

　鱉 ·········· 2960

　納鱉 ·········· 2967

　能鱉 ·········· 2967

　朱鱉 ·········· 2968

　珠鱉 ·········· 2968

　黿 ·········· 2968

　蟹 ·········· 2969

　鱟魚 ·········· 2973

本草綱目介部目録

　第四十六卷 ·········· 2975

本草綱目介部第四十六卷 ··· 2976

　蚌蛤類 ·········· 2976

目
録

xxi

牡蠣 …………………… 2976

蚌 …………………… 2980

馬刀 …………………… 2983

蜮蟥 …………………… 2984

蜆 …………………… 2984

真珠 …………………… 2986

石決明 …………………… 2989

海蛤 …………………… 2991

文蛤 …………………… 2994

蛤蜊(蛤粉) …………………… 2995

蟶 …………………… 2997

擔羅 …………………… 2997

車螯 …………………… 2997

魁蛤(瓦壟子) …………………… 2999

車渠 …………………… 3000

貝子 …………………… 3001

紫貝 …………………… 3003

珂 …………………… 3004

石蜐(龜脚) …………………… 3005

淡菜 …………………… 3006

海蠃(甲香) …………………… 3007

甲煎 …………………… 3008

田蠃 …………………… 3009

蝸蠃 …………………… 3012

蓼蠃 …………………… 3014

寄居蟲 …………………… 3014

海月 …………………… 3015

　　附:海鏡

海燕 …………………… 3016

郎君子 …………………… 3016

本草綱目禽部目録

第四十七卷 …………………… 3017

本草綱目禽部第四十七卷 … 3019

水禽類 …………………… 3019

鶴 …………………… 3019

鸛 …………………… 3020

鶬雞 …………………… 3021

　　附:鶬鴰

陽烏 …………………… 3022

鵜鶖 …………………… 3022

鷫鸘 …………………… 3023

鵜鶘(淘鵝) …………………… 3024

鵝 …………………… 3025

雁 …………………… 3028

鵠(天鵝) …………………… 3030

鴇 …………………… 3031

鶩(鴨) …………………… 3031

鳧(野鴨) …………………… 3035

鸊鷉 …………………… 3036

鴛鴦 …………………… 3037

鸂鶒 …………………… 3038

鳽鶄 …………………… 3038

　　附:旋目、方目

鷺 …………………… 3039

鷗 …………………… 3040

鸀鳿 …………………… 3040

鸏鷉 …………………… 3041

魚狗(翡翠) …………………… 3043

蚊母鳥 …………………… 3044

本草綱目禽部目録

　第四十八卷 ················· 3045

本草綱目禽部第四十八卷 ··· 3046

　原禽類 ··················· 3046

　　雞 ····················· 3046

　　雉 ····················· 3076

　　鶡雉（山雞）············· 3078

　　鷩雉（錦雞）············· 3079

　　　附：吐綬雞

　　鶻雞 ··················· 3080

　　白鷴 ··················· 3080

　　鷓鴣 ··················· 3081

　　竹雞 ··················· 3082

　　　附：杉雞

　　英雞 ··················· 3083

　　秧雞 ··················· 3083

　　鶉 ····················· 3084

　　鷃 ····················· 3085

　　鷃 ····················· 3085

　　鴿 ····················· 3086

　　突厥雀 ················· 3088

　　雀 ····················· 3088

　　蒿雀 ··················· 3093

　　巧婦鳥（鷦）············· 3094

　　燕 ····················· 3095

　　石燕 ··················· 3097

　　伏翼（蝙蝠）············· 3097

　　鼺鼠（飛生）············· 3103

　　寒號蟲（五靈脂）········· 3104

本草綱目禽部目録

　第四十九卷 ················· 3110

本草綱目禽部第四十九卷 ··· 3111

　林禽類 ··················· 3111

　　斑鳩 ··················· 3111

　　青鶴（黃褐）············· 3112

　　鳲鳩（布穀）············· 3112

　　桑鳸（蠟觜）············· 3113

　　伯勞 ··················· 3114

　　　附：鷗鳩

　　鸜鵒 ··················· 3116

　　百舌 ··················· 3117

　　練鵲 ··················· 3118

　　鸎 ····················· 3118

　　啄木鳥 ················· 3119

　　慈烏 ··················· 3121

　　烏鴉 ··················· 3122

　　鵲 ····················· 3124

　　山鵲 ··················· 3125

　　鶻嘲 ··················· 3126

　　杜鵑 ··················· 3127

　　鸚䳇 ··················· 3127

　　　附：秦吉了、鳥鳳

　山禽類 ··················· 3129

　　鳳凰 ··················· 3129

　　孔雀 ··················· 3130

　　駝鳥 ··················· 3131

　　鷹 ····················· 3132

　　鵰 ····················· 3134

　　鶚（魚鷹）············· 3135

鷗 ·················· 3136

鷗鶋 ·················· 3137

鴞 ·················· 3139

鵂 ·················· 3141

姑獲鳥 ·················· 3142

治鳥 ·················· 3142

　　附：木客鳥、獨足鳥

鬼車鳥 ·················· 3143

諸鳥有毒 ·················· 3144

本草綱目獸部目録

　第五十卷 ·················· 3145

本草綱目獸部第五十卷 ····· 3147

　畜類 ·················· 3147

　　豕 ·················· 3147

　　狗 ·················· 3178

　　羊 ·················· 3188

　　　附：大尾羊、胡羊、洮羊、羵羊、封羊、
　　　　　地生羊、羷羊

　　黄羊 ·················· 3213

　　牛 ·················· 3214

　　馬 ·················· 3235

　　驢 ·················· 3246

　　騾 ·················· 3252

　　駝 ·················· 3253

　　酪 ·················· 3255

　　酥 ·················· 3256

　　醍醐 ·················· 3257

　　乳腐 ·················· 3258

　　阿膠 ·················· 3259

　　黄明膠 ·················· 3263

牛黄 ·················· 3266

鮓荅 ·················· 3268

狗寶 ·················· 3269

底野迦 ·················· 3270

諸血 ·················· 3271

諸朽骨 ·················· 3271

震肉 ·················· 3272

敗鼓皮 ·················· 3272

氈 ·················· 3273

六畜毛蹄甲 ·················· 3273

六畜心 ·················· 3274

諸肉有毒 ·················· 3274

解諸肉毒 ·················· 3275

本草綱目獸部目録

　第五十一卷 ·················· 3276

本草綱目獸部第五十一卷 ··· 3278

　獸類 ·················· 3278

　　獅 ·················· 3278

　　虎 ·················· 3279

　　　附：酋耳、駁、渠搜、黄腰、豹鼠

　　豹 ·················· 3287

　　貘 ·················· 3289

　　　附：囓鐵、豻、狡兔

　　象 ·················· 3291

　　犀 ·················· 3294

　　犛牛 ·················· 3299

　　　附：犩牛、犦牛、海牛、月支牛、山牛

　　牦牛 ·················· 3301

　　野馬 ·················· 3301

　　野豬 ·················· 3302

豪豬 …………………… 3304

熊 …………………… 3305

　　附:羆、魋

麢羊 …………………… 3309

　　附:山驢

山羊 …………………… 3313

鹿 …………………… 3314

麋 …………………… 3329

雙頭鹿 …………………… 3334

麂 …………………… 3335

麈 …………………… 3336

麝 …………………… 3337

靈貓 …………………… 3342

貓 …………………… 3343

貍 …………………… 3347

風貍 …………………… 3349

狐 …………………… 3350

貉 …………………… 3354

貒 …………………… 3355

獾 …………………… 3356

木狗 …………………… 3356

豺 …………………… 3357

狼 …………………… 3357

兔 …………………… 3359

敗筆 …………………… 3365

山獺 …………………… 3366

水獺 …………………… 3367

海獺 …………………… 3370

膃肭獸 …………………… 3370

猾 …………………… 3372

鼠類 …………………… 3373

鼠 …………………… 3373

　　附:鼸鼠、鼫鼠、鼲鼠、鼨鼳、水鼠、冰鼠、
　　　　火鼠、鼩鼠、鼮鼠

鼹鼠 …………………… 3381

隱鼠 …………………… 3383

鼸鼠 …………………… 3384

竹䶉 …………………… 3384

土撥鼠 …………………… 3384

貂鼠 …………………… 3385

黃鼠 …………………… 3385

鼬鼠(鼠狼) …………………… 3386

鼶鼠 …………………… 3387

食蛇鼠 …………………… 3387

猬 …………………… 3387

寓類怪類 …………………… 3391

獼猴 …………………… 3391

　　附:玃、貜

狨 …………………… 3393

　　附:猨、獨

果然 …………………… 3394

　　附:蒙頌、獅猢

猩猩 …………………… 3395

　　附:野女

狒狒 …………………… 3396

　　附:山都、山𤟤、木客、山獠

罔兩 …………………… 3399

彭侯 …………………… 3399

封 …………………… 3399

本草綱目人部目録

  第五十二卷 …………………… 3401

本草綱目人部第五十二卷 … 3403

  髮髲 …………………………… 3403

  亂髮 …………………………… 3405

  頭垢 …………………………… 3409

  耳塞 …………………………… 3411

  膝頭垢 ………………………… 3412

  爪甲 …………………………… 3412

  牙齒 …………………………… 3414

  人屎 …………………………… 3416

     附:人中黄

  小兒胎屎 ……………………… 3419

  人尿 …………………………… 3419

  溺白垽(人中白) …………… 3424

  秋石 …………………………… 3426

  淋石 …………………………… 3430

  癖石 …………………………… 3430

  乳汁 …………………………… 3431

  婦人月水 ……………………… 3433

     附:月經衣

  人血 …………………………… 3435

  人精 …………………………… 3436

  口津唾 ………………………… 3437

  齒垽 …………………………… 3438

  人汗 …………………………… 3438

  眼淚 …………………………… 3438

  人氣 …………………………… 3438

  人魄 …………………………… 3439

  髭鬚 …………………………… 3440

  陰毛 …………………………… 3440

  人骨 …………………………… 3440

  天靈蓋 ………………………… 3441

  人胞 …………………………… 3444

  胞衣水 ………………………… 3447

  初生臍帶 ……………………… 3447

  人勢 …………………………… 3448

  人膽 …………………………… 3448

  人肉 …………………………… 3449

  木乃伊 ………………………… 3449

  方民 …………………………… 3450

  人傀 …………………………… 3451

參考文獻 ………………………………… 3459

藥物正名索引 …………………………… 3515

四

蟲鱗介禽獸人部

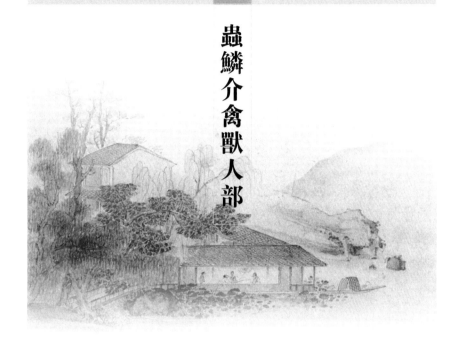

本草綱目蟲部目録第三十九卷

李時珍曰:蟲乃生物之微者,其類甚繁,故字從三虫會意。按《攷工記》①云:外骨、内骨、却行、仄行、連行、紆行,以脰鳴、注味同鳴、旁鳴、翼鳴、腹鳴、胸鳴者,謂之小蟲之屬。其物雖微,不可與麟、鳳、龜、龍爲伍;然有羽、毛、鱗、介、倮之形,胎、卵、風、濕、化生之異,蠢動含靈,各具性氣。録其功,明其毒,故聖人辨之。况蜩、蜎、蟻、蚳,可供饋食者,見于《禮記》;蜈、蛆、蟾、蠍,可供匕劑,載在方書。《周官》有庶氏除毒蠱,剪氏除蠹物,蟈氏去鼃黽,赤友氏除墙壁狸蟲——蠼螋之屬,壺涿氏除水蟲——狐蜮之屬。則聖人之于微瑣,罔不致慎。學者可不究夫物理而察其良毒乎?於是集小蟲之有功、有害者爲蟲部,凡一百零六種。分爲三類:曰卵生,曰化生,曰濕生。舊本蟲魚部三品,共二百三十六種。今析出鱗、介二部,併入六種,移八種入禽、獸、服器部,自有名未用移入六種,木部移入二種。

《神農本草經》二十九種梁·陶弘景註　　《名醫別録》一十七種梁·陶弘景註

《唐本草》一種唐·蘇恭　　《本草拾遺》二十四種唐·陳藏器

《海藥本草》一種唐·李珣　　《開寶本草》二種宋·馬志

《圖經本草》二種宋·蘇頌　　《日華本草》一種宋人大明

《證類本草》二種宋·唐慎微　　《本草會編》一種明·汪機

《本草綱目》二十六種明·李時珍

【附註】魏·李當之《藥録》　　《吴普本草》

宋·雷斅《炮炙》　　齊·徐之才《藥對》

唐·甄權《藥性》　　唐·孫思邈《千金》

唐·楊損之《删繁》　　孟詵《食療》

南唐·陳士良《食性》　　蜀·韓保昇《重註》

宋·掌禹錫《補註》　　寇宗奭《衍義》

---

① 攷工記:《考工記》卷下　　……天下之大獸五:脂者,膏者,臝者,羽者,鱗者……外骨、内骨、却行、仄行、連行、紆行,以短鳴者,以注鳴者,以旁鳴者,以翼鳴者,以股鳴者,以胸鳴者,謂之小蟲之屬……

張元素《珍珠囊》　　　　　元·李杲《法象》

王好古《湯液》　　　　　　朱震亨《補遺》

吳瑞《日用》　　　　　　　明·汪穎《食物》

蟲之一　卵生類上二十三種

蜂蜜《本經》○靈雀附　　蜜蠟《本經》　　蜜蜂《本經》　　土蜂《別錄》

大黃蜂《別錄》　　露蜂房《本經》

竹蜂《拾遺》　　赤翅蜂《拾遺》

獨脚蜂《拾遺》　　蠮螉《本經》○即果蠃。雄黃蟲附　　蟲白蠟《會編》

紫鉚《唐本》○即紫梗　　五倍子《開寶》○百藥煎　　螳螂桑螵蛸《本經》

雀甕《本經》○即天漿子　　蠶《本經》　　原蠶《別錄》○即晚蠶

石蠶《本經》○雲師、雨虎附　　　九香蟲《綱目》　海蠶《海藥》

雪蠶《綱目》　　枸杞蟲《拾遺》

蘹香蟲《綱目》

右附方舊六十四,新二百零五。

本草綱目蟲部第三十九卷

蟲之一　卵生類上二十三種

蜂蜜《本經》[1]上品

【釋名】蜂糖俗名。生巖石者，名石蜜《本經》[2]、石飴同上、巖蜜。【時珍曰】蜜以密成，故謂之蜜。《本經》原作石蜜，蓋以生巖石者爲良耳，而諸家反致疑辯。今直題曰蜂蜜，正名也。

【正誤】【恭[3]曰】(土)〔上〕蜜出氐、羌中最勝。今關中白蜜，甘美耐久，全勝江南者。陶以未見，故以南土爲勝耳。今以水牛乳〔煎〕沙糖作者，亦名石蜜。此蜜既蜂作，宜去石字。【宗奭[4]曰】《嘉祐本草》石蜜有二：一見蟲魚，一見果部。乳糖既曰石蜜，則蟲部石蜜，不當言石矣。石字乃白字誤耳，故今人尚言白沙蜜。蓋新蜜稀而黄，陳蜜白而沙也。○【藏器[5]曰】岩蜜出南方巖嶺間，入藥最勝，石蜜宜改爲巖字。蘇恭是荆襄間人，地無崖險，不知石蜜之勝故也。【時珍曰】按本經云：石蜜生諸山石中，色白如膏者良。則是蜜取山石者爲勝矣。蘇恭不攷山石字，因乳糖同名而欲

---

① 本經：《本經》《別録》見《證類》卷 20 "石蜜"　味甘，平，無毒，微温。主心腹邪氣，諸驚癇痓，安五藏諸不足，益氣補中，止痛解毒，除衆病，和百藥，養脾氣，除心煩，食飲不下，止腸澼，肌中疼痛，口瘡，明耳目。久服强志輕身，不飢不老，延年神仙。一名石飴。生武都山谷、河源山谷及諸山石中。色白如膏者良。

② 本經：見上注白字。

③ 恭：《唐本草》見《證類》卷 20 "石蜜"　《唐本》注云：上蜜出氐、羌中並勝。前説者，陶以未見，故以南土爲證爾。今京下白蜜如凝酥，甘美耐久，全不用江南者。説者今自有以水牛乳煎沙糖作者，亦名石蜜。此既蜂作，宜去石字。後條蠟蜜，宜單稱爾。

④ 宗奭：《衍義》卷 17 "石蜜"　《嘉祐本草》石蜜收蟲魚部中，又見果部。新書取蘇恭説，直將石字不用。石蜜既自有本條，煎煉亦自有法，今人謂之乳糖，則蟲部石蜜自是差誤，不當更言石蜜也。《本經》以謂白如膏者良。由是知石蜜字，乃白蜜字無疑。去古既遠，亦文字傳寫之誤，故今人尚言白沙蜜。蓋經久則陳白而沙，新收者惟稀而黄。

⑤ 藏器：《拾遺》見《證類》卷 20 "石蜜"　陳藏器云：按尋常蜜，亦有木中作者，亦有土中作者。北方地燥，多在土中。南方地濕，多在木中。各隨土地所有而生，其蜜一也。崖蜜别是一蜂，如陶所説出南方岩嶺間，生懸崖上，蜂大如䖸，房著巖窟，以長竿刺令蜜出，承取之，多者至三四石，味酼色緑，入藥用勝於丸蜜。蘇恭是荆襄間人，地無崖險，不知之者，應未博聞。今云石蜜，正是巖蜜也，宜改爲巖字……

去石字;寇氏不知真蜜有白沙而僞蜜稀黄,但以新久立説,並誤矣。凡試蜜以燒紅火筋插入,提出起氣是真,起烟是僞。

【集解】【《別録》①曰】石蜜生武都山谷、河源山谷及諸山石間,色白如膏者良。【弘景②曰】石蜜即崖蜜也。在高山巖石間作之,色青、味小酸,食之心煩,其蜂黑色似虻。(其)〔又〕木蜜懸樹枝作之,色青白。土蜜在土中作之,色亦青白,味醶。人家及樹空作者亦白,而濃厚味美。今出晉安檀崖者多土蜜,云最勝。出東陽、臨海諸處,及江南向西者多木蜜。出於潛、懷安諸縣者多崖蜜。亦有樹木及人家養者。諸蜜例多添雜及煎煮,不可入藥。必須親自看取,乃無雜耳。凡蜂作蜜,皆須人小便以釀諸花,乃得和熟,狀似作飴須(蘗)〔蘗〕也。【藏器③曰】尋常蜜亦有木上作者、土中作者。北方地燥,多在土中;南方地濕,多在木中。各隨土地所宜,其蜜一也。崖蜜別是一蜂,如陶所説,出南方崖嶺間,房懸崖上,或土窟中。人不可到,但以長竿刺令蜜出,以物承取,多者至三四石,味醶色綠,入藥勝於凡蜜。張華《博物志》云:南方諸山幽僻處出蜜蠟。蜜蠟所着,皆絕岩石壁,非攀緣所及。惟於山頂以(藍)〔籃〕轝懸下,遂得采取。蜂去餘蠟在石,有鳥如雀,群來啄之殆盡,名曰靈雀,至春蜂歸如舊,人亦占護其處,謂之蜜塞。此即石蜜也。【頌④曰】食蜜亦有兩種,一在山林木上作房,一在人家作窠檻收養之,蜜皆濃厚味美。近世宣州有黄連蜜,色黄,味小苦,主目熱。雍、洛間有梨花蜜,白如凝脂。亳州太清宮有檜花蜜,〔色〕小赤。柘城縣有何首烏蜜,色更赤。並蜂采其花作之,各隨花性之溫凉也。【宗奭⑤曰】山蜜多在石中木上,有經一二年者,氣味醇厚。人家者,一歲二取,氣味不足,故不及,且久收易酸也。【時珍曰】陳藏器所謂靈雀者,小鳥也。一名蜜母,黑色。正月則至岩石間尋求安處,群蜂隨之也。南方有之。

---

① 別録:見 2653 頁注①。
② 弘景:《集注》見《證類》卷 20"石蜜"　陶隱居云:石蜜即崖蜜也,高山巖石間作之,色青赤,味小醶,食之心煩。其蜂黑色似虻。又木蜜,呼爲食蜜,懸樹枝作之,色青白。樹空及人家養作之者亦白,而濃厚味美。凡蜂作蜜,皆須人小便以釀諸花,乃得和熟,狀似作飴須蘗也。又有土蜜,於土中作之,色青白,味醶。今出晉安檀崖者多土蜜,云最勝。出東陽臨海諸處多木蜜。出於潛、懷安諸縣多崖蜜。亦有雜木及人家養者。例皆被添,殆無淳者,必須新自看取之,乃無雜爾。且又多被煎煮,其江南向西諸蜜,皆是木蜜,添雜最多,不可爲藥用……
③ 藏器:見 2653 頁注⑤。/《圖經》見《證類》卷 20"石蜜"　……張司空云:遠方山郡幽僻處出蜜,所著絕岩石壁,非攀緣所及,惟於山頂籃轝,自垂掛下,遂得採取。蜂去餘蠟著石,有鳥如雀,群飛來,啄之殆盡,至春蜂歸如舊,人亦占護其處,謂之蜜塞。其鳥謂之靈雀。其蜜即今之石蜜也……(按:自"張司空云"之後文,乃糅合《圖經》之説。)
④ 頌:《圖經》見《證類》卷 20"石蜜"　……食蜜有兩種,一種在山林木上作房,一種人家作窠檻收養之,其蜂甚小而微黄,蜜皆濃厚而味美。又近世宣州有黄連蜜,色黄,味小苦,雍、洛間有梨花蜜,如凝脂。亳州太清宮有檜花蜜,色小赤。南京柘城縣有何首烏蜜,色更赤。並以蜂採其花作之,各隨其花色,而性之溫凉亦相近也……
⑤ 宗奭:《衍義》卷 17"石蜜"　山蜜多石中,或古木中,有經三二年,或一得而取之,氣味醇厚。人家窠檻中蓄養者,則一歲春秋二取之。取之既數,則蜜居房中日少,氣味不足,所以不逮陳白者日月足也。雖收之,才過夏亦酸壞……雖無毒,多食亦生諸風。

【修治】【斅①曰】凡煉蜜一斤，只得十二兩半是數。若火少、太過，並用不得。【時珍曰】凡煉沙蜜，每斤入水四兩，銀石器內，以桑柴火慢煉，掠去浮沫，至滴水成珠不散乃用，謂之水火煉法。又法：以器盛，置重湯中煮一日，候滴水不散，取用亦佳，且不傷火也。

【氣味】甘，平，無毒。【《別錄》②曰】微溫。【穎③曰】諸蜜氣味，當以花為主。冬、夏為上，秋次之，春則易變而酸。閩廣蜜極熱，以南方少霜雪，諸花多熱也。川蜜溫，西蜜則涼矣。【劉完素④曰】蜜成於蜂，蜂寒而蜜溫，同質異性也。【時珍曰】蜂蜜生涼熟溫，不冷不燥，得中和之氣，故十二臟腑之病，罔不宜之。但多食亦生濕熱蟲䘌，小兒尤當戒之。王充《論衡》⑤云：蜂䘌稟太陽火氣而生，故毒在尾。蜜為蜂液，食多則令人毒，不可不知。煉過則無毒矣。【宗奭⑥曰】蜜雖無毒，多食亦生諸風也。【朱震亨⑦曰】蜜喜入脾。西北高燥，故人食之有益；東南卑濕，多食則害生於脾也。【思邈⑧曰】七月勿食生蜜，令人暴下霍亂。青赤酸者，食之心煩。不可與生葱、萵苣同食，令人利下。食蜜飽後，不可食鮓，令人暴亡。

【主治】心腹邪氣，諸驚癇痓，安五臟諸不足，益氣補中，止痛解毒，除眾病，和百藥。久服强志輕身，不飢不老，延年神仙。《本經》⑨。養脾氣，除心煩，飲食不下，止腸澼，肌中疼痛，口瘡，明耳目。《別錄》⑩。牙齒疳䘌，唇

---

① 斅：《炮炙論》見《證類》卷 20 "石蜜"　雷公云：凡煉蜜一斤，只得十二兩半，或一分是數。若火少、火過，並用不得。

② 別錄：見 2653 頁注①。

③ 穎：《食物本草》卷 4 "味類"　蜜……要之，當以花為主，山野之中，花色良毒甚雜，蜂必采其糞穢，方得成蜜，其間必有制伏之妙，不得而知。故夏冬為上，秋次之，春則易變而酸。閩廣蜜極熱，以其龍荔、草果、檳榔花類熱多，雪霜亦少故也。川蜜溫，西南之蜜則涼矣……

④ 劉完素：《保命集》卷上 "本草論第九"　……蜜本成於蜂，蜜溫而蜂寒。油本生於麻，麻溫而油寒。茲同質而異性也。

⑤ 論衡：《論衡》卷 23 "言毒篇"　……食蜜少，多則令人毒。蜜為蜂液，蜂則陽物也……天下萬物，含太陽氣而生者皆有毒。螫毒螫渥者，在蟲則為蝮蛇、蜂䘌……江北地燥，故多蜂䘌。江南地濕，故多蝮蛇。生高燥比陽，陽物懸垂，故蜂䘌以尾剌……

⑥ 宗奭：見 2654 頁注⑤。

⑦ 朱震亨：《衍義補遺·石蜜》　甘，喜入脾，其多之害必生於脾。而西北人得之有益，東南人得之未有不病者，亦氣之厚薄不同耳。雖然東南地下多濕，宜乎其得之為害也。西北地高多燥，宜乎其得之為益也……

⑧ 思邈：《證類》卷 20 "石蜜"　《孫真人食忌》云：七月勿食生蜜，若食則暴下，發霍亂。/《證類》卷 28 "葱實"　《孫真人食忌》……若燒葱和蜜食，殺人。/《千金方》卷 26 "食治"　石蜜……青赤蜜味酸喰，食之令人心煩。其蜂黑絕似虻。黃帝云：七月勿食生蜜，令人暴下，發霍乱。/野苣……黃帝云：不可共蜜食之，作痔。/葱實……黃帝云：食生葱即啖蜜，變作下利；食燒葱併啖蜜，擁氣而死。（**按**："食蜜飽後，不可食鮓" 未能溯得其源。）

⑨ 本經：見 2653 頁注①白字。

⑩ 別錄：見 2653 頁注①。

口瘡，目膚赤障，殺蟲。藏器①。治卒心痛及赤白痢，水作蜜漿，頓服一椀止；或以薑汁同蜜各一合，水和頓服。常服，面如花紅。甄權②。治心腹血刺痛，及赤白痢，同生地黄汁各一匙服，即下。孟詵③。同薤白搗，塗湯火傷，即時痛止。宗奭④。○《肘後》⑤用白蜜塗上，竹膜貼之，日三。和營衛，潤臟腑，通三焦，調脾胃。時珍。

【發明】【弘景⑥曰】石蜜道家丸餌，莫不須之。仙方亦單服食，云致長生不老也。【時珍曰】蜂采無毒之花，釀以（大）〔小〕便而成蜜，所謂臭腐生神奇也。其入藥之功有五：清熱也，補中也，解毒也，潤燥也，止痛也。生則性凉，故能清熱；熟則性温，故能補中。甘而和平，故能解毒；柔而濡澤，故能潤燥。緩可以去急，故能止心腹、肌肉、瘡瘍之痛。和可以致中，故能調和百藥，而與甘草同功。張仲景治陽明結燥，大便不通，蜜煎導法，誠千古神方也。【詵⑦曰】但凡覺有熱，四肢不和，即服蜜漿一椀，甚良。又點目中熱膜，以家養白蜜爲上，木蜜次之，崖蜜更次之也。與薑汁熬煉，治癩甚效。

【附方】舊十三，新六。大便不通。張仲景《傷寒論》⑧云：陽明病，自汗，小便反利，大便硬者，津液内竭也，蜜煎導之。用蜜二合，銅器中微火煎之，候凝如飴狀，至可丸，乘熱捻作挺，令頭鋭，大如指，長寸半許。候冷即硬，納便道中，少頃即通也。○一法：加皂角、細辛爲末少許，尤速。噎不下食。取崖蜜含，微微嚥下。《廣利方》⑨。產後口渴。用煉過蜜，不計多少，熟水調服，

---

① 藏器：《拾遺》見《證類》卷 20"石蜜"　《陳藏器本草》云：蜜，主牙齒疳䘌，唇口瘡，目膚赤障，殺蟲。

② 甄權：《藥性論》見《證類》卷 20"石蜜"　白蜜，君。治卒心痛及赤白痢，水作蜜漿，頓服一椀止。又生薑汁、蜜各一合，水和頓服之。又常服，面如花紅，神仙方中甚貴……

③ 孟詵：《食療》見《證類》卷 20"石蜜"　……治心肚痛，血刺腹痛及赤白痢，則生搗地黄汁，和蜜一大匙服，即下……

④ 宗奭：《衍義》卷 17"石蜜"　……湯火傷，塗之痛止，仍搗薤白相和……

⑤ 肘後：《外臺》卷 29"湯火所灼未成瘡及已成瘡方"　《肘後》療湯火所灼，又若已成瘡者方：以白蜜塗瘡上，取竹幕貼之，日三。（按：今本《肘後方》無此方。）

⑥ 弘景：《集注》見《證類》卷 20"石蜜"　……道家丸餌，莫不須之。仙方亦單煉服之，致長生不老也。

⑦ 詵：《食療》見《證類》卷 20"石蜜"　……若覺熱，四肢不和，即服蜜漿一椀，甚良。又能止腸澼，除口瘡，明耳目，久服不飢。又，點目中熱膜，家養白蜜爲上，木蜜次之，崖蜜更次。又，治癩，可取白蜜一斤，生薑二斤搗取汁。先稱銅鐺，令知斤兩，即下蜜於鐺中消之。又稱，知斤兩，下薑汁於蜜中，微火煎，令薑汁盡。稱蜜，斤兩在即，休藥已成矣。患三十年癩者，平旦服棗許大一丸，一日三服，酒飲任下。忌生冷、醋、滑臭物。功用甚多，世人衆委，不能一一具之。

⑧ 傷寒論：《傷寒論·辨陽明病脉證並治》　陽明病，自汗出，若發汗，小便自利者，此爲津液内竭，雖鞕不可攻之，當須自欲大便，宜蜜煎導而通之……蜜煎方：食蜜七合，右一味於銅器内微火煎，當須凝如飴狀，攪之勿令焦著，欲可丸，並手撚作挺，令頭鋭，大如指，長二寸許。當熱時急作，冷則鞕。以内穀道中，以手急抱，欲大便時乃去之……（按："一法……尤速"未能溯得其源。）

⑨ 廣利方：《證類》卷 20"石蜜"　《食醫心鏡》：主噎不下食。取崖蜜含，微微咽下。《廣利方》同。

即止。《産書》①。　**難産横生**。蜂蜜、真麻油各半椀，〔煎〕减半服，立下。《海上方》②。　**天行**
虜瘡。比歲有病天行斑瘡，頭面及身，須臾周匝，狀如火瘡，皆戴白漿，隨决隨生。（下）〔不〕即
療，數日必死。差後瘡瘢黯色，一歲方滅，此惡毒之氣。世人云：建武中，南陽擊虜所得，仍呼爲虜
瘡。諸醫參詳療之，取好蜜通摩瘡上，以蜜煎升麻數數拭之。《肘後方》③。　**痘疹作癢**難忍，抓成
瘡及疱，欲落不落。百花膏：用上等石蜜，不拘多少，湯和，時時以翎刷之。其疣易落，自無瘢
痕。○《全幼心鑑》④。　**癮癥瘙癢**⑤。白蜜不以多少，好酒調下，有效。　**五色丹毒**。蜜和乾薑
末傅之。《肘後》⑥。　**口中生瘡**。蜜浸大青葉含之。《藥性論》⑦。　**陰頭生瘡**。以蜜煎甘草
塗之，瘥。《外臺》⑧。　**肛門生瘡**。肛門主肺，肺熱即肛塞腫縮生瘡。白蜜一升，猪（貼）〔膽〕汁
一枚相和，微火煎令可丸，丸三寸長作挺，塗油納下部，臥令後重，須臾通泄。《梅師》⑨。　**熱油燒**
痛。以白蜜塗之。《梅師》⑩。　**疔腫惡毒**。用生蜜與隔（平）〔年〕葱研膏，先刺破，塗之。如人
行五里許，則疔出，後以熱醋湯洗去。《濟急仙方》⑪。　**大瘋癩瘡**。取白蜜一斤，生薑二斤搗取
汁。先秤銅鐺斤兩，下薑汁於蜜中消之。又秤之，令知斤兩。即下蜜於鐺中，微火煎令薑（十）〔汁〕
盡，秤蜜斤兩在，即藥已成矣。患三十年癩者，平旦服棗許大一丸，一日三服，温酒下。忌生冷、醋、

---

① 産書：《證類》卷20"石蜜"　《産書》：治産後渴。蜜不計多少煉過，熟水温調服，即止。
② 海上方：《普濟方》卷357"産難門"　糖油飲：治催生，橫逆死胎皆可。一名二仙膏。真麻油、蜂
　糖各一兩。右用新碗二隻，各煎令沸。又傾作一碗，再煎令沸。候温作一服。未産再服。（**按**：
　温氏《海上方》無此方。今溯得近似方以備參。）
③ 肘後方：《肘後方》卷2"治傷寒時氣温病方"　比歲有病時，仍發瘡，頭面及身須臾周匝，狀如火
　瘡，皆戴白漿，隨决隨生。不即治，劇者多死。治得差後，瘡瘢紫黑，彌歲方滅。此惡毒之氣也。
　世人云：永徽四年，此瘡從西東流，遍于海中……以建武中於南陽擊虜所得，仍呼爲虜瘡。諸
　醫參詳作療，用之有效方：取好蜜通身摩瘡上。亦以蜜煎升麻并數數食。（**按**：此文亦見《外臺》
　卷3"天行發斑方"，時珍似參引《外臺》。其文多同，《外臺》無"永徽四年"語；"數數食"作"數數
　數數拭之"。）
④ 全幼心鑑：《全幼心鑑》卷4"癥痘證"　百花膏：治嬰孩小兒痘瘡癢難忍，誤抓成瘡，疤欲落不落。
　蜜（用好白蜜），右塗瘡上，其疤易落，自無紫黑瘢痕。
⑤ 癮癥瘙癢：《聖惠方》卷24"治風胗癢諸方"　治風胗癢不止……又方：白蜜（一合）、酒（二合），
　右二味和暖，空心服之。（**按**：原無出處，今溯得其近似方。）
⑥ 肘後：《外臺》卷30"白丹方"　《肘後》療白丹方……又方：蜜和乾薑末敷之。（**按**：今本《肘後
　方》無此方。）
⑦ 藥性論：《藥性論》見《證類》卷20"石蜜"　……治口瘡，浸大青葉含之。
⑧ 外臺：《外臺》卷26"陰瘡方"　葛氏療男子陰瘡方……又方：以蜜煎甘草末，塗之大良。
⑨ 梅師：《證類》卷20"石蜜"　《梅師方》……又方：肛門主肺，肺熱即肛塞腫縮生瘡。白蜜一升，猪
　膽一枚相和，微火煎令可丸，丸長三寸作挺。塗油内下部，臥令後重，須臾通泄。
⑩ 梅師：《證類》卷20"石蜜"　《梅師方》……又方：治中熱油燒外痛，以白蜜塗之。
⑪ 濟急仙方：《仙傳外科》卷10"救解諸毒傷寒雜病一切等證"　治疔瘡……又方：生蜜與隔年葱一
　處研膏，先刺破，後上藥，用帛縛住，如人行五里久，覺疔出後，以熱醋湯洗去。

滑、臭物。功用甚多，不能一一具之。《食療方》①。**面上野點**。取白蜜和茯苓末塗之，七日便瘥也。《孫真人食忌》②。**目生珠管**。以生蜜塗目，仰臥半日，乃可洗之。日一次。《肘後方》③。**誤吞銅錢**。煉蜜服二升，可出矣。《葛氏方》④。**諸魚骨鯁**。以好蜜稍稍服之令下。葛氏⑤。**拔白生黑**。治年少髮白。拔去白髮，以白蜜塗毛孔中，即生黑髮。不生，取梧桐子搗汁塗上，必生黑者。《梅師方》⑥。

蜜蠟《本經》⑦上品

【**釋名**】【弘景⑧曰】生於蜜中，故謂蜜蠟。【時珍曰】蠟，猶鬣也。蜂造蜜蠟而皆成鬣也。

【**集解**】【《別錄》⑨曰】蠟生武都山谷蜜〔廬〕〔房〕木石間。【弘景⑩曰】蜂先以此爲蜜蹠，煎蜜亦得之。初時極香軟。人更煮煉，或少加醋、酒，便黃赤，以作燭色爲好。今醫家皆用白蠟，但取削之，於夏月暴百日許，自然白也。卒用之，烊內水中十餘遍，亦白。【宗奭⑪曰】新蠟色白，隨久則黃。白蠟乃蠟之精英者也。【時珍曰】蠟乃蜜脾底也。取蜜後煉過，濾入水中，候凝取之，色黃者俗名黃蠟，煎煉極淨色白者爲白蠟，非新則白而久則黃也。與今時所用蟲造白蠟不同。

【**氣味**】甘，微溫，無毒。【之才⑫曰】惡芫花、齊蛤。

---

① 食療方：見 2656 頁注⑦。
② 孫真人食忌：《證類》卷 20"石蜜" 《孫真人食忌》……又方：治面野。取白蜜和茯苓末塗之，七日便差。
③ 肘後方：《證類》卷 20"石蜜" 葛氏方：目生珠管：以蜜塗目中，仰臥半日，乃可洗之。生蜜佳。（**按**：今本《肘後方》無此方。）
④ 葛氏方：《證類》卷 20"石蜜" 葛氏方……又方：誤吞錢，煉服二升，即出矣。
⑤ 葛氏：《證類》卷 20"石蜜" 葛氏方……又方：食諸魚骨骾，雜物骾，以好蜜匕抄，稍稍服之，令下。
⑥ 梅師方：《證類》卷 20"石蜜" 《梅師方》：治年少髮白：拔去白髮，以白蜜塗毛孔中，即生黑者。髮不生，取梧桐子搗汁塗上，必生黑者。
⑦ 本經：**《本經》**《別錄》（《藥對》）見《證類》卷 20"蜜蠟" 味甘，微溫，無毒。主下痢膿血，補中，續絕傷，金瘡，益氣，不饑，耐老。白蠟：療久泄澼後重見白膿，補絕傷，利小兒。久服輕身不飢。生武都山谷，生於蜜房、木石間。（惡芫花、齊蛤。）
⑧ 弘景：**《集注》**見《證類》卷 20"蜜蠟" 陶隱居云：此蜜蠟爾，生於蜜中，謂蜜蠟。蜂皆先以此爲蜜蹠。煎蜜亦得，初時極香軟。人更煮煉，或加少醋、酒，便黃赤，以作燭色爲好。今藥家皆應用白蠟，但取削之，于夏月暴百日許，自然白。卒用之，亦可烊，內水中十餘過，亦白。俗方惟以合療下丸，而《仙經》斷穀最爲要用，今人但嚼食方寸匕，亦一日不饑也。
⑨ 別錄：見本頁注⑦。
⑩ 弘景：見本頁注⑧。
⑪ 宗奭：**《衍義》**卷 17"石蜜" ……白蠟本條中蓋不言性味，只是言其色白爾。既有黃白二色，今只言白蠟，是取蠟之精英者，其黃蠟只置而不言。黃則蠟陳，白則蠟新，亦是蜜取陳，蠟取新也……
⑫ 之才：**古本《藥對》**見本頁注⑦括號中七情文。

【主治】蜜蠟：主下痢膿血，補中，續絕傷金瘡，益氣，不飢，耐老。《本經》①。【權②曰】和松脂、杏仁、棗肉、茯苓等分合成，食後服五十丸，便不飢。【頌③曰】古人荒歲多食蠟以度飢，但合大棗咀嚼，即易爛也。白蠟：療久洩澼後重見白膿，補絕傷，利小兒。久服輕身不飢。《別錄》④。孕婦胎動，下血不絕，欲死。以雞子大煎三五沸，投美酒半升服，立瘥。又主白髮，鑷去，消蠟點孔中，即生黑者。甄權⑤。

【發明】【時珍曰】蜜成於蠟，而萬物之至味，莫甘於蜜，莫淡於蠟。得非厚於此，必薄於彼耶？蜜之氣味俱厚，屬乎陰也，故養脾；蠟之氣味俱薄，屬乎陽也，故養胃。厚者味甘而性緩質柔，故潤臟腑；薄者味淡而性嗇質堅，故止洩痢。張仲景治痢有調氣飲，《千金方》治痢有膠蠟湯，其效甚捷，蓋有見於此歟？又華佗⑥治老少下痢，食入即吐。用白蠟方寸匕，雞子黃一個，石蜜、苦酒、髮灰、黃連末，各半雞子殼。先煎蜜、蠟、苦酒、雞子四味令勻，乃納連、髮，熬至可丸乃止。二日服盡，神效無比也。此方用之，屢經效驗，乃知《本經》主下痢膿血之言，深當膺服也。

【附方】舊十八，新十五。仲景調氣飲。治赤白痢，小腹痛不可忍，下重，或面青手足俱變者。用黃蠟三錢，阿膠三錢，同溶化，入黃連末五錢攪勻，分三次熱服，神妙。《金匱》⑦。

千金膠蠟湯。治熱痢，及婦人產後下痢。用蠟二棋子大，阿膠二錢，當歸二錢半，黃連三錢，黃蘗一錢，陳（稟）〔稟〕米半升，水三（鍾）〔升〕，煮米至一升，去米入藥，煎至一鍾，溫服，神效。《千金方》⑧。急心疼痛。用黃蠟燈上燒化，丸芡子大，百草霜爲衣。井水下三丸。肺虛咳

---

① 本經：見前頁注⑦白字。
② 權：《藥性論》見《證類》卷20"蜜蠟"　……和松脂、杏人、棗肉、茯苓等分合成，食後服五十丸，便不飢，功用甚多……
③ 頌：《圖經》見《證類》卷20"石蜜"　……古人荒歲多食蠟以度飢。欲噉當合大棗咀嚼，即易爛也……
④ 別錄：見2658頁注⑦。
⑤ 甄權：《藥性論》見《證類》卷20"蜜蠟"　白蠟，使，味甘，平，無毒。主妊孕婦人胎動，漏下血不絕，欲死。以蠟如雞子大，煎消三五沸，美酒半斤投之，服之差。主白髮，鑷去，消蠟點孔中，即生黑者。
⑥ 華佗：《外臺》卷25"冷痢食不消下方"　文仲、華佗治老小下痢，柴立，不能食，食不化，入口即出，命在旦夕，久痢神驗方：黃連末（半雞子殼）、亂髮灰（準上）、淳苦酒（準上）、蜜（準上）、白蠟（方寸匕）、雞子黃（一枚），右六味於銅器中，炭火上，先內苦酒、蜜、蠟、雞子黃攪調，乃內黃連末、髮灰，又攪，煎視可搏，出爲丸。久困者一日一夜盡之，可者二日盡之。
⑦ 金匱：《圖經》見《證類》卷16"阿膠"　……《續傳信方》著張仲景調氣方云：治赤白痢，無問遠近，小腹疞痛不可忍，出入無常，下重痛悶，每發面青，手足俱變者。黃連一兩，去毛，好膠手許大，碎蠟如彈子大，三味以水一大升，先煎膠令散，次下蠟，又煎令散，即下黃連末，攪相和，分爲三服。惟須熱喫，冷即難喫，神妙……（**按**：《金匱》無此方。《綱目》見此方中有"張仲景調氣方"字樣，遂注出《金匱》。）
⑧ 千金方：《千金方》卷3"下痢第六"　膠蠟湯，治產後三日內，下諸雜五色痢方：阿膠（一兩）、蠟（如博棋，三枚）、當歸（一兩半）、黃連（二兩）、黃蘗（一兩）、陳稟米（一升），右六味㕮咀，以水八升，煮米蟹目沸，去米內藥，煮取二升，去滓，內膠、蠟令烊。分四服，一日令盡。

嗽。立效丸：治肺虛膈熱，咳嗽氣急煩滿，咽乾燥渴，欲飲冷水，體(卷)〔倦〕肌瘦，發熱減食，喉音嘶不出。黃蠟溶濾令净，漿水煮過八兩，再化作一百二十丸，以蛤粉四兩爲衣養藥。每服一丸，胡桃半個，細嚼溫水下，即卧，閉口(十)〔不〕語，日二。《普濟方》①。**肝虛雀目**。黃蠟不俱多少，溶汁取出，入蛤粉相和得所。每用刀子切下二錢，以豬肝二兩批開，摻藥在内，麻繩札定。水一椀，同入銚子内煮熟，取出乘熱蒸眼。至溫，并肝食之，日二，以平安爲度。其效如神。《集驗方》②。**頭(瘋)〔風〕掣疼**。湖南押衙顏思退傳方：用蠟二斤，鹽半斤，相和，於鏂羅中溶令相入，捏作一〔兜〕鍪，勢可合腦大小，(歹)〔搭〕頭至額，其痛立止也。《經驗方》③。**脚上轉筋**。劉禹錫《傳信方》用蠟半斤銷之，塗舊絹帛上，隨患大小闊狹，乘熱纏脚，須當脚心，便着襪裹之，冷即易。仍貼兩手心。《圖經》④。**暴風身冷**⑤。暴風通身冰冷如癱緩者。用上方法，隨所患大小闊狹攤貼，并裹手足心。**風毒驚悸**⑥。同上方法。**破傷風濕**如瘡者。以黃蠟一塊，熱酒化開服，立效。與玉真散對用，尤妙。《瑞竹堂方》⑦。**代指疼痛**。以蠟、松膠相和，火炙籠指，即瘥。《千金翼》⑧。**脚上凍瘡**。濃煎黃蠟塗之。姚和衆⑨。**狐尿刺人**，腫痛。用熱蠟着瘡，并烟熏之，令汁出即愈。《肘後方》⑩。**犬咬瘡發**。以蠟炙溶，灌入瘡中。《葛氏方》⑪。**蛇毒螫傷**。以竹

① 普濟方：《普濟方》卷 160“五臟諸嗽”　立效丸：治肺虛膈熱，咳嗽氣急，胸中煩滿，肢體倦疼，咽乾口苦，燥渴欲飲冷，肌瘦發熱，減食嗜卧，音聲不出。黃蠟(濾去滓，用漿水煮，秤八兩)、蛤粉(四兩，研末)，右件每兩作十五丸，用前蛤粉爲衣養藥，每服一丸，胡桃瓤半個，細嚼，溫水下，臨卧閉口不語。

② 集驗方：《證類》卷 20“蜜蠟”　《集驗方》：治雀目如神。黃蠟不以多少，器内熔成汁，取出，入蛤粉相和得所成球。每用以刀子切下二錢，以豬肝二兩批開，摻藥在内，麻繩紮定。水一碗，同入銚子内煮熟，取出乘熱熏眼。至溫冷，并肝食之，日二，以平安爲度。

③ 經驗方：《證類》卷 20“蜜蠟”　《經驗方》：湖南押衙顏思退傳頭風掣疼。蠟二斤，鹽半斤相和，於鏂羅中熔令相入，捏作一兜鍪，勢可合腦大小。搭頭至額，頭痛立止。

④ 圖經：《圖經》見《證類》卷 20“石蜜”　……劉禹錫《傳信方》云：甘少府治脚轉筋，兼暴風，通身水冷如癱緩者，取蠟半斤，以舊帛純絹，並得約闊五六寸，看所患大小加減闊狹，先銷蠟塗於帛上，看冷熱，但不過燒人，但承熱纏脚，仍須當脚心便著襪裹脚，待冷即便易之，亦治心躁驚悸。如覺是風毒，兼裹兩手心。

⑤ 暴風身冷：見上注。

⑥ 風毒驚悸：見上注。

⑦ 瑞竹堂方：《瑞竹堂方》卷 12“雜治門”　治破傷風及金刃傷，打撲損傷……又方：亦張叔潛知府得之朝醫李子厚。黃臘一塊，用熱酒化開服，立效，與前治破傷風玉真散一對連用。

⑧ 千金翼：《證類》卷 20“蜜蠟”　《千金翼》：療代指，以蠟、松膠相和，火炙，籠代指即瘥。(按：今本《千金翼》無此方。)

⑨ 姚和衆：《證類》卷 20“蜜蠟”　姚和衆治小兒脚凍，如有瘡，即濃煎蠟，塗之。

⑩ 肘後方：《肘後方》卷 7“治卒毒及狐溺棘所毒方第五十五”　狐尿棘刺刺人，腫痛欲死方……《小品方》以熱蠟著瘡中，又烟熏之，令汁出，即便愈。

⑪ 葛氏方：《肘後方》卷 7“治卒爲獬犬所咬毒方第五十四”　又凡犬咬人……又方：火炙蠟，以灌瘡中。

筒合瘡上，溶蠟灌之，效。徐（玉）〔王〕方①。湯火傷瘡，焮赤疼痛，毒腐成膿。用此拔熱毒，止疼痛，斂瘡口。用麻油四兩，當歸一兩，煎焦去滓。入黃蠟一兩，攪化放冷，攤帛貼之，神效。《醫林集要》②。臁脛爛瘡。用桃、柳、槐、椿、楝五枝，同荊芥煎湯，洗拭淨。以生黃蠟攤油紙上，隨瘡大小貼十層，以帛拴定。三日一洗，除去一層不用，一月痊愈。《醫林集要》③。妊娠胎漏④。黃蠟一兩，老酒一椀，溶化熱服，頃刻即止。呃逆不止。黃蠟燒烟熏，二三次即止。《醫方摘要》⑤。霍亂吐利。蠟一彈丸，熱酒一升化服，即止。《肘後方》⑥。諸般瘡毒。臁瘡、金瘡、湯火等瘡，用黃蠟一兩，香油三兩，黃丹半兩，同化開，頓冷，瓶收。攤貼。王仲勉《經驗方》⑦。

蜜蜂《本經》⑧上品

【釋名】蠟蜂《綱目》、蜋。【時珍曰】蜂尾垂鋒，故謂之蜂。蜂有禮範，故謂之蜋。《禮記》⑨云：范則冠而蟬有緌。《化書》⑩云：蜂有君臣之禮。是矣。

【集解】《別錄》⑪云：蜂子生武都山谷。【頌⑫曰】今處處有之，即蜜蜂子也。在蜜脾中，如蠶蛹而白色。嶺南人取頭足未成者，油炒食之。【時珍曰】蜂子，即蜜蜂子未成時白蛹也。《禮記》

---

① 徐王方：《肘後方》卷7“治卒青蛙蝮虺衆蛇所螫方第五十六” 徐王治蛇毒方……又方：先以無節竹筒著瘡上，熔蠟及蜜等分，灌筒中。無蜜，單蠟亦通。

② 醫林集要：《醫林集要》卷14“傷損” 神效當歸膏：治湯火傷初起，瘭漿熱毒侵展，焮赤疼痛，毒氣壅盛，腐化成膿。斂瘡口，生肌肉，拔熱毒，止疼痛。當歸、黃蠟（各一兩）、麻油（四兩），右件先將油煎令當歸焦黑，去滓，次入蠟，急攪之，放冷，入瓷盒內，每使時故帛子攤貼之。

③ 醫林集要：《醫林集要》卷13“癰疽發背” 治臁瘡及一切瘡，並杖瘡潰爛皆效，蠟黃膏：用槐、柳、桃、楝條、椿皮、荊芥熬湯，盪洗，軟絹帛挹乾，生黃蠟於油紙上，量瘡大小攤成膏，一十個作一遞，貼拴拴定，三日一次洗瘡，除去下一層不用，一月痊可。

④ 妊娠胎漏：《藥性論》見《證類》卷20“蜜蠟” 白蠟……主妊孕婦人胎動，漏下血不絕，欲死。以蠟如雞子大，煎消三五沸，美酒半斤投之，服之差。（按：原無出處，疑時珍化裁自《藥性論》。）

⑤ 醫方摘要：《醫方摘要》卷5“欬逆” 灸欬逆法……一方用黃臘燒烟，薰二三次立止。

⑥ 肘後方：《肘後方》卷2“治卒霍亂諸急方第十二” 治霍亂心腹脹痛，煩滿短氣，未得吐下方……又方：溫酒一二升，以蠟如彈丸一枚置酒中，消乃飲。無蠟，以鹽二方寸匕代，亦得。

⑦ 王仲勉經驗方：（按：書佚，無可溯源。）

⑧ 本經：《本經》《別錄》（《藥對》）見《證類》卷20“蜂子” 味甘，平、微寒，無毒。主風頭，除蠱毒，補虛羸，傷中，心腹痛，大人、小兒腹中五蟲口吐出者，面目黃。久服令人光澤好顏色，不老，輕身益氣……生武都山谷。（畏黃芩、芍藥、牡蠣。）

⑨ 禮記：《禮記·檀弓》 蠶則績而蟹有匡，范則冠而蟬有緌。

⑩ 化書：《化書》卷4“仁化·畋漁” 蜂有君，禮也。

⑪ 別錄：見本頁注⑧。

⑫ 頌：《圖經》見《證類》卷20“蜂子” 蜂，《本經》有蜂子、黃蜂、土蜂，而土蜂下云：生武都山谷，今處處皆有之。蜂子，即蜜蜂子也。在蜜脾中，如蛹而白色。大黃蜂子，即人家屋上作房及大木間瓠瓠蜂子也。嶺南人亦作饌食之。蜂並黃色，比蜜蜂更大。土蜂子，即穴土居者，其蜂最大，螫人或至死。凡用蜂子，並取頭足未成者佳……

有雀、鷃、蜩、范，皆以供食，則自古食之矣。其蜂有三種。一種在林木或土穴中作房，爲野蜂。一種人家以器收養者，爲家蜂，並小而微黃，蜜皆濃美；一種在山岩高峻處作房，即石蜜也，其蜂黑色似牛虻。三者皆群居有王，王大於衆蜂而色青蒼。皆一日兩衙，應潮上下。凡蜂之雄者尾鋭，雌者尾岐，相交則黃退。嗅花則以鬚代鼻，采花則以股抱之。按王元之《蜂記》①云：蜂王無毒。窠之始營，必造一臺，大如桃李。王居臺上，生子於中。王之子盡復爲王，歲分其族而去。其分也，或鋪如扇，或圓如罌，擁其王而去。王之所在，蜂不敢螫。若失其王，則衆潰而死。其釀蜜如脾，謂之蜜脾。凡取其蜜不可多，多則蜂飢而不蓄。又不可少，少則蜂惰而不作。嗚呼！王之無毒，似君德也。營巢如臺，似建國也。子復爲王，似分定也。擁王而行，似衛主也。王所不螫，似遵法也。王失則潰，守義節也。取惟得中，似什一而税也。山人貪其利，恐其分而刺其子，不〔仁甚〕矣。

蜂子【氣味】甘，平，微寒，無毒。【大明②曰】凉，有毒。食之者須以冬瓜、苦蕒、生姜、紫蘇制其毒。【之才③曰】畏黄芩、芍藥、牡蠣、〔白〕前。

【主治】（頭瘋）〔風頭〕，除蠱毒，補虚（羸）〔臝〕傷中。久服令人光澤，好顔色，不老。《本經》④。○【弘景⑤曰】酒漬傅面，令人悦白。輕身益氣，治心腹痛，面目黃，大人小兒腹中五蟲從口吐出者。《別録》⑥。主丹毒風癮，腹内留熱，利大小便澀，去浮血，下乳汁，婦人帶下病。藏器⑦。大風癘疾。時珍。

【發明】【時珍曰】蜂子古人以充饌品，故《本經》《別録》著其功效。而《聖濟總録》治大風疾，兼用諸蜂子，蓋亦足陽明、太陰之藥也。

【附方】新一。大瘋癘疾。鬚眉墮落，皮肉已爛成瘡者，用蜜蜂子、胡蜂子、黃蜂子並炒各一分，白花蛇、烏蛇並酒浸去皮骨炙乾、全蠍去土炒、白（薑）〔僵〕蠶炒各一兩，地龍去土炒半兩，蠍虎全者炒、赤足蜈蚣全者炒各十五枚，丹砂一兩，雄黃醋熬一分，龍腦半錢，右爲末。每服一錢匕，

---

① 蜂記：《古今合璧事類備要》別集卷91"蟲豸門·蜜蜂"　王元之《蜂記》……予因問蜂之有王，其狀何若？曰：其色青蒼，差大於常蜂耳。問胡以服其衆？曰：王無毒，不識其他。問王之所處？曰：窠之始營，必造一臺，其大如栗，俗謂之王臺，王居其上，且生子其中，或三或五，不常其數，王之子盡復爲王矣，歲分其族而去……又曰：蜂之分也，或團如罌，或鋪如扇，擁其王而去。王之所在，蜂不敢螫。失其王，則潰亂不可嚮邇。凡取其蜜，不可多，多則蜂飢而不蓄。又不可少，少則蜂墮而不作。予愛其王之無毒，似以德而王者。又愛其王之子盡復爲王，似一姓一君，上下有定分者也。又愛其王之所在，蜂不敢螫，似法令之明也。又愛其取之得中，似什一而税也。至于刺王之臺，使絶其息，不仁之甚矣。故總而記云。

② 大明：《日華子》見《證類》卷20"蜂子"　樹蜂、土蜂、蜜蜂，凉，有毒……又有食之者，須以冬瓜及苦蕒、生薑、紫蘇，以制其毒也。

③ 之才：古本《藥對》見2661頁注⑧括號中七情文。

④ 本經：見2661頁注⑧白字。

⑤ 弘景：《集注》見《證類》卷20"蜂子"　陶隱居……又酒漬以傅面，令面悦白……

⑥ 別録：見2661頁注⑧。

⑦ 藏器：《拾遺》見《證類》卷20"蜂子"　《陳藏器本草》云：蜂子，主丹毒風疹，腹内留熱，大小便澀，去浮血，婦人帶下，下乳汁，此即蜜房中白如蛹者……

温蜜湯調下,日三五服。《總録》①。

土蜂《別録》② 【校正】舊與"蜜蜂子"同條,今分出。

【釋名】蜚零《本經》③、蟺蜂_{音蟬}○同上、馬蜂。【頌④曰】郭璞註《爾雅》云:今江東呼大蜂在地中作房者爲土蜂,即馬蜂也。荆、巴間呼爲蟺蜂。

【集解】《別録》⑤曰】土蜂生武都山谷。【藏器⑥曰】土蜂穴居作房,赤黑色,最大,螫人至死,亦能釀蜜,其子亦大而白。【頌⑦曰】土蜂子,江東人亦啖之。又有木蜂似土蜂,人亦食其子。然則蜜蜂、土蜂、木蜂、黃蜂子俱可食。大抵蜂類同科,其性效不相遠矣。

蜂。【主治】燒末,油和,傅蜘蛛咬瘡。【藏器⑧曰】此物能食蜘蛛,取其相伏也。

蜂子。【氣味】甘,平,有毒。【大明⑨曰】同蜜蜂。○畏亦同也。

【主治】癰腫。《本經》⑩。嗌痛。《別録》⑪。利大小便,治婦人帶下。《日華》⑫。功仝蜜蜂子。藏器⑬。酒浸傅面,令人悦白。時珍。

【附方】新一。面黑令白。土蜂子未成頭翅者,炒食,并以酒浸傅面。《聖惠方》⑭。

---

① 總録:《聖濟總録》卷18"大風眉須墮落" 治大風疾,鬚眉墮落,皮肉已爛成瘡者,**白花蛇散方**:白花蛇(去皮骨,酒炙)、烏蛇(去皮骨,酒炙)、乾蠍(全者,去土,炒)、白僵蠶(炒,各一兩)、地龍(去土,炒,半兩)、雄黃(醋熬,研,一分)、蜈蚣(十五條,赤足全者,炒)、蠍虎(十五枚全者,炒)、蜜蜂(炒,一分)、丹砂(研,一兩)、黃蜂(炒,一分)、胡蜂(炒,一分)、龍腦(研,半錢),右一十三味搗羅爲散,每服一錢匕,温蜜水調下,日三五服。

② 別録:《本經》《別録》見《證類》卷20"蜂子" 土蜂子:主癰腫,嗌痛。一名蜚零。生武都山谷。(按:此《本經》藥,誤注出處。)

③ 本經:見上注白字。

④ 頌:《圖經》見《證類》卷20"蜂子" ……故郭璞注《爾雅》土蜂云:今江東呼大蜂在地中作房者,爲土蜂,啖其子,即馬蜂。荆、巴間呼爲蟺。又注木蜂云:似土蜂而小,在木上作房,江東人亦呼木蜂,人食其子。然則二蜂子皆可食久矣。大抵蜂類皆同科,其性效不相遠矣。

⑤ 別録:見本頁注②。

⑥ 藏器:《拾遺》見《證類》卷20"蜂子" 《陳藏器本草》云……其穴居者名土蜂,最大,螫人至死,其子亦大白,功用同蜜蜂子也。

⑦ 頌:見本頁注④。

⑧ 藏器:《拾遺》見《證類》卷20"蜂子" 陳藏器云:按土蜂赤黑色,燒末油和傅蜘蛛咬瘡。此物能食蜘蛛,亦取其相伏也。

⑨ 大明:《日華子》見《證類》卷20"蜂子" 樹蜂、土蜂、蜜蜂,凉,有毒……

⑩ 本經:見本頁注④白字。

⑪ 別録:見本頁注④。

⑫ 日華:《日華子》見《證類》卷20"蜂子" ……利大小便,治婦人帶下病等……

⑬ 藏器:見本頁注⑥。

⑭ 聖惠方:《普濟方》卷52"澤面" 令人面悦白:取土蜂未成頭足者,炒食之。又酒漬以敷面良。(按:《聖惠方》無此方,誤注出處。)

房。【主治】癰腫不消。爲末，醋調塗之，乾更易之。不入服食。《藥性》①。療丁腫瘡毒。時珍。

【附方】新一。疔腫瘡毒。已篤者二服即愈，輕者一服立效。用土蜂房一個，蛇退一條，黃泥固濟，煅存性，爲末。每服一錢，空心好酒下。少頃腹中大痛，痛止，其瘡已化爲黃水矣。《普濟》②。

大黃蜂《別録》③　【校正】舊與“蜜蜂”同條，今分出。

【釋名】黑色者名胡蜂《廣雅》④、壺蜂《方言》⑤、瓟瓠蜂音（鉤）[侯]螋、玄瓠蜂。【時珍曰】凡物黑色者，謂之胡。其壺、瓠、瓟瓠，皆象形命名也。瓟瓠，苦瓠之名，《楚辭》⑥云“玄蜂若壺”，是矣。大黃蜂色黃，瓟瓠蜂色黑，乃一類二種也。陶説爲是。蘇頌以爲一種，非矣。然蜂蛹、蜂房，功用則一，故不必分條。

【集解】【弘景⑦曰】大黃蜂子，乃人家屋上者及瓟瓠蜂也。【頌⑧曰】大黃蜂子，在人家屋上作房及大木間，即瓟瓠蜂之子也。（炭）[嶺]南人取其子作饌食之。其蜂黃色，比蜜蜂更大。按《嶺表録異》云：宣、歙人好食蜂兒。山林間大蜂結房，大者如巨鐘，其房數百層。土人采時，着草衣蔽身，以捍其毒螫。復以烟火熏（房）[散]蜂母，乃敢攀緣崖木斷其蒂。一房蜂兒五六斗至一石，揀狀如蠶蛹瑩白者，以鹽炒暴乾，寄入京洛，以爲方物。然房中蜂兒三分之一翅足已成，則不堪用。據此，則木上作房，蓋瓟瓠之類。然今宣城蜂子，乃掘地取之，似土蜂也。郭璞註《爾雅》云：土蜂乃大

---

① 藥性：《藥性論》見《證類》卷21“露蜂房”　土蜂房亦可單用，不入服食。能治癰腫不消，用醋、水調塗，乾即便易。

② 普濟：《普濟方》卷273“諸疔瘡”　治疔瘡危篤者，二服即愈，輕者一服立效方：土蜂房、蛇退（各一具），右作一處，器皿中盛，用黃泥封固，火煅存性，研爲細末，每服一錢，空心酒服。少頃腹中大痛，痛止，其瘡已化爲黃水。

③ 別録：《本經》《别録》見《證類》卷20“蜂子”　大黃蜂子：主心腹脹滿痛，乾嘔，輕身益氣。（按：此《本經》藥，誤註出處。）

④ 廣雅：（按：已查原書，未能溯得其源。）

⑤ 方言：《方言》卷11　蜂……其大而蜜，謂之壺蠭。（今黑蠭穿竹木作孔，亦有蜜者，或呼笛師。）

⑥ 楚辭：《楚辭·招魂》　赤螘若象，玄蠭若壺些。

⑦ 弘景：《集注》見《證類》卷20“蜂子”　陶隱居云……黃蜂，則人家屋上者及瓟瓠蜂也。

⑧ 頌：《圖經》見《證類》卷20“蜂子”　……大黃蜂子，即人家屋上作房及大木間瓟瓠蜂子也。嶺南人亦作饌食之。蜂並黃色，比蜜蜂更大……謹按《嶺表録異》載，宣、歙人取蜂子法，大蜂結房于山林間，大如巨鐘，其中數百層，土人採時，須以草衣蔽體，以捍其毒螫，復以煙火熏散蜂母，乃敢攀緣岩木，斷其蒂。一房蜂子或五六斗至一石，以鹽炒暴乾，寄入京洛，以爲方物。然房中蜂子，三分之一翅足已成，則不堪用。詳此，木上作房，蓋瓟瓠類也。而今宣城蜂子乃掘地取之，似土蜂也。故郭璞註《爾雅》土蜂云：今江東呼大蜂在地中作房者，爲土蜂，啖其子，即馬蜂。荆、巴間呼爲蟺（音憚）。又註木蜂云：似土蜂而小，在木上作房，江東人亦呼木蜂，人食其子。然則二蜂子皆可食久矣。大抵蜂類皆同科，其性效不相遠矣。

蜂，在地中作房，木蜂似土蜂而小，江東人並食其子。然則二蜂皆可食久矣。大抵性味亦不相遠也。

蜂子。【氣味】甘，涼，有小毒。【大明曰】見"蜜蜂"下。

【主治】心腹脹滿痛，乾嘔。輕身益氣。《別錄》①。治雀卵班，面皰。餘功同蜜蜂子。時珍。

【附方】新一。雀斑面皰。七月七日取露蜂子，於漆椀中水酒浸過，濾汁，調胡粉傅之。《普濟方》②。

露蜂房《本經》③中品

【釋名】蜂腸《本經》④、蜂勒罾與窠同、百穿並《別錄》⑤、紫金沙。

【集解】【《別錄》⑥曰】露蜂房生牂牁山谷。七月七日采，陰乾。【弘景⑦曰】此蜂房多在樹木中及地中。今曰露蜂房，當用人家屋間及樹枝間苞裹者，乃遠舉牂牁，未解所以。【恭⑧曰】此房懸在樹上得風露者。其蜂黃黑色，長寸許，螫馬、牛及人，乃至欲死。非人家屋下小小蜂房也。【韓保昇⑨曰】此樹上大黃蜂窠也。所在皆有，大者如甕，小者如桶。十一二月采之。【宗奭⑩曰】露蜂房有二種。一種小而色淡黃，窠長六七寸至一尺，闊二三寸，如蜜脾下垂一邊，多在叢木深林之中，謂之牛舌蜂。一種多在高木之上，或屋之下，外面圍如三四斗許，或一二斗，中有窠如瓠狀，由此得

---

① 別錄：見前頁注③。（**按**：誤注出處。）

② 普濟方：《普濟方》卷 51"面皯皰"　治面皯皰，及産婦黑皰如雀卵色。用七月七日取露蜂子，於漆椀中以少酒漬，取汁重濾過，以明粉相和塗之。

③ 本經：《本經》《別錄》（《藥對》）見《證類》卷 21"露蜂房"　味苦，鹹，平，有毒。主驚癇瘈瘲，寒熱邪氣，癲疾，鬼精蠱毒，腸痔，火熬之良。又療蜂毒，毒腫。一名蜂腸，一名百穿，一名蜂勒。生牂牁山谷。七月七日採，陰乾。（惡乾薑、丹參、黃芩、芍藥、牡蠣。）

④ 本經：見上注白字。

⑤ 別錄：見上注。

⑥ 別錄：見上注。

⑦ 弘景：《集注》見《證類》卷 21"露蜂房"　陶隱居云：此蜂房多在樹腹中及地中，今此曰露蜂，當用人家屋間及樹枝間苞裹者。乃遠舉牂牁，未解所以。

⑧ 恭：《唐本草》見《證類》卷 21"露蜂房"　《唐本》注云：此蜂房，用樹上懸得風露者。其蜂黃黑色，長寸許，螫馬、牛、人，乃至欲死者，用此皆有效，非人家屋下小小蜂房也……

⑨ 韓保昇：《蜀本草》見《證類》卷 21"露蜂房"　《蜀本》：《圖經》云：樹上大黃蜂窠也。大者如甕，小者如桶。今所在有，十一月、十二月採。

⑩ 宗奭：《衍義》卷 17"露蜂房"　有兩種，一種小而其色淡黃，窠長六七寸至一尺者，闊二三寸，如蜜脾下垂，一邊是房，多在叢木鬱翳之中，世謂之牛舌蜂。又一種或在高木上，或屋之下，外作固，如三四斗許，小者亦一二斗，中有窠，如瓠之狀，由此得名。蜂色赤黃，其形大於諸蜂，世謂之玄瓠蜂。蜀本《圖經》言十一月、十二月采者，應避生息之時也。今人用露蜂房，兼用此兩種。

名玄瓠蜂，其色赤黃，大於諸蜂。今人皆兼用之。【敩①曰】蜂房有四件。一名革蜂窠，大者一二丈圍，在樹上，內窠小隔六百二十(六)個，大者至一千二百四十個，其裏粘木蔕是七姑木汁，其蓋是牛糞沫，其隔是葉蕊也。二名石蜂窠，只在人家屋上，大小如拳，色蒼黑，內有青色蜂二十一個，或只十四個，其蓋是石垢，其粘處是七姑木汁，其隔是竹(蛀)〔蚄〕也。三名獨蜂窠，大小如鵝卵大，皮厚蒼黃色，是小蜂〔肉〕并蜂翅，盛向裏只有一個蜂，大如小石燕子許，人、馬被螫着，立亡也。四名是草蜂窠也。入藥以革蜂窠爲勝。【時珍曰】革蜂，乃山中大黃蜂也，其房有重重如樓臺者。石蜂、草蜂，尋常所見蜂也。獨蜂，俗名七里蜂者是矣，其毒最猛。

【修治】【敩②曰】凡使革蜂窠，先以鴉豆枕等同拌蒸，從巳至未時，(出)〔去〕鴉豆枕了，晒乾用。【大明③曰】入藥並炙用。

【氣味】苦，平，有毒。《別錄》④曰】鹹。○【之才⑤曰】惡乾姜、丹參、黃芩、芍藥、牡(礪)〔蠣〕。

【主治】驚癇瘈瘲，寒熱邪氣，癲疾，鬼精蠱毒，腸痔。火熬之良。《本經》⑥。療蜂毒、毒腫。合亂髮、蛇皮燒灰，以酒日服二方寸匕，治惡疽、附骨癰，根在臟腑，歷節腫出，丁腫惡脈諸毒皆瘥。《別錄》⑦。療上氣，赤白痢，遺尿失禁。燒灰酒服，主陰痿。水煮，洗狐尿刺瘡。服汁，下乳石毒。蘇恭⑧。煎水，洗熱病後毒氣衝目。炙研，和豬脂塗瘰癧成瘻。蘇頌⑨。煎水漱牙齒，止風蟲疼痛。又洗乳癰、蜂(疔)〔叮〕、惡瘡。大明⑩。

---

① 敩：《炮炙論》見《證類》卷21"露蜂房"　雷公云：凡使，其窠有四件：一名革蜂窠；二名石蜂窠；三名獨蜂窠；四名草蜂窠是也。大者一丈二丈圍，在大樹膊者，內窠小膈六百二十箇，圍大者有一千二百四十箇蜂。其窠粘木蔕，是七姑木汁，蓋是牛糞沫，隔是葉蘂。石蜂窠，只在人家屋上，大小如拳，色蒼黑，內有青色蜂二十一箇，不然只有十四箇，其蓋是石垢，粘處是七姑木汁，隔是竹蚄。次有獨蜂窠，大小只如鵝卵大，皮厚蒼黃色，是小蜂肉并蜂翅，盛向裏只有一個蜂，大如小石燕子許，人、馬若遭螫著立亡。凡使革蜂窠，先須以鴉豆枕等同拌蒸，從巳至未出，去鴉豆枕了，曬乾用之。

② 敩：見上注。

③ 大明：《日華子》見《證類》卷21"露蜂房"　……入藥並炙用。

④ 別錄：見 2665 頁注③。

⑤ 之才：古本《藥對》見 2665 頁注③括號中七情文。

⑥ 本經：見 2665 頁注③白字。

⑦ 別錄：見 2665 頁注③。

⑧ 蘇恭：《唐本草》見《證類》卷21"露蜂房"　《唐本》注云……又水煮露蜂房，一服五合汁，下乳石，熱毒壅悶服之，小便中即下石末，大效。灰之酒服，主陰痿。水煮洗狐尿刺瘡。服之，療上氣，赤白痢，遺尿失禁也。

⑨ 蘇頌：《圖經》見《證類》卷21"露蜂房"　……又療熱病後毒氣冲目，用半大兩，水二升，同煎一升，重濾洗目三四過。又療瘰癧成瘻作孔者，取二枚炙末，臘月豬脂和塗孔上，差。

⑩ 大明：《日華子》見《證類》卷21"露蜂房"　露蜂房，微毒。治牙齒疼，痫疾，乳癰，蜂叮，惡瘡，即煎洗……

【發明】【時珍曰】露蜂房，陽明藥也。外科、齒科及他病用之者，亦皆取其以毒攻毒，兼殺蟲之功焉耳。

【附方】舊十五，新十八。**小兒卒癇**。大蜂房一枚，水三升，煮濃汁浴之，日三四次佳。《千金方》①。**臍風濕腫**，久不瘥者。蜂房燒末，傅之效。《子母秘錄》②。**手足風痹**。黃蜂窠大者一個，小者三四個，燒灰，獨頭蒜一盌，百草霜一錢半，同搗傅上。一時取下，埋在陰處。忌生冷、葷腥。○《乾坤秘韞》③。**風氣瘙痒**④及癮疹。蜂房炙、蟬蛻等分，爲末。酒服一錢，日三服。○《梅師方》⑤用露蜂房煎汁，入芒硝傅之，日五次。**風熱牙腫**，連及頭面。用露蜂房燒存性，研末，以酒少許調，噙漱之。《十便良方》⑥。**風蟲牙痛**。露蜂房煎醋，熱漱之。○《袖珍方》⑦用草蜂房一枚，鹽實孔內燒過，研末擦之，鹽湯漱去。或取一塊咬之。秘方也。○《普濟方》⑧用露蜂房一個，乳香三塊，煎水漱之。○又同細辛煎水漱之。○又露蜂（方）〔房〕、全蠍同研，擦之。○《聖惠》⑨用蜂房蒂，綿包咬之效。**喉痹腫痛**⑩。露蜂房灰、白（薑）〔僵〕蠶等分，爲末。每乳香湯服半錢。○《食醫心鏡》⑪用蜂房燒灰。每以一錢吹入喉內。不拘大人、小兒。**重舌腫**

---

① 千金方：**《證類》卷 21"露蜂房"** 《楊氏産乳》……又方：卒癇，蜂房大者一枚，水三升，煮令濃赤，以浴小兒，日三四，佳。（**按**：《千金方》無此方，誤注出處。）

② 子母秘錄：**《證類》卷 21"露蜂房"** 《子母秘錄》……又方：小兒臍風濕腫久不差。燒末傅之。

③ 乾坤秘韞：**《乾坤秘韞·痹》** 治痹證：獨蒜（一碗，去皮）、黃蜂窩（大者一個，小者三四個，燒灰）、百草霜（二錢半），右三味同搗爛，敷在痹上，用一個時辰取出，將藥埋在背陰處。忌生冷、葷腥之物。

④ 風氣瘙痒：**《證類》卷 21"露蜂房"** 《集驗方》：治風氣客於皮膚，瘙癢不已。蜂房炙過，蟬蛻等分，爲末。酒調一錢匕，日三二服。（**按**：原無出處，今溯得其源。）

⑤ 梅師方：**《證類》卷 21"露蜂房"** 《梅師方》：治風癮疹方：以水煮蜂房，取二升入芒消傅上，日五度，即差。

⑥ 十便良方：**《十便良方》卷 21"口齒"** 露蜂房散：治熱毒風攻頭面，齒齦腫痛不可忍方。上取露蜂房稍大者一枚，每孔中著椒子一顆，及鹽少許，即以手按令相入，以淡漿水一大碗煎至強半，去滓，熱含冷吐之，甚妙。（**按**：《十便良方》同卷"如神散"用藥均同，文字更簡。時珍有所刪改。）

⑦ 袖珍方：**《袖珍方》卷 3"牙齒"** 秘治牙疼（秘方）：右用草蜂房一枚，用鹽盛孔內，用火燒，研末，擦牙痛處，鹽水漱吐之，效。又（《海上方》）：以鹽實蜂房，火燒，當疼時擎一指，咬疼處，甚有應效。

⑧ 普濟方：**《普濟方》卷 66"牙齒疼痛"** 乳蜂散：治牙齒疼痛。露蜂房（一枚）、乳香（三四塊），右剉碎，同煎，漱。/治諸般牙痛不可忍者。露蜂房（炒過，去沙底）、華陰細辛（去土葉，各等分），右以水煎數沸，去滓，漱患病處，吐之，不時用，神效。/**《直指方》卷 21"齒病證治"** 齒痛通用……又方：蜂房（三錢，炒）、全蠍（二個，焙），爲末，傅。亦治風疼。（**按**：末方出《直指方》，誤列《普濟方》下。）

⑨ 聖惠：**《聖惠方》卷 34"治牙齒蚛孔有蟲諸方"** 治牙齒被蟲蝕，有蚛孔疼痛……又方：右以蜂窩蒂，綿裹於疼處咬之。

⑩ 喉痹腫痛：**《普濟方》卷 366"咽喉等疾"** 蜂房散：治忽腫毒着咽喉。露蜂房（燒灰）、白僵蠶（各等分），右細研，每服半錢，用乳香湯調下。看兒大小加減。（**按**：原無出處，今溯得其源。）

⑪ 食醫心鏡：**《證類》卷 21"露蜂房"** 《食醫心鏡》：小兒喉痹腫痛：蜂房燒灰，以乳汁和一錢匕服。

痛。蜂房炙研,酒和傅之,日三四次。《聖惠方》①。**舌上出血**,竅如針孔。用紫金沙即露蜂房頂上實處一兩,貝母四錢,蘆薈三錢,爲末,蜜和丸雷丸大。每用一丸,水一小盞,煎至五分,溫服。吐血,溫酒調服。《云臺方》②。**吐血衄血**。方同上。**崩中漏下**,五色,使人無子。蜂房末三指撮,溫酒服之,大神效。《張文仲方》③。**小兒下痢**赤白者。蜂房燒末,飲服五分。張傑《(母子)〔子母〕秘録》④。**小兒咳嗽**。蜂房二兩,洗净燒研。每服一字,米飲下。《勝金方》⑤。**二便不通**。蜂房燒末,酒服二三錢,日二服。不拘大人、小兒。《子母秘録》⑥。**陰痿不興**。蜂窠燒研,新汲井水服二錢,可御十女。《峋嶁神書》⑦。**陰寒痿弱**。蜂房灰,夜傅陰上,即熱起。《千金方》⑧。**陰毒腹痛**。露蜂房三錢,燒存性,葱白五寸,同研爲丸。男左女右,着手中,握陰卧之,汗出即愈。**寸白、蚘蟲**。蜂窠燒存性,酒服一匙,蟲即死出。《生生編》⑨。**乳石熱毒**。壅悶,頭痛口乾,便澀赤少者,用蜂房煮汁五合服,乳石末從小便中下,大效。○《圖經》⑩云用十二分炙,以水二升,煮八合,分服。**藥毒上攻**。如聖散:用蜂房、甘草等分,麩炒黄色,去麩爲末。水二盌,煎八分,臨卧頓服。明(目)〔旦〕取下惡物。《經驗方》⑪。**鼻外癥瘤**,膿水血出。蜂房炙研,酒服方寸匕,日三服。《肘後方》⑫。**頭上瘡癬**。蜂房研末,臘豬脂和,塗之效。《聖惠

---

① 聖惠方:《聖惠方》卷89"治小兒重舌諸方"　治小兒重舌方……又方:右用露蜂房燒灰細研,酒和傅舌下,即愈。
② 云臺方:《聖濟總録》卷69"舌上出血"　治舌上出血,竅如簪孔,紫霜丸方:紫金沙(即露蜂房頂上實處是,研,一兩)、蘆會(研,二錢)、貝母(去心,四錢),右三味搗研爲末,煉蜜和丸如櫻桃大,每服一丸,水七分一盞,化開,煎至五分溫服。吐血衄血,每服一丸,酒半盞化開服。(**按**:"云臺方"未能溯得其源。今另溯得疑似方源。)
③ 張文仲方:《外臺》卷34"婦人崩中方"　文仲療婦人崩中漏下,去青黄赤白,使人無子方……若燒露蜂房末三指撮,酒服之。
④ 子母秘録:《證類》卷21"露蜂房"　《子母秘録》:小兒赤白痢。蜂房燒末,飲服。
⑤ 勝金:《證類》卷21"露蜂房"　《勝金方》:治小兒欬嗽。蜂房二兩净洗,去蜂糞及泥土,以快火燒爲灰。每服一字,飯飲下。
⑥ 子母秘録:《證類》卷21"露蜂房"　《子母秘録》……又方:小兒大小便不通。蜂房燒末,酒服三錢,日再服。
⑦ 峋嶁神書:(**按**:查原書手抄本,未能溯得其源。)
⑧ 千金方:《千金方》卷20"雜補第七"　陰痿不起方:蜂房灰夜卧敷陰上,即熱起。無婦不得敷之。
⑨ 生生編:(**按**:僅見《綱目》引録。)
⑩ 圖經:《圖經》見《證類》卷21"露蜂房"　露蜂房……又主乳石發動,頭痛,煩熱口乾,便旋赤少者,取十二分炙,以水二升,煮取八合,再溫再服,當利小便,諸惡毒隨便出……
⑪ 經驗方:《證類》卷21"露蜂房"　《經驗方》:解藥毒上攻。如聖散:蜂房、甘草等分,用麩炒令黄色,去麩爲末。水二椀,煎至八分,一碗令溫,臨卧頓服。明旦取下惡物。
⑫ 肘後方:《外臺》卷23"九瘻方"　《肘後》療苦鼻内肉,外查瘤,膿並出者,是蜂瘻,方:取蜂房火炙焦,末,酒服方寸匕,日一。(**按**:今本《肘後方》無此方。)

方》①。**軟癟頻作**。露蜂房二枚,燒存性。以巴豆二十一粒,煎清油二三沸,去豆。用油調傅,甚
效。《(唐)〔危〕氏得效方》②。**女人妬乳**。乳癰汁不出,内結成〔膿〕腫,名妬乳。用蜂房燒灰,
研。每服二錢,水一小盞,煎六分,去渣温服《濟衆方》③。**風瘻不合**。露蜂房一枚,炙黄研末。
每以一錢,臘猪脂和塗《肘後方》④。**下部漏痔**。大露蜂房燒存性研,摻之。乾則以真菜子油
調。唐氏《經驗方》⑤。**蜂螫腫疼**。蜂房爲末,猪(羔)〔膏〕和傅。或煎水洗。《千金方》⑥。

竹蜂《拾遺》⑦

【釋名】留師。郭璞作笛師。

【集解】【藏器⑧曰】《方言》⑨云:竹蜂,留師也。蜂如小指大,正黑色,嚙竹而窠,蜜如稠糖,
酸甜好食。【時珍曰】《六(占)〔帖〕》⑩云:竹蜜蜂出蜀中。于野竹上結窠,紺色,大如鷄子,長寸許,
有蒂。窠有蜜,甘倍常蜜。即此也。按今人家一種黑蜂,大如指頭,能穴竹木而居,腹中有蜜,小兒
撲殺取食,亦此類也。又《杜陽編》⑪言:外國鸞蜂大十余斤,其蜜碧色,服之成仙。此亦不經之言,
未足深信。又有刺蜜、木蜜,生草木上,俱見果部本條。木蜜即枳椇。

留師蜜。【氣味】甘、酸,寒,無毒。

---

① 聖惠方:《聖惠方》卷90"治小兒頭瘡諸方" 治小兒頭瘡,晝開出膿,夜即復合者……又方:右以
　露蜂房燒灰細研,以臘月猪脂調塗之。
② 危氏得效方:《得效方》卷12"軟癟" 治軟癟愈而再作:用野蜂房一二簡,燒灰存性,以巴豆三七
　粒,去殼,煎清油三二沸,去巴豆,以油調藥敷,立效。白礬枯爲末,清油調敷,亦效。
③ 濟衆方:《證類》卷21"露蜂房" 《簡要濟衆》:治婦人乳癰汁不出,内結成膿腫,名妬乳。方:蜂
　房燒灰,研。每服二錢,水一中盞,煎至六分,去滓温服。
④ 肘後方:《肘後方》卷5"治卒得蟲鼠諸瘻方第四十一·附方" 《肘後方》治風瘻:露蜂房一枚,炙
　令黄赤色,爲末,每用一錢,臘月猪脂匀調,敷瘡上。
⑤ 唐氏經驗方:(**按**:書佚,無可溯源。)
⑥ 千金方:《千金方》卷25"蛇毒第二" 治蜂螫方……又方:燒蜂房末,膏和塗之。
⑦ 拾遺:《證類》卷22"三十六種陳藏器餘·留師蜜" 味甘,寒。主牙齒䘌痛,口中瘡,含之,蜂如
　小指大,正黑色。嚙竹爲窠,蜜如稠糖,酸甜好食。《方言》云:留師,竹蜂也。
⑧ 藏器:見上注。
⑨ 方言:《方言》卷11 蠭……其大而蜜謂之壺蠭(今黑蠭穿竹木作孔,亦有蜜者。或呼笛師)。
⑩ 六帖:《白孔六帖》卷16"蜜" 竹蜜(蜀中有竹蜜蜂,好於野竹上結窠,窠大如鷄子,有蒂長尺許,
　窠與蜜並紺色可愛,甘倍于常蜜。)
⑪ 杜陽編:《杜陽雜編》卷上 八年,吳明國貢常燃鼎、鸞蜂蜜……鸞蜂蜜,云其蜂之聲有如鸞
　鳳,而身被五彩,大者可重十餘斤,爲窠於深巖峻嶺間……其蜜色碧,常貯之於白玉椀,表裏
　瑩徹,如碧琉璃。久食之令人長壽,顏如童子,髮白者應時而黑,及沉痾眇跛諸僻惡之病,無
　不療焉。

【主治】牙齒蠶痛及口瘡，並含之良。藏器①。

赤翅蜂《拾遺》②

【集解】【藏器③曰】出嶺南。狀如土蜂，翅赤頭黑，大如螃蟹，穿土爲窠，食蜘蛛。蜘蛛遙知蜂來，皆狼狽藏隱。蜂以預知其處，食之無遺。【時珍曰】此毒蜂穿土作窠者。一種獨蜂作窠於木，亦此類也。其窠大如鵝卵，皮厚蒼黃色。只有一個蜂，大如小石燕子，人、馬被螫立亡也。又一種蛞蜂，出巴中，在寨鼻蛇穴内。其毒倍常，中人手足輒斷，中心胸即圮裂，非方藥可療，惟禁術可制。故元積詩④云："巴蛇蟠窟穴，穴下有巢蜂。近樹禽垂翅，依原獸絶蹤。微遭斷手足，厚毒破心胸。昔甚招魂句，那知眼自逢。"此蜂之毒如此，附見于此。養生遠害者，不可不知。

【主治】有毒。療蜘蛛咬，及疔腫疽病，燒黑和油塗之。或取蜂窠土，以酢和塗之，蜘蛛咬處，當得絲出。藏器⑤。

獨脚蜂《拾遺》⑥

【集解】【藏器⑦曰】出嶺南。似小蜂，黑色，一足連樹根不得去，不能動摇，五月采之。又有獨脚蟻，亦連樹根下，能動摇，功用與蜂同。【時珍曰】嶺南有樹小兒、樹蛺蝶，及此蜂、蟻，皆生於樹，是亦氣化，乃無情而生有情也。《酉陽雜俎》⑧云：嶺南毒菌，夜有光，經雨則腐化爲巨蜂，黑色，其喙若鋸，長三分，囓人甚毒。物類之變化不一有如此。

【主治】疔腫癰疽，燒研和油塗之。藏器⑨。

---

① 藏器：見前頁注⑦。
② 拾遺：《證類》卷22"三十六種陳藏器餘·赤翅蜂" 有小毒。主蜘蛛咬及丁腫，疽病瘡，燒令黑，和油塗之。亦取蜂窠土，酢和爲泥，傅蜘蛛咬處，當得絲，出嶺南，如土蜂，翅赤頭黑，穿土爲窠，食蜘蛛。大如螃蟹，遙知蜂來，皆狼狽藏隱，蜂以預知其處。相食如此者無遺也。
③ 藏器：見上注。
④ 元積詩：《元氏長慶集》卷4"古詩·蛞蜂" 巴蛇蟠窟穴，穴下有巢蜂。近樹禽垂翅，依原獸絶蹤。微遭斷手足，厚毒破心胸。昔甚招魂句，那知眼自逢。
⑤ 藏器：見本頁注②。
⑥ 拾遺：《證類》卷22"三十六種陳藏器餘·獨脚蜂" 所用同前。似小蜂，黑色，一足。連樹根不得去，不能動摇。五月採取，出嶺南。又有獨脚蟻，功用同蜂。亦連樹根下，能動摇，出嶺南。
⑦ 藏器：見上注。
⑧ 酉陽雜俎：《酉陽雜俎》卷17"蟲篇" 毒蜂：嶺南有毒菌，夜明，經雨而腐，化爲巨蜂，黑色，喙若鋸，長三分餘。夜入人耳鼻中，斷人心繫。
⑨ 藏器：見本頁注⑥、②。

蠮螉_{音噎翁}〇《本經》①下品

【釋名】土蜂《別錄》②、細腰蜂《莊子》③、蜾蠃《詩經》④、蒲蘆《爾雅》⑤。【弘景⑥曰】此類甚多。雖名土蜂，不就土中作窟，謂揑土作房爾。【時珍曰】蠮螉，象其聲也。

【集解】《別錄》⑦曰】蠮螉生熊耳川谷及牂牁，或人屋間。【弘景⑧曰】今一種蜂，黑色，腰甚細，衘泥於人屋及器物邊作房，如併竹管者是也。其生子如粟米大，置中，乃捕取草上青蜘蛛十余枚，滿中，仍塞口，以待其子大爲粮也。其一種入蘆管中者，亦取草上青蟲。《詩》云：螟蛉之子，果蠃負之。言細腰之物無雌，皆取青蟲教祝，便變成己子，斯爲謬矣。造《詩》者未審，而夫子何爲因其僻耶？豈聖人有缺，多皆類此。【韓保昇⑨曰】按《詩疏》云：螟蛉，桑蟲也。果蠃，蒲蘆也。言蒲蘆負桑蟲以成其子也。亦負他蟲封之，數日則成蜂飛去。今有人候其封穴，壞而看之，見有卵如粟，在死蟲之上，果如陶説。蓋詩人知其大而不知其細也。此蜂所在有之，隨處作窠，或隻或雙，不拘土石竹木間也。

【正誤】【李含光⑩曰】祝變成子，近有數見者，非虛言也。【頌⑪曰】《詩》言：螟蛉之子，果蠃

---

① 本經：《本經》《別錄》見《證類》卷22"蠮螉"　味辛，平，無毒。主久聾，欬逆，毒氣出刺，出汗，療鼻窒。其土房主癰腫，風頭。一名土蜂。生熊耳川谷及牂牁，或人屋間。

② 別錄：見上注。

③ 莊子：《莊子·天運》……烏鵲孺，魚傅沫，細要者化……（**按**："細要"即"細腰"，指細腰蜂。）

④ 詩經：《詩·小雅·小宛》……螟蛉有子，蜾蠃負之……

⑤ 爾雅：《爾雅·釋蟲》（郭注）　果蠃，蒲蘆。（即細腰蟲也。俗呼爲蠮螉。）

⑥ 弘景：《集注》見《證類》卷22"蠮螉"　陶隱居云：此類甚多，雖名土蜂，不就土中爲窟，謂揑土作房爾。今一種黑色，腰甚細，衘泥於人室及器物邊作房，如並竹管者是也。其生子如粟米大置中，乃捕取草上青蜘蛛十余枚滿中，仍塞口，以擬其子大爲糧也。其一種入蘆竹管中者，亦取草上青蟲，一名蜾蠃。詩人云：螟蛉有子，蜾蠃負之。言細腰物無雌，皆取青蟲，教祝便變成已子，斯爲謬矣。造詩者乃可不詳，未審夫子何爲因其僻邪。聖人有闕，多皆類此。

⑦ 別錄：見本頁注①。

⑧ 弘景：見本頁注⑥。

⑨ 韓保昇：《蜀本草》見《證類》卷22"蠮螉"　按《爾雅》果蠃，蒲蘆。注云：即細腰蜂也，俗呼爲蠮螉。《詩》云：螟蛉之子，蜾蠃負之。注曰：螟蛉，桑蟲也。蜾蠃，蒲蘆也。言蒲蘆負持桑蟲，以成其子，乃知蠮螉即蒲蘆也。蒲蘆即細腰蜂也。據此，不獨負持桑蟲，以他蟲入穴，揑泥封之，數日則成蜂飛去。陶云是先生子如粟在穴，然捕它蟲以爲之食。今人有候其封穴了，壞而看之，果見有卵如粟在死蟲之上，則如陶説矣。而詩人以爲喻者，蓋知其大而不知其細也。陶又説此蜂黑色，腰甚細，能揑泥在壁間作房，如並竹管者是也。亦有入竹管中、器物間作穴者，但以泥封其穴口而已。《圖經》云：揑泥作窠，或雙或只，得處便作，不拘土石竹木間，今所在皆有之。

⑩ 李含光：《本草音義》見《證類》卷22"蠮螉"　李含光《音義》云：咒變成子，近亦數有見者，非虛言也。

⑪ 頌：《圖經》見《證類》卷22"蠮螉"　……又《詩·小雅》云：螟蛉有子，蜾蠃負之。注：螟蛉，桑蟲也。蜾蠃，蒲蘆也。言蒲蘆取桑蟲之子，負持而去，嫗養之，以成其子。又楊雄《法言》云：螟蛉之子殪，而逢果蠃，祝之曰：類我類我。注云：蜾蠃遇螟蛉而受化，久乃變成蜂爾……（轉下頁注）

負之。楊雄《(方)〔法〕言》亦云：螟蛉之子殪，而逢果蠃。祝之曰：類我類我。久之變爲蜂。陶氏、蜀本皆以爲生子如粟，捕諸蟲爲粮。段成式亦云：書齋多蠮螉窠，祝聲可聽，開而視之，悉是小蜘蛛，以(沈)〔泥〕隔之，乃知不獨負桑蟲也。數説不同。然物類變化，固不可度。蚱蟬生於轉丸，衣魚生於瓜子之類，非一。桑蟲、蜘蛛之變爲蜂，不爲異也。如陶所説卵如粟者，未必非祝蟲而成之也。宋齊丘所謂蠮螉之蟲，孕螟蛉之子，傳其情，交其精，混其氣，和其神，隨物大小，俱得其真，蠢動無定情，萬物無定形。斯言得之矣。○【宗奭①曰】諸家之説，終不敢捨《詩》之義。嘗拆窠視之，果有子如粟米大，色白而微黄。所負青菜蟲，却在子下，不與蟲相着。陶説近之。【時珍曰】蠮螉之説各異。今通攷諸説，并視驗其卵，及蜂之雙雙往來，必是雌雄。當以陶氏、寇氏之説爲正，李氏、蘇氏之説爲誤。按《解頤新語》②云：果蠃自有卵如粟，寄在蟲身。其蟲不死不生，久則漸枯，子大食之而出。正如蠅卵寄附於蠶身，久則卵化，穴繭而出也。《列子》③言：純雄無雌，其名稺蜂。《莊子》言：細腰者化。則自古已失之矣。羅願《爾雅翼》④云：陶説實當物理。但以此疑聖人，則不知《詩》之本旨矣。《詩》云：螟蛉之子，果蠃負之。教誨爾子，式穀似之。蓋言國君之民，爲他人所取爾。説者不知似字，乃似續之似，誤以爲如似之似，遂附會其説爾。尤云"鳲鳩鳲鳩，既取我子"，亦可謂鳩以衆鳥爲子乎？今屢破其房，見子與他蟲同處，或子已去而蟲存空殻，或蟲成蛹而子尚小。蓋蟲終不壞，至其成蛹，子乃食之而出也。近時王浚川著《雅述》⑤亦云：年年驗之，皆如陶氏之説焉。

【氣味】辛，平，無毒。【大明⑥曰】有毒。入藥炒用。

(接上頁注)陶隱居乃謂生子如粟米大，在其房中，乃捕取草蟲以擬其子大爲糧耳……又段成式云：書齋中多蠮螉，好作窠於書卷，或在筆管中，祝聲可聽，有時開卷視之，悉是小蜘蛛，大如蠅虎，旋以泥隔之，乃知不獨負桑蟲也。數説不同，人或疑之。然物類變化，固不可度。蚱蟬生於轉丸，衣魚生於瓜子，龜生於蛇，蛤生於雀，白鶂之相視，負螽之相應，其類非一。若桑蟲、蜘蛛之變爲蜂，不爲異矣。如陶所説卵如粟者，未必非祝蟲而成之也。宋齊丘所謂蠮螉之蟲，孕螟蛉之子，傳其情，交其精，混其氣，和其神，隨物大小，俱得其真，蠢動無定情，萬物無定形，斯言得之矣。

① 宗奭：《衍義》卷17"蠮螉"　諸家所論備矣，然終不敢舍詩之意。嘗析窠而視之，果有子如半粟米大，其色白而微黄，所負蟲亦在其中，乃青菜蟲，却在子下，不與蟲相著。又非葉蟲及草上青蟲，應是諸蟲皆可也。陶隱居所説近之矣。人取此房，研細，醋調，塗蜂蠆。

② 解頤新語：(按：《四庫全書》云有《解頤新語》八卷，浙江巡撫採進本。但今未見該書存世。待考。)

③ 列子：《列子·天瑞》　純雌，其名大腰；純雄，其名稺蜂。

④ 爾雅翼：《爾雅翼》卷26"果蠃"　……《詩》之螟蛉有子，果蠃負之。言細腰無雌，皆取青蟲教祝，便變成己子，斯爲謬矣。造詩者乃可不察，未審夫子何爲因其僻耶？按陶氏之説，實當物理。然以是疑聖人，則有所不可，詩第言果蠃負之，如國君不能有其民，則爲他人所取，不言負去爲子也。猶云：鳲鳩，既取我子，亦可謂鳩取衆鳥爲子乎？但説者見其負之以往，遂因爲是説。然詩之本旨，自不如此，而箋疏及楊子雲之語疎矣。

⑤ 雅述：《雅述》卷下　……《小雅》"螟蛉有子，果蠃負之。"……予田居時，年年取土蜂之窠驗之，每作完一窠，先生一子在底，如蜂蜜一點，却將桑上青蟲及草上花蜘蛛銜入窠內填滿。數日後其子即成形而生，即以次食前所蓄青蟲知蛛，食盡則成一蛹，數日即蜕而爲蜂，嚙孔而出。累年觀之，無不皆然。

⑥ 大明：《日華子》見《證類》卷22"蠮螉"　蠮螉，有毒。治嘔逆，生研，署竹木刺。入藥妙用。

【主治】久聾，欬逆毒氣，出刺出汗。《本經》①。療鼻窒。《別錄》②。治嘔逆。生研，能罯竹木刺。大明③。○《峒嶁書》④云：五月五日，取蠮螉陰乾爲末，用兵死人血丸，置衣領中，云令人畏伏。

土蜂窠見土部。

【附錄】**雄黄蟲**。【《別錄》⑤·有名未用》曰】明目，辟（兵）兵不祥，益氣力。狀如蠮螉。

蟲白蠟《會編》⑥

【集解】【機⑦曰】蟲白蠟與蜜蠟之白者不同，乃小蟲所作也。其蟲食冬青樹汁，久而化爲白脂，粘敷樹枝。人謂蟲屎着樹而然，非也。至秋刮取，以水煮溶，濾置冷水中，則凝聚成塊矣。碎之，文理如白石膏而瑩澈。人以和油澆燭，大勝蜜蠟也。【時珍曰】唐宋以前，澆燭、入藥所用白蠟皆蜜蠟也。此蟲白蠟，則自元以來，人始知之，今則爲日用物矣。四川、湖、廣、滇南、閩、嶺、吳、越東南諸郡皆有之，以川、滇、衡、永産者爲勝。蠟樹枝葉狀類冬青，四時不凋。五月開白花成叢，結實纍纍，大如蔓荆子，生青熟紫。冬青樹子則紅色也。其蟲大如蟣虱，芒種後則延緣樹枝，食汁吐涎，粘於嫩莖，化爲白脂，乃結成蠟，狀如凝霜。處暑後則剝取，謂之蠟渣。若過白露，即粘住難刮矣。其渣煉化濾净，或甑中蒸化，瀝下器中，待凝成塊，即爲蠟也。其蟲嫩時白色作蠟，及老則赤黑色，乃結苞於樹枝。初若黍米大，入春漸長，大如鷄頭子，紫赤色，纍纍抱枝，宛若樹之結實也。蓋蟲將遺卵作房，正如雀甕、螵蛸之類爾。俗呼爲蠟種，亦曰蠟子。子内皆白卵，如細蟣，一包數百。次年立夏日摘下，以箬葉包之，分繫各樹。芒種後苞拆卵化，蟲乃延出葉底，復上樹作蠟也。樹下要潔净，防蟻食其蟲。又有水蠟樹，葉微似榆，亦可放蟲生蠟。甜櫧樹亦可産蠟。

【氣味】甘，温，無毒。【主治】生肌止血定痛，補虛續筋接骨。震亨⑧。入丸散服，殺瘵蟲。時珍。

【發明】【震亨⑨曰】白蠟屬金，禀受收斂堅强之氣，爲外科要藥。與合歡皮同入長肌肉膏中，用之神效，但未試其可服否也。【時珍曰】蠟樹葉亦治瘡腫，故白蠟爲外科要藥，正如桑螵蛸與桑木之氣相通也。

---

① 本經：見 2671 頁注①白字。
② 別錄：見 2671 頁注①。
③ 大明：見 2672 頁注⑥。
④ 峒嶁書：（**按**：已查《峒嶁神書》，未能溯得其源。）
⑤ 別錄：《證類》卷 30“有名未用·雄黄蟲”　主明目，辟兵不祥，益氣力。狀如蠮螉。
⑥ 會編：（**按**：書佚，無可溯源。）
⑦ 機：（**按**：或出《本草會編》。書佚，無可溯源。）
⑧ 震亨：《丹溪心法》卷 5“拾遺雜論”　白蠟屬金，禀收斂堅凝之氣，外科之要藥。生肌止血，定痛接骨，續筋補虛。與合歡樹皮同入長肌肉膏藥，用之神效。
⑨ 震亨：見上注。

【附方】新一。頭上禿瘡。蠟燭頻塗,勿令日晒,久則自然生髮。《集玄方》①。

紫鉚音礦○《唐本草》② 【校正】原與"騏麟竭"同條,今自木部分入此。

【釋名】赤膠蘇恭③、紫梗。【時珍曰】鉚與礦同。此物色紫,狀如礦石,破開乃紅,故名。今南番連枝折取,謂之紫梗是矣。

【集解】【恭④曰】紫鉚紫色如膠。作赤麖皮及寶鈿用爲假色,亦以膠寶物。云蟻於海畔樹藤皮中爲之。紫鉚樹名渴(稟)〔廩〕,騏麟竭樹名渴留,正如蜂造蜜也。研取用之。《吴録》所謂赤膠是也。【珣⑤曰】《廣州記》云:紫鉚生南海山谷。其樹紫赤色,是木中津液結成,可作胡臙脂,余滓則玉作家用之。騏麟竭乃紫鉚樹之脂也。【志⑥曰】按《别本》註言:紫鉚、騏麟竭二物同條,功效全别。紫鉚色赤而黑,其葉大如盤,鉚從葉上出,騏麟竭色黄而赤,從木中出,如松脂也。【頌⑦曰】按段成式《酉陽雜俎》云:紫鉚樹出真臘國,彼人呼爲勒佉。亦出波斯國。木高丈許,枝葉鬱茂,葉似橘柚,經冬不凋。三月開花,白色,不結子。天有霧露及雨沾濡,其枝條即出紫鉚。波斯使者所説如此。而真臘使者言:是蟻運土上於樹端作窠,蟻壤得雨露凝結而成紫鉚。崑崙出者善,波斯次之。又《交州地志》亦云:本州歲貢紫鉚,出於蟻壤。乃知與血竭俱出於木而非一物,明矣。今醫家亦罕用,惟染家須之。【宗奭⑧曰】紫鉚狀如糖霜,結於細枝上,纍纍然,紫黑色,研破則紅。今人用造綿𦘕䞓,邇來亦難得。【時珍曰】紫鉚出南番。乃細蟲如蟻、虱,緣樹枝造成,正如今之冬青樹上小蟲

---

① 集玄方:(**按**:僅見《綱目》引録。未能溯得其源。)

② 唐本草:**《唐本草》見《證類》卷13"紫鉚 騏驎竭"** 味甘、鹹,平,有小毒。主五藏邪氣,帶下,止痛,破積血,金瘡生肉。與騏驎竭二物大同小異。

③ 蘇恭:**《唐本草》見《證類》卷13"紫鉚 騏驎竭"** 《唐本》注云:紫色如膠。作赤麖(音京)皮及寶鈿,用爲假色,亦以膠寶物。云蟻於海畔樹藤皮中爲之。紫鉚樹名渴廩,騏驎竭樹名渴留,喻如蜂造蜜。斫取用之。吴録謂之赤膠者。

④ 恭:見上注。

⑤ 珣:**《海藥》見《證類》卷13"紫鉚 騏驎竭"** 紫鉚,謹按《廣州記》云:生南海山谷。其樹紫赤色,是木中津液成也。治濕癢瘡疥,宜入膏用。又可造胡燕脂,餘滓則玉作家使也。又騏驎竭,謹按《南越志》云:是紫鉚樹之脂也……

⑥ 志:**《開寶》見《證類》卷13"紫鉚 騏驎竭"** 今按《别本》注云:紫鉚、騏驎竭二物同條,功效全别。紫鉚色赤而黑,其葉大如盤,鉚從葉上出。騏驎竭色黄而赤……葉如櫻桃,三角,成竭從木中出,如松脂。

⑦ 頌:**《圖經》見《證類》卷13"紫鉚 騏驎竭"** ……今按段成式《酉陽雜俎》云:紫鉚出真臘國,國人呼爲勒佉。亦出波斯國。木高丈許,枝幹繁鬱,葉似橘柚,冬不凋落。三月花開,不結子。每月霧露微雨沾濡,其枝條則爲紫鉚。波斯國使人呼及沙利,兩人説如此。而真臘國使人言:是蟻運土上於木端作窠,蟻壤爲霧露所沾,即化爲紫鉚。又《交州地志》亦云:本州歲貢紫鉚,出於蟻壤。乃知與血竭雖俱出於木,而非一物,明矣。今醫方亦罕用,惟染家所須耳。

⑧ 宗奭:**《衍義》卷14"紫鉚"** 紫如糖霜,結於細枝上累累然,紫黑色,研破則紅。今人用造綿烟脂,邇來亦難得。餘如經。

造白蠟一般，故人多插枝造之。今吳人用造胭脂。按張勃《吳錄》①云：九真移風縣，有土赤色如膠。人視土知其有蟻，因墾發，以木枝插其上，則蟻緣而上，生漆凝結，如螳蜋螵蛸子之狀。人折漆以染絮物，其色正赤，謂之蟻漆赤絮。此即紫鉚也。血竭乃其樹之脂膏，別見木部。

【氣味】甘、鹹，平，有小毒。【大明②曰】無毒。

【主治】五臟邪氣，金瘡帶下，破積血，生肌止痛，與騏驎竭大同小異。蘇恭③。濕痒瘡疥，宜入膏用。李珣④。益陽精，去陰滯氣。《太清伏鍊法》⑤。

【附方】新三。齒縫出血。紫礦、乳香、射香、白礬等分爲末，摻之，水漱。《衛生易簡方》⑥。產後血運，狂言失志。用紫鉚一兩，爲末。酒服二錢匕。《徐氏家傳方》⑦。經水不止，日漸黃瘦。紫礦末每服二錢，空心白湯下。《〔楊〕氏家藏方》⑧。

五倍子《開寶》⑨　　【校正】自木部移入此。

【釋名】文蛤《開寶》⑩、百蟲倉《拾遺》⑪。法釀過名百藥煎。【時珍曰】五倍當作五㯕，見《山海經》⑫。其形似海中文蛤，故亦同名。百蟲倉，會意也。百藥煎，隱名也。

① 吳錄：《御覽》卷947“蟻”　張勃《吳錄》曰：九真移風縣有赤絮如膠，人視土知有蟻，因墾發，以木枝挿其中，則蟻緣而生漆堅凝，如螳蜋子螵蛸也。折漆，以染其色正赤，所作赤絮，則此膠也。
② 大明：《日華子》見《證類》卷13“紫鉚 騏驎竭”　紫鉚，無毒……
③ 蘇恭：見2674頁注②。
④ 李珣：見2674頁注⑤。
⑤ 太清伏鍊法：《證類》卷13“紫鉚 騏驎竭”　《太清伏煉靈砂法》……紫鉚形若爛石，其功亦能添益陽精，消陰滯氣。
⑥ 衛生易簡方：《衛生易簡方》卷7“牙齒”　治齒縫血出不止……又方：用紫礦、乳香、白礬、麝香（等分），爲末，先以暖漿水漱過後，少少上藥。如有水出，即和藥更漱之，夜乾貼。
⑦ 徐氏家傳方：《急救仙方》卷2“產後諸疾品”　治婦人產後血暈不知人，狂語顛倒，健忘失志。紫礦（一兩）。右研細，酒調二錢匕服。（按：此即徐守貞《徐氏胎產方》。）
⑧ 楊氏家藏方：《家藏方》卷16“婦人方下”　紫礦散：治血崩。紫礦（不以多少），右爲細末，每服二錢，沸湯調下，食前。
⑨ 開寶：《開寶》見《證類》卷13“五倍子”　味苦、酸，平，無毒。療齒宣疳䘌，肺藏風毒流溢皮膚，作風濕癬瘡，瘙癢膿水，五痔下血不止，小兒面鼻疳瘡。一名文蛤。在處有。其子色青，大者如拳，內多蟲，一名百蟲倉。
⑩ 開寶：見上注。
⑪ 拾遺：見上注。（按：此出《開寶》，誤注出處。）
⑫ 山海經：《山海經》卷5“中山經”　又西五十里曰橐山，其木多樗，多㯕木。（今蜀中有㯕木，七八月中吐穗，穗成如有鹽粉著狀，可以酢羹。音備。）

【集解】【志①曰】五倍子在處有之。其子色青，大者如拳，而内多蟲。【頌②曰】以蜀中者爲勝。生于膚木葉上，七月結實，無花。其木青黄色。其實青，至熟而黄。九月采子，曝乾，染家用之。【時珍曰】五倍子，宋《開寶本草》收入草部，《嘉祐本草》移入木部，雖知生於膚木之上，而不知其乃蟲所造也。膚木即鹽膚子木也，詳見果部“鹽麩子”下。此木生叢林處者，五六月有小蟲如蟻，食其汁，老則遺種，結小毬於葉間，正如蛄蟖之作雀甕，蠟蟲之作蠟子也。初起甚小，漸漸長堅，其大如拳，或小如菱，形狀圓長不等。初時青綠，久則細黄，綴於枝葉，宛若結成。其殼堅脆，其中空虚，有細蟲如蠛蠓。山人霜降前采取，蒸殺貨之。否則，蟲必穿壞而殼薄且腐矣。皮工造爲百藥煎，以染皂色，大爲時用。他樹亦有此蟲毬，不入藥用，木性殊也。

【氣味】酸，平，無毒。

【主治】齒宣疳䘌，肺臟風毒流溢皮膚，作風濕癬，瘙癢膿水，五痔下血不止，小兒面鼻疳瘡。《開寶》③。腸虚泄痢，爲末，熟湯服之。藏器④。生津液，消酒毒，治中蠱毒、毒藥。《日華》⑤。口瘡摻之，便可飲食。宗奭⑥。斂肺降火，化痰飲，止欬嗽、消渴、盜汗、嘔吐、失血、久痢、黄病、心腹痛、小兒夜啼，烏鬚髮，治眼赤濕爛，消腫毒、喉痺，斂潰瘡、金瘡，收脱肛、子腸墜下。時珍。

【發明】【震亨⑦曰】五倍子屬金與水，嚥之善收頑痰，解熱毒，佐他藥尤良。黄昏欬嗽，乃火氣浮入肺中，不宜用凉藥，宜五倍、五味斂而降之。【時珍曰】鹽麩子及木葉，皆酸鹹寒凉，能除痰飲咳嗽，生津止渴，解熱毒酒毒，治喉痺、下血、血痢諸病。五倍子乃蟲食其津液結成者，故所主治與之同功。其味酸鹹，能斂肺，止血，化痰，止渴，收汗；其氣寒，能散熱毒瘡腫；其性收，能除泄痢濕爛。

【附方】舊二，新六十九。虚勞遺濁。玉鎖丹：治腎經虚損，心氣不足，思慮太過，真陽不固，漩有餘瀝，小便白濁如膏，夢中頻遺，骨節拘痛，面黧肌瘦，盜汗虚煩，食減乏力。此方性温不熱，極有神效。用五倍子一斤，白伏苓四兩，龍骨二兩，爲末，水糊丸梧子大。每服七十丸，食前用鹽湯

① 志：見前頁注⑨。
② 頌：《圖經》見《證類》卷13“五倍子”　五倍子，舊不著所出州土，云在處有之，今以蜀中者爲勝。生膚木葉上，七月結實，無花。其木青黄色。其實青，至熟而黄。大者如拳，内多蟲。九月採子，暴乾。生津液最佳。（按：“染家用之”乃《衍義》語。見下“宗奭”注。）
③ 開寶：見 2675 頁注⑨。
④ 藏器：《拾遺》見《證類》卷13“五倍子”　陳藏器序云：五倍子，治腸虚泄痢，熟湯服。
⑤ 日華：《日華子》見《證類》卷14“鹽麩子”　鹽麩葉上球子，治中蠱毒，毒藥，消酒毒。根用並同。（按：“生津液”乃《圖經》語。）
⑥ 宗奭：《衍義》卷12“五倍子”　今染家亦用。口瘡，以末摻之，便可飲食。
⑦ 震亨：《衍義補遺·五倍子》　屬金與水。嚥口中，善收頑痰有功，且解諸熱毒。/《丹溪心法》卷2“咳嗽十六”　……黄昏嗽者，是火氣浮於肺，不宜用凉藥，宜五味子、五倍子斂而降之。

送下,日三服。《和劑方》①。**寐中盜汗**。五倍子末、蕎麥麪等分,水和作餅,煨熟。夜臥待飢時,乾嚼二三個,勿飲茶水,甚妙。《集靈》②。**自汗盜汗**。常出爲自汗,睡中出爲盜汗。用五倍子研末,津調填臍中,縛定,一夜即止也。同上。**心疼腹痛**。五倍子生研末。每服一錢,鐵杓內炒,起烟黑色者爲度。以好酒一鍾,傾入杓內,服之立止。邵真人《經驗方》③。**消渴飲水**。五倍子爲末,水服方寸匕,日三服。《危氏得效》④。**小兒嘔吐**不定。用五倍子二個,一生一熟,甘草一握,濕紙〔裹〕,煨過,同研爲末。每服半錢,米泔調下,立瘥。《經珍方》⑤。**小兒夜啼**。五倍子末,津調,填於臍內。楊起《簡便方》⑥。**暑月水泄**。五倍子末,飯丸黃豆大。每服二十丸,荷葉煎水下,即時見效。余居士《選奇方》⑦。**熱瀉下痢**。五倍子一兩,枯礬五錢,爲末,糊丸梧子大。每服五十丸,米湯送下。鄧筆峰《雜興方》⑧。**瀉痢不止**⑨。五倍子一兩,半生半燒。爲末,糊丸梧子大。每服三十丸。紅痢,燒酒下;白痢,水酒下;水泄,米湯下。○《集靈》⑩用五倍子末,每米飲服一錢。**滑痢不止**。用五倍子醋炒七次,爲末,米湯送下。**脾泄久痢**。五倍子炒半斤,倉米炒一升,白丁香、細辛、木香各三錢,花椒五錢,爲末。每服一錢,蜜湯下,日二服。忌生冷、魚肉。○《集靈方》⑪。**赤痢不止**。文蛤炒研末,水浸烏梅肉和丸梧子大。每服七十丸,烏梅湯下。**腸風下血**。五倍子、白礬各半兩,爲末,順流水丸梧子大。每服七丸,米飲下。忌酒。《本事方》⑫。**臟毒下血**。五倍子不拘多少,爲末,大鯽魚一枚,去腸胃鱗腮,填藥令滿,入瓶內煅存性,

---

① 和劑方:《局方》卷5"治癇冷" 秘傳玉鎖丹:治心氣不足,思慮太過,腎經虛損,真陽不固,漩有遺瀝,小便白濁如膏,夢寐頻泄,甚則身體拘倦,骨節酸疼,飲食不進,面色黧黑,容枯肌瘦,唇口乾燥,虛煩盜汗,舉動乏力。茯苓(去皮,四兩)、龍骨(二兩)、五倍子(六兩),右爲末,水糊爲丸。每服四十粒,空心用鹽湯吞下,日進三服。此藥性溫不熱,極有神效。

② 集靈:(**按**:未見此書,待考。)

③ 邵真人經驗方:《秘傳經驗方》 治心疼肚痛立效:五倍子生用,爲末,每服一錢,鐵杓內火上涪炒,待有煙起黑色爲度,以好酒一鍾,傾在杓內,服之立止。

④ 危氏得效:《得效方》卷7"消渴" 治渴欲飲水不止:文蛤(即五倍子,最能回津),右爲末,以水飲任調方寸匕,不拘時服。

⑤ 經珍方:《證類》卷13"五倍子" 《經驗後方》:治小兒吐不定。五倍子二箇(一生一熟),甘草一握(用濕紙裹,炮過),同擣末。每服米泔調下半錢,立差。(**按**:書名錯誤,當出《經驗後方》。)

⑥ 簡便方:《奇效單方》卷下"廿二小兒" 治小兒夜啼,一用五倍子末,津唾調,填臍內。

⑦ 選奇方:(**按**:已查《選奇方後集》,及存其佚文之《婦人良方》《普濟方》,未能溯得其源。)

⑧ 雜興方:(**按**:書佚,無可溯源。)

⑨ 瀉痢不止:《聖惠方》卷60"治腸風下血諸方" 治大腸風毒,瀉血不止,宜服此方……又方:五倍子(劈破,一半燒令熟,一半生用,分兩不限多少),右件藥搗羅爲末,用陳米軟飯和圓如梧桐子大,每於食前以粥飲下二十圓。(**按**:原無出處,今溯得其源。)

⑩ 集靈:(**按**:未見此書,待考。)

⑪ 集靈方:(**按**:未見此書,待考。)

⑫ 本事方:《本事方後集》卷9"治諸腸風酒痢等疾" 治腸風:五倍子、白礬(各半兩),右爲末,順流水丸如梧桐大,每服七丸,空心飯飲下。忌酒。

爲末。每服一錢，温酒下。王璆《百一選方》①。糞後下血。不拘大人、小兒。五倍子末，艾湯服一錢。《全幼心鑑》②。腸風臟毒，下血不止。五倍子半生半燒，爲末，陳米飯和丸如梧子大。每服二十丸，食前粥飲送下，日三服。○《聖惠》③。酒痢腸風。下血，見"百藥煎"。小兒下血，腸風臟毒。五倍子末，煉蜜丸小豆大。每米飲服二十丸。鄭氏④。大腸痔疾。五倍子煎湯薰洗，或燒烟薰之，自然收縮。○《直指方》⑤。脱肛不收。《三因方》⑥用五倍子末三錢，入白礬一塊，水一椀煎湯，洗之立效。○《簡便》⑦用五倍子半斤，水煮極爛，盛坐桶上薰之。待温，以手輕托上。内服參、芪、升麻藥。○《普濟方》⑧用五倍子、百草霜等分，爲末，醋熬成膏。鵝翎掃傅上，即入。産後腸脱。五倍子末摻之。或以五倍子、白礬煎湯熏洗。《婦人良方》⑨。女人陰血。因交接傷動者。五倍子末摻之，良。熊氏⑩。孕婦漏胎。五倍子末，酒服二錢，神效。《朱氏集驗方》⑪。風毒攻眼。腫癢澀痛不可忍者，或上下瞼赤爛，或浮翳、瘀肉侵睛，神效驅風散。用五倍子一兩，蔓荆子一兩半，爲末，〔每〕服二錢。水二盞，銅石器内煎汁，去滓，乘熱洗。留滓再煎用。大能明目去澀。《博濟方》⑫。小便尿血。五倍子末，鹽梅搗和丸梧子大。每空心酒服五十丸。

---

① 百一選方：《百一選方》卷14"第二十二門"　治臟毒下血……又方：五倍子不以多少，以鯽魚一枚，約重四、五兩者，去腸胃、鱗腮，以藥置魚腹中，入藏餅，以火煅，微欲烟盡，取出爲細末，温酒調下。

② 全幼心鑑：《全幼心鑑》卷4"大便下血"　三效散：治嬰孩小兒糞前後血下，腸風下血。糞前血，石榴皮末，用茄枝煎湯調化，食前服。糞後血，五倍子末，用艾葉煎湯調化，食前服。

③ 聖惠：《聖惠方》卷60"治腸風下血諸方"　治大腸風毒，瀉血不止……又方：五倍子（劈破，一半燒令熟，一半生用，分兩不限多少），右件藥搗羅爲末，用陳米軟飯和圓如梧桐子大，每於食前以粥飲下二十圓。

④ 鄭氏：《全嬰方論》卷17"論大便血"　五倍圓：治小兒大便下血，如腸風臟毒。右以五倍子焙乾爲末，煉蜜圓如小豆大，叁歲叁拾圓，米湯空心下。

⑤ 直指方：《直指方》卷23"諸痔證治"　熏痔方：五倍子曬乾，如燒香法置長桶内，坐熏患處，自然收縮。

⑥ 三因方：《三因方》卷12"脱肛證治"　治肛門脱出，大人小兒悉主之……又方：用五倍子爲末，每三錢，水二碗，煎減半，入白礬一塊，安小桶子内洗之，立效。

⑦ 簡便：《奇效單方》卷上"第七諸虚"　治脱肛，以五倍子半升，水煮極爛，盛在桶上熏之。待温，以手慢慢托上，必再服參、芪、升麻之劑，則全愈矣。

⑧ 普濟方：《普濟方》卷40"脱肛"　治大人小兒腸頭出（出《經驗良方》）：百草霜、五倍子，右爲末，醋熬成膏子，以鵝毛傅上即入。

⑨ 婦人良方：《〈婦人良方〉校注補遺》卷23"産後陰脱玉門不閉方論第九"　〔熊附〕治産後生腸不收……又方：五倍子、白礬煎湯浸，亦良。（按：此出熊宗立《婦人良方補遺》。）

⑩ 熊氏：《〈婦人良方〉校注補遺》卷8"女人交接他物傷方第二十二"　〔熊附〕以赤石脂末摻之。五倍子末亦良。

⑪ 朱氏集驗方：《朱氏集驗方》卷10"胎前"　克效散：治漏胎。五倍子一味，爲末，酒調下。

⑫ 博濟方：《證類》卷13"五倍子"　《博濟方》：治風毒上攻眼，腫癢澀痛，不可忍者，或上下瞼眥赤爛，浮翳、瘀肉侵睛。神效驅風散：五倍子一兩，蔓荆子一兩半，同杵末。每服二錢，水二盞，銅、石器内煎及一盞澄滓，熱淋洗。留滓二服，又依前煎淋洗。大能明眼目，去澀癢。

《集簡方》。**風眼赤爛**。《集靈方》①用五倍子煅存性，爲末。入飛過黄丹少許，傅之。日三上，甚良。○《普濟方》②用五倍子研末傅之。名拜堂散。**爛弦風眼**。五倍子、銅青、白墡土等分，爲末。熱湯泡開，閉目淋洗。冷即再熱洗之。眼弦不可入湯。《濟急方》③。**眼中弩肉**。方同上。**耳瘡腫痛**。五倍子末，冷水調塗。濕則乾摻之。《海上名方》④。**聤耳出膿**。《普濟方》⑤用五倍子末吹之。○《經驗》用五倍子焙乾一兩，全蠍燒存性三錢，爲末，摻耳中。**鼻出衄血**。五倍子末吹之。仍以末同新綿灰等分，米飲服二錢。**牙縫出血**不止者。五倍子燒存性，研末，傅之即止。《衛生易簡方》⑥。**牙齒動搖**，及外物傷動欲落者。五倍子、乾地龍炒等分，爲末。先以姜揩過，然後傅之。《御藥院方》⑦。**牙齦腫痛**。五倍子一兩，瓦焙研末。每以半錢傅痛處，片時吐去涎。內服去風熱藥。楊子建《護命方》⑧。**風牙腫痛**。五倍子一錢，黄丹、花椒各五分，爲末，摻之即止也。○五倍子末，冷水調，塗頰外，甚效。**唇緊作痛**。五倍子、訶子等分，爲末，傅之。《端效方》⑨。**天行口瘡**。五倍子末摻之，吐涎即愈。龐氏《傷寒論》⑩。**咽中懸癰**，舌腫塞痛。五倍子末、白（薑）〔僵〕蠶末、甘草末等分，白梅肉搗和丸彈子大。噙嚥，其癰自破也。《朱氏經驗方》⑪。**口舌生瘡**。《儒門事親》⑫赴筵散，用五倍子、密陀僧等分，爲末。（醬）〔漿〕水漱過，

---

① 集靈方：（**按**：未見此書，待考。）
② 普濟方：《普濟方》卷75"風赤目" 拜堂散：治風赤眼。以五倍子爲細末，貼破赤處。
③ 濟急方：《仙傳外科》卷11"眼疾諸方" 常洗藥，治諸般風熱心熱，風毒爛眩，赤澀癢痛，障翳流淚，婦人血風諸證……又洗藥：銅青（半兩）、白墡土（一兩）、五倍子（一錢半），右同爲末，用熱湯泡開，閉目熱洗眼眩，不可入眼內，冷即住，後再溫熱洗。凡爛眩皆可用。
④ 海上名方：《普濟方》卷54"耳腫" 五倍子方（出《海上方》）：治耳瘡腫痛，並耳瘑瘲痛或生瘡。用五倍子，爲細末，冷水調塗。濕則乾摻。
⑤ 普濟方：《普濟方》卷55"聤耳" 治聤耳有膿出不止（《經驗良方》）：用五倍子焙乾，一兩，及全蠍燒灰存性，三錢，爲末，摻耳中。／治聤耳：用五倍子，先以綿撚乾，置末，半字許入耳中。
⑥ 衛生易簡方：《衛生易簡方》卷7"牙齒" 治齒縫血出不止同……又方：用五倍子燒過，爲末，敷之血止。
⑦ 御藥院方：《御藥院方》卷9"治咽喉口齒門" 五倍子散：治牙齒搖及外物所傷，諸藥不效，欲落者。川五倍子（半兩）、乾川地龍（去土，半兩，微炒），右爲細末，先用生薑揩牙根，後以藥末傅之，五日內不得攻硬物，如齒初折落時，熱粘齒槽中，貼藥齒上，即牢如故。
⑧ 護命方：《普濟方》卷66"牙齒疼痛" 治牙齒疼痛，以此方傅在痛處，其痛立止。（出《護命方》）：五倍子（一兩，切碎，於新瓦上焙乾，杵爲細末），右杵爲細末，每用半錢，敷痛處，停待片時，吐涎了，仍再服，以痛處止爲度。
⑨ 端效方：（**按**：書佚，無可溯源。）
⑩ 龐氏傷寒論：《傷寒總病論》卷3"發汗吐下後雜病證" 天行口瘡……又方，五倍子散：五倍子炒，爲末，敷之。涎出吐之，以瘥爲度。
⑪ 朱氏集驗方：《普濟方》卷61"咽喉生癰" 治喉內生癰（出《經驗良方》）：用五倍子爲末，入白僵蠶、甘草爲末，用白梅肉爲丸，噙化，其癰自破。（**按**：《朱氏集驗方》無此方，誤注出處。）
⑫ 儒門事親：《儒門事親》卷12"獨行於外者" 赴筵散：五倍子、密陀僧（以上各等分），右爲細末，先入漿水漱過，乾貼。

乾貼之。《院方》①加(脱)〔晚〕蠶蛾。○《澹寮方》②用五倍子一兩,滑石半兩,黃柏蜜炙半兩,爲末。漱净摻之,便可飲食。**白口惡瘡**,狀似木耳。不拘大人、小兒,並用五倍子、青黛等分,爲末。以筒吹之。《端效方》③。**走馬牙疳**。五倍子、青黛、枯礬、黃蘗等分,爲末。先以鹽湯漱净,摻之,立效。《便覽》④。**牙齦疳臭**。五倍子炒焦一兩,枯礬、銅青各一錢,爲末。先以米泔漱净,摻之。絶效方也。《集簡方》。**疳蝕口鼻**。五倍子燒存性,研末,摻之。《普濟方》⑤。**小兒口疳**。白礬裝入五倍子内,燒過同研,摻之。《簡便方》⑥。**下部疳瘡**。《全幼心鑑》⑦用五(部)〔倍〕子、枯礬等分,研末。先以薑水洗過,搽之。○《杏林摘要》⑧用五倍子、花椒去子炒各一錢,細辛焙三分,爲末。先以葱湯洗净,搽之。一二日生肉也。**陰囊濕瘡**,出水不差。用五倍子、臘茶各五錢,膩粉少許,研末。先以葱椒湯洗過,香油調搽,以瘥爲度。《太平聖惠方》⑨。**魚口瘡毒**,初起未成膿者。用南五倍子炒黃研末,入百草霜等分,以臘醋調,塗于患處。一日一夜即消。《杏林摘要》⑩。**一切諸瘡**。五倍子、黃蘗等分,爲末,傅之。《普濟方》⑪。**一切腫毒**。五倍子炒紫黑色,蜜調,塗之。○《簡便》⑫治一切腫毒,初起無頭者。五倍子、大黃、黃蘗等分,爲末。新汲水調塗四圍,日三五次。**一切癬瘡**。五倍子去蟲、白礬燒過各等分,爲末,搽之。乾則油調。《簡便方》⑬。**癲頭軟癤**,及諸熱瘡。用五倍子七個,研末,香油四兩,熬至一半,布絞去渣,搽之。三

---

① 院方:《御藥院方》卷9"治咽喉口齒門" 消毒散:治齒齗,並口唇生瘡腫痛。晚蠶蛾、五倍子、密陀僧(各一兩),右件同爲細末,每用少許乾傅瘡上,有津吐去。
② 澹寮方:《澹寮方》卷9"唇口門" 赴筵散:治口瘡。五倍子(小嗽者,一兩)、滑石(半兩,研)、黃蘗(半兩,蜜水炙),右爲末,每服半錢,乾摻瘡上,良久便可飲食。
③ 端效方:《普濟方》卷365"口瘡等疾" 青金散:治小兒白口瘡,忽惡狀似木耳。五倍子(出土,四兩)、青黛(四錢),右爲細末,好酒調,鴉羽掃口,向咽喉流入,咽喉中瘡爛,次日便下。兼治痔瘡亦佳。(**按**:《端效方》書佚。今另溯其源。)
④ 便覽:(**按**:《痘疹便覽》書佚,《治痘精詳大全》存其部份佚文,亦查無此方。)
⑤ 普濟方:《普濟方》卷67"急疳" 治鼻疳牙疳:用五倍子燒存性,爲末,貼。
⑥ 簡便方:《奇效單方》卷下"廿二小兒" 治小兒牙疳,用白礬裝五倍子内,燒過,爲末摻上。
⑦ 全幼心鑑:《全幼心鑑》卷2"疳瘡" 疳瘡方:白礬(煅)、五倍子(各一錢),右爲極細末,齏水洗净,貼。
⑧ 杏林摘要:(**按**:書佚,無可溯源。)
⑨ 太平聖惠方:《普濟方》卷301"濕陰瘡" 臘茶散,治陰瘡癢瘡,出黃水久不瘥者(一名五倍散):臘茶、五倍子(各等分)、膩粉(少許),右爲細末,先以漿水葱湯洗之,頻敷。椒湯尤佳。一方不用臘茶。(**按**:《聖惠方》無此方,誤注出處。)
⑩ 杏林摘要:(**按**:書佚,無可溯源。)
⑪ 普濟方:《百一選方》卷16"第二十四門" 治瘡藥:五倍子、黃蘗,爲末傅之。(**按**:《普濟方》卷272"諸瘡"引同方云出《百一選方》,故再溯其源。)
⑫ 簡便:《簡便單方》卷上"十二瘡瘍" 治諸般腫毒,一説用五倍子一味,蜜炙乾,爲細末,米醋調敷。／ 治一切腫毒,初起無頭者:五倍子、大黃、黃柏,右等分,爲細末,新汲水調如糊,日搽三五次。
⑬ 簡便方:(**按**:已查原書,未能溯得其源。)

四遍即可。勿以水洗之。《普濟方》①。風癩濕爛。五倍子末，津調塗之。同上②。頭瘡熱瘡，風濕諸毒。用五倍子、白芷等分，研末摻之，膿水即乾。如乾者，以清油調塗。《衛生易簡方》③。瘡口不收。五倍焙，研末。以蠟、醋脚調，塗四圍，效。一切金瘡。五倍子、降真香等分，炒，研末。傅之，皮肉自痊。名啄合山。《拔萃方》④。金瘡出血不止者。五倍子末貼之。若閉氣者，以五倍子末二錢，入龍骨末少許，湯服，立效。《談埜翁方》⑤。杖瘡腫痛。五倍子去穰，米醋浸一日，慢火炒黃，研末，乾摻之。不破者，醋調塗之。《衛生易簡方》⑥。手足皸裂。五倍子末，同牛骨髓填納縫中，即安也。《醫方大成》⑦。鷄骨哽咽。五倍子末摻入喉中，即化下。《海上名方》⑧。小兒脱肛。五倍子爲末，先以艾絨捲倍子末成筒，放便桶內，以瓦盛之。令病者坐于桶上，以火點着，使藥烟燻入肛門，其肛自上。隨後將白礬爲末，復搽肛門，其肛自緊，再不復脱。魚口便毒。五倍子不拘多少，以净瓦器盛之，用陳醋熬成膏，用綿布攤貼之。如乾即換，三五次即愈。偏墜氣痛。用五倍子一個，放食鹽少許在內，以火紙包定，用水浸濕，放文武火灰內，煨存性，爲末，酒調服。染烏鬚髮。《聖濟總録》⑨用針砂八兩，米醋浸五日，炒略紅色，研末。五倍子、百藥煎、没石子各二兩，訶黎勒皮三兩，研末各包。先以皂莢水洗髭鬚，用米醋打蕎麥麪糊，和針砂末敷上，荷葉包，〔過一〕夜，次日取去。以蕎麥糊四味敷之，一日洗去即黑。○《杏林摘要》⑩用五倍子一斤，研末，銅鍋炒之，勿令成塊。如有烟起，即提下攪之。從容上火慢炒，直待色黑爲度。以濕青布包扎，足踏成餅，收貯聽用。每用時，以皂角水洗净鬚髮。用五倍子一兩，紅銅末酒

① 普濟方：《普濟方》卷290"瘤" 獨珍膏：治軟硬瘤，諸熱毒皰瘡。用五倍子炒焦，爲末，油調，紙花貼。一方水調塗，仍入麻油數點。
② 同上：《普濟方》276"下注瘡" 治臁瘡久不愈者：用百藥煎研極細，唾津調傅，自外而入。先以貫衆煎湯淋洗，却用藥。
③ 衛生易簡方：《衛生易簡方》卷12"疹痘" 治痘瘡並頭瘡胎毒，諸風熱惡瘡……又方：用五倍子白芷(等分)，爲末，乾摻膿水即收。如乾燥，以清油調塗。
④ 拔萃方：(按：已查《濟生拔萃方》有方之書，未能溯得其源。)
⑤ 談埜翁方：(按：未見原書，待考。)
⑥ 衛生易簡方：《衛生易簡方》卷10"杖傷" 治杖傷……又方：用五倍子去瓢，米醋浸一日，慢火炒黃，爲末，乾摻。不破腫痛者，以醋調敷。
⑦ 醫方大成：《醫方大成》卷8"膏藥" 《經驗方》治斷跟靫……又方用五倍子爲末，同牛骨髓填縫內即好。(按：《普濟方》卷300"皸裂"有近似方，云(出《海上方》)。)
⑧ 海上名方：《普濟方》卷64"骨鯁" 治魚骨鯁……又方(出《海上名方》)：用五倍子碾細末，摻喉中，立消。
⑨ 聖濟總録：《普濟方》卷49"烏髭髮" 絶妙烏髭方：訶子(三兩)、百藥煎(二兩)、五倍子(二兩)、没石子(二兩，已上爲末)，右用針砂八兩重，米醋浸五日五夜，取出炒略紅，用米醋打蕎麥麪爲糊，先將髭鬚以皂角水洗去油膩，次將針砂與蕎麥面藥末同和爲糊，敷上，用荷葉包裹，過一夜，明日取出，却用前藥，再用蕎麥麪爲糊，敷上即黑。(按：《聖濟總録》卷101"髭髮門"一染髭黑方，與時珍所引大異。《普濟方》此方與時珍所引合。)
⑩ 杏林摘要：(按：書佚，無可溯源。)

炒一錢六分,生白礬六分,訶子肉四分,没石子四分,硇砂一分,爲末。烏梅、酸榴皮煎湯。調勻碗盛,重湯煮四五十沸,待如飴狀。以眉掠刷於鬚髮上,一時洗去,再上包住。次日洗去,以核桃油潤之。半月一染,甚妙。**中河豚毒**。五倍子、白礬末等分,以水調下。出《事林廣記》①。

百藥煎。

【修治】【時珍曰】用五倍子爲粗末。每一斤,以真茶一兩煎濃汁,入酵糟四兩,擂爛拌和,器盛置糠缸中罯之,待發起如發麪狀即成矣。捏作餅丸,晒乾用。【嘉謨②曰】入藥者,五倍子鮮者十斤,舂細,用瓷缸盛,稻草蓋,罨七日夜。取出再搗,入桔梗、甘草末各二兩,又罨一七。仍搗仍罨,滿七次,取出捏餅,晒乾用。如無鮮者,用乾者水漬爲之。**又方**。五倍子一斤,生糯米一兩,滾水浸過,細茶一兩,上(右)共研末,入罐内封固,六月要一七,取開配合用。**又方**。五倍子一斤,研末,酒麴半斤,細茶一把,研末。右用小蓼汁調勻,入鉢中按緊,上以長稻草封固。另用籮一個,多著稻草,將藥鉢坐草中,上以稻草蓋,置净處。過一七後,看藥上長起長霜,藥則已成矣。或捏作丸,或作餅,晒乾纔可收用。

【氣味】酸、鹹、微甘,無毒。

【主治】清肺化痰定嗽,解熱生津止渴,收濕消酒,烏鬚髮,止下血,久痢脱肛,牙齒宣䘌,面鼻疳蝕,口舌糜爛,風濕諸瘡。時珍。

【發明】【時珍曰】百藥煎功與五倍子不異。但經釀造,其體輕虛,其性浮收,且味帶餘甘,治上焦心肺欬嗽痰飲、熱渴諸病,含噙尤爲相宜。

【附方】新二十二。**斂肺劫嗽**。百藥煎、訶黎勒、荆芥穗等分爲末,薑汁入蜜和丸芡子大。時時噙之。《丹溪心法》③。**定嗽化痰**。百藥煎、片黄芩、橘紅、甘草各等分,共爲細末,蒸餅丸菉豆大。時時乾嚥數丸,佳。《瀕湖醫案》。**清氣化痰**。百藥煎、細茶各一兩,荆芥穗五錢,海螵蛸一錢,蜜丸芡子大。每服噙一丸,妙。《筆峰雜興》④。**染烏鬚髮**。川百藥煎一兩,鍼砂醋炒、蕎麥麪各半兩。先洗鬚髮,以荷葉熬醋調刷,荷葉包一夜,洗去即黑,妙。《普濟方》⑤。**沐髮除膩**。百藥煎末乾搽髮上,一夜篦之。同上。**揩牙烏鬚**。川百藥煎半兩,玄胡索三錢,雄黄三

---

① 事林廣記:《事林廣記》戊集卷下"中禽魚毒"　河豚毒……又、五倍子、白礬等分,爲末,水調下。
② 嘉謨:《本草蒙筌》卷4"五倍子"　百藥煎者,亦此造成。(新鮮五倍子十斤,舂搗爛細,磁缸盛,稻草蓋合七晝夜,取出復搗,加桔梗、甘草末各二兩,又合一七,仍搗仍合,務過七次,捏成餅錠,曬乾任用。如無新鮮,用乾倍子水漬爲之。)肺脹喘咳不休,噙化數餅即止。(**按**:原引"又方"兩則未能溯得其源。)
③ 丹溪心法:《丹溪心法》卷2"咳嗽十六"　定嗽劫藥:訶子、百藥煎、荆芥穗,右爲末,薑蜜丸,噙化。
④ 筆峰雜興:(**按**:書佚,無可溯源。)
⑤ 普濟方:《普濟方》卷49"烏髭髮"　烏鬚方:針砂(半兩,炒紅,醋蘸三五次)、蕎麪(半兩)、川百藥煎(一兩),右用荷葉熬醋水,調爲膏子,熱擦抹上,用荷葉封裹,又用手帕護之,至天明温水洗之,黑如鴉。

錢，爲末。先以薑擦去涎，用此揩牙，以津洗目。日日用之，甚佳。《普濟》①。**牙痛引頭**。方同上。**風熱牙痛**。百藥煎泡湯噙漱。《聖濟總錄》②。**牙齦疳蝕**。百藥煎、五倍子、青鹽煅各一錢半，銅綠一錢，爲末。日摻二三次，神效。《普濟方》③。**煉眉瘡癬**。小兒面湮瘡，又名鍊銀瘡，乃母受胎時，食酸辣邪物所致。用百藥煎五錢，生白礬二錢，爲末，油調搽之。《外科精義》④。**脚肚生瘡**。初起如粟米大，搔之不已，成片，包脚相交，黃水出，痒不可忍，久成痼疾。用百藥煎末唾調，逐瘡四圍塗之，自外入內，先以貫衆煎湯洗之，日一次。《醫林集要》⑤。**乳結硬痛**。百藥煎末，每服三錢，酒一盞，煎數沸，服之取效。《經驗方》⑥。**腸癰內痛**。大棗連核燒存性、百藥煎等分，爲末。每服一錢，溫酒服，日一，取效。《直指方》⑦。**大腸便血**。百藥煎、荊芥穗燒存性，等分爲末，糊丸梧子大。每服五十丸，米飲下。《聖惠方》⑧。**腸風下血**。百藥煎二兩，半生用，半炒存性，爲末，飯丸梧子大。每服五十丸，米飲下。名聖金丸。王璆《百一選方》⑨。**大腸氣痔**，作痛下血。百藥煎末，每服三錢，稀粥調服，日二次。《集簡》。**腸風臟毒**下血者。用百藥煎燒存性，烏梅連核燒過，白芷不見火爲末，水糊丸如梧子大。每服七十丸，米飲下。《濟生》⑩。**酒痢下血**。百藥煎、五倍子、陳槐花等分，焙研末，酒糊丸梧子大。每服五十丸，米飲送下。《本事

---

① 普濟：《普濟方》卷70"揩齒"　千金鹽湯：揩齒法。牙藥中第一方也，兼點津洗目，及治牙疼極效。川百藥煎、雄黃、玄胡索，右等分，爲細末，先用爛研生薑揩牙，搜盡涎，漱去，却用此藥揩之。咽下亦可。如牙腫牽連頭面，用此即瘥。

② 聖濟總錄：《直指方》卷21"齒病證治"　治齒痛方……或百藥煎泡湯，微冷含咽。（**按**：《聖濟總錄》無此方，誤注出處。）

③ 普濟方：（**按**：《普濟方》無此方，未能溯得其源。）

④ 外科精義：《外科精義》卷下　治小兒面湮瘡：俗云：鍊銀瘡者，是母受胎之日，食酸辣及邪味過度，多生此瘡。百藥煎（五錢）、生白礬（二錢），右爲細末，小油調，旋搽之，神效。

⑤ 醫林集要：《醫林集要》卷13"癰疽發背"　一方，治脚肚上生瘡，初則如粟米，漸大，抓爬不已，成片包脚，黃水出，癢不可忍。用百藥煎研細，唾調，逐運塗，傅自外而入，先以貫衆煎，洗挹乾傅。

⑥ 經驗方：《普濟方》卷347"産後乳結核"　又方：治奶結硬疼痛。用百藥煎爲細末，每服三錢，酒一盞，煎數沸，熱服。再以淬敷腫痛處。（**按**：《普濟方》引此方，未注出《經驗方》。）

⑦ 直指方：《直指方》卷23"腸癰證治"　燒棗散：治腸癰。乾棗（連核燒存性）、川百藥煎（研細，等用），右爲末，每服一錢，米飲調下。

⑧ 聖惠方：《普濟方》卷38"臟毒下血"　治便血紅：荊芥（燒存性）、百藥煎（各等分），右爲末，麵糊丸，米湯下。又熟煮木耳食之。（**按**：《聖惠方》無此方，誤注出處。）

⑨ 百一選方：《百一選方》卷14"第二十二門"　治瀉血：百藥煎（一兩，半兩煅成炭，半兩生用，研細），右合和，軟飯元如桐子大，每服三十元，米飲送下。

⑩ 濟生：《濟生方》"五痔腸風臟毒門·腸風臟毒論治"　香梅圓：治腸風臟毒。烏梅（同核燒灰存性）、香白芷（不見火）、百藥煎（燒灰存性），右等分爲末，米糊爲圓如梧桐子大，每服七十圓，空心用米飲送下。

方》①。**下痢脫肛**。百藥煎一塊,陳白梅三個,木瓜一握,以水一椀,煎半椀。日二服。《聖濟總錄》②。**男婦血淋**。用真百藥煎、車前子炒、黃連各三錢半,木香二錢,滑石一錢,爲末。空心燈草湯服二錢,日二服。《普濟方》③。**消暑止渴**。百藥煎、蠟茶等分爲末,烏梅肉搗和丸芡子大。每含一丸。名水瓢丸。《事林廣記》④。

五倍子內蟲。【主治】赤眼爛弦。同爐甘石末乳細,點之。時珍。

<h3 style="text-align:center">螳蜋桑螵蛸《本經》⑤上品</h3>

【釋名】螳蜋音當郎、刀蜋《綱目》、拒斧《説文》⑥、不過《爾雅》⑦、蝕肬音尤。其子房名螵蛸音飄綃、蜱蛸音皮、(蟭)〔螵〕蟭音煏焦、致神《別録》⑧、野狐鼻涕。
【頌⑨曰】《爾雅》云:莫貈、螳蠰、不過、螳蜋也。其子蜱蛸。郭璞云:江東呼爲石蜋。【時珍曰】螳蜋,兩臂如斧,當轍不避,故得當郎之名,俗呼爲刀蜋。兖人謂之拒斧,又呼不過也。代人謂之天馬,因其首如驤馬也。燕、趙之間謂之蝕肬。肬即疣子,小肉贅也。今人病肬者,往往捕此食之,其來有自矣。其子房名螵蛸者,其狀輕飄如綃也。村人每炙焦飼小兒,云止夜尿,則蟭蟭、致神之名,蓋取諸此。《酉陽雜俎》⑩謂之野狐鼻涕,象形也。又揚雄《方言》⑪云:螳蜋或謂之髦,或謂之羊羊。齊、兖以東謂之敷常。螵蛸亦名夷冒。

---

① 本事方:《本事方後集》卷9"治諸腸風酒痢等疾"　治腸風臟毒,酒痢下血,五槐丸:五倍子、槐花(塵者)、百藥煎(好者,各等分),右焙乾,爲末,酒糊爲丸如此○大,每服二十丸,空心米湯下,一日三服。

② 聖濟總録:《普濟方》卷40"脱肛"　治赤白痢脱肛:用木瓜(一握)、百藥煎(一塊)、陳白梅(三個),以水一碗,煎至半碗,無時服。(按:《聖濟總録》無此方,誤注出處。)

③ 普濟方:《普濟方》卷215"血淋"　解毒散:治男子婦人血淋。百藥煎、黃連、滑石、木香、車前子,右等分,爲細末,燈草湯調下方寸匕,空心服,重者日進二服。

④ 事林廣記:《事林廣記》戊集卷下"用藥效驗"　暑渴,百藥煎、蠟茶爲末,烏梅肉丸如雞頭大,含化,名爲水瓢丸。

⑤ 本經:《本經》《別録》(《藥對》)見《證類》卷20"桑螵蛸"　味鹹,甘、平,無毒。主傷中、疝瘕、陰痿,益精生子,女子血閉腰痛,通五淋,利小便水道。又療男子虛損,五藏氣微,夢寐失精遺溺,久服益氣養神。一名蝕肬,生桑枝上,螳蜋子也。二月、三月採蒸之,當火炙。不爾令人洩。(得龍骨,療洩精。畏旋覆花。)

⑥ 説文:《説文·蟲部》　蜋:堂蜋也……一名蚚父。

⑦ 爾雅:《爾雅·釋蟲》(郭注)　不過,螳蠰。(螳蠰,螳蜋別名。)

⑧ 別録:《御覽》卷946"螳蜋"　《吳氏本草經》曰……一名害焦,一名致神……(按:誤注出處。)

⑨ 頌:《圖經》見《證類》卷20"桑螵蛸"　……《爾雅》云:莫貈,螳蜋蚳。郭璞云:螳蜋,有斧蟲,江東呼爲石蜋。又云:不過,螳蠰。螳蠰,螳蜋別名也。其子蜱蛸,一名螵蟭。螳蠰,卵也……

⑩ 酉陽雜俎:《酉陽雜俎》卷17"蟲篇"　野狐鼻涕,螵蛸也,俗呼爲野狐鼻涕。

⑪ 方言:《方言》卷11　螳蜋,謂之髦……或謂之蚾蚾。/《御覽》卷946"螳蜋"　王瓚曰……今沛魯以南謂之螳蜋,燕趙之際謂之食肬,齊兖以東謂之馬敷。/張揖《廣雅》曰:羊羊,蜕肬,堂蜋也。博焦,夷冒焦,螵蛸也。(按:此段引文來自多家之説。"馬敷"未得其源。)

【集解】[弘景①曰]螳蜋俗呼石蜋，逢樹便産，以桑上者爲好，是兼得桑皮之津氣也。惟連枝斷取者爲真，僞者亦以膠着桑枝之上也。【保昇②曰]螵蛸在處有之，螳蜋卵也。多在小桑樹上，叢荆棘間。三四月中，一枝出小螳蜋數百枚。【時珍曰]螳蜋，驤首奮臂，修頸大腹，二手四足，善緣而捷，以鬚代鼻，喜食人髮，能翳葉捕蟬。或云術家取螵作法，可以引形。深秋乳子作房，粘着枝上，即螵蛸也。房長寸許，大如拇指，其内重重有膈房。每房有子如蛆卵，至芒種節後一齊出。故《月令》③有云：仲夏螳蜋生也。

【修治】[《別錄》④曰]桑螵蛸生桑枝上，螳蜋子也。二月、三月采，蒸過火炙用。不爾令人〔洩〕。【斅⑤曰]凡使勿用雜樹上生者，名螺螺。須覓桑樹東畔枝上者。采得去核子，用沸漿水浸淘七次，鍋中熬乾用。別作修事無效也。【韓保昇⑥曰]三四月采得，以熱漿水浸一伏時，焙乾，於柳木灰中炮黃用。

螳蜋。【主治】小兒急驚風搐搦，又出箭鏃。生者能食疣目。時珍。

【發明】[時珍曰]螳蜋，古方不見用者，惟《普濟方》治驚風，吹鼻定搐法中用之，蓋亦蠶、蠍定搐之義。古方風藥多用螵蛸，則螳蜋治風同一理也。又《醫林集要》出箭鏃亦用之。

【附方】新二。驚風定搐。中分散：用螳蜋一箇，蜥蜴一條，赤足蜈蚣一條，各中分之，隨左右研末。記定男用左，女用右。每以一字吹鼻内，搐之。吹左即左定，吹右即右定也。《普濟》⑦。

箭鏃入肉⑧不可拔者。用螳蜋一個，巴豆半個，同研，傅傷處。微痒且忍，極痒乃撼拔之。以黃連、貫眾湯洗拭，石灰傅之。

桑螵蛸。【氣味】鹹、甘，平，無毒。【之才⑨曰]得龍骨，療洩精。畏旋復花。戴椹。

① 弘景：《集注》見《證類》卷 20"桑螵蛸"　陶隱居云：俗呼螳蜋爲蚯蜋，逢樹便産，以桑上者爲好，是兼得桑皮之津氣。市人恐非真，皆令合枝斷取之爾，僞者亦以膠著桑枝之上也。
② 保昇：《蜀本草》見《證類》卷 20"桑螵蛸"　《蜀本》：《圖經》云：此物多在小桑樹上，叢荆棘間，並螳蜋卵也，三月、四月中，一枝出小螳蜋數百枚。以熱漿水浸之一伏時，焙乾，於柳木灰中炮令黃色用之。
③ 月令：《禮記·月令》　仲夏之月……小暑至，螳蜋生。
④ 別錄：見 2684 頁注⑤。
⑤ 斅：《炮炙論》見《證類》卷 20"桑螵蛸"　雷公云：凡使，勿用諸雜樹上生者，螺螺不入藥中用。凡採覓須桑樹東畔枝上者，採得去核子，用沸漿水浸淘七遍，令水遍沸，於瓷鍋中熬令乾用。勿亂別修事，却無效也。
⑥ 韓保昇：見本頁注②。
⑦ 普濟方：《普濟方》卷 370"急驚風"　中分散：治小兒急驚，定搐。螳蜋（一個，中分）、蜥蜴（一個，中分）、赤足蜈蚣（一條，中分），右三味各隨左右一邊，同爲研末，右治女子，左治男子。有患急驚搐者，每用一剗耳，吹鼻内，搐左即左定，搐右即右定。
⑧ 箭鏃入肉：《醫林集要》卷 14"金瘡"　一方，治箭鏃入骨不可拔者：巴豆（半個）、螳蜋（一箇），右同研，傅傷處，微癢且忍，極癢不忍，即撼動拔之。以黃連、貫眾洗，以牛膽製石灰傅之。（按：原無出處，今溯得其源。）
⑨ 之才：古本《藥對》見 2684 頁注⑤括號中七情文。

【主治】傷中，疝瘕，陰痿，益精生子，女子血閉腰痛，通五淋，利小便(小)〔水〕道。《本經》①。療男子虛損，五臟氣微，夢寐失精，遺溺。久服益氣養神。《別錄》②。炮熟空心食之，止小便利。甄權③。

【發明】【時珍曰】桑螵蛸，肝、腎、命門藥也，古方盛用之。【權④曰】男子(身)〔腎〕衰精自出及虛而小便利者，加而用之。【頌⑤曰】古〔今〕方漏精及風藥中，多用之。【宗奭⑥曰】男女虛損，腎(奭)〔衰〕陰痿，夢中失精，遺溺白濁，疝瘕，不可闕也。鄰家一男子，小便日數十次，如稠米泔，心神恍惚，瘦瘁食減，得之女勞。令服桑螵蛸散藥，未終一劑而愈。其藥安神魂，定心志，治健忘，補心氣，止小便數。用桑螵蛸、遠志、龍骨、菖蒲、人參、茯神、當歸、龜甲醋炙各一兩，爲末。臥時人參湯調下二錢。如無桑上者，即用他樹者，以炙桑白皮佐之。桑白皮行水，以接螵蛸就腎經也。

【附方】舊三。新七。遺精白濁，盜汗虛勞。桑螵蛸炙、白龍骨等分，爲細末。每服二錢，空心用鹽湯送下。《外臺》⑦。小便不通。桑螵蛸炙黃三十枚，黃芩二兩，水煎，分二服。《聖惠》⑧。婦人胞轉，小便不通。用桑螵蛸炙爲末，飲服方寸匕，日用二。《產書》⑨。婦人遺尿。桑螵蛸酒炒爲末，薑湯服二錢。《千金翼》⑩。妊娠遺尿不禁。桑螵蛸十二枚，爲末。分二服，米飲下。《產乳書》⑪。產後遺尿，或尿數。桑螵蛸炙半兩，龍骨一兩，爲末。每米飲服

---

① 本經：見 2684 頁注⑤白字。

② 別錄：見 2684 頁注⑤。

③ 甄權：《藥性論》見《證類》卷 20"桑螵蛸"　桑螵蛸，臣，畏戴椹。主男子腎衰，漏精，精自出。患虛冷者能止之，止小便利。火炮令熱，空心食之。虛而小便利，加而用之。

④ 權：見上注。

⑤ 頌：《圖經》見《證類》卷 20"桑螵蛸"　……古今方漏精及主風藥中，多用之。

⑥ 宗奭：《衍義》卷 17"桑螵蛸"　……鄰家有一男子，小便日數十次，如稠米泔色，亦白，心神恍惚，瘦瘁食減，以女勞得之。令服此桑螵蛸散，未終一劑而愈。安神魂，定心志，治健忘，小便數，補心氣。桑螵蛸、遠志、菖蒲、龍骨、人參、茯神、當歸、龜甲醋炙，已上各一兩，爲末。夜臥人參湯調下二錢。如無桑上者，即用餘者，仍須以炙桑白皮佐之，量多少可也。蓋桑白皮行水，意以接螵蛸就腎經。用桑螵蛸之意如此，然治男女虛損，益精，陰痿，夢失精，遺溺，疝瘕，小便白濁，腎衰不可闕也。

⑦ 外臺：《衛生易簡方》卷 5"遺尿失禁"　治遺尿淋瀝，用桑螵蛸炙焦、白龍骨等分爲末，每服二錢匕，空心鹽湯調下，大驗。(按：《外臺》無此方，另溯其源。)

⑧ 聖惠：《聖濟總錄》卷 95"小便不通"　治小便不通，桑螵蛸湯方：桑螵蛸(炙，三十枚)、黃芩(去黑心，二兩)，右二味細剉，用水三盞，煎至二盞，去滓，分溫二服，相次頓服。(按：《聖惠方》無此方，另溯其源。)

⑨ 產書：《證類》卷 20"桑螵蛸"　《產書》……又方：療小便不通及胞轉。桑螵蛸搗末，米飲服方寸匕，日三。

⑩ 千金翼：《普濟方》卷 321"遺失不禁"　治婦人遺尿不知出時……又方：右用桑螵蛸酒炒，爲細末，每服二錢，生薑湯調下。一方食前服之，一用米飲調服。(按：《千金翼》無此方，另溯其源。)

⑪ 產乳書：《證類》卷 20"桑螵蛸"　《產書》：治妊娠小便數不禁。桑螵蛸十二枚，搗爲散，分作兩服，米飲下。《楊氏產乳》同。

二錢。《徐氏胎産方》①。 **咽喉腫塞**。桑上螳蜋窠一兩燒灰，馬屁勃半兩，研匀，蜜丸梧子大。煎犀角湯，每服三五丸。○《總病論》②。 **咽喉骨哽**。桑螵蛸醋煎，呷之。《經驗良方》③。 **底耳疼痛**。桑螵蛸一個，燒存性，射香一字，研末。每用半字摻入，神效。有膿先繳净。《經驗方》④。 **小兒軟（節）〔癤〕**。桑螵蛸燒存性，研末，油調傅之。《危氏方》⑤。

<h2 style="text-align:center">雀甕《本經》⑥下品</h2>

【釋名】雀兒飯甕《蜀本》⑦、**（蚝）〔蛄〕蟖房**《別録》⑧音髯斯、**蚝蟲窠**音刺、**躁舍**《本經》⑨、**天漿子**《圖經》⑩、**棘剛子**《衍義》⑪、**紅姑娘**《綱目》、**毛蟲**。【藏器⑫曰】毛蟲作繭，形如甕，故名雀甕。俗呼雀癰，聲相近也。【保昇⑬曰】雀好食其甕中子，故俗呼雀兒飯甕。【弘景⑭曰】蛄蟖背毛螫人，故名蚝，音刺，與䗌同。【時珍曰】俗呼毛蟲，又名楊瘌子，因有螫毒也。此蟲多生石榴樹上，故名天漿。天漿乃甜榴之名也。【宗奭⑮曰】多在棘枝上，故曰棘剛子。

---

① 徐氏胎産方：《急救仙方》卷 2"産後諸疾品" 治産後小便數及遺尿：桑螵蛸（半兩，炙）、龍骨（一兩），右爲細末，米飲調下二錢，空心服。（**按**：《徐氏胎産方》在《道藏》中名爲《急救仙方》。）

② 總病論：《聖惠方》卷 89"治小兒喉痹諸方" 治小兒咽喉腫痛，塞悶方：桑樹上螳螂窠（一兩，燒灰）、馬勃（半兩），右件藥同研令匀，煉蜜和丸如梧桐子大，三歲以下每服煎犀角湯調下三丸，三歲以上漸漸加之。（**按**：《傷寒總病論》無此方，另溯其源。）

③ 經驗良方：《普濟方》卷 64"骨鯁" 治骨鯁入喉……又方（出《經驗良方》）：用桑螵蛸，用醋煎，細細啜飲。

④ 經驗方：《證類》卷 20"桑螵蛸" 《經驗方》：治底耳方：用桑螵蛸一箇，慢火炙，及八分熟存性細研，入麝香一字爲末。摻在耳内，每用半字，如神效。如有膿，先用綿包子撚去，次後摻藥末入在耳内。

⑤ 危氏方：《得效方》卷 12"軟癤" 治軟癤屢安再作者：右用桑螵消燒炙存性，以清油調敷。

⑥ 本經：《本經》《別録》見《證類》卷 22"雀甕" 味甘、平，無毒。主小兒驚癇，寒熱結氣，蠱毒，鬼疰。一名躁舍。生漢中，採蒸之，生樹枝間，蛄蟖房也。八月取。

⑦ 蜀本：《蜀本草》見《證類》卷 22"雀甕" 《蜀本》注云：雀好食之，俗謂之雀兒飯甕。

⑧ 別録：見本頁注⑤。

⑨ 本經：見本頁注⑤白字。

⑩ 圖經：《圖經》見《證類》卷 22"雀甕" ……一曰雀好食其甕中子，故俗間呼爲雀兒飯甕，又名棘剛子，又名天漿子……

⑪ 衍義：《衍義》卷 17"雀甕" 多在棘枝上，故又名棘剛子……

⑫ 藏器：《拾遺》見《證類》卷 22"雀甕" ……雀癰一名雀甕，爲其形似甕而名之。癰、甕聲近耳。其雀蟲……子在其中作蛹，以甕爲繭。

⑬ 保昇：見本頁注⑦。

⑭ 弘景：《集注》見《證類》卷 22"雀甕" 陶隱居云：蛄蟖，蚝蟲也。此蟲多在石榴樹上，俗爲蚝蟲，其背毛亦螫人。生卵形如雞子，大如巴豆，今方家亦不用此。蚝，一作䗌爾。

⑮ 宗奭：見本頁注⑪。

【集解】【《別録》①曰】雀甕出漢中。生樹枝間，蛄蟖房也。八月采，蒸之。【弘景②曰】蛄蟖，蚝蟲也。在石榴樹上。其背毛螫人。生卵形如雞子，大如巴豆。【藏器③曰】蚝蟲好在果樹上，大小如蠶，身面背上有五色斑毛，有毒能刺螫人。欲老者，口中吐白汁，凝聚漸硬，正如雀卵。其蟲以甕爲繭，在中成蛹，如蠶之在繭也。夏月羽化而出作蛾，放子於葉間如蠶子。陶言其卵如雞子，誤矣。【恭④曰】雀甕在樹間，似螵蛸蟲。此物紫白襴斑，狀似硨磲，文可愛也。【時珍曰】蛄蟖處處樹上有之，牡丹上尤多。入藥惟取榴棘上、房內有蛹者，正如螵蛸取桑上者。

【氣味】甘，平，無毒。【《日華》⑤曰】有毒。

【主治】寒熱結氣，蠱毒鬼疰，小兒驚癇。《本經》⑥。○【頌⑦曰】今醫家治小兒慢驚，用天漿子有蟲者、白殭蠶、乾蠍三物各三枚，微炒搗末。煎麻黃湯調服一字，日三服。加減，大有效也。【藏器⑧曰】雀甕打破取汁，與小兒飲，令無疾。小兒病撮口者，漸漸口撮不得飲乳。但先劳口傍見血，以甕研汁塗之，或同鼠婦生搗塗之。今人產子時，凡諸物皆令開口不令閉者，蓋厭禳之也。

【附方】新五。撮口噤風。用棘科上雀兒飯甕子未開口者，取內物和乳汁研，灌之。○又方：棘剛子五枚，赤足蜈蚣一條，燒存性，研勻，飯丸麻子大。每服三五丸，乳汁下。亦可末服一字。並《聖惠》⑨。小兒臍風。白龍膏用天漿子有蟲者一枚，白姜蠶炒一枚，膩粉少許，研勻。以薄荷自然汁調，灌之。取下毒物，神效。《聖惠》⑩。急慢驚風，口眼喎斜，搐搦痰盛。用天漿

---

① 別録：見前頁注⑥。
② 弘景：見 2687 頁注⑭。
③ 藏器：《拾遺》見《證類》卷 22"雀甕" ……其雀蟲好在果樹上，背有五色襴毛，刺人有毒。欲老者，口中吐白汁，疑聚漸硬，正如雀卵，子在其中作蛹，以甕爲繭，羽化而出，作蛾放子如蠶子於葉間，豈有蚝蟲卵如雀卵大也。
④ 恭：《唐本草》見《證類》卷 22"雀甕" 《唐本》注云：此物紫白間斑，狀似硨磲文可愛，大者如雀卵，在樹間似螵蛸蟲也。
⑤ 日華：《日華子》見《證類》卷 22"雀甕" 載，毛蟲窠，有毒。
⑥ 本經：見 2687 頁注⑥白字。
⑦ 頌：《圖經》見《證類》卷 22"雀甕" ……今醫家治小兒慢驚方，以天漿子有蟲者、白殭蠶、乾蠍三物微炒，各三枚，搗篩爲末，煎麻黃湯調服一字，日三，隨兒大小加減之，大有效。
⑧ 藏器：《拾遺》見《證類》卷 22"雀甕" 陳藏器云：雀甕，本功外，主小兒撮口病，先劳小兒口傍，令見血，以甕碎取汁塗之，亦生搗鼠婦并雀甕汁塗。小兒多患此病，漸漸以撮不得飲乳者也。凡產育時，開諸物口不令閉，相厭之也。打破絞取汁，與平常小兒飲之，令無疾……
⑨ 聖惠：《聖惠方》卷 82"治小兒撮口諸方" 治小兒撮口及發噤……又方：右取赤足蜈蚣一枚，雀兒飯甕子不開口者五個，和燒爲灰，細研，每服以粥飲調下一字。又方：右取棘科上雀兒飯甕子未開口者，取甕子內物和奶汁研，灌之。
⑩ 聖惠：《聖濟總錄》卷 167"小兒臍風" 治小兒臍風，白龍散方：天漿子（有蟲者，一枚）、白僵蠶（直者，炒，一枚），右二味搗羅爲散，入膩粉少許，以薄荷自然汁調灌之，取下毒物神效，量兒大小，分作二服，亦得。（按：《聖惠方》無此方，另溯其源。）

子房去皮生用三枚,乾蠍生用七枚,硃砂一錢,研勻,飯丸粟大。每服二丸,荆芥湯送下。《聖惠方》①。**乳蛾喉痹**。用天漿子,即紅姑娘,徐徐嚼嚥。**小兒癇疾**。棘枝上雀甕,研其間蟲也,取汁灌之。《聖惠方》②。

蠶《本經》③中品　【校正】《拾遺》④"烏爛蠶"及"繭鹵汁"⑤,《嘉祐》⑥"蠶退",今併爲一。

【釋名】自死者名白殭蠶。【時珍曰】蠶從朁,象其頭身之形,從蚰,以其繁也。俗作"蚕"字者,非矣。蚕音腆,蚯蚓之名也。蠶病風死,其色自白,故曰白。殭,死而不朽曰殭。再養者曰原蠶。蠶之(尿)〔屎〕曰沙;皮曰蛻;甕曰繭;蛹曰蟺,音龜;蛾曰羅;卵曰蚖,音(兌)〔允〕。蠶初出曰妙,音苗。蠶紙曰連也。

【集解】【時珍曰】蠶,孕絲蟲也。種類甚多,有大、小、白、烏、斑色之異。其蟲屬陽,喜燥惡濕,食而不飲,三眠三起,二十七日而老。自卵出而爲妙,自妙蛻而爲蠶,蠶而繭,繭而蛹,蛹而蛾,蛾而卵,卵而復妙。亦有胎生者,與母同老。蓋神蟲也。南粵有三眠、四眠、兩生、七出、八出者。其繭有黃、白二色。《爾雅》⑦云:蟓,桑繭也。雔由,樗繭也。蚢,蕭繭也。棘繭、欒繭皆各因所食之葉命名。而蟓,即今桑上野蠶也。今之柘蠶與桑蠶並育,即棘繭是也。南海橫州有楓繭,絲作釣緡。凡諸草木皆有蚅蠋之類,食葉吐絲,不如蠶絲可以衣被天下,故莫得並稱。凡蠶類入藥,俱用食桑者。

白殭蠶。【修治】【《別錄》⑧曰】生穎川平澤。四月取自死者。勿令中濕,有毒不可用。【弘景⑨曰】人家養蠶時,有合箔皆殭者,即暴燥都不壞。今見小白似有鹽度者〔爲好〕。【恭⑩曰】蠶

---

① 聖惠方:《聖惠方》卷85"治小兒急驚風諸方"　治小兒急驚風,搐搦,墜涎……又方:天漿子(三枚,生用)、朱砂(末,一錢)、乾蠍(七枚,生用),右搗羅爲末,以軟飯和圓如粟米大,不計時候以荆芥湯下二圓,量兒大小加減服之。
② 聖惠方:《普濟方》卷378"驚癇"　治小兒驚癇方……又方:上以棘枝上雀甕,研其間蟲,盡灌之。(按:《聖惠方》無此方,另溯其源。)
③ 本經:《本經》《別錄》見《證類》卷21"白殭蠶"　味鹹、辛,平,無毒。主小兒驚癇夜啼,去三蟲,滅黑䵟,令人面色好,男子陰瘍病,女子崩中赤白,産後餘痛,滅諸瘡瘢痕。生穎川平澤。四月取自死者,勿令中濕,濕有毒,不可用。
④ 拾遺:《證類》卷22"三十六種陳藏器餘·烏爛死蠶"。
⑤ 繭鹵汁:《證類》卷22"三十六種陳藏器餘·繭鹵汁"。
⑥ 嘉祐:《嘉祐》見《證類》卷21"蠶退"。
⑦ 爾雅:《爾雅·釋蟲》(郭注)　蟓,桑繭。(食桑葉,作繭者即今蠶。)雔由,樗繭。(食樗葉。)棘繭(食棘葉)。欒繭(食欒葉)。蚢,蕭繭。(食蕭葉。皆蠶類)
⑧ 別錄:見本頁注③。
⑨ 弘景:《集注》見《證類》卷21"白殭蠶"　陶隱居云:人家養蠶時,有合箔皆僵者,即暴燥都不壞。今見小白色,似有鹽度者爲好……
⑩ 恭:《唐本草》見《證類》卷21"白殭蠶"　……此白僵死蠶,皆白色,陶云似有鹽度,此誤矣。

自殭死,其色自白。云有鹽度,誤矣。【頌①曰】所在養蠶處有之。不拘早(脱)〔晚〕,但用白色而條直、食桑葉者佳。用時去絲綿及子,炒過。【宗奭②曰】蠶有兩三番,惟頭番殭蠶最佳,大而無蛆。○【斅③曰】凡使,先以糯米泔浸一日,待蠶桑涎出,如蝸涎浮水上,然後(灑)〔漉〕出,微火焙乾,以布拭净黃肉、毛,并黑口甲了,搗篩如粉入藥。

【氣味】鹹、辛,平,無毒。【甄權④曰】微溫,有小毒。○惡桑螵蛸、桔梗、伏苓、伏神、萆薢。

【主治】小兒驚癇夜啼,去三蟲,滅黑(黯)〔䵟〕,令人面色好,男子陰(癢)〔瘍〕病。《本經》⑤。女子崩中赤白,產後腹痛,滅諸瘡瘢痕。爲末,封丁腫,拔根,極效。《別録》⑥。治口噤發汗。同白魚、鷹屎白等分,治瘡滅痕。《藥性》⑦。以七枚爲末,酒服,治中風失音,并一切風(痓)〔疾〕,小兒客忤,男子陰癢痛,女子帶下。《日華》⑧。焙研,薑汁調灌,治中風、喉痺欲絕,下喉立愈。蘇頌⑨。散風痰結核瘰癧,頭風,風蟲齒痛,皮膚風瘡,丹毒作癢,痰瘧癥結,婦人乳汁不通,崩中下血,小兒疳蝕,鱗體,一切金瘡,疔腫風痔。時珍。

【發明】【元素⑩曰】殭蠶性微溫,味微辛,氣味俱薄,輕浮而升,陽中之陽,故能去皮膚諸風如蟲行。【震亨⑪曰】殭蠶屬火,兼土與金、木。老得金氣,殭而不化。治喉痺者,取其清化之氣,從

---

① 頌:《圖經》見《證類》卷 21"白殭蠶"　白殭蠶,生穎川平澤,今所在養蠶處皆有之。用自僵死白色而條直者爲佳。四月取,勿令中濕,濕則有毒,不可用。用時仍去綿絲及子,炒過……

② 宗奭:《衍義》卷 17"白僵蠶"　然蠶有兩三番,惟頭番殭蠶最佳,大而無蛆。

③ 斅:《炮炙論》見《證類》卷 21"白殭蠶"　雷公云:凡使,先須以糯米泔浸一日,待蠶桑涎出,如蝸牛涎浮於水面上,然後漉出,微火焙乾,以布净拭蠶上黃肉毛并黑口甲了,單搗篩如粉用也。

④ 甄權:《藥性論》見《證類》卷 21"白殭蠶"　白殭蠶,惡桑螵蛸、桔梗、茯苓、茯神、萆薢,有小毒……(按:"微温"未節能溯得其源。)

⑤ 本經:見 2689 頁注③白字。

⑥ 別録:見 2689 頁注③。

⑦ 藥性:《藥性論》見《證類》卷 21"白殭蠶"　……治口噤發汗,主婦人崩中,下血不止。與衣中白魚、鷹屎白等分,治瘡滅瘢。

⑧ 日華:《日華子》見《證類》卷 21"白殭蠶"　殭蠶,治中風失音,并一切風疾,小兒客忤,男子陰癢痛,女子帶下。入藥除綿絲并子盡,勻炒用……

⑨ 蘇頌:《圖經》見《證類》卷 21"白殭蠶"　……今醫家用治中風急喉痺欲死者,擣篩細末,生薑自然汁調灌之,下喉立愈……

⑩ 元素:《醫學啓源》卷下"藥類法象·續添"　白僵蠶:性微溫,味微辛。氣味俱薄,體輕而浮升,陽也。去皮膚間諸風。

⑪ 震亨:《衍義補遺·白殭蠶》　屬火而有土,屬火與木,得金氣殭而不化。治喉痺者取其火中有清化之氣,從以治相火,散濁逆結滯之痰耳。

治相火,散濁逆結滯之痰也。【王貺①曰】凡咽喉腫痛及喉痺,用此下咽立愈,無不效也。大能救人。吴开内翰云:屢用得效。【時珍曰】殭蠶,蠶之病風者也。治風化痰,散結行經,所謂因其氣相感,而以意使之者也。又人指甲軟薄者,用此燒烟熏之則厚,亦是此義。蓋厥陰、陽明之藥,故又治諸血病、瘰病、疳病也。

【附方】舊十五,新十九。**一切風痰**。白殭蠶七個,直者,細研,薑汁調灌之。《勝金方》②。**小兒驚風**。白殭蠶、蠍稍等分,天雄尖、附子尖各一錢,微炮爲末。每服一字,或半錢,以薑湯調灌之,甚效。寇氏《衍義》③。**風痰喘嗽**,夜不能臥。白殭蠶炒研、好茶末各一兩,爲末。每用五錢,臥時泡沸湯服。《瑞竹堂方》④。**酒後咳嗽**。白殭蠶焙,研末,每茶服一錢。○《怪證奇方》⑤。**喉風喉痺**。《仁存》⑥開關散:用白殭蠶炒、白礬半生半燒等分,爲末。每以一錢,用自然薑汁調灌,得吐頑疾立效。小兒加薄荷、生薑少許,同調。一方用白梅肉和丸,綿裹含之,嚥汁也。○《朱氏集驗》⑦用白殭蠶炒半兩,生甘草一錢,爲末。薑汁調服,涎出立愈。○《聖惠》⑧用白殭蠶三七枚,乳香一分,爲末。每以一錢燒烟,熏入喉中,涎出即愈。**急喉風痺**。王氏《博濟》⑨如聖散:用白殭蠶、天南星等分,生研爲末。每服一字,薑汁調灌,涎出即愈。後以生薑炙過,含之。○《百一選方》⑩無南星。**撮口噤風**,面黄赤,氣喘,啼聲不出。由胎氣挾熱,流毒心脾,故令

---

① 王貺:《百一選方》卷10"治咽喉腫痛" 治咽喉腫痛:白僵蠶直者,不拘多少,炒爲末,以生薑自然汁調服一錢匕。吴内翰开《備急方》云,余嘗苦此,用之甚效……(**按**:王貺《全生指迷方》無此方,實出王璆《百一選方》。)

② 勝金方:《證類》卷21"白殭蠶" 《勝金方》:治風痰。白殭蠶七箇直者,細研。以薑汁一茶脚,温水調灌之。

③ 衍義:《衍義》卷17"白僵蠶" 治小兒驚風,白殭蠶、蠍梢等分,天雄尖、附子尖共一錢,微炮過,爲細末。每服一字或半錢,以生薑温水調,灌之。其蠶蛾,則第二番者,以其敏於生育。

④ 瑞竹堂方:《瑞竹堂方》卷6"喘嗽門" 僵蠶湯:治喘嗽,喉中如鋸,不能睡臥。好末茶(一兩)、白僵蠶(一兩),右爲細末,放碗内,用盞蓋定,傾沸湯一小盞,臨臥再添湯點服。

⑤ 怪證奇方:《怪證奇方》卷下 酒後嗽:白僵蠶炒,爲末,每茶下一錢。

⑥ 仁存:《普濟方》卷60"喉痺" 僵蠶散(一名開關散,出《仁存方》):治喉痺,急喉風。白僵蠶(直者,去絲嘴,焙)、明白礬(半飛枯,半生用),右等分,爲末,每服一錢,取生薑自然汁濃調,咽下。小兒入新薄荷少許,同薑研,更加生蜜少許,同調半錢。服藥後,不可飲湯水,解藥。欲得藥力住,隔上少時止。一方:白梅和丸皂子大,綿裹入喉,涎出愈。一方:蜜丸含化。

⑦ 朱氏集驗:《朱氏集驗方》卷9"咽喉" 治走馬喉閉方:白僵蠶(炒,半兩)、甘草(生,一錢),右爲末,薑汁調灌,涎出立愈。

⑧ 聖惠:《聖濟總錄》卷122"馬喉痺" 治馬喉痺,頰咽痛,烟方:乳香(一分)、白僵蠶(三七枚,直者),右二味搗羅爲末,每用一錢匕,香爐上燒,開口令烟熏入喉中,涎出,效。(**按**:《聖惠方》無此方,誤注出處。)

⑨ 博濟:《證類》卷21"白殭蠶" 《博濟方》:治喉閉。如聖散子:白殭蠶、天南星刮皮等分,並生爲末。每服一字,以生薑汁下,如咽喉大段開不得,即以小竹筒子擘口灌之,涎出後,用大薑一塊,略炙過,含之。小可,只傅唇上,立差。

⑩ 百一選方:《百一選方》卷10"第十三門" 治咽喉腫痛:白僵蠶直者,不拘多少,炒爲末,以生薑自然汁調服一錢匕……

舌强唇青，聚口發噤。用直殭蠶二枚，去觜，略炒，爲末。蜜調傅唇中，甚效。《聖惠方》①。大頭風、小兒驚風。並用大蒜七個，先燒紅地，以蒜逐個於地上磨成膏，却以僵蠶一兩，去頭足，安蒜上，椀覆一夜，勿令洩氣，只取蠶研末。每用嗢鼻，口内含水，有效。《普濟方》②。偏正頭(疼)〔風〕，并夾(腦)〔頭〕風，連兩太陽穴痛。《聖惠方》③用白殭蠶爲末，葱茶調服方寸匕。○葉椿④治頭風：用白殭蠶、高良薑等分，爲末。每服一錢，臨卧時茶服，日二服。卒然頭痛。白殭蠶爲末，每用熟水下二錢，立瘥。○《斗門方》⑤。牙齒疼痛。白殭蠶直者、生薑同炒赤黃色，去薑爲末。以皂角水調擦之，即止。《普濟》⑥。風蟲牙痛。白直殭蠶炒、蠶退紙燒，等分爲末，擦之。良久，以鹽湯漱口。《直指方》⑦。瘧疾不止。白殭蠶直者一個，切作七段，綿裹爲丸，朱砂爲衣，作一服。日未出時，面向東，用桃李枝七寸煎湯，吞下。《院方》⑧。腹内龜病。《普濟方》⑨詩云：人間龜病不堪言，肚裏生成硬似磚。自死殭蠶白馬尿，不過時刻軟如綿。神效。面上黑黯。白殭蠶末，水和搽之。○《聖惠方》⑩。粉滓面鼾。令人面色好，用白殭蠶、黑牽牛，細(研)

---

① 聖惠方：《證類》卷21"白殭蠶" 《小兒宫氣方》……又方：治小兒撮口及发噤者。以白殭蚕二枚为末，用蜜和傅于小儿唇口内，即差。(按：《聖惠方》無此方，誤注出處。)

② 普濟方：《普濟方》卷45"風頭痛" 大蒜搐鼻法(一名搐鼻法)：治頭風頭痛不可忍，亦可搐小兒驚風(出《仁存方》)。右用蒜七箇，先燒地通紅，掃出火，將蒜去皮，逐箇於紅地上磨成膏子，地上却將殭蠶一兩，去嘴足，安在蒜上，用碗覆定，四邊勿透氣，來日取出，只用殭蠶爲末，先含水一口，將藥末豆大搐於鼻内，立效。

③ 聖惠方：《證類》卷21"白殭蠶" 《聖惠方》……又方：主偏正頭疼，并夾腦風，連兩太陽穴疼痛。以白殭蠶細研爲末，用葱茶調服方寸匕。(按：《聖惠方》無此方。)

④ 葉椿：《百一選方》卷9"第十二門" 治頭風。葉椿。白殭蠶(去絲嘴)、良薑(等分)，右爲細末，每服半錢，白梅茶清調下。臨發時服。(按：原未標出處，今溯得其源。"葉椿"乃傳方人名。)

⑤ 斗門方：《證類》卷21"白殭蠶" 《斗門方》：治卒頭痛，白殭蠶碾爲末，去絲，以熟水下二錢匕，立差。

⑥ 普濟：《普濟方》卷66"牙齒疼痛" 治牙疼(出《范氏方》)：用白僵蠶直者，不以多少，用生薑片切同炒，候僵蠶赤色黃色爲度，去薑不用，將僵蠶爲細末，每用取不蛀皂角，刮去黑皮，以手指蘸湯，于皂角黃上擦取汁，搵僵蠶末，揩痛處即止。

⑦ 直指：《直指方》卷21"齒病證治" 牙蛀痛方：蠶紙(燒存性)、直僵蠶(炒，等分)，右爲末，擦敷，良久，鹽湯漱口。

⑧ 院方：《御藥院方》卷2"治傷寒門" 治瘧方：如合時，具冠帶向神堂前旋看，咒曰：弟子不爲自身，爲五姓瘧病。白僵蠶(一個直者，切作七段，用綿裹定，撚爲丸，用朱砂爲衣)，右只作一服，日未出，面向東，用左手插寅文，用桃柳枝煎湯送下。

⑨ 普濟方：《普濟方》卷174"鱉瘕" 治人龜病：人間龜病不能言，肚裏生成硬似磚；自死僵蠶白馬尿，不過十日軟如綿。

⑩ 聖惠：《普濟方》卷51"面鼾黯" 治去鼾黯方：上以白僵蠶爲細末，先以肥皂洗净面，却以藥末如洗之良。(按：《聖惠方》無此方，誤注出處。)

〔辛〕，等分爲末，如澡豆，日用之。《斗門方》①。 **癧瘍風瘡**疼痛。白殭蠶焙研，酒服一錢，立瘥。《聖惠》②。 **野火丹毒**從背上兩脇起者。殭蠶二七枚，和慎火草搗塗。《楊氏產乳》③。 **小兒鱗體**。皮膚如蛇皮鱗甲之狀，由氣血否澀，亦曰胎垢，又曰蛇體。白殭蠶去嘴爲末，煎湯浴之。一加蛇蛻。○《保幼大全》④。 **小兒久疳**，體虛不食，諸病後天柱骨倒，醫者不識，謂之五軟者。用白殭蠶直者，炒研。每服半錢，薄荷酒下。名金靈散。○《鄭氏方》⑤。 **小兒口瘡**通白者。白殭蠶炒黃，拭去黃肉、毛，研末，蜜和傅之，立效。《小兒宮氣方》⑥。 **風疳蝕瘡**。同上方。 **項上瘰癧**。白殭蠶爲末。水服五分，日三服。十日瘥。《外臺》⑦。 **風痔腫痛**。發歇不定者，是也。白殭蠶二兩，洗剉，炒黃爲末，烏梅肉和丸梧桐子大。每薑蜜湯空心下五丸，妙。《勝金方》⑧。 **一切金瘡**及刀斧傷。白殭蠶炒黃研末，傅之立愈。《斗門》⑨。 **乳汁不通**。白殭蠶末二錢，酒服。少頃，以脂麻茶一盞投之，梳頭數十遍，奶汁如泉也。《經驗方》⑩。 **崩中下血**不止。用白殭蠶、衣中白魚等分，爲末。井華水服之，日〔三〕。○《千金》⑪。 **重舌木舌**。僵蠶爲末吹之，吐痰甚

① 斗門方：《證類》卷21"白殭蠶" 《斗門方》：主黑䵟，令人面色好。用白殭蠶并黑牽牛、細辛等分爲末，如澡豆用之。又浴小兒胎穢，良。

② 聖惠：《證類》卷21"白殭蠶" 《聖惠方》：治風遍身癧瘍成瘡，用白殭蠶炒焙令黃色，細研爲末，用酒服之，立瘥。（**按**：今本《聖惠方》無此方。）

③ 楊氏產乳：《證類》卷21"白殭蠶" 《楊氏產乳》：療野火丹，從背上兩脅起。用僵蠶二七枚，和慎火草搗塗之。

④ 保幼大全：《小兒衛生總微論》卷20"鱗體論" 鱗體者，謂皮膚之上如蛇皮鱗甲之狀，故又名蛇體。此由氣血痞澀，不能通潤於皮膚矣。又生下便有者，此兒在母腹形象未具之時，母曾觀看或曾食吃，或服藥餌有犯鱗甲網罟穢毒之物，兒胎中感而化之，故又謂之胎垢，謂生下身皮黑垢，若鱗者也，此必難治。治小兒身上皮膚若蛇皮之鱗：以白僵蠶去絲嘴，爲末，煎湯，適溫暖浴之。一云與蛇蛻同煎。

⑤ 鄭氏方：《全嬰方論》卷14"論疳病" 金靈散：治小兒久患疳疾，體虛可食，及諸病後天柱骨倒，醫者不識，謂之五軟。白殭蠶（直者，炒），右爲末，叄歲半錢，薄荷酒調下，後用生筋散貼之。

⑥ 小兒宮氣方：《證類》卷21"白殭蠶" 《小兒宮氣方》：主小兒口瘡通白者，及風疳瘡蝕透者。以白殭蠶炒令黃色，拭去蠶上黃肉、毛，爲末，用蜜和傅之，立效。

⑦ 外臺：《千金方》卷23"九漏第一" 治瘰癧：白僵蠶治下篩，水服五分匕，日三服，十日瘥。（**按**：《外臺》卷23"寒熱瘰癧方"引此方，云出《千金》。）

⑧ 勝金方：《證類》卷21"白殭蠶" 《勝金方》……又方：治風痔忽生，痔頭腫痛，又忽自消，發歇不定者是也。白殭蠶二兩，洗剉，令微黃爲末，烏梅肉爲丸如梧桐子大。每服薑蜜湯下五丸，空心服之。

⑨ 斗門：《證類》卷21"白殭蠶" 《斗門方》……又方：治刀斧所傷，及一切金瘡，以白殭蠶不以多少，炒令黃色，細研爲末，傅之立愈。

⑩ 經驗方：《證類》卷21"白殭蠶" 《經驗後方》：下奶藥：白殭蠶末兩錢，酒調下，少頃，以脂麻茶一錢熱投之，梳頭數十遍，奶汁如泉。

⑪ 千金：《證類》卷21"白殭蠶" 《千金方》：治婦人崩中，下血不止：以衣中白魚、殭蠶等分，爲末。以井花水服之，日三服，差。（**按**：今本《千金方》無此方。）

妙。○一方：僵蠶一錢，黃連蜜炒二錢，爲末，摻之，涎出爲妙。○陸氏《積德方》①。腸風下血。僵蠶炒去嘴足、烏梅肉焙各一兩，爲末，米糊丸梧子大。每服百丸，食前白湯下，一日三服。○《筆峰雜興方》②。

烏爛死蠶《拾遺》③。

【氣味】有小毒。【藏器④曰】此在簇上烏臭者。

【主治】蝕瘡有根者，及外野雞病，並傅之。白死者主白遊瘮，赤死者主赤遊瘮。藏器⑤。

蠶蛹。

【瑞⑥曰】繰絲後蛹子。今人食之，呼小蜂兒。【思邈⑦曰】猘犬嚙者，終身忌食，發則難免。

【主治】炒食，治風及勞瘦。研傅癇瘡、惡瘡。大明⑧。爲末飲服，治小兒疳瘦，長肌退熱，除蚘蟲。煎汁飲，止消渴。時珍。

【附方】新一。消渴煩亂。蠶蛹二兩，以無灰酒一中盞，水一大盞，同煮一中盞，温服。○《聖惠方》⑨。

繭鹵汁。

【藏器⑩曰】此是繭中蛹汁，非鹼鹵也。於繭甕下收之。

【主治】百蟲入肉，蠱蝕瘑疥，及牛馬蟲瘡。爲湯浴小兒瘡疥，殺蟲。以竹筒盛之，浸山蜍、山蛭入肉，蚊子諸蟲咬毒。亦可預帶一筒，取一蛭入中，并持乾海苔一片，亦辟諸蛭。藏器⑪。

---

① 積德方：（**按**：僅見《綱目》引録。未能溯得其源。）
② 筆峰雜興方：（**按**：書佚，無可溯源。）
③ 拾遺：《證類》卷22“三十六種陳藏器餘·烏爛死蠶” 有小毒。蝕瘡有根者，亦主外野雞病，並傅瘡上，在簇上烏臭者。白死蠶，主白遊。赤死蠶，主赤遊。並塗之。遊，一名瘮也。
④ 藏：見前頁注⑩。
⑤ 藏器：見上注。
⑥ 瑞：《日用本草》卷5“蠶蛹子” 繰絲後，繭內蛹子，今人呼爲小蜂兒。
⑦ 思邈：《千金方》卷25“蛇毒第二” 又曰：凡犬咬人……又當終身禁食犬肉、蠶蛹，食此則發，死不可救矣。
⑧ 大明：《日華子》見《證類》卷21“白殭蠶” ……又云：蠶蛹子，食，治風及勞瘦。又研，傅蠶癇，惡瘡等。
⑨ 聖惠方：《聖惠方》卷53“治消渴諸方” 治消渴熱，或心神煩亂……又方：蠶蛹（一兩），右以無灰酒一中盞，水一大盞，同煮取一中盞，澄清，去蠶蛹服之。
⑩ 藏器：《證類》卷22“三十六種陳藏器餘·繭鹵汁” 主百蟲入肉，蠱蝕瘑疥及牛、馬蟲瘡，山蜍、山蛭入肉，蚊子諸蟲咬毒。鹽繭甕下收之，以竹筒盛鹵浸瘡，山行亦可預帶一筒，取一蛭置中，兼持一片乾海苔，則辟諸蛭。蘇恭注《本經》蛭條云：山人自有療法，豈非此乎。亦可爲湯浴小兒，去瘡疥。此汁是繭中蛹汁，故能殺蟲，非爲鹵鹹也。
⑪ 藏器：見上注。

【發明】〔藏器①曰〕蘇恭註"蛭"云"山人自有療法"，蓋此法也。【時珍曰】山蛭見"蛭"條。山蜙，音余，蜘蛛也。囓人甚毒。

蠶繭已出蛾者。【氣味】甘，溫，無毒。

【主治】燒灰酒服，治癰腫無頭，次日即破。又療諸疳瘡，及下血血淋血崩。煮汁飲，止消渴反胃，除蚘蟲。時珍。○【弘景②曰】繭甕入術用。

【發明】〔時珍曰〕蠶繭方書多用，而諸家本草並不言及，誠缺文也。近世用治癰疽代鍼，用一枚即出一頭，二枚即出二頭，神效無比。煮湯治消渴，古方甚稱之。丹溪朱氏③言此物屬火，有陰之用，能瀉膀胱中相火，引清氣上朝於口，故能止渴也。繰絲湯及絲綿煮汁，功並相同。又黃絲絹能補脬，錦灰止血，並見服器部。

【附方】新五。痘瘡疳蝕，膿水不絕。用出了蠶蛾繭，以生白礬末填滿，煅枯爲末，擦之甚效。陳文中《小兒方》④。口舌生瘡。蠶繭五個，包蓬砂，瓦上焙焦爲末，抹之。大小便血。繭黃散：治腸風，大小便血，淋瀝疼痛。用繭黃、蠶蛻紙並燒存性，晚蠶沙、白殭蠶並炒，等分爲末，入麝香少許。每服二錢，用米飲送下，日三服，甚效。《聖惠方》⑤。婦人血崩。方法同上。反胃吐食。蠶繭十個煮汁，烹雞子三枚食之，以無灰酒下，日二服，神效。或以繰絲湯煮粟米粥食之。《惠濟方》⑥。

蠶蛻。【釋名】馬明退《嘉祐》⑦、佛退。

【氣味】甘，平，無毒。【主治】血〔風〕病益婦人。《嘉祐》⑧。婦人血風。宗奭⑨。治目中翳障及疳瘡。時珍。

---

① 藏器：見 2694 頁注⑩。
② 弘景：《集注》見《證類》卷 21"原蠶蛾"　……道家用其蛾止精，其翁繭入術用……
③ 丹溪朱氏：《丹溪纂要》卷 3"第六十二消渴"　（一方：繰絲湯飲之，曰吐之。）此物屬火，有陰之用，能瀉膀胱中相火，引氣上潮於口。如無繰湯，以繭殼絲綿煮湯代之。
④ 小兒方：《小兒痘疹方·類集痘疹已效名方》　綿繭散：治小兒因痘瘡餘毒，肢體節骱上有疳蝕瘡，膿水不絕。出蛾綿繭（不拘多少），右用生白礬捶碎，實繭內，以炭火燒礬汁乾，取出爲末，乾貼疳瘡口內。如腫臀作痛，更服活命飲。
⑤ 聖惠方：《普濟方》卷 37"腸風下血"　麝香散，治腸風，大小便出血，淋澀疼痛，婦人血崩：蠶蛻紙（燒灰存性）、晚蠶砂（揀去土）、繭黃（燒灰存性）、白殭蠶（炒去絲，各等分），右爲末，每服二錢，入麝香少許，用飯飲調下。糞前紅者食前服，如糞後紅者食後服，血崩淋澀等疾不拘時，日三服。熱淋止用蠶蛻紙一味，燒灰存性，研末，飯飲下。（按：《聖惠方》無此方，誤注出處。）
⑥ 惠濟方：王永輔《袖珍方》卷 2"噎膈"　京傳一方，乃瞽者傳，以濟反胃。抽絲湯用瓦瓶貯，用時取一碗，入新粟米一撮，煎滾，溫服……又聞用蠶繭十數枚，雞子三枚，用水先入繭，煮後入卵，煮熟去殼，以無灰好酒并原湯送下，早晚服一次。明日再如前煮服，神效。
⑦ 嘉祐：《嘉祐》見《證類》卷 21"蠶退"　主血風病，益婦人。一名馬鳴退……
⑧ 嘉祐：見上注。
⑨ 宗奭：《衍義》卷 17"蠶退"　治婦人血風。此則眠起時所蛻皮是也。其蠶退紙，謂之蠶連，亦燒灰用之……

蠶連。【主治】吐血鼻洪，腸風瀉血，崩中帶下，赤白痢。傅疔腫瘡。《日華》①。治婦人血露。宗奭②。牙宣牙痛，牙癰牙疳，頭瘡喉痺，風癲狂祟，蠱毒藥毒，沙證腹痛，小便淋閟，婦人難產及吹乳疼痛。時珍。

【發明】【禹錫③曰】蠶退，今醫家多用初出蠶子殼在紙上者，東方諸醫用老蠶眠起所蛻皮，功用相近，當以蛻皮爲正。入藥微炒用。【宗奭④曰】蠶蛻，當用眠起時所蛻皮。蠶連燒灰亦可用。【時珍曰】馬明退、蠶連紙，功用相同，亦如蟬蛻、蛇蛻之義，但(占)〔古〕方多用蠶紙者，因其易得耳。

【附方】舊四，新十五。吐血不止。蠶退紙燒存性，蜜和丸如芡實大。含化(燕)〔嚥〕津。《集驗》⑤。牙宣牙癰，及口瘡。並用蠶退紙燒灰，乾傅之。《集驗》⑥。風蟲牙痛。蠶紙燒灰擦之。良久，鹽湯漱口。《直指方》⑦。走馬牙疳。《集驗》⑧用蠶退紙灰，入麝香少許，貼之。○《直指》⑨加白殭蠶等分。一切疳瘡。馬明退燒灰三錢，輕粉、乳香少許。先以溫漿水洗淨，傅之。《儒門事親》⑩。小兒頭瘡。蠶紙燒存性，入輕粉少許，麻油調傅。《聖惠》⑪。纏喉風疾。用蠶退紙燒存性，煉蜜和丸如芡實大。含化嚥津。《集驗》⑫。熏耳治聾。蠶退紙作撚，入麝香二錢，入筆筒燒烟熏之。三次即開。癲狂邪祟。凡狂發欲走，或自高貴稱神，或悲泣呻吟，此爲邪祟。以蠶紙燒灰，酒、水任下方寸匕。亦治風癲。《肘後方》⑬。沙證壯熱。江南有沙證，狀如傷寒，頭痛壯熱嘔惡，手足指末微厥，或腹痛悶亂，須臾殺人。先用蠶退紙剪碎，安于

① 日華:《日華子》見《證類》卷21"原蠶蛾" 日華子……又云:蠶布紙，平。治吐血，鼻洪，腸風瀉血，崩中帶下，赤白痢，傅丁腫瘡。入藥燒用。

② 宗奭:《衍義》卷17"蠶退" ……治婦人血露。

③ 禹錫:《嘉祐》見《證類》卷21"蠶退" 主血風病，益婦人。一名馬鳴退。近世醫家多用蠶退紙，而東方諸醫用蠶欲老眠起所蛻皮，雖二者之用各殊，然東人所用者爲正。用之當微妙，和諸藥可作丸、散服。

④ 宗奭:見本頁注②。

⑤ 集驗:(按:未能溯得其源。)

⑥ 集驗:《證類》卷21"蠶退" 《集驗方》……牙宣，牙癰，搭齦上。口瘡，乾傅患處……

⑦ 直指方:《直指方》卷21"齒病證治" 又蟲痛方……又方:蠶紙(燒存性)，擦，少時鹽湯漱口。

⑧ 集驗:《證類》卷21"蠶退" 《集驗方》……小兒走馬疳，入麝香少許，貼患處佳。

⑨ 直指:《直指方》卷21"齒病證治" 又:蠶蛻紙燒，入麝，亦治牙疳。

⑩ 儒門事親:《儒門事親》卷15"瘡瘍癰腫第一" 治疳瘡:馬明退(燒灰，三錢)、輕粉(少許)、乳香(少許)，右研爲細末，先以溫漿水洗淨，乾摻之。

⑪ 聖惠:《普濟方》卷363"頭瘡" 治小兒頭上膿瘡:蠶退紙燒灰存性，出火毒，右加輕粉少許，麻油調敷瘡上。(按:《聖惠方》無此方，另溯其源。)

⑫ 集驗:《證類》卷21"蠶退" 《集驗方》:治纏喉風及喉痺……蠶退紙不計多少，燒成灰存性，右煉蜜和，丸如雞頭大。含化咽津……

⑬ 肘後方:《證類》卷21"蠶退" 《百一方》:凡狂發欲走，或自高貴稱神，皆應備。諸大灸，乃得永差耳。若或悲泣呻吟者，此爲邪祟。以蠶紙作灰，酒水任下，差。療風癲也。(按:《肘後方》無此方，另溯其源。)

（張）〔瓷〕中，以碟蓋之，滾湯沃之，封固良久。乘熱服，暖卧取汗。《活人書》①。**中蠱藥毒**。雖面青脉絶，腹脹吐血者，服之即活。用蠶退紙燒存性，爲末。新汲水服一錢。《嶺南衛生方》②。**中諸藥毒**。用蠶紙數張燒灰，冷水服。《衛生易簡方》③。**小便澀痛**不通。用蠶退紙燒存性，入麝香少許，米飲每服二錢。王氏《博濟方》④。**熱淋如血**。蠶種燒灰，入射香少許，水服二錢，極效方也。《衛生家寶》⑤。**崩中不止**。蠶故紙一張，剪碎炒焦，槐子炒黃各等分，爲末。酒服立愈。《衛生易簡方》⑥。**吹奶疼痛**。馬明退燒灰一錢五分，輕粉五分，射香少許，酒服。《儒門事親》⑦。**婦人難産**。蠶布袋一張，蛇退一條，入新瓦中，以鹽泥固煅，爲末。以榆白皮湯調服。《集成方》⑧。**婦人斷産**。蠶子故紙一尺，燒爲末，酒服。終身不産。《千金》⑨。**痔漏下血**。蠶紙半張，碗内燒灰，酒服自除。○《奚囊備急》⑩。

繰絲湯。【主治】止消渴，大驗。時珍。

---

① 活人書：《得效方》卷2"大方脉雜醫科·沙證"　艾湯試沙證。江南舊無，今所在有之。原其證古方不載，所感如傷寒，頭痛嘔惡，渾身壯熱，手足指末微厥，或腹痛悶亂，須臾能殺人。先濃煎艾湯試之，如吐即是。右用五月蠶退紙碎剪，安椀中，以碟蓋之，以百沸湯泡艾椀許，仍以別紙封裹縫良久，乘熱飲之就卧，以厚被蓋之，汗出愈（**按**：《活人書》無此方，乃出《得效方》。）

② 嶺南衛生方：《嶺南衛生方》卷中　又治蠱毒挑生及蒙汗諸中毒神效諸方：蠱毒之害，應人飲食可以中人，其候腹大，脹緊如石，面目青黃，小便淋瀝，或瀉血，或吐而喉中妨悶，有如刀刺。一方：蠶蛻紙（是出蠶子了紙也。此藥宜令常隨行以備急用）不拘多少，用清油紙燭燒爲灰，研極細稍覺中毒，雖面青脉絶，腹脹吐血，口噤，速以新汲水調一錢，頻服即活。若彼蒙汗，昏昧如醉，此藥下咽即醒。

③ 衛生易簡方：《衛生易簡方》卷5"中諸毒物"　治中諸藥毒：用蠶故紙數張燒灰，爲末，水調服。

④ 博濟方：《博濟方》卷3"小便證"　犀灰散：治小便澀，筒管内痛。（《聖濟總録》作蠶灰散。）用蠶退紙不拘多少，燒灰細研，入麝香少許，和勻，每服二錢，米飲調下。（**按**：《聖濟總録》卷95"小便不通""蠶灰散方"與此同。）

⑤ 衛生家寶：《衛生家寶方》卷4"治諸淋"　治熱淋如血極驗：蠶種燒灰，入麝香少許，右件每服一錢，麥門冬水調下。

⑥ 衛生易簡方：《衛生易簡方》卷11"崩中"　治崩中血凝注……又方：用蠶故紙（一張，剪碎炒焦）、槐子（炒黃，等分），爲末，每服二錢，酒調服立止。

⑦ 儒門事親：《儒門事親》卷15"婦人病證第七"　治婦人吹奶……又方：馬明退（五錢，燒灰）、輕粉（三錢）、麝香（少許），右爲細末，每服二錢，熱酒調下服之。

⑧ 集成方：《醫學集成》卷11"難産百九十二"　難産，蛇退（一條全）、蠶布紙（一張），入新瓦中鹽泥固濟，燒存〔性〕，爲末，煎榆白湯下。

⑨ 千金：《千金方》卷3"雜治第八"　婦人斷産方：蠶子故紙方一尺，燒爲末，酒服之，終身不産。

⑩ 奚囊備急：（**按**：書佚，無可溯源。）

原蠶《別録》①中品

【釋名】晚蠶《日華》②、魏蠶《方言》③、夏蠶《廣志》④、熱蠶。【弘景⑤曰】原蠶是重養者,俗呼爲魏蠶。【宗奭⑥曰】原者,有原復敏速之義,此是第二番蠶也。【時珍曰】按鄭玄註《周禮》⑦云:原,再也。謂再養者。郭璞註《方言》⑧云:魏,細也。秦、晉人所呼。今轉爲二蠶是矣。《永嘉記》⑨云:郡蠶自三月至十月有八輩。謂蠶種爲蚖,再養爲珍,珍子爲愛。

【集解】【頌⑩曰】原蠶東南州郡多養之。此是重養者,俗呼爲晚蠶。北人不甚養之。《周禮》禁原蠶。鄭康成註云:蠶生于火而藏于秋,與馬同氣。物莫能兩大,禁原蠶爲其害馬也。然害馬亦一事耳。《淮南子》云:原蠶一歲再收,非不利也。而王法禁之者,爲其殘桑是也。人既稀養,貨者多是早蛾,不可用也。【弘景⑪曰】殭蠶爲末,塗馬齒,即不能食草。以桑葉拭去,乃還食。此見蠶即馬類也。【時珍曰】馬與龍同氣,故有龍馬。而蠶又與馬同氣,故蠶有龍頭、馬頭者。蜀人謂蠶之先爲馬頭娘者以此。好事者因附會其説,以爲馬皮卷女,入桑化蠶,謬矣。北人重馬,故禁之。南方無馬,則有一歲至再、至三、及七出、八出者矣。然先王仁愛及物,蓋不忍其一歲再致湯鑊,且妨農事,亦不獨專爲害馬、殘桑而已。

雄原蠶蛾。【氣味】鹹,温,有小毒。【時珍曰】按徐之才《藥對》云:熱,無毒。入藥炒,去翅足用。

---

① 別録:《別録》見《證類》卷21"原蠶娥" 雄者,有小毒。主益精氣,强陰道,交接不倦,亦止精。

② 日華:《日華子》見《證類》卷21"原蠶娥" 晚蠶娥……

③ 方言:《方言》卷2 魏、笙挈、摻,細也。自關而西,秦晉之間,凡細而有容謂之魏。/《爾雅翼》卷24"蠶" 原蠶,一名魏蠶,莫知其説。按《方言》:魏,細也……(按:《方言》無"魏蠶"一名,當出《爾雅翼》。)

④ 廣志:《埤雅》卷11"釋蟲・蠶" 原蠶者……俗謂之夏蠶,亦曰熱蠶,亦曰晚蠶……(按:未見《廣志》有"夏蠶"之名。疑出《埤雅》。)

⑤ 弘景:《集注》見《證類》卷21"原蠶娥" 陶隱居云:原蠶是重養者,俗呼爲魏蠶……

⑥ 宗奭:《衍義》卷17"原蠶娥" 有原復敏速之義,此則第二番蛾也……

⑦ 周禮:《周禮注疏》卷30"馬質" ……禁原蠶者。(原,再也……)

⑧ 方言:《方言》卷2 魏、笙挈、摻,細也。自關而西,秦晉之間,凡細而有容謂之魏。

⑨ 永嘉記:《御覽》卷825"蠶" 《永嘉郡記》曰:永嘉有八輩蠶,蚖珍蠶(三月績),柘蠶(四月初績),蚖蠶(四月績),愛珍(五月績),愛蠶(六月末績),寒珍(七月末績),四出蠶(九月初績),寒蠶(十月績)。凡蠶再養者,前輩皆謂之珍,少養之。愛蠶者,故蚖蠶種也……欲作愛者,取蚖珍之卵……然後剖生養之,謂爲愛珍……

⑩ 頌:《圖經》見《證類》卷21"原蠶娥" 原蠶蛾,《本經》不載所出州土,今東南州郡多養此蠶,處皆有之。此是重養者,俗呼爲晚蠶。北人不甚複養,惡其損桑。而《周禮》禁原蠶者,鄭康成注云:爲其傷馬,傷馬亦是其一事耳。《淮南子》曰:原蠶一歲再登,非不利也。然王法禁之者,爲其殘桑是也,人既稀養,市中貨者多多早蛾,不可用也……

⑪ 弘景:《集注》見《證類》卷21"白僵蠶" 陶隱居……末以塗馬齒,即不能食草,以桑葉拭去乃還食,此明蠶即馬類也。

【主治】益精氣，强陰道，交（精）〔接〕不倦，亦止精。《別錄》①。壯陽事，止泄精、尿血，暖水臟，治暴風、金瘡、凍瘡、湯火瘡，滅瘢痕。時珍。

【發明】〔宗奭②曰〕蠶蛾用第二番，取其敏於生育也。【時珍曰】蠶蛾性淫，出繭即媾，至於枯槁乃已，故强陰益精用之。

【正誤】〔頌③曰〕今治小兒撮口及發噤者，用（脫）〔晚〕蠶蛾二枚，炙黃研末，蜜和塗唇內，便瘥。【時珍曰】此方出《聖惠》④，乃是白殭蠶。蘇氏引作蠶蛾，誤矣。蠶蛾原無治驚之文，今正之。

【附方】舊二，新八。丈夫陰痿。未連蠶蛾二升，去頭翅足，炒爲末，蜜丸梧子大。每夜服一丸，可御十室。以菖蒲酒止之。《千金方》⑤。遺精白濁。晚蠶蛾焙乾，去翅足，爲末，飯丸菉豆大。每服四十丸，淡鹽湯下。此丸常以火烘，否則易壓濕也。《唐氏方》⑥。血淋疼痛。晚蠶蛾爲末，熱酒服二錢。《聖惠方》⑦。小兒口瘡，及風疳瘡。《宮氣方》⑧用晚蠶蛾爲末，貼之，妙。○《普濟方》⑨治小兒口瘡，及百日內口瘡。入射香少許，摻之。止血生肌。蠶蛾散：治刀斧傷創，血出如箭。用晚蠶蛾炒爲末，傅之即止，甚效。《勝金方》⑩。刀斧金瘡。端午午時，取晚蠶蛾、石灰、茅花，搗成團，草蓋令發熱過，收貯。每用，刮下末摻之。竹刺入肉。五月五日，取晚蠶蛾生投竹筒中，令自乾死，爲末。取少許，津和塗之。《便民圖纂》⑪。蛇虺咬傷。生蠶蛾研，傅之。《必效方》⑫。玉枕生瘡。生枕骨上如癰，破後如筯頭。用原蠶蛾炒、石韋等分，爲末。

---

① 別錄：見前頁注①。
② 宗奭：《衍義》卷17"原蠶娥"　有原復敏速之義，此則第二番蛾也……
③ 頌：《圖經》見《證類》卷21"原蠶娥"　蠶蛾……今方治小兒撮口及發噤者，取二枚炙黃，研末，蜜和，塗口唇內，便差……
④ 聖惠：《聖惠方》卷82"治小兒撮口諸方"　治小兒撮口及發噤，方……又方：右取晚蠶蛾三枚，炙令黃，研爲末，和蜜塗口即效。
⑤ 千金：《千金方》卷20"雜補第七"　治陽不起方：原蠶蛾未連者一升，陰乾，去頭足毛羽，末之，白蜜丸如梧子，夜臥服一丸，可行十室。菖蒲酒止之。
⑥ 唐氏方：（按：書佚，無可溯源。）
⑦ 聖惠：《聖惠方》卷58"治血淋諸方"　治血淋，臍腹及陰莖澀痛……又方：右用晚蠶蛾研爲末，每於食前以熱酒調下二錢。
⑧ 宮氣方：《證類》卷21"原蠶娥"　《小兒宮氣方》：治小兒口瘡及風疳瘡等，晚蠶蛾細研，貼瘡上，妙。
⑨ 普濟：《普濟方》卷365"口瘡等疾"　晚蠶蛾散：治小兒百日以上，二三歲以來，患口瘡。晚蠶蛾（一分，微炒）、麝香（半分），右細研爲散，每用少許摻于瘡上，日再用之。一方及治風疳等瘡，無麝香。
⑩ 勝金方：《證類》卷21"原蠶娥"　《勝金方》：治刀斧傷，止血生肌。天蛾散：晚蠶蛾爲末，摻勻絹裹之，隨手瘡口血止。一切金瘡亦治。
⑪ 便民圖纂：（按：已查原書，未能溯得其源。）
⑫ 必效方：《外臺》卷40"蛇嚙人方"　《必效》療蛇咬方……又方：生蠶蛾陰乾，爲末，敷嚙處孔中，數易之。其蛾有生子者妙。

乾貼取瘥。《聖濟總録》①。

原蠶沙。【頌②曰】蠶沙、蠶蛾，皆用（脱）〔晚〕出者良。【時珍曰】蠶沙用晒乾，淘净再晒，可久收不壞。

【氣味】甘、辛，温，無毒。【時珍曰】伏硇砂、焰硝、粉霜。

【主治】腸鳴，熱中消渴，風痺癮疹。《別録》③。炒黄，袋盛浸酒，去風緩，諸節不隨，皮膚頑痺，腹内宿冷，冷血瘀血，腰脚冷疼。炒熱袋盛，熨偏風，筋骨癱緩，手足不隨，腰脚軟，皮膚頑痺。藏器④。治消渴癥結，及婦人血崩，頭風、風赤眼，去風除濕。時珍。

【發明】【弘景⑤曰】蠶沙多入諸方，不但熨風而已。【宗奭⑥曰】蠶屎飼牛，可以代穀。用三升醇酒，拌蠶沙五斗，甑蒸，於暖室中鋪油單上。令患風冷氣痺及近感癱風人，就以患處一邊卧沙上，厚蓋取汗。若虛人須防大熱昏悶，令露頭面。若未全愈，間日再作。【時珍曰】蠶屬火，其性燥，燥能勝風去濕，故蠶沙主療風濕之病。有人病風痺，用此熨法得效。按陳氏《經驗方》⑦：一抹膏治爛弦風眼。以真麻油浸蠶沙二三宿，研細，以箆子塗患處。不問新舊，隔宿即愈。表兄盧少樊患此，用之而愈，親筆于册也。時珍家一婢，病此十餘年，〔試〕用之，二三次頓瘳，其功亦在去風收濕也。又同桑柴灰淋汁，煮鼈肉作丸，治腹中癥結，見"鼈"條。李九華⑧云：蠶沙煮酒，色味清美，又能療疾。

【附方】舊四，新六。**半身不遂**。蠶沙二碩，以二袋盛之，蒸熟，更互熨患處。仍以羊肚、

---

① 聖濟總録：《聖濟總録》卷 132"諸瘡"　治玉枕瘡，生枕骨上如癰，破後如箭頭，石韋散方：石韋、原蠶蛾（炒，右二味等分），搗羅爲散，乾貼取差。

② 頌：《圖經》見《證類》卷 21"原蠶娥"　……至於用蠶沙、蠶退，亦須用晚出者，惟白殭蠶不著早晚，但用白而條直者……

③ 別録：《別録》見《證類》卷 21"原蠶娥"　屎：温，無毒。主腸鳴。熱中消渴，風痺癮疹。

④ 藏器：《拾遺》見《證類》卷 21"原蠶娥"　《陳藏器本草》云：原蠶屎，一名蠶沙，净收，取曬乾，炒令黄，袋盛浸酒，去風，緩諸節不隨，皮膚頑痺，腹内宿冷，冷血瘀血，腰脚疼冷。炒令熱，袋盛熱熨之，主偏風，筋骨癱緩，手足不隨及腰脚軟，皮膚頑痺。

⑤ 弘景：《集注》見《證類》卷 21"原蠶娥"　……屎，名蠶沙，多入諸方用，不但熨風而已也。

⑥ 宗奭：《衍義》卷 17"原蠶娥"　屎，飼牛代穀。又以三升醇酒，拌蠶屎五升，用甑蒸熱，於暖室中鋪于乾油單上，令患風冷氣閉及近感癱風人，就所患一邊卧，看温熱，厚蓋覆，汗出爲度。若虛人須常在左右，防大熱昏冒。仍令頭面在外，不得壅覆。未全愈，間再作。

⑦ 陳氏經驗方：《普濟方》卷 73"目赤爛"　治爛瞼一抹膏（出《海上方》），以麻油浸蠶沙三兩一宿，研細，以箆子塗患處，隔宿即愈，不問新舊。《經驗方》陳方云：表兄盧少樊嘗患此疾，用之即愈。親筆余册。

⑧ 李九華：《延壽書》卷 3"蟲類"　蠶沙煮酒，色清美，能療病疾。

粳米煮粥,日食一枚,十日即止①。**風瘙癮癥**,作痒成瘡。用鹽沙一升,水五斗,煮取一斗二升,去滓,洗浴。避風。《聖惠方》②。**頭風白屑**作痒。鹽沙燒灰淋汁,洗之。《聖惠方》③。**眯目不出**。鹽沙揀淨,空心以新汲水吞下十枚。勿嚼破。《聖惠》④。**消渴飲水**。晚鹽沙焙乾,爲末。每用冷水下二錢,不過數服。《斗門方》⑤。**婦人血崩**。鹽沙爲末,酒服三五錢。《儒門事親》⑥。**月經久閉**。鹽沙四兩,砂鍋炒半黄色,入無灰酒一壺,煮沸,澄去沙。每溫服一盞,即通。**轉女爲男**。婦人始覺有孕,用原鹽屎一枚,井華水服之,日三。《千金》⑦。**跌撲傷損**,扭閃出骨窾等證。鹽沙四兩炒黄,綠豆粉四兩炒黄,枯礬二兩四錢,爲末,醋調傅之,絹包縛定。換三四次即愈。忌產婦近之。○邵真人《經驗良方》⑧。**男婦心痛**不可忍者。晚鹽沙一兩,滾湯泡過,濾淨,取清水服,即止。《瑞竹堂方》⑨。

石蠶《本經》⑩下品　　【校正】併入"有名未用⑪·石蠹蟲"。

【釋名】沙蝨《本經》⑫、石蠹蟲《別錄》⑬、石下新〔婦〕《拾遺》⑭。○【弘景⑮曰】沙

---

① 半身不遂:《千金方》卷8"偏風第四"　治大風半身不遂方:鹽沙兩石,熟蒸,作直袋三枚,各受七斗,熱盛一袋著患處。如冷,即取餘袋一依前法,數數換,百不禁,瘥止。須羊肚、釀、粳米、葱白、薑、椒、豉等混煮,熱吃,日食一枚,十日止。千金不傳。(按:原無出處,今溯得其源。)

② 聖惠方:《聖惠方》卷24"治風瘙癮胗生瘡諸方"　治風瘙癮胗,遍身皆痒,搔之成瘡……又方:鹽沙(一升),右以水二斗,煮取一斗二升去滓,温熱得所以洗之,宜避風。

③ 聖惠方:《聖惠方》卷41"治頭風白屑諸方"　治白屑立效方……又方:右用鹽砂燒灰,淋取汁,熱暖洗頭。

④ 聖惠:《聖惠方》卷33"治眯目諸方"　治雜物眯目不出方……又方:鹽沙一枚,以水吞之,即出。

⑤ 斗門方:《證類》卷21"原鹽娥"　《斗門方》:治渴疾。用晚鹽沙,焙乾爲末。冷水下二錢,不過數服。

⑥ 儒門事親:《儒門事親》卷15"婦人病證第七"　治血崩:鹽砂(不以多少),右爲末,每服三五錢,熱酒調下服。

⑦ 千金:《千金方》卷2"求子第一"　治婦人始覺有娠,養胎並轉女爲男……又方:取原鹽屎一枚,井花水服之,日三。

⑧ 經驗良方:《秘傳經驗方》　抵金丹:治跌撲傷損,閃扭出骨窾等證。鹽沙(四兩,炒黄)、菉豆粉(四兩,炒黄)、枯礬(二兩四錢),右爲末,釅酸調敷患處,厚紙貼之,絹帛縛綁之,換敷三四次即愈。忌產婦。

⑨ 瑞竹堂方:《瑞竹堂方》卷2"心氣痛門"　鹽砂散:治男子婦人心氣痛不可忍者。晚鹽砂(不拘多少),右爲細末,用滾沸湯泡過,濾淨,取清水服之立止。

⑩ 本經:《本經》《別錄》見《證類》卷22"石蠶"　味鹹、寒,有毒。主五癃、破石淋、墮胎。肉:解結氣,利水道,除熱。一名沙蝨。生江漢池澤。

⑪ 有名未用:《別錄》見《證類》卷30"有名未用·石蠹蟲"　主石癃,小便不利。生石中。

⑫ 本經:見本頁注⑩白字。

⑬ 別錄:見本頁注⑪。

⑭ 拾遺:《拾遺》見《證類》卷30"有名未用·石蠹蟲"　……一名石下新婦。

⑮ 弘景:《集注》見《證類》卷22"石蠶"　……沙虱自是東間水中細蟲。人入水浴,著人略不可見,痛如針刺,挑亦得之。今此名或同爾,非其所稱也。

蟲乃東間水中細蟲。人入水浴，着身略不可見，痛如鍼刺，挑亦得之。今此或名同而物異耳。【時珍曰】按《吳普本草》①沙蟲作沙蝨。

【集解】【經②曰】石蠶生江漢池澤。【宗奭③曰】石蠶在處山河中多有之。附生水中石上，作絲繭如釵股，長寸許，以（敝）〔蔽〕其身。其色如泥，蠶在其中，故謂之石蠶，亦水中蟲耳。方家用者絕稀。【《別錄》④曰】石蠹蟲生石中。【藏器⑤曰】石蠹蟲一名石下新婦，今伊、洛間水底石下有之。狀如蠶，解放絲連綴小石如繭。春夏羽化作小蛾水上飛。【時珍曰】《本經》石蠶，《別錄》石蠹，今觀陳、寇二說及主治功用，蓋是一物無疑矣。又石類亦有石蠶，與此不同。

【正誤】【弘景⑥曰】李當之云：石蠶江左不識，謂爲草根。其實類蟲，形如老蠶，生附石上。偓人得而食之，味鹹微辛。所言有理，但江、漢非偓地。大都是生氣物，如海中蛤蠣蕫，附石生不動，皆活物也。今俗用草根，黑色，多角節，亦似蠶。恐未是實，方家不用。【恭⑦曰】石蠶形似蠶，細小有角節，青黑色，生江、漢側石穴中。岐、隴間亦有，北人多不用，采者遂絕耳。【韓保昇⑧曰】李謂是草根，陶謂是生氣物，蘇恭之說，半似草，半似蟲，皆妄矣。此蟲所在水石間有之，取爲鉤餌。馬湖、石門最多，彼人啖之，云鹹、微辛。【頌⑨曰】石蠶，陶、蘇都無定論，蜀本之說爲是。今川、廣中多有之。其草根之似蠶者，亦名石蠶，出福州（今）〔及〕信州山石上，四時常有之，亦采入藥。詳見菜部"草石蠶"下。

【附錄】雲師、雨虎。【時珍曰】按《遁甲開山圖》⑩云：霍山有雲師、雨虎。榮氏註云：雲

---

① 吳普本草：《御覽》卷825"蠶" 《吳氏本草》曰：石蠶，一名沙蝨……
② 經：見2701頁注⑩。（按：誤注出處，當作"別錄"）
③ 宗奭：《衍義》卷17"石蠶" 有附生水中石上，作絲繭如釵股，長寸許，以蔽其身，色如泥，蠶在其中，此所以謂之石蠶也。今方家用者絕稀。此亦水中蟲耳，山河中多。
④ 別錄：見2701頁注⑪。
⑤ 藏器：《拾遺》見《證類》卷30"有名未用·石蠹蟲" 陳藏器云：伊洛間水底石下，有蟲如蠶，解放絲連綴小石如繭，春夏羽化作小蛾水上飛。一名石下新婦。
⑥ 弘景：《集注》見《證類》卷22"石蠶" 陶隱居云：李云江左無識此者，謂爲草根，其實類蟲，形如老蠶，生附石。偓人得而食之，味鹹而微辛。李之所言有理，但江漢非偓地爾，大都應是生氣物，猶如海中蠣蛤蕫，附石生不動，亦皆活物也。今俗用草根黑色多角節，亦似蠶，恐未是實，方家不用……
⑦ 恭：《唐本草》見《證類》卷22"石蠶" 《唐本》注云：石蠶，形似蠶，細小有角節，青黑色。生江漢側石穴中，岐隴間亦有，北人不多用，採者遂絕爾。今隴州採送之。
⑧ 韓保昇：《蜀本草》見《證類》卷22"石蠶" 李云江左無識此者，謂是草根，生附石間，其實如老蠶……陶云猶如蠣蛤蕫，附石而生，近之矣。蘇亦未識，而云似蠶，有節，青黑，生江漢石穴中。此則半似說蟲半似草，更云不採遂絕，妄亦甚也。按此蟲所在水石間有之，取以爲鉤餌者是也。今馬湖石門出此最多。彼人好啖之，云鹹、微辛。李、蘇二說，殆不足憑也。
⑨ 頌：《圖經》見《證類》卷22"石蠶" 石蠶……都無定論。《蜀本草》注云：此蟲所在水石間有之，人取以爲鉤餌。馬湖石門出取最多。彼人亦好啖之，云味鹹、小辛。今此類川、廣中多有之。草根之似蠶者，亦名石蠶，出福州及信州山石上，四時當有，其苗青，亦有節，三月採根，焙乾……
⑩ 遁甲開山圖：《御覽》卷11"雨下" 《遁甲開山圖》曰：霍山南岳有雲師、雨虎。（榮氏解曰：雲師如蠶，長六寸，有毛似兔。雨虎如蠶，長七八寸，似蛭。雲雨之時出在石上，肉甘，可熟而食。）

師如蠶，長六寸，有毛似兔。雨虎如蠶，長七八寸，似蛙。雲、雨則出在石内，可炙食之。此亦石蠶之類也。

【氣味】鹹，寒，有毒。【保昇①曰】鹹、微辛。【吳普②曰】雷公：鹹，無毒。

【主治】五癃，破石淋，墮胎。其肉：解結氣，利水道，除熱。《本經》③。石蠶蟲：主石癃，小便不利。《別錄》④。

【發明】【宗奭⑤曰】石蠶謂之草者，謬也。《經》言肉解結氣，註中更不辨定，何耶？【時珍曰】石蠶連皮殼用也，肉則去皮殼也。

九香蟲《綱目》

【釋名】黑兜蟲。

【集解】【時珍曰】九香蟲産于貴州永寧衛赤水河中。大如小指頭，狀如水黽，身青黑色。至冬伏于石下，土人多取之，以充人事。至驚蟄後即飛出，不可用矣。

【氣味】鹹，溫，無毒。

【主治】膈脘滯氣，脾腎虧損，壯元陽。時珍。

【發明】【時珍曰】《攝生方》⑥烏龍丸治上證，久服益人，四川何卿總兵常服有效。其方：用九香蟲一兩，半生焙，車前子微炒、陳橘皮各四錢，白术焙五錢，杜仲酥炙八錢。右爲末，煉蜜丸梧桐子大。每服一錢五分，以鹽白湯或鹽酒服，早晚各一服。此方妙在此蟲。

海蠶《海藥》⑦

【集解】【李珣⑧曰】按《南州記》云：海蠶生南海山石間。狀如蠶，大如拇指。其沙甚白，如

---

① 保昇：《蜀本草》見《證類》卷22"石蠶"　……云鹹、微辛。
② 吳普：《御覽》卷825"蠶"　《吳氏本草》曰……神農、雷公：鹹，無毒……
③ 本經：見2701頁注⑩白字。
④ 別錄：見2701頁注⑪。
⑤ 宗奭：《衍義》卷17"石蠶"　謂之爲草則繆矣。《經》言肉解結氣，注中更辯不定此物在處。
⑥ 攝生方：《攝生衆妙方》卷2"補養門"　烏龍丸：四川何總兵常服。九香蟲（一兩，半生半熟）、車前子（四錢，微炒）、陳皮（四錢）、白术（五錢）、甘草（八錢，酥炙），右爲細末，煉蜜丸如梧桐子大，每服一錢五分，鹽白湯或鹽酒送下，空心服，臨臥仍服一次尤妙。此方有大奇效，能理膈間之滯氣，助肝腎之虧損，久服延年。妙在九香蟲一物，其蟲一名黑兜子，如小指頭大，産在貴州赤水衛河中，至冬伏於石下，取之。其他地方居大，多有收者。此蟲驚蟄後即飛出，不可用。
⑦ 海藥：《證類》卷21"二種海藥餘·海蠶沙"　謹按《南州記》云：生南海山石間。其蠶形大如拇指，沙甚白，如玉粉狀，每有節。味鹹，大溫，無毒。主虛勞冷氣，諸風不遂。久服令人光澤，補虛羸，輕身延年不老。難得真者，多隻被人以水搜葛粉、石灰，以梳齒隱成，此即非也，縱服無益，反損人，慎服之。
⑧ 李珣：見前頁注⑦。

玉粉狀。每有節，難得真者。彼人以水搜葛粉、石灰，以梳齒印成偽充之。縱服無益，反能損人，宜慎之。

沙。【氣味】鹹，大溫，無毒。

【主治】虛勞冷氣，諸風不遂。久服，補虛（羸）〔羸〕，令人光澤，輕身延年不老。李珣①。

雪蠶《綱目》

【釋名】雪蛆。

【集解】【時珍曰】按葉子奇《草木子》②云：雪蠶生陰山以北，及峨嵋山北，人謂之雪蛆。二山積雪，歷世不消。其中生此，大如瓠，味極甘美。又王子年《拾遺記》③云：員嶠之山有冰蠶，長六七寸，黑色有鱗角。以霜雪覆之則作繭，長一尺。抽五色絲織爲文錦，入水不濡，投火不燎。堯時海人獻之，其質輕暖柔滑。按此，亦雪蠶之類也。

【氣味】甘，寒，無毒。

【主治】解內熱渴疾。時珍。

枸杞蟲拾遺④

【釋名】蠋《爾雅》⑤。

【集解】〔藏器⑥曰〕此蟲生枸杞上，食枸杞葉，狀如蠶，作繭。爲蛹時取之，曝乾收用。【時珍曰】此《爾雅》所謂“蚅，烏蠋也”。其狀如蠶，亦有五色者。老則作繭，化蛾孚子。諸草木上皆有之，亦各隨所食草木之性。故《廣志》⑦云：藿蠋香，槐蠋臭。

【氣味】鹹，溫，無毒。【主治】益陽道，令人悦澤有子。炙黄，和地黄末

---

① 李珣：見 2703 頁注⑦。
② 草木子：《草木子》卷 1 下“觀物篇”　世間萬物無不生蟲……陰山以北，積雪歷世不消，生蛆如瓠，謂之雪蛆，味極甘美……
③ 拾遺記：《拾遺記》卷 10“諸名山”　員嶠山，一名環丘山……有冰蠶，長七尺，黑色，有角有鱗，以霜雪覆之，然後作繭，長一尺，其色五彩，織爲文錦，入水不濡，以之投火，經宿不燎。唐堯之世，海人獻之，堯以爲黼黻。
④ 拾遺：《證類》卷 22“三十六種陳藏器餘·苟杞上蟲”　味鹹，溫，無毒。主益陽道，令人悦澤有子。作繭子爲蛹時取之，曝乾，炙令黄，和乾地黄爲丸服之，大起陽，益精。其蟲如蠶，食苟杞葉。
⑤ 爾雅：《爾雅·釋蟲》　蚅，烏蠋。
⑥ 藏器：見本頁注④。
⑦ 廣志：《御覽》卷 950“蠋”　《廣志》曰：藿蠋，有五色者槐香蠋，五采，有角，甚臭。

爲丸，服之，大起陽益精。藏器①。治腎家風虛。時珍。○《普濟方》②。

蘹香蟲《綱目》

【集解】【時珍曰】生蘹香枝葉中。狀如尺蠖，青色。【主治】小腸疝氣。時珍。

---

① 藏器：見 2704 頁注④。

② 普濟方：《普濟方》卷 31"腎臟風冷氣"　乾地黃丸：治腎家風，又益精氣。以枸杞葉上蟲窠子，曝乾爲末，入乾地黃爲丸。益陽事。

本草綱目蟲部目録第四十卷

蟲之二　卵生類下二十二種

青蚨《拾遺》　　　蛺蝶《綱目》　　　蜻蛉《別録》○即蜻蜓

樗雞《本經》○即紅娘子　　棗貓《綱目》　　　斑蝥《本經》

芫青《別録》　　　葛上亭長《別録》　　地膽《本經》

蜘蛛《別録》　　　草蜘蛛《拾遺》　　壁錢《拾遺》

蠨蟷《拾遺》○即土蜘蛛　　蠍《開寶》　　　水蛭《本經》

蟻《綱目》○白蟻附　　青腰蟲《拾遺》　　蛆《綱目》

蠅《綱目》　　　狗蠅《綱目》○壁蝨附　　牛蝨《綱目》

人蝨《拾遺》

右附方舊二十,新八十一。

本草綱目蟲部第四十卷

蟲之二　卵生類下二十二種

青蚨《拾遺》①

【釋名】蚨蟬、蠦蝸音謀瓜、螴蝸音敦隅、蒲蚉音萌、魚父、魚伯。

【集解】【藏器②曰】青蚨生南海,狀如蟬,其子着木。取以塗錢,皆歸本處。《搜神記》③云:南方有蟲,名螴蝸,形大如蟬,辛美可食。子着草葉上如鹽種。取其子,則母飛來。雖潛取之,亦知其處。殺其母塗錢,以子塗貫,用錢去則自還。《淮南子·萬畢術》④云:青蚨還錢。高誘註云:青蚨,一名魚父、魚伯。以其子母各等置甕中,埋東行垣下。三日開之,即相從。以母血塗八十一錢,子血塗八十一錢。留子用母,留母用子,皆自還也。【李珣⑤曰】按《異物志》言:螴蝸生南海諸山。雄雌常處,不相捨。青金色。人采得以法末之,用塗錢,以貨易於人,晝用夜歸。又能秘精,縮小便,亦人間難得之物也。【時珍曰】按《異物志》⑥云:青蚨形如蟬而長。其子如蝦子,着青葉上。得其子則母飛來。煎食甚辛而美。《岣嶁神書》⑦云:青蚨,一名蒲蚉,似小蟬,又如蚉,青色有光。生於

---

① 拾遺:《證類》卷22"三十六種陳藏器餘·青蚨"　味辛,温,無毒。主補中,益陽道,去冷氣,令人悦澤。生南海,狀如蟬,其子著木,取以塗錢,皆歸本處,一名蠦蝸。《廣雅》云:青蚨也。《搜神記》曰:南方有蟲,名蝍蠣,如蟬,大辛美,可食。其子如鹽種,取其子歸,則母飛來,雖潛取,必知處,殺其母塗錢,子塗貫,用錢則自還。《淮南子萬畢》云:青蚨一名魚伯,以母血塗八十一錢,以子血塗八十一錢,置子用母,置母用子,皆自還也。

② 藏器:見上注。

③ 搜神記:《御覽》卷836"錢下"　干寶《搜神記》曰:南方有蟲,其形若蟬而大,其子着草葉上如鹽種。得子以歸,則母飛來就之。殺其母以塗錢,以其子塗貫,用錢貨市。旋則自還。／卷950"青蚨"　《搜神記》曰:南方有蟲,名螴蝸,形大如蟬,味辛美可食。其子著草葉如鹽種。得其子,則母飛來。雖潛取,必知處。殺其母塗錢,子塗貫,用錢去貨,旋則自還。

④ 淮南子萬畢術:《御覽》卷950"青蚨"　《淮南萬畢術》曰:青蚨還錢。青蚨,一名魚,或曰蒲。以其子母各等,置瓮中,埋東行陰垣下。三日後開之,即相從。以母血塗八十一錢,亦以子血塗八十一錢。更互市(置子用母,置母用子,錢皆自還)。

⑤ 李珣:《海藥》見《證類》卷22"青蚨"　《海藥》:謹按《異志》云:生南海諸山,雄雌常處不相舍。主秘精,縮小便。青金色相似,人採得,以法末之,用塗錢以貨易,晝用夜歸。亦是人間難得之物也。

⑥ 異物志:《異物志》　螴蝸子如鹽子,著草葉。得其子,母自飛來就之。

⑦ 岣嶁神書:(按:已查原書,未能溯得其源。)

池澤，多集蒲葉上。春生子於蒲上，八八爲行，或九九爲行，如大蠶子而圓。取其母血及火炙子血塗錢，市物仍自還歸，用之無窮，誠仙術也。其説俱仿佛。但藏器云子着木上，稍有不同。而許氏《説文》①亦曰：青蚨，水蟲也。蓋水蟲而産子於草木爾。

【附録】鼺降。【時珍曰】按劉恂《嶺表録異》②云：鼺降，生於嶺南，多在橄欖樹上。形如蜩蟬，腹青而薄。其名自呼，但聞其聲而鮮能得之。人以善價求爲媚藥。按此形狀似蟬，可爲媚藥，與李珣《海藥》青蚨雌雄不捨，秘精之説相符。恐亦青蚨之類在木上者也。

【氣味】辛，温，無毒。

【主治】補中，益陽道，去冷氣，令人悦澤。藏器③。秘精，縮小便。《藥普》④。

蛺蝶《綱目》

【釋名】蜨蝶蜨音葉、蝴蝶。【時珍曰】蛺蝶輕薄，夾翅而飛，葉葉然也。蝶美於鬚，蛾美於眉，故又名蝴蝶，俗謂鬚爲胡也。

【集解】【時珍曰】蝶，蛾類也。大曰蝶，小曰蛾。其種甚繁，皆四翅有粉，好嗅花香，以鬚代鼻，其交以鼻，交則粉退。《古今註》⑤謂橘蠹化蝶，《爾雅翼》⑥謂菜蟲化蝶，《列子》⑦謂烏足之葉化蝶，《埤雅》⑧謂蔬菜化蝶，《酉陽雜俎》⑨謂百合花化蝶，《北户録》⑩謂樹葉化蝶如丹青，野史⑪謂綵裙化蝶，皆各據其所見者而言爾。蓋不知蠹蝎諸蟲，至老俱各蜕而爲蝶、爲蛾，如蠶之必羽化也。朽

---

① 説文：《説文·蟲部》 青蚨，水蟲。可還錢……
② 嶺表録異：《嶺表録異》卷下 鼺蜂生於山野，多在橄欖樹上，形如蜩蟬，腹青而薄。其鳴自呼爲鼺蜂，但聞其聲，採得者鮮矣。人以善價求之以爲藥。
③ 藏器：見 2707 頁注①。
④ 藥普：見 2707 頁注⑤。（按：據其效用，當出《海藥》，誤注"藥普"。）
⑤ 古今注：《古今註》卷中"魚蟲第五" 蛺蝶……生江南柑橘園中。（按：此文無"橘蠹"化蝶之意。）
⑥ 爾雅翼：《爾雅翼》卷 25"胡蝶" 蝶，物之善化者。今菜中青蟲，當春時行縁屋壁，或草木上，以絲自固，一夕視之，有圭角，六七日其背罅裂，蜕爲蝶出矣。其大蝶散卵於甘橘上，爲蟲青緑，既久則去爲大蝶……
⑦ 列子：《列子·天瑞》 ……陵舄得鬱棲，則爲烏足。（此合而相生也。）烏足之根爲蠐螬，其葉爲胡蝶。
⑧ 埤雅：《埤雅》卷 10"釋蟲·蝶" ……嘗見園蔬，其葉有爲蝶者，三分二已蝶矣，其一尚葉也……
⑨ 酉陽雜俎：《酉陽雜俎》卷 17"蟲篇" 蝶……工部員外郎張周封言：百合花合之，泥其隙，經宿化爲大胡蝶。
⑩ 北户録：《北户録》卷 1"蛺蝶枝" 公路南行，歷懸藤峽，維舟飲水，因覩崗側有一木，五彩，初謂丹青之樹。因命童僕採之。頃獲一枝，尚綴蛺蝶凡二十餘箇，有翠紺縷者，金眼丁香眼者，紫斑者，黑花者，黃白者，緋脉者，大如蝙蝠者，小如榆莢者。愚因登岸視之，乃木葉化焉……
⑪ 野史：《説郛》弓 77《粧樓記·化蝶》 壞裙化蝶。（按：除《粧樓記》外，尚未查到有裙化蝶之文。）

衣物亦必生蟲而化。草木花葉之化者，乃氣化、風化也。其色亦各隨其蟲所食花葉，及所化之物色而然。楊慎《丹鉛録》①云：有草蝶、水蝶在水中。《嶺南異物志》②載：有人浮南海，見蛺蝶大如蒲帆，稱肉得八十斤，噉之極肥美。

【氣味】闕。

【主治】小兒脱肛。陰乾爲末，唾調半錢塗手心，以瘥爲度。時珍。

【發明】【時珍曰】胡蝶古方無用者，惟《普濟方》③載此方治脱肛，亦不知用何等蝶也。

蜻蛉《別録》④下品

【釋名】蜻蚜音丁、蜻蜓亦作蜓、蚜蛵音馨、負勞《爾雅》⑤、蟌音怱、諸乘弘景⑥、紗羊《綱目》。赤者名赤卒。【時珍曰】蜻、蟌，言其色青葱也。蛵、蚜，言其狀伶仃也，或云其尾如丁也。或云其尾好亭而挺，故曰蜓，曰蚜。俗名紗羊，言其翅如紗也。按崔豹《古今註》⑦云：大而色青者曰蜻蜓；小而黃者，江東名胡黎，淮南名蠛蚜，鄱陽名江雞；小而赤者，名曰赤卒，曰絳綃，曰赤衣使者，曰赤弁丈人；大而玄紺者，遼海名紺蠜，亦曰天雞。陶氏謂胡黎爲蜻蛉，未攷此耳。

【集解】【弘景⑧曰】蜻蛉有五六種，惟青色大眼，一名諸乘，俗呼爲胡黎者入藥。道家云：眼可化爲青珠。其餘黃細及黑者，不入藥。【保昇⑨曰】所在有之。好飛水際，六足四翼。【宗奭⑩曰】蜻蜓中一種最大，汴人呼爲馬大頭者是也，身綠色。其雌者，腰間有碧色一遭。入藥用雄者。此物生於水中，故多飛水上。其類眼皆大，陶氏獨言蜻蜓眼大，何也？【時珍曰】蜻蛉大頭露目，短頸長

———————————

① 丹鉛録：《丹鉛總録》卷5"鳥獸類" 水螢草螢……《淮南子》作蚈，皆水螢之名，亦猶蝶，有草蝶、水蝶二種云。

② 嶺南異物志：《御覽》卷945"蝴蝶" 《嶺南異物志》曰：嘗有人浮南海，泊於孤岸，忽有物如蒲帆，飛過海，將到舟，竟以物繫之，如帆者盡破碎墜地，視之乃蛺蝶也。海人去其翅足，稱之得肉八十斤，噉之極肥美。

③ 普濟方：《小兒衛生總微論》卷11"脱肛" 斗門散：治小兒瀉痢多時，青黃羸瘦，脱肛不收……以蝴蝶兒不拘多少，陰乾爲末，塗手心，按上即止。（按：《普濟方》無此方，今另溯其近似方。）

④ 別録：《別録》見《證類》卷22"蜻蛉" 微寒。强陰止精。

⑤ 爾雅：《爾雅・釋蟲》（郭注） 蚜蛵，負勞。（或曰即蜻蛉也……）

⑥ 弘景：《集注》見《證類》卷22"蜻蛉" ……一名諸乘，俗呼胡蜊……

⑦ 古今注：《古今注》卷中"魚蟲第五" 蜻蛉，一名青亭，一名胡蝶。色青而大者是也。小而黃者曰胡梨，一曰胡離。小而赤者曰赤卒，一名絳騶，一名赤衣使者。好集水上亦名赤弁丈人……紺蝶，一名蜻蛉，似蜻蛉而色玄紺，遼東人呼爲紺幡，亦曰童幡，亦曰天雞。好以六月群飛暗天。海邊夷貊食之，謂海中青鰕化爲之也。

⑧ 弘景：《集注》見《證類》卷22"蜻蛉" 陶隱居云：此有五六種，今用青色大眼者，一名諸乘，俗呼胡蜊，道家用以止精。眼可化爲青珠。其餘黃細及黑者，不入藥用，一名蜻蜓。

⑨ 保昇：《蜀本草》見《證類》卷22"蜻蛉" 蜻蜓六足四翼，好飛溪渠側。

⑩ 宗奭：《衍義》卷17"蜻蛉" 其中一種最大，京師名爲馬大頭者是，身綠色。雌者，腰間一遭碧色。用則當用雄者，陶隱居以謂青色。大眼一類之中元無，青者眼一類皆大。此物生化于水中，故多飛水上。

腰軃尾，翼薄如紗。食蚊、䖟，飮露水。《造化權輿》①云：水蠆化蟌。羅願②云：水蠆化蜻蛉，蜻蛉仍交於水上，附物散卵，復爲水蠆也。張華《博物志》③亦言：五月五日，埋蜻蛉頭於户内，可化青珠，未知然否。古方惟用大而青者。近時房中術亦有用紅色者。崔豹④云：遼海間有紺蠜蟲，如蜻蛉而玄紺色，六七月群飛闇天。夷人食之，云海中青蝦所化也。《雲南志》⑤云：瀾滄蒲蠻諸地，凡土蜂、蜻蛉、蚱蜢之類，無不食之也。

【氣味】微寒，無毒。

【主治】强陰，止精。《别録》⑥。壯陽，暖水臟。《日華》⑦。

<h2 style="text-align:center">樗雞《本經》⑧中品</h2>

【釋名】紅娘子《綱目》、灰花蛾。【時珍曰】其鳴以時，故得雞名。《廣雅》⑨作樗鳩，《廣志》⑩作蓏雞，皆訛矣。其羽文綵，故俗呼紅娘子、灰花蛾云。

【集解】【《别録》⑪曰】生河内川谷樗樹上。七月采，暴乾。【弘景⑫曰】今出梁州。形似寒螿而小。樗樹似漆而臭，亦猶芫青、亭長在芫、葛上也。【恭⑬曰】河内無此，今出岐州。此有二種：以五色具者爲雄，入藥良：其青黑質、白斑者是雌，不入藥。【宗奭⑭曰】汴、洛諸界尤多。形類蠶蛾，

① 造化權輿：《埤雅》卷11“釋蟲·蜻蜓” ……《造化權輿》曰：水蠆爲蟌。

② 羅願：《爾雅翼》卷25“青蛉” ……水蠆既化青蛉，青蛉相交，還於水上，附物散卵，出復爲水蠆，水蠆復化焉，交相禪無已……

③ 博物志：《博物志》卷2 五月五日，埋蜻蜓頭于西向户下，埋至三日不食，則化成青真珠。又云埋于正中門。

④ 崔豹：《古今注》卷中“魚蟲第五” 紺蝶，一名蜻蛉，似蜻蛉而色玄紺。遼東人呼爲紺幡，亦曰童幡，一曰天雞。好以七月群飛暗天。海邊夷貊食之，謂海中青蝦化爲之也。

⑤ 雲南志：《明一統志》卷87“順寧府” 服食惡陋（同上……食不用筯，惟嗜大鼠，土蜂、蛇虺、蝦蟆、蜻蜓之類，無不食之……）

⑥ 别録：見2709頁注④。

⑦ 日華：《日華子》見《證類》卷22“蜻蛉” 蜻蜓，凉，無毒。壯陽，暖水藏。入藥去翼足，炒用良。

⑧ 本經：**《本經》《别録》見《證類》卷21“樗雞”** 味苦平，有小毒。主心腹邪氣，陰痿，益精强志，生子好色，補中輕身。又療腰痛，下氣，强陰多精，不可近目。生河内川谷樗樹上。七月採，暴乾。

⑨ 廣雅：《廣雅》卷10“釋蟲” 樗鳩，樗雞也。

⑩ 廣志：《御覽》卷946“莎雞” 《廣志》曰：莎雞似蠶蛾而五色，亦曰蓏雞。

⑪ 别録：見本頁注⑧。

⑫ 弘景：《集注》見《證類》卷21“樗雞” 陶隱居云：形似寒螿而小，今出梁州，方用至稀，惟合大麝香丸用之。樗樹似漆而臭，今以此樹上爲好，亦如芫菁、亭長，必以芫、葛上爲貴矣。

⑬ 恭：《唐本草》見《證類》卷21“樗雞” 《唐本》注云：此物有二種，以五色具者爲雄，良。青黑質白斑者是雌，不入藥用。今出歧州，河内無此物也。

⑭ 宗奭：《衍義》卷17“樗雞” 東、西京界尤多。形類蠶蛾，但頭足微黑，翅兩重，外一重灰色，下一重深紅，五色皆具。腹大，此即樗雞也……

但腹大，頭足微黑，翅兩重，外一重灰色，內一重深紅，五色皆具。【頌①曰】《爾雅》云：翰，天雞。郭璞註云：小蟲也，黑身赤頭，一名莎雞，又曰樗雞。然今之莎雞生樗木上，六月中出飛，而振羽索索作聲，人或蓄之樊中。但頭方腹大，翅羽外青內紅，而身不黑，頭不赤，此殊不類郭說。樗上一種頭翅皆赤者，乃如舊說，人呼爲紅娘子，然不名樗雞，疑即是此。蓋古今之稱不同爾。【時珍曰】樗即臭椿也。此物初生，頭方而扁，尖喙向下，六足重翼，黑色。及長則能飛，外翼灰黃有班點，內翅五色相間。其居樹上，布置成行。秋深生子在樗皮上。蘇恭、寇宗奭之說得之。蘇頌引郭璞以爲莎雞者，誤矣。莎雞居莎草間，蟋蟀之類，似蝗而班，有翅數重，下翅正赤，六月飛而振羽有聲。詳見陸機《毛詩疏義》②。而羅願《爾雅翼》③以莎雞爲絡緯，即俗名紡絲者。

【修治】【時珍曰】凡使去翅、足，以糯米或用麴炒黃色，去米、麴用。

【氣味】苦，平。有小毒，不可近目。《別録》④。

【主治】心腹邪氣，陰痿，益精强志，生子好色，補中輕身。《本經》⑤。腰痛下氣，强陰多精。《別録》⑥。通血閉，行瘀血。宗奭⑦。主瘰癧，散目中結翳，辟邪氣，療猘犬傷。時珍。

【發明】【弘景⑧曰】方藥稀用，爲大射香丸用之。【時珍曰】古方辟瘟殺鬼丸中用之。近世方中多用，蓋厥陰經藥，能行血活血也。《普濟方》⑨治目翳撥雲膏中，與芫青、斑蝥同用，亦是活血散結之義也。

---

① 頌：《圖經》見《證類》卷 21“樗雞” ……謹按《爾雅》云：翰，天雞。郭璞注云：小蟲，黑身赤頭。一名莎雞，又曰樗鳩。李巡曰：一名酸雞……然今所謂莎雞者，亦生樗木上，六月後出飛，而振羽索索作聲，人或畜之樊中。但頭方腹大，翅羽外青內紅，而身不黑，頭不赤，此殊不類，蓋別一種而同名也。今在樗木上者，人呼爲紅娘子，頭、翅皆赤，乃如舊說，然不知樗雞，疑即是此，蓋古今之稱不同耳……
② 毛詩疏義：《毛詩草木鳥獸蟲魚疏》卷下“莎雞振羽” 莎雞如蝗而斑色，毛翅數重，翅正赤。或謂之天雞。六月中飛而振羽，索索作聲。幽州謂之蒲錯。
③ 爾雅翼：《爾雅翼》卷 25“莎雞” 莎雞，振羽作聲，其狀頭小而羽大。有青褐兩種，率以六月振羽作聲，連夜札札不止，其聲如紡絲之聲，故一名梭雞，一名絡緯。今俗人謂之絡絲娘，蓋其鳴時又正當絡絲之候……
④ 別録：見 2710 頁注⑧。
⑤ 本經：見 2710 頁注⑧白字。
⑥ 別録：見 2710 頁注⑧。
⑦ 宗奭：《衍義》卷 17“樗雞” ……今人又用之行瘀血月閉。
⑧ 弘景：見 2710 頁注⑫。
⑨ 普濟方：《普濟方》卷 78“內外障眼” 春雪膏：治眼生翳膜上星者……用時加入撥雲膏。撥雲膏：班毛（三箇，去、頭灰麵炒過）、青娘子、紅娘子（各二箇，先製）、硼砂（一錢）、蕤人（五箇，去殼油），右研極細，同春雪膏一日五六次點，愈。

【附方】新四。子宫虚寒。《杏林摘要》①云：婦人無子，由子宫虚寒，下元虚，月水不調，或閉或漏，或崩中帶下，或産後敗血未盡，内結不散。用紅娘子六十枚，大黃、皂莢、葶藶各一兩，巴豆一百二十枚，爲末，棗肉爲丸，如彈子大。以綿裹留繫，用竹筒送入陰户。一時許發熱渴，用熟湯一二盞解之。後發寒，静睡妥安，三日方取出。每日空心以雞子三枚，胡椒末二分，炒食，酒下以補之，久則子宫暖矣。瘰癧結核。用紅娘子十四枚，乳香、砒霜各一錢，硇砂一錢半，黃丹五分，爲末，糯米粥和作餅，貼之。不過一月，其核自然脱下矣。《衛生（簡易）〔易簡〕方》②。風狗咬傷，不治即死。用紅娘子二個、班蝥五個，並去翅足，若四十歲各加一個，五十歲各加二個，青娘子三個，去翅足，四十歲加一個，五十（六）歲加二個，海馬半個，續隨子一分，乳香、沉香、桔梗各半分，酥油少許，爲末。十歲者作四服，十五歲作三服，二十歲作二服，三十歲作一服。○《談埜翁方》③。横痃便毒。雞子一個開孔，入紅娘子六個，紙包煨熟，去紅娘子，食雞子，以酒下。小便淋瀝出膿血即愈。○陸氏《積德堂方》④。

棗猫《綱目》

【集解】【時珍曰】棗猫，古方無考，近世方廣《丹溪心法附餘》⑤治小兒方用之。註云：生棗樹上飛蟲也。大如棗子，青灰色，兩角。采得，陰乾用之。

【氣味】缺。

【主治】小兒臍風。【時珍曰】按方廣⑥云：小兒初生，以綿裹臍帶，離臍五六寸札定，咬斷。以鵝翎筒送藥一二分，入臍大孔，輕輕揉散。以艾炷灸臍頭三壯。結住勿打動，候其自落，永無臍風之患，萬不失一。臍硬者用之，軟者無病，不必用也。其法用陰乾棗猫兒研末三個，珍珠搥研四十九粒，炒黃丹五分，白枯礬、蛤粉、血（蝎）〔竭〕各五分，研勻，如上法用。臍有三孔，一大二小也。

---

① 杏林摘要：（**按**：書佚，無可溯源。）
② 易簡方：《衛生易簡方》卷8"瘰癧"　治瘰癧……又方：用乳香、砒霜（各一錢）、硇砂（一錢半）、黃丹（半錢）、紅娘子（十四個，去足翅），爲末，糯米粥和作餅子，如膏三錢厚，貼瘡，以麵糊封之。如不破者，艾灸七炷。大者不過一月，其核自下。
③ 談埜翁方：（**按**：未見原書，待考。）
④ 積德堂方：（**按**：僅見《綱目》引録。）
⑤ 丹溪心法附餘：《丹溪心法附餘》卷22"小兒門"　又方：同前。珍珠（四十九粒，研極細）、白礬（飛過）、蛤粉、黃丹、血竭（各五分）、棗猫兒（飛蟲，青灰色，棗子大，頭上有兩角，棗上有之。陰乾，三枚。無此味亦可）。右六味，爲細末。凡人家新生小兒，綿裹臍帶，離肚三六寸處，先用軟線縉住，却於線外將臍咬斷，片時去線，待血流盡，用鵝翎管送藥一二分入臍大孔内，近肚處臍有三孔，一孔大。以手指輕輕揉散，艾灸臍頭三炷，結作紇縒，軟帛腰裹，切不可當時揭看。待臍落去自無風矣。此方萬不失一。
⑥ 方廣：見上注。

斑蝥本經①下品　　【校正】陳藏器②"盤蝥蟲"係重出,今併爲一。

【釋名】斑猫《本經》③、盤蝥蟲《拾遺》④、龍蚝音刺、斑蚝。【時珍曰】斑言其色,蝥刺言其毒,如矛刺也。亦作盤蝥,俗訛爲斑猫。又訛斑蚝爲斑尾也。《吳普本草》⑤又名斑菌,曰腃髮,曰晏青。

【集解】【《別録》⑥曰】斑猫生河東山谷。八月取,陰乾。【吳普⑦曰】生河内山谷,亦生水石。【保昇⑧曰】斑猫所在有之,七八月大豆葉上甲蟲也。長五六分,黃黑斑文,烏腹尖喙。就葉上采取,陰乾用。【弘景⑨曰】此一蟲五變,主療皆相似。二三月在芫花上,即呼爲芫青;四五月在王不留行草上,即呼爲王不留行蟲;六七月在葛花上,即呼爲葛上亭長;八九月在豆花上,即呼爲斑蝥;九月、十月復還地蟄,即呼爲地膽,此是僞地膽耳,爲療猶同也。其斑蝥大如巴豆,甲上有黃黑斑點;芫青,青黑色;亭長,身黑頭赤。【斅⑩曰】芫青、斑蝥、亭長、赤頭四件,樣各不同,所居、所食、所效亦不同。芫青觜尖,背上有一畫黃,在芫花上食汁;斑蝥背上一畫黃,一畫黑,觜尖處有一小赤點,在豆葉上食汁;亭長形黃黑,在葛葉上食汁;赤頭身黑,額上有大紅一點也。【頌⑪曰】四蟲皆是一類,但隨

---

① 本經:《**本經**》《**別録**》(《**藥對**》)見《**證類**》卷 22 "斑猫"　　**味辛,寒**,有毒。**主寒熱鬼疰,蟲毒鼠瘻,疥癬惡瘡,疽蝕死肌,破石癃**,血積,傷人肌,墮胎。**一名龍尾。**生河東川谷。八月取,陰乾。(馬刀爲之使,畏巴豆、丹參、空青,惡膚青。)

② 陳藏器:《**證類**》卷 22 "三十六種陳藏器餘·盤蝥蟲"　　有小毒。主傳尸鬼疰。如行蟲而小,亦未可輕用也。

③ 本經:見本頁注①白字。

④ 拾遺:見本頁注②。

⑤ 吳普本草:《**證類**》卷 22 "斑猫"　　吳氏云:斑猫,一名斑蚝,一名龍蚝,一名斑菌,一名腃髮,一名盤蝥,一名晏青……

⑥ 別録:見本頁注①。

⑦ 吳普:《**證類**》卷 22 "斑猫"　　吳氏云……生河内川谷或生水石。

⑧ 保昇:《**蜀本草**》見《**證類**》卷 22 "斑猫"　　《蜀本》:《圖經》云:七月、八月,大豆葉上甲蟲,長五六分,黃斑文烏腹者,今所在有之。

⑨ 弘景:《**集注**》見《**證類**》卷 22 "斑猫"　　陶隱居云:豆花時取之,甲上黃黑斑色如巴豆大者是也。/卷 22 "葛上亭長"　　陶隱居云:葛花時取之,身黑而頭赤,喻如人著玄衣赤幘,故名亭長。此一蟲五變,爲療皆相似,二月、三月在芫花上,即呼芫青;四月、五月在王不留行上,即呼王不留行蟲;六月、七月在葛花上,即呼爲葛上亭長;八月在豆花上,即呼斑猫;九月、十月欲還地蟄,即呼爲地膽。此是僞地膽爾,爲療猶同其類……

⑩ 斅:《**炮炙論**》見《**證類**》卷 22 "芫青"　　雷公云:芫蜻、斑猫、亭長、赤頭等四件,其樣各不同,所居所食所效,各不同。其芫蜻觜尖,背上有一畫黃。斑猫背上一畫黃,一畫黑,觜尖處一小點赤,在豆葉上居,食豆葉汁。亭長形黑黃,在蔓葉上居,食蔓膠汁,赤頭額上有大紅一點,身黑。用各有處……

⑪ 頌:《**圖經**》見《**證類**》卷 22 "芫青"　　……此蟲四月五月六月爲葛上亭長,七月爲斑猫,九月十月爲地膽,隨時變耳。亭長時,頭當赤,身黑。若藥不快,淋不下,以意節度,更增服之。今醫家多只用斑猫、芫青,而亭長、地膽稀有使者,人亦少採捕。既不得其詳,故不備載。

時變耳。《深師方》云：四月、五月、六月爲葛上亭長，七月爲斑猫，九月、十月爲地膽。今醫家知用芫青、斑蝥，而地膽、亭長少使，故不得詳也。【恭①曰】本草、古今諸方，並無王不留行蟲。若陶氏所言，則四蟲專在一處。今地膽出(幽)〔邠〕州，芫青出寧州，亭長出雍州，斑蝥所在皆有。四蟲出四處，可一歲周遊四州乎？芫青、斑蝥形段相似，〔亭長〕、地膽狀貌大殊。且采自草菜上。陶蓋浪言爾。【時珍曰】按《本經》《別錄》，四蟲采取時月，正與陶說相合。《深師方》用亭長，所註亦同。自是一類，隨其所居、所出之時而命名爾。蘇恭強闢，陶說亦自欠明。按《太平御覽》②引《神農本草經》云：春食芫花爲芫青，夏食葛花爲亭長，秋食豆花爲斑蝥，冬入地中爲地(貼)〔膽〕，黑頭赤尾。其說甚明，而唐、宋校正者反失收取，更致紛紜，何哉？陶氏之王不留行蟲，雷氏之赤頭，方藥未有用者。要皆此類，固可理推。餘見“地膽”。

【修治】(學)〔敩〕③曰：凡斑蝥、芫青、亭長、地膽修事，並(漬)〔用〕糯米、小麻子相拌炒，至米黃黑色取出，去頭、足、兩翅，以血餘裹，懸東牆角上一夜用之，則毒去也。【大明④曰】入藥須去翅、足，糯米炒熟，不可生用，即吐瀉人。【時珍曰】一法用麩炒過，醋煮用之也。

【氣味】辛，寒，有毒。【普⑤曰】神農：辛。岐伯：鹹。扁鵲：甘，有大毒。○馬刀爲之使，畏巴豆、丹參、空青，惡膚青、甘草、豆花。【時珍曰】斑猫、芫青、亭長、地膽之毒，靛汁、黃連、黑豆、葱、茶，皆能解之。

【主治】寒熱，鬼疰蠱毒，鼠瘻，瘡疽，蝕死肌，破石癃。《本經》⑥。血積，傷人肌。治疥癬，墮胎。《別錄》⑦。治瘰癧，通利水道。甄權⑧。療淋疾，傅惡瘡瘻爛。《日華》⑨。治疝瘕，解疔毒、猘犬毒、沙蝨毒、蠱毒、輕粉毒。時珍。

【發明】[宗奭⑩曰]妊娠人不可服之，爲潰人肉。治淋方多用，極苦人，須斟酌之。【時珍

---

① 恭：《唐本草》見《證類》卷22“葛上亭長” 《唐本》注云：今檢本草及古今諸方，未見用王不留行蟲者，若爾，則四蟲專在一起。今地膽出幽(音邠)州，芫青出寧州，亭長出雍州，斑猫所在皆有，四蟲出四處，其蟲可一處周遊四州乎？且芫青、斑猫形段相似，亭長、地膽貌狀大殊。幽州地膽，三月至十月，草菜上採，非地中取。陶之所言，恐浪證之爾。

② 太平御覽：《御覽》卷951“地膽” 《本草經》曰：元青春食芫華，故云元青。秋爲地膽。地膽黑頭赤〔尾〕，味辛有毒，主蟲(一本作“蠱”)毒風注。秋食葛華，故名之爲葛上亭長。

③ 敩：《炮炙論》見《證類》卷22“芫青” ……凡修事，芫蜻、斑猫、亭長、赤頭並用糯米小麻子相拌同炒，待米黃黑出，去麻子等，去兩翅足并頭，用血餘裹懸於東牆角上一夜，至明取用。

④ 大明：《日華子》見《證類》卷22“斑猫” ……入藥除翼、足，熟炒用。生即吐瀉人。

⑤ 普：《吳普本草》見《證類》卷22“斑猫” 吳氏云……神農：辛。岐伯：鹹。桐君：有毒。扁鵲：甘，有大毒……/古本《藥對》見2713頁注①括號中七情文。(按：原引文後半段不屬於“吳普”。)

⑥ 本經：見2713頁注①白字。

⑦ 別錄：見2713頁注①。

⑧ 甄權：《藥性論》見《證類》卷22“斑猫” 斑猫，使，一名龍苗，有大毒。能治瘰癧，通利水道。

⑨ 日華：《日華子》見《證類》卷22“斑猫” 惡豆花。療淋疾，傅惡瘡瘻爛……

⑩ 宗奭：《衍義》卷17“斑猫” 須糯米中炒米黃爲度。妊身人不可服，爲能潰人肉。治淋藥多用，極苦人，尤宜斟酌。

曰】斑蝥，人獲得之，尾後惡氣射出，臭不可聞。故其入藥亦專主走下竅，直至精溺之處，蝕下敗物，痛不可當。葛氏①云：凡用斑蝥，取其利小便，引藥行氣，以毒攻毒是矣。楊登甫②云：瘰癧之毒，莫不有根，大抵以斑蝥、地膽爲主。制度如法，能使其根從小便中出，或如粉片，或如血塊，或如爛肉，皆其驗也。但毒之行，小便必澀痛不可當，以木通、滑石、燈心輩導之。又葛洪《肘後方》③云：席辯刺史傳云，凡中蠱毒，用斑蝥蟲四枚，去翅、足，炙熟，桃皮五月初五日采取，去黑皮陰乾，大戟去骨，各爲末。如斑蝥一分，二味各用二分，合和棗核大，以米清〔飲〕服之，必吐出蠱。一服不瘥，十日更服。此蠱洪州最多，有老嫗解療之，一人獲縑二十疋，秘方不傳。後有子孫犯法，黃華公若于則時爲都督，因而得之也。

【附方】舊六，新九。内消瘰癧。不拘大人小兒，《經驗方》④用斑蝥一兩，去翅足，以粟一升同炒米焦，去米不用，入薄荷四兩爲末，烏鷄子清丸如菉豆大。空心臘茶下三丸，加至五丸，却每日減一丸，減至一丸後，每日五丸，以消爲度。○《廣利》⑤治瘰癧經久不瘥，用斑蝥一枚，去翅、足，微炙，以漿水一盞，空腹吞之。用蜜水亦可。重者，不過七枚，瘥也。瘻瘡有蟲⑥。八月中多取斑蝥，以苦酒浸半日，晒乾。每用五個，銅器炒熟，爲末，巴豆一粒，黃犬背上毛二七根炒研，朱砂五分，同和苦酒頓服，其蟲當盡出也。癰疽拔膿。癰疽不破，或破而腫硬無膿，斑蝥爲末，以蒜搗膏，和水一豆許，貼之。少頃膿出，即去藥。《直指》⑦。疔腫拔根。斑蝥一枚捻破，以針劃瘡上，作米字形樣，封之，即出根也。《外臺》⑧。血疝便毒。不拘已成、未成，隨即消散。斑蝥三

① 葛氏：(按：《藥性論》言斑貓"通利水道"，未言"引藥行氣"。"葛氏"不明所指。)
② 楊登甫：《直指方》卷22"瘰癧" 治法無他，大抵以地膽、斑蝥爲主。蓋瘰癧之毒，莫不有根。地膽、斑蝥制度如法，能使其根從小便中出，或如粉片，或如塊血，或如爛肉，皆其驗耳。但毒根之行，小便亦必澀痛，當以木通、滑石輩導之。(按："楊登甫"即楊登父，《直指方》楊士瀛之字。)
③ 肘後方：《肘後方》卷7"治中蠱毒方六十" 席辯刺史傳效二方云，並試用神驗：斑猫蟲(四枚，去足翅，炙)、桃皮(五月初五日採取，去黑皮陰乾)、大戟，凡三物並搗別篩。取斑猫一分，桃皮、大戟各二分，合和棗核大，以米清飲服之，訖，吐出蠱。一服不差，十日更一服，差。此蠱洪州最多，老嫗解治一人，得縑二十疋，秘方不可傳。其子孫犯法，黃花公若于則爲都督，因以得之流傳。老嫗不復得縑。席云已差十餘人也。
④ 經驗方：《證類》卷22"斑猫" 《經驗方》大治大人、小兒瘰癧内消方：斑猫一兩，去翅、足，用粟米一升，同斑猫炒，令米焦黃，去米不用，細研，入乾薄荷末四兩同研，令勻，以烏鷄子清丸如綠豆大。空心臘茶下一丸，加至五丸，却每日減一也，減至一丸後，每日服五丸。
⑤ 廣利：《證類》卷22"斑猫" 《廣利方》：治瘰癧經久不差。斑猫一枚，去翅、足，微炙，以漿水一盞，空腹吞之，用蜜水下，重者不過七枚差。
⑥ 瘻瘡有蟲：《外臺》卷23"諸瘻方" 通治諸瘻方：以八月中多取斑猫蟲，即内苦酒中，半日許出，暴乾，使十取六七枚，著銅器中微火上遙熬令熟，擣作屑，巴豆一粒，去皮熬之，又拔取黃犬背上毛二七枚，亦熬作屑，好朱以錢五分匕，都合和，以苦酒頓服之，蟲當盡出。若一服未效，先時可預作三兩劑後，日服遠，不過三兩劑。(按：原無出處，今溯得其源。)
⑦ 直指：《直指方》卷22"癰疽證治" 湧泉膏：治癰疽軟而瘡頭不破，或已破而瘡頭腫結無膿。斑蝥(去頭、足、翅，焙)，右爲末，揉和蒜膏似小豆許，點在膏藥中，准瘡口處貼之，少頃出膿即去藥。
⑧ 外臺：《外臺》卷30"丁腫方" 《備急》療丁腫方……又方：斑猫一枚，撚破，然後以針畫瘡上作米字，以封上，根乃出也。

個,去翅、足炒,滑石三錢,同研,分作三服。空心白湯下,日一服,毒從小便出。如痛,以車前、木通、澤瀉、豬苓煎飲,名破毒飲,甚效。東垣方①。**積年癬瘡**。《外臺》②用斑蝥半兩,微炒爲末,蜜調傅之。○《永類》③用斑蝥七個,醋浸,露一夜,搽之。**面上瘡癜**。大風,面上有紫瘡癜未消,用乾斑蝥末,以生油調傅。約半日,瘡癜脹起。以軟帛拭去藥,以棘針挑破近下,令水出乃乾。不得剥其瘡皮,及不可以藥近口、眼。若是尖瘡癜子,即勿用此,別用(肪)〔膽〕礬〔入艾〕藥以治之。《聖濟〔總〕録》④。**疣痣黑子**。斑蝥三個,人言少許,以糯米五錢炒黄,去米,入蒜一個,搗爛點之。**風狗咬傷**。《衛生易簡方》⑤云:此乃九死一生之病。急用斑蝥七枚,以糯米炒黄,去米爲末,酒一盞,煎半盞。空心温服,取下小肉狗三四十枚爲盡。如數少,數日再服。七次無狗形,永不再發也,累試累驗。○《醫方大成》⑥用大斑蝥三七枚,去頭、翅、足,用糯米一勺,略炒過,去斑蝥。別以七枚如前炒色變,復去之。別以七枚如前,至青烟爲度,去蝥,只以米爲粉。用冷水入清油少許,空心調服。須臾再進一服,以小便利下毒物爲度。如不利,再進。利後肚疼,急用冷水調青靛服之,以解其毒,否則有傷。黄連水亦可解之。但不宜服一切熱物也。**中沙虱毒**。斑蝥二枚,一枚末服,一枚燒至烟盡,研末,傅瘡中,立瘥。《肘後方》⑦。**塞耳治聾**。斑蝥炒二枚,生巴豆去皮心二枚,杵丸棗核大,綿裹塞之。○《聖惠方》⑧。**妊娠胎死**。斑蝥一枚,燒研水服,即下。《廣利方》⑨。

---

① 東垣方:《東垣試效方》卷3“治瘡脈訣” 破毒散:治便毒橫痃已成未成,隨即消散,應效如神。滑石(末,三錢)、斑猫(炒,去頭、足、翅,三個,爲末),右二件和勻,分作三服,空心食前,一日服畢。少用茶湯調下,毒氣俱從小便中出。如小便疼痛,濃煎車前子、木通、燈心、澤瀉湯,頓服即已。

② 外臺:《證類》卷22“斑猫” 《外臺秘要》……又方:治乾癬積年生痂,搔之黄水出,每逢陰雨即癢:用斑猫半兩,微炒爲末,蜜調傅之。(按:《外臺》無此方,今另溯其源。)

③ 永類:《永類鈐方》卷7“疥癬” 治癬:斑蝥七個,去足翅,好醋浸一宿,露過,却擦。

④ 聖濟總録:《聖濟總録》卷18“大風癩病” 治癩病,六神散方……面上如有紫瘡癜未銷者,用乾斑猫末,以生油調成膏,傅患上,約半日許,瘡癜脹起,以頓帛子揩拭去藥,以棘針挑破近下,令水出自乾,即不得剥其瘡皮。斑猫不得令入口眼。若面上有小尖瘡癜子者,不用斑猫,却以熟艾入膽礬少許,紙杵作釵股大小艾炷灸之,每個灸一炷……

⑤ 衛生易簡方:《衛生易簡方》卷10“犬獸傷” 治瘋狗傷:用斑蝥三個,去翅、足,研細,酒一盞,煎半盞,空心服,取下肉狗至四十個爲盡。如欠少,歇數日,同前再服。

⑥ 醫方大成:《醫方大成》卷8“急救諸方” 秘方:治顛犬所傷。用班猫大者二十一只,去頭翅并足,用糯米一勺,先將班猫七只入米内,于微火上炒,不令米赤,去此班猫。別入七只,再于前米内炒令班猫色變,復去之。又別用七只,如前法炒,以米出青烟爲度,去班猫不用,以米研爲粉,用冷水入清油少許,空心調服,須又再進一服,以小便利下惡毒爲度。如不利,再進一服。利後腹肚疼痛,急用冷水調青靛服之,以解其毒,否則有傷。或(前)〔煎〕黄連水亦可。不宜便食藥物。

⑦ 肘後方:《肘後方》卷7“治卒中沙虱毒方第六十三” 又療沙虱毒方……又方:斑猫二枚,熬一枚,末,服之。燒一枚令絶烟,末,以敷瘡上,即瘥。

⑧ 聖惠方:《聖惠方》卷36“治卒耳聾諸方” 治耳卒聾方……又方:巴豆(一枚,去心皮,生用)、斑猫(二枚,去翅足,炒黄),右件藥同研令勻,綿裹塞耳中差。

⑨ 廣利方:《證類》卷22“斑蝥” 《廣利方》……又方:妊娠或已不活,欲下胎。燒斑猫末,服一枚,即下。

<h1 style="text-align:center">芫青《別録》①下品</h1>

【釋名】青娘子。【時珍曰】居芫花上而色青,故名芫青。世俗諱之,呼爲青娘子,以配紅娘子也。

【集解】【《別録》②曰】三月取,暴乾。【弘景③曰】二月三月在芫花上,花時取之,青黑色。【恭④曰】出寧州。【頌⑤曰】處處有之。形似斑蝥,但色純青綠,背上一道黃文,尖喙。三四月芫花發時乃生,多就芫花上采之,暴乾。【時珍曰】但連芫花莖葉采置地上,一夕盡自出也。餘見"斑蝥"。

【修治】見斑蝥。

【氣味】辛,微溫,有毒。【時珍曰】芫青之功同斑蝥,而毒尤猛,蓋芫花有毒故也。○畏、惡,同斑蝥。

【主治】蠱毒、風疰、鬼疰,墮胎。《別録》⑥。治鼠瘻。弘景⑦。主疝氣,利小水,消瘰癧,下痰結,治耳聾目翳,猘犬傷毒。餘功同斑蝥。時珍。

【附方】新三。偏墜疼痛。青娘子、紅娘子各十枚,白麵拌炒黃色,去前二物,熟湯調服,立效也。○《談埜翁方》⑧。目中頑翳。發背膏:用青娘子、紅娘子、斑蝥各二個,去頭、足,麩炒黃色,蓬砂一錢,蕤仁去油五個,爲末。每點少許,日五六次,仍同春雪膏點之。膏見"黃連"下。《普濟方》⑨。塞耳治聾。芫青、巴豆仁、蓖麻人各一枚,研,丸棗核大,綿包塞之。○《聖惠

① 別録:《別録》見《證類》卷22"芫青" 味辛,微溫,有毒。主蠱毒,風疰鬼疰,墮胎。三月取,暴乾。

② 別録:見上注。

③ 弘景:《集注》見《證類》卷22"芫青" 陶隱居云:芫花時取之,青黑色,亦療鼠瘻。

④ 恭:《唐本草》見《證類》卷22"葛上亭長" 《唐本》注云……今地膽出鹽州,芫青出寧州,亭長出雍州……

⑤ 頌:《圖經》見《證類》卷22"芫青" 芫青,《本經》不載所出州土,今處處有之。其形頗與班貓相類,但純青綠色,背上一道黃文,尖啄。三、四月芫花發時乃生,多就花上採之,暴乾……

⑥ 別録:見本頁注①。

⑦ 弘景:見本頁注③。

⑧ 談埜翁方:(按:未見原書,待考。)

⑨ 普濟方:《普濟方》卷78"内外障眼" 春雪膏:治眼生翳膜上星者。用川黃連四兩,洗净,用水三椀,煎至半椀,去滓,再用水一椀,煎至一盞。二者並作一處,慢火熬一小盞,用磁器盛。不犯鐵器。又用猪豬膽一個取汁,生芫活一兩,洗净,和皮搗取汁,用白砂蜜一斤,濾過,熬成膏,入麝香、片腦、輕粉各半錢,同乳香少許,細研,入膏内攪匀,磁器盛貯。用時加入撥雲膏。撥雲膏:斑蝥(三個,去頭足,面炒過)、青娘子、紅娘子(各二個,先制)、硼砂(一錢)、蕤仁(五個,去殼炒),右同研極細,同春雪膏,一日五六次點,愈。

方》①。

葛上亭長《別録》②下品

【釋名】【弘景③曰】此蟲黑身赤頭,如亭長之着玄衣赤幘,故名也。

【集解】【《別録》④曰】七月取,暴乾。【弘景⑤曰】葛花開時取之。身黑頭赤,腹中有卵,白如米粒。【恭⑥曰】出雍州。【保昇⑦曰】處處有之。五六月葛葉上采之。形似芫青而蒼黑色。【斅⑧曰】亭長形黑黃,在葛上食蔓膠汁。又有赤頭,身黑色,額上有大紅一點,各有用處。【時珍曰】陶言黑身赤頭,故名亭長。而雷氏別出赤頭,不言出處,似謬。

【修治】同斑蝥。

【氣味】辛,微溫,有毒。惡、畏,同斑蝥。

【主治】蟲毒鬼疰,破淋結積聚,墮胎。《別録》⑨。通血閉癥塊鬼胎。餘功同斑蝥。時珍。

【發明】【頌⑩曰】深師療淋用亭長之説最詳。云取葛上亭長拆斷腹,腹中有白子如小米三二分,安白板上,陰[燥]二三日收之。若有人患十年淋,服三枚;八九年以還,服二枚。服時以水如

---

① 聖惠方:《聖惠方》卷36"治耳久聾諸方" 治久耳聾,宜用此方:芫菁(一枚)、巴豆(一枚,去皮心)、蓖麻子(一枚,去皮),右件藥細研,以蜜二兩,文武火熬半日,不得令焦,焦即不堪用,祇可爲三圓,以綿子裹一圓插在耳內,仍留一綿頭垂下在外,耳中膿出,已聞聲也。入耳之時,須炙熱用。

② 別録:《別録》見《證類》卷22"葛上亭長" 味辛,微溫,有毒。主蟲毒,鬼疰,破淋結,積聚,墮胎。七月取,暴乾。

③ 弘景:《集注》見《證類》卷22"葛上亭長" 陶隱居云:葛花時取之,身黑而頭赤,喻如人著玄衣赤幘,故名亭長……亭長,腹中有卵,白如米粒,主療諸淋結也。

④ 別録:見本頁注②。

⑤ 弘景:見本頁注③。

⑥ 恭:《唐本草》見《證類》卷22"葛上亭長" ……今地膽出豳州,芫青出寧州,亭長出雍州,斑貓所在皆有,四蟲出四處,其蟲可一處周遊四州乎?

⑦ 保昇:《蜀本草》見《證類》卷22"葛上亭長" 《蜀本》:《圖經》云:五月、六月葛葉上採取之,形似芫青而蒼黑色……

⑧ 斅:《炮炙論》見《證類》卷22"芫青" ……亭長形黑黃,在蔓葉上居,食蔓膠汁,赤頭額上有大紅一點,身黑。用各有處……

⑨ 別録:見本頁注②。

⑩ 頌:《圖經》見《證類》卷22"芫青" ……深師療淋用亭長,説之最詳。云:取葛上亭長折斷腹,腹中有白子如小米二三分,取著白板子上,陰燥二三日藥成。若有人患十年淋,服三枚。八九年以還,服二枚。服時以水著小杯中,水如棗許內藥盞中,爪甲研,當扁扁見於水中,仰頭乃令人寫著咽喉中,勿令近牙齒間,藥雖微小,下喉自覺。當至下焦淋所。頃藥大作,煩急不可堪者,飲乾麥飰汁,則藥勢止也。若無乾麥飯,但水亦可耳。老小服三分之一,當下淋疾如膿血連連爾。石去者或如指頭,或青或黃。男女服之皆愈。此蟲四月五月六月爲葛上亭長,七月爲斑貓,九月十月爲地膽,隨時變耳……

棗許着小盃中，爪甲研之，當扁扁見於水中。仰面吞之，勿令近牙齒間。藥雖微小，下喉自覺至下焦淋所。有頃，藥（作大）〔大作〕。煩急不可堪者，飲乾麥飯汁則藥勢止也。若無乾麥飯，但水亦可耳。老、小服三分之一，當下淋疾如膿血連連爾。〔石〕去者，或如指頭，或青或黃，不拘男女皆愈。若藥不快，淋不下，以意節度，更增服之。此蟲五六月爲亭長，頭赤身黑，七月爲斑蝥，九月爲地膽，隨時變耳。

【附方】新二。經脉不通。婦人經脉不通，癥塊脹滿，腹有鬼胎。用葛上亭長五枚，以糙米和炒，去翅、足，研末。分三服，空心甘草湯下。須臾覺臍腹急痛，以黑豆煎湯服之，當通。《聖惠方》①。肺風白癩。方見"蝮蛇"。

地膽《本經》②下品

【釋名】蚖青《本經》③、青蟴攜。○【弘景④曰】地（貼）〔膽〕是芫青所化，故亦名蚖青。用蚖字者，亦承誤爾。【時珍曰】地膽者，居地中，其色如膽也。按《太平御覽》⑤引《（爾）〔廣〕雅》云：地膽、地要、青蟴也。又引《吳普本草》云：地膽，一名杜龍，一名青虹。陶弘景以蟴字爲蛙字，音（鳥）〔烏〕媧切者，誤矣。宋本因之，今俱釐政也。

【集解】【經⑥曰】生汶山山谷。八月取之。【弘景曰】真地膽出梁州，狀如大馬蟻，有翼。僞者是斑蝥所化，狀如大豆。大抵療體略同，亦難得真耳。【恭⑦曰】形如大馬蟻者，今出邠州，三月至十月，草萊上采之，非地中也。狀如大豆者，未見，陶亦浪證爾。【保昇⑧曰】二月、三月、八月、九

① 聖惠方：《聖惠方》卷77"治婦人腹內有鬼胎諸方"　治婦人經脉不通，癥塊脹滿，腹有鬼胎，方：右取葛上亭長五枚，以糙米相和炒令熟，去翅足，碾爲末，分三服，空心煎汁，甘草湯調服，須臾覺臍腹急痛，煎黑豆湯服之，當通。

② 本經：《本經》《別錄》（《藥對》）見《證類》卷22"地膽"　味辛，寒，有毒。主鬼疰，寒熱鼠瘻，惡瘡死肌，破癥瘕，墮胎，蝕瘡中惡肉，鼻中息肉，散結氣石淋，去子，服一刀圭即下。一名蚖青，一名青蛙。生汶山川谷，八月取。（惡甘草。）

③ 本經：見上注白字。

④ 弘景：《集注》見《證類》卷22"地膽"　陶隱居云：真者出梁州，狀如大馬蟻，有翼。僞者即斑貓所化，狀如大豆，大都療體略同，必不能得真爾，此亦可用，故有蚖青之名。蚖字乃異，恐是相承誤矣。

⑤ 太平御覽：《御覽》卷951"地膽"　《廣雅》曰：地膽，地要，青蟴也。／《吳氏本草經》曰：地膽，一名元青，一名杜龍，一名青虹。／陶洪景《本草經》曰：地膽，味辛，寒，有毒。一名元青，一名青蛙……

⑥ 經：見本頁注②。（按：誤注出處，當出《別錄》。）

⑦ 恭：《唐本草》見《證類》卷22"地膽"　《唐本》注云：形如大馬蟻者，今見出邠州者是也。狀如大豆者未見也。／《唐本草》見《證類》卷22"葛上亭長"　《唐本》注云……豳州地膽，三月至十月，草（菜）〔萊〕上採，非地中取。陶之所言，恐浪證之爾。

⑧ 保昇：《蜀本草》見《證類》卷22"地膽"　《蜀本》：《圖經》云：二月、三月、八月、九月，草萊上取之，形倍黑色，芫青所化也。

月，草萊上取之，形倍黑色，芫青所化也。【時珍曰】今處處有之，在地中或墻石内，蓋芫青、亭長之類，冬月入蟄者，狀如斑蝥。蘇恭未見，反非陶說，非也。《本經》別名芫青，尤爲可證。既曰地膽，不應復在草萊上矣。蓋芫青，青綠色；斑蝥，黃斑色；亭長，黑身赤頭；地膽，黑頭赤尾。色雖不同，功亦相近。

【修治】同斑蝥。

【氣味】辛，寒，有毒。

【主治】鬼疰寒熱，鼠瘻，惡瘡死肌，破癥瘕，墮胎。《本經》①。蝕瘡中惡肉，鼻中瘜肉，散結氣石淋。去子，服一刀圭即下。《別錄》②。宣拔瘰癧，從小便中出，上亦吐出。又治鼻衄。《藥性》③。治疝積疼痛。餘功同斑蝥。時珍。

【發明】【頌④曰】今醫家多用斑蝥、芫青，而稀用亭長、地膽，蓋功亦相類耳。【時珍曰】按楊氏《直指方》⑤云：有癌瘡顆顆累垂，裂如瞽眼，其中帶青，由是簇頭各（類）〔露〕一舌，毒深穿孔，男則多發于腹，女則多發于乳，或項，或肩，令人昏迷。急宜用地膽爲君，佐以白牽牛、滑石、木通，利小便以宣其毒。更服童尿灌滌餘邪，乃可得安也。

【附方】新二。小腸氣痛。地膽去翅足頭微炒、朱砂各半兩，滑石一兩，爲末。每苦杖酒食前調服二錢，即愈。○《宣明》⑥。鼻中息肉。地膽生研汁，灌之。乾者酒煮取汁。○又方：細辛、白芷等分爲末，以生地膽汁和成膏。每用少許點之，取消爲度。○並《聖惠》⑦。

---

① 本經：見前頁注②白字。

② 別錄：見前頁注②。

③ 藥性：《藥性論》見《證類》卷22"地膽" 地膽，能宣出瘰癧根，從小便出，上亦吐之。治鼻衄。

④ 頌：《圖經》見《證類》卷22"芫青" ……今醫家多只用斑貓、芫青，而亭長、地膽稀有使者，人亦少採捕。既不得其詳，故不備載。

⑤ 直指方：《直指方》卷22"發癌方論" 癌者，上高下深，岩穴之狀，顆顆累垂，裂如瞽眼，其中帶青，由是簇頭各露一舌，毒根深藏，穿孔透裏，男則多發於腹，女則多發於乳，或項或肩或臂，外證令人昏迷……但諸發蘊毒，又非麥門冬、燈心草之所能宣，必如是齋方中立應散，以地膽爲主，以白牽牛、滑石、木通佐之，而後可以宣其毒矣……更服童尿，又可以灌滌餘毒。切戒忌風邪入之。將理一節，米鋪豬蹄，可以益腎，可以養中，當加之意。

⑥ 宣明：《宣明論方》卷15"瘡疹總論" 金聖散：治小腸膀胱氣痛不可忍者。地膽（半兩，去足翅，微炒）、滑石（一兩）、朱砂（半錢），右爲末，每服二錢，用苦杖酒調下，食前服。

⑦ 聖惠：《聖惠方》卷37"治鼻中生瘜肉諸方" 治鼻中瘜肉腫大，氣息閉塞不通，點藥令消，方：生地膽（十枚）、細辛（半分，末）、白芷（半分，末），右以地膽壓取汁，和藥末以塗於瘜肉之上，取消爲度。亦單以地膽汁于竹筒中盛，當上灌之即消。無生者，即酒煮汁用之。

蜘蛛《別錄》①下品

【釋名】次畫(秩)〔秋〕○《爾雅》②、蠾蝓屬俞○《方言》③、蚰蟱亦作(蝒)〔絡〕蝥,音拙謀。○【時珍曰】按王安石《字說》④云:設一面之網,物觸而後誅之。知乎誅義者,故曰蜘蛛。《爾雅》作鼅鼄,從(鼄)〔黽〕,黽者大腹也。揚雄《方言》⑤云:自關而東呼爲蠾蝓,侏儒語轉也。北燕朝鮮之間,謂之蟏蛸。齊人又呼爲杜公。蚰蟱見下。

【集解】【弘景⑥曰】蜘蛛數十種,今入藥惟用懸網如魚罾者,亦名蚰蟱。赤斑者名絡新婦,亦入方術家用。其餘並不入藥。【頌⑦曰】蜘蛛處處有之,其類極多。《爾雅》云:次畫、鼄鼄,(蠾)〔蝃〕蝥也。土鼄鼄。草鼄鼄。蠨蛸,長踦。郭璞註云:今江東呼鼄鼄爲蝃蝥,長脚者〔俗呼〕爲(喜)〔蟢〕子。則陶云蚰蟱者,即蝃蝥也。【藏器⑧曰】蚰蟱在孔穴中及草木上,陶言即蜘蛛,非矣。【斅⑨曰】凡五色者及大身有刺毛生者,并薄小者,並不入藥。惟身小尻大,腹內有蒼黃膿者爲真。取屋西結網者,去頭足,研膏用。【宗奭⑩曰】蜘蛛品多,皆有毒。今人多用人家簷角、籬頭、陌巷之間,空中作圓網,大腹深灰色者耳。遺尿著人,令人生瘡〔癬〕。【恭⑪曰】劍南、山東,爲此蟲所噛,瘡中出絲,屢有死者。【時珍曰】蜘蛛布網,其絲右繞。其類甚多,大小顏色不一。《爾雅》⑫但分蜘蛛、草、土及

① 別錄:《別錄》見《證類》卷22"蜘蛛" 微寒。主大人、小兒癩。七月七日取其網,療喜忘。
② 爾雅:《爾雅·釋蟲》(郭注) 次畫,鼄鼄,鼄鼄,鼄蝥。(今江東呼蝃蝥,音掇。)
③ 方言:《方言》卷11 鼄鼄(知株二音)……自關而東,趙魏之郊謂之鼄鼄,或謂之蠾蝓(燭臾二音)。蠾蝓者,侏儒語之轉也。北燕、朝鮮洌水之間謂之蟏蛸。(齊人又呼爲社工,亦言周公,音毒餘。)
④ 字說:《埤雅》卷11"釋蟲·蜘蛛" ……《字說》曰:設一面之網,物觸而後誅之。知誅義者也。
⑤ 方言:見本頁注③。
⑥ 弘景:《集注》見《證類》卷22"蜘蛛" 陶隱居云:蜘蛛類數十種,《爾雅》止載七八種爾,今此用懸網狀如魚罾者,亦名蚰蟱……有赤斑者,俗名絡新婦,亦入方術用之。其餘雜種並不入藥。
⑦ 頌:《圖經》見《證類》卷22"蜘蛛" 蜘蛛,舊不著生出州郡,今處處有之。其類極多。《爾雅》云:次畫,蜘蛛(音與知朱字同)。蜘蛛,蝃蝥。郭璞云:江東呼蝃蝥者。又云:土蜘蛛,在地布網者;草蜘蛛,絡幕草上者;蠨蛸、長踦,小蜘蛛長脚者,俗呼爲喜子。陶隱居云:當用懸網狀如魚罾者,亦名蚰蟱。則《爾雅》所爲蜘蛛,郭璞所謂蝃蝥者是也……
⑧ 藏器:《證類》卷21"二十一種陳藏器餘·蚰蟱" 按蚰蟱在孔穴中及草木稠密處,作網如鹽絲爲幕絡者……陶云:罾網,此正蜘蛛也。非爲蜘蛛,此物族類非一也。
⑨ 斅:《炮炙論》見《證類》卷22"蜘蛛" 雷公:凡使,勿用五色者,兼大身上有刺毛生者,并薄小者,已上並不堪用。凡欲用,要在屋西面有網、身小尻大、腹內有蒼黃膿者,真也。凡用,去頭、足了,研如膏,投入藥中用。
⑩ 宗奭:《衍義》卷17"蜘蛛" 品亦多,皆有毒。《經》不言用是何種。今人多用人家簷角、籬頭、陌巷之間,空中作圓網,大腹,深灰色者。遺尿著人作瘡癬。
⑪ 恭:《唐本草》見《證類》卷22"蜘蛛" ……劍南、山東爲此蟲蜇,瘡中出絲,屢有死者……
⑫ 爾雅:《爾雅·釋蟲》(郭注) 次畫,鼄鼄,鼄鼄,鼄蝥。(今江東呼蝃蝥,音掇。)土鼄鼄(在地中布網者)。草鼄鼄(絡幕草上者)……蠨蛸,長踦。(小鼄鼄,長脚者,俗呼爲喜子。)

蠦蛸四種而已。蜘蛛噛人甚毒，往往見於典籍。按劉禹錫《傳信方》①云：判官張延賞，爲斑蜘蛛咬項上，一宿有二赤脉繞項下至心前，頭面腫如數斗，幾至不救。一人以大藍汁入射香、雄黃，取一蛛投入，隨化爲水。遂以點咬處，兩日悉愈。又云②：貞元十年，崔從質員外言，有人被蜘蛛咬，腹大如孕婦。有僧教飲羊乳，數日而平。又李絳《兵部手集》③云：蜘蛛咬人遍身成瘡者，飲好酒至醉，則蟲於肉中似小米自出也。劉郁《西域記》④云：赤木兒城有蟲如蛛，毒中人則煩渴，飲水立死，惟飲葡萄酒至醉，吐則解。此與李絳所言蜘蛛毒人，飲酒至醉則愈之意同，蓋亦蜘蛛也。鄭（時）〔曉〕《吾學編》⑤云：西域賽藍地方，夏秋間草生小黑蜘蛛，甚毒，噛（爲）〔人〕痛聲徹地。土人誦咒以薄荷枝拂之，或以羊肝遍擦其體，經一日夜痛方止，愈後皮脱如蜕。牛馬破傷輒死也。元稹《長慶集》⑥云：巴中蜘蛛大而毒，甚者身（運）〔邊〕數寸，踦長數倍，竹木被網皆死。中人，瘡痏痛痒倍常，惟以苦酒調雄黃塗之，仍用鼠負蟲食其絲則愈。不急救之，毒及心能死人也。段成式《酉陽雜俎》⑦云：深山蜘蛛有大如車輪者，能食人物。若此數説，皆不可不知。《淮南萬畢術》⑧言：赤斑蜘蛛食豬肪百日，殺以塗布，雨不能濡；殺以塗足，可履水上。《抱朴子》⑨言：蜘蛛、水馬，合馮夷水仙丸服，可居水中。

---

① 傳信方：《圖經》見《證類》卷7“藍實”　劉禹錫《傳信方》……昔張薦員外在劍南爲張延賞判官，忽被斑蜘蛛咬項上，一宿，咬處有二道赤色，細如筋，繞項上，從胸前一至心；經兩宿，頭面腫疼如數升盌大，肚漸腫，幾至不救。張相素重薦，因出家財五百千，并薦家財又數百千，募能療者。忽一人應召，云可治。張相初甚不信，欲驗其方，遂令目前合藥。其人云：不惜方，當療人性命耳。遂取大藍汁一瓷碗，取蜘蛛投之藍汁，良久，方出得汁中，甚困不能動。又別擣藍汁，加麝香末，更取蜘蛛投，至汁而死。又更取藍汁、麝香，復加雄黃和之，更取一蜘蛛投汁中，隨化爲水。張相及諸人甚異之，遂令點於咬處。兩日内悉平愈……

② 又云：《證類》卷16“羊乳”　《經驗方》……正元十年，崔員外從質云：目擊有人被蜘蛛咬，腹大如孕婦，其家棄之，乞食於道。有僧遇之，教飲羊乳，未幾日而平。（按：此條誤置《傳信方》後，今正其源。）

③ 兵部手集：《證類》卷25“酒”　《兵部手集》：治蜘蛛遍身成瘡，取上好春酒飲醉，使人臥，不得一向臥，恐酒毒腐人。須臾蟲於肉中小如米自出。

④ 西域記：《西使記》　又南有赤木兒城……有蟲如蛛，毒中人則煩渴，飲水立死，惟過醉蒲萄酒，吐則解。（按：《千頃堂書目》卷8及劉郁原書均作“西使記”，“西域記”乃誤名。）

⑤ 吾學編：《吾學編·皇明四夷考》卷下“賽藍”　……秋夏間草生黑蜘蛛，甚小，毒甚，噛人遍身痛，號呼聲動地。土人禳詛者，口誦咒，以薄荷枝拂中毒處，又以鮮羊肝遍擦其體，經一晝夜痛方息，愈後皮膚如蜕脱。牛馬被傷輒死。行人宿必近水避之。

⑥ 長慶集：《元氏長慶集》卷4“古詩·蜘蛛（三首并序）”　巴蜘蛛大而毒，其甚者，身邊數寸，而踦長數倍其身。網羅竹柏盡死。中人，瘡痏溓濕，且痛癢倍常。用雄黃、苦酒塗所噛，仍用鼠婦蟲食其絲盡輒愈。療不速，絲及心而療不及矣。

⑦ 酉陽雜俎：《酉陽雜俎》卷14“諾皋記上”　……相傳裴旻山行，有山蜘蛛垂絲如疋布，將及旻。旻引弓射殺之。大如車輪，因斷其絲數尺收之，部下有金創者，翦方寸貼，血立止。

⑧ 淮南萬畢術：《淮南萬畢術》　……取蜘蛛置甕中，食以膏百日，煞以塗布，而雨不能濡也……殺之以塗足，涉水不没矣。又一法：取蜘蛛二七枚，内甕中，便肪百日，以塗足，得行水上，故曰蜘蛛塗足，不用橋梁。

⑨ 抱朴子：《抱朴子内篇》卷17“登涉”　……或以赤斑蜘蛛，及七重水馬，以合馮夷水仙丸服之，則亦可以居水中。只以塗蹠下，則可以步行水上也。

皆方士幻誕之談，不足信也。

【氣味】微寒，有小毒。【大明①曰】無毒。畏蔓青、雄黃。【時珍曰】蛛入飲食，不可食。

【主治】大人小兒癩，及小兒大腹丁奚，三年不能行者。《别録》②。蜈蚣蜂薑螫人，取置咬處，吸其毒。弘景③。主蛇毒温瘧，止嘔逆霍亂。蘇恭④。取汁，塗蛇傷。燒啖，治小兒腹疳。蘇頌⑤。主口喎、脱肛、瘡腫、胡臭、齒䘌。時珍。斑者，治瘧疾疔腫。《日華》⑥。

【發明】【頌⑦曰】《别録》言蜘蛛治癩。張仲景治陰狐疝氣，偏有大小，時時上下者，蜘蛛散主之。蜘蛛十四枚，炒焦，桂半兩，爲散。每服八分，日再。或以蜜丸亦通。【恭⑧曰】蜘蛛能制蛇，故治蛇毒，而本條無此。【時珍曰】《鶴林玉露》⑨載：蜘蛛能制蜈蚣，以溺射之，節節斷爛。則陶氏言蜘蛛治蜈蚣傷，亦相伏爾。沈括《筆談》⑩載：蛛爲蜂螫，能囓芋梗，磨創而愈。今蛛又能治蜂、蠍螫，何哉？又劉義慶《幽明録》⑪云：張甲與司徒蔡謨有親。謨晝寝夢甲曰：忽暴病心腹痛，脹滿不得吐下，名乾霍亂，惟用蜘蛛生斷〔去〕脚吞之則愈，但人不知。甲某時死矣。謨覺，使人驗之，甲果死矣。後用此治乾霍亂輒驗也。按此説雖怪，正合唐註治嘔逆霍亂之文，當亦不謬。蓋蜘蛛服之，能令人利也。

----

① 大明：《日華子》見《證類》卷22“蜘蛛” 斑蜘蛛，冷，無毒……（按：“畏蔓菁、雄黃”未能溯得其源。）

② 别録：見2721頁注①。

③ 弘景：《集注》見《證類》卷22“蜘蛛” ……蜂及蜈蚣螫人，取置肉上，則能吸毒。又以斷瘧及乾嘔霍亂。術家取其網著衣領中辟忘……

④ 蘇恭：《唐本草》見《證類》卷22“蜘蛛” 《唐本》注云……又主蛇毒、温瘧、霍亂，止嘔逆……

⑤ 蘇頌：《圖經》見《證類》卷22“蜘蛛” ……今人蛇醫者，塗其汁。小兒腹疳者，燒熟啖之……

⑥ 日華：《日華子》見《證類》卷22“蜘蛛” 斑蜘蛛……治瘧疾，丁腫。

⑦ 頌：《圖經》見《證類》卷22“蜘蛛” ……張仲景治雜病方：療陰狐疝氣，偏有大小，時時上下者，蜘蛛散主之。蜘蛛十四枚熬焦，桂半兩，二物爲散，每服八分一匕，日再。蜜丸，亦通。（按：《圖經》未引“《别録》言蜘蛛治癩”。）

⑧ 恭：《唐本草》見《證類》卷22“蜈蚣” 《唐本》注云：山東人呼蜘蛛，一名蠨蛆，亦能制蛇，而蜘蛛條無制蛇語……

⑨ 鶴林玉露：《鶴林玉露》卷8 ……余又嘗見一蜘蛛，逐蜈蚣甚急，蜈蚣逃入籬搶竹中，蜘蛛不復入，但以足跨竹上，摇腹數四而去。伺蜈蚣久不出，剖竹視之，蜈蚣已節節爛斷如鱉醬矣。蓋蜘蛛摇腹之時，乃灑溺以殺之也。物之畏其天有如此者……

⑩ 筆談：《夢溪筆談》卷24“雜誌一” 處士劉易，隱居王屋山。嘗於齋中，見一大蜂胃于蛛網，蛛搏之，爲蜂所螫墜地，俄頃蛛鼓腹欲裂，徐行入草，蛛囓芋梗微破，以瘡就囓處磨之，良久腹漸消，輕躁如故。自後人有爲蜂螫者，挼芋梗傅之則愈。

⑪ 幽明録：《御覽》卷948“蜘蛛” 劉義慶《幽明録》曰：某郡張甲者，與司徒蔡謨有親。僑住謨家，暫行數宿，過期不反。謨晝眠，夢甲云：暫行忽暴病，患心腹病痛脹滿，不得吐下，某時死。主人殯殮。謨悲涕相對。又云：我病名乾霍亂，自可治之，但人莫知其藥，故令死耳。謨曰：何以治之？甲曰：取蜘蛛，生斷去脚，吞之則愈。謨覺，使人往甲行所驗之，果死。問主人病時日，皆與夢符。後有乾霍亂者，試用輒差。

【附方】舊七，新十四。**中風口喎**。向火取蜘蛛摩偏急頰〔車〕上，候正即止。《千金方》①。**小兒口禁**。《直指》②立聖散：用乾蜘蛛一枚，去足，竹瀝浸一宿，炙焦，蠍稍七個，膩粉少許，爲末。每用一字，乳汁調，時時灌入口中。○《聖惠》③治小兒十日内，口噤不能吮乳。蜘蛛一枚，去足，炙焦研末，入豬乳一合，和勻。分作三服，徐徐灌之，神效無比。**止截瘧疾**。葛洪方④用蜘蛛一枚，同飯搗丸，吞之。○《楊氏家藏》⑤用蜘蛛一枚，着蘆管中，密塞，縮項上。勿令患人知之。○《海上》⑥用蜘蛛三五枚，綿包，繫寸口上。○《宣明方》⑦用大蜘蛛三枚，信砒一錢，雄黑豆四十九粒，爲末，滴水爲丸豌豆大。先夜以一丸獻於北斗下，次早紙裹插耳内，立見神聖。一丸可醫二人。**泄痢脱肛**已久者，黑聖散主之。大蜘蛛一個，瓠葉兩重包札定，燒存性，入黃丹少許，爲末。先以白礬、葱、椒煎湯洗，拭乾，以前藥末置軟帛上，托入收之，甚是有效也。《乘（閉）〔閑〕方》⑧。**走馬牙疳**，出血作臭。用蜘蛛一枚，銅綠半錢，麝香少許，杵勻擦之。無蛛用殼。《直指》⑨。**齒䘌斷爛**。用大蜘蛛一個，以濕紙重裹，荷葉包之，灰火煨焦，爲末，入射香少許，研傅。《永類鈐方》⑩。**聤耳出膿**⑪。蜘蛛一個，臙脂坯子半錢，射香一字，爲末。用鵝翎吹之。**吹嬭疼痛**。

---

① 千金方：《證類》卷22"蜘蛛"《千金方》：中風，口喎僻，取蜘蛛子摩其偏急頰車上，候視正即止。亦可向火摩之。（按：今本《千金方》無此方。）

② 直指：《仁齋小兒方》卷1"噤口、撮口、臍風證治"立聖散：治小兒口噤。蠍梢（七個）、乾蜘蛛（一個，去口足，先以新竹於火上炙，取竹油一蛤殼許，乃竹瀝也，浸蜘蛛一宿，炙令焦），右同末，研極細，入膩粉少許，每一字用乳汁調，時時滴入口中。

③ 聖惠：《聖惠方》卷82"治小兒口噤諸方"治初生兒口噤不開，舌不能吮乳方：蜘蛛（一枚，去足及口，炙令焦，細研）、豬乳（一合），右以豬乳和上件散，分爲三服，徐徐灌之，神妙。

④ 葛洪方：《肘後方》卷3"治寒熱諸瘧方第十六"治瘧病方……又方：取蜘蛛一枚，著飯中合丸吞之。

⑤ 楊氏家藏方：《楊氏家藏方》卷3"瘧疾方"斷瘧法，治瘧疾往來久不瘥者……又法：花蜘蛛（七月七日取，曬乾），右將一枚紙裹封了，絳囊盛之，男左女右系患者臂上，勿令病人知此物。/《普濟方》卷200"久瘧"治久瘧不愈……又《出楊氏家藏方》：花蜘蛛，五月五日取，曬乾，依上用之……又法：于蘆管中密塞，以管縮頸上，過發時，乃解去也。（按：時珍或從《普濟方》轉引。）

⑥ 海上：（按：查溫氏《海上方》諸書，未能溯及其源。）

⑦ 宣明：《宣明論方》卷13"瘧疾總論"斷魔如聖丹：治瘧疾，不問久新。信砒（一錢）、蜘蛛（大者三個）、雄黑豆（四十九粒），右爲末，滴水和丸如豌豆大。如來日發，於今晚夜北斗下獻於早晨，已，紙裹，於耳内紮一丸，立見愈，神聖。一粒可醫三人。

⑧ 乘閑方：《證類》卷22"蜘蛛"《乘閑方》：治瀉多時，脱肛疼痛。黑聖散：大蜘蛛一個，瓠葉重裹線系定，合子内燒令黑色存性，取出細研，入黃丹少許，同研。凡有上件疾，先用白礬、葱、椒煎湯洗浴，拭乾後，將藥末摻在軟處，帛上將手掌按托入收之，妙。

⑨ 直指：《仁齋小兒方》卷3"諸疳證治"走馬疳方：治口齒出血，臭氣。銅綠（半錢）、生蜘蛛（一枚），右研細，入麝香少許，夾和搽齒。如無蜘蛛，即用殼二個。

⑩ 永類鈐方：《永類鈐方》卷11"齒牙"治齒䘌，斷爛口臭……又：大蜘蛛一個，以濕紙裹，再用荷葉包，煨焦，爲末，入少麝香，研傅。

⑪ 聤耳出膿：《普濟方》卷364"聤耳"麝香散：治小兒聤耳。蜘蛛（一個）、坯子（半錢）、真麝香（五分），右同研曬乾爲末。每用一鑷頭，以鵝毛管吹入耳，即乾。（按：原無出處，今溯得其源。）

蜘蛛一枚,麵裹燒存性,爲末。酒服即止,神效。**頦下結核**。大蜘蛛不計多少,好酒浸過,同研爛,澄去滓。臨卧時服之,最效。《醫林集要》①。**瘰癧結核**。無問有頭無頭,用大蜘蛛五枚,日乾去足,細研,酥調塗之,日再上。《聖惠方》②。**鼠瘻腫核**,已破,出膿水者。蜘蛛二七枚,燒研傅之。《千金》③。**便毒初起**。大黑蜘蛛一枚研爛,熱酒一椀,攪服,隨左右側卧取利。不退再服,必效。《壽域》④。**丁腫拔根**。取户邊蜘蛛杵爛,醋和。先挑四畔血出,根稍露,傅之,乾即易。一日夜根拔出,大有神效。《千金》⑤。**腋下胡臭**。大蜘蛛一枚,以黃泥入少赤石脂末,及鹽少許,和匀裹蛛煅之,爲末,入輕粉一字,醋調成膏。臨卧傅腋下,明早登廁,必泄下黑汁也。《三因方》⑥。**蜂蠍螫傷**。蜘蛛研汁塗之,并以生者安咬處,吸其毒。《廣利方》⑦。**蜈蚣咬傷**。同上⑧。**蛇虺咬傷**。蜘蛛搗爛,傅之,甚效。**一切惡瘡**。蜘蛛晒,研末,入輕粉,麻油塗之。《直指方》⑨。

蛻殼。【主治】蟲牙、牙疳。時珍。

【附方】舊一,新一。**蟲牙有孔**。蜘蛛殼一枚,綿裹塞之。《備急》⑩。**牙疳出血**。蜘蛛殼爲末,入臙脂、麝香少許,傅之。《直指方》⑪。

網。【主治】喜忘,七月七日取置衣領中,勿令人知。《別錄》⑫。以纏疣

---

① 醫林集要:《醫林集要》卷14"瘿瘤" 治頦下結核不消,經效:大蜘蛛不計多少,右以好酒浸過,研爛,同酒調開,澄去滓,臨卧服。

② 聖惠方:《聖惠方》卷66"治瘰癧結核諸方" 治瘰癧無問有頭無頭,宜用此貼方:大蜘蛛(五枚,曬乾),右件藥細研,以酥調如面脂,每日兩度貼之。

③ 千金:《證類》卷22"蜘蛛" 《千金方》:治鼠瘻腫核痛,若已有瘡口出膿水者:燒蜘蛛二七枚傅,良。(**按**:今本《千金方》無此方。)

④ 壽域:《延壽神方》卷3"下部" 治疾瘤,用牽絲過路大黑蜘蛛一個,研爛,用熱酒調匀服之,隨病左右側卧。如不退,再用一個即效。

⑤ 千金:《證類》卷22"蜘蛛" 《千金方》:治背瘡彌驗方:取户邊蜘蛛,杵,以醋和。先挑四畔,令血出,根稍露,用藥傅,乾即易,旦至夜拔根出,大有神效。(**按**:今本《千金方》無此方。)

⑥ 三因方:《三因方》卷16"胡臭漏液證治" 蜘蛛散:治胡臭熏人,不可向邇者。大蜘蛛(一個,以黃泥入少赤石脂搗羅極細,入鹽少許,杵煉爲一裹,蜘蛛在內焚以火近,燒令通紅,候冷剖開),右一味研細,臨卧入輕粉一字,用釅醋調成膏,敷腋下。明早登廁,必瀉下黑汁,臭穢不可聞,於遠僻處傾棄埋之,免致染人,神良。

⑦ 廣利方:《證類》卷22"蜘蛛" 《廣利方》:治蠍螫人。研蜘蛛汁傅之,差。

⑧ 同上:《證類》卷22"蜘蛛" 孫真人:蜈蚣咬,取蜘蛛一枚,咬處安,當自飲毒,蜘蛛死。痛未止,更著生者。(**按**:原無出處,今溯得其源。)

⑨ 直指方:《直指方》卷24"諸瘡證治" 治諸惡瘡……又方:蜘蛛,曬,爲末,麻油、輕粉調傅。

⑩ 備急:《證類》卷22"蜘蛛" 《經驗方》:孫真人《備急》治齒牙有孔,蜘蛛殼一枚,綿裹按其內。

⑪ 直指方:《直指方》卷21"齒病證治" 又牙疳臭方:以蜘蛛殼爲末,用胭脂、麝敷之。

⑫ 別錄:見2721頁注①。

贅,七日消落,有驗。蘇恭①。療瘡毒,止金瘡血出。炒黃研末,酒服,治吐血。時珍。○出《聖惠方》②。

【發明】【時珍曰】按侯延(賞)〔慶〕《退齋閑録》③云:凡人卒暴吐血者,用大蜘蛛網搓成小團,米飲吞之,一服立止。此乃孫紹先所傳方也。又《酉陽雜俎》④云:裴旻山行,見蜘蛛結網如疋布,引弓射殺,斷其絲數尺收之。部下有金瘡者,剪方寸貼之,血立止也。觀此,則蛛網蓋止血之物也。

【附方】新四。積年諸瘡。蜘蛛膜貼之,數易。《千金方》⑤。反花瘡疾。同上。肛門鼠痔⑥。蜘蛛絲纏之,即落。疣瘤初起。柳樹上花蜘蛛〔絲〕纏之,久則自消。《簡便方》⑦。

草蜘蛛《拾遺》⑧　　【正誤】舊標作蚰蟱,今據《爾雅》改作草蜘蛛。見下。

【集解】【藏器⑨曰】蚰蟱在孔穴中,及草木稠密處,作網如蠶絲爲蒂,就中開一門出入,形段微似蜘蛛而斑小。陶言蚰蟱即蜘蛛,誤矣。【時珍曰】《爾雅》⑩䵷鼄,絡蝥也。草䵷鼄,在草上絡幕者,據此則陶氏所謂蚰蟱,正與《爾雅》相合,而陳氏所謂蚰蟱,即《爾雅》之草蜘蛛也,今改正之。然草上亦有數種,入藥亦取其大者爾。有甚毒者,不可不知。李氏《三元書》⑪云:草上花蜘蛛絲最毒,

---

① 蘇恭:《唐本草》見《證類》卷22"蜘蛛"　……其網纏贅疣,七日消爛,有驗矣。

② 聖惠方:《聖濟總録》卷68"吐血不止"　治吐血不止,蛛絲散方:大蜘蛛網(一大塊),右一味於銚中炒令黃色,研爲散,以溫酒調下,立止。(按:《聖惠方》無此方,今另溯其源。)

③ 退齋閑録:《説郛》弖17《退齋雅聞録·治暴吐血方》　孫詔先傳治暴吐血方:急以竹子,去屋簷頭取蜘蛛網,搓成丸子,用米湯下,飲一服,立止。

④ 酉陽雜俎:《酉陽雜俎》卷14"諾皋記上"　元和中……相傳裴旻山行,有山蜘蛛垂絲如疋布,將及旻。旻引弓射殺之,大如車輪,因斷其絲數尺。裴之部下有金創者,剪方寸貼之,血立止也。

⑤ 千金方:《千金方》卷22"癭瘤第六"　治反花瘡,並治積年諸瘡方……又方:取蜘蛛膜貼瘡上,數易之,瘥止。

⑥ 肛門鼠痔:《聖惠方》卷60"治痔肛邊生鼠乳諸方"　治痔下部癢痛,肛邊生鼠乳,腫起欲突出……又方,右用蜘蛛絲纏擊痔鼠乳頭。不覺自落。(按:原無出處,今溯得其源。)

⑦ 簡便方:《奇效單方》卷上"十二瘡瘍"　治瘤,以柳樹上花蜘蛛絲纏瘤根,初覺脹悶,久則自消,血氣不通即落。

⑧ 拾遺:《證類》卷21"二十一種陳藏器餘·蚰蟱"　蜘蛛注陶云:懸網狀如魚罾者,亦名蚰蟱。按蚰蟱在孔穴中及草木稠密處,作網如蠶絲爲幕絡者,就中開一門出入,形段小,似蜘蛛而斑小。主丁腫出根,作膏塗之。陶云:罾網,此正蜘蛛也,非爲蚰蟱。此物族類非一也。

⑨ 藏器:見上注。

⑩ 爾雅:《爾雅·釋蟲》(郭注)　……草䵷鼄(絡幕草上者。)

⑪ 三元書:《延壽書》卷3"蟲類"　花蜘蛛絲最毒,能瘤斷牛尾,人有小遺,不幸而著陰,纏而後已,切宜慎之。曾有斷其陰者。

能纏斷牛尾。有人遺尿，絲纏其陰至斷爛也。又沈存中《筆談》①言草上花蜘蛛咬人，爲天蛇毒，則誤矣。詳見鱗部"天蛇"下。

【氣味】缺。

【主治】出疔腫根，搗膏塗之。藏器②。

絲。【主治】去瘤贅疣子，禳瘧疾。時珍。

【附方】新二。瘤疣。用稻上花蜘蛛十餘，安桃枝上，待絲垂下，取東邊者撚爲線繫之。七日一換，自消落也。《總微論》③。截瘧。五月五日取花蜘蛛晒乾，絳囊盛之。臨期男左女右繫臂上，勿令知之。《普濟方》④。

壁錢《拾遺》⑤

【釋名】壁鏡。【時珍曰】皆以窠形命名也。

【集解】【藏器⑥曰】壁錢蟲似蜘蛛，作白幕如錢，貼牆壁間，北人呼爲壁繭。【時珍曰】大如蜘蛛，而形扁斑色，八足而長，亦時蛻殼，其膜色光白如繭。或云其蟲有毒，咬人至死。惟以桑柴灰煎取汁，調白礬末傅之，妙。

【氣味】無毒。

【主治】鼻衄，及金瘡出血不止，捼取蟲汁，注鼻中及點瘡上。亦療五野雞病下血。藏器⑦。治大人、小兒急疳，牙蝕腐臭，以壁蟲同人中白等分，燒研貼之。又主喉痹。時珍。○出《聖惠》⑧等方。

【附方】新一。喉痹乳蛾。已死者復活。用牆上壁錢七箇，内要活蛛二箇，撚作一處，以白礬七分一塊化開，以壁錢惹礬燒存性，出火毒，爲末。竹管吹入，立時就好。忌熱肉、硬物。

---

① 筆談：《夢溪筆談》卷 25 "雜誌二"　……然不知天蛇何物？或云：草間黃花蜘蛛是也。人遭其螫，仍爲露水所濡，乃成此疾。露涉者亦當戒之。

② 藏器：見 2726 頁注⑧。

③ 總微論：《小兒衛生總微論》卷 17 "疣子論"　治瘤子：以稻科上花蜘蛛十餘個，取頓於桃科子枝上放之，候絲垂下，取東邊撚爲線子，繫定瘤子上，七日後換，其瘤自落。

④ 普濟方：《家藏方》卷 3 "瘧疾方一十四道"　斷瘧法：治瘧疾往來久不瘥者……又法：花蜘蛛七月七日取，曬乾，右將一枚紙裹封了，絳囊盛之，男左女右系患者臂上，勿令病人知此物。（按：《普濟方》卷 200 "久瘧" 引方出《楊氏家藏方》，言 "五月五日取"。時珍從《普濟方》。）

⑤ 拾遺：《證類》卷 22 "三十六種陳藏器餘·壁錢"　無毒。主鼻衄及金瘡，下血不止，捼取蟲汁點瘡上及鼻中，亦療外野雞病下血。其蟲上錢幕，主小兒嘔吐逆，取二七煮汁飲之。蟲似蜘蛛，作白幕如錢，在暗壁間，此土人呼爲壁繭。

⑥ 藏器：見上頁。

⑦ 藏器：見上頁。

⑧ 聖惠：《普濟方》卷 67 "急疳"　治大人小兒走馬牙疳，用壁蟲兒、人中白各燒灰，相合爲末貼之。（按：《聖惠方》無此方，另溯其源。"主喉痹" 及下方 "喉痹乳蛾" 未能溯得其源。）

窠幕。【主治】小兒嘔逆,取二七枚煮汁飲之。藏器①。産後欬逆②,三五日不止欲死者,取三五箇煎汁呷之,良。又止金瘡、諸瘡出血不止,及治瘡口不斂,取繭頻貼之。止蟲牙痛。時珍。

【附方】新一。蟲牙疼痛。《普濟》③以壁上白蟢窠四五個,剥去黑者,以鐵刀燒出汗,將窠惹汗丸之。納入牙中,甚效。又以乳香入窠內燒存性,納之亦效。○一方:用墻上白蛛窠,包胡椒末塞耳,左痛塞右,右痛塞左,手掩住,側卧,待額上有微汗,即愈。

蝬蠮《拾遺》④

【釋名】蚨(蝎)〔蝎〕《爾雅》⑤、顛當蟲《拾遺》⑥、蚨母《綱目》、土蜘蛛。【藏器⑦曰】蝬蠮,音窒當。《爾雅》作蚨蝎,音迭湯,今轉爲顛當蟲,河北人呼爲蚨蝎,音姪唐。《鬼谷子》⑧謂之蚨母。

【集解】【藏器⑨曰】蝬蠮是處有之。形似蜘蛛,穴土爲窠,穴上有蓋覆穴口。【時珍曰】蚨蝎,即《爾雅》土蜘蛛也,土中布網。按段成式《酉陽雜俎》⑩云:齋前雨後多顛當窠,深如蚓穴,網絲其中,土蓋與地平,大如榆莢。常仰捍其蓋,伺蠅、螻過,輒翻蓋捕之。纔入復閉,與地一色,無隙可尋,而蜂復食之。秦中兒謠云:顛當顛當牢守門,蠮螉寇汝無處奔。

---

① 藏器:見前頁注⑤。
② 産後欬逆:《婦人良方》卷22"産後咳瘖方論第六"　産後咳逆方……又方:古壁鏡窠三四個,水一小盞,煎至一半,熱服。(並出《産寶》)(按:原無出處,今溯得其源。)
③ 普濟:《普濟方》卷66"牙齒疼痛"　治諸牙疼方……又方(出《海上方》):先洗牙净,以紙挹乾。尋壁上白蟢窠四五個,剥去黑皮者,止用白者,次以刀於火上燒令汗出,將蟢窠惹汗圓了,納牙中。更入些乳香於蟢窠內尤妙,以乳香入蟢窠,用綿紙炮燒爲灰,丸納疼處。或以好醋含漱亦效。(按:此後"一方"未能溯得其源。)
④ 拾遺:《證類》卷22"三十六種陳藏器餘·蝬蠮"　有毒。主一切疔腫,附骨疽蝕等瘡,宿肉贅瘤,燒爲末,和臘月豬脂傅之。亦可諸藥爲膏,主丁腫出根。似蜘蛛,穴土爲窠。《爾雅》云:蚨蝎。郭注云:蝬蠮也。穴上有蓋,覆穴口,今呼爲顛蝬蟲,河北人呼爲蚨蝎,音蛭鰭,是處有之。崔知悌方云:主疔腫爲上。
⑤ 爾雅:《爾雅·釋蟲》(郭注)　王,蚨蝎(即蝬蠮……)。
⑥ 拾遺:見本頁注④。
⑦ 藏器:見本頁注④。
⑧ 鬼谷子:《鬼谷子》"内揵第三"　……若(蚨)〔蚨〕母之從其子也……(按:據《酉陽雜俎》所引,及《爾雅》"蚨蝎","蚨母"當爲"蚨母"。《綱目》誤"母"作"毋"。)
⑨ 藏器:見本頁注④。
⑩ 酉陽雜俎:《酉陽雜俎》卷17"顛當"　成式書齋前,每雨後多顛當。窠(俗人所呼)深如蚓穴,網絲其中,土蓋與地平,大如榆莢,常仰捍其蓋,伺蠅、螻過,輒翻蓋捕之,纔入復閉,與地一色,並無絲隙可尋也。其形似蜘蛛(如牆角亂綱中者)。《爾雅》謂之王蚨蝎。《鬼谷子》謂之蚨母。秦中兒童戲曰:顛當顛當牢守門,蠮螉寇汝無處奔。

【氣味】有毒。

【主治】一切疔瘇、附骨疽蝕等瘡，宿肉贅瘤，燒爲末，和臘月豬脂傅之。亦可同諸藥傅疔腫，出根爲上。藏器①。

蠍《開寶》②

【釋名】蛜蝌音伊祁、主簿蟲《開寶》③、杜白《廣雅》④、蠆尾蟲。【志⑤曰】段成式《酉陽雜俎》云：江南舊無蠍。開元初有主簿，以竹筒盛過江，至今往往有之，故俗稱爲主簿蟲。【時珍曰】按《唐史》⑥云：劍南本無蠍，有主簿將至，遂呼爲主簿蟲。又張揖《廣雅》⑦云：杜白，蠍也。陸機《詩疏》⑧云：蠆，一名杜白，幽州人謂之蠍。觀此，則主薄乃杜白之訛，而後人遂傅會其説。許慎⑨云：蠍，蠆尾蟲也。長尾爲蠆，短尾爲蠍。葛洪⑩云：蠍前爲螫，後爲蠆。古語云：蜂、蠆垂芒，其毒在尾，今入藥有全用者，謂之全蠍；有用尾者，謂之蠍稍，其力尤緊。

【集解】【志⑪曰】蠍出青州。形緊小者良。段成式⑫云：鼠負蟲巨者，多化爲蠍。蠍子多負於背，子色白，纈如稻粒。陳州古倉有蠍，形如錢，螫人必死。蝸能食之。先以跡矩之，不復去也。【宗奭⑬曰】今青州山中石下捕得，慢火逼之。或烈日中晒，至蠍渴時，食以青泥，既飽，以火逼殺之，

---

① 藏器：見前頁注④。

② 開寶：《開寶》見《證類》卷22"蠍"　味甘、辛，有毒。療諸風癮瘮及中風，半身不遂，口眼喎斜，語澀，手足抽掣。形緊小者良。（出青州者良。）

③ 開寶：（按：《開寶》無此説。當出《酉陽雜俎》。）

④ 廣雅：《廣雅》卷10"釋蟲"　杜伯，蠱（七漬）蠆（丑介，蠜蚳畫），蠍（歇）也。

⑤ 志：《酉陽雜俎》卷17"蝎"　……江南舊無蝎，開元初嘗有一主簿，竹筒盛過江，至今江南往往亦有，俗呼爲主簿蟲……（按：此爲《嘉祐》見《證類》卷22"蠍"引《酉陽雜俎》，非出馬志《開寶》。）

⑥ 唐史：《御覽》卷947"蝎"　《唐史》：劍南本無蠍。嘗有人任主簿，將之至，今呼爲主簿蟲。

⑦ 廣雅：見本頁注④。

⑧ 詩疏：《毛詩草木鳥獸蟲魚疏》卷下"卷髮如蠆"　蠆，一名杜伯，河内謂之蚑，幽州謂之蠍。

⑨ 許慎：《爾雅·虫部》　蠆，毒蟲也。/《爾雅翼》卷26"蠆"　蠆，蓋象其奮螫曳尾之形，今之蠍也……蠍前謂之螫，後謂之蠆。《通俗文》云：長尾爲蠆，短尾爲蠍……（按：此段非出《説文》，乃見《爾雅翼》。其中"蠍前謂之螫，後謂之蠆"亦爲《爾雅翼》所引，原出《酉陽雜俎》。見下注。）

⑩ 葛洪：見上注。

⑪ 志：見本頁注②。

⑫ 段成式：《酉陽雜俎》卷17"蝎"　鼠負蟲巨者多化爲蝎。蝎子多負於背。成式嘗見一蝎負十餘子，子色猶白，纈如稻粒。成式嘗見張希復言，陳州古倉有蝎，形如錢，螫人必死……蝎常爲蝸所食，以迹規之，蝎不復去。舊説過滿百爲蝎所螫，蝎前謂之螫，後謂之蠆。

⑬ 宗奭：《衍義》卷17"蠍"　今青州山中石下捕得，慢火逼，或烈日中煞，蠍渴熱時，乃與青泥食之，既滿腹，以火逼殺之，故其色多赤，欲其體重而售之故也。醫家用之，皆悉去土。

故其色多赤。欲其體重而售之也。用者當去其土。【頌①曰】今汴、洛、河、陝州郡皆有之。采無時，以火逼乾死〔收〕之。陶隱居《集驗方》言：蠍有雌〔雄〕。雄者螫人，痛止在一處，用井泥傅之；雌者痛牽諸處，用瓦〔屋〕溝下泥傅之。皆可畫地作十字取土，水服方寸匕。或在手足，以冷水漬之，微暖即易。在身，以水浸布搨之，皆驗。又有咒禁法，亦驗。【時珍曰】蠍形如水龜，八足而長尾，有節色青。今捕者多以鹽泥食之，入藥去足焙用。《古今錄驗》②云：被蠍螫者，但以木椀合之，神驗不傳之方也。

【氣味】甘、辛，平，有毒。

【主治】諸風癮瘮，及中風半身不遂，口眼喎斜，語澀，手足抽掣。《開寶》③。小兒驚癇風搐，大人痎瘧，耳聾疝氣，諸風瘡，女人帶下陰脫。時珍。

【發明】〔宗奭④曰〕大人、小兒通用，驚風尤不可闕。【頌⑤曰】古今治中風抽掣，及小兒驚搐方多用。《篋中方》治小兒風癇有方。【《時珍》曰】蠍産於東方，色青屬木，足厥陰經藥也，故治厥陰諸病。諸風掉眩搐掣，瘧疾寒熱，耳聾無聞，皆屬厥陰風木。故東垣李杲⑥云：凡疝氣、帶下，皆屬於風。蠍乃治風要藥，俱宜加而用之。

【附方】舊三，新二十。小兒臍風。宣風散：治初生斷臍後傷風濕，唇青口撮，出白沫，不乳。用全蠍二十一個，無灰酒塗炙，爲末，入射香少許。每用金銀煎湯，調半字服之。《全幼心鑑》⑦。小兒風癇。取蠍五枚，以一大石榴割頭剜空，納蠍於中，以頭蓋之。紙筋和黃泥封裹，微火炙乾，漸加火煅赤。候冷去泥，取中焦黑者細研。乳汁調半錢，灌之便定。兒稍大，以防風湯調

① 頌：《圖經》見《證類》卷22“蠍” 蠍，舊不著所出州土，注云出青州者良，今京東西及河、陝州郡皆有之。採無時。用之欲緊小者。今人捕得，皆火逼乾死收之。方書謂之蚵蠷。陶隱居《集驗方》云：蠍有雌雄，雄者螫人，痛止在一處，雌者痛牽諸處。若是雄者，用井泥傅之，溫則易。雌者當用瓦屋溝下泥傅之，或不值天雨泥，可汲新水從屋上淋下，取泥用。又可畫地作十字，取上土，水服五分匕。又云：曾經螫毒痛苦不可忍，諸法療之不效，有人令以冷水漬指，亦漬手，即不痛，水微暖復痛即易冷水。餘處不可用冷水浸，則以故布搨之，小暖則易之，皆驗。又有咒禁法，今人亦能用之有應。

② 古今錄驗：《外臺》卷40“蠍螫人” 《古今錄驗》療蠍螫人方……又方：以木椀率取此螫處，即以木椀合之，便差。神驗。

③ 開寶：見2729頁注②。

④ 宗奭：《衍義》卷17“蠍” 大人、小兒通用，治小兒驚風，不可闕也。有用全者，有只用稍者，稍力尤功。

⑤ 頌：《圖經》見《證類》卷22“蠍” ……古今治中風抽掣手足及小兒驚搐方多用蠍。《篋中方》治小兒風癇……（按：《篋中方》見2731頁注①。）

⑥ 李杲：《活法機要》“疝證” 酒煮當歸丸……凡疝氣、帶下，皆屬於風，全蝎治風之聖藥……

⑦ 全幼心鑑：《全幼心鑑》卷2“臍風證” 宣風散：治初生兒因斷臍後外傷風濕，唇青口撮，多啼不乳，口出白沫。全蝎（二十一箇，頭尾全，去毒，用無灰酒少許塗炙，爲末）、麝香（一小字，別研），右爲研極細末，用半字，金銀煎湯，或麥門冬去心煎湯調化，食遠服。

服。《篋中方》①。**慢脾驚風**②。小兒久病後，或吐瀉後生驚，轉成慢脾。用蠍稍一兩，爲末，以石榴一枚剜空，用無灰酒調末，填入蓋定。坐文武火上，時時攪動，熬膏，取出放冷。每服一字，金銀、薄荷湯調下。○《本事方》③治吐利後昏睡，生風癇，慢脾症。全蠍、白术、麻黃去節等分，爲末。二歲以下一字，三歲以上半錢，薄荷湯下。**天釣驚風**。翻眼向上，用乾蠍全者一箇，瓦炒好，朱砂三綠豆大，爲末。飯丸綠豆大。外以朱砂少許，同酒化下一丸，頓愈。《聖惠方》④。**小兒胎驚**。蠍一枚，薄荷葉包，炙爲末，入朱砂、麝香少許。麥門冬煎湯，調下一字，效。《湯氏寶書》⑤。**小兒驚風**。用蠍一個，頭尾全者，以薄荷四葉裹定，火上炙焦，同研爲末。分四服，白湯下。《經驗方》⑥。**大人風涎**。即上方，作一服。**風淫濕痺**。手足不舉，筋節攣疼，先與通關，次以全蠍七個瓦炒，入射香一字研勻，酒三盞，空心調服。如覺已透則止，未透再服。如病未盡除，自後專以婆蒿根洗淨，酒煎，日二服。《直指方》⑦。**破傷中風**。《普濟》⑧用乾蠍、射香各一分，爲末。傅患處，令風速愈。○《聖惠》⑨用乾蠍酒炒、天麻各半兩，爲末，以蟾酥二錢，湯化爲糊和搗丸綠豆

---

① 篋中方：《圖經》見《證類》卷22"蠍"　……《篋中方》治小兒風癇，取蠍五枚，以一大石榴割頭，去子，作甕子樣，內蠍其中，以頭蓋之，紙筋和黃泥封裹，以微火炙乾，漸加火燒令通赤，良久去火，待冷去泥，取中焦黑者細研，乳汁調半錢匕，灌之便定。兒稍大，則以防風湯調末服之。

② 慢脾驚風：《普濟方》卷372"慢脾風"　蠍稍膏：治小兒久病後。或吐瀉生驚。轉成慢脾候。蠍稍（不以多少，爲末，一兩，用新好者）、石榴（一枚），右用石榴作甕子，去子，以無灰酒半盞，調蠍末入石榴，以蓋子蓋定。坐文武火上，時時攪動，熬膏取出放冷。每服一錢，用金錢薄荷湯調下。急驚勿服。（按：原無出處，今溯得其源。）

③ 本事方：《本事方》卷10"小兒病方"　治小兒慢脾風，因吐利後虛困昏睡，欲生風癇……又方：全蠍（二箇，青薄荷葉包煨）、白术（指面大二塊）、麻黃（長五寸十箇，去節），右細末，二歲以下一字，三歲以上半錢，薄荷湯下，量大小加減服。

④ 聖惠方：《普濟方》卷372"天瘹驚風"　治天瘹，翻眼向上：朱砂（通明者，三綠豆大）、乾蠍（一個全者，銚內炒過），右爲細末，以飯少許和丸如綠豆大，患者用朱砂少許，細研入酒內，化下一丸，頓愈。（按：《聖惠方》無此方，今另溯其源。）

⑤ 湯氏寶書：《普濟方》卷361"胎驚"　全蝎散（出《湯氏寶書》）：治驚胎風，皆可服。右以全蝎頭尾全者，用生薄荷葉裹，外以麻纏，火上炙燥爲度，研爲末，另研生硃砂、麝香少許，煎麥門冬湯下。（按：湯衡《嬰孩寶書》佚，今取《普濟方》所存佚文。）

⑥ 經驗方：《證類》卷22"蠍"　《經驗方》：治小兒驚風。用蠍一個，不去頭尾，薄荷四葉裹合，火上炙令薄荷焦，同碾爲末，作四服，湯下。大人風涎只一服。

⑦ 直指方：《直指方》卷18"身疼證治"　婆蒿根酒：治風淫濕滯，手足不舉，筋節攣疼，先與通關，用：全蠍（七個，新瓦上微炒，末之）、麝（一字），右，老酒三盞，空心調作一服。如覺已透則止。未透，次日再作一劑。然病未盡除，自後專以婆蒿根洗淨切碎，酒煎，日二服，神效。

⑧ 普濟：《普濟方》卷113"破傷風"　麝香散：治破傷風。麝香（研）、乾蠍（各一（二）分），右爲末，敷患處，令追風速愈。

⑨ 聖惠：《聖濟總錄》卷6"破傷風"　治破傷風，乾蠍丸方：乾蠍（酒炒）、天麻（各半兩）、蟾酥（二錢，湯浸化如稀糊），右三味將二味搗羅爲末，用蟾酥糊丸如菉豆大，每服一丸至二丸，豆淋酒下。甚者加三丸至五丸。（按：《聖惠方》無此方，今另溯其源。）

大。每服一丸至二丸，豆淋酒下，甚者加至三丸，取汗。**腎氣冷痛**。《聖惠》①定痛丸：治腎臟虛冷，氣攻臍腹，疼痛不可忍，及兩脇疼痛。用乾蠍七錢半，焙爲末，以酒及童便各三升，煎如稠膏，丸梧子大。每酒下二十丸。○又蚒蜽散：用蚒蜽三十枚，頭足全者，掘一地坑，深、闊各五寸，用炭火五斤，燒赤，去火，淋醋一升入内。待滲乾，排蚒蜽於坑底，椀蓋一夜，取出。木香、蘿蔔子炒各一分，胡椒三十粒，(兵郎)〔檳榔〕、肉豆(叩)〔蔻〕〔各〕一個，爲末。每服一錢，熱酒下。**小腸疝氣**。用緊小全蠍焙，爲末。每發時服一錢，入麝香半字，温酒調服。少頃再進，神效。**腎虛耳聾**。十年者，二服可愈。小蠍四十九個，生薑如蠍大四十九片，同炒薑乾爲度，研末，温酒服之。至一二更時，更進一服，至醉不妨。次日耳中如笙簧聲，即效。《杜壬方》②。**耳暴聾閉**。全蠍去毒，爲末，酒服一錢，以耳中聞水聲即效。周密《志雅堂雜鈔》③。**膿耳疼痛**。蠍稍七枚，去毒焙，入射香半錢爲末。挑少許入耳中，日夜三四次，以愈爲度。《楊氏家藏》④。**偏正頭風**。氣上攻不可忍，用全蠍二十一箇，地龍六條，土狗三箇，五倍子五錢，爲末。酒調，攤貼太陽穴上。《德生堂經驗方》⑤。**風牙疼痛**。全蠍三個，蜂房二錢，炒研，擦之。《直指方》⑥。**腸風下血**。乾蠍炒、白礬燒各二兩，爲末。每服半錢，米飲下。《聖惠方》⑦。**子腸不收**。全蠍炒，研末。口〔噙〕水，鼻中嗃之，

① 聖惠：《聖惠方》卷7"治腎臟冷氣卒攻臍腹疼痛諸方" 治腎臟冷氣卒攻，臍腹疼痛至甚，定痛圓方：乾蠍(三兩，微炒)，右件藥搗羅爲末，以清酒及童子小便各一升，同煎如稠膏，圓如梧桐子大，每服不計時候以温酒下二十圓。/治腎臟冷氣卒攻臍腹及兩脅，疼痛不可忍，蚒蜽散方：蚒蜽(三十六枚，頭足全者，掘一地坑子，面闊四寸，深五寸，用炭火五斤，燒坑子令通赤，便净去却灰土，用頭醋一升潑在坑子内，候乾，便勻排蚒蜽坑子底，用一瓷碗蓋之，一宿取出)、蘿蔔子(一分)、胡椒(三十粒)、檳榔(一枚)、肉豆蔻(一枚，去殼)、木香(一分)，右件藥搗細羅爲散，每服不計時候以熱酒調下一錢。

② 杜壬方：《證類》卷22"蠍" 《杜壬方》：治耳聾。因腎虛所致，十年内一服愈。蠍，至小者四十九枚，生薑如蠍大四十九片，二物銅器内，炒至生薑乾爲度，爲末。都作一服，初夜温酒下，至二更盡，儘量飲酒至醉，不妨。次日耳中如笙篁，即效。

③ 志雅堂雜鈔：《志雅堂雜鈔》卷上"醫藥" 葆壁云：耳暴聾，用全蝎去毒，爲末，酒調下，以耳中聞水聲即愈。云是韓平原家傳方。

④ 楊氏家藏：《普濟方》卷55"耳聾有膿" 麝紅散(出《楊氏家藏方》)：治膿耳，定疼痛。蠍尾(七枚，去毒，焙乾取末)、麝香(半錢，别研)，右件並研令勻，每用以幹耳子，挑少許入耳中，日夜三四次用之。(**按**：《楊氏家藏方》卷12"瘡腫方"下"麝紅散"治同，唯藥多燕脂、乳香二味。時珍或轉引自《普濟方》。)

⑤ 德生堂經驗方：《普濟方》卷46"首風" 全蠍膏(出《德生堂》)：治偏正頭風，氣上攻不可忍者。全蠍(二十一個)、土狗(三個)、五倍子(五錢)、地龍(六條，去土)，右爲細末，好酒調成膏子，攤在紙上，貼放太陽穴上。

⑥ 直指：《直指方》卷21"齒病證治" 齒痛通用方……又方：蜂房(三錢，炒)、全蠍(二個，焙)，右爲末，敷。亦治風疼。

⑦ 聖惠方：《聖惠方》卷60"治腸風下血諸方" 治大腸風毒下血……又方：白礬(二兩，燒令汁盡)、乾蠍(二兩，微炒)，右件藥搗細羅爲散，每於食前以粥飲調下半錢。

立效。《衛生寶鑑》①。**諸痔發癢**。用全蠍不以多少,燒煙熏之,即效。秘法也。○《袖珍方》②。

諸瘡毒腫。全蠍七枚,卮子七箇,麻油煎黑,去滓,入黄蠟,化成膏,傅之。《澹寮方》③。

水蛭 《本經》④下品

【**釋名**】**蚑**與蟣同。《爾雅》⑤作蟣、**至掌**《別録》⑥。大者名**馬蜞**《唐本》⑦、**馬蛭**《唐本》、**馬蟥**《衍義》⑧、**馬鼈**《衍義》。○【**時珍曰**】方音訛蛭爲癡,故俗有水癡、草癡之稱。【宗奭⑨曰】汴人謂大者爲馬鼈,腹黄者爲馬蟥。

【**集解**】【《別録》⑩曰】水蛭生雷澤池澤。五月、六月采,暴乾。【弘景⑪曰】處處河池有之。蚑有數種,以水中馬蜞得齧人、腹中有血者,乾之爲佳。山蚑及諸小者,皆不堪用。【恭⑫曰】有水蛭、草蛭,大者長尺許,並能咂牛、馬、人血。今俗多取水中小者,用之大效,不必食人血滿腹者。其草蛭在深山草上,人行即着脛股,不覺入於肉中,産育爲害,山人自有療法。【保昇⑬曰】惟采水中小者用之。別有石蛭生石上,泥蛭生泥中,二蛭頭尖腰粗色赤。誤食之,令人眼中如生煙,漸致枯損。

① 衛生寶鑑:《衛生寶鑒》卷18"崩漏帶下" 治婦人子腸下不收,蚺蝣散:全蠍(不以多少),右爲末,口噙水,鼻内嗜之,立效。

② 袖珍方:《袖珍方》卷3"痔漏" 薰痔法(秘法):右用全蝎不以多少,或二三個,初發痔癢,用此燒薰。

③ 澹寮方:《澹寮方》卷12"瘡疥門" 傅瘡藥:全蝎(柒枚,去毒并尾爪)、栀子(柒箇),右以麻油煎黑爲度,去貳味,入少蠟令如膏子,用塗瘡也。

④ 本經:《**本經**》《別録》見《證類》卷22"**水蛭**" 味鹹、苦、平、微寒,有毒。主逐惡血、瘀血、月閉、破血瘕、積聚、無子、利水道,又墮胎。一名蚑,一名至掌。生雷澤池澤。五月、六月採,暴乾。

⑤ 爾雅:《爾雅·釋魚》(郭注) 蛭,蟣。(今江東呼水中蛭蟲,入人肉者爲蟣。)

⑥ 別録:見本頁注④。

⑦ 唐本:《唐本草》見《證類》卷22"水蛭" ……大者長尺,名馬蛭,一名馬蜞……(**按**:"釋名"項下"唐本"同此。)

⑧ 衍義:《衍義》卷17"水蛭" ……大者京師又謂之馬鼈,腹黄者謂之馬黄……(**按**:"釋名"項下"衍義"同此。)

⑨ 宗奭:見上注。

⑩ 別録:見本頁注④。

⑪ 弘景:《集注》見《證類》卷22"水蛭" 陶隱居云:蛭,今復有數種,此用馬蜞,得齧人腹中有血者,仍乾爲佳。山蚑及諸小者皆不用……

⑫ 恭:《唐本草》見《證類》卷22"水蛭" 《唐本》注云:此物有草蛭、水蛭。大者長尺……並能咂牛、馬、人血。今俗多取水中小者,用之大效,不必要須食人血滿腹者。其草蛭,在深山草上,人行即傅著脛股,不覺遂於肉中産育,亦大爲害,山人自有療法也。

⑬ 保昇:《蜀本草》見《證類》卷22"水蛭" ……勿誤採石蛭、泥蛭用。石、泥二蛭,頭尖,腰粗,色赤,不入藥,誤食之,則令人眼中如生煙,漸致枯損。今用水中小者耳。

【時珍曰】李石《續博物志》①云：南方木癡似鼻涕，聞人氣閃閃而動，就人體成瘡，惟以麝香、朱砂塗之即愈。此即草蛭也。

【修治】【保昇②曰】采得，以篾竹筒盛，待乾，用米泔浸一夜，暴乾，以冬豬脂煎令焦黃，然後用之。【藏器③曰】收乾蛭，當展其身令長，腹中有子者去之。性最難死，雖以火炙，亦如魚子煙熏經年，得水（尤）〔猶〕活也。【大明④曰】此物極難修治，須細剉，以微火炒，色黃乃熟。不爾，入腹生子爲害。【時珍曰】昔有途行飲水及食水菜，誤吞水蛭入腹，生子爲害，嗽呷臟血，腸痛黃瘦者，惟以田泥或擂黃土水飲數升，則必盡下出也。蓋蛭在人腹，忽得土氣而下爾。或以牛羊熱血一二升，同豬脂飲之，亦下也。

【氣味】鹹、苦，平，有毒。【《別録》⑤曰】微寒。○畏石灰、食鹽。

【主治】逐惡血瘀血月閉，破血癥積聚，無子，利水道。《本經》⑥。墮胎。《別録》⑦。治女子月閉，欲成血勞。《藥性》⑧。呷赤白遊癥，及癰腫毒腫。藏器⑨。治折傷墜蹼畜血有功。寇宗奭⑩。

【發明】【成無己⑪曰】鹹走血，苦勝血。水蛭之鹹苦，以除畜血，乃肝經血分藥，故能通肝經

---

① 續博物志：《續博物志》卷2　南方木癡，其大如概，類鼻涕，聞人氣則閃閃而動，墮人體成瘡。以射香、朱砂塗之愈。/《醫説》卷10"木癡成瘡"　南方多雨，有物曰木癡，其大概類鼻涕，積陰而生古木之上，聞人氣則閃閃而動，人過其下，有墮于人體間者，即立成瘡，久則遍其肌體。時有客患其木癡之瘡，遇一道士，謂曰：以朱砂、麝香，塗之當愈。客如其言，果愈。（按：《續博物志》之文過簡，且"其大如概"難解。考《醫説》之文尤詳，今兼録之。）
② 保昇：《蜀本草》見《證類》卷22"水蛭"　採得之，當用篾竹筒盛，待乾，又米泔浸一宿後，暴乾。以冬豬脂煎令焦黃，然後用之……
③ 藏器：《拾遺》見《證類》卷22"水蛭"　……收乾蛭，當展其身令長，腹中有子者去之。此物難死，雖加火炙，亦如魚子，煙熏三年，得水猶活，以爲楚王之病也。
④ 大明：《日華子》見《證類》卷22"水蛭"　……破癥結。然極難修制，須細剉後，用微火炒，令色黃乃熟，不爾，入腹生子爲害。
⑤ 別録：見2733頁注④。/《衍義》卷17"水蛭"　……畏鹽……/《日華子》見《證類》卷22"水蛭"畏石灰……
⑥ 本經：見2733頁注④白字。
⑦ 別録：見2733頁注④。
⑧ 藥性：《藥性論》見《證類》卷22"水蛭"　水蛭，使，主破女子月候不通，欲成血勞癥塊。能治血積聚。
⑨ 藏器：《拾遺》見《證類》卷22"水蛭"　陳藏器云：水蛭，本功外，人患赤白遊癥及癰腫毒腫，取十餘枚，令啗（一作唶）病處，取皮皺肉白，無不差也……
⑩ 寇宗奭：《衍義》卷17"水蛭"　……然治傷折有功……
⑪ 成無己：《注解傷寒論》卷3"辨太陽病脉證并治法第六"　抵當湯方……（苦走血，鹹勝血，虻蟲、水蛭之鹹苦，以除蓄血。）（按："乃肝經血分藥，故能通肝經聚血"一句，未能溯得其源。）

聚血。【弘景①曰】楚王食寒菹,見蛭吞之。果能去結積,雖曰陰祐,亦是物性兼然。【藏器②曰】此物難死,故爲楚王之病也。【時珍曰】按(買)〔賈〕誼《新書》③云:楚惠王食寒菹得蛭,恐監食當死,遂吞之,腹有疾而不能食。令尹曰:天道無親,惟德是輔。王有仁德,病不爲傷。王果病愈。此楚王吞蛭之事也。王充《論衡》④亦云:蛭乃食血之蟲,楚王殆有積血之病,故食蛭而病愈也。與陶說相符。

【附方】舊四,新六。**漏血不止**。水蛭炒爲末,酒服一錢,日二服,惡血消即愈。《千金》⑤。**産後血運**。血結聚於胸中,或偏於少腹,或連於脅肋骨。用水蛭炒、䗪蟲去翅足炒、没藥、射香各一錢,爲末,以四物湯調下。血下痛止,仍服四物湯。○《保命集》⑥。**折傷疼痛**。水蛭,新瓦焙爲細末,酒服二錢。食頃作痛,可更一服。痛止,便將折骨藥封,以物夾定,調理。○《經驗方》⑦。**跌撲損傷**。瘀血凝滯,心腹脹痛,大小便不通,欲死。用紅蛭,石灰炒黄半兩,大黄、牽牛頭末各二兩,爲末。每服二錢,熱酒調下。當下惡血,以盡爲度。名奪命散。《濟生》⑧。**墜跌打擊**。内傷神效方:水蛭、射香各一兩,剉碎,燒令煙出,爲末。酒服一錢,當下畜血。未止再服,其效如神。《古今録驗方》⑨。**杖瘡腫痛**。水蛭炒研,同朴硝等分,研末,水調傅之。周密《志雅

---

① 弘景:《集注》見《證類》卷22"水蛭" ……楚王食寒菹,所得而吞之,果能去結積,雖曰陰佑,亦是物性兼然。
② 藏器:見2734頁注③。
③ 新書:《新書》卷6"春秋" 楚惠王食寒菹而得蛭,因遂吞之,腹有疾而不能食……令尹避席,再拜而賀曰:臣聞皇天無親,惟德是輔,王有仁德,天之所奉也,病不爲傷。是昔也,(昔,夜也。潭本作夕。今從建本。)惠王之後而蛭出,故其久病心腹之積皆愈。
④ 論衡:《論衡》卷6"福虚篇" ……蛭之性食血。惠王心腹之積,殆積血也,故食血之蟲死,而積血之病愈。
⑤ 千金:《千金方》卷4"赤白帶下、崩中漏下第三" 治漏下,去血不止方:取水蛭一大兩半,治下篩,酒服一錢許,日二,惡血消即愈。
⑥ 保命集:《保命集》卷下"婦人胎産論第二十九" 治血運血結,血聚於胸中,或偏於少腹,或連於肋脅,四物湯四兩,倍當歸、川芎,加鬼箭、紅花、玄胡各一兩,同爲末,如四物湯煎服,取清調没藥散服之。没藥散:虻蟲(一錢,去足羽,炒)、水蛭(一錢,炒)、麝香(三錢)、没藥(三錢),右爲細末,煎前藥調服。血下痛止,只服前藥。
⑦ 經驗方:《證類》卷22"水蛭" 《經驗方》:治折傷。用水蛭,新瓦上焙乾,爲細末,熱酒調下一錢。食頃痛,可更一服,痛止;便將折骨藥封,以物夾定,直候至效。
⑧ 濟生:《濟生方》"血病門·金瘡内損瘀血方" 奪命散:治金瘡打損,及從高墜下,木石所壓,内損瘀血,心腹疼痛,大小便不通,氣絕欲死。紅蛭(用石灰慢火炒令焦黄色,半兩)、大黄(二兩)、黑牽牛(二兩),右件爲末,每服三錢,用熱酒調下,如人行四五裏,再用熱酒調牽牛末二錢催之,須臟腑轉下惡血成塊或成片,惡血盡則愈。
⑨ 古今録驗方:《證類》卷22"水蛭" 初虞世:治從高墜下,及打擊内傷,神效:麝香、水蛭(各一兩),剉碎,炒令烟出,二件研爲末,酒調一錢,當下畜血。未止再服,其效如神。(**按**:時珍誤將《古今録驗》作初虞世撰。此方實出初虞世《養生必用方》。)

堂〔雜〕抄》①。**赤白丹腫**。藏器②曰：以水蛭十余枚，令咂病處，取皮皺肉白爲效。冬月無蛭，地中掘取，暖水養之令動。先净人皮膚，以竹筒盛蛭合之，須臾咬咂，血滿自脱，更用飢者。**癰腫初起**。同上方法。**紉染白鬚**：《談埜翁方》③用水蛭爲極細末，以龜尿調，撚鬚稍，自行入根也。〇一用白烏骨雞一隻，殺血入瓶中，納活水蛭數十於内，待化成水，以猪膽皮包指，蘸撚鬚稍，自黑入根也。〇《普濟》④用大水蛭七枚爲末，汞一兩，以銀三兩作小盒盛之。用蚯蚓泥固濟半指厚，深埋馬糞中。四十九日取出，化爲黑油。以魚胕籠指，每蘸少許撚鬚上，其油自然倒行至根，變爲黑色也。〇又黑鬚倒捲簾方，用大馬蜞二三十條，竹筒裝之，夜置露處受氣。餓過七日，以雞冠血磨京墨與食，過四五次，復陰乾。將猪脛骨打斷，放蜞入内，仍合定，鐵線纏住，鹽泥塗之。乾時放地上，火煅五寸香；二次，退開三寸火，又五寸香；三次，再退遠火，又五寸香，取出爲末。將猪膽皮包指，承末搽鬚稍，即倒上也。

蟻《綱目》

【釋名】玄駒亦作蚼、蚍蜉。【時珍曰】蟻有君臣之義，故字從義。亦作螘。大者爲蚍蜉，亦曰馬蟻。赤者名蠪，飛者名螱。揚雄《方言》⑤云：齊、魯之間謂之蚼蟻，梁、益之間謂之玄蚼，幽、燕謂之蟻蛘。《夏小正》⑥云：十二月，玄蚼奔，謂蟻入蟄也。大蟻喜酣戰，故有馬駒之稱；而崔豹《古今注》⑦遂以蟻妖附會其説，謬矣。今不取。

【集解】【時珍曰】蟻處處有之。有大、小、黑、白、黃、赤數種，穴居卵生。其居有等，其行有隊。能知雨候，春出冬蟄。壅土成封，曰蟻封，曰及蟻垤、蟻壘、蟻冢，壯其如封、垤、壘、冢也。其卵名蚳，音遲。山人掘之，有至斗石者。古人食之，故《内則》《周官》⑧饋食之豆有蚳醢也。今惟南夷

---

① 志雅堂雜抄：《志雅堂雜鈔》卷上"醫藥"　鄭金矅有杖丹一方，用水蛭爲末，和朴硝少許，以水調敷瘡上。屢施於人，良驗。

② 藏器：《拾遺》見《證類》卷22"水蛭"　陳藏器云：水蛭，本功外，人患赤白遊瘀及癰腫毒腫，取十餘枚，令啗（一作啃）病處，取皮皺肉白，無不差也。冬月無蛭蟲，地中掘取，暖水中養之令動，先洗去人皮鹹，以竹筒盛蛭綴之，須臾便咬血滿自脱，更用饑者……

③ 談埜翁方：(按：未見原書，待考。)

④ 普濟：《聖濟總録》卷101"榮養髭髮"　榮養髭髮，汞蛭油方：汞（一兩）、乾水蛭（七枚，爲末），右二味，以銀三兩作一小合，盛汞與水蛭，以蚯蚓土和泥固濟，約半指厚，深埋在馬糞中，四十九日取出，化爲黑油，用魚胞作指袋，時蘸少許，撚髭上，其油自然倒行至髭根，變黑。(按：《普濟方》卷50"榮養髭髮"引同方，云出《聖濟總録》。下方"又黑鬚倒卷簾方……"未能溯得其源。)

⑤ 方言：《方言》卷11　蚍蜉，齊魯之間謂之蚼蝓。西南梁益之間謂之玄蚼。燕謂之蛾蛘。

⑥ 夏小正：《夏小正戴氏傳》卷4"冬"　傳，十有二月……玄駒賁。玄駒也者，螘也。(闕本：玄駒者，蟻也。)賁者何也？走於地中也……

⑦ 古今注：《古今注》卷下"問答釋義第八"　牛亨問曰：蟻名玄駒者，何也？答曰：河内人並河而見人馬數千萬，皆如黍米，遊動往來，從旦至暮。家人以火燒之，人皆是蚊蚋，馬皆是大蟻。故今人呼蚊蚋曰黍民，名蟻曰玄駒也。

⑧ 周官：《御覽》卷947"蟻"　《周官》曰：饋食之豆蜃蚳醢。(蜃，蛤也。蚳，蟻子也。)

食之。劉恂《嶺表錄異》①云：交、廣溪峒間酋長，多取蟻卵淘净爲醬，云味似肉醬，非尊貴不可得也。又云：嶺南多蟻，其窠如薄絮囊。連帶枝葉，彼人以布袋貯之，賣與養柑子者，以辟蠹蟲。《五行記》②云：後魏時，兖州有赤蟻與黑蟻鬥，長六七步，廣四寸，赤蟻斷頭死。則《離騷》③所謂（西）〔南〕方赤蟻若象，玄蜂若壺者，非寓言也。又按陳藏器④言：嶺南有獨脚蟻，一足連樹根下，止能動摇，不能脱去。亦一異者也。

【附録】白蟻。【時珍曰】白蟻，即蟻之白者，一名蝨，一名飛蟻。穴地而居，蠧木而食，因濕營土，大爲物害。初生爲蟻蝝，至夏遺卵，生翼而飛，則變黑色，尋亦隕死。性畏烀炭、桐油、竹鷄云。○蝝音鉛。

蟻垤土、○**白蟻泥**並見土部。

獨脚蟻。【主治】丁腫疽毒，搗塗之。藏器⑤。

青腰蟲《拾遺》⑥

【集解】【藏器⑦曰】蟲大如中蟻，赤色，腰中青黑，似狗猲，一尾而尖，有短翅能飛，春夏有之也。

【主治】有大毒。着人皮肉，腫起。剝人面皮，除印字至骨者亦盡。食惡瘡瘜肉，殺癬蟲。藏器⑧。

蛆《綱目》

【釋名】【時珍曰】蛆行趦趄，故謂之蛆。或云沮洳則生，亦通。

① 嶺表録異：《嶺表録異》卷下　交廣溪洞間，酋長多收蟻卵，淘澤令净，鹵以爲醬。或云其味酷似肉醬，非官客親友，不可得也。／嶺南蟻類極多，有席袋貯蟻子窠鬻於市者。蟻窠如薄絮囊，皆連帶枝葉，蟻在其中，和窠而賣也。有黄色，大於常蟻而脚長者。云南中柑子樹無蟻者，實多蛀，故人競買之，以養柑子也。

② 五行記：《御覽》卷947“蟻”　《古今五行記》曰：後魏顯宗時，天安元年六月，兖州有黑蟻與赤蟻交鬥，長六十步，廣四寸，赤蟻斷頭而死……

③ 離騷：《御覽》卷947“蟻”　《楚辭·招魂》曰：南方赤蟻若象，玄蟻若靈壺。

④ 陳藏器：《證類》卷22“三十六種陳藏器餘·赤翅蜂”　有小毒。主蜘蛛咬及丁腫，疽病瘡，燒令黑，和油塗之……／“獨脚蜂”　所用同前……又有獨脚蟻，功用同蜂。亦連樹根下，能動摇。出嶺南。

⑤ 藏器：見上注。

⑥ 拾遺：《證類》卷22“三十六種陳藏器餘·青腰蟲”　有大毒。著皮肉腫起，殺癬蟲，食惡瘡息肉，剝人面皮，除印字，印骨者亦盡。蟲如中蟻大，赤色，腰中青黑，似狗猲，一尾尖，有短翅，能飛，春夏時有。

⑦ 藏器：見上注。

⑧ 藏器：見上注。

【集解】【時珍曰】蛆,蠅之子也。凡物敗臭則生之。古法治醤生蛆,以草烏切片投之。張子和①治癩疽瘡瘍生蛆,以木香、梹榔散末傅之。李樓②治爛痘生蛆,以嫩柳葉鋪卧引出之。高武③用豬肉片引出,以藜蘆、貫衆、白斂爲末,用眞香油調傅之也。

【氣味】寒,無毒。

【主治】**糞中蛆**。治小兒諸疳積疳瘡,熱病譫妄,毒痢作吐。

泥中蛆。治目赤,洗净晒研貼之。

馬肉蛆。治鍼、箭入肉中,及取蟲牙。

蝦蟇肉蛆。治小兒諸疳。並時珍。

【附方】新十。**一切疳疾**。《聖濟總録》④:六月取糞坑中蛆淘浸,入竹筒中封之,待乾研末。每服一二錢,入射香,米飲服之。○又方:用蛆蜕,米泔逐日換浸五日,再以清水換浸三日,晒焙爲末,入黄連末等分。每半兩,入射香五分,以猯豬膽汁和丸黍米大。每服三四十丸,米飲下,神效。**小兒熱疳**。尿如米泔,大便不調。糞蛆燒灰,雜物與食之。**小兒疳**⑤**積**。用糞中蛆洗浸,晒乾爲末,入甘草末少許,米糊丸梧子大。每服五七丸,米飲下,甚妙。《總微論》⑥。**小兒諸疳**。疳積及無辜疳,一服退熱,二服煩渴止,三服瀉痢住。用端午午時取蝦蟇,金眼大腹、不跳不鳴者,搥死,置尿桶中,候生蛆食盡,取蛆入新布袋,懸長流水中三日,新瓦焙乾,入射香少許,爲末。每空心,以砂糖湯調服一錢。或粳米糊爲丸,每米飲服二三十丸。《直指》⑦。**齒鼻疳瘡**。糞蛆有尾者燒灰一錢,褐衣灰五分,和匀。頻吹,神效無比。**熱痢吐食**,因服熱藥而致者。用糞中蛆,流水洗净,晒乾爲末。每服一錢,米飲下。**眼目赤瞎**。青泥中蛆淘净,日乾爲末。令患人仰卧合目,每

---

① 張子和:《儒門事親》卷3"蟲䘌之生濕熱爲主訣二十八"　……若夫瘡久而蟲蛆者,以木香檳榔散傅之,神良……

② 李樓:《怪證奇方》卷上　治小兒痘爛生蛆,以柳條帶葉鋪地,將兒卧其上,蛆盡出而愈。

③ 高武:《痘疹正宗》卷2"夏月避蠅蚋"　夏月間痘瘡……倘中蠅生蛆,用豬肉切片,貼上,引出蛆,再用藜蘆、貫衆、白斂爲細末,香油調傅。(香油即麻油。)

④ 聖濟總録:《小兒衛生總微論》卷12"治諸疳雜證方"　捉疳丸,治小兒一切諸疳:以蛆蜕先用米泔浸三日,以杖子攪擊漉出,又以泔水浸三日五日,攪擊淘漉如前。次入清水浸淘二日,至無穢氣净時,于日中曬乾。男子患用黄連,女兒患用黄柏,與蛆蜕等分爲末,每藥末半兩,入麝香半錢同研匀,以猯豬膽汁和丸黍米大,每服三四十丸,量大小加減,空心陳米飲送下,神效屢驗。/一方:六月取糞坑中蛆,水淘净,入竹筒盛,封口,至乾時爲末,每服一二錢,入麝香,米飲調下,甚妙。(按:《聖濟總録》無此方,今另溯其源。)

⑤ 痹:本方前後均爲"疳積"方,故疑"痹"爲"疳"之誤。

⑥ 總微論:(按:已查原書,未能溯得其源。)

⑦ 直指:《仁齋小兒方》卷3"諸疳證治"　蝦蟇丸:治無辜疳、諸疳,一服虛熱退,二服煩渴止,三服瀉痢住:蟾蜍(一枚,夏月溝渠中取,腹大不跳不鳴者,其身多癩),右取糞蟲一杓,置桶中,以尿浸之。桶上要乾,不與蟲走,却將蟾蜍打殺,頓在蟲中,恁與蟲食一日夜。次以新布作袋盡包,系定置之急流一宿,取瓦上焙,爲末,入麝香一字,粳飯揉丸如麻子大,每服二三十丸,米飲下。

次用一錢散目上,須臾藥行,待少時去藥,赤瞎亦然。《保命集》①。利骨取牙。《普濟》②如神散:取牙。用肥赤馬肉一斤,入硇砂二兩拌和,候生蛆,取日乾,爲末。每一兩入粉霜半錢,研勻。先以針撥動牙根,四畔空虛,次以燈心蘸末少許點之,良久自落。○《秘韞》③利骨散:用白馬腦上肉一二斤,待生蛆,與烏骨白雞一隻食之,取糞陰乾。每一錢,入硇砂一錢研勻。用少許擦疼處,片時取之即落。

蠅《綱目》

【釋名】【時珍曰】蠅飛營營,其聲自呼,故名。

【集解】【時珍曰】蠅處處有之。夏出冬蟄,喜暖惡寒。蒼者聲雄壯,負金者聲清括,青者糞能敗物,巨者首如火,麻者茅根所化。蠅聲在鼻,而足喜交。其蛆胎生。蛆入灰中蛻化爲蠅,如蠶、蝎之化蛾也。蠅溺水死,得灰復活。故《淮南子》④云:爛灰生蠅。古人憎之,多有辟法。一種小蟢蛛,專捕食之,謂之蠅虎者是也。

【主治】拳毛倒睫,以臘月蟄蠅,乾研爲末,以鼻頻嗅之,即愈。時珍。

【發明】【時珍曰】蠅古方未見用者,近時《普(齊)〔濟〕方》⑤載此法,云出《海上名方》也。

狗蠅《綱目》

【集解】【時珍曰】狗蠅生狗身上,狀如蠅,黃色能飛,堅皮利喙,噉咂狗血,冬月則藏狗耳中。

【氣味】缺。

【主治】痰瘧不止,活取一枚,去翅足,麪裹爲丸,衣以黃丹。發日早,米飲吞之,得吐即止。或以蠟丸酒服亦可。又擂酒服,治痘瘡倒靨。時珍。

① 保命集:《保命集》卷下“眼目論第二十五” 治眼赤瞎。以青遲蛆,不以多少,淘淨曬乾,末之。令害眼人仰臥合目,用藥一錢,散在眼上,須臾藥行,待少時去藥,赤瞎亦無。
② 普濟:《普濟方》卷 70“取牙方” 如神散:取蚰牙。用肥赤馬肉三斤或五斤,每肉一斤,入硼砂二兩拌和,以器物盛之,於有日處頓放,曬出蛆,令自乾,研爲細末。每蛆末一兩,入粉霜半兩,同研勻。如用時,先以針撥動牙根,四畔空虛,次用燈心蘸藥少許,點牙根下,良久,其牙自動落。
③ 秘韞:《乾坤秘韞·口齒》 利骨散:治牙疼欲落者。用烏骨白雞一隻,又用白馬腦上肉一二斤,於夏月間肉內生下蟲,與白雞食後,取白雞糞陰乾,用一錢重,對硇砂一錢,相合一處牙疼處少許擦上,片時,頭上打訖一下,咳嗽一聲,其牙自落。
④ 淮南子:《淮南子·說山訓》 爛灰生蠅。/《埤雅》卷 10“釋蟲·蠅” 《類從》曰:蠅生於灰。蓋蠅值水溺死,以置灰中,須臾即活。淮南子以爲爛灰生蠅,正此謂也。
⑤ 普濟方:《普濟方》卷 84“倒睫拳攣” 治倒睫(出《海上方》):用十二月熱蠅子,乾爲末,鼻內嚙之。

【發明】【時珍曰】狗蠅古方未見用者,近世《醫方大成》①載治瘧方,《齊東埜語》②載托痘方,蓋亦鼠負、牛蝨之類耳。周密云:同僚括蒼陳坡,老儒也。言其孫三歲時,發熱七日痘出而倒靨,色黑,唇口冰冷,危證也。遍試諸藥不效,因求卜。遇一士,告以故。士曰:恰有藥可起此疾,甚奇。因爲經營少許,持歸服之,移時〔即〕紅潤也。常懇求其方,乃用狗蠅七枚擂細,和醅酒少許調服爾。夫痘瘡固是危事,然不可擾。大要在固臟氣之外,任其自然爾。然或有變證,則不得不資于藥也。

【附錄】壁蝨。【時珍曰】即臭蟲也。狀如酸棗仁,咂人血食,與蚤皆爲牀榻之害。古人多于席下置麝香、雄黃,或菖蒲末,或莽草末,或楝花末,或蓼末;或燒木瓜烟,黃檗烟,牛角烟,馬蹄烟,以辟之也。

牛蝨《綱目》

【釋名】牛蠅音卑。○【時珍曰】蠅亦作蜱。按呂忱《字林》③云:蠅,齧牛蝨也。

【集解】【時珍曰】牛蝨生牛身上,狀如蜱麻子,有白、黑二色。齧血滿腹時,自墜落也。入藥用白色者。

【氣味】缺。

【主治】預解小兒痘疹毒,焙研服之。時珍。

【發明】【時珍曰】牛蝨古方未見用者,近世預解痘毒方時或用之。按高(仲)武《痘疹管見》④云:世俗用牛蝨治痘,攷之本草不載。竊恐牛蝨唼血,例比虻蟲,終非痘家所宜,而毒亦未必能解也。

【附方】新二。預解痘毒。《(譚)〔談〕野翁方》⑤用白水牛蝨一歲一枚,和米粉作餅,與兒空腹食之,取下惡糞,終身可免痘瘡之患。○一方:用白牛蝨四十九枚,焙,綠豆四十粒,朱砂四分九厘,研末,煉蜜丸小豆大,以綠豆湯下。

---

① 醫方大成:《醫方大成》卷2“瘧”　治瘧方,右用狗蠅一隻,去翅足,以蠟丸之,作一丸,當發日冷酒吞下。

② 齊東埜語:《齊東野語》卷8“小兒瘧痘”　……同僚括蒼陳坡,老儒也。因言向分教三山日,其孫方三歲,發熱七日,痘出而倒靨,色黑,唇口冰冷,危證也。遍試諸藥皆不效,因乞靈於城隍神,以卜生死。道經一士門,士怪其侵晨倉皇,因遮扣之,遂告以故。士曰:恰有藥可起此疾,奇甚。因爲經營少許,俾服之,移時即紅潤如常。後求其方,甚秘惜之。及代歸,方以見貽。其法用狗蠅七枚(狗身上能飛者),擂細,和醅酒少許調服。蠅夏月極多,易得,冬月則藏於狗耳中,不可不知也……

③ 字林:《御覽》卷951“蠅”　《字林》曰:蠅,齧牛蝨也。

④ 痘疹管見:《痘疹正宗》卷2“牛蝨辨”　俗用牛蝨焙乾,末服治痘。考之本草不載,竊恐牛蝨唼血,例比虻蟲。本草虻蟲須於牛馬上帶血取之,以其唼血,故破血。牛蝨唼血破血無疑,非痘家所可服……

⑤ 談野翁方:(按:未見原書,待考。)

人蝨《拾遺》①

【釋名】虱。【時珍曰】蝨，從卂從蟲。卂音迅，蟲音昆，蝨行卂疾而昆繁故也。俗作虱。

【集解】【慎微②曰】按《酉陽雜俎》云：人將死，蝨離身。或云取病人蝨於床前，可卜病。如蝨行向病者必死也。荆州張典兵曾捫得兩頭蝨也。【時珍曰】人物皆有蝨，但形各不同。始由氣化，而後乃遺卵出蟣也。《草木子》③言其六足，行必向北。《抱朴子》④云：頭蝨黑，着身變白；身蝨白，着頭變黑。所漸然也。又有蝨癥、蝨瘤諸方法，可見蝨之爲害非小也。《千金方》⑤云：有人嚙蝨在腹中，生長爲癥，能斃人。用敗篦、敗梳，各以一半燒末，一半煮湯調服，即從下部出也。徐鉉《稽神録》⑥云：浮梁李生背起如盂，惟痒不可忍，人皆不識。醫士秦德立云：此蝨瘤也。以藥傅之，一夕瘤破，出蝨斗餘，即日體輕。但小竅不合，時時蝨出無數，竟死。予記唐小説載滑臺一人病此。賈魏公言：惟千年木梳燒灰，及黄龍浴水，乃能治之也。洪邁《夷堅志》⑦云：臨川有人頰生瘤，痒不可忍，惟以火炙。一醫剖之，出蝨無數，最後出二大蝨，一白一黑，頓愈，亦無瘢痕。此蝨瘤也。又今人陰毛中多生陰蝨，痒不可當，肉中挑出，皆八足而扁，或白或紅。古方不載。醫以銀杏擦之，或銀朱熏之皆愈也。

---

① 拾遺：《證類》卷22"三十六種陳藏器餘·蝨"　主腦裂，人大熱，發頭熱者，令腦縫裂開，取黑蝨三五百，擣碎傅之。及主丁腫，以十枝置瘡上，以荻箔繩作炷，炙蝨上，即根出。反脚指間有肉刺瘡，以黑蝨傅根出也。

② 慎微：《證類》卷22"三十六種陳藏器餘·蝨"　《太平廣記》（出《酉陽雜俎》）：人將死，蝨離身。或云：取病蝨於床前，可以卜病之將死，蝨行向病者，皆死。/《酉陽雜俎》續集卷2　相傳人將死，蝨離身。或云取病蝨於牀前，可以卜病。將差，蝨行向病者。背則死。　《酉陽雜俎》卷17"蟲篇"　……道士崔白言：荆州秀才張告嘗捫得兩頭蝨……（按：原注出"慎微"，實當爲藏器原引，慎微轉引。）

③ 草木子：《席上腐談》卷上　蝨，陰物。其足六，北方坎水之數也。行必北首，驗之果然。（按：查《草木子》無此文，今另録近似之論備參。）

④ 抱朴子：《御覽》卷951"蝨蟣"　《抱朴子》曰……又曰：今頭蝨着身，皆稍變而白。身蝨著頭，皆漸化而黑。則玄素果無定質，移易在乎所漸也。

⑤ 千金方：《千金方》卷11"堅癥積聚第五"　山野人有嚙蝨在腹，生長爲蝨癥病。治之方：故敗篦子　故敗梳各一枚，右二物各破爲兩份，各取一份燒爲末，又取一份，以水五升，煮取一升。以服前燒末，頓服，斯須出矣。

⑥ 稽神録：《醫説》卷6"李生蝨瘤"　浮梁李生得背痒疾，隱起如覆盂，無所痛苦，唯奇痒不可忍。飲食日以削，無能識其爲何病。醫者秦德立見之，曰：此蝨瘤也，吾能治之。取藥傅其上，又塗一綿帶，繞其圍，經夕瘤破，出蝨斗許，皆蠢蠕能行動，即日體輕。但一小竅，如箸端，不合，時時蝨涌出，不勝計，竟死。予記唐小説載賈魏公鎮滑臺日，州民病此。魏公云：世間無藥可治，唯千年木梳燒灰，及黄龍浴水乃能治爾。正與此同。（按：《稽神録》無此文。今另溯其源。）

⑦ 夷堅志：《夷堅志》丁卷8"頰瘤巨蝨"　臨川人有瘤生頰間，癢不復可忍，每以火烘炙則差止，已而復然，極以患苦。醫者告之曰：此真蝨瘤也，當剖而出之。取油紙圍項上，然後施砭。瘤才破，小蝨湧出無數，最後一白一黑兩大蝨，皆如豆，殼中空空無血。乃與頰了不相干，略無瘢（嚴校：當是"瘢"字。）痕，但瘤所障處正白爾。

【氣味】鹹,平,微毒。畏水銀、銀朱、百部、菖蒲、蝨建草、水中竹葉、赤龍水、大空。

【主治】人大發頭熱者,令腦縫裂開,取黑蝨三五百搗傅之。又治疔腫,以十枚置瘡上,用荻箔繩作炷,灸蝨上,即根出也。又治脚指間肉刺瘡,以黑蝨傅之,根亦出也。藏器①。眼毛倒睫者。拔去毛,以蝨血點上,數次即愈。時珍。

【附方】新一。脚指雞眼。先挑破,取黑白蝨各一枚置於上,縛之,數用自愈也。《便民圖纂》。②

① 藏器:見 2741 頁注①。
② 便民圖纂:《便民圖纂》卷 12"雜治"　脚生雞眼,取黑白虱各一枚,先挑破患處,以虱置其所,縛之,即愈。

本草綱目蟲部目録第四十一卷

蟲之三　化生類三十一種

蠐螬《本經》　　　乳蟲《綱目》　　　蠱蟲《拾遺》　　　桑蠹蟲《別録》

柳蠹蟲《綱目》　　桃蠹蟲《日華》　　桂蠹蟲《綱目》　　柘蠹蟲《拾遺》

棗蠹蟲《綱目》　　竹蠹蟲《綱目》　　蘆蠹蟲《拾遺》　　蒼耳蠹蟲《綱目》

青蒿蠹蟲《綱目》　皂莢蠹蟲《綱目》　茶蛀蟲《綱目》　　蚱蟬《本經》

蟬花《證類》　　　蜣螂《本經》〇蛣蜣、天社蟲附　　　天牛《綱目》〇飛生蟲附

螻蛄《本經》　　　螢火《本經》　　　衣魚《本經》　　　鼠婦《本經》〇丹戩附

䗪蟲《本經》　　　蜚蠊《本經》　　　行夜《別録》　　　竈馬《綱目》〇促織附

蠱䖶《拾遺》〇吉丁蟲、金龜子、媚蝶、腞顙蟲、叩頭蟲附　　　木䖟《本經》

蜚䖟《本經》〇即䖟蟲〇扁前、蚊子、蚋子附　　　竹蝨綱目

右附方舊二十四，新一百零四。

本草綱目蟲部第四十一卷

蟲之三　化生類三十一種

蠐螬《本經》①中品

【釋名】蟦蠐音墳○《本經》②、蝤蠐音肥○《別錄》③、乳齊弘景④、地蠶郭璞⑤、應條吳普⑥。【時珍曰】蠐螬，《方言》⑦作蠀螬，象其蠹物之聲。或謂是齊人曹氏之子所化，蓋謬説也。蟦、蝤，言其狀肥也。乳齊，言其通乳也。《別錄》作教齊，誤矣。

【集解】【《別錄》⑧曰】蠐螬生河內平澤，及人家積糞草中。取無時，反行者良。【弘景⑨曰】大者如足大趾，以背滾行，乃駃於脚。雜豬蹄作羹於乳母，不能別之。【時珍曰】其狀如蠶而大，身短節促，足長有毛。生樹根及糞土中者，外黃內黑；生舊茅屋上者，外白內黯。皆濕熱之氣熏蒸而化，宋齊丘⑩所謂燥濕相育，不母而生，是矣。久則羽化而去。

【正誤】【弘景⑪曰】《詩》云：領如蝤蠐。今以蠐字在下，恐倒爾。【恭⑫曰】此蟲一名蟦蠐。

---

① 本經：《本經》《別錄》（《藥對》）見《證類》卷21"蠐螬" 味鹹，微溫、微寒，有毒。主惡血，血瘀痺氣，破折血在脅下堅滿痛，月閉，目中淫膚，青翳白膜，療吐血在胸腹不去及破骨蟣折，血結，金瘡內塞，產後中寒，下乳汁。一名蟦蠐，一名蝤齊，一名勃齊。生河內平澤及人家積糞草中。取無時，反行者良。（蜚蠊爲之使，惡附子。）

② 本經：見上注白字。

③ 別錄：見上注。

④ 弘景：《集注》見《證類》卷21"蠐螬" 陶隱居云：大者如足大指，以背行，乃駃於脚。雜豬蹄作羹，與乳母不能別之……（按：弘景未言有"乳齊"別名。）

⑤ 郭璞：《方言》卷11 蠀螬……或謂之蝖蛸（亦呼當齊，或呼地蠶，或呼蟦蝖……

⑥ 吳普：（按：未能溯得其源。）

⑦ 方言：《方言》卷11 蠀螬……秦晉之間謂之蠹……

⑧ 別錄：見本頁注①。

⑨ 弘景：見本頁注④。

⑩ 宋齊丘：《化書》卷2"陰陽" 陰陽相摶，不根而生芝菌。燥濕相育，不母而生蝤螬……

⑪ 弘景：《集注》見《證類》卷21"蠐螬" ……《詩》云：領如蝤蠐，今此別之，名以蠐字在下，恐此云此蠐螬倒爾。

⑫ 恭：《唐本草》見《證類》卷21"蠐螬" 《唐本》注云：此蟲有在糞聚，或在腐木中。其在腐柳樹中者，內外潔白。土糞中者，皮黃內黑黯。形色既異，土木又殊，當以木中者爲勝。採雖無時，亦宜取冬月爲佳……

有在糞聚中，或在腐木中。其在腐柳中者，内外潔白；糞土中者，皮黄内黑黯。形色既異，土木又殊，當以木中者爲勝。宜冬月采之。【宗奭①曰】諸腐木根下多有之。構木津甘，故根下尤多。亦有生于糞土中者，雖肥大而腹中黑。不若木中者，雖瘦而稍白，研汁可用。【敩②曰】蠐螬須使桑樹、柏樹中者妙。【韓保昇③曰】按《爾雅註》云：蟦，蠐螬，在糞土中。蝤蠐，蝎。蝎，蛣蝠。又云：蝎，桑蠹。並木中蠹也。正與本經蠐螬生積糞草中相合。蘇恭言當以木中者爲勝，則此外恐非也。切謂不然。今諸朽樹中蠹蟲，通謂之蝎，莫知其主療。惟桑樹中者，近方用之。而"有名未用"曾用未識類中，有桑蠹一條即此也。蓋生産既殊，主療亦別。雖有毒、無毒易見，而相使、相惡難知。且蝎不號蠐螬，蟦不名蛣蝠，自當審之。【藏器④曰】蠐螬居糞土中，身短足長，背有毛筋。但從夏入秋，蜕而爲蟬，飛空飲露，能鳴高潔。蝤蠐一名蝎，一名蠹，在朽木中食木心，穿木如錐。身長足短，口黑無毛，節慢。至春雨後化爲天牛，兩角如水牛，色黑，背有白點，上下緣木，飛騰不遥。出處既殊，形質又別，陶、蘇乃混註之，蓋千慮一失也。惟郭璞註《爾雅》，謂蠐螬在糞土中，蝤蠐、桑蠹在木中，嚙桑。似蝸牛長角，喜嚙桑樹者爲是也。【頌⑤曰】今醫家與蓐婦下乳藥，用糞土中者，其效殊速，乃知蘇恭之説不可據也。

【修治】【敩⑥曰】凡收得後陰乾，與糯米同炒，至米焦黑取出，去米及身上、口畔肉毛并黑塵了，作三四截，研粉用之。【時珍曰】諸方有乾研及生取汁者，又不拘此例也。

【氣味】鹹，微溫，有毒。【《別録》⑦曰】微寒。【之才⑧曰】蜚蠊爲之使，惡附子。【主

---

① 宗奭：《衍義》卷 17 "蠐螬"　此蟲諸腐木根下有之。構木津甘，故根下多有此蟲，其木身未有完者。亦有生於糞土中者，雖肥大，但腹中黑，不若木中者，雖瘦而稍白。生研水絞汁，濾清飲，下奶。

② 敩：《炮炙論》見《證類》卷 21 "蠐螬"　雷公云：凡使，桑樹、柏樹中者妙……

③ 韓保昇：《蜀本草》見《證類》卷 21 "蠐螬"　今據《爾雅》蟦，蠐螬。注云：在糞土中。《本經》亦云：一名蟦蠐。又云：生積糞草中，則此外恐非也……又《爾雅》蝤，蛣蝠。又蝎，桑蠹。注云：即蛣蝠也。又據"有名未用"存用未識部蟲類中，有桑蠹一條云：味甘，無毒。主心暴痛，金瘡内生不足，即此是也。蘇云：當以木中者爲勝，今獨謂其不然者，謂生出既殊，主療亦別。雖有毒、無毒易見，而相使、相惡難知。又蝎不共號蠐螬，蟦不兼名蛣蝠，幾以處療，當自審之也。

④ 藏器：《唐本草》見《證類》卷 21 "蠐螬"　陳藏器……按蠐螬居糞土中，身短足長，背有毛筋。但從水入秋，蜕爲蟬，飛空飲露，能鳴高潔。蝎在朽木中，食木心，穿如錐小刀。一名蠹，身長足短，口黑無毛，節慢。至春羽化爲天牛，兩角狀如水牛，色黑背有白點，上下緣木，飛騰不遥。二蟲出處既殊，形質又別，蘇乃混其狀，總名蠐螬，異乎蔡謨彭蜞，幾爲所誤。蘇敬此注，乃千慮一失矣。《爾雅》云：蟦，蠐螬，蝤蠐。郭注云：蠐螬在糞土中，蝎在木中，桑蠹是也。蠐通名蝎，所在異也。又云：嚙桑，注云：似蝎牛，長角，有白點，喜嚙桑樹作孔也。

⑤ 頌：《圖經》見《證類》卷 21 "蠐螬"　……今醫家與蓐婦下乳藥用之，乃是掘糞土中者，其效殊速。乃知蘇説未可據也……

⑥ 敩：《炮炙論》見《證類》卷 21 "蠐螬"　……凡收得後陰乾，乾後與糯米同炒，待米焦黑爲度，然後去米，取之，去口畔并身上肉毛并黑塵了，作三四截，碾成粉用之。

⑦ 別録：見 2744 頁注①。

⑧ 之才：古本《藥對》見 2744 頁注①括號中七情文。

治】惡血血瘀，痹氣破折，血在脇下堅滿痛，月閉，目中淫膚、青翳、白膜。《本經》①。療吐血在胸腹不去，及破骨蹉折血結，金瘡內塞，產後中寒，下乳汁。《別錄》②。取汁滴目，去翳障。主血止痛。《藥性》③。傅惡瘡。《日華》④。汁主赤白遊瘮，瘮擦破塗之。藏器⑤。取汁點喉痹，得下即開。蘇頌⑥。主唇緊口瘡，丹瘮，破傷風瘡，竹木入肉，芒物眯目。時珍。

【發明】【弘景⑦曰】同豬蹄作羹食，甚下乳汁。【頌⑧曰】張仲景治雜病，大䗪蟲丸方中用之，取其去脇下堅滿也。【時珍曰】許學士《本事方》⑨治筋急養血地黃丸中用之，取其治血痹瘮也。按陳氏《經驗方》⑩云：《晉書》吳中書郎盛(沖)〔彥〕母王氏失明。婢取蟻螻蒸熟與食，王以為美。彥還知之，抱母慟哭，母目即開。與《本草》治目中青翳白膜、《藥性論》汁滴目中去翳障之說相合。予嘗以此治人得驗，因錄以傳人。又按魯伯嗣《嬰童百問》⑪云：張大尹傳治破傷風神效方，用蟻螻，將駝脊背捏住，待口中吐水，就取抹瘡上，覺身麻汗出，無有不活者。子弟額上跌破，七日成風，依此治之，時間就愈。此又符療蹉折、傅惡瘡、金瘡內塞、主血止痛之說也。蓋此藥能行血分，散結滯，故能治已上諸病。

---

① 本經：見 2744 頁注①白字。
② 別錄：見 2744 頁注①。
③ 藥性：《藥性論》見《證類》卷 21"蟻螻"　蟻螻，臣。汁，主滴目中，去翳障。主血止痛。
④ 日華：《日華子》見《證類》卷 21"蟻螻"　……糞土中者，可傅惡瘡。
⑤ 藏器：《拾遺》見《證類》卷 21"蟻螻"　《陳藏器本草》云：蟻螻，主赤白遊瘮。以物發瘮破碎，蟻螻取汁塗之。
⑥ 蘇頌：《圖經》見《證類》卷 21"蟻螻"　……《續傳信方》治喉痹，取蟲汁點在喉中，下即喉開也。
⑦ 弘景：見 2744 頁注④。
⑧ 頌：《圖經》見《證類》卷 21"蟻螻"　……張仲景治雜病方，大䗪蟲丸中用蟻螻，以其主脅下堅滿也……
⑨ 本事方：《本事方》卷 1"中風肝膽筋骨諸風"　治筋極，養血地黃圓：(春夏服之。)熟乾地黃(拾分)、頑荊(壹分)、山茱萸(伍分)、地膚子、黑狗脊(炙)、白术、乾漆、蟻螻(乾之，炒)、天雄、車前子(各叁分)、革薢、山芋、澤瀉、牛膝(各壹兩)，右為細末，煉蜜和杵，〔丸〕如梧子大，每服五十元，溫酒下，空心夜卧服。
⑩ 經驗方：《普濟方》卷 78"內外障眼"　去翳障生血止痛方(出《家藏經驗方》)：用蟻螻汁滴目中，及餤炙食之。陳氏《經驗方》云：《晉書》盛彥母氏失明，躬自侍養。母食必自哺之。母既病久，至於婢僕數見捶撻。婢忿恨，因彥暫行，取蟻螻炙餤之。母食以為美，然疑是異物，蜜藏以示彥，彥見之，抱母慟哭，絕而復蘇。母目豁然，從此遂愈……(按："盛彥"，《晉書》卷 88"盛彥傳"同。《御覽》卷 948"蟻螻"引祖台之《志怪》作"盛沖"。二書均載其母食蟻螻目明事。)
⑪ 嬰童百問：《嬰童百問》卷 10"瘡疹第一百問"　備急經驗方：治破傷風，極有神效。余昔聞本縣大尹張公曾言：吾有一妙方，專治破傷風，單只一味，極有神效。用人家糞內蟻螻蟲一箇，爛草房上亦有之，將他脊背用手捏住，俟他口中吐水，就擦抹在瘡口上，覺麻，身上汗出，無有不活者。及今余家第四子，忽於額上跌破一處，七日成風，急尋此蟲治之，時間汗出就好。余有感於此，不敢隱昧，恐捐陰隲，就刊此傳之。(將蟲用過，還埋糞內。)

【附方】舊五，新四。小兒臍瘡。螲蟷研末傅之。不過數次。《千金方》①。小兒脣緊。螲蟷研末，豬脂和，傅之。《千金方》②。赤白口瘡。螲蟷研汁，頻搽取效。《大觀》③。丹毒浸淫，走串皮中，名火丹。以螲蟷搗爛塗之。《删繁方》④。癧疽痔漏。螲蟷研末傅之，日一上。《子母秘録》⑤。虎傷人瘡。螲蟷搗爛塗之，日上。《唐瑶經驗方》⑥。竹木入（眼）〔肉〕。螲蟷搗塗之，立出。《肘後》⑦。麥芒入眼。以新布覆目（中）〔上〕，持螲蟷從布上摩之，芒着布上出也。《千金方》⑧。斷酒不飲。螲蟷研末，酒服，永不飲。《千金方》⑨。

乳蟲《綱目》

【釋名】土蛹。

【集解】【時珍曰】按《白獺髓》⑩云：廣中韶陽屬邑鄉中，有乳田。其法：掘地成窨，以粳米粉鋪入窨中，蓋之以草，壅之以糞。候雨過氣蒸則發開，而米粉皆化成蛹，如螲蟷狀。取蛹作汁，和粳粉蒸成乳食，味甚甘美也。此亦螲蟷之類，出自人爲者。《淮南萬畢術》⑪所謂置黍溝中，即生螲蟷，《廣雅》⑫所謂土蛹、饗蟲者，皆此物也。服食用此代螲蟷，更覺有功無毒。

【氣味】甘，溫，無毒。【主治】補虛贏，益胃氣，溫中明目。時珍。

---

① 千金方：《普濟方》卷407"臍中瘡"　治小兒風臍，遂作惡瘡，歷年不瘥……又方：用乾螲蟷蟲末粉之，不過三四度瘥。（按：《千金方》無此方，今另溯其源。）

② 千金方：《千金方》卷6"脣病第五"　治沈脣方：以乾螲蟷燒末，和豬脂，臨臥敷之。

③ 大觀：《政和證類》卷21"螲蟷"　治口瘡：截頭，箸翻過，拭瘡效。（按：《大觀證類》宋元本無此方。《綱目》從未參引《大觀證類》。時珍謂唐慎微於大觀二年編《證類》，故此處"大觀"，實指"慎微"原著。此方以主治爲標題，不言出處，故時珍將此作爲慎微所增，注出"大觀"，非曾參引過《大觀》也。）

④ 删繁方：《外臺》卷30"雜丹㿈毒腫及諸色雜瘡方"　《删繁》：療丹走皮中淫淫，名火丹方：取螲蟷末，水和敷之。

⑤ 子母秘録：《證類》卷21"螲蟷"　《子母秘録》：治癧疽，痔漏，惡瘡及小兒丹：末螲蟷傅上。

⑥ 唐瑶經驗方：（按：書佚，無可溯源。）

⑦ 肘後：《證類》卷21"螲蟷"　《百一方》：諸竹木刺在肉中不出，螲蟷碎之，傅刺上，立出。

⑧ 千金方：《千金方》卷6"目病第一"　治稻麥芒等入目中方：取生螲蟷，以新布覆目上，持螲蟷從布上摩之，芒出著布良。

⑨ 千金方：《千金方》卷25"卒死第一"　斷酒方……又方：自死螲蟷，乾，搗末，和酒與飲，永世聞酒名即嘔，神驗。

⑩ 白獺髓：《白獺髓》　……嘉定間黄子中大諫言，向在廣中，見韶陽屬邑乳源，民訴于漕司，與民争乳田。親引而問之，何謂乳田？民曰：鄉中有地種乳，先掘地成窨，以粳米粉鋪于窨内，以草蓋之，用糞壤壅之，候雨過氣出則發開，而米粉已化成蛹，如螲蟷狀。取蛹作汁，以米粉潰而蒸成乳食之也……

⑪ 淮南萬畢術：《爾雅翼》卷24"蛄螲"　《淮南萬畢術》曰：黍成螲蟷，言以秋冬穫黍置溝中，即生螲蟷也。

⑫ 廣雅：《廣雅》卷10"釋蟲"　土蛹（勇），饗（許兩）蟲也。

木蠹蟲《拾遺》①

【釋名】蝎音曷、蟥蠐音囚齊、蛣蝠音乞屈、蚝蟲。【時珍曰】蠹,古文作蠹,食木蟲也,會意。《爾雅》②云:蟥蠐,蝎也。蝎,蛣蝠也。郭璞云:凡木中蠹蟲,通名爲蝎。但所居各異耳。

【集解】【藏器③曰】木蠹一如蠐螬,節長足短,生腐木中,穿木如錐,至春(雨)〔羽〕化爲天牛。蘇恭以爲蠐螬,深誤矣。詳"蠐螬"下。【時珍曰】似蠶而在木中食木者,爲蝎;似蠶而在樹上食葉者,爲蠋;似蝎而小,行則首尾相就,屈而後伸者,爲尺蠖;似尺蠖而青小者,爲蟆蛉。三蟲皆不能穴木,至夏俱羽化爲蛾。惟穴木之蠹,宜入藥用。

【氣味】辛,平,有小毒。【主治】血瘀勞損,月閉不調,腰脊痛,有損血,及心腹間疾。藏器④。

【發明】【時珍曰】各木性味,良毒不同,而蠹亦隨所居、所食而異,未可一概用也。古方用蠹,多取桑、柳、構木者,亦各有義焉。

桑蠹蟲《別錄》⑤　【校正】自"有名未用"移入此。

【釋名】桑蝎音曷。

【氣味】甘,溫,無毒。【主治】心暴痛,金瘡肉生不足。《別錄》⑥。胸下堅滿,障翳瘀腫,治風瘙。《日華》⑦。治眼得效。《蜀本》⑧。去氣,補不足,治小兒乳霍。藏器⑨。小兒驚風,口瘡風疳,婦人崩中,漏下赤白,墮胎下血,產後下痢。時珍。

---

① 拾遺:《證類》卷22"三十六種陳藏器餘·木蠹"　味辛,平,小毒。主血瘀勞積,月閉不調,腰脊痛,有損血及心腹間痰。桃木中有者,殺鬼,去邪氣。桂中者,辛美可噉,去冷氣。一如蠐螬,節長足短,生腐木中,穿木如錐刀,至春羽化,一名蝎。《爾雅》云:蝎,蛣蝠。注云:木蠹也。蘇恭證云蠐螬,深誤也。

② 爾雅:《爾雅·釋蟲》(郭注)　蟥,蠐螬。(在糞土中。)蟥蠐,蝎。(在木中。今雖通名爲蝎,所在異。)

③ 藏器:見本頁注①。

④ 藏器:見本頁注①。

⑤ 別錄:《別錄》見《證類》卷30"一十五種蟲類·桑蠹蟲"　味甘,無毒。主心暴痛,金瘡肉生不足。

⑥ 別錄:見上注。

⑦ 日華:《日華子》見《證類》卷21"蠐螬"　蠐螬蟲,治胸下堅滿,障翳瘀膜,治風瘙。桑、柳樹內收者佳,餘處即不中……

⑧ 蜀本:《蜀本草》見《證類》卷21"蠐螬"　《蜀本》注云……惟桑樹中者,近方用之,治眼得效。

⑨ 藏器:《拾遺》見《證類》卷30"一十五種蟲類·桑蠹蟲"　陳藏器云……又主小兒乳霍。

【附方】新二。崩中漏下赤白。用桑蝎燒灰，温酒服方寸匕，日二。《千金》①。墮胎下血不止。桑木中蝎蟲，燒末，酒服方寸匕，日二。蟲屎亦可。《普濟方》②。

糞。【主治】腸風下血，婦人崩中産痢，小兒驚風胎癬，咽喉骨哽。時珍。

【附方】新四。腸風下血。枯桑樹下蟲矢燒存性，酒服一錢。《聖惠》③。産後下痢，日五十行。用桑木裏蠹蟲糞炒黄，急以水沃之，稀稠得所，服之以瘥爲度。此獨孤訥祭酒方也。《必效方》④。小兒胎癬。小兒頭生瘡，手爬處即延生，謂之胎癬。先以葱鹽湯洗净，用桑木蛀屑燒存性，入輕粉等分，油和敷之。《聖惠》⑤。咽喉骨骾。桑木上蟲糞，米醋煎呷。《永類鈐方》⑥。

柳蠹蟲《綱目》

【集解】【時珍曰】柳蠹生柳木中甚多，内外潔白，至春夏化爲天牛。諸家註蟎蟶多取之，亦誤矣。

【氣味】甘、辛，平，有小毒。【主治】瘀血，腰脊瀝血痛，心腹血痛，風癧風毒，目中膚翳，功同桑蠹。時珍。

糞。【主治】腸風下血，産後下痢，口瘡耳腫，齒齦風毒。時珍。

【附方】新三。口瘡風疳。小兒病此，用柳木蛀蟲矢燒存性爲末，入麝香少許搽之。雜木亦可。《幼幼新書》⑦。齒齦風腫。用柳蠹末半合，赤小豆炒、黑豆炒各一合，柳枝一握，地骨皮一兩。每用三錢，煎水熱漱。《御藥院方》⑧。耳腫風毒，腫起出血。取柳蟲糞化水取清汁，調

---

① 千金：《千金方》卷 4“赤白帶下崩中漏下第三” 治崩中漏下赤白不止，氣虚竭方……又方：桑木中蝎屎，燒灰，酒服方寸匕。（按：《千金方·考異》謂“蝎”即“蝎”訛。）

② 普濟方：《普濟方》卷 343“墮胎後血出不止” 治落胎下血不止：用桑木中蝎蟲燒灰，酒服方寸匕，日二。一方：桑蝎蟲屎燒灰服。

③ 聖惠：《普濟方》卷 38“臟毒下血” 治糞後鮮紅……又方：用枯桑樹下蟲屎，燒灰存性，酒調服。（按：《聖惠方》無此方，今另溯其源。）

④ 必效方：《外臺》卷 34“産後痢日夜數十行方” 《必效》：療産後痢，日五十行者：取木裏蠹蟲糞，鐺中炒之令黄，急以水沃之，稀稠得所服之，差止。（獨孤祭酒訥方。）

⑤ 聖惠：《普濟方》卷 363“頭瘡” 治小兒頭生瘡。手爬處即延。謂之胎癬，治法：先以葱鹽水洗，輕粉、桑木蛀屑（煅存性），研匀，生麻油調搽。（按：《聖惠方》無此方，今另溯其源。）

⑥ 永類鈐方：《永類鈐方》卷 2“雜病咽喉” 咽喉骨鯁……又：桑柱上蟲屑，醋煎，灌漱下。

⑦ 幼幼新書：《幼幼新書》卷 34“口瘡第一” 《劉氏家傳》治大人、小兒透舌口瘡及疳瘡。韓甲伏方：上用柳木蛀蚰蟲（不以多少，燒灰，烟盡爲度。如無柳木，雜木蟲亦得），爲細末，入麝香少許，瘡上無時乾貼。

⑧ 御藥院方：《御藥院方》卷 9“治咽喉口齒門” 柳豆散：治齒齗風腫，去齒根下熱毒。赤小豆（炒熟）、黑豆（炒熟，各一合）、柳枝（一握，剉）、地骨皮（一兩）、柳蠹末（半合），右件搗篩爲散，每用四錢，水一大盞，煎至七分，去滓，熱漱冷吐，不拘時候。

白礬末少許,滴之。《肘後》①。

<h3 style="text-align:center">桃蠹蟲《日華》②　　【校正】《本經》③原附"桃核仁"下,今分入此。</h3>

【集解】【《別錄》④曰】食桃樹蟲也。【藏器⑤曰】桃蠹辟鬼,皆隨〔所〕出而各有功也。

【氣味】辛,溫,無毒。【主治】殺鬼,邪惡不祥。《本經》⑥。食之肥人,悦顔色。《日華》⑦。

糞。【主治】辟温疫,令不相染。爲末,水服方寸匕。《子母秘録》⑧。

<h3 style="text-align:center">桂蠹蟲《綱目》</h3>

【集解】【藏器⑨曰】此桂樹中蟲,辛美可啖。【時珍曰】按《漢書·陸賈傳》⑩:南越尉陀獻桂蠹二器。又《大業拾遺録》⑪云:隋時始安獻桂蠹四瓶,以蜜漬之,紫色,辛香有味。啖之,去痰飲之疾。則此物自漢、隋以來,用充珍味矣。

【氣味】辛,溫,無毒。【主治】去冷氣。藏器⑫。除寒痰澼飲冷痛。時珍。

糞。【主治】獸骨哽,煎醋漱嚥。時珍。

<h3 style="text-align:center">柘蠹蟲《拾遺》⑬</h3>

【集解】【藏器⑭曰】陶註詹糖云:僞者以柘蟲屎爲之。此即柘蠹在木間食木之屎也。詹糖

---

① 肘後:(**按**:今本《肘後方》無此方。未能溯得其源。)
② 日華:《日華子》見《證類》卷23"桃核人"　……桃蠹,食之肥,悦人顔色也。
③ 本經:《本經》《別錄》見《證類》卷23"桃核人"　桃蠹:殺鬼、邪惡不祥。食桃樹蟲也。(**按**:此藥首出《本經》,非《日華》。)
④ 別録:見上注。
⑤ 藏器:《拾遺》見《證類》卷30"一十五種蟲類·桑蠹蟲"　桑蠹去氣,桃蠹辟鬼,皆隨所出,而各有功……
⑥ 本經:見本頁注③白字。
⑦ 日華:見本頁注②日華。
⑧ 子母秘録:《證類》卷23"桃核人"　《傷寒類要》……又方:治温病,令不相染方:桃樹蟲矢末,水服方寸匕。(**按**:誤注出處。)
⑨ 藏器:《證類》卷22"三十六種陳藏器餘·木蠹"　……桂中者,辛美可啖,去冷氣……
⑩ 陸賈傳:《藝文類聚》卷89"桂"　《漢書·陸賈傳》曰:尉陀獻桂蠹二器(桂樹之蠹蟲也。)
⑪ 大業拾遺録:《御覽》卷949"蠹"　杜寶《大業拾遺録》曰:七年始,安郡獻桂蠹四瓶。瓶別一千頭,紫色,香辛有味,啖之去陰痰之疾。
⑫ 藏器:見78頁注⑨。
⑬ 拾遺:《證類》卷21"二十一種陳藏器餘·柘蟲屎"　詹糖注陶云:詹糖僞者,以柘蟲屎爲之。按即今之柘木蟲,在木間食木注爲屎。其屎破血,不香。詹糖燒之香也。既不相似,不堪爲類。
⑭ 藏器:見上注。

燒之香，而此屎不香。既不相似，亦難偽之。

屎。【主治】破血。藏器①。

棗蠹蟲《綱目》

【集解】【時珍曰】此即蝤蠐之在棗樹中者。

屎。【主治】聤耳出膿水。研末，同麝香少許，吹之。時珍。○《普濟》②。

竹蠹蟲《綱目》

【集解】【時珍曰】竹蠹生諸竹中，狀如小蠶，老則羽化爲硬翅之蛾。

【氣味】缺。【主治】小兒蠟梨頭瘡。取慈竹内者，搗和牛溺塗之。時珍。

【發明】【時珍曰】竹蠹蟲，古方未見用者，惟《袖珍方》③治小兒蠟梨用之。按《淮南萬畢術》④云：竹蠹飲人，自言其誠。高誘註云：以竹蠹三枚，竹黄十枚，和勻。每用一大豆許，燒入酒中，令人飲之，勿至大醉。叩問其事，必得其誠也。此法傳自古典，未試其果驗否，姑載之。

蛀末。【主治】聤耳出膿水，湯火傷瘡。時珍。

【附方】新六。聤耳出水。苦竹蛀屑、狼牙、白斂等分，爲末和勻，頻摻之。《聖惠》⑤。耳出臭膿。用竹蛀蟲末、胭脂坯子等分，麝香少許，爲末吹之。《朱氏集驗》⑥。耳膿作痛，因水入耳内者。如聖散：用箭簳内蛀末一錢，膩粉一錢，麝香半錢，爲末。以綿杖繳盡，送藥入耳，以綿塞定。有惡物，放令流出。甚者，三度必愈。《普濟》⑦。湯火傷瘡。竹蠹蛀末傅之。《外臺秘要》⑧。濕毒臁瘡。枯竹蛀屑、黄蘗末等分。先以葱椒茶湯洗净，搽之，日一上。牙齒疼痛。

① 藏器：見 2750 頁注⑬。
② 普濟：《普濟方》卷 55 "耳聾有膿"　治膿耳：右用棗木内蛀蟲屎，研入麝香少許，先以綿杖子撚乾，吹藥入耳。
③ 袖珍方：《袖珍方》卷 3 "癩疽瘡瘤"　臘梨瘡秘方：右用慈竹上蟲兒，不以多少，用牛尿調搽。先洗，剃去瘡後用之。
④ 淮南萬畢術：《淮南萬畢術》　竹蠹飲人，自言其誠。注曰：竹蠹三枚，竹黄十枚，治之。欲得人情，取藥如大豆，撓酒中飲之，不令醉，以問其事，必得其實也。
⑤ 聖惠：《聖惠方》卷 36 "治聤耳諸方"　治聤耳有膿水塞耳……又方：狼牙（一分）、白斂（一分）、竹蛀屑（一分），右件藥同研令細，每用少許内於耳中。
⑥ 朱氏集驗：《朱氏集驗方》卷 11 "雜病"　竹屑散：治聤耳出膿汁（新增）：蛀竹屑、坯子、麝香、白礬（煅，一錢），右爲末，吹入耳内，未用藥時，先將綿子繳了膿汁方用。
⑦ 普濟：《博濟方》卷 3 "耳病"　如聖散：治水入耳内，膿出疼痛，日夜不止。箭竿内蛀末（如有蟲子，一處同研令細，用三錢）、麝香（一錢）、膩粉（一錢）。右三味，一處同研細，每用先以綿杖子攪净，然後可三剜耳子深送，以綿塞定。如覺放剜，即是惡物也。要出去棉，側耳令汁流出，依前。腫痛甚者，三服差。（按：《普濟方》卷 35 "聤耳"引此方，云出《博濟方》。今直溯其源。）
⑧ 外臺秘要：《外臺》卷 29 "湯火爛瘡方"　《備急》湯火灼爛方……又方：以竹中蠹蟲，末，塗之，良。

蛀竹屑、陳皮各一兩,爲末,烏梅肉同研如泥,傅之。《救急方》①。

蘆蠹蟲《拾遺》②

【集解】【藏器③曰】出蘆節中,狀如小蠶。

【氣味】甘,寒,無毒。【主治】小兒飲乳後,吐逆不入腹,取蟲二枚,煮汁飲之。嘔逆與呢乳不同,乳飽後呢出者,爲呢乳也。藏器④。

蒼耳蠹蟲《綱目》

【釋名】麻蟲。

【集解】【時珍曰】蒼耳蠹蟲生蒼耳梗中,狀如小蠶。取之但看梗有大蛀眼者,以刀截去兩頭不蛀梗,多收。線縛掛簷下,其蟲在內,經年不死。用時取出,細者以三條當一用之。

【氣味】缺。【主治】疔腫惡毒,燒存性研末,油調塗之,即效。或以麻油浸死收貯,每用一二枚擣傅,即時毒散,大有神效。時珍。

【發明】【時珍曰】蒼耳治疔腫腫毒,故蟲亦與之同功。古方不見用,近時方法每用之。

【附方】新三。一切疔腫,及無名腫毒惡瘡。劉松石《經驗方》⑤用蒼耳草梗中蟲一條,白梅肉三四分,同擣如泥,貼之立愈。○《聖濟總錄》⑥用麻蟲即蒼耳草內蟲炒黃色、白(彊)〔殭〕蠶、江茶,各等分,爲末,蜜調塗之。○又用蒼耳節內蟲四十九條擣碎,入人言少許,槌成塊。刺瘡令破,傅之。少頃以手撮出根,即愈。

青蒿蠹蟲《〔綱目〕》

【集解】【時珍曰】此青蒿節間蟲也。狀如小蠶,久亦成蛾。

---

① 救急方:《急救良方》卷2"牙第三十三" 治牙疼……又方:用蛀竹屑、陳皮(各一兩),烏梅肉研如泥,敷疼處。

② 拾遺:《證類》卷22"三十六種陳藏器餘·蘆中蟲" 無毒。主小兒飲乳後吐逆,不入腹亦出。破蘆節中,取蟲二枚,煮汁飲之。蟲如小蠶。小兒嘔逆與呢乳不同,宜細詳之。呢乳,乳飽後呢出者是。

③ 藏器:見上注。

④ 藏器:見上注。

⑤ 經驗方:《保壽堂方》卷2"諸瘡門" 治一切疔瘡及無名腫毒惡瘡。用蒼耳草梗中蟲一條,入白梅肉三四分,同擣如泥,貼瘡上立愈。

⑥ 聖濟總錄:《普濟方》卷274"諸疔瘡" 治一切疔腫:麻蟲、江茶、僵蠶。右爲末,用蜜水調,敷上。/卷273"諸疔瘡" 治疔瘡方,又方:取蒼耳草節內蟲七七四十九條,捶破,入人言些小,再捶成塊,用針將患處刺破見血,乃用此藥封在瘡上,其疔用手撮出,愈。(按:《聖濟總錄》無此二方,今另溯其源。)

【氣味】缺。【主治】急慢驚風。用蟲搗，和朱砂、汞粉各五分，丸粟粒大。一歲一丸，乳汁服。時珍。

【發明】【時珍曰】古方不見用者。《保嬰集》①用治驚風，云"十不失一"。其詩云："一半朱砂一半雪，其功只在青蒿節。任教死去也還魂，服時須用生人血。"

皂莢蠹蟲《綱目》

【集解】【時珍曰】

【氣味】辛。【主治】蠅入人耳害人。研爛，同鱔魚血點之。危氏②。

茶蛀蟲《綱目》

【集解】【時珍曰】此裝茶籠內蛀蟲也，取其屎用。

蛀屑。【主治】聤耳出汁，研末，日日繳净摻之。時珍。〇出《聖惠》③。

蚱蟬《本經》④中品

【釋名】蜩音調、齊女。【時珍曰】按王充《論衡》⑤云：蠐螬化腹蜟，腹蜟拆背出而爲蟬。則是腹蜟者，育于腹也。蟬者，變化相禪也。蚱，音窄，蟬聲也。蜩，其音調也。崔豹《古今注》⑥言：齊王后怨王而死，化爲蟬，故蟬名齊女。此謬說也。按詩人美莊姜爲齊侯之子，螓首蛾眉。螓亦蟬名，人隱其名，呼爲齊女，義蓋取此。其品甚多，詳辨見下。

【集解】《別錄》⑦曰】蚱蟬生楊柳上。五月采，蒸，乾之，勿令蠹。【弘景⑧曰】蚱蟬，啞蟬，

---

① 保嬰集：《保嬰全書》卷3"驚風·治驗" 神妙奪命丹：七日內取青蒿節內蟲，入朱砂、麝，爲丸麻子大，每服三五丸，薑湯下。(按：明·葛哲《保嬰集》佚。明·薛鎧《保嬰全書》有近似方，錄之備參。)

② 危氏：《得效方》卷10"耳病" 蒼蠅入耳，最害人速：皂角子蟲研爛，用生鱔血調，灌入耳中。

③ 聖惠：《聖惠方》卷36"治聤耳諸方" 治聤耳膿血出不止……又方：右用茶籠子上蛀蛀屑，細研，内少許入耳中。

④ 本經：《本經》《別錄》見《證類》卷21"蚱蟬" 味鹹、甘、寒，無毒。主小兒驚癇，夜啼，癲病，寒熱，驚悸，婦人乳難，胞衣不出，又墮胎。生楊柳上。五月採，蒸乾之，勿令蠹。

⑤ 論衡：《論衡》卷2"無形篇" ……蠐螬化爲復育，復育轉而爲蟬，蟬生兩翼，不類蠐螬……

⑥ 古今注：《古今注》卷下"問答釋義第八" 牛亨問曰：蟬名齊女者何？答曰：齊王后忿而死，尸變爲蟬，登庭樹，嘒唳而鳴，王悔恨，故世名蟬曰齊女也。

⑦ 別錄：見本頁注④。

⑧ 弘景：《集注》見《證類》卷21"蚱蟬" 陶隱居云：蚱字音作笮，即是啞蟬。啞蟬，雌蟬也，不能鳴者。蟬類甚多。《莊子》云：蟪蛄不知春秋，則是今四月、五月小紫青色者。而《離騷》云：蟪蛄鳴兮啾啾，歲暮兮不自聊，此乃寒螿爾，九月、十月中，鳴甚淒急。又二月中便鳴者名蟬母，似寒螿而小。七月、八月鳴者名蛁蟟，色青。今此云生楊柳樹上是。《詩》云"鳴蜩嘒嘒"者，形大而黑，偏傴丈夫，止是掇此，昔人噉之。故《禮》有雀、鷃、蜩、范，范有冠，蟬有緌，亦謂此蜩。此蜩復五月便鳴。俗云五月不鳴，嬰兒多災，今其療專主小兒也。

雌蟬也，不能鳴。蟬類甚多，此云柳上，乃《詩》云"鳴蜩嘒嘒"者，形大而黑，五月便鳴。俗云：五月不鳴，嬰兒多災。故其治療亦專主小兒。昔人噉之，故《禮》有雀、鷃、蜩、蒫，而偏僂丈人掇之也。其四五月鳴而小紫青色者，蟪蛄也，《莊子》云"蟪蛄不知春秋"是矣。《離騷》誤以蟪蛄爲寒螿爾。寒螿，九月、十月中鳴，聲甚凄急。七八月鳴而色青者，名蛁蟟。二月中便鳴者，名蟬母，似寒螿而小。【恭①曰】蚱蟬，鳴蟬也。諸蟲皆以雄爲良，陶云雌蟬，非矣。【頌②曰】按《玉篇》云：蚱，蟬聲也。正與《月令》仲夏蟬始鳴相合，恭説得之。《爾雅》云：蝒，馬蜩，乃蟬之最大者，即此也。蟬類雖衆，獨此一種入藥。醫方多用蟬殼，亦此殼也。本生土中，云是蜣蜋所轉丸，久而化成此蟲，至夏登木而蜕。【宗奭③曰】蚱蟬，夏月身與聲俱大，始終一般聲。乘昏夜，出土中，升高處，折背殼而出。日出則畏人，且畏日炙乾其殼，不能蜕也。至時寒則墜地，小兒畜之，雖數日亦不飲食。古人言其飲風露，觀其不糞而溺，亦可見矣。【時珍曰】蟬，諸蜩總名也。皆自蠐螬、腹蜟變而爲蟬，亦有轉丸化成者，皆三十日而死。俱方首廣額，兩翼六足，以脇而鳴，吸風飲露，溺而不糞。古人食之，夜以火取，謂之耀蟬。《爾雅》《淮南子》、揚雄《方言》、陸機《草木疏》《陳藏器本草》諸書所載，往往混亂不一。今考定于左，庶不誤用也。夏月始鳴，大而色黑者，蚱蟬也，又曰蝒，音綿，曰馬蜩，《豳詩》"五月鳴蜩"者是也。頭上有花冠，曰螗蜩，曰𧒓，曰胡蟬，《蕩詩》"如蜩如螗"者是也。具五色者，曰蜋蜩，見《夏小正》。並可入藥用。小而有文者，曰螓，曰麥蚻。小而色青緑者，曰茅蜩，曰茅蜩。秋月鳴而色青紫者，曰蟪蛄，曰蛁蟟，曰蜓蚞，曰螇螰，曰蛥蚗，音舌决。小而色青赤者，曰寒蟬，曰寒蜩，曰寒螿，曰蜺。未得秋風，則瘖不能鳴，謂之瘂蟬，亦曰瘖蟬。二三月鳴，而小於寒螿者，曰蟬母。並不入藥。

　　蚱蟬。【氣味】鹹、甘，寒，無毒。【甄權④曰】酸。【主治】小兒驚癇夜啼，癲病寒熱。《本經》⑤。驚悸，婦人乳難，胞衣不出，能墮胎。《別錄》⑥。小兒癇

---

① 恭：《唐本草》見《證類》卷 21"蚱蟬"　……又云蚱者，鳴蟬也……今云瘂蟬，瘂蟬則雌蟬也，極乖體用。按諸蟲獸，以雄者爲良也。

② 頌：《圖經》見《證類》卷 21"蚱蟬"　蚱蟬……按字書解蚱字云：蟬聲也。《月令》：仲夏之月，蟬始鳴，言五月始有此蟬鳴也。而《本經》亦言五月採，正與《月令》所記始鳴者同時。如此蘇説得之矣。蟬類甚多，《爾雅》云：蝒，馬蜩。郭璞注：蜩中最大者爲馬蟬。今夏中所鳴者，比衆蟬最大。陶又引《詩》：鳴蜩嘒嘒。云是形大而黑，昔人所噉者。又禮冠之飾附蟬者，亦黑而大，皆此類也……蟬類雖衆，而爲時用者，獨此一種耳。又醫方多用蟬殼，亦此蟬所蜕殼也，又名枯蟬。本生於土中，云是蜣蜋所轉丸，久而化成此蟲，至夏便登木而蜕。

③ 宗奭：《衍義》卷 17"蚱蟬"　夏月身與聲皆大者是。始終一般聲，仍皆乘昏夜出土中，升高處，背殼坼蟬出。所以皆夜出者，一以畏人，二畏日炙，乾其殼而不能蜕也。至時寒則墜地，小兒蓄之，雖數日亦不須食。古人以謂飲風露，信有之，蓋不糞而溺，亦可見矣。

④ 甄權：《藥性論》見《證類》卷 21"蚱蟬"　蚱蟬，使，味酸……

⑤ 本經：見 2753 頁注④白字。

⑥ 別錄：見 2753 頁注④。

絶不能言。蘇恭①。小兒驚哭不止，殺疳蟲，去壯熱，治腸中幽幽作聲。《藥性》②。

【發明】【藏器③曰】本功外其腦煮汁服之，主産後胞衣不下，自有正傳。【時珍曰】蟬主産難、下胞衣，亦取其能退蛻之義也。《聖惠》治小兒發癎，有蚱蟬湯、蚱蟬散、蚱蟬丸等方。今人只知用蛻，而不知用蟬也。

【附方】新三。百日發驚。蚱蟬去翅足炙三分，赤芍藥三分，黄芩二分，水二盞，煎一盞，溫服。《聖惠方》④。破傷風病。無問表裏，角弓反張。秋蟬一箇，地膚子炒八分，麝香少許，爲末。酒服二錢。同上⑤。頭風疼痛。蚱蟬二枚生研，入乳香、朱砂各半分，丸小豆大。每用一丸，隨左右納鼻中，出黄水爲效。《聖濟總録》⑥。

蟬蛻。【釋名】蟬殼、枯蟬、腹蜟並《別録》⑦、金牛兒。

【修治】【時珍曰】凡用蛻殻，沸湯洗，去泥土、翅、足，漿水煮過，晒乾用。

【氣味】鹹、甘，寒，無毒。【主治】小兒驚癎，婦人生子不下。燒灰水服，治久痢。《別録》⑧。小兒壯熱驚癎，止渴。《藥性》⑨。研末一錢，井華水服，治啞病。藏器⑩。除目昏障翳。以水煎汁服，治小兒瘡疹出不快，甚良。宗奭⑪。治頭風眩運，皮膚風熱，痘疹作癢，破傷風及丁腫毒瘡，大人失瘖，小兒噤風天弔，驚哭夜啼，陰腫。時珍。

① 蘇恭：《唐本草》見《證類》卷21"蚱蟬"　……主小兒癎，絶不能言……
② 藥性：《藥性論》見《證類》卷21"蚱蟬"　……主治小兒驚哭不止，殺疳蟲，去壯熱，治腸中幽幽作聲……
③ 藏器：《拾遺》見《證類》卷21"蚱蟬"　……本功外，其腦煮汁服，主産後胞不出，自有正傳……
④ 聖惠方：《普濟方》卷176"一切癎"　蚱蟬散，治小兒初生百日内發癎：蚱蟬（煅）、赤芍藥（各三分）、黄芩（二分），右爲末，水一小盞，煎至五分，去滓服。（按：《聖惠方》無此方，今另溯其源。）
⑤ 同上：《普濟方》卷113"破傷風"　治破傷風，無問表裏，角弓反張：地膚子（炒，八錢）、秋蟬（二個）、麝香（少許），右爲末，酒調服，每服二錢。（按：《聖惠方》無此方，今另溯其源。）
⑥ 聖濟總録：《聖惠方》卷40"治頭偏痛諸方"　治頭偏痛，方：蚱蟬（二枚，生用）、乳香（半兩，細研）、朱砂（半分，細研），右件藥以蟬研取汁，都和圓如小豆大，頭痛發時，左邊痛内在左鼻中，右邊痛内在右鼻中，出黄青水爲效。（按：《聖濟總録》無此方，今另溯其源。）
⑦ 別録：《唐本草》見《證類》卷21"蚱蟬"　《唐本》注云：《別録》云：殼名枯蟬，一名伏蜟……主小兒癎，女人生子不出。灰服之，主久痢……
⑧ 別録：見上注。
⑨ 藥性：《藥性論》見《證類》卷21"蚱蟬"　……又云：蟬蛻，使，主治小兒渾身壯熱，驚癎，兼能止渴。
⑩ 藏器：《拾遺》見《證類》卷21"蚱蟬"　……蜩蟟退皮研，一錢匕，井花水服，主呀病……
⑪ 宗奭：《衍義》卷17"蚱蟬"　……又殼治目昏翳。又水煎殼汁，治小兒出瘡疹不快，甚良。

【發明】【好古①曰】蟬蛻去翳膜,取其蛻義也。蟬性蛻而退翳,蛇性竄而祛風,因其性而爲用也。【時珍曰】蟬乃土木餘氣所化,飲風吸露,其氣清虛。故其主療皆一切風熱之證。古人用身,後人用蛻,大抵治藏府經絡,當用蟬身;治皮膚瘡瘍風熱,當用蟬蛻,各從其類也。又主瘂病、夜啼者,取其晝鳴而夜息也。

【附方】舊二,新十四。小兒夜啼。《心鑑》②治小兒一百二十日内夜啼。用蟬蛻四十九箇,去前截,用後截,爲末,分四服。釣藤湯調灌之。○《普濟》③蟬花散:治小兒夜啼不止,狀若鬼(崇)〔祟〕。用蟬蛻下半截,爲末,一字,薄荷湯入酒少許調下。或者不信,將上半截爲末,(前)〔煎〕湯調下,即復啼也。古人立方,莫知其妙。小兒驚啼。啼而不哭,煩也;哭而不啼,躁也。用蟬蛻二七枚,去翅足爲末,入朱砂末一字,蜜調與吮之。《活幼口議》④。小兒天弔。頭目仰視,痰塞内熱。用金牛兒即蟬蛻,以漿水煮一日,晒乾爲末。每用一字,冷水調下。《衛生易簡方》⑤。小兒噤風。初生口噤不乳,用蟬蛻二七枚,全蠍去毒二七枚,爲末,入輕粉末少許,乳汁調灌。《全幼心鑑》⑥。破傷風病發熱。《醫學正傳》⑦用蟬蛻炒研,酒服一錢,神效。《普濟方》⑧用蟬蛻爲末,葱涎調,塗破處。即時取去惡水,立效。名追風散。頭風旋運。蟬殼一兩,微炒爲末。非時酒下一錢,白湯亦可。《聖惠》⑨。皮膚風癢。蟬蛻、薄荷葉等分,爲末。酒服一

① 好古:《湯液本草》卷6"蛇蛻" 《心》云:去翳膜用之,取其意也。/《保命集》卷上"本草論第九"故蛇之性上竄而引藥,蟬之性外脱而退翳……所謂因其性而爲用者如此。(按:時珍糅入《保命集》之論。)
② 心鑑:《全幼心鑑》卷2"夜啼" 安神散:治嬰孩小兒一百二十日内夜啼。蟬蛻(四十九箇,只用後一截,除去前一截嘴脚),右爲極細末,作四服,用鉤藤煎湯調化,不拘時候服。
③ 普濟:《普濟方》卷361"夜啼" 蟬花散:治兒夜啼不止,狀若鬼祟。右以蟬殼下半截爲末,初生抄一字,薄荷入酒少許調下。或者不信,將上半截爲末,依前湯調下,復啼如初。古人立法,莫知其妙。
④ 活幼口議:《活幼口議》卷4"議夜啼" ……又云:啼而不哭是煩,哭而不啼是躁……若兒啼哭,頭低身曲,眼閉肚緊者,臟腑留寒,宜與温之胃風湯,加黄耆煎,效。若不識燈候,但以蟬蛻二七枚,全者,去大脚,爲末,加朱砂一字,蜜調,吻立效。
⑤ 衛生易簡:《衛生易簡方》卷12"中惡天弔" 治小兒蘊熱,痰塞經絡,頭目仰視,名爲天弔:用金牛(即蟬殼),以漿水同煮一日,曝乾爲末,每用一字,冷水調下。
⑥ 全幼心鑑:《全幼心鑑》卷2"將護法" 定命散:治初生兒口噤不乳。蟬蛻(二七枚,去嘴頭)、全蝎(二七箇,去毒),右爲極細末,入輕粉少許,和研,用乳汁乳遠調化服。
⑦ 醫學正傳:《醫學正傳》卷6"破傷風" 一方:治破傷風發熱。用蟬蛻略炒,研細,酒調一錢匕服,效。
⑧ 普濟方:《普濟方》卷113"破傷風" 追風散:治破傷風。蟬蛻(去土,不以多少),右件爲細末,摻在瘡口上,毒氣自散。
⑨ 聖惠:《聖惠方》卷22"治風頭旋諸方" 治風頭旋腦轉,宜服蟬殼散方:蟬殼(二兩,微炒),右搗細羅爲散,每服不計時候,以温酒調下一錢。

錢,日三。《集驗》①。 **痘瘡作癢**。蟬蛻三七枚,甘草炙(各)一錢,水煎服之。《心鑑》②。 **痘後目翳**。蟬蛻爲末。每服一錢,羊肝煎湯下,日二。錢氏③。 **聤耳出膿**。蟬蛻半兩燒存性,麝香半錢炒,右爲末,綿裹塞之。追出惡物,效。《海上》④。 **小兒陰腫**。多因坐地風襲,及蟲蟻所吹。用蟬蛻半兩,煎水洗。仍服五苓散,即腫消痛止。危氏⑤。 **胃熱吐食**。清膈散:用蟬蛻五十箇去泥,滑石一兩,爲末。每服二錢,水一盞,入蜜調服。《衛生家寶方》⑥。 **丁瘡毒腫**。不破則毒入腹。《青囊雜纂》⑦用蟬蛻炒爲末,蜜水調服一錢。外以津和,塗之。《醫方大成》⑧用蟬蛻、僵蠶等分,爲末。醋調,塗瘡四圍。候根出,拔去再塗。

蟬花 《(類證)〔證類〕》⑨

【釋名】冠蟬《禮註》⑩、胡蟬《毛詩》⑪、蟪蛄同上、蟟。【時珍曰】花、冠,以象名也。胡,其狀如胡也。唐,黑色也。古俗謂之胡蟬,江南謂之蟪,蜀人謂之蟬花。

【集解】【慎微⑫曰】蟬花所在有之,生苦竹林者良。花出頭上,七月采。【頌⑬曰】出蜀中。

---

① 集驗:《證類》卷21"蚱蟬" 《集驗方》:治風氣客皮膚,瘙癢不已:蟬蛻、薄荷葉等分,爲末,酒調一錢匕,日三服。

② 心鑑:《全幼心鑑》卷4"癍痘證" 氣血不足,其癢爲虛。不進乳食,胃主肌肉,調脾進食,活血勻氣,其瘡不致癢塌。一物湯:蟬蛻(去足洗淨,二十一枚)、甘草(炙,一錢),右㕮咀,用水煎,去滓,食遠服。

③ 錢氏:《小兒藥證直訣》卷下"羊肝散" 治瘡疹入眼成翳。右用蟬蛻末,水煎,羊子肝湯調服貳叁錢。

④ 海上:《普濟方》卷55"聤耳" 治聤耳(出《海上方》):麝香(炒,半錢)、蟬殼(半兩),右同研如塵,用綿先捲耳內膿令淨,次入藥塞耳門,不得動,追出惡物即愈。

⑤ 危氏:《得效方》卷12"陰腫" 蟬蛻散:治陰囊忽腫,多坐地,爲風或蟲蟻吹著。右用蟬蛻半兩,水一椀,煎湯洗腫處,其痛立止,腫亦消,溫再洗。洗後仍與五苓散,加燈心煎服。

⑥ 衛生家寶方:《衛生家寶方》卷2"治翻胃" 治熱翻胃吐食,清膈散:蟬蛻(五十個,去盡土用)、滑石(一兩),右爲末,水半盞調藥一錢,煎,去水,用蜜一匙調下,不拘時候。

⑦ 青囊雜纂:《仙傳外科》卷10"救解諸毒傷寒雜病一切等證" 治疗瘡,凡疗瘡不破,則毒入腸胃不治。右用蟬退一味,爲末,蜜水調半碗飲之。及用其末,津唾調塗瘡上,瘡口自潰。(**按**:《青囊雜纂》是叢書名。《仙傳外科》爲其中子書之一。)

⑧ 醫方大成:《醫方大成》卷8"癰疽瘡癤" 秘方:治丁瘡最有功效。用蟬蛻 僵蠶爲末,酸醋調涂四圍,留瘡口,俟根出稍長,然後拔去,再用藥涂瘡。

⑨ 證類:《證類》卷21"蟬花" 味甘,寒,無毒。主小兒天吊,驚癇瘛瘲,夜啼心悸。所在皆有,七月採。生苦竹林者良,花出土上。

⑩ 禮注:《禮記·檀弓》 ……蠶則績而蟹有匡,范則冠而蟬有緌……

⑪ 毛詩:《爾雅·釋蟲》(郭注) 蟪蛄。(夏小正傳曰:蟪蛄者,蟟,俗呼爲胡蟬,江南謂之蟪蛄……)(**按**:《詩》無"蟬",有"蜩""蝘"。《詩·大雅·蕩》:"如蜩如螗"。然"胡蟬""蟪蛄"之名非出《毛詩》,可見于《爾雅》郭注。)

⑫ 慎微:見本頁注⑨。

⑬ 頌:《圖經》見《證類》卷21"蚱蟬" ……今蜀中有一種蟬,其蛻殼頭上有一角如花冠狀,謂之蟬花,西人有齎至都下者,醫工云入藥最奇。

其蟬頭上有一角，如花冠狀，謂之蟬花。彼人賫蛻至都下。醫工云入藥最奇。【宗奭①曰】乃是蟬在殼中（又）〔不〕出而化爲花，自頂中出也。【時珍曰】蟬花，即冠蟬也。《禮記》②所謂"蜼則冠而蟬有緌"者是矣。緌音蕤，冠纓也。陸雲《寒蟬賦》③云：蟬有五德。頭上有幘，文也；含氣吸露，清也；黍稷不享，廉也；處不巢居，儉也；應候有常，信也。陸佃《埤雅》④云：蜩首方廣有冠，似蟬而小，鳴聲清亮。宋祁《方物贊》⑤云：蟬之不蛻者，至秋則花。其頭長一二寸，黃碧色。並指此也。

【氣味】甘，寒，無毒。【主治】小兒天弔，驚癇瘛瘲，夜啼心悸。慎微⑥。功同蟬蛻，又止瘧。時珍。

蜣蜋《本經》⑦下品

【釋名】蛣蜣音詰羌、推丸弘景⑧、推車客《綱目》、黑牛兒同上、鐵甲將軍同上、夜遊將軍。【弘景⑨曰】《莊子》云：蛣蜣之智，在於轉丸。喜入糞土中取屎丸而推却之，故俗名推丸。【時珍曰】崔豹《古今注》⑩謂之轉丸、弄丸，俗呼推車客，皆取此義也。其蟲深目高鼻，狀如羌胡，背負黑甲，狀如武士，故有蜣蜋、將軍之稱。

【集解】【《別錄》⑪曰】蜣蜋生長沙池澤。【弘景⑫曰】其類有三四種，以大而鼻頭扁者爲真。

---

① 宗奭：《衍義》卷 17"蚱蟬" ……西川有蟬花，乃是蟬在殼中不出，而化爲花，自頂中出……

② 禮記：見 2757 頁注⑩。

③ 寒蟬賦：《陸士龍集》卷 1"寒蟬賦（并序）" 昔人稱雞有五德，而作者賦焉。至於寒蟬，才齊其美，獨未之思，而莫斯述。夫頭上有緌，則其文也。含氣飲露，則其清也。黍稷不食，則其廉也。處不巢居，則其儉也。應候守節，則其信也。加以冠冕，則其容也……

④ 埤雅：《埤雅》卷 11"釋蟲·蜩" 蜩，一名蜋，其首方廣，有冠。夏小正曰：蜋蜩者，五采具。蜩蜋者，蜋是也，俗呼胡蟬，似蟬而小，鳴聲清亮者，江南謂之蟪蛄……

⑤ 方物贊：《益部方物略記》 蟬不能蛻委於林下，花生厥首，茲謂物化。右蟬花二川山林中皆有之。蟬之不蛻者，至秋則花，其頭長一二寸，黃碧色。治小兒瘛瘲，又能已瘧。

⑥ 慎微：見 2757 頁注⑨。

⑦ 本經：《本經》《別錄》（《藥對》）見《證類》卷 22"蜣蜋" 味醎，寒，有毒。**主小兒驚癇瘛瘲，腹脹寒熱，大人癲疾狂易。**手足端寒，肢滿賁豚。**一名蛣蜣。火熬之良。**生長沙池澤。五月五日取，蒸藏之，臨用當炙，勿置水中，令人吐。（畏羊角、石膏。）

⑧ 弘景：《拾遺》見《證類》卷 22"蜣蜋" 陶隱居云：《莊子》云：蛣蜣之智，在於轉丸。其喜入人糞中，取屎丸而却推之，俗名爲推丸……

⑨ 弘景：見上注。

⑩ 古今注：《古今注》卷中"魚蟲第五" 蜣蜋能以土苞糞推轉成丸，圓正無斜角。莊周曰：蛣蜣之智，在於轉丸。一曰蛣蜣，一曰轉丸，一曰弄丸。

⑪ 別錄：見本頁注⑦。

⑫ 弘景：《拾遺》見《證類》卷 22"蜣蜋" ……當取大者，其類有三四種，以鼻頭扁者爲真。

【韓保昇①曰】此類多種，所在有之。以鼻高目深者入藥，名胡蜣螂。【宗奭②曰】蜣螂有大、小二種。大者名胡蜣螂，身黑而光，腹翼下有小黃，子附母而飛，晝伏夜出，見燈光則來，宜入藥用。小者身黑而暗，晝飛夜伏。狐並喜食之。小者不堪用，惟牛馬脹結，以三十枚研水灌之，絕佳。【時珍曰】蜣螂以土包糞，轉而成丸，雄曳雌推，置于坎中，覆之而去。數日有小蜣螂出，蓋孚乳于中也。

　　【附録】蜉蝣。【時珍曰】蜉蝣，一名渠略，似蛣蜣而小，大如指頭，身狹而長，有角，黃黑色，甲下有翅能飛。夏月雨後叢生糞土中，朝生暮死。豬好啗之。人取炙食，云美於蟬也。蓋蜣螂、蜉蝣、腹蜻、天牛，皆蠐螬、蠹、蝎所化。此亦蜣螂之一種，不可不知也。或曰：蜉蝣，水蟲也。狀似蠶蛾，朝生暮死。

　　蜣螂。【修治】【《別録》③曰】五月五日采取，蒸，藏之，臨用去足火炙。勿置水中，令人吐。

　　【氣味】鹹，寒，有毒。【好古④曰】酸。○【之才⑤曰】畏羊角、羊肉、石膏。【主治】小兒驚癎瘈瘲，腹脹寒熱，大人癲疾狂（陽）〔昜〕。《本經》⑥。手足端寒，肢滿，賁豚。搗丸塞下部，引痔蟲出盡，永瘥。《別録》⑦。治小兒疳蝕。《藥性》⑧。能墮胎，治疰忤。和乾薑傅惡瘡，出箭頭。《日華》⑨。燒末，和醋傅蜂漏。藏器⑩。去大腸風熱。《權度》⑪。治大小便不通，下痢赤白，脫肛，一切痔瘻、丁腫、附骨疽瘡、癧瘍風，灸瘡出血不止，鼻中息肉，小兒重舌。時珍。

　　【發明】【時珍曰】蜣螂乃手足陽明、足厥陰之藥，故所主皆三經之病。《總微論》⑫言：古方

———————————————

① 韓保昇：《蜀本草》見《證類》卷22"蜣螂"　　《蜀本》：《圖經》云：此類多種，取鼻高目深者，名胡蜣螂，今所在皆有之。
② 宗奭：《衍義》卷17"蜣螂"　　大小二種：一種大者爲胡蜣螂，身黑光，腹翼下有小黃，子附母而飛行，晝不出，夜方飛出，至人家庭戶中，見燈光則來。一種小者，身黑暗，晝方飛出，夜不飛。今當用胡蜣螂，其小者研三十枚，以水灌牛馬，治脹結，絕佳。狐遇而必盡食之。
③ 別録：見2758頁注⑦。
④ 好古：《湯液本草》卷6"蟲部·蜣螂"　　氣寒，味酸。有毒。
⑤ 之才：古本《藥對》見2758頁注⑦括號中七情文。
⑥ 本經：見2758頁注⑦白字。
⑦ 別録：見2758頁注⑦。
⑧ 藥性：《藥性論》見《證類》卷22"蜣螂"　　蜣螂，使，主治小兒疳蟲蝕。
⑨ 日華：《日華子》見《證類》卷22"蜣螂"　　能墮胎，治疰忤，和乾薑傅惡瘡，出箭頭，其糞窒痔瘻出蟲。入藥去足炒用。
⑩ 藏器：《拾遺》見《證類》卷22"蜣螂"　　陳藏器治蜂瘻。燒死蜣螂末，和醋傅之。
⑪ 權度：《本草權度》卷下"臟腑應候屬用藥味"　　大腸：熱則糞結，皮膚癢……蜣螂（臣，去大腸風熱。）
⑫ 總微論：《小兒衛生總微論》卷4"驚癎論上"　　凡小兒驚，蜣蜋爲治第一。世醫多不學，未見有用者……

治小兒驚癇,蜣螂爲第一。而後醫未見用之,蓋不知此義耳。【頌①曰】箭鏃入骨不可移者,(楊氏家藏方)用巴豆微炒,同蜣螂搗塗。斯須痛定,必微癢,忍之。待極癢不可忍,乃撼動拔之立出。此方傳於夏侯鄆。鄆初爲閬州〔録事參軍〕,有人額有箭痕,問之。云:從馬侍中征田悦中箭,侍中與此藥立出,後以生肌膏傅之乃愈。因以方付鄆,云:凡諸瘡皆可療也。鄆至洪州逆旅,主人妻患瘡呻吟,用此立愈。○《翰(院)〔苑〕叢記》②云:李定言,石藏用,近世良醫也。有人承簷溜浣手,覺物入爪甲内,初若絲髮,數日如線,伸縮不能,始悟其爲龍伏藏也。乃叩藏用求治。藏用曰:方書無此,以意治之耳。末蜣螂塗指,庶免震厄。其人如其言,後因雷火遶身,急針挑之。果見一物躍出,亦不爲災。《醫説》亦載此事。

【附方】舊七,新十六。**小兒驚風**。不拘急慢,用蜣螂一枚杵爛,以水一小盞,於百沸湯中盪熱,去滓飲之。**小兒疳疾**。土裏蜣螂煨熟,與食之。《韓氏醫通》③。**小兒重舌**。蜣螂燒末,唾和,傅舌上。《子母秘録》④。**膈氣吐食**。用地牛兒二箇,推屎蟲一公一母,同入罐中,待蟲食盡牛兒,以泥裏煨存性。用去白陳皮二錢,以巴豆同炒過,去豆。將陳皮及蟲爲末,每用一二分,吹入咽中。吐痰三四次,即愈。孫氏《集效方》⑤。**赤白下痢**。黑牛散:治赤白痢、禁口痢及泄瀉。用黑牛兒即蜣螂,一名鐵甲將軍,燒研。每服半錢或一錢,燒酒調服,小兒以黄酒服,立效。李延壽方⑥。**大腸脱肛**。蜣螂燒存性,爲末,入冰片研匀。摻肛上,托之即入。《醫學集成》⑦。

---

① 頌:《圖經》見《證類》卷22"蜣螂" ……又主箭鏃入骨不可拔者,微熬巴豆與蜣螂並研匀,塗所傷處,斯須痛定必微癢,且忍之,待極癢不可忍,便撼動箭鏃拔之立出。此方傳于夏侯鄆。鄆初爲閬州録事參軍,有人額上有箭痕,問之。云:隨馬侍中征田悦中射,馬侍中與此藥,立可拔鏃出,後以生肌膏藥傅之,遂無苦,因並方獲之。云:諸瘡亦可療。鄆得方後,至洪州逆旋,主人妻患瘡,呻吟方極,以此藥試之,立愈……

② 翰苑叢記:《醫説》卷7"奇疾·簷溜盥手龍伏藏指爪中" 石藏用,近世良醫也。一士人嘗因承簷溜盥手,覺爲物觸入指爪中,初若絲髮然,既數日稍長如線,伸縮不能如常,始悟其爲龍伏藏也。乃見石藏用,扣其治療之方。藏用曰:此方書所不載也,當以意去之。歸末蜣螂塗指,庶不深入胸膜,冀它日免震厄之。患士人如其言。後因逆雷,見火光遍身,士人懼急,以針穴指,果見一物自針穴所躍出,不能爲災……(《翰苑叢紀》。)

③ 韓氏醫通:《韓氏醫通》卷下"藥性裁成章第七" 蟲,則蜣螂,裹燒熟,與兒食……

④ 子母秘録:《證類》卷22"蜣螂" 《子母秘録》:治小兒重舌:燒蜣螂末,和唾傅舌上。

⑤ 集效方:《萬應方》卷3"内科·諸氣湯藥"……膈氣方:用陳皮二錢,去白净,巴豆二錢,同炒,碎,去豆,只用陳皮,又用地牛兒二個,推屎蟲一公一母,同入礶中數月,推屎蟲食盡地牛兒,將屎蟲泥固,火内煨過,取出同陳皮爲末,每用一二分吹入喉中,其痰吐盡,三四次即愈。

⑥ 李延壽方:《皆效方》 黑牛兒散:治赤白痢、禁口痢及泄瀉之疾。用黑牛兒(即鐵甲將軍),右燒灰,爲細末,每服一錢或半錢,燒酒調服。小兒用黄酒亦可。服之立效。(按:不明爲何注出"李延壽方"。今另溯其源。)

⑦ 醫學集成:《醫學集成》卷8"脱肛七十九" 又方:用蜣螂燒過,出火毒,研細,入冰片再研匀,摻肛上,托之即上。(其主在涼。)

大小便閉，經月欲死者。《本事》①推車散：用推車客七箇，男用頭，女用身，土狗七箇，男用身，女用頭，新瓦焙，研末。用虎目樹南向皮，煎汁調服。只一服即通。○《楊氏經驗方》②治大小便不通，六七月尋牛糞中大蜣蜋十餘枚，線穿陰乾收之。臨時取一箇全者，放净磚上，四面以灰火烘乾，當腰切斷。如大便不通，用上截；小便不通，用下截。各爲細末，取井華水服之。二便不通，全用，即解。大腸秘塞。蜣蜋炒，去翅、足，爲末，熱酒服一錢。《聖惠》③。小便轉胞不通。用死蜣蜋二枚燒末，井華水一盞調服。《千金》④。小便血淋。蜣蜋研水服。鮑氏⑤。痔漏出水。《唐氏方》⑥用蜣蜋一枚陰乾，入冰片少許，爲細末，紙撚蘸末入孔內。漸漸生肉，藥自退出，即愈。○《袖珍方》⑦用蜣蜋焙乾研末。先以礬湯洗過，貼之。一切漏瘡。不拘蜂瘻、鼠瘻，蜣蜋燒末，醋和傅。《千金》⑧。附骨疽漏。蜣蜋七枚，同大麥搗傅。《劉涓子方》⑨。一切惡瘡，及沙虱、水弩、惡疽。五月五日取蜣蜋蒸過，陰乾爲末，油和傅之。《聖惠》⑩。丁腫惡瘡。楊柳上大烏殼硬蟲，或地上新糞內及泥堆中者，生取，以蜜湯浸死，新瓦焙焦，爲末，先以燒過針撥開，好醋調，傅之。《普濟方》⑪。無名惡瘡，忽得不識者。用死蜣蜋杵汁塗之。《廣利》⑫。灸瘡血出不止。用死蜣蜋燒研，豬脂和塗。《千金方》⑬。大赫瘡疾。急防毒氣入心，先灸，後用乾蜣蜋爲末，和鹽

---

① 本事：《本事方後集》卷6"治諸瀉痢等患（大便秘附）"　治大小便秘，經月欲死者。推車客（七個）、土狗（七個，如男子病，推車客用頭，土狗用身。如女人病，土狗用頭，推車客用身），右用新瓦上焙乾，爲末，只一服，用虎目樹皮向南者濃煎汁調服，經驗如神。

② 楊氏經驗方：（按：書佚，無可溯源。）

③ 聖惠：《聖惠方》卷58"治大便不通諸方"　治大便秘澀不通……又方：蜣蜋（微炒，去翅足），右搗羅爲末，以熱酒調下一錢。

④ 千金：《千金方》卷20"胞囊論第三"　治胞轉，小便不得方……又方：燒死蜣蜋二枚，末，水服之。

⑤ 鮑氏：《普濟方》卷215"血淋"　治血淋，一方出鮑氏方：用推車客（即糞鳩，去足翅），研細，水下。

⑥ 唐氏方：（按：書佚，無可溯源。）

⑦ 袖珍方：《袖珍方》卷3"痔漏"　治痔漏方（秘方）：右用蜣蜋不以多少，焙乾，爲末，先用礬水洗净，貼之。

⑧ 千金：《拾遺》見《證類》卷22"蜣蜋"　陳藏器治蜂瘻，燒死蜣蜋末，和醋傅之。／劉涓子治鼠瘻，死蜣蜋燒作末，苦酒和傅之，數過即愈，先以鹽湯洗。（按：《千金方》無此方，另溯其近似之方。）

⑨ 劉涓子方：《證類》卷22"蜣蜋"　劉涓子……又方：治附骨癰。蜣蜋七枚，和大麥爛搗封之。

⑩ 聖惠：《聖惠方》卷65"治一切惡瘡諸方"　治一切惡瘡，及沙虱水弩甲疽，並皆治方：蜣蜋（十枚，端午日收者佳），右件藥搗羅爲末，以油調傅之。

⑪ 普濟方：《普濟方》卷274"諸疔瘡"　治一切疔腫：用楊樹上大烏殼硬蟲，或地上新糞內泥堆中者亦得，活者取來，用蜜浸，待死，將新瓦上煅灰，用好醋調，敷上。先用針將火上燒過，待冷，撥損瘡頭上。

⑫ 廣利：《證類》卷22"蜣蜋"　《子母秘錄》……又方：小兒、大人忽得惡瘡，未辨識者。取蜣蜋杵，絞取汁，傅其上。（按：誤注出處，其源乃《子母秘錄》。）

⑬ 千金方：《千金方》卷25"火瘡第四"　治針灸瘡血出不止方……又方：死蜣蜋末，豬脂塗之。

水傅四圍,如韭葉闊,日一上之。《肘後》①。**癧瘍風病**。取塗中死蜣蜋杵爛,揩瘡令熱,封之。一宿差。《外臺秘要》②。**鼻中息肉**。蜣蜋十枚,納青竹筒中,油紙密封,置厠坑內。四十九日取出,晒乾,入麝香少許,爲末塗之。當化爲水也。《聖惠》③。**沙塵入目**。取生蜣蜋一枚,以其背於眼上影之,自出。《肘後方》④。**下部䘌蟲**。痛痒膿血,旁生孔竅。蜣蜋七枚,五月五日收者,新牛糞半兩,肥羊肉一兩炒黃,同搗成膏,丸蓮子大,炙熱,綿裹納肛中,半日即大便中蟲出,三四度永瘥。董炳《集驗方》⑤。

心。【主治】丁瘡。【頌⑥曰】按劉禹錫纂《柳州救三死方》云:元和十一年得丁瘡,凡十四日益篤,善藥傅之莫效。長(慶)〔樂〕賈昌伯教用蜣蜋心,一夕百苦皆已。明年正月食羊肉,又大作,再用如神驗。其法:用蜣蜋心,在腹下度取之,其肉稍白是也。貼瘡半日許,再易,血盡根出即愈。蜣蜋畏羊肉,故食之即發。其法蓋出葛洪《肘後方》。

轉丸見土部。

【附録】**天社蟲**。【《別録⑦·有名未用》曰】味甘,無毒。主絶孕,益氣。蟲狀如(大)〔蜂〕,大腰,食草木葉,三月采。【時珍曰】按張揖《廣雅》⑧云:天社,蜣蜋也。與此不知是一類否?

天牛《綱目》

【釋名】天水牛《綱目》、八角兒同上。一角者名獨角仙。【時珍曰】此蟲有黑角如八字,似水牛角,故名。亦有一角者。

---

① 肘後:《證類》卷22"蜣蜋" 《肘後方》:若大赫瘡已灸之,以蜣蜋乾者末之,和鹽水傅瘡四畔周回,如韭葉闊狹。(**按**:今本《肘後方》無此方。)

② 外臺秘要:《外臺》卷15"癧瘍風方" 《千金》療癧瘍方⋯⋯又方:取塗中先死蜣蜋,搗爛之,當揩令熱,封之,一宿差止。

③ 聖惠:《聖惠方》卷37"治鼻中瘜肉諸方" 治鼻中瘜肉,不聞香臭⋯⋯又方:右以蜣蜋一十枚,內青竹筒中,以刀削去竹青,以油單裹筒口令密,內厠坑中四十九日,取出曝乾,入麝香少許同細研爲散,塗瘜肉上,當化爲水。

④ 肘後方:《圖經》見《證類》卷22"蜣蜋" ⋯⋯又主沙塵入眼不可出者,取生蜣蜋一枚,手持其背,遂於眼上影之,沙塵自出。(**按**:今本《肘後方》無此方。《圖經》在此方前曾提及用蜣蜋"禁食羊肉。其法蓋出葛洪《肘後方》"。疑時珍據此認定此方亦出《肘後方》。)

⑤ 董炳集驗方:(**按**:書佚,無可溯源。)

⑥ 頌:《圖經》見《證類》卷22"蜣蜋" 蜣蜋⋯⋯唐劉禹錫纂《柳州救三死方》云:元和十一年得丁瘡,凡十四日,日益篤,善藥傅之皆莫能知,長樂賈昌伯教用蜣蜋心,一夕而百苦皆已。明年正月食羊肉又大作,再用亦如神驗。其法:一味貼瘡,半日許可再易,血盡根出遂愈。蜣蜋心,腹下度取之,其肉稍白是也。所以云食羊肉又大作者,蓋蜣蜋畏羊肉故耳。用時須禁食羊肉。其法蓋出葛洪《肘後方》⋯⋯

⑦ 別録:《別録》見《證類》卷30"有名未用·天社蟲" 味甘,無毒。主絶孕,益氣。如蜂,大腰,食草木葉。三月採。

⑧ 廣雅:《廣雅》卷10"釋蟲" 天社,蜣蜋也。

【集解】［藏器①註］蝤蠐云:蝎蠹,在朽木中,食木心,穿如錐刀,口黑,身長足短,節慢無毛。至春雨後化爲天牛,兩角狀如水牛,亦有一角者,色黑,背有白點,上下緣木,飛騰不遠。【時珍曰】天牛處處有之。大如蟬,黑甲光如漆,甲上有黃白點,甲下有翅能飛。目前有二黑角甚長,前向如水牛角,能動。其喙黑而扁,如鉗甚利,亦似蜈蚣喙。六足在腹,乃諸樹蠹蟲所化也。夏月有之,出則主雨。按《爾雅》②:蠰,齧桑也。郭璞註云:狀似天牛長角,體有白點,善齧桑樹,作孔藏之。江東呼爲齧髮。此以天牛、齧桑爲二物也。而蘇東坡《天水牛》③詩云:兩角徒自長,空飛不服箱。爲牛竟何益? 利吻穴枯桑。此則謂天牛即齧桑也。大抵在桑樹者,即爲齧桑爾。一角者,名獨角仙。入藥,並去甲、翅、角、足用。

【氣味】有毒。【主治】瘧疾寒熱,小兒急驚風,及疔腫箭鏃入肉,去痣魘。時珍。

【發明】［時珍曰］天牛、獨角仙,本草不載。宋、金以來,方家時用之。《聖惠》④治小兒急驚風吹鼻定命丹,《宣明方》⑤點身面痣魘芙蓉膏中,俱用獨角仙,蓋亦毒物也。藥多不錄。蝎化天牛有毒,蝤蠐化蟬無毒,又可見蝤蠐與蝎之性味良惡也。

【附方】新三。疔腫惡毒⑥。透骨膏:用八角兒楊柳上者,陰乾去殼,四箇。如冬月無此,用其窠代之。蟾酥半錢,巴豆仁一箇,粉霜、雄黃、麝香少許。先以八角兒研如泥,入溶化黃蠟少許,同衆藥末和作膏子,密收。每以針刺瘡頭破出血,用榆條送膏子麥粒大入瘡中,以雀糞二箇放瘡

① 藏器:《拾遺》見《證類》卷21“蝤蠐” ……按蝤蠐居糞土中,身短足長,背有毛筋。但從水入秋,蛻爲蟬,飛空飲露,能鳴高潔。蝎在朽木中,食木心,穿如錐小刀。一名蠹,身長足短,口黑無毛,節慢。至春羽化爲天牛,兩角狀如水牛,色黑背有白點,上下緣木,飛騰不遙……
② 爾雅:《爾雅·釋蟲》(郭注) 蠰,齧桑。(似天牛,長角,體有白點,喜齧桑樹,作孔入其中。江東呼爲齧髮。)
③ 天牛詩:《東坡全集》卷14“題雍秀才畫草蟲八物·天水牛” 兩角徒自長,空飛不服箱。爲牛竟何事,利吻穴枯桑。
④ 聖惠:《聖惠方》卷85“治小兒急驚風諸方” 治小兒急驚風,定命丹方:蟾酥(豇豆大)、桑螵蛸(一枚)、獨角仙(半錢,去皮及翅足)、天漿子(七枚)、犀角屑(半兩)、牛黃(半兩,細研)、雄黃(半兩,細研)、朱砂(半兩,細研,水飛過)、天竹黃(半兩,細研)、麝香(一分,細研)、青黛(半兩,細研)、天南星(半兩)、白附子(半兩)、乾蠍梢(一分)、膩粉(一分)、龍膽(半兩,去苗),右件藥並生用,搗羅爲末,以㺌豬膽汁和圓如黃米粒大,每服先以溫水化破一圓,吹鼻內,得嚏五七聲,即以薄荷水下二圓,量兒大小,以意加減。
⑤ 宣明方:《宣明論》卷15“雜論” 芙蓉膏:治遍滿頭面大小諸魘子,或身體者……又用:獨角仙(一箇,不用角)、紅娘子(半錢不去翅足)、糯米(四十九粒)、石灰(一兩,風化者),右爲末……
⑥ 疔腫惡毒:《普濟方》卷274“諸疔瘡” 蟾酥錠子:蟾酥(不以多少)、八角兒(四箇)、粉霜(少許)、雄黃(少許)、麝香(少許)、巴豆(一箇,去皮),右將八角兒先研如泥,化開黃蠟少許,入前藥末和成膏子,如麥粒大。如有患瘡者,先用針針破,疼時用榆條兒送下藥,後用雀兒糞於瘡口內放二箇。如瘡回者,不須下藥。如不疼,依前再下藥。如針破無血時,係是着骨疔,即於男左女右中指指甲,用女人未使新針刺之,有血時,藥糊突下瘡內效。如指內無血,即於腳大拇指內刺取血,糊突藥丸下瘡口效。如是都無血時,恐證難醫,必死……(按:原無出處,今溯得其源。)

口。瘡回即止，不必再用也。忌冷水。如針破無血，繫是着骨疔。即男左女右中指甲末刺出血糊藥。又無血，即刺足大拇血糊藥。如都無血，必難醫也。**箭鏃入肉**①。用天水牛取一角者，小瓶盛之，入硇砂一錢，同水數滴在内。待自然化水，取滴傷處，即出也。**寒熱瘧疾**。豬膏丸：治瘧疾發渴，往來不定。臘豬膏二兩，獨角仙一枚，獨頭蒜一箇，樓葱一握，五月五日三家粽尖。於五月五日五更時，净處露頭赤脚，舌拄上齶，回面向北，搗一千〔杵〕，丸皂子大。每以新綿裹一丸，繫臂上，男左女右。《聖惠》②。

【附録】**飛生蟲**《拾遺》③。【藏器④曰】狀如蝙蝠，頭上有角。其角無毒，主難産，燒末水服少許，亦可執之。【時珍曰】此亦天牛别類也。與鼺鼠同功，故亦名飛生。

螻蛄《本經》⑤下品

【釋名】**蟪蛄**《本經》⑥、**天螻**《本經》、**蟹**〔音〕斛○《本經》、**螻蟈**《月令》⑦、**仙姑**《古今注》⑧、**石鼠**《古今注》、**梧鼠**《荀子》⑨、**土狗**俗名。【時珍曰】《周禮註》⑩云：螻，臭也。此蟲氣臭，故得螻名。曰姑，曰婆，曰娘子，皆稱蟲之名。蟪蛄同蟬名，螻蟈同蛙名，石鼠同碩鼠名，梧鼠同飛生名，皆名同物異也。

【集解】【《别録》⑪曰】螻蛄生東城平澤。夜出者良。夏至取，暴乾。【弘景⑫曰】此物頗協

---

① 箭鏃入肉：《得效方》卷18"取箭鏃"　　灰牛散：天水牛（乙个，獨角者尤緊。以小瓶盛之，用硇砂乙錢，細研，水少許化開，浸天水牛，自然成水），右以藥水滴箭鏃傷處，當自出。（**按**：原無出處，今溯得其源。）

② 聖惠：《聖惠方》卷52"治往來寒熱瘧諸方"　　治瘧寒熱發歇，往來不定，方：臘月豬脂（二兩）、獨顆蒜（一顆）、蔓葱（一握，細切）、獨角仙（一枚）　　五月五日三姓糭子取尖，右件藥於五月五日五更初，于净房内修合，勿令婦人見，露頭赤脚，舌柱上齶，回面向北，搗一千杵爲度。有患者，用新綿子裹一圓如皂莢子大，男左女右，系於手臂上，神效。

③ 拾遺：《證類》卷22"三十六種陳藏器餘·飛生蟲"　　無毒。令人易産，取角，臨時熱之。亦得可燒末服少許，蟲如蝙蝠，頭上有角。

④ 藏器：見上注。

⑤ 本經：**《本經》**《别録》見《證類》卷22"**螻蛄**"　　**味鹹，寒**，無毒。**主産難，出肉中刺，潰癰腫，下哽噎，解毒，除惡瘡。一名蟪蛄，一名天螻，一名蟹**。生東城平澤，**夜出者良**，夏至取，暴乾。

⑥ 本經：見上注白字。（**按**："釋名"項下"本經"皆同此。）

⑦ 月令：《御覽》卷947"蚯蚓"　　《禮記·月令》曰：孟夏螻蟈鳴。

⑧ 古今注：《古今注》卷中"魚蟲第五"　　螻蛄：一名天螻，一名蟹（胡卜切），一名碩鼠……（**按**："釋名"項下"本經"皆同此。"仙姑"一名未能溯得其源。）

⑨ 荀子：《荀子》卷1"勸學篇第一"　　梧鼠五技而窮。

⑩ 周禮注：《周禮注疏》卷4"内饔"　　腥，馬黑脊而般臂，螻。（鄭司農云……螻，螻蛄，臭也……）

⑪ 别録：見本頁注⑤。

⑫ 弘景：《集注》見《證類》卷22"螻蛄"　　……此物頗協神鬼，昔人獄中得其蟪力者。今人夜忽見出，多打殺之，言爲鬼所使也。

鬼神。昔人獄中得其力，今人夜見多打殺之，言爲鬼所使也。【頌①曰】今處處有之。穴地糞壤中而生，夜則出外求食。《荀子》所謂梧鼠五枝而窮，蔡邕所謂碩鼠五能不成一技者，皆指此也。魏詩碩鼠乃大鼠，與此同名而技不窮，固不同耳。五技者：能飛不能過屋，能緣不能窮木，能游不能度谷，能穴不能掩身，能走不能免人。【宗奭②曰】此蟲立夏後至夜則鳴，聲如蚯蚓，《月令》螻蟈鳴者是矣。【時珍曰】螻蛄穴土而居，有短翅四足。雄者善鳴而飛，雌者腹大羽小，不善飛翔，吸風食土，喜就燈光。入藥用雄。或云用火燒地赤，置螻於上，任其跳死，覆者雄，仰者雌也。《類從》③云：磨鐵致蛄，汗轆引兔。物相感也。

【氣味】鹹，寒，無毒。【《日華》④曰】凉，有毒。去翅、足，炒用。【主治】産難，出肉中刺，潰癰腫，下哽噎，解毒，除惡瘡。《本經》⑤。水腫，頭面腫。《日華》⑥。利大小便，通石淋，治瘰癧骨哽。時珍。治口瘡甚效。震亨⑦。

【發明】【弘景⑧曰】自腰以前甚澀，能止大小便；自腰以後甚利，能下大小便。【朱震亨⑨曰】螻蛄治水甚效，但其性急，虛人戒之。【頌⑩曰】今方家治石淋導水，用螻蛄七枚，鹽二兩，新瓦上鋪蓋焙乾，研末。每溫酒服一錢匕，即愈也。

【附方】舊一，新廿。十種水病，(腹)〔腫〕滿喘促不得卧。《聖惠方》⑪以螻蛄五枚，焙乾爲末。食前白湯服一錢，小便利爲效。楊氏加甘遂末一錢，商陸汁一匙，取下水爲效。忌鹽一百

---

① 頌：《圖經》見《證類》卷 22"螻蛄"　螻蛄，生東城平澤，今處處有之。穴地糞壤中而生，夜則出求食……又引蔡邕《勸學篇》云：碩鼠五能不成一技術。注云：能飛不能過屋；能緣不能窮木；能游不能度穀；能穴不能掩身；能走不能免人。《荀子》云：梧鼠五技而窮。並爲此螻蛄也。而《魏詩》碩鼠刺重斂。《傳》注：皆謂大鼠……然則螻蛄與此鼠二物而同名碩鼠者也。螻蛄有技而窮，此鼠技不窮，故不同耳……

② 宗奭：《衍義》卷 17"螻蛄"　此蟲當立夏後，至夜則鳴，《月令》謂之螻蟈鳴者是矣。其聲如蚯蚓。此乃是五技而無一長者。

③ 類從：《埤雅》卷 11"釋蟲·螻蛄"　……《類從》曰：磨鐵致蛄，汗轆引兔。蜋灰除蠹，蛤陽去伏。言物之相關感有如此者。

④ 日華：《日華子》見《證類》卷 22"螻蛄"　冷，有毒。治惡瘡水腫，頭面腫。入藥炒用。

⑤ 本經：見 2764 頁注⑤白字。

⑥ 日華：見本頁注④。

⑦ 震亨：《本草發揮》卷 3"蟲魚部·螻蛄"　丹溪云：治口瘡甚效。虛人戒勿用之，以其性急故也。（按：查朱震亨相關書，未能溯得从主治之源，僅《本草發揮》引此語。）

⑧ 弘景：《集注》見《證類》卷 22"螻蛄"　陶隱居云：以自出者，其自腰以前甚澀，主止大小便。從腰以後甚利，主下大小便。若出拔刺，多用其腦……

⑨ 朱震亨：見本頁注⑦。

⑩ 頌：《圖經》見《證類》卷 22"螻蛄"　……今方家治石淋導水，用螻蛄七枚，鹽二兩，同於新瓦上鋪蓋焙乾，研末。溫酒調一錢匕，服之即愈。

⑪ 聖惠方：《聖惠方》卷 54"治十水腫諸方"　治十種水病，腫滿喘促，不得眠卧……又方：螻蛄（五枚，曬令乾），右研爲末，食前以暖水調下半錢至一錢，小便通利爲效。/《楊氏家藏方》卷 10"水氣蠱脹方"　商陸散：治十種水氣，取水。當陸根（取自然汁壹盞）、甘遂末（壹錢），右用土狗壹枚自死者，細研，同調上藥，只作壹服，空心服，日午水下。忌食鹽壹佰日，忌食甘草叁日。

日。○小便秘者。《聖惠》①用螻蛄下截焙研，水服半錢，立通。○《保命集》②用螻蛄一箇，葡萄心七箇，同研，露一夜，日乾研末，酒服。○《乾坤秘韞》③用端午日取螻蛄陰乾，分頭、尾焙收。治上身，用頭末七箇；治中，用腹末七箇；治下，用尾末七箇，食前酒服。大腹水病。《肘後》④用螻蛄炙熟，日食十箇。○《普濟》⑤半邊散治水病，用大戟、芫花、甘遂、大黃各三錢，爲末。以土狗七枚，五月能飛者，搗葱鋪新瓦上焙之。待乾，去翅、足，每箇剪作兩半邊，分左右記收。欲退左，即以左邊七片焙研，入前末二錢，以淡竹葉、天門冬煎湯，五更調服。候左退三日後，服右邊如前法。嗜鼻消水。面浮甚者，用土狗一箇，輕粉二分半，爲末。每嗜少許入鼻內，黃水出盡爲妙。《楊氏家藏方》⑥。石淋作痛。方見“發明”下。小便不通。《葛洪方》⑦用大螻蛄二枚，取小體，以水一升漬飲，須臾即通。○《壽域方》⑧用土狗下截焙研，調服半錢。生研亦可。○《談埜翁方》⑨加車前草，同搗汁服。○《唐氏經驗方》⑩用土狗後截，和麝搗，納臍中，縛定，即通。○《醫方摘要》⑪用土狗一箇炙研，入冰片、麝香少許，翎管吹入莖內。大小便閉，經月欲死。《普濟方》⑫用土狗、推車客各七枚，並男用頭，女用身，瓦焙焦，爲末。以向南樗皮煎汁飲，一服神效。胞衣不下。困極腹脹則殺人。螻蛄一枚，水煮二十沸，灌入，下喉即出也。《延年方》⑬。臍風出汁。螻蛄、甘草

① 聖惠：(**按**：查《聖惠方》，未能溯得其源。)

② 保命集：《保命集》卷下“腫脹論第二十四”　治水腫：螻蛄去頭尾，与葡萄心同研，露七日，曝乾，爲細末，淡酒調下。暑月濕用尤佳。

③ 乾坤秘韞：《乾坤生意》卷下“水腫鼓脹”　治水鼓腹脹，一方：於五月五日取螻蛄不拘多少，不可見日，焙乾。凡一病七個爲度。先用七個頭，研爲末，治上。次用腹，研爲末，治中。在用足，研爲末，治下。每服食前好酒調下。(**按**：《乾坤秘韞》無此方。今查朱權另一書有此方之源。)

④ 肘後：《肘後方》卷4“治卒大腹水病方第二十五”　水病之初，先目上腫起如老蠶色，俠頭脉動，股裏冷，脛中滿，按之沒指，腹內轉側有節聲，此其候也。不即治，須臾身體稍腫，肚盡脹，按之隨手起，則病已成，猶可爲治……又方：取蛄螻炙令熟，日食十個。

⑤ 普濟：(**按**：已查原書，未能溯得其源。)

⑥ 楊氏家藏方：《家藏方》卷10“水氣蠱脹方一十五道”　分水散：治面浮水腫。土狗（一枚）、輕粉（一字），右件爲細末，每用少許搐鼻中，其黃水盡從鼻中出。

⑦ 葛洪方：(**按**：查今本《肘後方》及存其佚文之書，未能溯及其源。)

⑧ 壽域方：《延壽神方》卷3“淋部”　治膀胱有熱，小便不通……一方：用土狗一個，燒灰爲末，用好酒調服立妙。生研，酒調服亦可。

⑨ 談埜翁方：(**按**：未見原書，待考。)

⑩ 唐氏經驗方：(**按**：書佚，無可溯源。)

⑪ 醫方摘要：《醫方摘要》卷6“淋閉”　小便不通：土狗大者一個，小者二個，炙乾，爲細末，入冰、麝香各少許，用小筒或鵝翎管吹入龜口內，少頃氣透自通。

⑫ 普濟方：《普濟方》卷39“大小便不通”　推車散（出《本事方》）：治大小便秘，經月欲死者。推車蟲（七個）、土狗（七個，如男子病，推車蟲用頭，土狗用身；如女子病，土狗用頭，推車蟲用身），右用新瓦上焙乾，爲末，用虎目樹皮向南者濃煎汁調，只一服愈。(**按**：《本事方》無此方。今另溯其源。)

⑬ 延年方：《普濟方》卷357“胞衣不出”　《延年》方……困極，以水煮螻蛄一枚，二十沸，灌入口，汁下即出。

等分,並炙,爲末,傅之。《總録》①。**牙齒疼痛**。土狗一箇,舊糟裏定,濕紙包,煨焦,去糟研末,傅之立止。《本事》②。**緊唇裂痛**。螻蛄燒灰,傅之。《千金方》③。**塞耳治聾**。螻蛄五錢,穿山甲炮五錢,麝香少許,爲末,葱汁和丸,塞之。外用嗜鼻藥即通。《普濟》④。**頸項瘰癧**。用帶殼螻蛄七枚,生取肉,入丁香七粒於殼内,燒過,與肉同研,用紙花貼之。《救急方》⑤。**箭鏃入肉**。以螻蛄杵汁滴上,三五度自出。《千金方》⑥。**鍼刺在咽**。同上⑦。**誤吞鉤線**。螻蛄去身,吞其頭數枚。勿令本人知。《聖惠方》⑧。

螢火《本經》⑨下品

【釋名】夜光《本經》⑩、熠耀音煜躍、即炤音照、夜照、景天、救火、據火、挾火並吳普⑪、宵燭《古今注》⑫、丹鳥⑬。【宗奭⑭曰】螢常在大暑前後飛出,是得大火之氣而化,故明照如此。【時珍曰】螢從熒省。熒,小火也,會意。《豳風》⑮:熠耀宵行。宵行乃蟲名,熠耀其光

---

① 總録:《聖濟總録》卷167"小兒臍瘡" 治小兒臍風汁出,甘草散方:甘草(炙,剉)、螻蛄(炙焦,各一分),右二味搗羅爲散,掺傅臍中,差。

② 本事:《本事方後集》卷4"治諸口舌牙齒等患" 治牙疼:土狗(一個),右一味用舊糟裏定,次將紙裏,慢火内煨令焦,去糟,只將土狗爲末,付牙疼處,立效。

③ 千金方:《千金方》卷6"唇病第五" 治緊唇方……又方:自死螻蛄灰敷之。

④ 普濟:《普濟方》卷54"久聾" 通氣散:治久聾諸藥不效。穿山甲(炮)、螻蛄(各五兩)、麝香(一錢),右以葱涎和搗,塞耳中。或爲細末,每用少許,以葱管盛藥,放耳中。仍以耳聾類追風散搐鼻,妙。

⑤ 救急方:《救急易方》卷6"瘡瘍門·一百四十五" 治瘰癧……一法:以帶殼蝸牛七箇,生取肉,入丁香七粒於殼内,燒存性,與肉同研成膏,用紙花貼之。

⑥ 千金方:《證類》卷22"螻蛄" 孫真人治箭鏃在咽喉胸鬲及針刺不出,以螻蛄搗取汁,滴上三五度,箭頭自出。

⑦ 同上:見上注。

⑧ 聖惠方:《聖惠方》卷35"誤吞諸物諸方" 治誤吞鉤線……又方:右以螻蛄摘去身,但吞其頭數枚,勿令鯁人知。

⑨ 本經:《本經》《別録》見《證類》卷22"**螢火**" **味辛,微溫**,無毒。**主明目,小兒火瘡傷,熱氣蠱毒鬼疰,通神精。一名夜光,**一名放光,一名熠耀,一名即炤。生階地池澤。七月七日取,陰乾。

⑩ 本經:見上注白字。

⑪ 吳普:《藝文類聚》卷97"螢火" 《吳氏本草》曰:螢火,一名夜照,一名熠耀,一名救火,一名景天,一名據火,一名挾火。(**按**:"釋名"項下"吳普"皆同此。)

⑫ 古今注:《古今注》卷中"魚蟲第五" 螢火……一名宵燭(一作燈)……

⑬ 丹鳥:《爾雅翼》卷26"蚊" 《夏小正》云:丹鳥羞白鳥。丹鳥螢也。白鳥蚊也。(**按**:原無出處,今溯其源。)

⑭ 宗奭:《衍義》卷17"螢" 常在大暑前後飛出,是得大火之氣而化,故如此明照也。今人用者少……

⑮ 豳風:《詩·豳風·東山》 町畽鹿場,熠耀宵行。

也。《詩》注及本草,皆誤以熠耀爲螢名矣。

【集解】【《別録》①曰】螢火生階地池澤。七月七日取,陰乾。【弘景②曰】此是腐草及爛竹根所化。初時如蛹,腹下已有光,數日變而能飛。方術家捕置酒中令死,乃乾之。俗用亦稀。【時珍曰】螢有三種。一種小而宵飛,腹下光明,乃茅根所化也,《呂氏月令》③所謂"腐草化爲螢"者是也。一種長如蛆蠋,尾後有光,無翼不飛,乃竹根所化也,一名蠲,俗名螢蛆,《明堂月令》④所謂腐草化謂蠲者是也,其名宵行,茅竹之根,夜視有光,復感濕熱之氣,遂變化成形爾。一種水螢,居水中,唐李子(郷)〔卿〕《水螢賦》⑤所謂"彼何爲而化草,此何爲而居泉"是也。入藥用飛螢。

【氣味】辛,微温,無毒。【主治】明目。《本經》⑥。療青盲。甄權⑦。小兒火瘡傷,熱氣蠱毒鬼疰,通神精。《別録》⑧。

【發明】【時珍曰】螢火能辟邪明目,蓋取其照幽夜明之義耳。《神仙感應篇》載務成螢火丸,事蹟甚詳,而龐安常《總病論》⑨亦極言其效驗。云曾試用之,一家五十餘口俱染疫病,惟四人帶此者不病也。許叔微《傷寒歌》亦稱之。予亦恒欲試之,因循未暇耳。龐翁爲蘇、黄器重友,想不虛言。○《神仙感應篇》⑩云:《務成子》螢火丸,主辟疾病,惡氣百鬼,虎狼蛇虺,蜂蠆諸毒,五兵白刃,

① 別録:見前頁注⑨。

② 弘景:《集注》見《證類》卷22"螢火" 陶隱居:此是腐草及爛竹根所化,初猶未如蟲,腹下已有光,數日便變而能飛。方術家捕取内酒中令死,乃乾之,俗藥用之亦稀。

③ 吕氏月令:《御覽》卷22"夏中" 《周書時訓》……又曰:六月中氣後五日,腐草化爲螢(按:"腐草化螢"説多見於古籍記載。如《吕氏春秋》卷6"季夏紀":腐草化爲蚈。(一作"螢蚈")/《白孔六帖》卷90"變化":腐草化螢。/《御覽》卷948"馬蚿":"《淮南子》曰:季夏腐草爲蚈"。/《升庵集》卷6"訓解":《月令》"腐草化爲螢。"考《吕氏月令》即《周書時訓》,又作《周公時訓》,故取《御覽》所引爲源。)

④ 明堂月令:《爾雅翼》卷27"螢" ……今有一種蟲,如蛆,尾亦帶火,但無翼,不飛,名爲蛆螢。(《説文》《明堂月令》曰:腐草爲蠲,馬蠲也……)(按:時珍所引《明堂月令》前後文字皆轉引自《爾雅翼》。)

⑤ 水螢賦:《文苑英華》卷141"水螢賦" 水螢惟蟲,惟蟲能天。彼何爲而化草?此何事而居泉……

⑥ 本經:見2767頁注⑨白字。

⑦ 甄權:《藥性論》見《證類》卷22"螢火" 螢火,亦可單用,治青盲。

⑧ 別録:見2767頁注⑨白字。(按:原出《本經》,誤注出處。)

⑨ 總病論:《傷寒總病論》卷5"辟温疫論" 務成子螢火丸……曾試此法,一家五十餘口俱染病,唯四人帶者不染……

⑩ 神仙感應篇:《太平廣記》卷14"劉子南" 劉子南者,乃漢冠軍將軍武威太守也。從道士尹公,受務成子螢火丸,辟疾病疫氣,百鬼虎狼,虺蛇蜂蠆諸毒,及五兵白刃賊盜凶害。用雄黄明鈔本雄黄下有雌黄二字各二兩,螢火、鬼箭、蒺藜各一兩,鐵槌柄燒令焦黑,鍛竈中灰、殳羊角各一分半,研如粉麵,以雞子黄并丹雄雞冠血,丸如杏仁大者,以三角絳囊盛五丸,常帶左臂上,從軍者繫腰中,居家懸户上,辟盜賊、諸毒物。子南合而佩之。永平十二年,於武威邑界遇虜,大戰敗績,餘衆奔潰,獨爲冠所圍,矢下如雨,未至子南馬數尺,矢輒墮地,終不能中傷。虜以爲神人也,乃解圍而去。子南以教其子及兄弟爲軍者,皆未嘗被傷。喜得其驗,傳世寶之。漢末,青牛道士封君達得之,以傳安定皇甫隆,隆授魏武帝,乃稍傳於人間,一名冠軍丸,亦名武威丸。今載在《千金翼》中。出《神仙感遇傳》。

盗賊兇害。昔漢冠軍將軍武威太守劉子南，從道士尹公受得此方。永平十二年，於北界與虜戰敗績，士卒略盡。子南被圍，矢下如雨，未至子南馬數尺，矢輒墮地。虜以爲神，乃解去。子南以方教子弟，爲將皆未嘗被傷也。漢末青牛道士得之，以傳安定皇甫隆，隆以傳魏武帝，乃稍有人得之。故一名冠（將）〔軍〕丸，又名武威丸。用螢火、鬼箭羽、蒺藜各一兩，雄黃、雌黃各二兩，殺羊角煅存性一兩半，礬石火燒二兩，鐵錘柄入鐵處燒焦一兩半，俱爲末。以雞子黃、丹雄雞冠一具，和搗千下，丸如杏仁。作三角絳囊盛五丸，帶於左臂上，從軍繫腰中，居家掛户上，甚辟盗賊也。

【附方】新二。黑髮。七月七日夜，取螢火蟲二七枚，撚髮自黑也。《便民圖纂方》①。

明目。勞傷肝氣目暗方：用螢火二七枚，納大鯉魚膽中，陰乾百日爲末。每點少許，極妙。一方用白犬膽。《聖惠》②。

衣魚《本經》③下品

【釋名】白魚《本經》④、蟫魚覃、淫、尋三音、蛃魚郭璞⑤、壁魚《圖經》⑥、蠹魚。【宗奭⑦曰】衣魚生久藏衣帛中及書紙中。其形稍似魚，其尾又分二岐，故得魚名。【時珍曰】白，其色也。壁，其居也。蟫，其狀態也。丙，其尾形也。

【集解】【《別録》⑧曰】衣魚生咸陽平澤。【頌⑨曰】今處處有之，衣中乃少，而書卷中甚多。身白有厚粉，以手觸之則落。段成式云：補闕張周〔封〕見壁上瓜子化爲壁魚，因知《列子》“朽瓜化魚”之言不虛也。俗傳壁魚入道經中，食神仙字，則身有五色。人得吞之，可致神仙。唐張（湯）〔禓〕之子，乃多書神仙字，碎剪置瓶中，取〔壁〕魚投之，冀其蠹食而不能得，遂致心疾。書此以解俗

---

① 便民圖纂方：（按：已查原書，未能溯得其源。）
② 聖惠：《聖惠方》卷33“治眼昏暗諸方” 治勞傷肝氣，目暗，明目方……又方：螢火蟲二七枚，右用鯉魚膽二枚，内螢火蟲於膽中，陰乾百日，搗羅爲末，每用少許點之，極妙。
③ 本經：《本經》《別録》見《證類》卷22“衣魚” 味鹹，温，無毒。主婦人疝瘕，小便不利，小兒中風項强背起，摩之。又療淋，墮胎，塗瘡滅瘢。一名白魚，一名蟫。生咸陽平澤。
④ 本經：見上注白字。
⑤ 郭璞：《爾雅·釋蟲》（郭注） 蟫，白魚。（衣書中蟲，一名蛃魚。）
⑥ 圖經：《圖經》見《證類》卷22“衣魚” ……今人謂之壁魚……
⑦ 宗奭：《衍義》卷17“衣魚” 多在故書中，久不動。帛中或有之，不若故紙中多也。身有厚粉，手搐之則落，亦齧毳衣。用處亦少。其形稍似魚，其尾又分二歧……
⑧ 別録：見本頁注③。
⑨ 頌：《圖經》見《證類》卷22“衣魚” 衣魚，生咸陽平澤，今處處有之。衣中乃少，而多在書卷中……段成式云：補闕張周見壁上瓜子化爲白魚，因知《列子》朽瓜爲魚之言不虛也……俗傳壁魚入道經函中，因蠹食神仙字，則身有五色，人能得而吞之，可致神仙。唐張湯之少子，惑其説，乃多書神仙字，碎剪置瓶中，取壁魚投之，冀其蠹食而不能得，遂致心疾。

説之惑。【時珍曰】衣魚甚蠹衣帛書畫,始則黃色,老則有白粉,碎之如銀,可打紙箋。按段成式①言:何諷於書中得一髮長四寸,捲之無端,用力絶之,兩端滴水。一方士云:此名脉望,乃衣魚三食神仙字則化爲此。夜持向天,可以墜星,求丹。又異於吞魚致仙之説。大抵謬妄,宜辯正之。

【氣味】鹹,溫,無毒。【甄權②曰】有毒。○【大明③曰】畏芸草、莽草、薏苣。【主治】婦人疝瘕,小便不利,小兒中風項强,背起摩之。《本經》④。療淋塗瘡,滅瘢墮胎。《別録》⑤。小兒淋閉,以摩臍及小腹即通。陶弘景⑥。合鷹屎、僵蠶,同傅瘡瘢即滅。蘇頌⑦。主小兒臍風撮口,客忤天弔,風癇口喎,重舌,目瞖目眯,尿血,轉胞小便不通。時珍。

【發明】【時珍曰】衣魚乃太陽經藥,故所主中風項强,驚癇天弔,目瞖口喎,淋閉,皆手足太陽經病也。《范汪方》⑧治小便不利,取二七枚搗,分作數丸,頓服即通。《齊書》⑨云:明帝病篤,救臺省求白魚爲藥。此乃神農藥,古方盛用而今人罕知也。

【附方】舊五,新七。小兒胎寒,腹痛汗出。用衣中白魚二七枚,絹包,于兒腹上回轉摩之,以愈爲度。《聖惠方》⑩。小兒撮口。壁魚兒研末。每以少許塗乳,令兒吮之。《聖惠》⑪。小兒客忤⑫,項强欲死。衣魚十枚,研傅乳上,吮之入咽,立愈。或以二枚塗母手中,掩兒臍,得吐下愈。外仍以摩項强處。小兒天弔,目睛上視。用壁魚兒乾者十箇,濕者五箇,用乳汁和研,

---

① 段成式:《酉陽雜俎續集》卷2"支諾皋中"　建中末,書生何諷常買得黃紙古書一卷,讀之,卷中得髮,卷規四寸,如環無端。何因絶之。斷處兩頭滴水升餘,燒之作髮氣。諷嘗言於道者,吁曰:君固俗骨,遇此不能羽化,命也。據《仙經》曰:蠹魚三食神仙字,則化爲此物,名曰脉望。夜以規映,當天中星,星使立降,可求還丹……

② 甄權:《藥性論》見《證類》卷22"衣魚"　衣中白魚,使,有毒,利小便。

③ 大明:(按:未能溯得其源。)

④ 本經:見2769頁注③白字。

⑤ 別録:見2769頁注③。

⑥ 陶弘景:《集注》見《證類》卷22"衣魚"　陶隱居……小兒淋閉,以摩臍及小腹,即溺通也。

⑦ 蘇頌:《圖經》見《證類》卷22"衣魚"　……又合鷹屎、殭蠶同傅,瘡瘢即滅……

⑧ 范汪方:《御覽》卷946"白魚"　《范汪方》曰:治小便不利,取白魚二七,搗之令糜爛,分爲數丸,頓服之,即通也。

⑨ 齊書:《南齊書》卷6"本紀第六·明帝"　……上初有疾,無輟聽覽,秘而不傳。及寢,疾甚久,勅臺省府署文簿求白魚以爲治,外始知之……

⑩ 聖惠方:《聖惠方》卷82"治小兒胎寒諸方"　治小兒五十日以來,胎寒腹痛,微熱而驚,聚唾弄舌,躯啼上視,此癇之候……又方:衣中白魚(二十枚),右以薄熟絹包裹,于兒腹上回轉摩之,以差爲度。

⑪ 聖惠:《聖惠方》卷82"治小兒撮口諸方"　治小兒撮口及發噤……又方:右取壁魚子細研作末,每服少許,令兒吮之。

⑫ 小兒客忤:《證類》卷22"衣魚"　《食醫心鏡》:小兒中客忤:書中白魚十枚,傅乳頭,飲之差。(按:原無出處,今溯得其源。)

灌之。《聖惠方》①。　小兒癇疾。白魚酒：用衣中白魚七枚，竹茹一握，酒一升，煎二合，温服之。《外臺》②。　偏風口喎。取白魚摩耳〔下〕，左喎摩右，右喎摩左，正乃已。《外臺秘要》③。　小兒重舌。衣魚燒灰，傅舌上。《千金翼》④。　目中浮翳。書中白魚末，注少許於翳上，日二。《外臺》⑤。　沙塵入目不出者。杵白魚，以乳汁和，滴目中即出。或爲末點之。《千金》⑥。　小便不通。白魚散：用白魚、滑石、亂髮等分，爲散。飲服半錢匕，日三。《金匱要略》⑦。　小便轉胞不出。納衣魚一枚於莖中。《千金方》⑧。　婦人尿血。衣中白魚二十枚，納入陰中。《子母秘録》⑨。

鼠婦《本經》⑩下品

【釋名】鼠負弘景⑪、負蟠煩○《爾雅》⑫、鼠姑弘景、鼠粘《蜀本》⑬、蜲蟝《別録》⑭、蚜蝛伊威○《本經》⑮、濕生蟲《圖經》⑯、地雞《綱目》、地虱。【弘景⑰曰】鼠婦，《爾

----

① 聖惠方：《聖惠方》卷85"治小兒天瘹諸方"　治小兒天瘹，眼目搐上，並口手掣動，宜服此方：壁魚兒(一十五枚，乾者十枚，濕者五枚)，右以奶汁相和研爛，更入奶汁同灌入口，立效。

② 外臺：《外臺》卷15"癇方"　《救急》：療癇，少老增减之方。竹茹(一握)、衣中白魚(七頭)，右二味以酒一升，煎取二合，頓服之。

③ 外臺秘要：《證類》卷22"衣魚"　孫真人：卒患偏風，口喎語澀：取白魚摩耳下，喎向左摩右，向右摩左，正即止。(按：今本《外臺》無此方，另溯其源。)

④ 千金翼：《千金翼方》卷11"小兒雜治第二"　治小兒重舌……又方：衣魚燒作灰，以傅舌上。

⑤ 外臺：《外臺》卷21"目膚翳方"　又主眼翳方：書中白魚末，注少許於翳上。

⑥ 千金：《千金方》卷6"目病第一"　治砂石草木入目中不出方……又方：以書中白魚和乳汁，注目中。

⑦ 金匱要略：《金匱·消渴小便利淋病脉證並治》　小便不利，蒲灰散主之，滑石白魚散、茯苓戎鹽湯並主之。滑石白魚散方：滑石(二分)、亂髮(二分，燒)、白魚(二分)，右三味杵爲散，飲服半錢匕，日三服。

⑧ 千金方：《千金方》卷20"胞囊論第三"　治胞轉，小便不得方……又方：納白魚子莖孔中。

⑨ 子母秘録：《證類》卷22"衣魚"　《子母秘録》：治婦人無故遺血溺：衣中白魚三十個，内陰中。

⑩ 本經：**《本經》**《別録》見《證類》卷22"**鼠婦**"　**味酸，温**、微寒，無毒。**主氣癃，不得小便，婦人月閉血瘕，癇痓寒熱，利水道。一名負蟠，一名蚜蝛**，一名蜲蟝。生魏郡平谷及人家地上，五月五日取。

⑪ 弘景：《集注》見《證類》卷22"鼠婦"　陶隱居云：一名鼠負……又一名鼠姑。(按："釋名"項下"弘景"同此。)

⑫ 爾雅：《爾雅·釋蟲》(郭注)　蟠，鼠負。(甕器底蟲。)

⑬ 蜀本：《蜀本草》見《證類》卷22"鼠婦"　……俗亦謂之鼠粘……

⑭ 別録：見本頁注⑩。

⑮ 本經：見本頁注⑩白字。

⑯ 圖經：《圖經》見《證類》卷22"鼠婦"　……是今人所謂濕生蟲者也……

⑰ 弘景：《集注》見《證類》卷22"鼠婦"　陶隱居云：一名鼠負，言鼠多在坎中，背則負之，今作婦字，如似乖理……

雅》作鼠負,言鼠多在坎中,背粘負之,故曰鼠負。今作婦字,如似乖理。【韓保昇①曰】多在甕器底及土坎中,常惹着鼠背,故名。俗亦謂之鼠粘,猶枲耳名羊負來也。【時珍曰】按陸佃《埤雅》②云:鼠負,食之令人善淫,故有婦名。又名鼠姑,猶鼠婦也。鼠粘,猶鼠負也。然則婦、負二義俱通矣。因濕化生,故俗名濕生蟲。曰地雞、地虱者,象形也。

【集解】【《別錄》③曰】鼠婦生魏郡平谷,及人家地上。五月五日采。【頌④曰】今處處有之,多在下濕處、甕器底及土坎中。《詩》云:蚸蟱在室。鄭玄言,家無人則生故也。【宗奭⑤曰】濕生蟲多足,大者長三四分,其色如蚓,背有橫紋蹙起,用處絕少。【時珍曰】形似衣魚稍大,灰色。

【氣味】酸,溫,無毒。【大明⑥曰】(無)〔有〕毒。【主治】氣癃不得小便,婦人月閉血瘕,癲痙寒熱,利水道⑦,墮胎。《日華》⑧。治久瘧寒熱,風蟲牙齒疼痛,小兒撮口驚風,鵝口瘡,痘瘡倒靨,解射工毒、蜘蛛毒,蚰蜒入耳。時珍。

【發明】【頌⑨曰】張仲景治久瘧,大鱉甲丸中用之,以其主寒熱也。【時珍曰】古方治驚、瘧、血病多用之,蓋厥陰經藥也。《太平御覽》⑩載葛洪〔治〕瘧方:用鼠負蟲十四枚,各以糟釀之,丸十四丸,發時水吞下便愈。而葛洪《肘後方》⑪治瘧疾寒熱,用鼠婦四枚,糖裹爲丸,水下便斷。又用鼠負、豆豉各十四枚,搗丸芡子大。未發前日,湯服二丸,將發時,再服二丸,便止也。又蜘蛛毒人成瘡⑫,取此蟲食其絲即愈。詳"蜘蛛"下。

---

① 韓保昇:《蜀本草》見《證類》卷22"鼠婦"　……多在甕器底及土坎中,常惹著鼠背,故名之也。俗亦謂之鼠粘,猶如枲耳,名羊負來也。
② 埤雅:《埤雅》卷11"釋蟲·蚸蟱"　……《爾雅》曰:伊威,委黍。一名鼠婦。食之令人善淫。《術》曰:鼠婦,淫婦是也,亦曰鼠負。陶隱居云:鼠在坎中,背則負之。今作鼠婦。如似乖理,誤矣。蓋鼠婦,一名鼠姑,亦或謂之鼠粘。鼠婦,猶鼠姑也。鼠粘,猶鼠負也。因淫化生,今俗謂之淫生。
③ 別錄:見2771頁注⑩。
④ 頌:《圖經》見《證類》卷22"鼠婦"　鼠婦,生魏郡平谷及人家地上,今處處有之。多在下濕處甕器底及土坎中……《詩·東山》云:蚸蟱在室。鄭箋云:此物家無人則生……
⑤ 宗奭:《衍義》卷17"鼠婦"　此濕生蟲也。多足,其色如蚓,背有橫紋蹙起,大者長三四分。在處有之,磚甃及下濕處多。用處絕少。
⑥ 大明:《日華子》見《證類》卷22"鼠婦"　鼠婦蟲有毒。通小便,能墮胎。
⑦ 氣癃……利水道:見2771頁注⑩白字。(按:原脫出處,實出《本經》。)
⑧ 日華:見本頁注⑥。
⑨ 頌:《圖經》見《證類》卷22"鼠婦"　……古方有用者,張仲景主久瘧,大鱉甲丸中使之。以其主寒熱也。
⑩ 太平御覽:《御覽》卷949"鼠負"　葛洪治瘧方曰:取鼠婦蟲十四枚,各以糟封裹之,丸十四丸,臨發服七丸,便愈。
⑪ 肘後方:《肘後方》卷3"治寒熱諸瘧方第十六"　治瘧病方:鼠婦、豆豉二七枚,合搗令相和。未發時服二丸,欲發時服一丸。又方:鼠婦蟲子四枚,各一以飴糖裹之,丸服便斷,即差。
⑫ 蜘蛛毒人成瘡:《元氏長慶集》卷4"古詩·蜘蛛三首并序"　巴蜘蛛大而毒,其甚者,身邊數寸而跨,長數倍其身。網羅竹柏盡死,中人瘡痏溮濕,且痛癢倍常。用雄黃、苦酒塗所嚙,仍用鼠婦蟲食其絲盡輒愈。療不速,絲及心而療不及矣。(按:原無出處,今溯得其源。)

【附方】舊一，新八。產婦尿秘。鼠婦七枚熬，研末，酒服。《千金》①。撮口臍風。《聖惠》②用鼠負蟲杵，絞汁少許，灌之。○陳氏③：生杵鼠負及雀甕汁服之。鵝口白瘡。地雞研水塗之，即愈。《壽域方》④。風蟲牙痛。濕生蟲一枚，綿裹咬之，勿令人知。《聖惠》⑤。風牙疼痛。濕生蟲、巴豆仁、胡椒各一枚，研勻，飯丸綠豆大。綿裹一丸咬之，良久涎出吐去，效不可言。《經效濟世方》⑥。痘瘡倒靨。濕生蟲爲末，酒服一字，即起。《痘疹論》⑦。蚰蜒入耳。濕生蟲研爛，塗耳邊，自出。或攤紙上作撚，安入耳中，亦出。《衛生寶鑑》⑧。射工溪毒。鼠婦、豆豉、巴豆各三枚，脂和，塗之。《肘後》⑨。

【附錄】丹戬。【《別錄》⑩·有名未用】曰】味辛，有毒。主心腹積血。生蜀郡。狀如鼠負，青股赤頭。七月七日采。一名飛龍。

<h3 style="text-align:center">䗪蟲音蔗○《本經》⑪中品</h3>

䗪蟲音蔗○《本經》⑪中品

【釋名】地鼈《本經》⑫、土鼈《別錄》⑬、地蜱蟲《綱目》、簸箕蟲《衍義》⑭、蚵蚾蟲

---

① 千金：《千金翼方》卷7"淋渴第七" 鼠婦散，治産後小便不利：鼠婦七枚，熬黃，酒服之。（按：《千金方》無此方，另溯其源。）

② 聖惠：《聖惠方》卷82"治小兒撮口諸方" 治小兒撮口及發噤……又方：右取鼠蝜蟲，絞取汁，與兒少許服之。

③ 陳氏：《拾遺》見《證類》卷22"雀甕" 陳藏器云：雀癰，本功外，主小兒撮口病，先鑱小兒口傍，令見血，以癰碎取汁塗之，亦生搗鼠婦並雀癰汁塗……

④ 壽域方：《普濟方》卷365"口瘡等疾" 治小兒口瘡，不得乳者，以地雞擂水，塗瘡即愈。地雞，扁蟲也，磚下多有之。（按：《壽域神方》無此方，今另溯其源。）

⑤ 聖惠：《聖惠方》卷34"治牙齒䘌孔有蟲諸方" 治牙齒被蟲蝕，有蚛孔疼痛……又方：右以濕生蟲一枚，綿裹於蚛疼處咬之，勿令患人知，立差。

⑥ 經效濟世方：《普濟方》卷69"齒風腫痛" 濕生蟲丸：治風齒疼痛。濕生蟲（一枚）、胡椒（一顆）、巴豆（一枚，去皮），右先研胡椒細，次下巴豆、濕生蟲，研令勻，用軟飯和丸如綠豆大，以綿裹一丸咬之，良久涎出，逐旋吐，立效。一方粟米大，納蟲孔中，痛立止，效驗不可名狀。（按：未見《經效濟世方》有此方，另溯其源。）

⑦ 痘疹論：（按：查《聞氏痘疹論》及《小兒痘疹方論》，未能溯得其源。）

⑧ 衛生寶鑑：《衛生寶鑒》卷10"耳中生瘡諸方" 治蚰蜒入耳方：濕生蟲研如泥，攤在紙上，撚成紙撚，安耳中，即出。

⑨ 肘後：《肘後方》卷7"治卒中射工水弩毒方第六十二" 若見身中有此四種瘡處，便急療之……又方：鼠婦蟲、豉（各七合）、巴豆（三枚，去心），合豬脂，但以此藥塗之。

⑩ 別錄：《別錄》見《證類》卷30"有名未用·丹戬" 味辛。主心腹積血。一名飛龍。生蜀都，如鼠負，青股董，頭赤。七月七日採。

⑪ 本經：《本經》《別錄》（《藥對》）見《證類》卷21"䗪蟲" 味鹹，寒，有毒。主心腹寒熱洗洗，血積癥瘕，破堅，下血閉，生子大良。一名地鱉，一名土鼈。生河東川澤及沙中、人家牆壁下土中濕處。十月暴乾。（畏皂莢、昌蒲。）

⑫ 本經：見上注白字。

⑬ 別錄：見本頁注⑪。

⑭ 衍義：《衍義》卷17"䗪蟲" 今人謂之簸箕蟲，爲其像形也……

《綱目》、過街。【弘景①曰】形扁扁如鼈,故名土鼈。【宗奭②曰】今人呼爲簸箕蟲,亦形象也。【時珍曰】按陸農師③云:䗪逢申日則過街,故名過街。《袖珍方》名蚵蚾蟲。《鮑氏方》名地蜱蟲。

【集解】【《別錄》④曰】生河東川澤及沙中,人家墻壁下土中濕處。十月采,暴乾。【弘景⑤曰】形扁如鼈,有甲不能飛,小有臭氣。【恭⑥曰】此物好生鼠壤土中,及屋壁下。狀似鼠婦,而大者寸餘,形小似鼈,無甲而有鱗。小兒多捕以負物爲戲。【時珍曰】處處有之,與燈蛾相牝牡。

【氣味】鹹,寒,有毒。【甄權⑦曰】鹹,苦。○【之才⑧曰】畏皂莢、菖蒲、屋遊。【主治】心腹寒熱洗洗音忖,血積癥瘕,破堅,下血閉,生子大良。《本經》⑨。月水不通,破留血積聚。《藥性》⑩。通乳脉,用一枚,擂水半合,濾服。勿令知之。宗奭⑪。行產後血積,折傷瘀血,治重舌木舌,口瘡,小兒腹痛夜啼。時珍。

【發明】【頌⑫曰】張仲景治雜病方及久病積結,有大黃䗪蟲丸,又有大鼈甲丸,及婦人藥並用之,以其有破堅下血之功也。

【附方】新七。大黃䗪蟲丸。治產婦腹痛有乾血。用䗪蟲二十枚,去足,桃仁二十枚,大黃二兩,爲末,煉蜜杵和,分爲四丸。每以一丸,酒一升,煮取二合,溫服,當下血也。張仲景方⑬。木舌腫强塞口,不治殺人。䗪蟲炙五枚,食鹽半兩,爲末。水二盞,煎十沸,時時熱含吐涎。瘥乃止。《聖惠方》⑭。重

① 弘景:《集注》見《證類》卷21"䗪蟲" 陶隱居云:形扁扁如鼈,故名土鼈,而有甲,不能飛,小有臭氣,今人家亦有之。
② 宗奭:見2773頁注⑭。
③ 陸農師:《埤雅》卷10"釋蟲·蛾" 䗪,一名過街。言逢申日則過街。
④ 別錄:見2773頁注⑪。
⑤ 弘景:見本頁注①。
⑥ 恭:《唐本草》見《證類》卷21"䗪蟲" 《唐本》注云:此物好生鼠壤土中及屋壁下,狀似鼠婦,而大者寸餘,形小似鼈,無甲,但有鱗也。
⑦ 甄權:《藥性論》見《證類》卷21"䗪蟲" 䗪蟲,使,畏屋遊,味苦、鹹……
⑧ 之才:古本《藥對》見2773頁注⑪括號中七情文。
⑨ 本經:見2773頁注⑪白字。
⑩ 藥性:《藥性論》見《證類》卷21"䗪蟲" ……治月水不通,破留血積聚。
⑪ 宗奭:《衍義》卷17"䗪蟲" 乳脉不行,研一枚,水半合,濾清服,勿使服藥人知。
⑫ 頌:《圖經》見《證類》卷21"䗪蟲" ……張仲景治雜病方:主久瘕積結,有大黃䗪蟲丸。又大鼈甲丸中,並治婦人藥,並用䗪蟲,以其有破堅積下血之功也。
⑬ 張仲景方:《金匱·婦人產後病脉證治》 師曰:產婦腹痛,法當以枳實芍藥散。假令不愈者,此爲腹中有乾血著臍下,宜下瘀血湯主之。亦主經水不利。下瘀血湯方:大黃(二兩)、桃仁(二十枚)、䗪蟲(二十枚,熬,去足),右三味末之,煉蜜和爲四丸,以酒一升 煎一丸,取八合,頓服之。新血下如豚肝。
⑭ 聖惠方:《聖惠方》卷36"治舌腫强諸方" 治舌腫滿口,不得語,煎含䗪蟲湯方:䗪蟲(七枚,微炒)、鹽(一兩半),右件藥以水一大盞,同煎五七沸,熱含冷吐,勿咽,日三五上差。

舌塞痛。地鼈蟲和生薄荷研汁，帛包捻舌下腫處。一名地蜱蟲也。《鮑氏方》①。腹痛夜啼。蟅蟲炙、芍藥、芎藭各二錢，爲末。每用一字，乳汁調下。《聖惠方》②。折傷接骨。楊拱《摘要方》③用土鼈焙存性，爲末。每服二三錢，接骨神效。一方：生者擂汁酒服。《袖珍方》④用蚵蚾即土鼈六錢，隔紙沙鍋內焙乾，自然銅二兩，用火煅醋淬七次，爲末。每服二錢，溫酒調下。病在上，食後；病在下，食前。神效。○董炳《集驗方》⑤用土鼈陰乾一箇，臨時旋研入藥。乳香、沒藥、龍骨、自然銅火煅醋淬各等分，麝香少許，爲末。每服三分，入土鼈末，以酒調下。須先整定骨，乃服藥，否則接挫也。此乃家傳秘方，慎之。又可代杖。

<h2 style="text-align:center">蜚蠊 費廉 ○《本經》⑥中品</h2>

【釋名】石薑《唐本》⑦、盧蜰音肥、負盤《唐本》、滑蟲《唐本》、茶婆蟲《綱目》、香娘子。【弘景⑧曰】此有兩三種，以作廉薑氣者爲真，南人啖之，故名。【恭⑨曰】此蟲辛臭，漢中人食之。名石薑，亦名盧蜰，一名負盤。南人謂之滑蟲。【時珍曰】蜚蠊、行夜、蟲蝱三種，西南夷皆食之，混呼爲負盤。俗又訛盤爲婆，而諱稱爲香娘子也。

【集解】《別錄》⑩曰：生晉陽山澤，及人家屋間。形似蠶蛾，腹下赤。二月、八月及立秋采。【弘景⑪曰】形似盧蟲，而輕小能飛。本生草中，八九月知寒，多入人家屋裏逃爾。【保昇⑫曰】金州、房州等處有之。多在林樹間，百十爲聚。山人啖之，謂之石薑。郭璞註《爾雅》所謂蜚即負盤、臭蟲

---

① 鮑氏方：《普濟方》卷 59"重舌" 治大人小兒重舌腫起舌下(出《鮑氏方》)：用地鱉蟲和薄荷研汁，帛包，撚舌下腫處。(**按**：時珍將"地鱉蟲"引作"地蜱蟲"。)

② 聖惠方：《聖惠方》卷 82"治小兒夜啼諸方" 治小兒腹痛夜啼……又方：蟅蟲(半分，微炒)、赤芍藥(一分)、芎藭(一分)，右件藥搗羅爲末，每服以溫酒調下半錢，量兒大小加減服之。

③ 摘要方：《醫方摘要》卷 7"跌撲損傷" 治打損接骨方……一方：用土鱉焙乾存性，爲末，酒調二三錢，接骨神效。

④ 袖珍方：《袖珍方》卷 4"折傷" 接骨神秘一字散(秘方)：接骨銅(二兩，用火煅，醋淬七次，爲末，系石炭內銅)、土鱉(六錢，隔紙沙鍋內燒乾，爲末，一名蚵蚾蟲)，右爲細末，每服二錢，溫二分半，用溫酒調下。病在上者食後服，病在下者食前服。

⑤ 董炳集驗方：(**按**：書佚，無可溯源。)

⑥ 本經：《本經》《別錄》見《證類》卷 21"蜚蠊" 味鹹，寒，有毒。主血瘀癥堅，寒熱，破積聚，喉咽閉內寒，無子，通利血脉。生晉陽川澤及人家屋間，立秋採。

⑦ 唐本：《唐本草》見《證類》卷 21"蜚蠊" 《唐本》注云：此蟲味辛辣而臭，漢中人食下，言下氣，名曰石薑，一名盧蜰，一名負盤……此即南人謂之滑蟲者也。(**按**："釋名"項下"唐本"皆同此。)

⑧ 弘景：《拾遺》見《證類》卷 21"蜚蠊" ……有兩三種，以作廉薑氣者爲真，南人亦噉之。

⑨ 恭：見本頁注⑦。

⑩ 別錄：見本頁注⑥。

⑪ 弘景：《拾遺》見《證類》卷 21"蜚蠊" 陶隱居云：形亦似盧蟲而輕小能飛，本在草中。八月、九月知寒，多入人家屋裏逃爾……

⑫ 保昇：《蜀本草》見《證類》卷 21"蜚蠊" 《蜀本》：《圖經》云：金州、房州等山人噉之，謂之石薑，多在林樹間，百十爲聚。《爾雅》云：蜚，蠦蜰。注云：蜰即負盤，臭蟲。

也。【藏器①曰】狀如蝗，蜀人食之。《左傳》蜚不能灾者，即此。【時珍曰】今人家壁間、竈下極多，甚者聚至千百。身似蠶蛾，腹背俱赤，兩翅能飛，喜燈火光，其氣甚臭，其屎尤甚。羅願云：此物好以清旦食稻花，日出則散也。水中一種酷似之。

【氣味】鹹，寒，有毒。【恭②曰】辛辣而臭。【主治】瘀血癥堅寒熱，破積聚，喉咽閉，内寒無子。《本經》③。通利血脉。《別録》④。食之下氣。蘇恭⑤。

【發明】【時珍曰】按徐之才《藥對》⑥云：立夏之先，蜚蠊先生，爲人參、茯苓使，主腹中七節，保神守中。則西南夷食之，亦有謂也。又《吳普本草》⑦載神農云：主婦人癥堅寒熱，尤爲有理。此物乃血藥，故宜於婦人。

行夜《別録》⑧　　【校正】併入《拾遺⑨·負盤》。

【釋名】負盤《別録》⑩、屗盤蟲弘景⑪、氣蟚。【弘景⑫曰】行夜，今小兒呼屗盤蟲，或曰氣蟚，即此也。【藏器⑬曰】氣盤有短翅，飛不遠，好夜中行，人觸之即氣出。雖與蜚蠊同名相似，終非一物。戎人食之，味極辛辣。蘇恭所謂巴人重負蟚是也。【時珍曰】負盤有三：行夜、蜚蠊、蟲螽。皆同名而異類。夷人俱食之，故致混稱也。行夜與蜚蠊形狀相類，但以有廉薑氣味者爲蜚蠊，觸之氣出者爲氣盤，作分別爾。張杲醫說⑭載鮮于叔明好食負盤臭蟲，每散人采取三五升，浮温水

---

① 藏器：《證類》卷21"二十一種陳藏器餘·負蟚"　……按飛廉一名負盤，蜀人食之，辛辣也……杜注云：蜚，負蟚也。如蝗蟲，及夜行。一名負盤，即蟚盤蟲也。名字及蟲相似，終非一物也。

② 恭：見 2775 頁注⑦。

③ 本經：見 2775 頁注⑥白字。

④ 別録：見 2775 頁注⑥。

⑤ 蘇恭：見 2775 頁注⑦。

⑥ 藥對：《證類》卷2"序例下"　立夏之日，蜚蠊先生，爲人參、茯苓使，主腹中七節，保神守中……右此五條出《藥對》中……

⑦ 吳普本草：《御覽》卷949"蜚廉"　《吳氏本草》曰：蜚廉蟲，神農、黄帝云：治婦人寒熱。

⑧ 別録：《別録》見《證類》卷30"行夜"　療腹痛寒熱，利血。一名負盤。

⑨ 拾遺：《證類》卷21"二十一種陳藏器餘·負蟚"　葵注：蘇云戎人重熏渠，猶巴人重負蟚。按飛廉一名負盤，蜀人食之，辛辣也，已出《本經》。《左傳》云：蜚不爲災。杜注云：蜚，負蟚也。如蝗蟲，及夜行。一名負盤，即蟚盤蟲也。名字及蟲相似，終非一物也。

⑩ 別録：見本頁注⑧。

⑪ 弘景：《集注》見《證類》卷30"一十五種蟲類·行夜"　陶隱居云：今小兒呼屗盤，或曰屗蟚蟲者也。（按：屗，字書未檢到。《證類》卷21"負蟚"引藏器作"窋"，即今"屁"字。）

⑫ 弘景：見上注。

⑬ 藏器：《拾遺》見《證類》卷30"一十五種蟲類·行夜"　陳藏器云：窋盤蟲，一名負盤，一名夜行蜚蠊，又名負盤。雖則相似，終非一物，戎人食之，味極辛辣。窋盤蟲有短翅，飛不遠，好夜中出行，觸之氣出也。／見本頁注⑨。

⑭ 張杲醫說：《太平廣記》卷201"鮮于叔明"　劍南東川節度鮮于叔明，好食臭蟲，時人謂之蹜蟲。每散，令人採拾得三五升，即浮之微热水中，以抽其氣盡。以酥，及五味熬之，卷餅而啖，其味實佳。出乾\膜子。（按：《醫説》未見此説另溯其源。）

上，洩盡臭氣，用酥及五味熬作餅食，云味甚佳，即此物也。

【氣味】辛，温，有小毒。【主治】腹痛寒熱，利血。《别録》①。

竈馬《綱目》

【釋名】竈雞俗。

【集解】【時珍曰】竈馬處處有之，穴竈而居。按《酉陽雜俎》②云：竈馬狀如促織稍大，脚長，好穴竈旁。俗言竈有馬，足食之兆。

【附録】促織。【時珍曰】促織，蟋蟀也。一名蚟，一名蜻蛚。陸機《詩義疏》③云：以蝗而小，正黑有光澤如漆，有翅及角，善跳好鬥，立秋後則夜鳴。《豳風》④云“七月在野，八月在宇，九月在户，十月蟋蟀，入我牀下”，是矣。古方未用，附此以俟。

【氣味】缺。【主治】竹刺入肉，取一枚搗傅。時珍。

蟲螽音負終○《拾遺》⑤ 【校正】併入《拾遺⑥·蚱蜢》。

【釋名】負蠜音煩、蚱蜢。【時珍曰】此有數種，蟲螽，總名也。江東呼爲蚱蜢，謂其瘦長善跳，窄而猛也。螽亦作蠡。

【集解】【藏器⑦曰】蟲螽狀如蝗蟲。有（異）〔黑〕斑者，與蚯蚓異類同穴爲雌雄，得之可入媚藥。【時珍曰】蟲螽，在草上者曰草螽，在土中者曰土螽，似草螽而大者曰螽斯，似螽斯而細長者曰蟿螽。《爾雅》⑧云：蟲螽，蠡也。草螽，負蠜也。斯螽，蜙蝑也。蟿螽，蟋蟖也。土螽，蠰谿也。數種皆類蝗，而大小不一。長角修股，善跳，有青、黑、斑數色，亦能害稼。五月動股作聲，至冬入土穴中。芒部夷人食之。蔡邕《月令》⑨云：其類乳于土中，深埋其卵，至夏始出。陸佃⑩云：草蟲鳴于上

① 别録：見前頁注⑧。
② 酉陽雜俎：《酉陽雜俎》卷17“蟲篇” 竈馬，狀如促織稍大，脚長，好穴於竈側，俗言竈有馬，足食之兆。
③ 詩義疏：《毛詩草木鳥獸蟲魚疏》卷下“蟋蟀在堂” 蟋蟀似蝗而小，正黑，有光澤如漆，有角翅……（按：原書無“善跳好鬥，立秋後則夜鳴”之文。）
④ 豳風：《詩·豳風·七月》 七月在野，八月在宇，九月在户，十月蟋蟀，入我牀下。
⑤ 拾遺：《證類》卷21“二十一種陳藏器餘·蟲螽” 蟲螽、蚯蚓二物異類同穴，爲雄雌，令人相愛。五月五日收取，夫妻帶之。蟲螽如蝗蟲，東人呼爲舶艖，有毒，有黑斑者，候交時取之。
⑥ 拾遺：《證類》卷21“二十一種陳藏器餘·蚱蜢” 石蟹注：陶云石蟹如蚱蜢，形長小，兩股如石蟹，在草頭能飛。蟲螽之類，無别功。與蚯蚓交，在土中得之，堪爲媚藥。入《拾遺記》。
⑦ 藏器：見本頁注⑤。
⑧ 爾雅：《爾雅·釋蟲》 蟲螽，蠡……草螽，負蠜……蜤螽，蜙蝑……蟿螽，蟋蟖……土螽，蠰谿。
⑨ 月令：《埤雅》卷10“釋蟲·螽” 蔡邕《月令》曰：其類乳於土中，深埋其卵。
⑩ 陸佃：《埤雅》卷10“釋蟲·螽” 螽斯，蟲之不妒忌，一母百子者也。/“蟲螽”……一曰蚯蚓即負螽也，亦以離應。草蟲鳴于上風，負螽鳴於下風而風化。

風,蚯蚓鳴于下風,因風而化。性不忌而一母百子。故《詩》①云:嚶嚶草蟲,趯趯蟲螽。蝗亦螽類,大而方首,首有王字。沴氣所生,蔽天而飛,性畏金聲。北人炒食之。一生八十一子。冬有大雪,則入土而死。

【氣味】辛,有毒。【主治】五月五日候交時收取,夫婦佩之,令相愛媚。藏器②。

【附錄】吉丁蟲《拾遺》③。【藏器④曰】甲蟲也。背正綠,有翅在甲下。出嶺南賓、澄諸州。人取帶之,令人喜好相愛,媚藥也。

金龜子。【時珍曰】此亦吉丁之類,媚藥也。大如刀豆,頭面似鬼,其甲黑硬如龜狀,四足二角,身首皆如泥金裝成,蓋亦蠹蟲所化者。段公路《北戶錄》⑤云:金龜子,甲蟲也,出嶺南。五六月生草蔓上,大如榆莢,背如金貼,行則成雙,死則金色隨滅,故以養粉,令人有媚也。竺法真《羅浮山疏》⑥云:山有金花蟲,大如斑蝥,文采如金,形似龜,可養玩數日。宋祁《益部記》⑦云:利州山中有金蟲,其體如蜂,綠色,光若泥金,俚人取作婦女釵鐶之飾。鄭樵《通志》⑧云:《爾雅》"蚊,蟥蛢也",甲蟲,大如虎豆,綠色似金。四書所載皆一物也。南土諸山中亦時有之。

腆顆蟲《拾遺》⑨。【藏器⑩曰】出嶺南。狀似扇盤,褐色身扁。帶之令人相愛也,彼人重之。

叩頭蟲。【時珍曰】蟲大如斑蝥而黑色,按其後則叩頭有聲。能入人耳,灌以生油則出。按劉敬叔《異苑》⑪云:叩頭蟲,形色如大豆,咒令叩頭,又令吐血,皆從所教。殺之不祥,佩之令人媚愛。晉傅咸有賦。

---

① 詩:《詩經・周南・草蟲》　嚶嚶草蟲,趯趯阜螽。
② 藏器:見 2777 頁注⑤。
③ 拾遺:《證類》卷 21"二十一種陳藏器餘・吉丁蟲"　功用同前,人取帶之。甲蟲背正綠,有翅在甲下。出嶺南賓、澄州也。
④ 藏器:見上注。
⑤ 北戶錄:《北戶錄》卷 1"金龜子"　金龜子,甲虫也。五六月生於草蔓上,大於榆莢,細視之,真帖金龜子,行則成雙,類壁龜耳事見《洞冥記》。其蟲死,則金色隨滅,如螢光也。南人收以養粉,云與永粉相宜……
⑥ 羅浮山疏:《御覽》卷 949"金花"　竺法真《登羅山疏》曰:金花蟲大如斑猫,形色文彩如金,是龜屬,得之養玩彌日。
⑦ 益部記:《益部方物略記》　蟲質甚微,翠體金光,取而橋之,參餚釵梁。右金蟲(出利州山中。蜂體綠色,光若金,里人取以佐婦釵鐶之餚云。)
⑧ 通志:《通志・昆蟲草木略・蟲魚類》　《爾雅》……又曰:蚊,蟥蛢。郭璞云:江東呼蟥蛢,以有金色。
⑨ 拾遺:《證類》卷 21"二十一種陳藏器餘・腆顆蟲"　(一作顋。)功用同前,人取帶之。似扇盤,褐色,身扁。出嶺南,人重之也。
⑩ 藏器:見上注。
⑪ 異苑:《御覽》卷 951"叩頭"　《異苑》曰:有小蟲形色如大豆,咒令叩頭,又使吐血,皆從所教。如是請放稽顙,輒七十而有聲,故俗呼為叩頭也。/傅咸《叩頭蟲賦・敘》曰:叩頭蟲,蟲之微細者。然觸之輒叩頭。人以其叩頭,傷之不祥,故莫之害也。

媚蝶。【時珍曰】《北戶録》①云：嶺表有鶴子草，蔓花也。當夏開，形如飛鶴，翅、羽、觜、距皆全。云是媚草，采曝以代面靨。蔓上春生雙蟲，食葉。收入粉奩，以葉飼之，老則蛻而爲蝶，赤黃色。女子收而佩之，如細鳥皮，令人媚悦，號爲媚蝶。《洞冥記》②云：漢武時勒畢國獻細鳥，大如蠅，狀如鸚鵡，可候日晷，後皆自死。宮人佩其皮者，輒蒙愛幸也。

木虻 音萌○《本經》③中品

【釋名】魂常《本經》④。【時珍曰】虻以翼鳴，其聲虻虻，故名。陸佃⑤云：蝱害民，故曰蝱；虻害虻，故曰虻。亦通。

【集解】【《别録》⑥曰】木虻生漢中川澤，五月取之。【頌⑦曰】今處處有之，而襄、漢近地尤多。【弘景⑧曰】此虻，狀似虻而小，不（敢）〔啮〕血。近道草中不見有之，市人亦少賣者，方家惟用蜚虻耳。【恭⑨曰】虻有數種，並能啮血，商、浙以南江嶺間大有。木虻，長大綠色，殆如蜩蟬，啮牛馬或至顛仆。蜚虻，狀如蜜蜂，黃黑色，今俗多用之。又一種小者名鹿虻，亦名牛虻，大如蠅，啮牛馬亦猛。市人采賣之，三種同體，以療血爲本。雖小有異同，用之不爲嫌。木虻倍大，而陶云似虻而小，不啮血，蓋未之識耳。【藏器⑩曰】木虻從木葉中出，卷葉如子，形圓，著葉上。破之初出如白蛆，漸

---

① 北户録：《北户録》卷3"鶴子草" 鶴子草，蔓花也。其花麴塵，色淺紫，蒂葉如柳而小短，當夏開。南人云是媚草，甚神，可比懷草……夢芝……採之曝乾，以代面靨。形如飛鶴狀，翅、羽、觜、距無不畢備，亦草之奇者。草蔓上春生，雙蟲常食其葉。土人收於奩粉間飼之，如養蠶法，蟲老不食，而蛻爲蝶，蝶赤黃色，女子佩之，如細鳥皮，號爲媚蝶……

② 洞冥記：《别國洞冥記》第2 元封五年，勒畢國貢細鳥，以方尺之玉籠盛數百頭，形如大蠅，狀似鸚鵡，聲聞數里之間，如黃鵠之音。國人常以此鳥候時，亦名曰候日蟲。帝置之於宮内，旬日而飛盡。帝惜，求之不復得。明年見細鳥集帷幕，或入衣袖，因名曰蟬。宮内嬪妃皆悦之，有鳥集其衣者，輒蒙愛幸。至武帝末，稍稍自死。人猶愛其皮，服其皮者，多爲丈夫所媚。

③ 本經：《本經》《别録》見《證類》卷21"木虻" 味苦，平，有毒。主目赤痛，眥傷淚出，瘀血，血閉，寒熱酸�= ，無子。一名魂常。生漢中川澤，五月取。

④ 本經：見上注白字。

⑤ 陸佃：《埤雅》卷11"釋蟲·蚊" ……蝱，民蟲。虻，虻蟲，田牧者病焉。

⑥ 别録：見本頁注③。

⑦ 頌：《圖經》見《證類》卷21"木虻" 木虻……今並處處有之，而襄、漢近地尤多……

⑧ 弘景：《集注》見《證類》卷21"木虻" 陶隱居云：此虻不啮血，狀似虻而小，（迫）〔近〕道草中不見有，市人亦少有賣者，方家所用，惟是蜚虻也。

⑨ 恭：《唐本草》見《證類》卷21"木虻" 《唐本》注云：虻有數種，並能啮血，商、浙已南江嶺間大有。木虻長大綠色，殆如次蟬，啮牛馬，或至頓仆。蜚虻狀如蜜蜂，黃黑色，今俗用多以此也。又一種小虻，名鹿虻，大如蠅，啮牛馬亦猛，市人採賣之。三種體，以療血爲本，餘療雖小有異同，用之不爲嫌。何有木虻而不啮血。木虻倍大蜚虻。陶云似虻而小者，未識之矣。

⑩ 藏器：《拾遺》見《證類》卷21"木虻" 陳藏器云……按木虻從木葉中出，卷葉如子，形圓，著葉上，破中初出如白蛆，漸大羽化，坼破便飛，即能啮物。塞北亦有，嶺南極多，如古度花成蟻耳。《本經》既出木虻，又出蜚虻，明知木虻是葉内之虻，飛虻是已飛之蟲，飛是羽化，亦猶在蛹，如蠶之與蛾爾，即是一物，不合二出，應功用不同，後人異注爾。

大(子)〔羽〕化,拆破便飛,即能囓物。塞北亦有,嶺南極多,如古度化蟻耳。木蝱是葉内者,蜚蝱是已飛者,正如蠶蛹與蛾,總是一物,不合重出,應功用不同。後人異註耳。【時珍曰】金幼孜《北征録》①云:北虜長樂鎮草間有蝱,大者如蜻蜓,拂人面嘬嚼。元稹《長慶集》②云:巴蜀山谷間,春秋常雨,五六月至八九月則多蝱,道路群飛,咂牛馬血流,囓人毒劇。而毒不留肌,故無治術。據此,則藏器之説似亦近是。又段成式③云:南方溪澗中多水蛆,長寸餘,色黑。夏末變爲蝱,螫人甚毒。觀此,則蝱之變化,有木有水,非一端也。

【氣味】苦,平,有毒。【主治】目赤痛,眥傷淚出,瘀血血閉,寒熱酸慚,無子。《本經》④。

<h2 style="text-align:center">蜚蝱《本經》⑤中品</h2>

【釋名】蝱蟲蝱與飛同。

【集解】【《別録》⑥曰】蜚蝱生江夏川谷。五月取。腹有血者良。【弘景⑦曰】此即方家所用蝱蟲,嗽牛馬血者。伺其腹滿,掩取乾之。【恭⑧曰】木蝱、蜚蝱、鹿蝱,俱食牛馬血,非獨此也。但得即堪用之,何假血充。應如養鷹,飢即爲用。若伺其飽,何能除疾?【宗奭⑨曰】蜚蝱今人多用之。大如蜜蜂,腹凹褊,微黄緑色。雄、霸州、順安軍、沿塘灤界河甚多。以其惟食牛馬等血,故治瘀血血閉也。【時珍曰】采用須從陶説。蘇恭以飢鷹爲喻,比擬殊乖。

【修治】入丸散,去翅足,炒熟用⑩。

---

① 北征録:《前北征録》 ……二十七日發長樂鎮,草間多蚊,大者如蜻蜓,拂面嘬嚼,拂之不去……
② 長慶集:《元氏長慶集》卷4“古詩·蝱” 巴山谷間,春秋常雨,自五六月至八九月雨則多蝱,道路群飛,噬馬牛血及蹄角,旦暮尤極繁多。人常用日中時,趣程逮雪霜而後盡。其嚙人痛劇,浮蟆而不能毒留肌,故無療術。
③ 段成式:《酉陽雜俎》卷17“蟲篇” 水蛆,南中水磧澗中多有,蛆長寸餘,色黑,夏深變爲虻,螫人甚毒。
④ 本經:見2779頁注③白字。
⑤ 本經:《本經》《別録》見《證類》卷21“蜚蝱” 味苦,微寒,有毒。主逐瘀血,破下血積,堅痞癥瘕,寒熱,通利血脉及九竅,女子月水不通,積聚,除賊血在胸腹五藏者,及喉痹結塞。生江夏川谷。五月取,腹有血者良。
⑥ 別録:見上注。
⑦ 弘景:《集注》見《證類》卷21“蜚蝱” 陶隱居云:此即今嗽牛馬血者,伺其腹滿,掩取乾之,方家皆呼爲蝱蟲矣。
⑧ 恭:《唐本草》見《證類》卷21“蜚蝱” 《唐本》注云:三蝱俱食牛馬,非獨此也,但得即堪用,何假血充,然始掩取。如以義求,應如養鷹,飢則爲用,若伺其飽,何能除疾爾。
⑨ 宗奭:《衍義》卷17“木蝱” 大小有三種。蜚虻,今人多用之,大如蜜蜂,腹凹褊,微黄緑色,雄、霸州、順安軍、沿塘灤界河甚多。以其惟食牛馬等血,故治瘀血血閉。
⑩ 入丸……炒熟用:《日華子》見《證類》卷21“蜚蝱” 入丸散,除去翅足,炒用。(按:原無出處,今溯其源。)

【氣味】苦,微寒,有毒。【之才①曰】惡麻黃。【主治】逐瘀血,破血積,堅痞癥瘕,寒熱,通利血脉及九竅。《本經》②。女子月水不通,積聚,除賊血在胸腹五臟者,及喉痺結塞。《別錄》③。破癥結,消積膿,墮胎。《日華》④。

【發明】【頌曰】《淮南子》⑤云:䖟破積血,斫木愈齲。此以類推也。【時珍曰】按劉河間⑥云:䖟食血而治血,因其性而爲用也。成無己⑦云:苦走血。血結不行者,以苦攻之。故治畜血用䖟蟲,乃肝經血分藥也。古方多用,今人稀使。

【附方】舊二,新一。蛇螫血出,九竅皆有者。取䖟蟲初食牛馬血腹滿者三七枚,燒研,湯服。《肘後》⑧。病篤去胎。䖟蟲十枚炙,搗爲末。酒服,胎即下。《產乳》⑨。撲墜瘀血。䖟蟲二十枚,牡丹皮一兩,爲末。酒服方寸匕,血化爲水也。若久宿血在骨節中者,二味等分。《備急方》⑩。

【附錄】扁前。【《別錄》⑪·有名未用】曰】味甘,有毒。主鼠瘻、癃閉,利水道。生山陵中。狀如牛䖟,赤翼。五月、八月采之。

蚊子。【時珍曰】蚊處處有之。冬蟄夏出,晝伏夜飛,細身利喙,嘬人膚血,大爲人害。一名白鳥,一名暑蟁。或作黍民,謬矣。化生于木葉及爛灰中。產子于水中,爲孑孒蟲,仍變爲蚊也。龜、鼈畏之。螢火、蝙蝠食之。故煮鼈入數枚,即易爛也。【藏器⑫曰】嶺南有蚊子木,葉如冬青,實

———————————————————

① 之才:《藥性論》見《證類》卷21"蜚䖟" 䖟蟲,使,一名魂蟁,惡麻黃。(按:誤注出處。)

② 本經:見2780頁注⑤白字。

③ 別錄:見2780頁注⑤。

④ 日華:《日華子》見《證類》卷21"蜚䖟" 破癥結,消積膿,墮胎……

⑤ 淮南子:《圖經》見《證類》卷21"木䖟" ……《淮南子》曰:䖟散積血,斫木愈齲,此以類推之者也。然今本草不著斫木之治病,亦漏脱耳。

⑥ 劉河間:《保命集》卷上"本草論第九" ……虻飲血而用以治血,鼠善穿而用以治漏。所謂因其性而爲用者如此……

⑦ 成無己:《傷寒明理論》卷4"藥方論" 抵當湯方……虻蟲味苦微寒。苦走血。血結不行,破血者必以苦爲助,是以虻蟲爲臣……

⑧ 肘後:《肘後方》卷7"治蛇瘡敗蛇骨刺人入口繞身諸方第五十四" 蛇螫人,九竅皆血出方:取虻蟲初食牛馬血腹滿者二七枚,燒服之。

⑨ 產乳:《證類》卷21"木䖟" 《楊氏產乳》:療母困篤恐不濟,去胎方:䖟蟲十枚,右搗爲末,酒服之,即下。

⑩ 備急:《千金方》卷25"被打第三" 治腕折瘀血方:虻蟲(二十枚)、牡丹(一兩),右二味治下篩,酒服方寸匕,血化爲水。(《備急方》云:治久宿血在諸骨節及外不去者,二味等分。)

⑪ 別錄:《別錄》見《證類》卷30"一十五種蟲類·扁前" 味甘,有毒。主鼠瘻癃,利水道。生山陵,如牛虻,翼赤。五月、八月採。

⑫ 藏器:《證類》卷10"二十五種陳藏器餘·䖟母草" 葉卷如實,中有血蟲,羽化爲䖟,便能咬人。生塞北……/《證類》卷19"二十六種陳藏器餘·蚊母鳥" ……其聲如人嘔吐,每口中吐出蚊一二升。《爾雅》云:鷏,蚊母……猶如塞北有蚊母草,嶺南有䖟母草,江東有蚊母鳥,此三物異類而同功也。/《爾雅翼》卷16"蟁母" ……南中又有蚊子木,實如枇杷,熟則自裂,蚊盡出而空殼矣。故塞北有蚊母草,嶺南有蚊母木,江南有蚊母鳥,三物異類而同功也……(按:時珍糅合藏器多藥條及《爾雅翼》而成此文。)

如枇杷，熟則蚊出。塞北有蚊母草，葉中有血蟲，化而爲蚊。江東有蚊母鳥，一名鷁，每吐蚊一二升也。

蚋子。【時珍曰】按元稹《長慶集》①云：蜀中小蚊名蚋子，又小而黑者爲蟆子，微不可見與塵相浮上下者爲浮塵子，皆巢于巴蛇鱗中，能透衣入人肌膚，囓成瘡毒，人極苦之。惟搗楸葉傅之則瘥。又祝穆《方輿勝覽》②云：雲南烏蒙峽中多毒蛇，鱗中有蟲名黃蠅，有毒，囓人成瘡。但勿搔，以冷水沃之，擦鹽少許，即愈。此亦蚋、蟆之類也。

竹蓐《綱目》

【釋名】竹佛子《綱目》、天厭子。

【集解】【時珍曰】竹蓐生諸竹，及草木上皆有之。初生如粉點，久便能動，百十成簇。形大如蝨，蒼灰色。或云濕熱氣化，或云蟲卵所化。古方未有用者。惟南宮從《岣嶁神書》③云：江南、巴、邛、吳、越、荆、楚之間，春秋竹內有蟲似蝨而蒼，取之陰乾，可治中風。即此也。

【氣味】有毒。【主治】中風，半身不遂，能透經絡，追涎。時珍。

【附方】新一。中風偏痺，半身不遂者。用麻黃以湯熬成糊，攤紙上，貼不病一邊，上下令遍，但除七孔，其病處不糊。以竹蓐焙爲末三錢，老人加麝香一錢，研勻，熱酒調服，就臥。須臾藥行如風聲，口吐出惡水，身出臭汗如膠。乃急去糊紙，別溫麻黃湯浴之。暖臥將息，淡食十日，手足如故也。《岣嶁神書》④。

① 長慶集：《元氏長慶集》卷4"古詩·蟆子"　蟆，蚊類也。其實黑而小，不礙紗縠，夜伏而晝飛，聞柏煙與麝香輒去。蚊蟆與浮塵，皆巴蛇鱗中之細蟲耳，故囓人成瘡，秋夏不愈。膏楸葉而傅之，則差。
② 方輿勝覽：（按：已查原書，未能溯得其源。）
③ 岣嶁神書：（按：已查原書，未能溯得其源。）
④ 岣嶁神書：（按：已查原書，未能溯得其源。）

本草綱目蟲部目録第四十二卷

蟲之四　濕生類二十三種,附録七種

蟾蜍《別録》　　蝦蟆《本經》　　　黽《別録》　　　蝌斗《拾遺》

溪狗《拾遺》　　山蛤《圖經》　　　田父《圖經》　　蜈蚣《本經》

馬陸《本經》　　山蛩蟲《拾遺》○蚰蜒、蠼螋附　　蚯蚓《本經》

蝸牛《別録》　　蛞蝓《本經》　　　緣桑蠃《證類》○即桑牛

溪鬼蟲《拾遺》○水虎、鬼彈附　　　沙蝨《綱目》○沙蟲附　水黽《拾遺》

䘌蟲《拾遺》　　砂挼子《拾遺》　　蚘蟲《拾遺》　　風驢肚内蟲《綱目》

蠱蟲《拾遺》　　金蠶《綱目》

附録：諸蟲《綱目》一種、《拾遺》一種、《別録》五種

　　喓臘蟲　　　　灰藥　　　　黃蟲　　　　地防

　　梗雞　　　　　益符　　　　䖝屬

右附方舊二十九,新一百零六。

本草綱目蟲部第四十二卷

蟲之四　濕生類二十三種　附録七種

蟾蜍《別録》①下品

【釋名】黿黽音蹙秋、黿鼀音施、蜮黿踧蹴、苦蠪音籠、蚵蚾何皮、癩蝦蟆。【時珍曰】蟾蜍，《説文》②作詹諸。云其聲詹諸，其皮黿黿，其行黽黽。《詩》③云：得此黿黽。《韓詩》④註云：戚施，蟾蜍也。戚，音蹴。後世名苦蠪，其聲也。蚵蚾，其皮礧砢也。

【集解】【《別録》⑤曰】蟾蜍生江湖池澤。五月五日取東行者，陰乾用。【弘景⑥曰】此是腹大、皮上多(厞)〔痱〕磊者。其皮汁甚有毒，犬囓之，口皆腫。五月五日取東行者五枚，反縛着密室中閉之。明(且)〔旦〕視自解者，取爲術用，能使人縛亦自解。【蕭炳⑦曰】腹下有丹書八字，以足畫地者，真蟾蜍也。【頌⑧曰】今處處有之。《別録》謂：蝦蟆，一名蟾蜍。以爲一物，非也。按《爾雅》：黿黽，蟾蜍也。郭璞云：似蝦蟆居陸地。則非一物明矣。蟾蜍多在人家下濕處，形大，背上多痱磊，行極遲緩，不能跳躍，亦不解鳴。蝦蟆多在陂澤間，形小，皮上多黑斑點，能跳接百蟲，舉動極急。二

---

① 別録：**《本經》《別録》**見《證類》卷 22 "蝦蟆" 　**味辛，寒**，有毒。**主邪氣，破癥堅血，癰腫，陰瘡，服之不患熱病。**療陰蝕疽癘惡瘡，猘犬傷瘡，能合玉石。一名蟾蜍，一名黿，一名去甫，一名苦蠪。生江湖池澤。五月五日取，陰乾，東行者良。（**按**：時珍由此條分出 "蟾蜍" 與 "蝦蟆" 兩條。）
② 説文：**《説文・黽部》** 黿：丸黿，詹諸也。其鳴詹諸，其皮黿黿，其行㒸㒸……
③ 詩：**《説文・黽部》** 黽：詹諸也。《詩》曰：得此黿黽。
④ 韓詩：**《御覽》**卷 949 "蟾蜍" 　《韓詩外傳》曰：魚網之設，鴻則離之。嬿婉之求，得此戚施。（薛君曰：戚施，蟾蜍也……）
⑤ 別録：見本頁注①。
⑥ 弘景：**《集注》**見《證類》卷 22 "蝦蟆" 　陶隱居云：此是腹大、皮上多痱磊者，其皮汁甚有毒。犬齧之，口皆腫……五月五日取東行者五枚，反縛著密室中閉之，明旦視自解者，取爲術用，能使人縛亦自解……
⑦ 蕭炳：**《四聲本草》**見《證類》卷 22 "蝦蟆" 　蕭炳云：腹下有丹書八字者，以足畫地，真蟾蜍也。
⑧ 頌：**《圖經》**見《證類》卷 22 "蝦蟆" 　蝦蟆，生江湖，今處處有之……《本經》云一名蟾蜍，以爲一物，似非的也。謹按《爾雅》黿黽，蟾蜍。郭璞注云：似蝦蟆，居陸地。又科斗注云：蝦蟆子也。是非一物明矣。且蟾蜍形大，背上多痱磊，行極遲緩，不能跳躍，亦不解鳴，多在人家下濕處……二物雖一類，而功用小別，亦當分別而用之……蟾蜍矢，謂之土檳榔，下濕處往往有之。亦主惡瘡……

物雖一類，而功用小別，亦當分而用之。蟾蜍屎，謂之土檳榔，下濕處往往有之，亦能主(疾)〔惡瘡〕。【宗奭①曰】世傳三足者爲蟾，人遂爲三足枯蟾以罔衆。但以水沃半日，其僞自見，蓋無三足者也。【時珍曰】蟾蜍銳頭皤腹，促眉濁聲，土形，有大如盤者。《自然論》②云：蟾蜍吐生，擲糞自其口出也。《抱朴子》③云：蟾蜍千歲，頭上有角，腹下丹書，名曰肉芝，能食山精。人得食之可仙。術家取用，以起霧祈雨，辟兵解縛。今有技者，聚蟾爲戲，能聽指使。物性有靈，於此可推。許氏《説文》謂三足者爲蟾，而寇氏非之，固是。但龜、鼈皆有三足，則蟾之三足，非怪也。若謂入藥必用三足則謬矣。《峋嶁神書》④載蟾寶之法：用大蟾一枚，以長尺鐵釘四箇釘脚，四下以炭火自早炙至午，去火，放水一盞於前，當吐物如皂莢子大，有金光。人吞之，可越江湖也。愚謂縱有此術，誰敢吞之？方技誑説，未足深信。漫記於此，以備袪疑。

【修治】《蜀圖經》⑤曰：五月五日取得，日乾或烘乾用。一法：去皮、爪，酒浸一宿，又用黃精自然汁浸一宿，塗酥，炙乾用。【時珍曰】今人皆於端午日捕取，風乾，黃泥固濟，煅性存用之。《永類鈐方》⑥云：蟾目赤，腹無八字者不可用。崔寔《四民月令》⑦云：五月五日取蟾蜍，可治惡瘡。即此也。亦有酒浸取肉者。錢仲陽⑧治小兒冷熱疳瀉如聖丸，用乾者，酒煮成膏丸藥，亦一法也。

【氣味】辛，涼，微毒。【主治】陰蝕，疽癘惡瘡，獝犬傷瘡。能合玉石。《別錄》⑨。燒灰傅瘡，立驗。又治温病發斑困篤者，去腸，生搗食一二枚，無不差者。弘景⑩。【藏器⑪曰】搗爛絞汁飲，或燒末服。殺疳蟲，治鼠漏惡瘡。燒灰，傅一切有蟲惡癢滋胤瘡。《藥性》⑫。治疳氣，小兒(而)〔面〕黃癖氣，破癥結。

① 宗奭：《衍義》卷17“蝦蟆”　世有人收三足枯蟾以罔衆，但以水沃半日，盡見其僞，蓋本無三足者。
② 自然論：《埤雅》卷2“釋魚·蟾蜍”　《自然論》曰：蟾蜍擲糞自其口出。
③ 抱朴子：《抱朴子内篇》卷11“仙藥”　……肉芝者，謂萬歲蟾蜍，頭上有角，頷下有丹書八字，體重，以五月五日中時取之，陰乾百日。以其左足畫地，即爲流水。帶其左手於身，辟五兵，若敵人射己者，弓弩矢皆反還自向也。/《御覽》卷949“蟾蜍”　蟾蜍頭生角，得而食之，壽千歲。又能食山精。(按：時珍糅合二家之説。)
④ 峋嶁神書：(按：已查原書，未能溯得其源。)
⑤ 蜀圖經：《蜀本草》見《證類》卷22“蝦蟆”　《蜀本》：《圖經》云：今所在池澤皆有。取日乾及火乾之。一法：刳去皮、爪，酒浸一宿，又用黃精自然汁浸一宿，塗酥炙乾用之。
⑥ 永類鈐方：《永類鈐方》卷7“疔腫·用藥次第”　……又蟾(入)赤目，腹無八字者，不可用。
⑦ 四民月令：《御覽》卷949“蟾蜍”　崔寔《四民月令》曰：五日取蟾蜍，可治惡疽瘡……
⑧ 錢仲陽：《小兒藥證直訣》卷中“如聖圓”　治冷熱疳瀉。胡黃連、白蕪黃(去扇炒)、川黃連、史君子(壹兩，去殼秤)、麝香(別研，伍分)、乾蝦蟆(伍枚，到，酒熬膏)，右爲末，用膏圓如麻子大。每服人參湯下，貳叁歲者伍柒圓，以上者拾圓至拾伍圓，無時。
⑨ 別錄：見2784頁注①。
⑩ 弘景：《集注》見《證類》卷22“蝦蟆”　……人得温病斑出困者，生食一兩枚，無不差者……燒灰傅瘡立驗……
⑪ 藏器：《拾遺》見《證類》卷22“蝦蟆”　陳藏器……本功外，主温病身斑者，取一枚生搗，絞取汁服之。亦燒末服，主狂犬咬發狂欲死。作膾食之，頻食數頓……
⑫ 藥性：《藥性論》見《證類》卷22“蝦蟆”　……又云：蟾蜍，臣。能殺疳蟲，治鼠漏惡瘡……燒灰，傅一切有蟲惡癢滋胤瘡。

燒灰油調,傅惡瘡。《日華》①。主小兒勞瘦疳疾,最良。蘇頌②。治一切五疳八痢,腫毒,破傷風病,脫肛。時珍。

【發明】【時珍曰】蟾蜍,土之精也。上應月魄而性靈異,穴土食蟲,又伏山精,制蜈蚣,故能入陽明經,退虛熱,行濕氣,殺蟲䘌,而爲疳病癰疽諸瘡要藥也。《別錄》云治狾犬傷,《肘後》亦有方法。按沈約《宋書》③云:張〔收〕〔牧〕爲狾犬所傷,人云宜噉蝦蟆膾,食之遂愈。此亦治癰疽疔腫之意,大抵是物能攻毒拔毒耳。古今諸方所用蝦蟆,不甚分別,多是蟾蜍。讀者當審用之,不可因名迷實也。

【附方】舊七,新十七。腹中冷癖。水穀癥結,心下停痰,兩脇痞滿,按之鳴轉,逆害飲食。大蟾蜍一枚,去皮、腸,支解之,芒硝強人一升,中人七合,弱人五合,水七升,煮四升,頓服,得下爲度。《肘後方》④。小兒疳積。治小兒疳積腹大,黃瘦骨立,頭生瘡結如麥穗。用立秋後大蝦蟆,去首、足、腸,以清油塗之,陰陽瓦炙熟食之,積穢自下。連服五六枚,一月之後,形容改變,妙不可言。五疳八痢。面黃肌瘦,好食泥土,不思乳食。用大乾蟾蜍一枚,燒存性,皂角去皮弦一錢,燒存性,蛤粉水飛三錢,麝香一錢,爲末,糊丸粟米大。每空心米飲下三四十丸,日二服。名五疳保童丸。《全嬰方》⑤。小兒疳泄下痢。用蝦蟆燒存性研,飲服方寸匕。《子母秘錄》⑥。走馬牙疳,侵蝕口鼻。乾蚵蚾黃泥裹固煅過、黃連各二錢半,青黛一錢,爲末,入麝香少許和研,傅之。鄭氏《小兒方》⑦。疳蝕顋穿。金鞭散:治疳瘡,顋穿牙落。以抱退雞子軟白皮,包活土狗一箇,

① 日華:《日華子》見《證類》卷22“蝦蟆” ……又云:蟾,涼,微毒。破癥結,治疳氣,小兒面黃,癖氣。燒灰油調傅惡瘡,入藥並炙用……
② 蘇頌:《圖經》見《證類》卷22“蝦蟆” ……此主小兒勞瘦及疳疾等,最良。
③ 宋書:《宋書》卷59“張暢傳” 張暢……弟牧嘗爲狾犬所傷,醫云:宜食蝦蟆膾。牧甚難之。暢含笑先嘗,牧因此乃食,創亦即愈。(按:《證類》卷22“蝦蟆”亦引此文,云出《南北史》。)
④ 肘後方:《肘後方》卷4“治心腹寒冷食飲積聚結癖方第二十七” 治腹中冷癖,水穀癥結,心下停痰,兩脅痞滿,按之鳴轉,逆害飲食:取大蟾蜍(一枚,去皮及腹中物,支解之)、芒硝(大人一升,中人七合,瘦弱人五合),以水六升,煮取四升,一服一升。一服後,未得下,更一升。得下則九日十日一作。
⑤ 全嬰方:《普濟方》卷380“治小兒一切疳” 五疳保童丸(出《保嬰方》):治小兒五疳八痢,面黃肌瘦,頭髮作繸,好食泥土,不思乳食,並宜服之。大乾蝦蟆(一枚,燒存性)、皂角(一定,去皮核,燒存性)、蛤粉(三錢,水飛)、麝香(一錢,細研),右爲細末,打麵糊爲丸如粟米大,每服三四十丸,溫米飲送下,空心食,日進三服。(按:《全嬰方論》無此方。疑原出明·葛哲《保嬰集》。)
⑥ 子母秘錄:《證類》卷22“蝦蟆” 《子母秘錄》:小兒洞泄下痢。燒蝦蟆末,飲調方寸匕服。
⑦ 鄭氏小兒方:《全嬰方論》卷14“論疳病” 蟾酥散:治小兒走馬疳,牙齦臭爛,侵蝕唇鼻。先甘草湯洗去皮,令血出,塗之。亦理身上肥瘡,但是疳瘡用之,立效。如瘡乾,好麻油調,濕則乾用。蚵蚾(黃紙裹,火煅焦)、黃連(末,各壹分)、青黛(壹錢),右爲末,入麝香研和,依方用之。

放入大蝦蟆口内，草縛泥固煅過，取出研末，貼之。以愈爲度。《普濟方》①。**小兒口瘡**。五月五日蝦蟆炙，研末，傅之即瘥。《秘録》②。**一切疳蠹**。無問去處，皆能治之。蝦蟆燒灰，醋和傅，一日三五度。《梅師方》③。**陰蝕欲盡**。蝦蟆灰、兔屎等分，爲末，傅之。《肘後》④。**月蝕耳瘡**。五月五日蝦蟆燒末，豬膏和傅。《外臺方》⑤。**小兒蓐瘡**。五月五日取蟾蜍炙，研末，傅之即瘥。《秘録》⑥。**小兒臍瘡**出汁，久不瘥。蝦蟆燒末傅之，日三，甚驗。一加牡蠣等分。《外臺》⑦。**一切濕瘡**。蟾蜍燒灰，豬脂和傅。《千金方》⑧。**小兒癬瘡**。蟾蜍燒灰，豬脂和傅。《外臺方》⑨。**癩風蟲瘡**。乾蝦蟆一兩炙，長肥皂一條，炙，去皮子，蘸酒再炙，爲末。以竹管引入羊腸内，繫定，以麩鋪甑内，置藥麩上，蒸熟，入麝香半錢，去麩同搗，爲丸如梧子大。每溫酒服二十一丸。《直指》⑩。**附骨壞瘡**久不瘥，膿汁不已，或骨從瘡孔中出。用大蝦蟆一箇，亂頭髮一雞子大，豬油四兩，煎枯去滓，待凝如膏。先以桑根皮、烏頭煎湯洗，拭乾，煅龍骨末摻四邊，以前膏貼之。《錦囊秘覽》⑪。**發背腫毒**未成者。用活蟾一箇，繫放瘡上，半日蟾必昏憒，置水中救其命。再易一箇，如前法，其蟾必踉蹌。再易一箇，其蟾如舊，則毒散矣。累驗極效。若勢重者，以活蟾一箇或

① 普濟方:《普濟方》卷67"急疳" 金鞭散:治腮穿牙落，緊牙疳病證。用抱退雞子軟白皮兒，包活土狗兒一個，放入大活蝦蟆口内，用草縛四足，泥團固濟，用火燒過成灰，去其泥蝦蟆，研爲細末，貼患處。

② 秘録:《證類》卷22"蝦蟆" 《子母秘録》……又方:治小兒口瘡。五月五日蝦蟆炙杵末，傅瘡上即差。兼治小兒蓐瘡。

③ 梅師方:《證類》卷22"蝦蟆" 《梅師方》:治疳蠹無問去處，皆治之。以蝦蟆燒灰，好醋和傅，日三五度，傅之，差。

④ 肘後:《肘後方》卷5"治卒陰腫痛癩卵方第四十二" 陰蝕欲盡者:蝦蟆、兔屎（分等），末，傅瘡上。

⑤ 外臺:《外臺》卷29"月蝕瘡方" 《肘後》療大人小兒卒得月蝕瘡方:五月五日蝦蟆，灰，以豬膏和塗之，差止。（**按**:今本《肘後方》無此方。）

⑥ 秘録:《證類》卷22"蝦蟆" 《子母秘録》……又方:治小兒口瘡。五月五日蝦蟆炙杵末，傅瘡上即差。兼治小兒蓐瘡。

⑦ 外臺:《證類》卷22"蝦蟆" 《外臺秘要》……又方:治小兒患風臍及臍瘡，久不差者:燒蝦蟆杵末，傅之，日三四度，差。/《普濟方》卷360"臍風撮口" 牡蠣散，治小兒臍風久不瘥，腫出汁者:牡蠣（一枚）、蝦蟆（一枚），右並燒灰，細研如粉，每以少許傅臍中，甚驗。（**按**:今本《外臺》無此方。）

⑧ 千金方:《千金方》卷22"瘭疽第六" 治濕癌方:燒乾蝦蟆，豬脂和敷之。

⑨ 外臺方:《外臺》卷30"癬瘡方" 又療癬神驗方……又方:取乾蟾蜍，燒灰，末，以豬脂和塗之，良。

⑩ 直指:《直指方》卷24"癩風方論" 蛤蟆丸:治大風，殺五蟲。乾蛤蟆（一兩，炙黄）、肥長皂角（一條，先炙透，後去皮、弦、核，蘸酒再炙），右爲末，以竹管引入羊腸内，系兩頭，用麩二升鋪甑内，置麩上蒸熟，去麩，入麝香半錢同搗，丸如桐子，每二十一粒，空心溫酒下。

⑪ 錦囊秘覽:（**按**:書佚，無可溯源。）

二三箇,破開,連肚乘熱合瘡上,不久必臭不可聞,再易二三次即愈。慎勿以物微見輕也。《醫林集要》①。**腫毒初起**。大蝦蟆一箇剉碎,同炒石灰研如泥,傅之。頻易。《余居士方》②。**破傷風病③**。用蟾二兩半,切剉如泥,入花椒一兩,同酒炒熟,再入酒二盞半,溫熱服之。少頃通身汗出,神效。**猘犬咬傷**。《肘後》④治猘犬傷,每七日一發。生食蝦蟆膾,絕良。亦可燒炙食之。勿令本人知之。自後再不發也。《袖珍》⑤治風犬傷。即用蝦蟆後足搗爛,水調服之。先於頂心拔去血髮三兩根,則小便內見沫也。**腸頭挺出**。蟾蜍皮一片,瓶內燒烟熏之,并傅之。《孫真人》⑥。**佩禳瘧疾**。五月五日收大蝦蟆晒乾,紙封,絳囊貯之,男左女右繫臂上,勿令知之。《楊氏家藏方》⑦。**折傷接骨**。大蝦蟆生研如泥,劈竹,裹縛其骨,自痊。《奚囊備急方》⑧。**大腸痔疾**。蟾蜍一箇,以磚砌四方,安於內,泥住,火煅存性,爲末。以豬廣腸一截,扎定兩頭,煮熟切碎,蘸蟾末食之。如此三四次,其痔自落也。

頭。【主治】功同蟾蜍。

蟾酥。【采治】[宗奭⑨曰]眉間白汁,謂之蟾酥。以油單紙裹眉裂之,酥出紙上,陰乾用。[時珍曰]取蟾酥不一,或以手捏眉棱,取白汁於油紙上及桑葉上,插背陰處,一宿即自乾白,安置竹筒內盛之,真者輕浮,入口味甜也。或以蒜及胡椒等辣物納口中,則蟾身白汁出,以竹篦刮下,麵和成塊,乾之。其汁不可入人目,令人赤腫、盲,或以紫草汁洗點即消。

【氣味】甘、辛,溫,有毒。【主治】小兒疳疾、腦疳。[權⑩曰]端午日取眉脂,

---

① 醫林集要:《醫林集要》卷13"癰疽發背"　一方,治發背稍輕者:以活蝦蟆一個,放於瘡上,頓飯時取下,其蝦蟆必昏憒,置於水中以救其命,又易一個,如前放瘡上,稍須取下,其蝦蟆必跟跎,再易一個,仍照前,其蝦蟆如舊,累驗極效。一方,治發背重者,已未成瘡,先將抱出雞雛雞卵內白皮,潤濕貼瘡周圍,留下瘡頭,量瘡頭大小,以活蝦蟆一個或二三個,用刀開腹,連肚乘熱合於瘡上,不久蝦蟆自臭不可聞,不過二三次即愈。慎勿以物微見輕,極有神效。

② 余居士方:(**按**:未能溯得其源。)

③ 破傷風病:《普濟方》卷113"破傷風"　治破傷風……又方:用蝦蟆二兩半,切爛爲泥,入花椒一兩,同酒炒熟,再入酒二盞半,熱服之。如重車行五里地,通身汗出,神效。(**按**:原無出處,今溯得其源。)

④ 肘後:《肘後方》卷7"治卒爲猘犬所咬毒方第五十一"　若重發療方:生食蟾蜍膾,絕良驗。(姚同。)亦可燒炙食之,不必令其人知。初得齧便爲之,則後不發……

⑤ 袖珍:《袖珍方》卷4"救急諸方"　治風犬傷(《經驗方》):隨用蝦蟆後兩腿,搗爛調服。或醋亦可。先於頭頂由拔去血髮三兩根,小便內見衣沫。

⑥ 孫真人:《證類》卷22"蝦蟆"　孫真人:腸頭挺出,以〔蟾蜍〕皮一片,瓶內燒熏挺處。

⑦ 楊氏家藏方:《家藏方》卷3"瘧疾方一十四道"　斷瘧法:治瘧疾往來久不瘥者。蝦蟆(五月五日取,曬乾),右將一枚紙裹封了,絳囊盛之,男左女右系患者臂上,勿令病人知此物。

⑧ 奚囊備急方:(**按**:書佚,無可溯源。)

⑨ 宗奭:《衍義》卷17"蝦蟆"　……取眉間有白汁,謂之蟾酥,以油單裹眉裂之,酥出單上,入藥用。

⑩ 甄權:《藥性論》見《證類》卷22"蝦蟆"　……端午日取眉脂,以朱砂、麝香爲丸,如麻子大,小孩子疳瘦者,空心一丸。如腦疳,以奶汁調,滴鼻中……

以朱砂、麝香爲丸，如麻子大。治小孩子疳瘦，空心服一丸。如腦〔疳〕，以嫻汁調，滴鼻中，甚妙。《日華》①

酥同牛酥，或吳茱萸苗汁調，摩腰眼、陰囊，治腰腎冷，并助陽氣。又療蟲牙。《日華》①。治齒縫出血及牙疼，以紙紝少許按之，立止。宗奭②。發背、疔瘡，一切惡腫。時珍。

【附方】新九。拔取疔黃。蟾酥，以麪丸梧子大。每用一丸安舌下，即黃出也。《青囊雜纂》③。拔取疔毒。蟾酥，以白麪、黃丹搜作劑，每丸麥粒大。以指爬動瘡上插入。重者挑破納之，仍以水澄膏貼之。《危氏方》④。疔瘡惡腫。蟾酥一錢，巴豆四箇，搗爛，飯丸錠子如綠豆大。每服一丸，薑湯下。良久，以萹蓄根、黃荆子研酒半椀服，取行四五次，以粥補之。〇《乾坤秘韞》⑤。諸瘡腫硬。針頭散：用蟾酥、麝香各一錢，研勻，乳汁調和，入罐中待乾。每用少許，津調傅之。外以膏護住，毒氣自出，不能爲害也。《保命集》⑥。一切瘡毒。蟾酥一錢，白麪二錢，朱砂少許，并花水調成小錠子如麥大。每用一錠，并花水服。如瘡勢緊急，五七錠。葱湯亦可，汗出即愈。喉痺乳蛾等證。用癩蝦蟆眉酥，和草烏尖末、猪牙皂角末等分，丸小豆大。每研一丸，點患處，神效。《活人心統》⑦。一切齒痛、疳蝕、齲齒、瘊腫。用蚵蚾一枚，鞭其頭背，以竹篦刮眉間，即有汁出。取少許點之，即止也。《類編》⑧。風蟲牙痛不可忍。《聖惠》⑨用蟾酥一片，水浸軟，

① 日華：《日華子》見《證類》卷 22“蝦蟆” ……又名蟾蜍。眉酥治蚛牙，和牛酥摩，傅腰眼并陰囊，治腰腎冷并助陽氣。以吳茱萸苗汁調妙。糞傅惡瘡、丁腫、雜蟲咬。油調傅瘰癧、痔瘻瘡。
② 宗奭：《衍義》卷 17“蝦麻” 有人病齒縫中血出，以紙紝子，蘸乾蟾酥少許，於血出處按之，立止。
③ 青囊雜纂：《仙傳外科》卷 6“治諸疔瘡經驗品” 拔黃藥：右用蟾酥，飛羅麪爲丸如梧桐子大，可將一丸放在前面舌下，即時黃出。
④ 危氏方：《得效方》卷 19“諸瘡·疔瘡” 蟾蜍膏，治疔瘡：取蟾酥，以白麪、黃丹搜作劑丸，如麥顆狀，用指甲爬動瘡上插入，重者針破患處，以一粒內之，仍以水沉膏貼之……
⑤ 乾坤秘韞：《乾坤秘韞·諸瘡》 治疔腫，一方：用蟾酥一味爲錠子，巴豆四五粒，用飯粘爲丸，薑湯送下。一晌後却喫萹蓄根，荆條子，研好酒半碗下。如過四五行，用溫粥補之，然後喫連翹散調理。
⑥ 保命集：《保命集》卷下“瘡瘍論第二十六” 針頭風：治瘡瘍燉腫木硬。蟾酥、麝香（各一錢），各同研極細，以兒乳冲調和泥，入磁合內盛。乾不妨，每用以唾津調撥少許於腫處，更以膏藥敷之，毒氣自出，不能爲瘡，雖有瘡亦輕。
⑦ 活人心統：《活人心統》卷 4“咽喉門” 蟬酥丸：治喉風喉癰，雙鵝喉痺等症。癩蝦蟆（一個，用油單紙按住後半截，候眼角張，上用油單紙取蟬酥，急去下水活之）、草烏尖（一兩，研末）、猪皂角（研末，各等分），蟬酥丸如小豆大，每丸研末，點患處神效。
⑧ 類編：《醫說》卷 4“治齒痛” 舊得一法，捕蚵蚾大者一枚，削竹篦子刮其眉，即有汁粘其上。約所取已甚則放之，而以汁點痛處。凡疳蝕、癰腫，一切齒痛，悉可用，藥到痛定，仍不復作。（《類編》）
⑨ 聖惠：《聖惠方》卷 34“治牙疼諸方” 治牙疼……又方：蟾酥（一字，湯浸，研）、麝香（一字），右件藥和研爲圓如麻子大，每用一圓，以綿裹於痛處咬之，有涎即吐却。/治牙疼，胡椒圓方：胡椒末（一錢）、蟾酥（一字，水浸過），右件藥同研令相得，圓如麻子大，以綿裹於痛處咬之，有涎即吐却。/卷 36“治口舌生瘡諸方” 治口舌瘡，爛痛不差……又方：右取蟾酥，濕和，以綿惹，日曬乾，剪半寸含之，有涎即吐出。或牙疼即咬之，立差。

入麝香少許研勻。以粟米大,綿裹(皎)〔咬〕定,吐涎愈。一方用胡椒代麝香。一方用蟾酥染絲綿上,剪一分,紝入齒縫根裹。忌熱物,半日效。乾者,以熱湯化開。**破傷風病**。蟾酥二錢,湯化爲糊,乾蠍酒炒、天麻各半兩,爲末,合擣,丸緑豆大。每服一丸至二丸,豆淋酒下。《聖惠方》①。

蝦蟆《本經》②下品

【釋名】鼃蟆鼃音鶩,又音加。【時珍曰】按王荆公《字説》③云:俗言蝦蟆懷土,取置遠處,一夕復還其所。雖或遐之,常慕而返,故名蝦蟆。或作蝦蟇,蝦言其聲,蟇言其斑也。《爾雅》④作鼃蟆。

【集解】【藏器⑤曰】《别録》蝦蟆一名蟾蜍,誤矣。蝦蟆、蟾蜍,二物各别。陶氏以蟾蜍註蝦蟆,遂致混然無别,今藥家亦以蟾蜍當蝦蟆矣。蝦蟆在陂澤中,背有黑點,身小能跳接百蟲,解作呷呷聲,舉動極急。蟾蜍在人家濕處,身大,青黑無點,多痱癗,不能跳,不解作聲,行動遲緩。又有鼃蛤、螻蟈、長肱、石榜、蠼子之類,或在水田中,或在溝渠側,未見别功。《周禮》蟈氏掌去鼃黽,焚牡菊,以灰洒之則死。牡菊乃無花菊也。【斅⑥曰】蝦蟆有多般,勿誤用。有黑虎,身小黑,觜脚小斑。有蚼黄,前脚大,後腿小,斑色,有尾子一條。有黄蚝,遍身黄色,腹下有臍帶長五七分,住立處,帶下有自然汁出。有螻蟈,即夜鳴,腰細口大,皮蒼黑色者。有蟾,即黄斑,頭上有肉角。其蝦蟆,皮上腹下有斑點,脚短,即不鳴叫者是也。【時珍曰】蝦蟆亦能化鶉,出《淮南子》⑦。蝦蟆、青鼃畏蛇,而制

---

① 聖惠方:**《普濟方》卷113“破傷風”** 乾蠍丸:治破傷風。乾蠍(酒炒)、天麻(各半兩)、蟾酥(二錢,湯浸化如稀糊),右將二味擣羅爲末,用蟾酥糊丸如緑豆大,每服一丸至二丸,豆淋酒下。甚者加三丸至五丸。(**按**:《聖惠方》無此方,今另溯其源。)

② 本經:**《本經》《别録》見《證類》卷22“蝦蟆”** 味辛,寒,有毒。主邪氣,破癥堅血,癰腫,陰瘡,服之不患熱病。療陰蝕疽癘惡瘡,猘犬傷瘡,能合玉石。一名蟾蜍,一名鼁,一名去甫,一名苦蠪。生江湖池澤。五月五日取,陰乾,東行者良。(**按**:時珍將此條分作“蟾蜍”與“蝦蟆”兩條。)

③ 字説:**《埤雅》卷2“釋魚·蟾蜍”** ……又俗説蝦蟆懷土,雖取以置遠郊,一夕復還其所。《字説》云:雖或遐之,常慕而反。

④ 爾雅:**《爾雅·釋蟲》(郭注)** 鼃,蟆。(蛙類)。

⑤ 藏器:**《拾遺》見《證類》卷22“蝦蟆”** 陳藏器云:蝦蟆、蟾蜍,二物各别,陶將蟾蜍功狀注蝦蟆條中,遂使混然。採取無别。今藥家所賣,亦以蟾蜍當蝦蟆,且蝦蟆背有黑點,身小,能跳接百蟲,解作呷呷聲,在陂澤間,舉動極急。《本經》書功,即是此也。蟾蜍身大,背黑無點,多痱磊,不能跳,不解作聲,行動遲緩,在人家濕處……又有青蛙、蛙蛤、螻蟈、長肱、石榜、蠼子之類,或在水田中,或在溝渠側,未見别功,故不具載。《周禮·掌蟈氏》:去蛙黽焚牡菊,灰灑之則死。牡菊,無花菊也。《本經》云:蝦蟆,一名蟾蜍,誤矣。

⑥ 斅:**《炮炙論》見《證類》卷22“蝦蟆”** 雷公云:有多般,勿誤用。有黑虎,有蚼黄,有黄蚝,有螻蟈,有蟾。其形各别。其蝦蟆,皮上腹下有斑點,脚短,即不鳴叫。黑虎,身小黑,觜脚小斑。蚼黄,斑色,前脚大,後腿小,有尾子一條。黄蚝,遍身黄色,腹下有臍帶,長五、七分已來,所住立處,帶下有自然汁出。螻蟈,即夜鳴,腰細口大,皮蒼黑色。蟾,即黄斑,頭有肉角……

⑦ 淮南子:**《淮南子·齊俗訓》** ……夫蝦蟆爲鶉……

蜈蚣。三物相值,彼此皆不能動。故《關尹子》①云:蝍蛆食蛇,蛇食鼉,鼉食蝍蛆。或云:《月令》②螻蟈鳴,反舌無聲,皆謂蝦蟆也。【吴瑞③曰】長肱,石雞也,一名錦襖子,六七月山谷間有之,性味同水雞。

【修治】【斅④曰】凡使蝦蟆,先去皮并腸及爪子,陰乾。每箇用真牛酥一分塗,炙乾。若使黑虎,即連頭、尾皮、爪並陰乾,酒浸三日,漉出焙用。

【氣味】辛,寒,有毒。【大明⑤曰】温,無毒。【主治】邪氣,破癥堅血,癰腫陰瘡。服之不患熱病。《本經》⑥。主百邪鬼魅,塗癰腫及熱結腫。《藥性》⑦。治熱狂,貼惡瘡,解煩熱,治犬咬。《日華》⑧。

【發明】【頌⑨曰】蝦蟆、蟾蜍,二物雖同一類,而功用小別,亦當分而用之。【時珍曰】古方多用蝦蟆,近方多用蟾蜍,蓋古人通稱蟾爲蝦蟆耳。今攷二物功用亦不甚遠,則古人所用多是蟾蜍,且今人亦只用蟾蜍有效,而蝦蟆不復入藥矣。按張杲《醫説》⑩載《摭青雜説》云:有人患腳瘡,冬月頓然無事,夏月臭爛,痛不可言。遇一道人云:爾因行草上,惹蛇交遺瀝,瘡中有蛇兒,冬伏夏出故也。以生蝦蟆搗傅之,日三(即)〔四〕換。凡三日,一小蛇自瘡中出,以鐵鉗取之。其病遂愈。【朱震亨⑪曰】蝦蟆屬土與水,味甘性寒,南人喜食之。本草言服之不患熱病,由是病人亦煮食之。本草之意,或炙、或乾、或燒,入藥用之,非若世人煮羹入椒鹽而啜其湯也。此物本濕化,大能發濕,久則濕化熱。此乃土氣厚,自然生火也。

【附方】舊三,新三。風熱邪病。蝦蟆燒灰、朱砂等分,爲末。每服一錢,酒服,日三,甚

① 關尹子:《關尹子》"三極篇" 曰:蝍蛆食蛇,蛇食蛙,蛙食蝍蛆,互相食也……

② 月令:《禮記·月令》 孟夏之月……螻蟈鳴……/……小暑至……反舌無聲。

③ 吴瑞:《日用本草》卷5"蛤蟆" 則水雞也。味辛,寒,有毒。又一種長肱,石雞也。亦名錦襖子。六七月山谷間有之,性味皆同。

④ 斅:《炮炙論》見《證類》卷22"蝦蟆" ……凡使蝦蟆,先去皮并腸及爪了,陰乾,然後塗酥炙令乾。每修事一個,用牛酥一分,炙盡爲度。若使黑虎,即和頭、尾、皮、爪、並陰乾,酒浸三日,漉出,焙乾用。

⑤ 大明:《日華子》見《證類》卷22"蝦蟆" 蝦蟆,冷,無毒……

⑥ 本經:見2790頁注②白字。

⑦ 藥性:《藥性論》見《證類》卷22"蝦蟆" 蝦蟆,亦可單用。主辟百邪鬼魅,塗癰腫及治熱結腫……

⑧ 日華:《日華子》見《證類》卷22"蝦蟆" ……治犬咬及熱狂,貼惡瘡,解煩熱……

⑨ 頌:《圖經》見《證類》卷22"蝦蟆" ……《本經》云一名蟾蜍,以爲一物,似非的也……二物雖一類,而功用小別,亦當分別而用之……

⑩ 醫説:《醫説》卷10"腳瘡" 有人患腳瘡,冬月頓然無事,夏月臭爛疼痛不可言。一道人視之,曰:爾因行草上,惹著蛇交遺瀝,瘡中有蛇兒,冬伏夏出,故疼痛也。以生蝦蟆搗碎敷之,日三四換,凡三日有一小蛇自瘡中出,以鐵鉗取之,其病遂愈。(《摭青雜説》。)

⑪ 朱震亨:《衍義補遺·蝦蟆》 屬土與水,味甘性寒。南人多食之。本草明言可食,不患熱病,由是病人喜食之矣。本草之義蓋是,或炙、或乾、或燒、或灰,和在藥劑用之,非若世人煮爲羹,入鹽醬而啜其湯。此物濕化,火能發濕,久則濕以化熱,此(七)〔土〕氣(原)〔厚〕,自然有火也。

有神驗。《外臺秘要》①。**狂言鬼語**，卒死。用蝦蟆燒末，酒服方寸匕，日三。《外臺秘要》②。**噎膈吐食**。用蛇含蝦蟆，泥包，煅存性，研末。每服一錢，酒下。《壽域方》③。**瘰癧潰爛**。用黑色蝦蟆一枚，去腸焙研，油調傅之。忌鐵器。**頭上軟瘡**。蝦蟆剝皮貼之，收毒即愈。《活幼全書》④。**蝮蛇螫傷**。生蝦蟆一枚，搗爛傅之。《外臺》⑤。

肝。【主治】蛇螫人，牙入肉中，痛不可堪，搗傅之，立出。時珍。○出《肘後》⑥。

膽。【主治】小兒失音不語，取汁點舌上，立愈。時珍。出孫氏《集效方》⑦。

腦。【主治】青盲，明目。《別錄》⑧。

鼃《別錄》⑨下品

【釋名】**長股**《別錄》⑩、**田雞**《綱目》、**青雞**同上、**坐魚**同上、**蛤魚**。【宗奭⑪曰】鼃後脚長，故善躍。大其聲則曰鼃，小其聲則曰蛤。【時珍曰】鼃好鳴，其聲自呼。南人食之，呼爲田雞，云肉味如雞也。又曰坐魚，其性好坐也。按《爾雅》蟾、（黽）〔鼃〕俱列魚類，而《東方朔傳》⑫云：長安水多蛙魚，得以家給人足。則古昔關中已常食之如魚，不獨南人也。鼃亦作蛙字。

---

① 外臺秘要：《證類》卷22“蝦蟆”　《聖惠方》：治風邪。蝦蟇燒灰、朱砂等分。每服一錢，水調下，日三四服，甚有神驗。（**按**：誤注出處。）

② 外臺秘要：《證類》卷22“蝦蟆”　《外臺秘要》：治卒狂言鬼語。燒蝦蟇杵末，酒服方寸匕，日三。（**按**：此方亦見《肘後方》卷3“治卒發癲狂病方第十七”。）

③ 壽域方：《延壽神方》卷1“翻胃部”　治噎食……一方：用蛇吞蛤蟆入腹者，令人於蛇口中擠出蛤蟆，黃泥固濟，燒灰，爲末，米飲調服。同蛇用，可治勞嗽。

④ 活幼全書：《活幼全書》卷7“軟瘡第四十”　收毒□：治小兒頭生軟瘡，愈而復作。取蝦蟆皮貼瘡，即愈。

⑤ 外臺：《聖惠方》卷57“治蝮蛇螫諸方”　蝮蛇螫……又方：生蝦蟆一枚，爛搗傅瘡上。（**按**：《外臺》無此方，今另溯其源。）

⑥ 肘後：《肘後方》卷7“治蛇瘡敗蛇骨刺人入口繞身諸方第五十四”　蛇螫人，牙折入肉中，痛不可堪方：取蝦蟆肝以敷上，立出。

⑦ 集效方：《萬應方》卷4“小兒科”　治小兒失音不語者，立效：取蝦蟆膽汁，點在舌尖上，即語。

⑧ 別錄：《唐本草》見《證類》卷22“蝦蟆”　《唐本》注云：《別錄》云，腦，主明目，療青盲也。

⑨ 別錄：《別錄》見《證類》卷22“鼃”　味甘，寒，無毒。主小兒赤氣，肌瘡臍傷，止痛，氣不足。一名長股。生水中，取無時。

⑩ 別錄：見上注。

⑪ 宗奭：《衍義》卷17“鼃”　其色青，腹細，嘴尖，復脚長，故善躍。大其聲則曰蛙，小其聲則曰蛤……

⑫ 東方朔傳：《漢書・東方朔傳》　……漢興去三河之地，止霸產以西，都涇渭之南，此所謂天下陸海之地，秦之所以虜西戎兼山東者也……土宜薑芋，水多鼃魚，貧者得以人給家足，無飢寒之憂……

【集解】【《別錄》①曰】黽生水中，取無時。【弘景②曰】凡蜂、蟻、黽、蟬，其類最多。大而青脊者，俗名土鴨，其鳴甚壯。一種黑色者，南人名蛤子，食之至美。一種小形善鳴者，名黽子，即此也。【保昇③曰】黽，蝦蟆之屬，居陸地，青脊善鳴，聲作蛙者是也。【頌④曰】今處處有之。似蝦蟆而背青綠色，尖觜細腹，俗謂之青蛙。亦有背作黃路者，謂之金線黽。陶氏所謂土鴨，即《爾雅》所謂在水曰黽者是也，俗名石鴨。所謂蛤子，即今水雞是也，閩、蜀、浙東人以爲佳饌。【時珍曰】田雞、水雞、土鴨，形稱雖異，功用則一也。四月食之最美，五月漸老，可采入藥。《考工記》⑤云：以胠鳴者，黽黿之屬。農人占其聲之早晚大小，以卜豐歉。故唐人章孝標⑥詩云：“田家無五行，水旱卜蛙聲。”蛙亦能化爲鶉，見《列子》⑦。

【氣味】甘，寒，無毒。【宗奭⑧曰】平。【時珍曰】按《延壽書》⑨云：蛙骨熱，食之小便苦淋。妊娠食蛙，令子壽夭。小蛙食多，令人尿閉，臍下酸痛，有至死者。擂車前水飲可解。【吳瑞⑩曰】正月出者名黃蛤，不可食。【主治】小兒赤氣，肌瘡臍傷，止痛，氣不足。《別錄》⑪。小兒熱瘡，殺尸疰病蟲，去勞劣，解熱毒。《日華》⑫。食之解勞熱。宗奭⑬。利水消腫。燒灰，塗月蝕瘡。時珍。饌食，調疳瘦，補虛損，尤宜產婦。

———————————
① 別錄：見前頁注⑨。
② 弘景：《集注》見《證類》卷 22“黽” 陶隱居云：凡蜂、蟻、黽、蟬，其類最多，大而青脊者，俗名土鴨，其鳴甚壯。又一種黑色，南人名爲蛤子，食之至美。又一種小形善鳴，喚名黽子。此則是也。
③ 保昇：《蜀本草》見《證類》卷 22“黽” 注云：蝦蟆屬也，居陸地，青脊善鳴，聲作黽者是。
④ 頌：《圖經》見《證類》卷 22“黽” 黽，《本經》不載。所出州土云生水中，今處處有之。似蝦蟆，而背青綠色，俗謂之青蛙。亦有背作黃文者，人謂之金線黽。陶隱居云：蜂、蟻、黽、蟬，其類最多，大腹而脊青者，俗名土鴨，其鳴甚壯，即《爾雅》所謂在水曰黽者是也。黑色者，南人呼爲哈子，食之至美，即今所謂之蛤，亦名水雞是也。閩蜀浙東人以爲珍饌……
⑤ 考工記：《考工記解》卷下 梓人爲筍虡……以胠鳴者(胠鳴，黽黿之屬……)
⑥ 章孝標：《古今事文類聚》前集卷 36“長安秋夜(章孝標)” 田家無五行，水旱卜蛙聲……
⑦ 列子：《列子·天瑞》 ……若蛙爲鶉……(按：此條時珍或參《證類》卷 19“鶉”，其中《楊文公談苑》云：“……《列子·天瑞篇》曰：蛙變爲鶉。張湛注云：事見《墨子》，斯不謬矣。”又同條引“《素問》云：駕，鶉也。”)
⑧ 宗奭：《衍義》卷 17“黽” ……食之性平，解勞熱。
⑨ 延壽書：《延壽書》卷 3“魚類” 蛙骨熱，食之小便淋，甚苦。妊娠食之，令子壽夭。蛙之小者，亦令多小便閉，臍下酸疼，有至死者，冷水擂車前草飲之。
⑩ 吳瑞：《日用本草》卷 5“黃蛤” 正月出者，味辛，寒，有毒。或誤食骨，則小便難而痛。孕婦多食，令子夭壽。
⑪ 別錄：見 2792 頁注⑨。
⑫ 日華：《日華子》見《證類》卷 22“黽” 青蛙性冷，治小兒熱瘡。皆黃路者，名金線。殺屍疰病蟲，去勞劣。解熱毒，身青線者是。
⑬ 宗奭：見本頁注⑧。

搗汁服,治蝦蟆瘟病。嘉謨①。

【發明】【頌②曰】南人食鼃蛤,云補虛損,尤宜産婦。【時珍曰】鼃産於水,與螺、蚌同性,故能解熱毒,利水氣。但係濕化之物,其骨性復熱,而今人食者,每同辛辣及脂油煎爆,是抱薪救火矣,安能求其益哉? 按戴原禮《證治要訣》③云:凡(軍)〔渾〕身水腫,或單腹脹者,以青鼃一二枚,去皮炙食之,則自消也。【嘉謨④曰】時行面赤項腫,名蝦蟆瘟。以金線鼃搗汁,水調,空腹頓飲,極效。曾活數人。

【附方】新六。蛤饌。治水腫,用活蛙三箇,每箇口内安銅錢一箇,上着胡黃連末少許。以雄猪肚一箇,茶油洗净,包蛙札定,煮一宿。取出,去皮腸,食肉并猪肚,以酒送下。忌酸、鹹、魚、麪、雞、鵝、羊肉,宜食猪、鴨。《壽域神方》⑤。　水蠱腹大。動摇有水聲,皮膚黑色。用乾青蛙二枚,以酥炒,乾螻蛄七枚炒,苦壺蘆半兩炒,右爲末。每空心温酒服二錢,不過三服。《聖惠方》⑥。毒痢禁口。水蛙一箇,并腸肚搗碎,瓦烘熱,入麝香五分,作餅,貼臍上,氣通即能進食也。諸痔疼痛。青蛙丸:用青色蛙長脚者一箇,燒存性,爲末,雪糕和丸如梧子大。每空心先喫飯二匙,次以枳殼湯下十五丸。《直指方》⑦。　蟲蝕肛門。蟲蝕腎府,肛盡腸穿。用青蛙一枚,雞骨一分,燒灰吹入,數用大效。《外臺》⑧。癌瘡如眼,上高下深,顆顆纍垂,〔裂〕如瞽眼,其中帶青,頭上各露一舌,毒孔透裏者是也。用生井蛙皮,燒存性爲末,蜜水調傅之。《直指方》⑨。

---

① 嘉謨:《本草蒙筌》卷11"蟾蜍"　……退時疫瘟黃,(病人面赤項頸大者名蝦蟆瘟,服此極效,曾活數人。)並搗汁水調,須空腹頓飲……疳瘦能調,虛損亦補。尤宜産婦,女科當知。

② 頌:《圖經》見《證類》卷22"鼃"　……黑色者,南人呼爲哈子,食之至美,即今所謂之蛤,亦名水雞是也。閩蜀浙東人以爲珍饌。彼人云:食之補虛損,尤宜産婦,即此也……

③ 證治要訣:《證治要訣》卷3"諸氣門·腫"　有渾身水腫,以青蛙一二個,去皮火炙,食之,腫退。亦有單獨腹脹,用亦〔無〕不效者。

④ 嘉謨:《本草蒙筌》卷11"蟾蜍"　……背拖黃腹細者名金線蛙,退時疫瘟黃,(病人面赤項頸大者名蝦蟆瘟,服此極效,曾活數人。)並搗汁水調,須空腹頓飲。

⑤ 壽域神方:(按:已查原書,未能溯得其源。)

⑥ 聖惠方:《聖惠方》卷54"治水蠱諸方"　治腹重大,動摇有水聲,皮膚黑色,名曰水蠱……又方:青蛙(二枚,乾者,塗酥炙微黃)、螻蛄(七枚,乾者,微炒)、苦葫蘆子(半兩,微炒),右件藥搗細羅爲散,每日空心以温酒調下二錢,不過三服差。

⑦ 直指方:《直指方》卷23"諸痔證治"　青蛙丸:治諸痔。青色蛙(長脚者,取一個,燒存性),右爲末,雪糕丸桐子大,每服十五丸,空心先吃飯二匙,次以胡桃肉切細煎湯,調枳殼散送下。若産婦發痔,裏急作疼,用黑豆一百粒,陳米一合,夾煎湯下,亦先吃飯二匙。

⑧ 外臺:《普濟方》卷239"䘌蟲"　治蟲已蝕下部,肛盡腸穿者:取長腿蝦蟆(青背者,一枚)、雞骨(一分),燒爲灰,合吹下部,令深入,數用大驗。(按:《外臺》無此方,另溯其源。)

⑨ 直指方:《直指方》卷22"發癌方論"　癌者,上高下深,岩穴之狀,顆顆累垂,裂如瞽眼,其中帶青,由是簇頭各露一舌,毒根深藏,穿孔透裏,男則多發於腹,女則多發於乳,或項或肩或臂,外證令人昏迷……/　瘰方:生井蛙(取皮,曬乾,燒,帶生),右細末掺。或蜜水調敷。

蝌斗《拾遺》①

【釋名】活師《山海經》②、活東《爾雅》③、玄魚《古今注》④、懸針同上、水仙子俗名、蝦蟆臺。【時珍曰】蝌斗，一作蛞斗，音闊。按羅願《爾雅翼》⑤云：其狀如魚，其尾如針，又并其頭、尾觀之，有似斗形。故有諸名。玄魚言其色，懸針狀其尾也。

【集解】【藏器⑥曰】活師即蝦蟆兒，生水中，有尾如鯰魚，漸大則脚生尾脱。【時珍曰】蝌斗生水中，蝦蟆、青鼃之子也。二三月鼃、蟆曳腸於水際草上，纏繳如索，日見黑點漸〔深〕，至春水時，鳴以聒之，則蝌斗皆出，謂之聒子，所謂蝦蟆聲抱是矣。蝌斗狀如河豚，頭圓，身上青黑色，始出有尾無足，稍大則足生尾脱。崔豹⑦云：聞雷尾脱。亦未必然。陸農師⑧云：月大盡則先生前兩足，小盡則先生後兩足。

【主治】火飈熱瘡及疥瘡，並搗碎傅之。又染髭髮，取青胡桃子上皮，和搗爲泥，染之。一染不變也。藏器⑨。

【發明】【時珍曰】俚俗三月三日，皆取小蝌斗以水吞之，云不生瘡，亦解毒治瘡之意也。按《危氏得效方》⑩：染髭髮，用蝌斗、黑桑椹各半斤，瓶密封，懸屋東百日化泥，取塗鬚髮，永黑如漆也。又《峋嶁神書》⑪云：三月三日，取蝌斗一合陰乾，候椹熟時取汁一升浸，埋東壁下，百日取出，其色如漆。以塗髭髮，永不白也。

卵。【主治】明目。藏器⑫。

---

① 拾遺：《證類》卷22“三十六種陳藏器餘·活師”　主火飈熱瘡及疥瘡，並搗碎傅之，取青胡桃子上皮，和爲泥，染髭髮，一染不變。胡桃條中有法。即蝦蟆兒，生水中，有尾如鯰魚，漸大脚生，尾脱。卵主明目。《山海經》云：活師，科斗蟲也。

② 山海經：見上注。

③ 爾雅：《爾雅·釋魚》　科斗，活東。

④ 古今注：《古今注》卷中“魚蟲第五”　蝦蟇子曰蝌蚪，一曰玄針，一曰玄魚。形圓而尾大，尾脱即脚生。（**按**：此下“同上”同此。）

⑤ 爾雅翼：《爾雅翼》卷30“科斗”　……崔豹《古今注》云：一名懸針，一名元魚。以其狀如魚，其尾如針，又併其頭尾言之，則似斗也。然崔言聞雷則尾脱而脚生，此爲未盡，皆脚具而尾始脱耳。

⑥ 藏器：見本頁注①。

⑦ 崔豹：見本頁注④。

⑧ 陸農師：《埤雅》卷9“釋鳥·鶉”　……始知含靈之類，皆禀四時五行之氣也。今科斗月大盡先生前兩足，小盡先生後兩足。

⑨ 藏器：見本頁注①。

⑩ 危氏得效方：《得效方》卷10“面病”　得法染鬚方……又方：用黑桑椹一升，科斗子（即蝦蟆子）一升，以瓶盛，蜜封於東屋角，百日盡，化爲黑泥，染鬚髮如漆。又用桑椹二七枚，和胡桃研如泥，拔去白者，點孔中，則生黑者。

⑪ 峋嶁神書：（**按**：已查原書，未能溯得其源。）

⑫ 藏器：見本頁注①。

溪狗《拾遺》①

【集解】【藏器②曰】溪狗生南方溪澗中。狀似蝦蟆，尾長三四寸。

【氣味】有小毒。【主治】溪毒及遊蠱，燒末，水服一二錢匕。藏器③。

山蛤 宋《圖經》④　　【校正】原附"蝦蟆"下，今分出。

【集解】【頌⑤曰】山蛤在山石中藏蟄，似蝦蟆而大，黃色。能吞氣，飲風露，不食雜蟲。山人亦食之。

【主治】小兒勞瘦及疳疾，最良。蘇頌⑥。

田父 宋《圖經》⑦　　【校正】原附"蝦蟆"下，今分出。

【釋名】蜦音論。

【集解】【頌⑧曰】按《洽聞記》云：蝦蟆大者名田父，能食蛇。蛇行被逐，殆不能去。因唧其尾，久之蛇死，尾後數寸皮不損，肉已盡矣。世傳蛇嗡黿，今此乃食蛇。其說頗怪，當別是一種也。
【時珍曰】按《文字集略》⑨云：蜦，蝦蟆也，大如屨，能食蛇。此即田父也。切謂蛇吞鼠，而有食蛇之鼠；蛇制豹，而有嗡蛇之貘。則田父伏蛇，亦此類耳，非怪也。

【主治】蠆咬，取脊背上白汁，和蟻子灰，塗之。蘇頌。○出韋宙《獨行方》⑩

---

① 拾遺：《證類》卷22"三十六種陳藏器餘·溪狗"　　有小毒。主溪毒及遊蠱，燒末，服一二錢匕。似蝦蟆，生南方溪石間，尾三四寸。

② 藏器：見上注。

③ 藏器：見上注。

④ 圖經：《圖經》見《證類》卷22"蝦蟆"　　……又有一種，大而黃色，多在山石中藏蟄，能吞氣，飲風露，不食雜蟲，謂之山蛤。山中人亦餐之，此主小兒勞瘦及疳疾等，最良。

⑤ 頌：見上注。

⑥ 蘇頌：見上注。

⑦ 圖經：《圖經》見《證類》卷22"蝦蟆"　　……《洽聞記》云：蝦蟆大者，名田父，能食蛇。蛇行，田父逐之，蛇不得去，田父銜其尾，久之，蛇死，尾後數寸皮不損，肉已盡也。世傳蛇嗡蛙，今乃云田父食蛇，其說頗怪，當是別有一種如此耳……

⑧ 頌：見上注。

⑨ 文字集略：《重修廣韻》卷1"上平聲·十八"　　蜦（神蛇，能興雲雨。《文字集略》云：蝦蟆大如屨，能食蛇也。）

⑩ 獨行方：《圖經》見《證類》卷22"蝦蟆"　　……韋宙《獨行方》，治蠆咬。取田父脊背上白汁和蟻子灰塗之，差。

蜈蚣《本經》①下品

【釋名】蝍蛆《爾雅》②、蝍蛆《爾雅》、天龍。【弘景③曰】《莊子》:蝍蛆甘帶。《淮南子》云:騰蛇遊霧而殆於蝍蛆。蝍蛆,蜈蚣也,性能制蛇。見大蛇,便緣上噉其腦。【恭④曰】山東人呼蜘蛛一名蝍蛆,亦能制蛇,而"蜘蛛"條無制蛇之説。《莊子》《淮南》並謂蜈蚣也。【頌⑤曰】按《爾雅》:蒺藜,蝍蛆也。郭註云:似蝗而大腹〔長〕角,能食蛇腦。乃別似一物。【時珍曰】按張揖《廣雅》⑥及《淮南子》註皆謂蝍蛆爲蜈蚣,與郭説異。許慎⑦以蝍蛆爲蟋蟀,能制蛇,又以蝍蛆爲馬蚿,因馬蚿有蛆蝶之名,並誤矣。

【集解】【《別録》⑧曰】蜈蚣生大吳川谷及江南。頭足赤者良。【弘景⑨曰】今赤足者,多出京口、長山、高麗山、茅山,於腐爛積草處得之,勿令傷,暴乾。黄足者甚多而不堪用,人以火炙令赤當之,非真也。蜈蚣噛人,以桑汁、白鹽塗之即愈。【蜀圖⑩曰】生山南川谷,及出〔安〕、襄、鄧、隨、唐等州土石間,人家屋壁中亦有。形似馬陸,身扁而長。黑頭赤足者良。七八月采之。【宗奭⑪曰】蜈蚣背光,黑緑色,足赤腹黄。有被毒者,以烏雞屎,或大蒜塗之,效。性畏蛞蝓,不敢過所行之路,觸其身即死,故蛞蝓能治蜈蚣毒。【時珍曰】蜈蚣西南處處有之。春出冬蟄,節節有足,雙鬚岐尾。性畏蜘蛛,以溺射之,即斷爛也。南方有極大者,而本草失載。按段成式《酉陽雜俎》⑫云:綏定

---

① 本經:《本經》《別録》見《證類》卷22"蜈蚣" 味辛,温,有毒。主鬼疰蠱毒,噉諸蛇、蟲、魚毒,殺鬼物老精温瘧,去三蟲,療心腹寒熱結聚,墮胎,去惡血。生大吳川谷、江南。赤頭、足者良。

② 爾雅:《爾雅·釋蟲》 蒺藜,蝍蛆。(按:"釋名"項下"爾雅"同此。)

③ 弘景:《集注》見《證類》卷22"蜈蚣" ……莊周云:蝍蛆甘帶。《淮南子》云:騰蛇遊霧,而殆於蝍蛆。其性能制蛇,勿見大蛇,便緣而噉其腦……

④ 恭:《唐本草》見《證類》卷22"蜈蚣" 《唐本》注:山東人呼蜘蛛,一名蝍蛆,亦能制蛇,而蜘蛛條無制蛇語。莊周云蝍蛆甘帶。淮南云騰蛇殆於蝍蛆,並言蜈蚣矣。

⑤ 頌:《圖經》見《證類》卷22"蜈蚣" ……而郭注《爾雅》:蒺藜,蝍蛆。云:似蝗而大腹,長角,乃又似別種……

⑥ 廣雅:《廣雅》卷10"釋蟲" 蝍(即)蛆(子餘),吳公也。

⑦ 許慎:(按:許慎《説文》無此説。)

⑧ 別録:見本頁注①。

⑨ 弘景:《集注》見《證類》卷22"蜈蚣" 陶隱居云:今赤足者多出京口,長山、高麗山、茅山亦甚有,於腐爛積草處得之,勿令傷,暴乾之。黄足者甚多,而不堪用,人多火炙令赤以當之,非真也。一名蝍蛆……蜈蚣亦噛人,以桑汁、白鹽塗之即愈。

⑩ 蜀圖:《蜀本草》見《證類》卷22"蜈蚣" 《蜀本》:《圖經》云:生山南谷土石間,人家屋壁中亦有。形似馬陸,扁身長黑,頭、足赤者良。今出安、襄、鄧、隨、唐等州,七月、八月採。

⑪ 宗奭:《衍義》卷17"蜈蚣" 背光黑緑色,足赤,腹下黄。有中其毒者,以烏雞屎水稠調,塗咬處,效。大蒜塗之,亦效……又畏蛞蝓,不敢過所行之路,觸其身則蜈蚣死,人故取以治蜈蚣毒。桑汁、白鹽亦效。

⑫ 酉陽雜俎:《酉陽雜俎》卷17"蟲篇" 吳公:綏安縣多吳公,大者兔尋,能以氣吸兔(一云大者能以氣吸兔),小者吸蜥蜴,相去三四尺,骨肉自消。

縣蜈蚣,大者能以氣吸蛇及蜴蜥,相去三四尺,骨肉自消。沈懷遠《南越志》①云:南方晉安有山出蜈蚣。大者長丈餘,能啖牛。俚人然炬逐得,以皮鞔鼓,肉曝爲脯,美於牛肉。葛洪《遐觀賦》②云:南方蜈蚣大者長百步,頭如車箱,肉白如瓠,越人爭買爲羹炙。張(采)〔宋〕《明道雜志》③云:黃州岐亭有拘羅山,出大蜈蚣,衺丈尺。土人捕得熏乾,商人販入北方貨之,有致富者。蔡絛《叢話》④云:嶠南蜈蚣大者二三尺,螫人至死。惟見托胎蟲則局縮不敢行。蟲乃登首,陷其腦而食之。故被蜈蚣傷者,搗蟲塗之,痛立止也。珍按:托胎蟲即蛞蝓也。蜈蚣能制龍、蛇、蜴蜥,而畏蝦蟆、蛞蝓、蜘蛛,亦《莊子》⑤所謂物畏其天,《陰符經》⑥所謂禽之制在氣也。

【修治】【斅⑦曰】凡使勿用千足蟲,真相似,只是頭上有白肉,面并嘴尖。若誤用,并把着,腥臭氣入頂,能致死也。凡治蜈蚣,先以蜈蚣木末或柳蚛末,於土器中炒,令木末焦黑,去木末,以竹刀刮去足甲用。【時珍曰】蜈蚣木不知是何木也。今人惟以火炙去頭足用,或去尾、足,以薄荷葉火煨用之。

【氣味】辛,溫,有毒。【時珍曰】畏蛞蝓、蜘蛛、雞屎、桑皮、白鹽。【主治】鬼疰蠱毒,啖諸蛇、蟲、魚毒,殺鬼物老精溫瘧,去三蟲。《本經》⑧。療心腹寒熱積聚,墮胎,去惡血。《別錄》⑨。治癥癖。《日華》⑩。小兒驚癇風搐,臍風口噤,丹毒,禿瘡,瘰癧,便毒,痔漏,蛇瘕蛇瘴蛇傷。時珍。

【發明】【頌⑪曰】《本經》云療鬼疰,故胡洽治方治尸疰、惡氣、痰嗽諸方多用之。今醫家治小

---

① 南越志:《嶺表錄異》卷下　蜈蚣:《南越志》云:大者其皮可以鞔鼓,取其肉曝爲脯,美於牛肉。又云:長數丈,能啖牛。里人或遇之,則鳴鼓燃火炬以驅逐之。

② 遐觀賦:《御覽》卷 946“蚰蛆”　葛洪《遐觀賦》曰:吳公大者長百步,頭如車箱,可畏惡。越人獵之,屠裂取肉,白如瓠,稱金爭買爲羹炙。

③ 明道雜志:《説郛》弓 43《續明道雜志》　……黃之東三驛,地名岐亭,有山名胸羅,出蜈蝎,俗傳其大者衺丈。土人捕得,以烟熏乾之,商賈歲歲販入北方,土人有致富者。

④ 叢話:《鐵圍山叢談》卷 6　閩粵有福清縣……又嶠嶺多蜈蚣,動長二三尺(吳本云四五寸,張本去二三寸),螫人求死不得。然獨畏托胎蟲,多延行井幹墻壁上,蜈蚣雖大,遇從下過(別本遇竝作偶),托胎蟲必故自落於地,蜈蚣爲局縮不得行,托胎蟲乃徐徐圍繞周匝,蜈蚣愈益縮,然後登其首,陷腦而食之死。故人遭蜈蚣害,必取托胎蟲涎,輒生擣塗焉,痛立止……

⑤ 莊子:《鶴林玉露》卷 8　穎濱釋《莊子》曰:魚不畏網罟而畏鵜鶘,畏其天也。(按:《莊子》無此語,此宋·蘇轍解釋《莊子》之語。蘇號穎濱,《鶴林玉露》轉引之。時珍誤作《莊子》語。)

⑥ 陰符經:《説郛》弓 7《陰符經·下篇》　……禽之制在炁。

⑦ 斅:《炮炙論》見《證類》卷 23“蜈蚣”　雷公云:凡使,勿用千足蟲,真似,只是頭上有白肉,面并嘴尖。若誤用,并把著,腥臭氣入頂,致死。夫使蜈蚣,先以蜈蚣、木末,不然用柳蚛末,於土器中炒,令木末焦黑後,去水末了,用竹刀刮去足、甲了用。

⑧ 本經:見 2797 頁注①白字。

⑨ 別錄:見 2797 頁注①。

⑩ 日華:《日華子》見《證類》卷 22“蜈蚣”　蜈蚣,治癥癖,邪魅蛇毒。入藥炙用。

⑪ 頌:《圖經》見《證類》卷 22“蜈蚣”　……胡洽治尸疰,惡氣諸方,皆用蜈蚣。今醫治初生兒口噤不開,不收乳者,用赤足蜈蚣去足,炙,末,以豬乳二合調半錢,分三四服,溫灌之。

兒口噤不開、不能乳者，以東走蜈蚣去足炙研，用豬乳二合調半錢，分三四服，温灌之，有效。【時珍曰】蓋行而疾者，惟風與蛇。蜈蚣能制蛇，故亦能截風，蓋厥陰經藥也。故所主諸證，多屬厥陰。按楊士瀛《直指方》①云：蜈蚣有毒，惟風氣暴烈者可以當之。風氣暴烈，非蜈蚣能截能擒，亦不易止，但貴藥病相當耳。設或過劑，以蚯蚓、桑皮解之。又云：瘰癧，一名蛇癧，蠻烟瘴雨之鄉，多毒蛇氣。人有不伏水土風氣而感觸之者，數月以還，必發蛇癧。惟赤足蜈蚣最能伏蛇爲上藥，白芷次之。又《聖濟總録》②云：嶺南朴蛇瘴，一名鎖喉瘴，項大，腫痛連喉。用赤足蜈蚣一二節研細，水下即愈。據此，則蜈蚣之治蛇蠱、蛇毒、蛇瘕、蛇傷諸病，皆此意也。然蜈蚣又治痔漏、便毒、丹毒等病，并陸羽《茶經》③載《枕中方》治瘰癧一法，則蜈蚣自能除風攻毒，不獨治蛇毒而已也。

【附方】舊五，新十三。**小兒撮口**，但看舌上有瘡如粟米大是也。以蜈蚣汁，刮破指甲，研傅兩頭肉，即愈。如無生者，乾者亦可。《子母秘録》④。**小兒急驚**。萬金散：蜈蚣一條全者，去足，炙，爲末，丹砂、輕粉等分研匀，陰陽乳汁和丸菉豆大。每歲一丸，乳汁下。《聖惠方》⑤。**天弔驚風**。目久不下，眼見白睛，及角弓反張，聲不出者，雙金散主之。用大蜈蚣一條去頭、足，酥炙，用竹刀批開，記定左右。又以麝香一錢，亦分左右各記明，研末，包定。每用左邊者吹左鼻，右邊者吹右鼻，各少許，不可過多。若眼未下，再吹些須，眼下乃止。《直指》⑥。**破傷中風**欲死。《聖惠》⑦

① 直指方：《仁齋小兒方論》卷2"論蜈蚣有毒"　蜈蚣有毒，惟風氣暴烈者，可以當之。然其風氣暴烈，非蜈蚣能截能擒，亦不自止，但用之貴乎藥病相當，弗容固執。或半字，或一字，或桐子半丸，或桐子一丸，尤在酌量而作劑也。設或過焉，當以蚯蚓、桑皮爲解。/《直指方》卷22"瘰癧方論"　瘰癧一名蛇癧。南地多有毒蛇，吐毒於蠻煙瘴雨之鄉，人有伏水土、風氣而感觸之者，數月以還，未有不發爲蛇癧也。惟赤蜈蚣、伏蛇最爲上藥，雄黃、白芷次之……
② 聖濟總録：《普濟方》卷61"喉痹"　治鎖喉痹，名朴蛇瘴，項大腫痛連喉。蜈蚣（赤足者），右研，水下一二節。或酒下，愈。（按：《聖濟總録》無此方，另溯其源。）
③ 茶經：《茶經》卷下"七之事"　《枕中方》療積年瘻：苦荼、蜈蚣并炙令香熟，等分，搗篩，煮甘草湯洗，以末傅之。
④ 子母秘録：《證類》卷22"蜈蚣"　《子母秘録》：治小兒撮口病，但看舌上有瘡如粟米大是也。以蜈蚣汁，刮破指甲，研，傅兩頭肉，差。如無生者，乾者亦得。
⑤ 聖惠方：《普濟方》卷370"急驚風"　萬金散（出《千金要方》），治急驚：生砂、輕粉、蜈蚣一條全者。右等分爲末，用陰陽乳汁爲丸如綠豆大，每歲一丸，逐旋加減，乳汁下。（按：《聖惠方》《千金方》均無此方。《四庫全書》本《普濟方》注出《御藥院方》亦誤。）
⑥ 直指：《普濟方》卷372"天瘹驚風"　雙金散：治天瘹驚風，目久不下，眼見白睛，兼角弓反張，聲不出者。蜈蚣（一個，去頭足尾，真酥塗，慢火炙黃，置砧子上面南用竹刀子當脊縫中停割作兩個，左邊者入一貼，内寫左字，右邊者亦入一貼子，内寫右字，不得交錯大誤矣。）、麝香（一錢，細研，分二處，先將左邊者同入乳鉢内研作細末，却入在左字貼内收起，別用乳鉢將右邊字者入麝香同研極細，却入右字貼内，不得相犯收之）。每有病者，眼睛上吊見白睛，兼角弓反張，更不出聲者，右以細葦筒子，取左字貼内藥少許，吹在左邊鼻。右亦如之。用藥不可多。若眼全未下，更添些少，其眼便下，即止。（按：查楊士瀛諸書無此方，今另溯其源。）
⑦ 聖惠：《普濟方》卷113"破傷風"　治破傷風欲死者：用蜈蚣碾爲細末，搽牙，吐去涎沫，立瘥。（按：《聖惠方》無此方，另溯其源。）

用蜈蚣研末擦牙，追去涎沫，立瘥。○《儒門事親》①用蜈蚣頭、烏頭尖、附子底、蠍（肖）〔梢〕等分，爲末。每用一字或半字，熱酒灌之，仍貼瘡上，取汗愈。**口眼喎斜**，口內麻木者。用蜈蚣三條，一蜜炙，一酒浸，一紙裹煨，並去頭、足；大南星一個，切作四片，一蜜炙，一酒浸，一紙裹煨，一生用；半夏、白芷各五錢，通爲末，入麝少許。每服一錢，熱調下，日一服。《通變要法》②。**腹內蛇瘕**。誤食菜中蛇精，成蛇瘕，或食蛇肉成瘕，腹內常飢，食物即吐。以赤足蜈蚣一條炙，研末，酒服。《衛生易簡方》③。**蝮蛇螫傷**④。蜈蚣燒末傅之。**射工毒瘡**。大蜈蚣一枚，炙研，和酢傅之。《千金方》⑤。**天蛇頭瘡**，生手指頭上。用蜈蚣一條，燒煙熏一二次即愈。或爲末，豬膽汁調，塗之。《奇效》⑥。**丹毒瘤腫**。用蜈蚣一條，白礬一皂子大，雷丸一個，百部二錢，研末，醋調傅之。《本草衍義》⑦。**瘰癧潰瘡**。茶、蜈蚣二味，炙至香熟，〔等分〕，搗篩爲末。先以甘草湯洗净，傅之。《枕中方》⑧。**聤耳出膿**。蜈蚣末，吹之。鮑氏⑨。**小兒秃瘡**。大蜈蚣一條，鹽一分，入油內浸七日。取油搽之，極效。《海上方》⑩。**便毒初起**。黃脚蜈蚣一條，瓦焙存性，爲末。酒調服，取汗即散。《濟生秘覽》⑪。**痔瘡疼痛**。《直指》⑫用赤足蜈蚣焙，爲末，入片腦少許，唾調傅

---

① 儒門事親：《儒門事親》卷15"破傷風邪第十三"　治破傷風……又方，蜈蚣散：蜈蚣頭、烏頭尖、附子底、蠍梢（四味各等分），右爲細末，每用一字，或半字，熱酒調下。如禁了牙關，用此藥斡開灌之。

② 通變要法：《世醫通變要法》卷上"中風第一"　又法：治口眼喎斜……如口內麻木，用蜈蚣（三條，蜜炙一條，酒浸一條，紙裹煨一條）、大南星（一箇，切作四塊，如蜈蚣法製）、白芷、半夏（各五錢），各爲末，麝香少許，每服一錢，熱酒送下。

③ 衛生易簡方：《衛生易簡方》卷5"積聚癥瘕"　治蛇癖：凡蛇精及液拋活菜上，人誤食之，腹內成蛇。或食蛇肉，亦作蛇瘕。其人常饑，食之即吐，腹中如蛇：用赤頭蜈蚣一枚，爲末，分服，酒調下。

④ 蝮蛇螫傷：《抱朴子內篇》卷17"登涉"　……故南人因此末蜈蚣治蛇瘡，皆登時愈也。（**按**：原無出處，今溯其近似方備參。）

⑤ 千金：《千金方》卷25"蛇毒第二"　治射工中人寒熱，或發瘡偏在一處，有異於常方……又方：取蜈蚣大者一枚，火炙之，治末，和苦酒以敷瘡上。

⑥ 奇效：《奇效良方》卷54"瘡科通治方"　治惡指，諺云天蛇頭：蜈蚣（一條，火上燒），右以烟熏病指一二次，即安。

⑦ 本草衍義：《衍義》卷17"蜈蚣"　……復能治丹毒瘤。蜈蚣一條乾者，白礬皂子大，雷丸一個，百步二錢，秤，同爲末，醋調塗之……

⑧ 枕中方：《茶經》卷下"七之事"　《枕中方》療積年瘻：苦茶、蜈蚣并炙令香熟，等分，搗篩，煮甘草湯洗，以末傅之。

⑨ 鮑氏：《普濟方》卷55"聤耳"　治大人小兒聤耳，熱腫痛有膿　一方（出鮑氏方）：治同前。用蜈蚣乾爲末，吹入耳，妙。

⑩ 海上方：（**按**：查温氏《海上方》相關諸書，未能溯得其源。）

⑪ 濟生秘覽：（**按**：書佚，無可溯源。）

⑫ 直指：《直指方》卷23"諸痔證治"　治痔方……又方：赤蜈蚣焙乾爲末，入腦，以津唾調敷青紗上貼。或朴硝末摻亦得。

之。〇孫氏《集效》①用蜈蚣三四條,香油煮一二沸,浸之,再入五倍子末二三錢,瓶收密封。如遇痛不可忍,點上油,即時痛止,大效。**腹大如箕**。用蜈蚣三五條,酒炙研末。每服一錢,以雞子二個,打開,入末在內,攪勻紙糊,沸湯煮熟食之。日一服,連進三服瘥。《活人心統》②。**脚肚轉筋**。蜈蚣燒,豬脂和傅。《肘後》③。**女人趾瘡**。甲內惡肉突出不愈。蜈蚣一條,焙研傅之。外以南星末,醋和傅四圍。《醫方摘要》④。

馬陸《本經》⑤下品

【釋名】百足《本經》⑥、百節《衍義》⑦、千足《炮炙論》⑧、馬蚿音弦、馬蠲音拳、馬蠋郭璞⑨、馬軸《別錄》⑩、馬蠲《爾雅》、飛蚿蟲李當之⑪、刀環蟲蘇恭⑫、蛩。【弘景⑬曰】此蟲〔足〕甚多,寸寸斷之,亦便寸行。故《魯連子》⑭云百足之蟲,死而不僵,《莊子》⑮蚿憐蛇是矣。

【集解】【《別錄》⑯曰】馬陸生玄菟川谷。【弘景⑰曰】李當之云:此蟲長五六寸,狀如大蛩,

---

① 集效:《萬應方》卷3"瘡科" 痔瘡方:用蜈蚣三四條,入香油內煮一二沸,浸之,再加五味子細末二三錢,貯於瓶內。如痛不可忍者,點上油,即時止疼,大效。

② 活人心統:《活人心統》卷3"腫脹門" 內消散:治一概腹脹大如稍箕,神效。用蜈蚣(三五條,以酒炙,研末),每服一錢,雞子二個打開,將蜈蚣末入內,攪勻,紙糊,于向沸湯煮食之,日進一服,連進三服,患即瘥矣。

③ 肘後:《肘後方》卷2"治卒霍亂諸急方第十二" 若轉筋方……又方:燒蜈蚣,膏敷之,即瘥。

④ 醫方摘要:《醫方摘要》卷9"外科" 臭田螺:即婦人脚指甲內生瘡,惡肉凸出,久不愈者,宜用此方。用天南星爲末,醋調敷四圍內,用蜈蚣一條,焙,爲末,搽破甲處。

⑤ 本經:**《本經》《別錄》見《證類》卷22"馬陸"** **味辛,溫**,有毒。**主腹中大堅癥,破積聚息肉,惡瘡白禿,**療寒熱痞結,脅下滿。**一名百足**,一名馬軸。生玄菟川谷。

⑥ 本經:見上注白字。

⑦ 衍義:《衍義》卷17"馬陸" 即今百節蟲也……

⑧ 炮炙論:《炮炙論》見《證類》卷22"蜈蚣" 雷公云:凡使,勿用千足蟲,真似……

⑨ 郭璞:《爾雅·釋蟲》(郭注) 蛝,馬蠲。(馬蠋,蚐,俗呼馬蚿。)(**按**:"釋名"項下"爾雅"同此。)

⑩ 別錄:見本頁注⑤。

⑪ 李當之:《集注》見《證類》卷22"馬陸" 陶隱居云:李云……今人呼爲飛蚿蟲也……

⑫ 蘇恭:《唐本草》見《證類》卷22"馬陸" ……亦名刀環蟲……

⑬ 弘景:《集注》見《證類》卷22"馬陸" ……書云:百足之蟲,至死不僵。此蟲足甚多,寸寸斷,便寸行,或欲相似,方家既不復用,市人亦無取者,未詳何者的是。

⑭ 魯連子:《御覽》卷948"馬蚿" 《魯仲連子》曰:諺云"百足之蟲,三斷不蹶"者,持之者衆也。

⑮ 莊子:《埤雅》卷10"釋蟲·蝍蛆" ……莊子曰:夔憐蚿,蚿憐蛇。言夔以少而羨多,蚿以有而羨無。此非造極之言。

⑯ 別錄:見本頁注⑤。

⑰ 弘景:《集注》見《證類》卷22"馬陸" 陶隱居云:李云此蟲形長五六寸,狀如大蛩,夏月登樹鳴,冬則蟄,今人呼爲飛蚿蟲也,恐不必是馬陸爾。今有一細黃蟲,狀如蜈蚣而甚長,俗名土蟲,雞食之醉悶亦至死……方家既不復用,市人亦無取者,未詳何者的是。

夏月登樹鳴，冬則入蟄，今人呼爲飛蚿蟲。今有一種細黃蟲，狀如蜈蚣而甚長，俗名土蟲。雞食之，醉悶至死。方家既不復用，市人亦無取者，未詳何者的是。【恭①曰】此蟲大如細筆管，長三四寸，斑色，亦如蛐蟮。襄陽人名爲馬蚿，亦呼馬軸，又名刀環蟲，以其死側臥，狀如刀環也。有人自毒，服一枚便死也。【𢽾②曰】千足蟲頭上有白肉，面(而)〔並〕觜尖。把着，腥臭氣入人頂，能致死也。【宗奭③曰】百節，身如槎，節節有細蹙文起，紫黑色，光潤，百足死則側臥如環，長二三寸，大者如小指。古墻壁中甚多，入藥至鮮。【時珍曰】馬蚿處處有之。形大如蚯蚓，紫黑色，其足比比至百，而皮極硬，節節有橫文如金線，首尾一般大。觸之即側臥局縮如環，不必死也。能毒雞犬。陶氏所謂土蟲，乃〔蛐〕蟮也，死亦側踡如環，雞喜食之。當以李當之說爲準。

【正誤】【藏器④曰】案土蟲無足，如一條衣帶，長四五寸，身扁似韭葉，背上有黃黑襴，頭如鑱子，行處有白涎，生濕地，雞喫即死。陶云土蟲似蜈蚣者，乃蛐蟮，非土蟲，亦非馬陸也。蘇云馬陸如蛐蟮，亦誤矣。案蛐蟮色黃不斑，其足無數。【時珍曰】案段成式《酉陽雜俎》⑤云：度古俗呼土蟲，身形似衣帶，色類蚯蚓，長一尺餘，首如鑱，背上有黃黑襴，梢觸即斷。常趁蚓掩之，則蚓化爲水。有毒，雞食之輒死。據此，則陳藏器所謂土蟲者，蓋土蟲也。陶氏誤以蛐蟮爲馬陸，陳氏亦誤以土蟲爲土蟲矣。

【修治】【雷⑥曰】凡收得馬陸，以糠頭炒，至糠焦黑，取出去糠，竹刀刮去頭、足，研末用。

【氣味】辛，溫，有毒。【主治】腹中大堅癥，破積聚息肉，惡瘡白禿。《本經》⑦。療寒熱痞結，脅下滿。《別錄》⑧。辟邪瘧。時珍。

---

① 恭：《唐本草》見《證類》卷 22 "馬陸"　《唐本》注云：此蟲大如細筆管，長三四寸，斑色，一如蛐蟮，襄陽人名爲馬蚿，亦呼馬軸，亦名刀環蟲，以其死側臥，狀如刀環也。有人自毒，服一枚便死也。

② 𢽾：《炮炙論》見《證類》卷 22 "蜈蚣"　雷公云：凡使，勿用千足蟲，真似，只是頭上有白肉，面並嘴尖。若誤用，并把著，腥臭氣入頂，致死……

③ 宗奭：《衍義》卷 17 "馬陸"　即今百節蟲也，身如槎節，節有細蹙起，紫黑色，光潤，百足。死則側臥如環，長二三寸，尤者粗如小指。西京上陽宮及內城磚牆中甚多，入藥至鮮。

④ 藏器：《證類》卷 21 "二十一種陳藏器餘‧土蟲"　蛐蟮並馬陸注陶云：今有一細黃蟲，狀如蜈蚣，俗呼爲土蟲。按土蟲無足，如一條衣帶，長四五寸，身扁似韭葉，背上有黃黑襴，頭如鑱子，行處有白涎，生濕地，有毒，雞吃即死。陶云：如蜈蚣者，正是蛐蟮，非土蟲也。蘇云：馬陸如蛐蟮。按蛐蟮色正黃不斑，大者如釵股，其足無數，正是陶呼爲土蟲者。此蟲如脂油香，能入耳及諸竅中，以驢乳灌之，化爲水，蘇云似馬陸，誤也。

⑤ 酉陽雜俎：《酉陽雜俎》卷 17 "蟲篇"　度古似書帶，色類蚓，長二尺餘，首如鑱，背上有黑黃襴，稍觸則斷，嘗趁蚓，蚓不復動，乃上蚓掩之，良久蚓化。惟腹泥如涎，有毒，雞喫輒死，俗呼土蟲。

⑥ 雷：《炮炙論》見《證類》卷 22 "馬陸"　雷公凡使，收得後，糠頭炒，令糠頭焦黑，取馬陸出，用竹刮足去頭了，研成末用之。

⑦ 本經：見 2801 頁注⑤白字。

⑧ 別錄：見 2801 頁注⑤。

【發明】[時珍曰]馬陸係神農藥,雷氏備載炮炙之法,而古方鮮見用者,惟《聖惠》①逐邪丸用之。其方治久瘧發歇無時。用百節蟲四十九枚,濕生蟲四十九枚,砒霜三錢,粽子角七枚。五月五日日未出時,于東南上尋取兩般蟲,至午時向南研勻,丸小豆大。每發日早,男左女右,手把一丸,嗅之七徧,立效。修時忌孝子、婦人、師尼、雞犬見之。亦合《別録》療寒熱之説。大抵毒物,止可外用,不敢輕入丸、散中也。

山蛩蟲《拾遺》②

【集解】[藏器③曰]生山林間。狀如百足而大,烏斑色,長二三寸。更有大如指者,名馬陸,能登木群吟,已見《本經》。[時珍曰]案《本經》馬陸一名百足,狀如大蛩,而此云狀如百足而大,更大者爲馬陸,則似又指百足爲一物矣。蓋此即馬陸之在山而大者耳,故曰山蛩。雞、犬皆不敢食之。

【氣味】有大毒。【主治】人嗜酒不已,取一節燒灰,水服,便不喜聞酒氣。過一節則毒人至死。又燒黑傅惡瘡,亦治蠶病白僵,燒灰粉之。藏器④。

【附録】蚰蜒《拾遺》⑤。[藏器⑥曰]狀如蜈蚣而甚長,色正黃不斑,大者如釵股,其足無數,好脂油香,故入人耳及諸竅中。以驢乳灌之,即化爲水。[時珍曰]處處有之,墻屋爛草中尤多。狀如小蜈蚣,而身圓不扁,尾後禿而無岐,多足,大者長寸餘,死亦踡屈如環,故陶弘景誤以爲馬陸也。其入人耳,用龍腦、地龍、硇砂、單吹之皆效。或以香物引之。《淮南子》⑦云菖蒲去蚤虱而來蛉蛩,即此蟲也。揚雄《方言》⑧云:一名入耳,一名蚨蚘,一名蚰蜒,一名蛸蚭。又一種草鞋蟲,形亦相似而身扁,亦能入人耳中。

---

① 聖惠:《聖惠方》卷52"治往來寒熱瘧諸方" 治瘧往來寒熱,發歇無時,神效方:濕生蟲(四十九枚)、百節蟲(四十九枚)、砒霜(三錢,細研)、糉子角(一七枚),右件藥取五月五日日未出時,于東南上尋取兩般蟲令足,至午時,面向南都研,不令雞犬、婦人、師僧、孝子見,圓如小豆大,每患者于發前,男左女右手內把一圓,嗅七遍,立效。

② 拾遺:《證類》卷22"三十六種陳藏器餘・山蛩蟲" 有大毒。主人嗜酒不已,取一節燒成灰,水下,服之訖,便不喜聞酒氣。過一節則毒人至死。此用療嗜酒人也。亦主蠶白殭死,取蟲燒作灰粉之。以燒令黑,傅惡瘡。烏斑色,長二三寸,生林間,如百足而大。更有大者如指,名馬陸,能登木群吟。已見本經。

③ 藏器:見上注。

④ 藏器:見上注。

⑤ 拾遺:《證類》卷21"二十一種陳藏器餘・土蟲" 蚰蜒並馬陸注陶云:今有一細黃蟲,狀如蜈蚣,俗呼爲土蟲。按土蟲無足,如一條衣帶,長四五寸,身扁似韭葉,背上有黃黑襉,頭如鏟子,行處有白涎,生濕地,有毒,雞吃即死。陶云:如蜈蚣者,正是蚰蜒,非土蟲也。蘇云:馬陸如蚰蜒。按蚰蜒色正黃不斑,大者如釵股,其足無數,正是陶呼爲土蟲者。此蟲如脂油香,能入耳及諸竅中。以驢乳灌之,化爲水,蘇云似馬陸,誤也。

⑥ 藏器:見上注。

⑦ 淮南子:《淮南子・泰族訓》 ……昌羊去蚤虱,而人弗庠者,爲其來蛉窮也……

⑧ 方言:《方言》卷11 蚰蜒(由延二音),自關而東,謂之螾𧊲(音引),或謂之入耳,或謂之蜲蠼(音麗),趙魏之間或謂之蚨蚘(扶于二音),北燕謂之蚨蚭(蚨,奴六反。蚭音尼,江東又呼蛩,音鞏)。

蠼螋《拾遺》①。音瞿搜。【藏器②曰】狀如小蜈蚣，色青黑，長足。能溺人影，令人發瘡，如熱痹而大，若遶腰匝不可療，山中者〔溺〕毒更猛。惟扁豆葉傅之即瘥，諸方大有治法。【時珍曰】蠼螋喜伏甗甑之下，故得此名。或作蛷螋。按《周禮》③赤犮氏，凡隙屋，除其狸蟲、蛷螋之屬，乃求而搜之也。其蟲隱居牆壁及器物下，長不及寸，狀如小蜈蚣，青黑色，二鬚六足，足在腹前，尾有叉岐，能夾人物，俗名搜夾子。其溺射人影，令人生瘡，身作寒熱。古方用犀角汁、雞腸草汁、馬鞭草汁、梨葉汁、茶菜末、紫草末、羊髭灰、鹿角末、燕窠土，但得一品塗之皆效。孫真人《千金方》④云：予曾六月中得此瘡，經五六日治不愈。有人教畫地作蠼螋形，以刀細取腹中土，以唾和塗之，再塗即愈。方知萬物相感，莫曉其由。

蚯蚓《本經》⑤下品

【釋名】螼螾音頃引、朐朒音蠢聞、（堅）〔蛪〕蚕音遣喬、蜿蟺音阮善、曲蟺、土蟺《綱目》、土龍《別錄》⑥、地龍子《藥性》⑦、寒蟪、寒蚓、附蚓吳普⑧、歌女。【時珍曰】蚓之行也，引而後申，其塿如丘，故名蚯蚓。《爾雅》⑨謂之螼螾，巴人謂之朐朒，皆方音之轉也。蜿蟺、曲蟺，象其狀也。東方虬賦⑩云：乍逶迤而鱔曲，或宛轉而蛇行。任性行止，擊物便曲。是矣。術家言蚓可興雲，又知陰晴，故有土龍、龍子之名。其鳴長吟，故曰歌女。【大明⑪曰】路上踏殺者，名千人踏，入藥更良。

---

① 拾遺：《證類》卷21"二十一種陳藏器餘‧蠼螋" 　雞腸注陶云：雞腸草，主蠼螋溺。按蠼螋能溺人影，令發瘡，如熱沸而大，遶腰匝，不可療。蟲如小蜈蚣，色青黑，長足，山蠼螋溺毒，更猛。諸方中大有主法，其蟲無能，惟扁豆葉傅即差。

② 藏器：見上注。

③ 周禮：《周禮注疏》卷37"赤犮氏" 　赤犮氏掌除牆屋，以蜃炭攻之，以灰洒毒之……凡隙屋，除其狸蟲。（狸蟲，廘肌蛷之屬……）

④ 千金方：《千金方》卷25"蛇蟲第二" 　論曰……余以武德中六月得此疾，經五六日，覺心悶不佳，以他法治不愈。又有人教畫地作蠼螋形，以刀子細細畫，盡取蠼螋腹中土，就中以唾和成泥，塗之，再塗即愈。方知天下萬物相感，莫曉其由矣。

⑤ 本經：《本經》《別錄》見《證類》卷22"白頸蚯蚓" 　味鹹，寒、大寒，無毒。主蛇瘕，去三蟲伏尸，鬼疰蟲毒，殺長蟲，仍自化作水。療傷寒伏熱，狂謬，大腹黃疸。一名土龍。生平土，三月取。陰乾。

⑥ 別錄：見上注。

⑦ 藥性：《藥性論》見《證類》卷22"白頸蚯蚓" 　……一名地龍子。

⑧ 吳普：《御覽》卷947"蚯蚓" 　《吳氏本草經》曰：蚯蚓，一名白頸螳螾，一名附引。

⑨ 爾雅：《爾雅‧釋蟲》（郭注） 　螼螾，蛪蚕。（即蜿蟺也，江東呼寒蚓。）

⑩ 東方虬賦：《文苑英華》卷142"蚯蚓賦" 　……乍逶迤而鱔屈，或宛轉而蛇行。內乏筋骨，外無手足。任性行止，物擊便曲……

⑪ 大明：《日華子》見《證類》卷22"白頸蚯蚓" 　……又名千人踏，即是路行人踏殺者。入藥燒用……

【集解】【《別録》①曰】白頸蚯蚓，生平土。三月取，暴乾。【弘景②曰】入藥用白頸，是其老者。取得去土，鹽之，日暴須臾成水，道術多用。其屎呼爲蚓蝼，亦曰六一泥，以其食細泥，無沙石，入合丹泥釜用。【時珍曰】今處處平澤膏壤地中有之。孟夏始出，仲冬蟄結。雨則先出，晴則夜鳴。或云結時能化爲百合也。與蟲螽同穴爲雌雄。故郭璞贊③云"蚯蚓土精，無心之蟲。交不以分，(睡)〔淫〕于蟲螽"是矣。今小兒陰腫，多以爲此物所吹。《經驗方》④云：蚯蚓咬人，形如大風，眉鬚皆落，惟以石灰水浸之良。昔浙江將軍張韶病此，每夕蚯蚓鳴於體中。有僧教以鹽湯浸之，數遍遂瘥。【宗奭⑤曰】此物有毒。崇寧末年，隴州兵士暑月跣足，爲蚯蚓所中，遂不救。後數日，又有人被其毒。或教以鹽湯浸之，并飲一盃，乃愈也。

【修治】【弘景⑥曰】若服乾蚓，須熬作屑。【斅⑦曰】凡收得，用糯米泔浸一夜，漉出，以無灰酒浸一日，焙乾切。每一兩，以蜀椒、糯米各二錢半同熬，至米熟，揀出用。【時珍曰】入藥有爲末，或化水，或燒灰者，各隨方法。

白頸蚯蚓。

【氣味】鹹，寒，無毒。【權⑧曰】有小毒。【之才⑨曰】畏葱、鹽。【主治】蛇瘕，去三蟲伏尸，鬼疰蠱毒，殺長蟲。《本經》⑩。化爲水，療傷寒，伏熱狂謬，大腹黃疸。《別録》⑪。温病，大熱狂言，飲汁皆瘥。炒作屑，去蚘蟲⑫。去泥，鹽化爲

---

① 別録：見前頁注⑤。
② 弘景：《集注》見《證類》卷22"白頸蚯蚓" 陶隱居云：白頸是其老者爾，取破去土，鹽之，日暴，須臾成水，道術多用之……其屎，呼爲蚓蝼，食細土無沙石，入合丹泥釜用……（按："亦曰六一泥"乃時珍自加。）
③ 郭璞贊：《御覽》卷947"蚯蚓" 郭景純《蚯蚓贊》曰：蚯蚓土精，無心之蟲。交不以分，淫於阜螽。觸而感物，無乃常雄。
④ 經驗方：《普濟方》卷306"諸蟲咬" 治蚯蚓咬：用濃鹽湯浸身數遍瘥。浙西軍將張韶爲此蟲所咬，其形如大風，眉鬚皆落，每夕蚯蚓鳴於體，有僧教以此方愈。一方以石灰水浸身，亦效。
⑤ 宗奭：《衍義》卷17"白頸蚯蚓" ……此物有毒……崇寧末年，隴甯州兵士暑月中在悴廳前，跣立廳下，爲蚯蚓所中，遂不救。後數日，又有人被其毒，博識者教以先飲鹽湯一杯，次以鹽湯浸足，乃愈……
⑥ 弘景：《集注》見《證類》卷22"白頸蚯蚓" ……若服此乾蚓，應熬作屑……
⑦ 斅：《炮炙論》見《證類》卷22"白頸蚯蚓" 雷公：凡使，收得後，用糯米水浸一宿，至明漉出，以無灰酒浸一日，至夜漉出，焙令乾後，細切，取蜀椒并糯米及切了蚯蚓，三件同熬之，待糯米熟，去米、椒了，揀净用之。凡修事二兩，使米一分，椒一分爲准。
⑧ 權：《藥性論》見《證類》卷22"白頸蚯蚓" 蚯蚓，亦可單用，有小毒……
⑨ 之才：（按：未能溯得其源。蚯蚓畏鹽，可見陶弘景注，云鹽之成水。蚯蚓畏葱，可見於《譚氏小兒》將蚯蚓入葱葉即化爲水。）
⑩ 本經：見2804頁注⑤白字。
⑪ 別録：見2804頁注⑤。
⑫ 温病……去蚘蟲：《集注》見《證類》卷22"白頸蚯蚓" ……温病大熱狂言，飲其汁皆差，與黄龍湯療同也……去蚘蟲甚有驗也。（按：原無出處，今溯得其源。）

水，主天行諸熱，小兒熱病癲癇，塗丹毒，傅漆瘡。藏器①。葱化爲汁，療耳聾。蘇恭②。治中風、癇疾、喉痹。《日華》③。解射罔毒。《蜀本》④。炒爲末，主蛇傷毒。《藥性》⑤。治脚風。蘇頌⑥。主傷寒瘧疾，大熱狂煩，及大人、小兒小便不通，急慢驚風，歷節風痛，腎臟風注，頭風齒痛，風熱赤眼，木舌喉痹，鼻瘜聤耳，禿瘡瘰癧，卵腫脱肛，解蜘蛛毒，療蚰蜒入耳。時珍。

【發明】【弘景⑦曰】乾蚓熬作屑，去蚘蟲甚有效。【宗奭⑧曰】腎臟風下注病，不可闕也。【頌⑨曰】脚風藥必須此物爲使，然亦有毒。有人因脚病藥中用此，果得奇效。病愈，服之不輟，至二十餘日，覺躁憒，但欲飲水不已，遂致委頓。大抵攻病用毒藥，中病即當止也。【震亨⑩曰】蚯蚓屬土，有水與木，性寒，大解熱毒，行濕病。【時珍曰】蚓在物應土德，在星禽爲軫水。上食槁壤，下飲黄泉，故其性寒而下行。性寒故能解諸熱疾，下行故能利小便、治足疾而通經絡也。術家云蚓血能柔弓弩，恐亦誑言爾。諸家言服之多毒，而郭義恭《廣志》⑪云，閩、越山蠻唼蚯蚓爲羞，豈地與人有不同與？

【附方】舊九，新三十四。傷寒熱結六七日，狂亂，見鬼欲走。以大蚓半斤去泥，用人溺煮汁飲。或生絞汁亦可。○《肘後方》⑫。陽毒結胸，按之極痛，或通而復結，喘促，大躁狂亂。取生地龍四條洗净，研如泥，入生薑汁少許，蜜一匙，薄荷汁少許，新汲水調服。若熱熾者，加片腦少

① 藏器：《證類》卷5“三十五種陳藏器餘·蟹膏投漆中化爲水”　……又蚯蚓破之去泥，以鹽塗之化成水，大主天行諸熱，小兒熱病，癇癲等疾。新注云：塗丹毒并傅漆瘡，效。
② 蘇恭：《唐本草》見《證類》卷22“白頸蚯蚓”　《唐本》注云：《別録》云，鹽沾爲汁，療耳聾……（按：時珍改“鹽沾”爲“葱化”。）
③ 日華：《日華子》見《證類》卷22“白頸蚯蚓”　蚯蚓，治中風并癇疾，去三蟲，治傳屍，天行熱疾，喉痹，蛇蟲傷……
④ 蜀本：《蜀本草》見《證類》卷22“白頸蚯蚓”　又云：解射罔毒。
⑤ 藥性：《藥性論》見《證類》卷22“白頸蚯蚓”　……乾煮熬末用之，主蛇傷毒……
⑥ 蘇頌：《圖經》見《證類》卷22“白頸蚯蚓”　……治脚風藥，必須此物爲使，然亦有毒……
⑦ 弘景：《集注》見《證類》卷22“白頸蚯蚓”　……若服此乾蚓，應熬作屑，去蚘蟲甚有驗也。
⑧ 宗奭：《衍義》卷17“白頸蚯蚓”　……若治腎臟風下痊病，不可闕也，仍須鹽湯送……
⑨ 頌：《圖經》見《證類》卷22“白頸蚯蚓”　……治脚風藥，必須此物爲使，然亦有毒。曾有人因脚病藥中用此，果得奇效，病既愈，服之不輟，至二十餘日，而覺躁憒亂，但欲飲水不已，遂至委頓。凡攻病用毒藥已愈，當便罷服也……
⑩ 震亨：《衍義補遺·蚯蚓》　屬土而有水與木，性寒。大解諸熱毒，行濕病……
⑪ 廣志：《御覽》卷947“蚯蚓”　郭義恭《廣志》曰：閩越江北山間，蠻夷唼蚯蚓脯爲羞。
⑫ 肘後方：《肘後方》卷2“治傷寒時氣温病方第十三”　若已六七日熱極，心下煩悶，狂言見鬼，欲起走……又方：大蚓一升，破去泥，以人溺煮令熟，去滓服之。直生絞汁及水煎之，並善。

許。即與揉心下,片時自然汗出而解。不應,再服一次,神效。《傷寒藴要》①。**諸瘧煩熱**大燥。用上方服之甚效。亦治瘴瘧。《直指》②。**小便不通**。蚯蚓搗爛浸水,濾取濃汁半碗服,立通。○《斗門》③。**老人尿閉**。白頸蚯蚓、茴香等分,杵汁飲之,即愈。《朱氏集驗方》④。**小兒尿閉**。乃熱結也,用大地龍數條去泥,入蜜少許,研,傅莖卵。仍燒蠶退紙,朱砂、龍腦、麝香同研少許,以麥門冬、燈心煎湯調服。《全幼》⑤。**小兒急驚**。五福丸⑥:用生蚯蚓一條研爛,入五福化毒丹一丸同研,以薄荷湯少許化下。○《普濟方》⑦云:梁國材言洋州進士李彦直家,專貨此藥,一服千金,以糊十口。梁傳其方,親試屢驗,不可不筆於册,以救嬰兒。**驚風悶亂**。乳香丸:治小兒慢驚風,心神悶亂煩懊,筋脉拘急,胃虚蟲動,反折啼叫。用乳香半錢,胡粉一錢,研匀,以白頸蚯蚓生捏去土,搗爛和丸麻子大。每服七丸至十五丸,葱白煎湯下。《普濟方》⑧。**慢驚虚風**。用平正附子去皮臍,生研爲末,以白頸蚯蚓於末内袞之,候定,刮蚓上附末,丸黄米大。每服十丸,米飲下。《百一方》⑨。**急慢驚風**。五月五日取蚯蚓,竹刀截作兩段,急跳者作一處,慢跳者作一處,各研爛。入朱砂末和作丸,記明急驚用急跳者,慢驚用慢跳者。每服五七丸,薄荷湯

---

① 傷寒藴要:**《傷寒藴要》卷3“傷寒結胸治例”** 地龍水:治陽毒傷寒,藥下雖通,結胸不軟,仍舊結之,痛楚喘促,或發狂亂者,宜服此。取大白頸活地龍四條,水浄洗,入浄砂盆内研如泥,入生薑自然汁一匕,白蜜半匕,生薄荷自然汁一匕。如無生者,用乾者,取葉煎濃湯一匕亦可。更入片腦一分或半分,研匀,徐徐灌令盡,良久漸快穩,睡一頓飯之久,即與揉心下片時,再令病人安睡,當有汗則愈。若服下半時不應,須再服一次,神效。

② 直指:**《直指方》卷12“痎瘧證治”** 地龍飲:治瘴瘧、諸瘧,大熱煩躁。生地龍(三條,研細),右入生薑汁、薄荷汁、生蜜各少許,新汲水調下。如熱熾,加腦子少許。

③ 斗門:**《證類》卷22“白頸蚯蚓”** 《斗門方》:治小便不通。用蚯蚓杵,以冷水濾過,濃服半椀,立通。兼大解熱疾不知人事,欲死者,服之立效。

④ 朱氏集驗方:**《朱氏集驗方》卷6“秘結”** 治老人小便不通:茴香、白頸地龍,右杵汁,傾臍腹中,即愈。

⑤ 全幼:**《全幼心鑑》卷2“小便閉”** ……所言閉小便者,醫謂下結腹肚,腹緊膨〔滿〕不通,其〔結熱盛,用力〕努,旋點滴而出……速用大地龍數條,去泥,蜜少許研傅莖卵。仍燒蠶蜕紙灰存性,朱砂、腦子、麝香同研極細,用麥門冬去心,燈薪同煎湯,食前調服,移時見效。(**按**:原書漫漶,據《活幼口議》卷5“議閉小便”同論校正。)

⑥ 五福丸:**《普濟方》卷370“急驚風”** 五福丸:治急驚風。生蚯蚓一條,研爛,入五福化毒丹一丸,再研如泥,煎薄荷湯少許,調化旋灌,量兒大小,加減服之,無不效者。梁國材云:揚州進士李彦直家專貨此藥,一服千金,以糊十口。梁大有恩于李,故得是方,親試屢效,不可不筆於册,以救嬰孩。

⑦ 普濟方:見上注。

⑧ 普濟方:**《普濟方》卷371“慢驚風”** 乳香丸:治小兒慢驚風,心神悶亂,煩懊不安,筋脉拘急,胃虚蟲動,反折啼叫。乳香(盞子内鎔過,研,半錢)、胡粉(一分),右合研匀細,用白頸蚯蚓生捏去土,爛研,和就爲丸如麻子大,每服七丸至十五丸,煎葱白湯下,更量兒大小加減。

⑨ 百一方:**《百一選方》卷19“第二十七門”** 治小兒慢驚,青金元:……又方,正坐大附子,去皮臍,生爲細末,以白項蚯蚓令於藥末内袞,候定,刮蚯蚓上附子爲元,如黄米大,每服十元,温米飲下。

下。○《應驗方》①。**小兒卵腫**。用地龍連土爲末，津調傅之。《錢氏方》②。**勞復卵腫**。或縮入腹中絞痛，身體重，頭不能舉，小腹急熱，拘急欲死。用蚯蚓二十四枚，水一斗，煮取三升，頓服取汗。或以蚯蚓數升，絞汁服之，並良。《肘後方》③。**手足腫痛**欲斷。取蚓三升，以水五升，絞汁二升半，服之。《肘後》④。**代指疼痛**。蚯蚓杵，傅之。《聖惠》⑤。**風熱頭痛**。地龍炒研、薑汁半夏餅、赤茯苓等分，爲末。一字至半錢，生薑、荆芥湯下。《普濟》⑥。**頭風疼痛**。龍珠丸：用五月五日取蚯蚓，和腦、麝杵，丸梧子大。每以一丸納鼻中，隨左右。先塗薑汁在鼻，立愈。《總錄》⑦。**偏正頭痛**不可忍者。《聖惠》⑧龍香散用地龍去土焙、乳香等分，爲末。每以一字作紙撚，燈上燒烟，以鼻嗅之。○《澹寮方》⑨：加人指甲等分，云徐介翁方也。每服一捻，香爐上慢火燒之，以紙筒引烟入鼻熏之。口嚼冷水，有涎吐去。仍以好茶一盞點呷，即愈。**風赤眼痛**。地龍

---

① 應驗方：**《普濟方》卷375"急慢驚風"** 備急丸：治急慢驚風。以五月五日取地龍數條，用竹刀分中截兩段，看地龍跳得急者、慢者，各另一處研爛，用硃砂末同研，和勻得所，丸如綠豆大。急驚用跳急者，慢驚用慢跳者，用金銀薄荷湯下，量兒大小加減丸數。如合藥後，分明寫記急、慢，各另包裹收頓。（按："應驗方"未能溯得其源。今在《普濟方》溯得同方，然不載出自何書。）

② 錢氏方：**《普濟方》卷362"腎臟"** 治小兒外腎腫硬，成疝腫硬。一名地龍散：上用乾蚯蚓爲細末，用唾調塗。常避風冷濕地。（按：錢氏《小兒藥證直訣》無此方，另溯其源。）

③ 肘後方：**《肘後方》卷2"治時氣病起諸勞復方第十四"** 治交接勞復，陰卵腫，或縮入腹，腹中絞痛，或便絕方……又方：蚯蚓數升，絞取汁，服之良。/卒陰易病，男女溫病瘥後雖數十日，血脉未和，尚有熱毒，與之交接者即得病，曰陰易，殺人甚于時行，宜急治之。令人身體重，小腹急，熱上冲胸，頭重不能舉，眼中生眵，膝脛拘急欲死方，又方：蚯蚓二十四枚，水一斗，煮取三升，一服，仍取汗，並良。

④ 肘後：**《肘後方》卷2"治傷寒時氣溫病方第十三"** 治毒攻手足腫，疼痛欲斷方……又方：取蚓三升，以水五升，得二升半，盡服之。

⑤ 聖惠：**《聖惠方》卷65"治代指諸方"** 治代指……又方：右用豬脂和蚯蚓搗如泥，傅之，日四五度易之。

⑥ 普濟：**《普濟方》卷45"風頭痛"** 地龍散：治風頭痛。地龍（去土，炒）、半夏（生薑汁搗作餅，焙令乾，再搗爲末）、赤茯苓（去黑皮，各半兩），右爲散，每服一字至半錢，生薑荆芥湯調下。兼治婦人產後頭痛。

⑦ 總錄：**《聖濟總錄》卷16"風頭痛"** 治頭痛目運，及喉痹纏喉風等，龍珠丸方：長蚯蚓（不拘多少），右五月五日取，以龍腦、麝香相和研勻，丸如麻子大，每用以生薑汁塗鼻中，逐邊各内一丸，立愈。

⑧ 聖惠：**《普濟方》卷45"偏正頭痛"** 龍香散，治偏正頭痛不可忍：地龍（去土微炒，爲末）、乳香（半兩），右爲細末，每用一錢，摻在紙上作紙撚子，燈上燒令烟出，鼻内聞烟氣。（按：《聖惠方》無此方，今另溯其源。）

⑨ 澹寮方：**《普濟方》卷46"首風"** 徐介翁熏頭風方（出《澹寮方》）：乳香、地龍（等分）、指甲（不拘多少，細剉），右同爲細末，每用一撚，向香爐内慢火燒之，却以紙捲筒如牛角狀，尖上留一小孔，以病人之鼻承之，熏透爲度。遇熏時，須含溫水令滿口，候熏畢即吐去，必有涎痰在内。仍點好茶一盞呷之，即愈。

十條,炙爲末,茶服三錢。《聖惠》①。**風蟲牙痛**。鹽化地龍水,和麪納齒上,又以皂莢去皮,研末塗上,蟲即出。又同玄胡索、蓽茇末塞耳。《普濟》②。**牙齒裂痛**。死曲(蟺)〔蟮〕爲末,傅之即止。《千金翼》③。**齒縫出血**不止。用地龍末、枯礬各一錢,麝香少許,研匀,擦之。《聖惠方》④。**牙齒動摇**,及外物傷動欲落,諸藥不效者。乾地龍炒、五倍子炒等分,爲末。先以生薑揩牙,後傅擦之。《御藥院方》⑤。**木舌腫滿**,不治殺人。蚯蚓一條,以鹽化水塗之。良久漸消。《聖惠》⑥。**咽喉卒腫**不下食。地龍十四條,搗塗喉外。又以一條,着鹽化水,入蜜少許,服之。○《聖惠方》⑦。**喉痹塞口**。《普濟》⑧用韭地紅小蚯蚓數條,醋搗,取〔汁〕食之,即吐出痰血二三椀,神效。○《聖惠》⑨用地龍〔一〕條研爛,以雞子白(覺)〔攪〕和,灌入即通。**鼻中瘜肉**。地龍炒一分,牙皂一挺,爲末。蜜調塗之,清水滴盡即除。《聖惠》⑩。**耳卒聾閉**。蚯蚓入鹽,安葱內,化水點之,立效。《勝金》⑪。**聤耳出膿**⑫。生地龍、釜(上)〔下〕墨、生猪脂等分,研匀,葱汁和,捻作

---

① 聖惠:《聖惠方》卷32"治眼風赤諸方" 治風赤眼方……又方:地龍(十條,炙乾),右搗細羅爲散,夜臨卧時以冷茶調下二錢服之。
② 普濟:《千金方》卷6"齒病第六" 治齲蟲蝕齒根方:地龍置石上,著一撮鹽,須臾化爲水,以面展取,却待凝厚,取以納齒上。又以皂莢去皮塗上,蟲即出。(**按**:《普濟方》卷68"蟲蝕牙齒"引同方,云出《千金方》。)/《普濟方》卷65"牙齒疼痛" 地龍散(出《神效方》):治牙齒疼痛。地龍(去土)、玄胡索、蓽撥(各一分),右爲細末。左邊牙疼,用一字新綿裹,納左耳中;右牙疼,納右耳中,其疼必止。
③ 千金翼:《千金翼方》卷11"齒痛第七" 治裂齒痛方……又方:取死曲蟮末,傅痛處即止。
④ 聖惠方:《聖惠方》卷34"治齗間血出諸方" 治齒齗血出不止,方:乾地龍末(一錢)、白礬灰(一錢)、麝香末(半錢),右件藥同研令匀,於濕布上塗藥,貼於患處。
⑤ 御藥院方:《御藥院方》卷9"治咽喉口齒門" 五倍子散:治牙齒摇及外物所傷,諸藥不效,欲落者。川五倍子(半兩)、乾川地龍(去土,半兩,微炒),右爲細末,先用生薑揩牙根,後以藥末敷之。五日內不得攻硬物。如齒初折落時,熱粘齒槽中,貼藥齒上,即牢如故。
⑥ 聖惠:《普濟方》卷59"舌腫强" 蚯蚓:治舌腫滿塞喉,欲死。用蚯蚓一條,以少許鹽花化爲水,以塗咽喉舌上,良久漸消。(**按**:《聖惠》未見此方,另溯其源。)
⑦ 聖惠:《聖惠方》卷35"治咽喉腫痛諸方" 治咽喉卒腫,不下食方:白頸地龍(二七枚),右爛搗塗於喉外,以帛系之。又方:右取地龍一條,著鹽淹令化爲水,取蜜少許調匀服之。
⑧ 普濟:《普濟方》卷61"喉痹" 治喉痹法:用韭土中紅小蚯蚓數條,用醋搗爛,取汁與病人食,並噙在喉內,即時吐出痰血二三椀,飲食即進,神效。
⑨ 聖惠:《聖惠方》卷35"治咽喉閉塞不通諸方" 治咽喉閉塞,喘息不通,須臾欲絕,方:右以地龍一條爛研,內雞子白相和攪令匀,便瀉入口,即通。
⑩ 聖惠:《聖惠方》卷37"治鼻中生瘜肉諸方" 治鼻中瘜肉,傅鼻蚯蚓散方:白頸蚯蚓(一條,韭園內者)、豬牙皂莢(一挺),右件藥內於甕瓶中燒熟,細研,先洗鼻內令净,以蜜塗之,傅藥少許在內,令清水下盡,即永除根本。
⑪ 勝金:《證類》卷22"白頸蚯蚓" 《勝金方》:治耳聾立效。以乾地龍入鹽,貯在葱尾內,爲水點之。
⑫ 聤耳出膿:《直指方》卷21"耳病證治" 聤耳方:生豬脂、生地龍、釜下墨(等分),右細研,以葱汁和捏如棗核,薄綿包,入耳令潤,即挑出。(**按**:原無出處,今溯得其源。)

挺子，綿裹塞之。○《聖惠方》①用地龍爲末，吹之。**耳中耵聹**②，乾結不出。用白蚯蚓入葱葉中化爲水，滴耳令滿。不過數度，即易挑出。**蚰蜒入耳**。地龍爲末，入葱〔葉〕內，化水點入，則蚰蜒亦化爲水。《聖惠方》③。**白禿頭瘡**。乾地龍爲末，入輕粉，麻油調搽。《普濟方》④。**瘰癧潰爛**流串者。用荆芥根下段，煎湯溫洗，良久着瘡破紫黑處，以針刺去血，再洗三四次。用韭菜地上蚯蚓一把，五更時收取，炭火上燒紅爲末。每一匙，入乳香、没藥、輕粉各半錢，穿山甲九片，炙爲末，油調傅之，如神。此武進朱守仁所傳有驗方。《保命集》⑤。**龍纏瘡毒**。水缸底蚯蚓一條，連泥搗傅，即愈。**蜘蛛咬瘡**，遍身皆有。以葱一枚去尖頭，將蚯蚓入葉中，緊捏兩頭，勿令洩氣，頻搖動，即化爲水，以點咬處，甚效。《譚氏小兒方》⑥。**陽證脱肛**。以荆芥、生薑煎湯洗之，用地龍蟠如錢樣者去土一兩，朴硝二錢，爲末，油調傅之。《全幼心鑑》⑦。**中蠱下血**如爛肝者。以蚯蚓十四枚，苦酒三升，漬至蚓死，服水。已死者皆可活。○《肘後方》⑧。**癩風痛痒**。白頸蚯蚓去土，以棗肉同搗，丸梧子大。每羙酒下六十丸。忌薑、蒜。《活人心統》⑨。**對口毒瘡**，已潰出膿。取韭地蚯蚓搗細，凉水調傅，日換三四次。《扶壽精方》⑩。**耳聾氣閉**。蚯蚓、川芎藭各兩半，爲

① 聖惠方：《聖惠方》卷36"治聤耳諸方"　治聤耳膿血出不止……又方：右以地龍末吹入耳中。

② 耳中耵聹：《聖惠方》卷36"治耳耵聹諸方"　治耵聹塞耳聾，强堅，挑不可得出者，宜用此方……又方：地龍（五七條，濕者），右搗取汁，數數灌之，即輕挑自出。（**按**：原無出處，今溯得其源。）

③ 聖惠方：《聖惠方》卷36"治百蟲入耳諸方"　治蚰蜒入耳……又方：右用地龍一條，内葱葉中化爲水，滴入耳中，其蚰蜒亦化爲水，立效。

④ 普濟方：《普濟方》卷48"白禿"　龍粉散：治白禿瘡。用乾地龍爲細末，入輕粉，麻油調傅之。

⑤ 保命集：《保命集》卷下"附：素問元氣五行稽考"　治癧瘡方：爛至胸前，兩腋下有塊如茄子大，或牽至兩肩上，四五年不能痊者，並皆治之，其驗如神。常州府武進縣朱守仁傳。其項不能回頭，數日減可，始看瘡爛破胸前者，用荆芥根下段，揃碎煎沸，待温洗瘡，良久看瘡爛破處紫黑，用針刺一一出血，再洗三四次。右真芝麻油，將樟腦、雄黄爲細末，用油調，雞翎掃瘡上，以出水下。次日再洗，仍用前藥掃。三日又用韭菜地上蚯蚓糞，五更早晨收，作圓虎口大，用炭火上燒煅紅，取出净碾爲末，每一丸添乳香、没藥、輕粉各半錢少些，穿山甲九片，煅紅色，爲末，合用芝麻油調敷患處，其妙如神。

⑥ 譚氏小兒方：《證類》卷22"白頸蚯蚓"　《譚氏小兒》：治蜘蛛咬，遍身瘡子。以葱一枝，去尖頭作孔，將蚯蚓入葱葉中，緊捏兩頭，勿洩氣，頻搖動，即化爲水，點咬處，差。

⑦ 全幼心鑑：《全幼心鑑》卷4"脱肛"　蟠龍散：治嬰孩小兒陽證脱肛。地龍蟠（如錢樣者，去土，一兩）、朴硝（二錢），右爲極細末，肛門濕潤，乾摻患處。乾燥，用清油調塗。先以見毒消、荆芥、生葱煮湯温浴洗，輕輕拭乾，然後傅藥。

⑧ 肘後方：《證類》卷22"白頸蚯蚓"　《百一方》……又方：治中蠱毒或吐下血若爛肝。取蚯蚓十四枚，以苦酒三升漬之，蚓死，但服其汁。已死者皆可活。

⑨ 活人心統：《活人心統》卷4"癩風門·癩風活套"　治大麻風遍身發膽，痛癢者，白蚯蚓（去土）、大棗（去核），同搗，爲丸如梧桐子大，每服六十丸，薑酒下。忌蒜。

⑩ 扶壽精方：《扶壽精方》卷下"瘡瘍門"　對口瘡……如已潰膿，取韭菜地上蚯蚓搗細，凉水調敷，日換三四次。敷湯火傷更妙。

末。每服二錢，麥門冬湯下。服後低頭伏睡。一夜一服，三夜立效。《聖濟總録》①。 口舌糜瘡。地龍、吳茱萸，研末，醋調生麫和，塗足心，立效。《摘玄方》②。

蚯蚓泥 見土部。

蝸牛 瓜、媧、渦三音○《別録》③中品

【釋名】蠡牛 蠡音螺○《藥性》④、蚹蠃《爾雅》⑤，音附螺、蚭蝓《爾雅》，音移俞、山蝸 弘景⑥、蝸蠃《山海經》⑦作僕纍、蜒蚰蠃俗名、土牛兒。【弘景⑧曰】蝸牛，山蝸也。形似瓜字，有角如牛，故名。《莊子》所謂戰於蝸角是矣。【時珍曰】其頭偏戾如喎，其形盤旋如渦，故有媧、渦二者，不獨如瓜字而已。其行延引，故曰蜒蚰。《爾雅》謂之蚹蠃。孫炎⑨註云：以其負蠃殼而行，故名蚹蠃。

【集解】【弘景⑩曰】蝸牛生山中及人家。頭形如蚭蝓，但背負殼耳。【大明⑪曰】此即負殼蜒蚰也。【保昇⑫曰】蝸牛生池澤草樹間。形似小螺，白色。頭有四黑角，行則頭出。驚則首尾俱縮入殼中。【頌⑬曰】凡用蝸牛，以形圓而大者爲勝。久雨乍晴，竹林池沼間多有之。其城墻陰處，一種扁而小者，無力，不堪用。【時珍曰】蝸身有涎，能制蜈、蝎。夏熱則自懸葉下，往往升高，涎枯則自死也。

---

① 聖濟總録：《普濟方》卷53"耳聾諸疾"　川芎湯，治耳聾氣閉：川芎（半兩）、蚯蚓（半兩，不出土），右爲末，每服二三錢，煎麥門冬湯，臨臥服後埋低頭伏睡，三夜三服，立效。（按：《聖濟總録》無此方，今另溯其源。）

② 摘玄方：《丹溪摘玄》卷18"口門"　小兒滿口瘡：吳茱萸、地龍末之，米醋調入生麫，調涂足〔心〕，立愈。

③ 別録：《別録》見《證類》卷21"蝸牛"　味鹹，寒。主賊風喎僻，踠跌，大腸下脱肛，筋急及驚癇。

④ 藥性：《藥性論》見《證類》卷21"蝸牛"　蝸牛亦可單用，一名蠡牛……

⑤ 爾雅：《爾雅·釋魚》（郭注）　蚹蠃，蚭蝓。（即蝸牛也。）（按："釋名"項下"爾雅"同此。）

⑥ 弘景：《集注》見《證類》卷21"蚭蝓"　陶隱居云……生池澤沙石，則應是今山蝸蟲者。或當是其頭形類猶似蝸牛蟲者，俗名蝸牛者……

⑦ 山海經：《山海經》卷5"中山經"　又東十里曰青要之山……是多僕纍、蒲盧。（僕纍，蝸牛也……）（按：《御覽》卷947"蚭蝓"引《山海經》作"僕纍"。）

⑧ 弘景：《集注》見《證類》卷21"蚭蝓"　……俗名蝸牛者，作瓜字，則蝸字亦音瓜。《莊子》所云"戰於蝸角"也……

⑨ 孫炎《埤雅》卷2"釋魚·蝸"　釋魚曰：蚹蠃，蚭蝓。璞云即蝸牛也。孫炎《正義》以爲負螺而行，因以名之……

⑩ 弘景：《集注》見《證類》卷21"蝸牛"　……生山中及人家，頭形如蚭蝓，但背負殼爾……

⑪ 大明：《日華子》見《證類》卷21"蝸牛"　……此即負殼蜒蚰也。

⑫ 保昇：《蜀本草》見《證類》卷21"蚭蝓"　……形似小螺，白色，生池澤草樹間，頭有四角，行則出，驚之則縮，首尾俱能藏入殼中……

⑬ 頌：《圖經》見《證類》卷21"蚭蝓"　……凡用蝸牛，以形圓而大者爲勝。久雨晴，竹林池沼間多有出者，其城牆陰處有一種扁而小者，無力，不堪用……

蝸牛。

【氣味】鹹，寒，有小毒。畏鹽。【主治】賊風喎僻，踠跌，大腸脫肛，筋急及驚癇。《別錄》①。生研汁飲，止消渴。甄權②。治小兒臍風撮口，利小便，消喉痺，止鼻衄，通耳聾，治諸腫毒痔漏，制蜈蚣、蝎蠆毒，研爛塗之。時珍。

【發明】【頌③曰】入嬰孩藥最勝。【時珍曰】蝸牛所主諸病，大抵取其解熱消毒之功耳。

【附方】舊三，新十九。小便不通。蝸牛搗貼臍下，以手摩之。加麝香少許更妙。○《簡易》④。大腸脫肛。《聖惠》⑤治大腸久積虛冷，每因大便脫肛。用蝸牛一兩燒灰，豬脂和傅，立縮。○又治上證及痢後脫肛，用乾蝸牛一百枚，炒研。每用一錢，以飛過赤汁磁石末五錢，水一盞，煎半盞調服，日三。痔瘡腫痛。丹溪⑥用蝸牛浸油塗之，或燒研傅之。○《濟生》⑦用蝸牛一枚，入麝香少許在內，碗盛，次日取水塗之。發背初起。活蝸牛二百個，以新汲水一盞，湯瓶中封一夜，取涎水，入真蛤粉旋調，掃傅瘡上。日十餘度，熱痛止則瘡便愈。《集驗方》⑧。瘰癧未潰。連殼蝸牛七個，丁香七粒，同燒研，紙花貼之。危氏⑨。瘰癧已潰。蝸牛燒研，輕粉少許，用豬脊髓調，傅之。危氏方⑩。喉痺腫塞⑪。用蝸牛綿裹，水浸含嚥，須臾立通。○又用蝸牛七枚，白梅肉三枚，研爛，綿裹含嚥，立效。喉風腫痛。端午日午時，取蜒蚰十餘條，同鹽三四

① 別錄：見前頁注③。
② 甄權：《藥性論》見《證類》卷21"蝸牛"　……能治大腸脫肛，生研取服，止消渴。
③ 頌：《圖經》見《證類》卷21"蛞蝓"　……蝸牛入嬰糯藥爲最勝。
④ 簡易：(按：查《黎居士簡易方論》，未能溯得其源。)
⑤ 聖惠：《聖惠方》卷60"治脫肛諸方"　治大腸久積虛冷，每因大便脫肛，收不能入……又方：蝸牛子(一兩，燒灰)，右以豬脂和塗之，立縮。／治大腸虛冷，脫肛，宜服此方：乾蝸牛子(一百枚，微炒，搗羅爲末)、磁石(二兩，搗碎，淘去赤汁)，右件藥以水一大盞煎磁石五錢，至五分，去滓，調蝸牛末一錢服之，日三服。
⑥ 丹溪：(按：查朱震亨相關書，未能溯得其源。)
⑦ 濟生：《濟生方》"五痔腸風臟毒門·五痔論治"　蝸牛膏：敷痔有效。蝸牛(一枚)、麝香(三分)，右用小砂合子盛蝸牛，以麝香摻之，次早取汁，塗痔處。
⑧ 集驗方：《證類》卷21"蝸牛"　《集驗》：治發背：以蝸牛一百個，活者，以一升淨瓶入蝸牛，用新汲水一盞，浸瓶中封系，自晚至明，取出蝸牛放之，其水如涎，將真蛤粉不以多少，旋調傅，以雞瓴掃之瘡上。日可十餘度，其熱痛止，瘡便愈。
⑨ 危氏：《得效方》卷19"瘰癧"　蝸牛散：治瘰癧已潰未潰，皆可貼……一法：以帶殼蝸牛七箇，生取肉，入丁香七粒於七殼內，燒存性，與肉同研成膏，用紙花貼之。
⑩ 危氏方：《得效方》卷19"瘰癧"　蝸牛散：治瘰癧已潰未潰，皆可貼。蝸牛(不拘多少，以竹索串尾上曬乾，燒存性)，右爲末，入輕粉少許，豬骨髓調，用紙花量病大小貼之。
⑪ 喉痺腫塞：《聖惠方》卷35"治咽喉閉塞不通諸方"　治咽喉閉塞腫痛，水米不通方：右取蝸牛蟲一枚，綿裹水浸，含之，須臾便通。／"治喉痺諸方"　治喉痺立效方：蝸牛(七枚)、白梅(三枚，取肉)，右件藥同爛研，綿裹如棗核大，含咽津即通。(按：原無出處，今溯得其源。)

個,小瓶内封固,俟化成水,收水點之。唐氏①。**喉塞口噤**。蜒蚰炙二七枚,白梅肉炒二七枚,白礬半生半燒二錢,研爲末。每水調半錢服,得吐立通。《聖惠方》②。**耳腮疳腫**,及喉下諸腫。用蝸牛同麪研,傅之。**面上毒瘡**初起者。急尋水蜒蚰一二條,用醬少許共擣,塗紙上貼之,即退。紙上留一小孔出氣。此乃凌漢章秘傳極效方也。《談埜翁試驗方》③。**赤白瞖膜**。生蝸牛一枚,擣丹砂末于内。火上炙沸,以綿染汁傅眦中,日二。《聖惠方》④。**鼻血不止**。蝸牛煿乾一枚,烏賊骨半錢,研末吹之。《聖濟總録》⑤。**撮口臍風**⑥。乃胎熱也,用蝸牛五枚去殼,研汁塗口,取效乃止。○又方:用蝸牛十枚,去殼研爛,入蒔蘿末半分研勻,塗之,取效甚良。**滴耳聾閉**。蝸牛膏:用蝸牛一兩,石膽、鍾乳粉各二錢半,爲末,瓷盒盛之,火煅赤,研末,入片腦一字。每以油調一字,滴入耳中。無不愈者。並《聖惠方》⑦。**蚰蜒入耳**。蝸牛椎爛,置于耳邊,即出也。《瑞竹堂方》⑧。**染鬚方**。用蜒蚰四十條,以京墨水養之三日,埋馬矢中一月取出,以白絲頭試之,如即黑到尾,再入馬矢中埋七日,再取試之,性緩乃以撚鬚。庶不致黑皮膚也。《普濟方》⑨。**消渴引飲**不止。崔元亮《海上方》⑩用蝸牛十四枚形圓而大者,以水三合,密器浸一宿。取水飲之,不過一劑

---

① 唐氏:(**按**:書佚,無可溯源。)
② 聖惠方:《聖濟總録》卷122"喉咽閉塞不通" 治咽喉閉塞不通,立通散方:蚰蜒(陰乾,二七條)、礬石(半生半燒,一分)、白梅肉(炒燥,二七枚),右三味擣羅爲散,每用半錢匕,吹入喉内,或水調下,得吐立通。(**按**:《聖惠方》無此方,另溯其源。)
③ 談埜翁試驗方:(**按**:未見原書,待考。)
④ 聖惠方:《聖惠方》卷33"治眼生膚瞖諸方" 治眼熱生淫膚赤白瞖,點眼方:右取生蝸牛二枚,去其靨子,内少許朱砂末於中,微火上炙令沸,以綿搵取,以敷眥上,數敷,其瞖自消。
⑤ 聖濟總録:《聖濟總録》卷70"衄不止" 治血熱冲肺,鼻衄不止,蝸牛散方:蝸牛(煿乾,一分)、烏賊魚骨(半錢),右二味擣研爲散,含水一口,搐一字入鼻内。
⑥ 撮口臍風:《聖惠方》卷82"治小兒撮口諸方" 治小兒胎熱撮口,方……又方:蝸牛子(一十枚,去殼,細研如泥)、蒔蘿末(半分),右件藥同研令勻,用奶汁和塗於口畔,立差。/……又方:蝸牛子(五枚,去殼),右取汁塗口上,以差即止。(**按**:原無出處,今溯得其源。)
⑦ 聖惠方:《聖惠方》卷36"治耳聾諸方" 治耳聾立效……又方:蝸牛子(一分)、石膽(一分)、鐘乳(一分),右件藥同細研,用一甆瓶盛之,以炭火燒令通赤,候冷取出,研入龍腦少許,每用油引藥少許入耳,無不差。
⑧ 瑞竹堂方:《瑞竹堂方》卷9"頭面口眼耳鼻門" 蚰蜒入耳方:蝸牛,右將蝸牛全捶碎,置於耳邊,即出。
⑨ 普濟方:《普濟方》卷49"烏髭髮" 黑髭鬚方:用蜒蚰四十九條,入磁器内,研京墨水令食之,次於馬糞内埋藏一月,取出,以白絲頭試染,如即黑到尾,再入馬糞内埋之,待數日再取出,試之性緩,然後撚染髭鬚,庶使不黑皮膚。
⑩ 海上方:《圖經》見《證類》卷21"蛞蝓" ……方書蝸牛涎,主消渴。崔元亮《海上方》著其法云:取蝸牛十四枚,以水三合,浸之瓷甌中,以器覆之一宿,其蟲自沿器上取水飲,不過三劑已……

愈。○《聖惠》①用蝸牛焙半兩，蛤粉、龍膽草、桑根白皮炒各二錢半，研末。每服一錢，楮葉湯下。

　　蝸殼。【主治】一切疳疾。頌②。牙蠿，面上赤瘡，鼻上酒皶，久利下脱肛。時珍。

　　【附方】舊二，新一。**一切疳疾**。用自死蝸殼七枚，皮薄色黄白者，洗净，不得少有塵滓，日乾，内酥蜜于殼中。以瓷瑳盛之，紙糊瑳面，置炊飯上蒸之。下饋時，即坐甑中，仍裝飯又蒸，飯熟取出，研如水淀。（斬斬）〔漸漸〕與喫，一日令盡，取效止。韋丹方③。**牙蠿作痛**。蝸牛殼三十枚，燒研。日日揩之。良。《聖惠》④。**大腸脱肛**。蝸牛殼去土研末，羊脂溶化調塗，送入即愈。李延壽方⑤。

蛞蝓<small>音闊俞</small>○《本經》⑥<small>中品</small>

　　【釋名】陵蠡<small>音螺</small>○《本經》⑦、附蝸《別録》⑧、土蝸<small>同</small>、托胎蟲<small>俗</small>、鼻涕蟲<small>俗</small>、蜒蚰螺<small>詳下文</small>。

　　【集解】《別録》⑨曰：蛞蝓生太山池澤及陰地沙石垣下。八月取之。【弘景⑩曰】蛞蝓無殼，不應有蝸名。附蝸即蝸牛也。豈以其頭形似蝸牛，故亦名蝸與？【保昇⑪曰】蛞蝓即蝸牛也，而

---

① 聖惠：《聖濟總録》卷58"消渴"　治消渴疾久不愈，楮葉散方：蝸牛（焙乾，半兩）、蛤粉、龍膽（去土）、桑根白皮（剉，炒，各一分），右四味搗羅爲散，每服一錢匕，煎楮葉湯調下，不拘時候。（**按**：《聖惠方》無此方，今另溯其源。）

② 頌：《圖經》見《證類》卷21"蛞蝓"　……其殼亦堪用。韋丹主一切疳。

③ 韋丹方：《圖經》見《證類》卷21"蛞蝓"　……韋丹主一切疳。取舊死殼七枚，皮薄色黄白者真，净洗，不得小有塵滓，漉乾，内酥於殼中，以瓷盞盛之，紙糊盞面，置炊飯上蒸。下饋時，即坐甑中，裝飯又蒸，飯熟即已，取出細研如水澱，漸漸與吃，令一日盡，爲佳。

④ 聖惠：《聖惠方》卷34"治齒蠿諸方"　治齒蠿並有蟲，方：右取蝸牛殼（三十枚），燒灰細研，每用揩齒即差。

⑤ 李延壽方：（**按**：查李延壽書，未能溯得其源。）

⑥ 本經：<mark>《本經》</mark>《別録》見《證類》卷21"<mark>蛞蝓</mark>　味鹹，寒，無毒。<mark>主賊風喎僻，軼筋及脱肛，驚癇攣縮。一名陵蠡</mark>，一名土蝸，一名附蝸。生太山池澤及陰地沙石恒下。八月取。

⑦ 本經：見上注白字。

⑧ 別録：見上注。

⑨ 別録：見上注。

⑩ 弘景：《集注》見《證類》卷21"蛞蝓"　陶隱居云：蛞蝓無殼，不應有蝸名，其附蝸者，復名蝸牛……

⑪ 保昇：《蜀本草》見《證類》卷21"蛞蝓"　此即蝸牛也。而新附自有蝸牛一條，雖數字不同，而主療與此無别，是後人誤剩出之。亦如《別録》草部已有雞腸，而新附又有蘩蔞在菜部。按《爾雅》云：附蠃，蛞蝓。注云：蝸牛也。而《玉篇》蝓字下注亦云：蛞蝓，蝸牛也。此則一物明矣。形似小螺，白色，生池澤草樹間，頭有四角，行則出，驚之則縮，首尾俱能藏入殼中。而蘇注云：無殼蝸牛，非也。今據本經一名陵蠡，又有土蝸之名。且蝸、蠡者。皆蠃殼之屬也。陶云若無殼，則不合有蝸名是也。又據今下濕處有一種蟲，大於蝸牛，無殼而有角，云是蝸牛之老者。

《別録》復有蝸牛一條。雖數字不同，而主療無別，是後人誤出。正如草部有"雞腸"，而復出"繁縷"也。案《爾雅》云：蚹蠃，蜾蝓。郭註云：蝸牛也。《玉篇》亦云：蜾蝓，蝸牛也。此則一物明矣。形似小螺，白色，生池澤草樹間。頭有四角，行則角出，驚之則縮，首尾俱能藏入殼中。蘇恭以蜾蝓爲無殼蝸牛，非矣。今《本經》一名陵蠡，《別録》又有土蝸〔之〕名。蝸、蠡皆蠃殼之屬，不應無殼也。今下濕處有一種蟲，大〔於〕蝸牛，無殼而有角者，云是蝸牛之老者也。【宗奭①曰】蜾蝓、蝸牛，二物也。蜾蝓二角，身肉止一段。蝸牛四角，背上別有肉，以負殼行。若爲一物，經中焉得分爲二條。《蜀本》又謂蜾蝓爲蝸牛之老者，甚無謂也。【時珍曰】案《爾雅》②無蜾蝓，止云：蚹蠃，蜾蝓。郭注云：蝸牛也。《別録》無蜾蝓，止云蜾蝓一名附蝸，據此，則蜾蝓是蚹蠃，蜾蝓是附蝸。蓋一類二種，如蝦蟆與黽。故其主治功用相似，而皆制蜈、蠍。名謂稱呼相通，而俱曰蝸與蜒蚰螺也。或以爲一物，或以爲二物者，皆失深考。惟許慎《説文》③云：蚹蠃，背負殼者曰蝸牛，無殼者曰蜾蝓。一言決矣。

【正誤】【弘景④曰】蜾蝓入三十六禽限，又是四種角蟲之類，營室星之精。方家無復用者。【恭⑤曰】陶説誤矣。三十六禽亥上有壁水㺄，乃豪豬，毛如蝟簪。《山海經》云：㺄，彘身人面，音如嬰兒。《爾雅》云：貗㺄類貙。迅走食人。三者並非蜾蝓。蜾蝓乃無殼蝸蠡也。

【氣味】鹹，寒，無毒。【主治】賊風喎僻，軼筋及脱肛，驚癇攣縮。《本經》⑥。○喎，苦乖切，口戾也。軼，音跌，車轉也。蜈蚣、蠍毒。《衍義》⑦。腫毒焮熱，熱瘡腫痛。時珍。

【發明】【宗奭⑧曰】蜈蚣畏蜾蝓，不〔敢〕過所行之路，觸其身即死，故人取以治蜈蚣毒。【時珍曰】案蔡絛《鐵圍〔山〕叢（話）〔談〕》⑨云：嶠南地多蜈蚣，大者二三尺，螫人覓死，惟見托胎蟲則局促不行。蟲乃登其首，陷其腦而死。故人以此蟲生搗塗蜈蚣傷，立時疼痛止也。又《大全良

---

① 宗奭：《衍義》卷17"蜾蝓、蝸牛" 蜾蝓、蝸牛二物矣。蜾蝓，其身肉止一段。蝸牛，背上別有肉，以負殼行，顯然異矣。若爲一物，經中焉得分爲二條也。其治療亦大同小異，故知別類。又謂蜾蝓是蝸牛之老者，甚無謂。蜾蝓有二角，蝸牛四角，兼背有附殼肉，豈得爲一物也。

② 爾雅：《爾雅·釋魚》（郭注） 蚹蠃，蜾蝓。（即蝸牛也。）

③ 説文：《説文·虫部》 蠃：螺蠃也……一曰虒蝓。（按：時珍或將《埤雅》卷2"釋魚·蝸"所載"孫炎《正義》以爲負螺而行，因以名之"誤注《説文》。）

④ 弘景：《集注》見《證類》卷21"蜾蝓" ……蜾蝓入三十六禽限，又是四種角蟲之類。熒室星之精矣，方家殆無復用乎。

⑤ 恭：《唐本草》見《證類》卷21"蜾蝓" 《唐本》注云：三十六禽。亥上有三豕㺄，豪豬，亦名蒿豬，毛如猬簪，搖而射人……又《山海經》云：㺄，彘身人面，音如嬰兒，食人獸。《爾雅》云：貗㺄，類貙。迅走食人，並非蜾蝓也。蜾蝓乃無殼蝸蠡也。

⑥ 本經：見2814頁注⑥白字。

⑦ 衍義：見下注。

⑧ 宗奭：《衍義》卷17"蜈蚣" 又畏蜾蝓，不敢過所行之路，觸其身則蜈蚣死，人故取以治蜈蚣毒。

⑨ 談：《鐵圍山叢談》卷6 ……又嶠嶺多蜈蚣，動長二三尺。螫人求死不得。然獨畏托胎蟲，多延行井幹墻壁上，蜈蚣雖大，遇從下過，托胎蟲必故自落於地，蜈蚣爲局縮不得行，托胎蟲乃徐徐圍繞周匝，蜈蚣愈益縮，然後登其首，陷腦而食之死。故人遭蜈蚣害，必取托胎蟲涎，輒生搗塗焉，痛立止。

方》①云：痔熱腫痛者，用大蛞蝓一個研泥，入龍腦一字，燕脂坯子半錢，同傅之。先以石薜煮水熏洗尤妙。五羊大帥趙尚書夫人病此，止以蛞蝓、京墨研塗，亦妙。大抵與蝸牛同功。

【附方】新一。脚脛爛瘡，臭穢不可近。用蜒蚰十條，瓦焙研末，油調傅之，立效。《救急方》②。

緣桑蠃《證類》③

【釋名】桑牛、天螺《綱目》。

【集解】【慎微④曰】此蠃全似蝸牛，黃色而小，雨後好緣桑葉。【時珍曰】此蠃諸木上皆有，獨取桑上者，正如桑螵蛸之意。

【氣味】缺。【主治】大腸脫肛，燒研和猪脂塗之，立縮。慎微⑤。○出《范汪方》。治小兒驚風，用七枚焙研，米飲服。時珍。○出《宮氣方》⑥。

【發明】【震亨⑦曰】小兒驚風，以蜜丸通聖散服之，間以桑樹上牛兒陰乾，焙研爲末服之，以平其風。【時珍曰】桑牛、蝸牛、蛞蝓三物，皆一類而形略殊，故其性味功用皆相仿佛。而桑牛治驚，又與僵蠶、螵蛸同功。皆食桑者，其氣能入肝平風也。

溪鬼蟲《拾遺》⑧

【釋名】射工《拾遺》⑨、射影《詩疏》⑩、水弩同、抱槍《雜俎》⑪、含沙《詩註》⑫、短

---

① 大全良方：《婦人良方》卷8"婦人痔方論第十三"　又方：療痔熱腫痛。（鄔子華解元方。）蛞蝓（大者一二條。江西名蜒蚰，湖北名石夾子，廣州名鼻涕蟲），研令爛，入研了龍腦一字，坯子半錢，研令停，傅之愈。先以石薜荔煮水，熏洗尤妙。（五羊大帥趙尚書上汝下暨云：母夫人病此，只用蛞蝓與京墨研塗，亦愈。）

② 救急方：《救急易方》卷6"瘡瘍門·一百六十八"　治脚脛骨上生瘡久爛黑，或發孔，或臭穢不可近：用蜒蚰十條，小竹簽穿定，瓦上焙乾，爲末，真清油調敷之，神效。

③ 證類：《證類》卷21"緣桑螺"　主人患脫肛，燒末和猪膏傅之，脫肛立縮。此螺全似蝸牛，黃小，雨後好緣桑葉。

④ 慎微：見上注。

⑤ 慎微：《證類》卷21"緣桑螺"　范汪：脫肛，緣桑樹螺燒之，以猪脂和傅之，立縮。亦可末傅之。

⑥ 小兒宮氣方：（按：書佚，無可溯源。）

⑦ 震亨：《丹溪治法心要》卷8"急慢驚風第二"　急慢驚風，發熱口噤，手足心伏熱，痰熱，痰嗽痰喘，并用涌法，重劑用瓜蒂散，輕劑用苦參、赤小豆等，復用酸齏汁調服之，後用通聖散蜜丸服之，間以桑樹上桑牛，陰乾研末服，以平其風……

⑧ 拾遺：《證類》卷22"三十六種陳藏器餘·溪鬼蟲"　取其角帶之，主溪毒射工，出有溪毒處山林間。大如雞子，似蛣蜣，頭有一角，長寸餘，角上有四岐，黑甲下有翅，能飛，六月、七月取之。

⑨ 拾遺：見上注。

⑩ 詩疏：《毛詩草木鳥獸蟲魚疏》卷下"爲鬼爲蜮"　蜮，短狐也。一名射影。/《毛詩注疏》卷19"小雅·何人斯"　爲鬼爲蜮……音義（……一名射工，俗呼之水弩，在水中含沙射人，一云射人影……（按："水弩"亦同此。）

⑪ 雜俎：《酉陽雜俎》卷17"蟲篇"　水蟲……抱槍，水蟲也。

⑫ 詩注：《毛詩注疏》卷19"小雅·何人斯"　爲鬼爲蜮……疏（……或曰含沙，射人皮肌，其瘡如疥是也……）

狐《廣雅》①、水狐《玄〔中〕記》②、蜮音或。【時珍曰】此蟲足角如弩，以氣爲矢，因水勢含沙以射人影或病，故有射、弩諸名。《酉陽雜俎》③謂之抱槍。云：大如蛞蝓，腹下足刺似槍，螫人有毒也。《玄中記》④云：視其形，蟲也；見其氣，鬼也。其頭喙如狐也。《五行傳》⑤云：南方淫惑之氣所生，故謂之蜮。《詩》⑥云：如鬼如蜮，則不可得。即此物也。

【集解】〔藏器⑦曰〕射工出南方有溪毒處山林間。大如雞子，形似蛞蝓，頭有一角長寸餘，角上有四岐，黑甲下有翅能飛。六七月取之。沙氣多，短狐則生。鸀鳿、鷞鶘之屬治之。【慎微⑧曰】《玄中記》云：水狐蟲長三四寸，其色黑，廣寸許，背上有甲，厚三分。其口有角，向前如弩，以氣射人，去二三步即中人，十死六七也。《博物志》云：射工，江南山溪水中甲蟲也。長一二寸，口有弩形，以氣射人影，令人發瘡，不治殺人。《周禮》壺涿氏掌除水蟲，以(抱)〔炮〕土之鼓驅之，以(禁)〔焚〕石投之。即此物也。【時珍曰】射工長二三寸，廣寸許，形扁，前闊後狹，頗似蟬狀，故《抱朴子》⑨言其狀如鳴蜩也。腹軟背硬，如鱉負甲，黑色，故陸機言其形如鱉也。六七月甲下有翅能飛，作鈚鈚聲。闊頭尖喙，有二骨眼。其頭目醜黑，如狐如鬼，喙頭有尖角如爪，長一二分。有六足如蟹足，二足在喙下，大而一爪，四足在腹下，小而岐爪。或時雙屈前足，抱拱其喙，正如橫弩上矢之狀。冬則蟄於谷間，所居之處，大雪不積，氣起如蒸。掘下一尺可得，陰乾留用。蟾蜍、鴛鴦能食之，鵝、鴨能辟之。故《禽經》⑩云：鵝飛則蜮沉。又有水虎，亦水狐之類。有鬼彈，乃溪毒之類。葛洪⑪所謂溪毒似射工而無物者，皆此屬也。並附之。

---

① 廣雅：《廣雅》卷10"釋魚"　射工，短狐，蜮也。
② 玄中記：《御覽》卷950"短狐"　《玄中記》曰：水狐者……
③ 酉陽雜俎：《酉陽雜俎》卷17"蟲篇"　……蟲甚微細。抱槍，水蟲也，形如蛞蝓稍大，腹下有刺似槍如棘針，螫人，有毒。
④ 玄中記：《御覽》卷950"短狐"　《玄中記》曰：水狐者，視其形，蟲也。見其氣，乃鬼也……
⑤ 五行傳：《埤雅》卷11"釋蟲・蜮"　……《五行傳》曰：南越淫惑之氣生蜮，蜮之猶言惑也……
⑥ 詩：《詩・小雅・何人斯》　爲鬼爲蜮，則不可得。
⑦ 藏器：見2816頁注⑧。/《證類》卷1"陳藏器《本草拾遺・序例》"　……沙氣多狐，足主短狐之物，即鸀鳿、鷞鶘之屬是也……
⑧ 慎微：《證類》卷22"三十六種陳藏器餘・溪鬼蟲"　《周禮》：壺涿氏掌除水蟲。以炮土之鼓歐之，以禁石投之。注云：投使驚去也。今人過諸山溪，先以石投水，蟲當先去，不著人也。張司空云：江南有射工蟲，甲蟲類也。口邊有弩，以氣射人。《玄中記》云：水狐，蟲也。長四寸，其色黑，背上有甲，其口有角，向前如弩，以氣射人，江淮間謂之短狐、射工，通爲溪病，此既其蟲，故能相壓伏也。
⑨ 抱朴子：《抱朴子内篇》卷17"登涉"　又有短狐，一名蜮，一名射工，能伺影射其實，水蟲也。狀如鳴蜩……(按："腹軟背硬，如鱉負甲"未能溯及其源。疑爲時珍續補。)
⑩ 禽經：《禽經》"附宋王楙補《禽經》説"　……鵝飛則蜮沉，鵙鳴則蚓結……(按：查《禽經》正文無此句，出於文後所附。)
⑪ 葛洪：《肘後方》卷7"治卒中溪毒方第六十一"　葛氏：水毒中人，一名中溪，一名中灑，一名水病，似射工而無物……

【附録】水虎。【時珍曰】《襄沔記》①云：中盧縣有涑水，注沔。中有物，如三四歲小兒，甲如鯪鯉，射不能入。秋曝沙上，膝頭似虎，掌爪常没水，出膝示人。小兒弄之，便咬人。人生得者，摘其鼻，可小小使之。名曰水虎。

鬼彈。又按《南中志》②云：永昌郡有禁水，惟十一二月可渡，餘月則殺人。其氣有惡物作聲，不見其形，中人則青爛，名曰鬼彈。

角。【主治】帶之辟溪毒。藏器③。陰乾爲末佩之，亦辟射工毒。時珍。○出《抱朴子》④。

【發明】【時珍曰】按葛洪《肘後方》⑤云：溪毒中人，一名中水，一名中溪，一名水病，似射工而無物。春月多病之，頭痛惡寒，狀如傷寒。二三日則腹中生蟲，食人下部，漸蝕五臟，注下不禁，雖良醫不能療也。初得則下部若有瘡，正赤如截肉，爲陽毒，最急。若瘡如蟲嚙，爲陰毒，小緩。皆殺人，不過二十日。方家用藥，與傷寒、温病相似，或以小蒜煮湯浴之，及諸藥方。又云：江南射工毒蟲，在山間水中。人行或浴，則此蟲含沙射人形影則病。有四種，初得皆如傷寒，或似中惡。一種遍身有黑黶子，四邊悉赤，犯之如刺。一種作瘡，久即穿陷。一種突起如石。一種如火灼熛瘡也。療

---

① 襄沔記：《太平寰宇記》卷145“山南東道四·土產”　……又按《襄沔記》云：中盧有涑水，注于沔。此水中有物，如三四歲小兒，膝如虎，掌爪没入水中，出膝頭示人。小兒不知者，欲取弄之，輒便啖人。或人有生得者，摘其鼻厭，可小使之。名曰水虎。

② 南中記：《御覽》卷15“氣”　《南中八郡志》曰：永昌郡有禁水，水有惡毒氣，中物則有聲，中樹木則折，名曰鬼彈。中人則奄然青爛。／《搜神記》卷12　漢永昌郡不〔違〕〔葦〕縣，有禁水，水有毒氣，唯十一月、十二月，差可渡涉，自正月至十月，不可渡。渡輒病殺人。其氣中有惡物，不見其形。其似有聲，如有所投擊，内中木則折，中人則害，土俗號爲鬼彈……（按：此書似糅合二書而成。）

③ 藏器：見2816頁注⑧。

④ 抱朴子：《抱朴子内篇》卷17“登涉”　又射工蟲……陰乾，末，帶之，夏天自辟射工也。

⑤ 肘後方：《肘後方》卷7“治卒中溪毒方第六十一”　葛氏：水毒中人，一名中溪，一名中灑，一名水病，似射工而無物。其診法：初得之，惡寒，頭微痛，目眶疼，心中煩懊，四肢振焮，腰背骨節皆强，筋急，兩膝疼，或翕翕而熱，但欲睡，旦醒暮劇，手足逆冷至肘膝，二三日則腹中生蟲，食人下部，肛中有瘡，不痛不痒，不令人覺，視之乃知。不即治，過六七日下部膿潰，蟲上食五藏，熱甚煩，毒注下不禁，八九日良醫所不能治之。覺得之，急當早視下部，若有瘡正赤如截肉者，爲陽毒，最急。若瘡如蠡魚齒者，爲陰毒，猶小緩。要皆殺人，不過二十日也。欲知是中水毒，當作數升湯，以小蒜五寸，㕮咀，投湯中，莫令大熱，熱即無力，去滓，適寒温以浴。若身體發赤斑文者，又無異證，當以他病療之也。／《肘後方》卷7“治卒中射工水弩毒方第六十二”　江南有射工毒蟲，一名短狐，一名蜮。常在山間水中，人行及入水中，此蟲口中有横骨，狀如角弩，即以氣射人影則病。初得時，或如傷寒，或似中惡，或口不能語，或身體苦强，或惡寒壯熱，四肢拘急，頭痛，旦可暮劇，困者三日則齒間出血，不治即死。其中人有四種，初覺則遍身視之。其一種正如黑子，而皮繞四邊突赤，以衣被犯之，如芒刺狀。其一種作瘡，瘡久即穿陷。其一種突起如石之有棱。其一種如火灼人肉，熛起作瘡，此種最急。並皆殺人……

之並有方法。王充《論衡》①云：短狐含太陽毒氣而生，故有弓矢射人，中人如火灼也。

沙蝨《綱目》

【釋名】蜒蟎音梗旋○《廣雅》②、蓬活《萬畢術》③、地(牌)〔脾〕。

【集解】〔時珍曰〕按郭義恭《廣志》④云：沙蝨在水中，色赤，大不過蟣，入人皮中殺人。葛洪《抱朴子》⑤云：〔沙〕蝨，水陸皆有之。雨後(人)〔及〕晨暮踐沙，必著人，如毛髮刺人，便入皮裹。可以針挑取之，正赤如丹。不挑，入肉能殺人。凡遇有此蟲處，行還，以火炙身，則蟲隨火去也。又《肘後方》⑥云：山水間多沙蝨，甚細，略不可見。人入水中，及陰行草中，此蟲多著人，鑽入皮裹，令人皮上如芒針刺，赤如黍豆。刺三日之後，寒熱發瘡。蟲漸入骨，則殺人。嶺南人初有此，以茅葉或竹葉挑刮去之，仍塗苦苣汁。已深者，針挑取蟲子，正如疥蟲也。愚按：溪毒、射工毒、沙蝨毒，三者相近，俱似傷寒，故有挑沙、刮沙之法。今俗病風寒者，皆以麻及桃柳枝刮其遍身，亦曰刮沙，蓋始於刮沙病也。沙病亦曰水沙、水傷寒，初起如傷寒，頭痛、壯熱、嘔惡，手足指末微厥，或腹痛悶亂，須臾殺人者，謂之攬腸沙也。

【附錄】沙蟲。〔時珍曰〕按《錄異記》⑦云：潭、袁、處、吉等州有沙蟲，即毒蛇鱗甲中蟲。蛇被苦，每入急水中碾出。人中其毒，三日即死。此亦沙蝨之類也。

水䖟《拾遺》⑧

【釋名】水馬《拾遺》。

---

① 論衡：《論衡》卷23"言毒篇" ……人之禍者，生於江南，含烈氣也。夫毒，陽氣也，故其中人若火灼……南道名毒曰短狐，杜伯之象，執弓而射……天下萬物，含太陽氣而生者皆有毒。(按：時珍化裁上文而成此引文。)

② 廣雅：《廣雅》卷10"釋蟲" 沙蝨，蜒蟎也。

③ 萬畢術：《御覽》卷950"沙蝨" 《淮南萬畢術》曰：沙蝨一名蓬活，一名地脾。

④ 廣志：《御覽》卷950"沙蝨" 《廣志》曰：沙蝨色赤，大不過蟣，在水中，入人皮中殺人。

⑤ 抱朴子：《抱朴子內篇》卷17"登涉" ……又有沙蝨，水陸皆有。其新雨後，及暑暮前跋涉，必著人。唯烈日草燥時差稀耳。其大如毛髮之端，初著人，便入其皮裹。其所在如芒刺之狀，小犯大痛。可以針挑取之。正赤如丹，著爪上行動也。若不挑之，蟲鑽至骨，便周行走入身。其與射工相似，皆煞人。人行有此蟲之地，每還所住，輒當以火炙燎令遍身，則此蟲墮地也。

⑥ 肘後方：《肘後方》卷7"治卒中沙蝨毒方第六十三" 山水間多有沙蝨，其蟲甚細不可見。人入水浴及汲水澡浴，此蟲在水中著人。及陰雨日行草中，即著人，便鑽入皮裹。其診法：初得之，皮上正赤如小豆黍米粟粒，以手摩赤上，痛如刺，過三日之後，令人百節強，疼痛寒熱，赤上發瘡，此蟲漸入至骨，則殺人……／又法：比見嶺南人初有此者，即以茅葉刮去，乃小傷皮膚為佳。乃數塗苦苣菜汁差。已深者，針挑取蟲子，正如疥蟲，著爪上映光，方見行動也……

⑦ 錄異記：《類說》卷8《錄異記·沙蟲》 潭、袁等州有沙蟲，即毒蛇鱗中蟲也。細不可見，夏月蛇為蟲所苦，倒身江灘急溜處，水刷其蟲，或臥沙中碾蟲入沙。行人中之，如針孔粟粒，四面有五色文，即其毒也。得術士禁之，剜去少肉即愈。不然，三兩日即死矣。(按：今本《錄異記》無此文。)

⑧ 拾遺：《證類》卷22"三十六種陳藏器餘·水䖟" 有毒。令人不渴，殺雞犬。長寸許，四腳，群游水上，水涸即飛，亦名水馬。非海中主產難之水馬也。

【集解】【藏器①曰】水黽群游水上，水涸即飛。長寸許，四脚，非海馬之水馬也。【時珍曰】水蟲甚多，此類亦有數種。今有一種水爬蟲，扁身大腹而背硬者，即此也。水爬，水馬之訛耳。一種水蠆，長身如蝎，能變蜻蜓。

【氣味】有毒。【主治】令人不渴，殺雞犬。藏器②。

蚊蟲《拾遺》③

【釋名】蚊母蟲。

【集解】【時珍曰】陳藏器《拾遺》有蚊蟲，而不言出處形狀。按葛洪《肘後方》④云：江南有射工蟲，在溪澗中射人影成病，或如傷寒，或似中惡，或口不能語，或惡寒熱，四肢拘急，身體有瘡。取水上浮走蚊母蟲一枚，口中含之便瘥，已死亦活。此蟲正黑，如大豆，浮遊水上也。今有水蟲，大如豆而光黑，即此矣。名蚊母者，亦象豆形也。

【氣味】有毒。【主治】殺禽獸，蝕息肉，傅惡瘡。藏器⑤。白梅裹含之，除射工毒。時珍。

砂挼子《拾遺》⑥

【釋名】倒行狗子《拾遺》⑦、睡蟲同上。

【集解】【藏器⑧曰】是處有之。生砂石中，作旋孔。大如大豆，背有刺，能倒行。性好睡，亦呼爲睡蟲。

【氣味】有毒。【主治】生取置枕中，令夫婦相好。合射罔用，能殺飛禽走獸。藏器⑨。

---

① 藏器：見前頁注⑧。
② 藏器：見上注。
③ 拾遺：《證類》卷22"三十六種陳藏器餘·蚊蟲" 有毒。殺禽獸，蝕息肉，傅惡瘡。
④ 肘後方：《肘後方》卷7"治卒中射工水弩毒方第六十二" 江南有射工毒蟲，一名短狐，一名蜮。常在山間水中，人行及水浴，此蟲口中橫骨，狀如角弩，即以射人形影則病。初得時或如傷寒，或似中惡，或口不能語，或身體苦强，或惡寒壯熱，四肢拘急，頭痛，且朝暮劇，困者三日齒間血出，不療即死……
⑤ 藏器：見本頁注③。
⑥ 拾遺：《證類》卷21"二十一種陳藏器餘·砂挼子" 有毒。殺飛禽走獸，合射罔用之。人亦生取置枕，令夫妻相好。生砂石中，作旋孔，有蟲子如大豆，背有刺，能倒行，一名倒行狗子。性好睡，亦呼爲睡蟲，是處有之。
⑦ 拾遺：見上注。（**按**："釋名"項下"同上"同此。）
⑧ 藏器：見上注。
⑨ 藏器：見上注。

蚘蟲《拾遺》①

【釋名】蛕音回,俗作蛔,並與蚘同、人龍《綱目》。

【集解】【時珍曰】蚘,人腹中長蟲也。按巢元方《病源》②云:人腹有九蟲。伏蟲,長四分,群蟲之主也。蚘蟲,長五六寸至一尺,發則心腹作痛,〔去來〕上下,口喜吐涎及清水,貫傷心則死。白蟲,長一寸,色白頭小,生育轉多,令人精氣損弱,腰脚疼,長一尺,亦能殺人。肉蟲,狀如爛杏,令人煩悶。肺蟲,狀如蠶,令人咳嗽,成勞殺人。胃蟲,狀如蝦蟆,令人嘔逆喜噦。弱蟲,又名鬲蟲,狀如瓜瓣,令人多唾。赤蟲,狀如生肉,動作腹鳴。蟯蟲,至微,形如菜蟲,居胴腸中,令人生癰疽、疥癬、痾瘑、痔瘻、瘑癧、齲齒諸病。諸蟲皆依腸胃之間,若人臟腑氣實,則不爲害。虛則侵蝕,變生諸疾也。又有尸蟲,與人俱生,爲人大害。其狀如犬、馬尾,或如薄筋,依脾而居,三寸許,有頭尾。凡服補藥,必須先去此蟲,否則不得藥力。凡一切癥瘕,久皆成蟲。紫庭真人③云:九蟲之中,六蟲傳變爲勞療,而胃、蚘、寸白三蟲不傳。其蟲傳變,或如嬰兒,如鬼形,如蝦蟆,如守宮,如蜈蚣,如螻蟻,如蛇如鱉,如蝟如鼠,如蝠如蝦,如猪肝,如血汁,如亂髮亂絲等狀。凡蟲在腹,上旬頭向上,中旬向中,下旬向下。服藥須於月初四五日五更時,則易效也。張子和④云:巢氏之衍九蟲詳矣,然蟲之變不

---

① 拾遺:《證類》卷21"二十一種陳藏器餘·蚘蟲汁" 大寒。主目膚赤熱痛。取大者净洗,斷之,令汁滴目中,三十年膚赤亦差。

② 病源:《諸病源候論》卷18"九蟲諸病·九蟲候" 九蟲者,一曰伏蟲,長四分。二曰蛔蟲,長一尺。三曰白蟲,長一寸。四曰肉蟲,狀如爛杏。五曰肺蟲,狀如蠶。六曰胃蟲,狀如蝦蟆。七曰弱蟲,狀如瓜瓣。八曰赤蟲,狀如生肉。九曰蟯蟲,至細微,形如菜蟲。伏蟲,群蟲之主也。蛔蟲貫心則殺人。白蟲相生,子孫轉多,其母轉大,長至四五尺,亦能殺人。肉蟲令人煩滿。肺蟲令人咳嗽。胃蟲令人嘔吐,胃逆喜噦。弱蟲,又名鬲蟲,令人多唾。赤蟲令人腸鳴。蟯蟲居胴腸,多則爲痔,極則爲癩,因人瘡處以生諸癰疽癬瘻、痾疥、齲蟲,無所不爲。人亦不必盡有,有亦不必盡多,或偏有,或偏無者。此諸蟲依腸胃之間,若府藏氣實,則不爲害,若虛則能侵蝕,隨其蟲之動,而能變成諸患也。/《諸病源候論》卷2"惡風候" ……凡人身中有八萬尸蟲,共成人身。若無八萬尸蟲,人身不成不立,復有諸惡橫病……/《普濟方》卷239"諸蟲附論" 夫人腹中有尸蟲,此物與人俱生,而爲人大害。尸蟲之形狀,似大馬尾,或如薄筋,依脾而居,乃有頭尾,皆長三寸……凡欲服補藥,及治諸病,皆須去諸蟲,並痰飲宿澼醒醒除盡,方可服補藥。不爾,必不得藥力。

③ 紫庭真人:《急救仙方》卷10《上清紫庭追療仙方論法》 九蟲之內而六蟲傳於六代,三蟲不傳者,蝟、蛔、寸白也……一月之中,上十日蟲頭向上……中十日蟲頭向內……下十日蟲頭向下。(按:時珍所引"其蟲傳變,或如嬰兒……如亂髮、亂絲等狀","服藥須于月初四五日五更時,則易效也"等,乃據《上清紫庭追療仙方論法》中的六代療蟲受病症狀及治療中提取出來,非原文。)

④ 張子和:《儒門事親》卷3"蟲䘌之生濕熱爲主訣" 巢氏之衍九蟲三䘌詳矣。然蟲之變,不可勝窮,要之皆以濕熱爲主,不可純歸三氣虛與食生具……以《玄珠》考之,蟲得木之氣乃生,得雨之氣乃化,以知非厥陰風木之氣不生,非太陰濕土之氣不成,豈非風木主熱,雨澤主濕所致耶?故五行之中皆有蟲,惟金之中其蟲寡,冰之中無蟲。且諸木有蠹,諸菓有螬,諸菜有蟲,諸菽有蚄,五穀有螟、螣、螽、蟊,麦朽蛾飜,粟破蟲出,草腐而螢蚊,糞積而蜻蠄,若此者,皆木之蟲也。烈火之中有鼠,爛灰之中有蠅,若此者,皆火之蟲也。土中盤蛇,坏中走蚓,穴蟻牆蝸,田螻(轉下頁注)

可勝窮，要之皆以濕熱爲主。蟲得木氣乃生，得雨氣乃化，豈非風木主熱，雨澤主濕耶？故五行之中皆有蟲。諸木有蠹，諸果有蟬，諸菽有蚄，五穀有螟、螣、蝥、蟊、麥朽蛾飛，栗破蟲出，草腐螢化，皆木之蟲也。烈火有鼠，爛灰生蠅，皆火之蟲也。穴蟻、墻蝎、田螻、石蜴，皆土之蟲也。科斗、馬蛭、魚、鱉、蛟、龍，皆水之蟲也。昔有冶工破一釜，見其斷處臼中，有一蟲如米蟲，色正赤，此則金中亦有蟲也。

【氣味】大寒。【主治】目中膚赤熱痛，取大者洗净斷之，令汁滴目中，三十年膚赤亦瘥。藏器①。治一切眼疾，及生膚翳赤白膜，小兒胎赤、風赤眼，燒末傅之。或以小兒吐出者，陰乾爲末，入汞粉少許，唾津調塗之。又治一切冷瘻。時珍。

【附方】新三。玉筯煎。治小兒胎赤眼、風赤眼。用小兒吐出蚘蟲二條，磁盒盛之，紙封埋濕地，五日取出，化爲水，磁瓶收。每日以銅筯點之。《普濟方》②。遠年風眼赤暗。用蚘蟲五條，日乾爲末，膩粉一錢，石膽半錢，爲末。點之，日二三度。○《普濟方》③。一切冷瘻。人吐蚘蟲燒灰，先以甘草湯洗净，塗之，無不瘥者。慎口味。《千金方》④。

風驢肚内蟲《綱目》

【集解】【時珍曰】凡人、畜有風病、瘡病，腸肚内必有蟲也。《聖惠方》⑤治目翳用此物，云以烏驢者爲良也。

【主治】目中膚翳。取三七枚曝乾，入石膽半錢同研，磁盒收〔盛〕，勿令見風。每日點三五次，其翳自消。《聖惠》⑥。

（接上頁注）崖蝎，若此者，皆土之蟲也。科斗孕於古池，蛭馬躍於荒湫，魚滿江湖，蛟龍藏海，若此者，皆水中之蟲也。昔有冶者，碎一破釜，將入火爐，其鐵斷處寒臼中，有一蟲如米中蟲，其色正赤，此釜烹飪不啻千萬，不知何以生了？不可曉，亦金火之氣也……

① 藏器：見 2821 頁注①。
② 普濟方：《普濟方》卷 363"治眼胎赤痛"　玉（筋）〔筯〕煎：治小兒胎赤眼，及風赤眼。用蛔蟲二條，小兒口中者，爲末，放瓷盒子盛，用紙裹，向濕地埋五日後取出，其蟲化爲水，以瓷瓶子盛，每日以銅筯點少許著目眥頭，及夜卧時再點之。
③ 普濟方：《普濟方》卷 71"肝虛眼"　治遠年風赤眼不差：蛔蟲（是小兒吐出者，陰乾爲末）、膩粉（一錢）、石膽（半錢），右都細研如粉，日點二三度。
④ 千金方：《千金方》卷 23"九漏第一"　治一切冷瘻方：燒人吐出蛔蟲爲灰，先以甘草湯洗瘡，後著灰，無不瘥者。慎口味。
⑤ 聖惠方：《聖惠方》卷 33"治眼生膚翳諸方"　治眼生膚翳，及積年翳不退，方：右取著風烏驢大肚内蟲三七枚，曝乾，入石膽半錢同研令細，於甕合内盛之，勿令見風，每日於翳上點三五上，其翳自消。
⑥ 聖惠：見上注。

蠱蟲《拾遺》①

【釋名】【時珍曰】造蠱者,以百蟲寘皿中,俾相啖食,取其存者爲蠱,故字從蟲從皿。皿,器也。

【集解】【藏器②曰】古人愚質,造蠱圖富,皆取百蟲入甕中,經年開之,必有一蟲盡食諸蟲,即此名爲蠱,能隱形似鬼神,與人作禍,然終是蟲鬼。咬人至死者,或從人諸竅中出,信候取之,曝乾。有患蠱人,燒灰服之,亦是其類自相伏耳。又云:凡蠱蟲療蠱,是知蠱名即可治也。如蛇蠱用蜈蚣蠱蟲,蜈蚣蠱用蝦蟆蠱蟲,蝦蟆蠱用蛇蠱蟲之類,是相伏者,乃可治之。【時珍曰】按蠱毒不一,皆是變亂元氣,多因飲食行之。與人爲患,則蠱主吉利,所以小人因而造之。南方又有蜥蜴蠱、蜣蜋蠱、馬蝗蠱、金蠶蠱、草蠱、挑生蠱等毒,諸方大有主治之法,不能悉紀。

【主治】蠱毒,燒灰服少許,立愈。藏器③。

金蠶《綱目》

【釋名】食錦蟲。

【集解】【時珍曰】按陳藏器④云:故錦灰療食錦蟲蠱毒。註云:蟲屈如指環,食故緋帛錦,如蠶之食葉也。今考之,此蟲即金蠶也。〔蔡〕條《叢話》⑤云:金蠶始於蜀中,近及湖、廣、閩、粵浸多。狀如蠶,金〔色〕,日食蜀錦四寸。南人畜之,取其糞置飲食中以毒人,人即死也。蠶得所欲,日置他財,使人暴富,然遣之極難,水火兵刃所不能害。必倍其所致金銀錦物,置蠶於中,投之路傍。人偶收之,蠶隨以往,謂之嫁金蠶。不然能入人腹,殘嚙腸胃,完然而出,如尸蟲也。有人守福清,民訟金蠶毒,治求不得。或令取兩刺蝟,入其家捕之必獲,蝟果於榻下墻隙擒出。夫金蠶甚毒,若有鬼神,

---

① 拾遺:《證類》卷21“二十一種陳藏器餘·蠱蟲” 敗鼓皮注:陶云:服敗鼓皮,即喚蠱主姓名。按古人愚質,造蠱圖富,皆取百蟲甕中盛,經年間開之,必有一蟲盡食諸蟲,即此名爲蠱。能隱形,似鬼神,與人作禍,然終是蠱鬼,咬人至死者。或從人諸竅中出,信候取之曝乾。有患蠱人,燒爲黑灰,服少許立愈。亦是其類,自相伏耳。新注云:凡蠱蟲療蠱,是知蠱名,即可治之。如蛇蠱用蜈蚣蠱蟲,蜈蚣蠱用蝦蟆蠱蟲,蝦蟆蠱病複用蛇蠱蟲。是互相能伏者,可取治之。

② 藏器:見上注。

③ 藏器:見上注。

④ 陳藏器:《證類》卷22“三十六種陳藏器餘·故錦燒作灰” 主小兒口中熱瘡,研灰爲末,傅口瘡上。煮汁服,療蠱毒。嶺南有食錦蟲,屈如指環,食故緋帛錦,如蠶之食葉。

⑤ 叢話:《鐵圍山叢談》卷6 金蠶毒始蜀中(吴本始下有於字),近及湖廣閩粵寖多。有人或捨此去,則謂之嫁金蠶,率以黃金釵器、錦段置道左,俾他人得焉。鬱林守〔相晤時〕(張本云某人者)爲吾言,嘗見福清縣有訟遭金蠶毒者,縣官治求不得踪。或獻謀取兩刺猬入,捕必獲矣。蓋金蠶畏猬,猬入其家,金蠶則不敢動,雖匿榻下墻罅,果爲兩猬擒出之。亦可駭也⋯⋯/《類説》卷19《幕府燕閒録·嫁金蠶》 南方人畜金蠶。金蠶金色,食以蜀錦,取其遺糞,置飲食中以毒人,人死。蠶善能致他財,使人暴富。而遣之極難,水火兵刃所不能害,必多以金銀置蠶其中,投之路隅,人或收之,蠶隨以往,謂之嫁金蠶。(按:時珍或據此二書化裁成文。)

而蝟能制之，何耶？又《幕府燕閑録》①云：池州進士鄒閬家貧，一日啓户，獲一小籠，内有銀器，持歸。覺股上有物，蠕蠕如蠶，金色爛然，遂撥去之，仍復在舊處。踐之斫之，投之水火，皆即如故。閬以問友人。友人曰：此金蠶也。備告其故。閬歸告妻云：吾事之不可，送之家貧，何以生爲？遂吞之。家人謂其必死。寂無所苦，竟以壽終。豈至誠之盛，妖不勝正耶？時珍竊謂金蠶之蠱，爲害甚大。故備書二事，一見此蠱畏蝟，一見至誠勝邪也。《夷堅志》②言：中此蠱者，吮白礬味甘，嚼黑豆不腥，以石榴根皮煎汁吐之。《醫學正傳》③用樟木屑煎汁吐之，亦一法也。愚意不若以蝟皮治之，爲勝其天。

附録諸蟲《綱目》一種，《拾遺》一種，《別録》五種。

唉臘蟲。【時珍曰】按裴淵《廣州記》④云：林任縣有甲蟲，嗜臭肉。人死，食之都盡，紛紛滿屋，不可驅〔殺〕。張華《博物志》⑤云：廣州西南數郡，人將死，便有飛蟲，狀如麥，集入舍中，人死便

---

① 幕府燕閑録：《説郛》弓41《幙府燕閒録》　池州進士鄒閬食貧有守。一日將之外邑，凌晨啓户，見一箬籠子在門外，無封鎖，開視之乃白金酒器數十事，約重百兩。殆曉，寂無追捕者，遂挈歸，謂其妻曰：此物無脛而至，豈天賜我乎？語未絶，閬覺左股上有物蠕動，見金色爛然，乃一蠶也。遂撥去之。未迴手，復在舊處，以足踐之，雖隨足而碎，復在閬胸腹之上矣。棄之於水，投之於火，刀傷斧斫，皆不能害，衾裯飲食之間，無所不在。閬甚惡之。遂訪友人之有識者，曰：吾子爲人所賣矣。此謂之金蠶，延至吾鄉，雖小而爲禍頗大，能入人腹中，殘齧腸胃，復完然而出。閬愈懼。乃以籠挈之事告之其友。曰：吾固知之矣。子能事之，即得暴富矣。此蟲日食蜀錦四寸，收取糞乾而屑之，置少許於飲食中，人食之者必死。蟲得所欲，日致它財以報之。閬笑曰：吾豈爲此也。友曰：固知子不爲也，然則奈何？閬：復以此蟲并舊物置籠中，棄之，則無患矣。友人曰：凡人畜此蟲，久而致富，即以數倍之息并元物以送之，謂之嫁金蠶，其蟲乃去。直以元物送之，必不可遣。今子貧居，豈有數倍之物乎？實爲子憂。閬乃仰天嘆息，曰：吾平生以清白自處，誓不失節，不幸有此事。遂歸家，其妻曰：今固事之不可，送之又不能，惟有死耳。若等好爲後事，乃取其蟲擲於口中而吞之。舉家救之不及，妻子號慟，謂其必死。數日間無所苦，飲啜如故，逾月亦無恙，竟以壽終。因白金之故，亦致小康，豈以至誠之感，不爲害乎？

② 夷堅志：《夷堅志》補卷23"解蠱毒咒方"　……又泉州一僧，能治金蠶毒，云：纔覺中毒，先含（明抄本多一"吮"字）。白礬，味甘而不澀，次嚼黑豆，不腥者是已。但取石榴根皮煎汁飲之，即吐出活蟲，無不立愈。

③ 醫學正傳：《醫學正傳》卷4"諸蟲"　予曾治一婦人，因採桑，見桑有金蟲如蠶者，被其毒，謂之金蠶毒，腹中疠痛欲死，召予治。予以樟木屑濃煎湯與之，大吐，吐出有金絲如亂髮者一塊，腹痛減十分之七八。又與甘草湯，連進二三盞而安。

④ 廣州記：《御覽》卷951"食屍"　裴氏《廣州記》曰：林任縣有甲蟲，嗜臭肉。人死，食屍都盡。紛紛滿屋，非可驅殺。

⑤ 博物志：《博物志》卷2　景初中，蒼梧刺史到京師，云廣州西南，接交州數郡，桂林、晉興、寧浦間，人有病將死，便有飛蟲，大如小麥，或云有甲，常伺候者，在舍上候人氣絶，來食亡者，雖復撲殺而來者如風雨，前後相尋續，不可斷截，肌肉都盡，唯餘骨在便去盡……此蟲惡梓木氣，即以板郭防左右，并以作器，此蟲便不敢近也……

食，不可斷遣，惟殘骨在乃去。惟以梓板作器則不來。《林邑國記》①云：廣西南界有唉臘蟲，食死人。惟豹皮覆尸則不來。此三説皆一物也。其蟲雖不入藥，而爲人害，不可不知。

灰藥《拾遺》②。【藏器③云】出嶺南陶家。狀如青灰，以竹筒盛之，云是蚘所作。凡以拭物，令人喜好相愛。置家中，損小兒、雞、犬也。

黄蟲。【《別録④·有名未用》曰】味苦。主寒熱。生地上。赤頭長足有角，群居。七月七日采之。

地防。【又曰⑤】令人不飢不渴。生黄陵。狀如蠐，居土中。

梗雞。【又曰⑥】味甘，無毒。主治痺。

益符。【又曰⑦】主閉。一名無舌。

蚳厲。【又曰⑧】主婦人寒熱。

---

① 林邑國記：《御覽》卷 892“豹”　《林邑國記》曰：西南界有唉臈虫，食死人肉。豹皮覆尸，畏而不來。

② 拾遺：《證類》卷 21“二十一種陳藏器餘·灰藥”　令人喜好相愛。出嶺南陶家，如青灰。彼人以竹筒盛之，云是蟯所作，以灰拭物皆可。喜損小兒、雞、犬等，不置家中，未知此事虚實。

③ 藏器：見上注。

④ 別録：《別録》見《證類》卷 30“有名未用·黄蟲”　味苦。療寒熱。生地上，赤頭長足，有角，群居。七月七日採。

⑤ 又曰：《別録》見《證類》卷 30“有名未用·地防”　令人不飢不渴。生黄陵，如濡，居土中。

⑥ 又曰：《別録》見《證類》卷 30“有名未用·梗雞”　味甘，無毒。療痺。

⑦ 又曰：《別録》見《證類》卷 30“有名未用·益符”　療閉。一名無舌。

⑧ 又曰：《別録》見《證類》卷 30“有名未用·蚳厲”　主婦人寒熱。

本草綱目鱗部目録第四十三卷

　　李時珍曰：鱗蟲有水、陸二類，類雖不同，同爲鱗也。是故龍蛇靈物，魚乃水畜，種族雖別，變化相通，是蓋質異而感同也。鱗屬皆卵生，而蝮蛇胎產；水族皆不瞑，而河豚目眨。音劄。藍蛇之尾，解其頭毒；沙魚之皮，還消鱠積。苟非知者，孰能察之？唐宋本草，蟲魚不分。今析爲鱗部，凡九十四種。分爲四類：曰龍，曰蛇，曰魚，曰無鱗魚。舊凡五十八種。

《神農本草經》七種梁·陶弘景註　　　　《名醫別録》一十種梁·陶弘景註

《唐本草》一種唐·蘇恭　　　　　　　　《本草拾遺》二十八種唐·陳藏器

《食療本草》六種唐·孟詵、張鼎　　　　《開寶本草》一十一種宋·馬志

《嘉祐本草》一種宋·掌禹錫　　　　　　《日華本草》一種宋人大明

《食鑑本草》一種明·寧原　　　　　　　《本草綱目》二十八種明·李時珍

【附註】魏《吳普本草》　　　李當之《藥録》　　　　宋·雷斆《炮炙論》

　　　　齊·徐之才《藥對》　　唐·甄權《藥》性　　　孫思邈《千金食治》

　　　　唐·李珣《海藥》　　　楊損之《删繁》　　　　南唐·陳士良《食性》

　　　　蜀·韓保昇《重註》　　宋·蘇頌《圖經》　　　唐慎微《證類》

　　　　宋·寇宗奭《衍義》　　陳承《別説》　　　　　金·張元素《珍珠囊》

　　　　元·李杲《法象》　　　王好古《湯液》　　　　吳瑞《日用》

　　　　元·朱震亨《補遺》　　明·汪穎《食物》　　　汪機《會編》

　　　　明·陳嘉謨《蒙筌》

鱗之一　龍類九種

龍《本經》　　　　弔《拾遺》○即紫梢花　　蛟龍《綱目》○蜃附　　　竈龍《本經》

鯪鯉《別録》○即穿山甲　　　　　　石龍子《本經》○即蜥蜴

守宮《綱目》○十二時蟲附　　　　　蛤蚧《開寶》　　　　　鹽龍《綱目》

右附方舊十九，新四十五。

鱗之二　蛇類一十七種

蛇蜕《本經》　　蚺蛇《別錄》　　鱗蛇《綱目》　　白花蛇《開寶》

烏蛇《開寶》　　金蛇《開寶》○銀蛇附　水蛇《綱目》　　蛇婆《拾遺》

黃頷蛇《綱目》○赤楝蛇附　　　蝮蛇《別錄》○祈木蛇附

蚖《別錄》　　藍蛇《拾遺》　　兩頭蛇《拾遺》　　天蛇《綱目》

苟印《拾遺》　　蛇角《綱目》○即骨咄犀　　　　諸蛇《綱目》

右附方舊十六,新六十。

本草綱目鱗部第四十三卷

鱗之一　龍類九種

龍《本經》①上品

【釋名】[時珍曰]按許慎《説文》②龍字篆文象形。生肖論③云：龍耳虧聰，故謂之龍。梵書④名那伽。

【集解】[時珍曰]按羅願《爾雅翼》⑤云：龍者，鱗蟲之長。王符言其形有九似：頭似駝，角似鹿，眼似鬼，耳似牛，項似蛇，腹似蜃，鱗似鯉，爪似鷹，掌似虎，是也。其背有八十一鱗，具九九陽數，其聲如戛銅盤。口旁有鬚髯，頷下有明珠，喉下有逆鱗。頭上有博山，又名尺木，龍無尺木不能升天。呵氣成雲，既能變水，又能變火。陸佃《埤雅》⑥云：龍火得濕則焰，得水則燔，以人火逐之即息。

――――――――――――――

① 本經：《本經》《別録》（《藥對》）見《證類》卷16"龍骨"　味甘，平、微寒，無毒。主心腹鬼疰，精物老魅，欬逆，洩痢膿血，女子漏下，癥瘕堅結，小兒熱氣驚癇，療心腹煩滿，四肢痿枯，汗出，夜臥自驚，恚怒，伏氣在心下，不得喘息，腸癰内疽陰蝕，止汗，縮小便，溺血，養精神，定魂魄，安五藏。/白龍骨：療夢寐泄精，小便泄精。/齒：主小兒、大人驚癇，癲疾狂走，心下結氣，不能喘息，諸痙，殺精物，小兒五驚、十二癇，身熱不可近，大人骨間寒熱。又殺蠱毒。（得人參、牛黄良，畏石膏。）/角：主驚癇瘈（尺曳切）瘲（子用切），身熱如火，腹中堅及熱洩。久服輕身，通神明，延年。生晉地川谷及太山岩水岸土穴中死龍處。採無時。（畏乾漆、蜀椒、理石。）

② 説文：《説文·龍部》　龍……从肉，飛之形，童省聲。

③ 生肖論：(按：此非書名，乃古代有關十二生肖之論説。《草木子》謂每肖各有不足之形，其中"龍無耳"。又如《埤雅》卷3"牛"引焦貢《易林》曰："牛、龍耳聵，蓋龍亦聾者也。"

④ 梵書：《翻譯名義集》一"三乘通號第五"　摩訶那伽。（《大論》云：那伽或名龍，或名象，是五千阿羅漢。諸羅漢中最大力。/"釋伽衆名第十三"　那伽。（此云龍。)/《翻譯名義集》二"畜生第二十二"　那伽。（秦云龍。)

⑤ 爾雅翼：《爾雅翼》卷28"龍"龍　……至靈者也……王符稱世俗畫龍之狀，馬首蛇尾。又有三停九似之説，謂自首至膊，膊至腰，腰至尾，皆相停也。九似者，角似鹿，頭似駝，眼似鬼，項似蛇，腹似蜃，鱗似魚，爪似鷹，掌似虎，耳似牛，頭上有物如博山，名尺木，龍無尺木不能升天……將雨則吟，其聲如戛銅盤，涎能發衆香。其嘘氣成雲，反因雲以蔽其身，故不可見……又多暴雨，説者云：細潤者天雨，猛暴者龍雨也。龍火與人火相反，得濕而焰，遇水而燔，以火逐之，則燔熄而焰滅……

⑥ 埤雅：《埤雅》卷1"釋魚·龍"　龍八十一鱗，具九九之數，九陽也。鯉三十六鱗，具六六之數，六陰也。龍亦卵生思抱，雄鳴上風，雌鳴下風而風化……《内典》云：龍火得水而熾，人火得水而滅……

故人之相火似之。龍，卵生思抱，雄鳴上風，雌鳴下風，因風而化。釋典①云：龍交則變爲二小蛇。又小説②載龍性粗猛，而愛美玉、空青，喜嗜燕肉，畏鐵及菵草、蜈蚣、楝葉、五色絲。故食燕者忌渡水，祈雨者用燕，鎮水患者用鐵，激龍者用菵草，祭屈原者用楝葉、色絲裹糉投江。醫家用龍骨者，亦當知其性之愛惡如此。

龍骨。【《別録》③曰】生晉地川谷，及太山巖水岸土穴中死龍處。采無時。【弘景④曰】今多出梁、益、巴中。骨欲得脊腦，作白地錦文，舐之着舌者良。齒小强，猶有齒形。角强而實。皆是龍蜕，非實死也。【敩⑤曰】剡州、滄州、太原者爲上。其骨細文廣者是雌，骨粗文狹者是雄。五色具者上，白色、黃色者中，黑色者下。凡經落不净，及婦人采者，不用。【普⑥曰】色青白者良。【恭⑦曰】今並出晉地。生硬者不好，五色具者良。其青、黃、赤、白、黑，亦應隨色與臟腑相合，如五芝、五石英、五石脂，而《本經》不論及。【頌⑧曰】今河東州郡多有之。李肇《國史補》云：春水至時，魚登龍門，蜕骨甚多。人采爲藥，有五色者。龍門是晉地，與《本經》合，豈龍骨即此魚之骨乎？又孫光憲《北夢瑣言》云：五代時，鎮州鬥殺一龍，鄉豪曹寬取其雙角。角前一物如藍色，文如亂錦，人莫之識。則龍亦有死者矣。【宗奭⑨曰】諸説不一，終是臆度。曾有崖中崩出一副，（皮）〔支〕體頭角皆備，不知蜕耶斃耶？謂之蜕斃，則有形之物，不得生見，死方可見。謂之化，則其形獨不可化與？【機⑩曰】經文言死龍之骨，若以爲蜕，終是臆説。【時珍曰】龍骨，本經以爲死龍，陶氏以爲蜕骨，蘇、寇諸説皆兩疑之。竊謂龍，神物也，似無自死之理。然觀蘇氏所引鬥死之龍，及《左傳》⑪云，豢

---

① 釋典：(**按**：似非特指某書，未能溯得其源。)

② 小説：(**按**：似非特指某書，未能溯得其源。)

③ 別録：見 2828 頁注①。

④ 弘景：《集注》見《證類》卷 16"龍骨"　陶隱居云：今多出梁、益間，巴中亦有。骨欲得脊腦，作白地錦文，舐之著舌者良。齒小强，猶有齒形。角强而實……云皆是龍蜕，非實死也……

⑤ 敩：《炮炙論》見《證類》卷 16"龍骨"　雷公云：剡州生者，倉州、太原者上。其骨細文廣者是雌，骨粗文狹者是雄。骨五色者上，白色者中，黑色者次，黃色者稍得。經落不净之處不用，婦人採得者不用……

⑥ 普：《嘉祐》見《證類》卷 16"龍骨"　吳氏云：龍骨，色青白者善。

⑦ 恭：《唐本草》見《證類》卷 16"龍骨"　《唐本》注云：龍骨，今並出晉地，生硬者不好，五色具者良。其青、黃、赤、白、黑，亦應隨色與腑藏相會，如五芝、五石英、五石脂等輩。而《本經》不論，莫知所以。

⑧ 頌：《圖經》見《證類》卷 16"龍骨"　龍骨并齒、角，出晉地川谷及泰山岩水岸土穴中死龍處，今河東州郡多有之……李肇《國史補》云：春水時至，魚登龍門，蜕其骨甚多，人採以爲藥，而有五色者。《本經》云：出晉地。龍門又是晉地，豈今所謂龍骨者，乃此魚之骨乎……孫光憲《北夢瑣言》云：石晉時鎮州接邢臺界，嘗鬥殺一龍，鄉豪有曹寬者見之，取其雙角，角前有一物如藍色，文如亂錦，人莫之識。曹寬未經年爲寇所殺，鎮師俄亦被誅……

⑨ 宗奭：《衍義》卷 16"龍骨"　諸家之説，紛然不一，既不能指定，終是臆度。西京潁陽縣民家，忽崖壞，得龍骨一副，支體頭角悉具，不知其蜕也？其斃也？若謂蜕斃，則是有形之物，而又生不可得見，死方可見。謂其化也，則其形獨有能化……

⑩ 機：(**按**：或出《本草會編》。書佚，無可溯源。)

⑪ 左傳：《春秋左傳注疏》卷 53　古者畜龍，故國有豢龍氏，有御龍氏……龍一雌死，潛醢以食夏后……

龍氏醢龍以食。《述異記》①云:漢和帝時大雨,龍墮宮中,帝命作羹賜群臣。《博物志》②云,張華得龍肉鮓,言得醋則生五色(光)等説,是龍固有自死者矣,當以本經爲正。

【修治】【斅③曰】凡用龍骨,先煎香草湯浴兩度,擣粉,絹袋盛之。用燕子一隻,去腸肚,安袋于内,懸井面上,一宿取出,研粉。入補腎藥中,其效如神。【時珍曰】近世方法,但煅赤爲粉。亦有生用者。《事林廣記》④云:用酒浸一宿,焙乾研粉,水飛三度用。如急用,以酒煮焙乾。或云:凡入藥,須水飛過晒乾。每斤用黑豆一斗,蒸一伏時,晒乾用。否則着人腸胃,晚年作熱也。

【氣味】甘,平,無毒。【《別録》⑤曰】微寒。【權⑥曰】有小毒。忌魚及鐵器。【之才⑦曰】得人參、牛黄良,畏石膏。【時珍曰】許洪⑧云:牛黄惡龍骨,而龍骨得牛黄更良,有以制伏也。其氣收陽中之陰,入手足少陰、厥陰經。【主治】心腹鬼疰,精物老魅,欬逆,洩痢膿血,女子漏下,癥瘕堅結,小兒熱氣驚癇。《本經》⑨。心腹煩滿,恚怒氣伏在心下,不得喘息,腸癰内疽陰蝕,四肢痿枯,夜卧自驚汗出,止汗,縮小便溺血,養精神,定魂魄,安五臟。白龍骨:主多寐洩精,小便洩精。《別録》⑩。逐邪氣,安心神,止夜夢鬼交,虚而多夢紛紜,止冷痢,下膿血,女子崩中帶下。甄權⑪。懷孕漏胎,止腸風下血,鼻洪吐血,止瀉痢渴疾,健脾,澀腸胃。《日華》⑫。益腎鎮驚,止陰瘧,收濕氣脱肛,生肌斂瘡。時珍。

---

① 述異記:《述異記》卷上　漢元和元年大雨,有一青龍墮於宮中。帝命烹之,賜群臣龍羹各一杯……
② 博物志:《晉書·張華傳》　……陸機嘗餉華鮓,于時賓客滿座,華發器,便曰:此龍肉也。衆未之信。華曰:試以苦酒濯之,必有異,既而五色光起。/《博物志》卷2　龍肉以醢漬之,則文章生。(按:時珍似糅合二書而成此引文。)
③ 斅:《炮炙論》見《證類》卷16"龍骨"　……夫使,先以香草煎湯浴過兩度,擣研如粉,用絹袋子盛粉末了。以燕子一隻,擘破腹去腸,安骨末袋于燕腹内,懸於井面上一宿,至明去燕子并袋子,取骨粉重研萬下,其效神妙。但是丈夫服空心,益腎藥中安置,圖龍骨氣入腎臟中也。
④ 事林廣記:《事林廣記》戊集卷下"用藥效驗"　龍骨:要粘舌者,酒浸一宿,焙乾,强擣羅,研如粉,以水飛過三度,日中曬乾用。如緩急,只以酒煮,焙乾用。他有炮製,各依本方。
⑤ 別録:見2828頁注①本經。
⑥ 權:《藥性論》見《證類》卷16"龍骨"　龍骨,君,忌魚,有小毒……
⑦ 之才:古本《藥對》見2828頁注①括號中七情文。
⑧ 許洪:《和劑局方·指南總論》卷上"論三品藥畏惡相反"　……相惡者,謂彼雖惡我,我無忿心。猶如牛黄惡龍骨,而龍骨得牛黄更良,此有以制伏故也……
⑨ 本經:見2828頁注①白字。
⑩ 別録:見2828頁注①。
⑪ 甄權:《藥性論》見《證類》卷16"龍骨"　……逐邪氣,安心神,止冷痢及下膿血,女子崩中,帶下,止夢泄精,夜夢鬼交,治尿血,虚而多夢紛紜,加而用之……
⑫ 日華:《日華子》見《證類》卷16"龍骨"　龍骨,健脾,澀腸胃,止瀉痢,渴疾,懷孕漏胎,腸風下血,崩中帶下,鼻洪吐血,止汗……

【發明】【敩①曰】氣入丈夫腎臟中，故益腎藥宜用之。【時珍曰】澀可去脱。故成氏②云：龍骨能收斂浮越之正氣，固大腸而鎮驚。又主帶脉爲病。

【附方】舊十一，新七。健忘。久服聰明，益智慧。用白龍骨、遠志等分，爲末。食後酒服方寸匕。日三。《千金方》③。勞心夢洩。龍骨、遠志等分，爲末。煉蜜丸如梧子大，朱砂爲衣。每服三十丸，蓮子湯下。《心統》④。暖精益陽。前方去朱砂。每冷水空心下三十丸。《經驗》⑤。睡即洩精。白龍骨四分，韭子五合，爲散。空心酒服方寸匕。《梅師方》⑥。遺尿淋瀝。白龍骨、桑螵蛸等分，爲末。每鹽湯服二錢。《梅師方》⑦。老瘧不止。龍骨末方寸匕。先發一時，酒一升半，煮三沸，及熱服盡。温覆取汗，即效。《肘後》⑧。泄瀉不止。白龍骨、白石脂等分，爲末，水丸梧子大。紫蘇、木瓜湯下，量大人、小兒用。《心鑑》⑨。傷寒毒痢。傷寒八九日至十餘日，大煩渴作熱，三焦有瘡䘌，下痢，或張口吐舌，目爛，口〔舌〕〔鼻〕生瘡，不識人，用此除熱毒止痢。龍骨半斤，水一斗，煮四升，沉之井底。冷服五合，漸漸進之。《外臺方》⑩。熱病下痢欲死者。龍骨半斤研，水一斗，煮取五升，候極冷，稍飲，得汗即愈，效。《肘後方》⑪。久痢休息

---

① 敩：見前頁注③。

② 成氏：《註解傷寒論》卷3"辨太陽病脉證并治法第六" 桂枝甘草龍骨牡蠣湯方……澀可去脱，龍骨、牡蠣之澀，以收斂浮越之正氣。

③ 千金方：《證類》卷16"龍骨" 《千金方》……又方：治好忘，久服聰明益智。龍骨、虎骨、遠志等分，右三味爲末。食後酒服方寸匕，日三服。（按：《千金方》卷14"好忘"有益智方，多虎骨一味。）

④ 心統：《活人心統》卷3"夢遺門" 秘精丸：治夢泄，用心過度。五花龍骨（一兩）、遠志（去心，一兩），右爲末，蜜丸如梧桐子大，炒辰砂三錢，研末爲衣，每服七十丸，早晨蓮子湯下，晚再一服。

⑤ 經驗：《證類》卷16"龍骨" 《經驗方》：暖精氣，益元陽。白龍骨、遠志等分爲末，煉蜜爲丸，如梧桐子大。空心、卧時冷水下三十丸。

⑥ 梅師方：《證類》卷16"龍骨" 《梅師方》：治失精，暫睡即泄。白龍骨四分，韭子五合，右件爲散子。空心酒調方寸匕服。

⑦ 梅師方：（按：未能溯得其源。）

⑧ 肘後：《肘後方》卷3"治寒熱諸瘧方第十六" 老瘧久不斷者……又方：末龍骨方寸匕，先發一時，以酒一升半煮三沸，及熱盡服，温覆取汗，便即效。

⑨ 心鑑：《全幼心鑑》卷4"吐瀉" 白龍圓：治嬰孩小兒泄瀉不止。白石脂、龍骨（各二錢半），右爲極細末，滴水圓如黍米大，每三圓用紫蘇、木瓜煎湯，食前服。

⑩ 外臺方：《外臺》卷2"傷寒䘌瘡方" 又龍骨湯，治傷寒已八九日至十餘日，大煩渴熱盛，而三焦有瘡䘌者多下，或張口吐舌呵籲，咽爛口鼻生瘡，吟語不識人，宜服此湯，除熱毒止痢神方：龍骨（半斤，碎），右一味以水一斗，煮取四升，沉之井底令冷，服五合，餘漸漸進之，恣意如飲。尤宜老少，無味殆如飲水。亦斷下。

⑪ 肘後方：《肘後方》卷2"治傷寒時氣温病方第十三" 治熱病不解，而下痢困篤欲死者，服此……又方：龍骨半斤，搗碎，以水一斗，煮取五升，使極冷，稍稍飲，其間或得汗即愈矣。

不止者。龍骨四兩打碎，水五升，煮取二升半，分五服，冷飲。仍以米飲和丸，每服十丸。《肘後方》①。久痢脫肛。白龍骨粉撲之。《姚和眾方》②。鼻衄眩冒欲死者。龍骨末吹之。《梅師方》③。吐血衄血，九竅出血。並用龍骨末吹入鼻中。昔有人衄血一斛，眾方不止，用此即斷。《三因方》④。耳中出血。龍骨末吹之。《三因方》⑤。男婦溺血。龍骨末水服方寸匕，日三。《千金方》⑥。小兒臍瘡。龍骨煅研，傅之。《聖惠方》⑦。陰囊汗癢。龍骨、牡蠣粉，撲之。《醫宗三法》⑧。

龍齒。【修治】同龍骨。或云以酥炙。

【氣味】澀，涼，無毒。【當之⑨曰】大寒。【之才⑩曰】平。得人參、牛黃良。畏石膏、鐵器。【主治】殺精物。大人驚癇諸痙，癲疾狂走，心下結氣，不能喘息。小兒五驚、十二癇。《本經》⑪。小兒身熱不可近，大人骨間寒熱，殺蠱毒。《別錄》⑫。鎮心，安魂魄。甄權⑬。治煩悶、熱狂、鬼魅。《日華》⑭。

【發明】【時珍曰】龍者，東方之神，故其骨與角、齒皆主肝病。許叔微⑮云：肝藏魂，能變化，故魂遊不定者，治之以龍齒。即此義也。

龍角。【修治】同骨。

---

① 肘後方：《外臺》卷25"休息痢方" 《肘後》療休息痢方……又方：龍骨四兩，右一味搗如小豆，以水五升，煮取二升半，冷之，分爲五服。又以米飲和爲丸，服十丸。（按：今本《肘後方》無此方。）
② 姚和眾方：《證類》卷16"龍骨" 姚和眾治小兒因痢脫肛。白龍骨粉，撲之。
③ 梅師方：《證類》卷16"龍骨" 《梅師方》……又方：治鼻衄出血多，眩冒欲死。龍骨研細，吹入鼻、耳中。凡衄者並吹。
④ 三因方：（按：已查原書，未能溯得其源。）
⑤ 三因方：《三因方》卷16"耳病證治" 諸耳中出血：以龍骨末吹入，即止。
⑥ 千金方：《千金方》卷2"妊娠諸病第四" 治婦人無故尿血：龍骨五兩，治下篩，酒服方寸匕，空腹服，日三，久者二十服愈。
⑦ 聖惠方：《聖惠方》卷82"治小兒臍瘡諸方" 治小兒臍瘡久不差……又方：右以龍骨燒，細研爲末，傅之。
⑧ 醫宗三法：《醫宗三法·陰囊汗》 因酒迫液滲於爲汗爲汗，用龍骨、牡蠣撲之。
⑨ 當之：《證類》卷16"龍骨" ……又云：齒，神農、季氏：大寒。（按："季氏"即指"李當之"。）
⑩ 之才：古本《藥對》見2828頁注①括號中七情文。
⑪ 本經：見2828頁注①白字。
⑫ 別錄：見2828頁注①。
⑬ 甄權：《藥性論》見《證類》卷16"龍骨" ……又云：龍齒，君。鎮心，安魂魄……
⑭ 日華：《日華子》見《證類》卷16"龍骨" ……又云：龍齒，澀，涼。治煩悶、癲癇，熱狂，辟鬼魅。
⑮ 許叔微：《本事方》卷1"治中風肝胆筋骨諸風" ……除此方，大抵以真珠母爲君，龍齒佐之。真珠母入肝經爲第一，龍齒與肝同類故也……龍齒安魂……龍能變化，故魂游而不定……治魂飛揚者，宜以龍齒。萬物有成理而不識，亦在夫人達之而已。

【氣味】甘，平，無毒。【(子)〔之〕才①曰】畏乾漆、蜀椒、理石。【主治】驚癇瘈瘲，身熱如火，腹中堅及熱洩。久服輕身，通神明，延年。《別錄》②。小兒大熱。甄權③。心熱風癇，以爛角磨濃汁二合，食上服，日二次。蘇頌④。○出韋丹方。

【發明】【頌⑤曰】骨、齒醫家常用，角則稀使，惟深師五邪丸用之，云無角用齒，而《千金》治心病有角、齒同用者。

龍腦。【主治】其形肥軟，能斷痢。陶弘景⑥。

龍胎。【主治】產後餘疾，女人經閉。【弘景⑦曰】比來巴中數得龍胞，形體具存。云治產後餘疾，正當末服。【頌⑧曰】許孝宗《篋中方》言：龍胎出蜀中山澗，大類乾魚鱗，煎時甚腥臊。治女經積年不通，同瓦松、景天各少許，以水兩盞，煎一盞，去滓，分二服。少頃，腹中轉動便下。按此物家罕知，而昔人曾用，世當有識者。【時珍曰】胞、胎俱出巴蜀，皆主血疾，蓋一物也。

龍涎。【機⑨曰】龍吐涎沫，可制香。【時珍曰】龍涎⑩，方藥鮮用，惟入諸香，云能收腦、麝數十年不散。又言焚之則翠煙浮空。出西南海洋中。云是春間群龍所吐涎沫浮出。番人采得貨之，每兩千錢。亦有大魚腹中剖得者。其狀初若脂膠，黃白色。乾則成塊，黃黑色，如百藥煎而膩理。久則紫黑，如五靈脂而光澤。其體輕飄，似浮石而腥臊。

————————

① 之才：**古本《藥對》**見 2828 頁注①括號中七情文。
② 別錄：見 2828 頁注①白字。
③ 甄權：**《藥性論》**見《證類》卷 16"龍骨"　……齒、角俱主小兒大熱。
④ 蘇頌：**《圖經》**見《證類》卷 16"龍骨"　……韋丹療心熱風癇，取爛龍角濃研取汁，食上服二大合，日再……
⑤ 頌：**《圖經》**見《證類》卷 16"龍骨"　……骨、齒醫家常用，角亦稀使。惟深師五邪丸用龍角。又云：無角用齒。《千金方》治心，有兼用龍齒、龍角者……
⑥ 陶弘景：**《集注》**見《證類》卷 16"龍骨"　……又有龍腦，肥軟，亦斷痢……比來巴中，數得龍胞，吾自親見，形體具存，云療產後餘疾，正當末服之。
⑦ 弘景：見上注。
⑧ 頌：**《圖經》**見《證類》卷 16"龍骨"　……又《篋中方》女經積年不通，必治之，用龍胎、瓦松、景天三物各少許，都以水兩盞，煎取一盞，去滓。分溫二服，少頃腹中轉動，便下。龍胎，古今方不見用者，人亦鮮識。本方注云：此物出蜀中山澗大水中，大類乾魚鱗，投藥煎時甚腥臊。方家稀所聞見，雖並非要藥，然昔人曾用，世當有識者，因附於此，以示廣記耳。
⑨ 機：(**按**：或出《本草會編》。書佚，無可溯源。)
⑩ 龍涎：**《說郛》弓 30《游宦紀聞》**　諸香中，龍涎最貴重，廣州市真者每兩不下百千，次亦五六十千。係番中禁榷之物……人云龍涎入香，能收斂腦、麝氣，雖經數十年，香味仍在……又一說云：白者如百藥煎而膩理，黑者亞之，如五(雲)〔靈〕脂而光澤，其氣近於臊，似浮石而輕。或云異香，或云氣腥，能發眾香氣，皆非也。於香本無損益，但能聚烟耳。和香而用，真龍涎焚之，則翠烟浮空，結而不散，坐客可用一剪以分烟縷……又一說云：龍出沒於海上，吐出涎沫……(**按**：原未示出處，然溯其源，似多據《游宦紀聞》。)

【釋名】吉弔。【時珍曰】弔，舊無正條。惟蘇頌《圖經》載"吉弔脂"，云龍所生也。陳藏器《拾遺》有"予脂"一條，引《廣州記》云"予，蛇頭鼈身，膏主蛭刺"云云。今攷《廣州記》及《太平御覽》②止云"弔，蛇頭鼉身，膏至輕利"等語，並無所謂"蛇頭鼈身、予膏主蛭刺"之説。蓋"弔"字似"予"，"鼉"字似"鼈"，"至輕利"三字似"主蛭刺"，傳寫訛誤，陳氏遂承其誤耳。弔既龍種，豈有鼈身？病中亦無"蛭刺"之證，其誤可知，今改正之。**精名紫稍花**。

【集解】【藏器③曰】裴淵《廣州記》云：弔生嶺南，蛇頭鼉身，水宿，亦木棲。其膏至輕利，以銅及瓦器盛之浸出，惟雞卵殼盛之不漏，其透物甚于醍醐。摩理毒腫大驗。【頌④曰】姚和衆《延齡至寶方》云：吉弔脂出福建州，甚難得。須以琉璃瓶盛之，更以樟木盒重貯之，不爾則透氣失去也。孫光憲《北夢瑣言》云：海上人言龍每生二卵，一爲吉弔。多與鹿游，或于水邊遺瀝，值流槎則〔枯〕〔粘〕着木枝，如蒲槌狀。其色微青黃，復似灰色，號紫稍花，坐湯多用之。【時珍曰】按裴、姚二説相同，則弔脂即吉弔脂無疑矣。又陳自明《婦人良方》⑤云：紫稍花生湖澤中，乃魚蝦生卵于竹木之上，狀如糖澌，去木用之。此説與孫説不同。近時房中諸術多用紫稍花，皆得于湖澤，其色灰白而輕鬆，恐非真者。當以孫説爲正。或云紫稍花與龍涎相類，未知是否。

弔脂一名弔膏。【氣味】有毒。【主治】風腫癰毒，瘑疥赤瘙，癌疥痔瘻，皮膚頑痺，踠跌折傷，内損瘀血。以脂塗上，炙手熱摩之，即透。藏器⑥。治聾耳，不問年月。每日點入半杏仁許，便差。蘇頌。○出《延齡方》⑦。

紫稍花。【氣味】甘，温，無毒。【主治】益陽秘精，療真元虛憊，陰痿遺精，餘瀝白濁如脂，小便不禁，囊下濕癢，女人陰寒冷帶，入丸散及坐湯用。

---

① 拾遺：《證類》卷21"二十一種陳藏器餘·予脂"　有毒。主風腫癰毒，瘑疥赤瘙瘑疥，痔瘻，皮膚頑痺，踠跌折傷，肉損瘀血，以脂塗上，炙手及熱摩之，即透。生嶺南，蛇頭鼈身。《廣州記》云：予，蛇頭鼈身，亦水宿，亦樹棲，俗謂之予膏，主蛭刺。以銅及瓦器盛之，浸出。唯雞卵盛之不漏。摩理毒腫大驗，其透物甚於醍醐也。

② 太平御覽：《御覽》卷932"弔"　裴氏《廣州記》曰：弔，蛇頭鼉身，亦水宿水棲，俗謂爲弔膏，至輕利。以銅瓦器貯之浸出，而唯雞卵盛之不漏。磨治諸毒腫絕驗也。

③ 藏器：見本頁注①。

④ 頌：《圖經》見《證類》卷16"龍骨"　……孫光憲《北夢瑣言》云……又云：海上人言龍每生二卵，一爲吉弔。吉弔多與鹿游，或於水邊遺瀝，值流槎則粘著木枝，如蒲槌狀，其色微青黃，復似灰色，號紫稍花，坐湯多用之。《延齡至寶方》治聾，無問年月者，取吉弔脂，每日點半杏人許入耳中，便差。云此物福、建州甚不爲難得，其脂須琉璃瓶子盛，更以樟木合重貯之，不爾則透氣，失之矣。

⑤ 婦人良方：《婦人良方·辨識修制藥物法度》　紫稍花（即湖澤中魚生卵於竹木之上，如餹澌狀者是，去木用之。）

⑥ 藏器：見本頁注①。

⑦ 延齡方：見本頁注④。

時珍。○又《和劑》①玉霜丸注云：如無紫稍花，以木賊代之。

【附方】新二。陽事痿弱。紫稍花、生龍骨各二錢，麝香少許，爲末，蜜丸梧子大。每服二十丸，燒酒下。欲解，飲生薑、甘草湯。《集簡方》。陰癢生瘡。紫稍花一兩，胡椒半兩，煎湯溫洗，數次即愈。《總微論》②。

蛟龍《綱目》

【釋名】【時珍曰】按任昉《述異記》③云：蛟乃龍屬，其眉交生，故謂之蛟。有鱗曰蛟龍，有翼曰應龍，有角曰虬龍，無角曰螭龍也。梵書名宮毗羅④。

【集解】【時珍曰】按裴淵《廣州記》⑤云：蛟長丈餘，似蛇而四足，形廣如楯。小頭細頸，頸有白嬰。（胃）〔胸〕前赭色，背上青斑，脅邊若錦，尾有肉環。大者數圍，其卵亦大。能率魚飛，得鼉可免。王子年《拾遺録》⑥云：漢昭帝釣於渭水，得白蛟若蛇，無鱗甲，頭有軟角，牙出脣外。命大官作鮓食甚美，骨青而肉紫。據此，則蛟亦可食也。

【附録】蜃之刃切。【時珍曰】蛟之屬有蜃，其狀亦似蛇而大，有角如龍狀，紅鬣，腰以下鱗盡逆。食燕子。能吁氣成樓臺城郭之狀，將雨即見，名蜃樓，亦曰海市。其脂和蠟作燭，香聞百步，烟中亦有樓閣之形。《月令》⑦云：雉入大水爲蜃。陸佃⑧云：蛇交龜則生龜，交雉則生蜃，物異而感同也。《類書》⑨云：蛇與雉交而生子曰蟂，似蛇四足，能害人。陸禋⑩云：蟂，音梟，即蛟也，或曰蜃

---

① 和劑局方：《局方》卷5"補諸虛"　玉霜圓……紫稍花（如無，以木賊代之，各叁兩）……

② 總微論：《小兒衛生總微論》卷17"陰腫生瘡論"　又方：治陰癢生瘡。胡椒（半兩）、紫稍花（一兩），右爲粗末，水煎，浴洗如前（通手淋洗三五上，極妙）。

③ 述異記：《埤雅》卷1"釋魚·蛟"　蛟，龍屬也。其狀似蛇而四足，細頸，頸有白嬰，大者數圍，卵生，眉交，故謂之蛟……《述異記》曰：蟒蛇目圓，蛟眉連生，連生則交矣……《御覽》卷930"龍下"　《廣雅》曰：有鱗曰蛟龍，有翼曰應龍，有角曰虬龍，無角曰螭龍……（按：查《述異記》，未得其源。時珍或綜合上二書而成此引文。）

④ 梵書：《翻譯名義集》二"畜生第二十二"　宮毗羅（此云蛟。有鱗曰蛟龍）。

⑤ 廣州記：《御覽》卷930"蛟"　裴淵《廣州記》曰：新寧郡東溪甚饒，蛟及時害人。曾於魚梁上得之，其長丈餘，形廣如楯，修頸小頭，胸前赭，背上青斑，脅邊若錦。《山海經》曰：蛟似蛇而四脚，小頭細頸，有白嬰，大者十數圍，卵生，子如一二斛甕，能吞人。（按：時珍似糅合上《御覽》所引而成此文。）

⑥ 拾遺録：《御覽》卷930"蛟"　王子年《拾遺録》曰：漢昭帝常遊渭水，使群臣漁釣爲樂。時有大夫任緒，釣得白蛟，長三丈，若大蛇，無鱗甲，頭有一角，長二尺，軟如肉焉，牙如脣外。帝曰：此魚鮑之類，非珍祥也。乃命太官爲鮓，骨青肉紫，味甚美。帝後思之，使醫者復覓，終不得也。

⑦ 月令：《禮記·月令》　……水始冰，地始凍，雉入大水爲蜃，虹藏不見。

⑧ 陸佃：《埤雅》卷2"釋魚·蜃"　……世云雉與蛇交而生蜃……又曰：蛇之求於龜則爲龜，求於雉則爲蜃，故三物常異而同感也……

⑨ 類書：《明一統志》卷15"太平府·山川"　蟂磯（……宋黃庭堅書"蟂磯"云：蟂似蛇，四足，能害人……）

⑩ 陸禋：《説郛》弓45《玉壺清話》　唐陸禋《續水經》，常言蛇雉遺卵於地，千年而爲蛟焉……

本草綱目鱗部第四十三卷

2835

也。又魯至剛①云：正月蛇與雉交生卵，遇雷即入土數丈爲蛇形，經二三百年，乃能升騰。卵不入土，但爲雉爾。觀此數說，則蛟、蜃皆是一類，有生有化也。一種海蛤與此同名，羅願以爲雉化之蜃，未知然否。詳介部"車螯"下。

精。【氣味】缺。有毒。【時珍曰】按張仲景《金匱要略》②云：春（夏）〔秋〕二時，蛟龍帶精入芹菜中。人食之，則病蛟龍癥，痛不可忍。治以硬糖，日服二三升，當吐出如蜥蜴狀也。唐醫周顧③治此，用雄黃、朴硝煮服下之。

髓。【主治】傅面，令人好顏色。又主易產。時珍。○出《東方朔別傳》④。

鼉龍《本經》⑤中品

【釋名】鮀魚《本經》⑥、（上）〔土〕龍。【藏器⑦曰】《本經》鮀魚，合改作鼉。鼉形如龍，聲甚可畏。長一丈者，能吐氣成云致雨。既是龍類，宜去其魚。【時珍曰】鼉字象其頭、腹、足、尾之形，故名。《博物志》⑧謂之土龍。鮀乃魚名，非此物也。今依陳氏改正之。

【集解】【《別錄》⑨曰】鮀魚甲生南海池澤，取無時。【弘景⑩曰】即鼉甲也，皮可冒鼓。性至難死，沸湯沃口，入腹良久乃剥之。【藏器⑪曰】鼉性嗜睡，恒閉目。力至猛，能攻江岸。人于穴中掘

---

① 魯至剛：(按：已查《神仙秘旨俊靈機要》，未見時珍所引文。)

② 金匱要略：《金匱‧果實菜穀禁忌并治》　春秋二時，龍帶精入芹菜中，人偶食之爲病，發時手青，腹滿痛不可忍，名蛟龍病。治之方：硬糖二三升，右一味，日兩度服之，吐出如蜥蜴三五枚，差。

③ 周顧：《證類》卷4"雄黃"　《明皇雜錄》：有黃門奉使交廣回，周顧謂曰：此人腹中有蛟龍。上驚問黃門曰：卿有疾否？曰：臣馳馬大瘐嶺，時當大熱，困且渴，遂飲水，覺腹中堅痞如石。周遂以消石及雄黃煮服之，立吐一物，長數寸，大如指，視之鱗甲具，投之水中，俄頃長數尺，復以苦酒沃之如故，以器覆之，明日已生一龍矣。上甚訝之。

④ 東方朔別傳：《御覽》卷886"精"　……東方朔曰：螺殼中是蛟髓，以傅面，令人好顏色。又女子在草中用之產易。

⑤ 本經：《本經》《別錄》（《藥對》）見《證類》卷21"鮀魚甲"　**味辛，微溫，有毒。主心腹癥瘕，伏堅積聚，寒熱，女子崩中，下血五色，小腹陰中相引痛，瘡疥死肌，**五邪涕泣時驚，腰中重痛，小兒氣癃眥潰。肉：主少氣吸吸，足不立地。生南海池澤。取無時。（蜀漆爲之使，畏狗膽、芫花、甘遂。）

⑥ 本經：見上注白字。

⑦ 藏器：《拾遺》見《證類》卷21"鮀魚甲"　陳藏器按：鮀魚合作鼉字，《本經》作鮀。魚之別名，已出《本經》。今以鼉爲鮀，非也，宜改爲鼉字……長一丈者，能吐氣成霧致雨，力至猛，能攻陷江岸，性嗜睡，恒目閉，形如龍，大長者，自齧其尾，極難死，聲甚可畏。人於穴中掘之，百人掘亦須百人牽，一人掘亦須一人牽，不然終不可出……既是龍類，宜去其魚。

⑧ 博物志：《埤雅》卷2"釋魚‧鼉"　……《續博物志》曰：鼉長一丈，一名土龍，鱗甲黑色，能橫飛，不能上騰，其聲如鼓。（按：今本《博物志》《續博物志》均無此文，疑轉引自《埤雅》。）

⑨ 別錄：見本頁注⑤。

⑩ 弘景：《集注》見《證類》卷21"鮀魚甲"　陶隱居云：鮀，即今鼉甲也，用之當炙。皮可以貫鼓，肉至補益。於物難死，沸湯沃口入腹良久乃剥爾……

⑪ 藏器：見本頁注⑦。

之，百人掘，須百人牽之；一人掘，亦一人牽之。不然，終不可出。【頌①曰】今江湖極多。形似守宮、鯪鯉輩，而長一二丈，背尾俱有鱗甲。夜則鳴吼，舟人畏之。【時珍曰】鼉穴極深，漁人以篾纜繫餌探之，候其吞鉤，徐徐引出。性能橫飛，不能上騰。其聲如鼓，夜鳴應更，謂之鼉鼓，亦曰鼉更，俚人聽之以占雨。其枕瑩净，勝于魚枕。生卵甚多至百，亦自食之。南人珍其肉，以爲嫁娶之敬。陸佃②云：鼉身具十二生肖肉，惟蛇肉在尾，最毒也。

鼉甲。【修治】酥炙，或酒炙用。

【氣味】酸，微温，有毒。【權③曰】甘，平，有小毒。【《日華》④曰】無毒。蜀漆爲之使。畏芫花、甘遂、狗膽。【主治】心腹癥瘕，伏堅積聚，寒熱，女子小腹陰中相引痛，崩中下血五色，及瘡疥死肌。《本經》⑤。五邪涕泣時驚，腰中重痛，小兒氣癃眦潰。《別録》⑥。小腹氣疼及驚恐。孟詵⑦。除血積，婦人帶下，百邪魍魎。甄權⑧。療牙齒疳䘌宣露。《日華》⑨。殺蟲，治瘰癧瘻瘡，風頑瘙疥惡瘡。炙燒，酒浸服之，功同鼈甲。藏器⑩。治陰瘧。時珍。

【發明】【時珍曰】鼉甲所主諸證，多屬厥陰，其功只在平肝木，治血殺蟲也。《千金方》⑪治風癲，有鼉甲湯。今藥肆多懸之，云能辟蠹，亦殺蟲之意。

【附方】舊一。腸風痔疾。頌⑫曰：用皮及骨燒灰，米飲空心服二錢。甚者，入紅雞冠花、白礬，爲末和之。

---

① 頌：《圖經》見《證類》卷21"鱉甲" ⋯⋯今江湖極多，即鼉也，形似守宮、陵鯉輩，而長一二丈，背、尾俱有鱗甲，善攻碕岸，夜則鳴吼，舟人甚畏之⋯⋯
② 陸佃：《埤雅》卷2"釋魚·鼉" 鼉具十二少肉，蛇肉最後在尾⋯⋯
③ 權：《藥性論》見《證類》卷21"鮀魚甲" 鼉甲，臣，味甘，平，有小毒⋯⋯
④ 日華：《日華子》見《證類》卷21"鮀魚甲" ⋯⋯又云：鼉甲，臣，平，無毒⋯⋯/古本《藥對》見2836頁注⑤括號中七情文。（**按**：七情文被誤置於"日華"之後。）
⑤ 本經：見2836頁注⑤白字。
⑥ 別録：見2836頁注⑤。
⑦ 孟詵：《食療》見《證類》卷21"鮀魚甲" 孟詵云：鼉，療驚恐及小腹氣疼。
⑧ 甄權：《藥性論》見《證類》卷21"鮀魚甲" ⋯⋯主百邪鬼魅，治婦人帶下，除腹内血積聚伏堅相引結痛。
⑨ 日華：《日華子》見《證類》卷21"鮀魚甲" 鼉，治齒疳䘌宣露。甲用同功，入藥炙。
⑩ 藏器：《拾遺》見《證類》卷21"鮀魚甲" 陳藏器云：鼉甲功用同鱉甲，炙燒浸酒。主瘰癧，殺蟲風瘻瘡，風頑疥瘙。肉，主濕氣，邪氣，諸蟲。
⑪ 千金：《千金方》卷14"風癲第五" 鼉甲湯：治邪氣，夢寐寤時涕泣，不欲聞人聲⋯⋯
⑫ 頌：《圖經》見《證類》卷21"鱉甲" ⋯⋯南人食其肉，云色白如雞，但發冷氣痼疾。其皮亦中冒鼓。皮及骨燒灰，研末，米飲服，主腸風痔疾。甚者入紅雞冠花末，白礬灰末，和之。空腹服便差。今醫方鮮有用鼉、鮀甲者。

肉。【氣味】甘,有小毒。【頌①曰】肉色似雞,而發冷氣痼疾。【藏器②曰】梁周興嗣嗜此肉,後爲鼉所噴,便生惡瘡。此物有靈,不食更佳。其涎最毒。【陶曰】肉至補益,亦不必食。【主治】少氣吸吸,足不立地。《別錄》③。濕氣,邪氣,諸(蟲)〔蠱〕,腹内癥瘕,惡瘡。藏器④。

脂。【主治】摩風及惡瘡。張鼎⑤。

肝。【主治】五尸病。用一具炙熟,同蒜薑食。《肘後》⑥。

鮻鯉《別錄》⑦下品

【釋名】龍鯉郭璞⑧、穿山甲《圖經》⑨、石鮻魚。【時珍曰】其形肖鯉,穴陵而居,故曰鮻鯉,而俗稱爲穿山甲,郭璞賦謂之龍鯉。《臨海記》⑩云:尾刺如三角菱。故謂石鮻。

【集解】【頌⑪曰】鮻鯉即今穿山甲也。生湖、廣、嶺南,及金、商、均、房諸州,深山大谷中皆有之。【弘景⑫曰】形似鼉而短小,又似鯉而有四足,黑色,能陸能水。日中出岸,張開鱗甲如死狀,誘蟻入甲,即閉而入水,開甲蟻皆浮出,因接而食之。【時珍曰】鮻鯉狀如鼉而小,背如鯉而闊,首如鼠而無牙,腹無鱗而有毛,長舌尖喙,尾與身等。尾鱗尖厚,有三角,腹内臟腑俱全,而胃獨大,常吐舌誘蟻食之。曾剖其胃,約蟻升許也。

甲。【修治】【時珍曰】方用或炮、或燒,或酥炙、醋炙、童便炙,或油煎、土炒、蛤粉炒,當各隨本方,未有生用者。仍以尾甲乃力勝。

---

① 頌:見前頁注⑫。
② 藏器:《拾遺》見《證類》卷21"鮀魚甲"　……口内涎有毒……梁周興嗣常食其肉,後爲鼉所噴,便爲惡瘡,此物靈强,不可食……
③ 別錄:見2836頁注⑤。
④ 藏器:《拾遺》見《證類》卷21"鮀魚甲"　……肉至美,食之主惡瘡,腹内癥瘕。甲,炙浸酒服之……/肉,主濕氣,邪氣,諸蠱。
⑤ 張鼎:《食療》見《證類》卷21"鮀魚甲"　張鼎云:膏,摩風及惡瘡。
⑥ 肘後:《肘後方》卷1"治卒中五尸方第六"　凡五尸……又方:鼉肝一具,熟煮,切,食之令盡。亦用蒜薑。
⑦ 別錄:《別錄》見《證類》卷22"鮻鯉甲"　微寒。主五邪驚啼,悲傷。燒之作灰,以酒或水和,方寸匕,療蟻瘻。
⑧ 郭璞:《藝文類聚》卷8"江水"　賦:東晉郭璞《江賦》曰……若乃龍鯉一角,奇鶬九頭……
⑨ 圖經:《圖經》見《證類》卷22"鮻鯉甲"　……今人謂之穿山甲……
⑩ 臨海記:《御覽》卷938"鮻魚"　《臨海水土記》曰:鮻魚背腹皆有刺,如三角菱。按:"石鮻"一名,可見《類篇》卷33;"鮻(間承切。鮻鯉,魚名。一曰獸名,一曰石鮻,藥名。)"
⑪ 頌:《圖經》見《證類》卷22"鮻鯉甲"　鮻鯉甲,舊不著所出州郡,今湖嶺及金、商、均、房間深山大谷中皆有之……
⑫ 弘景:《集注》見《證類》卷22"鮻鯉甲"　陶隱居云:其形似鼉而短小,又似鯉魚有四足,能陸能水,出岸開鱗甲,伏如死,令蟻入中,忽閉而入水,開甲,蟻背浮出,於是食之,故主蟻瘻。方用亦稀,惟療瘡癩及諸疰疾爾。

【氣味】鹹,微寒,有毒。【主治】五邪,驚啼悲傷,燒灰,酒服方寸匕。《別錄》①。小兒驚邪,婦人鬼魅悲泣,及疥癬痔漏。大明②。療蟻瘻瘡癩,及諸瘻疾。《弘景》③。燒灰傅惡瘡。又治山嵐瘴瘧。甄權④。除痰瘧寒熱,風痹强直疼痛,通經脉,下乳汁,消癰腫,排膿血,通竅殺蟲。時珍。

【發明】〔弘景⑤曰〕此物食蟻,故治蟻瘻。〔時珍曰〕穿山甲入厥陰、陽明經。古方鮮用,近世風瘧、瘡科、通經下乳,用爲要藥。蓋此物穴山而居,寓水而食,出陰入陽,能竄經絡,達于病所故也。按劉伯温《多能鄙事》⑥云:凡油籠滲漏,剝穿山甲裏面肉靨投入,自至漏處補住。又《永州記》⑦云:此物不可於隄岸上殺之,恐血入土,則隄岸滲漏。觀此二說,是山可使穿,隄可使漏,而又能至滲處,其性之走竄可知矣。諺曰:穿山甲,王不留,婦人食了乳長流。亦言其迅速也。李仲南言其性專行散,中病即止,不可過服。又按《德生堂經驗方》⑧云:凡風濕冷痹之證,因水濕所致,渾身上下,强直不能屈申,痛不可忍者。于五積散加穿山甲七片,看病在左右手足,或臂脇疼痛處,即于鯪鯉身上取甲炮熟,同全蝎炒十一個,葱、薑同水煎,入無灰酒一匙,熱服取汗,避風,甚良。

【附方】舊五,新十八。中風癱瘓,手足不舉。用穿山甲,左癱用右甲,右瘓用左甲,炮熟、大川烏頭炮熟、紅海蛤如棋子大者各二兩,爲末。每用半兩,擣葱白汁和成厚餅,徑寸半,隨左右貼脚心,縛定。密室安坐,以脚浸熱湯盆中,待身麻汗出。急去藥。宜謹避風,自然手足可舉。半月再行一次,除根。忌口、遠色,調養。亦治諸風疾。《衛生寶鑑》⑨。熱瘧不寒。穿山甲一兩,乾

---

① 別録:見前頁注⑦。

② 大明:《日華子》見《證類》卷22"鯪鯉甲" 凉,有毒,治小兒驚邪,婦人鬼魅悲泣,及痔漏惡瘡,疥癬。

③ 弘景:見2838頁注⑫。

④ 甄權:《藥性論》見《證類》卷22"鯪鯉甲" 鯪鯉甲,使,有大毒。治山瘴瘧,惡瘡,燒傅之。

⑤ 弘景:見2838頁注⑫。

⑥ 多能鄙事:《多能鄙事》卷5"器用類・攻治雜器物法" 補漏油籠:穿山甲剝取裡面肉靨,投油籠中,自至漏處。

⑦ 永州記:《醫説》卷3"食川山甲動舊風疾" ……及至永州,觀《圖經》曰:川山甲不可殺於堤岸,血一入土,則堤岸不可復塞,蓋能透地脉也……

⑧ 德生堂經驗方:《普濟方》卷185"諸痹" 加味生料五積散(出《德生堂方》):治感患風濕冷痹之證,蓋因起居陰濕之地,或在水鄉船上,以致渾身上下、手足四肢强直不能屈伸,其痛有不可忍者。右用《和劑局方》五積散五錢重作一服,内加全蠍炒過,十一個,用穿山甲却要看病者所患左右手足,或臂脊疼痛處,於川山甲身上要取甲七片,炮碎,添麻黄一錢半,麝香一字入藥,用水二大盞,生薑五片,葱三根,同煎至一大盞,無灰酒一小匙,稍熱服,於熱炕上睡,以衣被厚蓋,出汗愈。須要有病處得汗爲佳。如汗不出,再煎滓服之,出汗。

⑨ 衛生寶鑑:《衛生寶鑒》卷8"風中腑諸方" 趁風膏:治中風手足偏廢不舉。紅海蛤(如棋子大者,一本云海紅蛤)、川烏(去皮臍)、穿山甲(各二兩,生用半,酥炙一半),右爲末,每服用半兩,擣葱白汁和成厚餅子約一寸半,貼在所患一邊脚心中,縛定,避風密室中,椅上坐,椅前用熱湯一盆,將貼藥脚于湯内浸,仍用人扶病患,恐汗出不能支持。候汗出,急去了藥。汗欲出,身麻木,得汗周遍爲妙。宜謹避風,自然手足可舉。如病未盡除,候半月再用一次,自除根本。仍服治諸風之藥補理,忌口遠欲以自養。

棗十個，同燒存性，爲末。每服二錢，發日五更井花水服。《楊氏家藏》①。**下痢裏急**。穿山甲、蛤粉等分，同炒研末。每服一錢，空心溫酒下。《普濟方》②。**腸痔氣痔**，出膿血。用穿山甲燒存性一兩，肉豆蔻三枚，爲末。每米飲服二錢。甚者加蝟皮灰一兩，中病即止。《衍義》③。**鼠痔成瘡**腫痛。用穿山甲尾尖處一兩，炙存性，鱉甲酥炙一兩，麝香半錢，爲末。每服一錢，真茶湯服，取效。《直指方》④。**蟻瘻不愈**。鯪鯉甲二七枚燒灰，豬脂調傅。《千金方》⑤。**婦人陰㿉**，硬如卵狀。隨病之左右，取穿山甲之左右邊五錢，以沙炒焦黃，爲末。每服二錢，酒下。《摘玄方》⑥。**乳汁不通**。涌泉散：用穿山甲炮研末，酒服方寸匕，日二服。外以油梳梳乳，即通。《單驤方》⑦。**乳嵓乳癰**。方同上。**吹奶疼痛**。穿山甲炙焦、木通各一兩，自然銅生用半兩，爲末。每服二錢，酒下取效。《圖經》⑧。**痘瘡變黑**。穿山甲蛤粉炒，爲末。每服五分，入麝香少許，溫酒服。即發紅色，如神。《直指方》⑨。**腫毒初起**。穿山甲插入穀芒熱灰中炮焦，爲末二兩，入麝香少許。每服二錢半，溫酒下。《仁齋直指方》⑩。**馬疔腫毒**。穿山甲燒存性、貝母等分，爲末。酒調服，三四次。乃用下藥，利去惡物即愈。《鮑氏方》⑪。**便毒便癰**。穿山甲半兩，豬苓二錢，並以

① 楊氏家藏：《家藏方》卷 3"瘧疾方"　十棗散：治但熱不寒瘧。穿山甲（一兩）、乾棗（十枚），右同燒灰留性，研爲細末，每服二錢，當發日日未出時，井花水調下。
② 普濟方：《普濟方》卷 213"下痢裏急後重"　治裏急後重：好蛤粉、川山甲（各等分），右爲細末，每服一錢，好酒空心調服。
③ 衍義：《衍義》卷 17"鯪鯉甲"　穴山而居，亦能水。燒一兩存性，肉豆蔻仁三個，同爲末，米飲調二錢服，治氣痔膿血。甚者加猬皮一兩，燒入，中病即已，不必盡劑。
④ 直指方：《直指方》卷 23"諸痔證治"　穿山甲散：治痔，肛邊生鼠孔，或成瘡痛。穿山甲（橫取後段尾根盡處，一兩，炙焦，存性）、鱉甲（半兩，酒炙酥）、麝（半錢，細研），右爲末，每服一錢半，用蠟茶半匙夾和，沸湯調下。防風煎湯調亦得。留滓敷痔……
⑤ 千金方：《千金方》卷 23"九漏第一"　治蟻漏孔容針，亦有三四孔者……又方：鯪鯉甲二七枚，燒末，豬膏和敷瘡上。
⑥ 摘玄方：（按：《丹溪摘玄》無此方，未能溯得其源。）
⑦ 單驤方：《婦人良方》卷 23"産後乳汁或行或不行方論第十一"　湧泉散：療乳無汁，成都教授單驤方。亦治乳結癰腫。穿山甲（洗，一兩，灰炒令燥），右爲細末，酒調服方寸匕。
⑧ 圖經：《圖經》見《證類》卷 22"鯪鯉甲"　……又治吹嬭疼痛不可忍，用穿山甲，炙，黃木通各一兩，自然銅半兩，生用，三味擣羅爲散，每服二錢，溫酒調下，不計時候。
⑨ 直指方：《仁齋小兒方》卷 5"瘡疹證治"　〔陷入者〕……獨聖散：穿山甲（湯洗淨，炒令焦黃），右末，每服半錢，入麝香少許，南木香煎湯調下。或紫草煎湯，入紅酒少許調下。
⑩ 仁齋直指：《直指方》卷 22"癰疽證治"　內消散：癰疽惡瘡方萌，才覺便服。穿山甲（插入穀芒熱灰中，候焦黃），右爲末，入麝隨意，每服二錢半，溫酒調下。或栝蔞煎酒調下尤妙。日兩服。
⑪ 鮑氏方：《普濟方》卷 274"諸疔瘡"　貝母散（出鮑氏方）：治馬疔。川山甲（燒存性）、貝母（等分），右爲末，酒調下三四服，隨用前藥，下惡物。用小刀子取出烏疔，深者寸半，用惹蕑花乾，小便浸，乾爲末，麻油調敷。

醋炙，研末，酒服二錢。外穿山甲末和麻油、輕粉塗之。或只以土塗之。《直指》①。**瘰癧潰壞**。
《集驗方》②用鯪鯉甲二十一片燒研，傅之。○《壽域方》③用穿山甲土炒、斑蝥、熟艾等分，爲末，傅
之。外以烏桕葉貼上，灸四壯，效。**眉鍊癬瘡**。生眉中者，穿山甲前膊〔鱗〕，灸焦爲末，清油和
輕粉調傅。《直指方》④。**蟻入耳內**。鯪鯉甲燒研，水調，灌入即出。《肘後》⑤。**聤耳出膿**。
穿山甲燒存性，入麝香少許，吹之。三日水乾即愈。《鮑氏小兒方》⑥。**耳內疼痛**。穿山甲二個，
夾土狗二個，同炒焦黃，爲末。每吹一字入耳內。亦治耳聾。《普濟方》⑦。**耳鳴耳聾**。卒聾，及
腎虛耳內如風水、鍾鼓聲。用穿山甲一大片，以蛤粉炒赤，蝎稍七個，麝香少許，爲末，以麻油化蠟，
和作梃子，綿裹塞之。《攝生方》⑧。**火眼赤痛**。穿山甲一片爲末，鋪白紙上，捲作繩，燒烟熏之。
《壽域方》⑨。**倒睫拳毛**。穿山甲，竹刀刮去肉，將羊腎脂抹甲上，灸黃，如此七次，爲末。隨左右
眼，用一字嗜鼻內，口中噙水。日用三次，二月取效。《儒門事親》⑩。

肉。【氣味】甘，澀，温，有毒。【時珍曰】按張杲《醫説》⑪云：鯪鯉肉最動風。風疾人

---

① 直指：《直指方》卷23"便毒證治"　退毒飲：治便毒腫結。穿山甲（半兩，蘸法醋灸焦）、木豬苓
（三錢，法醋微灸），右爲末，每服二錢，食前老酒調下。次以法醋煮肥皂，研膏敷之妙。（**按**：引文
及原文之外用法尚有差異。）

② 集驗方：《外臺》卷23"癰腫瘰癧核不消方"　《集驗》療寒熱瘰癧散方……又方：鯪鯉甲二十一枚
燒搗末，傅瘡上效。

③ 壽域方：（**按**：已查原書，未能溯得其源。）

④ 直指方：《仁齋小兒方》卷4"瘡癬證治"　前甲散：治小兒眉人中生瘡，名曰練銀癬。穿山甲前膊
鱗（灸焦），爲細末，麻油、輕粉調傅。

⑤ 肘後：《外臺》卷22"蟻入耳方"　《肘後》療蟻入耳方：燒鯪鯉甲末，以水和灌之，即出。（**按**：今本
《肘後方》無此方。）

⑥ 鮑氏小兒方：《普濟方》卷55"聤耳"　治大人小兒聤耳，熱腫痛有膿（出鮑氏方）：穿山甲（露天燒
灰，出火氣）、麝香（少許），右末，鵝毛筒吹入，三日膿乾，愈。

⑦ 普濟方：《普濟方》卷54"耳疼痛"　治耳內疼：川山甲〔一（二）個〕、土狗子（二個），右將土
狗子夾在川山甲內，同炒焦黃色爲度，入麝香少許，爲細末，吹一字許於耳中。一方治耳聾
並瘂。

⑧ 攝生方：《攝生衆妙方》卷9"耳門"　通耳丸：治卒聾及腎虛耳內作風水鐘鼓聲。川山甲（用大
片，以蛤粉炒赤色，去粉）、蝎稍（七箇）、麝香（少許），右爲細末，以蠟入麻油一滴，爲丸，綿裹，塞
耳內。

⑨ 壽域方：《延壽神方》卷2"眼部"　治火眼……一方：用川山甲一片，爲末，鋪紙上，撚繩，燒烟熏
之，極妙。

⑩ 儒門事親：《儒門事親》卷15"目疾證第三"　治倒睫拳毛：將穿山甲以竹箅子刮去肉，用羊腰窩
脂，去皮膜，仍將穿山甲於炭上灸令黃色，用脂擦去山甲上，如此數遍，令酥，爲末。隨左右眼噙
水，鼻內嗜一字，一月餘見效。

⑪ 醫説：《醫説》卷3"食川山甲動舊風疾"　余嘗行衢州道中，遇醴陵尉自衡陽方回以病歸。問其
得疾之由，曰某食豬肉，入山既深，無肉可以食，偶從者食穿山甲肉，因嘗數臠，舊有風疾至是復
作，今左手足廢矣。因以篋中風藥遺之，後半月聞其人痼疾頓愈……

纔食數蠶，其疾一發，四肢頓廢。時珍竊謂此物性竄而行血，風人多血虛故也。然其氣味俱惡，亦不中用。

石龍子《本經》①中品

【釋名】山龍子《別錄》②、泉龍《繁露》註③、石蜴音易、蜥蜴《別錄》④、豬婆蛇《綱目》、守宮。【時珍曰】此物生山石間，能吐雹，可祈雨，故得龍子之名。蜥蜴本作析易。許慎⑤云：易字篆文象形。陸佃⑥云：蜴，善變易吐雹，有陰陽析易之義。《周易》之名，蓋取乎此。今俗呼爲豬婆蛇是矣。【弘景⑦曰】守宮，蝘蜓也。而此亦名守宮，殊難分別。詳見"守宮"條。

【集解】【《別錄》⑧曰】石龍子生平陽川谷，及荆州山石間。五月取，着石上令乾。【保昇⑨曰】山南襄、申處處有之。三四、八九月采，去腹中物，熏乾。【弘景⑩曰】其類有四種。形大純黃者爲蛇醫母，亦名蛇舅〔母〕，不入藥用。似蛇醫而形小尾長，見人不動者，爲龍子。形小而五色，尾青碧可愛者，爲蜥蜴，並不螫人。一種緣籬壁，形小色黑者，爲蝘蜓，言螫人必死，亦未聞中之者。【恭⑪曰】龍子即蜥蜴，形細而長，尾與身類，似蛇有四足，去足便是蛇形。以五色者爲雄，入藥良；色不備者〔爲雌〕，力劣也。蛇師生山谷，頭大尾小而短，色青黃或白斑也。蝘蜓生人家屋壁間，似蛇

---

① 本經：《本經》《別錄》（《藥對》）見《證類》卷 21"石龍子"　味鹹，寒，有小毒。主五癃邪結氣，破石淋下血，利小便水道。一名蜥蜴，一名山龍子，一名守宮，一名石蜴。生平陽川谷及荆山石間。五月取，著石上令乾。（惡硫黃、斑貓、蕪荑。）

② 別錄：見上注。

③ 繁露注：（**按**：查《春秋繁露》《演繁露》等書，未能溯得其源。）

④ 別錄：見本頁注①白字。（**按**：誤注《別錄》，當出《本經》。）

⑤ 許慎：《説文·易部》　易，蜥易，蝘蜓，守宮也。象形。

⑥ 陸佃：《埤雅》卷 11"釋蟲·易"　……《周易》之義，疑出於此，取其陰陽構合。而易一曰蜥易，日十二時變色，故曰易也。舊説蜥易嘔雹，蓋龍善變，蜥易善易，故乾以龍況爻，其書謂之易爻者，言乎其變也……

⑦ 弘景：《集注》見《證類》卷 21"石龍子"　……按東方朔云：是非守宮，則蜥蜴如此，蝘蜓名守宮矣……今此一名守官，猶如野葛、鬼白之義也，殊難分別。

⑧ 別錄：見本頁注①。

⑨ 保昇：《蜀本草》見《證類》卷 21"石龍子"　《蜀本》：《圖經》云：長者一尺，今出山南襄州、安州、申州。以三月、四月、八月、九月採，去腹中物，火乾之。

⑩ 弘景：《集注》見《證類》卷 21"石龍子"　陶隱居云：其類有四種：一大形，純黃色，爲蛇醫母，亦名蛇舅母，不入藥。次似蛇醫，小形長尾，見人不動，名龍子。次有小形而五色，尾青碧可愛，名蜥蜴，並不螫人。一種喜緣籬壁，名蝘蜓，形小而黑，乃言螫人必死，而未常聞中人……

⑪ 恭：《唐本草》見《證類》卷 21"石龍子"　《唐本》注云：此言四種者，蛇師，生山谷，頭大尾短小，青黃或白斑者是。蝘蜓，似蛇師，不生山谷，在人家屋壁間，荆楚及江淮人名蝘蜓，河濟之間名守宮，亦名榮螈，又名蠍虎，以其常在屋壁，故名守宮，亦名壁宮，未必如術飼朱點婦人也，此皆假釋爾。其名龍子及五色者，並名蜥蜴，以五色者爲雄而良，色不備者爲雌，劣爾，形皆細長，尾與身相類，似蛇著四足，去足便直蛇形也……

師，即守宮也，一名蠑螈。《爾雅》互言之，並非真説。【頌①曰】《爾雅》以蠑螈、蜥蜴、蝘蜓、守宮爲一物。《方言》以在草爲蜥蜴、蛇醫，在壁爲守宮、蝘蜓。《字林》以蠑螈爲蛇醫。據諸説，當以在草澤者爲蠑螈、蜥蜴，在屋壁者爲蝘蜓、守宮也。入藥以草澤者爲良。【時珍曰】諸説不定。大抵是水、旱二種，有山石、草澤、屋壁三者之異。《本經》惟用石龍，後人但稱蜥蜴，實一物也。且生山石間，正與石龍、山龍之名相合，自與草澤之蛇師、屋壁之蝘蜓不同。蘇恭言蛇師生山谷，以守宮爲蠑螈，蘇頌以草澤者入藥，皆與《本經》相戾。術家祈雨以守宮爲蜥蜴，謬誤尤甚。今將三者攷正于左，其義自明矣。生山石間者曰石龍，即蜥蜴，俗呼猪婆蛇。似蛇有四足，頭扁尾長，形細，長七八寸，大者一二尺，有細鱗金碧色。其五色全者爲雄，入藥尤勝。生草澤間者曰蛇醫，又名蛇師、蛇舅母、水蜥蜴、蠑螈，俗亦呼猪婆蛇。蛇有傷，則銜草以敷之，又能入水與魚合，故得諸名。狀同石龍而頭大尾短，形粗，其色青黄，亦有白斑者，不入藥用。生屋壁間者曰蝘蜓，即守宮也。似蛇醫而短小，灰褐色，並不螫人，詳本條。又按《夷堅志》②云：劉居中見山中大蜥蜴百枚，長三四尺，光膩如脂，吐雹如彈丸，俄頃風雷作而雨雹也。【宗奭③曰】有人見蜥蜴從石罅中出，飲水數十次，石下有水雹一二升。行未數里，雨雹大作。今人用之祈雨，蓋取此義。

【修治】【時珍曰】古方用酥炙或酒炙。惟治傳尸勞瘵天靈蓋丸，以石蜥蜴連腸肚，以醋炙四十九遍用之，亦一異也。

【氣味】鹹，寒，有小毒。【之才④曰】惡硫黄、蕪荑、斑蝥。【主治】五癃邪結氣，利小便水道，破石淋下血。《别録》⑤。消水飲陰㿉，滑竅破血。娠婦忌用。時珍。

【發明】【宗奭⑥曰】蜥蜴能吐雹祈雨，故能治癃淋，利水道。【時珍曰】其功長於利水，故《千金》⑦治癥結水腫，尸疰留飲，有蜥蜴丸。《外臺》治陰㿉用之，皆取其利水也。劉涓子用同斑蝥、地膽治瘻疾，取其利小便，解二物之毒也。

———————————

① 頌：《圖經》見《證類》卷21"石龍子" ……謹按《爾雅》云：蠑螈，蜥蜴。蜥蜴，蝘蜓，守宮也。疏釋曰：《詩·小雅·正月》云：胡爲虺蜴，蜴音易此也。四者一物，形狀相類而四名也。《字林》云：蠑螈，蛇醫也。《説文》云：在草曰蜥蜴，在壁曰蝘蜓。《方言》云：秦、晉、西夏謂之守宮，或謂之蠦蠌（音廛），或謂之刺易，南陽人呼蝘蜓，其在澤中者，謂之易蜥，楚謂之蛇醫，或謂之蠑螈……然則入藥當用草澤者，以五色具者爲雄而良，色不具者爲雌，乃劣耳。

② 夷堅志：《夷堅志》乙卷13"嵩山三異" 劉居中，京師人……大蜥蜴數百，皆長三四尺，人以食就手飼之，拊摩其體，膩如脂。一日，聚繞水盆邊，各就取水。纔入口，即吐出，已圓結如彈丸，積之於側，俄頃間纍纍滿地。忽震雷一聲起，彈丸皆失去。明日山下人來，言昨正午雨雹大作，乃知蜥蜴所爲者此也……

③ 宗奭：《衍義》卷17"石龍子" ……有樵者於澗下行，見一蜥蜴自石罅中出，飲水訖而入。良久，凡百十次尚不已。樵者疑，不免翻石視之，有冰雹一二升。樵人訝而去，行方三五里，大雨至，良久風雹暴作。今之州縣依法，用此祈雨。《經》云：治五癃，破石淋，利水道，亦此義乎。

④ 之才：古本《藥對》見2842頁注①括號中七情文。

⑤ 别録：見2842頁注①白字。（按：誤注出處，當出《本經》。）

⑥ 宗奭：見本頁注③。

⑦ 千金：《千金方》卷11"堅癥積聚第五" 蜥蜴丸：癥堅水腫，蠱尸百注，遁注尸注，骨血相注，惡氣鬼忤，蟲毒邪氣往來，夢寤存亡，留飲結積……

【附方】新二。小兒陰瘡。用蜥蜴一枚燒灰，酒服。《外臺秘要》①。諸瘻不愈。用蜥蜴炙三枚，地膽炒三十枚，斑蝥炒四十枚，爲末，蜜丸小豆大。每服二丸，白湯下。治諸法不效者。《劉涓子鬼遺方》②。

肝。【主治】缺。

【附方】新一。去生胎。蜥蜴肝、蛇脱皮等分，以苦酒和匀，摩妊婦臍上及左右令温，胎即下也。《聖惠》③。

守宮《綱目》

【釋名】壁宮蘇恭④、壁虎時珍、蝎虎蘇恭、蝘蜓音偃珍。○【弘景⑤曰】蝘蜓喜緣籬壁間，以朱飼之，滿三斤殺，乾末以塗女人身，有交接事便脱，不爾如赤誌，故名守宮。而蜥蜴亦名守宮，殊難分別。按東方朔云，若非守宮則蜥蜴是矣。【恭⑥曰】蝘蜓又名蝎虎，以其常在屋壁，故名守宮，亦名壁宮。飼朱點婦人，謬說也。【時珍曰】守宮善捕蝎、蠅，故得虎名。《春秋考異郵》⑦云：守宮食蠆，土勝水也。點臂之說，《淮南萬畢術》⑧、張華《博物志》⑨、彭乘《墨客揮犀》⑩皆有其法，大

---

① 外臺秘要：《外臺》卷36"小兒疝氣陰瘡方" 《備急》療小兒瘰方：以蜥蜴一枚，燒灰末，以酒服之。

② 劉涓子鬼遺方：《聖惠方》卷66"治一切瘻諸方" 治一切瘻，斑貓圓方：斑貓(三十枚，去頭足翅，糯米拌炒，令米黃)、蜥蜴(三枚，炙令黃)、地膽(四十枚，去頭足翅，糯米拌炒，令米黃)，右件藥擣羅爲末，煉蜜和圓如黑豆大，每日空心及晚食後以温酒下二十圓。(**按**：查《劉涓子鬼遺方》無此方。)

③ 聖惠：《普濟方》卷343"下胎" 治妊娠或以不理，欲去胎(出《肘後方》)：用守宮肝 蛇脱皮，以苦酒和，摩塗臍上及左右令温，胎即下。(**按**：今本《聖惠方》及《肘後方》皆無此方。)

④ 蘇恭：《唐本草》見《證類》卷21"石龍子" 《唐本》注云：此言四種者……蝘蜓……又名蝎虎……(**按**："釋名"項下"蘇恭"皆同此。)

⑤ 弘景：《集注》見《證類》卷21"石龍子" 陶隱居……按東方朔云：是非守宮，則蜥蜴，如此蝘蜓名守宮矣。以朱飼之，滿三斤，殺，乾末。以塗女子身，有交接事便脱，不爾如赤志，故謂守宮。今此一名守宮，猶如野葛、鬼臼之義也，殊難分別。

⑥ 恭：《唐本草》見《證類》卷21"石龍子" 《唐本》注云……蝘蜓……亦名榮螈(音元)，又名蝎虎，以其常在屋壁，故名守宮，亦名壁宮，未必如術飼朱點婦人也，此皆假釋爾……

⑦ 春秋考異郵：《御覽》卷946"守宮" 《春秋考異郵》曰：土勝水，故守宮食蠆。(宋均曰：守宮生於土。蠆，藏物，屬坎，水也。)

⑧ 淮南萬畢術：《御覽》卷946"守宮" 《淮南萬畢術》……又曰：守宮飾女臂，有文章。取守宮新合陰陽已，牝牡各一，藏之甕中，陰乾百日，以飾女臂，則生文章。與男子合陰陽，輒滅去。

⑨ 博物志：《博物志》卷2 蜥蜴，或名蝘蜓。以器養之，食以朱砂，體盡赤。所食滿七斤，治擣萬杵，點女人支體，終身不滅，有房室事則滅，故號守宮。

⑩ 墨客揮犀：《墨客揮犀》卷3 熙寧中，京師久旱。按古法，令坊巷各以大瓮貯水，插柳枝，泛蜥蜴，使青衣小兒環繞，呼曰：蜥蜴蜥蜴，興雲吐霧，降雨滂沱，放爾歸去。開封府准堂劄責坊巷等觀祈雨甚急，而不能盡得蜥蜴，往往以蝎虎代之。蝎虎入水即死，無能神變者也。小兒更其語曰：冤苦冤苦，我是蝎虎。似憑昏昏，怎得甘雨。(**按**：此書無守宮點臂説。)

抵不真。恐別有術，今不傳矣。揚雄《方言》①云：秦、晉、西夏謂之守宮，亦曰蠦蠪。南陽人呼爲蝘
蜒，在澤中者謂之蜥蜴，楚人謂之蟒蜥。

【集解】〔時珍曰〕守宮，處處人家墻壁有之。狀如蛇醫，而灰黑色，扁首長頸，細鱗四足，長
者六七寸，亦不聞噬人。南方有十二時蟲，即守宮之五色者，附見於下。

【附録】十二時蟲。〔時珍曰〕十二時蟲，一名避役，出容州、交州諸處，生人家籬壁、樹木
間，守宮之類也。大小如指，狀同守宮，而腦上連背有肉鬣如冠幘，長頸長足，身青色，大者長尺許，
尾與身等，噬人不可療。《嶺南異物志》②言：其首隨十二時變色，見者主有喜慶。《博物志》③言：其
陰多緗緑，日中變易，或青或緑，或丹或紅。《北户録》④言：不能變十二色，但黄、褐、青、赤四色而
已。竊按：陶弘景言石龍五色者爲蜥蜴。陸佃言蜥蜴能十二時變易，故得易名。若然，則此蟲亦蜥
蜴矣，而生籬壁間，蓋五色守宮爾。陶氏所謂守宮螫人必死，及點臂成誌者，恐是此物。至若尋常守
宮，既不堪點臂，亦未有螫人至死者也。

【氣味】鹹，寒，有小毒。【主治】中風癱瘓，手足不舉，或歷節風痛，及
風痙驚癇，小兒疳痢，血積成痞，癘風瘰癧，療蝎螫。時珍。

【發明】〔時珍曰〕"守宮"舊附見于"石龍"下，云不入藥用。近時方術多用之。楊仁齋言驚
癇皆心血不足，其血與心血相類，故治驚癇，取其血以補心。其説近似，而實不然。蓋守宮食蝎蠆，
蝎蠆乃治風要藥。故守宮所治風痙驚癇諸病，亦猶蜈、蝎之性能透經絡也。且入血分，故又治血病
瘡瘍。守宮袪風，石龍利水，功用自别，不可不知。

【附方】新十四。小兒臍風。用壁虎後半截焙，爲末，男用女乳，女用男乳，調匀，入稀雞
矢少許，摻舌根及牙關。仍以手蘸摩兒，取汗出。甚妙。《筆峰雜興方》⑤。 久年驚癇。守宮膏：
用守宮一個，剪去四足，連血研爛，入珍珠、麝香、龍腦香各一字，研匀，以薄荷湯調服。仍先或吐或
下去痰涎，而後用此，大有神效。《奇效方》⑥。 小兒撮口。用朱砂末安小瓶内，捕活蝎虎一個入

① 方言：《方言》卷 8　守宮，秦、晉、西夏謂之守宮，或謂之蠦蠪（盧纏兩音），或謂之蜥易（南陽人又
　呼蝘蜒）。其在澤中者，謂之易蜴（音析）。南楚謂之蛇醫，或謂之蟒蜥（榮元兩音）……
② 嶺南異物志：《御覽》卷 950"十二時蟲"　《嶺南異物志》……又曰：南方有蟲，大如守宮，足長身
　青，肉鬣赤色，其首隨十二時變。子時鼠，丑時牛，亥時豬。性不傷人，名曰避役。見者有喜慶。
③ 博物志：《御覽》卷 950"十二時蟲"　《博物志》曰：交州南有蟲，長或一寸，大小如指，有廉棱（亡
　旦切），形似白石英，不知其名。視之無定色。在陰地色多緗緑，出日光中變易，或青或緑，或丹
　或黄，或紅或赤……（按：今本《博物志》無此文。）
④ 北户録：《北户録》卷 1"蛤蚧"　……又有十二時蟲，亦其類也。大者一尺，尾長於身，背生鬐鬣，
　行疾如箭。傳云自旦至暮，變十二般色。傷人必死。愚嘗獲一枚，閉於籠中翫之，止見變黄、褐、
　赤、黑四色。一云其首隨時輒十二屬形，乃言之過也。
⑤ 筆峰雜興方：（按：書佚，無可溯源。）
⑥ 奇效方：《奇效良方》卷 3"守宮膏"　治久年驚癇，心血不足。守宮（一個，即蝎虎也）、珍珠、麝香、
　片腦（各一字，研細），右將守宮一個，以鐵鈐鈐定，剪子取去四足，連血細研，入珍珠、麝香、片腦各
　一字許，研細，薄荷湯調作一服。先須用奪命散逐下痰涎，或用吐法，次服此藥，大有神效。蓋癇者，
　皆心血不足，此物可守宮，其血與心之血類也，取下如童女血，服之於心，故能補也，心全則病瘳也。

瓶中，食砂末月餘，待體赤，陰乾爲末。每薄荷湯服三四分。方廣《附餘》①。**心虛驚癇**。用褐色壁虎一枚，連血研爛，入朱砂、麝香末少許，薄荷湯調服。繼服二陳湯，神效。《仁齋直指》②。**癱瘓走痛**。用蝎虎即蝘蜓一枚炙黃，陳皮五分，罌粟殼一錢，甘草、乳香、沒藥各二錢半，爲末。每服三錢，水煎服。《醫學正傳》③。**歷節風痛**不可忍者。壁虎丸：用壁虎三枚生研，蠐螬三枚，〔濕〕紙包煨研，地龍五條生研，草烏頭三枚生研，木香五錢，乳香末二錢半，麝香一錢，龍腦五分，合研成膏，入酒糊搗丸如梧桐子大。每日空心乳香酒服三十丸，取效。《總錄》④。**破傷中風**。身如角弓反張，筋急口噤者，用守宮丸治之。守宮炙乾去足七枚，天南星酒浸三日晒乾一兩，膩粉半錢，爲末，以薄麵糊丸綠豆大。每以七丸，酒灌下，少頃汗出得解，更與一服，再汗即差。或加白附子一兩，以蜜丸。《聖惠方》⑤。**癧風成癩**。祛風散：用東行蝎虎一條焙乾，大鹽沙五升水淘炒，各爲末，以小麥麵四升，拌作絡索，曝乾研末。每服一二合，煎柏葉湯下，日三服，取效。《衛生寶鑑》⑥。**瘰癧初起**。用壁虎一枚，焙研。每日服半分，酒服。《青囊》⑦。**血積成塊**。用壁虎一枚，白麵和一鴨子大，包裹研爛，作餅烙熟食之，當下血塊。不過三五次即愈，甚驗。《青囊》⑧。**小兒疳疾**。蝎虎丹：治一切疳瘦、下痢，證候全備，及無辜疳毒如邪病者。用乾雄蝎虎一個微炙，蝸牛殼、蘭香根、靛花、雄黃、麝香各一分，龍腦半分，各研爲末，米醋煮糊丸黍米大。每脂麻湯下十

---

① 方廣附餘：《丹溪心法附餘》卷22"小兒諸病" 治撮口……一方：取活蝎虎一箇（江南名壁虎），裝內硃砂細末瓶內，封口，食砂月餘，取出，其身赤色，陰乾，爲細末，每服一二分，酒下，大效。

② 仁齋直指：《仁齋小兒方》卷2"定癇治法" 蝎虎散：不驚癇屢效。褐色生蝎（一個，連血細研），右入朱砂末並麝少許，同研，薄荷調作一服，數年癇癇亦作效。蓋癇疾皆心血虛滯，生蝎可以官守其血，繼是，即以二陳湯與之。若無生蝎，當性雄豬心血代用，入於代赭石散中，亦作效。

③ 醫學正傳：《醫學正傳》卷1"中風" 如神救苦散：治癱瘓手足走痛不止（非痛勿用）。御米殼（蜜炒，一錢）、陳皮（五錢）、壁虎（炙黃，即蝘蜓也）、乳香、沒藥、甘草（各二錢半），爲末，每服三錢，煎服。

④ 總錄：《聖濟總錄》卷10"歷節風" 治歷節風疼痛發歇，不可忍，麝香丸方：蠐螬（濕紙裹煨熟，研，三枚）、壁虎（研，三枚）、地龍（去泥，研，五條）、乳香（研，一分）、草烏頭（三枚，生，去皮）、木香（半兩）、麝香（研，一錢）、龍腦（研，半錢），右八味，將草烏頭、木香，搗羅爲末，合研勻爲丸，如乾入少酒煮麵糊，如梧桐子大，每服三十丸，臨臥乳香酒下。

⑤ 聖惠方：《聖惠方》卷21"治破傷風諸方" 治破傷風，如角弓反張，筋脉拘急，口噤，宜服此方：辟宮子（七枚，微炙）、天南星（一兩，炮裂）、膩粉（一兩）、白附子（一兩，炮裂），右件藥搗羅爲末，煉蜜和圓如綠豆大，每服不計時候以溫酒調下七圓，以汗出爲效，未汗再服。

⑥ 衛生寶鑑：《衛生寶鑑》卷9"癧風論" 治癧風神效，祛風散：大鹽砂（五升，篩淨，水淘二遍，曬乾）、東行蝎虎（一條，焙乾，白麵四斤或五斤，拌鹽砂爲絡索，曬乾），右爲末，每服一二合，熬柏葉湯調服，食前，日三服。

⑦ 青囊：（**按**：未能溯得其源。）

⑧ 青囊：《秘傳經驗方》"治瘤疾" 用壁虎一箇，白麵和成一塊，如鴨胆大，將壁虎入麵內，研勻作燒餅與患人食之，遂下血塊。不過三五箇即愈，已經驗。（**按**：《秘傳經驗方》爲《青囊雜纂》子書。）

丸,日二服,取效。《奇效良方》①。蠆蝎螫傷。端午日午時收壁虎一枚,以雞膽開一竅盛之,陰乾。每以一星敷上即止,神效。《青囊》②。反胃膈氣。地塘蟲即壁虎也,七個,砂鍋炒焦,木香、人參、朱砂各一錢半,乳香一錢,爲末,蜜丸梧子大。每服七丸,木香湯下,早晚各一服。《丹溪摘玄》③。癰瘡大痛。壁虎焙乾研末,油調傅之,即止。《醫方摘要》④。

糞。【主治】爛赤眼。時珍。

【附方】新一。胎赤爛眼,昏暗。用蝎虎數枚,以罐盛黄土按實,入蝎虎在内,勿令損傷。以紙封口,穿數孔出氣。候有糞數粒,去糞上一點黑者,只取一頭白者,唾津研成膏,塗眼睫周回,不得揩拭。來早以溫漿水洗三次,甚效。《聖濟總録》⑤。

蛤蚧 宋《開寶》⑥

【釋名】蛤蟹《日華》⑦、僊蟾。【志⑧曰】一雌一雄,常自呼其名。【時珍曰】蛤蚧因聲而名,僊蟾因形而名。嶺南人呼蛙爲蛤,又因其首如蛙、蟾也。雷斅以雄爲蛤,以雌爲蚧,亦通。

【集解】【志⑨曰】蛤蚧生嶺南山谷,及城牆或大樹間。形如大守宫,身長四五寸,尾與身等。最惜其尾,見人取之,多自囓斷其尾而去。藥力在尾,尾不全者不效。揚雄《方言》云:桂林之中,守

① 奇效良方:《普濟方》卷383"無辜疳" 蠍虎丹:治小兒無辜疳,截疳祛毒。乾蠍虎(雄者,微炙)、蝸牛殼、蘭香根、靛花(各一分)、雄黄(細研)、麝香(研,各一分)、龍腦(研,半分),右爲細末,米醋打麵糊和如黍米大,每服十粒,煎芝麻湯下服,乳食後。(按:《奇效良方》無此方,今另溯其源。)
② 青囊:(按:未能溯得其源。)
③ 丹溪摘玄:《丹溪摘玄》卷12"翻胃門" 治翻胃膈氣:乳香(一錢)、木香、朱砂(各一錢五分)、地塘蟲(七個,即壁虎,沙鍋炒),又末之,蜜丸梧子大,每七十丸,日二服,木香湯下。即以乳香浸酒下尤妙。
④ 醫方摘要:《醫方摘要》卷9"癰疽" 一方:治癰瘡大痛。壁虎(即蠅虎),焙乾研末,油調敷,即止。
⑤ 聖濟總録:《聖濟總録》卷102"目胎赤" 治胎赤眼連睫,赤爛昏暗,服藥久無應者,妙應膏方:蠍虎(活者數枚),右一味,用一水罐盛黄土,按急實,入蠍虎在罐内,不令損傷,仍愛護其尾,用紙系罐口,於紙面上著箸數眼子令出氣,後有糞數粒,不要糞上一頭黑者,只要一頭白者。如有病,每用津唾研成膏,塗在眼睫毛周回,不得揩拭,候來日早以溫漿水洗過眼。使三次,立效。
⑥ 開寶:《開寶》見《證類》卷22"蛤蚧" 味鹹,平,有小毒。主久肺勞傳尸,殺鬼物邪氣,療欬嗽,下淋瀝,通水道。生嶺南山谷及城牆或大樹間。身長四五寸,尾與身等。形如大守宫,一雄一雌,常自呼其名,曰蛤蚧。最護惜其尾,或見人欲取之,多自齧斷其尾,人即不取之。凡採之者,須存其尾,則用之力全故也。《方言》曰:桂林之中,守宫能鳴者,謂蛤蚧。蓋相似也。
⑦ 日華:《日華子》見《證類》卷22"蛤蚧" ……又名蛤蟹……
⑧ 志:見本頁注⑥。
⑨ 志:見上注。

宮能鳴者，俗謂之蛤蚧，蓋相似也。【禹錫①曰】按《嶺表録異》云：蛤蚧首如蝦蟆，背有細鱗，如蠶子，土黃色，身短尾長。多巢於榕木及城樓間，雌雄相隨，旦暮則鳴。或云鳴一聲是一年者。俚人采鬻，云治肺疾。【珣②曰】生廣南水中，夜即居於榕樹上。雌雄相隨，投一獲二。近日西路亦有之，其狀雖小，滋力一般。俚人採之割腹，以竹張開，曝乾鬻之。【頌③曰】人欲得首尾全者，以兩股長柄鐵叉，如粘黐（等）〔竿〕狀，伺於榕木間，以叉刺之，一股中腦，一股著尾，故不能囓也。入藥須雌雄兩用。或云陽人用雄，陰人用雌。【斅④曰】雄爲蛤，皮粗口大，身小尾粗；雌爲蚧，皮細口尖，身大尾小。【時珍曰】按段公路《北戶録》⑤云：其首如蟾蜍，背綠色，上有黃斑點，如古錦紋，長尺許，尾短，其聲最大，多居木竅間，亦守宮、蜥蜴之類也。又顧（玠）〔岕〕《海槎録》⑥云：廣西橫州甚多蛤蚧，牝牡上下相呼累日，情洽乃交，兩相抱負，自墮于地。人往捕之，亦不之覺，以手分劈，雖死不開。乃用熟稿草細纏，蒸過曝乾售之，煉爲房中之藥甚效。尋常捕者，不論牝牡，但可爲雜藥及獸醫方中之用耳。

【修治】【斅⑦曰】其毒在眼。須去眼及甲上、尾上、腹上肉毛，以酒浸透，隔兩重紙緩焙令乾，以瓷器盛，懸屋東角上一夜用之，力可十倍，勿傷尾也。【《日華》⑧曰】凡用去頭足，洗去鱗鬣內不净，以酥炙用，或用蜜炙。【李珣⑨曰】凡用須炙令黃色，熟搗。口含少許，奔走不喘息者，爲真也。宜丸散中用。

【氣味】鹹，平，有小毒。【《日華》⑩曰】無毒。【主治】久咳嗽，肺勞傳尸，殺

---

① 禹錫：《嘉祐》見《證類》卷22"蛤蚧"　按《嶺表録異》云：蛤蚧，首如蝦蟆，背有細鱗，如蠶子，土黃色，身短尾長。多巢於榕樹中，端州子牆內，有巢於廳署城樓間者，旦暮則鳴，自呼蛤蚧。或云鳴一聲是一年者。俚人採之鬻於市爲藥，能治肺疾。醫人云藥力在尾，尾不具者無功。

② 珣：《海藥》見《證類》卷22"蛤蚧"　謹按《廣州記》云：生廣南水中，有雌雄，狀若小鼠，夜即居於榕樹上，投一獲二……俚人採之，割腹以竹開張，曝乾，鬻於市，力在尾，尾不全者無效。彼人用療折傷。近日西路亦出，其狀雖小，滋力一般……

③ 頌：《圖經》見《證類》卷22"蛤蚧"　……人欲得其首尾完者，乃以長柄兩股鐵叉，如粘黐（竿）〔竿〕狀，伺於榕木間，以叉刺之，皆一股中腦，一股著尾，故不能囓也。行常一雄一雌相隨，入藥亦須兩用之。或云陽人用雌，陰人用雄。

④ 斅：《炮炙論》見《證類》卷22"蛤蚧"　雷公云：凡使，須認雄雌。若雄爲蛤，皮粗口大，身小尾粗。雌爲蚧，口尖，身大尾小……

⑤ 北戶録：《北戶録》卷1"蛤蚧"　蛤蚧首如蟾蜍，背淺綠色，上有土黃斑點，若古錦文。長尺餘，尾絕短。其族則守宮。刺蝎……蠮螉……多居古木竅間，自呼其名，聲絕大。或云一年一聲。驗之非也……

⑥ 海槎録：（按：已查原書，未能溯得其源。）

⑦ 斅：《炮炙論》見《證類》卷22"蛤蚧"　……凡修事服之，去甲上、尾上并腹上肉毛，毒在眼。如斯修事了，用酒浸，纏乾，用紙兩重，於火上緩隔焙紙炙，待兩重紙乾，焦透後，去紙，取蛤蚧於瓷器中盛，於東舍角畔懸一宿，取用，力可十倍。勿傷尾，效在尾也。

⑧ 日華：《日華子》見《證類》卷22"蛤蚧"　……合藥去頭、足，洗去鱗鬣內不净，以酥炙用，良。

⑨ 李珣：《海藥》見《證類》卷22"蛤蚧"　……並宜丸散中使。凡用，炙令黃熟，熟搗，口含少許奔走，令人不喘者，是其真也。

⑩ 日華：《日華子》見《證類》卷22"蛤蚧"　無毒……

鬼物邪氣，下淋瀝，通水道。《開寶》①。下石淋，通月經，治肺氣，療欬血。《日華》②。肺痿咯血，欬嗽上氣，治折傷。《海藥》③。補肺氣，益精血，定喘止嗽，療肺癰消渴，助陽道。時珍。

【發明】【宗奭④曰】補肺虛勞嗽有功。【時珍曰】昔人言補可去弱，人參、羊肉之屬。蛤蚧補肺氣，定喘止渴，功同人參；益陰血，助精扶羸，功同羊肉。近世治勞損痿弱，許叔微⑤治消渴，皆用之，俱取其滋補也。劉純⑥云：氣液衰、陰血竭者，宜用之。何大英⑦云：定喘止嗽，莫佳於此。

【附方】舊二。久嗽肺癰。宗奭⑧曰：久嗽不愈，肺積虛熱成癰，欬出膿血，曉夕不止，喉中氣塞，胸膈噎痛。用蛤蚧、阿膠、鹿角膠、生犀角、羚羊角各二錢半，用河水三升，銀石器內文火熬至半升，濾汁。時時仰臥細呷，日一服。張刑部子皋病此，田樞密況授方，服之遂愈。喘嗽面浮，并四肢浮者。蛤蚧一雌一雄，頭尾全者，法酒和蜜塗之，炙熟，紫團人參似人形者，半兩爲末，化蠟四兩，和作六餅。每煮糯米薄粥一盞，投入一餅攪化，細細熱呷之。《普濟》⑨。

鹽龍《綱目》

【集解】【時珍曰】按何(遠)〔薳〕《春渚紀聞》⑩云：宋徽宗時，將軍蕭注破南蠻，得其所養鹽

---

① 開寶：見 2847 頁注⑥。
② 日華：《日華子》見《證類》卷22"蛤蚧"　……治肺氣，止嗽，并通月經，下石淋及治血……
③ 海藥：《海藥》見《證類》卷22"蛤蚧"　……彼人用療折傷……主肺痿上氣，咯血，咳嗽……
④ 宗奭：《衍義》卷17"蛤蚧"　補肺虛勞嗽有功。
⑤ 許叔微：《本事方》卷6"諸嗽虛汗消渴"　治渴疾飲水不止，神效散：白浮石、蛤粉、蟬殼(各等分)，右細末，用鯽魚膽七箇，調三錢服，不拘時候，神效。(按：查許叔微《本事方》及其《後方》，未見用蛤蚧。其治渴之方乃用"蛤粉"，《綱目》卷44"鯽魚"誤引作"蛤蚧"，故時珍據此而發此論。)
⑥ 劉純：《玉機微義》卷9"升陽滋陰之劑"　黃芪鼈甲散……如氣液衰，陰血竭，古方有兼用烏梅、蛤蚧、豬腎、脊髓、人屎等物，皆其法也。
⑦ 何大英：(按：《發明證治》未見原書，待考。)
⑧ 宗奭：《衍義》卷17"蛤蚧"　治久嗽不愈，肺間積虛熱，久則成瘡，故嗽出膿血，曉夕不止。喉中氣塞，胸膈噎痛，蛤蚧、阿膠、生犀角、鹿角膠、羚羊角一兩，除膠外，皆爲屑，次入膠，分四服。每服用河水三升，於銀石器中慢火煮至半升，濾去滓，臨臥微溫細呷，其滓候服盡再搥，都作一服，以水三升，煎至半升，如前服。若病人久虛不喜水，當遞減水。張刑部子皋病極，田樞密況送此方，遂愈。
⑨ 普濟：《普濟方》卷28"肺氣面目四肢浮腫"　獨聖餅：治肺喘嗽，面腫，四肢浮。蛤蚧(一對，雌雄，頭尾全者，净洗，可用法酒和蜜塗炙熟)、人參(紫團參一株，如人形者良)，右搗羅爲末，鎔蠟四兩，濾去滓，和藥末作六餅子，每服空心用糯作薄粥一盞，投藥一餅，趁熟細細呷之。
⑩ 春渚紀聞：《春渚紀聞》卷4"雜記·鹽龍"　蕭注：從狄殿前之破蠻洞也，收其寶貨珍異，得一龍，長尺餘，云是鹽龍，蠻人所豢也。藉以銀盤中，置玉盂，以玉筯撬海鹽飲之，每鱗甲中出鹽如雪，則收取，用酒送一錢匕，專主興陽。而前此無説者，何也？後因蔡元度就其體舐鹽，而龍死，其家以鹽封其遺體三數日，用亦大有力。後聞此龍歸蔡元長家云。

龍,長尺餘,藉以銀盤,中置玉盂,以玉筯摭海鹽飼之。每鱗中出鹽則收取,云能興陽事,每以溫酒服一錢匕。後龍爲蔡京所得,及死,以鹽封,數日取用亦有力。愚按此物生于殊方,古所不載,而有此功,亦希物也。因附于此以俟。

鱗之二 蛇類一十七種

蛇蛻《本經》①下品

【釋名】蛇皮甄權②、蛇殼俗名、龍退《綱目》、龍子衣《本經》③、龍子皮《別錄》④、弓皮《本經》、蛇符《別錄》⑤、蛇筋吳普⑥。○【時珍曰】蛇字,古文象其宛轉有盤曲之形。蛻音脱,又音退,退脱之義也。龍、弓、符、筋,並後世(瘦)〔廋〕隱之名耳。

【集解】【《別錄》⑦曰】生荆州川谷及田野。五月五日、十五日取之,良。【弘景⑧曰】草中少見此蝮蛻,惟有長者,多是赤蝬、黃頷輩,其皮不可辨,但取石上完全者爲佳。【頌⑨曰】南中木石上,及人家墻屋間多有之。蛇蛻無時,但着不(爭)〔净〕即脱。或大飽亦脱。

【(○)〔修治〕】【斅⑩曰】凡使,勿用青、黃、蒼色者,只用白色如銀者。先于地下掘坑,深一尺二寸,安蛻于中,一宿取出,醋浸炙乾用。【時珍曰】今人用蛇蛻,先以皂莢水洗净纏竹上,或酒,或醋,或蜜浸,炙黃用。或燒存性,或鹽泥固煅,各隨方法。

【氣味】鹹、甘,平,無毒。火熬之良。【權⑪曰】有毒。○畏磁石及酒。○孕婦忌用。【主治】小兒百二十種驚癇,蛇癇,癲疾瘲瘲,弄舌搖頭,寒熱腸痔,蟲

---

① 本經:《本經》《別錄》(《藥對》)見《證類》卷 22 "蛇蛻" 味鹹,甘,平,無毒。主小兒百二十種驚癇瘲瘲、癲疾、寒熱、腸痔、蟲毒、蛇癇,弄舌搖頭,大人五邪,言語僻越,惡瘡,嘔欬,明目。火熬之良。一名龍子衣,一名蛇符,一名龍子皮,一名龍子單衣,一名弓皮。生荆州川谷及田野。五月五日、十五日取之良。(畏磁石及酒。)

② 甄權:《藥性論》見《證類》卷 22 "蛇蛻" 蛇蛻皮,臣,有毒……

③ 本經:見本頁注①白字。(按:"釋名"項下"本經"同此。)

④ 別錄:見本頁注①。

⑤ 別錄:見本頁注①白字。(按:誤注出處,當出《本經》。)

⑥ 吳普:《御覽》卷 934 "蛇下" 《吳氏本草經》曰:蛇脱……一名蛇筋……

⑦ 別錄:見本頁注①。

⑧ 弘景:《集注》見《證類》卷 22 "蛇蛻" 陶隱居云:草中不甚見此、蝮蛻,惟有長者,多是赤蝬、黃頷輩,其皮不可復識,今往往得爾,皆須完全。石上者彌佳……

⑨ 頌:《圖經》見《證類》卷 22 "蚺蛇膽" ……今南中於木石上及人家屋栱間多有之。古今方書用之最多。或云:蛇蛻無時,但著不净物則脱矣……

⑩ 斅:《炮炙論》見《證類》卷 22 "蛇蛻" 雷公:凡使,勿用青、黃、蒼色者,要用白如銀色者。凡欲使,先於屋下以地掘一坑,可深一尺二寸,安蛇皮於中一宿,至卯時出,用醋浸一時,於火上炙乾用之。

⑪ 權:見本頁注②。/古本《藥對》見本頁注①括號中七情文。

毒。《本經》①。大人五邪，言語僻越，止嘔逆，明目。燒之療諸惡瘡。《別録》②。喉痺，百鬼魅。甄權③。炙用辟惡，止小兒驚悸客熱。煎汁，傅癰瘍，白癜風，催生。《日華》④。安胎。孟詵⑤。止瘧。【藏器⑥曰】正發日取塞兩耳，又以手持少許，并服鹽醋汁令吐。辟惡，去風，殺蟲。燒末服，治婦人吹奶，大人喉風，退目翳，消木舌。傅小兒重舌重齶，唇緊解顱，面瘡月蝕，天泡瘡，大人丁腫，漏瘡腫毒。煮湯，洗諸惡蟲傷。時珍。

【發明】【宗奭⑦曰】蛇蜕，從口退出，眼睛亦退。今眼藥及去翳膜用之，取此義也。【時珍曰】入藥有四義。一能辟惡，取其變化性靈也，故治邪僻、鬼魅、蠱瘧諸疾。二能去風，取其屬巽性竄也，故治驚癇、瘑駮、喉舌諸疾。三能殺蟲，故治惡瘡、痔漏、疥癬諸疾，用其毒也。四有蜕義，故治翳膜、胎産、皮膚諸疾，會意從類也。

【附方】舊十一，新二十一。喉痺。《心鏡》⑧治小兒喉痺腫痛，燒末，以乳汁服一錢。纏喉風疾氣閉者。《杜壬方》⑨用蛇蜕炙、當歸等分，爲末。温酒服一錢，取吐。○一方：用蛇皮揉碎燒烟，竹筒吸入即破。○一方：蛇皮裹白梅一枚，噙嚥。大小口瘡。蛇蜕皮水浸軟，拭口内，一二遍即愈。仍以藥貼足心。《嬰孩寶鑑》⑩。小兒木舌。蛇蜕燒灰，乳和服少許。《千金方》⑪。小兒重舌、《千金》⑫。小兒重齶。並用蛇蜕灰，醋調傅之。《聖惠方》⑬。小兒口緊。不

---

① 本經：見前頁注①白字。
② 別録：見本頁注①。
③ 甄權：《藥性論》見《證類》卷22"蛇蜕" ……能主百鬼魅，兼治喉痺……
④ 日華：《日華子》見《證類》卷22"蛇蜕" 治蠱毒，辟惡，止嘔逆，治小兒驚悸客忤，催生。癰瘍，白癜風，煎汁傅，入藥並炙用。
⑤ 孟詵：《食療》見《證類》卷22"蛇蜕" ……安胎。熬用之。
⑥ 藏器：《拾遺》見《證類》卷22"蛇蜕" 《陳藏器本草》云：蛇蜕，主瘧，取正發日，以蜕皮塞病人兩耳，臨發又以手持少許，并服一合鹽、醋汁，令吐也。
⑦ 宗奭：《衍義》卷17"蛇蜕" 從口翻退出，眼睛亦退。今合眼藥多用，取此義也。入藥洗净。
⑧ 心鏡：《證類》卷22"蛇蜕" 《食醫心鏡》：小兒喉痺腫痛：燒末，以乳汁服一錢匕。
⑨ 杜壬方：《證類》卷22"蛇蜕" 杜壬方：治纏喉風，咽中如束，氣不通。蛇蜕炙黄，以當歸等分，爲末，温酒調一錢匕，得吐愈。/《直指方》卷21"咽喉證治" 又喉風喉痺方：蛇皮（略洗過，日乾，剪作細屑）、白梅肉，右件研和爲圓含化，屢效。（按：《綱目》所引"一方……吸入即破"，未能溯得其源。）
⑩ 嬰孩寶鑑：《外臺》卷35"小兒口瘡方" 《救急》療小兒口瘡方：以蛇脱皮水漬令濕軟，拭口内瘡一兩遍，即差。（按：《幼幼新書》卷34"口瘡第一"引此方出《外臺》。《嬰孩寶鑑》乃誤書名。）
⑪ 千金方：（按：查《千金方》無此方，未能溯得其源。）
⑫ 千金：《千金方》卷5"小兒雜病第九" 治重舌，舌強不能放唾方……又方：取蛇蜕燒末，以雞毛蘸醇醋展藥，掠舌下愈。
⑬ 聖惠方：《聖惠方》卷82"治初生兒重齶重齗諸方" 治小兒重齶、重齗腫痛，口中涎出……又方：右以蛇蜕皮燒灰，研令細，以少許傅之，效矣。

能開合飲食,不語即死。蛇蛻燒灰,拭净傅之。《千金方》①。小兒解顱。蛇蛻熬末,以豬頰車髓和,塗之,日三四易。《千金方》②。小兒頭瘡、小兒面瘡、小兒月蝕。並用蛇蛻燒灰,臘豬脂和傅之。《肘後方》③。小兒吐血。蛇蛻灰,乳汁調服半錢。《子母秘録》④。痘後目瞖。周密《齊東埜語》⑤云:小兒痘後障瞖,用蛇蛻一條,洗焙,天花粉五分,爲末。以羊肝破開,夾藥縛定,米泔水煮食。予女及甥,皆用此得效,真奇方也。卒生瞖膜。蛇蛻皮一條,洗晒細剪,以白麵和作餅,炙焦黑色,爲末。食後温水服一錢,日二次。《聖惠方》⑥。小便不通。全蛇蛻一條,燒存性研,温酒服之。胎痛欲産,日月未足者。以全蛻一條,絹袋盛,遶腰繫之。《千金方》⑦。横生逆生,胞衣不下。《千金》⑧用蛇蛻炒焦爲末,向東酒服一刀圭,即順。○《十全博救方》⑨用蛇皮一條,瓶子内鹽泥固,煅研二錢,榆白〔皮〕湯服。○《濟生秘覽》⑩治逆生須臾不救,用蛇蛻一具,蟬蛻十四個,頭髮一握,並燒存性,分二服,酒下。仍以小針刺兒足心三七下,擦鹽少許,即生。婦人産難。蛇蛻泡水,浴産門,自易。《寶鑑》⑪。婦人吹乳。蛇皮一尺七寸,燒末,温酒一盞服。《産乳》⑫。腫毒無頭。蛇蛻灰,猪脂和塗。《肘後》⑬。石癰無膿,堅硬如石。

① 千金方:《千金方》卷6“唇病第五” 治緊唇方……又方:以蛇皮拭之,燒爲灰敷之。
② 千金方:《千金方》卷5“小兒雜病第九” 治小兒解顱方:熬蛇蛻皮,末之,和豬頰車中髓,敷頂上,日三四度。
③ 肘後方:《證類》卷22“蛇蛻” 《子母秘録》……又方:治小兒頭面身上生諸瘡:燒末,和豬脂傅上。/《肘後方》:小兒初生月蝕瘡及惡瘡:燒末,和豬脂,傅上。(按:時珍將不同主治之方合在一條,實出不同之書。)
④ 子母秘録:《證類》卷22“蛇蛻” 《子母秘録》:治小兒吐血:燒蛇蛻末,以乳汁調服。
⑤ 齊東埜語:《齊東野語》卷8“小兒瘡痘” ……次女瘡後餘毒上攻,遂成内障,目不辨人,極可憂。遍試諸藥,半月不驗。後得老醫一方:用蛇蛻一具,净洗,焙令燥,又天花粉即瓜蔞根等分,細末之,以羊子肝破開,入藥在内,麻皮縛定,用米泔水熟煮,切食之。凡旬餘而愈。其後程甥亦用此取效,真奇劑也。
⑥ 聖惠方:《聖惠方》卷33“治眼卒生瞖膜諸方” 治眼卒生瞖膜遮黑睛,宜服此方:蛇蛻皮(一條,細研),右以白麵和作餅子,炙令焦黑色,搗細羅爲散,每於食後及夜臨臥時,以温水調下一錢。
⑦ 千金方:《證類》卷22“蛇蛻” 《千金方》……又方:日月未足而欲産,以全蛇蛻一條,欲痛時,絹袋盛,繞腰。(按:今本《千金方》無此方。)
⑧ 千金:《千金方》卷2“逆生第七” 治逆生及横生不出,手足先見者:燒蛇蛻皮末,服一刀圭(亦云三指撮),面向東,酒服即順。
⑨ 十全博救方:《證類》卷22“蛇蛻” 《十全博救》:治横生難產方:蛇皮一條,瓶子内鹽泥固濟,存性燒爲黑灰。每服二錢,用榆白皮湯調服,立下。
⑩ 濟生秘覽:(按:書佚,無可溯源。)
⑪ 寶鑑:(按:查《衛生寶鑑》,未能溯得其源。)
⑫ 産乳:《證類》卷22“蛇蛻” 《楊氏產乳》:療兒吹著奶,疼腫欲作急療方:蛇蛻一尺七寸,燒令黑,細研,以好酒一盞,微温頓服,未甚效更服。
⑬ 肘後:《肘後方》卷5“治卒發丹火惡毒瘡方第三十八” 葛氏:大人小兒卒得惡瘡,不可名識者……又方:燒蛇皮,末,以豬膏和,塗之。

用蛇蛻皮貼之,經宿便愈。《總錄》①。 **諸漏有膿**。蛇蛻灰,水和,傅上,即蟲出。《千金方》②。
丁腫魚臍。《外臺》③用蛇蛻雞子大,水四升,煮三四沸,服汁立瘥。○《直指》④治魚臍瘡出水,
四畔浮漿。用蛇蛻燒存性研,雞子清和傅。 **惡瘡似癩**,十年不瘥者。全蛻一條燒灰,豬脂和傅。
仍燒一條,溫酒服。《千金方》⑤。 **癜風白駁**。《聖惠》⑥用蛇皮灰,醋調塗。○《外臺》⑦用〔蛇〕
蛻摩數百遍,令熱,棄草中勿回顧。 **陷甲入肉**痛苦。用蛇皮燒一具燒灰,雄黃一彈丸,同研末。
先以溫漿洗瘡,針破貼之。初虞世方⑧。 **耳忽大痛**,如有蟲在內奔走,或血水流出,或乾痛不可
忍者。蛇退皮燒存性研,鵝翎吹之立愈。經驗秘方也。○楊拱《醫方摘要》⑨。

蚺蛇蚺音髯○《別錄》⑩下品

【釋名】南蛇《綱目》、埋頭蛇。【時珍曰】蛇屬紆行,此蛇身大而行更紆徐,冉冉然也,
故名蚺蛇。或云鱗中有毛如髯也。產於嶺南,以不舉首者爲真,故世稱爲南蛇、埋頭蛇。

【集解】〔頌⑪曰〕蚺蛇,陶弘景言出晉安,蘇恭言出桂、廣以南高、賀等州,今嶺南諸郡皆有

---

① 總錄:《千金方》卷22"癭疽第二" 治石癭堅如石,不作膿者方……又方:蛇蛻皮貼之,經宿便
　 瘥。(**按**:《聖濟總錄》卷129"石疽"下一方幾同。然時珍所引更接近《千金方》同方。)
② 千金方:《千金翼方》卷23"處療癭疽第九" 諸惡腫失治有膿者方……燒蛇蛻皮灰,水和封上,
　 一日即孔出……
③ 外臺:《外臺》卷30"魚臍瘡方" 又療魚臍瘡,其頭白似腫,痛不可忍者……又方:以水四升,
　 煮蛇蛻皮(如雞子大)三四沸,去滓,服之立愈。
④ 直指:《直指方》卷22"疔瘡方論" ……四畔浮漿,是曰魚臍疔瘡,其毒尤甚……又方:蛇皮洗
　 晒,炙焦,爲末,雞子清調傅。
⑤ 千金方:《千金方》卷22"癭疽第六" 治惡瘡十年不瘥,似癩者方:蛇蛻皮一枚,燒之,末下篩,豬
　 脂和敷之。醋和亦得。
⑥ 聖惠:《聖惠方》卷24"治白駁風諸方" 治白駁方……又方:用蛇蛻皮燒灰,以醋調塗上,甚佳。
⑦ 外臺:《外臺》卷15"白駁方" 《集驗》療頸項及頭面上白駁,侵淫漸長,有似癬,但無瘡,可療之
　 方……又方:取蛇脱皮熟摩之數百過,棄皮置草中。
⑧ 初虞世方:《證類》卷22"蛇蛻" 初虞世:治陷甲生入肉,常有血疼痛。蛇皮一條燒存性,雄黃一
　 彈子,同研。以溫漿水洗瘡,針破貼藥。
⑨ 醫方摘要:《醫方摘要》卷7"耳病" 經驗秘方:治耳內忽大痛,如有蟲在內奔走,或有血水流出,
　 或乾痛不可忍者,用蛇退皮燒存性,細研,以鵝毛管吹入耳中,立愈。
⑩ 別錄:《別錄》見《證類》卷22"蚺蛇膽" 味甘、苦,寒,有小毒。主心腹䘌痛,下部䘌瘡,目腫痛。
　 膏:平,有小毒。主女膚風毒,婦人產後腹痛餘疾。
⑪ 頌:《圖經》見《證類》卷22"蚺蛇膽" 蚺蛇膽……陶隱居云出晉安,蘇恭云出桂、廣以南,高、賀
　 等州,今嶺南州郡皆有之。此蛇極大,彼土人多食其肉,取其膽及膏爲藥……

之。【弘景①曰】大者二三圍。在地行不舉頭者是真，舉頭者非真。其膏、膽能相亂。【韓保昇②曰】大者徑尺，長丈許，若蛇而粗短。【恭③曰】其形似鱣，頭似龜，尾圓無鱗，性難死。土人截其肉作膾，謂爲珍味。【藏器④曰】其膽着醋，能卷人筋，終不可脱，惟以芒草作筯乃可。段成式《酉陽雜俎》云：蚺蛇長十丈。嘗吞鹿，鹿消盡，乃遶樹，則腹中之骨穿鱗而出，養瘡時肪腴甚美。或以婦人衣投之，則蟠而不起。【時珍曰】按劉恂《録異記》⑤云：蚺蛇，大者五六丈，圍四五尺，小者不下三四丈。身有斑紋，如故錦纈。春夏于山林中伺鹿吞之，蛇遂羸瘦，待鹿消乃肥壯也。或言一年食一鹿也。又顧(玠)〔岕〕《海槎録》⑥云：蚺蛇吞鹿及山馬，從後脚入，毒氣呵及，角自解脱。其膽以小者爲佳。王濟《手(記)〔鏡〕》⑦云：橫州山中多蚺蛇，大者十餘丈，食麛鹿，骨角隨腐。土人採葛藤塞入穴中，蛇嗅之即靡，乃發穴取之，肉極腴美，皮可冒鼓，及飾刀劍樂器。范成大《虞衡志》⑧云：寨兵捕蚺蛇，滿頭插花，蛇即注視不動，乃逼而斷其首，待其騰擲，力竭乃斃，舁歸食之。又按《山海經》⑨云：“巴蛇食象，三年而出其骨，君子服之，無心腹之疾。”郭璞注云：今蚺蛇即其類也。《南裔志·蚺蛇贊》⑩曰：“蚺惟大蛇，既洪且長。采色駮映，其文錦章。食灰吞鹿，腴成養瘡。賓饗嘉食，是豆是觴。”

---

① 弘景：《集注》見《證類》卷22“蚺蛇膽”　陶隱居云：此蛇出晉安，大者三二圍。在地行住不舉頭者，是真。舉頭者，非真。形多相似，彼土人以此別之。膏、膽又相亂也……

② 韓保昇：《蜀本草》見《證類》卷22“蚺蛇膽”　《蜀本》：《圖經》云：出交、廣二州，嶺南諸州。大者徑尺，長丈許，若蛇而粗短。

③ 恭：《唐本草》見《證類》卷22“蚺蛇膽”　……今出桂、廣已南，高、賀等州大有。將肉爲膾，以爲珍味。難死似龜，稍截食之。其形似鱣魚，頭若鼉頭，尾圓無鱗，或言鱣魚變爲之也。

④ 藏器：《拾遺》見《證類》卷22“蚺蛇膽”　……其膽著醋，能卷人筋，以芒草爲筋，不然終不可脱，至難死。開肋邊取膽放之，猶能生三五年平復也。段成式《酉陽雜俎》云：蚺蛇長十丈，嘗吞鹿，鹿消盡，乃繞樹出骨。養瘡時肪腴甚美，或以婦人衣投之，則蟠而不起……

⑤ 録異記：《嶺表録異》卷下　蚺蛇，大者五六丈，圍四五尺，以次者亦不下三四丈，圍亦稱是。身有斑文如故錦纈。俚人云：春夏多於山林中，等鹿過則銜之，自尾而吞，惟頭角礙於口中，則於樹間閣其首，俟鹿壞頭角墜地，蛇身方嚥入腹。如此(蝮)〔後〕蛇極羸弱，及其鹿消，壯俊悦懌，勇健於未食鹿者。或云一年則食一鹿。（按：據上文，疑《録異記》或爲《嶺表録異》不規範之簡稱。）

⑥ 海槎録：《海槎餘録》　蚺蛇産於山中……其膽爲外科治瘡癰之珍藥，然亦肝内小者爲佳。此地兼産山馬，其狀如鹿，特大而能作聲，尾更扳潤，與鹿稍異。蚺蛇嘗捕吞之，從後脚而入，雖角實大二倍於鹿，毒氣呵及，即時解脱……

⑦ 手鏡：《君子堂日詢手鏡》　山中産蚺蛇，大者長十餘丈，能逐鹿食之。土人捕法，採葛藤塞蛇穴，徐入以杖，蛇嗅之即靡，乃發穴出蛇，繫於葛繩，攢而烹之，極腴。售其膽，獲價甚厚。其脂著人骨輒軟，及能萎陽，終身不舉。食鹿骨角隨腐。本草諸書皆所未載，余其異之。今江南得其皮，以爲樂器、刀劍之飾。

⑧ 虞衡志：《桂海虞衡志·志蟲魚》　……寨兵善捕之，數輩滿頭插花，趨赴蛇，蛇喜花，必駐視，漸近競拊其首，大呼紅娘子，蛇頭益俛不動。壯士大刀斷其首，衆悉奔散，遠伺之。有頃，蛇省覺，奮迅騰擲，傍小木盡拔，力竭乃斃。數十人舁之，一村飽其肉。

⑨ 山海經：《山海經》卷10“海内南經”　巴蛇食象……三歲而出其骨。君子服之，無心腹之疾。（今南方蚺蛇吞鹿，鹿已爛，自絞於樹，腹中骨皆穿鱗甲而出，此其類也……）

⑩ 南裔志：《北户録》卷1“蚺蛇牙”　……故《南裔異物志》曰：蚺惟大蛇，既洪且長。采色駿舉，其文錦章。食灰吞鹿，腴成養創。賓享嘉食，是豆是觴……

膽。【段成式①曰】其膽上旬近頭，中旬近心，下旬近尾。【頌②曰】《嶺表錄》云：雷州有養蛇戶，每歲五月五日即昇蛇入官，取膽暴乾，以充土貢。每蛇以軟草藉于籃中，盤屈之。將取，則出于地上，用杈枒十數，翻轉蛇腹，按定，約分寸，于腹間剖出肝膽。膽狀若鴨子大，取訖，内肝于腹，以線縫合，昇歸放之。或言蛇被取膽者，他日捕之，則遠遠露腹瘢，以明無膽。又言取後能活三年，未知的否。【時珍曰】南人嗜蛇，至于發穴搜取，能容蚺之再活露腹乎？【弘景③曰】真膽狹長通黑，皮膜極薄，舐之甜苦，摩以注水，即沉而不散。【恭④曰】試法：剔取粟許着净水中，浮游水上回旋行走者爲真。其徑沉者，諸膽血也。勿多着，亦沉散也。陶未得法耳。【詵⑤曰】人多以豬膽、虎膽僞之，雖水中走，但遲耳。

【氣味】甘、苦，寒，有小毒。【主治】目腫痛，心腹䘓痛，下部䘓瘡。《別錄》⑥。小兒八癇。甄權⑦。殺五疳。水化灌鼻中，除小兒腦熱，疳瘡䘓漏。灌下部，治小兒疳痢。同麝香，傅齒疳宣露。孟詵⑧。破血，止血痢，蟲蠱下血。藏器⑨。明目，去瞖膜，療大風。時珍。

【發明】【時珍曰】蚺稟己土之氣，其膽受甲乙風木，故其味苦中有甘，所主皆厥陰、太陰之病，能明目凉血，除疳殺蟲。○【慎微⑩曰】顧含養嫂失明，須用蚺蛇膽，含求不得。有一童子以一合授含。含視之，蚺蛇膽也。童子化爲青鳥而去。含用之，嫂目遂明。

① 段成式：《酉陽雜俎》卷17"蟲篇"　蚺蛇……其膽上旬近頭，中旬在心，下旬近尾。
② 頌：《圖經》見《證類》卷22"蚺蛇膽"　……《嶺表錄異》云：雷州有養蛇戶，每歲五月五日即擔昇蚺蛇入官以取膽，每一蛇皆兩人擔昇，致大籃籠中，藉以軟草屈盤其中，將取之，則出置地上，用杈拐十數，翻轉蛇腹，旋復按之，使不得轉側，約分寸，於腹間剖出肝膽，膽狀若鴨子大，切取之，復内肝腹中，以線縫合創口，蛇亦復活。昇歸放於川澤。其膽暴乾，以充土貢。或云：蛇被取膽，它日見捕者，則遠遠側身露腹瘢，明已無膽，以此自脱。或云：此蛇至難死，剖膽復能活三年，未知的否耳……
③ 弘景：《集注》見《證類》卷22"蚺蛇膽"　陶隱居云……真膽狹長通黑，皮膜極薄，舐之甜苦，摩以注水即沉而不散。其僞者並不爾。此物最難得真……
④ 恭：《唐本草》見《證類》卷22"蚺蛇膽"　《唐本》注云：此膽剔取如米粟，著净水中，乳游水上，迴旋行走者爲真，多著亦即沉散。其少著徑沉者，諸膽血並爾。陶所説真僞正反……
⑤ 詵：《食療》見《證類》卷22"蚺蛇膽"　孟詵云……其膽難識，多將諸膽代之。可細切于水中，走者真也。又，豬及大蟲膽亦走，遲於此膽。
⑥ 別錄：見2853頁注⑩。
⑦ 甄權：《海藥》見《證類》卷22"蚺蛇膽"　……膽，大寒，毒。主小兒八癇，男子下部䘓……（按：誤注出處。實出《海藥》。）
⑧ 孟詵：《食療》見《證類》卷22"蚺蛇膽"　膽，主䘓瘡瘻，目腫痛，疳䘓……小兒疳痢，以膽灌鼻中及下部。
⑨ 藏器：《拾遺》見《證類》卷22"蚺蛇膽"　陳藏器云：蚺蛇，本功外，膽主破血，止血痢，蟲毒下血，小兒熱丹，口瘡疳痢……
⑩ 慎微：《證類》卷22"蚺蛇膽"　顧含養嫂失明。含嘗藥視膳，不冠不食。嫂目疾，須用蚺蛇膽，含計盡，求不得。有一童子以一合授含。含開，乃蚺蛇膽也。童子出門，化爲青鳥而去。嫂目遂差。

【附方】舊二，新二。**小兒急疳瘡**。水調蚺蛇膽，傅之。《聖惠》①。**小兒疳痢**，羸瘦多睡，坐則閉目，食不下。用蚺蛇膽豆許二枚，煮通草汁研化，隨意飲之。并塗五心、下部。楊氏《産乳》②。**齒齘宣露**出膿血。用蚺蛇膽三錢，枯白礬一錢，杏仁四十七枚，研勻。以布揩齗，嗍令血盡。日三摻之，愈乃止。《聖惠》③。**痔瘡腫痛**。蚺蛇膽研，香油調塗，立效。○《醫方摘要》④。

肉。【氣味】甘，溫，有小毒。四月勿食。【主治】飛尸游蠱，喉中有物，吞吐不出。藏器⑤。除疳瘡，辟瘟疫瘴氣。孟詵⑥。除手足風痛，殺三蟲，去死肌，皮膚風毒，癩風，疥癬，惡瘡。時珍。

【發明】【權⑦曰】度嶺南，食蚺蛇，瘴毒不侵。【時珍曰】按柳子厚《捕蛇〔者〕說》⑧云：永州之野產異蛇，黑質白章，觸草木盡死，無禦之者。然得而臘之以爲餌，可已大風攣踠瘻癘，去死肌，殺三蟲。又張鷟《朝野僉載》⑨云：泉州盧元欽患癩風，惟鼻〔根〕未倒。五月五日，取蚺蛇〔膽〕進貢，或言肉可治風，遂取食之。三五日頓可，百日平復。

【附方】新三。**蚺蛇酒**。治諸風攤緩，筋攣骨痛，痺木瘙癢，殺蟲辟瘴，及癩風，疥癬，惡瘡。用蚺蛇肉一斤，羌活一兩，絹袋盛之。用糯米二斗蒸熟，安麴於缸底，置蛇於麴上，乃下飯密蓋，待熟取酒，以蛇焙研和藥。其酒每隨量溫飲數盃。忌風及慾事。亦可袋盛浸酒飲。《集簡方》。**急疳蝕爛**。蚺蛇肉作臛食之。《聖惠方》⑩。**狂犬嚙人**。蛇脯爲末，水服五分，日三服。無蚺

---

① 聖惠：《聖惠方》卷86"治小兒急疳諸方" 治小兒急疳瘡……又方：右以蚺蛇膽細研，水調塗之。
② 產乳：《證類》卷22"蚺蛇膽" 《楊氏產乳》：療溫痢久不斷，體瘦，昏多睡，坐則閉目，食不下。蚺蛇膽大如豆二枚，煮通草汁研膽，以意多少飲之，并塗五心并下部。
③ 聖惠：《聖惠方》卷34"治齒齘諸方" 治齒齘，齗腫有膿血出，白礬散方：白礬(灰)、杏人(二十枚，湯浸，去皮尖，研)、蚺蛇膽(一錢)，右細研，先以生布揩齒齗令血出，嗍令血盡，即用散藥摻於濕紙上，可患處貼之，日三兩上，以差爲度。
④ 醫方摘要：《醫方摘要》卷6"痔漏" 一方：治痔用蚺蛇膽，研細，香油調塗痔，立效。
⑤ 藏器：《拾遺》見《證類》卷22"蚺蛇膽" ……肉主飛尸遊蠱。喉中有物，吞吐不得出者，作臛食之……
⑥ 孟詵：《食療》見《證類》卷22"蚺蛇膽" ……肉，主溫疫氣。可作臛食之。如無此疾及四月勿食之……
⑦ 權：《藥性論》見《證類》卷22"蚺蛇膽" ……渡嶺南，食此臛，瘴毒不侵，世人皆知之……
⑧ 捕蛇者說：《柳河東集》卷16"捕蛇者說" 永州之野產異蛇，黑質而白章，觸草木盡死。以齧人，無禦之者。然得而臘之以爲餌，可以已大風攣踠瘻癘，去死肌，殺三蟲。
⑨ 朝野僉載：《朝野僉載》卷1 泉州有客盧元欽，染大瘋，唯鼻根未倒。屬五月五日，官取蚺蛇膽欲進。或言肉可治瘋，遂取一截蛇肉食之，三五日頓漸可，百日平復……
⑩ 聖惠方：《食療》見《證類》卷22"蚺蛇膽" 孟詵云……肉作臛食之，除疳瘡。/《普濟方》卷67"急疳" 除疳瘡(出《本草》)：以蚺蛇肉作臛食之。(**按**：《聖惠方》無此方，源出孟詵《食療本草》。)

蛇，他蛇亦可。《外臺秘要》①。

膏。【弘景②曰】真膏纍纍如梨豆子相着，他蛇膏皆大如梅、李子也。

【氣味】甘，平，有小毒。【主治】皮膚風毒，婦人產後腹痛餘疾。《別錄》③。多入藥用，亦療伯牛疾。弘景④。○癩也。綿裹塞耳聾。時珍。○出《外臺》⑤。

牙長六七寸。【主治】佩之，辟不祥，利遠行。時珍。○《異物志》⑥。

鱗蛇《綱目》

【集解】【時珍曰】按《方輿勝覽》⑦云：鱗蛇出安南、雲南鎮康州、臨安、沅江、孟養諸處，巨蟒也。長丈餘，有四足，有黃鱗、黑鱗二色，能食麋鹿。春冬居山，夏秋居水，能傷人。土人殺而食之，取膽治疾，以黃鱗者爲上，甚貴重之。珍按：此亦蚺蛇之類，但多足耳。陶氏注蚺蛇分真假，其亦此類與？

膽。【氣味】苦，寒，有小毒。【主治】解藥毒，治惡瘡及牙疼。時珍。○出《勝覽》及《一統志》⑧。

白花蛇宋《開寶》⑨

【釋名】蘄蛇《綱目》、褰鼻蛇。【宗奭⑩曰】諸蛇鼻向下，獨此鼻向上，背有方勝花文，以此得名。

---

① 外臺秘要：《外臺》卷40"狂犬咬人方"　又療狂犬咬人方：蛇脯一枚，去頭，炙，搗末，服五分匕，日二。
② 弘景：《集注》見《證類》卷22"蚺蛇膽"　陶隱居云……真膏累累如梨豆子相著，他蛇膏皆大如梅、李子……
③ 別錄：見2853頁注⑩。
④ 弘景：《集注》見《證類》卷22"蚺蛇膽"　陶隱居云……真膏多所入藥用，亦云能療伯牛疾。
⑤ 外臺：《普濟方》卷53"耳聾諸疾"　治耳聾方……又方：取烏蛇膏，以綿裹塞耳中，神效。（按：《外臺》無此方，今另溯其源。）
⑥ 異物志：《北户錄》卷1"蚺蛇牙"　……元和《御覽》引《括地志》云：蚺蛇牙長六七寸，土人尤重之，云辟不祥，利遠行。賣一枚，直牛數頭……（按：今本《異物志》無此文，另溯其源。）
⑦ 方輿勝覽：（按：已查原書，未能溯得其源。）
⑧ 一統志：《明一統志》卷86"臨安府"　鱗蛇膽：安南長官司出蛇，長丈餘，四足，有黃鱗、黑鱗，能食鹿，春冬在山，夏秋在水。土人殺而食之，取其膽治牙疼，解毒藥。黃鱗爲上，黑鱗次之。
⑨ 開寶：《開寶》見《證類》卷22"白花蛇"　味甘、鹹，温，有毒。主中風，濕痹不仁，筋脉拘急，口面喎斜，半身不遂，骨節疼痛，大風疥癩及暴風瘙癢，脚弱不能久立。一名褰鼻蛇，白花者良。生南地及蜀郡諸山中。九月、十月採捕之，火乾。
⑩ 宗奭：《衍義》卷17"白花蛇"　諸蛇鼻向下，獨此蛇鼻向上，背有方勝花紋，以此得名……

【集解】【志①曰】白花蛇生南地，及蜀郡諸山中。九月、十月採捕，火乾。白花者良。【頌②曰】今黔中及蘄州、鄧州皆有之。其文作方勝白花，喜螫人足。黔人有被螫者，立斷之，續以木脚。此蛇入人室屋中作爛瓜氣者，不可嚮之，須速辟除之。【時珍曰】花蛇，湖、蜀皆有，今惟以蘄蛇擅名。然蘄地亦不多得，市肆所貨、官司所取者，皆自江南興國州諸山中來。其蛇龍頭虎口，黑質白花，脇有二十四個方勝文，腹有念珠班，口有四長牙，尾上有一佛指甲，長一二分，腸形如連珠。多在石南藤上食其花葉，人以此尋獲。先撒沙土一把，則蟠而不動。以叉取之，用繩懸起，劙刀破腹去腸物，則反尾洗滌其腹，蓋護創爾。乃以竹支定，屈曲盤起，紮縛炕乾。出蘄地者，雖乾枯而眼光不陷，他處者則否矣。故羅願《爾雅翼》③云：蛇死目皆閉，惟蘄州花蛇目開。如生舒、蘄兩界〔間〕者，則一開一閉。故人以此驗之。又按元稹《長慶集》④云：巴蛇凡百類，惟褰鼻白花蛇，人常不見之。毒人則毛髮竪立，飲於溪澗則泥沙盡沸。鸕鳥能食其小者。巴人亦用禁術制之，熏以雄黄烟則腦裂也。此說與蘇頌所説黔蛇相合。然今蘄蛇亦不甚毒，則黔、蜀之蛇雖同白花，而類性不同，故入藥獨取蘄產者也。

【修治】【頌⑤曰】頭尾各一尺，有大毒，不可用，只用中段。乾者，以酒浸，去皮、骨，炙過收之則不蛀。其骨刺須遠棄之，傷人，毒與生者同也。【宗奭⑥曰】凡用去頭、尾，換酒浸三日，火炙，去盡皮骨。此物甚毒，不可不防。【時珍曰】黔蛇長大，故頭、尾可去一尺。蘄蛇止可頭、尾各去三寸。亦有單用頭、尾者。大蛇一條，只得净肉四兩而已。久留易蛀，惟取肉密封藏之，十年亦不壞也。按《聖濟總錄》⑦云：凡用花蛇，春秋酒浸三宿，夏一宿，冬五宿，取出炭火焙乾，如此三次。以砂瓶盛，埋地中一宿，出火氣。去皮、骨，取肉用。

肉。【氣味】甘、鹹，温，有毒。【時珍曰】得酒良。【主治】中風濕痺不仁，筋脉拘急，口面喎斜，半身不遂，骨節疼痛，脚弱不能久立，暴風瘙痒，大風疥

---

① 志：見前頁注⑨。
② 頌：《圖經》見《證類》卷22"白花蛇" 白花蛇，生南地及蜀郡諸山中，今黔中及蘄州、鄧州皆有之。其文作方勝白花，喜螫人足，黔人有被螫者，立斷之。補養既愈，或作木脚續之，亦不妨行……此蛇入人室屋中，忽作爛瓜氣者，便不可向，須速辟除之……
③ 爾雅翼：《爾雅翼》卷32"蛇"。 ……而白花蛇有毒，生於蘄州。今蛇死目皆閉，惟蘄州者目開。若生舒、蘄兩界間者，則一開一閉。此理之不可曉者，故人以此爲驗云。
④ 長慶集：《元氏長慶集》卷4"古詩·巴蛇" 巴之蛇百類，其大蟒，其毒褰鼻蟒，人常不見。褰鼻常遭之，毒人則毛髮皆竪起。飲溪澗而泥沙盡沸。驗方云：攻巨蟒，用雄黄煙被其腦則裂。而鸕鳥能食其小者。巴無是物，其民常用禁術制之，尤效。
⑤ 頌：《圖經》見《證類》卷22"白花蛇" ……然有大毒，頭、尾各一尺尤甚，不可用，只用中斷。乾者以酒浸，去皮骨，炙過收之，不復蛀壞。其骨須遠棄之，不然刺傷人，與生者殆同……
⑥ 宗奭：《衍義》卷17"白花蛇" ……用之去頭尾，換酒浸三日，棄酒不用，火炙，仍盡去皮骨。此物毒甚，不可不防也。
⑦ 聖濟總錄：(按：《聖濟總錄》無《綱目》所引全文，唯卷15"腦風""必捷散"提及"白花蛇(酒浸三宿，去皮骨，炙……"，其餘諸方用此蛇，多注"去皮骨""酒炙"。《證類》22"白花蛇"有"雷公"製此蛇法，與《綱目》所載多同，然不言酒浸日數。)

癬。《開寶》①。○【頌②曰】花蛇治風，速于諸蛇。黔人治疥（癬）〔癩〕遍體，諸藥不效者。生取此蛇（劑斷）〔中劑〕，以磚燒紅，沃醋令氣蒸，置蛇于上，以盆覆一夜。如此三次，去骨取肉，芼以五味令爛，頓食之。瞑（睡）〔眩〕一晝夜乃醒，瘡疕隨皮便退，其疾便愈。治肺風鼻塞，浮風癮疹，身上白癜風，癧瘍斑點。甄權③。通治諸風，破傷風，小兒風熱，急慢驚風搐搦，瘰癧漏疾，楊梅瘡，痘瘡倒陷。時珍。

【發明】〔斆④曰〕蛇性竄，能引藥至于有風疾處，故能治風。【時珍曰】風善行數變，蛇亦善行數蛻，而花蛇又食石南，所以能透骨搜風，截驚定搐，爲風痺驚搐、癱癬惡瘡要藥。取其內走藏府，外徹皮膚，無處不到也。凡服蛇酒藥，切忌見風。

【附方】新十三。驅風膏。治風癱瘋風，遍身疥癬。用白花蛇肉四兩，酒炙，天麻七錢半，薄荷、荊芥各二錢半，爲末。好酒二升，蜜四兩，石器熬成膏。每服一盞，溫湯服，日三服。急於暖處出汗，十日效。《醫壘元戎》⑤。世傳白花蛇酒。治諸風無新久，手足緩弱，口眼喎斜，語言蹇澀，或筋脉攣急，肌肉頑痺，皮膚燥痒，骨節疼痛，或生惡瘡、疥癩等疾。用白花蛇一條，溫水洗淨，頭尾各去三寸，酒浸，去骨刺，取淨肉一兩。入全蝎炒、當歸、防風、羌活各一錢，獨活、白芷、天麻、赤芍藥、甘草、升麻各五錢，剉碎，以絹袋盛貯。用糯米二斗蒸熟，如常造酒，以袋置缸中，待成，取酒同袋密封，煮熟，置陰地七日出毒。每溫飲數盃，常令相續。此方乃蘄人板印，以侑蛇饋送者，不知所始也。《瀕湖集簡方》。瑞竹白花蛇酒。治諸風癱癬。用白花蛇一條，酒潤，去皮骨，取肉，絹袋盛之。蒸糯米一斗，安麴於缸底，置蛇於麴上，以飯安蛇上，用物密蓋。三七日取酒，以蛇晒乾爲末。每服三五分，溫酒下。仍以濁酒并（槽）〔糟〕作餅食之，尤佳。《瑞竹堂經驗方》⑥。瀕湖白花蛇酒。治中風傷濕，半身不遂，口目喎斜，膚肉苛痺，骨節疼痛，及年久疥癬、惡瘡、風癩諸證。用白花蛇一條，取龍頭虎口，黑質白花，尾有佛指甲，目光不陷者爲真，以酒洗潤透，去骨刺，取肉四兩，真羌活二兩，當歸身二兩，真天麻二兩，真秦艽二兩，五加皮二兩，防風一兩，各剉勻，以生

---

① 開寶：見 2587 頁注⑨。

② 頌：《圖經》見《證類》卷22"白花蛇" ……治風速于諸蛇……黔人有治疥癩遍體，諸藥不能及者，生取此蛇中劑，火燒一大磚令通紅，沃醋，令熱氣蒸，便置蛇於上，以盆覆宿昔，如此三過，去骨取肉，芼以五味，令過熟，與病者頓噉之，瞑眩一晝夕乃醒，瘡疕隨皮便退，其人便愈。

③ 甄權：《藥性論》見《證類》卷22"白花蛇" 白花蛇君，主治肺風鼻塞，身生白癜風，癧瘍斑點，及浮風癮疹。

④ 斆：《炮炙論》見《證類》卷22"白花蛇" 雷公云：凡使，即云治風。元何治風？緣蛇性竄，即令引藥至於有風疾處，因定號之爲使……

⑤ 醫壘元戎：《醫壘元戎》卷12"厥陰證" 治風疾癩病，遍身生瘡者：天麻（七錢半）、荊芥（二錢半）、薄荷（三錢半）、白花蛇（四兩，酒浸），右四物爲細末，好酒二升，蜜四兩，石器中蒸成膏子，每服一盞，溫服，日三。煎餅壓下，急於暖處令汗出，十日見效。

⑥ 瑞竹堂經驗方：《瑞竹堂方》卷1"諸風門" 白花蛇造酒方：治大風。每白花蛇一條，蒸米一斗，缸底先用酒麴，次將蛇用絹袋盛之，頓於面上，後蒸飯和勻，頓於蛇上，用紙封缸口，候三七日，開缸取酒，將蛇去皮骨，爲末。每服酒一盞，溫服蛇末少許。仍將酒腳並糟做餅食之尤佳。

絹袋盛之，入金華酒壜內，懸胎安置。入糯米生酒醅五壺浸袋，箬葉密封。安壜於大鍋內，水煮一日，取起，埋陰地七日取出。每飲一二盃。仍以滓日乾碾末，酒糊丸梧子大。每服五十丸，用煮酒吞下。切忌見風犯慾，及魚、羊、鵝、麪發風之物。**雞峰白花蛇膏**。治營衛不和，陽少陰多，手足舉動不快。用白花蛇酒煮，去皮骨，瓦焙，取肉一兩，天麻、狗脊各二兩，爲細末。以銀盂盛無灰酒一升浸之，重湯煮稠如膏，銀匙攪之，入生薑汁半盃，同熬勻，瓶收。每服半匙頭，用好酒或白湯化服，日二次，神效極佳。《備急方》①。**治癩白花蛇膏**。白花蛇五寸，酒浸，去皮骨，炙乾，雄黃一兩，水飛研勻，以白沙〔密〕〔蜜〕一斤，杏仁一斤，去皮研爛，同煉爲膏。每服一錢，溫酒化下，日三。須先服通天再造散，下去蟲物，乃服此除根。《三因》②。**總録白花蛇散**。治腦風頭痛，時作時止，及偏頭風。用白花蛇酒〔侵〕〔浸〕，去皮骨、天南星漿水煮軟切，炒，各一兩，石膏、荊芥各二兩，地骨皮二錢半，爲末。每服一錢，茶下，日三服。《聖濟總録》③。**潔古白花蛇散**。治大風病。白花蛇、烏稍蛇各取净肉二錢，酒炙，雄黃二錢，大黃五錢。爲末。每服二錢，白湯下，三日一服。《家珍》④。**三蛇愈風丹**。治癘風，手足麻木，眉毛脱落，皮膚瘙癢，及一切風瘡。白花蛇、烏稍蛇、土蝮蛇各一條，並酒浸，取肉晒乾，苦參頭末四兩，爲末，以皂角一斤切，酒浸，去酒，以水一椀，挼取濃汁，石器熬膏和丸梧子大。每服七十丸，煎通聖散下，以粥飯壓之，日三服。三日一浴，取汗避風。○《治例》⑤無蝮蛇，有大楓子肉三兩。**三因白花蛇散**⑥。治九漏瘰癧，發項腋之間，痒痛，憎寒發熱。白花蛇酒浸取肉二兩，焙，生犀角一兩二錢伍分，鎊研，黑牽牛五錢，半生半炒，青皮五

---

① 備急方：《朱氏集驗方》卷 1"諸風門·治方" 青龍膏：治榮衛不和，陽少陰多，手脚舉動不快。（出《雞峰方》）。白花蛇（不蚪者六兩，好酒煮，去皮骨，新瓦上焙乾，取肉一兩）、狗脊、天麻（各二兩），右細末，銀盂子盛無灰酒一升，入此三藥，重湯煮稠如膏，銀匙攪，細磨生薑半兩，取汁同熬，勻坩罐內收。每服半匙頭，好酒半盞，攪勻服，或湯亦可，食前飲之極佳，日二服，神效。

② 三因：《十便良方》卷 9"大風疾" 雄黃膏：雄黃（一兩，水飛）、白花蛇（全者一條，五寸許，煎酒浸一宿，去骨炙乾，爲細末）、白沙蜜（一斤）、杏仁（一斤，去皮尖，爛研），右將雄黃、白花蛇末入在蜜、杏仁內，同煉蜜爲膏，每服一錢，溫酒調下，日進服，久服絶根。（按：《三因方》無此方，今另溯其源。）

③ 聖濟總録：《聖濟總録》卷 15"腦風" 治腦風，頭痛時作，及偏頭痛，地骨皮散方：地骨皮（一分）、荊芥穗（二兩）、石膏（研，飛過，二兩）、白花蛇（酒浸，炙，去皮骨）、天南星（漿水煮軟，切，焙，各一兩），右五味搗研爲散，每服一錢匕，入臘茶一錢，湯點服，食後、臨卧。

④ 家珍：《潔古家珍·雜方》 黑白散：治大頭病如神。黑烏蛇（酒浸）、白花蛇（去頭尾，酒浸）、雄黃（貳錢）、大黃（煨，半兩），右爲極細末，每服一二錢，白湯調下，無時。

⑤ 治例：《雜病治例·癩》 雙解：烏蛇丸方：皂角去皮弦子二十定酥炙，白花蛇、烏蛇各一條，并酒浸，取肉曬乾，苦參四兩，大楓子三斤，內取净肉一斤，共爲細末，以皂角十三定槌碎，以水五升浸一宿，濾去柤，熬成膏，和前藥爲丸桐子大。每三十丸。欲利，溫酒下，以利爲度。欲汗，通聖散汁送下，下，三日服一遍，汗出爲度。（按："三蛇愈風丹"未能溯及其源。）

⑥ 三因白花蛇散：《三因方》卷 15"瘰癧證治" 白花蛇散：治九漏瘰癧，發于項腋之間，憎寒發熱，或痛或不痛。白花蛇（酒浸軟，去皮骨，焙乾秤，二兩）、生犀（鎊，半錢）、黑牽牛（半兩，半生半炒）、青皮（半兩），右爲末，每服二錢，膩粉半錢，研勻，五更糯米飲調下，巳時利下惡物，乃瘡之根也。更候十餘日，再進一服。忌發風壅熱物。如已成瘡，一月可效，用之神驗。

錢,爲末。每服二錢,入膩粉五分,五更時,糯米飲調下,利下惡毒爲度。十日一服,可絕病根。忌發物。**俗傳白花蛇丸**。治楊梅瘡。先服發散藥,後服此。用花蛇肉酒炙、龜板酥炙、穿山甲炙、蜂房炙、頒粉、朱砂各一錢,爲末,紅棗肉搗丸梧子大。每服七丸,冷茶下,日三。忌魚肉,服盡即愈,後服土茯苓藥調之。○方廣《心法附餘》①治楊梅瘡。用花蛇肉一錢,銀朱二錢,鉛二錢,汞二錢,爲末,作紙撚九條。每用一條,于燈盞内香油浸,點燈安烘爐裹,放被中,蓋卧熏之,勿透風。一日三次。**托痘花蛇散**。治痘瘡黑陷。白花蛇連骨炙,勿令焦,三錢,大丁香七枚,爲末。每服五分,以水和淡酒下,神效。移時身上發熱,其瘡頓出紅活也。《王氏手集》②。

頭。【氣味】有毒。【主治】癜風毒癩。時珍。

【附方】新一。紫癜風。除風散:以白花蛇頭二枚,酒浸,炙,蝎稍一兩炒,防風一兩。右爲末。每服一錢,溫酒下,日一服。《聖濟總録》③。

目睛。【主治】小兒夜啼。以一隻爲末,竹瀝調少許灌之。《普濟》④。

烏蛇 宋《開寶》⑤附

【釋名】烏稍蛇《綱目》、黑花蛇《綱目》。

【集解】【志⑥曰】烏蛇生商洛山。背有三稜,色黑如漆。性善,不噬物。江東有黑稍蛇,能纏物至死,亦此類也。【頌⑦曰】蘄州、黃州山中有之。《乾寧記》云:此蛇不食生命,亦不害人,多在蘆叢中吸南風及其花氣。最難採捕,多于蘆枝上得之。其身烏而光,頭圓尾尖,眼有赤光。至枯死

———————————————

① 心法附餘:《丹溪心法附餘》卷16"疥瘡" 楊梅瘡:薰楊梅瘡方……又方:水銀、板硃、黑鉛(各三錢)、白花蛇(一錢),共研爲末,作紙撚七條。頭一日用三條,後每日用一條,用香油點燈,放兩腿,單被連頭蓋了,口噙冷水,頻換。(**按**:"俗傳白花蛇丸"未能溯及其源。)

② 王氏手集:《普濟方》卷404"痘疹倒靨" 治大人小兒痘子倒靨方:白花蛇(連骨一兩,慢火炙令乾,勿焦)、大丁香(二十一粒),右爲末,大人每服一大錢,小兒半錢,以水解淡酒調下。如黑靨者服之,移時重紅。(**按**:《王氏手集》書佚,今另溯其源。)

③ 聖濟總録:《聖濟總録》卷18"紫癜風" 治紫癜風,除風散方:防風(去叉)、蠍梢(炒,各一兩)、白花蛇頭(二枚,酒浸,炙),右三味搗羅爲散,每服一錢匕,溫酒調下。

④ 普濟:《普濟方》卷361"夜啼" 治小兒夜啼:大蛇眼睛一隻,右爲散,以竹瀝調少許與兒吃。

⑤ 開寶:《開寶》見《證類》卷22"烏蛇" 無毒。主諸風瘙癮疹,疥癬,皮膚不仁,頑痺諸風。用之炙,入丸散,浸酒,合膏。背有三棱,色黑如漆。性善,不噬物。江東有黑稍蛇,能纏物至死,亦如其類。生商洛山。

⑥ 志:見上注。

⑦ 頌:《圖經》見《證類》卷22"烏蛇" 烏蛇,生商洛山,今蘄州、黃州山中有之。背有三棱,色黑如漆。性至善,不噬物。多在蘆叢中嗅其花氣,亦乘南風而吸。最難採捕,多於蘆枝上得之。至枯死而眼不陷,稱之重三分至一兩者爲上,粗大者轉重,力彌減也。又頭有逆毛,二寸一路,可長半分以來,頭尾相對,用之入神,此極難得也。作僞者,用他蛇生熏之至黑,亦能亂真,但眼不光爲異爾。/《炮炙論》見《證類》卷22"白花蛇" ……《乾寧記》云:此蛇不食生命,只吸蘆花氣并南風,并居蘆枝上,最難採,又不傷害人也。又有重十兩至一鎰者,其蛇身烏光,頭圓尾尖,邐眼目赤光,用之中也……(**按**:時珍乃揉合此二書而成文。)

眼不陷如活者,稱之重七錢至一兩者爲上,十兩至一鎰者爲中,粗大者力彌減也。作僞者用他蛇熏黑,亦能亂真,但眼不光耳。【宗奭①曰】烏蛇脊高,世稱劍脊烏稍。尾細長,能穿小銅錢一百文者佳。有身長丈餘者。其性畏鼠狼。蛇類中惟此入藥最多。【斅②曰】凡一切蛇,須辨雌雄、州土。蘄州烏蛇,頭上有逆毛二寸一路,可長半分已來,頭尾相對,使之入藥如神,只重一兩以下,彼處得此,多留進供。蛇腹下有白帶子一條,長一寸者,雄也,宜入藥用。採得,去頭及皮鱗、帶子,剉斷,苦酒浸一宿,漉出,柳木炭火炙乾,再以酥炙。於屋下巳地上掘坑埋一夜,再炙乾用。或以酒煮乾用亦可。【時珍曰】烏蛇有二種。一種劍脊細尾者爲上。一種長大無劍脊而尾稍粗者,名風稍蛇,亦可治風,而力不及。

　　肉。【氣味】甘,平,無毒。【《〔藥性〕論》③曰】有小毒。【主治】諸風頑痺,皮膚不仁,風瘙癮瘮,疥癬。《開寶》④。熱毒風,皮肌生癩,眉髭脱落,瘑疥等瘡。甄權⑤。功與白花蛇同,而性善無毒。時珍。

　　【附方】舊二,新五。大風。《朝野僉載》⑥云:商州有人患大風,家人惡之,山中爲起茅屋。有烏蛇墮酒罌中,病人不知,飲酒漸瘥。罌底見有蛇骨,始知其由。○《治例》⑦治大風,用烏蛇三條蒸熟,取肉焙,研末,蒸餅丸米粒大,以喂烏雞。待盡,殺雞烹熟,取肉焙,研末,酒服一錢。或蒸餅丸服。不過三五雞即愈。○《秘韞》⑧用大烏蛇一條,打死盛之。待爛,以水二椀浸七日,去皮骨,

----

① 宗奭:《衍義》卷17“烏蛇”　尾細長,能穿小銅錢一百文者佳。有身長一丈餘者。蛇類中此蛇入藥最多……烏蛇脊高,世謂之劍脊烏稍。

② 斅:《炮炙論》見《證類》卷22“白花蛇”　……凡一切蛇,須認取雄雌及州土。有蘄州烏蛇,只重三分至一兩者,妙也。頭尾全、眼不合、如活者,頭上有逆毛,二寸一路,可長半分已來,頭尾相對,使之入藥。被處若得此樣蛇,多留供進,重二兩三分者,不居別處也……蛇蝮下有白腸帶子一條,可長一寸已來,即是雄也。採得,去之頭兼皮、鱗、帶子了,二寸許剉之。以苦酒浸之一宿,至明漉出,向柳木炭火焙之令乾,却以酥炙之,酥盡爲度。炙乾後,於屋下巳地上掘一坑,可深一尺已來,安蛇於中一宿,至明再炙令乾,任用。凡修事一切蛇,並去膽并上皮了,乾濕須酒煮過用之。

③ 藥性:《藥性論》見《證類》卷22“烏蛇”　烏蛇,君,味甘,平,有小毒……(按:原無出處,今溯得其源。)

④ 開寶:見2861頁注⑤。

⑤ 甄權:《藥性論》見《證類》卷22“烏蛇”　……能治熱毒風,皮肌生瘡,眉髭脱落,瘑癮疥等。

⑥ 朝野僉載:《證類》卷22“烏蛇”　《朝野僉載》:商州有人患大風,家人惡之,山中爲起茅屋。有烏蛇墜酒罌中,病人不知,飲酒漸差。罌底尚有蛇骨,方知其由也。

⑦ 治例:《普濟方》卷110“大風癩病”　治大風,用烏蛇三條,事治令净,蒸熟,去皮骨,取肉焙乾,爲細末,用宿蒸餅丸如米粒大,以喂烏雞,其雞食盡烏蛇三條,然後却烹雞取肉,爲末,或丸或作散,酒服之。丸時乃用宿蒸餅,每服五十丸,甚者不過三五雞,即愈。(按:《雜病治例·癩》唯有“烏蛇丸方”,無此烏蛇肉方。今另溯其源。)

⑧ 秘韞:《乾坤秘韞·諸風》　治大皮風:用大烏蛇一條,打死,盛於盆内潰爛,過四五日後,用清水四碗浸七日,爛去骨及臭過,用糙米一升,浸一日,將米曬乾,用白雞一隻罩一日一夜不水食,交米與雞喫,二三日雞身上毛羽脱,將雞殺,煮熟,與患者喫,用好酒一口,肉一口咽過喫了,用熟熱湯一盆浸洗大半日,其病癒。

入糙米一升，浸一日，晒乾，用白雞一隻，餓一日，以米飼之。待毛羽脱去，殺雞煮熟食，以酒下之。喫盡，以熱湯一盆，浸洗大半日，其病自愈。**紫白癜風**。烏蛇肉酒炙六兩、枳殼麩炒、牛膝、天麻各三兩，熟地黃四兩、白蒺藜炒、五加皮、防風、桂心各二兩，剉片，以絹袋盛，于無灰酒二斗中浸之，密封七日。每溫服一小盞。忌雞、鵝、魚、肉、發物。《聖惠》①。**面瘡鼾皰**。烏蛇肉二兩，燒灰，臘豬脂調傅。《聖惠》②。**嬰兒撮口**不能乳者。烏蛇酒浸去皮骨炙半兩、麝香一分，爲末。每用半分，荆芥煎(易)〔湯〕調灌之。《聖惠》③。**破傷中風**，項强身直，定命散主之。用白花蛇、烏蛇，並取(向)〔項〕後二寸，酒洗潤取肉，蜈蚣一條全者炙，右爲末。每服三錢，溫酒調服。《普濟方》④。

膏。【主治】耳聾。綿裹豆許塞之，神效。時珍。○出《聖惠》⑤。

膽。【主治】大風癘疾，木舌脹塞。時珍。

【附方】新二。**大風龍膽膏**。治大風疾神效。用冬瓜一個，截去五寸長，去穰，掘地坑深三尺，令净，安瓜於内。以烏蛇膽一個，消梨一個，置於瓜上，以土隔蓋之。至三七日，看一度，瓜未甚壞，候七七日，三物俱化爲水，在瓜皮内，取出。每用一茶脚，以酒和服之，三兩次立愈。小可風疾，每服一匙頭。王氏《博濟方》⑥。**木舌塞脹**，不治殺人。用蛇膽一枚，焙乾爲末，傅舌上，有涎吐去。《聖惠》⑦。

---

① 聖惠：《聖惠方》卷25"治一切風通用浸酒藥諸方" 治風，及白癜紫癜，烏蛇浸酒方：烏蛇(六兩，酒浸，去皮骨，炙微黄)、防風(二兩，去蘆頭)、桂心(二兩)、白蒺藜(二兩，炒去刺)、天麻(三兩)、五加皮(一兩)、羌活(三兩)、牛膝(二兩，去苗)、枳殼(三兩，麩炒微黄，去瓤)、熟乾地黄(四兩)，右件藥細剉，以生絹袋盛，以無灰酒二斗於甕甕中浸，密封七日後開，每日三度溫飲一小盞。忌毒滑物、豬、雞肉。

② 聖惠：《聖惠方》卷40"治面上生瘡諸方" 治面上瘡及鼾……又方：烏蛇二兩，燒灰，右細研如粉，以臘月豬脂調塗之差。

③ 聖惠：《聖濟總録》卷167"小兒撮口" 治初生小兒撮口，不收乳飲，烏蛇散方：烏蛇(酒浸，去皮骨，炙令黄熟，半兩)、麝香(一分，研，去筋膜)，右二味，將烏蛇搗羅爲末，同麝香再研匀，每服半錢，煎荆芥湯調灌之。(按：《聖惠方》無此方，今另溯其源。)

④ 普濟：《普濟方》卷113"破傷風" 定命散：治破傷風，項頸緊鞕，身體强直。蜈蚣(一條，全者)、白花蛇(項後取)、烏蛇(項後取，各二寸，酒洗浸，去皮骨，並酒炙)，右爲細散，每服二錢匕至三錢匕，煎酒小沸調服。

⑤ 聖惠：《普濟方》卷53"耳聾諸疾" 治耳聾方……又方：取烏蛇膏，以綿裹塞耳中，神效。(按：《聖惠方》無此方，今另溯其源。)

⑥ 博濟：《聖濟總録》卷18"惡風" 治惡風，烏蛇膽汁方：烏蛇膽(一枚)、冬瓜(一枚，截作五寸許，去瓤用)、梨(一枚)，右三味，掘地可深三尺，掃拭令净潔，以物盛冬瓜置其中，次安烏蛇膽、梨於其上，以物隔之，用土蓋覆，三七日一看，冬瓜未甚壞，則候七七日看，蛇膽、梨渾化爲汁，在冬瓜皮内，即取汁，每服溫一茶脚許，小可風疾，以匙頭溫過，攪酒吃三兩服愈。(按：今本《博濟方》無此方，另溯其源。)

⑦ 聖惠：《聖濟總録》卷119"舌腫强" 治舌强不語……又方：蛇膽(一枚，焙乾)，右一味碾爲末，傅舌上，有涎吐之。(按：《聖惠方》無此方，今另溯其源。)

皮。【主治】風毒氣，眼生瞖，唇緊唇瘡。時珍。

【附方】新一。小兒緊唇，脾熱唇瘡。並用烏蛇皮燒灰，酥和傅之。《聖惠》①。

卵。【主治】大風癲疾。【時珍曰】《聖濟總錄》②治癩風，用烏蛇卵和諸藥爲丸服，云與蛇肉同功。

金蛇宋《開寶》③銀蛇

【釋名】金星地鱔《圖經》④。銀蛇，亦名錫蛇。【時珍曰】金、銀、錫，以色與功命名也。金星地鱔，以形命名也。

【集解】【頌⑤曰】金蛇生賓州、澄州。大如中指，長尺許，常登木飲露，體作金色，照日有光。白者名銀蛇。近皆少捕。信州上饒縣靈山鄉，出一種金星地鱔，酷似此蛇。冬月收捕，亦能解毒。【時珍曰】按劉恂《嶺表録異》⑥云：金蛇一名地鱔，白者名錫蛇，出黔州。出桂州者次之。大如拇指，長尺許，鱗甲上分金銀解毒之功。據此，則地鱔即金蛇，非二種矣。

肉。【氣味】鹹，平，無毒。【主治】解中金藥毒，令人肉作雞脚裂，夜含銀，至曉變爲金色者是也。取蛇四寸炙黄，煮汁頻飲，以差爲度。銀蛇解銀藥毒。《開寶》⑦。解衆毒，止洩瀉，除邪熱。蘇頌⑧。療久痢。時珍。

【發明】【藏器⑨曰】嶺南多毒，足解毒之藥。金蛇、白藥是矣。【時珍曰】《聖濟總錄》⑩治久

---

① 聖惠：《聖惠方》卷90"治小兒緊唇諸方"　治小兒緊唇，是五藏熱毒氣上冲，唇腫反粗是也……又方：右燒烏蛇灰細研，酥調傅之。

② 聖濟總錄：《聖濟總錄》卷18"大風癩病"　治大風癩，白僵蠶丸方……右一十一味，除爲灰五味外，搗羅爲末，拌和令勻，用烏蛇卵爲丸，如梧桐子大，每服二十丸，空腹酒下。無蛇卵，用烏蛇肉爲末酒煎如糊爲丸亦得。

③ 開寶：《開寶》見《證類》卷22"金蛇"　無毒。解生金毒。人中金藥毒者，取蛇四寸，炙令黄，煮汁飲，頻服之，以差爲度。大如中指，長尺許，常登木飲露，身作金色，照日有光。亦有銀蛇，解銀藥毒。人中金毒，候之法，合暝取銀口中含，至曉銀變爲金色者，是也。令人肉作雞脚裂。生賓、澄州。

④ 圖經：《圖經》見《證類》卷22"金蛇"　金蛇出賓、澄州，大如中指，長尺許，常登木飲露，體作金色，照日有光。及能解金毒。亦有銀蛇，解銀毒。今不見有捕者，而信州上饒縣靈山鄉出一種蛇，酷似此，彼人呼爲金星地鱔。冬收補之，亦能解銀毒，止瀉洩，及邪熱。

⑤ 頌：見上注。

⑥ 嶺表録異：《嶺表録異》卷下　南土有金蛇，亦名蝎蛇，又名地鮮。州土出（案：此句上疑有脱誤）。黔中桂州亦有，即不及黔南者。其蛇粗如大指，長一尺許，鱗甲上有金銀。解毒之功不下吉利也。

⑦ 開寶：見本頁注③。

⑧ 蘇頌：見本頁注④。

⑨ 藏器：《證類》卷1"序例上·右合藥分劑料理法則"　凡五方之氣……今嶺南多毒，足解毒藥之物，即金蛇、白藥之屬是也……

⑩ 聖濟總錄：《聖濟總錄》卷77"久痢"　治久痢，金星鱔散方：金星鱔（醋炙）、白礬、鉛丹（各半兩），右三味搗羅爲散，每服二錢匕，米飲調下，食前。

痢不止,有金星地鱔散:用金星地鱔醋炙、鉛丹、白礬燒,各五錢,爲末。每服二錢,米飲下,日二。

水蛇《綱目》

【釋名】公蠣蛇。

【集解】【時珍曰】水蛇所在有之,生水中。大如鱓,黃黑色,有繢紋,囓人不甚毒。陶弘景言公蠣蛇能化鱓者,即此也。水中又有一種泥蛇,黑色,穴居成群,囓人有毒,與水蛇不同。張文仲《備急方》①言:山中一種蛇,與公蠣相似,亦不囓人也。

肉。【氣味】甘、鹹,寒,無毒。【主治】消渴煩熱,毒痢。時珍。

【附方】新一。聖惠水蛇丸②。治消渴,四肢煩熱,口乾心躁。水蛇一條活者,剝皮炙黃爲末,蝸牛五十個,水浸五日取涎,入天花粉末煎稠,入麝香一分,用粟飯和丸綠豆大。每服十丸,薑湯下。

皮。【主治】燒灰油調,傅小兒骨疽膿血不止。又治手指天蛇毒瘡。時珍。

【附方】新二。小兒骨瘡。《海上方》③詩云:“小兒骨痛不堪言,出血流膿實可憐。尋取水蛇皮一個,燒灰油抹傅疼邊。”天蛇毒。劉松篁《經驗方》④云:會水灣陳玉田妻,病天蛇毒瘡。一老翁用水蛇一條,去頭尾,取中截如手指長,剖去骨肉。勿令病者見,以蛇皮包手指,自然束緊,以紙外裹之。頓覺遍身皆涼,其病即愈。數日後解視,手指有一溝如小繩,蛇皮內宛然有一小蛇,頭目俱全也。

蛇婆《拾遺》⑤

【集解】【藏器⑥曰】蛇婆生東海水中。一如蛇,常自浮游。採取無時。【時珍曰】按此所言

---

① 備急方:《外臺》卷40“衆蛇螫方” 文仲療衆蛇螫……又云……水中黑色名公蠣,山中一種亦相似,並不聞螫人……

② 聖惠水蛇丸:《聖惠方》卷53“治痟渴諸方” 治痟渴四肢煩熱,口乾心燥……又方:水蛇(一條,活者剝皮,炙黃搗末)、蝸牛(不限多少,水浸五日,取涎入膩粉一分,煎令稠)、麝香(一分,細研),右件藥用粟米飯和圓如菉豆大,每服不計時候以生薑湯下十圓。

③ 海上方:《海上仙方後集·第十六證》 小兒骨痛不能言,出血流膿實可憐。尋取水蛇皮一個,燒灰油抹傅疼邊。

④ 經驗方:《保壽堂方》卷2“諸瘡門” 治天蛇頭毒瘡:昔會水灣陳玉田妻患此瘡。一老翁用水蛇一條,去頭尾,用中腰一段如手指長,剖去骨肉,不令病者見。用皮包手指,自然緊定,用紙裹之,頓覺半身皆涼,其瘡即愈。數日後病者見之,急扯去蛇皮,手指有一溝如小繩然,視蛇皮內宛有一小蛇,頭眼俱全,可怪也。

⑤ 拾遺:《證類》卷22“三十六種陳藏器餘·蛇婆” 味鹹,平,無毒。主赤白毒痢,蠱毒下血,五野雞病,惡瘡。生東海,一如蛇,常在水中浮游。炙食,亦燒末,服一二錢匕。

⑥ 藏器:見上注。

形狀功用,似是水蛇。然無考證,姑各列條。

【氣味】鹹,平,無毒。【主治】赤白毒痢,蠱毒下血,五野雞病,惡瘡。炙食,或燒末,米飲服二錢。藏器①。

黃頷蛇《綱目》赤楝蛇

【釋名】黃喉蛇俗名。赤楝蛇,一名桑根蛇。【時珍曰】頷,喉下也。以色名赤楝,桑根象形,陶氏作赤蠊。

【集解】【時珍曰】按《肘後》《千金》《外臺》諸方多用自死蛇,及蛇吞蛙鼠,並不云是某蛇。惟本草有蝮蛇腹中鼠。陶氏注②云:術家所用赤蠊、黃頷,多在人家屋間,吞鼠子、雀雛。見腹中大者,破取乾之。又"蛇蛻"注云:草間不甚見虺、蝮蛻,多是赤蠊、黃頷輩。據此,則古方所用自死蛇,及蛇吞蛙鼠,當是二蛇,雖蛇蛻亦多用之。赤楝紅黑,節節相間,儼如赤楝、桑根之狀。黃頷黃黑相間,喉下色黃,大者近丈。皆不甚毒,丐兒多養爲戲弄,死即食之。又有竹根蛇,《肘後》③謂之青蜓蛇,不入藥用,最毒。喜緣竹木,與竹同色。大者長四五尺,其尾三四寸有異點者,名(稿)〔熇〕尾蛇,毒尤猛烈。中之者,急炙三五壯,毒即不行,仍以藥付之。又有菜花蛇,亦長大,黃綠色,方家亦有用之者。

肉。【氣味】甘,溫,有小毒。【主治】釀酒,或入丸散,主風癩頑癬惡瘡。自死蛇漬汁,塗大疥。煮汁,浸臂腕作痛。燒灰,同豬脂,塗風癬漏瘡,婦人妬乳,猘犬咬傷。時珍。○出《肘後》《梅師》《千金》④諸方。

【附方】新三。猘犬囓傷。自死蛇一枚,燒焦爲末,納入瘡孔中。《千金方》⑤。貓鬼野道,歌哭不自由。五月五日自死蛇,燒灰,井華水服方寸匕,日一服。《千金方》⑥。惡瘡似癩,及馬疥大如錢者。自死蛇一條,水漬至爛,去骨取汁塗之,隨手瘥。《千金》⑦。

---

① 藏器:見前頁注⑤。
② 陶氏注:《圖經》見《證類》卷22"蚺蛇膽" 《圖經》曰……此蛇多在人家屋間,吞鼠子及雀雛,見其腹大破取鼠乾之,療鼠瘻。/《集注》見《證類》卷22"蛇蛻" 草中不甚見虺、蝮蛻,惟有長者,多是赤蠊、黃頷輩……(按:此注糅入了宋《圖經》之文。)
③ 肘後:《外臺》卷40"青蜓蛇螫方" 《肘後》青蜓蛇論:此蛇正綠色,喜緣木及竹上,與竹木色一種,人卒不覺,若人入林中行,脱能落頭背上,然自不甚囓人,囓人必死,那可屢肆其毒。此蛇大者不過四五尺,世人皆呼爲青條蛇,其尾二三寸色異者名熇尾,最烈。療之方:破烏雞熱敷之。
④ 千金:《千金方》卷23"腸癰第二" 治妬乳方:……又方:燒自死蛇爲灰,和以豬膏塗之,大良。/卷23"疥癬第四" 治癬久不瘥者方:右取自死蛇燒作灰,豬脂和塗即瘥。
⑤ 千金方:《千金方》卷25"蛇毒第二" 治凡犬齧人方……又方:燒自死蛇一枚令焦,末,納瘡孔中。
⑥ 千金:《千金方》卷25"蛇毒第二" 治貓鬼野道病,歌哭不自由方:五月五日自死赤蛇燒作灰,以井花水服方寸匕,日一。
⑦ 千金:《千金方》卷22"癭疽第六" 治惡瘡,名馬疥,其大如錢方:以水漬自死蛇一頭,令爛去骨,以汁塗之,手下瘥。

蛇頭。【主治】燒灰，主久瘧及小腸癩，入丸散用。時珍。

【附方】新二。發背腫毒。蛇頭燒灰，醋和傅之，日三易。《千金》①。蝦蟆瘻瘡。五月五日蛇頭及野豬脂同水衣封之，佳。《千金方》②。

骨。【主治】久瘧勞瘧，炙，入丸散用。時珍。

【附方】新一。一切冷漏。自死蛇，取骨爲末封之。大痛，以杏仁膏摩之，即止。《千金方》③。

涎。【氣味】有大毒。【思邈④曰】江南山間人〔有〕一種蠱毒，以蛇涎合藥着飲食中，使人病瘕，積年乃死。但以雄黃、蜈蚣之藥治之乃佳。

蛇吞鼠。【主治】鼠瘻、蟻瘻有細孔如鍼者。以臘月豬脂煎焦，去滓塗之。時珍。○出《千金》⑤。

蛇吞鼃。【主治】噎膈，勞嗽，蛇瘻。時珍。

【附方】新三。噎膈。用蛇含蝦蟆，泥包燒存性，研末。米飲服。久勞咳嗽吐臭痰者，尋水邊蛇吞青鼃未嚥者，連蛇打死，黃泥固濟，煅研。空心酒服一二錢，至效。忌生冷五七日，永不發也。《秘韞》⑥。蛇瘻不愈。蛇腹鼃，燒灰封之。《千金》⑦。

蝮蛇《別録》⑧下品

【釋名】反鼻蛇。【時珍曰】按王介甫《字說》⑨云：蝮，觸之則復；其害人也，人亦復之。故謂之蝮。

---

① 千金：《千金方》卷22"發背第三" 治發背方……又方：蛇頭灰，醋和敷之，日三易。
② 千金方：《千金方》卷23"九漏第一" 治蝦蟆瘻方：五月五日蛇頭，及野豬脂同水衣封之，佳。
③ 千金方：《千金方》卷23"九漏第一" 治諸漏方……又方：死蛇去皮肉，取骨末之，合和封瘡上。大痛，以杏仁膏摩之，止。
④ 思邈：《千金方》卷24"蠱毒第四" ……又有以蛇涎合作蠱藥，著飲食中，使人得瘕病。此二種積年乃死，療之各自有藥。江南山間人有此，不可不信之。
⑤ 千金：《千金方》卷23"九漏第一" 治蟻漏孔容針，亦有三四孔者……又方：死蛇腹中鼠，臘月豬脂煎使焦，去滓敷之。
⑥ 秘韞：《乾坤秘韞·咳嗽》 趙氏治日久吐痰，咳嗽不止：用水邊蛇吞青蛙未曾咽者，連蛇帶青蛙一齊打死，用黃泥包了，用火燒成灰，研爲細末，空心用好酒調服，至效。忌一切生冷之物五七日，永久不發。
⑦ 千金：《千金方》卷23"九漏第一" 治蛙瘻方：蛇腹中蛙，灰封之。
⑧ 別録：《別録》見《證類》卷22"蝮蛇膽" 味苦，微寒，有毒。主䘌瘡。肉：釀作酒，療癩疾，諸瘻，心腹痛，下結氣，除蠱毒。其腹中吞鼠，有小毒，療鼠瘻。
⑨ 字說：《埤雅》卷10"釋蟲·虺" ……《字說》曰……蝮，觸之則復，其害人也，人亦復焉……

【集解】【弘景①曰】蝮蛇，黃黑色如土，白斑，黃頷尖口，毒最烈。虺，形短而扁，毒與（虵）〔蚖〕同。蛇類甚衆，惟此二種及青蝰爲猛，不即療多死。【恭②曰】蝮蛇作地色，鼻反口長，身短，頭尾相似，山南漢、沔間多有之。一名（虵）〔蚖〕蛇，無二種也。【頌③曰】蝮蛇形不長，頭扁口尖，頭斑，身赤文斑，亦有青黑色者。人犯之，頭足貼着。東間諸山甚多，草行不可不慎。【藏器④曰】蝮蛇錦文，亦有與地同色者。衆蛇之中，此獨胎產。着足斷足，着手斷手，不爾合身糜爛。七八月毒盛時，囓樹以洩其毒，樹便死。又吐涎沫于草木上，着人成瘡身腫，名曰蛇漠瘡，卒難治療，方與蛇螫同。【時珍曰】蝮與虺，陶氏言是二種，蘇恭言是一種。今按《爾雅》⑤云：蝮（虺）〔虫也〕身博三寸，首大如擘。是以蝮、虺爲一種也。郭璞云：蝮蛇惟南方有之，一名反鼻。細頸，大頭，焦尾，鼻上有鍼，錦文如綬，文間有毛如豬鬛，大者長七八尺。虺則所在有之，俗呼土虺，與地同色。顏師古云：以俗名證之，郭説爲是。又《北史》⑥高道穆云：復用元顥，乃養虺成蛇。是皆以蝮、（虺）〔虫也〕爲二種矣。蓋蝮長大，虺短小，自不難辨，陶説爲是。柳子厚《〔宥〕蝮蛇文》⑦云：“目兼蜂蠆，色混泥塗。其頸蹙惡，其腹次且。寨鼻鈎牙，穴出榛居。蓄怒而蟠，銜毒而趨。”亦頗盡其狀也。《抱朴子》⑧曰：蛇類最多，惟蝮中人甚急。但即時以刀割去瘡肉投於地，其〔肉〕沸如火炙，須臾焦盡，人乃得活也。王

---

① 弘景：《集注》見《證類》卷22“蝮蛇膽”　陶隱居云：蝮蛇黃黑色，黃頷尖口，毒最烈。虺形短而扁，毒不異於蚖，中人不即療，多死。蛇類甚衆，惟此二種及青蝰爲猛，療之並別有方……

② 恭：《唐本草》見《證類》卷22“蝮蛇膽”　《唐本》注……蝮蛇作地色，鼻反、口又長，身短，頭尾相似，大毒，一名蚖蛇，無二種也。山南漢、沔間足有之。

③ 頌：《圖經》見《證類》卷22“蚺蛇膽”　……文仲云：蝮蛇形乃不長，頭扁口尖，頭斑身赤文斑。亦有青黑色者，人犯之，頭足貼著是也。東間諸山甚多，草行不可不慎之……

④ 藏器：《拾遺》見《證類》卷22“蝮蛇膽”　陳藏器云……其蝮蛇形短，鼻反，錦文，亦有與地同色者。著足斷足，著手斷手，不爾合身糜潰。其蝮蛇七、八月毒盛時，囓樹以泄其氣，樹便死，又吐口中涎沫於草木上，著人身腫成瘡，卒難主療，名曰蛇漠瘡。蝮所主略與虺同。衆蛇之中，此獨胎產……

⑤ 今按爾雅……郭説爲是：《漢書·田儋傳》（顏師古注）　（……師古曰：“《爾雅》及《説文》皆以爲蝮即虺也，博三寸，首大如擘。而郭璞云各自一種蛇。其蝮蛇，細頸大頭焦尾，色如綬文。文間有毛，似豬鬛，鼻上有針，大者長七八尺。一名反鼻。非虺之類也。以今俗名證之，郭説得矣。虺若土色，所在有之，俗呼土虺。其蝮唯出南方……”）（按：時珍此段文雖未明確注出顏師古注，實多取之，故錄之備參。）

⑥ 北史：《北史》卷50“高道穆傳”　高恭之字道穆……及元顥逼武牢……於時尒朱榮欲廻師待秋。道穆謂榮曰：大王擁百萬之衆，輔天子而令諸侯，此桓、文之舉也。今若還師，令顥重完守具，可謂養虺成蛇，悔無及矣……（按：引上文可明“養虺成蛇”之出典。）

⑦ 宥蝮蛇文：《柳河東集》卷18“騷一十首”　宥蝮蛇文……天形汝軀。絶翼去足，無以自扶。曲脊屈脅，惟行之紆。目兼蜂蠆，色混泥塗。其頸蹙惡，其腹次且。寨鼻鈎牙，穴出榛居。蓄怒而蟠，銜毒而趨。志蘄害物，陰妬潛狙。

⑧ 抱朴子：《抱朴子內篇》卷17“登涉”　……蛇種雖多，唯有蝮蛇及青金蛇中人爲至急，不治之，一日則煞人。人不曉治之方術者，而爲此二蛇所中，即以刀割所傷瘡肉以投地，其肉沸如火炙，須臾焦盡，而人得活。

充《論衡》①云：蝮蛇含太陽火氣而生，故利牙有毒。

【附録】千歲蝮。【頌②曰】東間一種千歲蝮，狀如蝮而短，有四脚，能跳來嚙人。人或中之，必死。其嚙已，即跳上木作聲。云"斫木、斫木"者，不可救也。若云"博叔、博叔"者，猶可急治之。用細辛、雄黃等分爲末，内瘡中，日三四易之。又以括樓根、桂末着管中，密塞勿令走氣，佩之。中毒急敷之，緩即不救。【時珍曰】按《字林》③云：聣聽，形如蜥蜴，出魏興。居樹上，見人則跳來嚙之。嚙已還樹，垂頭聽，聞哭聲乃去。即此也。其狀頭尾一般，大如搗衣杵，俗名合木蛇，長一二尺。《談埜翁方》④名斫木蛇，又名望板歸。救之，用嫩黃荆葉搗爛敷之。

膽。【氣味】苦，微寒，有毒。【主治】䘌瘡。《別録》⑤。殺下部蟲。甄權⑥。療諸漏，研傅之。若作痛，杵杏仁摩之。時珍。○出《外臺》⑦。

肉。【氣味】甘，温，有毒。【主治】釀作酒，療癩疾諸瘻，心腹痛，下結氣，除蠱毒。《別録》⑧。五痔，腸風瀉血。甄權⑨。大風，諸惡風，惡瘡瘰癧，皮膚頑痺，半身枯死，手足臟腑間重疾。【藏器⑩曰】取活蛇一枚着器中，投以醇酒一斗，封定，埋馬溺處。周年取開，蛇已消化，酒味猶存。有患諸證者，不過服一升以來，當覺身習習而愈。然有小毒，不可頓服。若服他藥，不復得力。又曰：生癩者，取一枚，或他蛇亦可，燒熱坐上，當有赤

---

① 論衡：《論衡》卷23"言毒篇" ……天下萬物，含太陽氣而生者皆有毒。螫毒，螫渥者，在蟲則爲蝮蛇……蛇有螫，故蝮有利牙……

② 頌：《圖經》見《證類》卷22"蚺蛇膽" ……東間諸山甚多，草行不可不慎之。又有一種，狀如蝮而短，有四脚，能跳來嚙人，東人名爲千歲蝮，人或中之必死。然其嚙人已，即跳上木作聲，其聲云斫木，斫木者，不可救之。若云博叔，博叔者，猶可急療之。其療之方：細辛、雄黃等分，末，以内瘡中，日三四易之。諸蛇及虎傷亦主之。又以桂、栝樓末，著管中，密塞之帶行，中毒急傅之，緩乃不救。

③ 字林：《玉篇》卷4"耳部第五十五" 聣（力木切。聣聽，似蜥蜴，出魏興，居樹上，輒下嚙人，上樹垂頭，聽聞哭聲乃去。）（按：《字林》早佚，其佚文或見于古字書、類書。今録此近似之文以備考。）

④ 談埜翁方：（按：未見原書，待考。）

⑤ 別録：見2867頁注⑧。

⑥ 甄權：《藥性論》見《證類》卷22"蝮蛇膽" 蝮蛇膽，君。治下部蟲，殺蟲良……

⑦ 外臺：《千金方》卷23"九漏第一" 治諸漏方……又方：死蛇去皮肉，取骨末之，合和封瘡右。大痛，以杏仁膏摩之止。（按：《外臺》無此方，今另溯其源。）

⑧ 別録：見2867頁注⑧。

⑨ 甄權：《藥性論》見《證類》卷22"蝮蛇膽" ……蛇，主治五痔，腸風瀉血。

⑩ 藏器：《拾遺》見《證類》卷22"蝮蛇膽" ……本功外，宣城間山人，取一枚，活著器中，以醇酒一斗投之，埋於馬溺處，周年已後開取，酒味猶存，蛇已消化，有患大風及諸惡風，惡瘡瘰癧，皮膚頑痺，半身枯死，皮膚手足藏腑間重疾，並主之。不過服一升已來，當覺舉身習習，服訖，服他藥不復得力。亦有小毒，不可頓服。腹中死鼠，主鼠瘻。脂磨著物皆透。又主癩。取一枚及他蛇亦得，燒坐上，當有赤蟲如馬尾出，仍取蛇肉塞鼻中。亦主赤痢。取骨燒爲黑末，飲下三錢匕，雜蛇亦得。

蟲如馬尾出。仍取蛇肉塞鼻中。

【發明】【時珍曰】癩疾感天地肅殺之氣而成，惡疾也。蝮蛇稟天地陰陽毒烈之氣而生，惡物也。以毒物而攻毒病，蓋從其類也。

【附方】舊一。白癩。大蝮蛇一條，勿令傷，以酒一斗漬之，糠火溫令稍熱。取蛇一寸，和臘月豬脂搗傅。○《肘後》①。

脂。【藏器②曰】摩着物皆透也。【主治】綿裹，塞耳聾。亦傅腫毒。時珍。

皮。【主治】燒灰，療丁腫、惡瘡、骨疽。蘇恭③。

蛻。【主治】身癢、疥癬、㿗瘡。蘇恭④。

骨。【主治】赤痢。燒灰，飲服三錢。雜蛇亦可。藏器⑤。

屎器中養取之。【主治】痔瘻。蘇恭⑥。

腹中死鼠。有小毒。【主治】鼠瘻《別錄》⑦。○《千金》⑧云：燒末，酒服方寸匕，日二，不過三日，大驗。

蚖《別錄》⑨

【集解】【《別錄》⑩曰】蚖類，一名蚖，短身土色而無文。【時珍曰】蚖與蝮同類，即虺也。長尺餘，蝮大而〔蚖〕〔虺〕小，其毒則一。《食經》⑪所謂虺色如土，小如蝮蛇者是也。詳見"蝮"下。舊本作"蚖類，一名蚖"，誤矣。當作"蚖，蝮類，一名虺"。蚖，即虺字。蚖、虺字象相近，傳寫脫誤爾。陶氏⑫注蝮即蚖，亦誤矣。蚖既是蝮，《別錄》不應兩出。今並改正。

【氣味】缺。【主治】療痺，內漏。《別錄》⑬。治破傷中風，大風惡疾。時珍。

---

① 肘後：《肘後方》卷5"治卒得癩皮毛變黑方第四十"　療白癩，姚方：大蝮蛇一枚，切勿令傷，以酒漬之，大者一斗，小者五升，以糠火溫令熟，乃取蛇一寸許，以臘月豬膏和，敷瘡，瘥。

② 藏器：見2869頁注⑩。

③ 蘇恭：《唐本草》見《證類》卷22"蝮蛇膽"　《唐本》注云：蛇屎，療痔瘻，器中養取之。皮灰，療丁腫，惡瘡，骨疽。蛻皮，主身癢、㿗、疥、癬等……

④ 蘇恭：見上注。

⑤ 藏器：見2869頁注⑩。

⑥ 蘇恭：見本頁注③。

⑦ 別錄：見2867頁注⑧。

⑧ 千金：《千金方》卷23"九漏第一"　治鼠漏方：得蛇虺所吞鼠燒末，服方寸匕，日再，不過三服。此大驗，自難遇耳。並敷瘡中。

⑨ 別錄：《別錄》見《證類》卷30"一十五種蟲類·蚖類"　療痺，內漏。一名蚖。短土色而文。

⑩ 別錄：見上注。

⑪ 食經：(按：書佚，無可溯源。)

⑫ 陶氏：(按：據《證類》卷22"蝮蛇膽"《唐本》注云"蝮蛇……一名蚖蛇，無二種也"，此"陶氏"當爲"蘇恭"之誤。

⑬ 別錄：見本頁注⑨。

【附方】新一。破傷風。牙關緊急,口噤不開,口面喎斜,肢體弛緩。用土虺蛇一條,去頭、尾、腸、皮、骨,醋炙,地龍五條去泥,醋炙,天南星八錢重一枚炮,右爲末,醋煮麵糊丸如綠豆大。每服三丸至五丸,生薑酒下,仍食稀葱白粥,取汗即差。昔宮使明光祖,向任統制官,被重傷,服此得效。《普濟方》①。

藍蛇《拾遺》②

【集解】【藏器③曰】出蒼梧諸縣。狀如蝮有約,從約斷之,頭毒尾良。嶺南人呼爲藍藥。

【主治】用頭合毒藥,毒人至死。以尾作脯,食之即解。藏器④。

兩頭蛇《拾遺》⑤

【釋名】枳首蛇《爾雅》⑥、越王蛇。【時珍曰】枳,兩也。郭璞⑦云:會稽人言是越王弩絃所化,故名越王蛇。江東人名越王約髮。《〔續〕博物志》⑧云:馬蟦食牛血所化。然亦自有種類,非盡化生也。

【集解】【藏器⑨曰】兩頭蛇大如指,一頭無口目,兩頭俱能行。云見之不吉,故孫叔敖埋之,恐後人見之必死也。【時珍曰】按《爾雅》⑩:中央有枳首蛇,中國之異氣也。劉恂《嶺表錄》⑪云:嶺

① 普濟方:《普濟方》卷113"破傷風" 天南星丸:治破傷風牙關緊急,口噤不開,口面喎斜,肢體弛緩。天南星(一枚及三分者,炮)、地龍(五條,醋炙)、土虺蛇(一條,去頭尾、腸、皮骨,醋炙),右爲末,醋煮麵糊丸如綠豆大,每服三丸至五丸,生薑酒下,稀葱粥投,汗出即瘥。昔宮使明(名光祖),向任統制官,嘗重傷服此得效。
② 拾遺:《證類》卷22"三十六種陳藏器餘・藍蛇" 頭大毒,尾良,當中有約,從約斷之。用頭合毒藥,藥人至死。嶺南人名爲藍藥,解之法,以尾作脯,與食之即愈。藍蛇如蝮,有約,出蒼梧諸縣。頭毒尾良也。
③ 藏器:見上注。
④ 藏器:見上注。
⑤ 拾遺:《證類》卷22"三十六種陳藏器餘・兩頭蛇" 見之令人不吉。大如指,一頭無目無口,二頭俱能行。出會稽,人云是越王弩弦。昔孫叔敖埋之,恐後人見之,將必死也。人見蛇足,亦云不佳。蛇以桑薪燒之,則足出見,無可怪也。
⑥ 爾雅:《爾雅・釋地》(郭注) ……中有枳首蛇焉。(岐頭蛇也。或曰:今江東呼兩頭蛇,爲越王約髮,亦名弩弦。)此四方中國之異氣也。
⑦ 郭璞:見上注括號中文。
⑧ 博物志:《續博物志》卷9 兩頭蛇,馬蟦食牛血所化。(按:非出《博物志》,實出《續博物志》。)
⑨ 藏器:見本頁注⑤。
⑩ 爾雅:見本頁注⑥。
⑪ 嶺表錄:《嶺表錄異》卷下 兩頭蛇,嶺外多此類。時有小指大者,長尺余,腹下鱗紅皆錦文。一頭有口眼,一頭似蛇而無口眼。云兩頭俱能進退。謬也。菲孫叔敖見之不祥,乃殺而埋之。南人見之爲常,其禍安在哉?

外極多。長尺餘,大如小指,背有錦文,腹下鮮紅。人視爲常,不以爲異。羅願《爾雅翼》①云:寧國甚多,數十同穴,黑鱗白章。又一種夏月雨後出,如蚯蚓大,有鱗,其尾如首,亦名兩頭蛇。又張耒《雜志》②云:黃州兩頭蛇,一名山蚓。云是老蚓所化,行不類蛇,宛轉甚鈍。此即羅氏所云者也。

　　肉。【氣味】【時珍曰】按《南越志》③云:無毒。夷人餌之。【主治】瘧疾。山人收取乾之。佩于項上。時珍。

天蛇《綱目》

　　【集解】【時珍曰】按沈存中《筆談》④云:天蛇生幽陰之地,遇雨後則出,越人深畏之。其大如箸而匾,長三四尺,色黃赤。澆之以醋則消,或以石灰糝之亦死。又云:天蛇不知何物?人遭其螫,仍爲露水所濡,則遍身潰爛。或云草間花蜘蛛者,非矣。廣西一吏爲蠱所毒,舉身潰爛。一醫視云:天蛇所螫,不可爲矣。仍以藥傅其一有腫處,以鉗拔出如蛇十餘,而疾終不起。又錢塘一田夫忽病癩,通身潰爛,號呼欲絕。西溪寺僧視之,曰:此天蛇毒,非癩也。以秦皮煮汁一斗,令其恣飲。初日減半,三日頓愈。○又水蛇治天蛇毒,見前。

〔苟〕印《拾遺》⑤

　　【集解】【藏器⑥曰】苟印,一名苟斗,出潮州。如蛇,有四足。
　　膏。【主治】滴耳中,治聾,令左右耳徹。藏器⑦。

---

① 爾雅翼:《爾雅翼》卷32“枳首蛇” ……今生寧國者,黑鱗白章,長盈尺,人家庭檻中,動有數十同穴。又予所見夏月雨後,有蛇如蚯蚓大,但身有鱗,蜿蜒而行,其尾如首,不纖殺,亦號兩頭蛇,則不足爲異明矣……

② 雜志:《明道雜志》 黃州有小蛇,首尾相類,因謂兩頭蛇。余視之,其尾端蓋類首而非也。土人言此蛇老蚯蚓所化,無甚大者,其大不過如大蚓,行不類蛇,宛轉甚鈍,又謂之山蚓。

③ 南越志:《北戶錄》卷1“紅蛇” ……又歸化縣有兩頭蛇,《南越志》云無毒,夷人餌之……

④ 筆談:《夢溪筆談》卷25“雜誌二” 太子中允關杞曾提舉廣南西路常平倉,行部邕管一吏人爲蠱所毒,舉身潰爛。有一醫言能治。呼使視之,曰:此爲天蛇所螫,疾已深,不可爲也。乃以藥傅其創,有腫起處,以鉗拔之,有物如蛇,凡取十餘條,而疾不起。又予家塋在錢塘西溪,嘗有一田家忽病癩,通身潰爛,號呼欲絕。西溪寺僧識之,曰:此天蛇毒耳,非癩也。取木皮煮飲一斗許,令其恣飲。初日疾減半,兩日頓愈。驗其木,乃今之秦皮也。然不知天蛇何物。或云草間黃花蜘蛛是也。人遭其螫,仍爲露水所濡,乃成此疾。露涉者亦當戒之。(天蛇其大如箸而匾,長三四尺,色黃赤。多生於幽陰之地,遇驟雨後則出。越人深畏之,以醋澆之則消。或以石灰糝之,亦縮死。)(按:上文小字注不見於《夢溪筆談》元刊本,乃據《四庫全書》本録入。)

⑤ 拾遺:《證類》卷22“三十六種陳藏器餘·苟印” 一名苟斗,取膏滴耳中,令左右耳徹,出潮州。似蛇,有四足。大主聾也。(按:“苟斗”,大觀本作“苟汁”。)

⑥ 藏器:見上注。

⑦ 藏器:見上注。

蛇角《綱目》

【釋名】骨咄犀亦作骨篤、碧犀。【時珍曰】按陶九成《輟耕錄》①云：骨咄犀，大蛇之角也，當作蠱毒，謂其解蠱毒如犀角也。《唐書》有古都國亦產此，則骨咄又似古都之訛也。

【集解】【時珍曰】按《大明會典》②云：蛇角出哈密衛。劉郁《西域記》③云：骨篤犀即大蛇角，出西番。曹昭《格古論》④云：骨篤犀，碧犀也。色如淡碧玉，稍有黄色，其文理似角，扣之聲清越如玉，磨刮嗅之有香，燒之不臭，最貴重，能消腫解毒。洪邁《松漠紀聞》⑤云：骨咄犀，犀不甚大，紋如象牙，帶黄色。作刀靶者，已為無價之寶也。

【氣味】有毒。【主治】消腫毒，解諸毒蠱毒，以毒攻毒也。時珍。

諸蛇《綱目》

【釋名】【時珍曰】蛇字古作它，俗作蛇也，有余、移、佗三音。篆文象其宛轉屈曲之形。其行委佗，故名。嶺南人食之，或呼為訛，或呼為茅鱓。按《山海經》⑥云：海外西南人以蟲為蛇，號蛇為魚。則自古已然矣。

【集解】【時珍曰】蛇類璅語，不可類從者，萃族於左，以便考閱。蛇在禽為翼火，天文象形，居南方。在卦為巽風，巳為蛇。在神為玄武，北方之神，玄龜、纏蛇相合也。在物為毒蟲。出《說文》⑦。有水、火、草、木、土五種，出《北戶錄》⑧。青、黄、赤、白、黑、金、翠、斑、花諸色。見各條。毒蟲也，而有無毒者；金蛇、水蛇無毒。鱗蟲也，而有生毛者；蝮蛇文間有毛。《山海經》⑨云：長蛇毛如彘毫也。卵生也，而有胎產者；蝮

---

① 輟耕錄：《輟耕錄》卷29"骨咄犀"　骨咄犀，蛇角也。其性至毒，而能解毒，蓋以毒攻毒也，故曰蠱毒犀。《唐書》有古都國，必其地所產，今人訛為骨咄耳。

② 大明會典：《明會典》卷102"哈密"　……蛇角二枝一表裏……

③ 西域記：《西使記》　……骨篤犀，大蛇之角也。解諸毒。（按：書名當作《西使記》。）

④ 格古論：《新增格古要論》卷6"珍寶論·骨篤犀"　骨篤犀出西蕃。其色如淡碧玉，稍有黄，其紋理似角，扣之聲清如玉，摩刮齅之有香，燒之不臭。能消腫毒，及能辨毒藥。又謂之碧犀，此等最貴。

⑤ 松漠紀聞：《松漠紀聞·補遺》　契丹重骨咄犀。犀不大，萬株犀無一不曾作帶紋，如象牙，帶黄色。止是作刀把，已為無價。天祚以此作兔鶻，中國謂之腰條皮，插垂頭者。

⑥ 山海經：《山海經》卷6"海外南經"　結匈國……蟲為蛇，蛇號為魚。（以蟲為蛇，以蛇為魚……）

⑦ 說文：《說文·長部》　瓩：蛇，惡毒長也。／《說文·巳部》　……四月，陽气巳出，陰气巳藏，萬物見，成文章，故巳為蛇，象形……

⑧ 北戶錄：《北戶錄》卷1"紅蛇"　公路至雷州對岸……故知蛇有草、木、水、土四種，其類不可窮也……

⑨ 山海經：《山海經》卷3"北山經"　有蛇名曰長蛇，其毛如彘豪。

蛇胎生。腹行也,而有四足者。鱗蛇、千歲蝮、苟印、蜥蜴皆有足。又有冠者,雞冠蛇,頭上有冠,最毒。角者,三角蛇,有角。翼者,《西山經》①云:太華山有蛇,六足四翼,名曰肥蟥。飛者,《山海經》②云:柴桑多飛蛇。《荀子》③云:螣蛇無足而飛。獸首者,《大荒經》④云:肅慎國有琴蛇,獸首蛇身。人面者,《江湖紀聞》⑤云:嶺表有人面蛇,能呼人姓名,害人。惟畏蜈蚣。兩首者,枳首蛇。兩身者,《北山經》⑥云:渾夕之山,有蛇曰肥遺,一首兩身,見則大旱。《管子》⑦曰:涸水之精,名曰蝟,狀如蛇,一首兩身,長八尺。呼其名可取魚鼈。岐尾者,《廣志》⑧云:出雲南。鈎尾者,張文仲⑨云:鈎蛇,尾如鈎,能鈎人獸入水食之。熇尾者,葛洪⑩云:熇尾蛇似青蝰,其尾三四寸有異色,最毒。柂形者,張文仲⑪云:柂蛇,形似柂,長七八尺,中人必死。削船柂,煮汁浸之。杵形者,即合木蛇。又有青蝰、即竹根蛇。白蝰、蒼虺、文蝮、白頸、黑甲、赤目、黄口之類。張文仲⑫云:惡蛇甚多。四五月青蝰、蒼虺、白頸、大蝎;六七月,白蝰、文蝮、黑甲、赤目、黄口、反鈎、三角之類。皆毒之猛烈者。又南方有响蛇,人若傷之不死,終身伺其主。雖百衆人中,亦來取之。惟百里外乃免耳。蛇出以春,出則食物。蛇以春夏爲晝,

---

① 西山經:《山海經》卷2"西山經"　又西六十里曰太華之山……有蛇焉,名曰肥遺……六足四翼,見則天下大旱。

② 山海經:《山海經》卷5"中山經"　又南九十里曰柴桑之山……其獸多麋鹿,多白蛇、飛蛇。

③ 荀子:《荀子·勸學篇》　螣蛇無足而飛。

④ 大荒經:《山海經》卷17"大荒北經"　大荒之中,有山名曰不咸,有肅慎氏之國……有蟲,獸首蛇身,名曰琴蟲。(亦蛇類也。)

⑤ 江湖紀聞:《江湖紀聞》卷8"怪異·人面蛇"　淮西黎道士入深廣採藥。行荒道中,聞呼其名……且視屋瓦,乃人面蛇,已死。黎始驚懼。翁曰:子几爲所食矣。若相呼時不應之,則彼不能來。竹筒中乃蜈蚣蟲,今入蛇腹中食之矣……

⑥ 北山經:《山海經》卷3"北山經"　又北百八十里曰渾夕之山……有蛇一首兩身,名曰肥遺……見則其國大旱。

⑦ 管子:《管子·水地》　涸川之精者生於名蝟。蝟者一頭而兩身,其狀若蛇,其長八尺。以其名呼之。可使取魚鼈。

⑧ 廣志:《御覽》卷934"蛇下"　《廣志》曰:永昌郡有岐尾蛇。

⑨ 張文仲:《外臺》卷40"虺蛇螫方"　文仲療衆蛇螫方……又云:此衆蛇者……有鈎蛇,尾如鈎,能倒牽人獸入水後而食之……

⑩ 葛洪:《外臺》卷40"青蝰蛇螫方"　《肘後》青蝰蛇論……世人皆呼爲青條蛇,其尾二三寸色異者名熇尾,最烈。

⑪ 張文仲:《外臺》卷40"虺蛇螫方"　文仲療衆蛇螫方……又有柂長七八尺,如柂,毒中人必死。即削取船柂,煮漬之,便愈。

⑫ 張文仲:《外臺》卷40"辨蛇"　《肘後》云:惡蛇之類甚多,而毒有差劇。時四五月中,青蝰、蒼虺、白頸、大蝎。六月中,竹狩、文蝮、黑甲、赤目、黄口、反鈎、白蝰、三角,此皆蛇毒之猛烈者。中人不即療,多死……文仲《備急》同出第八卷中。/卷40"衆蛇螫"　文仲療衆蛇螫方……又南方有响蛇,人忽傷之不死,終身伺覓其主,雖百人衆中亦直來取之,唯遠去百里乃免耳……

秋冬爲夜。其蟄以冬,蟄則含土。至春吐出,即蛇黄石。其舌雙,《物理論》①云:舌者心苗,火旺于巳,巳爲蛇,故蛇雙舌。其耳聾。《埤雅》②云:蛇聾虎齆。其聽以目。《埤雅》③。其蟠向壬。《淮南子》④。其毒在涎,弄蛇洗净涎,則無毒也。蛇涎着人,生蛇漠瘡。吐涎成絲,能害人目。段成式⑤云:蛇怒時,毒在頭尾。其珠在口。陸佃⑥云:龍珠在頷,蛇珠在口,懷珠之蛇,多喜投暗,見人張口,吐氣如燼。其行也紆,《淮南子》⑦云:蛇屬紆行。其食也吞。有牙無齒。皮數解蛻。《變化論》⑧云:龍易骨,蛇易皮。性曉方藥。出《稽聖賦》⑨。又《異苑》⑩云:田父見蛇被傷,一蛇銜草傅之,遂去。其人采草治瘡,名曰蛇銜。蛇交蛇,則雄入雌腹。交已即退出也。段成式⑪云:人見蛇交,三年死。李(廷)〔鵬〕飛⑫云:人見蛇交,主有喜。蛇交雉,則生蜃及蜄。詳見“蛟龍”。魯至剛⑬云:蛇交雉生卵,遇雷入土,久則成蛟。不入土,但爲雉耳。《述異記》⑭云:江淮中有獸名能,乃蛇精所化也。冬則爲雄,春復爲蛇。蛇以龜、鼈爲雌;《埤雅》⑮云:大腰純雌,以蛇爲雄。蛇求於龜鼈,則生龜鼈;蛇求於雉,則生蜃蛟。物異而感同也。又與鱓、鱔通氣。見本條。入水,交石斑魚;見本條。入山,與孔雀匹。《禽

---

① 物理論:(按:已查輯佚本,未能溯得其源。)
② 埤雅:《埤雅》卷10“釋蟲·蛇” ……舊說牛以鼻聽,蛇以眼聽。語曰:蛇聾虎齆,其以此乎。
③ 埤雅:見上注。
④ 淮南子:《埤雅》卷10“釋蟲·蛇” ……舊說蛇盤常向壬地。壬,北方也。(按:《淮南子》未見此說。今錄近似文以備參。)
⑤ 段成式:《酉陽雜俎》卷11“廣知” ……蛇怒時,毒在頭尾。
⑥ 陸佃:《埤雅》卷1“釋魚·鮫” ……蓋龍珠在頷,鮫珠在皮,蛇珠在口,鼈珠在足,魚珠在眼,蚌珠在腹也……又曰:懷珠之蛇,多喜投暗,見人張口,向人吐氣如燼。是則蛇珠暨魚,亦有懷者。
⑦ 淮南子:《埤雅》卷10“釋蟲·蛇” 魚屬,連行。蛇屬,紆行……(按:《淮南子》有“河以逶蛇故能遠”句,然未見“蛇屬,紆行”語。今另溯其源。)
⑧ 變化論:《埤雅》卷2“釋魚·蟹” 《造化權輿》曰:龍易骨,蛇易皮……/《感應經》見《說郛》《搜神記》曰……龍易骨……蛇類解皮……(按:未見《變化論》有此說,今另搜同類文以備參。)
⑨ 稽聖賦:《埤雅》卷10“釋蟲·蛇” 《稽聖賦》:蛇曉方藥,鴆善禁咒。
⑩ 異苑:《異苑》卷3 昔有田父,耕地值見傷蛇在焉,有一蛇銜草著瘡上,經日傷蛇走。田父取其草餘葉,以治瘡皆驗。本不知草名,因以蛇銜爲名。
⑪ 段成式:《酉陽雜俎》卷16“廣動植之一” ……見蛇交,三年死。
⑫ 李鵬飛:《延壽書》卷3“蟲類” 凡見蛇交則有喜。
⑬ 魯至剛:(按:已查其書《俊靈機要》,未能溯得其源。)
⑭ 述異記:《述異記》卷上 ……陸居曰:熊水居曰能。昉按:今江淮中有獸名熊。熊,蛇之精,至冬化爲雄,至夏復爲蛇。
⑮ 埤雅:《埤雅》卷2“釋魚·鼈” ……天地之性。細腰純雄,大腰純雌。大腰龜鼈之屬,以蛇爲雄……/《埤雅》卷2“釋魚·蜃” ……世云雉與蛇交而生蜃……又曰:蛇之求於龜則爲龜,求於雉則爲蜃,故三物常異而同感也。

經》①云：鵲見蛇則噪而奔，孔見蛇則喜而躍。**竹化蛇，蛇化雉。**《異苑》②云：大元中，汝南人伐木，見一竹，中央已成蛇形，而枝葉如故。又桐廬民伐竹，見蛇化雉，頭項已，身猶蛇也。乃知竹化蛇，蛇化雉。**夔憐蛇，蛇憐風。**出《莊子》③。**水蛇化鱓，**名蛇鱓，有毒。**騰蛇化龍。**神蛇能乘雲霧，而飛游千里。**騰蛇聽孕，**出《變化論》④。又《抱朴子》云：騰蛇不交。**蟒蛇目圓。**出《述異記》⑤。大蛇曰蟒。**巴蛇吞象，**《山海經》⑥云：巴蛇食象，三年而出其骨。**蚺蛇吞鹿，**詳本條。**玄蛇吞塵。**大鹿也。出《山海經》⑦。**活褥蛇，能捕鼠；**《唐書》⑧云：貞觀中，波斯國獻之。狀同鼠，色正青，能捕鼠。**食蛇鼠，能捕蛇。**《唐書》⑨云：罽賓國有食蛇鼠，尖喙赤尾，能食蛇。被蛇螫者，以鼠嗅而尿之，立愈。**蛇吞鼠，而有囓蛇之鼠狼；**寇⑩曰：嘗見一烏蛇，長丈餘。有鼠狼囓蛇頭，曳之而去，亦相畏伏耳。**蛇吞蛙，而有制蛇之田父。**《洽聞記》⑪云：蝦蟆大者名田父，見蛇則銜其尾。良久蛇死，尾後數寸，皮不損而肉已盡矣。**蛇令豹止，而有食蛇之貘；**《淮南子》⑫云：蛇令豹止，物相制也。貘乃白豹，食蛇及鐵。**龜蛇同氣，而有呷蛇之龜。**見"攝龜"。**玄龜食蟒，**王起⑬云：以小制大，禽之制在氣也。**蚺蛆**

---

① 禽經：《埤雅》卷7"釋鳥·孔雀"　　《禽經》曰：鵲見蛇則噪而賁，孔見蛇則宛而躍。（**按**：明本《禽經》無此文，今轉引《埤雅》。）

② 異苑：《異苑》卷3　晉太元中汝南人，入山伐竹，見一竹中蛇形已成，上枝葉如故。又吳郡桐廬人常伐餘（一作除字）遺竹，見一竹竿雉頭頸盡就，身猶未變，此亦竹爲蛇，蛇爲雉也。

③ 莊子：《莊子·秋水》　……夔憐蚿，蚿憐蛇，蛇憐風……

④ 變化論：《埤雅》卷10"釋蟲·騰蛇"　騰蛇，龍類也……能興雲霧而游其中……《慎子》曰：騰蛇遊霧，飛龍乘雲……《抱朴子》曰：兔不牝牡，騰蛇不交……《變化論》曰：騰蛇聽而有孕……（**按**：時珍或轉引自《埤雅》。）

⑤ 述異記：《述異記》卷上　……蟒目蛟眉（蟒蛇目圓，蛟眉連生）……

⑥ 山海經：《山海經》卷10"海內南經"　巴蛇食象，三歲而出其骨。

⑦ 山海經：《山海經》卷15"大荒南經"　……黑水之南有玄蛇，食塵。

⑧ 唐書：《新唐書》卷221下"西域下"　波斯……貞觀十二年，遣使者没似半朝貢，又獻活褥蛇，狀類鼠，色正青，長九寸，能捕穴鼠……

⑨ 唐書：《新唐書》卷221上"西域上"　罽賓……十六年，獻褥特鼠，喙尖而尾赤，能食蛇。螫者，嗅且尿，瘡即愈。

⑩ 寇：《衍義》卷17"烏蛇"　……嘗於順安軍塘藥堤上，見一烏蛇，長一文餘，有鼠狼囓蛇頭，曳而去，是亦相畏伏爾……

⑪ 洽聞記：《圖經》見《證類》卷22"蝦蟆"　……《洽聞記》云：蝦蟆大者，名田父，能食蛇。蛇行，田父逐之，蛇不得去，田父銜其尾，久之，蛇死，尾後數寸皮不損，肉已盡也。

⑫ 淮南子：《御覽》卷892"豹"　《淮南子》曰：猾褢虎申，蛇令豹止，物有所制也。（**按**：《淮南子》未見此文。）

⑬ 王起：《丹鉛總錄》卷5"鳥獸類"　蛂蝚……《陰符經》云：禽之制在氣。王起云：玄龜食蟒，飛鼠斷猿。狼蝨囓鶴，青要食虎。皆以小制大，言在氣不在形也……

甘帶。出《莊子》①。蚑蛆，蜈蚣也。帶，蛇也。陸佃云：蜈蚣見大蛇，能以氣禁之，啖其腦、眼。蟾蜍食蚑蛆，蚑蛆食蛇，蛇食蟾蜍，物畏其天也。《墨客揮犀》②云：蜈蚣逐蛇，蛇即張口，乃入其腹食之。鴆步則蛇出，鵙鳴則蛇結。出《禽經》③。鴆鳥能禹步禁咒，使大石自轉，取蛇食之，蛇入口即糜也。鶴亦然。鵙，伯勞也。鸛、鶴、鷹、鵙、鶩，皆鳥之食蛇者也；蛇鷹、蛇鵙。餘見本條。虎、猴、麂、麝、牛，皆獸之食蛇者也。玃猴食蛇。牛食蛇，則獨肝有毒。蛇所食之蟲，則蛙、鼠、燕、雀、蝙蝠、鳥雛；所食之草，則芹、茄、石（楠）〔南藤〕、茱萸、蛇粟。嬰子也。所憎之物，則襄荷、菴藺、蛇芮草、鵝糞；所畏之藥，則雄黃、雌黃、殺羊角、蜈蚣。《千金》④云：入山佩武都雄黃、雌黃，或燒殺羊角煙，或筒盛蜈蚣，則蛇不敢近。誤觸萵菜，則目不見物；出《續墨客揮犀》⑤。炙以桑薪，則足可立出。【藏器⑥曰】蛇有足，見之不佳。惟桑薪火炙之則見，不足怪也。【陶弘景⑦曰】五月五日燒地令熱，以酒沃之。置蛇于上則足見。蛇蟠人足，淋以熱尿，或沃以熱湯，則自解；蛇入人竅，炙以艾炷，或辣以椒末，則自出。以艾炷灸蛇尾，或割破蛇尾，塞以椒末，即出。內解蛇毒之藥，則雄黃、貝母、大蒜、薤白、蒼耳；外治蛇蠱之藥，則大青、鶴蝨、苦苣、菫菜、射罔、薑黃、乾薑、白礬、黑豆葉、黃荊葉、蛇含草、犬糞、鵝糞、蔡苴机糞。

---

① 莊子：《埤雅》卷10"釋蟲·蚑蛆" ……《廣雅》曰：蚑蛆，蜈蚣。性能制蛇，卒見大蛇，便緣而啖其腦。莊子曰：蚑蛆甘帶是也……珠英曰：蜈蚣見蛇能以氣禁之……舊説蟾蜍食蚑蛆，蚑蛆食蛇，蛇食蟾蜍，三物相值，莫敢先動。

② 墨客揮犀：《墨客揮犀》卷3 余伯祖嘗於野外，見蜈蚣逐一大蛇甚急，蛇奔過一溪，蜈蚣亦隨之，蛇知力屈不免，乃回身張口向之，蜈蚣遽入其口，俄頃蛇死，乃穴其腹傍而出。拆蛇視之，已無腸矣。傳言蚑蛆甘帶，蛆即蜈蚣之別名……

③ 禽經：《爾雅翼》卷16"鴆" ……知巨石大木間有蛇虺，即爲禹步以禁之……石樹爲之崩倒，蛇虺無脱者…………大率蛇入口即爛……

④ 千金：《肘後方》卷7"治卒入山草禁辟衆蛇藥術方第五十五" 辟衆蛇方……辟蛇之藥雖多，唯以武都雄黃爲上。帶一塊，古稱五兩於肘間，則諸蛇毒物莫之敢犯。/《千金方》卷25"蛇毒第二"入山草辟衆蛇法……又方：常燒殺羊角，使煙出，蛇則去矣。/《外臺》卷40"辟蛇法" ……人入山伐船，有太赤足蜈蚣，置管中繫腰……（按：時珍綜合諸書成文，非一源也。）

⑤ 續墨客揮犀：《續墨客揮犀》卷8"萵菜" 王舜求云：萵菜出咼國，有毒。百蟲不近，蛇虺過其下，誤觸之則目眴不見物。

⑥ 藏器：《證類》卷22"三十六種陳藏器餘·兩頭蛇" ……人見蛇足，亦云不佳。蛇以桑薪燒之，則足出見，無可怪也。

⑦ 陶弘景：《集注》見《證類》卷22"蝮蛇膽" 陶隱居……蛇皆有足，五月五日取，燒地令熱，以酒沃之，置中，足出。

本草綱目鱗部目錄第四十四卷

鱗之三　魚類三十一種

鯉魚《本經》　　　鰄魚《綱目》○即鱸魚　　　鱅魚《拾遺》　　　鱒魚《綱目》○即赤眼魚

鯇魚《拾遺》○即草魚青魚《開寶》　　　竹魚《綱目》　　　鯮魚《開寶》

白魚《開寶》　　　鰷魚《食療》　　　鱤魚《綱目》　　　石首魚《開寶》○墨頭魚附

勒魚《綱目》　　　鱭魚《食療》　　　鱘魚《食療》　　　嘉魚《開寶》

鯧魚《拾遺》　　　鯽魚《別錄》○鰤魚附　　　魴魚《食療》○即鯿鱸魚《嘉祐》

鱖魚《開寶》○鰧魚附鯊魚《綱目》　　　杜父魚《拾遺》　　　石斑魚《綱目》

石魮魚《拾遺》　　　黃鯝魚《綱目》　　　鰟魚《綱目》　　　繪殘魚《食鑑》○即銀魚

鱵魚《綱目》　　　鱠魚《綱目》　　　金魚《綱目》○丹魚附

右附方舊十三, 新六十。

鱗之四　無鱗魚二十八種　附錄九種

鱧魚《本經》　　　鰻鱺魚《別錄》　　　海鰻鱺《日華》　　　鱣魚《別錄》

鮊魚《綱目》　　　鱘魚《拾遺》○即黃魚　　　鱘魚《拾遺》　　　牛魚《拾遺》

鮠魚《拾遺》○即鮰魚鮧魚《別錄》○即鮎魚　　　鯷魚《綱目》○即孩兒魚

鯢魚《拾遺》　　　黃顙魚《食療》　　　河豚魚《開寶》　　　海豚魚《拾遺》

比目魚《食療》　　　鮹魚《拾遺》　　　鮫魚《唐本》○即沙魚烏賊魚《本經》○柔魚附

章魚《綱目》　　　海鷂魚《拾遺》○即少陽魚　　　文鰩魚《拾遺》

魚虎《拾遺》　　　魚師《綱目》　　　海蛇《拾遺》　　　鰕《別錄》

海鰕《拾遺》　　　海馬《拾遺》

附録

鮑魚《別録》〇即鮱魚　鮧鮧《拾遺》〇即鰾膠　魚鱠《拾遺》

魚鮓《拾遺》　　　　魚脂《拾遺》　　　　魚魫《綱目》　　　魚鱗《綱目》

魚子《綱目》　　　　諸魚有毒《拾遺》

右附方舊九，新六十。

本草綱目鱗部第四十四卷

鱗之三　魚類三十二種

鯉魚《本經》①上品

【釋名】【時珍曰】鯉鱗有十字文理,故名鯉。雖困死,鱗不反白。【頌②曰】崔豹云:兗州人呼赤鯉爲玄駒,白鯉爲白驥,黃鯉爲黃騅。

【集解】《別錄》③曰】生九江池澤。取無時。【頌④曰】處處有之。其(脇)〔脊中〕鱗一道,從頭至尾,無大小,皆三十六鱗,每鱗有小黑點。諸魚惟此最佳,故爲食品上味。【弘景⑤曰】鯉爲諸魚之長,形既可愛,又能神變,乃至飛越江湖,所以仙人琴高乘之也。山上水中有此,不可食。

肉。【氣味】甘,平,無毒。【《日華》⑥曰】凉,有小毒。【宗奭⑦曰】鯉,至陰之物,其鱗三十六。陰極則陽復,故《素問》言魚熱中。《脉訣》言:熱則生風,食之多能發風熱。《日華》言凉,非也。風家食之,貽禍無窮。【時珍曰】按丹溪朱氏⑧言:諸魚在水,無一息之停,皆能動風動火,不

---

① 本經:《本經》《別錄》見《證類》卷 20 "鯉魚膽" 味苦,寒,無毒。主目熱赤痛,青盲,明目。久服强悍,益志氣。肉:味甘,主欬逆上氣,黃疸,止渴。生者主水腫脚滿,下氣。骨:主女子帶下赤白。齒:主石淋。生九江池澤。取無時。

② 頌:《圖經》見《證類》卷 20 "鯉魚膽" ……又崔豹《古今注》釋鯉魚有三種。兗州人謂赤鯉爲玄駒,謂白鯉爲白驥,黃鯉爲黃雉……(按:"黃雉",《爾雅翼》卷 28 "鯉"作"黃騅",且謂"皆取馬之名,以其靈仙所乘,能飛越江湖故也"。時珍從《爾雅翼》,改"雉"爲"騅"。)

③ 別錄:見本頁注①。

④ 頌:《圖經》見《證類》卷 20 "鯉魚膽" 鯉魚,生九江池澤,今處處有之。即赤鯉魚也。其脊中鱗一道,每鱗上皆有小黑點,從頭數至尾,無大小皆三十六鱗。古語云:五尺之鯉與一寸之鯉,大小雖殊,而鱗之數等是也……蓋諸魚中,此爲最佳,又能神變,故多貴之。今人食品中以爲上味……

⑤ 弘景:《集注》見《證類》卷 20 "鯉魚膽" 陶隱居云:鯉魚,最爲魚之主,形既可愛,又能神變,乃至飛越山湖,所以琴高乘之。山上水中有鯉不可食……

⑥ 日華:《日華子》見《證類》卷 20 "鯉魚膽" 鯉魚,凉,有毒……

⑦ 宗奭:《衍義》卷 17 "鯉魚" 至陰之物也,其鱗故三十六。陰極則陽復,所以《素問》曰:魚熱中。王叔和曰:熱即生風,食之所以多發風熱。諸家所解並不言。日華子云:鯉魚,凉,今不取,直取《素問》爲正。萬一風家更使食魚,則是貽禍無窮矣。(按:時珍謂《脉訣》托名"王叔和"撰,故改"王叔和"爲《脉訣》。)

⑧ 丹溪朱氏:《衍義補遺・鯽魚》 ……諸魚之性,無(德之倫)〔一息之停〕,故能動火……

獨鯉也。○【詵①曰】鯉脊上兩筋及黑血有毒，溪澗中者毒在腦，俱不可食。凡炙鯉魚，不可使烟入目，損目光，三日內必驗也。天行病後、下痢及宿癥，俱不可食。服天門冬、朱砂人不可食。不可合犬肉及葵菜食。【主治】煮食，治欬逆上氣，黃疸，止渴。〔生者〕，治水腫脚滿，下氣。《別錄》②。治懷妊身腫，及胎氣不安。《日華》③。煮食，下水氣，利小便。時珍。作鱠，温補，去冷氣，痃癖氣塊，橫關伏梁，結在心腹。藏器④。治上氣，欬嗽喘促。《心鏡》⑤。燒末，能發汗，定氣喘欬嗽，下乳汁，消腫。米飲調服，治大人小兒暴痢。用童便浸煨，止反胃及惡風入腹。時珍。

【發明】【時珍曰】鯉乃陰中之陽，其功長於利小便，故能消腫脹黃疸，脚氣喘嗽，濕熱之病。作鱠則性温，故能去痃結冷氣之病。燒之則從火化，故能發散風寒，平肺通乳，解腸胃及腫毒之邪。按劉河間⑥云：鯉之治水，鶩之利水，所謂因其氣相感也。

【附方】舊五，新八。水腫。范汪⑦用大鯉魚一頭，醋三升，煮乾食。一日一作。○《外臺》⑧用大鯉一尾，赤小豆一升，水二斗，煮食飲汁，一頓服盡，當下，利盡即差。妊娠水腫。方同上。水腫脹滿。赤尾鯉魚一斤，破開，不見水及鹽，以生礬五錢研末，入腹內，火紙包裹，外以黃土泥包，放竈內煨熟取出，去紙、泥，送粥。食頭者上消，食身、尾者下消，一日用盡。屢試經驗。○

① 詵：《食療》見《證類》卷20"鯉魚膽" 孟詵云……腹有宿瘕不可食，害人。久服天門冬人，亦不可食……又修理，可去脊上兩筋及黑血，毒故也。炙鯉魚切忌煙，不得令熏著眼，損人眼光。三兩日內必見驗也。又天行病後不可食，再發即死。其在沙石中者，毒多在腦中，不得食頭。/《金匱・禽獸魚蟲禁忌并治》 鯉魚不可合犬肉食之……/《千金方》卷26"菜蔬第三" 凡葵菜和鯉魚鮓食之，害人。（按：此節文字已糅入仲景、思邈之説。）
② 別錄：見2880頁注①。
③ 日華：《日華子》見《證類》卷20"鯉魚膽" ……肉治欬嗽，療脚氣，破冷氣痃癖。懷妊人胎不安，用絹裹鱗和魚煮羹，熟後去鱗食之驗……
④ 藏器：《拾遺》見《證類》卷20"鯉魚膽" ……破冷氣痃癖，氣塊橫關伏梁，作鱠以濃蒜虀食之……
⑤ 心鏡：《證類》卷20"鯉魚膽" 《食醫心鏡》：主上氣欬嗽，胸隔妨滿，氣喘：鯉魚一頭切，作鱠，以薑、醋食之。蒜虀亦得。
⑥ 劉河間：《保命集》卷上"本草論第九" ……故此十劑七方者……鯉之治水，鶩之利水，所謂因其氣相感，則以意使者如此……
⑦ 范汪：《外臺》卷20"卒腫滿方" 范汪療卒腫滿，身面皆洪大方：用大鯉魚一頭，以淳苦酒三升煮之，令苦酒盡訖，乃食魚。勿用酢及鹽或他物雜也。不過再作愈。（《備急》同。《肘後》用淳酒。）
⑧ 外臺：《外臺》卷20"水病方" 又療水病身腫方。鯉魚（一頭，極大者，去頭尾及骨，唯取肉），右一味，以水二斗，赤小豆一升，和魚肉煮，可取二升以上汁，生布絞去滓，頓服盡。如不能盡，分爲二服。後服温令暖。服訖下利，利盡即差。慎牛肉、白酒、生冷。麵、豬、魚、油酪。藥滓埋之，勿令人食。

楊拱《醫方摘要》①。**妊娠感寒**。用鯉魚一頭燒末,酒服方寸匕,令汗出。《秘録》②。**胎氣不長**。用鯉魚肉同鹽、棗煮汁,飲之。《集驗》③。**胎動不安**及婦人數傷胎,下血不止。鯉魚一個治浄,阿膠炒一兩,糯米二合,水二升,入葱、薑、橘皮、鹽各少許,煮臛食。五七日效。《聖惠》④。**乳汁不通**。用鯉魚一頭燒末。每服一錢,酒調下。○《産寶》⑤。**咳嗽氣喘**。用鯉魚一頭去鱗,紙裏炮熟,去刺研末,同糯米煮粥,空心食。《心鏡》⑥。**惡風入腹**。久腫,惡風入腹,及女人新産,風入産戶內,如馬鞭,噓吸短氣咳嗽者。用鯉魚長一尺五寸,以尿浸一宿,平旦以木筧從頭貫至尾,文火炙熟,去皮,空心頓食。勿用鹽、醋。《外臺》⑦。**反胃吐食**。用鯉魚一頭,童便浸一夜,炮焦研末,同米煮粥食之。○《壽域》⑧。**一切腫毒**,已潰未潰者。用鯉魚燒灰,醋和塗之,以愈爲度。《外臺》⑨。**積年骨疽**,一捏一汁出者。熬飴糖勃瘡上,仍破生鯉魚搨之。頃時刮視,蟲出。更洗傳藥,蟲盡則愈。《肘後》⑩。**小兒木舌**,長大滿口。鯉魚肉切片貼之,以帛繫定。《聖惠》⑪。

---

① 醫方摘要:《醫方摘要》卷5"腫脹" 治一切肚腹四肢發腫,不問水腫、氣腫、濕腫皆效……又方:用赤尾鯉魚一斤,破開,不見水并鹽,將生礬五錢研末,入魚內,火紙包裹,外以黃土泥裹,放柴竈內煨熟,取出去紙泥,用之送粥,服頭者上消,服身尾者下消,盡一日用之,屢試經驗。

② 秘録:《證類》卷20"鯉魚膽" 《子母秘録》:療妊娠傷寒。鯉魚一頭燒末,酒服方寸匕,令汗出。兼治乳無汁。

③ 集驗:《外臺》卷33"胎數傷及不長方" 《集驗》療婦人懷胎不長方:鯉魚長一尺者,水漬没,內鹽如棗,煮令熟,取汁,稍稍飲之……

④ 聖惠:《聖惠方》卷75"治妊娠胎動不安諸方" 治妊娠胎動不安,心腹刺痛,鯉魚臛方:鯉魚(一斤,修事浄切)、阿膠(一兩,搗碎,炒令黃燥)、糯米(二合),右件藥以水二升,入魚膠、米煮令熟,入葱白、生薑、橘皮、鹽各少多,更煮五七沸,食前吃。如有所傷,且吃五七日,效。

⑤ 産寶:《證類》卷20"鯉魚膽" 《産書》:下乳汁。燒鯉魚一頭研爲末,酒調下一錢匕。

⑥ 心鏡:《證類》卷20"鯉魚膽" 《食醫心鏡》……又方:主肺欬嗽,氣喘促,鯉魚一頭重四兩,去鱗,紙裏火炮,去刺研,煮粥,空腹吃之。

⑦ 外臺:《千金翼方》卷19"水腫第三" 炙鯉魚主腫滿方:取鯉魚長一尺五寸,以尿漬令没一宿,平旦以木筧從口貫之至尾,炙令黃熟,去皮,宿勿食,空腹頓服之。不能者。再服令盡。勿與鹽。神方。(**按**:《外臺》卷20"水病雜療方"引同方,云出《千金翼》,且云"《肘後》、《備急》、張文仲、《千金》同"。)

⑧ 壽域:《延壽神方》卷1"翻胃部" 治一切翻胃,不問新久,冷熱二證并效如神……一方:用黑鯉魚切作片,將瓦上焙乾,研爲末,用白米煮粥,三兩沸入童子小便,加魚末同煮粥熟,服之。如不痊,再依前煮粥,服二三次即愈。

⑨ 外臺:《外臺》卷24"癰腫方" 又療癰腫方……又方:燒鯉魚作灰,酢和,塗之一切腫上,以差爲度,至良。

⑩ 肘後:《肘後方》卷5"治癰疽妬乳諸毒腫方第三十六" 若骨疽積年,一捏一汁出,不瘥:熬末膠飴勃瘡上,乃破,生鯉魚以搨之,如炊頃,刮視有小蟲出,更洗敷藥,蟲盡則便立瘥。(**按**:"熬末膠飴勃瘡上",《外臺》卷24《附骨疽方》引《備急》作"取膠熬擣末粉"。)

⑪ 聖惠:《聖惠方》卷89"治小兒木舌諸方" 治小兒木舌,方:右取鯉魚切作片子,貼於舌上,效。

鮓。【氣味】鹹,平,無毒。【弘景①曰】不可合豆藿食,乃成消渴。【主治】殺蟲。藏器②。

【附方】新一。聤耳有蟲,膿血日夜不止。用鯉魚鮓三斤,鯉魚腦一枚,鯉魚腸一具洗切,烏麻子炒研一升,同搗,入器中,微火炙暖,布裹貼耳。兩食頃,有白蟲出盡則愈。慎風寒。《千金》③。

膽。【氣味】苦,寒,無毒。【之才④曰】蜀漆爲使。【主治】目熱赤痛,青盲,明目。久服强悍,益志氣。《本經》⑤。點眼,治赤腫瞖痛。塗小兒熱腫。甄權⑥。點雀目燥痛即明。《肘後》⑦。滴耳,治聾。藏器⑧。

【附方】舊一,新三。小兒咽腫喉痺者。用鯉魚膽二七枚,和竈底土,以塗咽外,立效。《千金方》⑨。大人陰瘻。鯉魚膽、雄雞肝各一枚,爲末,雀卵和丸小豆大。每吞一丸。《千金方》⑩。睛上生暈。不問久新,鯉魚長一尺二寸者,取膽滴銅鏡上,陰乾,竹刀刮下。每點少許。《總録》⑪。赤眼腫痛。《聖濟總録》⑫用鯉魚膽十枚,膩粉一錢,和勻瓶收,日點。○《十便良

---

① 弘景:《集注》見《證類》卷20"鯉魚膽" 陶隱居云……又鯉鮓不可合小豆藿食之。其子合豬肝食之,亦能害人爾。
② 藏器:《證類》卷20"二十三種陳藏器餘·魚鮓" ……凡鮓皆發瘡疥,可合殺蟲瘡藥用之。
③ 千金:《千金方》卷6"下疾第八" 治腎熱,耳膿血出溜,日夜不止方:鯉魚腦(一枚)、鯉魚腸(一具,洗,細切)、鯉魚(三斤)、烏麻子(熬令香,一升),右四味先搗麻子碎,次下餘藥,搗爲一家,納器中,微火熬暖,布裹薄耳,得兩食頃開之,有白蟲出,復更作藥。若兩耳並膿出,用此爲一劑,薄兩耳;若止一耳,分藥爲兩劑薄,不過三薄,耳便瘥。慎風冷。
④ 之才:《藥性論》見《證類》卷20"鯉魚膽" ……蜀漆爲使……(按:非出"之才",實出《藥性論》。)
⑤ 本經:見2880頁注①白字。
⑥ 甄權:《藥性論》見《證類》卷20"鯉魚膽" 鯉魚膽亦可單用,味大苦。點眼治赤腫瞖痛。小兒熱腫塗之……
⑦ 肘後:《證類》卷20"鯉魚膽" 《肘後方》:療雀目:鯉魚膽及腦傅之,燥痛即明。(按:今本《肘後方》無此方。)
⑧ 藏器:《拾遺》見《證類》卷20"鯉魚膽" ……膽,主耳聾,滴耳中……
⑨ 千金方:《千金方》卷5"小兒雜病第九" 治小兒喉痺腫:魚膽二七枚,以和灶底土塗之,瘥止。
⑩ 千金方:《千金方》卷20"雜補第七" 治陰瘻方:雄雞肝(一具)、鯉魚膽(四枚),右二味,陰乾百日,末之,雀卵和,吞小豆大一丸。
⑪ 總録:《聖濟總録》卷108"目暈" 治眼睛上生暈,不問久新,光明散方:鯉魚(一頭,長一尺二寸者,取膽用),右一味刺破,滴汁在銅照上,陰乾,用竹刀子刮下爲細末,每用少許,時時點眼。
⑫ 聖濟總録:《聖惠方》卷32"治眼暴赤諸方" 治眼暴赤,熱腫痛澀……又方:鯉魚膽(十枚,取汁)、膩粉(一錢),右件藥相和令勻,甆合中盛,每取少許點之。(按:《聖濟總録》無此方,另溯其源。)

方》①用鯉膽五枚，黃連末半兩，和匀，入蜂蜜少許，瓶盛，安飯上蒸熟。每用貼目眥，日五七度。亦治飛血赤脉。

脂。【主治】食之，治小兒驚忤諸癇。大明②。

腦髓。【主治】諸癇。蘇恭③。煮粥食，治暴聾。大明④。和膽等分，頻點目眥，治青盲。時珍。

【附方】新二。耳卒聾。竹筒盛鯉魚腦，於飯上蒸過，注入耳中。《千金》⑤。耳膿有蟲。鯉魚腦和桂末搗匀，綿裹塞之。○《千金方》⑥。

血。【主治】小兒火瘡，丹腫瘡毒，塗之立差。蘇恭⑦。

腸。【主治】小兒肌瘡。蘇恭⑧。聤耳有蟲，同酢搗爛，帛裹塞之。痔瘻有蟲，切斷炙熟，帛裹坐之。俱以蟲盡爲度。時珍。

子。【弘景⑨曰】合豬肝食，害人。

目。【主治】刺瘡傷風、傷水作腫，燒灰傅之，汁出即愈。藏器⑩。

齒。【主治】石淋《別錄》⑪。○【頌曰】《古今録驗》⑫治石淋，用齒一升，研末，以三歲醋和，分三服，一日服盡。《外臺》⑬治卒淋，用酒服。【時珍曰】古方治石淋多用之，未詳其義。

----

① 十便良方：《聖惠方》卷 32“治眼暴赤諸方”　治暴赤眼澀痛，神效方：鯉魚膽（五枚）、黃連（三分，去須，搥碎），右件藥相和令匀，以甆合子盛，於炊飯甑内蒸一炊久，以新綿濾去滓，點之。（**按**：《十便良方》卷 22“眼目”引同方，云出《聖惠方》。）

② 大明：《日華子》見《證類》卷 20“鯉魚膽”　……脂治小兒癇疾驚忤……

③ 蘇恭：《唐本草》見《證類》卷 20“鯉魚膽”　……腦主諸癇……

④ 大明：《日華子》見《證類》卷 20“鯉魚膽”　……腦髓治暴聾，煮粥服良……

⑤ 千金方：《千金方》卷 6“耳疾第八”　治耳聾方……又方：竹筒盛鯉魚腦，炊飯處蒸之令烊，注耳中。

⑥ 千金方：《千金方》卷 6“耳疾第八”　治耳聾有膿不瘥，有蟲方……又方：搗桂，和鯉魚腦，納耳中，不過三四度。

⑦ 蘇恭：《唐本草》見《證類》卷 20“鯉魚膽”　鯉魚骨，主陰蝕，哽不出。血，主小兒丹腫及瘡。皮，主癮疹……腸，主小兒肌瘡。

⑧ 蘇恭：見上注。

⑨ 弘景：《集注》見《證類》卷 20“鯉魚膽”　……其子合豬肝食之，亦能害人爾。

⑩ 藏器：《拾遺》見《證類》卷 20“鯉魚膽”　……目爲灰，研傅刺瘡，中風水疼腫，汁出即愈。諸魚目並得。

⑪ 別錄：見 2880 頁注①。

⑫ 古今録驗：《圖經》見《證類》卷 20“鯉魚膽”　……又齒主石淋。《古今録驗》著其方云：鯉魚齒一升篩末，以三歲苦酒和，分三服。宿不食，旦服一分，日中服一分，暮服一分，差。

⑬ 外臺：《證類》卷 20“鯉魚膽”　《外臺秘要》……又方：療卒淋。鯉魚齒燒灰，酒服方寸匕。（**按**：此方亦見《外臺》卷 27“諸淋方”。《證類》中乃唐慎微所引，《綱目》誤置於“頌”之下。）

骨。【主治】女子赤白帶下。《別録》①。陰瘡,魚鯁不出。蘇恭②。

皮。【主治】癮疹。蘇恭③。燒灰水服,治魚鯁六七日不出者,日二服。《録驗》④。

鱗。【主治】産婦滯血腹痛,燒灰酒服。亦治血氣。蘇頌⑤。燒灰,治吐血,崩中漏下,帶下,痔瘻,魚鯁。時珍。

【發明】【時珍曰】古方多以皮、鱗燒灰,入崩漏、痔瘻藥中,蓋取其行滯血耳。治魚鯁者,從其類也。

【附方】新三。痔漏疼痛。鯉魚鱗二三片,綿裹如棗形,納入坐之,其痛即(土)〔止〕。《儒門事親》⑥。諸魚骨鯁。鯉脊三十六鱗,焙研,凉水服之,其刺自跳出,神妙。《筆峰雜興》⑦。鼻衄不止。鯉魚鱗炒成灰,每冷水服二錢。《普濟方》⑧。

鱮魚 音序○《綱目》

【釋名】鰱魚。【時珍曰】酒之美者曰醑,魚之美者曰鱮。陸佃⑨云:鱮,好群行相與也,故曰鱮;相連也,故曰鰱。《傳》云:魚屬連行是矣。

【集解】【時珍曰】鱮魚,處處有之。狀如鱅而頭小形扁,細鱗肥腹。其色最白,故《西征賦》⑩云:華魴躍鱗,素鱮揚鬐。失水易死,蓋弱魚也。

肉。【氣味】甘,温,無毒。【主治】温中益氣。多食,令人熱中發渴,又發瘡疥。時珍。

① 別録:見 2880 頁注①。
② 蘇恭:見 2884 頁注⑦。
③ 蘇恭:見 2884 頁注⑦。
④ 録驗:《外臺》卷 8"諸骨哽方" 《古今録驗》療魚哽骨,横喉中六七日不出方:取鯉魚鱗皮,合燒作屑,以水服之則出也。未出更服之,取出爲度。
⑤ 蘇頌:《圖經》見《證類》卷 20"鯉魚膽" ……赤鯉魚鱗亦入藥。唐方多用治産婦腹痛,燒灰酒調服之。兼治血氣,雜諸藥用之。
⑥ 儒門事親:《儒門事親》卷 15"腸風下血" 治痔漏,又坐藥:黑鯉魚鱗二三甲,以薄綿繭裹如棗核樣,納之,痛即止。
⑦ 筆峰雜興:(按:書佚,無可溯源。)
⑧ 普濟方:《普濟方》卷 189"鼻衄" 一方:治鼻衄。以鯉魚鱗炒成灰,研爲末,冷調下一二錢。一用頭髮燒灰,啀入鼻中,先口含水,即止。
⑨ 陸佃:《埤雅》卷 1"釋魚·鱮" 鱮魚似……《西征賦》曰:華魴躍鱗,素鱮揚鬐……性亦旅行,故其制字從與。亦或謂之鰱也。傳曰:連行魚屬,若此之類是已。失水即死,弱魚也……
⑩ 西征賦:見上注。

鱅魚 音庸○《拾遺》①

【釋名】鰫魚。音秋，《山海經》②。【時珍曰】此魚中之下品，蓋魚之庸常以供饌食者，故曰鱅、曰鰫。鄭玄③作（溶）〔鰫〕魚。

【集解】【藏器④曰】陶注"鮑魚"云：今以鱅魚長尺許者，完作淡乾魚，都無臭氣。其魚目旁，有骨名乙，《禮記》云"食魚去乙"是矣。然劉无紹言：海上鱅魚，其臭如尸，海人食之。當別一種也。【時珍曰】處處江湖有之，狀似鰱而色黑。其頭最大，有至四五十斤者，味亞于鰱。鰱之美在腹，鱅之美在頭。或以鰱、鱅爲一物，誤矣。首之大小，色之黑白，大不相侔。《山海經》⑤云：鰫魚似鯉，大首，食之已疣，是也。

肉。【氣味】甘，溫，無毒。【藏器⑥曰】秖可供食，別無功用。【主治】暖胃益人。汪穎⑦。食之已疣。多食，動風熱，發瘡疥。時珍。

鱒魚 《綱目》

【釋名】鮻魚必、赤眼魚。【時珍曰】《説文》⑧云：鱒、鮻，赤目魚也。孫炎⑨云：鱒好獨行。尊而必者，故字從尊從必。

【集解】【時珍曰】處處有之。狀似鯶而小，赤脉貫瞳，身圓而長，鱗細于鯶，青質赤章。好食螺、蚌，善于遁網。

肉。【氣味】甘，溫，無毒。【主治】暖胃和中。多食，動風熱，發疥癬。時珍。

---

① 拾遺：《證類》卷21"二十一種陳藏器餘·鱅魚"　鮑魚注陶云：魚是臭者。按鱅魚，嶺南人作鮑魚。劉元紹云：其臭如屍，正與陶公相背。海人食之，所謂海上有逐臭之夫也。其魚以格額，目旁有骨，名乙。《禮》云：魚去乙。鄭云：東海鰫魚也。只食之，別無功用也。
② 山海經：《山海經》卷4"東山經"　又南三百里曰旄山……展水，其中多鰫魚，其狀如鯉而大首，食者不疣。
③ 鄭玄：見本頁注①。
④ 藏器：見本頁注①。
⑤ 山海經：見本頁注②。
⑥ 藏器：見本頁注①。
⑦ 汪穎：《食物本草》卷4"魚類"　鱅魚……又云，池塘所蓄，頭大細鱗者，甘平益人。
⑧ 説文：《説文·魚部》　鱒，赤目魚……
⑨ 孫炎：《埤雅》卷1"釋魚·鱒"　……蓋鱒一名鮻，孫炎《正義》曰：鱒好獨行。制字從尊，殆以此也。

鯇魚 音患○《拾遺》①

【釋名】鰀魚 音緩、草魚。【時珍曰】鯇又音混，郭璞作鯶。其性舒緩，故曰鯇，曰鰀。俗名草魚，因其食草也。江、閩畜魚者，以草飼之焉。

【集解】【藏器②曰】鯇生江湖中，似鯉。【時珍曰】郭璞③云：鯶子似鱒而大是矣。其形長身圓，肉厚而鬆，狀類青魚。有青鯇、白鯇二色。白者味勝，商人多鯗之。

肉。【氣味】甘，溫，無毒。【時珍曰】李（廷）〔鵬〕飛④云：能發諸瘡。【主治】暖胃和中。時珍。

膽。臘月收取陰乾。【氣味】苦，寒，無毒。【主治】喉痺，飛尸，水和攪服。藏器⑤。一切骨鯁、竹木刺在喉中，以酒化二枚，溫呷取吐。時珍。

青魚 宋《開寶》⑥

【釋名】【時珍曰】青亦作鯖，以色名也。大者名鯼魚。

【集解】【頌⑦曰】青魚生江湖間，南方多有，北地時或有之，取無時。似鯇而背正青色。南人多以作鮓，古人所謂五侯鯖〔鮓〕即此。其頭中枕骨蒸令氣通，曝乾，狀如琥珀。荊、楚人煮拍作酒器、梳、篦，甚佳。舊注言可代琥珀者，非也。

肉。【氣味】甘，平，無毒。【《日華》⑧曰】微毒。服术人忌之。【主治】脚氣濕痺。《開寶》⑨。同韭白煮食，治脚氣脚弱煩悶，益氣力。張鼎⑩。

---

① 拾遺：《證類》卷20"二十三種陳藏器餘·鯇魚"　無毒。主喉閉，飛尸。取膽和暖水攪服之。鯇似鯉，生江湖間，內喉中飛尸上。此膽至苦。

② 藏器：見上注。

③ 郭璞：《爾雅·釋魚》（郭注）　鯇（今鯶魚，似鱒而大。）

④ 李鵬飛：《延壽書》卷3"魚類"　鯇魚有瘡者不可食。

⑤ 藏器：見本頁注①。

⑥ 開寶：《開寶》見《證類》卷21"青魚"　味甘，平，無毒。肉：主脚氣濕痺。作鮓與服石人相反。眼睛：主能夜視。頭中枕：蒸取乾，代琥珀，用之摩服，主心腹痛。膽：主目暗，滴汁目中，并塗惡瘡。生於江湖之間。

⑦ 頌：《圖經》見《證類》卷21"青魚"　青魚，生江湖間，今亦出南方，北地或時有之，似鯉鯇而背正青色。南人多以作鮓，古作鯖字，所謂五侯鯖鮓是也。頭中枕，蒸令氣通，暴乾，狀如琥珀，云可以代琥珀，非也。荊楚間取此魚枕煮拍作器皿甚佳。膽與目睛併入藥用。取無時。古今方書多用。其膽滴汁目中，主目昏暗。又可塗惡瘡。餘亦稀用。

⑧ 日華：《日華子》見《證類》卷21"青魚"　作鯖字，平，微毒……不可同葵、蒜食之。服术人亦勿啖也。

⑨ 開寶：見本頁注⑥。

⑩ 張鼎：《食療》見《證類》卷21"青魚"　主脚氣煩悶。又，和韭白煮食之。治脚氣脚弱，煩悶，益心力也……

鮓。【氣味】與服石人相反。《開寶》①。【弘景②曰】不可合生胡荽、生葵菜、豆藿、麥醬同食。

頭中枕。【主治】水磨服，主心腹卒氣痛。《開寶》③。治血氣心痛，平水氣。《日華》④。作飲器，解蠱毒。時珍。

眼睛汁。【主治】注目，能夜視。《開寶》⑤。

膽臘月收取陰乾。【氣味】苦，寒，無毒。【主治】點暗目，塗熱瘡。《開寶》⑥。消赤目腫痛，吐喉痺痰涎及魚骨鯁，療惡瘡。時珍。

【發明】【時珍曰】東方青色，入通肝膽，開竅於目。用青魚膽以治目疾，蓋取此義。其治喉痺骨鯁，則取漏泄，係乎酸苦之義也。

【附方】新三。乳蛾喉痺。青魚膽含嚥。○一方：用汁灌鼻中，取吐。○萬氏⑦用膽礬盛青魚膽中，陰乾。每用少許，吹喉取吐。○一方：用朴消代膽礬。赤目障翳。青魚膽頻頻點之。○一方：加黃連、海螵蛸末等分。○龔氏《易簡》⑧用黃連切片，井水熬濃，去滓，待成膏，入大青魚膽汁和就，入片腦少許，瓶收密封。每日點之，甚妙。一切障翳。魚膽丸：用青魚膽、鯉魚膽、青羊膽、牛膽各半兩，熊膽二錢半，麝香少許，石決明一兩，爲末，糊丸梧子大。每空心茶下十丸。○《龍木論》⑨。

竹魚《綱目》

【集解】【時珍曰】出桂林湘、灘諸江中。狀如青魚，大而少骨刺。色如竹色，青翠可愛，鱗下間以朱點。味如鱖魚肉，爲廣南珍品。

肉。【氣味】甘，平，無毒。【主治】和中益氣，除濕氣。時珍。

---

① 開寶：見前頁注⑥。
② 弘景：《集注》見《證類》卷 20“鱧魚”　……青魚鮓不可合生胡荽及生葵，并麥醬食之。
③ 開寶：見 2887 頁注⑥。
④ 日華：《日華子》見《證類》卷 21“青魚”　……治脚軟，煩懣，益氣力。枕用醋摩，治水氣，血氣心痛……
⑤ 開寶：見 2887 頁注⑥。
⑥ 開寶：見 2887 頁注⑥。
⑦ 萬氏：《積善堂方》卷下　青龍膽：治咽喉閉塞腫痛，并雙單乳蛾大有神效。用好鴨嘴膽礬，盛於青魚膽内，陰乾，爲末，吹入喉中。
⑧ 龔氏易簡：（按：書佚，無可溯源。）
⑨ 龍木論：《眼科龍木論》卷 1 中“澀翳内障”　墜翳丸：青羊膽、青魚膽、鯉魚膽（各七個）、熊膽（一分）、牛膽（五錢）、麝（少許）、石決明（一兩），右爲末，麵糊丸如桐子大，空心茶下十丸。

緇魚 宋《開寶》①

【釋名】子魚。【時珍曰】緇，色緇黑，故名。粵人訛爲子魚。

【集解】【志②曰】緇魚生江河淺水中。似鯉，身圓頭扁，骨軟，性喜食泥。【時珍曰】生東海。狀如青魚，長者尺餘。其子滿腹，有黃脂味美，獺喜食之。吳越人以爲佳品，醃爲鮺腊。

肉。【氣味】甘，平，無毒。【主治】開胃，利五臟，令人肥健。與百藥無忌。《開寶》③。

白魚 宋《開寶》④

【釋名】鱎魚 音喬去聲。【時珍曰】白亦作鮊。白者，色也。鱎者，頭尾向上也。

【集解】【劉翰⑤曰】生江湖中。色白頭昂，大者長六七尺。【時珍曰】鮊形窄，腹扁，鱗細，頭尾俱向上，肉中有細刺。武王⑥白魚入舟即此。

肉。【氣味】甘，平，無毒。【詵⑦曰】鮮者宜和豉作羹，雖不發病，多食亦泥人。經宿者勿食，令人腹冷。炙食，亦少動氣。或醃，或糟藏，皆可食。【瑞⑧曰】多食生痰。與棗同食，患腰痛。【主治】開胃下氣，去水氣，令人肥健。《開寶》⑨。助脾氣，調五臟，理十二經絡，舒展不相及氣。《食療》⑩。治肝氣不足，補肝明目，助血脉。炙瘡不發者，作鱠食之良。患瘡癤人食之發膿。《日華》⑪。

【發明】【時珍曰】白魚比他魚似可食，亦能熱中發瘡。所謂補肝明目，調五臟，理十二經絡

---

① 開寶：《開寶》見《證類》卷21"緇魚" 味甘，平，無毒。主開胃，通利五藏。久食令人肥健。此魚食泥，與百藥無忌。似鯉身圓，頭扁骨軟。生江海淺水中。

② 志：見上注。

③ 開寶：見上注。

④ 開寶：《開寶》見《證類》卷21"白魚" 味甘，平，無毒。主胃氣，開胃下食，去水氣，令人肥健。大者六七尺，色白頭昂，生江湖中。

⑤ 劉翰：見上注。（**按**：劉翰與馬志同修《開寶本草》。）

⑥ 武王：《御覽》卷935"魚上" 《史記·周本紀》曰：武王渡河，中流白魚躍入船中，武王俯取以燎之。

⑦ 詵：《食療》見《證類》卷21"白魚" 《食療》云：和豉作羹，一兩頓而已。新鮮者好食。若經宿者不堪食。令人腹冷生諸疾。或淹，或糟藏，猶可食。又可炙了，於葱、醋中重煮食之……時人好作餅，炙食之。猶少動氣，久亦不損人也。

⑧ 瑞：《日用本草》卷5"白魚" ……鮮者爲佳。經宿者令人腹冷生痰。與棗子同食患腰疼。患瘡癤人不可食，發膿。令炙瘡不發。

⑨ 開寶：見本頁注④。

⑩ 食療：《食療》見《證類》卷21"白魚" 《食療》云……調五藏，助脾氣，能消食，理十二經絡，舒展不相及氣……

⑪ 日華：《日華子》見《證類》卷21"白魚" 助血脉，補肝明目。患瘡癤人不可食，甚發膿，炙瘡不發，作膾食之良。

者,恐亦溢美之詞,未足多信。當以《開寶》注爲正。

鯮魚《食療》①

【釋名】【時珍曰】鯮性啖魚,其目睒視,故謂之鯮。《異物志》②以爲石首魚,非也。《食療》作鯮,古無此字。

【集解】【時珍曰】鯮生江湖中。體圓厚而長,似鱤魚而腹稍起,扁額長喙,口在額下,細鱗腹白,背微黃色。亦能啖魚。大者二三十斤。

肉。【氣味】甘,平,無毒。**【主治】**補五臟,益筋骨,和脾胃。多食宜人,作鮓尤宜,曝乾香美,亦不發病。孟詵③。

鱤魚音感○《綱目》

【釋名】鮥魚音紺、鱯魚、黃頰魚。【時珍曰】鱤,敢也。鮥,胎也。胎,音陷,食而無厭也。健而難取,吞啗同類,力敢而胎物者也。其性獨行,故曰鱯。《詩》④云:"其魚魴、鱯"是矣。

【集解】【時珍曰】鱤生江湖中。體似鯮而腹平,頭似鯇而口大,頰似鮎而色黃,鱗似鱒而稍細。大者三四十斤。啖魚最毒,池中有此,不能畜魚。《東山經》⑤云"姑兒之水多鱤魚"是也。《異苑》⑥云:諸魚欲產,鮥以頭衝其腹,世謂之衆魚生母。然諸魚生子,必雄魚衝其腹,仍尿白以蓋其子,不必盡是鮥魚也。

肉。【氣味】甘,平,無毒。**【主治】**食之已嘔,暖中益胃。時珍。

石首魚宋《開寶》⑦

【釋名】石頭魚《嶺表錄》⑧、鮸魚音免○《拾遺錄》⑨、江魚《浙志》⑩、黃花魚《臨海

---

① 食療:《證類》卷20"八種食療餘·鯮魚" 平。補五藏,益筋骨,和脾胃。多食宜人。作鮓尤佳。暴乾甚香美。不毒,亦不發病。

② 異物志:《爾雅翼》卷29"鯮" ……《臨海異物志》曰:石首小者名踏水,其次名春來,石首異種……

③ 孟詵:見本頁注①。

④ 詩:《詩·齊風·敝笱》 敝笱在梁,其魚魴鱯。

⑤ 東山經:《山海經》卷4"東山經" 又南四百里,曰姑兒之山……姑兒之水出焉,北流注于海,其中多鱤魚。

⑥ 異苑:《異苑》卷3 鮥魚:凡諸魚欲產,鮥輒以頭衝其腹,鮥魚自欲生者,亦更相撞觸,故世人謂爲衆魚之生母也。

⑦ 開寶:《開寶》見《證類》卷21"石首魚" 味甘,無毒。頭中有石如棋子。主下石淋,磨石服之,亦燒爲灰末服,和蓴菜作羹,開胃益氣。候乾食之,名爲鯗。炙食之,主消瓜成水,亦主卒腹脹,食不消,暴下痢。初出水能鳴,夜視有光。又野鴨頭中有石,云是此魚所化。生東海。

⑧ 嶺表錄:《嶺表錄異》卷下 石頭魚,狀如鯆魚,隨其大小,腦中有二石子如喬麥……

⑨ 拾遺錄:《御覽》卷862"膾" 杜寶《大業拾遺錄》曰……鮸魚,其魚大者長四五尺,鱗細紫色,無細骨,不腥……

⑩ 浙志:《西湖遊覽志餘》卷24"委巷叢談" 杭人最重江魚,魚首有白石二枚,又名石首魚……

志》①。乾者，名鯗魚。音想，亦作鱶。○【時珍曰】鯗能養人，人恒想之，故字從養。羅願②云：諸魚薧乾者皆爲鯗，其美不及石首，故獨得專稱。以白者爲佳，故呼白鯗。若露風則變紅色，失味也。

【集解】【志③曰】石首魚，〔初〕出水能鳴，夜視有光，頭中有石如棋子。一種野鴨，頭中有石，云是此魚所化。【時珍曰】生東南海中。其形如白魚，扁身弱骨，細鱗黃色如金。首有白石二枚，瑩潔如玉。至秋化爲冠鳧，即野鴨有冠者也。腹中白鰾可作膠。《臨海異物志》④云：小者名踏水，其次名春來。田九成《遊覽志》⑤云：每歲四月，來自海洋，綿亘數里，其聲如雷。海人以竹筒探水底，聞其聲乃下網，截流取之。瀱以淡水，皆圉圉無力。初水來者甚佳，二水三水來者，魚漸小而味漸減矣。

【附錄】墨頭魚。【時珍曰】四川嘉州出之。狀類鱓子，長者及尺。其頭黑如墨，頭上有白子二枚。又名北斗魚。常以二三月出，漁人以火夜照叉之。

肉。【氣味】甘，平，無毒。【主治】合蓴菜作羹，開胃益氣。《開寶》⑥。

鯗。【主治】炙食，能消瓜成水，治暴下痢，及卒腹脹不消。《開寶》⑦。消宿食，主中惡。鮮者不及。張鼎⑧。

【發明】【時珍曰】陸文量《菽園雜記》⑨云：痢疾最忌油膩、生冷，惟白鯗宜食。此説與本草主下痢相合。蓋鯗飲鹹水而性不熱，且無脂不膩。故無熱中之患，而消食理腸胃也。

【附方】新一。蜈蚣咬傷。白鯗皮貼之。《集成》⑩。

頭中石魷。【主治】下石淋，水磨服，亦燒灰飲服，日三。《開寶》⑪。研末

---

① 臨海志：(按：書佚，無可溯源。《西湖遊覽志餘》卷2提及"破黃花魚腹中得之"，録之備參。)
② 羅願：《爾雅翼》卷29"鰋"　鰋，出南海。首中有石如棊子，一名石首。南人名爲鯗……薧而食之，名爲鯗……
③ 志：見2890頁注⑦。
④ 臨海異物志：《爾雅翼》卷29"鰋"　……《臨海異物志》曰：石首小者名踏水，其次名春來，石首異種……
⑤ 遊覽志：《西湖遊覽志餘》卷24"委巷叢談"　……每歲孟夏，來自海洋，綿亘數里，其聲如雷，若有神物驅押之者。漁人以竹筩探水底，聞其聲，乃下網，截流取之。有一網而舉千頭者，瀱以淡水，則魚皆圉圉無力……頭水取者甚佳，二水三水則魚漸小而味漸減矣……
⑥ 開寶：見2890頁注⑦。
⑦ 開寶：見2890頁注⑦。
⑧ 張鼎：《食療》見《證類》卷21"石首魚"　作乾鯗，消宿食，主中惡。不堪鮮食。
⑨ 菽園雜記：《菽園雜記》卷13　石首魚……温台寧波之民，取以爲鯗……(按：此書未見有"痢疾最忌油膩、生冷，惟白鯗宜食"之説、)
⑩ 集成：《醫學集成》卷9"蜈蚣咬一百十"　或白鯗皮付。
⑪ 開寶：見2890頁注⑦。/《日華子》見《證類》卷21"石首魚"　取腦中枕燒爲末，飲下，治淋也。

或燒研水服,主淋瀝,小便不通。煮汁服,解砒霜毒、野菌毒、蠱毒。時珍。

【附方】新二。石淋諸淋。石首魚頭石十四個,當歸等分,爲末。水二升,煮一升,頓服立愈。《外臺秘要》①。聤耳出膿。石首魚魷研末,或燒存性研,摻耳。《集(間)〔簡〕方》。

勒魚《綱目》

【釋名】【時珍曰】魚腹有硬刺勒人,故名。

【集解】【時珍曰】勒魚出東南海中,以四月至。漁人設網候之,聽水中有聲,則魚至矣。有一次、二次、三次乃止。狀如鰣魚,小首細鱗。腹下有硬刺,如鰣腹之刺。頭上有骨,合之如鶴喙形。乾者謂之勒鮝,吳人嗜之。甜瓜生者,用勒鮝骨插蒂上,一夜便熟。石首鮝骨亦然。

肉。【氣味】甘,平,無毒。【主治】開胃暖中。作鮝尤良。時珍。

鰓。【主治】瘧疾。以一寸入七寶飲,酒、水各半煎,露一夜,服。時珍。○《摘玄方》②。

鱭魚音劑○《食療》③

【釋名】鮆魚音劑、鱽魚音列、鱴刀音篾、魛魚音刀、鰽魚、《廣韻》④,音逿,亦作鮂。望魚。【時珍曰】魚形如劑物裂篾之刀,故有諸名。《魏武食制》⑤謂之望魚。

【集解】【時珍曰】鱭生江湖中,常以三月始出。狀狹而長薄,如削木片,亦如長薄尖刀形。細鱗白色。吻上有二硬鬚,腮下有長鬣如麥芒。腹下有硬角刺,快利若刀。腹後近尾有短鬛,肉中多細刺。煎、炙或作鮓、鱐食皆美,烹煮不如。《淮南子》⑥云:鮆魚飲而不食,鱣鮪食而不飲。又《異物志》⑦云:鱭魚初夏從海中泝流而上。長尺餘,腹下如刀,肉中細骨如〔鳥〕毛。云是鱭鳥所化,故腹內尚有鳥腎二枚。其鳥白色,如鷺群飛。至夏,鳥藏魚出,變化無疑。然今鱭魚亦自生子,未必盡

---

① 外臺秘要:《外臺》卷 27"石淋方"　《古今錄驗》療石淋及諸淋方:石首魚頭石(十四枚)、當歸(等分),右二味搗篩爲散,以水二升,煮取一升,頓服立愈。單用魚頭石亦佳。

② 摘玄方:《丹溪摘玄》卷 6"瘧疾門"　八寶飲:常山(四兩,酒拌炒)、檳榔、草果、陳皮(各一錢)、烏梅(三個)、加枳殼、厚朴(薑制)、青皮、甘草(各一錢),右剉,水酒各一鍾,隔夜煎,露一宿,明日五更溫服。忌熱物。一方:除烏梅,加勒魚腮一寸,名七寶飲。夜瘧加桃仁十五粒。

③ 食療:《證類》卷 20"八種食療餘·鱭魚"　發疥,不可多食。

④ 廣韻:(按:未能溯得其源。)

⑤ 魏武食制:《御覽》卷 939"望魚"　《魏武四時食制》曰:望魚,側如刀,可以刈草。出豫章明都澤。

⑥ 淮南子:《淮南子·氾論訓》　鵜胡飲水數斗而不足,鱣鮪水入口,若露而死。/《爾雅翼》卷 29"鮆"　《淮南子》曰:鱣鮪水入口,若露而死。鮆,小魚也,飲而不食,固已爲異。鱣鮪之大,生與水俱,乃食而不飲,尤可怪也……(按:《淮南子》無"鮆魚飲而不食"之説。)

⑦ 異物志:《御覽》卷 937"鱭魚"　《異物志》曰:鱭魚,仲夏始從海中泝流而上,腹下如刀,長尺餘,有細骨,如鳥毛在肉中。又有鳥腎在腹。立夏有白鳥,似鷺群飛,謂之鱭鳥。至仲夏,鳥藏魚出,變化所生也。

鳥化也。

肉。【氣味】甘,温,無毒。【詵①曰】發疥,不可多食。【源②曰】助火,動痰,發疾。

鮓。【主治】貼痔瘻。時珍。

【附方】新一。瘻有數孔。用耕(垈)〔垡〕土燒赤,以苦酒浸之,合壁土令熱,以大鱉鮓展轉染土貼之。每日一次。《千金方》③。

鰣魚《食療》④

【釋名】【寧源⑤曰】初夏時有,餘月則無,故名。

【出産】【時珍曰】按孫愐⑥云:鰣出江東。今江中皆有,而江東獨盛。故應天府以充御貢。每四月鱭魚出後即出,云從海中泝上,人甚珍之。惟蜀人呼爲瘟魚,畏而不食。

【集解】【時珍曰】鰣,形秀而扁,微似魴而長,白色如銀,肉中多細刺如毛,其子甚細膩。故何景明⑦稱其銀鱗細骨,彭淵材⑧恨其美而多刺也。大者不過三尺,腹下有三角硬鱗如甲,其肪亦在鱗甲中,自甚惜之。其性浮游,漁人以絲網沉水數寸取之,一絲罣鱗,即不復動。才出水即死,最易餒敗。故袁達《禽蟲述》⑨云:鰣魚冒網而不動,護其鱗也。不宜烹煮,惟以筍、莧、芹、荻之屬,連鱗蒸食乃佳,亦可糟藏之。其鱗與他魚不同,石灰水浸過,晒乾層層起之,以作女人花鈿甚良。

肉。【氣味】甘,平,無毒。【詵⑩曰】發疳痼。【主治】補虛勞。孟詵⑪。蒸下油,以瓶盛埋土中,取塗湯火傷,甚效。寧源⑫。

---

① 詵:見前頁注③。
② 源:《食鑑本草》卷上"鱭魚" 食之不益人,助火動痰,發瘡疥。
③ 千金方:《千金方》卷23"九漏第一" 治蟻漏孔容針,亦有三四孔者……又方:取大鱉鮓,燒耕垡土令赤,以苦酒浸垡土,時合壁土故熱,以鱉鮓著壁土上,輾轉令熱,以敷瘡上。
④ 食療:《證類》卷20"八種食療餘·鰣魚" 平。補虛勞,稍發疳痼。
⑤ 寧源:《食鑑本草》卷上"鰣魚" 美過諸魚,年年初夏時則出,甚貴重,餘月不復有也,故名。
⑥ 孫愐:《原本廣韻》卷1"峕" 鰣(魚名,似魴,肥美。江東四月有之。)
⑦ 何景明:《大復集》卷26"七言律詩六十三首·鰣魚" 五月鰣魚已至燕……銀鱗細骨堪憐汝,玉筯金盤敢望傳。
⑧ 彭淵材:《海棠譜》卷上"叙事" 吾叔劉淵材曰:平生死無恨,所恨者五事耳……第一恨鰣魚多骨……(《冷齋夜話》。)(按:時珍誤"劉"爲"彭"。)
⑨ 禽魚述:(按:已查原書,未能溯得其源。)
⑩ 詵:見本頁注④。
⑪ 孟詵:見本頁注④。
⑫ 寧源:《食鑑本草》卷上"鰣魚" 蒸下五味汁,以小瓶埋土中,遇湯火傷塗之,不作。

嘉魚宋《開寶》①

【釋名】鮇魚音味、拙魚《綱目》、丙穴魚。【藏器②曰】左思《蜀都賦》云：嘉魚出於丙穴。李善註云：魚以丙日出穴。或云：穴向丙耳，魚豈能擇日出入耶？按《抱朴子》云：燕避戊己，鶴知夜半。魚豈不知丙日乎。【時珍曰】嘉，美也。杜甫③詩云“魚知丙穴由來美”是矣。河陽呼爲鮇魚，言味美也。蜀人呼爲拙魚，言性鈍也。“丙穴”之説不一。按《文選注》④云：丙穴在漢中沔縣北，有二所，常以三、八月取之。丙，地名也。《水經》⑤云：丙水出丙穴。穴口向丙，故名。嘉魚常以三月出穴，十月入穴。黃鶴⑥云：蜀中丙穴甚多，不獨漢中也。嘉州、雅州、梁山、大邑、順政諸縣，皆有丙穴。嘉魚常以春末出游，冬月入穴。

【集解】【志⑦曰】嘉魚，乃乳穴中小魚也。常食乳水，所以益人。【時珍曰】按任豫《益州記》⑧云：嘉魚，蜀郡處處有之。狀似鯉，而鱗細如鱒，肉肥而美，大者五六斤。食乳泉，出丙穴。二三月隨水出穴，八九月逆水入穴。《夔州志》⑨云：嘉魚，春社前出，秋社後歸。首有黑點，長身細鱗，肉白如玉。味頗鹹，食鹽泉故也。范成大《虞衡志》⑩云：嘉魚，狀如鱒而多脂，味極美，梧州人以爲鮓餉遠。劉恂《嶺表録》⑪云：蒼梧戎城縣江水口出嘉魚，似鱒而肥美，衆魚莫及。每炙食以芭蕉隔火，恐脂滴火中也。又可爲脡。

---

① 開寶：《開寶》見《證類》卷21“嘉魚”　味甘，溫，無毒。食之令人肥健悦澤。此乳穴中小魚，常食乳水，所以益人，能久食之，力强於乳，有似英雞，功用同乳。

② 藏器：《拾遺》見《證類》卷21“嘉魚”　陳藏器：《吳都賦》云：嘉魚出於丙穴。李善注云：丙日出穴，今則不然。丙者，向陽穴也。陽穴多生此魚，魚復何能擇丙日耶？此注誤矣……又《抱朴子》云：鸛知夜半，燕知戊巳，豈魚不知丙日也。（按：“鸛”，《抱朴子内篇》卷1“至理第五”作“鶴”。）

③ 杜甫：《九家集注杜詩》卷25“將赴成都草堂途中有作先寄嚴鄭公”　……魚知丙穴由来美……酒憶郫筒不用酤……

④ 文選注：《文選注》卷4“蜀都賦一首”　嘉魚出於丙穴（丙穴在漢中沔陽縣北，有魚穴二所，常以三月取之。丙，地名也……）

⑤ 水經：《水經注》卷27“沔水”　沔水出武都沮縣東狼谷中（……褒水又東南得丙水口，水上承丙穴，穴出嘉魚，常以三月出，十月入。地穴口廣五六尺，去平地七八尺有泉懸注，魚自穴下透入水。穴口向丙，故曰丙穴。下注褒水，故左思稱嘉魚出于丙穴……）

⑥ 黃鶴：（按：未能溯得其源。）

⑦ 志：見本頁注①。

⑧ 益州記：《御覽》卷937“嘉魚”　任（像）〔豫〕《益州記》曰：嘉魚細鱗，似鱒魚，蜀中謂之拙魚。蜀郡山處處有之，年年從石孔出，大者五六尺。

⑨ 夔州志：《明一統志》卷70“夔州府”　丙穴：在達州東北明通廢縣井峽中，凡十穴皆産嘉魚。春社前魚即出穴，秋社即歸。其出也止於巴渠龍脊灘，首有黑點，謂照映星象相，感而成長。身細鱗，肉白如玉。其味自鹹，蓋食鹽泉也。

⑩ 虞衡志：《桂海虞衡志·志蟲魚》　嘉魚，狀如小鯔魚，多脂，味極腴美。出梧州火山，人以爲鮓餉遠。

⑪ 嶺表録：《嶺表録異》卷下　嘉魚，形如鱧，出梧州戎城縣江水口，甚肥美，衆魚莫可與比。最宜爲鮏，每炙以芭蕉葉隔火，蓋慮脂滴火滅耳。

肉。【氣味】甘,温,無毒。【詵①曰】微有毒,而味多珍美。【主治】食之,令人肥健悦澤。《開寶》②。煮食,治腎虚消渴,勞瘦虚損。藏器③。

【發明】【志④曰】此魚食乳水,功用同乳。能久食之,力强於乳,有似英雞。【詵⑤曰】常於崖石下孔中,食乳石沫,故補益也。

<h3 align="center">鯧魚《拾遺》⑥</h3>

【釋名】鯧魚《録異》⑦、鯧鯸魚《拾遺》⑧、昌鼠藏器⑨。【時珍曰】昌,美也,以味名。或云:魚游於水,群魚隨之,食其涎沫,有類於娼,故名。閩人訛爲鯧魚。廣人連骨煮食,呼爲狗瞌睡魚。

【集解】【藏器⑩曰】鯧魚生南海。狀如鯽,身正圓,無硬骨,作炙食至美。【時珍曰】閩、浙、廣南海中,四五月出之。《嶺表録》⑪云:形似鯿魚,腦上突起連背,而身圓肉厚,白如鱖肉,只有一脊骨。治之以葱、薑、(缶)〔烝〕之以粳米,其骨亦軟而可食。

肉。【氣味】甘,平,無毒。【主治】令人肥健,益氣力。藏器⑫。

腹中子。【氣味】有毒。令人痢下。藏器⑬。

<h3 align="center">鯽魚《別録》⑭上品</h3>

【釋名】鮒魚音附。【時珍曰】按:陸佃《埤雅》⑮云:鯽魚旅行,以相即也,故謂之鯽;以相

---

① 詵:《食療》見《證類》卷21"嘉魚"　微温。常于崖石下孔中,吃乳石沫,甚補益。微有毒。其味甚珍美也。

② 開寶:見 2894 頁注①。

③ 藏器:《拾遺》見《證類》卷21"嘉魚"　……《新注》云:治腎虚消渴及勞損羸瘦,皆煮食之……

④ 志:見 2894 頁注①。

⑤ 詵:見本頁注①。

⑥ 拾遺:《證類》卷20"二十三種陳藏器餘·昌侯魚"　味甘,平,無毒。腹中子有毒,令人痢下。食其肉肥健益氣力。生南海,如鯽魚,身正圓,無硬骨,作炙食之至美。一名昌鼠也。

⑦ 録異:《嶺表録異》卷中　鯧魚形似鯿魚,而腦上突起,連背而圓,身肉甚厚。肉白如凝脂,只有一脊骨。治之以薑葱,烝(音缶)蒸也之粳米,其骨自軟,食者無所棄。鄙俚謂之狗瞌睡魚,以其犬在盤下,難伺其骨,故云狗瞌睡魚也。

⑧ 拾遺:見本頁注⑥。

⑨ 藏器:見本頁注⑥。

⑩ 藏器:見本頁注⑥。

⑪ 嶺表録:見本頁注⑦。

⑫ 藏器:見本頁注⑥。

⑬ 藏器:見本頁注⑥。

⑭ 別録:《唐本草》見《證類》卷20"鯽魚"　主諸瘡,燒以醬汁和塗之,或取豬脂煎用,又主腸癰。頭灰:(臣禹錫等謹按《藥對》云:頭,温。)主小兒頭瘡,口瘡,重舌,目翳。一名鮒魚,合蓴作羹,主胃弱不下食,作鱠,主久赤白痢。(按:此非《別録》藥,乃《唐本草》首出。誤注出處。)

⑮ 埤雅:《埤雅》卷1"釋魚·鮒"　……今此魚旅行吹沫如星,然則以相即也,謂之鯽,以相附也,謂之鮒。

附也,故謂之鮒。

【集解】【保昇①曰】鯽,所在池澤有之。形似小鯉,色黑而體促,肚大而脊隆。大者至三四斤。【時珍曰】鯽喜偎泥,不食雜物,故能補胃。冬月肉厚子多,其味尤美。酈道元《水經註》②云:蘄州廣濟青林湖鯽魚,大二尺,食之肥美,辟寒暑。東方朔《神異經》③云:南方湖中多鯽魚,長數尺,食之宜暑而辟風寒。《呂氏春秋》④云:魚之美者,有洞庭之鮒。觀此,則鯽爲佳品,自古尚矣。

【附錄】鰤魚。【詵⑤曰】一種鰤魚,與鯽頗同而味不同,功亦不及。云鰤是櫛化,鯽是稷米所化,故腹尚有米色。寬大者是鯽,狹小者是鰤也。【時珍曰】孟氏言鯽、鰤皆櫛、稷化成者,殊爲謬説。惟鴿鼠化鰤,鰤化鴿鼠,鎦績《霏雪錄》⑥中嘗書之,時珍亦嘗見之,此亦生生化化之理。鯽、鰤多子,不盡然爾。鰤魚,即《爾雅》⑦所謂鱴鰤,郭璞所謂妾魚、婢魚,崔豹⑧所謂青衣魚,世俗所謂鯪鮂鯽也。似鯽而小,且薄黑而楊赤。其行以三爲率,一前二後,若婢妾然,故名。○【頌⑨曰】黔中一種重脣石鯽魚,味美,亦鯽之類也。

肉。【氣味】甘,温,無毒。【鼎⑩曰】和蒜食,少熱;同沙糖食,生疳蟲;同芥菜食,成腫疾;同豬肝、雞肉、雉肉、鹿肉、猴肉食,生癰疽;同麥門冬食,害人。【主治】合五味煮食,主

---

① 保昇:《蜀本草》見《證類》卷20"鯽魚" ……又注云:形亦似鯉。色黑而體促,肚大而脊隆。所在池澤皆有之。

② 水經注:《水經注》卷35"江水" 千尚書云:江水過九江,至于東陵者也。西南流水積爲湖,湖西有青林山……故謂之青林湖。湖有鯽魚,食之肥美,辟寒暑。(按:時珍所引,或參《太平寰宇記》卷127"淮南道·蘄州",引文中"蘄州廣濟""大二尺"均爲時珍所添。)

③ 神異經:《神異經·東南荒經》 東南海中有烜洲,洲有温湖,鮒魚生焉,其長八尺,食之宜暑而辟風寒。

④ 呂氏春秋:《呂氏春秋》卷14"本味" ……魚之美者,洞庭之鱄,東海之鮞。

⑤ 詵:《食療》見《證類》卷20"鯽魚" 孟詵云……又鯽魚與鰤,其狀頗同,味則有殊。鰤是節化,鯽是稷米化之,其魚腹上尚有米色。寬大者是鯽,背高腹狹小者是鰤,其功不及鯽。魚子調中,益肝氣爾。

⑥ 霏雪錄:《霏雪錄》 物能復本形者,則言化。《月令》鷹化爲鳩,則鳩又化爲鷹。田鼠化爲鴽,則鴽又化爲田鼠。其不能復本形者,則不言化。如腐草爲螢,雉爲蜃,爵爲蛤,皆不言化也。

⑦ 爾雅:《爾雅·釋魚》(郭注) 鱴鰤,鰼鰤。(小魚也,似鮒子而黑,俗呼爲魚婢,江東呼爲妾魚。)

⑧ 崔豹:《古今注》卷中"魚蟲第五" 江東謂青衣魚爲婢嬬……

⑨ 頌:《圖經》見《證類》卷20"鯽魚" ……又黔州有一種重脣石鯽魚,亦其類也。

⑩ 鼎:《食療》見《證類》卷20"鯽魚" 《食療》……和蒜食之,有少熱。和薑、醬食之,有少冷……食鯽魚不得食沙糖,令人成疳蟲……/《金匱·禽獸魚蟲禁忌并治》 鯽魚不可合猴、雉肉食之。一云不可合豬肝食。/《集注》見《證類》卷20"鯉魚" 鯽魚不可合猴、雉肉食之。鰍鱓不可合白犬血食之。鯉魚子不可合豬肝食之。鯽魚亦爾。(按:本條時珍集合多數所載食鯽禁忌,未能悉數溯源。)

虛羸。藏器①。温中下氣。大明②。止下痢腸痔。保昇③。○夏月熱痢有益,冬月不宜。合蓴作羹,主胃弱不下食,調中益五臟。合菱首作羹,主丹石發熱。孟詵④。生擣,塗惡核腫毒不散及㿔瘡。同小豆擣,塗丹毒。燒灰,和醬汁,塗諸瘡十年不瘥者。以豬脂煎灰服,治腸癰。蘇恭⑤。合小豆煮汁服,消水腫。炙油,塗婦人陰疳諸瘡,殺蟲止痛。釀白礬燒研飲服,治腸風血痢。釀硫黃煅研,釀五倍子煅研,酒服,並治下血。釀茗葉煨服,治消渴。釀胡蒜煨研飲服,治膈氣。釀綠礬煅研飲服,治反胃。釀鹽花燒研,摻齒疼。釀當歸燒研,揩牙烏髭止血。釀砒燒研,治急疳瘡。釀白鹽煨研,搽骨疽。釀附子炙焦,同油塗頭瘡白禿。時珍。

【發明】【震亨⑥曰】諸魚屬火,獨鯽屬土,有調胃實腸之功。若多食,亦能動火。

【附方】舊五,新三十二。鶻突羹。治脾胃虛冷不下食。以鯽魚半斤切碎,用沸豉汁投之,入胡椒、蒔蘿、薑、橘〔皮等〕末,空心食之。○《心鏡》⑦。卒病水腫。用鯽魚三尾,去腸留鱗,以商陸、赤小豆等分,填滿扎定,水三升,煮糜去魚,食豆飲汁。二日一作,不過三次,小便利,愈。《肘後方》⑧。消渴飲水。用鯽魚一枚,去腸留鱗,以茶葉填滿,紙包煨熟食之。不過數枚即愈。○吳氏《心統》⑨。腸風下血。《百一方》⑩用活鯽一大尾,去腸留鱗,入五倍子末填滿,泥固

---

① 藏器:《拾遺》見《證類》卷20"鯽魚" ……肉主虛羸,五味熟煮食之……
② 大明:《日華子》見《證類》卷20"鯽魚" 鯽魚,平,無毒。温中下氣,補不足……
③ 保昇:《蜀本草》見《證類》卷20"鯽魚" 鯽魚,味甘,温。止下痢,多食亦不宜人……
④ 孟詵:《食療》見《證類》卷20"鯽魚" 食之平胃氣,調中,益五藏,和蓴作羹良。作鱠食之,斷暴下痢……又夏月熱痢可食之,多益。冬月中則不治也……丹石熱毒發者,取菱首和鯽魚作羹,食一兩頓即差。
⑤ 蘇恭:見2895頁注⑭。
⑥ 震亨:《衍義補遺·鯽魚》 諸魚皆屬火,惟鯽魚屬土,故能入陽明而有調胃實腸之功。若得之多者,未嘗不起火也,戒之。又云:諸魚之性,無德之倫,故能動火……
⑦ 心鏡:《證類》卷20"鯽魚" 《食醫心鏡》:治脾胃氣冷,不能下食,虛弱無力。鶻突羹:鯽魚半斤細切,起作鱠,沸豉汁熱投之,著胡椒、乾薑、蒔蘿、橘皮等末,空心食之。
⑧ 肘後方:《普濟方》卷193"水氣心腹鼓脹" 商陸豆方出《朱氏集驗方》:治水氣腫滿。生商陸(切如麻豆)、赤小豆(各等分)、鯽魚三枚,去腸存鱗,右將藥二味實魚腹中,以線縛之,水三升,緩煮豆爛,去魚,只取二味,空腹食之,以魚汁送下。甚者過二日再爲之,不過三劑。(按:今本《肘後》無此方。《朱氏集驗方》卷4"虛腫"有此方,其文甚簡,時珍似據《普濟方》引錄。)
⑨ 吳氏心統:《秘傳經驗方》 治消渴,用鯽魚一箇,不去鱗,只去腸肚淨,納茶葉滿,用皮紙四五層,水濕包,灰火煨熟,令患人魚茶皆食,不過數箇即愈。(按:《活人心統》無此方。今另溯其源。)
⑩ 百一方:《百一選方》卷14"第二十二門" 治臟毒下血,久遠不差者……又方:五倍子不以多少,以鯽魚一枚,約重四五兩者,去腸胃、鱗腮,以藥置魚腹中,入藏餅,以火煅,微欲烟盡,取出爲細末,温酒調下。/《普濟方》卷38"臟毒下血" 治腸風下血,風毒氣攻注,大腸疼痛:鮮鯽魚(一枚,重半斤者)、硫黃(末,一兩),右將魚不去鱗,開腹去腸,入硫黃在內,用濕墨紙裹五七重,又以泥厚封之候乾,以大火燒令通赤,取出於土坑內出火毒半日,細研爲末,每食前以酒研芸薹子汁,調下一錢。(按:誤注出處。今另溯其源。)

煅存性，爲末。酒服一錢或飯丸，日三服。○又用硫黄一兩，如上法煅服，亦效。**酒積下血**。酒煮鯽魚，常食最效。《便民食療方》①。**腸痔滴血**。常以鯽（色）〔魚〕作羹食。《外臺》②。**腸風血痔**。用活鯽魚，翅側穿孔，去腸留鱗，入白礬末二錢，以椶包紙裹煨存性，研末。每服二錢，米飲下，每日二服。《直指方》③。**血痢禁口**。方同上。**反胃吐食**。用大鯽魚一尾，去腸留鱗，入綠礬末令滿，泥固，煅存性，研末。每米飲服一錢，日二。《本事》④。**膈氣吐食**。用大鯽魚去腸留鱗，切大蒜片填滿，紙包十重，泥封，晒半乾，炭火煨熟，取肉，和平胃散末一兩杵丸梧子大，密收。每服三十丸，米飲下。《經驗》⑤。**小腸疝氣**。每頓用鯽魚十個，同茴香煮食。久食自愈。《生生編》⑥。**妊娠感寒**時行者。用大鯽一頭燒灰，酒服方寸匕，無汗腹中緩痛者，以醋服，取汗。《產乳》⑦。**熱病目暗**。因差後食五辛而致，用鯽魚作臛食之。《集驗方》⑧。**目生弩肉**。鮮鯽魚，取〔肉〕一片，中央開竅，貼于眶上。日三五度。《聖濟總錄》⑨。**婦人血崩**。鯽魚一個，長五寸者，去腸，入血竭、乳香在内，綿包燒存性，研末。每服二錢，熱酒調下。葉氏《摘玄方》⑩。**小兒齁喘**。活鯽魚七個，以器盛，令兒自便尿養之。待紅，煨熟食，甚效。一女年十歲用此，永不發也。《集簡方》。**小兒舌腫**。鮮鯽魚切片貼之，頻换。《總微論》⑪。**小兒丹毒**，從髀起流下，

---

① 便民食療方：（**按**：僅見《綱目》引録。未能溯得其源。）
② 外臺：《外臺》卷 26 **"腸痔方"**　《肘後》療患腸痔，每大便常有血方……又方：常食鯽魚羹，及蒸，隨意任之。（**按**：今本《肘後方》無此方。）
③ 直指：《直指方》卷 23 **"腸風證治"**　鯽魚方：治腸風、血痔及下痢膿血。大活鯽魚一個，不去鱗，肚下穿一孔，去其腸穢，入透明白礬一塊如金橘大，以敗椶皮重包，外用厚紙裹，先煨令香熟，去紙，於熨斗内燒，帶生存性爲末。每服一錢，空心温米飲調下。
④ 本事：《本事方》卷 4 **"翻胃嘔吐霍亂"**　治翻胃，鯽魚散：大鯽魚一個，去腸留膽，納綠礬末填滿，縫口，以炭火炙令黄乾，爲末，每服一錢，陳米飲調下，日三服。
⑤ 經驗：《普濟方》卷 204 **"五膈"**　治膈氣（出《經驗方》）：右鯽魚一尾，用市中自死者，活魚不用，剖腹去盡腸物，留鱗，用大蒜去净皮，薄切，填入魚腹内，仍合魚爲一尾，用濕紙裹定，次用麻皮纏之，又用熟黄土泥外令厚固，曬微乾，用碎碎灰火煨熟，取出去鱗、刺骨，入《局方》平胃散，搗細丸如梧桐子大，曬乾瓶收，勿洩氣味。每用米飲空心下三十丸。
⑥ 生生編：（**按**：僅見《綱目》引録。）
⑦ 產乳：《證類》卷 20 **"鯽魚"**　《楊氏產乳》：療妊娠時行傷寒。鯽魚一頭燒作灰，酒服方寸匕，汗出差。（《傷寒類要》同。）又方：中風寒熱，腹中絞痛。以乾鯽魚一頭燒作末，三指撮，以苦酒服之，温覆取汗良。
⑧ 集驗方：《證類》卷 20 **"鯽魚"**　《集驗方》：熱病差後百日食五辛者，必目暗：鯽魚作臛，熏之。
⑨ 聖濟總録：《聖濟總録》卷 109 **"目生努肉"**　治目生努肉澀痛，鯽魚貼方：鯽魚（鮮者），右一味去皮骨，取肉一片，中央開一竅，正貼眼上，日三五度易之。
⑩ 葉氏摘玄方：（**按**：書佚。《丹溪摘玄》亦無此方。）
⑪ 總微論：《小兒衛生總微論》卷 18 **"舌病論"**　治紫舌腫……又方，治如前：右以新鯽魚薄起肉片子，頓舌上，數數易之。

陰頭赤腫出血。用鯽魚肉切五合，赤小豆末二合，擣勻，入水和，傅之。○《千金方》①。**小兒禿瘡**。《千金》②用鯽魚燒灰，醬汁和塗。○一用鯽魚去腸，入皂礬燒研搽。○危氏③用大鯽去腸，入亂髮填滿，燒研，入雄黃末二錢。先以薑水洗拭，生油調搽。**小兒頭瘡**，晝開出膿，夜即復合。用鯽魚長四寸一枚，去腸，大附子一枚，去皮研末填入，炙焦研傅，擣蒜封之，效。《聖惠》④。**走馬牙疳**⑤。用鯽魚一個去腸，入砒一分，生地黃一兩，紙包，燒存性，入枯白礬、麝香少許，爲末摻之。**牙疳出血**。大鯽魚一尾，去腸留鱗，入當歸末，泥固，燒存性，入煅過鹽和勻，日用。《聖惠方》⑥。**揩牙烏鬚**。方同上。**刮骨取牙**。用鯽魚一個去腸，入砒在內，露于陰地，待有霜刮下，瓶收。以針搜開牙根，點少許，欬嗽自落。○又方：用硇砂入鯽魚內，煨過瓶收，待有霜刮取，如上法用。**諸瘡腫毒**。鯽魚一斤者去腸，柏葉填滿，紙裹泥包，煅存性，入輕粉二錢，爲末。麻油調搽。《普濟方》⑦。**惡瘡似癩**十餘年者。鯽魚燒研，和醬清傅之。《千金方》⑧。**浸淫毒瘡**。凡卒得毒氣攻身，或腫痛，或赤痒，上下周匝，煩毒欲死，此浸淫毒瘡也。生鯽魚切片，和鹽擣貼，頻易之。《聖惠方》⑨。

---

① 千金方：《千金方》卷22"丹毒第四"　治小兒天灶火丹，病從髀間起，小兒未滿百日，犯行路灶君，若熱流下，令陰頭赤腫血出方……又方：鯽魚肉（剉，五合）、赤小豆末（五合），右二味和擣，少水和敷之良。

② 千金：《千金方》卷5"癰疽瘰癧第八"　治小兒頭不生髮方：燒鯽魚灰末，以醬汁和，敷之。（**按**："用鯽魚去腸入皂礬燒研搽"，未能溯得其源。）

③ 危氏：《得效方》卷12"瘡毒"　鯽魚：治小兒白禿瘡。鯽魚（一尾，重三四兩者，去腸肚，以亂髮填滿，濕紙裹燒存性），右爲末，生清油調傅。先以癬水洗拭，后用藥。

④ 聖惠：《聖惠方》卷90"治小兒頭瘡諸方"　治小兒頭瘡，晝開出膿，夜即復合者，宜用此：大附子（一枚，去皮臍，擣羅爲末）、鯽魚（一枚，長四寸者），右件藥將附子末入鯽魚肚中，於炭火上炙令焦，細研傅瘡上，更爛擣蒜于上封之，甚良。

⑤ 走馬牙疳：《聖惠方》卷34"治齒漏疳諸方"　治齒漏疳宣露，膿血出，鯽魚散方：大鯽魚（一枚）、砒霜（一分）、乾地黃末（一兩），右件藥，先割破鯽魚腹，去腸，入砒霜及地黃末，以紙裹魚，入火燒烟絕，取出去其紙灰，更入白礬灰、麝香少許，細研爲散，每用半錢摻濕紙片子上，貼患處。（**按**：原無出處，今溯得其源。）

⑥ 聖惠方：《聖濟總錄》卷121"揩齒"　揩牙烏髭，及治牙疳出血久不差，當歸散方：當歸（末）、鯽魚（洗去腹中物，留鱗，內當歸末令滿），右二味以紙裹泥固濟，燒成黑灰，入燒鹽同和，揩牙如常漱之。（**按**：《聖惠方》無此方，另溯其源。）

⑦ 普濟方：《普濟方》卷272"諸瘡腫"　烏金散：治諸瘡腫。用鯽魚一個，可重六兩者，去腸，用柏葉碾細，入魚腹內，用紙裹數重，次用黃泥固濟，煅存性，候冷，碾成細末，輕粉一分同勻。如瘡乾，用麻油調。瘡濕乾用。

⑧ 千金方：《千金方》卷22"癭疽第六"　治惡瘡十年不瘥似癩者方……又方：燒鯽魚灰和醬清敷之。

⑨ 聖惠方：《聖惠方》卷65"治浸淫瘡諸方"　夫浸淫瘡者，是心家有風熱，發於肌膚也……又方：鯽魚（一枚，長五寸者，去骨取肉）、豉（一百粒）。右件藥相和擣令極爛，傅於瘡上。/《普濟方》卷274"浸淫瘡"　療猝毒氣攻身，或腫或赤，痛癢，並分散上下周匝，煩毒欲死方（出《聖惠方》）：以生鯽魚切之如膾，以鹽和擣敷之。若通身，即多作敷遍病上，乾復易之。此爲浸淫瘡也。（**按**：時珍或轉引自《普濟》。）

骻上便毒。鯽魚一枚,山藥五錢,同擣敷之,即消。《醫林集要》①。骨疽膿出。黑色鯽魚一個去腸,入白鹽令滿札定,以水一盞,石器內煮至乾焦,爲末。豬油調搽,少痛勿怪。《危氏方》②。手足瘭疽,累累如赤豆,剥之汁出。大鯽魚長三四寸者,亂髮一雞子大,豬脂一升,同煎膏,塗之。《千金方》③。臁脛生瘡。用中鯽魚三尾洗净,穿山甲二錢,以長皂莢一挺,劈開兩片,夾住札之,煨存性,研末。先以井水洗净膿水,用白竹葉刺孔貼之,候水出盡,以麻油、輕粉調藥傅之,日一次。《直指方》④。小兒撮口出白沫。以艾灸口之上下四壯。鯽魚燒研,酒調少許灌之。仍揩手足。兒一歲半,則以魚網洗水灌之。○《小兒方》⑤。婦人陰瘡。方見主治。

鱠。【主治】久痢赤白,腸澼痔疾,大人小兒丹毒風眩。藏器⑥。治脚風及上氣。思邈⑦。温脾胃,去寒結氣。時珍。

鮓。【主治】瘑瘡。批片貼之,或同桃葉擣傅,殺其蟲。時珍。

【附方】新一。赤痢不止。鯽魚鮓二臠切,秫米一把,薤白一虎口切,合煮粥,食之。《聖惠方》⑧。

頭。【主治】小兒頭瘡口瘡,重舌目瞖。蘇恭⑨。燒研飲服,療欬嗽。藏器⑩。燒研飲服,治下痢。酒服,治脱肛及女人陰脱,仍以油調搽之。醬汁和,塗小兒面上黄水瘡。時珍。

子忌豬肝。【主治】調中,益肝氣。張鼎⑪。

---

① 醫林集要:《醫林集要》卷13"癰疽發背"　一方,治便毒:鯽魚、山藥,右二味搗敷。
② 危氏方:《得效方》卷19"附骨疽"　黑鯽膏:治附骨疽未破已破,或膿出不盡者:右用黑色鯽魚一箇,去腸,入白鹽令腹滿,用線縛定,用水一盞,銅石器中煮水盡,乾焦爲末,用豬油調傅。已破者乾摻。少痛勿怪。
③ 千金方:《千金方》卷22"瘭疽第六"　治瘭疽著手足肩背,忽發累累如赤豆,剥之汁出者方……又方:鯽魚(長三寸者)、亂髮(雞子大)、豬脂(一升),右三味,煎爲膏敷之。
④ 直指方:《直指方》卷24"諸瘡證治"　又臁瘡方……又方:中鯽魚(二尾,洗净)、滿尺皂角(一條,擘開兩片,夾鯽魚,用麻紮,煨乾,燒存性)、穿山甲(炙焦,入皂角内,二錢),右細末,先以井花水洗盡膿汁,用白竹葉一葉,針插多孔,縛於瘡上,候水出盡,然以麻油、輕粉調藥敷。
⑤ 小兒方:(按:出處不明,未能溯得其源。)
⑥ 藏器:《拾遺》見《證類》卷20"鯽魚"　……鱠亦主赤白痢及五野雞病。
⑦ 思邈:《證類》卷20"鯽魚"　孫真人……又方:主脚氣及上氣,取鯽魚一尺長者,作鱠,食一兩頓,差。
⑧ 聖惠方:《普濟方》卷212"赤痢"　療下赤痢方:秫米(一把)、鯽魚鮓(二臠)、薤白(一虎口,細切),右以合煮如作粥法,啖之。(按:《聖惠方》無此方,今另溯其源。)
⑨ 蘇恭:見2895頁注⑭。
⑩ 藏器:《拾遺》見《證類》卷20"鯽魚"　陳藏器云:頭主欬嗽,燒爲末服之……
⑪ 張鼎:《食療》見《證類》卷20"鯽魚"　《食療》……骨燒爲灰,傅䘌瘡上,三五度差。謹按:其子調中,益肝氣……

骨。【主治】蠧瘡。燒灰傅，數次即愈。張鼎①。

膽。【主治】取汁，塗疳瘡、陰蝕瘡，殺蟲止痛。點喉中，治骨鯁竹刺不出。時珍。

【附方】舊一，新二。小兒腦疳。鼻痒，毛髮作穗，黃瘦。用鯽魚膽滴鼻中，三五日甚效。《聖惠》②。消渴飲水。用浮石、蛤（蚧）〔粉〕、蟬蛻等分，爲末。以鯽魚膽七枚，調服三錢，神效。《本事》③。滴耳治聾。鯽魚膽一枚，烏驢脂少許，生麻油半兩，和勻，納入樓蔥管中，七日取滴耳中，日二次。《聖惠方》④。

腦。【主治】耳聾。以竹筒蒸過，滴之。《聖惠》⑤。

魴魚 音房〇《食療》⑥

【釋名】鯿魚 音編。【時珍曰】魴，方也。鯿，扁也。其狀方，其身扁也。

【集解】【時珍】魴魚處處有之，漢、沔尤多。小頭縮項，穹脊闊腹，扁身細鱗，其色青白。腹內有肪，味最腴美。其性宜活水。故《詩》⑦云：豈其食魚，必河之魴。俚語云：伊洛鯉、魴，美如牛羊。又有一種火燒鯿，頭尾俱似魴，而脊骨更隆，上有赤鬣連尾，如蝙蝠之翼，黑質赤章，色如烟熏，故名。其大有至二三十斤者。

肉。【氣味】甘，溫，無毒。【主治】調胃氣，利五臟。和芥食之，能助肺氣，去胃風，消穀。作鱠食之，助脾氣，令人能食。作羹臛食，宜人，功與鯽同。疳痢人勿食。孟詵⑧。

---

① 張鼎：見前頁注⑪。
② 聖惠：《聖惠方》卷87"治小兒腦疳諸方" 治小兒腦疳，鼻癢，毛髮作穗，面黃羸瘦……又方：右用鯽魚膽滴於鼻中，連三五日用之，甚效。
③ 本事：《本事方》卷6"諸嗽虛汗消渴" 治消渴疾飲水不止，神效散：白浮石、蛤粉、蟬殼（各等分），右細末，用鯽魚膽七箇，調三錢服，不拘時候，神效。
④ 聖惠方：《聖惠方》卷36"治耳聾諸方" 治耳聾無不效……又方：鯽魚膽（一枚）、烏驢脂（一分）、生油（半兩），右件藥相和令勻，內蔓蔥管中一七日後傾出，每用少許滴於耳中，差。
⑤ 聖惠：《聖惠方》卷36"治耳聾諸方" 治耳聾無不效……又方：右以竹筒盛鯉魚腦蒸之令洋，冷即用滴耳中。
⑥ 食療：《食療》見《證類》卷20"八種食療餘·魴魚" 調胃氣，利五藏。和芥子醬食之，助肺氣，去胃家風。消穀不化者，作鱠食，助脾氣，令人能食。患疳痢者，不得食。作羹臛食，宜人。其功與鯽魚同。
⑦ 詩：《詩·陳風·衡門》 豈其食魚，必河之魴。
⑧ 孟詵：見本頁注⑥。

鱸魚 宋《嘉(定)〔祐〕》①

【釋名】四鰓魚。【時珍曰】黑色曰盧，此魚白質黑章，故名。淞人名四鰓魚。

【集解】【時珍曰】鱸出吳中，淞江尤盛，四五月方出。長僅數寸，狀微似鱖而色白，有黑點，巨口細鱗，有四鰓。楊誠(齊)〔齋〕詩②頗盡其狀，云：鱸出鱸鄉蘆葉前，垂虹亭下不論錢。買來玉尺如何短，鑄出銀梭直是圓。白質黑章三四點，細鱗巨口一雙鮮。春風已有真風味，想得秋風更迴然。《南郡記》③云：吳人獻淞江鱸鱠於隋煬帝。帝曰：金虀玉鱠，東南佳味也。

肉。【氣味】甘，平，有小毒。【宗奭④曰】雖有小毒，不甚發病。【禹錫⑤曰】多食，發疿癖瘡腫。不可同乳酪食。李(廷)〔鵬〕飛⑥云：肝不可食，剥人面皮。【詵⑦曰】中鱸魚毒者，蘆根汁解之。【主治】補五臟，益筋骨，和腸胃，治水氣。多食宜人，作鮓尤良。曝乾甚香美。《嘉祐》⑧。益肝腎。宗奭⑨。安胎補中。作鱠尤佳。孟詵⑩。

鱖魚 居衛切〇《開寶》⑪

【釋名】鱅魚音薊、石桂魚《開寶》⑫、水豚。【時珍曰】鱖，蹶也，其體不能屈曲如僵蹶也。鱅，繝也，其紋斑如織繝也。【大明⑬曰】其味如豚，故名水豚，又名鱖豚。【志⑭曰】昔有仙人劉憑，常食石桂魚。桂、鱖同音，當即是此。

【集解】【時珍曰】鱖生江湖中，扁形闊腹，大口細鱗。有黑斑，采斑色明者爲雄，稍晦者爲

---

① 嘉祐：《嘉祐》見《證類》卷21"鱸魚"　平。補五藏，益筋骨，和腸胃，治水氣。多食宜人，作胙猶良。又暴乾，甚香美。雖有小毒，不至發病。一云：多食發疿癖及瘡腫，不可與乳酪同食。（已上二種新補，見孟詵、日華子。）

② 楊誠齋詩：《誠齋集》卷29"詩"　松江鱸魚：鱸出鱸鄉蘆葉前，垂虹亭上不論錢。買來玉尺如何短，鑄出銀梭直是圓。白質黑章三四點，細鱗巨口一雙鮮。秋風想見真風味，祇是春風已迴然。

③ 南郡記：《白孔六帖》卷16"膾"　金虀玉鱠（吳郡獻松江鱸，煬帝曰：所謂金虀玉鱠，東南佳味也。）《隋唐嘉話》）（按：考其事與《隋唐嘉話》所載多同，或誤出書名。）

④ 宗奭：《衍義》卷17"鱸魚"　……不甚發病，宜然張翰思之也。

⑤ 禹錫：見本頁注①。

⑥ 李鵬飛：《延壽書》卷3"魚類"　鱸魚……肝不可食，中其毒，面皮剥落及瘡腫……

⑦ 詵：《證類》卷20"八種食療餘·鯸鮧魚"　……及鱸魚毒者，便剉蘆根煮汁飲解之……

⑧ 嘉祐：見本頁注①。

⑨ 宗奭：《衍義》卷17"鱸魚"　益肝腎，補五藏，和腸胃，食之宜人……

⑩ 孟詵：《食療》見《證類》卷21"鱸魚"　平。主安胎，補中。作膾尤佳。

⑪ 開寶：《開寶》見《證類》卷21"鱖魚"　味甘，平，無毒。主腹內惡血，益氣力，令人肥健，去腹內小蟲。背有黑點，味尤重。昔仙人劉憑，常食石桂魚。今此魚猶有桂名，恐是此也。生江溪間。

⑫ 開寶：見上注。

⑬ 大明：《日華子》見《證類》卷21"鱖魚"　……又名鱖豚、水豚。

⑭ 志：見本頁注⑪。

雌，皆有髻鬣刺人。厚皮緊肉，肉中無細刺。有肚能嚼，亦啖小魚。夏月居石穴，冬月偎泥罧，魚之沈下者也。小者味佳，至三五斤者不美。李〔廷〕〔鵬〕飛《延壽書》①云：鱤，髻刺凡十二，以應十二月。誤鯁害人，惟橄欖核磨水可解，蓋魚畏橄欖故也。

【附錄】䲉魚。【時珍曰】按《山海經》②云：洛水多䲉魚。狀如鱤，居于逵，蒼文赤尾。食之不癰，可以治瘻。郭注③云：䲉，音滕。逵乃水中穴道交通者。愚按：䲉之形狀、居止、功用，俱與鱤同，亦鱤之類也。《日華子》謂鱤爲水豚者，豈此䲉與？

肉。【氣味】甘，平，無毒。【《日華》④曰】微毒。【主治】腹內惡血，去腹內小蟲，益氣力，令人肥健。《開寶》⑤。補虛勞，益脾胃。孟詵⑥。治腸風瀉血。《日華》⑦。

【發明】【時珍曰】按張杲《醫説》⑧云：越州邵氏女年十八，病勞瘵累年，偶食鱤魚羹遂愈。觀此，正與補勞、益胃、殺蟲之説相符，則仙人劉憑、隱士張志和之嗜此魚，非無謂也。

尾。【主治】小兒軟癤，貼之良。時珍。

膽。【氣味】苦，寒，無毒。【主治】骨鯁，不拘久近。時珍。

【附方】舊一。骨鯁，竹木刺入咽喉。不拘大人小兒，日久或入臟腑，痛刺黃瘦甚者，服之皆出。臘月收鱤魚膽，懸北簷下令乾。每用一皂子〔許〕，煎酒溫呷。得吐，則鯁隨涎出。未吐再服，以吐爲度。酒隨量飲，無不出者。蠡、鯇、鯽膽皆可。○《勝金方》⑨。

① 李鵬飛：《延壽書》卷 3"魚類"　鱤魚背上有十二著骨，每月一骨，毒殺人，宜盡去之。（蘇州王順食鱤骨，鯁幾死。漁人張九取橄欖核末，流水調服而愈。人問其故，九曰："父老傳橄欖木作棹，魚觸便浮，知魚畏此木也。"）

② 山海經：《山海經》卷 5"中山經"　又東七十里曰半石之山……合水出于其陰，而北流注于洛……多䲉魚（音騰）……狀如鱤，居逵，（厥魚大口大目，細鱗，有斑彩。逵，水中之穴道交通者。鱤，音劇。）蒼文赤尾。食者不癰，可以爲瘻。

③ 郭注：見上注括號中文。

④ 日華：《日華子》見《證類》卷 21"鱤魚"　微毒……

⑤ 開寶：見 2902 頁注⑪。

⑥ 孟詵：《食療》見《證類》卷 21"鱤魚"　平。補勞，益脾胃，稍有毒。

⑦ 日華：《日華子》見《證類》卷 21"鱤魚"　……益氣，治腸風瀉血……

⑧ 醫説：《醫説》卷 4"勞瘵·瘵疾"　越州鏡湖邵長者，女十八，染瘵疾，累年刺灸，無不求治，醫亦不效。有漁人趙十煮鰻羹與食，食覺內熱之，病皆無矣。今醫家所用鰻煎，乃此意。

⑨ 勝金方：《證類》卷 21"鱤魚"　《勝金方》：治小兒、大人一切骨鯁，或竹木簽刺喉中不下方：于臘月中取鱤魚膽，懸北簷下令乾。每有魚鯁，即取一皂子許，以酒煎化溫溫呷。若得逆便吐，骨即隨頑涎出；若未吐，更吃溫酒，但以吐爲妙，酒即隨性量力也；若更未出，煎一塊子，無不出者。此藥應是鯁在臟腑中日久痛，黃瘦甚者，服之皆出。若卒求鱤魚不得，蠡魚、鯇魚、鯽魚即可。臘月收之甚佳。

鯊魚《綱目》

【釋名】鮀魚《爾雅》①、吹沙郭璞、沙溝魚俗名、沙鰛音問。【時珍曰】此非海中沙魚，乃南方溪澗中小魚也。居沙溝中，吹沙而游，啞沙而食。鮀者，肉多形圓，陀陀然也。

【集解】【時珍曰】鯊魚，大者長四五寸，其頭尾一般大。頭狀似鱒，體圓似鱓，厚肉重唇。細鱗，黃白色，有黑斑點文。背有鬐刺甚硬。其尾不岐，小時即有子。味頗美，俗呼爲阿浪魚。

肉。【氣味】甘，平，無毒。【主治】暖中益氣。時珍。

杜父魚《拾遺》②

【釋名】渡父魚《綱目》、黃鰍魚音幺、船矴魚《綱目》、伏念魚《臨海志》③。【時珍曰】杜父當作渡父。溪澗小魚，渡父所食也。見人則以喙插入泥中，如船矴也。

【集解】【藏器④曰】杜父魚生溪澗中，長二三寸，狀如吹沙而短，其尾岐，大頭闊口，其色黃黑有斑。脊背上有鬐刺，螫人。

【氣味】甘，溫，無毒。【主治】小兒差頹。用此魚擘開口，咬之七下即消。藏器⑤。○差頹，陰核大小也。

石斑魚《綱目》

【釋名】石礬魚《延壽書》⑥、高魚。

【集解】【時珍曰】石斑生南方溪澗水石處。長數寸，白鱗黑斑。浮游水面，聞人聲則劃然深入。《臨海水土記》⑦云：長者尺餘，其斑如虎文而性淫，春月與蛇醫交牝，故其子有毒。《南方異物志》⑧

---

① 爾雅:《爾雅·釋魚》(郭注) 鯊，鮀。(今吹沙小魚，體圓而有點文。)(按:"釋名"項下"郭璞"同此。)

② 拾遺:《證類》卷 20"二十三種陳藏器餘·杜父魚" 主小兒差頹。差頹，核大小也。取魚擘開，口咬之七下。生溪澗下。背有刺，大頭闊口，長二三寸，色黑，班如吹砂而短也。

③ 臨海志:《御覽》卷 940"伏念魚" 《臨海水土記》曰:伏念魚，似吹沙魚。

④ 藏器:見本頁注②。

⑤ 藏器:見本頁注②。

⑥ 延壽書:《延壽書》卷 3"魚類" 石礬魚，勿食腸卵，就成霍亂吐瀉。

⑦ 臨海水土記:《御覽》卷 940"石斑魚" 《臨海水土記》曰……又曰:石斑魚，媱蟲。(蠮螉也。鯊魚長尺餘，其鱉如虎文。俗言蠮螉也。水邊呼之，因走上岸合牝。其子不可食也。)(按:"蠮螉"時珍改作"蛇醫"，即蠑螈。)

⑧ 南方異物志:《御覽》卷 940"高魚" 《異物志》曰:高魚與鱒相似，與蜥蜴於水上相合，常以三二月中，有雌而無雄。食其胎，殺人。

云：高魚似鱒，有雌無雄，二三月與蜥蜴合於水上，其胎毒人。《酉陽雜俎》①云：石斑與蛇交。南方有土蜂，土人殺此魚摽樹上，引鳥食之，蜂窠皆盡也。

子及腸。【氣味】有毒，令人吐瀉。《醫説②》云：用魚尾草汁少許解之。

石鮅魚《拾遺》③

【集解】【藏器④曰】生南方溪澗中，長一寸，背裏，腹下赤。南人以作鮓，云甚美。

【氣味】甘，平，有小毒。【主治】瘡，疥，癬。藏器⑤。

黄(鮦)〔鮰〕魚 音固○《綱目》

【釋名】黄骨魚。【時珍曰】魚腸肥曰鮰。此魚腸腹多脂，漁人煉取黄油然燈，甚鯹也。南人訛爲黄姑，北人訛爲黄骨魚。

【集解】【時珍曰】生江湖中小魚也。狀似白魚，而頭尾不昂，扁身細鱗，白色。闊不踰寸，長不近尺。可作鮓菹，煎炙甚美。

肉。【氣味】甘，温，無毒。【主治】白煮汁飲，止胃寒洩瀉。時珍。

油。【主治】瘡癬有蟲。然燈，昏人目。時珍。

鰷魚《綱目》

【釋名】白鯈音條、鮻魚音餐、鮋魚音囚。○【時珍曰】鰷，條也。鮻，粲也。鮋，囚也。條，其狀也。粲，其色也。囚，其性也。

【集解】【時珍曰】鰷，生江湖中小魚也。長僅數寸，形狹而扁，狀如柳葉，鱗細而整，潔白可愛，性好群游。荀子⑥曰：鰷，浮陽之魚也。最宜鮓菹。

【氣味】甘，温，無毒。【主治】煮食，已憂，暖胃，止冷瀉。時珍。

① 酉陽雜俎：《酉陽雜俎》卷17“鱗介篇”　石斑魚：僧行儒言建州有石斑魚，好與蛇交。南中多隔蜂，窠大如壺，常群螫人。土人取石斑魚，就蜂樹側炙之，摽於竿上，向日，令魚影落其窠上，須臾，有鳥大如燕數百，互擊其窠，窠碎落如葉，蜂亦全盡。

② 醫説：《醫説》卷6“中毒·中石斑魚子毒”　誤喫石斑魚子，吐不止者，取魚尾草研汁，服少許，立止。（魚尾草又名槐木，根形似黄荆，八月間開紫花成穗，葉似水楊，非大柳，經冬不凋，漁人用以藥魚。）

③ 拾遺：《證類》卷20“二十三種陳藏器餘·石鮅魚”　味甘，平，有小毒。主瘡疥癬。出南海方山澗中。長一寸，背裏腹下赤。南人取之作鮓。

④ 藏器：見上注。

⑤ 藏器：見上注。

⑥ 荀子：《荀子·榮辱篇》　鯈鮴者，浮陽之魚也。

鱠殘魚《食鑑》①

【釋名】王餘魚《綱目》、銀魚。【時珍曰】按《博物志》②云：吳王闔閭江行，食魚鱠，棄其殘餘於水，化爲此魚，故名。或又作越王及僧寶誌者，益出傅會，不足致辯。

【集解】【時珍曰】鱠殘出蘇、淞、浙江。大者長四五寸，身圓如箸，潔白如銀，無鱗。若已鱠之魚，但目有兩黑點爾，彼人尤重小者，曝乾以貨四方。清明前有子，食之甚美。清明後子出而瘦，但可作鮓腊耳。

【氣味】甘，平，無毒。【主治】作羹食，寬中健胃。寧源③。

鱵魚 音針 〇《綱目》

【釋名】姜公魚俗名、銅吮魚。音稅，《臨海志》④。【時珍曰】此魚喙有一鍼，故有諸名。俗云姜太公釣鍼，亦傅會也。

【集解】【時珍曰】生江湖中。大小形狀，並同鱠殘，但喙尖有一細黑骨如鍼爲異耳。《東山經》⑤云：汎水北注于湖，中多箴魚，狀如儵，其喙如鍼。即此。

【氣味】甘，平，無毒。【主治】食之無疫。時珍。

鱊魚 音迁 〇《綱目》

【釋名】春魚俗名。作腊，名鵝毛脡。【時珍曰】《爾雅》⑥云：鱊鮬，小魚也。名義未詳。春，以時名也。脡，以乾腊名也。

【集解】【時珍曰】按段公路《北户録》⑦云：廣之恩州出鵝毛脡，用鹽藏之，其細如毛，其味絶美。郭義恭所謂武陽小魚大如針，一斤千頭，蜀人以爲醬者也。又《一統志》⑧云：廣東陽江縣出之，即鱊魚兒也。然今興國州諸處亦有之，彼人呼爲春魚。云春月自岩穴中隨水流出，狀似初化魚苗，土人取收，曝乾爲脡，以充苞苴。食以薑、醋，味同蝦米。或云即鱧魚苗也。

① 食鑑：《食鑑本草》卷上"銀條魚"　寬中健胃，合生薑作羹良。
② 博物志：《博物志》卷3　吳王江行，食鱠有餘，棄於中流，化而爲異魚。今魚中有名吳王鱠餘者，長數寸，大者如箸，猶有鱠形。
③ 寧源：見本頁注①。
④ 臨海志：《御覽》卷940"銅吮魚"　《臨海異物志》曰：銅吮魚長五寸，似儵魚。
⑤ 東山經：《山海經》卷4"東山經"　……汎水出焉（音枳），而北流注于湖水，其中多箴魚，其狀如儵，其喙如箴（出東海，今江東水中亦有之），食之無疫疾。
⑥ 爾雅：《爾雅·釋魚》（郭注）　鱊鮬，鱖鯞。（小魚也……）
⑦ 北户録：《北户録》卷2"鵝毛脡"　恩州出鵝毛脡，乃鹽藏鱊魚（音聿），其味絶美，其細如鰕。郭義恭云：小魚一斤千頭，未之過也。（魚大如針，蜀人以爲醬也）……（按："其細如鰕"，《説郛》所録《北户録》作"針"。）
⑧ 一統志：《明一統志》卷81"肇慶府"　土産……鵝毛鮏（陽江縣出，乃鹽藏鱊魚兒，其細如毛而白。）

【氣味】甘,平,無毒。【主治】和中益氣,令人喜悦。時珍。

金魚《綱目》

【集解】【時珍曰】金魚有鯉、鯽、鰍、鱉數種,鰍、鱉尤難得,獨金鯽耐久,前古罕知。惟《博物志》①云:出邛婆塞江,腦中有金。蓋亦訛傳。《述異記》②載:晉桓冲遊廬山,見(胡)〔湖〕中有赤鱗魚。即此也。自宋始有畜者,今則處處人家養玩矣。春末生子於草上,好自吞啗,亦易化生。初出黑色,久乃變紅。又或變白者,名銀魚。亦有紅、白、黑、斑相間無常者。其肉味短而韌。《物類相感志》③云:金魚食橄欖渣、服皂水即死。得白楊皮不生蟲。又有丹魚,不審即此類否。今附於下。

【附錄】丹魚。按《抱朴子》④云:丹水出京兆上洛縣冢嶺山,入于汋水,中出丹魚。先夏至十〔日〕,夜伺之,魚浮水側,必有赤光上照若火。割血塗足,可以履水。

肉。【氣味】甘、鹹,平,無毒。【主治】久痢。時珍。

【附方】新一。久痢禁口。病勢欲絶。用金絲鯉魚一尾,重一二斤者,如常治净,用鹽、醬、葱,必入胡椒末三四錢,煮熟,置病人前嗅之。欲喫,隨意連湯食一飽,病即除根。屢治有效。楊拱《醫方摘要》⑤。

鱗之四　無鱗魚二十八種　附録九種

鱧魚《本經》⑥上品

【釋名】蠡魚《本經》⑦、黑鱧《圖經》⑧、玄鱧《埤雅》⑨、烏鱧《綱目》、鮦魚音同,《本

---

① 博物志:《北户録》卷1"乳穴魚"　……又金魚,腦中有麩金,狀如竹頭。魚出邛婆塞江。(一名江魚,常食麩金。)(按:《博物志》無此方,今另溯其源。)

② 述異記:《藝文類聚》卷9"湖"　《述異記》曰:桓冲爲江州刺史,乃遣人周行廬山,冀覿靈異,既陟崇巘,有一湖,匝生桑樹,有大群白鵝湖中,有敗艑赤鱗魚。

③ 物類相感志:《物類相感志·禽魚》　魚瘦而生白點者名虱,用楓樹皮投水中則愈……橄欖柤,金魚食之即死。肥皂水能死金魚。

④ 抱朴子:《抱朴子内篇》卷4"金丹"　……又有伏丹法云:天下諸水有名丹者,如南陽丹水之屬是也。其中皆有丹魚,常先夏至十日夜伺之,丹魚必浮於水側,赤光上照,赫然如火也。網而取之,可得之。得之雖多,勿盡取也。割其血塗足下,則可步行水上,長居淵中矣。

⑤ 醫方摘要:《醫方摘要》卷4"痢"　一方:治久痢水止,或噤口,病勢欲絶。用金絲鯉魚一個重一二斤者,如常用鹽、醬、葱,必用胡椒三四錢,爲末,煮透,盛於患者前嗅其香,欲吃即令隨多少吃,和湯連肉一飽餐即除根。此方屢治多效。

⑥ 本經:《本經》《別録》見《證類》卷20"蠡魚"　味甘,寒,無毒。主濕痹、面目浮腫、下大水,療五痔,有瘡者不可食,令人瘢白。一名鮦魚。生九江池澤。取無時。

⑦ 本經:見上注白字。(按:"釋名"項下"本經"同此。)

⑧ 圖經:《圖經》見《證類》卷20"蠡魚"　……謹按《爾雅》:鱧,鯇。郭璞注云:鱧,鮦音同也。釋者曰:鱧,鯇也。《詩·小雅》云:魚麗於罶,魴鱧。《毛傳》云:鱧,鯇也。《正義》云:諸本或作鱧,鱺音重也。陸機謂鯇即鱧魚也,似鱧,狹而厚,今京東人猶呼鱺魚,其實一類也。據上所説,則似今俗間所謂黑鱧魚者,亦至難死,形近蛇類,浙中人多食之……

⑨ 埤雅:《埤雅》卷1"釋魚·鱧"　今玄鱧是也……

經》、文魚。【時珍曰】鱧首有七星，夜朝北斗，有自然之禮，故謂之鱧。又與蛇通氣，色黑，北方之魚也，故有玄、黑諸名。俗呼火柴頭魚，即此也。其小者名鮦魚。蘇頌《圖經》①引《毛詩》諸註，謂鱧即鯇魚者，誤矣。今直削去，不煩辯正。

【集解】《別録》②曰：生九江池澤。取無時。【弘景③曰】處處有之。言是公蠣蛇所化，然亦有相生者。性至難死，猶有蛇性也。【時珍曰】形長體圓，頭尾相等，細鱗玄色，有斑點花文，頗類蝮蛇，有舌有齒有肚，背腹有鬣連尾，尾無岐。形狀可憎，氣息鮏惡，食品所卑。南人有珍之者，北人尤絶之。道家指爲水厭，齋籙所忌。

肉。【氣味】甘，寒，無毒。有瘡者不可食，令人瘢白。《別録》④。【源⑤曰】有小毒，無益，不宜食之。【宗奭⑥曰】能發痼疾。療病亦取其一端耳。【主治】療五痔，治濕痹，面目浮腫，下大水。《本經》⑦。【弘景⑧曰】合小豆白煮，療腫滿甚效。下大小便，壅塞氣。作鱠，與脚氣、風氣人食，良。孟詵⑨。主妊娠有水氣。蘇頌⑩。

【附方】舊三，新二。十種水氣，垂死。鱧魚一斤重者煮汁，和冬瓜、葱白作羹食。《心鏡》⑪。下一切氣。詵⑫曰：用大鱧一頭開肚，入胡椒末半兩，大蒜片三顆，縫合，同小豆一升煮熟，下蘿蔔三五顆，葱一握，俱切碎，煮熟，空腹食之至飽，并飲汁。至夜，洩惡氣無限也。五日更一作。腸痔下血。鱧魚作鱠，以蒜薑食之。忌冷、毒物。《外臺》⑬。一切風瘡，頑癬疥癩，年

---

① 圖經：見前頁注⑧。
② 別録：見 2907 頁注⑥。
③ 弘景：《集注》見《證類》卷 20"蠡魚"　陶隱居云：今皆作鱧字，舊言是公蠣蛇所變，然亦有相生者。至難死，猶有蛇性……
④ 別録：見 2907 頁注⑥。
⑤ 源：《食鑑本草》卷上"黑鯉魚"　（有小毒。）此魚地之厭物也。腦有七星，夜朝北斗，人不宜食之，亦且無益。
⑥ 宗奭：《衍義》卷 17"蠡魚"　今人謂之黑鯉魚。道家以謂頭有星爲厭，世有知者，往往不敢食。又發故疾，亦須忌爾。今用之療病，亦止取其一端耳。
⑦ 本經：見 2907 頁注⑥白字。
⑧ 弘景：《集注》見《證類》卷 20"蠡魚"　陶隱居云……合小豆白煮以療腫滿，甚效。
⑨ 孟詵：《食療》見《證類》卷 20"蠡魚"　孟詵云：鱧魚，下大小便，擁塞氣。又作鱠，與脚氣、風氣人食之，效……
⑩ 蘇頌：《圖經》見《證類》卷 20"蠡魚"　……然《本經》著鱧魚，主濕痹下水，而黑鱧魚主婦人妊娠……
⑪ 心鏡：《證類》卷 20"蠡魚"　《食醫心鏡》：治十種水氣病不差垂死：鱧魚一頭，重一斤已上，右熟取汁，和冬瓜、葱白作羹食之。
⑫ 詵：《食療》見《證類》卷 20"蠡魚"　孟詵云……又以大者洗去泥，開肚，以胡椒末半兩，切大蒜三兩顆，內魚腹中縫合，并和小豆一升煮之。臨熟下蘿蔔三五顆如指大，切葱一握，煮熟。空腹服之，并豆等強飽，盡食之。至夜即洩氣無限，三五日更一頓。下一切惡氣。又十二月作醬良也。
⑬ 外臺：《外臺》卷 26"腸痔方"　《肘後》療患腸痔，每大便常有血方……又方：以鯉魚作鱠，薑薤食之，任性多少，良。（崔氏用鱓魚。）

久不愈者,不過二三服必愈。用黑火柴頭魚一個,即烏鱧也,去腸肚,以蒼耳葉填滿。外以蒼耳安鍋底,置魚于上,少少着水,慢火煨熟,去皮骨淡食,勿入鹽、醬,功效甚大。《醫林集要》①。**浴兒免痘**。除夕黃昏時,用大烏魚一尾,小者二三尾,煮湯浴兒,遍身七竅俱到。不可嫌鯹,以清水洗去也。若不信,但留一手或一足不洗,遇出痘時,則未洗處偏多也。此乃異人所傳,不可輕易。楊(珙)〔拱〕《醫方摘要》②。

腸及肝。【主治】冷敗瘡中生蟲。《別録》③。腸以五味炙香,貼痔瘻及蚛骭瘡,引蟲盡爲度。《日華》④。

膽。【氣味】甘,平。【《日華》⑤曰】諸魚膽苦,惟此膽甘可食爲異也。臘月收取,陰乾。【主治】喉痺將死者,點入少許即差,病深者水調灌之。《靈苑方》⑥。

鰻鱺魚《別録》⑦中品

【釋名】白鱔《綱目》、蛇魚《綱目》。乾者名風鰻。【時珍曰】鰻鱺,舊註音漫黎。按許慎《説文》⑧鱺與鱧同。趙辟公《雜録》⑨亦云:此魚有雄無雌,以影漫於鱧魚,則其子皆附于鱧鬐而生,故謂之鰻鱺。與許説合,當以鱧音爲正。曰蛇,曰鱔,象形也。

【集解】【頌⑩曰】所在有之。似鱔而腹大,青黃色。云是蛟蜃之屬,善攻江岸,人酷畏之。

① 醫林要要:《醫林集要》卷1"勵風" 治遍身風瘡,遠年頑癬久不效,依法食之,不過二三服。大風證者常服,久而必愈。用烏鯉魚一個,俗名黑火頭,去腸肚,蒼耳填腹內,先鋪蒼耳罯之,少著水,慢火□熟,去皮骨,淡吃,勿入鹽醬同食,功效甚大。
② 醫林摘要:《醫方摘要》卷12"痘瘡" 預防發痘,除夕浴:十二月三十日黃昏時,將七星大烏魚一尾,小者二三尾,煮湯,將兒遍身浴洗,耳鼻口孔各要水到,不可因魚腥而用清水洗去。時人不信,或留一手,或留一足不洗,遇時行痘癥,此未洗處偏多爲奇也。此乃異人傳授,非輕勿而得之。
③ 別録:《唐本草》見《證類》卷20"蠡魚" 《唐本》注云:《別録》云,腸及肝,主久敗瘡中蟲。諸魚灰,並主哽噎也。(按:此《別録》乃《唐本草》所引,非與《本經》并行者。)
④ 日華:《日華子》見《證類》卷20"蠡魚" 鱧魚腸,以五味炙貼痔瘻及蚛骭,良久蟲出,即去之。諸魚中,惟此膽甘,可食。
⑤ 日華:見上注。
⑥ 靈苑方:《證類》卷20"蠡魚" 《靈苑方》:治急喉閉,逡巡不救者。蠡魚膽,臘月收,陰乾爲末,每服少許,點患處,藥至即差,病深則水調灌之。
⑦ 別録:《別録》見《證類》卷21"鰻鱺魚" 味甘,有毒。主五痔,瘡瘻,殺諸蟲。
⑧ 説文:《説文·魚部》 鱧:鱯也。/鱺:魚名。(按:《説文》無此説。查《原本廣韻》卷3:"鱧(《説文》:鱯也。)鱺(上同)"。疑時珍本《廣韻》而云"鱺與鱧同"。)
⑨ 雜録:《埤雅》卷2"釋魚·鰻" ……趙辟公《雜説》云……有鰻鱺者,以影漫於鱧魚,則其子皆附鱧之鬐鬚而生,故謂之鰻鱺也……
⑩ 頌:《圖經》見《證類》卷21"鰻鱺魚" 鰻鱺魚,本經不載所出州土,今在處有之。似鱓而腹大,青黃色。云是蛟蜃之類,善攻碕岸,使輒頹阤,近江河居人酷畏之……

【詵①曰】歙州溪潭中出一種背有五色文者，頭似蝮蛇，入藥最勝。江河中難得五色者。【時珍曰】鰻鱺其狀如蛇，背有肉鬣連尾，無鱗有舌，腹白。大者長數尺，脂膏最多。背有黃脉者，名金絲鰻鱺。此魚善穿深穴，非若蛟蜃之攻岸也。或云鮎亦産鰻，或云鰻與蛇通。

【正誤】【弘景②曰】鰻鱺能緣樹食藤花。【恭③曰】鯢魚能上樹。鰻無足，安能上樹耶？謬説也。

肉。【氣味】甘，平，有毒。【思邈④曰】大温。【士良⑤曰】寒。○【宗奭⑥曰】動風。【吳瑞⑦曰】腹下有黑斑者，毒甚。與銀杏同食，患軟風。【機⑧曰】小者可食。重四五斤及水行昂頭者，不可食。嘗見舟人食之，七口皆死。【時珍曰】按《夷堅續志》⑨云：四目者殺人。背有白點無鰓者不可食。妊娠食之，令胎有疾。【主治】五痔瘡瘻，殺諸蟲⑩。【詵⑪曰】痔瘻，熏之蟲即死。殺諸蟲，燒炙爲末，空腹食，三五度即差。治惡瘡，女人陰瘡蟲癢，治傳尸疰氣勞損，暖腰膝，起陽。《日華》⑫。療濕脚氣，腰腎間濕風痹，常如水洗，以五味煮食，甚補益。患諸瘡瘻癧瘍風人宜長食之。孟詵⑬。治小兒疳勞及蟲心痛。時珍。婦人帶下，療一切風瘙如蟲行，又壓諸草石藥毒，不能爲害。張鼎⑭。

【發明】【頌⑮曰】魚雖有毒，以五味煮羹，能補虛損及久病勞瘵。【時珍曰】鰻鱺所主諸病，

---

① 詵：《食療》見《證類》卷21"鰻鱺魚"　孟詵云……又，五色者，其功最勝也。又，療婦人帶下百病，一切風瘙如蟲行。其江海中難得五色者，出歙州溪澤潭中，頭似腹蛇，背有五色文者是也……

② 弘景：《集注》見《證類》卷21"鰻鱺魚"　陶隱居云：能緣樹食藤花……

③ 恭：《唐本草》見《證類》卷21"鰻鱺魚"　《唐本》注……鯢魚，有四脚能緣樹。陶云鰻鱺，便是謬證也。

④ 思邈：《千金方》卷26"鳥獸第五"　鰻鱺魚：味甘，大温，有毒。

⑤ 士良：《食性》見《證類》卷21"鰻鱺魚"　陳士良云：鰻鱺魚，寒。

⑥ 宗奭：《衍義》卷17"鱓魚"　……又有白鱓……皆動風……

⑦ 吳瑞：《日用本草》卷5"鰻鱺魚"　大而腹下有黑斑者，其毒尤甚……不可與銀杏同食，患軟風。

⑧ 機：（按：或出《本草會編》。書佚，無可溯源。）

⑨ 夷堅續志：（按：已查原書，未能溯得其源。）

⑩ 五痔……諸蟲：見2909頁注⑦。（按：原脱出處，今溯得其源。）

⑪ 詵：《食療》見《證類》卷21"鰻鱺魚"　孟詵云：殺諸蟲毒，乾末空腹食之，三五度差。又，熏下部痔，蟲盡死……

⑫ 日華：《日華子》見《證類》卷21"鰻鱺魚"　……又云：鰻魚，平，微毒。治勞補不足，殺傳尸疰氣，殺蟲毒，惡瘡，暖腰膝，起陽，療婦人産戶瘡蟲癢。

⑬ 孟詵：《食療》見《證類》卷21"鰻鱺魚"　孟詵云……患諸瘡瘻及癧瘍風，長食之甚驗。腰腎間濕風痹，常如水洗者，可取五味、米煮，空腹食之，甚補益。濕脚氣人服之良。又，諸草石藥毒，食之，諸毒不能爲害。五色者，其功最勝。兼女人帶下百病，一切風…………

⑭ 張鼎：見上注。

⑮ 頌：《圖經》見《證類》卷21"鰻鱺魚"　……此魚雖有毒，而能補五藏虛損，久病罷瘵，人可和五味，以米煮食之……

其功專在殺蟲去風耳。與蛇同類,故主治近之。《稽神録》①云:有人病瘵,相傳〔染〕死者數人。取病者置棺中,棄於江以絶害。流至金山,漁人引起開視,乃一女子,猶活。取置漁舍,每以鰻鱺食之。遂愈。因爲漁人之妻。張鼎②云:燒烟熏蚊,令化爲水。熏氈及屋舍竹木,斷蛀蟲。置骨於衣箱,斷諸蠧。觀此,則《别録》所謂能殺諸蟲之説,益可證矣。

【附方】舊三。諸蟲心痛,多吐清水。鰻鱺淡煮,飽食三五度,即差。《外臺》③。骨蒸勞瘦。用鰻鱺二斤治净,酒二盞煮熟,入鹽、醋食之。《聖惠》④。腸風下蟲。同上。

膏。【主治】諸瘻瘡。陶弘景⑤。耳中蟲痛。蘇恭⑥。曝乾微炙取油,塗白駁風,即時色轉,五七度便差。宗奭⑦。○《集驗方》⑧云:白駁生頭面上,浸淫漸長似癬者,刮令燥痛,炙熱脂擦之,不過三度即差。

骨及頭。【主治】炙研入藥,治痔痢,腸風,崩帶。燒灰敷惡瘡。燒熏痔瘻,殺諸蟲。時珍。

【附方】舊一。一切惡瘡。用蛇魚骨炙爲末,入諸色膏藥中貼之,外以紙護之。《經驗》⑨。

血。【主治】瘡疹入眼生瞖,以少許點之。時珍。

① 稽神録:《稽神録》卷3"漁人" 瓜村有漁人妻,得勞瘦疾,轉相傳染,死者數人。或云:取病者生釘棺中棄之,其病可絶。頃之,其女病,即生釘棺中,流之於江。至金山,有漁人見而異之,引之至岸,開視之,見女子猶活。因取置漁舍中。多得鰻鱺魚以食。久之病愈,遂爲漁人之妻,至今尚無恙。

② 張鼎:《食療》見《證類》卷21"鰻鱺魚" 《食療》云……又,燒之熏氈中,斷蛀蟲。置其骨於箱衣中,斷白魚、諸蟲咬衣服。又,燒之熏舍屋,免竹木生蛀蟲。

③ 外臺:《外臺》卷7"諸蟲心痛方" 《必效》療蛔心痛方(士弱氏曰:蛔,并中小蟲,蓋痛一處,若小蟲咬也):取鰻鱺魚,淡炙令熟,與患人吃一二枚,永差。飽食彌佳。

④ 聖惠:《聖惠方》卷97"食治骨蒸勞諸方" 治骨蒸勞瘦,及腸風下蟲,酒煮鰻鱺魚方:鰻鱺魚(二斤,治之如法,剉作段子),右入鐺内,以酒三大盞熟煮,入鹽、醋食之。

⑤ 陶弘景:《集注》見《證類》卷21"鰻鱺魚" 陶弘景云……膏,療諸瘻瘡。

⑥ 蘇恭:《唐本草》見《證類》卷21"鰻鱺魚" 《唐本》注云:此膏又療耳中有蟲痛者……

⑦ 宗奭:《衍義》卷17"鰻鱺魚" 生剖曬乾,取少許,火上微炙,俟油出,塗白剥風,以指擦之,即時色轉。凡如此五七次用,即愈。仍先于白處微微擦動。

⑧ 集驗方:《外臺》卷15"白駁方" 《集驗》療頸項及頭面上白駁,侵淫漸長,有似癬,但無瘡,可療之,方:乾鰻鱺魚脂以塗之。先洗拭駁上,外把刮之使磣痛,拭燥,然後以魚脂塗之,一塗便愈。難者不過三塗之。

⑨ 經驗:《證類》卷21"鰻鱺魚" 《經驗方》:治惡瘡。用蛇魚骨杵末,入諸色膏藥中相和合,傅上,紙花子貼之。

海鰻鱺《日華》①

【釋名】慈鰻(鱺)《日華》②、〔猧〕狗魚《日華》。

【集解】【《日華》③曰】生東海中。類鰻鱺而大，功用相同。

【氣味、主治】同鰻鱺。治皮膚惡瘡疥、疳䘌痔瘻。《日華》④。○【時珍曰】按李九華⑤云：狗魚暖而不補。即此。

鱓善魚《別錄》⑥上品

【釋名】黃䱋音旦。【宗奭⑦曰】鱓腹黃，故世稱黃鱓。【時珍曰】《異苑》⑧作黃䱋，云黃疸之名，取乎此也。藏器言當作鱓魚，誤矣。鱔字平聲，黃魚也。

【集解】【韓保昇⑨曰】鱓魚生水岸泥窟中。似鰻鱺而細長，亦似蛇而無鱗，有青、黃二色。【時珍曰】黃質黑章，體多涎沫，大者長二三尺，夏出冬蟄。一種蛇變者名蛇鱓，有毒害人。南人鬻鱓肆中，以缸貯水，畜數百頭。夜以燈照之。其蛇化者必項下有白點，通身浮水上，即棄之。或以蒜瓣投於缸中，則群鱓跳擲不已，亦物性相制也。【藏器⑩】作臛當重煮之。不可用桑柴，亦蛇類也。【弘景⑪曰】鱓是苟芩根所化，又云死人髮所化。今其腹中自有子，不必盡是變化也。

肉。【氣味】甘，大溫，無毒。【思邈⑫曰】黑者有毒。【弘景⑬曰】性熱能補。時行病

---

① 日華：《日華子》見《證類》卷21"鰻鱺魚"　海鰻，平，有毒。治皮膚惡瘡疥，疳䘌，痔瘻。又名慈鰻、猧狗魚。

② 日華：見上注。(**按**："釋名"項下"日華"同此。)

③ 日華：《圖經》見《證類》卷21"鰻鱺魚"　……出海中者名海鰻，相類而大，功用亦同……(**按**：此出《圖經》，誤注出處。)

④ 日華：見本頁注①。

⑤ 李九華：《延壽書》卷3"魚類"　狗魚暖而不補。

⑥ 別錄：《別錄》見《證類》卷20"鱓魚"　味甘，大溫，無毒。主補中益血，療沈脣。五月五日取頭骨燒之，止痢。

⑦ 宗奭：《衍義》卷17"鱓魚"　腹下黃，世謂之黃鱓……

⑧ 異苑：《異苑》卷3　晉義熙五年，盧循自廣州下，泊船江西，衆多疫死……䱋即鱓也。(**按**："䱋"或爲"䱋"之形誤。)

⑨ 韓保昇：《蜀本草》見《證類》卷20"鱓魚"　《蜀本》：《圖經》云：似鰻鱺魚而細長，亦似蛇而無鱗，有青黃二色，生水岸泥窟中，所在皆有之。

⑩ 藏器：《拾遺》見《證類》卷20"鱓魚"　……今宜作鱓字，作臛當重煮之，不可以桑薪煮之，亦蛇類也。

⑪ 弘景：《集注》見《證類》卷20"鱓魚"　陶隱居云：鱓是苟芩根化作之。又云是人髮所化，今其腹中自有子，不必儘是變化也……

⑫ 思邈：《千金方》卷26"鳥獸第五"　䱋魚肉：味甘，大溫。黑者無毒……(**按**：思邈之書均無䱋魚"有毒"說。)

⑬ 弘景：《集注》見《證類》卷20"鱓魚"　……性熱，作臛食之亦補。而時行病起，食之多復……

後食之,多復。【宗奭①曰】動風氣。多食令人霍亂。曾見一郎官食此,吐利幾死也。【時珍曰】按《延壽書》②云:多食發諸瘡,亦損人壽。大者有毒殺人。不可合犬肉、犬血食之。【主治】補中益血,療瀋脣。《別錄》③。補虛損,婦人產後惡露淋瀝,血氣不調,羸瘦,止血,除腹中冷氣腸鳴,及濕痹氣。藏器④。善補氣,婦人產後宜食。震亨⑤。補五臟,逐十二風邪,患濕風惡氣人,作臛空腹飽食暖臥,取汗出如膠,從腰腳中出。候汗乾,暖五枝湯浴之,避風。三五日一作,甚妙。孟詵⑥。專貼一切冷漏、痔瘻、臁瘡,引蟲。時珍。

【附方】新二。臁瘡蛀爛。用黃鱔魚數條打死,香油抹腹,蟠瘡上繫定,頃則痛不可忍,然後取下看,腹有針眼皆蟲也。未盡更作,後以人脛骨灰,油調搽之。《奇效》⑦。肉痔出血。鱔魚煮食,其性涼也。《便民食療》⑧。

血尾上取之。【主治】塗癬及瘻。藏器⑨。療口眼喎斜,同麝香少許,左喎塗右,右喎塗左,正即洗去。治耳痛,滴數點入耳。治鼻衄,滴數點入鼻。治疹後生翳,點少許入目。治赤疵,同蒜汁、墨汁頻塗之。又塗赤遊風。時珍。

【發明】【時珍曰】鱔善穿穴,無足而竄,與蛇同性,故能走經脉療十二風邪,及口喎、耳目諸竅之病。風中血脉,則口眼喎斜,用血主之,從其類也。

頭五月五日收。【氣味】甘,平,無毒。【主治】燒服,止痢,主消渴,去冷

---

① 宗奭:《衍義》卷17“鱔魚” ……此尤動風氣,多食令人霍亂,屢見之。向在京師,鄰舍一郎官,因食黃鱔,遂致霍亂吐利,幾至委頓……
② 延壽書:《延壽書》卷3“魚類” 鮰鱔,不可合白犬肉、血食之。鱔魚,時病起,食之復,過則成霍亂。四月食之,害神氣……《茅亭客話》云:鱔、鱉不可殺大者,有毒,殺人……鱔魚肝生惡瘡,勿以鹽炙……食鱔折人壽祿,作事無成。
③ 別錄:見2912頁注⑥。
④ 藏器:《拾遺》見《證類》卷20“鱔魚” 《陳藏器本草》云:鱔魚主濕痹氣,補虛損,婦人産後淋瀝,血氣不調,羸瘦,止血,除腹中冷氣腸鳴也。
⑤ 震亨:《衍義補遺·鱔魚》 善補氣。(《本草》云:補中益血。又婦人產前有疾可食。)
⑥ 孟詵:《食療》見《證類》卷20“鱔魚” 孟詵云:鱔魚,補五藏,逐十二風邪。患惡氣人,常作臛,空腹飽食,便以衣蓋臥少頃,當汗出如白膠,汗從腰腳中出,候汗盡,煖五木湯浴,須慎風一日,更三五日一服。并治濕風。
⑦ 奇效:《奇效良方》卷54“瘡科通治方” 治臁瘡方:右用鱔魚數條,黃色者尤佳,打死,先用油塗其腹下,置瘡上,盤屈令遍,帛子系定。食頃,覺瘡痛不可忍,然後取鱔魚,看腹下有針眼大竅子,皆蟲也。如未盡,再以數條,依上再縛,待蟲去盡,却用死人脛骨燒灰,麻油調傅瘡上。或以骨灰一兩,入好茶末二錢同調亦可。
⑧ 便民食療:(按:書佚,無可溯源。)
⑨ 藏器:《拾遺》見《證類》卷20“鱔魚” 陳藏器云:血主癬及瘻,斷取血塗之……

氣，除痞癥，食不消。《別録》①。同蛇頭、地龍頭燒灰酒服，治小腸癰有效。《集成》②。百蟲入耳，燒研，綿裹塞之，立出。時珍。

皮。【主治】婦人乳核硬疼，燒灰，空心溫酒服。《聖惠》③。

鰌魚 音酋 ○《綱目》

【釋名】泥鰍 俗名、鰼魚《爾雅》④。○【時珍曰】按陸佃⑤云：鰌性酋健，好動善（優）〔擾〕，故名。小者名鰍魚。孫炎云：鰼者，尋習其泥也。

【集解】【時珍曰】海鰌生海中，極大。江鰌生江中，長七八寸。泥鰌生湖池，最小，長三四寸，沉於泥中。狀微似鱓而小，銳首肉身，青黑色，無鱗，以涎自染，滑疾難握。與他魚牝牡，故《莊子》⑥云：鰌與魚游。生沙中者微有文采。閩、廣人劚去脊骨，作臛食甚美。《相感志》⑦云：燈心煮鰌魚甚妙。

【氣味】甘，平，無毒。【弘景⑧曰】不可合白犬血食。一云涼。【主治】暖中益氣，醒酒，解消渴。時珍。同米粉煮羹食，調中收痔。吳球⑨。

【附方】新五。消渴飲水。用泥鰌魚十頭陰乾，去頭尾，燒灰，乾荷葉等分爲末。每服二錢，新汲水調下，日三。名沃焦散。○《普濟方》⑩。喉中物哽。用生鰍魚線縛其頭，以尾先入喉中，牽拽出之。《普濟方》⑪。揩牙烏髭。泥鰍魚〔一枚〕，槐蕊、狼把草各一兩，雄燕子一箇，酸石榴（皮半兩）〔瓢三枚〕，搗成團，入瓦罐內，鹽泥固濟，先文後武，燒炭十斤，取研，日用。一月以來，

---

① 別録：《唐本草》見《證類》卷20"鱧魚" 《唐本》注云：《別録》云：乾鱧頭主消渴，食不消，去冷氣，除痞癥。其穿魚繩主竹木屑入目不出……
② 集成：《醫學集成》卷10"腸癰百十八" 肚癰……又方：蛇頭、黃鱔頭、地龍頭，燒灰，酒下即愈。
③ 聖惠：《聖惠方》卷71"治婦人乳癰腫硬如石諸方" 治婦人乳結硬疼痛，方：右取鱧魚皮燒灰，搗細羅爲散，空心以暖酒調下二錢服之。
④ 爾雅：《爾雅·釋魚》（郭注） 鰼，鰌。（今泥鰌。）
⑤ 陸佃：《埤雅》卷1"釋魚·鰌" ……一名鰼。孫炎《爾雅正義》曰：鰼，尋也。尋習其泥，厭其清水。舊說守魚以鼈，養魚以鰌。蓋鰌性酋健善擾。
⑥ 莊子：《莊子·齊物論》 ……鰍與魚游。
⑦ 相感志：《物類相感志·總論》 燈心能煮江鰍。
⑧ 弘景：《集注》見《證類》卷20"鱧魚" ……鰌、鱧不可合白犬血食之……
⑨ 吳球：（按：已查《活人心統》《諸證辨疑》，未能溯得其源。）
⑩ 普濟：《普濟方》卷179"痟渴飲水過度" 沃焦散：治痟渴，飲水無度。泥鰌魚（陰乾，去頭尾，燒灰，研細爲末）、乾荷葉（研細爲末），右等分，每服各二錢，新水調下。遇渴時服，日三，候不思水即止。
⑪ 普濟方：《普濟方》卷64"誤吞諸物" 治喉中物鯁欲死……又方：用生鰍鱔大者，線牢縛其頭，以尾先入喉中，頭末出，即牽出之。

白者皆黑。《普濟》①。○陽事不起。泥鰍煮食之。《集簡方》。○牛狗羸瘦。取鰌魚一二枚,從口鼻送入,立肥也。○陳藏器②。

鱣魚 音遭 ○《拾遺》③ 　　【校正】【時珍曰】《食療④·黃魚》係重出,今併爲一。

【釋名】黃魚《食療》⑤、蠟魚《御覽》⑥、玉版魚。【時珍曰】鱣肥而不善游,有遭如之象。曰黃曰蠟,言其脂色也。玉版,言其肉色也。《異物志》⑦名含光,言其脂肉夜有光也。《飲膳正要》⑧云:遼人名阿八兒忽魚。

【集解】【藏器⑨曰】鱣長二三丈,純灰色,體有三行甲。逆上龍門,能化爲龍也。【時珍曰】鱣出江、淮、黃河、遼海深水處,無鱗大魚也。其狀似鱘,其色灰白,其背有骨甲三行,其鼻長有鬚,其口近頷下,其尾岐。其出也,以三月逆水而上。其居也,在磯石湍流之間。其食也,張口接物聽其自入,食而不飲,蟹魚多誤入之。昔人所謂鱣、鮪岫居,世俗所謂"鱘鰉魚喫自來食"是矣。其行也,在水底,去地數寸。漁人以小鉤近千沉而取之,一鉤着身,動而護痛,諸鉤皆着。船游數日,待其困憊,方敢挐取。其小者近百斤。其大者長二三丈,至一二千斤。其氣甚腥。其脂與肉層層相間,肉色白,脂色黃如蠟。其脊骨及鼻,并鬐與鰓,皆脆軟可食。其肚及子鹽藏亦佳。其鰾亦可作膠。其肉骨煮炙及作鮓皆美。《翰墨大全》⑩云:江淮人以鱘鰉魚作鮓名片醬,亦名玉版鮓也。

肉。【氣味】甘,平,有小毒。【詵⑪曰】發氣動風,發瘡疥。和蕎麥食,令人失音。

---

① 普濟:《聖惠方》卷41"揩齒令髭髮黑諸方"　黑髭揩齒方……又方:燕子(一枚,雄者)、泥鰍魚(一枚)、槐蕊子(一兩)、狼把草、醋石榴瓢(三枚),右件藥搗作一團,安於瓦罐子內,以紙筋鹽泥固濟罐子了,候乾,先以慢火煅徹後,用炭十斤燒令通赤,候冷取出細研,如常作齒藥用之,若用經一月以來,白者皆黑。(按:《普濟方》卷49"烏髭髮"引同方,云出《聖惠方》。)

② 陳藏器:《拾遺》見《證類》卷21"鰻鱺魚"　鰌魚短小,常在泥中。主狗及牛瘦,取一二枚以竹筒從口及鼻,生灌之,立肥也。

③ 拾遺:《證類》卷20"二十三種陳藏器餘·鱣魚肝"　無毒。主惡瘡疥癬。勿以鹽炙食。郭注《爾雅》云:鱣魚長二三丈。《顏氏家訓》曰:鱣魚純灰色,無文。古書云:有多用鱣魚字爲鱔,既長二三丈,則非鱔魚明矣。本經又以鱔爲鼉,此誤深矣。今明鱔魚,體有三行甲,上龍門化爲龍也。

④ 食療:《證類》卷20"八種食療餘·黃魚"　平,有毒。發諸氣病,不可多食。亦發瘡疥,動風。不宜和蕎麥同食,令人失音也。

⑤ 食療:見上注。

⑥ 御覽:《御覽》卷940"含光魚"　《臨海異物志》曰:含光魚,一名膴魚。黃而美,故謂之膴,有光照燭。

⑦ 異物志:見上注。

⑧ 飲膳正要:《飲膳正要》卷3"魚品·阿八兒忽魚"　……一名鱘魚,又名鱣魚。生遼陽東北海河中。

⑨ 藏器:見本頁注③。

⑩ 翰墨大全:《翰墨全書》後戊集卷1"飲食門·鮓"　……玉版(江淮間以鰉魚、鱘魚爲之,名曰片醬,又曰玉版醬。)

⑪ 詵:見本頁注④。

【寧源①曰】味極肥美，楚人尤重之。多食，生熱痰。作鮓奇絕，亦不益人。【時珍曰】服荊芥藥，不可食。【主治】利五臟，肥美人。多食，難剋化。時珍。

肝。【氣味】無毒。【主治】惡（血）〔瘡〕疥癬，勿以鹽炙食。藏器②。

鱘魚《拾遺》③

【釋名】（鱏）〔鱘〕魚尋、淫二音、鮪魚音洧、王鮪《爾雅》④、碧魚。【時珍曰】此魚延長，故從尋從覃，皆延長之義。《月令》⑤云：季春，天子薦鮪於寢廟。故有王鮪之稱。郭璞⑥云：大者名王鮪，小者名叔鮪，更小者名鮥子，音洛。李奇《漢書注》⑦云：周、洛曰鮪，蜀曰鮋鱏，音亘懵。《毛詩（疏義）〔義疏〕》⑧云：遼東、登、萊人名尉魚，言樂浪尉仲明溺海死，化爲此魚。蓋尉亦鮪字之訛耳。《飲膳正要》⑨云：今遼人名乞里麻魚。

【集解】【藏器⑩曰】鱘生江中。背如龍，長一二丈。【時珍曰】出江、淮、黃河、遼海深水處，亦鱣屬也。岫居，長者丈餘。至春始出而浮陽，見日則目眩。其狀如鱣，而背上無甲。其色青碧，腹下色白。其鼻長與身等，口在頷下，食而不飲。頰下有青斑紋，如梅花狀。尾岐如丙。肉色純白，味亞於鱣，髻骨不脆。羅願⑪云：鱘狀如鼉鼎，上大下小，大頭哆口，似鐵兜鍪。其鰾亦可作膠，如鰾鰍也。亦能化龍。

肉。【氣味】甘，平，無毒。【詵⑫曰】有毒。味雖美而發諸藥毒，動風氣，發一切瘡疥。久食，令人心痛腰痛。服丹石人忌之。勿與乾筍同食，發癱瘓風。小兒食之，成咳嗽及癥瘕。作鮓

---

① 寧源：《食鑑本草》卷上"鱘魚" 味極肥美，楚人尤重之，食多生熱疾。鮓：肥美奇絕，亦不益。

② 藏器：見 2915 頁注③。

③ 拾遺：《證類》卷20"二十三種陳藏器餘·鱘魚" 味甘，平，無毒。主益氣補虛，令人肥健。生江中，背如龍，長一二丈，鼻上肉作脯名鹿頭，一名鹿肉，補虛下氣。子如小豆，食之肥美，殺腹內小蟲。

④ 爾雅：《爾雅·釋魚》（郭注） 鮥鮋，鮪（鮪，鱣屬也。大者名王鮪，小者名鮥鮪。今宜郡自荊門以上江中通出鱏鱣之魚，有一魚狀似鱣而小，建平人呼鮥子，即此魚也。音洛。）

⑤ 月令：《禮記·月令》 季春之月……天子始乘舟，薦鮪于寢廟。

⑥ 郭璞：見本頁注④。

⑦ 漢書注：《漢書·司馬相如傳》 ……鮋鱏漸離。（李奇曰：周洛曰鮪，蜀曰鮋鱏……）

⑧ 毛詩義疏：《御覽》卷 936"鮪魚" 《毛詩義疏》曰……今東萊、遼東人謂之尉魚，或謂仲明魚。仲明者，樂浪尉溺死海中，化爲此魚也。

⑨ 飲膳正要：《飲膳正要》卷 3"魚品·乞里麻魚" ……生遼陽東北海河中。

⑩ 藏器：見本頁注③。

⑪ 羅願：《爾雅翼》卷 28"鮪" 鮪以季春來，形似鱣而青黑。頭小而尖，似鐵兜鍪。

⑫ 詵：《食療》見《證類》卷 20"二十三種陳藏器餘·鱘魚" 有毒。主血淋。可煮汁飲之。其味雖美，而發諸藥毒。鮓，世人雖重，尤不益人。服丹石人不可食，令人少氣。發一切瘡疥，動風氣。不與乾筍同食，發癱緩風。小兒不與食，結癥瘕及嗽。大人久食，令人卒心痛，并使人卒患腰痛。

雖珍,亦不益人。【主治】補虛益氣,令人肥健。藏器①。煮汁飲,治血淋。孟詵②。

鼻肉。作脯名鹿頭,亦名鹿肉,言美也。【主治】補虛下氣。藏器③。

子狀如小豆。【主治】食之肥美,殺腹內小蟲。藏器④。

牛魚《拾遺》⑤

【集解】【藏器⑥曰】生東海。其頭似牛。【時珍曰】按《一統志》⑦云:牛魚出女直混同江。大者長丈餘,重三百斤。無鱗骨,其肉脂相間,食之味長。又《異物志》⑧云:南海有牛魚,一名引魚。重三四百斤,狀如鱣,無鱗骨,背有斑文,腹下青色。知海潮。肉味頗長。觀二説,則此亦鱣屬也。鱣、引,聲亦相近。

肉,無毒。【主治】六畜疫疾。作乾脯爲末,以水和灌鼻,即出黃涕。亦可置病牛處,令氣相熏。藏器⑨。

鮠魚音桅○《拾遺》⑩

【釋名】鮰魚音回、鱯魚化、獲二音、鮇魚化,上聲、鱤魚癲。○【時珍曰】北人呼鱯,南人呼鮠,並與鮰音相近。邇來通稱鮰魚,而鱯、鮠之名不彰矣。鮇,又鱯音之轉也。秦人謂其發癲,呼爲鱤魚。餘見"鮎魚"。

【集解】【時珍曰】鮠生江、淮間,無鱗魚,亦鱘屬也。頭尾身鬐俱似鱘狀,惟鼻短爾。口亦在頷下,骨不柔脆,腹似鮎魚,背有肉鬐。郭璞⑪云,鱯魚似鮎而大,白色者,是矣。

---

① 藏器:見前頁注③。
② 孟詵:見 2916 頁注⑫。
③ 藏器:見 2916 頁注③。
④ 藏器:見 2916 頁注③。
⑤ 拾遺:《證類》卷20"二十三種陳藏器餘·牛魚" 無毒。主六畜疾疫。作乾脯搗爲末,以水灌之,即鼻中黃涕出。亦可置病牛處,令其氣相熏。生東海。頭如牛也。
⑥ 藏器:見上注。
⑦ 一統志:(**按**:查《明一統志》,未能溯得其源。)
⑧ 異物志:《御覽》卷939"牛魚" 《博物志》曰:東海中有牛魚,目似牛,剝其皮懸之,潮水至則毛起,潮去則伏。/《初學記》卷30"鱗介部" 魚第十……魚貍,背上有斑文,腹下純青,今以飾弓鞬步文也。海水將潮及天將雨,毛皆起。潮還天晴,毛則伏,常千里外知海潮也。(**按**:查楊孚《異物志》及《臨海異物志》皆無此文。今錄近似文以備參。)
⑨ 藏器:見本頁注⑤。
⑩ 拾遺:《證類》卷20"二十三種陳藏器餘·鮠魚" 一作鮋。味甘,平,無毒。不腥。主膀胱水下,開胃。作鱠白如雪。隋朝吳都進鮠魚乾鱠,取快日曝乾瓶盛。臨食以布裹,水浸良久,灑去水,如初鱠無異。魚生海中。大如石首。
⑪ 郭璞:《爾雅·釋魚》(郭注) 鮷,大鱯。小者鮵。(鱯似鮎而大,白色。)

【正誤】【藏器①曰】鮑生海中,大如石首。不腥,作鱠如雪。隋朝吳都進鮑魚〔乾〕鱠,取快日曝乾瓶盛。臨(時)〔食〕以布裹水浸用,與初鱠無異。【時珍曰】藏器所説,出杜寶《拾遺録》②。其説云:隋大業六年,吳郡獻海鮸乾鱠。其法:五六月取大鮸四五尺者,鱗細而紫,無細骨,不腥。取肉切晒極乾,以新瓶盛之,泥封固。用時以布裹水浸,少頃去水,則皎白如新也。珍按:此乃海鮸,即石首之大者,有鱗不腥。若江河鮑魚,則無鱗極腥矣。陳氏蓋因鮸、鮑二字相類,不加攷究,遂致謬誤耳。今正之。

肉。【氣味】甘,平,無毒。【頌③曰】能動痼疾。不可合野猪、野雞肉食,令人生癩。
【主治】開胃,下膀胱水。藏器④。

<h2 style="text-align:center">鮧魚 音夷 ○《別録》⑤上品</h2>

【釋名】鯷魚 音題、鰋魚 音偃、鮎魚。【時珍曰】魚額平夷低偃,其涎粘滑。鮧,夷也。鰋,偃也。鮎,粘也。古曰鰋,今曰鮎;北人曰鰋,南人曰鮎。

【集解】【弘景⑥曰】鯷即鮎也。又有鱯,似鯷而大。鮠,似鯷而色黄。人魚,似鮎而有四足。【保昇⑦曰】口腹俱大者,名鱯;背青口小者,名鮎;口小背黄腹白者,名鮠。【時珍曰】二説俱欠詳覈。鮎乃無鱗之魚,大首偃額,大口大腹,鮠身鱧尾,有齒,有胃,有鬚。生流水者,色青白;生止水者,色青黄。大者亦至三四十斤,俱是大口大腹,並無口小者。鱯即今之鮰魚,似鮎而口在頷下,尾有岐,南人方音轉爲鮠也。今釐正之。凡食鮎、鮠,先割翅下懸之,則涎自流盡,不粘滑也。

肉。【氣味】甘,温,無毒。【詵⑧曰】無鱗,有毒,勿多食。【頌⑨曰】寒而有毒,非佳品

---

① 藏器:見前頁注⑩。

② 拾遺録:《御覽》卷862"膾" 杜寶《大業拾遺録》曰:六年,吳郡獻海鮸(音免)乾膾四瓶,瓶容一斗,浸一斗,可得徑尺面盤。并奏作乾膾法……當五六月盛熱之日,於海取得鮸魚,其魚大者長四五尺,鱗細紫色,無細骨,不腥。捕得之,即去其皮骨,取其精肉,縷切隨成,曬三四日,須極乾,以新白瓷瓶未經水者盛之,密封泥,勿令風入,經五六十日不異新者,後取噉時,以新布裹,於水中漬三刻久,取出灑却水,則瞭然矣。

③ 頌:《圖經》見《證類》卷20"鮧魚" ……鮠,秦人呼爲鱯魚,能動痼疾,不可與野雞、野猪肉合食,令人患癩。

④ 藏器:見 2917 頁注⑩。

⑤ 別録:《別録》見《證類》卷20"鮧魚" 味甘,無毒。主百病。

⑥ 弘景:《集注》見《證類》卷20"鮧魚" 陶隱居云:此是鯷也,今人皆呼慈音,即是鮎魚,作臛食之,云補。又有鱯魚相似而大,又有鮠魚亦相似,黄而美,益人,其合鹿肉及赤目、赤須、無鰓者,食之並殺人。又有人魚,似鯷而有四足,聲如小兒,食之療瘕疾。

⑦ 保昇:《蜀本草》見《證類》卷20"鮧魚" 《蜀本》:《圖經》云:有三種。口腹俱大者名鱯,背青而口小者名鮎,口小背黄腹白者名鮠,一名河豚。三魚並堪爲臛,美而且補。

⑧ 詵:《食療》見《證類》卷20"鮧魚" 鮎魚、鱯,大約相似。主諸補益。無鱗,有毒,勿多食。赤目、赤鬚者,並殺人也。

⑨ 頌:《圖經》見《證類》卷20"鮧魚" ……鮎別名鯷,江東通呼鮎爲鮧是也。今江浙多食之。不可與牛肝合食,令人患風多噎。涎,主三消……鱯,四季不可食,又不可與野猪肉合食,令人吐瀉……此三魚大抵寒而有毒,非食品之佳味也。

也。赤目、赤鬣、無腮者，並殺人。不可合牛肝食，令人患風多噎。不可合野猪肉食，令人吐瀉。【弘景①曰】不可合鹿肉食，令人筋甲縮。【時珍曰】反荆芥。【主治】百病。《別錄》②。作鱠，補人。弘景③。療水腫，利小便。蘇恭④。治口眼喎斜，活鮎切尾尖，朝吻貼之即正。又五痔下血肛痛，同葱煮食之。時珍。

【附方】新一。身面白駁。鮎魚半斤一頭，去腸，以粳飯、鹽、椒如常作鮓，以荷葉作三包繫之。更以荷葉重包，令臭爛。先以布拭赤，乃炙鮓包，乘熱熨，令汗出，以綿衣包之，勿令見風，以瘥爲度。《總錄》⑤。

涎。【主治】三消渴疾，和黃連末爲丸，烏梅湯每服五七丸，日三服，效。蘇頌⑥。

目。【主治】刺傷中水作痛，燒灰塗之。思邈⑦。

肝。【主治】骨鯁。時珍。

【附方】新一。骨鯁在喉。栗子肉上皮半兩，研末，乳香、鮎魚肝各一分，同搗，丸梧子大。以綿裹一丸，吞下，釣出。○《總錄》⑧。

鯑魚音嗁○《綱目》　　【校正】【時珍曰】舊注見"鮧魚"，今分出。

【釋名】人魚弘景、孩兒魚。【時珍曰】鯑聲如孩兒，故有諸名。作鯢、鮧者，並非。

【集解】【弘景⑨曰】人魚，荆州臨沮青溪多有之。似鯢而有四足，聲如小兒。其膏然之不消耗，秦始皇驪山塚中所用人〔魚〕膏是也。【宗奭⑩曰】鯑魚形微似獺，四足，腹重墜如囊，身微紫色，

---

① 弘景：見前頁注⑥。（**按**："令人筋甲縮"不見於陶隱居云。）
② 別錄：見 2918 頁注⑤。
③ 弘景：見 2918 頁注⑥。
④ 蘇恭：《唐本草》見《證類》卷 20"鮧魚"　《唐本》注云……主水浮腫，利小便也。
⑤ 總錄：《聖濟總錄》卷 18"白駁"　治面項身體白駁傅方：鯰魚（一頭，約重半斤，去腸肚，净洗後，一依鮓法，用鹽、椒、葱、粳米飯匀拌，即用青荷葉裹作三包，各用蒲片系），右一味更用荷葉重裹，令大臭爛，先以布拭白駁令赤，次炙鮓包，熱熨令汗出，以綿衣包，無令風冷所傷。
⑥ 蘇頌：《圖經》見《證類》卷 20"鮧魚"　……涎，主三消。取生魚涎，溲黃連末作丸，飯後烏梅煎飲下五、七丸，渴便頓減……
⑦ 思邈：《千金方》卷 25"被打第三"　治刺傷中風水方……又方：燒魚目灰敷之。
⑧ 總錄：《聖濟總錄》卷 124"骨鯁"　治諸骨鯁在喉不出，栗皮丸方：栗子肉上皮（半兩，爲末）、乳香（研）、鯰魚肝（各一分），右三味同研爲丸如梧桐子大，看骨遠近，綿裹一丸，水潤，外留綿線吞之，即鉤出。
⑨ 弘景：《集注》見《證類》卷 20"鮧魚"　陶隱居……又有人魚，似鯢而有四足，聲如小兒，食之療瘕疾。其膏燃之不消耗，始皇驪山塚中用之，謂之人膏也。荆州、臨沮、青溪至多此魚。
⑩ 宗奭：《衍義》卷 17"鮧魚"　形少類獺，有四足，腹重墜如囊，身微紫色。嘗剖之，中有三小蟹，又有四五小石塊，如指面許小魚五七枚，然無鱗，與鯰、鮑相類。今未見用者。

無鱗，與鮎、䱱相類。嘗剖視之，中有小蟹、小魚、小石數枚也。【時珍曰】孩兒魚有二種：生江湖中，形色皆如鮎、䱱，腹下翅形似足，其顋頰軋軋，音如兒啼，即鯑魚也；一種生溪澗中，形聲皆同，但能上樹，乃鯢魚也。《北山經》①云：决水多人魚。狀如（鯷）〔鯑〕，四足，音如小兒。食之無（瘕）〔癡〕疾。又云：休水北注於洛，中多鯑魚。狀如（蟄）〔螯〕蜼而長距，足白而對。食之無蠱疾，可以禦兵。按此二説，前與陶合，後與寇合，蓋一物也。今漁人網得，以爲不利，即驚異而棄之，蓋不知其可食如此也。徐鉉《稽神録》②云：謝仲玉者，見婦人出没水中，腰已下皆魚，乃人魚也。又《徂異記》③云：（查奉道）〔查道奉〕使高麗，見海沙中一婦人，肘後有紅鬣，問之，曰：人魚也。此二者，乃名同物異，非鯑、鯢也。

【氣味】甘，有毒。【主治】食之，療瘕疾。弘景④。無蠱疾。時珍。

鯢魚音倪○《拾遺》⑤

【釋名】人魚《山海經》⑥、魶魚音納、鰨魚音塔。大者名鰕音霞。【時珍曰】鯢，聲如小兒，故名。即鯑魚之能上樹者。俗云"鮎魚上竿"乃此也。與海中鯨，同名異物。蜀人名魶，秦人名鰨。《爾雅》⑦云：大者曰鰕。《異物志》云：有魚之體，以足行如龜，故名鰕〔魚〕。陳藏器以此爲鱯魚，欠考矣。又云一名王鮪，誤矣，王鮪乃鱘魚也。

【集解】【藏器⑧曰】鯢生山溪中。似鮎有四足，長尾，能上樹。〔天〕旱則含水上山，以草葉覆身，張口，鳥來飲水，因吸食之。聲如小兒啼。【時珍曰】案郭璞⑨云：鯢魚似鮎，四脚，前脚似猴，

---

① 北山經：**《山海經》卷3"北山經"** 北次三經……决决之水出焉（音訣）。而東流注于河，其中多人魚，其狀如鯑魚，四足，其音如嬰兒。（鯑，見《中山經》。或曰：人魚即鯢也，似鮎而四足，聲如小兒啼。今亦呼鮎爲鯑。音蹄。）食之無癡疾。/**《山海經》卷5"中山經"** 中次七經……休水出焉。而北流注于洛，其中多鯑魚，狀如盩蜼而長距，足白而對。食者無蠱疾，可以禦兵。

② 稽神録：**《韻府群玉》卷2** 紅裳人魚……（又謝仲玉見婦人出没波中，腰已下皆魚也。《稽神録》。）（**按**：今本《稽神録》無此文。）

③ 徂異記：**《類説》卷24《狙異志・人魚》** 待制查道奉使高麗，晚泊一山而止。望見沙中有一婦人，紅裳雙袒，髻鬟紛亂，肘後微有紅鬣。查命水工以篙扶於水中，勿令傷婦人。得水偃仰，復身望查拜手，感戀而没。水工曰：某在海上未省見，此何物。查曰：此人魚也，能與人姦處，水族人性也。

④ 弘景：見2919頁注⑨。

⑤ 拾遺：**《證類》卷20"二十三種陳藏器餘・鯢魚"** 鰻鱺注陶云：鰻鱺能上樹。蘇云：鯢魚能上樹，非鰻鱺也。按鯢魚一名王鮪，在山溪中，似鯰，有四脚，長尾，能上樹，天旱則含水上山，葉覆身，鳥來飲水，因而取之。伊、洛間亦有，聲如小兒啼，故曰鯢魚。一名鱯魚，一名人魚。膏燃燭不滅，秦始皇塚中用之。陶注鯰魚條云：人魚即鯢魚也。

⑥ 山海經：**《山海經》卷3"北山經"（郭注）** （……或曰：人魚即鯢也……）

⑦ 爾雅：**《御覽》卷939"鰕魚"** 《爾雅》曰：鯢大者謂之鰕……/《異物志》曰：鰕魚有四足，如龜而行疾。有魚之體，而以足行，故名鰕魚……（按：據引文，當取自《御覽》）

⑧ 藏器：見本頁注⑤。

⑨ 郭璞：**《爾雅・釋魚》（郭注）** 鯢大者謂之鰕。（今鯢魚似鮎，四脚，前似獮猴，後似狗，聲如小兒啼，大者長八尺。）

後脚似狗，聲如兒啼，大者長八九尺。《山海經》①云：決水有人魚，狀如䱱，食之已疫疾。《蜀志》②云：雅州西山溪谷出魶魚。似䱱有足，能緣木，聲如嬰兒，可食。《酉陽雜俎》③云：峽中人食鯢魚，縛樹上，鞭至白汁出如構汁，方可治食。不爾有毒也。

【氣味】甘，有毒。【主治】食之已疫疾。《山海經》④。

黃顙魚《食療》⑤

【釋名】黃鱨魚古名、黃頰魚《詩註》⑥、鱨鮠央軋、黃鱨。【時珍曰】顙、頰以形，鱨以味，鱨、（軋）〔鮠〕以《聲》也。今人析而呼爲黃鱨、黃鮠。陸機作黃楊，訛矣。

【集解】【時珍曰】黃顙，無鱗魚也。身尾俱似小鮎，腹下黃，背上青黃，腮下有二橫骨，兩鬚，有胃。群游作聲如軋軋。性最難死。陸機⑦云：魚身〔燕〕頭，頰骨正黃。魚之有力能飛躍者。陸佃⑧云：其膽春夏近上，秋冬近下。亦一異也。

【氣味】甘，平，微毒。【詵⑨曰】無鱗之魚不益人，發瘡疥。【時珍曰】反荊芥，害人。【主治】肉，至能醒酒。弘景⑩。祛風。吳瑞⑪。煮食，消水腫，利小便。燒灰，治瘰癧久潰不收斂，及諸惡瘡。時珍。

【附方】新三。水氣浮腫。用黃顙三尾，綠豆一合，大蒜三瓣，水煮爛。去魚食豆，以汁調商陸末一錢服。其水化爲清氣而消。詩云："一頭黃顙八須魚，綠豆同煎一合餘。白煮作羹成頓服，管教水腫自消除。"《集要》⑫。瘰癧潰壞。用黃鮠魚破開，入蓖麻子二十粒，扎定，安厠坑

---

① 山海經：《山海經》卷3"北山經" 又東北二百里曰龍侯之山……決決之水出焉（音訣），而東流注于河。其中多人魚。其狀如䱱魚……食之無癡疾。

② 蜀志：《明一統志》卷72"雅州" 土產……魶魚（滎經水及西山溪谷出，似鯢，有足，能緣木，聲如兒啼。蜀人食之。）

③ 酉陽雜俎：《酉陽雜俎》卷17"鱗介篇" ……峽中人食之，先縛於樹鞭之，身上白汗出如構汁去，此方可食，不爾有毒。

④ 山海經：見本頁注①。

⑤ 食療：《證類》卷20"八種食療餘·黃賴魚" 一名鱨鮠。醒酒。亦無鱗，不益人也。

⑥ 詩注：《毛詩草木鳥獸蟲魚疏》卷下"魚麗于罶鱨鯊" 鱨，一名揚，今黃頰魚，似燕頭魚身，形厚而長，骨正黃。魚之大而有力解飛者。今江東呼黃鱨魚，一名黃頰魚……

⑦ 陸機：見上注。

⑧ 陸佃：《埤雅》卷1"釋魚·鱨" ……舊説魚膽春夏近下，秋冬近上。

⑨ 詵：見本頁注⑤。

⑩ 弘景：《集注》見《證類》卷20"鱧魚" 陶隱居……又有鱨鮠魚，至能醒酒……

⑪ 吳瑞：《日用本草》卷5"黃賴魚" ……能祛風。

⑫ 集要：《普濟方》卷191"水腫" 逐氣散：治水氣，兼治水腫。白商陸（去粗皮，薄切暴乾）、黃顙魚（三枚）、大蒜（三枚）、綠豆（一合），右搗羅爲散，用水一升同煮，以豆爛爲度。先食，豆汁送下，又以汁調下藥散二錢匕，水氣內消。一方以商陸根煮綠豆，令熟，去商陸，取綠豆任意食之，不用大蒜。/《醫林集要》卷11"水腫門" ……歌曰：一頭黃顙八須魚，菉豆同煎一合餘。熟作濃羹成頓服，自然水腫漸消除。（按：時珍揉合此二節而成文。）

中,冬三日,春〔秋二〕日,夏半日,取出洗净,黄泥固濟,煅存性研,香油調傅。**臁瘡浸淫**。方同上。並《普濟》①。

涎翅下取之。【主治】消渴。吴瑞②。

【附方】新一。**生津丸**③。治消渴飲水無度。以黄顙魚涎和青蛤粉、滑石末等分,丸梧子大。每粟米湯下三十丸。

頰骨。【主治】喉痹腫痛,燒研,茶服三錢。時珍。○並出《普濟》④。

河豚 宋《開寶》⑤　【校正】併入《食療⑥·鰄鮧》《拾遺⑦·鯸魚》。

【釋名】鰄鮧—作鰄鮐、鯸鮧《日華》⑧、鯸魚—作鮭、嗔魚《拾遺》⑨、吹肚魚俗、氣包魚。【時珍曰】豚,言其味美也。侯夷,狀其形醜也。鯸,謂其體圓也。吹肚、氣包,象其嗔脹也。《北山經》⑩名鮪魚,音沛。

【集解】〔志⑪曰〕河豚,江、淮、河、海皆有之。【藏器⑫曰】腹白,背有赤道如印,目能開闔。觸物即瞋怒,腹脹如氣毬浮起,故人以物撩而取之。【時珍曰】今吴、越最多。狀如蝌斗,大者尺餘,

---

① 普濟:《普濟方》卷291"諸瘰癧" 治瘰癧不問破與未破,用之神效……又方:用黄顙魚破開,入蓖麻子二三十個在肚内,以綿縛定,於厠坑内放,冬三月,春秋二月,夏一月,取出洗净,用黄泥固濟,文武火煨帶性,爛研末,香油調數次。又治膝瘡。

② 吴瑞:《日用本草》卷5"黄賴魚" 其涎療消渴。

③ 生津丸:《普濟方》卷179"痟渴飲水過度" 生津丸:治痟渴飲水,日夜不止。青蛤粉、白滑石,右研爲細末,用黄顙魚涎和爲丸如梧桐子大,每服三十丸,煎陳粟米飲下,不拘時。(**按**:原無出處,今溯其源。)

④ 普濟:《普濟方》卷61"喉痹" 治喉痹方:用黄顙魚頰骨不計多少,燒灰,出火毒,以茶清調下三錢匕。

⑤ 開寶:《開寶》見《證類》卷21"河魨" 味甘,温,無毒。主補虚,去濕氣,理腰脚,去痔疾,殺蟲。江河淮皆有。

⑥ 食療:《證類》卷20"八種食療餘·鰄鮧魚" 有毒,不可食之。其肝毒煞人,緑腹中無膽,頭中無顋,故知害人。若中此毒及鱸魚毒者,便到蘆根煮汁飲解之。又此魚行水之次,或自觸著物,即自怒氣脹,浮於水上,爲鴉鷂所食。

⑦ 拾遺:《證類》卷20"二十三種陳藏器餘·鯸魚肝及子" 有大毒。入口爛舌,入腹爛腸。肉小毒。人亦食之,煮之不可近鐺,當以物懸之。一名鵝夷魚。以物觸之即嗔,腹如氣球,亦名嗔魚。腹白,背有赤道如印,魚目得合,與諸魚不同。江海中並有之,海中者大毒,江中者次之,人欲收其肝、子食人,則當反被其噬,爲此人皆不録。唯有橄欖木及魚茗木解之,次用蘆根、烏藍草根汁解之。此物毒疾,非藥所及。橄欖、魚茗已出木部。

⑧ 日華:《日華子》見《證類》卷21"河魨" ……又云:胡夷魚凉,有毒……

⑨ 拾遺:見本頁注⑦。

⑩ 北山經:《山海經》卷3"北山經" 又北二百里,曰少咸之山……其中多鮪,鮪之魚(音沛,未詳。或作鲐),食之殺人。

⑪ 志:見本頁注⑤。

⑫ 藏器:見本頁注⑦。

背色青白，有黄縷文，無鱗，無腮，無膽，腹下白而不光。率以三頭相從爲一部。彼人春月甚珍貴之，尤重其腹腴，呼爲西施乳。嚴有翼《藝苑雌黄》①云：河豚，水族之奇味，世傳其殺人。余守丹陽宣城，見土人户户食之。但用菘菜、蔞蒿、荻芽三物煮之，亦未見死者。南人言魚之無鱗，無腮，無膽，有聲，目能眨者，皆有毒。河豚備此數者，故人畏之。然有二種，其色淡黑有文點者，名斑魚，毒最甚。或云三月後則爲斑魚，不可食也。又案雷公《炮炙論》②云：鮭魚插樹，立便乾枯；狗膽塗之，復當榮盛。《御覽》③云：河豚魚雖小，而獺及大魚不敢唼之。則不惟毒人，又能毒物也。王充《論衡》④云：萬物含太陽火氣而生者，皆有毒。在魚則鮭與鮠鯢。故鮭肝死人，鮠鯢螫人。

【氣味】甘，温，無毒。【宗奭⑤曰】河豚有大毒而云無毒，何也？味雖珍美，修治失法，食之殺人，厚生者宜遠之。【藏器⑥曰】海中者大毒，江中者次之。煮之不可近鐺，當以物縣之。【時珍曰】煮忌煤炲落中。與荆芥、菊花、桔梗、甘草、附子、烏頭相反。宜荻笋、蔞蒿、禿菜。畏橄欖、甘蔗、蘆根、糞汁。案陶九成《輟耕録》⑦：凡食河豚，一日内不可服湯藥，恐犯荆芥，二物大相反。亦惡烏頭、附子之屬。余在江陰，親見一儒者，因此喪命。河豚子尤不可食，曾以水浸之，一夜大如芡實也。世傳中其毒者，以至寶丹或橄欖及龍腦浸水皆可解。復得一方，惟以槐花微炒，與乾臙脂等分，同擣粉，水調灌之，大妙。又案《物類相感志》⑧言：凡煮河豚，用荆芥同煮五七沸，換水則無毒。二説似相反，得非河豚之毒入于荆芥耶？寧從陶説，庶不致悔也。

① 藝苑雌黄：《苕溪漁隱叢話後集》卷24"梅都官"　《藝苑雌黄》云……及觀張文潜《明道雜志》，則又云河豚水族之奇味，世傳以爲有毒，能殺人。余守丹陽及宣城，見土人户食之，其烹煮亦無法，但用蔞蒿、荻芽、菘菜三物，而未嘗見死者。若以爲土人習之，故不傷。蘇子瞻蜀人，守揚州。晁無咎，濟南人，作倅，每日食之了無所覺。南人云魚無頰無鱗，與目能開闔，及作聲者，有大毒。河豚備此四者，故人畏之。而此魚自有二種，色淡黑，有文點，謂之斑子，云能毒人，土人亦不甚捕也……

② 炮炙論：《證類》卷1"雷公炮炙論序"　……鮭魚插樹，立便乾枯。用狗塗之（以犬膽灌之插魚處，立如故也），却當榮盛……

③ 御覽：《御覽》卷939"鯸鮐魚"　左思《吳都賦》曰……性有毒，雖小，獺、大魚不敢噉也。蒸煮肥美。

④ 論衡：《論衡》卷23"言毒篇"　……天下萬物，含太陽氣而生者皆有毒……在魚則爲鮭與鮠鯢，故人食鮭肝而死，爲鮠鯢螫有毒……

⑤ 宗奭：《衍義》卷17"河㹠"　經言無毒，此魚實有大毒。味雖珍，然修治不如法，食之殺人，不可不慎也。厚生者不食亦好。

⑥ 藏器：見2922頁注⑦。

⑦ 輟耕録：《輟耕録》卷10"食物相反"　凡食河豚者，一日内不可服湯藥，恐内有荆芥，蓋與此物大相反。亦惡烏頭、附子之屬。予在江陰時，親見一儒者因此喪命。其子尤不可食，能使人脹死。嘗水寖試之，經宿，顆大如芡實。世傳中其毒者，亟飲穢物乃解，否則必亡。又聞不必用此，以龍腦浸水，或至寶丹，或橄欖，皆可解。後得一方，用槐花微炒過，與乾燕支各等分，同搗粉，水調灌，大妙。

⑧ 物類相感志：《物類相感志·飲食》　煮河豚用荆芥煮，三四次換水，則無毒。

【主治】補虛，去濕氣，理腰脚，去痔疾，殺蟲。《開寶》①。伏硇砂。《土宿本草》②。

肝及子。【氣味】有大毒。【藏器③曰】入口爛舌，入腹爛腸，無藥可解。惟橄欖木、魚茗木、蘆根、烏蘝草根煮汁可解。【時珍曰】吳人言其血有毒，脂令舌麻，子令腹脹，眼令目花，有"油麻、子脹、眼精花"之語。而江陰人鹽其子，糟其白，埋過治食，此俚言所謂"捨命喫河豚"者耶？【主治】疥癬蟲瘡。用子同蜈蚣燒研，香油調，搽之。時珍。

海豚魚④

【釋名】海狶《文選》⑤。生江中者名江豚《拾遺》⑥、江豬《綱目》、水豬《異物志》⑦、鱀魚音志、饞魚音讒、鯆䰷音敷沛。〇【時珍曰】海豚、江豚，皆因形命名。郭璞賦"海狶、江豚"是也。《魏武食制》⑧謂之鯆䰷。《南方異物志》⑨謂之水豬。又名饞魚，謂其多涎也。

【集解】【藏器⑩曰】海豚生海中，候風潮出没。形如豚，鼻在腦上作聲，噴水直上，百數爲群。其子如蠡魚子，數萬隨母而行。人取子繫水中，其母自來就而取之。江豚生江中，狀如海豚而小，出没水上，舟人候之占風。其中有（曲）〔油〕脂，點燈照樗博即明，照讀書工作即暗，俗言懶婦所化也。【時珍曰】其狀大如數百斤豬，形色青黑如鮎魚，有兩乳，有雌雄，類人。數枚同行，一浮一没，謂之拜風。其骨硬，其肉肥，不中食。其膏最多，和石灰艌船良。

肉。【氣味】鹹，腥，味如水牛肉，無毒。【主治】飛尸、蟲毒、瘴瘧，作脯食之。藏器⑪。

---

① 開寶：見 2922 頁注⑤。
② 土宿本草：（按：未見該書存世，待考。）
③ 藏器：見 2922 頁注⑦。
④ 海豚魚：《證類》卷20"二十三種陳藏器餘·海狙魚"　味鹹，無毒。肉主飛尸蟲毒、瘴瘧，作脯食之。一如水牛肉，味小腥耳。皮中肪，摩惡瘡疥癬，痔瘻，犬馬瘑疥，殺蟲。生大海中。候風潮出。形如狙，鼻中聲，腦上有孔，噴水直上。百數爲群，人先取得其子，系著水中，母自來就而取之。其子如蠡魚子，數萬爲群，常隨母而行。亦有江狙，狀如狙，鼻中爲聲，出没水上，海中舟人候之，知大風雨。又中有曲脂，堪摩病，及樗博即明，照讀書及作即闇，俗言嬾婦化爲此也。（按：藥名後脱出典。據上文當出《拾遺》。）
⑤ 文選：《文選》卷12"江賦（郭景純）"　……魚則江豚、海狶……
⑥ 拾遺：見本頁注④。
⑦ 異物志：《初學記》卷30"鱗介部"　魚第十……又《南方草物狀》曰：水豬魚，似豬形。（按：已查《異物志》相關諸書，未能溯得"水豬"之源。今另錄有"水豬"一名之古籍以備參。）
⑧ 魏武食制：《御覽》卷939"鯆䰷魚"　《魏武四時食制》曰：鯆䰷魚黑色，大如百斤豬……
⑨ 南方異物志：見本頁注⑦。
⑩ 藏器：見本頁注④。
⑪ 藏器：見本頁注④。

肪。【主治】摩惡瘡、疥癬、痔瘻，犬馬瘑疥，殺蟲。藏器①。

比目魚 《食療》②

【釋名】鰈音蝶、鞋底魚。【時珍曰】比，並也。魚各一目，相並而行也。《爾雅》③所謂“東方有比目魚，不比不行，其名曰鰈”是也。段氏《北戶錄》④謂之鰜，音兼。《吳都賦》謂之魪，音介。《上林賦》⑤謂之魼，音墟。鰈，猶屧也；鰜，兼也；魪，相介也；魼，相胠也。俗名鞋底魚。《臨海志》⑥名婢（箧）〔屣〕魚，《臨海（風）〔水〕土記》⑦名奴屩魚，《南越志》⑧名版魚，《南方異物志》名箬葉魚，皆因形也。

【集解】【時珍曰】案郭璞⑨云：所在水中有之。狀如牛脾及女人鞋底，細鱗紫（白）〔黑〕色，兩片相合乃得行。其合處半邊平而無鱗，口近腹下。劉淵林以爲王餘魚，蓋不然。

【氣味】甘，平，無毒。【主治】補虛益氣力。多食動氣。孟詵⑩。

鮹魚 音梢○《拾遺》⑪

【集解】【藏器⑫曰】出江湖。形似馬鞭，尾有兩岐，如鞭鞘，故名。

【氣味】甘，平，無毒。【主治】五痔下血，瘀血在腹。藏器⑬。

① 藏器：見前頁注④。
② 食療：《證類》卷20“八種食療餘·比目魚” 平。補虛，益氣力，多食稍動氣。
③ 爾雅：《爾雅·釋地》（郭注） 東方有比目魚焉，不比不行，其名謂之鰈。（狀似牛脾，鱗細，紫黑色，一眼。兩片相合乃得行。今水中所在有之，江東又呼爲王餘魚。）
④ 北戶錄：《北戶錄》卷1“乳穴魚” ……又比目魚，一名鰈音楪，一名鰜音兼，狀似牛脾，細鱗，紫黑色，一眼兩片，相合乃行。沈懷遠《南越志》謂之板魚，亦曰左介。介亦作魪（《唐韻》：魪，比目魚也）。《吳都賦》云：雙則比目，片則王餘……
⑤ 上林賦：《史記·司馬相如列傳》 ……禺禺鱋魶。
⑥ 臨海志：《御覽》卷940“婢屣魚” 《臨海異物志》曰：婢屣魚，口近腹下，形似婦人屣。
⑦ 臨海水土記：《御覽》卷940“奴屩魚” 《臨海水土記》曰：奴屩魚長一尺，如屩形。
⑧ 南越志：《爾雅翼》卷29“比目” ……《臨海異物志》曰：南越謂之板魚，今浙人謂之鞋底魚，亦謂之箬葉魚。
⑨ 郭璞：見本頁注③。
⑩ 孟詵：見本頁注②。
⑪ 拾遺：《證類》卷20“二十三種陳藏器餘·鮹魚” 味甘，平，無毒。主五野雞痔下血，瘀血在腹。似馬鞭，尾有兩歧，如鞭鞘，故名之。出江湖。
⑫ 藏器：見上注。
⑬ 藏器：見上注。

鮫魚《唐本草》①

【釋名】沙魚《拾遺》②、鰽魚鵲、錯二音、鰒魚音剝、溜魚。【時珍曰】鮫（波）〔皮〕有沙，其文交錯鵲駮，故有諸名。古曰鮫，今曰沙，其實一也。或曰：本名鮫，訛爲鮫。段成式③曰：其力健强，稱爲河伯健兒。【藏器④曰】鮫與石決明，同名而異類也。

【集解】【恭⑤曰】鮫出南海。形似鼉，無脚有尾。【保昇⑥曰】圓廣尺餘，〔尾〕亦長尺許，背皮粗錯。【頌⑦曰】有二種，皆不類鼉，南人通〔謂〕之沙魚。大而長喙如鋸者曰胡沙，性善而肉美；小而皮粗〔者〕曰白沙，肉彊而有小毒。彼人皆鹽作脩脯。其皮刮治去沙，剪作膾，爲食品美味，食〔之〕益人。其皮可飾刀靶。【宗奭⑧曰】鮫魚、沙魚形稍異，而皮一等。【時珍曰】古曰鮫，今曰沙，是一類而有數種也，東南近海諸郡皆有之。形並似魚，青目赤頰，背上有鬣，腹下有翅，味並肥美，南人珍之。大者尾長數尺，能傷人。皮皆有沙，如真珠斑。其背有珠文如鹿而堅彊者，曰鹿沙，亦曰白沙，云能變鹿也。背有斑文如虎而堅彊者，曰虎沙，亦曰胡沙，云虎魚所化也。鼻前有骨如斧斤，能擊物壞舟者，曰鋸沙，又曰挺額魚，亦曰鱕鯌，謂鼻骨如鐇斧也，音蕃。沈懷遠《南越志》⑨云：瓀雷魚，鰽魚也。長丈許。腹有兩洞，腹貯水養子。一腹容二子。子朝從口中出，暮還入腹。鱗皮有珠，可飾刀劍，治骨角。【藏器⑩曰】其魚狀貌非一，皆皮上有沙，堪揩木，如木賊也。小者子隨母行，驚即從口入母腹中。

肉。【氣味】甘，平，無毒。【主治】作膾，補五臟，功亞于鯽，亦可作鱐、鮓。詵⑪。甚益人。頌⑫。

---

① 唐本草：《唐本草》見《證類》卷21"鮫魚皮"　主蠱氣，蠱疰方用之。即裝刀靶鰽魚皮也。
② 拾遺：《拾遺》見《證類》卷21"鮫魚皮"　《陳藏器本草》云：一名沙魚，一名腹魚……
③ 段成式：《酉陽雜俎》卷17"鱗介篇"　鰽魚……頰赤如金，甚健，網不能制，俗呼爲河伯健兒。
④ 藏器：《拾遺》見《證類》卷21"鮫魚皮"　……石決明，又名鰒魚甲，一邊著石，光明可愛，此蟲族，非魚類，乃是同名耳……
⑤ 恭：《唐本草》見《證類》卷21"鮫魚皮"　《唐本》注云：出南海，形似鼈，無脚而有尾。
⑥ 保昇：《蜀本草》見《證類》卷21"鮫魚皮"　《蜀本》：《圖經》云：圓廣尺餘，尾長尺許，惟無足，背皮粗錯。
⑦ 頌：《圖經》見《證類》卷21"鮫魚皮"　……今南人但謂之沙魚。然有二種：其最大而長喙如鋸者，謂之胡沙，性善而肉美。小而皮粗者曰白沙，肉强而有小毒。二種彼人皆鹽爲修脯。其皮刮治去沙，剪爲膾，皆食品之美者，食之益人。然皆不類鼈，蓋其種類之別耳……
⑧ 宗奭：《衍義》卷17"鮫魚"　鮫魚、沙魚皮一等。形稍異，今人取皮飾鞍、劍。餘如經。
⑨ 南越志：《御覽》卷938"鰽魚"　《南越記》曰：鰽魚，南越謂爲瓀雷魚，長一丈，子朝出食，暮還母腹，常從臍中入，口中出，腹內有兩洞，腹貯水以養子，腹容二子，兩腹則四子也。其鰓鱗皮有珠文，可以飾刀劍口。
⑩ 藏器：《拾遺》見《證類》卷21"鮫魚皮"　……沙魚，一名鮫魚，子隨母行，驚即從口入母腹也，其魚狀貌非一，皮上有沙，堪揩木，如木賊也。
⑪ 詵：《食療》見《證類》卷21"鮫魚皮"　平。補五藏。作膾食之亞於鯽魚，作鮓鱐食之並同……
⑫ 頌：見本頁注⑦。

皮。【氣味】甘、鹹，平，無毒。【主治】心氣鬼疰，蠱毒吐血。《別錄》①。（蟲）〔蠱〕氣蠱疰。恭②。燒灰水服，主食魚中毒。藏器③。燒研水服，解鯸鮧魚毒，治食魚鱠成積不消。時珍。

【附方】舊一，新一。治疰鮫魚皮散。頌④曰：胡洽治五尸鬼疰，百毒惡氣。鮫魚皮炙、朱砂、雄黃、金牙、蜀椒、細辛、鬼臼、乾薑、莽草、天雄、（麐）〔麝〕香、雞舌香各一兩，貝母半兩，蜈蚣、蝎蝴各炙二枚，爲末。每服半錢，溫酒服，日二。亦可佩之。時珍曰：《千金》⑤鮫魚皮散治鬼疰。用鮫魚皮炙、龍角、鹿角、犀角、射香、蜈蚣、雄黃、朱砂、乾薑、蜀椒、襄荷根，等分爲末，酒服方寸匕。日三服。亦可佩。

膽 臘月收之。【主治】喉痹，和白礬灰爲丸，綿裹納喉中，吐去惡涎即愈。詵⑥。

烏賊魚《本經》⑦中品

【釋名】烏鰂《素問》⑧、墨魚《綱目》、纜魚《日華》⑨。乾者名鯗《日用》⑩。骨名海螵蛸。【頌⑪曰】陶隱居言此是鸔烏所化。今其口（腹）〔脚〕具存，猶頗相似。腹中有墨可用，

---

① 別錄：《海藥》見《證類》卷21"鮫魚皮"　謹按《名醫別錄》云：生南海。味甘、鹹，無毒。主心氣鬼疰，蠱毒吐血。皮上有真珠斑。

② 恭：見2926頁注①。

③ 藏器：《拾遺》見《證類》卷21"鮫魚皮"　……皮主食魚中毒，燒末服之。

④ 頌：《圖經》見《證類》卷21"鮫魚皮"　……胡洽治五尸鬼疰，百毒惡氣等，鮫魚皮散主之。鮫魚皮（炙）、朱砂、雄黃、金牙、椒、天雄、細辛、鬼臼、麝香、乾薑、雞舌香、桂心、莽草各一兩，貝母半兩，蜈蚣（炙）、蝎蝴（炙）各二枚，凡十六物，治下篩，溫清酒服半錢匕，日三，漸增至五分匕。亦可帶之……

⑤ 千金：《千金方》卷17"飛尸鬼疰第八"　治鬼注蠱注，毒氣變化無常方：鮫魚皮、犀角、麝香、丹砂、雄黃、蜈蚣、丁香、襄荷根、鹿角、龍骨、蜀椒、乾薑（各一分）、貝子（十枚），右十三味治下篩，酒服方寸匕，加至二匕，日三。

⑥ 詵：《食療》見《證類》卷21"鮫魚皮"　……又，如有大患喉閉，取膽汁和白礬灰，丸之如豆顆，綿裹內喉中。良久吐惡涎沫，即喉嚨開。臘月取之。

⑦ 本經：《本經》《別錄》（《藥對》）見《證類》卷21"烏賊魚骨"　味鹹，微溫，無毒。主女子漏下赤白經汁，血閉，陰蝕腫痛，寒熱癥瘕，無子，驚氣入腹，腹痛環臍，陰中寒腫，令人有子。又止瘡多膿汁不燥。肉：味酸，平，主益氣强志。生東海池澤。取無時。（惡白斂、白及、附子。）

⑧ 素問：《素問·腹中論篇》　……帝曰：治之奈何？復以何術？歧伯曰：以四烏鰂骨……

⑨ 日華：《日華子》見《證類》卷21"烏賊魚骨"　……又名纜魚。

⑩ 日用：《日用本草》卷5"烏賊魚"　鹽乾爲明鯗，淡乾爲明脯……

⑪ 頌：《圖經》見《證類》卷21"烏賊魚骨"　烏賊魚，出東海池澤，今近海州郡皆有之。云是鸔烏所化，今其口脚猶存，頗相似，故名烏鰂，能吸波噀墨以溷水，所以自衛，使水匿不能爲人所害。又云：性嗜烏，每暴水上，有飛烏過，謂其已死，便啄其腹，則卷取而食之，以此得名，言爲烏之賊害也……

故名烏鰂。能吸波噀墨,令水澒黑,自衛以防人害。又《南越志》云:其性嗜烏,每自浮水上,飛烏見之,以爲死而啄之,乃卷取入水而食之,因名烏賊,言爲烏之賊害也。【時珍曰】案羅願《爾雅翼》①云:九月寒烏入水,化爲此魚。有文墨可爲法則,故名烏鰂。鰂者,則也。骨名〔海〕螵蛸,象形也。【大明②曰】魚有兩須,遇風波即以鬚下矴,或粘石如纜,故名纜魚。【瑞③曰】鹽乾者名明鯗,淡乾者有脯鯗。

【集解】《别録》④曰烏賊魚生東海池澤。取無時。【頌⑤曰】近海州郡皆有之。形若革囊,口在腹下。八足聚生于口旁。其背上只有一骨,厚三四分,狀如小舟,形輕虛而白。又有兩鬚如帶,甚長。腹中血及膽正如墨,可以書字。但逾年則迹滅,惟存空紙爾。世言烏賊懷墨而知禮,故俗謂是海若白事小吏也。【時珍曰】烏鰂無鱗有鬚,黑皮白肉,大者如蒲扇。煠熟以薑、醋食之,脆美。背骨名海螵蛸,形似樗蒲子而長,兩頭尖,色白,脆如通草,重重有紋,以指甲可刮爲末,人亦鏤之爲鈿飾。又《相感志》⑥云:烏(則)〔賊〕過小滿則形小也。【藏器⑦曰】海人云:是秦王東遊,棄筭袋於海,化爲此魚。故形猶似之,墨尚在腹也。【禹錫⑧曰】陶弘景及《蜀本圖經》皆言是鸊(鳥)〔鷉〕所化。鸊乃水鳥,似鴨短項,腹翅紫白,背上綠色。唐蘇恭乃言無鸊鷉,誤矣。

【附録】柔魚。【頌⑨曰】一種柔魚,與烏賊相似,但無骨爾。越人重之。

肉。【氣味】酸,平,無毒。【瑞⑩曰】味珍美。動風氣。【主治】益氣强志。《别

---

① 爾雅翼:《爾雅翼》卷 29"烏鰂" ……背上獨一骨,厚三四分,形如樗蒲子而長,輕脆如通草可刻,名海螵蛸……《月令》:九月有寒烏入水,化爲烏鰂(《唐韻》云),故其名爲烏。或曰:烏鰂常自浮水上,烏見以爲死,使往啄之,乃卷取烏,故稱烏賊……鰂字在《説文》從則,蓋以其有文墨可法則。
② 大明:《日華子》見《證類》卷 21"烏賊魚骨" ……須脚悉在眼前,風波稍急,即以須粘石爲纜。
③ 瑞:見 2927 頁注⑩。
④ 别録:見 2927 頁注⑦。
⑤ 頌:《圖經》見《證類》卷 21"烏賊魚骨" 烏賊魚,出東海池澤,今近海州郡皆有之……形若革囊,口在腹下,八足取生口傍。只一骨,厚三四分,似小舟輕虛而白。又有兩須如帶,可以自纜,故别名纜魚。《南越志》云:烏賊有矴,遇風便虬前一鬚下矴而住矴,亦纜之義也。腹中血及膽,正如墨,中以書也,世謂烏賊懷墨而知禮,故俗謂是海若白事小吏……
⑥ 相感志:《物類相感志·總論》 烏賊過小滿小,青梅過小滿黃。
⑦ 藏器:《拾遺》見《證類》卷 21"烏賊魚骨" ……海人云:昔秦王東遊,棄筭袋於海,化爲此魚。其形一如筭袋,兩帶極長,墨猶在腹也。
⑧ 禹錫:《蜀本草》見《證類》卷 21"烏賊魚骨" 《蜀本》:《圖經》云:鸊鷉所化也……今據《爾雅》中自有鸊鷉,鸊是水鳥,似鴨,短頸,腹翅紫白,背上綠色。名字既與《圖經》相符,則鸊鷉所化明矣。
⑨ 頌:《圖經》見《證類》卷 21"烏賊魚骨" ……其無骨者名柔魚。又更有章舉、石距二物,與此相類而差大,味更珍好,食品所貴重,然不入藥用,故略焉。
⑩ 瑞:《日用本草》卷 5"烏賊魚" ……味珍美,動風氣。

錄》①。益人,通月經。大明②。

　　骨,一名海螵蛸。【修治】【弘景③曰】炙黄用。【敩④曰】凡使勿用沙魚骨,其形真似。但以上文順者是真,横者是假,以血滷作水浸,并煮一伏時,漉出。掘一坑燒紅,入魚骨在内,經宿取出入藥,其效加倍也。

　　【氣味】鹹,微温,無毒。【普⑤曰】冷。【權⑥曰】有小毒。【之才⑦曰】惡白及、白斂、附子。能淡鹽,伏砒,縮銀。【主治】女子赤白漏下經汁,血閉,陰蝕腫痛,寒熱癥瘕,無子。《本經》⑧。驚氣入腹,腹痛環臍,丈夫陰中腫痛。令人有子,又止瘡多膿汁不燥。《別録》⑨。療血崩,殺蟲。《日華》⑩。炙研飲服,治婦人血瘕,大人小兒下痢,殺小蟲。藏器⑪。又曰:投骨于井,水蟲皆死。治眼中熱淚,及一切浮翳,研末,和蜜點之。久服益精。孟詵⑫。【恭⑬曰】亦治牛馬障翳。主女子血枯病,傷肝唾血,下血,治瘧消瘦。研末,傅小兒疳瘡、痘瘡臭爛,丈夫陰瘡,湯火傷,跌傷出血。燒存性,酒服,治婦人(水)〔小〕户嫁痛。同雞子黄,塗小兒重舌鵝口。同蒲黄末,傅舌腫,血出如泉。同槐花末吹鼻,止衄血。同銀朱吹鼻,治候痺。同白礬末吹鼻,治蝎螫疼痛。同麝香吹耳,治聤耳有膿及耳聾。時珍。

────────

① 別録:見 2927 頁注⑦。
② 大明:《日華子》見《證類》卷 21"烏賊魚骨"　烏賊魚,通月經。骨療血崩,殺蟲。心痛甚者,炒其墨,醋調服也……
③ 弘景:《集注》見《證類》卷 21"烏賊魚骨"　……用其骨亦炙之……
④ 敩:《炮炙論》見《證類》卷 21"烏賊魚骨"　雷公云:凡使,勿用沙魚骨,緣真相似,只是上文横,不入藥中用。凡使,要上文順,渾用血滷作水浸,并煮一伏時了,漉出,於屋下掘一地坑,可盛得前件烏賊骨魚骨多少,先燒坑子,去炭灰了,盛藥一宿,至明取出用之。其效倍多。
⑤ 普:(按:查《證類》及《御覽》等書,未能溯得其源。)
⑥ 權:《藥性論》見《證類》卷 21"烏賊魚骨"　烏賊魚骨,使,有小毒……
⑦ 之才:古本《藥對》見 2927 頁注⑦括號中七情文。/《丹房鑑源》卷下"諸脂髓篇第十七"　烏賊魚骨(淡鹽)。
⑧ 本經:見 2927 頁注⑦白字。
⑨ 別録:見 2927 頁注⑦。
⑩ 日華:見本頁注②。
⑪ 藏器:《拾遺》見《證類》卷 21"烏賊魚骨"　《陳藏器本草》云:烏賊魚骨,主小兒痢下,細研爲末,飲下之。亦主婦人血瘕,殺小蟲并水中蟲,投骨于井中,蟲死……
⑫ 孟詵:《食療》見《證類》卷 21"烏賊魚骨"　孟詵云:烏賊骨,主目中一切浮翳。細研和蜜點之。又,骨末治眼中熱淚。/……久食之,主絶嗣無子,益精……
⑬ 恭:《唐本草》見《證類》卷 21"烏賊魚骨"　《唐本》注云:此魚骨,療牛、馬目中障翳,亦療人目中翳,用之良也。

【發明】【時珍曰】烏鰂骨，厥陰血分藥也，其味鹹而走血也。故血枯血瘕，經閉崩帶，下痢疳疾，厥陰本病也；寒熱瘖疾，聾，瘦，少腹痛，陰痛，厥陰經病也；目翳流淚，厥陰竅病也。厥陰屬肝，肝主血，故諸血病皆治之。按《素問》①云：有病胸脅支滿者，妨於食。病至則先聞腥臊臭，出清液，先唾血，四肢清，目眩，時時前後血，病名曰血枯。得之年少時，有所大脫血。或醉入房中，氣竭肝傷，故月事衰少不來。治之以四烏鰂骨、一藘茹，爲末，丸以雀卵，大如小豆。每服五丸，飲以鮑魚汁，所以利腸中及傷肝也。觀此，則其入厥陰血分無疑矣。

【正誤】【鼎②曰】久服絕嗣無子。【時珍曰】按《本經》云：主癥瘕，無子。《別錄》云：令人有子。孟詵亦云：久服益精。而張鼎此説獨相背戾，必誤矣。若云血病無多食鹹，烏鰂亦主血閉，故有此説。然經閉有有餘、不足二證，有餘者血滯，不足者肝傷。烏鰂所主者，肝傷血閉不足之病，正與《素問》相合，豈有令人絕嗣之理？當以《本經》《別錄》爲正。恐人承誤，故辨正之。

【附方】舊三。新二十。女子血枯。見上。赤白目翳。《聖惠》③治傷寒熱毒攻眼，生赤白翳，用烏鰂魚骨一兩，去皮爲末，入龍腦少許點之，日三。○治諸目翳。用烏鰂骨、五靈脂等分，爲細末，熟豬肝切片，蘸食，日二。赤翳攀睛。照水丹：治眼翳惟厚者尤效，及赤翳攀睛貫瞳人。用海螵蛸一錢，辰砂半錢，乳細水飛澄取，以黃蠟少許，化和成劑收之。臨臥時，火上旋丸黍米大，揉入眦中，睡至天明，溫水洗下。未退，更用一次，即效。《海上方》④。雀目夜眼。烏賊骨半斤爲末，化黃蠟三兩，和捏作錢大餅子。每服一餅，以豬肝二兩，竹刀批開，摻藥扎定，米泔水半碗，煮熟食之，以汁送下。楊氏家藏⑤。血風赤眼。女人多之。用烏賊魚骨二錢，銅碌一錢，爲末。每用一錢，熱湯泡洗。《楊氏家藏》⑥。疳眼流淚。烏賊魚骨、牡蠣等分，爲末，糊丸皂子大。每

① 素問：《素問·腹中論篇》　……帝曰：有病胸脅支滿者，妨於食，病至則先聞腥臊臭，出清液，先唾血，四支清，目眩，時時前後血，病名爲何？何以得之……岐伯曰：病名血枯。得之年少時，有所大脫血。若醉入房中，氣竭肝傷，故月事衰少不來也……帝曰：治之奈何？復以何術？岐伯曰：以四烏鰂骨、一藘茹，二物併合之，丸以雀卵，大如小豆。以五丸爲後飯飲，以鮑魚汁利腸中及傷肝也。
② 鼎：見 2929 頁注⑫。
③ 聖惠：《聖惠方》卷 33“治眼生膚翳諸方”　治眼赤痛後生膚翳，遠視不明，癢澀……又方：龍腦（二錢）、烏賊魚骨（一錢），右件藥入銅器中研如粉，每日三四度，以銅筯取少許點之。（按：此方後用烏鰂骨、五靈脂治目翳方，未見於《聖惠方》。）
④ 海上方：《得效方》卷 16“翳障”　照水丹：神驗點翳。朱砂（半錢）、海螵蛸（壹錢），右入乳鉢內同研細，水飛過，澄取，又用少許黃蠟溶，旋入藥。待要用時，就火旋圓如蘿蔔子大，臨臥用一圓，點入眼角，緊合眼睡著，次日用溫湯洗下。未全退者，更用一服，極妙。（按：未見載此方之《海上方》。其源當爲《得效方》。）
⑤ 楊氏家藏：《家藏方》卷 11“眼目方”　開明餅子：治夜眼。烏賊魚骨（半斤）、黃蠟（三兩），右烏賊魚骨爲細末，熔黃蠟共和丸，捏如小錢大，每服一餅，用豬肝二兩，竹刀子批開，置藥在肝內，用麻皮紮定，米泔水半碗煮熟，先食肝，次用元煮藥湯送下，食後。
⑥ 楊氏家藏：《家藏方》卷 11“眼目方”　通聖散：治婦人血風眼。烏賊魚骨（二錢）、銅青（一錢），右爲細末，每用一錢，熱湯泡洗。如冷，再盪令熱，更洗一次。

用一丸,同豬肝一具,米泔煮熟食。《經驗》①。**底耳出膿**。海螵蛸半錢,麝香一字,爲末。以綿杖繳净,吹入耳中。《澹寮方》②。**鼻瘡疳騷**。烏賊魚骨、白及各一錢,輕粉二字,爲末,搽之。○錢乙《小兒方》③。**小兒臍瘡**,出血及膿。海螵蛸、胭肢爲末,油調搽之。《聖惠方》④。**頭上生瘡**。海螵蛸、白膠香各二錢,輕粉五分,爲末。先以油潤净,乃搽末,二三次即愈。《衛生易簡方》⑤。**癧瘍白駁**。先以布拭赤,用烏賊骨磨三年酢,塗之。《外臺秘要》⑥。**疔瘡惡腫**。先刺出血,以海螵蛸末摻之,其疔即出。《普濟方》⑦。**蝎螫痛楚**。烏賊骨一錢,白礬二分,爲末啗鼻。在左壁者啗左鼻,在右壁者啗右鼻。《衛生寶鑑》⑧。**灸瘡不瘥**。烏賊骨、白礬等分,爲末,日日塗之。《千金方》⑨。**小兒痰駒**多年。海螵蛸末,米飲服一錢。葉氏《摘玄方》⑩。**小便血淋**。海螵蛸末一錢,生地黃汁調服。○又方:海螵蛸、生地黃、赤茯苓等分,爲末。每服一錢,柏葉、車前湯下。○《經驗方》⑪。**大腸下血**。不拘大人小兒,臟毒腸風及内痔,下血日久,多食易飢。先用海螵蛸炙黃,去皮,研末。每服一錢,木賊湯下。三日後,服豬臟黃連丸。《直指方》⑫。

---

① 經驗:《證類》卷21"烏賊魚骨" 《經驗方》:治疳眼。烏賊魚骨、牡蠣並等分爲末,糊丸如皂子大。每服用豬肝一具,藥一丸,清米泔内煮,肝熟爲度,和肝食,用煮肝泔水下,三兩服。

② 澹寮方:《澹寮方》卷9"耳疾門" 麝香散:治聤耳抵耳,耳内膿出。海螵蛸、麝香壹字,别研,右爲細末,研和,每用半字摻耳内。如有膿,先用綿撚杖子捲令净,次用藥摻之。

③ 錢乙小兒方:《小兒藥證直訣》卷下"白粉散" 治諸疳瘡。海螵蛸(叁分)、白及(叁分)、輕粉(壹分),右爲末,先用漿水洗,拭乾貼。

④ 聖惠方:《普濟方》卷360"臍風撮口" 螵蛸散(出《聖惠方》),治小兒臍中膿出不乾:右用胭脂、海螵蛸,爲末,油調搽。(**按**:今本《聖惠方》無此方。)

⑤ 衛生易簡方:《衛生易簡方》卷8"頭面" 治頭上瘡:用海螵蛸、白膠香(各二錢),研細,入輕粉半錢再研,先以清油潤瘡,却將藥末乾摻瘡上,只一次便可,甚者二次。

⑥ 外臺秘要:《千金方》卷23"疥癬第四" 治癧易方:以三年醋磨烏賊骨,先以布摩肉令赤,敷之。(**按**:《外臺》卷15"癧瘍風筆"引同方,云出《千金》。)

⑦ 普濟:《普濟方》卷274"諸疔瘡" 治一切疔腫……又方:先用針刺周圍令出紫血,次用海螵蛸脊骨爲末,摻於刺破處,其疔自出。

⑧ 衛生寶鑑:《衛生寶鑑》卷20"雜方門" 烏白散:治蠍螫痛不可忍。烏魚骨(一兩)、白礬(二錢),右同爲極細末,不以多少,搐鼻,如在右者左鼻孔内搐之,在左者右鼻搐之。

⑨ 千金:《千金方》卷25"火瘡第四" 灸瘡膿壞不瘥方……又方:白蜜(一兩)、烏賊骨(二枚,一方一兩),右二味相和塗之。

⑩ 葉氏摘玄方:《丹溪摘玄》卷18"哮門" 治小兒哮喘多年:海(螺)〔螵〕蛸末之,米飲調下。

⑪ 經驗:《普濟方》卷215"血淋" 神效方:治血淋。海螵蛸、生乾地黃、赤茯苓,右等分,爲末,每服一錢,煎柏葉、車前草湯調下。(**按**:此方前用海螵蛸、生地黃汁治小便血淋之方不見於《普濟方》。未能溯及其源。)

⑫ 直指:《直指方》卷23"腸風證治" 豬臟丸:治大人小兒大便下血日久,多食易饑,腹不痛,裏不急,名曰野雞。先用海螵蛸(炙黃,去皮),取白者爲末,以木賊草煎湯調下。服之三日後,用净黃連二兩,剉碎,嫩豬臟二尺去肥,以黃連塞滿豬臟,系兩頭,煮十分爛,研細,添糕糊丸如桐子大。每服三五十丸,米飲下。

卒然吐血。烏賊骨末，米飲服二錢。《聖惠方》①。　骨骾在喉。烏賊魚骨、陳橘紅焙等分，爲末，寒食麵和餳丸芡子大。每用一丸，含化嚥汁。《聖濟總録》②。　舌腫出血如泉。烏賊骨、蒲黃各等分，炒，爲細末。每用塗之。《簡便單方》③。　跌破出血。烏賊魚骨末，傅之。《直指方》④。陰囊濕痒。烏賊骨、蒲黃，撲之。《醫宗三法》⑤。

血。【主治】耳聾。甄權⑥。

腹中墨。【主治】血刺心痛，醋磨服之。藏器⑦。炒、研，醋服亦可。

章魚《綱目》

【釋名】章舉《韓文》⑧、鱝魚。音佶，《臨海志》⑨。

【集解】【頌⑩曰】章魚、石距二物，似烏賊而差大，更珍好，食品所重，不入藥用。【時珍曰】章魚生南海。形如烏賊而大，八足，身上有肉。閩、粤人多採鮮者，薑、醋食之，味如水母。韓退之⑪所謂“章舉、馬甲柱，鬬以怪自呈”者也。石距亦其類，身小而足長，入鹽燒食極美。

【氣味】甘、鹹，寒，無毒。【時珍曰】按李九華⑫云：章魚冷而不泄。【主治】養血益氣。時珍。

① 聖惠方：《聖惠方》卷 37“治吐血諸方”　治吐血及鼻衄不止……又方：右以烏賊魚骨搗細羅爲散，不計時候以清粥飲調下二錢。
② 聖濟總録：《聖濟總録》卷 124“骨骾”　治骨骾在喉中不出，象牙丸方：象牙屑、烏賊魚骨（去甲）、陳橘皮（湯浸去白，焙，各一分），右三味搗羅爲末，用寒食稠餳和丸如雞頭實大，含化咽津。（按：此方唯較時珍所引多“象牙屑”一味，疑爲時珍所删。）
③ 簡便單方：《奇效單方》卷下“十七口齒”　治舌腫硬，或血出如泉：烏賊骨、蒲黃（各等分，炒），右爲細末，每用些須塗上，即愈。
④ 直指方：《直指方》卷 26“拾遺”　跌破出血方：烏賊魚骨，細末敷。
⑤ 醫宗三法：《醫宗三法·陰囊癢》　熱淫於陰囊爲癢，用蒲黃、芒硝撲之。/色淫於陰囊爲癢，用枯礬、烏賊骨撲之。（按：時珍化裁此二方而成此文。）
⑥ 甄權：《藥性論》見《證類》卷 21“烏賊魚骨”　……止婦人漏血，主耳聾。
⑦ 藏器：《拾遺》見《證類》卷 21“烏賊魚骨”　……腹中墨，主血刺心痛，醋磨服之。
⑧ 韓文：《昌黎先生集》卷 6“初南食貽元十八協律”　……章舉（有八脚，身上有肉如白，亦曰章魚）馬甲柱，鬬以怪自呈……
⑨ 臨海志：《御覽》卷 938“鱝魚（音佶）”　《臨海異物志》曰：鱝似烏賊而肥，炙食甘美。
⑩ 頌：《圖經》見《證類》卷 21“烏賊魚骨”　……又更有章舉、石距二物，與此相類而差大，味更珍好，食品所貴重，然不入藥用，故略焉。
⑪ 韓退之：見本頁注⑧。
⑫ 李九華：《延壽書》卷 3“魚類”　章魚冷而不泄。

海鷂魚《拾遺》①

【釋名】邵陽魚《食鑑》②作少陽、荷魚《〔廣〕韻》③作魺、鱝魚音忿、鯆魮魚音鋪毗、蕃踏魚番沓、石蠣。【時珍曰】海鷂，象形。少陽、荷，並言形色也。餘義莫詳。

【集解】【藏器④曰】生東海。形似鷂，有肉翅，能飛上石頭。齒如石版。尾有大毒，逢物以尾撥而食之。其尾刺人，甚者至死。候人尿處釘之，令人陰腫痛，拔去乃愈。海人被刺毒者，以魚〔扈〕〔籚〕竹及海獺皮解之。又有鼠尾魚、地青魚，並生南海，總有肉翅，刺在尾中。食肉去刺。【時珍曰】海中頗多，江湖亦時有之。狀如盤及荷葉，大者圍七八尺。無足無鱗，背青腹白。口在腹下，目在額上。尾長有節，螫人甚毒。皮色內味俱同鮎魚。肉內皆骨，節節聯比，脆軟可食，吳人腊之。《魏武食制》⑤云：蕃踏魚大者如箕，尾長數尺。是矣。《嶺表錄異》⑥云：雞子魚，嘴形如鷂，肉翅無鱗，色類鮎魚，尾尖而長，有風濤即乘風飛於海上。此亦海鷂之類也。

肉。【氣味】甘、鹹，平，無毒。【時珍曰】有小毒。【主治】不益人。弘景⑦。男子白濁膏淋，玉莖澀痛。寧源⑧。

齒，無毒。【主治】瘴瘧，燒黑研末，酒服二錢匕。藏器⑨。

尾，有毒。【主治】齒痛。陶弘景⑩。

文鰩魚《拾遺》⑪

【釋名】飛魚。

---

① 拾遺：《證類》卷20"二十三種陳藏器餘‧海鷂魚齒"　無毒。主瘴瘧。燒令黑，末，服二錢匕。魚似鷂，有肉翅，能飛上石頭。一名石蠣，一名邵陽魚。齒如石版。生東海。

② 食鑑：《食鑑本草》卷上"少陽魚"　少陽魚：(味甘鹹，寒，無毒)……

③ 廣韻：《廣韻》卷2"歌"　魺，魚名。

④ 藏器：見本頁注①。／《證類》卷20"二十三種陳藏器餘‧魳魚"　魳魚、鰍魚、鼠尾魚、地青魚、鯆魮魚、邵陽魚尾刺人者，有大毒……已上魚並生南海。總有肉翅，尾長二尺，刺在尾中，逢物以尾拔之。食其肉而去其刺。

⑤ 魏武食制：《御覽》卷939"蕃踏魚"　《魏武四時食制》曰：蕃踏魚如鼉，大如箕，甲上邊有髯，無頭，口在腹下，尾長數尺，有節，有毒，螫人。

⑥ 嶺表錄異：《嶺表錄異》卷下　雞子魚，口有觜如雞，肉翅無鱗，尾尖而長，有風濤即乘風飛於海上船梢，類鮎鰻魚。

⑦ 弘景：《集注》見《證類》卷20"鱝魚"　陶隱居……又有鯆魮亦益人。尾有毒，療齒痛。

⑧ 寧源：《食鑑本草》卷上"少陽魚"　少陽魚……治男子白濁膏淋，玉莖澀痛。

⑨ 藏器：見本頁注①。

⑩ 陶弘景：見本頁注⑦。

⑪ 拾遺：《證類》卷20"二十三種陳藏器餘‧文鰩魚"　無毒。婦人臨月帶之，令易產。亦可臨時燒爲黑末，酒下一錢匕。出南海。大者長尺許，有翅與尾齊。一名飛魚，群飛水上，海人候之，當有大風。《吳都賦》云：文鰩夜飛而觸網，是也。

本草綱目鱗部第四十四卷

2933

【集解】【藏器①曰】生海南。大者長尺許，有翅與尾齊。群飛海上。海人候之，當有大風。《吳都賦》云"文鰩夜飛而觸網"（見）〔是〕矣。【時珍曰】按《西山經》②云：觀水西注于流沙，多文鰩魚。狀如鯉，鳥翼魚身，蒼文白首赤喙。常以夜飛，從西海遊于東海。其音如鸞雞。其味甘，食之已狂，見則大穰。《林邑記》③云：飛魚身圓，大者丈餘，翅如胡蟬。出入群飛，遊翔翳薈，沉則泳于海底。又《一統志》④云：陝西鄠縣澇水出飛魚，狀如鮒，食之已痔疾也。

肉。【氣味】甘，酸，無毒。【主治】婦人難產，燒黑研末，酒服一錢。臨月帶之，令人易產。藏器⑤。已狂已痔。時珍。

魚虎《拾遺》⑥

【釋名】土奴魚《臨海記》⑦。

【集解】【藏器⑧曰】生南海。頭如虎。背皮如猬有刺，着人如蛇咬。亦有變爲虎者。【時珍曰】按《倦游錄》⑨云：海中泡魚大如斗，身有刺如猬，能化爲豪豬。此即魚虎也。《述異記》⑩云：老則變爲鮫魚。

【氣味】有毒。

魚師綱目

【集解】【時珍曰】陳藏器⑪諸魚注云：魚師大者，有毒殺人。今無識者。但《唐韻》⑫云：鰤，

---

① 藏器：見前頁注⑪。
② 西山經：《山海經》第2"西山經"　又西百八十里曰泰器之山，觀水出焉……西流注於流沙……是多文鰩魚……狀如鯉魚，魚身而鳥翼，蒼文而白首赤喙。常行西海，遊於東海，以夜飛，其音如鸞雞……其味酸甘，食之已狂。見則天下大穰。
③ 林邑記：《御覽》卷939"飛魚"　《林邑國記》曰：飛魚身圓，長丈餘，羽重沓，翼如胡蟬，出入群飛，遊翔翳薈，而沉則泳海底。
④ 一統志：《明一統志》卷32"西安府上"　山川……澇水（出鄠縣南山澇谷合渼陂，水流至長安縣界，入潏水。《山海經》澇水多飛魚，其狀如鮒魚，食之可以已痔衕。）
⑤ 藏器：見2933頁注⑪。
⑥ 拾遺：《證類》卷20"二十三種陳藏器餘·魚虎"　有毒。背上刺著人如蛇咬。皮如猬有刺，頭如虎也。生南海。亦有變爲虎者。
⑦ 臨海記：《御覽》卷940"土奴魚"　《臨海水土記》曰：土奴魚頭上如虎，有刺螫人。
⑧ 藏器：見本頁注⑥。
⑨ 倦游錄：《倦遊雜録·嶺南嗜好》　海魚之異者……泡（去聲）魚大者如斗，身有刺，化爲豪豬。
⑩ 述異記：《述異記》卷上　虎魚老者爲蛟。
⑪ 陳藏器：《證類》卷20"二十三種陳藏器餘·諸魚有毒者"　……魚師大者有毒，食之殺人。
⑫ 唐韻：《原本唐韻》卷1"六脂"　鰤。（老魚。）

老魚也。《山海經》①云：歷虢之水，有師魚，食之殺人。其即此與？

海蛇《拾遺》②

【釋名】水母《拾遺》③、樗蒲魚《拾遺》、石鏡。【時珍曰】蛇，乍、宅二音。南人訛爲海折，或作蜡、鮓者，並非。劉恂④云：閩人曰蛇，廣人曰水母。《異苑》⑤名石鏡也。

【集解】【藏器⑥曰】蛇生東海。狀如血䘏，大者如牀，小者如斗。無眼目腹胃，以蝦爲目，蝦動蛇沉，故曰水母目蝦。亦猶鴬鴬之與駏驉也。煠出以薑、醋進之，海人以爲常味。【時珍曰】水母形渾然凝結，其色紅紫，無口眼腹。下有物如懸絮，群蝦附之，咂其涎沫，浮汎如飛。爲潮所擁，則蝦去而蛇不得歸。人因割取之，浸以石灰、礬水，去其血汁，其色遂白。其最厚者，謂之蛇頭，味更勝。生、熟皆可食。茄柴灰和鹽水淹之良。

【氣味】鹹，溫，無毒。【主治】婦人勞損，積血帶下，小兒風疾丹毒，湯火傷。藏器⑦。療河魚之疾。時珍。出《異苑》⑧。

鰕《別錄》⑨下品

【釋名】【時珍曰】鰕，音霞，俗作蝦，入湯則紅色如霞也。

【集解】【時珍曰】江湖出者大而色白，溪池出者小而色青。皆磔鬚鉞鼻，背有斷節，尾有硬鱗，多足而好躍，其腸屬腦，其子在腹外。凡有數種：米鰕、糠鰕，以精粗名也；青鰕、白鰕，以色名也；梅鰕，以梅雨時有也；泥鰕、海鰕，以出産名也。嶺南有天鰕，其蟲大如蟻，秋社後，群墮水中化爲鰕，人以作鮓食。凡鰕之大者，蒸曝去殼，謂之鰕米，食以薑、醋，饌品所珍。

---

① 山海經：《山海經》卷3"北山經"　又北山行五百里……歷虢之水出焉，而東流注于河，其中有師魚……食之殺人。
② 拾遺：《證類》卷22"三十六種陳藏器餘·蜡（音蛇）"　味鹹，無毒。主生氣及婦人勞損，積血帶下，小兒風疾，丹毒。湯火煠出，以薑酢進之，海人亦爲常味，一名水母，一名樗蒲魚，生東海，如血䘏，大者如牀牀，小者如斗，無腹胃、眼目，以蝦爲目，蝦動蛇沉，故曰水母。目蝦如駏驉之與鴬鴬相假矣。（蛇，除駕切。）
③ 拾遺：見上注。（**按**："釋名"項下"拾遺"同此。）
④ 劉恂：《嶺表錄異》卷下　水母，廣州謂之水母，閩謂之〔蛇〕〔蛇〕。
⑤ 異苑：《北戶錄》卷1"水母"　水母兼名，《苑》云一名蚱，一名石鏡，南人治而食之……（**按**：查《異苑》無此文，今另溯其源。）
⑥ 藏器：見本頁注②。
⑦ 藏器：見上注。
⑧ 異苑：《嶺表錄異》卷上　水母……《越絕書》云：海鏡蟹爲腹，水母即蝦爲目也。南人好食之，云性煖，治河魚之疾。（**按**：查《異苑》無此文。其源殆出《嶺表錄異》）。
⑨ 別錄：《食療》見《證類》卷22"蝦"　無鬚及煮色白者，不可食。謹按：小者生水田及溝渠中，有小毒。小兒患赤白遊腫。擣碎傅之。鮓內者甚有毒爾。（新見，孟詵。）（**按**：出處有誤。此《嘉祐本草》新分條藥，首見孟詵《食療本草》。）

本草綱目鱗部第四十四卷

2935

【氣味】甘,温,有小毒。【詵①曰】生水田及溝渠者有毒,鮓内者尤有毒。【藏器②曰】以熱飯盛密器中作鮓食,毒人至死。【弘景③曰】無鬚及腹下通黑,并煮之色白者,並不可食。小兒及雞、狗食之,脚屈弱。【鼎④曰】動風,發瘡疥冷積。【源⑤曰】動風熱。有病人勿食。【主治】五野雞病,小兒赤白遊腫,搗碎傅之。孟詵⑥。作羹,治鼈瘕,托痘瘡,下乳汁。法制,壯陽道。煮汁,吐風痰。搗膏,傅蟲疽。時珍。

【附方】新五。鼈瘕疼痛。《類編》⑦云:陳拱病鼈瘕,隱隱見皮内,痛不可忍。外醫洪氏曰:可以鮮鰕作羹食之。久久痛止。明年又作,再如前治而愈,遂絶根本。補腎興陽⑧。用鰕米一斤,蛤蚧二枚,茴香、蜀椒各四兩,並以青鹽化酒炙炒,以木香粗末一兩和勻,乘熱收新瓶中密封。每服一匙,空心鹽酒嚼下,甚妙。宣吐風痰。用連殼鰕半斤,入葱、薑、醬煮汁。先喫鰕,後喫汁,緊束肚腹,以翎探引取吐。臁瘡生蟲。用小鰕三十尾,去頭、足、殼,同糯米飯研爛,隔紗貼瘡上,別以紗罩之。一夜解下,掛看皆是小赤蟲。即以葱椒湯洗净,用舊茶籠内白竹葉,隨大小剪貼,一日二換。待汁出盡,逐日煎苦楝根湯洗之,以好膏貼之。將生肉,勿換膏藥。忌發物。《直指方》⑨。血風臁瘡。生鰕、黄丹搗和貼之,日一換。○《集簡方》。

---

① 詵:見前頁注⑨。
② 藏器:《拾遺》見《證類》卷22"蝦"……以熱飯盛密器中,作鮓食之,毒人至死。
③ 弘景:《食療》見《證類》卷22"蝦" 無鬚及煮色白者,不可食……/《拾遺》見《證類》卷22"蝦" ……小兒及雞、狗食之,脚屈不行……(按:非出"弘景",乃由《食療》《拾遺》二條採合成文。)
④ 鼎:《食療》見《證類》卷22"蝦" 平。動風,發瘡疥。
⑤ 源:《食鑑本草》卷上"蝦" 食不益人,動風熱,發瘡疥。有病忌食。
⑥ 孟詵:見2935頁注⑨。
⑦ 類編:《醫説》卷5"癥瘕·鼈癥" 景陳弟長子拱,年七歲時,脅間忽生腫毒,隱隱見皮裏一物,頗肖鼈形,微覺動轉,其掣痛不堪忍。德興古城村有外醫曰洪豆腐見之,使買鮮鰕爲羹,以食咸。疑以爲瘡毒所忌之味,醫竟令食之。下腹未久,痛即止。喜曰:此真鼈癥也。吾求其所好以嘗試之爾。乃合一藥,如療脾胃者,而碾附子末二錢,投之數服而消。明年病復作,但如前補治,遂絶根本。(《類編》。)
⑧ 補腎興陽:《普濟方》卷219"補壯元陽" 蝦米散:起陽補腎。蝦米(一斤,去皮殼,用青鹽酒炒乾,香熟爲度)、真蛤蚧(青鹽酒炙脆爲度,一對)、茴香(青鹽酒炒,四兩)、净川椒(四兩,同上製,不可過),右酒須用渾濁煮酒二升,帶浮蛆釅酒最佳,攪入青鹽製,用先製蛤蚧、椒皮、茴香,乾却製蝦米,以酒浸爲度,候已熟,取前三味同和勻,用南木香粗末二兩同和,乘熱收入磁器内,四圍封固,候冷取用。每一勺,空心鹽酒細嚼下。(按:原無出處,今溯得其源。)
⑨ 直指方:《直指方》卷24"諸瘡證治" 竹葉膏:治兩脚骨臁瘡。先用:小網蝦三十尾,去頭、殼、尾,上同糯米飯一合研細,臨卧以帛紮患處上下,次以青紗罩瘡,却將蝦飯敷青紗上,別用青紗罩蝦飯之上,系定至五更初,解紗連蝦飯揭起,掛空閒處,皆是小赤蟲。即以漢椒、葱白煎湯,候温淋洗。次用舊茶籠内白竹葉,隨瘡大小剪貼,軟帛系之,一日二換,直待汁水出盡,方以好膏藥貼。逐日煎苦楝根湯淋洗,仍换膏藥,直待生肉將滿,則不用膏藥。其瘡口只如筯尾許,乃可以血竭或降真香節夾白斂收平瘡口。切忌動風發氣等物。

海鰕《拾遺》①

【釋名】紅鰕藏器②、鰝浩、○《爾雅》③。

【集解】〔藏器④曰〕海中紅鰕長一尺，鬚可爲簪。崔豹《古今注》云：遼海間有飛蟲如蜻蛉，名繙紺。七月群飛闇天。夷人食之，云鰕所化也。【時珍曰】按段公路《北戶錄》⑤云：海中大紅鰕長二尺餘，頭可作盃，鬚可作簪杖。其肉可爲鱠，甚美。又劉恂《嶺表錄》⑥云：海鰕皮殼嫩紅色，前足有鉗者，色如朱，最大者長七八尺至一丈也。閩中有五色鰕，亦長尺餘。彼人兩兩乾之，謂之對鰕，以充上饌。

【氣味】甘，平，有小毒。【時珍曰】同猪肉食，令人多唾。

鮓。【主治】飛尸蚘蟲，口中甘匶，齲齒，頭瘡，去疥癬風瘙身痒，治山〔蛉〕蚊子入人肉，初食瘡發則愈。藏器⑦。

海馬《拾遺》⑧

【釋名】水馬。【弘景⑨曰】是魚鰕類也。狀如馬形，故名。

【集解】〔藏器⑩曰〕海馬出南海。形如馬，長五六寸，鰕類也。《南州異物志》⑪云：大小如

———————

① 拾遺：《證類》卷22"三十六種陳藏器餘·大紅蝦鮓"　味甘，平，小毒。主飛尸，蚘蟲，口中甘匶，風瘙身瘙，頭瘡牙齒，去疥癬，塗山蛉蚊子入人肉，初食瘡發後而愈。生臨海、會稽，大者長一尺，鬚可爲簪。虞嘯父答晉帝云：時尚温，未及以貢，即會稽所出也。盛密器及熱飯作鮓，毒人至死。崔豹云：遼海間，有蜚蟲如蜻蛉，名紺翻，七月群飛暗天，夷人食之，云是蝦化爲之。又《杜台卿·淮賦》云：蝗化爲鮓，入水爲蜃。

② 藏器：見上注。

③ 爾雅：《爾雅·釋魚》　鰝，大鰕。

④ 藏器：見本頁注①。

⑤ 北戶錄：《北戶錄》卷2"紅鰕盃"　紅鰕出潮州、潘州南巴縣。大者長二尺，土人多理爲盃，或釦以白金，轉相餉遺，乃玩用中一物也。王子年《拾遺》云：大蝦長一尺，鬚可爲簪。《洞冥記》載蝦鬚杖……

⑥ 嶺表錄：《嶺表錄異》卷下　海蝦，皮殼嫩紅色，就中腦殼，與前雙脚有鉗者，其色如朱。余嘗登海舸，忽見窗版懸二巨蝦殼，頭尾鉗足具全，各七八尺，首占其一分，嘴尖如鋒刃……

⑦ 藏器：見本頁注①。

⑧ 拾遺：《證類》卷21"二十一種陳藏器餘·海馬"　謹按《異志》云：生西海，大小如守宮蟲，形若馬形，其色黃褐。性温，平，無毒。主婦人難産，帶之於身，神驗。

⑨ 弘景：《集注》見《證類》卷18"鼺鼠"　陶隱居……又有水馬，生海中，是魚鰕類，狀如馬形，亦主易産。

⑩ 藏器：見本頁注⑧。

⑪ 南州異物志：《御覽》卷950"水馬"　《南州異物志》曰：交阯海中有虫，狀如馬形，因名曰水馬。婦人難産者，手握此蟲，或燒作屑服之。則更易如羊之産也。

守宫,其色黄褐。婦人難產割裂而出者,手持此蟲,即如羊之易產也。【宗奭①曰】其首如馬,其身如蝦,其背傴僂,有竹節紋,長二三寸。【頌②曰】《異魚圖》云:漁人布網罟,此魚多罣網上,收取暴乾,以雌雄爲對。【時珍曰】按《聖濟總錄》③云:海馬,雌者黄色,雄者青色。又徐表《南方異物志》④云:海中有魚,狀如馬頭,其喙垂下,或黄或黑。海人捕得,不以啖食,暴乾熇之,以備產患。即此也。又《抱朴子》⑤云:水馬合赤斑蜘蛛,同馮夷水仙丸服之,可居水中。今水仙丸無所考矣。

【氣味】甘,温,平,無毒。【主治】婦人難產,帶之於身,甚驗。臨時燒末飲服,并手握之,即易產。藏器⑥。主產難及血氣痛。蘇頌⑦。暖水臟,壯陽道,消瘕塊,治疔瘡腫毒。時珍。

【發明】【時珍曰】海馬雌雄成對,其性温暖,有交感之義,故難產及陽虚房中方術多用之,如蛤蚧、郎君子之功也。蝦亦壯陽,性應同之。

【附方】新二。海馬湯。治遠年虛實積聚瘕塊。用海馬雌雄各一枚,木香一兩,大黃炒、白牽牛炒各二兩,巴豆四十九粒,青皮二兩,童子小便浸軟,包巴豆繫定,入小便內再浸七日,取出麩炒黃色,去豆不用,取皮同眾藥爲末。每服二錢,水一盞,煎三五沸,臨臥温服。《聖濟錄》⑧。海馬拔毒散。治疔瘡發背惡瘡有奇效。用海馬炙黃一對,穿山甲黃土炒、朱砂、水銀各一錢,雄黃三錢,龍腦、麝香各少許爲末,入水銀研不見星。每以少許點之,一日一點,毒自出也。《秘傳外科》⑨。

---

① 宗奭:《衍義》卷16"鼺鼠"　注中又引水馬,首如馬,身如蝦,背傴僂,身有竹節紋,長二三寸。今謂之海馬。

② 頌:《圖經》見《證類》卷21"二十一種陳藏器餘·海馬"　云:生南海。頭如馬形,蝦類也。婦人將產帶之,或燒末飲服。亦可手持之。《異魚圖》云:收之暴乾,以雌雄爲對。主難產及血氣。

③ 聖濟總錄:《聖濟總錄》卷73"結瘕"　治遠年虛實,積聚瘕塊,木香湯方:木香(一兩)、海馬子(一對雌雄者,雌者黃色,雄者青色)……

④ 南方異物志:《御覽》卷950"水馬"　徐衷《南方草物狀》曰:海中有魚,似馬,或黄或黑,海中民人名作水馬。捕魚得之,不可啖食。暴乾熇之,婦人產難使握持之。亦可燒飲。

⑤ 抱朴子:《抱朴子內篇》卷17"登涉"　……或以赤斑蜘蛛及七重水馬,以合馮夷水仙丸服之,則亦可以居水中……

⑥ 藏器:見2937頁注⑧。/見本頁注②。

⑦ 蘇頌:見本頁注②。

⑧ 聖濟錄:《聖濟總錄》卷73"結瘕"　治遠年虛實,積聚瘕塊,木香湯方:木香(一兩)、海馬子(一對雌雄者,雌者黃色,雄者青色)、大黃(剉,炒)、青橘皮(湯浸去白,焙)、白牽牛(炒,各二兩)、巴豆(四十九粒),右六味,以童子小便,浸青橘皮軟,裹巴豆,以線系定,入小便內再浸七日,取出麩炒黄,去巴豆,只使青橘皮,並餘藥粗搗篩,每服二錢匕,水一盞,煎三五沸,去滓,臨臥温服。

⑨ 秘傳外科:《秘傳外科方·李世安治疔法》　海馬拔毒散:治疔瘡大效,兼治諸惡瘡發背。海馬(一隻,炙)、穿山甲(黃土炒)、水銀、珠砂(各二錢)、雄黃(三錢)、輕粉(一錢)、腦子(少許)、麝香(少許),右件除水銀外,各研爲末,打合,入水銀,再研至無星,針破瘡口,點藥入內,一日一點,有大神效。

鮑魚《別録》①上品

【釋名】薧魚《禮記》②，音考、蕭（折）〔拆〕魚《魏武食制》③、乾魚。【時珍曰】鮑即今之乾魚也。魚之可包者，故字從包。《禮記》謂之薧，《魏武食制》謂之蕭（折）〔拆〕，皆以蕭蒿承曝而成故也。其淡壓爲腊者，曰淡魚，曰鱐魚，音搜。以物穿風乾者，曰法魚，曰魰魚，音怯。其以鹽漬成者，曰醃魚，曰鹹魚，曰鮧魚，音葉，曰鰎魚，音蹇。今俗通呼曰乾魚。舊注混淆不明，今並削正于下。

【集解】《別録》④曰：鮑魚辛臭，勿令中鹹。【弘景⑤曰】俗人以鹽鮧成，名鮧魚，鮧字似鮑也。今鮑乃鱐魚淡乾者，都無臭氣。不知入藥者，正何種魚也。方家亦少用之。【恭⑥曰】李當之言：以繩穿貫而胸中濕者良。蓋以魚去腸繩穿，淡暴使乾，則味辛不鹹；魚肥則中濕而彌臭似尸氣，無鹽故也。若鰎魚則沔州、復州作之，以鹽鮧成，味鹹不辛，臭亦與鮑不同，濕亦非獨胸中，以有鹽故也。二者，雜魚皆可爲之。【頌⑦曰】今漢、沔所作淡乾魚，味辛而臭者是也。或言海中自有一種鮑魚，形似小鱐，氣最臭，秦始皇車中亂臭者是此。然無的據。【時珍曰】《別録》既云勿令中鹹，即是淡魚無疑矣。諸注反自多事。按《周禮注》⑧云：鮑魚，以魚置楅室中用糗乾之而成。楅室，土室也。張末《明道志》⑨云：漢陽、武昌多魚，土人剖之，不用鹽，暴乾作淡魚，載至江西賣之。饒、信人飲食祭享，無此則非盛禮。雖臭腐可惡，而更以爲奇。據此則鮑即淡魚，益可證矣。但古今治法不同耳。又蘇氏所謂海中一種鮑魚，豈顧野王所載海中鮇魚似鮑者耶？不然，即今之白鯗也。鯗亦乾魚之總

---

① 別録：《別録》見《證類》卷 20"鮑魚"　味辛臭，温，無毒。主墜墮，骹蹶跪折，瘀血、血痺在四肢不散者，女子崩中血不止。勿令中鹹。
② 禮記：《禮記·內則》　……免、薧、滫、瀡以滑之……
③ 魏武食制：《御覽》卷 939"蕭拆魚"　《魏武四時食制》曰：蕭拆魚，海之乾魚也。
④ 別録：見本頁注①。
⑤ 弘景：《集注》見《證類》卷 20"鮑魚"　陶隱居云：所謂鮑魚之肆，言其臭也，俗人呼爲鮧魚，字似鮑……今此鮑魚乃是鱐（音慵）魚，長尺許，合完淡乾之而都無臭氣，要自療漏血，不知何者是真？
⑥ 恭：《唐本草》見《證類》卷 20"鮑魚"　《唐本》注云：此説云味辛，又言勿令中鹹，此是鰎魚，非鮑魚也。魚去腸肚，繩穿，淡暴使乾，故辛而不鹹。《李當之本草》亦言胸中濕者良，鮑魚肥者，胸中便濕。又云穿貫繩者，彌更不惑。鮑魚破開，鹽裹不暴，味鹹不辛，又完淹令濕，非獨胸中。且鰎魚亦臭，臭與鮑别。鮑、鰎二魚，雜魚並用。鮑似屍臭，以無鹽也。鰎臭差微，有鹽故也。鰎魚，沔州、復州作之，餘處皆不識爾。
⑦ 頌：《圖經》見《證類》卷 20"蠡魚"　……又下鮑魚條，據陶、蘇之説，乃似今漢、沔間所作淡乾魚，味辛而臭者……一説鮑魚自是一種，形似小鱐魚，生海中，氣最臭。秦始皇取置車中者是也。此説雖辨，亦無的據。
⑧ 周禮注：《周禮注疏》卷 5"天官冢宰下"　……疏：云鮑者，於楅室中糗乾之，出於江淮也者，鄭以目驗知之。言楅室者，謂楅土爲室。
⑨ 明道志：《説郛》弓 43《明道雜志》　漢陽、武昌濱江多魚，土人取江魚，皆剖之，不加鹽，暴江岸上，數累千百，雖盛暑爲蠅蚋所敗不顧也。候其乾，乃以物壓作鱐，謂之淡魚，載往江西賣之，一斤近百錢。饒信間尤重之，若飲食祭享無淡魚，則非盛禮，雖臭腐可惡，而更以爲佳……

稱也。又今淮人以鯽作淡法魚頗佳。入藥亦當以石首、鯽魚者爲勝。若漢、沔所造者，魚性不一，恐非所宜。其鹹魚近時亦有用者，因附之。

【正誤】【保昇①曰】鮸魚口小背黃者，名鮑魚。【時珍曰】按鮸魚注所引，是鮑魚，非鮑魚也。蓋鮑、鮑字誤耳。

肉。【氣味】辛，臭，溫，無毒。【時珍曰】李九華②云：妊婦食之，令子多疾。【主治】墜墮，骸與腿同蹶厥跑折，瘀血、血痺在四肢不散者，女子崩中血不止。《別録》③。煮汁，治女子血枯病傷肝，利腸。同麻仁、葱、豉煮羹，通乳汁。時珍。

【附方】舊一。妊娠感寒腹痛。乾魚一枚燒灰，酒服方寸匕，取汗瘥。《子母秘録》④。

頭。【主治】煮汁，治睬目。燒灰，療疔腫瘟氣。時珍。

【附方】新三。雜物睬目。鮑魚頭二枚，地膚子半合，水煮爛，取汁注目中，即出。《聖惠》⑤。魚臍疔瘡。似新火針瘡，四邊赤，中央黑。可刺之，若不大痛，即殺人也。用臘月魚頭灰、髮灰等分，以雞溏屎和塗之。《千金方》⑥。預辟瘟疫。鮑魚頭燒灰方寸匕，合小豆七枚末，米飲服之，令瘟疫氣不相染也。《肘後方》⑦。

鮑魚。【氣味】鹹，溫，無毒。【主治】小兒頭瘡出膿水。以麻油煎熟，取油頻塗。時珍。

穿鮑繩。【主治】睬目，去刺，煮汁洗之，大良。蘇恭⑧。

① 保昇：《蜀本草》見《證類》卷20"鮑魚"　《蜀本》：《圖經》注云……又據鮸魚有口小，背黃腹白者爲鮑魚，而療治與鮸魚同……

② 李九華：《延壽書》卷3"魚類"　妊娠食乾魚，令子多疾。

③ 別録：見2939頁注①。

④ 子母秘録：《證類》卷20"鮑魚"　《子母秘録》：妊娠中風寒熱，腹中絞痛，不可針灸。乾魚一枚燒末，酒服方寸匕，取汗。

⑤ 聖惠：《聖惠方》卷33"治睬目諸方"　治雜物睬目不出方……又方：鮑魚頭（二枚）、地膚子（半合），以水煮令爛，取汁以注目中，即出。

⑥ 千金：《千金方》卷22"疔腫第一"　魚臍疔瘡似新火針瘡，四邊赤，中央黑色。可針刺之。若不大痛，即殺人。治之方：以臘月魚頭灰和髮灰等分，以雞溏屎和敷上。此瘡見之，甚可而能殺人。

⑦ 肘後：《肘後方》卷2"治瘴氣疫癘溫毒諸方第十五"　斷溫病令不相染……又方：鮑魚頭（燒，三指撮）、小豆（七枚），合末服之。女用豆二七枚。

⑧ 蘇恭：《唐本草》見《證類》卷20"鱔魚"　《唐本》注云……穿鮑魚繩，亦主睬目，去刺，煮汁洗之大良也。

鮧鮧《拾遺》①

【釋名】鰾匹少切。作膠，名鰾膠。【藏器②曰】鮧鮧，音逐題，乃魚白也。【時珍曰】鮧鮧，音逐夷。其音題者，鮎魚也。按賈思勰《齊民要術》③云：漢武逐夷至海上，見漁人造魚腸于坑中，取而食之，遂命此名，言因逐夷而得是矣。沈括《筆談》④云：鮧鮧，烏賊魚腸也。孫愐《唐韻》⑤云：鹽藏魚腸也。《南史》⑥云：齊明帝嗜鮧鮧，以蜜漬之，一食數升。觀此則鰾與腸皆得稱鮧鮧矣。今人以鰾煮凍作膏，切片以薑、醋食之，呼爲魚膏者是也。故宋齊丘《化書》⑦云：鮧鮧與足垢無殊。鰾即諸魚之白脬，其中空如泡，故曰鰾。可治爲膠，亦名縹膠。諸鰾皆可爲膠，而海漁多以石首鰾作之，名江鰾，謂江魚之鰾也。粘物甚固。此乃工匠日用之物，而記籍多略之。

鰾。【氣味】甘，平，無毒。【主治】竹木入肉，經久不出者。取白傅瘡上四邊，肉爛即出。藏器⑧。止折傷血出不止。時珍。燒灰，傅陰瘡、瘻瘡、月蝕瘡。李珣⑨。

【附方】新一。折傷出血，但不透膜者。以海味中鹹白鰾，大片色白有紅絲者，成片鋪在傷處，以帛縛之，血即止。《普濟方》⑩。

鰾膠。【氣味】甘、鹹，平，無毒。【主治】燒存性，治婦人產難，產後風搐，破傷風痙，止嘔血，散瘀血，消腫毒。伏硇砂。時珍。

【附方】新十。產難。魚膠五寸，燒存性爲末，溫酒服。《皆效方》⑪。產後搐搦。強直者，不可便作風中，乃風入子臟，與破傷風同。用鰾膠一兩，以螺粉炒焦，去粉爲末。分三服，煎蟬

---

① 拾遺：《證類》卷20"二十三種陳藏器餘·鮧鯷魚白" 主竹木入肉，經久不出者，取白傅瘡上，四邊肉爛即出刺。一名鰾。
② 藏器：見上注。
③ 齊民要術：《齊民要術》卷8"作醬法第七十" 作鮧鮧法（昔漢武帝逐夷，至於海濱，聞有香氣而不見物，令人推求，乃是漁父造魚腸，於坑中以堅土覆之法，香氣上達。取而食之，以爲滋味。逐夷得此物，因名之，置魚腸醬也。）
④ 筆談：《夢溪筆談》卷24"雜誌一" 宋明帝好食蜜漬鮧鮧，一食數升。鮧鮧乃今之烏鰂腸也……
⑤ 唐韻：《原本唐韻》卷1"六脂" 鮧（鮧鮧，鹽藏魚腸。又魚名也。）
⑥ 南史：《南史》卷3"宋本紀下第三" ……以蜜漬鮧鮧，一食數升。
⑦ 化書：《化書》卷5"食化·興亡" ……夫鮑魚與腐屍無異，鮧鮧與足垢無殊……
⑧ 藏器：見本頁注①。
⑨ 李珣：《海藥》見《證類》卷20"二十三種陳藏器餘·鮧鯷魚白" 謹按《廣州記》云：生南海，無毒。主月蝕瘡，陰瘡，瘻瘡。並燒灰用。
⑩ 普濟方：《普濟方》卷302"金刃所傷" 治金瘡傷至重，但不透膜者：用海味中鹹白鰾，揀大片色白而有紅絲者，成片鋪在傷處，以帛子紮，血止……
⑪ 皆效方：（**按**：已查《湯液大法》後附之《皆效方》，未能溯得其源。）

蜕湯下。《產寶》①。**產後血運**。鰾膠燒存性，酒和童子小便調服三五錢，良。《事林廣記》②。**經血逆行**。魚膠切炒，新綿燒灰。每服二錢，米飲調下，即愈。《多能鄙事》③。**破傷風搐**，口噤強直者。危氏香膠散④：用魚膠燒存性一兩，麝香少許，爲末。每服二錢，蘇木煎酒調下。仍煮一錢封瘡口。○《保命集》⑤治破傷風有表證未解者，用江鰾半兩炒焦，蜈蚣一對炙研，爲末。以防風、羌活、獨活、川芎等分煎湯，調服一錢。**嘔血不止**。鰾膠長八寸，廣二寸，炙黃，刮二錢，以甘蔗節三十五個，取汁調下。《經驗》⑥。**便毒腫痛**，已大而軟者。《直指方》⑦用魚鰾膠，熱湯或醋煮軟，乘熱研爛貼之。○戴氏⑧治露痕，即羊核。用石首膠一兩，燒存性，研末酒服。外以石菖蒲生研(盒)〔盦〕之，效。**八般頭風**。魚鰾燒存性爲末。臨臥以葱酒服二錢。**赤白崩中**。魚縼膠三尺，焙黃研末，同雞子煎餅，好酒食之。

魚鱠 音膾○《拾遺》⑨

【釋名】魚生。【時珍曰】劊切而成，故謂之鱠。凡諸魚之鮮活者，薄切洗淨血鮏，沃以蒜薑、薑、醋、五味食之。

---

① 產寶：《普濟方》卷350"中風" 海神散：治產後身雖強直搐搦，無反張，無汗出，亦宜作中風治之。恐產時損動子宮，風因而入子藏，謂之破傷風證。用魚鰾一兩，剉，以蛤粉炒黑，去粉，爲細末，作三服，煎蟬退湯調下。(**按**：《產寶》無此方，今另溯其源。)

② 事林廣記：《事林廣記》戊集卷下"用藥效驗" 產後血暈……又方：鰾膠燒灰存性，爲末，三、五錢，童子小便調，酒下。

③ 多能鄙事：《多能鄙事》卷6"百藥類·經效方" 治血逆行方：魚膠切塊，炒過，新綿裹，同燒灰，研細末，米飯湯調服，愈。

④ 危氏香膠散：《得效方》卷18"破傷風" 香膠散：治破傷風，口噤強直：魚膠(燒，十分，留性)、麝香(少許)，右研勻，每服二錢，酒調。不飲，米飲下。一方，蘇木煎酒下。

⑤ 保命集：《保命集》卷中"破傷風論第十二" 防風湯：治破傷風同傷寒表證，未解入裏，宜急服此藥。防風、羌活、獨活、川芎(各等分)，右㕮咀，每服五錢，水一盞半，煎至七分，去滓溫服。二三服後，宜調蜈蚣散，大效。蜈蚣散：蜈蚣一對、鰾三錢，上爲細末，用防風湯調下。

⑥ 經驗：《證類》卷20"二十三種陳藏器餘·鰷鰹魚白" 《經驗方》：治嘔血。鰾膠長八寸，闊二寸，炙令黃，刮二錢已來，用甘蔗節三十五箇，取自然汁調下。

⑦ 直指：《直指方》卷23"便毒證治" 膠方：便毒初發。水膠用水溶開，塗敷。若便毒已大而軟，則用魚鰾膠于熱湯中煮軟，乘熱研爛敷之。或要換藥，以熱湯洗去。

⑧ 戴氏：《證治要訣》卷11"瘡毒門·癰疽瘤毒" 露痕，名爲羊核。生取石菖蒲，爛研盦之，仍以石首膠一兩許，火煅存性，研爲末，酒調服。

⑨ 拾遺：《證類》卷20"二十三種陳藏器餘·鱠" 味甘，溫。蒜薑食之，溫補，去冷氣，濕痺，除膀胱水，喉中氣結，心下酸水，腹內伏梁，冷疢結癖，疝氣，補腰脚，起陽道。鯽魚鱠，主腸澼，水穀不調，下利，小兒、大人丹毒，風眩。鯉魚鱠，主冷氣，氣塊結在心腹，並宜蒜虀進之。魚鱠以菰菜爲羹，吳人謂之金虀玉鱠，開胃口，利大小腸。食鱠不欲近夜，食不銷，兼飲冷水，腹內爲蟲。時行病起食鱠，令人胃弱。又不可同乳酪食之，令人霍亂。凡虀以蔓菁煮之，蔓菁去魚腥。又萬物腦能銷毒，所以食鱠，食魚頭羹也。

【氣味】甘，温，無毒。【藏器①曰】近夜勿食，不消成積。勿飲冷水，生蟲。時行病後食之，胃弱。勿同乳酪食，令人霍亂。不可同瓜食。【時珍曰】按《食治》②云：凡殺物命，即虧仁愛，且肉未停冷，動性猶存，旋烹不熟，食猶害人。況魚鱠肉生，損人尤甚，爲癥瘕，爲痼疾，爲奇病，不可不知。昔有食魚生而生病者，用藥下出，已變蟲形，鱠縷尚存。有食鼈肉而成積者，用藥下出，已成動物而能行。皆可驗也。【主治】温補，去冷氣濕痹，除膀胱水，腹内伏梁氣塊，冷痃結癖疝氣，喉中氣結，心下酸水，開胃口，利大小腸，補腰脚，起陽道。藏器③。宜脚氣風氣人，治上氣喘咳。思邈④。鯽鱠：主久痢腸澼痔疾，大人小兒丹毒風眩。孟詵⑤。

【發明】【汪頴⑥曰】魚鱠辛辣，有劫病之功。予在蒼梧見一婦人病吞酸，諸藥不效。偶食魚鱠，其疾遂愈。蓋此意也。

魚鮓《拾遺》⑦

【釋名】【時珍曰】按劉熙《釋名》⑧云：鮓，菹也。以鹽糝醞釀而成也。諸魚皆可爲之。大者曰鮓，小者曰鮺。一云：南人曰鮺，北人曰鮓。

【氣味】甘、鹹，平，無毒。【藏器⑨曰】凡鮓皆發瘡疥。鮓内有髮，害人。【瑞⑩曰】鮓不熟者，損人脾胃，反致疾也。【時珍曰】諸鮓皆不可合生胡荽、葵菜、豆藿、麥醬、蜂蜜食，令人消渴及霍亂。凡諸無鱗魚鮓，食之尤不益人。【主治】癥瘡，和柳葉搗碎炙熱傅之。取酸

① 藏器：見前頁注⑨。
② 食治：《醫說》卷7"食忌·勿食生鮮" 旋殺物命，以應急需，既虧愛物之仁，又失養口體之正。且肉未停冷，動性猶存，鱠生之屬，損人尤甚。昔有食魚鱠而生病者，用藥下之，已變虫形而能動，有鱠縷尚存，故可驗也。有食鼈肉而成疾者，用藥下之，已成動物而能行，有類鼈狀，故可驗也。諸肉膾而食之，生蟲成病者甚多。一切微細物命，旋烹不熟，食之害人，固不可測，爲癥爲瘕，爲痼疾，爲奇病，此不可不知，亦不可忽者也（《食治》）。
③ 藏器：見 2942 頁注⑨。
④ 思邈：（按：已查孫思邈相關書，未能溯得其源。）
⑤ 孟詵：見 2942 頁注⑨。（按：誤注出處，此實出《拾遺》。）
⑥ 汪頴：《食物本草》卷4"魚類" 魚膾……予昔寓蒼梧，見一婦人患吞酸，諸藥不效，一日食魚膾遂愈。蓋以辛辣有劫病之功也。凡膾，若魚本佳者，膾亦佳。
⑦ 拾遺：《證類》卷20"二十三種陳藏器餘·魚鮓" 味甘，平，無毒。主癥。和柳葉搗碎，熱炙傅之。又主馬痎瘡。取酸臭者，和糝及屋上塵傅之。痎似疥而大，凡鮓皆發瘡疥，可合殺蟲瘡藥用之。
⑧ 釋名：《釋名》卷4"釋飲食第十三" 鮓，亦阻也。（各本亦阻誤滓，今補正。）以鹽米釀之如菹，熟而食之也。
⑨ 藏器：見本頁注⑦。（按："鮓内有髮害人"，未能溯得其源。）
⑩ 瑞：《日用本草》卷5"鮓" 稍生，不益脾胃，反致疾。

臭者,連糁和屋上塵,傅蟲瘡及馬瘑瘡。藏器①。治聤耳痔瘻,諸瘡有蟲,療白駁、代指病,主下痢膿血。時珍。

【附方】新二。白駁風。以荷葉裹鮓令臭,拭熱,頻頻擦之,取效乃止。《千金方》②。代指痛③。先刺去〔膿〕血,炙鮓皮裹之。

<h2>魚脂《拾遺》④</h2>

【釋名】魚油。【時珍曰】脂,旨也。其味甘旨也。

【氣味】甘,溫,有小毒。【時珍曰】魚脂點燈,盲人目。【主治】癥疾,用和石灰泥船魚脂鯹臭者二斤,安銅器内,燃大炷令暖,隔紙熨癥上,晝夜勿息火。又塗牛狗疥,立愈。藏器⑤。【時珍曰】南番用魚油和石灰艙船。亦用江豚油。

<h2>魚魩枕。○《綱目》</h2>

【釋名】【時珍曰】諸魚腦骨曰魩,曰丁。魚尾曰魩,音抹,曰丙。魚腸曰䐔,曰乙。魚骨曰鯁,曰刺。魚脬曰鰾,曰白。魚翅曰鰭,曰鬣。魚子曰鮢,曰䱍。【主治】能銷毒。藏器⑥。解蠱毒。作器盛飲食,遇蟲輒裂破也。時珍。○《延壽書》⑦。

<h2>魚鱗《綱目》</h2>

【釋名】【時珍曰】鱗者,鄰也。魚産於水,故鱗似鄰;鳥産於林,故羽似葉;獸産於山,故毛似草。魚行上水,鳥飛上風,恐亂鱗、羽也。【主治】食魚中毒,煩亂或成癥積,燒灰水服二錢。時珍。諸魚鱗燒灰,主魚骨鯁。《別録》⑧。

---

① 藏器:見前頁注⑦。
② 千金方:《外臺》卷15"白駁方" 《古今録驗》療面白駁方……又方:荷葉裹鮓合葉相和,更裹令大臭爛,先拭令熱,傅之即差。(二公主方。)(按:今本《千金方》無此方。)
③ 代指痛:《千金方》卷22"瘭疽第六" 治代指方……又方:先刺去膿血,炙魚皮令溫,以纏裹周匝,痛止便愈。(按:原無出處,今溯得其源。)
④ 拾遺:《證類》卷20"二十三種陳藏器餘·魚脂" 主牛疥,狗瘑瘡,塗之立愈。脂是和灰泥船者,腥臭爲佳。又主癥。取銅器盛二升,作大火炷,脂上燃之,令煖徹,於癥上熨之,以紙籍腹上,晝夜勿息火,良。
⑤ 藏器:見上注。
⑥ 藏器:《證類》卷20"二十三種陳藏器餘·鱠" ……又萬物腦能銷毒。所以食鱠,食魚頭羹也。
⑦ 延壽書:《延壽書》卷3"飲食" 《書》云:食物以魚魩器盛之,有蟲毒,輒裂破。
⑧ 別録:《唐本草》見《證類》卷20"蠡魚" 《唐本》注云:《別録》云……諸魚灰,並主哽噎也。/《聖惠方》卷35"治諸魚骨鯁諸方" 治食魚骨鯁方……又方:右以魚鱗燒灰,細研,水調一錢服之。(按:時珍糅合二家之説。)

<h1 style="text-align:center">魚子_{《綱目》}</h1>

【釋名】鮓音米、鱦音蟻。

【集解】【孟詵①曰】凡魚生子，皆粘在草上及土中。冬月寒水過後，亦不腐壞。到五月三伏日，雨中便化爲魚。【時珍曰】凡魚皆冬月孕子，至春末夏初則於湍水草際生子。有牡魚隨之，洒白蓋其子。數日即化出，謂之魚苗，最易長大。孟氏之説，蓋出謬傳也。

【氣味】缺。【主治】目中障翳。時珍。

【發明】【時珍曰】魚子古方未見用。惟《聖濟總録》治目決明散中用之，亦不言是何魚之子。大抵當取青魚、鯉、鯽之屬爾。

【附方】新一。決明散。治一切遠年障翳，弩肉赤腫疼痛。用魚子活水中生下者半兩，以硫黃水溫溫洗浄，石決明、草決明、青葙子、穀精草、枸杞子、黄連、炙甘草、枳實麩炒、牡蠣粉、蛇蜕燒灰、白芷、龍骨、黄蘗各一兩，白附子炮、白蒺藜炒、黄芩炒、羌活各半兩，虎睛一隻切作七片，文武火炙乾，每一料用一片，右通爲末。每服三錢，五更時茶服，午夜再服。赤白翳膜，七日減去。弩肉赤腫痛不可忍者，三五日見效。忌猪、魚、酒、麵、辛辣、色欲。凡遇惱怒酒色風熱即疼者，是活眼，尚可醫治；如不疼，是死眼，不必醫也。《總録》②。

① 孟詵：《食療》見《證類》卷20"鯽魚" ……凡魚生子，皆粘在草上及土中。寒冬月水過後，亦不腐壞。每到五月三伏時，雨中便化爲魚……

② 總録：《聖濟總録》卷111"遠年障翳" 治眼目一切遠年障翳，眥生胬肉，赤腫疼痛，決明散方：石決明、草決明、青葙子、甘草（炙，剉）、黄蘗（去粗皮）、黄連（去須）、穀精草、龍骨、白芷、枳實（麩炒）、牡蠣（煅）、枸杞子、蛇蜕（各一兩）、羌活（去蘆頭）、蒺藜子（炒，去角）、蟬蜕、白附子（炮）、黄耆（剉，各半兩）、魚子（活水中生下者，半兩，其子用硫黃水溫溫洗過）、虎睛（一隻，切作七片，文武火炙乾，每一次杵羅，入一片爲末），右二十味搗羅爲散，每服三錢匕，五更時陳茶清調下，日午臨卧再服，眥生胬肉，赤腫疼痛，不可忍者，三五日見效。赤白翳膜久不見者，一七日減，二七日其眼好安然。眼根枯死者，不療。活者通治，如煩惱傷酒色，遇風雨，眼中疼痛者，即是活眼。若或有此，無淚不疼痛者，爲死眼，更不用治。

本草綱目介部目録第四十五卷

李時珍曰：介蟲三百六十，而龜爲之長。龜蓋介蟲之靈長者也。《周官》鼈人取互物以時籍昌角切，春獻鼈、蜃，秋獻龜、魚。祭祀供蠯排、蠃螺、蚳池以授醢人。則介物亦聖世供饌之所不廢者，而況又可充藥品乎？唐、宋本草皆混入“蟲”、“魚”，今析爲“介部”。凡四十六種，分爲二類，曰龜鼈，曰蚌蛤。

《神農本草經》八種梁·陶弘景註　　　《名醫別録》五種梁·陶弘景註

《唐本草》二種唐·蘇恭　　　　　　　《本草拾遺》一十種唐·陳藏器

《海藥本草》二種唐·李珣　　　　　　《蜀本草》一種蜀·韓保昇

《開寶本草》二種宋·馬志　　　　　　《嘉祐本草》八種宋·掌禹錫

《圖經本草》一種宋·蘇頌　　　　　　《本草綱目》六種明·李時珍

《本草蒙筌》一種明·陳嘉謨

【附註】魏《吳普本草》　　　李當之《藥録》　　　宋·雷斆《炮炙論》

齊·徐之才《藥對》　　唐·甄權《藥性》　　　孫思邈《千金》

唐·孟詵、張鼎《食療》　楊損之《删繁》　　　蕭炳《四聲》

南唐·陳士良《食性》　宋·寇宗奭《衍義》　　大明《日華》

金·張元素《珍珠囊》　元·李杲《法象》　　　王好古《湯液》

朱震亨《補遺》　　　吳瑞《日用》　　　　明·汪穎《食物》

明·寧原《食鑑》　　　明·汪機《會編》

介之一　　龜鼈類一十七種

水龜《本經》　　秦龜《別録》　　蟕龜《綱目》○蠵龜、鼉附　　瑇瑁《開寶》○撒八兒附

綠毛龜《蒙筌》　瘧龜《拾遺》　　鶚龜《拾遺》○旋龜　　　　攝龜《蜀本》

賁龜《綱目》　　鼈《本經》　　　納鼈《圖經》　　　　　　　能鼈《綱目》

朱鼈《拾遺》　　珠鼈《綱目》　　黿《拾遺》　　　　　　　　蟹《本經》

鱟《嘉祐》

右附方舊一十九，新四十六。

本草綱目介部第四十五卷

介之一　龜鼈類一十七種

水龜《本經》①上品

【釋名】玄衣督郵。【時珍曰】按許慎《説文》②云：龜頭與蛇同。故字上從它，其下象甲、足、尾之形。"它"即古蛇字也。又《爾雅》③龜有十種，郭璞隨文傅會，殊欠分明。蓋山、澤、水、火四種，乃因常龜所生之地而名也。其大至一尺已上者，在水曰寶龜，亦曰蔡龜，在山曰靈龜，皆國之守寶而未能變化者也。年至百千，則具五色，而或大或小，變化無常。在水曰神龜，在山曰筮龜，皆龜之聖者也。火龜則生炎地，如火鼠也。攝龜則呷蛇龜也。文龜則蟕蠵、瑇瑁也。後世不分山、澤、水、火之異，通以小者爲神龜，年久者爲靈龜，誤矣。《本經》龜甲止言水中者，而諸註始用神龜。然神龜難得，今人惟取水中常龜入藥。故今總標水龜，而諸龜可該矣。

【集解】【時珍曰】甲蟲三百六十，而神龜爲之長。龜形象離，其神在坎。上隆而文以法天，下平而理以法地。背陰向陽，蛇頭龍頸。外骨内肉，腸屬於首，能運任脉。廣肩大腰，卵生思抱，其息以耳。雌雄尾交，亦與蛇匹。或云大腰無雄者，謬也。今人視其底甲，以辨雌雄。龜以春夏出蟄脱甲，秋冬藏穴導引，故靈而多壽。《南越志》④云：神龜，大如拳而色如金，上甲兩邊如鋸齒，爪至

---

① 本經：《本經》《别録》（《藥對》）見《證類》卷 20 "**龜甲**"　味鹹、甘、**平**，有毒。**主漏下赤白，破癥瘕痎瘧，五痔陰蝕，濕痹四肢重弱，小兒囟不合**，頭瘡難燥，女子陰瘡，及驚恚氣心腹痛，不可久立，骨中寒熱，傷寒勞復，或肌體寒熱欲死，以作湯良。**久服輕身不飢**。益氣資智，亦使人能食。**一名神屋**。生南海池澤及湖水中。採無時。勿令中濕，中濕即有毒。（惡沙參、蜚蠊。）

② 説文：《説文·龜部》　龜……从它，龜頭與它頭同。天地之性，廣肩無雄。龜鼈之類，以它爲雄。象足甲尾之形。

③ 爾雅：《爾雅·釋魚》（郭注）　一曰神龜（龜之最神明）。二曰靈龜（涪陵郡出大龜，甲可以卜，緣中文似瑇瑁，俗呼爲靈龜，即今蟕蠵，一名靈蠵，能鳴）。三曰攝龜（小龜也。腹甲曲折解，能自張閉，好食蛇，江東呼爲陵龜）。四曰寶龜（《書》曰：遺我大寶龜）。五曰文龜（甲有文彩者。《河圖》曰：靈龜負書，丹甲青文）。六曰筮龜（常在蓍叢下潛伏。見《龜策傳》）。七曰山龜。八曰澤龜。九曰水龜。十曰火龜（此皆説龜生之處所。火龜猶火鼠耳。物有含異氣者，不可以常理推，然亦無所怪。）

④ 南越志：《初學記》卷 30 "鱗介部"　龜第十一；《南越志》曰……神龜大如拳而色如金，上甲兩邊如鋸齒，爪至利而能緣大木，捕鳴蟬，至美可食，不中於卜，以其小故也……

利,能緣樹食蟬。《抱朴子》①云:千歲靈龜,五色具焉。如玉如石,變化莫測,或大或小,或游於蓮葉之上,或伏於(著叢)〔叢著〕之下。張世南《質龜論》②云:龜老則神,年至八百,反大如錢。夏則游於香荷,冬則藏於藕節。其息有黑氣如煤煙,在荷心,狀甚分明。人見此氣,勿輒驚動,但潛含油管噀之,即不能遁形矣。或云:龜聞鐵聲則伏,被蚊叮則死。香油抹眼,則入水不沉。老桑煮之則易爛。皆物理制伏之妙也。

　　龜甲。【釋名】神屋《本經》③、敗龜版《日華》④、敗將《日華》、漏天機《圖經》⑤。【時珍曰】並隱名也。

　　【集解】【《別録》⑥曰】龜甲生南海池澤及湖水中,采無時。勿令中濕,濕即有毒。【陶弘景⑦曰】此用水中神龜,長一尺二寸者爲善。(厴)〔厴〕可供卜,殼可入藥,亦入仙方。當以生龜炙取。【韓保昇⑧曰】湖洲、江州、交州者,骨白而厚,其色分明,供卜、入藥最良。【大明⑨曰】卜龜小而腹下曾鑽十遍者,名敗龜版,入藥良。【蘇頌⑩曰】今江湖間皆有之。入藥須用神龜。神龜版當心前一處,四方透明,如琥珀色者最佳。其頭方脚短,殼圓版白者,陽龜也;頭尖脚長,殼長版黃者,陰龜也。陰人用陽,陽人用陰。今醫家亦不知如此分別。【時珍曰】古者取龜用秋,攻龜用春。今之采龜者,聚至百十,生鋸取甲,而食其肉。彼有龜王、龜相、龜將等名,皆視其腹背左右之文以別之。龜之直中文,名曰千里。其首之橫文第一級左右有斜理皆接乎千里者,即龜王也。他龜即無此矣。言占事帝王用王,文用相,武用將,各依等級。其説與《逸禮》⑪所載天子一尺二寸、諸侯八寸、大夫六寸、士庶四寸之説相合,亦甚有理。若夫神龜、寶龜,世所難得,則入藥亦當依此用之可也。《日華》

---

① 抱朴子:《抱朴子内篇》卷3"對俗"　《玉策記》曰:千歲之龜,五色具焉。其額上兩骨起似角,浮於蓮葉之上,或在叢著之下。(**按**:"如玉如石,變化莫測,或大或小"一句,未能溯得其源。)

② 質龜論:《説郛》弓109《箕龜論》　夫龜者,水産而成形,故八百年反大如錢。夏則游於荷,冬則藏藕節。爲人所驚,則隨波流蕩。在於荷中,審而察之,有黑氣如煤烟,於荷心,其狀甚分明,遊人往往見之,此謂之息氣也……或見其氣象,輒莫驚動其荷,當潛含水及油膏噀之,則其龜弗能遁形矣……然而性畏刀鐵之器,聞其聲則不能動矣……/《物類相感志·總論》　……香油抹烏龜眼,則入水不沉。/**"禽魚"**　鱉與蝤蛑被蚊子叮了即死。(**按**:"或云"之後非《質龜論》之文。)

③ 本經:見2947頁注①白字。

④ 日華:《日華子》見《證類》卷20"龜甲"　卜龜小者,腹下可卜,鑽遍者,名敗龜。治血麻痺。入藥酥炙用,又名敗將。(**按**:"釋名"項下"日華"同此。)

⑤ 圖經:《圖經》見《證類》卷20"秦龜"　……方書中又多用敗龜,取鑽灼之多者,一名漏天機……

⑥ 別録:見2947頁注①。

⑦ 陶弘景:《集注》見《證類》卷20"龜甲"　陶隱居云:此用水中神龜,長一尺二寸者爲善。厴可以供卜,殼可以充藥,亦入仙方。用之當炙。

⑧ 韓保昇:《蜀本草》見《證類》卷20"龜甲"　《蜀本》:《圖經》云:江、河、湖水龜也。湖州、江州、交州者,皆骨白而厚,色分明,並堪卜,其入藥者得便堪用。今所在皆有,肉亦堪釀酒也。

⑨ 大明:見本頁注④。

⑩ 蘇頌:《圖經》見《證類》卷20"秦龜"　……今江湖間並皆有之……一説入藥須用神龜,神龜底殼當心前,有一處四方透明如琥珀色者是矣。其頭方,殼圓,脚短者爲陽龜。形長,頭尖,脚長者爲陰龜。陰人用陽,陽人用陰。今醫家亦不復如此分別也。

⑪ 逸禮:《御覽》卷931"龜"　《逸禮》曰:天子龜尺二寸,諸侯八寸,大夫六寸,士民四寸……

用卜龜小甲,蓋取便耳。又按經云:龜甲勿令中濕。一名神屋。陶言(屫)〔屜〕可供卜,殼可入藥。則古者上下甲皆用之。至《日華》①始用龜版,而後人遂主之矣。

【正誤】【吳球②曰】先賢用敗龜版補陰,借其氣也。今人用鑽過及煮過者,性氣不存矣。惟靈山諸谷,因風墜自敗者最佳,田池自敗者次之,人打壞者又次之。【時珍曰】按陶氏用生龜炙取,《日華》用灼多者,皆以其有生性神靈也。曰敗者,謂鑽灼陳久如敗也。吳氏不達此理,而反用自死枯敗之版,復謂灼者失性,謬矣。縱有風墜自死者,亦山龜耳。淺學立異誤世,鄙人據以爲談,故正之。【修治】以龜甲鋸去四邊,石上磨净,灰火炮過,塗酥炙黃用。亦有酒炙、醋炙、猪脂炙、燒灰用者。

【氣味】甘,平,有毒。【甄權③曰】無毒。【時珍曰】按經云:中濕者有毒,則不中濕者無毒矣。【之才④曰】惡沙參、蜚蠊。畏狗膽。瘦銀。

【主治】甲:治漏下赤白,破癥瘕痎瘧,五痔陰蝕,濕痺四肢重弱,小兒顖不合。久服輕身不飢。《本經》⑤。驚恚氣,心腹痛,不可久立,骨中寒熱,傷寒勞(役)〔復〕,或肌體寒熱欲死,以作湯,良。久服益氣資智,使人能食。燒灰,治小兒頭瘡難燥,女子陰瘡。《別錄》⑥。(殼)〔溺〕:主久嗽,斷瘧。弘景⑦。殼:炙末酒服,主風脚弱。蕭炳⑧。版:治血麻痺。《日華》⑨。燒灰,治脱肛。甄權⑩。下甲:補陰,主陰血不足,去瘀血,止血痢,續筋骨,治勞倦,四肢無力。震亨⑪。治腰脚酸痛,補心腎,益大腸,止久痢久洩,主難產,消癰腫。燒灰,傅臁瘡。時珍。

【發明】【震亨⑫曰】敗龜版屬金、水,大有補陰之功,而本草不言,惜哉!蓋龜乃陰中至陰之物,稟北方之氣而生,故能補陰、治血、治勞也。【時珍曰】龜、鹿皆靈而有壽。龜首常藏向腹,能通

---

① 日華:(**按**:《日華子》無"龜版"一詞,唯云"敗龜"。)

② 吳球:(**按**:查吳球相關書,未能溯得其源。)

③ 甄權:《藥性論》見《證類》卷20"龜甲" 龜甲,畏狗膽,無毒……

④ 之才:古本《藥對》見2947頁注①括號中七情文。(**按**:"畏狗膽"乃出《藥性論》。)

⑤ 本經:見2947頁注①白字。

⑥ 別錄:見2947頁注①。

⑦ 弘景:《集注》見《證類》卷20"龜甲" ……生龜溺甚療久嗽,亦斷瘧……

⑧ 蕭炳:《四聲本草》見《證類》卷20"龜甲" 蕭炳云:殼主風脚弱,炙之、末,酒服。

⑨ 日華:見2948頁注④。

⑩ 甄權:《藥性論》見《證類》卷20"龜甲" ……燒灰治小兒頭瘡不燥。骨帶入山令人不迷。血治脱肛。灰亦治脱肛。

⑪ 震亨:《衍義補遺·敗龜板》 屬金而有水,陰中陽也。大有補陰之功,而《本草》不言,惜哉!其補陰之功力猛,而兼有去瘀血,續筋骨,治勞倦。其能補陰者,蓋龜乃陰中至陰之物,稟北方之氣而生,故能補陰,治陰血不足,止血,治四肢無力。酥、酒、猪脂皆可炙用……

⑫ 震亨:見上注。

任脉，故取其甲以補心、補腎、補血，皆以養陰也。鹿鼻常反向尾，能通督脉，故取其角以補命、補精、補氣，皆以養陽也。乃物理之玄微，神工之能事。觀龜甲所主諸病，皆屬陰虛血弱，自可心解矣。又見"鼈甲"。

【附方】舊二，新十二。補陰丸。丹溪方①用龜下甲酒炙、熟地黄九蒸九晒各六兩，黄柏鹽水浸炒、知母酒炒各四兩，石器爲末，以豬脊髓和丸梧子大。每服百丸，空心温酒下。一方：去地黄，加五味子炒一兩。瘧疾不止。龜殼燒存性，研末。酒服方寸匕。《海上名方》②。抑結不散。用龜下甲酒炙五兩，側柏葉炒一兩半，香附童便浸炒三兩，爲末，（海）〔酒〕糊丸梧子大。每空心温酒服一百丸。胎産下痢。用龜甲一枚，醋炙爲末。米飲服一錢，日二。《經驗方》③。難産催生。《秘録》④用龜甲燒末，酒服方寸匕。○《摘玄》⑤治産三五日不下，垂死，及矮小女子交骨不開者，用乾龜殼一個酥炙，婦人頭髮一握燒灰，川芎、當歸各一兩。每服秤七錢，水煎服。如人行五里許，再一服。生胎、死胎俱下。腫毒初起。敗龜版一枚，燒研，酒服四錢。小山⑥。婦人乳毒。同上方。小兒頭瘡。龜甲燒灰敷之。《聖惠方》⑦。月蝕耳瘡。同上。口吻生瘡。同上。臁瘡朽臭。生龜一枚取殼，醋炙黄，更煅存性，出火氣，入輕粉、麝香。葱湯洗净，搽敷之。《急救方》⑧。人咬傷瘡。龜版骨、鼈肚骨各一片，燒研。油調搽之。葉氏《摘

① 丹溪方：《丹溪心法》卷3"補損五十一" 大補丸：孤陰火，補腎水。黄柏(炒褐色)、知母(酒浸，炒，各四兩)、熟芐(酒蒸)、龜板(酥炙，各六兩)，右爲末，豬脊髓蜜丸，服七十丸，空心鹽白湯下。（按：上方藥味皆同，製法不一。時珍所録，或别有所本。）

② 海上名方：《普濟方》卷200"久瘧" 神屋散(出《海上名方》)：右龜殼燒灰，研細，酒調下，服方寸匕。

③ 經驗方：《證類》卷20"龜甲" 《經驗方》：治産後産前痢。敗龜一枚，用米醋炙，搗爲末，米飲調下。

④ 秘録：《證類》卷20"龜甲" 《子母秘録》：令子易産。燒龜甲末，酒服方寸匕。

⑤ 摘玄：《得效方》卷14"保産" 加味芎歸湯：治産五七日不下，垂死者，及矮石女子交骨不開者。右用川芎、當歸(各一兩)、自死乾龜殼(一個，酥炙)、多男女者婦人頭髮(一握，燒存性)，共爲散，每服三錢，水一盞半煎服，屢效。約人行五里，生胎死胎俱下。无自死龜殼，用鑽龜廢殼亦可。（按：《丹溪摘玄》无此方，今另溯其源。）

⑥ 小山：《怪證奇方》卷下 治婦人乳毒，及一切初起腫毒，服之則消：敗龜板一枚，煅，去火毒，每三四錢，酒調下。

⑦ 聖惠：《普濟方》卷363"頭瘡" 治小兒頭瘡方：用龜甲燒灰，敷之。/治小兒頭瘡、吻瘡、耳後月蝕瘡：用龜甲燒灰，敷之。/治小兒頭瘡、吻瘡、耳後月蝕瘡：用龜甲燒灰，敷之。（按：《聖惠方》无此方，另溯其源。）

⑧ 急救方：《急救良方》卷2"諸瘡第三十六" 治外臁生瘡，臭穢潰爛，數年不愈者，用：生龜一個，烏者，打死去肉取殼，酸醋一碗，炙醋盡爲度，仍煅令白煙盡，須存性，碗合地上一宿出火氣，入輕粉、麝香拌匀，先以葱湯洗，拭乾，方用藥敷。

玄》①。豬咬成瘡。龜版燒研，香油調搽之。葉氏《摘玄》②。

肉。【氣味】甘、酸，温，無毒。【弘景③曰】作羹臛大補，而多神靈，不可輕殺。書家所載甚多，此不具説。【思邈④曰】六甲日、十二月俱不可食，損人神。不可合豬肉、菰米、瓜、莧食，害人。

【主治】釀酒，治大風緩急，四肢拘攣，或久癱緩不收，皆瘥。蘇恭⑤。煮食，除濕痺風痺，身腫蹉折。孟詵⑥。治筋骨疼痛及一二十年寒嗽，止瀉血、血痢。時珍。

【發明】【時珍曰】按周處《風土記》⑦云：江南五月五日煮肥龜，入鹽、豉、蒜、蓼食之，名曰菹龜。取陰内陽外之義也。

【附方】舊一，新六。熱氣濕痺：腹内激熱。用龜肉同五味煮食之。微泄爲效。《普濟方》⑧。筋骨疼痛。用烏龜一個，分作四脚。每用一脚，入天花粉、枸杞子各一錢二分，雄黄五分，麝香五分，槐花三錢，水一椀煎服。《纂要奇方》⑨。十年欬嗽⑩，或二十年，醫不效者。生龜三枚，治如食法，去腸，以水五升，煮取三升浸麴，釀秫米四升如常，飲之令盡，永不發。○又方：用生龜一枚著（炊）〔坎〕中，令人溺之，浸至三日，燒研。以醇酒一升，和末如乾飯，頓服。須臾大吐，嗽

---

① 摘玄：《丹溪摘玄》卷19"唇門"　犬咬傷人：鱉肚版片、龜板骨（一片，燒灰），右末之，油調（服）〔敷〕。

② 摘玄：《丹溪摘玄》卷19"唇門"　豬咬傷人：龜板，炮，末，香油調傅患處。

③ 弘景：《集注》見《證類》卷20"龜甲"　……肉作羹臛，大補而多神靈，不可輕殺。書家載之甚多，此不具説也。

④ 思邈：《證類》卷20"龜甲"　孫真人食忌：十二月勿食龜肉，損命，不可輕食，殺人。/《千金方》卷26"鳥獸第五"　……十二月勿食蟹、鱉，損人神氣。又云：龜、鱉肉共豬肉食之，害人。秋果菜共龜肉食之，令人短氣。飲酒食龜肉并菰白菜，令人生寒熱。六甲日勿食龜、鱉之肉，害人心神。

⑤ 蘇恭：《唐本草》見《證類》卷20"龜甲"　《唐本》注云：龜，取以釀酒。主大風緩急，四肢拘攣，或久癱緩不收攝，皆差。

⑥ 孟詵：《食療》見《證類》卷20"龜甲"　温，味酸。主除温瘴氣，風痺身腫，蹉折……

⑦ 風土記：《御覽》卷31"五月五日"　《風土記》曰：仲夏端五，端，初也，俗重五日，與夏至同。先節一日……煮肥龜令極熟，去骨，加鹽、豉、蒜蓼，名曰菹龜……龜表肉裏，陽外陰内之形，所以贊時也。

⑧ 普濟方：《普濟方》卷186"熱痺"　治熱痺腹中極熱：細劈鱉肉，五味煮食之，當微泄……

⑨ 纂要奇方：（按：書佚，無可溯源。）

⑩ 十年欬嗽：《肘後方》卷3"治卒上氣咳嗽方第二十三"　治久咳嗽，上氣，十年二十年，諸藥治不瘥方……又方：生龜三〔枚〕，治如食法，去腸，以水五升，煮取三升，以漬麴釀，秫米四升，如常法熟，飲二升，令盡，此則永斷。/又方：生龜一隻，著坎中就溺之令没，龜死，漬之三日出，燒末，以醇酒一升，和屑如乾飯，頓服之，須臾大吐，嗽囊出則瘥。小兒可服半升。（按：原無出處，今溯得其源。）

囊出則愈，小兒減半。**痢及瀉血**。烏龜肉，以沙糖水拌，椒和，炙熟食之。多度即愈。《普濟方》①。**勞瘵失血**。田龜煮取肉，和葱、椒、醬、油煮食。補陰降火，治虛勞失血，咯血欬嗽，寒熱，累用經驗。吳球《便民食療》②。**年久痔漏**。田龜二三個，煮取肉，入茴香、葱、醬，常常食，累驗。此疾大忌糟、醋等熱物。《便民食療》③。

血。【氣味】鹹，寒，無毒。【主治】塗脱肛。甄權④。治打撲傷損，和酒飲之，仍擣生龜肉塗之。時珍。

膽汁。【氣味】苦，寒，無毒。【主治】痘後目腫，經月不開，取點之良。時珍。

溺。【采取】【頌⑤曰】按孫光憲《北（萝）〔夢〕瑣言》云：龜性妬而與蛇交。惟取龜置瓦盆中，以鑑照之。龜見其影，則淫發失尿。急以物收取之。又法：以紙炷火，以點其尻，亦致失尿，但差緩耳。【時珍曰】今人惟以豬鬃或松葉刺其鼻，即尿出。似更簡捷也。

【主治】滴耳，治聾。藏器⑥。點舌下，治大人中風舌瘖，小兒驚風不語。摩胸、背，治龜胸、龜背。時珍。

【發明】【時珍曰】龜尿走竅透骨，故能治瘖、聾及龜背，染髭髮也。按《岣嶁神書》⑦言：龜尿磨瓷器，能令軟；磨墨畫石，能入數分。即此可推矣。

【附方】舊一，新二。**小兒龜背**。以龜尿摩其胸背，久久即差。孫真人⑧。**中風不語**。烏龜尿點少許於舌下，神妙。《壽域》⑨。**鬚髮早白**。以龜尿調水蛭細末，日日撚之，自黑。末忌粗。《談野翁方》⑩。

---

① 普濟方：《普濟方》卷 209"諸痢"　治痢亦治瀉血……又方：用砂糖、水、雜椒作料等物，將烏龜去殼，爛煮食之，以多爲度即愈。

② 便民食療：（**按**：僅見《綱目》引録。未能溯得其源。）

③ 便民食療：（**按**：僅見《綱目》引録。未能溯得其源。）

④ 甄權：《藥性論》見《證類》卷 20"龜甲"　……血主脱肛。灰亦治脱肛。

⑤ 頌：《圖經》見《證類》卷 20"秦龜"　……又藥中用龜尿，最難得。孫光憲《北夢瑣言》載其説云：道士陳釗，言龜之性妒而與蛇交，或雌蛇至，有相趁鬥噬，力小者或至斃。採時取雄龜，於瓷碗中，或小盤中置之，於後以鑒照，龜既見鑒中影，往往淫發而失尿，急以物收取。又以紙炷火上燉熱，以點其尻，亦至失尿，然不及鑒照之駛也。

⑥ 藏器：《拾遺》見《證類》卷 20"龜甲"　《陳藏器本草》云：龜溺，主耳聾，滴耳中差。

⑦ 岣嶁神書：（**按**：已查原書，未能溯得其源。）

⑧ 孫真人：《證類》卷 20"龜甲"　孫真人云：治小兒龜背，以龜尿摩胸背上，差。

⑨ 壽域：《延壽神方》卷 1"中風部"　中風不語，用烏龜尿少許點舌下，神妙。取尿法：以龜坐荷葉上，以豬鬃鼻內刺之。

⑩ 談野翁方：（**按**：未見原書，待考。）

秦龜《別録》①上品

【釋名】山龜。【宗奭②曰】龜則四方皆有。但秦地山中多老龜,極大而壽,故取爲用,以地別名。

【集解】【《別録》③曰】秦龜生山之陰土中。二月、八月采。【保昇④曰】今江南、嶺南處處有之,冬月藏土中,春、夏、秋即出游溪谷。古人獨取秦地者耳。【弘景⑤曰】此即山中龜不入水者。其形大小無定,方藥稀用。【恭⑥曰】秦龜即蟕蠵,更無別也。【士良⑦曰】秦人呼蟕蠵爲山龜,是矣。【藏器⑧曰】蟕蠵生海水中。秦龜生山陰,是深山中大龜,如〔碑〕下趺者。食草根竹萌,冬蟄春出。卜人亦取以占山澤,揭甲亦可飾器物。【頌⑨曰】蟕蠵生嶺南,別是一種山龜,非秦龜也。龜類甚多,罕能遍識。蓋近世貨幣不用,知卜者稀,故爾弗貴也。【時珍曰】山中常龜,鹿喜食之。其大而可卜者曰靈龜。年至百歲能變化者,曰筮龜。或伏於蓍草之下,或游於卷耳、芩葉之上。《抱朴子》⑩所謂山中巳日稱時君者爲龜,即此也。其蟕蠵,或以爲山龜,或云生海水中,其說不定。按《山海經》⑪蟕龜生深澤中。應劭注《漢書》⑫云:靈蟕,大龜也。雌曰蟕蠵,雄曰玳瑁。觀此則秦龜是山龜,蟕蠵是澤龜,與《爾雅》山龜、澤龜、水龜相合。蓋一種二類,故其占卜、入藥、飾器,功用尤同耳。

甲。【修治】【李珣⑬曰】經卜者更妙。以酥或酒炙黃用。【氣味】苦,温,無毒。【主治】除濕痹氣,身重,四肢關節不可動摇。《別録》⑭。頑風冷痹,關節氣

---

① 別録:《別録》見《證類》卷20"秦龜" 味苦,無毒。主除濕痹氣,身重,四肢關節不可動摇。生山之陰土中。二月、八月取。
② 宗奭:《衍義》卷17"秦龜" 即生於秦者。秦地山中多老龜,極大而壽。
③ 別録:見本頁注①。
④ 保昇:《蜀本草》見《證類》卷20"秦龜" 《蜀本》:《圖經》云:今江南、嶺南並有。冬月藏土中,春夏秋即游溪谷……
⑤ 弘景:《集注》見《證類》卷20"秦龜" 陶隱居云:此即山中龜不入水者。形大小無定,方藥不甚用……
⑥ 恭:《唐本草》見《證類》卷20"秦龜" ……秦龜即蟕蠵是,更無別也。
⑦ 士良:《食性》見《證類》卷20"秦龜" 陳士良云:龜龜腹下橫折,秦人呼蟕蠵,山龜是也……
⑧ 藏器:《拾遺》見《證類》卷20"秦龜" 陳藏器云:蘇云秦龜即是蟕蠵。按蟕蠵生海水中,生山陰者非蟕蠵矣。今秦龜是山中大龜,如碑下者。食草根、竹笋,深山谷有之,卜人取以占山澤。《漢書》十朋有山龜,即是此也。揭取甲,亦如蟕蠵堪飾器物。
⑨ 頌:《圖經》見《證類》卷20"秦龜" ……據此乃別是一種山龜,未必是此秦龜也。其入藥亦以生脱者爲上。凡龜之類甚多,而時人罕復遍識,蓋近世貨幣所不用,而知卜術者亦稀,惟醫方時用龜甲,故爾弗貴矣……
⑩ 抱朴子:《抱朴子内篇》卷17"登涉" ……巳日稱寡人者,社中蛇也。稱時君者,龜也。
⑪ 山海經:《山海經》卷4"東山經" ……其名曰深澤,其中多蟕龜。(蟕,觜蟕,大龜也,甲有文彩,似瑇瑁而薄。)
⑫ 漢書:《漢書·揚雄傳》 抾靈蟕(應劭曰:蟕,大龜也,雄曰毒冒,雌曰觜蟕……)
⑬ 李珣:《海藥》見《證類》卷20"秦龜" ……或經卜者更妙。凡甲炙令黃,然後入藥中。
⑭ 別録:見本頁注①。

壅,婦人赤白帶下,破積癥。孟詵①。補心。宗奭②。治鼠瘻。時珍。

【發明】【宗奭③曰】大龜靈於物,故方家用以補心,然甚有驗。【時珍曰】見《鼈甲》。

【附方】新一。鼠瘻。劉涓子④用山龜殼炙、狸骨炙、甘草炙、雄黄、桂心、乾薑等分,爲末,飲服方寸匕。仍以艾灸瘡上,用蜜和少許,入瘡中,良。

頭。【主治】陰乾,炙研服,令人長遠,入山不迷。孟詵⑤。【弘景⑥曰】前臑骨佩之亦然耳。

蟕蠵《綱目》

【釋名】蟕蠵音兹夷、靈蠵《漢書》⑦、靈龜郭璞注⑧、蚼鼊音拘璧,一作蚼蝷、贔屭音備戲⑨,《雜俎》⑩作係臂者非。皮名龜筒。【時珍曰】蟕蠵鳴聲如兹夷,故名。蚼鼊者,南人呼龜皮之音也。贔屭者,有力貌,今碑跌象之。或云大者爲蟕蠵、贔屭,小者爲蚼鼊,甚通。

【集解】【弘景⑪曰】蟕蠵生廣州。【恭⑫曰】即秦龜也。【藏器⑬曰】蟕蠵生海邊。甲有文,堪爲物飾。非山龜也。【保昇⑭曰】蘇恭之説非通論也。按郭璞《爾雅注》⑮云:蟕蠵出涪陵郡,大龜

---

① 孟詵:《海藥》見《證類》卷20"秦龜"　……治婦人赤白漏下,破積癥,頑風冷痺,關節氣壅……(按:誤注出孟詵,實出《海藥》。)

② 宗奭:《衍義》卷17"秦龜"　龜甲……以其靈於物,方家故用以補心,然甚有驗。

③ 宗奭:見上注。

④ 劉涓子:《外臺》卷23"九漏方"　《備急》:劉涓子鼠瘻方:山龜殼(炙)、桂心、雄黄、乾薑、狸骨(炙)、甘草(炙),右六味等分,搗篩爲散,飲服方寸匕,日三。蜜和内瘡中,無不愈。先灸作瘡,後與藥,良。

⑤ 孟詵:《食療》見《證類》卷20"龜甲"　……五月五日取頭乾末服之,亦令人長遠入山不迷。

⑥ 弘景:《集注》見《證類》卷20"秦龜"　……帶秦龜前臑骨,令人入山不迷……

⑦ 漢書:《漢書·揚雄傳》　拑靈蠵……

⑧ 郭璞注:《爾雅·釋魚》(郭注)　……二曰靈龜。(涪陵郡出大龜,甲可以卜,緣中文似瑇瑁,俗呼爲靈龜,即今觜蠵龜,一名靈蠵,能鳴。)

⑨ 贔屭音戲備:(按:原作"負𧉴音戲備"。人衛本校注據《文選》卷二《東京賦》"巨靈贔屭"、《吳都賦》"巨鼇贔屭",考本名當作"贔屭"。又據《説文》卷10下"六部"段玉裁注,定其音爲"備戲"。今從人衛本所考,將此別名及注音訂正乙轉。此下"時珍曰"之"負𧉴"、"𧉴負"均從此考證改之,不另出注。)

⑩ 雜俎:《酉陽雜俎》卷17"鱗介篇"　係臂如龜。

⑪ 弘景:《集注》見《證類》卷20"秦龜"　陶隱居……廣州有蟕蠵,其血甚療俚人毒箭傷。

⑫ 恭:《唐本草》見《證類》卷20"秦龜"　《唐本》注云……秦龜即蟕蠵是,更無別也。

⑬ 藏器:《拾遺》見《證類》卷20"秦龜"　……按蟕蠵生海水中,生山陰者非蟕蠵矣……揭取甲,亦如瑇瑁堪飾器物。

⑭ 保昇:《蜀本草》見《證類》卷20"秦龜"　《蜀本》:《圖經》云……又靈龜出涪陵郡,大甲可以卜,似瑇瑁,即蟕蠵龜也。一名靈蠵,能鳴。今蘇言秦龜即蟕蠵,非爲通論……

⑮ 爾雅注:見本頁注⑧。

也。其緣甲文似瑇瑁，能鳴。甲亦可卜，俗呼靈龜是矣。【頌①曰】蟕蠵別是一種山龜之大者，非秦龜也。《嶺表録》云：潮、循間甚多。人立背上，可負而行。鄉人取殼，以生得全者爲貴。初用木換出其肉。龜被楚毒，鳴吼如牛，聲振山谷。古人謂生龜脱筒，指此。工人以其甲通明黄色者，煮拍陷瑇瑁爲器，謂之龜筒。入藥亦以生脱爲上。【《日華》②曰】蟕蠵即黿鼉也。皮可寶裝飾物。【時珍曰】蟕蠵諸説不一。按《山海經》云：蟕蠵生深澤中。注云：大龜也。甲有文采，似瑇瑁而薄。應劭注《漢書》云：靈蟕，大龜也。雄曰瑇瑁，雌曰蟕蠵。據此二説，皆出古典。質以衆論，則蟕蠵即黿鼉之大者，當以藏器、《日華》爲準也。生於海邊，山居水食，瑇瑁之屬。非若山龜不能入水也。故功用專於解毒，與瑇瑁相同，自可意會。劉欣期《交州記》③云：蚼蠵似瑇瑁，大如笠，四足縵胡無指爪。其甲有黑珠文采，斑似錦文。但薄而色淺，不任作器，惟堪貼飾。今人謂之鼉皮。《臨海水土記》④云：其形如龜，鼉身。其甲黄點有光，廣七八寸，長二三尺。彼人以亂瑇瑁。肉味如黿可食。卵大如鴨卵，正圓，生食美於鳥卵。《酉陽雜俎》⑤云：係臂狀如龜，生南海。捕者必先祭後取之。

【附録】黿鼉音迷麻、黿音朝。【時珍曰】按《臨海水土記》⑥云：黿鼉，狀似黿鼉而甲薄，形大如龜，味極美，一枚有膏三斛。又有黿，亦如黿鼉，腹如羊胃可啖。並生海邊沙中。

肉。【氣味】甘，平，無毒。【主治】去風熱，利腸胃。時珍。

血。【氣味】鹹，平，微毒。【主治】療俚人毒箭傷。弘景⑦。中刀箭悶絶者，刺飲便安。《日華》⑧。○【藏器⑨曰】南人用燋銅及蛇汁毒，亦多養此用。

龜筒。【釋名】鼉皮。【氣味】甘、鹹，平，無毒。【主治】血疾，及中刀箭毒，煎汁飲。大明⑩。解藥毒、蠱毒。時珍。

---

① 頌：《圖經》見《證類》卷20“秦龜” ……又一種蟕蠵，大甲，可以卜，即《爾雅》所謂靈龜也。陶、蘇以此爲秦龜。按《嶺表録異》云：蟕蠵，俗謂之兹夷，蓋山龜之大者，人立背上，可負而行。潮、循間甚多，鄉人取殼，以生得全者爲貴。初用木楔其肉，龜被楚毒，鳴吼如牛，聲動山谷，工人以其甲通明黄色者，煮拍陷瑇瑁爲器，今所謂龜筒者是也。據此乃别是一種山龜，未必此秦龜也。其入藥亦以生脱者爲上……

② 日華：《日華子》見《證類》卷20“秦龜” 蟕蠵，平，微毒。治中刀箭悶絶，刺血飲便差。皮甲名鼉皮，治血疾。若無生血，煎汁代之，亦可寶裝飾物。

③ 交州記：《御覽》卷943“蚼蠵” 劉欣期《交州記》曰：蚼蠵似瑇瑁，龜頭鼉身蝦尾，色班似錦文，大如笠，四足漫湖，無指甲，前有黑珠，可以飾物。

④ 臨海水土記：《御覽》卷943“蚼蠵” 《臨海水土物志》曰：蠵其狀龜形如笠，味如黿，可食。卵大如鴨卵，正圓中，生噉味美於諸鳥卵。其甲黄點注之，廣七八寸，長二三尺，有光色。

⑤ 酉陽雜俎：《酉陽雜俎》卷17“鱗介篇” 係臂如龜，入海捕之，人必先祭，又陳所取之數，則自出，因取之。

⑥ 臨海水土記：《御覽》卷943“黿鼉” 《臨海水土物志》曰：黿鼉、蠵相似，形大如蘽。生渤海邊沙中，肉極好噉，一枚有三斛膏。/“黿類” 《臨海水土物志》曰：黿類似蠵，腸如羊胃，中噉。

⑦ 弘景：見2954頁注⑪。

⑧ 日華：見本頁注②。

⑨ 藏器：《拾遺》見《證類》卷20“秦龜” ……此是燋銅及蠚汁毒，南人多養用之……

⑩ 大明：見本頁注②。

瑇瑁宋《開寶》①

【釋名】玳瑁音代昧，又音毒目。○【時珍曰】其功解毒，毒物之所媢嫉者，故名。

【集解】【藏器②曰】瑇瑁生嶺南海畔山水間。大如扇，似龜，甲中有文。【士良③曰】其身似龜，首、嘴如鸚鵡。【頌④曰】今廣、南皆有，龜類也。大者如盤，其腹、背甲皆有紅點斑文。入藥須用生者乃靈。凡遇飲食有毒，則必自搖動，死者則不能，神矣。今人多用雜龜筒作器皿，皆殺取之，又經煮拍，故生者殊難得。【時珍曰】按范成大《虞衡志》⑤云：玳瑁生海洋深處，狀如龜、黿而殼稍長，背有甲十(二)〔三〕片，黑白斑文，相錯而成。其(羣)〔裙〕邊缺如鋸齒。無足而有四鬣，前長後短，皆有鱗，斑文如甲。海人養以鹽水，飼以小魚。又顧(玠)〔岕〕《海槎録》⑥云：大者難得，小者時時有之。但老者甲厚而色明，小者甲薄而色暗。世言鞭血成斑，謬矣。取時必倒懸其身，用滾醋潑之。則甲逐片應手落下。《南方異物志》⑦云：大者如籧篨。背上有鱗大如扇，取下乃見其文。煮柔作器，治以鮫魚皮，瑩以枯木葉，即光輝矣。陸佃⑧云：瑇瑁不再交，望卵影抱，謂之護卵。

【附録】撒八兒。【時珍曰】按劉郁《西域記》⑨云：出西海中。乃玳瑁遺精，蛟魚吞食吐出，年深結成者，其價如金。僞作者乃犀牛糞也。切謂此物貴重如此，必有功用，亦不知果是玳瑁遺精否。亦無所詢證。姑附於此，以俟博識。

---

① 開寶:《開寶》見《證類》卷20"瑇瑁" 寒，無毒。主解嶺南百藥毒。俚人刺其血飲，以解諸藥毒。大如帽，似龜，甲中有文。生嶺南海畔山水間。

② 藏器:《拾遺》見《證類》卷20"瑇瑁" 陳藏器云：大如扇，似龜，甲有文，餘並同。／見219頁注⑥開寶。

③ 士良:《食性》見《證類》卷20"瑇瑁" 陳士良云：瑇瑁，身似龜，首觜如鸚鵡……

④ 頌:《圖經》見《證類》卷20"瑇瑁" 瑇瑁，生嶺南山水間，今亦出廣南。蓋龜類也。惟腹、背甲皆有紅點斑文，其大者有如盤。入藥須生者乃靈，帶之亦可以辟蠱毒。凡遇飲食有毒，則必自搖動，死者則不能，神矣……今人多用雜龜筒作器皿，皆殺取之。又經煮拍，生者殊不易得……

⑤ 虞衡志:《桂海虞衡志·志蟲魚》 瑇瑁形似龜、黿，背甲十三片，黑白斑文相錯，鱗差以成一背，其邊裙襴缺囓如鋸齒，無足而有四鬣，前兩鬣長，狀如機，後兩鬣極短，其上皆有鱗甲，以四鬣櫂水而行。海人養以鹽水，飼以小鱗。

⑥ 海槎録:《海槎餘録》 玳瑁產於海洋深處，其大者不可得，小者時時有之……此物狀如龜、黿，背負十二葉，有文藻，即玳瑁也。取用時必倒懸其身，用器盛，滾醋潑下，逐片應手而下，但不老。大則皮薄，不堪用耳。

⑦ 南方異物志:《藝文類聚》卷84"瑇瑁" 《南州異物志》曰：瑇瑁如龜，生南方海中。大者如蘧蒢，背上有鱗大如扇，發取其鱗，因見其文。欲以作器，則煮之，因以刀截，任意所作，冷乃以鼻魚皮錯治之，後以枯條木葉瑩之，乃有光耀。

⑧ 陸佃:《埤雅》卷2"釋魚·鱉" ……今瑇瑁乳卵大如彈丸，亦望卵而蔭，一如龜、黿，呼爲護卵……

⑨ 西域記:《西使記》 ……薩八兒出西海中。蓋蟲蝐之遺精，蛟魚食之吐出，年深結成，價如金。其假者，即犀牛糞爲之也。(按：《西域記》乃誤名。)

甲。【氣味】甘，寒，無毒。【宗奭①曰】入藥用生者，性味全也。既經湯火，即不堪用，與生熟犀義同。

【主治】解嶺南百藥毒。藏器②。破癥結，消癰毒，止驚癇。《日華》③。療心風，解煩熱，行氣血，利大小腸，功與肉同。士良④。磨汁服，解蠱毒。生佩之，辟蠱毒。蘇頌⑤。解痘毒，鎮心神，急驚客忤，傷寒熱結狂言。時珍。

【發明】【時珍曰】玳瑁解毒清熱之功，同於犀角。古方不用，至宋時至寶丹始用之也。又見"鱉甲"。

【附方】舊一，新三。解蠱毒。生玳瑁磨濃汁，水服一盞即消。楊氏《產乳》⑥。預解痘毒。遇行時服此，未發內消，已發稀少。用生玳瑁、生犀角各磨汁一合，和勻。溫服半合，日三服，最良。《靈苑方》⑦。痘瘡黑陷。乃心熱血凝也。用生玳瑁、生犀角同磨汁一合，入豬心血少許，紫草湯五匙，和勻，溫服。聞人規《痘疹論》⑧。迎風目淚。乃心腎虛熱也。用生瑇瑁、羚羊角各一兩，石燕子一雙，爲末。每服一錢，薄荷湯下，日一服。《鴻飛集》⑨。

肉。【氣味】甘，平，無毒。【主治】諸風毒。逐邪熱，去胸膈風熱，行氣血，鎮心神，利大小腸，通婦人經脉。士良⑩。

血。【主治】解諸藥毒，刺血飲之。《開寶》⑪。

---

① 宗奭：《衍義》卷17"瑇瑁" 治心經風熱。生者入藥，蓋性味全也。既入湯火中，即不堪用，爲器物者是矣，與生熟犀其義同。
② 藏器：見2956頁注①。（按：誤注出處，實出《開寶》。）
③ 日華：《日華子》見《證類》卷20"瑇瑁" 破癥結，消癰毒，止驚癇等疾。
④ 士良：《食性》見《證類》卷20"瑇瑁" ……肉，平。主諸風毒，行氣血，去胸膈中風痰，鎮心脾，逐邪熱，利大小腸，通婦人經脉。甲殼亦似肉，同療心風邪，解煩熱。
⑤ 蘇頌：見2956頁注④。/見下注。
⑥ 產乳：《證類》卷20"瑇瑁" 《楊氏產乳》：療中蠱毒。生瑇瑁以水磨如濃飲，服一盞即解。
⑦ 靈苑方：《普濟方》卷403"瘡疹已出未出" 二寶散：治豆瘡未發，服之內消，已出服之解毒，不致大盛。（一名玳瑁散）。生玳瑁、生犀角（經湯酒泡煮者不用），右二味磨水二合，攪勻服。一方每服半合，微溫服，日四五服爲佳。（按：未見《靈苑方》有此佚文，今另溯其源。）
⑧ 痘疹論：《痘疹論》卷2"大熱當利小便，小熱當解毒者何" 玳瑁湯：瘡疹未發者，令內消。已發者解利毒氣，令不太盛。生犀、生玳瑁（各以冷水磨濃汁二合），右同攪令勻，每服半合，微溫服，一日四五服爲佳。又治出而未快者，又云毒氣內攻，紫黑色，出不快，用玳瑁水磨濃汁壹合，入㺜豬心血一皂子大，以紫草濃煎湯，作一服服之……
⑨ 鴻飛集：《眼科龍木論》卷首"七十二問" 第十問。迎風有淚者何也。答曰：此腎家虛也。……石燕子散方：石燕子（一雙，煅，醋淬十次）、玳瑁、羚羊角（各一兩）、犀角（五錢），右爲末，用好酒薄荷湯或茶清，食後調下。（按：今本《鴻飛集論》無此方，另錄近似方備參。）
⑩ 士良：見本頁注④。
⑪ 開寶：見2956頁注①。

緑毛龜《蒙筌》①

【釋名】緑衣使者《綱目》。

【集解】【時珍曰】緑毛龜出南陽之内鄉及唐縣,今惟蘄州以充方物。養鬻者取自溪澗,畜水缸中,飼以魚鰕,冬則除水。久久生毛,長四五寸。毛中有金線,脊骨有三稜,底甲如象牙色,其大如五銖錢者爲真。他龜久養亦生毛,但大而無金線,底色黃黑爲異爾。《南齊書》②載永明中有獻青毛神龜者,即此也。又《録異記》③云:唐玄宗時,方士獻徑寸小龜,金色可愛。云置椷中,能辟蛇虺之毒。此亦龜之異者也。

【修治】【時珍曰】此龜古方無用者。近世滋補方往往用之,大抵與龜甲同功,劉氏先天丸用之。其法用龜九枚,以活鯉二尾安釜中,入水,覆以米篩,安龜在篩上蒸熟,取肉晒乾。其甲仍以酥炙黃,入藥用。又有連甲、肉、頭、頸俱用者。

【氣味】甘、酸,平,無毒。

【主治】通任脉,助陽道,補陰血,益精氣,治痿弱。時珍。縛置額端,能禁邪瘧;收藏書笥,可辟蠹蟲。嘉謨④。

瘧龜《拾遺》⑤

【集解】【藏器⑥曰】生高山石下,身偏頭大。

【氣味】無毒。

【主治】老瘧發作無時,名痎瘧,俚人呼爲妖瘧。用此燒灰,頓服二錢,當微利。用頭彌佳。或發時煮湯坐於中,或懸於病人卧處。藏器⑦。

---

① 蒙筌:《本草蒙筌》卷11"龜甲"　緑毛龜蘄州出產,浮水面緑毛鮮明。包縛額端,能禁邪瘧。收藏書笥,堪辟蠹蟲。

② 南齊書:《南齊書》卷18"祥瑞"　永明五年,武騎常侍唐潛上青毛神龜一頭。

③ 録異記:《録異記》卷5"異龜"　明皇帝嘗有方士獻一小龜,徑寸而金色可愛,云此龜神明而不食,可寘諸枕笥之中,辟巨蛇之毒,上常貯巾箱中……

④ 嘉謨:見本頁注①。

⑤ 拾遺:《證類》卷20"二十三種陳藏器餘·瘧龜"　無毒。主老瘧發無時者,亦名痎瘧,下俚人呼爲妖瘧。燒作灰,飲服一二錢匕,當微利,取頭燒服彌佳。亦候發時煮爲沸湯,坐中浸身。亦懸安病人卧處。生高山石下,身偏頭大,觜如鸚鳥,亦呼爲鸚龜。

⑥ 藏器:見上注。

⑦ 藏器:見上注。

鶚龜《拾遺》①

【集解】【藏器②曰】生南海。狀如龜，長二三尺，兩目在側如鶚。亦呼水龜，非前水龜也。

【附録】旋龜。【時珍曰】按《山海經》③云：杻陽之山，怪水出焉。中多旋龜，鳥首虺尾，聲如破木，佩之已聾。亦此類也。

【氣味】無毒。

【主治】婦人難産，臨月佩之，臨時燒末酒服。藏器④。

攝龜《蜀本草》⑤

【釋名】呷蛇龜《日華》⑥作夾蛇、陵龜郭璞⑦、蟕龜陶弘景⑧、蠼龜《抱朴子》⑨。○【恭⑩曰】蟕龜腹折，見蛇則呷而食之，故楚人呼呷蛇龜。江東呼陵龜，居丘陵也。【時珍曰】既以呷蛇得名，則攝亦蛇音之轉，而蠼亦龜音之轉也。

【集解】【弘景⑪曰】蟕，小龜也，處處有之，狹小而長尾。用卜吉凶，正與龜相反。【保昇⑫曰】攝龜腹小，中心橫折，能自開闔，好食蛇也。

肉。【氣味】甘，寒，有毒。【詵⑬曰】此物噉蛇，肉不可食，殼亦不堪用。

---

① 拾遺：《證類》卷20"二十三種陳藏器餘·鶚龜"　……生高山石下，身偏頭大，觜如鶚鳥，亦呼爲鶚龜。

② 藏器：《證類》卷20"二十三種陳藏器餘·水龜"　……出南海，如龜，長二三尺，兩目在側傍。

③ 山海經：《山海經》卷1"南山經"　杻陽之山……怪水出焉，而東流注于憲翼之水。其中多元龜，其狀如龜，而鳥首虺尾，其名曰旋龜，其音如判木如破木聲。佩之不聾……

④ 藏器：《證類》卷20"二十三種陳藏器餘·水龜"　無毒。主難産。産婦戴之，亦可臨時燒末酒下……

⑤ 蜀本草：《蜀本草》見《證類》卷20"秦龜"　《蜀本》：《圖經》云……今據《爾雅》攝龜，即小龜也。腹下曲折，能自開閉，好食蛇，江東呼爲陵龜，即夾蛇龜也……

⑥ 日華：《日華子》見《證類》卷20"秦龜"　……又云：夾蛇龜，小黑中心折者……

⑦ 郭璞：《爾雅·釋魚》（郭注）　……三曰攝龜（……好食蛇，江東呼爲陵龜。）

⑧ 陶弘景：《集注》見《證類》卷20"秦龜"　陶隱居……又有蟕龜……

⑨ 抱朴子：《抱朴子內篇》卷17"登涉"　……又運日鳥及蠼龜皆啖蛇……

⑩ 恭：《唐本草》見《證類》卷20"秦龜"　《唐本》注云：蟕龜腹折，見蛇則呷而食之。荆楚之間謂之呷蛇龜也……／《蜀本草》見《證類》卷20"秦龜"　《蜀本》：《圖經》云……江東呼爲陵龜，即夾蛇龜也……

⑪ 弘景：《集注》見《證類》卷20"秦龜"　陶隱居……又有蟕龜，小狹長尾，乃言療蛇毒，以其食蛇故也。用以卜則吉凶正反……

⑫ 保昇：《蜀本草》見《證類》卷20"秦龜"　《蜀本》：《圖經》云……今據《爾雅》攝龜，即小龜也。腹下曲折，能自開閉，好食蛇……

⑬ 詵：《食療》見《證類》卷20"龜甲"　……其中黑色者，常噉蛇，不中食之。其殼亦不堪用……

【主治】生研，塗撲損筋脉傷。士良[①]。生搗，罯蛇傷，以其食蛇也。陶弘景[②]。

尾。【主治】佩之辟蛇。蛇咬，則刮末傅之便愈。《抱朴子》[③]。

甲。【主治】人咬瘡潰爛，燒灰傅之。時珍。○出《摘玄》[④]。

賁龜音奔○《綱目》

【釋名】三足龜《爾雅》[⑤]。

【集解】【時珍曰】按《山海經》[⑥]云：狂水西注伊水，中多三足龜。食之無大疾，可以已腫。《唐書》[⑦]云：江州獻六眼龜。《大明會典》[⑧]云：暹羅國獻六足龜。《宋史》[⑨]云：趙霆獻兩頭龜。此又前人所未知者也。

肉。【氣味】

【主治】食之，辟時疾，消腫。《山海經》[⑩]。

鱉《本經》[⑪]中品

【釋名】團魚俗名、神守、【時珍曰】鱉行蹩躄，故謂之鱉。《淮南子》[⑫]曰：鱉無耳而守

---

① 士良：《食性》見《證類》卷 20“秦龜”　……主筋脉。凡撲損，便取血作酒食。肉生研厚塗，立效。
② 陶弘景：見 2959 頁注⑪。
③ 抱朴子：《證類》卷 20“秦龜”　《抱朴子》：螲龜啖蛇，南從皆帶螲龜之尾以辟蛇。蛇中人，刮此物以傅之，其瘡亦使愈。
④ 摘玄：《丹溪摘玄》卷 19“脣門”　人咬傷人：鱉肚版片、龜板骨（一片，燒灰），右末之，油調（服）〔敷〕。
⑤ 爾雅：《爾雅·釋魚》　鱉三足……大苦山多三足龜……
⑥ 山海經：《山海經》卷 5“中山經”　其陽狂水出焉。西南流注于伊水……其中多三足龜，食者無大疾，可以已腫。
⑦ 唐書：《唐書·五行志》　大足初，虔州獲龜，六眼，一夕而失。
⑧ 大明會典：《明會典》卷 97“禮部”　暹羅國：貢物……六足龜。
⑨ 宋史：《宋史》卷 65“五行三（木）”　……大觀元年閏十月丙戌，都水使者趙霆行河，得兩首龜，以爲瑞……
⑩ 山海經：見本頁注⑥。
⑪ 本經：《本經》《別錄》（《藥對》）見《證類》卷 21“鱉甲”　味鹹，平，無毒。主心腹癥瘕，堅積寒熱，去痞息肉，陰蝕痔惡肉，療溫瘧，血瘕，腰痛，小兒脅下堅。肉：味甘，主傷中，益氣，補不足。生丹陽池澤。取無時。（惡礬石。）
⑫ 淮南子：《淮南子·說林訓》　鱉無耳而目不可以蔽，精於明也。/《酉陽雜俎》卷 16“廣動植”　鱉無耳爲守神。（按：時珍似引《雜俎》。）

神。神守之名以此。陸佃①云：魚滿三千六百，則蛟龍引之而飛，納鼈守之則免。故鼈名（守神）〔神守〕。**河伯從事**《古今注》②。

【集解】【時珍曰】鼈，甲蟲也。水居陸生，穹脊連脇，與龜同類。四緣有肉裙。故曰：龜甲裏肉；鼈肉裏甲。無耳，以目爲聽。純雌無雄，以蛇及黿爲匹。故《萬畢術》③云：燒黿脂可以致鼈也。夏月孚乳，其抱以影。《埤雅》④云：卵生思抱。其〔伏〕隨日影而轉。在水中，上必有浮沫，名鼈津。人以此取之。今有呼鼈者，作聲撫掌，望津而取，百十不失。《管子》⑤云：涸水之精名曰蟡。以名呼之，可取魚鼈。正此類也。《類從》⑥云：黿一鳴而鼈伏。性相制也。又畏蚊。生鼈遇蚊叮則死，死鼈得蚊煮則爛，而熏蚊者復用鼈甲。物相報復如此，異哉。《淮南子》⑦曰：膏之殺鼈，類之不可推也。

鼈甲。【修治】【《別錄》⑧曰】鼈甲生丹陽池澤。采無時。【頌⑨曰】今處處有之，以岳州沅江所出甲有九肋者爲勝，入藥以醋炙黄用。【弘景⑩曰】采得，生取甲，剔去肉者爲好。凡有連厭及乾巖者便真。若肋骨出者是煮熟，不可用。【斅⑪曰】凡使要綠色、九肋、多裙、重七兩者爲上。用六一泥固瓶子底，待乾，安甲於中，以物撐起。若治癥塊定心藥。用頭醋入瓶内，大火煎，盡三升，乃去裙、肋骨，炙乾入用。若治勞去熱藥，不用醋，用童子小便煎，盡一斗二升，乃去裙留骨，石臼搗粉，

---

① 陸佃：《埤雅》卷2“釋魚·鱉” 《養魚經》：魚滿三百六十，則龍爲之長而引飛出水。内鱉則魚不復去，故鱉一名神守。

② 古今注：《古今注》卷中“鳥獸第四” 鼈名河伯從事。

③ 萬畢術：《御覽》卷932“黿” 《淮南萬畢術》：黿（脂）得火，可以燃鐵。若燒黿致鼈。（取黿燒之，鼈自至。）/《埤雅》卷2“釋魚·蚌” 鼈孚乳以夏。（**按**：“其抱以影”，不知其源。）

④ 埤雅：《埤雅》卷2“釋魚·鼈” ……世云鼈伏隨日，謂隨日光所轉，朝首東鄉，夕首西鄉也。又云：鼈之所在，其上必有浮沫，謂之鼈津。捕者以此占之……

⑤ 管子：《管子·水地》 ……涸川之精者，生於蟡。……以其名呼之，可以取魚鼈。

⑥ 類從：《錄異記》卷5“異黿” ……鼈與黿雖至大者，如蚊蚋嗜之，一夕乃死。（**按**：《感應類從志》無此文，今錄其近似文備參。）

⑦ 淮南子：《淮南子·説山訓》 ……膏之殺鼈……此類之不推者也。

⑧ 別錄：見2960頁注⑪。

⑨ 頌：《圖經》見《證類》卷21“鱉甲” 鱉，生丹陽池澤，今處處有之。以岳州、沅江其甲有九肋者爲勝。取無時，仍生取甲，剔去肉爲好，不用煮脱者，但看有連厭及乾巖便真，若上兩邊骨出，是已被煮也……/《衍義》卷17“鱉甲” 九肋者佳。煮熟者不如生得者，仍以釅醋炙黄色用……

⑩ 弘景：《集注》見《證類》卷21“鱉甲” 陶隱居云：生取甲，剔去肉爲好，不用煮脱者。今看有連厭及乾巖便好，若上有甲，兩邊骨出，已被煮也，用之當炙……

⑪ 斅：《炮炙論》見《證類》卷21“鱉甲” 雷公曰：凡使，要綠色、九肋、多裙、重七兩者爲上。治氣破塊，消癥，定心藥中用之。每個鱉甲，以六一泥固濟瓶子底了，乾，於大火以物撐於中，與頭醋下火煎之，盡三升醋爲度，仍去裙并助骨了，方炙乾，然入藥中用。又治勞去熱藥中用，依前泥，用童子小便煮晝夜，盡小便一斗二升爲度，後去裙留骨，於石上搗，石臼中擣成粉了，以雞肶皮裹之，取東流水三兩斗，盆盛，閣於盆上一宿，至明任用，力有萬倍也。

以鷄膍皮裹之，取東流水三斗盆盛，閣於盆上，一宿取用，力有萬倍也。【時珍曰】按《衛生寶鑑》①云：凡鼈甲，以煅竈灰一斗，酒五升，浸一夜，煮令爛如膠漆用，更佳。桑柴灰尤妙。

【氣味】鹹，平，無毒。《之才②曰》惡礬石、理石。

【主治】心腹癥瘕，堅積寒熱，去痞疾息肉，陰蝕痔核惡肉。《本經》③。療溫瘧，血瘕腰痛，小兒脇下堅。《別錄》④。宿食，癥塊痃癖冷瘕，勞瘦，除骨熱，骨節間勞熱，結實壅塞，下氣，婦人漏下五色，下淤血。甄權⑤。去血氣，破癥結惡血，墮胎。消瘡腫腸癰，并撲損瘀血。《日華》⑥。補陰補氣。震亨⑦。除老瘧瘧母，陰毒腹痛，勞復食復，斑痘煩喘，小兒驚癇，婦人經脉不通，難產，產後陰脫，丈夫陰瘡石淋，斂潰癰。時珍。

【發明】【宗奭⑧曰】經中不言治勞，惟《藥性論》言治勞瘦骨熱，故虛勞多用之。然甚有據，但不可過劑耳。【時珍曰】鼈甲乃厥陰肝經血分之藥，肝主血也。試常思之，龜、鼈之屬，功各有所主。鼈色青入肝，故所主者，瘧勞寒熱，痃瘕驚癇，經水，癰腫陰瘡，皆厥陰血分之病也。瑇瑁色赤入心，故所主者，心風驚熱，傷寒狂亂，痘毒腫毒，皆少陰血分之病也。秦龜色黃入脾，故所主者，頑風濕痺，身重蠱毒，皆太陰血分之病也。水龜色黑入腎，故所主者，陰虛精弱，腰脚疼痿，陰瘧洩痢，皆少陰血分之病也。介蟲，陰類，故並陰經血分之病，從其類也。

【附方】舊十三，新六。老瘧勞瘧。用鼈甲醋炙研末，酒服方寸匕。隔夜一服，清早一服，臨時一服，無不斷者。入雄黃少許，更佳。《肘後》⑨。奔豚氣痛，上冲心腹。鼈甲醋炙三兩，京三稜煨二兩，桃仁去皮尖四兩，湯浸研汁三升，煎二升，入末，煎良久，下醋一升，煎如餳，以瓶收

---

① 衛生寶鑑：《衛生寶鑑》卷16“瘧病脉證并治” ……右先取鍛灶下灰一斗，清酒一斛五斗，浸灰，候酒浸一半，著鱉甲於中，煮令泛爛如膠漆，絞取汁，納諸藥煎爲丸如桐子大……

② 之才：古本《藥對》見2960頁注⑪括號中七情文。/《藥性論》見《證類》卷21“鱉甲” 鱉甲，使，惡理石。

③ 本經：見2960頁注⑪白字。

④ 別錄：見2960頁注⑪。

⑤ 甄權：《藥性論》見《證類》卷21“鱉甲” ……能主宿食，癥塊痃癖氣，冷瘕勞瘦，下氣，除骨熱，骨節間勞熱，結實擁塞。治婦人漏下五色羸瘦者，但燒甲令黃色，末，清酒服之方寸匕。日二服……

⑥ 日華：《日華子》見《證類》卷21“鱉甲” ……鱉甲，去血氣，破癥結惡血，墮胎，消瘡腫，并撲損瘀血，瘧疾，腸癰……

⑦ 震亨：《衍義補遺·鱉甲》 鱉肉補陰。/《本草發揮》卷3“蟲魚部·鱉” 丹溪云：鱉魚補氣。

⑧ 宗奭：《衍義》卷17“鱉甲” ……《經》中不言治勞，惟蜀本《藥性論》云治勞瘦，除骨熱，後人遂用之。然甚有據，亦不可過劑……

⑨ 肘後：《肘後方》卷3“治寒熱諸瘧方第十六” 老瘧久不斷者……又方：先炙鱉甲，搗末方寸匕，至時令三服盡。用火炙，無不斷。

之。每空心酒服半匙。《聖濟録》①。 **血瘕癥癖**。甄權②曰：用鼈甲、虎珀、大黃等分作散，酒服二錢，少時惡血即下。若婦人小腸中血下盡，即休服也。 **疢癖癥積**。甄權曰：用鼈甲醋炙黃，研末，牛乳一合，每調一匙，朝朝服之。 **婦人漏下**。甄權曰：鼈甲醋炙研末，清酒服方寸匕，日二。○又用乾薑、鼈甲、訶黎勒皮等分，爲末，糊丸。空心下三十丸，日再。 **婦人難産**。鼈甲燒存性，研末。酒服方寸匕，立出。梅師③。 **勞復食復**。篤病初起，受勞傷食，致復欲死者。鼈甲燒研，水服方寸匕。《肘後方》④。 **小兒癇疾**。用鼈甲炙研，乳服一錢，日二，亦可蜜丸服。《子母録》⑤。 **卒得腰痛**，不可俛仰。用鼈甲炙，研末，酒服方寸匕，日二。《肘後方》⑥。 **沙石淋痛**。用九肋鼈甲醋炙，研末，酒服方寸匕，日三服。石出瘥。《肘後方》⑦。 **陰虛夢泄**。九肋鼈甲燒研。每用一字，以酒半盞，童尿半盞，葱白七寸同煎。去葱，日晡時服之。出臭汗爲度。《醫壘元戎》⑧。 **吐血不止**。鼈甲、蛤粉各一兩，同炒色黃，熟地黃一兩半，晒乾，爲末。每服二錢，食後茶下。《聖濟録》⑨。 **癍痘煩喘**，小便不利者。用鼈甲二兩，燈心一把，水一升半，煎六合，分二服。凡患此，小便有血者，中壞也。黑厭無膿者，十死不治。龐安時《傷寒論》⑩。 **癰疽不斂**。不

---

① 聖濟録：《聖濟總録》卷71"賁豚" 治賁豚，氣上冲心腹，三神煎方：桃人（去皮尖、雙人，四兩，湯浸，研細，取汁三升）、京三棱（煨剉，二兩）、鼈甲（去裙襴，醋炙，三兩），右三味，搗二味爲末，先煎桃人汁至二升，次下藥末，不住手攪，良久更入好醋一升，同煎如餳，以瓷合收，每服半匙，空心溫酒調下。

② 甄權：《藥性論》見《證類》卷21"鼈甲" ……治婦人漏下五色羸瘦者，但燒甲令黃色，末，清酒服之方寸匕。日二服。又方：訶梨勒皮、乾薑末等分爲丸，空心下三十丸，再服，治癥癖病。又治疢癖氣，可醋炙黃，末，牛乳一合，散一匙，調可，朝朝服之。又：和琥珀、大黃作散，酒服二錢匕，少時惡血即下。若婦人小腸中血下盡，即休服……（按：此下兩條"甄權曰"皆見此。）

③ 梅師：《證類》卷21"鼈甲" 《梅師方》……又方：難産。取鼈甲燒末，服方寸匕，立出。

④ 肘後方：《肘後方》卷2"治時氣病起諸勞復方第十四" 治篤病新起早勞，及食飲多致欲死方：燒鼈甲，服方寸匕。

⑤ 子母録：《證類》卷21"鼈甲" 《子母秘録》：治小兒癇：鼈甲炙令黃，搗爲末，取一錢乳服。亦可蜜丸如小豆大，服。

⑥ 肘後方：《肘後方》卷4"治卒患腰脅痛諸方第三十二" 葛氏治卒腰痛諸方，不得俯仰方……又方：取鼈甲一枚，炙，搗篩，服方寸匕，食後，日三服。

⑦ 肘後方：《外臺》卷27"石淋方" 范汪療石淋方：鼈甲燒灰，搗篩爲散，酒服方寸匕，頻服數劑，當去石也。（按：今本《肘後方》無此方。）

⑧ 醫壘元戎：《醫壘元戎》卷9"天門冬例" 烏金散：治夢泄，精滑不禁。九肋鼈甲，每服一字，用清酒半盞，童子小便半小盞，葱白七八寸，同煎至七分，和滓，空心溫服。

⑨ 聖濟録：《聖濟總録》卷68"吐血不止" 治吐血不止，鼈甲散方：鼈甲（一兩，剉作片子）、蛤粉（一兩，鼈甲相和，於銚内炒香，黃色）、熟乾地黃（一兩半，暴乾），右三味搗爲細散，每服二錢匕，食後臘茶清調下，服藥訖可睡少時。

⑩ 龐安時傷寒論：《傷寒總病論》卷4"温病發斑治法" 斑豆煩喘，小便不利，鼈甲湯：燈心（一把）、鼈甲（二兩），水一升半，煎六合，去滓，溫分作二服。

拘發背，一切瘡，用鼈甲燒存性，研摻甚妙。李樓《怪症奇方》①。**腸癰內痛**。鼈甲燒存性研，水服一錢，日三。《傳信方》②。**陰頭生瘡**，人不能治者。鼈甲一枚燒研，雞子白和傅。《千金翼》③。**瀋唇緊裂**。用鼈甲及頭，燒研傅之。《類要》④。**人咬指爛**，久欲脫者。鼈甲燒灰傅之。葉氏《摘玄方》⑤。

　　肉。【氣味】甘，平，無毒。【頌⑥曰】久食，性冷損人。【藏器⑦曰】《禮記》：食鼈去醜，謂頸下有軟骨如龜形者也。食之令人患水病。凡鼈之三足者，赤足者，獨目者，頭足不縮者，其目四陷者，腹下有王字、卜字文者，腹有蛇文者，是蛇化也，在山上者名旱鼈，並有毒殺人，不可食。【弘景⑧曰】不可合雞子食，莧菜食。昔有人剉鼈，以赤莧同包置濕地，經旬皆成生鼈。又有裹鼈甲屑，經五月皆成鼈者。【思邈⑨曰】不可合猪、兔、鴨肉食，損人。不可合芥子食，生惡瘡。妊婦食之，令子短項。【時珍曰】案《三元參贊書》⑩言：鼈性冷，發水病。有冷勞氣、癥瘕人不宜食之。《生生編》⑪言：鼈性熱。戴原禮⑫言：鼈之陽聚于上甲，久食令人生發背。似與性冷之說相反。蓋鼈性本不熱，食之者和以椒、薑熱物太多，失其本性耳。鼈性畏葱及桑灰。凡食鼈者，宜取沙河小鼈斬頭去血，以桑灰湯煮熟，去骨甲換水再煮，入葱、醬作羹臛食乃良。其膽味辣，破入湯中，可代椒而辟腥

---

① 怪症奇方：《怪證奇方》卷下　收斂發背，一切瘡口：鼈甲燒存性，研極細，摻之妙。
② 傳信方：(**按**：已查《傳信適用方》，未能溯得其源。)
③ 千金翼：《千金翼方》卷20"陰病第八"　治丈夫陰頭癰腫，師所不能醫方：鼈甲一枚，右一味燒焦末，以雞子白和傅之。
④ 類要：《證類》卷21"鼈甲"　《傷寒類要》：治沈唇緊方：鼈甲及頭燒灰作末，以傅之。
⑤ 葉氏摘玄方：(**按**：書佚，未能溯得其源。)
⑥ 頌：《圖經》見《證類》卷21"鼈甲"　……不可久食，則損人，以其性冷耳……
⑦ 藏器：《拾遺》見《證類》卷21"鼈甲"　……頷下有軟骨如龜形，食之令人患水病。/《集注》見《證類》卷21"鼈甲"　……其厭下有如王字形者，亦不可食。/《圖經》見《證類》卷21"鼈甲"　……當胸前有軟骨謂之醜，食當去之。不可與莧菜同食，令生鼈瘕，久則難治。又：其頭、足不能縮及獨目者，並大毒，不可食，食之殺人……鼈之類，三足者爲能，大寒而有毒……/《食療》見《證類》卷21"鼈甲"　……赤足不可食，殺人。(**按**：本條時珍乃綜合諸論而成文。)
⑧ 弘景：《集注》見《證類》卷21"鼈甲"　……夏月剉鼈，以赤莧包置濕地，則變化生鼈。人有裹鼈甲屑，經五月，皆能變成鼈子。此其肉亦不足食，多作癥瘕。其目陷者，及合雞子食之，殺人。不可合莧菜食之。
⑨ 思邈：《千金方》卷26"鳥獸第五"　……鼈腹下成五(後藤本作"王"字)字不可食。鼈肉、兔肉和芥子醬食之損人……又云：龜、鼈肉共猪肉食之害人……/《證類》卷21"鼈甲"　孫真人：鼈腹下成五字，食之作瘕。鼈肉合芥子作惡疾。/《千金方》卷2"養胎第三"　妊娠食鼈，令子項短。
⑩ 三元參贊書：《延壽書》卷3"魚類"　鼈居水底，性甚冷毒。有勞氣及癥瘕人，不宜食。肉主聚，甲主散。凡制鼈，當剉其甲，肉煮熟則去其甲食之，庶幾性稍平……薄荷煮鼈，曾殺人。合莧菜食，腹中生鼈十一月勿食龜鼈，能發水病。
⑪ 生生編：(**按**：僅見《綱目》引錄。)
⑫ 戴原禮：《證治要訣》卷11"瘡毒門·癰疽瘤毒"　又有好鼈爲瘇，亦至發背。蓋鼈之陽氣皆聚於上甲，所以上甲可入藥也。

氣。李九華①云：鼈肉主聚，鼈甲主散。食鼈，剉甲少許入之，庶幾稍平。又言：薄荷煮鼈能害人。此皆人之所不知者也。

【主治】傷中益氣，補不足。《別錄》②。熱氣濕痺，腹中激熱，五味煮食，當微泄。藏器③。婦人漏下五色，羸瘦，宜常食之。孟詵④。婦人帶下，血瘕腰痛。《日華》⑤。去血熱，補虛。久食，性冷。蘇頌⑥。補陰。震亨⑦。作臛食，治久痢，長髭鬚。作丸服，治虛勞痎癖脚氣。時珍。

【附方】新三。痎癖氣塊。用大鼈一枚，以鹽沙一斗，桑柴灰一斗，淋汁五度，同煮如泥，去骨再煮成膏，擣丸梧子大。每服十丸，日三。《聖惠方》⑧。寒濕脚氣，疼不可忍。用團魚二個，水二斗，煮一斗，去魚取汁，加蒼耳、蒼术、尋風藤各半斤，煎至七升，去渣，以盆盛熏蒸，待溫浸洗，神效。《乾坤生意》⑨。骨蒸欬嗽潮熱。團魚丸：用團魚一個，柴胡、前胡、貝母、知母、杏仁各五錢，同煮，待熟去骨、甲、裙，再煮。食肉飲汁，將藥焙研爲末，仍以骨、甲、裙煮汁，和丸梧子大。每空心黃芪湯下三十丸，日二服。服盡，仍治參、芪藥調之。《奇效方》⑩。

脂。【主治】除日拔白髮，取脂塗孔中，即不生。欲再生者，白犬乳汁塗之。藏器⑪。

① 李九華：見前頁注⑩。
② 別錄：見 2960 頁注⑪。
③ 藏器：《拾遺》見《證類》卷 21"鼈甲" 《陳藏器本草》云：鼈，主熱氣濕痺，腹中激熱。細擘，五味煮食之，當微泄……
④ 孟詵：《食療》見《證類》卷 21"鼈甲" 孟詵云：鼈，主婦人漏下，羸瘦……
⑤ 日華：《日華子》見《證類》卷 21"鼈甲" 鼈，益氣調中，婦人帶下，治血瘕腰痛……
⑥ 蘇頌：《圖經》見《證類》卷 21"鼈甲" ……其肉食之亦益人，補虛，去熱血。但不可久食，則損人，以其性冷耳……
⑦ 震亨：《衍義補遺·鼈甲》 鼈肉補陰。
⑧ 聖惠方：《聖惠方》卷 49"治暴癥諸方" 治卒暴癥，腹中有物如石，痛如刀刺，晝夜啼呼……又方：鹽沙（一斗）、桑柴灰（一斗），右件藥以水三斗，往復淋之五六度，取生鼈甲長一尺者一枚，内灰汁中煮之爛熟，取出擘去甲及骨，於砂盆中研令細，更入灰汁中煎熬，候可圓即圓如梧桐子大，每於食前以溫酒下二十圓。
⑨ 乾坤生意：《乾坤生意》卷下"寒濕脚氣" 治寒濕脚氣，疼痛不可忍者：用團魚一兩個，水二斗，煮至一斗，去團魚，止用汁，加蒼耳、尋風藤、蒼术各半斤，煎至七升，去粗，以盆盛之，乘熱薰蒸，待溫浸洗，神效。
⑩ 奇效方：《奇效良方》卷 22"癆瘵通治方" 團魚丸：治骨蒸潮熱，咳嗽。柴胡、前胡、知母、貝母、杏仁（各等分）、團魚，右將藥同魚煮，候魚熟，提起團魚，除去魚頭不用，取肉連汁服之。却將藥焙乾，爲末，就用團魚裙甲及骨，更煮汁一盞，和藥爲丸如梧桐子大，每服三十丸，空心煎黃芪湯下。病安仍服後黃芪益損湯補理。
⑪ 藏器：《拾遺》見《證類》卷 21"鼈甲" ……膏，脫人毛髮，拔去塗孔中即不生。若欲重生者，以白犬乳汁塗拔處，當出黑毛也……/《千金方》卷 13"飛面風第八" 令髮不生方：除日自拔毛，以鼈脂涂之……（按："除日"拔毛取自《千金方》。）

頭_{陰乾}。【主治】燒灰，療小兒諸疾，婦人產後陰脫下墜，尸疰心腹痛。恭①。傅歷年脫肛不愈。《日華》②。

【附方】舊一，新二。小兒尸疰。勞瘦，或時寒熱。用鼈頭一枚燒灰，新汲水服半錢，日一服。《聖惠方》③。產後陰脫。《千金》④用鼈頭五枚燒研，井華水服方寸匕，日三。《錄驗》⑤加葛根二兩，酒服。大腸脫肛，久積虛冷。以鼈頭炙研，米飲服方寸匕，日二服。仍以末塗腸頭上。《千金》⑥。

頭血。【主治】塗脫肛。出甄權⑦。風中血脉，口眼喎僻，小兒疳勞潮熱。時珍。

【發明】【時珍曰】按《千金方》⑧云：目瞤脣動口喎，皆風入血脉，急以小續命湯服之。外用鼈血或雞冠血，調伏龍肝散塗，乾則再上，甚妙。蓋鼈血之性，急縮走血，故治口喎、脫肛之病。

【附方】新二。中風口喎。鼈血調烏頭末塗之。待正則即揭去。《肘後方》⑨。小兒疳勞。治潮熱往來，五心煩燥，盜汗咳嗽，用鼈血丸主之。以黃連、胡黃連各稱二兩，以鼈血一盞，吳茱萸一兩，同入內，浸過一夜，炒乾，去茱、血，研末。入柴胡、川芎、蕪荑各一兩，人參半兩，使君子仁二十個，爲末，煮粟米粉糊和爲丸如黍米大。每用熟水，量大小，日服三。《全幼心鑑》⑩。

卵。【主治】鹽藏煨食，止小兒下痢。時珍。

---

① 恭：《唐本草》見《證類》卷21“鼈甲” 《唐本》注云：鼈頭燒爲灰，主小兒諸疾，又主產後陰脫下墜，尸疰，心腹痛。

② 日華：《日華子》見《證類》卷21“鼈甲” ……頭燒灰療脫肛。

③ 聖惠方：《聖惠方》卷88“治小兒尸疰諸方” 治小兒尸疰，勞瘦，或時寒熱……又方：鼈頭（一枚，燒爲灰），右細研爲散，每服以新汲水調下半錢。

④ 千金：《千金方》卷3“雜治第八” 治產後陰下脫方……又方：鼈頭五枚，燒末，以井花水服方寸匕，日三。

⑤ 錄驗：《婦人良方》卷23“產後陰脫玉門不閉方論第九” 《古今錄驗》療產後陰下脫方：鼈頭（二箇，陰乾）、葛根（一斤，當作一兩），右二味爲末，酒服方寸匕，日三服。

⑥ 千金：《千金方》卷24“脫肛第六” 治脫肛歷年不愈方……又方：用死鼈頭一枚，燒令烟絕，治作屑，以敷肛門上，進以手按之。

⑦ 甄權：《藥性論》見《證類》卷21“鼈甲” 又：白頭血塗脫肛。

⑧ 千金：《千金方》卷8“風懿第六” 論曰：夫眼瞤動，口脣偏喎，皆風入脉，急與小續命湯……與伏龍肝散和雞冠血及鼈血塗。乾復塗。

⑨ 肘後方：《肘後方》卷3“治中風諸急方第十九” 若口喎僻者……又方：鼈甲和烏頭，塗之，欲正即揭去之。（按：“鼈甲”，《醫心方》作“鼈血”。）

⑩ 全幼心鑑：《全幼心鑑》卷4“疳勞” 疳勞者，潮熱往來，五心煩熱，手足心及胸前熱，而發瘡，盜汗骨蒸，嗽喘枯粹是也。鼈血煎：人參（去蘆，五錢）、川芎、蕪荑、柴胡（去蘆，各一兩）、史君子（去殼，二十一箇）、胡黃連、黃連（炒，各二錢），右用鼈血一盞，吳茱萸一兩拌和二黃，淹一宿，次早炒乾透，去吳茱萸并血，只用二連，夾餘藥杵搗極細，煮粟米粉，糊圓如黍米大，用熟水食前服。

爪。【主治】五月五日收藏衣領中，令人不忘。《肘後》①。

納②鼈宋《圖經》③

【集解】【頌④曰】鼈之無裙而頭足不縮者，名曰納，亦作魶。

肉。【氣味】有毒。【頌⑤曰】食之令人昏塞。以黃（薯）〔蓍〕、吳藍煎湯服之，立解。

甲。【氣味】有小毒。【主治】傳尸勞及女子經閉。蘇頌⑥。

能奴來切鼈《綱目》

【釋名】三足鼈。

【集解】【時珍曰】《爾雅》⑦云：鼈三足爲能。郭璞云：今吳興陽羨縣君山池中出之。或以鯀化黃熊即此者，非也。

肉。【氣味】大寒，有毒。【頌⑧曰】食之殺人。【時珍曰】按姚福《庚己編》⑨云：太倉民家得三足鼈，命婦烹，食畢入臥，少頃形化爲血水，止存髮耳。鄰人疑其婦謀害，訟之官。時知縣黃廷宣鞫問不決，乃別取三足鼈，令婦如前烹治，取死囚食之，入獄亦化如前人。遂辨其獄。竊謂能之有毒，不應如此。然理外之事，亦未可以臆斷也。而《山海經》⑩云：從水多三足鼈，食之無蠱。近亦有人誤食而無恙者，何哉？蓋有毒害人，亦未必至於骨肉頓化也。

---

① 肘後方：《肘後方》卷6"治面皰髮禿身臭心昏鄙醜方第四十九"　療人心孔昏塞，多忘喜誤……又方：丙午日，取鼈甲著衣帶上，良。（**按**："鼈甲"，《醫心方》作"鼈爪"。）

② 納：（**按**：《證類》卷21"鼈甲"引《圖經》作"魶"。本條出"納"、"魶"二名。）

③ 圖經：《圖經》見《證類》卷21"鼈甲"　……無裙而頭、足不縮者名魶，食之令人昏塞，誤中其毒，以黃者、吳藍煎湯服之，立解。其殼亦主傳尸勞及女子經閉……

④ 頌：見上注。

⑤ 頌：見上注。

⑥ 蘇頌：見上注。

⑦ 爾雅：《爾雅·釋魚》（郭注）　鼈三足，能。龜三足，賁。（……今吳興郡陽羨縣君山上有池，池中出三足鼈，又有六眼龜。）（**按**：下文"或以鯀化黃熊"，恐指《爾雅翼》引《王子年拾遺記》，"稱鯀自沉於羽淵，化爲元魚。元魚與黃能音相亂，傳寫文字，鯀字或魚邊玄也。"

⑧ 頌：《圖經》見《證類》卷21"鼈甲"　……鼈之類，三足者爲能，大寒而有毒……

⑨ 庚己編：《庚己編》卷1"三足鼈"　今年夏太倉州有百姓，道見漁者持一鼈而三足，買歸，令婦烹之。既熟，呼婦共飡。婦不欲食，出坐門外。久之，不聞其夫聲，入視已失所在，止存髮個縷，衣服冠履事事皆在，如蛻形者。驚怖號喚，里中聞之，以婦爲謀殺夫而詐諉也。録之官知州莆田黃廷宣鞫之，得其情以爲異，物理或常有。歸婦于獄。召漁者，立限令捕三足鼈來。數日得之以獻。即于官廳召此婦依前烹治，而出重囚令食之。食畢引入獄，及門已化盡矣，所存衣髮皆與百姓同。

⑩ 山海經：《山海經》卷5"中山經"　又東南三十五里曰從山……從水出于其上，潛于其下，其中多三足鼈……食之無蠱疫。

【主治】折傷，止痛化血，生搗塗之。道家辟諸厭穢死氣，或畫像止之。蘇頌①。

朱鼈《拾遺》②

【集解】【藏器③曰】生南海。大如錢，腹赤如血。云在水中着水馬脚，皆令仆倒也。【時珍曰】按《淮南子》④云：朱鼈浮波，必有大雨。

【主治】丈夫佩之，刀劍不能傷。婦女佩之，有媚色。藏器⑤。

珠鼈《綱目》

【集解】【時珍曰】按《山海經》⑥云：葛山澧水有珠鼈。狀如肺而有目，六足有珠。《一統志》⑦云：生高州海中。狀如肺，四目六足而吐珠。《吕氏春秋》⑧云：澧水魚之美者，名曰珠鼈，六足有珠。《淮南子》⑨云：蛤、蟹、珠鼈，與月盛衰。《埤雅》⑩云：鼈珠在足，蚌珠在腹。皆指此也。

【氣味】甘，酸，無毒。【主治】食之，辟疫癘。時珍。

黿《拾遺》⑪

【釋名】【時珍曰】按《説文》⑫云：黿，大鼈也。甲蟲惟黿最大，故字從元。元者，大也。

【集解】【頌⑬曰】黿生南方江湖中。大者圍一二丈。南人捕食之。肉有五色而白者多。其

---

① 蘇頌：《圖經》見《證類》卷21"鱉甲"　……鱉之類，三足者爲能，大寒而有毒。主折傷，止痛，化血。生搗其肉及血傅之。道家云：可辟諸厭穢死氣，畫像亦能止之……

② 拾遺：《證類》卷22"三十六種陳藏器餘·朱鱉"　帶之主刀刃不傷。亦云令人有媚。生南海山水中，大如錢，腹下赤如血。云在水中著水馬脚，皆令仆倒耳。

③ 藏器：見上注。

④ 淮南子：《御覽》卷10"雨上"　淮南子……又曰：朱鼈浮於水上，必大雨。（按：今本《淮南子》未見此文。）

⑤ 藏器：見本頁注②。

⑥ 山海經：《山海經》卷4"東山經"　……葛山之首，無草木，澧水出焉其中多珠螢魚……其狀如肺而有目，六足，有珠。其味酸甘，食之無癘。

⑦ 一統志：《明一統志》卷81"高州府"　海（……又多珠鼈，狀如肺，有四眼六脚而吐珠……）

⑧ 吕氏春秋：《吕氏春秋》卷14"本味"　魚之美者……醴水之魚，名曰朱鼈，六足，有珠百碧。

⑨ 淮南子：《淮南鴻烈解·墜形訓》　……蛤蟹珠龜，與月盛衰。

⑩ 埤雅：《埤雅》卷1"釋魚·鮫"　……蓋龍珠在頷，鮫珠在皮，蛇珠在口，鼈珠在足，魚珠在眼，蚌珠在腹也。

⑪ 拾遺：《證類》卷21"二十一種陳藏器餘·黿"　鱓魚注陶云：黿肉，補。此老者能變化爲魅。按黿甲，功用同鱉甲。炙浸酒，主瘰癧，煞蟲，逐風惡瘡瘻，風頑疥癬。肉，主濕氣，諸邪氣蠱，消百藥毒。張鼎云：膏塗鐵摩之便明，膏摩風及惡瘡。子如雞卵，正圓，煮之白不凝。今時人謂藏卵爲黿子，似此非爲木石机也。至難死，剔其肉盡，頭猶咬物，可以張鳶鳥。

⑫ 説文：《説文·黽部》　黿，大鼈也。从黽元聲。

⑬ 頌：《圖經》見《證類》卷21"鱉甲"　……其最大者爲黿，江中或有闊一二丈者，南人亦捕而食之。云其肉有五色而白多，卵大如雞、鴨子，一産一二百枚，人亦掘取，以鹽淹可食……

卵圓大如雞、鴨子，一産一二百枚。人亦掘取以鹽淹食，煮之白不凝。【藏器①曰】性至難死，剔其肉盡，口猶咬物。可張（烏鳶）〔鳶鳥〕。【弘景②曰】此物老（曰）〔者〕，能變爲魅，非急弗食之。【時珍曰】鼉如鼇而大，背有鱗甲，青黃色，大頭黃頸，腸屬於首。以鼉爲雌，卵生思化，故曰鼉鳴鱉應。《淮南子》③云：燒鼉脂以致鱉。皆氣類相感也。張鼎④云：其脂摩鉄則明。或云⑤：此物在水食魚，與人共體，具十二生肖肉，裂而懸之，一夜便覺垂長也。

甲。【氣味】甘，平，無毒。

【主治】炙，黃酒浸，治瘰癧，殺蟲逐風，惡瘡痔瘻，風頑疥癬，功同鼇甲。藏器⑥。五臟邪氣，殺百蟲毒、百藥毒，續筋骨。《日華》⑦。婦人血熱。蘇頌⑧。

肉。【氣味】甘，平，微毒。

【主治】濕氣、邪氣、諸蟲。藏器⑨。食之補益。陶弘景⑩。

脂。【主治】摩風及惡瘡。孟詵⑪。

膽。【氣味】苦，寒，有毒。【主治】喉痺，以生薑、薄荷汁化少許服，取吐。時珍。

蟹《本經》⑫中品

【釋名】螃蟹《蟹譜》⑬、郭索揚雄《方言》⑭、橫行介士《蟹譜》⑮、無腸公子《抱朴

---

① 藏器：見前頁注⑪。
② 弘景：《集注》見《證類》卷21"鮀魚甲" 陶隱居……鼉肉亦補，食之如鼇法。此等老者，多能變化爲邪魅，自非急勿食之。
③ 淮南子：《御覽》卷932"鼉" 《淮南萬畢術》：鼉（脂）得火，可以燃鐵。若燒鼉致鱉。
④ 張鼎：見2968頁注⑪。
⑤ 或云：《古今合璧事類備要》別集卷87"鼉" 格物總論（……其十二生肖肉，五色而白……）（按：原無出處，未得其源。今錄近似文以備參。）
⑥ 藏器：見2968頁注⑪。
⑦ 日華：《食療》見《證類》卷21"二十一種陳藏器餘·鼉" 微溫。主五藏邪氣，煞百蟲蠱毒，消百藥毒，續人筋……（按：誤注出處，本出《食療》。）
⑧ 蘇頌：《圖經》見《證類》卷21"鱉甲" ……其甲亦主五藏邪氣，婦人血熱……
⑨ 藏器：見2968頁注⑪。
⑩ 陶弘景：見本頁注②。
⑪ 孟詵：見2968頁注⑪。
⑫ 本經：《本經》《別錄》（《藥對》）見《證類》卷21"蟹" 味鹹，寒，有毒。主胸中邪氣熱結痛。喎僻，面腫，敗漆燒之致鼠，解結散血，愈漆瘡，養筋益氣。爪：主破胞，墮胎。生伊、洛池澤諸水中。取無時。（殺莨菪毒、漆毒。）
⑬ 蟹譜：《蟹譜·總論》 取其橫行，目爲螃蟹焉。
⑭ 方言：《太玄經》卷2"從銳至事第二" ……測曰蟹之郭索，心不一也……（按：揚雄《方言》無此名，見揚雄《太玄經》。）
⑮ 蟹譜：《蟹譜》下篇"兵權" 出師下砦之際，忽見蟹，則當呼爲橫行介士，權以安衆。

子》①。雄曰蜋螘，雌曰博帶《廣雅》②。○【宗奭③曰】此物之來秋初，如蟬蛻殼，名蟹之意。必取此義。【時珍曰】按傅（肱）〔肱〕《蟹譜》④云：蟹，水蟲也，故字從虫。亦魚屬也，故古文從魚。以其橫行，則曰螃蟹。以其行聲，則曰郭索。以其外骨，則曰介士。以其内空，則曰無腸。

【集解】【《别録》⑤曰】蟹生伊、洛池澤諸水中。取無時。【弘景⑥曰】蟹類甚多，蝤蛑、擁劍、蟛蜞皆是，並不入藥。海邊又有蟛蜞，似蟛蜞而大，似蟹而小，不可食。蔡謨初渡江，不識蟛蜞，啖之幾死。嘆曰：讀《爾雅》不熟，爲學者所誤也。【頌⑦曰】今淮、海、汴京、河北陂澤中多有之，伊、洛乃反難得也。今人以爲食品佳味。俗傳八月一日取稻芒兩枝，長一二寸許，東行輸送其長。故今南方捕蟹，差早則有銜芒。須霜後輸芒方可食之，否則毒尤猛也。其類甚多。六足者名蛫，音跪，四足者名比，皆有大毒，不可食。其殼闊而多黄者名蟚，生南海中，其螯最鋭，斷物如芟刈也，食之行風氣。其扁而最大，後足闊者，名蝤蛑，南人謂之撥棹子，以其後脚如棹也。一名蟳。隨潮退殼，一退一長。其大者如升，小者如盞楪，兩螯如手，所以異於衆蟹也。其力至強，八月能與虎鬥，虎不如也。一螯大、一螯小者，名擁劍，一名桀步。常以大螯鬥，小螯食物。又名執火，以其螯赤也。其最小無毛者，名蟛蜞，音越，吳人訛爲彭越。《爾雅》云：蝴蟬，小者蟧。郭璞註云：即蟛蜞也。【時珍曰】蟹，橫行甲蟲也。外剛内柔，於卦象離。骨眼蜩腹，蜒腦鱟足，二螯八（脆）〔跪〕，利鉗尖爪，殼脆而堅，有十二星點。雄者臍長，雌者臍團。腹中之黄，應月盈虧。其性多躁，引聲噀沫，至死乃已。生於流水者，色黄而腥；生於止水者，色紺而馨。佛書言：其散子後即自枯死。霜前食物故有毒，霜後將蟄故味美。所謂入海輸芒者，亦謬談也。蟛蜞大於蟛蜞，生於陂池田港中，故有毒，令人吐下。似蟛蜞而生於沙穴中，見人便走者，沙狗也，不可食。似蟛蜞而生海中，潮至出穴而望者，望潮也，可食。兩螯

---

① 抱朴子：《抱朴子内篇》卷 11“仙藥”　……大無腸公子，或云大蟹……/《抱朴子内篇》卷 17“登涉”　稱無腸公子者，蟹也。

② 廣雅：《廣雅》卷 10“釋魚”　蜅蟹，蛫也。其雄曰蜋鱟，其雌曰博帶。

③ 宗奭：《衍義》卷 17“蟹”　此物每至夏末秋初，則如蟬蛻解。當日名蟹之意，必取此義。

④ 蟹譜：《蟹譜》“總論”　蟹，水蟲也，其字從虫。亦曰魚屬，故古文從魚作蟹。以其外骨，則曰介蟲。取其橫行，目爲螃蟹焉……/《蟹譜》上篇“郭索”　《太玄》鋭前一蟹之郭索，後蚓黄泉。

⑤ 别録：見 2969 頁注⑫。

⑥ 弘景：《集注》見《證類》卷 21“蟹”　陶隱居云：蟹類甚多，蝤蝶、擁劍、彭蜞皆是，並不入藥……海邊又有彭蜞、擁劍，似彭蜞而大，似蟹而小，不可食。蔡謨初渡江，不識而噉之，幾死。歎曰：讀《爾雅》不熟，爲《勸學》者所誤。

⑦ 頌：《圖經》見《證類》卷 21“蟹”　蟹，生伊、洛池澤諸水中，今淮海、京東、河北陂澤中多有之，伊、洛用反難得也……經云：取無時。俗傳蟹八月一日，取稻芒兩枚，長一二寸許，東行輸送其長，故今南方捕得蟹，差早則有銜稻芒者，此後方可食。以前時長未成就，其毒尤猛也。蟹之類甚多，六足者名蛫，四足者名北，皆有大毒，不可食，誤食之，急以豉汁可解。闊殼而多黄者名蟚，生南海中，其螯最鋭，斷物如芟刈焉，食之行風氣。扁而最大，後足闊者，爲蝤蛑，嶺南人謂之拔棹子，以後脚形如棹也。一名蟳。隨潮退過，一退一長。其大者如升，小者如盞碟。兩螯無毛，所以異於蟹。其力至強。能與虎鬥，往往虎不能勝。主小兒閃癖，煮與食之良。一螯大，一螯小者，名擁劍，又名桀步。常以大螯鬥，小螯食物。一名執火，以其螯赤故也。其最小者名彭蜞，吳人語訛爲彭越。《爾雅》云：蝴蟬，小者蟧。郭璞云：即彭蜞也，似蟹而小。其膏可以塗癬，食之令人吐下至困。

極小如石者，蚌江也，不可食。生溪間石穴中，小而殼堅赤者，石蟹也，野人食之。又海中有紅蟹，大而色紅。飛蟹能飛。善（花）〔苑〕國有百足之蟹。海中蟹大如錢，而腹下又有小蟹如榆莢者，蟹奴也。居蚌腹者，蠣奴也，又名寄居蟹。並不可食。蟹腹中有蟲，如小木鱉子而白者，不可食，大能發風也。【宗奭①曰】取蟹以八九月蟹浪之時，伺其出水而拾之，夜則以火照捕之，時黃與白滿殼也。

【修治】【時珍曰】凡蟹生烹，鹽藏糟收，酒浸醬汁浸，皆爲佳品。但久留易沙，見燈亦沙，得椒易䐑。得皂莢或蒜及韶粉可免沙䐑。得白芷則黃不散。得葱及五味子同煮則色不變。藏蟹名曰蝑蟹，音瀉。

蟹。【氣味】鹹，寒，有小毒。【弘景②曰】未被霜，甚有毒，云食水莨所致。人中之，不療多死也。獨螯、獨目、兩目相向、六足、四足、腹下有毛、腹中有骨、頭背有星點、足斑目赤者，並不可食，有毒害人。冬瓜汁、紫蘇汁、蒜汁、豉汁、蘆根汁，皆可解之。【鼎曰③】娠婦食之，令子橫生。【宗奭④曰】此物極動風，風疾人不可食，屢見其事。【時珍曰】不可同柿及荆芥食，發霍亂動風，木香汁可解。詳《柿》下。

【主治】胸中邪氣，熱結痛，喎僻面腫，能敗漆。燒之致鼠。《本經》⑤。○【弘景⑥曰】仙方用之，化漆爲水，服之長生。以黑犬血灌之三日，燒之，諸鼠畢至。【頌⑦曰】其黃能化漆爲水，故塗漆瘡用之。其螯燒烟，可集鼠於庭也。解結散血，愈漆瘡，養筋益氣。《別錄》⑧。散諸熱，治胃氣，理經脉，消食。以醋食之，利肢節，去五臟中煩悶氣，益人。孟詵⑨。產後肚痛血不下者，以酒食之。筋骨折傷者，生搗炒署之。《日華》⑩。能續斷絕筋骨。去殼，同黃搗爛，微炒，納入瘡中，筋即

① 宗奭：《衍義》卷17“蟹”　……河北人取之，當八九月蟹浪之時，直於塘濼岸上，伺其出水而拾之。又夜則以燈火照捕，始得之。時黃與白滿殼，凡收藏十數日，不死亦不食。
② 弘景：《集注》見《證類》卷21“蟹”　陶隱居云……未被霜甚有毒，云食水莨（音建）所爲人中之，不即療多死。目相向者亦殺人。服冬瓜汁、紫蘇汁及大黃丸皆得差……/《圖經》見《證類》卷21“蟹”　……今人以爲食品爲佳味，獨螯獨目及兩目相向者，皆有大毒，不可食……（按：此段糅合其他醫籍所載，非盡出弘景。）
③ 鼎曰：《證類》卷21“蟹”　《楊氏產乳》：妊娠人不得食螃蟹，令儿橫生也。（按：誤注出處，另溯其源。）
④ 宗奭：《衍義》卷17“蟹”　……此物極動風，體有風疾人不可食，屢見事。
⑤ 本經：見2969頁注⑫白字。
⑥ 弘景：《集注》見《證類》卷21“蟹”　陶隱居云……有用仙方以化漆爲水，服之長生。以黑犬血灌之三日，燒之，諸鼠畢至……
⑦ 頌：《圖經》見《證類》卷21“蟹”　……其黃能化漆爲水，故塗漆瘡用之。黃并肉熬末，以内金瘡中，筋斷亦可續。黃并螯燒煙，可以集鼠於庭……
⑧ 別錄：見2969頁注⑫。
⑨ 孟詵：《食療》見《證類》卷21“蟹”　孟詵云：蟹，主散諸熱。治胃氣，理經脉，消食。八月輪芒後食好，未輪時爲長未成。就醋食之，利肢節，去五藏中煩悶氣。其物雖形狀惡，食甚宜人。
⑩ 日華：《日華子》見《證類》卷21“蟹”　螃蟹，涼，微毒。治產後肚痛，血不下，並酒服。筋骨折傷，生搗，炒署良……

連也。藏器①。小兒解顱不合,以螯同白及末搗塗,以合爲度。宗奭②。殺莨菪毒,解鱔魚毒、漆毒,治瘧及黃疸。搗膏塗疥瘡、癬瘡。搗汁,滴耳聾。時珍。

蝤蛑。【氣味】鹹,寒,無毒。

【主治】解熱氣,治小兒痞氣,煮食。《日華》③。

蟛蜞。【氣味】鹹,冷,有毒。

【主治】取膏,塗濕癬、疳瘡。藏器④。

石蟹。【主治】搗傅久疽瘡,無不瘥者。藏器⑤。

【發明】【慎微⑥曰】蟹非蛇鱔之穴無所寄,故食鱔中毒者,食蟹即解,性相畏也。沈括《筆談》云:關中無蟹,土人怪其形狀,收乾者懸門上辟瘧。不但人不識,鬼亦不識也。【時珍曰】諸蟹性皆冷,亦無甚毒,爲蝑最良。鮮蟹和以薑、醋,侑以醇酒,咀黃持螯,略賞風味,何毒之有?饕嗜者乃頓食十許枚,兼以葷羶雜進,飲食自倍,腸胃乃傷,腹痛吐利,亦所必致,而歸咎於蟹,蟹亦何咎哉?洪邁《夷堅志》⑦云:襄陽一盜,被生漆塗兩目,發配不能睹物。有村叟令尋石蟹,搗碎濾汁點之,則漆隨汁出而瘡愈也。用之果明如初。漆之畏蟹,莫究其義。

【附方】新三。濕熱黃疸。蟹燒存性,研末,酒糊丸如梧桐子大。每服五十丸,白湯下,日服二次。《集簡方》。骨節離脫。生蟹搗爛,以熱酒傾入,連飲數椀,其渣塗之。半日內,骨內谷谷有聲即好。乾蟹燒灰,酒服亦好。《唐瑤經驗方》⑧。中鱔魚毒。食蟹即解。董炳《驗方》⑨。

① 藏器:《拾遺》見《證類》卷21"蟹" 《陳藏器本草》云:蟹脚中髓及腦殼中黃,並能續斷絕筋骨。取碎之微熬,內瘡中,筋即連也……
② 宗奭:《衍義》卷17"蟹" ……小兒解顱,以螯并白及爛擣,塗顱上,顱合……
③ 日華:《日華子》見《證類》卷21"蟹" ……又云:蝤蛑,冷,無毒。解熱氣,治小兒痞氣。
④ 藏器:《拾遺》見《證類》卷21"蟹" ……彭蜞有小毒,膏主濕癬疳瘡,不差者塗之……
⑤ 藏器:《拾遺》見《證類》卷21"蟹" ……《本經》云:伊、洛水中者石蟹,形段不同。其黃傅久疽瘡,無不差者。
⑥ 慎微:《證類》卷21"蟹" 荀卿云:蟹,六跪而二螯,非蛇、鱔之穴,無所寄託。凡食蟮毒,可食蟹解之,鱔畏蟹。蟹,鱔類也。類聚相解其效速於他耳。沈存中《筆談》:關中無螃蟹,土人惡其形狀,以爲怪物。秦州人家,收得一乾蟹,有病瘧者,則借去懸門上,往往遂差。不但人不識,鬼亦不識。
⑦ 夷堅志:《夷堅志》丙卷13"蟹治漆" 乾道五年,襄陽有劫盜當死,特旨貸命黥配。州牧慮其復爲人害,既受刑,又以生漆塗其兩眼。囚行至荆門,盲不見物,寄禁長林縣獄,以待傳送。時里正適以事在獄中,憐而語之曰:汝去時倩防送者往蒙泉側,尋石蟹搗碎之,濾汁滴眼內,漆當隨汁流散,瘡亦愈矣。明日,賂送卒,得一小蟹。用其法,經二日,目晴如初,略無少損……
⑧ 唐瑤經驗方:(按:書佚,無可溯源。)
⑨ 董炳驗方:(按:書佚,無可溯源。)

蟹爪。【主治】破胞墮胎。《別錄》①。破宿血，止産後血閉，酒及醋湯煎服，良。《日華》②。能安胎。鼎③。【頌④曰】《胡洽方》治孕婦僵仆，胎上搶心，有蟹爪湯。墮生胎，下死胎，辟邪魅。時珍。

【附方】新二。《千金》⑤神造湯。治子死腹中，并雙胎一死一生，服之令死者出，生者安，神驗方也。用蟹爪一升，甘草二尺，東流水一斗，以葦薪煮至二升，濾去滓，入真阿膠三兩令烊，頓服或分二服。若人困不能服者，灌入即活。下胎蟹爪散。治妊婦有病欲去胎，用蟹爪二合，桂心、瞿麥各一兩，牛膝二兩，爲末。空心温酒服一錢。《千金》⑥。

殼。【主治】燒存性，蜜調，塗凍瘡及蜂蠆傷。酒服，治婦人兒枕痛及血崩腹痛，消積。時珍。

【附方】新二。崩中腹痛。毛蟹殼燒存性，米飲服一錢。《證治要訣》⑦。蜂蠆螫傷。蟹殼燒存性，研末。蜜調塗之。同上⑧。熏辟壁虱。蟹殼燒烟熏之。《摘玄》⑨。

鹽蟹汁。【主治】喉風腫痛，滿含細嚥即消。時珍。

鱟魚 音后○宋《嘉祐》⑩

【釋名】【時珍曰】按羅願《爾雅翼》⑪云：鱟者，候也。鱟善候風，故謂之鱟。

---

① 別録：見 2969 頁注⑫。
② 日華：《日華子》見《證類》卷 21"蟹" ……脚爪，破宿血，止産後血閉、肚痛，酒及醋湯煎服良……
③ 鼎：《食療》見《證類》卷 21"蟹" 《食療》云……爪，能安胎。
④ 頌：《圖經》見《證類》卷 21"蟹" ……爪入藥最多。胡洽療孕婦僵仆，胎轉上搶心困篤，有蟹爪湯之類是也……
⑤ 千金：《千金方》卷 2"子死腹中第六" 治動胎及産難，子死腹中，並妊兩兒一死一生，令死者出，生胎安，神驗方：蟹爪（一升）、甘草（二尺，炙）、阿膠（三兩，炙），右三味，以東流水一斗，先煮二物，得三升，去滓，納膠令烊，頓服之。不能，分再服。若人困，拗口納藥，藥入即活。煎藥作東向灶，用葦薪煮之。
⑥ 千金：《聖惠方》卷 77"治妊娠胎動安不得却須下諸方" 治贏人胎不能安，欲去胎，又方：蓬麥（二兩）、桂心（一兩）、蟹爪（二合）、牛膝（二兩，去苗），右件藥搗細羅爲散，每服不計時候，以温酒調下二錢。（按：《千金方》將蟹爪用于下胎方者凡兩見，與甘草、阿膠、桂配伍。時珍所引同《聖惠方》，與《千金方》有異。）
⑦ 證治要訣：《證治要訣》卷 12"婦人門・崩中" 崩而腹痛，血住則止……一方：以毛蟹殼燒存性，米飲下。
⑧ 同上：《證治要訣》卷 11"瘡毒門・惡蟲蛇傷" 蜂蠆傷……或用諸蟹殼燒存性，研末，蜜調傅。
⑨ 摘玄：《丹溪摘玄》卷 19"唇門" 辟壁虱：草薑、樟腦貼在床頭上，右方以（螫）〔蟹〕殼燒熏，即無。
⑩ 嘉祐：《嘉祐》見《證類》卷 21"鱟" 平，微毒。治痔，殺蟲，多食發嗽並瘡癬。殼入香，發衆香氣，尾，燒焦，治腸風瀉血并崩中帶下，及産後痢。脂，燒，集鼠。（新補，見孟詵、日華子。）
⑪ 爾雅翼：《爾雅翼》卷 31"鱟" ……大率鱟善候風，故其音如候也……（按：此下"時珍曰"多參《爾雅翼》所載。）

【集解】【藏器①曰】鱟生南海。大小皆牝牡相隨。牝無目，得牡始行。牡去則牝死。【時珍曰】鱟狀如惠文冠及熨斗之形，廣尺餘。其甲瑩滑，青黑色。鱟背骨眼，眼在背上，口在腹下，頭如蜣蜋。十二足，似蟹，在腹兩旁，長五六(尺)〔寸〕，尾長一二尺，有三稜如稜莖。背上有骨如角，高七八寸，如石珊瑚狀。每過海，相負(示)〔于〕背，乘風而遊，俗呼鱟帆，亦曰鱟䉶。其血碧色。腹有子如黍米，可爲醯醬。尾有珠如粟。其行也雌常負雄，失其雌則雄即不動。漁人取之，必得其雙。雄小雌大，置之水中，雄浮雌沉，故閩人婚禮用之。其藏伏沙上，亦自飛躍。皮殼甚堅，可爲冠，亦屈爲杓，入香中能發香氣。尾可爲小如意。脂燒之可集鼠。其性畏蚊，螫之即死。又畏隙光，射之亦死，而日中暴之，往往無恙也。南人以其肉作鮓醬。小者名鬼鱟，食之害人。

肉。【氣味】辛、鹹，平，微毒。【藏器②曰】無毒。○【詵③曰】多食發嗽及瘡癬。

【主治】治痔殺蟲。孟詵④。

尾。【主治】燒焦，治腸風瀉血，崩中帶下，及産後痢。《日華》⑤。

【發明】【藏器⑥曰】骨及尾燒灰，米飲服，大主産後痢。但須先服生地黃、蜜煎等訖，然後服此，無不斷也。

膽。【主治】大風癩疾，殺蟲。時珍。

【附方】新一。鱟膽散。治大風癩疾。用鱟魚(肚)〔膽〕、生白礬、生緑礬、膩粉、水銀、麝香各半兩，研不見星。每服一錢，井華水下。取下五色涎爲妙。《聖濟總錄》⑦。

殼。【主治】積年呷嗽。時珍。

【附方】新一。積年咳嗽，呀呷作聲。用(鳶)〔鱟〕魚殼半兩，貝母煨一兩。桔梗一分，牙皂一分，去皮酥炙，爲末，煉蜜丸彈子大。每含一丸，嚥汁。服三丸，即吐出惡涎而瘥。《聖惠》⑧。

---

① 藏器:《拾遺》見《證類》卷21“鱟” 陳藏器……生南海，大小皆牝、牡相隨，牝無目，得牡始行，牡去牝死……

② 藏器:《拾遺》見《證類》卷21“鱟” 陳藏器:味辛，無毒……

③ 詵:見 2973 頁注⑩。

④ 孟詵:見上注。

⑤ 日華:見上注。

⑥ 藏器:《拾遺》見《證類》卷21“鱟” 陳藏器……以骨及尾，尾長二尺，燒爲黑灰，米飲下，大主産後痢。先服生地黃、蜜等煎訖，然後服尾，無不斷也。

⑦ 聖濟總錄:《聖濟總錄》卷18“大風癩病” 治大風癩，鱟魚膽散方:鱟魚膽、白礬、緑礬(各生用)、膩粉、水銀、麝香(各半兩)，右六味一處細研，時點少許水，研水銀星盡爲度，每服一錢至二錢匕，井華水空心調下，至午未時散空更一服，後咳出稠粘涕唾，或瀉下五色毒涎爲效。一月內可三度服。若牙疼齒縫中涎出，乃愈，更量人虛實用之。

⑧ 聖惠:《聖惠方》卷46“治咳嗽喉中作呀呷聲諸方” 治咳嗽喉中呀呷作聲，積年不差者，宜服此方:鱟魚殼(半兩)、豬牙皂莢(一分，去黑皮，塗酥炙焦黃，去子)、貝母(一分，煨微黃)、桔梗(一分，去蘆頭)，右件藥搗羅爲末，煉蜜和圓如小彈子大，每含一圓，旋咽其汁，服三圓即吐出惡涎，便差。

本草綱目介部目録第四十六卷

介之二　蚌蛤類二十九種

牡蠣《本經》　　蚌《嘉祐》　　　馬刀《本經》　　蝛螫《嘉祐》

蜆《嘉祐》　　　真珠《開寶》　　　石決明《別録》　海蛤《本經》

文蛤《本經》　　蛤蜊《嘉祐》○即蛤粉　蟶《嘉祐》　　　擔羅《拾遺》

車螯《嘉祐》　　魁蛤《別録》○即瓦壟子　車渠《海藥》　　貝子《本經》

紫貝《唐本》　　珂《唐本》　　　　石蜐《綱目》○即龜脚　淡菜《嘉祐》

海蠃《拾遺》○即甲香甲煎《拾遺》　田蠃《別録》　　蝸蠃《別録》

蓼蠃《拾遺》　　寄居蟲《拾遺》　　海月《拾遺》○海鏡附　海燕《綱目》

郎君子《海藥》

右附方舊二十二，新九十六。

本草綱目介部第四十六卷

介之二　蛤蚌類二十九種

牡蠣《本經》①上品

【釋名】牡蛤《別錄》②、蠣蛤《本經》③、古賁《異物志》④、蠔。【弘景⑤曰】道家方以左顧是雄，故名牡蠣，右顧則牝蠣也。或以尖頭爲左顧，未詳孰是。【藏器⑥曰】天生萬物皆有牝牡。惟蠣是鹹水結成，塊然不動，陰陽之道，何從而生？經言牡者，應是雄耳。【宗奭⑦曰】《本經》不言左顧，止從陶說。而段成式亦云：牡蠣言牡，非謂雄也。且如牡丹，豈有牝丹乎？此物無目，更何顧盼？【時珍曰】蛤蚌之屬，皆有胎生、卵生。獨此化生，純雄無雌，故得牡名。曰蠣曰蠔，言其粗大也。

【集解】【《別錄》⑧曰】牡蠣生東海池澤。采無時。【弘景⑨曰】今出東海、永嘉、晉安。云是百歲鵰所化。十一月采，以大者爲好。其生著石，皆以口在上。舉以腹向南視之，口斜向東，則是左

---

① 本經：《本經》《別錄》（《藥對》）見《證類》卷20"牡蠣"　味鹹、平、微寒，無毒。主傷寒寒熱，溫瘧洒洒，驚恚怒氣，除拘緩鼠瘻，女子帶下赤白，除留熱在關節榮衛，虛熱去來不定，煩滿，止汗，心痛氣結，止渴，除老血，澀大小腸，止大小便，療洩精，喉痺欬嗽，心脅下痞熱。久服强骨節，殺邪鬼，延年。一名蠣蛤，一名牡蛤。生東海池澤。採無時。（貝母爲之使，得甘草、牛膝、遠志、蛇床良。惡麻黃、吳茱萸、辛夷。）

② 別錄：見上注。

③ 本經：見上注白字。

④ 異物志：《異物志》　古賁灰，牡蠣灰也。

⑤ 弘景：《集注》見《證類》卷20"牡蠣"　陶隱居云……道家方以左顧者是雄，故名牡蠣，右顧則牝蠣爾……或云以尖頭爲左顧者，未詳孰是，例以大者爲好……

⑥ 藏器：《拾遺》見《證類》卷20"牡蠣"　……天生萬物皆有牝牡，惟蠣是鹹水結成，塊然不動，陰陽之道，何從而生？《經》言牡者，應是雄者。

⑦ 宗奭：《衍義》卷17"牡蠣"　左顧，《經》中本不言，止從陶隱居說。其《酉陽雜俎》已言：牡蠣言牡，非爲雄也。且如牡丹，豈可更有牝丹也？今則合於地，人面向午位，以牡蠣頂向子，視之口，口在左者爲左顧。此物本無目，如此焉得更有顧盼也？

⑧ 別錄：見本頁注①。

⑨ 弘景：《集注》見《證類》卷20"牡蠣"　陶隱居云：是百歲鵰所化。以十一月採爲好。去肉，二百日成。今出東海、永嘉、晉安皆好……生著石，皆以口在上，舉以腹向南視之，口邪向東則是……又，出廣州南海亦如此，但多右顧，不用爾。丹方以泥釜，皆除其甲口，止取胐胐如粉處爾。俗用亦如之，彼海人皆以泥煮鹽釜，耐水火而不破漏。

顧。出廣州、南海者亦同，但多右顧，不堪用也。丹方及煮鹽者，皆以泥釜，云耐水火，不破漏。皆除其甲口，止取胊胊如粉耳。【頌①曰】今海旁皆有之，而通、泰及南海、閩中尤多。皆附石而生，魂磈相連如房，呼爲蠣房。晉安人呼爲蠔莆。初生止如拳石，四面漸長，至一二丈者，嶄巖如山，俗呼蠔山。每一房內有肉一塊，大房如馬蹄，小者如人指面。每潮來，諸房皆開，有小蟲入，則合之以充腹。海人取者，皆鑿房以烈火逼之，挑取其肉當食品，其味美好，更有益也。海族爲最貴。【時珍曰】南海人以其蠣房砌墙，燒灰粉壁，食其肉謂之蠣黃。【保昇②曰】又有蚝蠣，形短，不入藥用。【斅③曰】有石牡蠣，頭邊皆大，小夾沙石，真似牡蠣，只是圓如龜殼。海牡蠣可用，只丈夫服之，令人無髭也。其真牡蠣，用火煅過，以鼆試之，隨手走起者是也。鼆乃千年琥珀。

【修治】【宗奭④曰】凡用，須泥固燒爲粉。亦有生用者。【斅⑤曰】凡真牡蠣，先用二十個，以東流水入鹽一兩，煮一伏時，再入火中煅赤，研粉用。【時珍曰】案溫隱居⑥云：牡蠣將童尿浸四十九日，五日一換，取出，以硫黃末和米醋塗上，黃泥固濟，煅過用。

【氣味】鹹，平、微寒，無毒。【之才⑦曰】貝母爲之使，得甘草、牛膝、遠志、蛇牀子良。惡麻黃、辛夷、吳茱萸。伏硇砂。

【主治】傷寒寒熱，溫瘧洒洒，驚恚怒氣，除拘緩鼠瘻，女子帶下赤白。久服，強骨節，殺邪鬼，延年。《本經》⑧。除留熱在關節，營衛虛熱去來不定，煩滿心痛氣結，止汗止渴，除老血，療洩精，澀大小腸，止大小便，治喉痺欬嗽，心脅下痞熱。《別錄》⑨。粉身，止大人、小兒盜汗。同麻黃根、蛇牀

---

① 頌：《圖經》見《證類》卷20"牡蠣" 牡蠣，生東海池澤，今海傍皆有之，而南海、閩中及通泰間尤多。此物附石而生，塊磈相連如房，故名蠣房（讀如阿房之房）。一名蠔山。晉安人呼爲蠔莆。初生海邊才如拳石，四面漸長，有一二丈者，嶄岩如山。每一房內有蠔肉一塊，肉之大小隨房所生，大房如馬蹄，小者如人指面。每潮來，則諸房皆開，有小蟲入，則合之以充腹。海人取之，皆鑿房以烈火逼開之，挑取其肉。而其殼左顧者爲雄，右顧者則牝蠣耳。或曰以尖頭爲左顧。大抵以大者爲貴，十一月採左顧者入藥。南人以其肉當食品。其味尤美好，更有益，兼令人細肌膚，美顏色，海族之最可貴者也。
② 保昇：《蜀本草》見《證類》卷20"牡蠣" 《蜀本》云：又有蚝蠣，形短，不入藥用……
③ 斅：《炮炙論》見《證類》卷20"牡蠣" 雷公云：有石牡蠣、石魚蠣、真海牡蠣。石牡蠣者，頭邊背大，小甲沙石，真似牡蠣，只是圓如龜殼。海牡蠣使得，只是丈夫不得服，令人無髭。真牡蠣，火煅白炮，并用鼆試之，隨手走起可認真，是萬年珀號曰鼆，用之妙。凡修事，先用二十個，東流水、鹽一兩，煮一伏時，後入火中燒令通赤，然後入鉢中研如粉用也。
④ 宗奭：《衍義》卷17"牡蠣" 須燒爲粉用……本方使生者，則自從本方。
⑤ 斅：見本頁注③。
⑥ 溫隱居：（按：查《溫隱居海上仙方》，未能溯得其源。）
⑦ 之才：古本《藥對》見2976頁注①括號中七情文。
⑧ 本經：見2976頁注①白字。
⑨ 別錄：見2976頁注①。

子、乾薑爲粉，去陰汗。藏器①。治女子崩中，止痛，除風熱風瘧，鬼交精出。孟詵②。男子虛勞，補腎安神，去煩熱，小兒驚癇。李珣③。去脇下堅滿，瘰癧，一切瘡。好古④。化痰耎堅，清熱除濕，止心脾氣痛，痢下，赤白濁，消疝瘕積塊，癭疾結核。時珍。

【發明】【權⑤曰】病虛而多熱者，宜同地黃、小草用之。【好古⑥曰】牡蠣入足少陰，爲耎堅之劑。以柴胡引之，能去脇下硬；以茶引之，能消項上結核；以大黃引之，能消股間腫；以地黃爲使，能益精收濇，止小便。腎經血分之藥也。【成無己⑦曰】牡蠣之鹹，以消胸膈之滿，以泄水氣，使痞者消，硬者耎也。【元素⑧曰】壯水之主，以制陽光，則渴飲不思。故蛤蠣之類，能止渴也。

【附方】舊七，新十四。心脾氣痛。氣實有痰者，牡蠣煅粉，酒服二錢。《丹溪心法》⑨。瘧疾寒熱。牡蠣粉、杜仲等分爲末，蜜丸梧子大。每服五十丸，溫水下。《普濟方》⑩。氣虛盜汗。上方爲末。每酒服方寸匕。《千金方》⑪。虛勞盜汗：牡蠣粉、麻黃根、黃芪等分，爲末。每服二錢，水二盞，煎七分，溫服，日一。《本事方》⑫。產後盜汗。牡蠣粉、麥麩炒黃等分。每服一

---

① 藏器：《拾遺》見《證類》卷20"牡蠣" 《陳藏器本草》云：牡蠣擣爲粉。粉身，主大人、小兒盜汗。和麻黃根、蛇床子、乾薑爲粉，去陰汗……

② 孟詵：《藥性論》見《證類》卷20"牡蠣" 牡蠣，君。主治女子崩中，止盜汗，除風熱，止痛，治溫瘧……主鬼交精出……（按：誤注出處，當出《藥性論》。）

③ 李珣：《海藥》見《證類》卷20"牡蠣" 按《廣州記》云：出南海水中。主男子遺精，虛勞乏損，補腎正氣，止盜汗，去煩熱，治傷熱疾，能補養安神，治孩子驚癇。久服身輕。用之，炙令微黃色，熟後研令極細，入丸散中用。

④ 好古：《湯液本草》卷6"牡蠣" ……心脅下痞熱。能去瘰癧，一切瘡腫。

⑤ 權：《藥性論》見《證類》卷20"牡蠣" 牡蠣……主鬼交精出，病人虛而多熱，加用之，并地黃、小草。

⑥ 好古：《湯液本草》卷6"牡蠣" 《本草》云……入足少陰。鹹爲軟堅之劑，以柴胡引之，故能去脅下之硬。以茶引之，能消結核。以大黃引之，能除股間腫。地黃爲之使，能益精收濇，止小便，本腎經之藥也……

⑦ 成無己：《傷寒明理論》卷下"藥方論" 小柴胡湯方……鹹以軟之。牡蠣味酸鹹寒，加之則痞者消，而硬者軟……

⑧ 元素：《醫壘元戎》卷10"海藏老人法" 易老云……壯水之主，以制陽光，則渴飲不思，蛤蠣之類是也。

⑨ 丹溪心法：《丹溪心法》卷4"心脾痛七十" 又方，治脾痛氣實者，可用牡蠣煅，爲粉，用酒調一二錢服。有脾痛，大小便不通者，此是痰隔中焦，氣聚下焦。

⑩ 普濟方：《普濟方》卷198"溫瘧" 治溫瘧方：用牡蠣和杜仲爲末，蜜丸，每服三十丸，溫水下。

⑪ 千金：《千金方》卷10"傷寒雜治第一" 止汗方：杜仲、牡蠣（等分），右二味治下篩，夜臥以水服五錢匕。

⑫ 本事：《本事方》卷6"諸嗽虛汗消渴" 治虛勞盜汗不止，牡蠣散：牡蠣（柑堝子內煅）、麻黃根、黃芪（各等分），右細末，每服二錢，水一盞，煎至七分，溫服。

錢,用豬肉汁調下。經驗①。**消渴飲水**。臘日或端午日,用黃泥固濟牡蠣,煅赤,研末。每服一錢,用活鯽魚煎湯調下。只二三服愈。《經驗方》②。**百合變渴**。傷寒傳成百合病,如寒無寒,如熱無熱,欲臥不臥,欲行不行,欲食不食,口苦,小便赤色,得藥則吐利,變成渴疾,久不瘥者。用牡蠣熬二兩,栝樓根二兩,爲細末。每服方寸匕,用米飲調下,日三服取效。張仲景《金匱玉函方》③。

病後常衄,小勞即作。牡蠣十分,石膏五分,爲末,酒服方寸匕,亦可蜜丸,日三服。《肘後方》④。

小便淋閟:服血藥不效者。用牡蠣粉、黃檗炒,等分爲末。每服一錢,小茴香湯下,取效。《醫學集成》⑤。**小便數多**。牡蠣五兩燒灰,小便三升,煎二升,分三服。神效。《乾坤生意》⑥。**夢遺便溏**。牡蠣粉,醋糊丸梧子大。每服三十丸,米飲下,日二服。丹溪方⑦。**水病囊腫**。牡蠣煅粉二兩,乾薑炮一兩,研末,冷水調糊掃上。須臾囊熱如火,乾則再上。小便利即愈。一方:用葱汁、白麪同調。小兒不用乾薑。初虞世《古今錄驗方》⑧。**月水不止**。牡蠣煅研,米醋搜成團,再煅,研末,以米醋調艾葉末熬膏,丸梧子大。每醋湯下四五十丸。《普濟方》⑨。**金瘡出血**。牡蠣粉傅之。《肘後》⑩。**破傷濕氣**,口禁強直。用牡蠣粉,酒服二錢,仍外傅之,取效。《三因方》⑪。

---

① 經驗:《婦人良方》卷19"産後虛汗不止方論第六" 止汗散:治産後盜汗不止,應多汗者皆可服。牡蠣(煅,研細)、小麥麩(炒令黃色,研爲細末),右等分,研細,煮生豬肉汁調下二錢,無時候。(**按**:原出處欠明晰,另溯其源。)

② 經驗方:《證類》卷20"牡蠣" 《經驗方》:治一切渴。大牡蠣不計多少,於臘日、端午日,黃泥裹煅通赤,放冷取出,爲末。用活鯽魚煎湯調下一錢匕,小兒服半錢匕,只兩服差。

③ 金匱玉函方:《金匱·百合狐惑陰陽毒病證治》 百合病,渴不差者,用後方主之。栝蔞牡蠣散方:栝蔞根、牡蠣(熬,等分),右爲細末,飲服方寸匕,日三服。

④ 肘後:《肘後方》卷2"治時氣病起諸勞復方第十四" 大病瘥後,小勞便鼻衄:左顧牡蠣(十分)、石膏(五分),搗末,酒服方寸匕,日三四。亦可蜜丸服,如梧子大服之。

⑤ 醫學集成:《醫學集成》卷9"淋證九十四" 淋閉服血藥不效者:炒柏、牡蠣(煅),右爲末,調服。或小茴香湯下亦可。

⑥ 乾坤生意:《千金方》卷21"消渴第一" 治不渴而小便大利,遂至於死者方:牡蠣五兩,以患人尿三升,煎取二升,分再服,神驗。(**按**:《乾坤生意》無此方,今另溯其源。)

⑦ 丹溪:《脉因證治》卷1"勞" 固精丸:治精滑。牡蠣砂鍋煅,醋淬七次,醋糊丸梧子大,空心鹽酒送下。

⑧ 古今錄驗方:《證類》卷20"牡蠣" 初虞世……又方:治水癩偏大,上下不定,疼痛。牡蠣不限多少,鹽泥固濟,炭三斤,煅令火盡,冷取二兩,乾薑一兩炮,又爲細末,用冷水調稀稠得所,塗病處,小便大利即愈。(**按**:時珍誤將《古今錄驗》作初虞世撰。此方實出初虞世《養生必用方》。)

⑨ 普濟方:《普濟方》卷334"月水不斷" 蠣粉散:治婦人月水不止。用牡蠣火煅成粉,研細,再用釅米醋搜成團,再煅過通紅,候冷研細,却用研米醋調艾葉末熬成膏,搜和丸如梧桐子大,每服四十丸,醋艾湯下。

⑩ 肘後:《外臺》卷29"金瘡方" ……《肘後》療金瘡方:燒牡蠣末敷之,佳。(**按**:今本《肘後方》無此方。)

⑪ 三因:《三因方》卷7"破傷風濕治法" 牡蠣散:治破傷濕,口噤強直。牡蠣(取末),粉敷瘡口,仍以末二錢煎甘草湯,調下。

發背初起。古責粉灰，以雞子白和，塗四圍，頻上取效。《千金方》①。癰腫末成。用此拔毒。水調牡蠣粉末塗之。乾更上。姚僧坦《集驗方論》②。 **男女瘰癧**。《經驗》③用牡蠣煅研末四兩，玄參末三兩，麪糊丸梧子大。每服三十丸，酒下，日三服。服盡除根。○初虞世④云：瘰癧不拘已破未破。用牡蠣四兩，甘草一兩，爲末。每食後，用臘茶湯調服一錢。其效如神。 **甲疽潰痛**，弩肉裹趾甲，膿血不瘥者。用牡蠣頭厚處，生研爲末。每服二錢，(紅)〔澱〕花煎酒調下，日三服。仍用敷之，取效。《勝金方》⑤。 **面色黧黑**。牡蠣粉研末，蜜丸梧子大。每服三十丸，白湯下，日一服。并炙其肉食之。《普濟方》⑥。

肉。【氣味】甘，温，無毒。

【主治】煮食，治虛損，調中，解丹毒，婦人血氣。以薑、醋生食，治丹毒，酒後煩熱，止渴。藏器⑦。炙食甚美，令人細肌膚，美顏色。蘇頌⑧。

蚌 宋《嘉祐》⑨

【釋名】【時珍曰】蚌與蛤同類而異形。長者通曰蚌，圓者通曰蛤。故蚌從(中)〔丰〕，蛤從合，皆象形也。後世混稱蛤蚌者，非也。

---

① 千金方：《千金方》卷22“發背第三” 治發背方……又方：燒古蚌灰，雞子白和敷之，日三易。
② 集驗方論：《證類》卷20“牡蠣” 《集驗方》：治癰，一切腫末成膿，拔毒：牡蠣白者爲細末，水調塗，乾更塗。
③ 經驗：《證類》卷20“牡蠣” 《經驗方》……又方：治一切丈夫、婦人瘰癧經效。牡蠣用炭一稱，煅通赤取出，於濕地上用紙襯，出火毒一宿，取四兩，玄參三兩，都搗羅爲末，以麪糊丸如梧桐子。早晚食後、臨臥各三十丸，酒服。藥將服盡，癧子亦除根本。
④ 初虞世：《證類》卷20“牡蠣” 初虞世：治瘰癧發頸項，破、未破甚效如神。牡蠣四兩，甘草二兩，爲末。每服一大錢，食後臘茶同點，日二。
⑤ 勝金方：《證類》卷20“牡蠣” 《勝金方》：治甲疽，弩肉裹甲，膿血疼痛不差。牡蠣頭厚處，生研爲末。每服二錢，研澱花酒調下。如癰盛已潰者，以末傅之，仍更服藥，並一日三服。
⑥ 普濟方：《普濟方》卷52“面膏” 白麪方：牡蠣(三兩)、土瓜根(一兩)，右二味爲末，白蜜和，取塗面，即白如玉。且以温漿水洗之。宜慎風日。以牡蠣爲末，蜜丸，服三十丸。亦以牡蠣肉炙食之佳。(**按**：時珍僅取此方後半部分。)
⑦ 藏器：《拾遺》見《證類》卷20“牡蠣” 《陳藏器本草》……肉煮食，主虛損，婦人血氣，調中，解丹毒。肉於薑、醋中生食之，主丹毒，酒後煩熱，止渴……
⑧ 蘇頌：《圖經》見《證類》卷20“牡蠣” 牡蠣……其味尤美好，更有益，兼令人細肌膚，美顏色……
⑨ 嘉祐：《嘉祐》見《證類》卷22“蚌” 冷，無毒。明目，止消渴，除煩，解熱毒，補婦人虛勞，下血并痔瘻，血崩帶下，壓丹石藥毒。以黃連末內之，取汁，點赤眼并暗良。爛殼粉，飲下，治反胃，痰飲。此即是蚌裝大者。又云：蚌粉，冷，無毒。治疳，止痢并嘔逆。癰腫，醋調傅，兼能制石亭脂。(新見，日華子。)

【集解】[弘景①曰]雀入大水爲蜃。蜃即蚌也。[藏器②曰]生江漢渠瀆間，老蚌含珠，殼堪爲粉。非大蛤也。[時珍曰]蚌類甚繁，今處處江湖中有之，惟洞庭、漢沔獨多。大者長七寸，狀如牡蠣輩；小者長三四寸，狀如石決明輩。其肉可食，其殼可爲粉。湖沔人皆印成錠市之，謂之蚌粉，亦曰蛤粉。古人謂之蜃灰，以飾墙壁，闉墓壙，如今用石灰也。

肉。【氣味】甘、鹹，冷，無毒。[宗奭③曰]性微冷。多食發風，動冷氣。[震亨④曰]馬刀、蚌、蛤、蜅、蜆，大同小異。寇氏止言冷而不言濕。濕生熱，熱久則氣上升而生痰生風，何冷之有。

【主治】止渴除熱，解酒毒，去眼赤。孟詵⑤。明目除濕，主婦人勞損下血。藏器⑥。除煩，解熱毒，血崩帶下，痔瘻，壓丹石藥毒。以黃連末納入取汁，點赤眼、眼暗。《日華》⑦。

蚌粉。【氣味】鹹，寒，無毒。[《日華》⑧曰]能制石亭脂。[《鏡源》⑨曰]能制硫黃。

【主治】諸疳，止痢并嘔逆。醋調，塗癰腫。《日華》⑩。爛殼粉：治反胃，心胸痰飲，用米飲服。藏器⑪。解熱燥濕，化痰消積，止白濁帶下痢疾，除濕腫水嗽，明目，搽陰瘡、濕瘡、痱痒。時珍。

【發明】[時珍曰]蚌粉與海蛤粉同功，皆水產也。治病之要，只在清熱行濕而已。《日華》言其治疳。近有一兒病疳，專食此粉，不復他食，亦一異也。

【附方】新六。反胃吐食。用真正蚌粉，每服稱過二錢，搗生薑汁一盞，再入米醋同調送

---

① 弘景：《集注》見《證類》卷22"馬刀"　陶隱居……雉入大水變爲蜃。蜃，云是大蛤，乃是蚌爾。煮食諸蜊蝸與菜，皆不利人也。
② 藏器：《拾遺》見《證類》卷22"蚌"　……老蚌含珠，殼堪爲粉……生江溪渠瀆間。陶云大蛤，誤耳。
③ 宗奭：《衍義》卷17"馬刀"　京師謂之熇岸，春夏人多食，然發風痰。性微冷……亦發風。此等皆不可多食……
④ 震亨：《衍義補遺·馬刀》　與蛤、蚌、蜅、蜆大同小異，屬金而有水木土。《衍義》言其冷而不言濕，多食發疾，以其濕中有火，久則氣上升而下降，因生痰生熱，熱生風矣，何冷之有？
⑤ 孟詵：《食療》見《證類》卷22"蚌"　蚌，大寒。主大熱，解酒毒，止渴，去眼赤。動冷熱氣。
⑥ 藏器：《拾遺》見《證類》卷22"蚌"　陳藏器……主婦人勞損，下血，明目，除濕，止消渴……
⑦ 日華：見2980頁注⑨。
⑧ 日華：見2980頁注⑨。
⑨ 鏡源：《證類》卷22"蚌"　《丹房鏡源》：蚌粉制硫黃。
⑩ 日華：見2980頁注⑨。
⑪ 藏器：《拾遺》見《證類》卷22"蚌"　……爛殼爲粉，飲下，主反胃，心胸間痰飲……

下。《急救良方》①。**痰飲咳嗽**。用真蚌粉新瓦炒紅,入青黛少許,用淡薑水滴麻油數點,調服二錢。○《類編》②云:徽宗時,李防禦爲入內醫官時,有寵妃病痰嗽,終夕不寐,面浮如盤。徽宗呼李治之,詔令供狀,三日不效當誅。李憂惶技窮,與妻泣別。忽聞外叫賣:咳嗽藥一文一貼,喫了即得睡。李市十貼視之,其色淺碧。恐藥性獷悍,併三服自試之,無他,乃取三貼爲一,入內授妃服之。是夕嗽止,比曉面消。内侍走報,天顔大喜,賜金帛直萬緡。李恐索方,乃尋訪前賣藥人,飲以酒,厚價求之,則此方也。云自少時從軍,見主帥有此方,剽得以度餘生耳。**癧疽赤腫**。用米醋和蚌蛤灰塗之。待其乾,即易之。《千金》③。**省目夜盲**,遇夜不能視物。用建昌軍螺兒蚌粉三錢,爲末,水飛過,雄猪肝一葉,披開納粉扎定,以第二米泔煮七分熟,仍別以蚌粉蘸食,以汁送下。一日一作。與夜明砂同功。《直指方》④。**脚指濕爛**。用蚌蛤粉乾搽之。《壽域》⑤。**積聚痰涎**結于胸膈之間,心腹疼痛,日夜不止,或乾嘔噦食者,炒粉丸主之。用蚌粉一兩,以巴豆七粒同炒赤,去豆不用,醋和粉丸梧子大,每服二十丸,姜酒下。丈夫臍腹痛,茴香湯下。女人血氣痛,童便和酒下。○孫氏《仁存方》⑥。

---

① 急救良方:《急救良方》卷1"胃病嘔噎第十七"　治翻胃吐食:用真蚌粉,每服二錢,薑汁米飲調下。

② 類編:《醫説》卷4"治痰嗽"　綏帶李防禦,京師人,初爲入內醫官。直嬪御閤妃苦痰嗽,終夕不寐,面浮如盤,時方有甚寵。徽宗幸其閤,見之以爲慮,馳遣呼李。李先數用藥,詔令往内東門供狀。若三日不效當誅。李憂撓伎窮,與妻對泣。忽聞外間叫云:咳嗽藥,一文一貼,喫了今夜得睡。李使人市藥十貼,其色淺碧,用淡薑水滴麻油數點調服。李疑草藥性獷,或使臟腑滑泄,併三爲一,自試之,既而無他。於是取三貼合爲一,攜入禁庭授妃,請分兩服以餌。是夕嗽止,比曉面腫亦消。内侍走白,天顔絶喜。錫金帛,厥直萬緡。李雖幸其安,而念必宣索方書,何辭以對?殆亦死爾!命僕俟前賣藥人過,邀入坐,飲以巨鍾,語之曰:我見鄰里服汝藥多效,意欲得方。倘以傳我此諸物,爲銀百兩,皆以相贈不吝。曰:一文藥,安得其直如此?防禦要得方,當便奉告。只蚌粉一物,新瓦炒令通紅,拌青黛少許爾。扣其從來。曰:壯而從軍,老而停汰。頃見主帥有此,故剽得之。以其易辦,姑藉以度餘生,無他長也。李給之終身。(《類編》。)

③ 千金:《千金方》卷22"癧疽第二"　經云:氣宿於經絡中,血氣俱澀不行,擁結爲癧疽也……赤色腫有尖頭者,藜蘆膏敷之。一云醋和蚌蛤灰塗,乾則易之。

④ 直指方:《直指方》卷20"眼目證治"　雀盲散:治遇夜目不能視。建昌軍螺兒蚌粉三錢,爲末,雄猪肝一葉,竹刀披開,納蚌粉於中,麻線紮,第二米泔煮七分熟,又別蘸蚌粉,細嚼,以汁送下。無蚌粉,以夜明砂代用。

⑤ 壽域:《延壽神方》卷2"足部"　脚趾縫爛瘡……一方:用蚌粉摻之。

⑥ 仁存方:《普濟方》卷169"積聚"　炒粉丸(出《仁存方》):治積聚涎塊,結于心腹之間,致令心腹刺疼,日久不愈。或乾嘔減食。蚌粉(一兩)、巴豆(七粒,去殼及膜),右同炒令赤色,去巴豆不用,只以醋丸如梧桐子大。丈夫臍腹痛,炒茴香酒吞下二十丸。婦人血氣,炒薑湯下。敗血冲心,童便和當歸酒服。常服薑酒下。

馬刀 《本經》①下品　　【校正】併入《拾遺②·齊蛤》。

【釋名】馬蛤《別録》③、齊蛤吳普④、蜌《爾雅》⑤〇音陛、蠯品、脾、排三音,出《周禮》⑥、蟶蠯音亭廬、單(母)〔姥〕音善母、烻岸烻音掣。〇【時珍曰】俗稱大爲馬,其刑象刀,故名。曰蛤、曰蠯,皆蚌字之音轉也,古今方言不同也。《説文》⑦云:(园)〔圜〕者曰蠇,長者曰蠯。江漢人呼爲單姥,汴人呼爲烻岸。《吳普本草》⑧言馬刀即齊蛤,而唐、宋本草失收,陳藏器重出齊蛤,今併爲一。

【集解】《別録》⑨曰:馬刀生江湖池澤及東海。取無時。【弘景⑩曰】李當之言:生江、漢,長六七寸,食其肉似蚌。今人多不識,大抵似今蟶蠯而未見方用。【韓保昇⑪曰】生江湖中細長小蚌也。長三四寸,闊五六分。【頌⑫曰】今處處有之,多在沙泥中。頭小鋭。人亦謂之蚌。【藏器⑬曰】齊蛤生海中。狀如蛤,兩頭尖小。海人食之,別無功用。【時珍曰】馬刀似蚌而小,形狹而長。其類甚多,長短大小、厚薄斜正,雖有不同,而性味功用大抵則一。

殼煉粉用。【氣味】辛,微寒,有毒。得水爛人腸。又云得水良。【恭⑭曰】得火良。【時珍曰】按吳普⑮云:神農、岐伯、桐君:鹹,有毒。扁鵲:小寒,大毒。〇【藏器⑯曰】遠志、

① 本經:《本經》《別録》見《證類》卷 22"馬刀"　味辛,微寒,有毒。主漏下赤白,寒熱,破石淋,殺禽獸賊鼠,除五藏間熱,肌中鼠鑷,止煩滿,補中,去厥痺,利機關。用之當煉,得水爛人腸。又云得水良。一名馬蛤。生江湖池澤及東海。取無時。
② 拾遺:《證類》卷 21"二十一種陳藏器餘·齊蛤"　遠志:注陶云:遠志畏齊蛤。蘇云:《藥録》下卷有蛤,而不言功狀。注又云:蠟畏齊蛤。按齊蛤如蛤,兩頭尖小,生海水中。無別功用,海人食之。
③ 別録:見本頁注①。
④ 吳普:《御覽》卷 993"馬刀"　《吳氏本草經》曰:馬刀,一名齊蛤(右納切)⋯⋯
⑤ 爾雅:《爾雅·釋魚》　蜌,蠯。
⑥ 周禮:《周禮注疏》卷 4"鼈人"　⋯⋯祭祀共蠯、蠃、蚳,以授醢人。(鄭司農云:蠯,蛤也⋯⋯)
⑦ 説文:《説文·虫部》　蠯,階也。脩爲蠯,圜爲蠇。
⑧ 吳普本草:見本頁注④。
⑨ 別録:見本頁注①。
⑩ 弘景:《集注》見《證類》卷 22"馬刀"　陶隱居云:李云生江漢中,長六七寸,漢間人名爲單姥,亦食其肉,肉似蚌。今人多不識之,大都似今蟶蠯而非。方用至少⋯⋯
⑪ 韓保昇:《蜀本草》見《證類》卷 22"馬刀"　《蜀本》:《圖經》云:生江湖中,細長小蚌也。長三四寸,闊五六分。
⑫ 頌:《圖經》見《證類》卷 22"馬刀"　馬刀,生江湖池澤及東海,今處處有之。蟶蠯(亦謂之蚌,蚌與蟶同)之類也。長三四寸,闊五六分以來,頭小鋭,多在沙泥中,江漢間人名爲單姥,亦食其肉,大類蚌,方書稀用⋯⋯
⑬ 藏器:見本頁注②。
⑭ 恭:《證類》卷 2"序例下·蟲魚下部"　馬刀(得水良。臣禹錫等謹按《唐本》云:得火良。)
⑮ 吳普:《御覽》卷 993"馬刀"　《吳氏本草經》⋯⋯神農、岐伯、桐君:鹹,有毒。扁鵲:小寒,大毒⋯⋯
⑯ 藏器:見本頁注②。

蠣，皆畏齊蛤。

【主治】婦人漏下赤白，寒熱，破石淋。殺禽獸，賊鼠。《本經》①。能除五藏間熱，肌中鼠瘻，止煩滿，補中，去厥痺，利機關。《別錄》②。消水癭、氣癭、痰飲。時珍。

肉同蚌。

蝛蟷 音咸進○宋《嘉祐》③

【釋名】生蟷《嘉祐》④、蝛蛤《水土記》⑤。

【集解】【藏器⑥曰】蝛蟷生東海。似蛤而扁，有毛。【頌⑦曰】似蛤而長，身扁。【宗奭⑧曰】順安軍界河中亦有之。與馬刀相似。肉頗冷，人以作鮓食，不堪致遠。

殼。【主治】燒末服，治痔病。藏器⑨。

肉。【宗奭⑩曰】多食發風。

蜆 宋《嘉祐》⑪

【釋名】扁螺。【時珍曰】蜆，晛也。殼內光耀，如初出日采也。《隋書》⑫云：劉臻父顯嗜蜆，呼蜆爲扁螺。

---

① 本經：見前頁注①白字。
② 別錄：見前頁注①。
③ 嘉祐：《嘉祐》見《證類》卷22"蝛蟷"　殼燒作末服之，主痔病。（新見，陳藏器。）
④ 嘉祐：《拾遺》見《證類》卷22"蝛蟷"　陳藏器：蝛蟷，一名生進……
⑤ 水土記：（按：《臨海異物志》書佚，無可溯源。）
⑥ 藏器：《拾遺》見《證類》卷22"蝛蟷"　……有毛似蛤，長扁，殼燒作末服之，主野雞病。人食其肉，無功用也。
⑦ 頌：《圖經》見《證類》卷22"馬刀"　……蝛蟷似蛤而長扁……
⑧ 宗奭：《衍義》卷17"馬刀"　又順安軍界河中亦出蝛，大抵與馬刀相類，肉頗淡。人作鮓以寄鄰左，又不能致遠。亦發風。此等皆不可多食。今蛤粉皆此等衆蛤灰也。
⑨ 藏器：見本頁注③。／見本頁注⑥。
⑩ 宗奭：見本頁注⑧。
⑪ 嘉祐：《嘉祐》見《證類》卷22"蜆"　冷，無毒。治時氣，開胃，壓丹石藥及丁瘡，下濕氣，下乳，糟煮服良。生浸取汁，洗丁瘡。多食發嗽，并冷氣消腎。陳殼，治陰瘡，止痢。蜆肉，寒，去暴熱，明目，利小便，下熱氣，脚氣濕毒，解酒毒，目黃。浸取汁服，主消渴，爛殼，溫，燒爲白灰飲下，主反胃吐食，除心胸痰水。殼陳久，療胃反及失精。（新見，唐本注、陳藏器、日華子。）
⑫ 隋書：《隋書》卷76"劉臻傳"　劉臻……父顯，梁尋陽太守……性好噉蜆，以音同父諱，呼爲扁螺。

【集解】【藏器①曰】處處有之。小如蚌，黑色。能候風雨，以殼飛。【時珍曰】溪湖中多有之。其類亦多，大小厚薄不一。漁家多食之耳。

肉。【氣味】甘、鹹，冷，無毒。【藏器②曰】微毒。多食發嗽，及冷氣消腎。

【主治】治時氣，開胃，壓丹石藥毒及疔瘡，下濕氣，通乳，糟煮食良。生浸取汁，洗丁瘡。蘇恭③。去暴熱，明目，利小便，下熱氣、腳氣、濕毒，解酒毒目黃。浸汁服，治消渴。《日華》④。生蜆浸水，洗痘癰，無瘢痕。時珍。

爛殼。【氣味】鹹，溫，無毒。

【主治】止痢。弘景⑤。治陰瘡。蘇恭⑥。療失精反胃。《日華》⑦。燒灰飲服，治反胃吐食，除心胸痰水。藏器⑧。化痰止嘔，治吞酸心痛及暴嗽。燒灰，塗一切濕瘡，與蚌粉同功。時珍。

【附方】舊一，新二。卒嗽不止。用白蜆殼搗爲細末。以熟米飲調，每服一錢，日三服，甚效。出《急救良方》⑨。痰喘咳嗽。用白蜆殼多年陳者，燒過存性爲極細末。以米飲調，每服一錢，日三服。《急救方》⑩。反胃吐食：用黃蜆殼并田螺殼，並取久在泥中者，各等分，炒成白灰，每二兩，入白梅肉四個，搗和爲丸，再入砂合子内，蓋定泥固，煅存性，研細末。每服二錢，用人參、縮砂湯調下。不然，用陳米飲調服亦可。凡覺心腹脹痛，將發反胃，即以此藥治之。《百一方》⑪。

---

① 藏器：《拾遺》見《證類》卷22“蜆”　陳藏器：小於蛤，黑色，生水泥中，候風雨，能以殼爲翅飛也。
② 藏器：見 2984 頁注⑪。
③ 蘇恭：見 2984 頁注⑪。
④ 日華：見 2984 頁注⑪。
⑤ 弘景：《集注》見《證類》卷22“馬刀”　陶隱居……蜆殼陳久者止痢。
⑥ 蘇恭：見 2984 頁注⑪。
⑦ 日華：見 2984 頁注⑪。
⑧ 藏器：見 2984 頁注⑪。
⑨ 急救良方：《聖惠方》卷 46“治卒咳嗽諸方”　治卒咳嗽不止方：白蜆殼（不計多少，淨洗），右搗研令細，每服以粥飲調下一錢，日三四服。（按：《急救良方》卷 1“胃病嘔吐”有用“陳蜆殼燒白灰”治轉食嘔吐及痰嗽方。然時珍所引更近《聖惠方》此方。）
⑩ 急救方：《急救良方》卷 1“胃病嘔噎第十七”　治轉食嘔吐，用陳蜆殼燒白灰，米飲下。亦治痰嗽。
⑪ 百一方：《百一選方》卷 2“第三門”　治翻胃大效散（羅太丞方）：田螺殼、黃蜆殼（二件不以多少，久在泥土中，多年陳者尤佳，各處燒成白灰），右每劑用白梅肉四兩，田螺殼灰二兩，黃蜆殼灰一兩，同搜拌令勻，作團，用砂盒子盛，蓋了泥固縫，發頂火煅令焦黑存性，取出碾細，每服二錢，用人參、縮砂湯調下，陳米飲亦得。如無盒子，只用建盞兩隻相合，根據前法燒，食前服。凡人覺心腹疼痛，即翻胃先兆，此藥亦能治之。

真珠宋《開寶》①

【釋名】珍珠《開寶》②、蚌珠《南方志》③、蠙珠《禹貢》④。

【集解】【李珣⑤曰】真珠出南海，石決明產也。蜀中西路女瓜出者是蚌蛤產，光白甚好，不及舶上者采耀。欲穿須得金剛鑽也。【頌⑥曰】今出廉州，北海亦有之。生於珠牡，亦曰珠母，蚌類也。按《嶺表録異》云：廉州邊海中有洲島，島上有大池，謂之珠池。每歲刺史親監珠戶，入池採老蚌，剖取珠以充貢。池雖在海上，而人疑其底與海通，池水乃淡，此不可測也。土人採小蚌肉作脯食，亦往往得細珠如米。乃知此池之蚌，大小皆有珠也。而今之取珠牡者，云得之海旁，不必是池中也。其北海珠蚌種類小別。人取其肉，或有得珠者，不甚光瑩，亦不常有，不堪入藥。又蚌中一種似江珧者，腹亦有珠，皆不及南海者奇而且多。【宗奭⑦曰】河北溏濼中，亦有圍及寸者，色多微紅，珠母與廉州者不相類。但清水急流處，其色光白；濁水及不流處，其色暗也。【時珍曰】按《廉州志》⑧云：合浦縣海中有梅、青、嬰三池。蜑人每以長繩繫腰，携籃入水，拾蚌入籃即振繩，令舟人急取之。若有一線之血浮水，則葬魚腹矣。又熊太古《冀越集》⑨云：《禹貢》言：淮夷蠙珠，後世乃出嶺南。

---

① 開寶：《開寶》見《證類》卷20"真珠"　寒，無毒。主手足皮膚逆臚，鎮心。綿裹塞耳，主聾。傅面令人潤澤好顏色。粉點目中，主膚翳障膜。

② 開寶：（按：已查《證類》，未能溯得其源。）

③ 南方志：《御覽》卷803"珠下"　《梁四公記》……五是海蚌珠……蚌珠五色……蚌珠生于其腹。（按：未能溯得《南方志》有"蚌珠"名。然元以前多種古籍載有"蚌珠"。今僅從《御覽》摘録一例以備參。）

④ 禹貢：《尚書注疏》卷6"禹貢第一"　……泗濱浮磬，淮夷蠙珠暨魚……

⑤ 李珣：《海藥》見《證類》卷20"真珠"　謹按：《正經》云：生南海，石決明產出也……蜀中西路女瓜亦出真珠，是蚌蛤產，光白甚好，不及舶上彩耀。欲穿須得金剛鑽也……

⑥ 頌：《圖經》見《證類》卷20"真珠"　真珠，本經不載所出州土，今出廉州，北海亦有之。生於珠牡（俗謂之珠母）。珠牡，蚌類也。按《嶺表録異》：廉州邊海中有洲島，島上有大池，謂之珠泡。每歲刺史親監珠戶入池採老蚌，割取珠以充貢。池雖在海上，而人疑其底與海通，池水乃淡，此不可測也。土人採小蚌肉作脯食之，往往得細珠如米者，乃知此池之蚌，隨大小皆有珠矣。而今取珠牡，云得之海傍，不必是珠池中也。其北海珠蚌，種類小別。人取其肉，或有得珠者，但不常有，其珠亦不甚光瑩，藥中不堪用。又蚌屬中有一種似江珧者，其腹亦有珠，皆不及南海者奇而且多。入藥須用新完未經鑽綴者爲佳。

⑦ 宗奭：《衍義》卷17"真珠"　河北塘濼中，亦有圍及寸者，色多微紅，珠母與廉州珠母不相類。但清水急流處，其色光白。水濁及不流處，其色暗。餘如經。

⑧ 廉州志：《嶺外代答》卷7"珠池"　合浦產珠之地，名曰斷望池，在海中孤島下，去岸數十里，池深不十丈。蜑人没而得蚌，剖而得珠。取蚌，以長繩繫竹籃，攜之以没，既拾蚌於籃，則振繩令舟人汲取之，没者亟浮就舟。不幸遇惡魚，一縷之血浮於水面，舟人慟哭，知其已葬魚腹也……（按：《廉州府志》卷6、卷14有"珠池"及"採珠"記載，然《綱目》所引似與《嶺外代答》更接近。）

⑨ 冀越記：《冀越集記》前卷"珠子樹"　余在廣時，立珠子提舉司，專掌蜑人入海取珠。得珠子樹數擔，置憲司公廳。衆人聚觀樹如柳枝，珠生於蚌，蚌生於樹，不可上下，樹生於石，蜑人鑿石得樹，樹上求蚌采珠，甚可異也。／後卷"珠"　《禹貢》言淮夷蠙珠暨魚，後世取珠不於淮，而於海廣南，珠色紅，西洋珠色白，各隨其方色……

今南珠色紅，西洋珠色白，北海珠色微青，各隨方色也。予嘗見蜑人入海，取得珠子樹數擔。其樹狀如柳枝，蚌生於樹，不可上下。樹生于石，蜑人鑿石得樹以求蚌，甚可異也。又《南越志》①云：珠有九品，以五分至一寸八九分者爲大品，有光彩；一邊似度金者，名璫珠；次則走珠、滑珠等品也。《格古論》②云：南番珠色白圓耀者爲上，廣西者次之。北海珠色微青者爲上，粉白、油黄者下也。西番馬價珠爲上，色青如翠，其老色、夾石粉青、油烟者下也。凡蚌聞雷則𤡞瘦。其孕珠如懷孕，故謂之珠胎。中秋無月，則蚌無胎。《左思賦》③云"蚌蛤珠胎，與月盈虧"是矣。陸佃④云：蚌蛤無陰陽牝牡，須雀蛤化成，故能生珠，專一於陰精也。龍珠在頷，蛇珠在口，魚珠在眼，鮫珠在皮，鼈珠在足，蚌珠在腹。皆不及蚌珠也。

【修治】【李珣⑤曰】凡用，以新完未經鑽綴者研如粉，方堪服食。不細則傷人臟腑。【斅⑥曰】凡用以新〔凈〕者絹袋盛之。置牡礪四兩於平底鐺中，以物四向支穩，然後着珠於上。乃下地榆、五花皮、五方草各剉四兩，籠住，以漿水不住火煮三日夜。取出，用甘草湯淘凈，於臼中擣細重篩，更研二萬下，方可服食。【慎微⑦曰】《抱朴子》云：真珠徑寸以上，服食令人長生。以酪漿漬之，皆化如水銀，以浮石、蜂巢、蛇黄等物合之，可引長三四尺，爲丸服之。【時珍曰】凡入藥，不用首飾及見尸氣者。以人乳浸三日，煮過如上擣研。一法：以絹袋盛，入豆腐腹中，煮一炷香，云不傷珠也。

【氣味】鹹、甘，寒，無毒。

---

① 南越志：**《御覽》卷803"珠下"**　沈懷遠《南越志》曰：珠有九品，大五分以上至一寸八分，分爲八品。有光彩，一邊小平，似覆釜者名璫珠。璫珠之次爲走珠，走珠之次爲滑珠，滑珠之次爲磥砢珠，磥砢珠之次爲官兩珠，官兩珠之次爲稅珠，稅珠之次爲芯符珠。

② 格古論：**《新增格古要論》卷6"珍寶論·馬價珠"**　青珠兒出西蕃諸國，色青如翠道地，有指面大，轉身青者多，做管索兒用。亦有當三折二錢大者，顏色好者值價，其價如馬，故謂之馬價珠。但夾石、粉青、有油烟，及色老者價低……/南珠：出南海蚌中，南蕃者好，廣西者易黄。要身分圓及色白而精光者價高，以大小粒數，等分兩定價。古云一圓二白。又云一顆圓十顆錢。/北珠：出北海。亦論大小分兩定價，看身分圓，轉身青色，披肩結頂者價高。如骨色粉白，油黄渾色者價低。/**《埤雅》卷2"釋魚·蚌"**　鼈孚乳以夏，蚌孚乳以秋。蚌聞雷聲則𤡞，其孕珠若懷妊然，故謂之珠胎，與月盈朒……（**按**："凡蚌聞雷"以下非出《格古要論》。）

③ 左思賦：**《御覽》卷942"蛤"**　《左思賦》曰：蚌蛤珠胎，與月虧全。

④ 陸佃：**《埤雅》卷2"釋魚·蚌"**　……蓋物有非其類而化者。若牡礪、蚌蛤，無陰陽牝牡，須雀鴿以化。故蚌之久者能生珠，專一於陰也……/**《埤雅》卷1"釋魚·鮫"**　……蓋龍珠在頷，鮫珠在皮，蛇珠在口，鼈珠在足，魚珠在眼，蚌珠在腹也。

⑤ 李珣：**《海藥》見《證類》卷20"真珠"**　……爲藥須久研如粉麪，方堪服餌。研之不細，傷人藏府。/**《圖經》見《證類》卷20"真珠"**　……入藥須用新完未經鑽綴者爲佳。（**按**：此條已糅合二家之說。）

⑥ 斅：**《炮炙論》見《證類》卷20"真珠"**　雷公云：須取新凈者，以絹袋盛之。然後用地榆、五花皮、五方草三味各四兩，細剉了，又以牡蠣約重四五斤已來，先置於平底鐺中，以物四向搘令穩，然後著真珠於上了，方下剉了三件藥，籠之，以漿水煮三日夜。勿令火歇，日滿出之，用甘草湯淘之，令凈後，於臼中擣令細，以絹羅重重篩過，却更研二萬下了用。凡使，要不傷破及鑽透者，方可用也。

⑦ 慎微：**《證類》卷20"真珠"**　《抱朴子》：真珠徑寸已上可服，服之可以長久。酪漿漬之，皆化如水銀，亦可以浮石、水蜂窠、鼉化包彤、蛇黄合之，可以引長三四尺，丸服之，絶穀得長生。

【主治】鎮心。點目，去膚瞖障膜。塗面，令人潤澤好顏色。塗手足，去皮膚逆臚。綿裹塞耳，主聾。《開寶》①。磨瞖墜痰。甄權②。除面䵟，止洩。合知母，療煩熱消渴。合左纏根，治小兒斁豆瘡入眼。李珣③。除小兒驚熱。宗奭④。安魂魄，止遺精白濁，解痘疔毒，主難產，下死胎、胞衣。時珍。

【發明】【時珍曰】真珠入厥陰肝經，故能安魂定魄，明目治聾。

【附方】舊三，新九。安魂定魄。真珠末豆大一粒，蜜一蜆殼，和服，日三。尤宜小兒。《肘後》⑤。卒忤不言。真珠末，用雞冠血和丸小豆大。以三四粒納口中。《肘後》⑥。灰塵迷目。用大珠拭之則明也。《格古論》⑦。婦人難產。真珠末一兩，酒服，立出。《千金》⑧。胞衣不下。真珠一兩，研末，苦酒服。《千金》⑨。子死腹中。真珠末二兩，酒服，立出。《外臺》⑩。癍痘不發。珠子七枚，爲末，新汲水調服。《儒門事親》⑪。痘瘡疔毒。方見《穀部·豌豆》下。肝虛目暗，茫茫不見。真珠末一兩，白蜜二合，鯉魚(貼)〔膽〕二枚，和合，銅器煎至一半，新綿濾過，瓶盛，頻點取瘥。○《聖惠方》⑫。青盲不見。方同上。小兒中風，手足拘急。真珠末水飛一兩，石(羗)〔膏〕末一錢。每服一錢，水七分，煎四分，溫服，日三。《聖惠方》⑬。目

---

① 開寶：見 2986 頁注①。
② 甄權：《藥性論》見《證類》卷20"真珠"　真珠，君。治眼中瞖障白膜，七寶散用磨瞖障，亦能墜痰。
③ 李珣：《海藥》見《證類》卷20"真珠"　……主明目，除面䵟，止洩，合知母療煩熱，消渴。以左纏根，治兒子斁豆瘡入眼……
④ 宗奭：《衍義》卷17"真珠"　小兒驚熱藥中多用……
⑤ 肘後：《證類》卷20"真珠"　《肘後方》……又方：主鎮安魂魄，珠蜜方：煉真珠如大豆，以蜜一蜆殼，和一服與一豆許，日三。大宜小兒矣。
⑥ 肘後：《肘後方》卷1"救卒客忤死方第三"　卒忤，停屍不能言者……又方：雞冠血和真珠，丸如小豆，納口中，與三四枚，瘥。
⑦ 格古論：《新增格古要論》卷6"珍寶論·馬價珠"　……或云凡遇灰塵迷眼，以珠兒拂之則明也。
⑧ 千金：《證類》卷20"真珠"　《千金方》……又方：難產。取真珠末一兩，和酒服之，立出。(按：今本《千金方》無此方。)
⑨ 千金：《千金方》卷2"胞胎不出第八"　治胞衣不出方……又方：苦酒服真朱一兩。
⑩ 外臺：《外臺》卷33"子死腹中欲令出方"　《集驗》療子死腹中方。真珠二兩，酒服盡，立出。
⑪ 儒門事親：《儒門事親》卷15"小兒病證第十二"　發斑藥：珠子(七個)，研碎，用新水調勻服之。
⑫ 聖惠：《聖濟總錄》卷112"目青盲"　治肝虛寒，茫茫不見物，點眼真珠煎方：真珠(細研，一分)、鯉魚膽(二枚)、白蜜(二兩)，右三味合和銅器中，微火煎取一半，新綿濾過，瓷瓶中盛，每以銅箸點如黍米，著目眥即淚出，頻點取差。(按：《聖惠方》無此方，今另溯其源。)
⑬ 聖惠方：《聖濟總錄》卷174"小兒中風"　治小兒中風，手足拘急，石膏湯方：石膏(研，三分)、真珠末(水飛過，一兩)，右二味同研勻細爲末，三四歲兒每服一錢匕，水七分，煎至四分，去滓，溫服，日三，量兒大小以意加減。(按：《聖惠方》無此方，另溯其源。)

生頑瞖①。真珠一兩,地榆二兩,水二大盌煮乾,取真珠以醋浸五日,熱水淘去醋氣,研細末用。每點少許,以愈爲度。

<h2 style="text-align:center">石決明《別錄》②上品</h2>

【釋名】九孔螺《日華》③。殼名千里光。【時珍曰】決明、千里光,以功名也。九孔螺,以形名也。

【集解】【弘景④曰】俗云是紫貝。人皆水漬,熨眼頗明。又云是鰒魚甲。附石生,大者如手,明耀五色,内亦含珠。【恭⑤曰】此是鰒魚甲也。附石生,狀如蛤,惟一片無對,七孔者良。今俗用紫貝,全非。【頌⑥曰】今嶺南州郡及萊州海邊皆有之,采無時。舊注或以爲紫貝,或以爲(腹)〔鰒〕魚甲。按紫貝即今研螺,殊非此類。鰒魚乃王莽所嗜者,一邊著石,光明可愛,自是一種,與決明相近也。決明殼大如手,小者如三兩指大,可以浸水洗眼,七孔、九孔者良,十孔者不佳。海人亦噉其肉。【宗奭⑦曰】登、萊海邊甚多。人采肉供饌,及乾充苞苴。肉與殼兩可用。【時珍曰】石決明形長如小蚌而扁,外皮甚粗,細孔雜雜,内則光耀,背側一行有孔如穿成者,生於石崖之上,海人泅水,乘其不意,即易得之。否則緊粘難脱也。陶氏以爲紫貝,雷氏以爲真珠牡,楊倞註《荀子》⑧以爲龜腳,皆非矣。惟鰒魚是一種二類,故功用相同。吳、越人以糟決明、酒蛤蜊爲美品者,即此。

---

① 目生頑瞖:《聖惠方》卷33"治眼遠年瞖障諸方" 治眼久積頑瞖,蓋覆瞳仁……又方:真珠(一兩)、地榆(三兩,剉),右件藥以水二大盞,同煮至水盡,取出真珠,以醋浸五日後,用熱水淘令無醋氣,即研令極細。每以銅筋取少許點瞖上,以差爲度。(按:原無出處,今溯得其源。)

② 別錄:《別錄》見《證類》卷20"石決明" 味鹹,平,無毒。主目障瞖痛,青盲。久服益精輕身。生南海。

③ 日華:《日華子》見《證類》卷20"石決明" ……亦名九孔螺也。

④ 弘景:《集注》見《證類》卷20"石決明" 陶隱居云:俗云是紫貝,定小異,亦難得。又云是鰒魚甲,附石生,大者如手,明耀五色,内亦含珠。人今皆水漬紫貝,以熨眼,頗能明……

⑤ 恭:《唐本草》見《證類》卷20"石決明" 《唐本》注云:此物是鰒魚甲也,附石生,狀如蛤,惟一片無對、七孔者良。今俗用者紫貝,全別,非此類也。

⑥ 頌:《圖經》見《證類》卷20"石決明" 石決明,生南海,今嶺南州郡及萊州皆有之。舊説,或以爲紫貝,或以爲鰒魚甲。按紫貝即今人研螺,古人用以爲貨幣者,殊非此類。鰒魚,王莽所食者,一邊著石,光明可愛,自是一種,與決明相近耳。決明殼大如手,小者三兩指,海人亦噉其肉,亦取其殼,漬水洗眼,七孔、九孔者良,十孔者不佳。採無時。

⑦ 宗奭:《衍義》卷17"石決明" 經云味鹹,即是肉也。人采肉以供饌,及乾致都下,北人遂爲珍味。肉與殼兩可用,方家宜審用之。然皆治目。殼研,水飛,點磨外障瞖,登、萊州甚多。

⑧ 荀子:《荀子·王制》 東海則有紫紶魚鹽焉……(……當爲蚨。郭璞《江〔賦〕》曰:石蚨應節而揚葩……)(按:《升庵集》卷1"石蚨賦"評曰:"石蚨,海錯也。《荀子》書名紫蚨,郭璞賦注曰石蚨,今方言爲龜腳。"又《六臣注文選》,郭璞《江賦》注曰:"《南越志》曰:石蚨形如龜腳……"故"龜腳"未必是楊倞註《荀子》之見。)

【修治】【珣①曰】凡用以麪裹煨熟，磨去粗皮，爛搗，再乳細如麪，方堪入藥。【斅②曰】每五兩，用鹽半兩，同東流水入瓷器內煮一伏時，搗末研粉。再用五花皮、地榆、阿膠各十兩，以東流水淘三度，日乾，再研一萬下，入藥。服至十兩，永不得食山龜，令人喪目。【時珍曰】今方家只以鹽同東流水煮一伏時，研末水飛用。

殼。【氣味】鹹，平，無毒。【保昇③曰】寒。○【宗奭④曰】肉與殼功同。

【主治】目障瞖痛，青盲。久服益精輕身。《別錄》⑤。明目磨障。《日華》⑥。肝肺風熱，青盲內障，骨蒸勞極。李珣⑦。水飛，點外障瞖。寇宗奭⑧。通五淋。時珍。

【附方】舊一，新四。羞明怕日。用千里光、黃菊花、甘草各一錢，水煎，冷服。《明目集驗方》⑨。痘後目瞖。用石決明火煅研、穀精草各等分，共爲細末。以豬肝蘸食。《鴻飛集》⑩。小便五淋。用石決明去粗皮，研爲末，飛過。熟水服二錢，每日二服。如淋中有軟硬物，即加朽木末五分。《勝金方》⑪。肝虛目瞖。凡氣虛、血虛、肝虛，眼白俱赤，夜如雞啄，生浮瞖者。用海蚌殼燒過成灰、木賊焙各等分，爲末。每服三錢，用姜、棗同水煎，和渣通口服。每日服二次。《經驗方》⑫。青盲雀目。用石決明一兩，燒過存性，外用蒼術三兩，去皮爲末。每服三錢，以豬肝批開，入藥末在內札定，砂罐煮熟，以氣薰目。待冷，食肝飲汁。《龍目論》⑬。解白酒酸。用石決

---

① 珣：《海藥》見《證類》卷20"石決明"　……凡用先以麪裹熟煨，然後磨去其外黑處，并粗皮了，爛搗之，細羅，於乳鉢中再研如麪，方堪用也。
② 斅：《炮炙論》見《證類》卷20"石決明"　雷公云：凡使，即是真珠母也，先去上粗皮，用鹽并東流水於大瓷器中，煮一伏時了，漉出拭乾，搗爲末，研如粉，却入鍋子中，再用五花皮、地榆、阿膠三件，更用東流水於瓷器中，如此淘之三度，待乾，再研一萬匝，方入藥中用。凡修事五兩，以鹽半分，取則第二度煮，用地榆、五花皮、阿膠各十兩。服之十兩。永不得食山桃，令人喪目也。
③ 保昇：《蜀本草》見《證類》卷20"石決明"　石決明，寒……
④ 宗奭：見2989頁注⑦。
⑤ 別錄：見2989頁注②。
⑥ 日華：《日華子》見《證類》卷20"石決明"　石決明，凉，明目。殼磨障瞖……
⑦ 李珣：《海藥》見《證類》卷20"石決明"　主青盲內障，肝肺風熱，骨蒸勞極，並良……
⑧ 寇宗奭：見2989頁注⑦。
⑨ 明目集驗方：（按：查《明目神驗方》，未能溯得其源。）
⑩ 鴻飛集：（按：已查原書，未能溯得其源。）
⑪ 勝金方：《證類》卷20"石決明"　《勝金方》：治小腸五淋。石決明去粗皮甲，搗研細，右件藥如有軟硬物淋，即添朽木細末，熟水調下二錢匕服。
⑫ 經驗方：《普濟方》卷71"肝虛眼"　治悶氣血虛，氣虛肝虛，眼白俱赤，日夜如雞啄，生浮瞖（出《經驗方》）：老蚌殼（燒灰）、木賊草（焙，剉爲末，等分）（按：原方似脫後半服法。）
⑬ 龍目論：《普濟方》卷83"雀目"　又方，治雀目：石決明（一兩，燒存性）、蒼术（三兩，去皮），右爲細末，切開豬肝，入藥在內，麻綿封縛，入砂罐內煮令香熟。乘热熏眼，都食此肝。（按：查《眼科龍木論》無此方。《普濟方》此方前爲《龍木論》"蛤粉丸"，故時珍將此"又方"作《龍目論》。）

明不拘多少數個，以火煉過，研爲細末。將酒燙熱，以決明末攪入酒内，蓋住。一時取飲之，其味即不酸。

海蛤 《本經》①上品

【釋名】【時珍曰】海蛤者，海中諸蛤爛殼之總稱，不專指一蛤也。舊本云一名魁蛤，則又指是一物矣。係是悮書，今削之。

【集解】【《別録》②曰】海蛤生東海。【保昇③曰】今登、萊、滄州海沙潬處皆有，四五月淘沙取之。南海亦有之。【恭④曰】海蛤細如巨勝子，光净瑩滑者好。其粗如半杏人者爲狃耳蛤，不堪入藥。【時珍曰】按沈存中《筆談》⑤云：海蛤即海邊沙泥中得之。大者如棋子，小者如油麻粒，黄白色，或黄赤相雜。蓋非一類，乃諸蛤之殼，爲海水礶礲，日久光瑩，都無舊質。蛤類至多，不能分别其爲何蛤，故通謂之海蛤也。餘見下條。

【正誤】【吳普⑥曰】海蛤頭有文，文如鋸齒。【時珍曰】此乃魁蛤，非海蛤也。蓋誤矣，今正之。○【弘景⑦曰】海蛤至滑澤，云從雁屎中得之，二三十過方爲良。今人多取相類者磨蕩之。【《日華》⑧曰】此是雁食鮮蛤糞出者，有文彩爲文蛤，無文彩爲海蛤。鄉人又以海邊爛蛤殼，風濤打磨瑩净者，偽作之。【藏器⑨曰】二説皆非也。海蛤是海中爛殼，久在沙泥，風波淘洗，自然圓净無文，有大有小，以小者爲佳，非一一從雁腹中出也。文蛤是未爛時殼猶有文者。二物本同一類。正

---

① 本經：《本經》《別録》（《藥對》）見《證類》卷 20 "海蛤"　味苦、鹹、平，無毒。主欬逆上氣，喘息煩滿，胸痛寒熱，療陰痿。一名魁蛤。生東海。（蜀漆爲之使，畏狗膽、甘遂、芫花。）

② 别録：見上注。

③ 保昇：《蜀本草》見《證類》卷 20 "海蛤"　《蜀本》：《圖經》云：今萊州即墨縣南海沙潬中。四月、五月採，淘沙取之……

④ 恭：《唐本草》見《證類》卷 20 "海蛤"　《唐本》注云：此物以細如巨勝，潤澤光净者好，有粗如半杏人者，不入藥用。亦謂爲豚耳蛤，粗惡不堪也。

⑤ 筆談：《夢溪筆談》卷 26 "藥議"　按：文蛤，即吳人所食花蛤也。魁蛤，即車螯也。海蛤，今不識。其生時，但海涯泥沙中得之，大者如棊子，細者如油麻粒，黄白，或赤相雜。蓋非一類，乃諸蛤之房，爲海水礶礲光瑩，都非舊質。蛤之屬，其類至多。房之堅久，瑩潔者皆可用，不適指一物，故通謂之海蛤耳。

⑥ 吳普：《證類》卷 20 "海蛤"　吳氏云……大節頭有文，文如磨齒。採無時。

⑦ 弘景：《集注》見《證類》卷 20 "文蛤"　陶隱居云：海蛤至滑澤，云從雁屎中得之，二三十過方爲良。今人多取相摍，令磨蕩似之爾……

⑧ 日華：《日華子》見《證類》卷 20 "海蛤"　……此即鮮蛤子。雁食後糞中出，有文彩者爲文蛤，無文彩者爲海蛤。鄉人又多將海岸邊爛蛤殼，被風濤打磨瑩净者，偽作之。

⑨ 藏器：《拾遺》見《證類》卷 20 "文蛤"　陳藏器云：按海蛤，是海中爛殼，久在泥沙，風波淘灑，自然圓净，有大有小，以小者久遠爲佳，亦非一一從雁腹中出也。文蛤是未爛時殼，猶有文者。此乃新舊爲名，二物元同一類。假如雁食蛤殼，豈擇文與不文。蘇恭此言殊爲未達，至如爛蜆蚌殼，亦有所主，與生不同。陶云副品，正其宜矣……

如爛蜆、蚌殼，所主亦與生者不同也。假如雁食蛤殼，豈擇文與不文耶。【宗奭①曰】海蛤、文蛤，陳説極是。今海中無雁，豈有糞耶？蛤有肉時猶可食也，肉既無矣，安得更糞過二三十次耶？陶説謬矣。【時珍曰】海蛤是諸蛤爛殼，文蛤自是一種。陳氏言文蛤是未爛時殼，則亦泛指諸蛤未爛者矣，其説未穩。但海中蛤蚌名色雖殊，性味相類，功用亦同，無甚分別也。

【修治】【敩②曰】凡使海蛤，勿用游波蟲骨。真相似，只是面上無光。誤餌之，令人狂走欲投水，如鬼祟，惟醋解之立愈。其海蛤用漿水煮一伏時，每一兩入地骨皮、柏葉各二兩，同煮一伏時，東流水淘三次，搗粉用。【保昇③曰】取得，以半天河煮五十刻，以枸杞汁拌勻，入篦竹筒内蒸一伏時，搗用。

【氣味】苦、鹹，平，無毒。【吴普④曰】神農：苦。岐伯：甘。扁鵲：鹹。【權⑤曰】有小毒。○【之才⑥曰】蜀漆爲之使。畏狗（胋）〔膽〕、甘遂、芫花。

【主治】欬逆上氣，喘息煩滿，胸痛寒熱。《本經》⑦。療陰痿。《別録》⑧。主十二水滿急痛，利膀胱大小腸。唐注⑨。治水氣浮腫，下小便，治嗽逆上氣，項下瘤癭。甄權⑩。療嘔逆，胸脇脹急，腰痛五痔，婦人崩中帶下。《日華》⑪。止消渴，潤五臟，治服丹石人有瘡。蕭炳⑫。清熱利濕，化痰飲，消積聚。除血痢，婦人血結胸，傷寒反汗搐搦，中風癱瘓。時珍。

---

① 宗奭：《衍義》卷17"海蛤、文蛤"　陳藏器所説是。今海中無雁，豈有食蛤糞出者？若蛤殼中有肉時，尚可食，肉既無，焉得更有糞中過數多者？必爲其皆無廉棱，乃有是説。殊不知風浪日夕淘汰，故如是。

② 敩：《炮炙論》見《證類》卷20"海蛤"　雷公云：凡使，勿用遊波蕈骨，其蟲骨真似海蛤，只是無面上光。其蟲骨誤餌之，令人狂走，擬投水時，人爲之犯鬼心狂，並不是緣曾誤餌。此蟲骨若服著，只以醋解之，立差。凡修事一兩，於漿水中煮一伏時後，却以地骨皮、柏葉二味，又煮一伏時後出，於東流水中淘三遍，拭乾，細搗研如粉，然後用。凡一兩，用地骨皮二兩，並細剉，以東流水淘取用之。

③ 保昇：《蜀本草》見《證類》卷20"海蛤"　《蜀本》：《圖經》云……當以半天河煮五十刻，然後以枸杞子汁和，篦竹筒盛，蒸一伏時……

④ 吴普：《證類》卷20"海蛤"　吴氏云：海蛤，神農：苦。岐伯：甘。扁鵲：鹹……

⑤ 權：《藥性論》見《證類》卷20"海蛤"　……味鹹，有小毒……

⑥ 之才：古本《藥對》見2991頁注①括號中七情文。

⑦ 本經：見2991頁注①白字。

⑧ 別録：見2991頁注①。

⑨ 唐注：《開寶》見《證類》卷20"海蛤"　今按《別本》注云：雁腹中出者極光潤。主十二水滿急痛，利膀胱、大小腸……（按：《別本》或指《蜀本草》，然絶非《唐本草》文。時珍誤注。）

⑩ 甄權：《藥性論》見《證類》卷20"海蛤"　……能治水氣浮腫，下小便，治嗽逆上氣。主治項下瘤癭。

⑪ 日華：《日華子》見《證類》卷20"海蛤"　日華子云：治嘔逆，陰痿，胸脅脹急，腰痛，五痔，婦人崩中帶下病……

⑫ 蕭炳：《四聲本草》見《證類》卷20"海蛤"　蕭炳云：止消渴，潤五藏，治服丹石人有瘡。

【附方】舊二，新七。水癥腫滿。藏器①曰：用海蛤、杏人、漢防己、棗肉各二兩，葶藶六兩，爲末研，丸梧子大。一服十丸，服至利下水爲妙。水腫發熱，小便不通者，海蛤湯主之。海蛤、木通、豬苓、澤瀉、滑石、黃葵子、桑白皮各一錢，燈心三分，水煎服，日二。《聖惠方》②。石水肢瘦，其腹獨大者，海蛤丸主之。海蛤煅粉、防己各七錢半，葶藶、赤茯苓、桑白皮各一兩，陳橘皮、郁李仁各半兩，爲末，蜜丸如梧子大。每米飲下五十丸，日二次。《聖濟總錄》③。氣腫濕腫。用海蛤、海帶、海藻、海螵蛸、海昆布、鳧茨、荔枝殼等分，流水煎服，日二次。何氏④。血痢内熱。海蛤末，蜜水調服二錢，日二。《傳信》⑤。傷寒血結，胸脹痛不可近，仲景無方，宜海蛤散主之，并刺期門穴。用海蛤、滑石、甘草各一兩，芒硝半兩，爲末。每服二錢，鷄子清調服。更服桂枝紅花湯，發其汗則愈。蓋膻中血聚則小腸壅，小腸壅則血不行。服此則小腸通，則血流行而胸膈利矣。○朱肱《活人書》⑥。傷寒搐搦。寇宗奭⑦曰：傷寒出汗不徹，手脚搐者。用海蛤、川烏頭各一兩，穿山甲二兩，爲末，酒丸如彈子大，捏扁，置所患足心下。別擘葱白蓋藥，以帛纏定。於暖室中熱水浸脚至膝上，水冷又添，候遍身汗出爲度。凡三日一作，以知爲度。中風癱瘓。方同上。又具"鯪鯉甲"下。衄血不止。蛤粉一兩，羅七遍，槐花半兩炒焦，研匀。每服一錢，新汲水調下。《楊氏家藏方》⑧。

---

① 藏器：《拾遺》見《證類》卷20"文蛤"　《陳藏器本草》云：海蛤，主水癥。取二兩先研三日，漢防己、棗肉、杏人二兩，葶藶子六兩，熬研成脂爲丸，一服十丸，利下水。

② 聖惠方：《普濟方》卷192"水氣"　海蛤湯，專治水氣，四肢腫滿，元氣不足，發動遍身壯熱，小便不通：海蛤、澤瀉、木豬苓(去皮)、木通(去皮)、滑石(净)、桑白皮、葵菜子(七味各一兩)，右件爲細末，每服二錢，水一盞，入燈心十根，通草二寸，煎至七分，食前温服。(按：《聖惠方》無此方，今另溯其源。)

③ 聖濟總錄：《聖濟總錄》卷79"石水"　治石水，四肢細瘦，腹獨腫大，海蛤丸方：海蛤(研，三分)、葶藶(隔紙炒)、桑根白皮(切，各一兩)、赤茯苓(去黑皮，一兩)、郁李人(湯浸去皮，炒)、陳橘皮(湯浸去白，炒，各半兩)、防己(剉，三分)，右七味搗羅爲末，煉蜜丸如小豆大，每服二十丸，漸加至三十丸，米飲下，早晚各一服。

④ 何氏：(按：出處不明，未能溯得其源。)

⑤ 傳信：《普濟方》卷212"血痢"　海蛤玉粉散：治血痢，解臟中積毒熱。右用海蛤不拘多少，爲末，每服二錢，入蜜少許，冷水調下，不計時候。(按：《傳信適用方》未見此方，另溯其源。)

⑥ 活人書：《類證活人書》卷19"海蛤散"　治婦人傷寒血結胸膈，揉而痛不可撫近。(婦人血結胸，法當刺期門。仲景無藥方治法。此方疑非仲景。然其言頗有理，姑存焉。)海蛤、滑石、甘草(各一兩，炙)、芒硝(半兩)，右搗羅爲散，每服二錢，鷄子清調下。小腸通利，則胸膈血散。膻中血聚，則小腸壅。小腸既壅，膻中血不流行，宜此方。小便利，血數行，宜桂枝紅花湯發其汗則愈。

⑦ 寇宗奭：《衍義》卷17"海蛤、文蛤"　治傷寒汗不溜，搐却手脚，海蛤、川烏頭各一兩，川山甲二兩，爲末，酒糊和丸，大一寸許，搦褊，置所患足心下。擘葱白蓋藥，以帛纏定。於暖室中，取熱水浸脚至膝上，久則水温，又添熱水，候遍身汗出爲度。凡一二日一次浸脚，以知爲度。

⑧ 楊氏家藏方：《家藏方》卷20"雜方五十八道"　神白散：治鼻衄不止。蛤粉(一兩，研極細，羅五七遍)、槐花(半兩，炒令焦，碾爲末)，右件令極匀細，每服一錢，新汲水調下。如小，可只用半錢。兼治便血不止。不拘時候。

【釋名】花蛤。【時珍曰】皆以形名也。

【集解】【《別錄》②曰】文蛤生東海,表有文。取無時。【弘景③曰】小大皆有紫斑。【保昇④曰】今出萊州海中。三月中旬采。背上有斑文。【恭⑤曰】大者圓三寸,小者圓五六分。【時珍曰】按沈存中《筆談》⑥云:文蛤即今吳人所食花蛤也。其形一頭小,一頭大,殼有花斑的便是。

【修治】同海蛤。

【氣味】鹹,平,無毒。

【主治】惡瘡,蝕五痔。《本經》⑦。欬逆胸痹,腰痛脇急,鼠瘻大孔出血,女人崩中漏下。《別錄》⑧。能止煩渴,利小便,化痰軟堅,治口鼻中蝕疳。時珍。

【發明】【時珍曰】按成無己⑨云:文蛤之鹹走腎,以勝水氣。

【附方】舊一,新一。傷寒文蛤散。張仲景⑩云:病在陽,當以汗解,反以冷水噀之,或灌之,更益煩熱,欲水不渴者,此散主之。文蛤五兩爲末,每服方寸(寸)〔匕〕,沸湯下,甚效。疳蝕口鼻,數日欲盡。文蛤燒灰,以臘脂和,塗之。《千金翼》⑪。

---

① 本經:**《本經》《別錄》見《證類》卷20"文蛤"**　味鹹,平,無毒。**主惡瘡,蝕五痔,**欬逆胸痹,腰痛脇急,鼠瘻大孔出血,崩中漏下。生東海。表有文,取無時。

② 別錄:見上注。

③ 弘景:**《集注》見《證類》卷20"文蛤"**　陶隱居云……文蛤小大而有紫斑。

④ 保昇:**《蜀本草》見《證類》卷20"文蛤"**　《蜀本》:《圖經》云:背上有斑文者,今出萊州掖縣南海中,三月中旬採。

⑤ 恭:**《唐本草》見《證類》卷20"文蛤"**　《唐本》注云:文蛤,大者圓三寸,小者圓五六分……

⑥ 筆談:**《夢溪筆談》卷26"藥議"**　按:文蛤,即吳人所食花蛤也……

⑦ 本經:見本頁注①白字。

⑧ 別錄:見本頁注①。

⑨ 成無己:**《註解傷寒論》卷4"辨太陽脉證并治法下第七"**　文蛤散方:文蛤(五兩,味鹹寒),鹹走腎邪,可以勝水氣。右一味爲散,以沸湯和一錢匕服,湯用五合。

⑩ 張仲景:**《傷寒論·辨太陽病脉證並治》**　病在陽,應以汗解之,反以冷水潠之,若灌之,其熱被劫,不得去,彌更益煩,肉上粟起,意欲飲水。反不渴者,服文蛤散。若不差者,與五苓散。寒實結胸,無熱證者,與三物小陷胸湯,白散亦可服。文蛤散方:文蛤(五兩),右一味爲散,以沸湯和一方寸匕服,湯用五合。

⑪ 千金翼:**《千金翼方》卷24"疳濕第六"**　又急疳食鼻口,數日盡,欲死方……又方:燒文蛤灰,臘月豬脂和塗。

蛤蜊_梨○宋《嘉祐》①

【釋名】【時珍曰】蛤類之利於人者,故名。

【集解】【機②曰】蛤蜊,生東南海中,白殼紫唇,大二三寸者。閩、浙人以其肉充海錯,亦作爲醬醢。其殼火煅作粉,名曰蛤蜊粉也。

肉。【氣味】鹹,冷,無毒。【藏〔器〕③曰】此物性雖冷,乃與丹石人相反,食之令腹結痛。

【主治】潤五臟,止消渴,開胃,治老癖爲寒熱,婦人血塊,宜煮食之。禹錫④。煮食醒酒。弘景⑤。

【發明】【時珍曰】按高武《痘疹正宗》⑥云:俗言蛤蜊、海錯能發疹,多致傷損脾胃,生痰作嘔作瀉,此皆嘻笑作罪也。又言痘毒入目者,以蛤蜊汁點之可代空青。夫空青得銅之精氣而生,性寒可治赤目。若痘毒是臟腑毒氣上衝,非空青可治。蛤蜊雖寒,而濕中有火,亦不可不知矣。

蛤蜊粉。【釋名】海蛤粉。【時珍曰】海蛤粉者,海中諸蛤之粉,以別江湖之蛤粉、蚌粉也。今人損稱,但曰海粉、蛤粉,寇氏所謂衆蛤之灰是矣。近世獨取蛤蜊粉入藥,然貨者亦多衆蛤也。大抵海中蚌、蛤、蚶、蠣,性味鹹寒,不甚相遠,功能軟散,小異大同。非若江湖蚌蛤,無鹹水浸漬,但能清熱利濕而已。今藥肆有一種狀如線粉者,謂之海粉,得水則易爛,蓋後人因名售物也。然出海中沙石間,故功亦能化痰奧堅。

【修治】【震亨⑦曰】蛤粉,用蛤蜊燒煅成粉,不入煎劑。【時珍曰】按吳球⑧云:凡用蛤粉,取紫口蛤蜊殼,炭火煅成,以熟栝樓連子同搗,和成團,風乾用,最妙。

【正誤】【機⑨曰】丹溪有言,蛤粉即是海石,寇氏以海石註蛤粉,則二物可通用矣。海石即

----

① 嘉祐:《嘉祐》見《證類》卷22"蛤蜊" 冷,無毒。潤五藏,止消渴,開胃,解酒毒,主老癖,能爲寒熱者及婦人血塊,煮食之。此物性雖冷,乃與丹石相反,服丹石人食之,令腹結痛。(新見,陳藏器、日華子。)

② 機:(**按**:或出《本草會編》。書佚,無可溯源。)

③ 藏器:見本頁注①。

④ 禹錫:見本頁注①。

⑤ 弘景:《集注》見《證類》卷22"馬刀" 陶隱居……凡此類皆不可多食,而不正入藥,惟蛤蜊煮之醒酒。

⑥ 痘疹正宗:《痘疹正宗》卷2"世俗發痘之非" 俗有蛤蜊、海錯發痘,多致損脾胃,生痰作嘔瀉,痘疹欲得胃氣和平,此等皆嘻咲作罪。

⑦ 震亨:《衍義補遺·蛤粉》 ……以蛤蜊殼火煅過,研爲粉,不入煎劑。

⑧ 吳球:《諸症辨疑》卷2"痰論" 造海粉法:摘取紫口蛤蜊,不計多少,三月取,以炭火煅成粉,收貯之。候深秋,待瓜蔞熟時摘取,連皮并子搗爛如泥,和勻,乾濕得所,團如雞子大,穿之,懸透風熱陰乾,次年聽用。入藥研極細,入湯不宜細。

⑨ 機:(**按**:或出《本草會編》。書佚,無可溯源。)

海蛤，蛤粉即蛤蜊殻燒成也。【時珍曰】海石乃海中浮石也，詳見“石部”。汪氏誣引朱、寇之説爲證，《陳嘉謨本草》又引爲據。今考二公本書，並無前説，今正其誤。

【氣味】鹹，寒，無毒。

【主治】熱痰濕痰，老痰頑痰，疝氣，白濁，帶下。同香附末，薑汁調服，主心痛。震亨①。清熱利濕，化痰飲，定喘嗽，止嘔逆，消浮腫，利小便，止遺精白濁，心脾疼痛，化積塊，解結氣，消癭核，散腫毒，治婦人血病。油調，塗湯火傷。時珍。

【發明】【震亨②曰】蛤粉能降能消，能耎能燥。【時珍曰】寒制火而鹹潤下，故能降焉；寒散熱而鹹走血，故能消焉。堅者耎之以鹹，取其屬水而性潤也；濕者燥之以滲，取其經火化而利小便也。【好古③曰】蛤粉乃腎經血分之藥，故主濕嗽腎滑之疾。

【附方】舊一，新三。氣虚水腫。昔滁州酒庫攢司陳通，患水腫垂死，諸醫不治。一嫗令以大蒜十個搗如泥，入蛤粉，丸梧子大。每食前，白湯下二十丸。服盡，小便下數桶而愈。《普濟方》④。心氣疼痛。真蛤粉炒過白，佐以香附末等分，白湯淬服。《聖惠方》⑤。白濁遺精。潔古⑥云：陽盛陰虚，故精泄也，真珠粉丸主之。用蛤粉煅一斤，黄柏新瓦炒過一斤，爲細末，白水丸如梧子大。每服一百丸，空心用温酒下，日二次。蛤粉味鹹而且能補腎陰，黄柏苦而降心火也。雀目夜盲。真蛤粉炒黄爲末，以油蠟化和丸皂子大，内於猪腰子中，麻紮定，蒸食之。一日一服。《儒門事親》⑦。

---

① 震亨：**《衍義補遺·蛤粉》**　治痰氣，能降能消，能軟能燥。同香附末、薑汁調服，以治痛……

② 震亨：見上注。

③ 好古：**《湯液本草》卷下“文蛤”**　……收澀固濟。蛤粉也，鹹能走腎……。/**《湯液大法》卷3“肺”**　欬：傷……濕（蛤粉……）/**卷3“腎”**　不足爲熱，血（……蛤粉）/精滑（……蛤粉……）

④ 普濟方：**《百一選方》卷12“第十八門”**　治氣虚水腫浮脹：滁州公使酒庫攢同陳通，患此一病垂死，醫者已不下藥。偶一婦人傳此方，云是道人所授，服之，病自小便而下幾數桶，遂愈。乙巳年事，余時宰清流云。大蒜一箇，爛研，以蛤粉和，無分兩，可元即止，如梧桐子大，每服十元，白湯下。若氣不升降，即以大蒜一頭，每瓣切開，逐瓣内入茴香七粒，用濕紙裹煨香熟，爛嚼，白湯送下，不以多少。若臟腑不止，即以丁香如茴香法煨服，每瓣用三粒。（**按**：《普濟方》卷191“水腫”下引同方，云出《百一選方》。）

⑤ 聖惠方：（**按**：今本《聖惠方》無此方。未能溯得其源。）

⑥ 潔古：**《潔古家珍·雜方》**　珍珠粉丸：治白淫，夢泄遺精及滑出而不收。黄蘗（壹斤，新瓦上燒令通赤，炒匀）、真蛤粉（壹斤），右爲細末，滴水丸桐子大，每服一百丸，空心温酒下。陽盛乘陰，故精泄也。黄蘗降火，蛤粉鹹而補腎陰也。

⑦ 儒門事親：**《儒門事親》卷15“目疾證第三”**　治雀目：真正蛤粉，炒黄色，爲細末，右油臘，就熱和爲丸如皂子，納於豬腰子中，麻纏，蒸熟食之。可配米粥。

蟶丑真切○宋《嘉祐》①

【釋名】

【集解】【藏器②曰】蟶生海泥中。長二三寸，大如指，兩頭開。【時珍曰】蟶乃海中小蚌也。其形長短大小不一，與江湖中馬刀、蟶、蜆相似，其類甚多。閩、粤人以田種之，候潮泥壅沃，謂之蟶田。呼其肉爲蟶腸。

肉。【氣味】甘，温，無毒。【詵③曰】天行病後不可食。

【主治】補虚，主冷痢，煮食之。去胸中邪熱煩悶，飯後食之，與服丹石人相宜。治婦人産後虚損。《嘉祐》④。

擔羅《拾遺》⑤

【集解】【藏器⑥曰】蛤類也。生新羅國，彼人食之。

【氣味】甘，平，無毒。【主治】熱氣消食。雜昆布作羹，主結氣。藏器⑦。

〔車〕螯宋《嘉祐》⑧

【釋名】蜃音腎。【時珍曰】車螯俗訛爲昌娥。蜃與蛟蜃之蜃，同名異物。《周禮》⑨：鼈人掌互物，春獻鼈、蜃，秋獻龜、魚。則蜃似爲大蛤之通稱，亦不專指車螯也。

【集解】【藏器⑩曰】車螯生海中，是大蛤，即蜃也。能吐氣爲樓臺。春夏依約島漵，常有此氣。【頌⑪曰】南海、北海皆有之，采無時。其肉食之似蛤蜊而堅硬（个）〔不〕及。近世癰疽多用其

---

① 嘉祐：《嘉祐》見《證類》卷 22“蟶”　味甘，温，無毒。補虚，主冷利。煮食之，主婦人産後虚損。生海泥中，長二三寸，大如指，兩頭開。主胸中邪熱，煩悶氣。與服丹石人相宜。天行病後不可食，切忌之。（新見，陳藏器、蕭炳、孟詵。）

② 藏器：見上注。

③ 詵：見上注。

④ 嘉祐：見上注。

⑤ 拾遺：《證類》卷 22“三十六種陳藏器餘·擔羅”　味甘，平，無毒。主熱氣，消食。雜昆布爲羹，主結氣。生新羅，蛤之類，羅人食之。

⑥ 藏器：見上注。

⑦ 藏器：見上注。

⑧ 嘉祐：《嘉祐》見《證類》卷 22“車螯”　冷，無毒。治酒毒，消渴，酒渴并壅腫。殼，治瘡癤腫毒。燒二度，各以醋鍛，擣爲末。又甘草等分，酒服，以醋調傅腫上妙。車螯是大蛤，一名蜄。能吐氣爲樓臺，海中春夏間，依約島漵常有此氣。（新見，陳藏器、日華子。）

⑨ 周禮：《周禮注疏》卷 4　鼈人掌取互物……以時籍魚鼈龜蜃凡狸物。（蜃，大蛤。）……春獻鼈蜃，秋獻龜魚……

⑩ 藏器：見本頁注⑧。

⑪ 頌：《圖經》見《證類》卷 21“紫貝”　……又車螯之紫者。海人亦謂之紫貝。車螯，近世治癰疽方中多用，其殼燒煅爲灰，傅瘡。南海、北海皆有之，採無時。人亦食其肉，云味鹹，平，無毒。似蛤蜊，而肉堅硬不及。亦可解酒毒。北中者殼粗，不堪用也。

殼,北中者不堪用。背紫色者,海人亦名紫貝,非矣。【時珍曰】其殼色紫,璀粲如玉,斑點如花。海人以火炙之則殼開,取肉食之。鍾〔峴〕①云:車螯、蚶、蠣,眉目内缺,獷殼外緘。無香無臭,瓦礫何殊。宜充庖厨,永爲口食。羅願②云:雀入淮爲蛤,雉入海爲蜃,大蛤也。肉可以食,殼可飾器物,灰可闐塞墙壁,又可爲粉飾面,俗呼蛤粉,亦或生珠,其爲用多矣。又《臨海水土記》③云:似車螯而角不正者曰移角。似車螯而殼薄者曰姑勞。似車螯而小者曰羊蹄,出羅江。昔人皆謂雉化者,乃蛟蜃之蜃,而陳氏、羅氏以爲蛤蜃之蜃,似誤。詳"鱗部·蛟龍"下。

肉。【氣味】甘、鹹,冷,無毒。【詵④曰】不可多食。【主治】解酒毒消渴,并癰腫。藏器⑤。

殼。【氣味】同肉。【主治】瘡瘤腫毒,燒赤,醋淬二度爲末,同甘草等分酒服。并以醋調傅之。《日華》⑥。消積塊,解酒毒,治癰疽發背燉痛。時珍。

【發明】【時珍曰】車螯味鹹,氣寒而降,陰中之陰也。入血分,故宋人用治癰疽,取惡物下,云有奇功。亦須審其氣血虛實老少如何可也。今外科尠知用者。

【附方】新二。車螯轉毒散。治發背癰疽,不問淺深大小,利去病根,則免傳變。用車螯即昌娥,紫背光厚者,以鹽泥固濟,煅赤出火毒,一兩,生甘草末二錢半,輕粉五分,爲末,每服四錢,用栝樓一個,酒一盌,煎一盞調服。五更轉下惡物爲度,未下再服。甚者不過二服。《外科精要》⑦。

六味車螯散。治症同上。用車螯四個,黄泥固濟,煅赤出毒,研末。燈心三十莖,栝樓一個,取仁炒香,甘草節炒二錢,通作一服。將三味入酒二盌,煎半盌,去滓,入蜂蜜一匙,調車螯末二

① 鍾峴:《南齊書》卷41"周顒傳" ……學生鍾峴曰……至於車螯、蚶、蠣,眉目内闕,懃渾沌之奇,礦殼外緘,非金人之慎。不悴不榮,曾草木之不若。無馨無臭,與瓦礫其何算。故宜長充庖厨,永爲口實……
② 羅願:《爾雅翼》卷31"蜃" 蜃,大蛤也,冬月雉入於水所化。蓋雀入淮爲蛤,雉入海爲蜃,比雀所化爲大,故稱大蛤也……然則一微物,肉可以薦,殼可以飾器,灰可闐壞飾牆壁,又有珠,爲用多矣……
③ 臨海水土記:《御覽》卷942"移角" 《臨海水土物志》曰:移角,似車螯,角移不正,名曰移角。姑勞:《臨海水土物志》曰:姑勞,如車螯而殼薄。羊蹄:《臨海水土物志》曰:羊蹄似蚌,味似車螯,羅江小盧有之。
④ 詵:《食療》見《證類》卷22"車螯" 車螯,蜅蛦類,並不可多食之。
⑤ 藏器:見2997頁注⑧。
⑥ 日華:見2997頁注⑧。
⑦ 外科精要:《外科精要》卷中"論醫者貪利更易前方第三十八" 轉毒散:治發背癰疽,不問淺深大小,利去病根,則免傳變,不動元氣。車螯(紫背光厚者,又名昌娥,以鹽泥固濟,煅令通赤,候冷,净取末一兩)、生甘草(一分)、輕粉(半錢),右一處爲細末,每服四錢匕,濃煎,栝樓酒調下,五更初轉下惡物爲度。未知,再用栝樓一個,去皮,酒一椀,煎至一盞,調一服,甚者不過二服。要須熟視其勢,若大段驟則急服之,效在五香連翹湯之上。但稍緩者,只服五香連翹湯。若急切,急服神仙截法。

錢,膩粉少許,空心溫服。下惡涎毒爲度。《本事》①。

魁蛤《別錄》②上品　　【校正】【時珍曰】宋《嘉祐》③別出"蚶"條,今據郭璞説合併爲一。

【釋名】魁陸《別錄》④、蚶—作蚶、瓦屋子《嶺表録》⑤、瓦壟子、【時珍曰】魁者,羹斗之名,蛤形肖之故也。蚶味甘,故從甘。案《嶺表録異》⑥云:南人名空慈子。尚書盧鈞以其殼似瓦屋之壟,改爲瓦屋、瓦壟也。廣人重其肉,炙以薦酒,呼爲天臠。廣人謂之蜜丁。《名醫別録》云:一名活東,誤矣。活東,蝌斗也。見《爾雅》。伏老。【頌⑦曰】《説文》云:〔老〕伏翼化爲〔魁蛤〕,故名伏老。

【集解】【《別録》⑧曰】魁蛤生東海。正圓,兩頭空,表有文。采無時。【弘景⑨曰】形似紡軒,小狹長,外有縱橫文理,云是老蝠所化,方用至少。【保昇⑩曰】今出萊州。形圓長,似大腹檳榔,兩頭有孔。【藏器⑪曰】蚶生海中。殼如瓦屋。【時珍曰】案郭璞《爾雅註》⑫云:魁陸即今之蚶也。狀如小蛤而圓厚。《臨海異物志》⑬云:蚶之大者徑四寸。背上溝文似瓦屋之壟,肉味極佳。今浙東以近海田種之,謂之蚶田。

---

① 本事:《本事方》卷 6"金瘡癰疽打撲諸瘡破傷風"　治發背癰疽方:車螯殼(一兩箇,泥固濟,火煅爲末)、栝蔞(一枚)、燈心(五十莖),蜜一大匙,用酒一升,煎下三味,微熟,調末二大錢服,不過二服,止痛去毒。

② 別録:《別録》見《證類》卷 20"魁蛤"　味甘,平,無毒。主痿痺,洩痢便膿血。一名魁陸,一名活東。生東海。正圓兩頭空,表有文,取無時。

③ 嘉祐:《嘉祐》見《證類》卷 22"蚶"　溫,主心腹冷氣,腰脊冷風,利五藏,健胃,令人能食,每食了,以飯壓之,不爾令人口乾。又云:溫中消食,起陽。時最重,出海中。殼如瓦屋。又云無毒,益血色。殼,燒以米醋三度淬後,埋令壞,醋膏丸,治一切血氣,冷氣癥癖。(新見,陳藏器、蕭炳、孟詵、日華子。)

④ 別録:見本頁注②。

⑤ 嶺表録:《嶺表録異》卷下　瓦屋子,蓋蚶蛤之類也……

⑥ 嶺表録異:《嶺表録異》卷下　……南中舊呼爲蚶子頭。因盧鈞尚書作鎮,遂改爲瓦屋子。以其殼上有棱如瓦壟,故名焉。殼中有肉,紫色而滿腹,廣人尤重之。多燒以薦酒,俗呼爲天臠炙。喫多即壅氣,背膊煩疼。未測其本性也。

⑦ 頌:《圖經》見《證類》卷 20"海蛤"　……按《説文》曰:千歲燕化爲海蛤,魁蛤即是伏翼所化,故一名伏老……

⑧ 別録:見本頁注②。

⑨ 弘景:《集注》見《證類》卷 20"魁蛤"　陶隱居云:形似紡軒,小狹長,外有縱橫文理,云是老蝙蝠化爲,用之至少……

⑩ 保昇:《蜀本草》見《證類》卷 20"魁蛤"　《蜀本》:《圖經》云:形圓長,似大腹檳榔,兩頭有孔,今出萊州。

⑪ 藏器:見本頁注③。

⑫ 爾雅注:《爾雅·釋魚》(郭注)　魁陸。(本草云:魁狀如海蛤,圓而厚,外有理縱橫,即今之蚶也。)

⑬ 臨海異物志:《御覽》卷 942"蚶"　《臨海水土物志》曰:蚶,側徑四尺也。(按:"徑四尺",疑有誤。)

肉。【氣味】甘,平,無毒。【鼎①曰】寒。【炳②曰】温。凡食訖,以飯壓之。否則令人口乾。【時珍曰】案劉恂③曰:炙食益人。過多即壅氣。【主治】痿痺,洩痢便膿血。《別錄》④。潤五臟,止消渴,利關節。服丹石人宜食之,免生瘡腫熱毒。鼎⑤。心腹冷氣,腰脊冷風,利五臟,建胃,令人能食。藏器⑥。温中消食起陽。蕭炳⑦。益血色。日華⑧。

殼。【修治】【《日華》⑨曰】凡用,取陳久者炭火煅赤,米醋淬三度,出火毒,研粉。

【氣味】甘、鹹,平,無毒。【主治】燒過,醋淬,醋丸服,治一切血氣、冷氣、癥癖。《日華》⑩。消血塊,化痰積。震亨⑪。連肉燒存性研,傅小兒走馬牙疳有效。時珍。

【發明】【時珍曰】鹹走血而耎堅,故瓦壟子能消血塊,散痰積。

車渠《海藥》⑫　　【校正】自玉石部移入此。

【釋名】海扇。【時珍曰】案《韻會》⑬云:車渠,海中大貝也。背上壟文如車輪之渠,故名車溝曰渠。鎦績《霏雪錄》⑭云:海扇,海中甲物也。其形如扇,背文如瓦屋。三月三日潮盡乃出。梵書⑮謂之牟婆(各)〔洛〕揭拉婆。

---

① 鼎:《食療》見《證類》卷 20"魁蛤"　　寒……
② 炳:見 2999 頁注③。
③ 劉恂:見 2999 頁注⑥。
④ 別録:見 2999 頁注②。
⑤ 鼎:《食療》見《證類》卷 20"魁蛤"　　……潤五藏,治消渴,開關節。服丹石人食之,使人免有瘡腫及熱毒所生也。
⑥ 藏器:見 2999 頁注③。
⑦ 蕭炳:見 2999 頁注③。
⑧ 日華:見 2999 頁注③。
⑨ 日華:見上注。
⑩ 日華:見上注。
⑪ 震亨:《金匱鉤玄》卷 2"血塊"　　白术湯吞下瓦楞子,能消血塊,次消痰。/《丹溪治法心要》卷 5"塊"　　瓦楞子能消血塊,亦消痰。
⑫ 海藥:《證類》卷 3"三種海藥餘·車渠"　　《集韻》云:生西國。是玉石之類,形似蚌蛤,有文理。大寒,無毒。主安神鎮宅,解諸毒藥及蟲螫。以瑪瑙一片,車渠等同,以人乳磨服,極驗也。又《西域記》云:重堂殿梁簷皆以七寶飾之,此其一也。
⑬ 韻會:《古今韻會舉要》卷 3"平聲上·六"　　碟。(……車渠,書注大貝,如大車之渠……)
⑭ 霏雪録:《霏雪録》　　海中有甲物如扇,其文如瓦屋,惟三月三日潮盡乃出,名海扇……
⑮ 梵書:《翻譯名義集》卷三"七寶第三十五"　　牟婆洛揭拉婆。(或牟呼婆羯落婆。此云青白色寶,今名車渠。)

【集解】【李珣①曰】車渠,云是玉石之類。生西國,形如蚌蛤,有文理。西(或)〔域〕七寶,此其一也。【時珍曰】車渠,大蛤也。大者長二三尺,闊尺許,厚二三寸。殼外溝壟如蚶殼而深大,皆縱文如瓦溝,無橫文也。殼內白晢如玉。亦不甚貴,番人以飾器物,謬言爲玉石之類。或云玉中亦有車渠,而此蛤似之故也。沈存中《筆談》②云:車渠大者如箕,背有渠壟如蚶殼,以作器,緻如白玉。楊慎《丹鉛錄》③云:車渠作盃,注酒滿過一分不溢。試之果然。

殼。【氣味】甘、鹹,大寒,無毒。【主治】安神鎮宅,解諸毒藥及蟲螫。同玳瑁等分,磨人乳服之,極驗。珣④。

【發明】【時珍曰】車渠蓋瓦壟之大者,故其功用亦相仿佛。

貝子《本經》⑤下品

【釋名】貝齒《別錄》⑥、白貝《日華》⑦、海肥俗作𧵅,音巴。○【時珍曰】貝字象形。其中二點,象其齒刻;其下二點,象其垂尾。古者貨貝而寶龜,用爲交易,以二爲朋。今獨雲南用之,呼爲海肥。以一爲莊,四莊爲手,四手爲苗,五苗爲索。【頌⑧曰】貝腹下潔白,有刻如魚齒,故曰貝齒。

【集解】《別錄》⑨曰】貝子生東海池澤。采無時。【弘景⑩曰】出南海。此是小小白貝子,人以飾軍容服物者。【珣⑪曰】雲南極多,用爲錢貨交易。【頌⑫曰】貝子,貝類之最小者。亦若蝸狀,長寸許。色微白赤,有深紫黑者。今多穿與小兒戲弄,北人用綴衣及氈帽爲飾,鬐頭家用以飾鑑,畫家用以研物。【時珍曰】貝子,小白貝也。大如拇指頂,長寸許,背腹皆白。諸貝皆背隆如龜

---

① 李珣:見前頁注⑫。
② 筆談:《夢溪筆談》卷22"謬誤" 海物有車渠,蛤屬也。大者如箕,背有渠壟,如蚶殼,故以爲器,緻如白玉。生南海……
③ 丹鉛錄:《丹鉛總錄》卷27"瑣語類" 《梁簡文帝集》云:車渠屢酌,鸚鵡驟傾。車渠、鸚鵡皆指酒杯。俗傳車渠爲杯,注酒滿過一分不溢。嘗試之,信然。
④ 珣:見3000頁注⑫。
⑤ 本經:《本經》《別錄》見《證類》卷22"貝子" 味鹹,平,有毒。主目翳,鬼疰蟲毒,腹痛下血,五癃,利水道,除寒熱溫疰,解肌,散結熱。燒用之良。一名貝齒。生東海池澤。
⑥ 別錄:見上注。
⑦ 日華:《日華子》見《證類》卷22"貝子" ……又名白貝。
⑧ 頌:《圖經》見《證類》卷22"貝子" ……潔白如魚齒,故一名貝齒……
⑨ 別錄:見本頁注⑤。/《圖經》見《證類》卷22"貝子" ……採無時。
⑩ 弘景:《集注》見《證類》卷22"貝子" 陶隱居云:此是今小小貝子,人以飾軍容服物者……
⑪ 珣:《海藥》見《證類》卷22"貝子" 雲南極多,用爲錢貨易……
⑫ 頌:《圖經》見《證類》卷22"貝子" 貝子……貝類之最小者,又若蝸狀。而《交州記》曰:大貝出日南,如酒杯。小貝,貝齒也。善治毒,俱有紫色是也……古人用以飾軍容服物,今稀用,但穿之與小兒戲鬐頭家以飾鑑帶,畫家亦或使研物……

背,腹下兩開相向,有齒刻如魚齒,其中肉如蝌蚪而有首尾。故魏子才《六書精蘊》①云:貝,介蟲也。背穹而渾,以象天之陽;腹平而拆,以象地之陰。貝類不一。按《爾雅》②云:(具)〔貝〕在陸曰贆,音(摽)〔標〕;在水曰蜬,音函。大曰魧,音杭;小曰鰿,音脊。黑曰玄,赤曰貽。黄質白文曰餘貾,音池,白質黄文曰餘泉。博而(標)〔頯〕曰蚆,音巴;大而險曰蜠,音囷;小而(狹)〔橢〕曰蟦,音責。又古有《相貝經》③甚詳。其文云:朱仲受之於琴高,以遺會稽太守嚴助,曰:徑尺之貝,三代之正瑞,靈奇之秘寶。其次則盈尺,狀如赤電黑雲者,謂之紫貝。素質紅章,謂之珠貝。青(池)〔地〕緑文,謂之綬貝。黑文黄畫,謂之霞貝。紫貝愈疾,珠貝明目,綬貝消氣障,霞貝服蛆蟲。雖不能延齡增壽,其禦害一也。復有下此者,鷹喙蟬脊,但逐(温)〔濕〕去水,無奇功也。貝之大者如輪,可以明目。南海貝如硃礫④白駁,性寒味甘,可止水毒。浮貝使人寡慾,勿近婦人,黑白各半是也。濯貝使人善驚,勿近童子,黄唇〔點〕齒有赤駁是也。雖貝使人病瘧,黑鼻無皮是也。𧒽貝使人胎消,勿示孕婦,赤帶通脊是也。(惠)〔慧〕貝使人善忘,赤熾内殻有赤絡是也。醟貝使童子愚、女人淫,青唇赤鼻是也。碧貝使人盜,脊上有縷勾唇,雨則重,霽則輕是也。委貝使人(惡)〔志强〕,夜行能伏鬼魅百獸,赤而中圓,雨則輕,霽則重,是也。

【修治】【珣⑤曰】凡入藥,燒過用。【斅⑥曰】凡使,勿用花蟲殻,真相似,只是無效。貝子以蜜、醋相對浸之,蒸過取出,以清酒淘,研。

【氣味】鹹,平,有毒。

---

① 六書精蘊:**《六書精蕴》卷6"蟲魚"**　貝:邦妹切。海介虫也。其爲物也,瑣哉瑣哉。而其質天然有文,背穹而渾。天之陽也。腹平而開地之陰也,象其腹形……

② 爾雅:**《爾雅·釋魚》(郭注)**　貝居陸贆,在水者蜬。(水陸異名也。貝中肉如科斗,但有頭尾耳。)大者魧,(《書·大傳》曰:大貝如車渠。車渠,謂車輞,即魧屬。)小者鰿。(今細貝,亦有紫色者,出日南。)玄貝、貽貝。(黑色貝也。)餘貾黄白文,(以黄爲質、白文爲點。)餘泉白黄文。(以白爲質,黄爲文點。今紫貝以紫爲質,黑爲文點。)蚆博而頯,(頯者中央廣,兩頭鋭。)蜠大而險。(險者謂汙薄。)蟦小而橢,(即上小貝。橢謂狹而長。此皆説貝之形容。)

③ 相貝經:**《藝文類聚》卷84"貝"**　《相貝經》曰:相貝經,朱仲受之於琴高……嚴助爲會稽太守,仲又出遺,助以徑尺之貝,并致此文於助,曰:皇帝唐堯夏禹三代之貞瑞,靈奇之秘寶,其有次此者,貝盈尺,状如赤電黑雲,謂之紫貝。素質紅黑,謂之朱貝。青地緑文,謂之綬貝。黑文黄畫,謂之霞貝。紫愈疾,朱明目,綬消氣鄣,霞伏蛆蟲,雖不能延齡增壽,其禦害一也。復有下此者,鷹喙蟬脊,以逐温去水無奇功。貝大者如輪,文王請大秦貝徑半尋,穆王得其殻,懸於昭觀。秦穆公以遺燕鼂,可以明目遠察,宜玉宜金。南海貝如珠礫,或白駮,其性寒,其味甘,止水毒。浮貝使人寡,無以近婦人,黑白各半是也。濯貝使人善驚,無以親童子。黄唇點齒,有赤駮是也。雖貝使人病瘧,黑鼻無皮是也。𧒽貝使胎消,勿以示孕婦,赤帶通脊是也。慧貝使人善忘,勿以近人,赤巇内殻赤絡是也。醟貝使童子愚,女人淫,有青唇赤鼻是也。碧貝使童子盜,脊上有縷句唇是也。雨則重,霽則輕。委貝使人志强,夜行伏迷鬼、狼豹百獸,赤中圓是也。雨則輕,霽則重……

④ 硃礫:(**按**:《御覽》卷八百七《貝》引作"珠璣"。《藝文類聚》卷八十四《貝》引作"珠礫"。)

⑤ 珣:**《海藥》見《證類》卷22"貝子"**　……並燒過入藥中用。

⑥ 斅:**《炮炙論》見《證類》卷22"貝子"**　雷公云:凡使,勿用花蟲殻,其二味相似,只是用之無效。凡使,先用苦酒與蜜相對秤,二味相和了,將貝齒於酒、蜜中蒸,取出,却於清酒中淘令浄,研用。

【主治】目瞖，五癃，利水道，鬼疰蠱毒，腹痛下血。《本經》①。温疰寒熱，解肌，散結熱。《別録》②。燒研，點目去瞖。弘景③。傷寒狂熱。甄權④。下水氣浮腫，小兒疳蝕吐乳。李珣⑤。治鼻淵出膿血，下痢，男子陰瘡，解漏脯、麵麴諸毒，射罔毒，藥箭毒。時珍。

【附方】舊四，新四。目花瞖痛。貝子一兩，燒研如麵，入龍腦少許點之。若有瘜肉，加真珠末等分。《千金方》⑥。鼻淵膿血。貝子燒研。每生酒服二錢，日三服。二便關格。不通悶脹，二三日則殺人。以貝齒三枚，甘遂二銖，爲末，漿水和服，須臾即通也。《肘後方》⑦。小便不通。白海肥一對，生一個，燒一個，爲末，温酒服。田氏方⑧。下疳陰瘡。白海肥三個，煅紅研末，搽之。○《簡便單方》⑨。食物中毒⑩。貝子一枚，含之自吐。○《聖惠》⑪：治漏脯毒，麵麴毒，及射罔在諸肉中有毒。並用貝子燒研，水調半錢服。中射罔毒。方同上。藥箭簇毒。貝齒燒研，水服三錢，日三服。《千金方》⑫。

紫貝《唐本草》⑬

【釋名】文貝《綱目》、砑螺。【時珍曰】《南州異物志》⑭云：文貝甚大，質白文紫，（无）

---

① 本經：見 3001 頁注⑤白字。

② 別録：見 3001 頁注⑤。

③ 弘景：《集注》見《證類》卷 22“貝子” 陶隱居云……乃出南海。燒作細屑末，以吹眼中，療瞖良。又真馬珂搗末，亦療盲瞖。

④ 甄權：《藥性論》見《證類》卷 22“貝子” 貝子，使。能破五淋，利小便，治傷寒狂熱。

⑤ 李珣：《海藥》見《證類》卷 22“貝子” ……主水氣浮腫及孩子疳蝕，吐乳……

⑥ 千金方：《證類》卷 22“貝子” 《千金方》：點小兒黑花眼瞖，澀痛。用貝齒一兩燒作灰，研如麵，入少龍腦，點之妙。/《千金方》卷 6“目病第一” 治目生瞖方：貝子十枚，燒灰，治下篩。取如胡豆著瞖上，日二。正仰臥，令人敷之，炊久乃拭之。息肉者，加真珠如貝子等分。

⑦ 肘後方：《普濟方》卷 39“大小便不通” 治卒關格，大小便不通，支滿欲死，二三日則殺人……又方，出《肘後方》：甘遂（二銖）、貝齒（二枚），右搗下，以三合漿水，盡服之，須臾即通。（按：今本《肘後方》無此方。）

⑧ 田氏方：（按：來源不明，未能溯源。）

⑨ 簡便單方：《奇效單方》卷上“十二瘡瘍” 治下疳瘡，用白海（蛇）〔貝巴〕二三個，火煅紅，爲細末，搽之。

⑩ 食物中毒：《千金方》卷 24“解食毒第一” 治食百物中毒方……又方：含貝子一枚，須臾吐食物瘥。（按：原無出處，今溯得其源。《證類》卷 22“貝子”附方出“孫真人”同。）

⑪ 聖惠：《聖惠方》卷 39“治食射罔肉中毒方” 治射罔在諸肉中有毒及漏脯毒，方：右用貝子末之，水服半盞效。食面麴中毒，亦同用之。

⑫ 千金方：《千金方》卷 25“火瘡第四” 毒箭所中方……又方：末貝齒服一錢匕，大良。

⑬ 唐本草：《唐本草》見《證類》卷 21“紫貝” 明目，去熱毒。

⑭ 南州異物志：《御覽》卷 941“貝” 《南州異物志》曰：交阯以南海中有大文貝，質白文紫，天姿自然，不假雕琢磨瑩，而光焕爛。

〔天〕姿自然,不假外飾而光彩焕爛。故名。【頌①曰】畫家用以研物。故名曰研螺也。

【集解】【恭②曰】紫貝出東南海中。形似貝子而大二三寸,背有紫斑而骨白。南夷采以爲貨市。【宗奭③曰】紫貝背上深紫有黑點。【頌④曰】貝類極多,古人以爲寶貨,而紫貝尤貴。後世不用見錢,而藥中亦希使之。【時珍曰】按陸機《詩疏》⑤云:紫貝,質白如玉,紫點爲文,皆行列相當。大者徑一尺七八寸。交趾、九真以爲盃盤。

【修治】同貝子。

【氣味】鹹,平,無毒。

【主治】明目,去熱毒。《唐本》⑥。小兒癍疹目瞖。時珍。

【附方】新一。癍疹入目。紫貝一個,即研螺也,生研細末,用羊肝切片,摻上紮定,米泔煮熟,瓶盛露一夜,空心嚼食之。○《嬰童百問》⑦。

珂《唐本草》⑧

【釋名】馬軻螺《綱目》、玬恤。【時珍曰】珂,馬勒飾也。此貝似之,故名。徐(袠)〔表〕⑨作馬珂。《通典》⑩云:老鵰入海爲玬。即(軻)〔珂〕也。

【集解】《別錄》⑪曰】珂生南海。采無時。白如蚌。【恭⑫曰】珂,貝類也。大如鰒,皮黃黑

---

① 頌:《圖經》見《證類》卷21"紫貝" 紫貝,《本經》不載所出州土。蘇恭注云:出東海及南海上,今南海多有之,即研螺也。形似貝而圓,大二三寸,儋振夷黎採以爲貨幣,北人惟畫家用研物……

② 恭:《唐本草》見《證類》卷21"紫貝" 《唐本》注云:形似貝,圓,大二三寸。出東海及南海上,紫斑而骨白。(按:"南夷采以爲貨市"見上注"頌",乃蘇頌《圖經》文也。)

③ 宗奭:《衍義》卷17"紫貝" 大二三寸,背上深紫有點,但黑……

④ 頌:《圖經》見《證類》卷21"紫貝" ……貝之類極多,古人以爲寶貨,而此紫貝尤爲世所貴重。漢文帝時,南越王獻紫貝五百是也。後世以多見賤,而藥中亦稀使之……

⑤ 詩疏:《毛詩草木鳥獸蟲魚疏》卷下"成是貝錦" ……又有紫貝,其白質如玉,紫點爲文,皆行列相當。其大者常有徑一尺,小者七八寸。今九真交趾以爲杯盤實物也。

⑥ 唐本:見3003頁注⑬。

⑦ 嬰童百問:《嬰童百問》卷10"瘡疹第一百問" (治小兒痘疹入眼。)紫貝散:紫貝(一個,生用,即研碌也),右爲末,用羊子肝批開,摻藥末一錢,線纏,米泔煮熟,入小瓶內盛,乘熱熏,候冷取出,星月下露一宿,空心服。

⑧ 唐本草:《唐本草》見《證類》卷22"珂" 味鹹,平,無毒。主目中瞖,斷血,生肌。貝類也,大如鰒,皮黃黑而骨白,以爲馬飾。生南海,採無時。

⑨ 徐表:《御覽》卷941"螺" 徐(袠)〔表〕《南方記》曰:馬軻螺,大者圍九寸,長四寸,細者圍七寸,長三寸。

⑩ 通典:《通典》卷188"邊防四·南蠻下·扶南" ……又有老鵰入海爲玬,可以裁作馬勒,謂之珂。

⑪ 別錄:《海藥》見《證類》卷22"珂" 謹按《名醫別錄》云:生南海,白如蚌……

⑫ 恭:見本頁注⑧。

而骨白，堪以爲飾。【時珍曰】按徐表《異物志》①云：馬軻螺，大者圍九寸，細者圍七八寸，長三四寸。

【修治】【斅②曰】珂，要冬采色白膩者，并有白旋水文。勿令見火，即無用也。凡用以銅刀刮末，研細，重羅再研千下，不入婦人藥也。

【氣味】鹹，平，無毒。

【主治】目臀，斷血生肌。《唐本》③。消臀膜，及筋（矜）〔弩〕肉，刮點之。李（恂）〔珣〕④。去面黑。時珍。

【附方】新二。目生浮臀。馬珂三分，白龍腦半錢，枯過白礬一分，研勻點之。《聖惠方》⑤。面黑令白。馬珂、白附子、珊瑚、鷹矢白等分，爲末。每夜人乳調傅，旦以漿水洗之。同上⑥。

石蜐 音劫 ○《綱目》

【釋名】紫蜐 音劫，與蜐同、紫䗩 音枵、龜脚 俗名。

【集解】【時珍曰】石蜐生東南海中石上，蚌蛤之屬。形如龜脚，亦有爪狀，殼如蟹螯，其色紫，可食。《真臘記》⑦云：有長八九寸者。江淹《石蜐賦》⑧云：亦有足翼，得春雨則生花。故郭璞賦⑨云：石蜐應節而揚葩。《荀子》⑩云東海有紫蜐、魚、鹽是矣。或指爲紫貝及石決明者，皆非矣。

【氣味】甘、鹹，平，無毒。

【主治】利小便。時珍。

---

① 異物志：見前頁注⑨。
② 斅：《炮炙論》見《證類》卷22“珂” 雷公云：要冬採得色白膩者，并有白旋水文。勿令見火，立無用處。夫用，以銅刀刮作末子，細研，用重絹羅篩過後，研千餘下用。此物不入婦人藥中用。
③ 唐本：見 3004 頁注⑧。
④ 珣：《海藥》見《證類》卷22“珂” ……主消臀膜及筋弩肉，并刮點之。
⑤ 聖惠方：《聖惠方》卷33“治眼生膚臀諸方” 治眼赤痛後生膚臀，遠視不明，癢澀……又方：馬珂（三分）、白龍腦（半錢）、白礬灰（一錢），右件藥同研如粉，每以銅筯取如米許點之。
⑥ 同上：《聖惠方》卷40“治面䵟䵏諸方” 治䵟䵏令面潔白方：馬珂（二兩，細研）、珊瑚（一兩，細研）、白附子（一兩，生搗羅爲末）、鷹糞白（一兩），右件藥都研如粉，用人乳和，夜臨卧净洗面，拭乾塗藥，且以温漿水洗之。
⑦ 真臘記：《真臘風土記·魚龍》 ……真蒲龜脚可長八九寸許。
⑧ 石蜐賦：《江文通集》卷1“石蜐賦” 海人有食石蜐，一名紫䗩，蚌蛤類也。春而發華，有足異者。戲書爲短賦。
⑨ 郭璞賦：《御覽》卷941“蚌” 郭璞《江賦》曰……瓊蚌晞曜以瑩珠，石蚨應節而揚葩。
⑩ 荀子：《荀子·王制》 東海有紫、紶、魚、鹽焉。然而中國得而衣食之。（紫，紫貝也。紶，未詳，書亦無紶字，當爲蜐……今案《本草》謂之石決明。陶云：俗傳是紫貝，定小異……

淡菜 宋《嘉祐》①

【釋名】殼菜 浙人所呼、海蜌 音陛、東海夫人。【時珍曰】淡以味,殼以形,夫人以似名也。

【集解】【藏器②曰】東海夫人,生東南海中。似珠母,一頭(小)〔尖〕,中銜少毛。味甘美,南人好食之。【詵③曰】常時燒食即苦,不宜人。與少米先煮熟,後除去毛,再入蘿蔔,或紫蘇,或冬瓜同煮,即更妙。《日華》④曰】雖形狀不典,而甚益人。【時珍曰】按阮氏⑤云:淡菜生海藻上,故治瘦與海藻同功。

【氣味】甘,溫,無毒。【《日華》⑥曰】不宜多食。多食令人頭目悶闇,得微利即止。【藏器⑦】多食發丹石,令人腸結。久食脱人髮。

【主治】虛勞傷憊,精血衰少及吐血,久痢腸鳴,腰痛疝瘕,婦人帶下,產後瘦瘠。藏器⑧。產後血結,腹內冷痛,治癥瘕,潤毛髮,治崩中帶下,燒食一頓令飽。孟詵⑨。煮熟食之,能補五臟,益陽事,理腰腳氣,能消宿食,除腹中冷氣痃癖。亦可燒汁沸出食之。《日華》⑩。消瘿氣。時珍。

---

① 嘉祐:《嘉祐》見《證類》卷22"淡菜" 　溫。補五藏,理腰腳氣,益陽事,能消食,除腹中冷氣,消痃癖氣。亦可燒,令汁沸出食之。多食令頭悶目闇,可微利即止。北人多不識,雖形狀不典,而甚益人。又云:溫,無毒。補虛勞損,產後血結,腹內冷痛,治癥瘕,腰痛,潤毛髮,崩中帶下。燒一頓令飽,大效。又名殼菜,常時頻燒食即苦,不宜人。與少米先煮熟後,除肉內兩邊鏁及毛了,再入蘿蔔,或紫蘇、或冬瓜皮同煮,即更妙。(新見,孟詵、日華子。)
② 藏器:《拾遺》見《證類》卷22"淡菜" 　陳藏器……生南海,似珠母,一頭尖,中銜少毛,海人亦名淡菜。新注云:此名殼菜,大甘美,南人好食……
③ 詵:見本頁注①。
④ 日華:見本頁注①。
⑤ 阮氏:《普濟方》卷291"諸瘰癧" 　治癧生於頭項上交接,名蛇盤癧,宜早治之。一名海菜圓。出危氏方……若與淡菜連服尤好。蓋淡菜生於藻上,亦治此病……(按:"阮氏"來源不明,今錄近似之文以備參。)
⑥ 日華:見本頁注①。
⑦ 藏器:《拾遺》見《證類》卷22"淡菜" 　……主虛羸勞損,因產瘦瘠,血氣結積,腹冷腸鳴,下痢,腰疼,帶下,疝瘕。久服令人髮脱。取肉作臛宜人,發石令腸結……治虛勞傷憊,精血少者及吐血,婦人帶下漏下,丈夫久痢,並煮食之,任意。出江湖。
⑧ 藏器:見上注。
⑨ 孟詵:見本頁注①。
⑩ 日華:見本頁注①。

海蠃《拾遺》①　　【校正】【時珍曰】《唐本·甲香》②，今併爲一。

【釋名】流螺《圖經》③、假豬螺《交州記》④。𪘏名甲香。【時珍曰】蠃與螺同，亦作蠡。蠃從虫，蠃省文，蓋蟲之蠃形者也。𪘏音掩，閉藏之貌。

【集解】【頌⑤曰】海螺即流螺，𪘏曰甲香，生南海。今嶺外、閩中近海州郡及明州皆有之，或只以台州小者爲佳。其螺大如小拳，青黃色，長四五寸。諸螺之中，此肉味最厚，南人食之。《南州異物志》云：甲香大者如甌，面前一邊直攪長數寸，圍殼岨峿有刺。其𪘏雜衆香燒之益芳，獨燒則臭。今醫家稀用，惟合香者用之。又有小甲香，狀若螺子，取其蒂修合成也。海中螺類絕有大者。珠螺瑩潔如珠，鸚鵡螺形如鸚鵡頭，並可作杯。梭尾螺形如梭，今釋子所吹者。皆不入藥。【時珍曰】螺，蚌屬也。大者如斗，出日南漲海中。香螺𪘏可雜甲香，老鈿螺光彩可飾鏡背者，紅螺色微紅，青螺色如翡翠，蓼螺味辛如蓼，紫貝螺即紫貝也。鸚鵡螺質白而紫，頭如鳥形，其肉常離殼出食，出則寄居蟲入居，螺還則蟲出也。肉爲魚所食，則殼浮出，人因取之作杯。

肉。【氣味】甘，冷，無毒。

【主治】目痛累年，或三四十年。生蠃取汁洗之；或入黃連末在內，取汁點之。藏器⑥。合菜煮食，治心痛。孫思邈⑦。

甲香。【修治】【斅⑧曰】凡使，用生茅香、皂角同煮半日，石臼搗篩用之。【《經驗方》⑨曰】凡使，用黃泥同水煮一日，溫水浴過。再以米泔或灰汁煮一日，再浴過。以蜜、酒煮一日，浴過，

---

① 拾遺：《證類》卷22“三十六種陳藏器餘·海螺”　《百一方》：治目痛累年，或三四十年，方取生螺一枚，洗之內燥，抹螺口開，以黃連一枚，內螺口中，令其螺飲黃連汁，以綿注取汁，著眥中。

② 唐本草：《唐本草》見《證類》卷22“甲香”　味鹹，平，無毒。主心腹滿痛，氣急，止痢下淋。生南海。

③ 圖經：《圖經》見《證類》卷22“甲香”　……一名流螺……

④ 交州記：《御覽》卷941“螺”　《交州異物志》……又曰……假豬螺日南有之，𪘏爲甲香。

⑤ 頌：《圖經》見《證類》卷22“甲香”　甲香，生南海，今嶺外、閩中近海州郡及明州皆有之。海蠡之掩也。《南州異物志》曰：甲香大者如甌面，前一邊直攪長數寸，圍殼岨峿有刺。其掩雜衆香，燒之使益芳，獨燒則臭。一名流螺。諸螺之中，流最厚味是也。其蠡大如小拳，青黃色，長四五寸。人亦噉其肉。今醫方稀用，但合香家所須。用時先以酒煮去腥及涎，云可聚香，使不散也……凡蠡之類料多，絕有大者。珠螺瑩潔如珠，鸚鵡蠡形似鸚鵡頭，並堪酒盃者。梭尾蠡如梭狀，釋輩所吹者，皆不入藥，故不悉録。/《海藥》見《證類》卷22“甲香”　……又有小甲香，若螺子狀。取其蒂而修成也。（按：時珍所引摻入《海藥》文。）

⑥ 藏器：見本頁注①。

⑦ 孫思邈：《證類》卷22“海螺”　孫真人：合菜食，治心痛。

⑧ 斅：《炮炙論》見《證類》卷22“甲香”　雷公云：凡使，須用生茅香、皂角二味煮半日，却，漉出，於石臼中擣，用馬尾篩篩過用之。

⑨ 經驗方：《證類》卷22“甲香”　《經驗方》：甲香修制法：不限多少，先用黃土泥水煮一日，以溫水浴過；次用米泔或灰汁煮一日，依前浴過；後用蜜、酒煮一日，又浴過；爆乾任用。

熁乾用。【頌①曰】《傳信方》載其法云：每甲香一斤，以泔斗半，微火煮一復時，換泔再煮。凡二換漉出，衆手刮去香上涎物。以白（米）〔蜜〕三合，水一斗，微火煮乾。又以蜜三合，水一斗，煮三伏時。乃以炭火燒地令熱，洒酒令（閏）〔潤〕，鋪香於上，以新瓦蓋上一伏時，待冷硬，石臼、木杵搗爛。入沉香末三兩，麝一分，和搗印成，以瓶貯之，埋過經久方燒。凡燒此香，須用大火爐，多著熱灰、剛炭猛燒令盡，去之。爐旁著火煖水，即香不散。此法出於劉兗奉禮也。【宗奭②曰】甲香善能管香烟，與沉、檀、龍、麝香用之，尤佳。

【氣味】鹹，平，無毒。

【主治】心腹滿痛，氣急，止痢下淋。《唐本》③。和氣清神，主腸風痔瘻。李珣④。瘻瘡疥癬，頭瘡，嚶瘡，甲疽，蛇、蠍、蜂螫。藏器⑤。

甲煎《拾遺》⑥

【集解】【藏器⑦曰】甲煎，以諸藥及美果、花燒灰和蠟成口脂。所主與甲香略同，三年者良。【時珍曰】甲煎，以甲香同沉、麝諸藥花物治成，可作口脂及焚爇也。唐李義山詩⑧所謂“沉香甲煎爲廷燎”者，即此也。

【氣味】辛，溫，無毒。

【主治】甲疽，小兒頭瘡吻瘡，口旁嚶瘡，耳後月蝕瘡，蜂、蛇、蠍之瘡，並傅之。藏器⑨。

---

① 頌：《圖經》見《證類》卷22“甲香”　……《傳信方》載其法云：每甲香一斤，以泔一斗半，於鐺中，以微煻火煮經一復時，即換新泔。經三換即漉出，衆手刮去香上惡物訖，用白蜜三合，水一斗，又煻火煮一復時，水乾，又以蜜三合，水一斗，再煮都三復時，以香爛止，炭火熱燒地，灑清酒，令潤，鋪香於其上，以新瓷瓶蓋合密，塈一復時，待香冷硬，即臼中，用木杵擣令爛，以沉香三兩，麝香一分和合，略擣，令相亂，入即香成，以瓷瓶貯之，更能埋之，經久方燒尤佳。凡燒此香，須用大火爐，多著熱灰及剛炭，至合翻時，又須換火，猛燒令盡訖，去之，爐傍著火，暖水即香不散。甲香須用台州小者佳。此法出於劉兗奉禮也……
② 宗奭：《衍義》卷17“甲香”　善能管香煙，與沉、檀、龍、麝用之，甚佳。
③ 唐本：見3007頁注②。
④ 李珣：《海藥》見《證類》卷22“甲香”　和氣清神，主腸風瘻痔。陳氏云：主甲疽，瘻瘡，蛇、蠍、蜂螫，疥癬頭瘡嚶瘡……
⑤ 藏器：見上注。
⑥ 拾遺：《證類》卷10“二十五種陳藏器餘·甲煎”　味辛，平，無毒。主甲疽瘡及雜瘡難差者，蟲蜂蛇蠍所螫疼，小兒頭瘡，吻瘡，耳後月蝕瘡，並傅之。合諸藥及美果花燒成灰，和蠟成口脂，所主與甲煎略同。三年者治蟲雜瘡及口旁嚶瘡、甲疽等瘡。
⑦ 藏器：見上注。
⑧ 李義山詩：《李義山詩集》卷中“隋宮守歲”　……沉香甲煎爲庭燎，玉液瓊蘇作壽盃……
⑨ 藏器：見本頁注⑥。

田贏《別録》①〔上〕〔下〕品

【集解】【弘景②曰】田螺生水田中,及湖瀆岸側。形圓,大如梨、橘,小者如桃、李,人煮食之。【保昇③曰】狀類蝸牛而尖長,青黃色,春夏采之。【時珍曰】螺,蚌屬也。其殼旋文。其肉視月盈虧,故王充④云:月毁於天,螺消於淵。《説卦》⑤云:離爲贏,爲蚌,爲龜,爲鼈,爲蟹。皆以其外剛而内柔也。

肉。【氣味】甘,大寒,無毒。

【主治】目熱赤痛,止渴。《別録》⑥。煮汁,療熱醒酒。用真珠、黃連末内入,良久,取汁注目中,止目痛。弘景⑦。煮食,利大小便,去腹中結熱,目下黃,脚氣衝上,小腹急硬,小便赤澀,手足浮腫。生浸取汁飲之,止消渴。搗肉,傅熱瘡。藏器⑧。壓丹石毒。孟詵⑨。利濕熱,治黃疸。搗爛貼臍,引熱下行,止禁口痢,下水氣淋閉。取水,搽痔瘡胡臭。燒研,治瘰癧癬瘡。時珍。

【附方】舊二,新廿一。消渴飲水,日夜不止,小便數者。《心鏡》⑩用田螺五升,水一斗,浸一夜,渴即飲之。每日一換水及螺。或煮食飲汁亦妙。○《聖惠》⑪用糯米二升,煮稀粥一斗,冷

---

① 別録:《別録》見《證類》卷22"田中螺汁" 大寒。主目熱赤痛,止渴。
② 弘景:《集注》見《證類》卷22"田中螺汁" 陶隱居云:生水田中及湖瀆岸側,形圓大如梨、橘者,人亦煮食之……
③ 保昇:《蜀本草》見《證類》卷22"田中螺汁" 《蜀本》:《圖經》云:生水田中,大如桃李,狀類蝸牛而尖長,青黃色,夏秋採之。
④ 王充:《論衡》卷3"偶會篇" ……月毁於天,螺消於淵
⑤ 説卦:《御覽》卷941"螺" 《易·説卦》曰:離贏。(注曰:剛在外也。)/《御覽》卷932"鼈" 《易·説卦》曰:離爲鼈。/《藝文類聚》卷97"蚌" 《易》曰:離爲蚌。/《埤雅》卷2"釋魚·蟹" ……《易》曰:離爲蟹。言離卦外剛内柔,而性又火燥,故爲蟹也。(按:此條綜合數書而成。)
⑥ 別録:見本頁注①。
⑦ 弘景:《集注》見《證類》卷22"田中螺汁" 陶隱居云……煮汁,亦療熱,醒酒,止渴。患眼痛,取真珠并黃連内其中,良久汁出,取以注目中,多差。
⑧ 藏器:《拾遺》見《證類》卷22"田中螺汁" 《陳藏器本草》云:田中螺,煮食之,利大小便,去腹中結熱,目下黃,脚氣冲上,小腹急硬,小便赤澀,脚手浮腫。生浸取汁飲之,止消渴,碎其肉,傅熱瘡。爛殼燒爲灰末服,主反胃。
⑨ 孟詵:《食療》見《證類》卷22"田中螺汁" 大寒。汁飲療熱,醒酒,壓丹石。不可常食。
⑩ 心鏡:《證類》卷22"田中螺汁" 《食醫心鏡》:主消渴,飲水日夜不止,口乾,小便數。田中螺五升,水一斗,浸經宿,渴即飲之。每日一度易水換生螺爲妙。
⑪ 聖惠:《聖惠方》卷53"治痾渴諸方" 治痾渴熱,或心神煩亂……又方:田中活螺(三升,洗去土),右以糯米二升,煮爲稀粥,可及二斗已來,候冷,即將田螺置於冷粥盆内,以物蓋養之,待螺食盡粥,却吐出沫,收之任性飲之。

定。入田中活螺三升在內，待〔螺〕食粥盡，吐沫出，乃收飲之，立效。**肝熱目赤**。《藥性論》①用大田螺七枚洗净，新汲水養去泥穢，換水一升浸洗取起。於净器中，着少鹽花於甲內，承取自然汁點目。逐個用了，放去之。**爛弦風眼**。方法同上，但以銅綠代鹽花。**飲酒口糜**。螺、蚌煮汁飲。○《聖惠》②。**酒醉不醒**。用水中螺、蚌、葱、豉煮食飲汁，即解。《肘後》③。**小便不通**，腹脹如鼓。用田螺一枚，鹽半匕，生搗，傅臍下一寸三分，即通。熊彦誠曾得此疾，異人授此方，果愈。《類編》④。**禁口痢疾**。用大田螺二枚搗爛，入麝香三分作餅，烘熱貼臍間。半日，熱氣下行即思食矣，甚效。丹溪⑤。**腸風下血**，因酒毒者。大田螺五個，燒至殼白肉乾，研末，作一服，熱酒下。《百一》⑥。**大腸脱肛**，脱下三五寸者。用大田螺二三枚，將井水養三四日，去泥。用鷄爪黃連研細末，入厴內，待化成水。以濃茶洗净肛門，將鷄翎蘸掃之。以軟帛托上，自然不再復發也。○《德生堂經驗方》⑦。**反胃嘔噎**。田螺洗净水養，待吐出泥，澄取晒半乾，丸梧子大。每服三十丸，藿香湯下。爛殼研服亦可。《經驗方》⑧。**水氣浮腫**。用大田螺、大蒜、車前子等分，搗

---

① 藥性論：《藥性論》見《證類》卷22"田中螺汁"　田螺汁，亦可單用。主治肝熱，目赤腫痛。取大者七枚，洗净，新汲水養去穢泥，重換水一升浸洗，仍旋取於乾净器中，著少鹽花於口上，承取自出者，用點目。逐箇如此用了，却放之。

② 聖惠：《聖惠方》卷39"治飲酒後諸病諸方"　治連日飲酒，咽喉爛，舌上生瘡……又方：右取水中螺、蚌輩，以葱、豉、椒、薑煮如常食法，飲汁三二盞。

③ 肘後：《外臺》卷31"飲酒連日醉不醒方"　《肘後》療飲酒連日醉不醒方……又方：取水中螺蜆，若螺蚌輩，以著葱、豉、椒、薑，煮如常食法，飲汁數升，即解。（**按**：今本《肘後方》無此方。）

④ 類編：《朱氏集驗方》卷6"秘結"　治閉結並脚氣方（新增）：大螺（以鹽匕和殼生搗碎，置病者臍下一寸三分，用寬帛系之即通）。饒醫熊彦誠，年五十五歲，病前後便溲不通，五日腹脹如鼓，同輩環視，皆不能措力。與西湖妙果僧慧月相善，遣信致訣别。月驚馳而往，過釣橋逢一異客，風姿瀟灑出塵，揖之曰：方外高士，何子子走趨如此？月曰：一善友，久患閉結，勢不可療，急欲往問。客曰：此易事也，待奉施一藥。即脱鞋入水，探一大螺而出。曰：事濟矣。特抵其家，以鹽匕和殼生搗碎，置病者臍下一寸三分，用寬帛緊系之，仍辨觸器以須其通，月未深以爲然，姑舉謝之。熊昏不知人事，妻子聚泣，諸醫知無他策，謾以試之，曾未安席寺然暴下，醫愧歎而散，月歸訪異人，無所見。熊後十六年乃終……（**按**：《類編》即《類編朱氏集驗方》簡稱。）

⑤ 丹溪：《丹溪心法》卷2"痢九"　……噤口痢者，胃口熱甚故也……封臍引熱下行，用田螺肉搗碎，入麝香少許，盦臍内。

⑥ 百一：《百一選方》卷14"第二十二門"　治酒毒腸風，下血水。王統領存。大田螺（五个，洗净，仰頓火上燒，以殼白肉乾爲度），右碾爲細末，只作一服，熱酒調下。

⑦ 德生堂經驗方：《普濟方》卷40"脱肛"　治脱肛出糞門三五寸者（出《德生堂方》）：用陳茶熬水，温洗去藥垢，却用田螺大者二三枚，水中養一日，去盡泥，用黃連末少許，揭起螺厴，入藥末在田螺內，候化成水，却用鷄翎蘸藥掃上，再以軟帛托入肛門內，自然再不舉發。

⑧ 經驗方：《普濟方》卷36"胃反"　螺泥丸（出《經驗良方》）：治翻胃嘔噎。用田螺不拘多少，洗净磁盆水養，令吐出泥，用米篩張灰於地上，却將綿紙鋪於灰上，去已養田螺，令泥水出澄清，旋去上面清水，却將泥傾於紙上，候泥乾調丸梧桐子大，每服三十丸，藿香湯下，立愈。仍將田螺放江中，如殺食之，其病不安。一方用爛殼爲灰末，服之。

膏,攤貼臍上,水從便旋而下。象山縣民病此,得是方而愈。仇遠《稗史》①。**酒疸諸疸**。用田螺將水養數日,去泥,取出生搗爛,入好酒內,用布帛濾過,將汁飲之,日三服,〔九〕日效。《壽域》②。**脚氣攻注**。用生大田螺搗爛,傅兩股上,便覺冷趨至足而安。又可傅丹田,利小便。董守約曾用有效。《稗史》③。**痔漏疼痛**。《乾坤生意》④用田螺一個,入片腦一分在內,取水搽之。仍先以冬瓜湯洗净。○孫氏⑤用田螺二枚,用針刺破,入白礬末同埋一夜,取螺內水掃瘡上,又善能止痛也,甚妙。○《袖珍》⑥用馬齒莧湯洗净,搗活螺螄敷上,其病即愈。**腋氣胡臭**。《乾坤生意》⑦用田螺一個,水養,俟靨開,挑巴豆仁一個在內,取置盃內,夏一夜,冬七夜,自然成水。常取搽之,久久絕根。○又方⑧:大田螺一個,入麝香三分在內,埋露地七七日,取出。看患洗拭,以墨塗上,再洗,看有墨處是患竅,以螺汁點之,三五次即瘥。**瘰癧潰破**。用田螺連肉燒存性,香油調搽。《集要方》⑨。**疔瘡惡腫**。用田螺入冰片,化水點瘡上。《普濟》⑩。**風蟲癬瘡**。用螺螄十個,槿樹皮末一兩,同入碗內蒸熟,搗爛,入礬紅三錢,以鹽水調搽。○孫氏⑪。**繞指毒瘡**。生手足指上,

① 稗史:《養疴漫筆》 象山縣村民患水腫者,以爲鬼禍。訊之卜者,卜者授之方:用田螺、大蒜、車前草,和研爲膏,作大餅,覆臍上,水從便出,數日遂愈。(**按**:查《説郛》所載《稗史》無此文,另溯其源。)
② 壽域:《延壽神方》卷3"疸部" 治黃腫,身體四肢微腫,胸滿,不得汗,汗出如黃蘗汁。由大汗出,因水所致……一方:用生螺螄帶殼擂爛,入好酒,濾過服之,日三服,用九日效。
③ 稗史:《醫説》卷6"治閉結并脚氣" ……白石董守約以脚氣攻注爲苦,或教之搯數螺,傅兩股上,便覺冷氣趨下至足,既而亦安。(出《類編》。)(**按**:查《説郛》所載《稗史》無此文。)
④ 乾坤生意:《乾坤生意》卷下"痔漏" 治痔漏……一方:用田螺一個,挑開靨,入片腦一分,過一宿,取螺內水,搽瘡。先用冬瓜瓤煎湯洗净,搽。
⑤ 孫氏:《萬應方》卷4"瘡科" 治痔瘡坐臥不得者,大有妙驗:大田螺二枚,用針刺破,將白礬末入內,埋於土地〔一〕夜,其螺內水用雞翎掃於瘡上,止疼即愈。
⑥ 袖珍:《袖珍方》卷3"痔漏" 治痔漏等瘡,又秘方:先用乾馬齒莧煎湯,次用螺螄活搗,敷瘡,紙封口。空心食前鹽湯調枳殼末。
⑦ 乾坤生意:《乾坤生意》卷下"體氣" 田螺散:治體氣。患此疾者,耳內有油濕是。用大田螺一枚,水中養之,俟靨開,以巴豆一粒,去殼,將針挑巴豆放在內,取出拭乾,仰頓盞內,夏月一宿,冬月五七宿,自然成水。取搽腋下,絕根。
⑧ 又方:《奇效良方》卷66"腋臭門" 治腋氣方:右用活田螺一個,以好麝香少許,安於田螺內,却埋於露天地上,不可雨打,待七七四十九日取出。看患處,净洗拭乾,用墨搽之,却再洗,看有黑處是竅子,用田螺汁點之,兩度立愈。
⑨ 集要方:《醫林集要》卷14"瘰癧門" 螺灰散:大田螺連殼肉燒存性,研末者,乾貼末。破者香油調傅,效。
⑩ 普濟:《普濟方》卷274"諸疔瘡" 治一切疔腫……又方:用田螺一個,以好冰腦二片,放在螺內化爲水,點瘡上。
⑪ 孫氏:《萬應方》卷4"瘡科" 痊瘡方:用螺蛳十四箇,放於碗內,上用槿樹皮末一兩蓋之,入鍋內蒸熟,連螺搗爛,加礬紅三錢,減水調搽。

以活田螺一枚，生用，搗碎縛之，即瘥。《多能鄙事》①。**妬精陰瘡**。大田螺二個，和殼燒存性，入輕粉同研，傅之，效。《醫林集要》②。

殼。【氣味】甘，平，無毒。

【主治】燒研，主尸疰心腹痛，失精，止瀉。《別錄》③。爛者燒研，水服，止反胃，去卒心痛。藏器④。爛殼研細末服之，止下血，小兒驚風有痰，瘡瘍膿水。時珍。

【附方】新三。**心脾痛**不止者，水甲散主之。用田螺殼，溪間者亦可，以松柴片層層疊上，燒過火，吹去松灰，取殼研末。以烏沉湯、寬中散之類，調服二錢，不傳之妙。《集要》⑤。**小兒頭瘡**。田螺殼燒存性，清油調，摻之。《聖惠》⑥。**小兒急驚**。遠年白田螺殼燒灰，入射香少許，水調灌之。《普濟》⑦。

蝸蠃《別錄》⑧

【釋名】螺螄。【時珍曰】師，眾多也。其形似蝸牛，其類眾多，故有二名。爛殼名鬼眼睛。

【集解】【《別錄》⑨曰】蝸螺生江夏溪水中，小于田螺，上有稜。【時珍曰】處處湖溪有之，江夏、漢沔尤多。大如指頭，而殼厚於田螺，惟食泥水。春月，人采置鍋中蒸之，其肉自出，酒烹糟煮食之。清明後，其中有蟲，不堪用矣。【藏器曰】⑩此物難死，誤泥入壁中，數年猶活也。

肉。【氣味】甘，寒，無毒。

---

① 多能鄙事：《多能鄙事》卷6"百藥類·經效方" 治手足指上生毒：以田螺或螺螄，取活者一枚，搗碎縛之，即瘥。

② 醫林集要：《醫林集要》卷13"癰疽發背" 陰頭生瘡：用陳大螺螄殼，甘鍋骨煅存性，爲末傅，先以鹽湯洗。

③ 別錄：《唐本草》見《證類》卷22"田中螺汁" 《唐本注》云：《別錄》云殼療尸疰心腹痛。又主失精。水漬飲汁，止渴。

④ 藏器：《拾遺》見《證類》卷22"田中螺汁" 陳藏器……爛殼燒爲灰末服，主反胃，胃冷，去卒心痛。

⑤ 集要：《醫林集要》卷3"心脾痛" 水甲散：治心脾疼痛不止。右用田螺殼，溪間皆可用，松柴薄片層層疊上，火燒之，火過，柴灰吹去，取殼灰，爲細末，入調氣散、烏沉湯、寬中散、茴香湯之類調服，食遠，甚效，不傳之妙。

⑥ 聖惠：《普濟方》卷363"頭瘡" 治頭瘡不瘥，汁出不止方……又方：用田螺殼燒灰存性，清油調塗。濕摻末在瘡上。（**按**：今本《聖惠方》無此方，另溯其源。）

⑦ 普濟：《普濟方》卷370"急驚風" 治急驚風：用遠年螺殼白者，燒灰，加麝香少許，水調灌之。

⑧ 別錄：《別錄》見《證類》卷30"一十五種蟲類·蝸籬" 味甘，無毒。主燭館，明目。生江夏。

⑨ 別錄：見上注。/《拾遺》見《證類》卷30"一十五種蟲類·蝸籬" 陳藏器云：一名師螺。小於田螺，上有稜，生溪水中……（**按**：此條糅入《拾遺》之文。）

⑩ 藏器：《拾遺》見《證類》卷22"田中螺汁" 陳藏器云……此物至難死，有誤泥在壁中，三十年猶活，能伏氣飲露唯生，穿散而出即死……

【主治】爛館，明目，下水。《別録》①。止渴。藏器②。醒酒解熱，利大小便，消黃疸水腫，治反胃痢疾，脫肛痔漏。時珍。○又曰："爛舘③"二字疑訛誤。

【附方】新七。黃疸酒疸。小螺螄養去泥土，日日煮食飲汁，有效。《永類》④。黃疸吐血。病後身面俱黃，吐血成盆，諸藥不效。用螺十個，水漂去泥，搗爛露一夜，五更取清服。二三次，血止即愈。一人病此，用之經驗。小山《怪證方》⑤。五淋白濁。螺螄一盌，連殼炒熱，入白酒三盌，煮至一盌，挑肉食之，以此酒下，數次即效。《扶壽精方》⑥。小兒脫肛。螺螄二三升，鋪在桶內坐之，少頃即愈。《簡便》⑦。痘疹目瞖。水煮螺螄，常食佳。《濟急仙方》⑧。白遊風腫。螺螄肉，入鹽少許，搗泥貼之，神效。葉氏《摘玄方》⑨。

爛殼。【時珍曰】泥中及牆壁上年久者良。火煅過用。

【氣味】同。【主治】痰飲積及胃脘痛。震亨⑩。反胃膈氣，痰嗽鼻淵，脫肛痔疾，瘡癤下疳，湯火傷。時珍。

【發明】【時珍曰】螺乃蚌蛤之屬，其殼大抵與蚌粉、蛤粉、蚶、蜆之類同功。合而觀之，自可神悟。

【附方】新十。卒得欬嗽。屋上白螺或白蜆殼，搗爲末，酒服方寸匕。《肘後方》⑪。濕痰心痛。白螺螄殼洗净，燒存性，研末，酒服方寸匕，立止。《正傳》⑫。膈氣疼痛。白玉散：

① 別録：見前頁注⑧。。/《拾遺》見《證類》卷30"一十五種蟲類‧蝸籬" ……寒，汁主明目，下水。亦呼爲螺。（**按**：此條粋入《拾遺》之文。）
② 藏器：《拾遺》見《證類》卷22"田中螺汁" ……亦止渴，不能下水。食之當先米泔浸去泥……
③ 爛館：（**按**：人衛本校注考此詞不誤。劉衡如依據《一切經音義》引許慎注《淮南子》："爛睆，目內白瞖病也。"又考今本《淮南子‧俶真篇》作"蝸睆"，《御覽》卷941"螺"引《淮南子》作"爛睍"。此二書雖各有一字誤，然可爲"爛睆"確爲目病之旁證。）
④ 永類：《永類鈐方》卷12"五疸" 治酒疸及諸疸，取小螺獅，養去泥土，常煮肉吃並汁，常服效。
⑤ 怪證方：《怪證奇方》卷下 治大病後身面俱黃，四肢無力，吐血成盆，諸藥不效：螺螄十一個，水漂去泥，連殼搗爛，露之，立更取澄清水，服二三次，黃去血止而愈。
⑥ 扶壽精：《扶壽精方》卷下"五淋門" 又生用螺螄一碗，連殼乾鍋內炒熱，淬以好白酒三碗，煮至一碗，取螺以針挑肉食，仍以此酒下之。食至二三次，殊效。雖白濁晚卸亦治。
⑦ 簡便：（**按**：查《經驗奇效單方》，未能溯得其源。）
⑧ 濟急仙方：《仙傳外科》卷11"附録‧眼疾諸方" 小兒痘瘡證……忌百物，常吃螺師爲妙。
⑨ 葉氏摘玄方：（**按**：書佚，無可溯源。）
⑩ 震亨：《丹溪心法》卷4"心脾痛" 治痰飲積，胃脘痛：螺螄殼牆上年久者，燒……（**按**：此下尚配伍多味藥，然以螺螄殼爲主藥。疑時珍即以此作螺殼之主治。）
⑪ 肘後方：《肘後方》卷3"治卒上氣咳嗽方第二十三" 治卒得咳嗽方……又方：屋上白蜆殼，搗末，酒服方寸匕。
⑫ 正傳：《醫學正傳》卷4"胃脘痛" 又方：治濕痰作痛，用白螺螄殼，去泥沙，火煅，爲細末，每服方寸匕，溫酒調下，立止。

用壁上陳白螺螄燒研。每服一錢，酒下，甚效。孫氏①。**小兒軟癤**。用鬼眼睛，即墻上白螺螄殼，燒灰，入倒掛塵等分，油調塗之。《壽域》②。**陰頭生瘡**。用溪港年久螺螄燒灰，傅之。《奇效》③。**湯火傷瘡**。用多年乾白螺螄殼煅研，油調傅。《澹寮》④。**楊梅瘡爛**。古墻上螺螄殼、辰砂等分，片腦少許，爲末，搽之。**小兒哮疾**。向南墻上年久螺螄爲末，日晡時以水調成，日落時舉手合掌皈依，吞之即效。葉氏《摘玄方》⑤。**瘰癧已破**。土墻上白螺螄殼爲末，日日傅之。《談埜翁方》⑥。**痘瘡不收**。墻上白螺螄殼，洗净煅研，摻之。《醫方摘要》⑦。

蓼蠃《拾遺》⑧

【集解】【藏器⑨曰】蓼螺生永嘉海中。味辛辣如蓼。【時珍曰】按《韻會》⑩云：蓼螺紫色有斑文。今寧波出泥螺，狀如蠶豆，可代充海錯。

肉。【氣味】辛，平，無毒。

【主治】飛尸遊蠱，生食之。浸以薑、醋，彌佳。藏器⑪。

寄居蟲《拾遺》⑫

【釋名】寄生蟲。

① 孫氏：《萬應方》卷3"諸氣湯藥"　白玉散：專治膈氣，用壁上陳白螺絲燒灰，一次一錢，酒調且即效。

② 壽域：《延壽神方》卷4"瘡癤部"　治軟癤……一方：用鬼眼睛（即墻上螺螄殼，燒灰）、烏龍尾（即梁上倒掛塵，各等分），研細，用油調涂，即愈。

③ 奇效：《普濟方》卷301"下部瘡門·總論"　陰頭生瘡：溪螺（溪港中螺也，舊者爲妙），右甘鍋煅過，爲細末，仍先以鹽水洗五七次，後以此藥傅之。（**按**：今本《奇效良方》及《經驗奇效單方》無此方，另溯其源。）

④ 澹寮：《澹寮方》卷12"瘡疥門"　治湯火瘡：螺螄殼（多年乾白者，火煅仍出火毒），右細末，如破，用乾摻之。如不破，入輕粉少許、麻油調，雞翎掃付瘡上，治惡瘡尤妙。

⑤ 葉氏摘玄方：《丹溪摘玄》卷18"哮門"　治哮：以向南墻上白螺螄遠年者，末之，日晡時以水調下，向日落時舉手合掌皈依即效。

⑥ 談埜翁方：（**按**：未見原書，待考。）

⑦ 醫方摘要：《醫方摘要》卷12"痘瘡"　白螺散：專治痘瘡不收斂。白螺螄殼（不拘多少，古墻上取），右用去土洗净，火煉紅，取出存性，爲極細末，瘡口濕處乾摻爲妙。

⑧ 拾遺：《證類》卷22"三十六種陳藏器餘·蓼螺"　無毒。主飛尸遊蠱。生食，以薑、醋進之，彌佳。生永嘉海中，味辛辣如蓼，故名蓼螺。

⑨ 藏器：見上注。

⑩ 韻會：《古今韻會舉要》卷7"平聲下·五"　蠃（……又蓼螺，味辛如蓼。又紫貝螺，紫色，有斑文，號研螺，亦作蠡……）

⑪ 藏器：見本頁⑧。

⑫ 拾遺：《證類》卷21"二十一種陳藏器餘·寄居蟲"　蝸牛，注：陶云海邊大有，似蝸牛，火炙殼便走出。食之益顏色。按寄居在殼間，而非螺也。候螺、蛤開，當自出食，螺、蛤欲合，已還殼中，亦名寄生，無別功用。海族多被其寄。又南海一種似蜘蛛，入螺殼中，負殼而走，一名辟，亦呼寄居，無別功用也。

【集解】【藏器①曰】陶註蝸牛云：海邊大有，似蝸牛，火炙殼便走出，食之益人。按寄居在螺殼間，非螺也。候螺蛤開，即自出食；螺蛤欲合，已還殼中。海族多被其寄。又南海一種似蜘蛛，入螺殼中，負殼而走。觸之即縮如螺，火炙乃出。一名辟，無別功用。【時珍曰】案孫愐②云寄居在龜殼中者名曰蜎，則寄居非一種也。

【氣味】缺。【主治】益顏色，美心志。弘景③。

海月《拾遺》④

【釋名】玉珧音姚、江珧、馬頰、馬甲。【藏器⑤曰】海月，蛤類也。似半月，故名。水沫所化，煮時猶變爲水。【時珍曰】馬甲、玉珧皆以形色名。萬震⑥贊云“厥甲美如（硃）〔珧〕玉”是矣。

【集解】【時珍曰】劉恂《嶺表録》⑦云：海月大如鏡，白色正圓，常死海旁。其柱如搔頭尖，其甲美如玉。段成式《雜俎》⑧云：玉珧形似蚌，長二三寸，廣五寸，上大下小。殼中柱炙食，味如牛頭胘項。王氏《宛委録》⑨云：奉化縣四月南風起，江瑤一上，可得數百。如蚌稍大，肉腥韌不堪。惟四肉柱長寸許，白如珂雪，以雞汁瀹食脆美。過火則味盡也。

【附録】海鏡。【時珍曰】一名鏡魚，一名瑣（琲）〔蛣〕，一名膏藥盤，生南海。兩片相合成形，殼圓如鏡，中甚瑩滑，映日光如雲母。內有少肉如蚌胎。腹有寄居蟲，大如豆，狀如蟹。海鏡飢則出食，入則鏡亦飽矣。郭璞賦⑩云“瑣蛣腹蟹，水母目蝦”即此。

【氣味】甘、辛，平，無毒。【主治】消渴下氣，調中利五臟，止小便，銷腹中宿物，令人易飢能食。生薑、醬同食之。藏器⑪。

────────────

① 藏器：見前頁注⑫。
② 孫愐：《原本唐韻》卷4“去聲‧五寘” 蜎（蜎似蝦，寄生龜殼中。食之益人顏色。）
③ 弘景：《集注》見《證類》卷21“蝸牛” 陶隱居……海邊又一種正相似，火炙殼便走出，食之益顏色，名爲寄居……
④ 拾遺：《證類》卷22“三十六種陳藏器餘‧海月” 味辛，平，無毒。主消渴，下氣，令人能食，利五藏，調中。生薑、醬食之，銷腹中宿物，令易飢，止小便。南海水沫所化，煮時猶變爲水，似半月，故以名之。海蛤類也。
⑤ 藏器：見上注。
⑥ 萬震：《侯鯖録》卷3 《海物異名》云：江珧柱，厥甲美如瑤玉……（按：未得其源，另覓近似文。）
⑦ 嶺表録：《御覽》卷943“海月” 《臨海水土物志》曰：海月大如鏡，白色正圓，常死海邊，其指如搔頭大，中食。（按：查今輯本《嶺表録異》無此方。）
⑧ 雜俎：《酉陽雜俎》卷17“鱗介篇” 玉珧似蚌，長二寸，廣五寸，殼中柱炙之如牛頭胘項。
⑨ 宛委録：《弇州四部稿》卷156“宛委餘編一” ……奉化四月間，南風乍起，江瑤或一再上，可得三四百枚。或連歲不上，如蚌而稍大，中肉腥而朒，不中口，僅四肉牙佳耳。長可寸許，圓半之白如珂雪，以嫩雞汁熟過之，一沸即起，稍久則味盡矣。甘鮮脆美，不可名狀，此所謂柱也。
⑩ 郭璞賦：《藝文類聚》卷8“江水” 郭璞《江賦》曰：……瑣蛣腹蟹，水母目蝦……
⑪ 藏器：見本頁注④。

海燕《綱目》

【集解】【時珍曰】海燕出東海。大二寸，狀扁面圓，背上青黑，腹下白脆，似海螵蛸，有紋如葦(茵)〔菌〕。口在腹下，食細沙。口旁有五路正勻，即其足也。《臨海水土記》①云：陽遂足，生海中，(色)〔背〕青黑，腹白，有五足，不知頭尾。生時體爽，死即乾脆。即此物也。《臨海異物志》②載：燕魚長五寸，陰雨則〔飛〕起丈餘，此或同名者也。

【氣味】鹹，溫，無毒。【主治】陰雨發損痛，煮汁服，取汗即解。亦入滋陽藥。時珍。

郎君子《海藥》③

【集解】【珣④曰】郎君子生南海。有雌雄，狀似杏仁，青碧色。欲驗真假，口內含熱，放醋中，雌雄相逐，逡巡便合，即下卵如粟狀者，真也。亦難得之物。【時珍曰】顧(玠)〔岕〕《海槎録》⑤云：相思子狀如螺，中實如石，大如豆，藏篋笥積歲不壞。若置醋中，即盤旋不已。案此即郎君子也。

【氣味】缺。【主治】婦人難產，手把之便生，極驗。

---

① 臨海水土記：《御覽》卷 943“陽遂足” 《臨海水土物志》曰：陽遂足，此物形狀背青黑，腹下正白。有五足，長短大小皆等，不知頭尾所在。生時體軟，死即乾脆。
② 臨海異物志：《御覽》卷 940“燕魚” 《臨海異物志》曰：燕魚長五寸，陰雨起飛高丈餘。
③ 海藥：《海藥》見《證類》卷 21“二種海藥餘·郎君子” 謹按《異志》云：生南海。有雄雌，青碧色，狀似杏人。欲驗真假，先於口內含，令熱，然後放醋中，雄雌相趁，逡巡便合，即下其卵如粟粒狀，真也。主婦人難產，手把便生，極有驗也。乃是人間難得之物。
④ 珣：見上注。
⑤ 海槎録：《海槎餘録》 相思子生於海中，如螺之狀，而中實若石焉，大比荳粒。好事者藏置篋笥，積歲不壞，亦不轉動。若置醋一盂，試投其中，遂移動盤旋不已。亦一奇物也。

本草綱目禽部目錄第四十七卷

李時珍曰：二足而羽曰禽。師曠《禽經》①云：羽蟲三百六十，毛協四時，色合五方。山禽岩棲，原鳥地處。林鳥朝嘲，水鳥夜咳。山禽味短而尾修，水禽味長而尾促。其交也，或以尾膼，或以睛眄，或以聲音，或合異類。雉、孔與蛇交之類。其生也，或以翼孚卵，或以同氣變，鷹化鳩之類。或以異類化，田鼠化駕之類。或變入無情。雀入水爲蛤之類。噫！物理萬殊若此，學者其可不致知乎？五鳩、九扈，少皞取以名官；雄雉、鴟鴞，詩人得之觀感。厥旨微矣。不妖夭，不覆巢，不殄卵，而庖人供六禽，翬音翅氏攻猛鳥，晢蔟覆夭鳥之巢。聖人之於物也，用舍仁殺之意，夫豈徒然哉？記曰：天產作陽。羽類則陽中之陽，大抵多養陽。於是集其可供庖藥及毒惡當知者，爲禽部，凡七十七種。分爲四類：曰水，曰原，曰林，曰山。舊本禽部三品，共五十六種。今併入一種，自獸部移入一種，蟲部移入一種，有名未用移入一種。

《神農本草經》五種梁·陶弘景註　　《名醫別錄》一十一種梁·陶弘景註

《唐本草》二種唐·蘇恭　　　　　　《本草拾遺》二十六種唐·陳藏器

《食療本草》二種唐·孟詵、張鼎　　《開寶本草》一種宋·馬志

《嘉祐本草》一十三種宋·掌禹錫　　《日華本草》一種宋人大明

圖經本草一種宋·蘇頌　　　　　　　《食物本草》十種明·汪穎

《本草綱目》五種明·李時珍

【附注】魏·李當之《藥錄》　　《吳普本草》　　宋·雷斅《炮炙》

齊·徐之才《藥對》　　唐·甄權《藥性》　　蕭炳《四聲》

唐·李珣《海藥》　　孫思邈《千金》　　楊損之《删繁》

---

① 禽經：《禽經》　子野曰：鳥之屬三百六十。鳳爲之長，故始於此……鶴以聲交而孕，鵲以音感而孕。白鷁相眠而孕。鳲鵲睛交而孕……林鳥朝嘲，水鳥夜咳，山鳥巖棲，原鳥地處……物食長喙，（食物之生者皆長喙，水鳥之屬也。）穀食短〔味〕〔喙〕（鳥食五穀者喙皆短）……毛協四時，色合五方，羽物變化，轉於時令。（仲春之節，鷹化爲鳩。季春之節，田鼠化爲駕。仲秋之節，鳩復化爲鷹。季秋之節，雀入大水化爲蛤。孟冬之節，雉入水化爲蜃。《淮南子》曰：鼃化爲鶉，鶉化爲鷁，鷁化爲布穀，布穀復爲鷁。順節令以變形也。）乾道始終，以成物性。（按：此段多經時珍化裁。）

南唐·陳士良《食性》　蜀·韓保昇《重註》

宋·寇宗奭《衍義》　　唐慎微《證類》　　陳承《別説》金·張元素《珍珠囊》

元·李杲《法象》　　　王好古《湯液》　　吳瑞《日用》朱震亨《補遺》

明·徐用誠《發揮》　　寧原《食鑑》　　　汪機《會編》陳嘉謨《蒙筌》

〇禽之一　水禽類二十三種

鶴《嘉祐》　　　　　　鸛《別録》　　　　　鶬雞《食物》〇鶬鴰附　陽烏《拾遺》

鴗鷥《食物》　　　　　鸕鶿《綱目》　　　　鵜鶘《嘉》祐〇即淘鵝　鵝《別録》

鴈《本經》　　　　　　鵠《食物》〇即天鵝　鴇《綱目》　　　　鶩《別録》〇即鴨

鳧《食療》〇即野鴨　鸊鷉《拾遺》　　　　鴛鴦《嘉祐》　　　　鸂鶒《嘉祐》

鷸鵟《拾遺》〇旋目、方目附　鷺《食物》　　鷗《食物》　　　　鶻鵃《拾遺》

鸔鷀《別録》　　　　　魚狗《拾遺》〇翡翠附　　　　　　　　蚊母鳥《拾遺》

右附方舊七,新十七

本草綱目禽部第四十七卷

禽之一　水禽類二十三種

鶴<small>宋《嘉祐》</small>①

【釋名】仙禽《綱目》、胎禽。時珍曰鶴字,篆文象翹首短尾之形。一云白色雕雕,故名。《八公相鶴經②》云:鶴乃羽族之宗,仙人之驥,千六百年乃胎產。則胎、仙之稱以此。世謂鶴不卵生者,誤矣。

【集解】【禹錫③曰】鶴有白有玄,有黃有蒼。入藥用白者,他色次之。【時珍曰】鶴大於鵠,長三尺,高三尺餘,喙長四寸。丹頂赤目,赤頰青脚、修頸凋尾,粗膝纖指。白羽黑翎,亦有灰色、蒼色者。嘗以夜半鳴,聲唳雲霄。雄鳴上風,雌鳴下風,聲交而孕。亦唋蛇虺,聞降真香烟則降,其糞能化石,皆物類相感也。按《相鶴經》④云:鶴,陽鳥也,而遊于陰。行必依洲渚,止不集林木。二年落子毛,易黑點,三年產伏。又七年羽翮具,又七年飛薄雲漢,又七年舞應節,又七年鳴中律。又七年大毛落,氄毛生,或白如雪,或黑如漆。百六十年,雌雄相視而孕。千六百年形始定,飲而不食,乃胎化也。又按俞琰⑤云:龜、鶴能運任脉,故多壽,無死氣於中也。鶴骨為笛,甚清越。

白鶴血。【氣味】鹹,平,無毒。【主治】益氣力,補虛乏,去風益肺。《嘉

---

① 嘉祐:《嘉祐》見《證類》卷19"白鶴"　味鹹,平,無毒。血主益氣力,補勞乏,去風益肺。肫中砂石子,摩服治蠱毒邪。今鶴有玄有黃,有白有蒼。取其白者為良,它者次之。《穆天子傳》云:天子至巨蒐二氏獻白鶴之血,以飲天子。注云:血益人氣力。(新補。)

② 八公相鶴經:《相鶴經》　鶴者⋯⋯復百六十年變止,而雌雄相視,目睛不轉則有孕。千六百年形定,飲而不食,與鸞鳳同群,胎化而産,為仙人之騏驥矣⋯⋯(**按**:《舊唐書·經籍志》載作者為"浮丘公"。《御覽》引作"淮南八公相鶴經"。)

③ 禹錫:見本頁注①。

④ 相鶴經:《相鶴經》　鶴者,陽鳥也,而游于陰⋯⋯生二年,子毛落而黑毛易。三年頂赤為羽翮。其七年小變,而飛薄雲漢。復七年聲應節,而晝夜十二時鳴,鳴則中律。百六十年大變,而不食生物,故大毛落而茸毛生,乃潔白如雪,故泥水不能污。或即純黑而緇,盡成膏矣。復百六十年變止,而雌雄相視,目睛不轉則有孕。千六百年形定,飲而不食,與鸞鳳同群,胎化而産,為仙人之騏驥矣⋯⋯是以行必依洲嶼,止不集林木,蓋羽族之清崇者也。(**按**:《御覽》卷916"鶴"條引"淮南八公本鶴經"幾同,文長不録。時珍或據此二節化裁而成文。)

⑤ 俞琰:《席上腐談》卷上　《丹書》曰⋯⋯運尾閭,壽五百歲為白鹿,蓋通此督脉者也。龜之亦壽。然龜能閉息伏氣,蓋通此任脉者也。

祐》。

【發明】【禹錫①曰】按《穆天子傳》云：天子至巨蒐，二氏②獻白鶴之血飲之。云益人氣力也。

腦。【主治】和天雄、葱實服之，令人目明，夜能書字。《抱朴子》③。

卵。【氣味】甘、鹹，平，無毒。【主治】預解痘毒，多者令少，少者令不出。每用一枚煮，與小兒食之。時珍。○出《活幼全書》④。

骨。【主治】酥炙，入滋補藥。時珍。

肫中砂石子。【主治】磨水服，解蠱毒邪。《嘉祐》⑤。

鸛《別錄》⑥下品

【釋名】皁君《詩疏》⑦、負釜同、黑尻。【時珍曰】鸛字，篆文象形。其背、尾色黑，故陸機《詩疏》有皁君諸名。

【集解】【弘景⑧曰】鸛有兩種：似鵠而巢樹者爲白鸛，黑色曲頸者爲烏鸛。今宜用白者。【宗奭⑨曰】鸛身如鶴，但頭無丹，項無烏帶，兼不善唳，止以喙相擊而鳴。多在樓殿吻上作窠。嘗日夕觀之，並無作池養魚之説。【時珍曰】鸛似鶴而頂不丹，長頸赤喙，色灰白，翅尾俱黑。多巢于高木。其飛也，奮於層霄，旋繞如陣，仰天號鳴，必主有雨。其抱卵以影，或云以聲眹之。《禽經》⑩云：鸛生三子，一爲鶴。巽極成震，陰變陽也。震爲鶴，巽爲鸛也。

---

① 禹錫：見前頁注①。
② 二氏：(按：《本草綱目影校對照》考《御覽》卷九百十六《鶴》引《穆天子傳》作“巨蒐之人”，此前有“至于巨蒐氏”五字。疑“二”字爲“巨蒐”重字符。)
③ 抱朴子：《御覽》卷747“書上”　《抱朴子》曰：英葱實、天雄、鶴腦服之，令人夜書。(按：今本《抱朴子》無此文。)
④ 活幼全書：《活幼全書》卷6“疹瘡”　神授丹：預解未出痘瘡之先，用此早，永不生，或出亦稀少。右以老鸛彈一箇，煮熟與兒食之。或仙鶴卵亦妙。此方累用屢驗。
⑤ 嘉祐：見3019頁注①。
⑥ 別錄：《別錄》見《證類》卷19“鸛骨”　味甘，無毒。主鬼蠱諸疰毒，五尸心腹疾。
⑦ 詩疏：《毛詩草木鳥獸蟲魚疏》卷下“鸛鳴于垤”　鸛，鸛雀也……一名負釜，一名黑尻，一名背竈，一名皁裙……(按：“皁君”乃後世轉引之誤，時珍因襲之。)
⑧ 弘景：《集注》見《證類》卷19“鸛骨”　陶隱居云：鸛亦有兩種：似鵠而巢樹者爲白鸛；黑色曲頸者爲烏鸛。今宜用白者。
⑨ 宗奭：《衍義》卷16“鸛”　頭無丹，項無烏帶，身如鶴者是。兼不善唳，但以啄相擊而鳴。作池養魚、蛇以哺子之事，豈可垂示後世？此禽多在樓殿吻土作窠，日夕人觀之，故知其未審耳。
⑩ 禽經：《爾雅翼》卷15“鸛”　……《禽經》曰：鸛生三子，一爲鶴。鳩生三子，一爲鶚。言萬物之相變也……震爲鶴，陽鳥也。巽爲鸛，陰鳥也。鶴感於陽，故知夜半。鸛感於陰，故知風雨。鸛生鶴者，巽極成震，極陰生陽之謂也。今人通呼鸛爲鸛鶴……(按：今本《禽經》無此文。觀時珍所引，乃轉引《爾雅翼》之文。)

【正誤】【藏器①曰】人探巢取鸛子,六十里(早)〔旱〕,能群飛激散雲也。其巢中以泥爲池,含水滿中,養魚、蛇以哺子。鸛之伏卵恐冷,取礜石圍之,以助燥氣。○【時珍曰】寥郭之大,陰陽升降,油然作雲,沛然下雨。區區微鳥,豈能以私忿使天壤赤旱耶?況鸛乃水鳥,可以候雨乎?作池、取石之説,俱出自陸機《詩疏》②、張華《博物志》③,可謂愚矣。

骨。【氣味】甘,大寒,無毒。【藏器④曰】有小毒。入沐湯浴頭,令髮盡脱,更不生也。又殺樹木。【主治】鬼蠱諸疰毒,五尸心腹痛。《別録》⑤。○【甄權⑥曰】亦可單炙黃研,空心暖酒服方寸匕。【時珍曰】《千金》⑦治尸疰,有鸛骨丸。

脚骨及嘴。【主治】喉痺飛尸,蛇虺咬,及小兒閃癖,大腹痞滿,並煮汁服之,亦燒灰飲服。藏器⑧。

卵。【主治】預解痘毒,水煮一枚,與小兒啖之,令不出痘,或出亦稀。時珍。○出《活幼全書》⑨。

屎。【主治】小兒天釣驚風,發歇不定。炒研半錢,入牛黃、麝香各半錢,炒蠍五枚,爲末。每服半錢,新汲水服。時珍。

鶬雞《食物》⑩

【釋名】鶬鴰《爾雅》⑪、麋鴰《爾雅》、鴰鹿《爾雅翼》⑫、麥雞。【時珍曰】按羅願云:

---

① 藏器:《拾遺》見《證類》卷19"鸛骨" ……人探巢取鸛子,六十里旱,能飛激雲,雲散雨歇。其巢中以泥爲池,含水滿池中,養魚及蛇,以哺其子……/《證類》卷5"礜石" 《博物志》云:鸛伏卵時,取礜石周圍繞卵,以助暖氣……(按:此條糅入《博物志》之文。)

② 詩疏:《毛詩草木鳥獸蟲魚疏》卷下"鸛鳴于垤" 鸛……又泥其巢,一傍爲池,含水滿之,取魚置池中,稍稍以食其雛……

③ 博物志:《博物志》卷4 鸛,水鳥也。伏卵時則不鳴。卵冷,取礜石用繞卵,以時助燥氣。

④ 藏器:《拾遺》見《證類》卷19"鸛骨" ……有小毒。殺樹木,禿人毛髮,沐湯中下少許,髮盡脱,亦更不生……

⑤ 別録:見3020頁注⑥。

⑥ 甄權:《藥性論》見《證類》卷19"鸛骨" 鸛骨,大寒。亦可單用,治尸疰鬼疰腹痛,炙令黃末,空心暖酒服方寸匕。

⑦ 千金:《千金方》卷17"飛尸鬼疰第八" 鸛骨丸:主遁尸飛尸,積聚,胸痛連背,走無常處,或在臟,或腫在腹,或奄奄然而痛方……

⑧ 藏器:《拾遺》見《證類》卷19"鸛骨" 《陳藏器本草》云:鸛脚骨及嘴,主喉痺飛尸,蛇虺咬,及小兒閃癖,大腹痞滿,益煮汁服之,亦燒爲黑灰飲服……

⑨ 活幼全書:《活幼全書》卷6"疹瘡" 神授丹:預解未出痘瘡之先,用此早,永不生,或出亦稀少。右以老鶴彈一箇,煮熟與兒食之。或仙鶴卵亦妙。此方累用屢驗。

⑩ 食物:《食物本草》卷3"禽類" 蒼雞:味甘,温。主殺蟲蠱毒。狀如鶴大,兩頰紅,頂無丹。

⑪ 爾雅:《爾雅·釋鳥》(郭注) 鶬,麋鴰。(今呼鶬鴰。)(按:"釋名"項下"爾雅"同此。)

⑫ 爾雅翼:《爾雅翼》卷17"鶬" 鶬,鴰也,關西呼爲鴰鹿,山東通謂之鶬,鄙俗名爲錯落……

鶬麋,其色蒼,如麋也。鶬鹿,其聲也。關西呼曰鶬鹿,山東呼曰鶬鴰,訛爲錯落,南人呼爲鶬雞,江人呼爲麥雞。

【集解】【穎①曰】鶬雞狀如鶴大,而頂無丹,兩頰紅。【時珍曰】鶬,水鳥也,食于田澤洲渚之間。大如鶴,青蒼色,亦有灰色者。長頸高脚,群飛,可以候霜。或以爲即古之鶬鶊,其皮可爲裘,與鳳同名者也。

【附録】鶬鶊。【時珍曰】按羅願《爾雅翼》②云:鶬鶊,水鳥,雁屬也。似雁而長頸,緑色,皮可爲裘,霜時乃來就暖。故《禽經》③云:鶬飛則霜,鶊飛則雨。鶊即商羊也。又西方之鳳,亦名鶬鶊。

肉。【氣味】甘,温,無毒。【主治】殺蟲,解蠱毒。汪穎④。

【發明】【時珍曰】鶬,古人多食之。故宋玉《小招》⑤云:鵠酸臇鳧煎鴻、鶬。景差《大招》⑥云:炙鴰蒸鳧黏鶉陳。今惟俚人捕食,不復充饌品矣。

陽烏《拾遺》⑦

【釋名】陽鴉《拾遺》⑧。

【集解】【藏器⑨曰】陽烏出建州。似鶬而殊小,身黑,頸長而白。

觜。【主治】燒灰酒服,治惡蟲咬成瘡。藏器⑩。

鵚鶖《食物》⑪

【釋名】扶老《古今注》⑫、鶬鸖俗作鶬鶖。【時珍曰】凡鳥至秋毛脱禿。此鳥頭禿如秋

---

① 穎:見前頁注⑩。
② 爾雅翼:《爾雅翼》卷17“鶬鶊”　鶬鶊,水鳥,蓋雁屬也……高誘注淮南云:長脛,緑色,其形似雁。鶊又作霜。《禽經》曰:鷙好風,鶊好雨,爽好霜,鷺好露。然是鳥也,以季秋就温,似是避霜,今乃稱好霜者,蓋當霜之候,飛鳴而來,有似好之……(按:“皮可爲裘”見下“禽經”注。)
③ 禽經:《禽經》　雨舞則雨(一足鳥,一名商羊……)霜蜚則霜(鶬鶊,鳥名。其羽可爲裘以辟寒。鶬鶊飛則隕霜)……
④ 汪穎:見3021頁注⑩。
⑤ 小招:《楚辭·招魂》　……有柘漿些,鵠酸臇鳧煎鴻鶬些……
⑥ 大招:《楚辭·大招》　……炙鴰烝鳧黏鶉敶只,煎鰿膗雀遽爽存只……
⑦ 拾遺:《證類》卷19“二十六種陳藏器餘·陽烏”　鶬注陶云:陽烏是鶬。按二物殊不似,陽烏身黑,頸長白,殊小鶬嘴。主惡蟲咬作瘡者,燒爲末,酒下。亦名陽鴉。出建州。
⑧ 拾遺:見上注。
⑨ 藏器:見上注。
⑩ 藏:見上注。
⑪ 食物:《食物本草》卷3“禽類”　禿鶖:味鹹,微寒。主中蟲魚毒。觜,治魚骨鯁。狀如鶴而大,長頸赤目,頭高六七尺。《詩》謂“有鶖在梁”是也。
⑫ 古今注:《古今注》卷中“鳥獸第四”　扶老,禿秋也……

毹,又如老人頭童及扶杖之狀,故得諸名。《説文》①作秃鶖。

【集解】【時珍曰】秃鶖,水鳥之大者也。出南方有大湖泊處。其狀如鶴而大,青蒼色,張翼廣五六尺,舉頭高六七尺,長頸赤目,頭項皆無毛。其頂皮方二寸許,紅色如鶴頂。其喙深黄色而扁直,長尺餘。其嗉下亦有胡袋,如鵜鶘狀。其足爪如雞,黑色。性極貪惡,能與人鬬,好啖魚、蛇及鳥雛。《詩》②云"有鶖在梁"即此。自元入我朝,常賦猶有鷔鶄之供獻。案《飲膳正要》③云:鷔鶄有三種,有白者,黑者,花者。名爲胡鷔鶄,其肉色亦不同也。又案景焕《閒談》④云:海鳥鵋鵙,即今之秃鶖。其説與環氏《吳紀》⑤所謂鳥之大者秃鶖,小者鷦鵙相合。今潦年鶖或飛夊近市,人或怪駭。此又同魯人怪鵋鵙之意,皆由不常見耳。

肉。【氣味】鹹,微寒,無毒。【《正要》⑥曰】甘,温。【主治】中蟲、魚毒。汪穎補中益氣,甚益人,炙食尤美。作脯饍食,强氣力,令人走及奔馬。時珍。○出《飲膳正要》⑦及《古今注》⑧、《禽經》⑨。

髓。【氣味】甘,温,無毒。【主治】補精髓。《正要》⑩。

喙。【主治】魚骨哽。汪穎⑪。

毛。【主治】解水蟲毒。時珍。○出《埤雅》⑫。

鸏鸕 音蒙童 ○《綱目》

【釋名】越王鳥《綱目》、鶴頂同、鵋鵙同。

---

① 説文:《説文・鳥部》 鶖:秃鶖也。从鳥未聲。
② 詩:《詩・小雅・白華》 ……有鶖在梁,有鶴在林……
③ 飲膳正要:《飲膳正要》卷3"禽品・鷔鶄" 味甘,温,無毒。補中益氣,食之甚有益人,炙食之味尤美。然有數等,白鷔鶄、黑頭鷔鶄、胡鷔鶄,其肉皆不同。
④ 閒談:《丹鉛總録》卷5"鳥獸類" 鵋鵙,海鳥,今俗名秃鶖是也。(出景焕小説。)(按:查《説郛》卷19下所輯《牧豎閒談・景焕》無此説。)
⑤ 吳紀:《御覽》卷925"鶖" 《環氏吳紀》曰:嗣主問中書令張尚,鳥之中大者唯鶴,小者雀乎?尚曰:大者有秃鶖,小者鷦鵙。嗣主忌勝,己因徙尚。
⑥ 正要:見本頁注③。
⑦ 飲膳正要:同上注。
⑧ 古今注:《古今注》卷中"鳥獸第四" 扶老,秃秋也,狀如鶴而大,大者頭高八尺。善與人鬬,好啖蛇。
⑨ 禽經:《禽經》 扶老强力。(……脯羞一作炙,食之益人氣力,走及奔馬也。)
⑩ 正要:《飲膳正要》卷3"禽品・鷔鶄" ……髓:味甘美,補精髓。
⑪ 汪穎:《食物本草》卷3"禽類" 秃鶖……嘴,治魚骨鯁……
⑫ 埤雅:《埤雅》卷8"釋鳥・鶖" ……其毛辟水毒。

【集解】【時珍曰】案劉欣期《交州志①》云：驚驢即越王鳥，水鳥也。出九真、交趾。大如孔雀。喙長尺餘，黃白黑色，光瑩如漆，南人以爲飲器。《羅山疏》②云：越王鳥狀如烏鳶，而足長口勾，末如冠，可受二升許，以爲酒器，極堅緻。不踐地，不飲江湖，不喥百草，不食〔蟲〕魚，惟啖木葉。糞似薰陸香，山人得之以爲香，可入藥用。楊慎《丹鉛録》③云：驚驢，即今鶴頂也。

糞。【主治】水和，塗雜瘡。竺〔法〕真《羅山疏》④。

鵜鶘 宋《嘉祐》⑤

【釋名】犁鶘、鴮鸅音户澤、逃河一作淘、淘鵝。【禹錫⑥曰】昔有人竊肉入河，化爲此鳥，今猶有肉，因名逃河。【時珍曰】此俚言也。案《山海經》⑦云：沙水多犁鶘，其名自呼。後人轉爲鵜鶘耳。又吳諺云：夏至前來，謂之犁鶘，言主水也；夏至後來，謂之犁塗，言主旱也。陸機⑧云：遇（水）〔小〕澤即以胡盛水，戽涸取魚食，故曰鴮鸅，曰淘河。俗名淘鵝，因形也。又訛而爲駝鶴。

【集解】【禹錫⑨曰】鵜鶘，大如蒼鵝。頤下有皮袋，容二升物，展縮由之，袋中盛水以養魚。云身是水沫，惟胸前有兩塊肉，列如拳。《詩》云：惟鵜在梁，不濡其咮。咮，喙也，言愛其觜也。【時珍曰】鵜鶘處處有之，水鳥也。似鶹而甚大，灰色如蒼鵝。喙長尺餘，直而且廣，口中正赤，頷下胡大如數升囊。好群飛，沈水食魚，亦能竭小水取魚。俚人食其肉，取其脂入藥。用翅骨、骬骨作筒，吹喉、鼻藥甚妙。其盛水養魚、身是水沫之説，蓋妄談也。○又案晁以道⑩云：鶘之屬有曰漫畫者，以

---

① 交州志：《御覽》卷928"衆鳥" 《南方草物志》曰：有鳥或名越王鳥，大如孔雀，喙長尺八九寸，黃白黑色，狀如人畫，光飾似漆，瑩磨尤益鮮明，多持以飲酒。出交趾、九真。／《南越志》曰：驚驢，一名越王鳥。（**按**：未見《交州志》有此文。今查《御覽》所載上文似爲時珍所引。）

② 羅山疏：《御覽》卷928"衆鳥" 竺山真《登羅山疏》曰：越王鳥狀似鳶，口句末可受二升許，南人以爲酒器，珍於文螺。不踐地，不飲江湖，不喥百草，不餌蟲魚，惟啖木葉。糞似薰陸香，山人遇之，既以爲香。又治雜瘡。

③ 丹鉛録：《丹鉛總録》卷5"鳥獸類" 鵜鶘……劉欣期《益州記》：鵜鶘，水鳥，黃啄，長尺餘，南人以爲酒器。蓋即今之鶴頂也。

④ 羅山疏：見本頁注②。

⑤ 嘉祐：《嘉祐》見《證類》卷19"鵜鶘嘴" 味鹹，平，無毒。主赤白久痢成疳者，燒爲黑末，服一方寸匕。鳥大如蒼鵝。頤下有皮袋，容二升物，展縮由袋，中盛水以養魚。一名逃河。身是水沫，惟胸前有兩塊肉如拳。云昔爲人竊肉入河，化爲此鳥。今猶有肉，因名逃河。《詩》云：維鵜在梁，不濡其咮。鄭云：鵜鶘，咮，喙也。言愛其嘴。（新補。）

⑥ 禹錫：見上注。

⑦ 山海經：《山海經》卷4"東山經" ……沙水出焉。南流注于涔水，其中多鵸鶘，音黎……其狀如鴛鴦而人足，其鳴自訓。

⑧ 陸機：《毛詩草木鳥獸蟲魚疏》卷下"維鵜在梁" ……好羣飛，若小澤中有魚，便羣共抒，水滿其胡而棄之，令水竭盡，魚在陸地，乃共食之，故曰淘河。

⑨ 禹錫：見本頁注⑤。

⑩ 晁以道：《爾雅翼》卷17"鶘" （晁以道云：黃河多淘河之屬，曰漫畫者，常以觜畫水求魚。有曰信天緣者，常開口待魚。）

觜晝水求魚，無一息之停。有曰信天緣者，終日凝立，不易其處，俟魚過乃取之。所謂信天緣者，即俗名青翰者也，又名青莊。此可喻人之貪廉。

脂油。【時珍曰】剝取其脂，熬化掠取，就以其嗉盛之，則不滲漏。他物即透走也。【氣味】鹹，溫，滑，無毒。

【主治】塗癰腫，治風痺，透經絡，通耳聾。時珍。

【發明】【時珍曰】淘鵝油性走，能引諸藥透入病所拔毒，故能治聾、痺、腫毒諸病。

【附方】新一。耳聾。用淘鵝油半匙，磁石一小豆，射香少許，和勻，以綿裹成挺子，塞耳中，口含生鐵少許。用三五次即有效。《青囊》①。

觜。【氣味】鹹，平，無毒。【主】赤白久痢成疳，燒存性研末，水服一方寸匕。《嘉祐》②。

舌。【主治】疔瘡。時珍。

毛皮。【主治】反胃吐食，燒存性，每酒服二錢。時珍。○出《普濟》③。

鵝《別錄》④上品

【釋名】家雁《綱目》、舒雁。【時珍曰】鵝鳴自呼。江東謂之舒雁，似雁而舒遲也。

【集解】【時珍曰】江淮以南多畜之。有蒼、白二色，及大而垂胡者。並綠眼黃喙紅掌，善鬭，其夜鳴應更。師曠《禽經》⑤云：脚近臎者能步，鵝、鶩是也。又云：鵝伏卵則逆月，謂向月取氣助卵也。性能唼蛇及蚓，制射工，故養之能辟蟲虺。或言鵝性不食生蟲者，不然。

白鵝膏臘月鍊收。【氣味】甘，微寒，無毒。【主治】灌耳，治卒聾。《別錄》⑥。潤皮膚，可合面脂。《日華》⑦。塗面急，令人悅白。唇瀋，手足皴裂，消癰腫，解礜石毒。時珍。

---

① 青囊：《仙傳外科》卷10"救解諸毒傷寒雜病一切等證"　耳聾久不聞聲：緊磁石（一豆大）、麝香（一字）、駝鶴油（竹筒收），右用新綿裹了，塞於所患耳內，口中銜少生鐵，覺耳內風雨聲即愈。須作三五次方可。

② 嘉祐：見 3024 頁注⑤。

③ 普濟：《普濟方》卷36"胃反"　治轉食：用淘鵝毛皮燒灰，酒服。

④ 別錄：《別錄》見《證類》卷 19"白鵝膏"　主耳卒聾。以灌之。毛：主射工水毒。肉：平。利五藏。

⑤ 禽經：《爾雅翼》卷 17"鵝"　《禽經》亦曰：鶩見異類差翅鳴也。又養之園林，則蛇皆遠去。亦主溪毒射工之類……《禽經》曰：却近翠者能步，却近莆者能擲。却，脚也……/《禽經》　鵝臎月。（伏月卵則向月，取其氣助卵也。）（**按**：《爾雅翼》所引《禽經》語，今本《禽經》無。）

⑥ 別錄：見本頁注④。

⑦ 日華：《日華子》見《證類》卷 19"白鵝膏"　蒼鵝，冷，有毒。發瘡膿。糞可傅蛇蟲咬毒。舍中養能辟蟲蛇。白鵝，凉，無毒。解五藏熱，止渴。脂潤皮膚……

肉。【氣味】甘，平，無毒。【《日華》①曰】白鵝：（辛）凉，無毒。蒼鵝：冷，有毒，發瘡腫。【詵②曰】鵝肉性冷，多食令人〔易〕霍亂，發痼疾。【李（廷）〔鵬〕飛③曰】嫩鵝毒，老鵝良。【主治】利五臟。《別錄》④。解五臟熱，服丹石人宜之。孟詵⑤。煮汁，止消渴。藏器⑥。

【發明】【藏器⑦曰】蒼鵝食蟲，主射工毒爲良；白鵝不食蟲，止渴爲勝。【時珍曰】鵝氣味俱厚，發風發瘡，莫此爲甚，火熏者尤毒。曾目擊其害。而本草謂其性凉利五臟，韓㐰《醫通》⑧謂其"疏風"，豈其然哉？又葛洪《肘後方》⑨云：人家養白鵝、白鴨，可辟、食射工。則謂白鵝不食蟲、不發病之説，亦非矣。但比蒼鵝薄乎云耳。若夫止渴，凡發胃氣者皆能生津，豈獨止渴者便曰性凉乎？參苓白术散乃治渴要藥，何嘗寒凉耶？

膟。一名尾罌，尾肉也。【時珍曰】《内則》⑩：舒雁膟不可食，爲氣臊可厭耳。而俗夫嗜之。【主治】塗手足皴裂。納耳中，治聾及聤耳。《日華》⑪。

血。【氣味】鹹，平，微毒。【主治】中射工毒者，飲之，并塗其身。陶弘景⑫。解藥毒。【時珍曰】祈禱家多用之。

膽。【氣味】苦，寒，無毒。【主治】解熱毒及痔瘡初起，頻塗抹之，自消。時珍。

【附方】新一。痔瘡有核。白鵝膽二三枚，取汁，入熊膽二分，片腦半分，研勻，瓷器密封，勿令泄氣，用則手指塗之，立效。劉氏《保壽堂方》⑬。

---

① 日華：見前頁注⑦。
② 詵：《食療》見《證類》卷 19"白鵝膏"　孟詵云：脂，可合面脂。肉性冷，不可多食，令人易霍亂，與服丹石人相宜，亦發痼疾。
③ 李鵬飛：《延壽書》卷 3"飛禽"　……老鵝善，嫩鵝毒……
④ 別錄：見 3025 頁注④。
⑤ 孟詵：見本頁注②。/見 3025 頁注⑦。
⑥ 藏器：《拾遺》見《證類》卷 19"白鵝膏"　《陳藏器本草》云：鵝，主消渴。取煮鵝汁飲之。
⑦ 藏器：《拾遺》見《證類》卷 19"白鵝膏"　陳藏器云：蒼鵝食蟲，白鵝不食蟲。主射工，當以蒼者良。主渴，以白者勝。
⑧ 醫通：《韓氏醫通》卷下"藥性裁成章第七"　……禽則鵝善疏風。
⑨ 肘後方：《肘後方》卷 7"治卒中射工水弩毒方第六十二"　……又當養鵝、鴨，亦可以食。人行將純白鵝以辟之。白鴨亦善……
⑩ 内則：《禮記・内則》　……弗食舒雁翠（亦皆爲不利人也……舒雁，鵝也。翠，尾肉也……）
⑪ 日華：《日華子》見《證類》卷 19"白鵝膏"　……尾罌治聤耳及聾，內之，亦療手足皴……
⑫ 陶弘景：《集注》見《證類》卷 19"白鵝膏"　陶隱居云：東川多溪毒，養鵝以辟之，毛羽亦佳。中射工毒者飲血，又以塗身，鵝未必食射工，蓋以威相制爾……
⑬ 保壽堂方：《保壽堂方》卷 4"痔漏門"　又方，用白鵝膽或二三枚，取汁，熊膽二分半，片腦半分，共研一處，磁罐內收，封固，勿令洩氣，遇有用，手指操，立效。

卵。【氣味】甘，温，無毒。【主治】補中益氣。多食發痼疾。孟詵①。

涎。【主治】咽喉穀賊。時珍。

【發明】【時珍曰】按洪邁《夷堅志》②云：小兒誤吞稻芒，着咽喉中不能出者，名曰穀賊。惟以鵝涎灌之即愈。蓋鵝涎化穀相制耳。

毛。【主治】射工水毒。《別錄》③。小兒驚癇。又燒灰酒服，治噎疾。蘇恭④。

【發明】【弘景⑤曰】東川多溪毒，養鵝以辟之，毛羽亦佳，并飲其血。鵝未必食射工，蓋以威相制耳。【時珍曰】《禽經》⑥云"鵝飛則蜮沉"，蜮即射工也。又《嶺南異物志》⑦云：邕州蠻人選鵝腹毳毛爲衣、被絮，柔暖而性冷。嬰兒尤宜之，能辟驚癇。柳子厚詩⑧云"鵝毛禦臘縫山罽"即此。蓋毛與肉性不同也。

【附方】新二。通氣散。治誤吞銅錢及鉤繩。鵝毛一錢燒灰，磁石皂子大煅，象牙一錢，燒存性，爲末。每服半錢，新汲水下。《醫方妙選》⑨。噎食病⑩。白鵝尾毛燒灰，米湯每服一錢。

掌上黄皮。【主治】燒研，搽脚趾縫濕爛。焙研，油調，塗凍瘡良。時珍。〇出（譚）〔談〕埜翁諸方⑪。

屎。【主治】絞汁服，治小兒鵝口瘡。時珍。〇出《秘錄》⑫。蒼鵝屎：傅蟲、蛇咬毒。《日華》⑬。

① 孟詵：《食療》見《證類》卷 19"白鵝膏"　卵，温，補五藏，亦補中益氣，多發痼疾。
② 夷堅志：《夷堅志》甲卷 12"倉卒有智"　又有一兒觀打稻，取穀芒置口中，黏著喉舌間，不可脫。或令以鵝涎灌之即下。蓋鵝涎能化穀也。
③ 別錄：見 3025 頁注④。
④ 蘇恭：《唐本草》見《證類》卷 19"白鵝膏"　《唐本》注云：鵝毛，主小兒驚癇極者。又燒灰主噎。
⑤ 弘景：見 3026 頁注⑫。
⑥ 禽經：《禽經》"附宋王桴補《禽經》説"　觀《埤雅》及諸書述《禽經》所載，而今《禽經》無之尚數十條，如……鵝飛則蜮沉，鵙鳴則蚓結……
⑦ 嶺南異物志：《御覽》卷 919"鵝"　《嶺南異物志》曰：南道之酋豪多選鵝之細毛，夾以布帛絮而爲被，復縱橫納之，其温柔不下於挾纊也。俗云鵝毛柔暖而性冷，偏宜覆嬰兒而辟驚癇也。
⑧ 柳子厚詩：《柳河東集注》卷 42"詩·柳州峒氓"　……鵝毛禦臘縫山罽（罽，居例切。邕管溪洞不產絲纊，民多以木綿、茆花、鵝毛爲被，故人家家養鵝，二月至十月挈取氄毳，積以禦寒）……
⑨ 醫方妙選：《幼幼新書》卷第 39"誤吞銅鐵等物第十一"　張渙通氣散方：治誤吞銅錢物及鉤繩之類，在咽喉下：象牙（末，燒存性）、鵝毛（燒灰。各一錢）、磁石（一皂皂大，燒灰），右件搗羅爲細末。每服半錢，新汲水調下。（按：張渙《醫方妙選》書佚。《幼幼新書》存其佚文。）
⑩ 噎食病：《日華子》見《證類》卷 19"白鵝膏"　……尾燒灰，酒服下，治噎。（按：原無出處，今溯得其源。）
⑪ 談埜翁諸方：（按：未見原書，待考。）
⑫ 秘錄：《證類》卷 19"白鵝膏"　《子母秘錄》：小兒鵝口不乳者，白鵝矢汁灌口中。
⑬ 日華：見 3025 頁注⑦。

【附方】新一。鵝口瘡。自内生出可治,自外生入不可治。用食草白鵝下清糞濾汁,入沙糖少許搽之。或用雄鵝糞眠倒者燒灰,入麝香少許,搽之。並效。《永類鈐方》①。

雁《本經》②上品

【釋名】鴻。【時珍曰】按《禽經》③云:鴈以水言,(自南而北)〔自北而南〕;鵰以山言,(自北而南)〔自南而北〕。張華注云:鴈、鵰並音雁。冬則適南,集于水干,故字從干;(冬)〔春〕則嚮北,集于山(鵰)〔岸〕,故字從(岸)〔斥〕。小者曰雁,大者曰鴻。鴻,大也。多集江渚,故從江。梵書④謂之僧娑。

【集解】《別録》⑤曰:雁生江南池澤,取無時。【弘景⑥曰】《詩疏》云:大曰鴻,小曰雁。今雁類亦有大小,皆同一形。又有野鵝大于雁,似人家蒼鵝,謂之駕鵝。雁在江湖,夏當産伏,故皆往北,恐雁門北人不食之也。雖采無時,以冬月爲好。【恭⑦曰】雁爲陽鳥,與燕往來相反,冬南翔,夏北徂,孳育于北也。豈因北人不食之乎?【宗奭⑧曰】雁熱則即北,寒則即南,以就和氣。所以爲禮幣者,一取其信,二取其和也。【時珍曰】雁狀似鵝,亦有蒼、白二色。今人以白而小者爲雁,大者爲鴻,蒼者爲野鵝,亦曰鴝鵝,《爾雅》⑨謂之鵱鷜也。雁有四德:寒則自北而南,止于衡陽,熱則自南而北,歸于雁門,其信也;飛則有序,而前鳴後和,其禮也;失偶不再配,其節也;夜則群宿而一奴巡警,晝則銜蘆以避矰繳,其智也。而捕者豢之爲媒,以誘其類,是則一愚矣。南來時瘠瘦不可食,北嚮時乃肥,故宜取之。又《漢》《唐書》,並載有五色雁云。

---

① 永類鈐方:《永類鈐方》卷20"小兒臍風撮口嚛風三證"　又名鵝口瘡,自内生出可治,自外生入不治。有用鵝所食草下青糞者濾汁,加砂糖調搽口中效。又,用雄鵝糞眠倒者燒灰,加麝香末,吹入口中。

② 本經:《本經》《別録》見《證類》卷19"雁肪"　味甘,平,無毒。主風攣拘急偏枯,氣不通利。久服長毛髮鬢眉,益氣不飢,輕身耐老。一名鶩肪。生江南池澤。取無時。

③ 禽經:《禽經》(張華注)　鴈以水言,自北而南。(鴈音雁,隨陽鳥也。冬適南方集于江干之上,故字從干。)鵰以山言,自南而北。(鵰亦音雁,中春寒盡,雁始北嚮,燕代尚寒,猶集于山陸岸谷之間,故字從斥。)

④ 梵書:《翻譯名義集》二"畜生第二十二"　僧(斯噌)娑,或亘娑。唐云雁)。

⑤ 別録:見本頁注②。

⑥ 弘景:《集注》見《證類》卷19"雁肪"　陶隱居云:《詩》云:大曰鴻,小曰雁。今雁類亦有大小,皆同一形。又別有野鵝大於雁,猶似家蒼鵝,謂之駕鵝……夫雁乃住江湖,夏應産伏,皆往北,恐雁門北人不食此鳥故也。中原亦重之爾。雖採無時,以冬月爲好。

⑦ 恭:《唐本草》見《證類》卷19"雁肪"　……夫雁爲陽鳥,冬則南翔,夏則北徂,時當春夏,則孳(音兹)育於北,豈謂北人不食之乎?然雁與燕相反,燕來則雁往,燕往則雁來,故《禮》云:秋候雁來,春玄鳥至。

⑧ 宗奭:《衍義》卷16"雁肪"　唐本注曰:雁爲陽鳥,其義未盡。茲蓋得中和之氣,熱則即北,寒則即南,以就和氣。所以爲禮幣者,一以取其信,二取其和。

⑨ 爾雅:《爾雅·釋鳥》(郭注)　鵱鷜,鵝。(今之野鵝。)

雁肪。【正誤】一名鶩肪。【弘景①曰】鶩是野鴨，《本經》雁肪亦名鶩〔肪〕，是雁、鶩相類而誤耳。【氣味】甘，平，無毒。【主治】風攣拘急偏枯，血氣不通利。久服，益氣不飢，輕身耐老。《本經》②。○《心鏡》③云：上證，用肪四兩鍊净。每日空心暖酒服一匙。長毛髮鬚眉。《別錄》④。【詵⑤曰】合生髮膏用之。殺諸石藥毒。吳普⑥。治耳聾，和豆黃作丸，補勞瘦，肥白人。《日華》⑦。塗癰腫耳疳，又治結熱胸痞嘔吐。【時珍曰】《外臺》⑧治此證有雁肪湯。

【附方】新一。生髮。雁肪日日塗之。《千金方》⑨。

肉。【氣味】甘，平，無毒。【思邈⑩曰】七月勿食雁，傷人神。《禮》云：食雁去腎，不利人也。【主治】風麻痹。久食(動)〔助〕氣，壯筋骨。《日華》⑪。利臟腑，解丹石毒。時珍。

【發明】【弘景⑫曰】雁肪人不多食，〔其肉〕亦應好。【宗奭⑬曰】人不食雁，謂其知陰陽之升降，少長之行序也。道家謂之天厭，亦一説耳。食之則治諸風。

骨。【主治】燒灰和米泔沐頭，長髮。孟詵⑭。

───────────

① 弘景：《集注》見《證類》卷19"雁肪"　陶隱居云……鶩作木音，云是野鴨，今此一名鶩肪。則雁、鶩皆相類爾……
② 本經：見3028頁注②白字。
③ 心鏡：《證類》卷19"雁肪"　《食醫心鏡》：主風攣拘急偏枯，血氣不通利：雁肪四兩煉濾過，每日空心暖酒一杯，肪一匙頭，飲之。
④ 別錄：見3028頁注②。
⑤ 詵：《食療》見《證類》卷19"雁肪"　孟詵云：雁膏可合生髮膏……
⑥ 吳普：《證類》卷19"雁肪"　吳氏云……殺諸石藥毒。
⑦ 日華：《日華子》見《證類》卷19"雁肪"　……脂和豆黃作丸，補勞瘦，肥白人……/《食療》見《證類》卷19"雁肪"　……仍治耳聾……（按：此合二家之説。）
⑧ 外臺：《外臺》卷38"石發兼虛熱痰澼乾嘔方"　又療結熱澼，心下腫，胸中痞塞，嘔逆不止，雁肪湯方：雁肪(一具)、甘草(炙)、當歸、桂心、芍藥、人參、石膏(各二兩，碎)、桃仁(三十枚，去皮尖)、大棗(二十枚，擘)、大黃(二兩)，右十味切，以水一斗二升，煮雁肪取汁一斗，煮諸藥取五升，去滓，分服。無雁及以雁肉，無雁以鴨代之，雞亦得。
⑨ 千金方：《千金方》卷13"頭面風第八"　髮落不生令長方……又方：雁肪敷之。
⑩ 思邈：《證類》卷19"雁肪"　孫真人：六月、七月勿食雁，傷神。/《禮記·內則》　弗食……雁腎(亦皆爲不利人也……)。
⑪ 日華：《日華子》見《證類》卷19"雁肪"　凉，無毒。治風麻痹。久服助氣，壯筋骨……
⑫ 弘景：《集注》見《證類》卷19"雁肪"　陶隱居云……雁肪自不多食，其肉應亦好……
⑬ 宗奭：《衍義》卷16"雁肪"　人多不食者，謂其知陰陽之升降，分長少之行序。世或謂之天厭，亦道家之一説爾。食之則治諸風……
⑭ 孟詵：《食療》見《證類》卷19"雁肪"　孟詵云……骨灰和泔洗頭長髮。

　　毛。【主治】喉下白毛，療小兒癇有效。蘇恭①。自落翎毛，小兒佩之，辟驚癇。《日華》②。

　　【發明】【時珍曰】案《酉陽雜俎》③云：臨邑人春夏羅取鴻雁毛以禦暑。又《淮南萬畢術》④云：鴻毛作囊，可以渡江。此亦中流一壺之意，水行者不可不知。

　　屎白。【主治】灸瘡腫痛，和人精塗之。梅師⑤。

鵠《食物》⑥

　　【釋名】天鵝。【時珍曰】案師曠《禽經》⑦云：鵠鳴哠哠，故謂之鵠。吳僧贊寧云：凡物大者，皆以天名。天者大也。則天鵝名義，蓋亦同此。羅氏謂鵠即鶴，亦不然。

　　【集解】【時珍曰】鵠大于雁，羽毛白澤，其翔極高而善步，所謂鵠不浴而白，一舉千里，是也。亦有黃鵠、丹鵠，湖、海、江、漢之間皆有之，出遼東者尤甚，而畏海青鶻。其皮毛可爲服飾，謂之天鵝絨。案《飲膳正要》⑧云：天鵝有四等。大金頭鵝，似雁而長項，入食爲上，美于雁；小金頭鵝，形差小；花鵝，色花；一種不能鳴鵝，飛則翔響，其肉微腥。並不及大金頭鵝，各有所産之地。

　　肉。【氣味】甘，平，無毒。【穎⑨曰】冷。【忽氏⑩曰】熱。【主治】醃炙食之，益人氣力，利臟腑。時珍。

　　油冬月取肪鍊收。【氣味】缺。【主治】塗癰腫，治小兒疳耳。時珍。

　　【附方】新一。疳耳出膿。用天鵝油調草烏末，入龍腦少許，和傅立效。無則以雁油代之。《通玄論》⑪。

　　絨毛。【主治】刀杖金瘡，貼之立愈。汪穎⑫。

---

① 蘇恭：《唐本草》見《證類》卷19"雁肪"　《唐本》注云：雁喉下白毛。療小兒癇有效……

② 日華：《日華子》見《證類》卷19"雁肪"　……其毛自落者，小兒帶之療驚癇。

③ 酉陽雜俎：《酉陽雜俎》卷4"境異"　臨邑縣有雁翅泊，泊旁無樹木，土人至春夏常於此澤羅雁鳥，取其翅以禦暑。

④ 淮南萬畢術：《淮南萬畢術》　鴻毛囊之，可以渡江。注曰：盛鴻毛於繩囊，可以渡江不溺。

⑤ 梅師：《證類》卷19"雁肪"　《梅師方》：治灸瘡腫痛：取雁屎白、人精相和研，傅瘡。

⑥ 食物：《食物本草》卷3"天鵝"　味甘，平，無毒。性冷，醃炙佳。絨毛，療刀杖瘡立愈。

⑦ 禽經：《埤雅》卷9"釋鳥·鵠"　《禽經》曰……鵠鳴哠哠，鴇鳴嗅嗅。

⑧ 飲膳正要：《飲膳正要》卷3"禽品·天鵝"　……主補中益氣。鵝有三、四等，金頭鵝爲上，小金頭鵝爲次。有花鵝者，有一等鵝不能鳴者，飛則翎響，其肉微腥，皆不及金頭鵝。

⑨ 穎：見本頁注⑥。

⑩ 忽氏：《飲膳正要》卷3"禽品·天鵝"　味甘，性熱，無毒……

⑪ 通玄論：（**按**：書佚，無可溯源。）

⑫ 汪穎：見本頁注⑥。

鴇_{音保}〇《綱目》

【釋名】獨豹。【時珍曰】案羅願①云：鴇有豹文，故名獨豹，而訛爲鴇也。陸佃②云：鴇性群居，如雁有行列，故字從阜。阜，音保，相次也。《詩》云"鴇行"是矣。

【集解】【時珍曰】鴇，水鳥也。似雁而斑文，無後趾。性不木止，其飛也肅肅，其食也齕，肥腯多脂，肉粗味美。閩語曰：鴇無舌，兔無脾。或云純雌無雄，與他鳥合。或云鴇見鷟鳥，激糞射之，其毛自脱也。

肉。【氣味】甘，平，無毒。【時珍曰】《禮記》③：不食鴇奥。奥者，脆胜也，深奥之處也。【主治】補益虛人，去風痺氣。《正要》④。

肪。【主治】長毛髮，澤肌膚，塗癰腫。時珍。

鶩_{音木}〇《別録》⑤上品

【釋名】鴨《説文》⑥、舒鳬《爾雅》⑦、家鳬《綱目》、鸊鴎_{音末匹}。〇【時珍曰】鶩，通作木。鶩性質木而無他心，故庶人以爲贄。《曲禮》⑧云：庶人執匹。匹，雙鶩也。匹夫卑末，故《廣雅》謂鴨爲鸊鴎。《禽經》⑨云：鴨鳴呷呷，其名自呼。鳬能高飛，而鴨舒緩不能飛，故曰舒鳬。

【正誤】【弘景⑩曰】鶩即鴨。有家鴨、野鴨。【藏器⑪曰】《尸子》云：野鴨爲鳬，家鴨爲鶩，不

---

① 羅願：《爾雅翼》卷14"鴇"　鴇者，今之獨豹也。以鴇爲豹，聲之訛耳。鴇亦水鳥，似雁而無後指……

② 陸佃：《埤雅》卷9"釋鳥·鴇"　……蓋鴇性群居如雁，自然而有行列，故從阜。《詩》曰"鴇行"，以此故也。

③ 禮記：《禮記·內則》　……弗食……雞肝、雁腎、鴇奥、鹿胃。（亦皆爲不利人也……鴇奥，脾肶也。）

④ 正要：《飲膳正要》卷3"禽品·鴇肉"　味甘，平，無毒。補益人。其肉粗，味美。

⑤ 別録：《別録》見《證類》卷19"鶩肪"　味甘，無毒。主風虛寒熱。白鴨屎：名通。主殺石藥毒，解結縛，散蓄熱。肉：補虛除熱，和藏腑，利水道。

⑥ 説文：《説文·鳥部》　鴨：鶩也。俗謂之鴨。

⑦ 爾雅：《爾雅·釋鳥》（郭注）　舒鳬，鶩。（鴨也。）

⑧ 曲禮：《埤雅》卷8"釋鳥·鶩"　……《曲禮》曰：庶人之摯匹。匹，鶩也。鶩不散遷，而又乘匹不妬，故或謂之匹也……《廣雅》曰：鸊鴎，鴺也。鶩音木，質木故也。蓋鶉性醇，鶩性木。

⑨ 禽經：《埤雅》卷9"釋鳥·鴇"　鴨鳴呷呷。/《埤雅》卷8"釋鳥·鶩"　《釋鳥》云：舒鳬鶩，鸊鴎醜，善立。鳬鶩醜，善趨。《尸子》曰：野鴨爲鳬，家鴨爲鶩，不能飛翔，如庶人守耕稼而已……（按：今本《禽經》無此文。）

⑩ 弘景：《集注》見《證類》卷19"白鴨屎"　陶隱居云：鶩即是鴨，鴨有家、有野……

⑪ 藏器：《拾遺》見《證類》卷19"白鴨屎"　《陳藏器本草》云：《尸子》云，野鴨爲鳬，家鴨爲鶩，不能飛翔，如庶人守耕稼而已。

能飛翔,如庶人守耕稼而已。【保昇①曰】《爾雅》云:野鳧,鶩。而本草鶩肪,乃家鴨也。【宗奭②曰】據數説,則鳧、鶩皆鴨也。王勃《滕王閣序》云"落霞與孤鶩齊飛",則鶩爲野鴨明矣。勃乃名儒,必有所據。【時珍曰】四家惟藏器爲是。陶以鳧、鶩混稱,寇以鶩爲野鴨,韓引《爾雅》錯舒鳧爲野鳧,並誤矣,今正之。蓋鶩有舒鳧之名,而鳧有野鶩之稱,故王勃可以通用,而其義自明。案《周禮》"庶人執鶩",豈野鴨乎?《國風》"弋鳧與雁",豈家鴨乎。屈原《離騷》③云:寧與騏驥抗軛乎?將與雞鶩争食乎?寧昂昂若千里駒乎?將汎汎若水中之鳧乎?此以鳧、鶩對言,則家也、野也,益自明矣。

【集解】【時珍曰】案《格物論》④云:鴨,雄者緑頭文翅,雌者黄斑色。但有純黑、純白者。又有白而烏骨者,藥食更佳。鴨皆雄瘖雌鳴。重陽後乃肥腯味美。清明後生卵,則内陷不滿。伏卵聞礱磨之聲,則鷇而不成。無雌抱伏,則以牛屎嫗而出之。此皆物理之不可曉者也。

鶩肪。白鴨者良,鍊過用。【氣味】甘,大寒,無毒。【思邈⑤曰】甘,平。【主治】風虛寒熱,水腫。《别録》⑥。

【附方】新一。瘰癧汁出不止。用鴨脂調半夏末傅之。《永類方》⑦。

肉。【氣味】甘,冷,微毒。【弘景⑧曰】黄雌鴨爲補最勝。【詵⑨曰】白鴨肉最良。黑鴨肉有毒,滑中,發冷利、脚氣,不可食。目白者,殺人。【瑞⑩曰】腸風下血人不可食。【時珍曰】嫩者毒,老者良。尾臎不可食,見《禮記》。昔有人食鴨肉成癥,用秫米治之而愈。見《秫米》下。

【主治】補虛,除客熱,和臟腑,(及)〔利〕水道,療小兒驚癇。《别録》⑪。解丹毒,止熱痢。《日華》⑫。頭生瘡腫,和葱、豉煮汁飲之,去卒然煩熱。孟詵⑬。○

---

① 保昇:《蜀本草》見《證類》卷 19"白鴨屎"　《爾雅》云,野鳧,鶩。注云,鴨也。《本經》用鶩肪,即家鴨也……
② 宗奭:《衍義》卷 16"鶩肪"　……又按唐王勃《滕王閣記》云:落霞與孤鶩齊飛。則明知鶩爲野鴨也。勃,唐之名儒,必有所據,故知鶩爲野鴨明矣。
③ 離騷:《離騷·卜居第六》　……寧昂昂若千里之駒乎?將汎汎若水中之鳧與波上下,偷以全吾軀乎?寧與騏驥亢軛乎?將隨駑馬之迹乎?寧與黄鵠比翼乎?將與雞鶩争食乎?
④ 格物:《古今合璧事類備要别集》卷 85"畜産門·鴨"　格物總論(鴨,家鶩也。雄者緑頭,文翅紅脚,或蒼脚。雌者遍身黄色。然又有純白者,皆自呼其名。但雄者其聲小……)
⑤ 思邈:《千金方》卷 26"鳥獸第五"　鶩肪:味甘,平,無毒。
⑥ 别録:見 3031 頁注⑤。
⑦ 永類方:《永類鈐方》卷 7"瘰癧"　癧破膿水經年不安,又:半夏爲末,鴨脂和敷。
⑧ 弘景:《集注》見《證類》卷 19"白鴨屎"　陶隱居云……黄雌鴨爲補最勝……
⑨ 詵:《食療》見《證類》卷 19"白鴨屎"　……又云:白鴨肉,補虛,消毒熱,利水道,及小兒熱驚癇,頭生瘡腫,又和葱、豉作汁飲之,去卒煩熱……又黑鴨,滑中發冷痢,下脚氣,不可食之……/《證類》卷 19"二十六種陳藏器餘·諸鳥有毒"　……鴨目白者殺人……
⑩ 瑞:《日用本草》卷 4"鶩肪"　黑鴨:冷。不可多食,腸風下血、脚氣者尤忌。
⑪ 别録:見 3031 頁注⑤。
⑫ 日華:《日華子》見《證類》卷 19"白鴨屎"　……家鴨,冷,微毒。補虛,消熱毒,利小腸,止驚癇,解丹毒,止痢,緑頭者佳……
⑬ 孟詵:見本頁注⑨。

並用白鴨。

【發明】【劉完素①曰】鶩之利水，因其氣相感而爲使也。【時珍曰】鴨，水禽也。治水，利小便，宜用青頭雄鴨，取水木生發之象；治虛勞熱毒，宜用烏骨白鴨，取金水寒肅之象也。

【附方】舊三，新一。白鳳膏。葛可久云：治久虛發熱，咳嗽吐痰，咳血，火乘金位者。用黑嘴白鴨一隻，取血，入溫酒量飲，使直入肺經以潤補之。將鴨乾撏去毛，脅下開竅去腸拭净，入大棗肉二升，參苓平胃散（木）〔末〕一升，縛定。用沙甕一箇，置鴨在内以炭火慢煨。將陳酒一瓶，作三次入之。酒乾爲度，取起，食鴨及棗。頻作取愈。《十藥神書》②。大腹水病。小便短少。《百一方》③用青頭雄鴨煮汁飲，厚蓋取汗。○《心鏡》④治十種水病垂死，用青頭鴨一隻，如常治切，和米并五味煮作粥食。○又方：用白鴨一隻治净，以豉半升，同薑、椒入鴨腹中縫定，蒸熟食之。

頭雄鴨者良。【主治】煮服，治水腫，通利小便。【恭⑤曰】古方有鴨頭丸。

【附方】新一。鴨頭丸。治陽水暴腫，面赤，煩燥喘急，小便澀，其效如神，此裴河東方也。用甜葶藶炒二兩，熬膏，漢防己末二兩，以綠頭鴨血同頭全搗三千杵，丸梧子大。每木通湯下七十九，日三服。一加豬苓一兩。《外臺秘要》⑥。

腦。【主治】凍瘡，取塗之良。時珍。

血白鴨者良。【氣味】鹹，冷，無毒。【主治】解諸毒。《別録》⑦。熱飲，解

---

① 劉完素：《保命集》卷上"本草論第九"　……鯉之治水，鶩之利水，所謂因其氣相感，則以意使者如此。

② 十藥神書：《十藥神書》"壬字號白鳳膏"　治一切大癆大怯，極虛甚憊，欬嗽吐痰，咯血發熱，火乘金位。此藥固真元，全根本。黑嘴白鴨（一隻）、大京棗（二升）、參苓平胃散（一升）、陳煮酒（一瓶），右先將鴨縛定脚掛起，量患人飲酒多少，隨量以酒盞溫，將鴨頂割開，滴血入酒，拌匀飲之。直入肺經，潤補其肺。却將鴨乾撏去毛，就脅邊開一孔，取出腸雜，拭乾，次將棗子去核，每箇中實納參苓平胃散末，填滿腸肚中，用麻扎定，以砂甕一箇，置鴨在内，四圍用火慢煨，將陳煮酒作三次添入，煮乾爲度，然後將其棗子陰乾，隨意食用，參湯送下。後服補髓丹，則補髓生精，和血順氣。

③ 百一方：《證類》卷19"白鴨屎"　《百一方》：卒大腹水病。取青雄鴨，以水五升，煮取一升，飲盡厚蓋之取汗，佳。

④ 心鏡：《證類》卷19"白鴨屎"　《食醫心鏡》：治十種水病不差，垂死。青頭鴨一隻，治如食法，細切和米並五味，煮令極熟作粥，空腹食之。又云：主水氣脹滿浮腫，小便澀少。白鴨一隻，去毛、腸，湯洗，饋飯半升，以飯、薑、椒釀鴨腹中，縫定如法蒸，候熟食之。

⑤ 恭：《唐本草》見《證類》卷19"白鴨屎"　……頭主水腫，通利小便，古方療水用鴨頭丸。

⑥ 外臺秘方：《普濟方》卷191"水腫"　治水腫及暴腫（方出河東裴氏傳經效）：葶藶（三兩）、漢防己（末，四兩），右葶藶杵六千下令如泥，即下防己，取綠頭鴨就藥臼中，截頭瀝血臼中，血盡和鴨頭更搗五千下，丸如梧桐子大。患甚者空腹白湯下十九，稍可者五九，頻服五日止。此藥利小便有效。（按：今本《外臺》無此方，今另溯其源，與時珍所引"裴河東方"相符。）

⑦ 別録：《唐本草》見《證類》卷19"白鴨屎"　《唐本》注云：《別録》云：鴨肪主水腫，血主解諸毒……

野葛毒。已死者，入咽即活。孟詵①。熱血，解中生金、生銀、丹石、砒霜諸毒，射工毒。又治中惡及溺水死者，灌之即活。蚯蚓咬瘡，塗之即愈。時珍。

【附方】新三。卒中惡死。或先病痛，或臥而忽絕，並取雄鴨，向死人口斷其頭，瀝血入口。外以竹筒吹其下部，極則易人，氣通即活也。《肘後》②。解百蟲毒。白鴨血熱飲之。《廣記》③。小兒白痢似魚凍者。白鴨殺取血，滾酒泡服，即止也。《摘玄方》④。

舌。【主治】痔瘡殺蟲，取相制也。時珍。

涎。【主治】小兒痙風，頭及四肢皆往後，以鴨涎滴之。又治蚯蚓吹小兒陰腫，取雄鴨抹之即消。時珍。○出《海上》⑤。

膽。【氣味】苦、辛，寒，無毒。【主治】塗痔核，良。又點赤目初起，亦效。時珍。

肫衣即膍胵內皮也。【主治】諸骨（硬）〔哽〕，炙研，水服一錢，即愈，取其消導也。時珍。

卵。【氣味】甘、鹹，微寒，無毒。【詵⑥曰】多食發冷氣，令人氣短背悶。小兒多食，腳軟。鹽藏食之即宜人。【士良⑦曰】生瘡毒者食之，令惡肉突出。○【弘景⑧曰】不可合鱉肉、李子食，害人。合椹食，令人生子不順。【主治】心腹胸膈熱。《日華》⑨。

【發明】【時珍曰】今人鹽藏鴨子，其法多端。俗傳小兒泄痢，炙鹹卵食之，亦間有愈者。蓋鴨肉能治痢，而炒鹽亦治血痢故耳。

白鴨通。即鴨屎也，與馬通同義。【氣味】冷，無毒。【主治】殺石藥毒，解結

---

① 孟詵:《食療》見《證類》卷19"白鴨屎"　《食療》:項中熱血，解野葛毒，飲之差……

② 肘後:《肘後方》卷1"救卒中惡死方第一"　救卒死，或先病痛，或常居寢臥，奄忽而絕，皆是中惡，救之方……又方:取雄鴨，就死人口上斷其頭，以熱血瀝口中，並以竹筒吹其下部，極則易人，氣通下即活。

③ 廣記:《事林廣記》戊集卷下"解中蠱毒"　……白雞、鴨血亦好。/（和刻）辛集卷5"解百藥毒"生鴨就口斷鴨頭，以血瀝口中，入咽即活。（按:《事林廣記》未見"解百蟲毒"，然元刻、和刻兩種版本不同解毒篇均用鴨血，故并錄之。）

④ 摘玄方:（按:《丹溪摘玄》無此方，未能溯得其源。）

⑤ 海上:（按:溫氏《海上方》無此方，亦未能从其他《海上方》相關佚文中溯得其源。）

⑥ 詵:《食療》見《證類》卷19"白鴨屎"　孟詵云……子微寒，少食之，亦發氣，令背膊悶。/……卵，小兒食之，腳軟不行，愛倒。鹽淹食之，即宜人……

⑦ 士良:（按:已查《證類》，未能溯得其源。）

⑧ 弘景:《集注》見《證類》卷19"白鴨屎"　……鴨卵不可合鱉肉食之……/《肘後方》卷7"治防避飲食諸毒方第六十七"　雜鳥獸他物諸忌法……雞鴨肉不可合蒜及李子、鱉肉等。/雜果菜忌:李子不可合雞子及臨水食之。/《千金方》卷2"養胎第三"　妊娠食椹并鴨子，令子倒出，心寒。（按:以上乃綜合諸家之說而成。）

⑨ 日華:《日華子》見《證類》卷19"白鴨屎"　……卵治心腹胸膈熱，多食發冷疾。

縛,散畜熱。《別錄》①。主熱毒、毒痢。又和雞子白,塗熱瘡腫毒,即消。塗蚯蚓咬亦效。孟詵②。絞汁服,解金、銀、銅、鐵毒。時珍。

【附方】舊一,新二。石藥過劑。白鴨屎爲末,水服二錢,效。《百一方》③。乳石發動,煩熱。用白鴨通一合,湯一盞漬之,澄清冷飲。《聖惠方》④。熱瘡腫痛不可忍。用家鴨糞同雞子清調傅,即消。《聖惠》⑤。

鳧《食療》⑥

【釋名】野鴨《詩疏》⑦、野鶩同上、鸍音施、沉鳧。【時珍曰】鳧從几,音殊,短羽高飛貌,鳧義取此。《爾雅》⑧云:鸍,沉鳧也。鳧性好没故也。俗作晨鳧,云鳧常以晨飛,亦通。

【集解】【時珍曰】鳧,東南江海湖泊中皆有之。數百爲群,晨夜蔽天,而飛聲如風雨,所至稻粱一空。陸機《詩疏》⑨云:狀似鴨而小,雜青白色,背上有文,短喙長尾,卑脚紅掌,水鳥之謹愿者,肥而耐寒。或云食用緑頭者爲上,尾尖者次之。海中一種冠鳧,頭上有冠,乃石首魚所化也。並宜冬月取之。

肉。【氣味】甘,凉,無毒。【詵⑩曰】九月以後,立春以前,即中食,大益病人,全勝家者,雖寒不動氣。○【日華⑪曰】不可合胡桃、木耳、豆豉同食。【主治】補中益氣,平胃消

---

① 別録:見 3031 頁注⑤。
② 孟詵:《食療》見《證類》卷 19"白鴨屎" 孟詵云……又,糞主熱毒。毒痢。又取和雞子白,封熱腫毒上消……/……屎,可揚蚯蚓咬瘡。
③ 百一方:《證類》卷 19"白鴨屎" 《百一方》……又方:石藥過劑者。白鴨屎末,和水調服之,差。
④ 聖惠方:《聖惠方》卷 38"治乳石發動煩悶諸方" 治乳石發,壅熱,煩悶口苦……又方:白鴨通(一合),右以温湯一大盞漬之,澄清候冷,任性飲之,以差爲度。
⑤ 聖惠:《普濟方》卷 272"諸瘡腫" 治熱毒瘡並腫方:用家鴨糞,以雞子調敷,内消。(按:今本《聖惠方》無此方,另溯其源。)
⑥ 食療:《食療》見《證類》卷 19"白鴨屎" 孟詵云:野鴨,主補中益氣,消食。九月已後即中食,全勝家者,雖寒不動氣。消十二種蟲,平胃氣,調中輕身。又身上諸小熱瘡,多年不可者,但多食之,即差……
⑦ 詩疏:《埤雅》卷 8"釋鳥・鶩" ……尸子曰:野鴨爲鳧,家鴨爲鶩……(按:查《毛詩》相關諸書,未能溯得其源。)
⑧ 爾雅:《爾雅・釋鳥》(郭注) 鸍,沈鳧。(似鴨而小,長尾,背上有文。今江東亦呼爲鸍。音施。)
⑨ 陸機詩疏:《毛詩草木鳥獸蟲魚疏》卷下"弋鳧與雁" 鳧,大小如鴨,青色,卑脚短喙,水鳥之謹愿者也。
⑩ 詵:見本頁注⑥。
⑪ 日華:《日華子》見《證類》卷 19"白鴨屎" 野鴨,凉,無毒。補虛助力,和胃氣,消食,治熱毒風及惡瘡癤,殺腹藏一切蟲。九月後,立春前採。大補益病人,不可與木耳、胡桃、豉同食……

食,除十二種蟲。身上有諸小熱瘡,年久不愈者,但多食之,即瘥。孟詵①。治熱毒風及惡瘡癤,殺腹臟一切蟲,治水腫。《日華》②。

血。【主治】解挑生蠱毒,熱飲探吐。時珍。○出《摘玄》③。

鸊鷉音甓梯○《拾遺》④

【釋名】須(蠃)〔鸁〕《爾雅》⑤、水(鷾)〔鷾〕音扎○《正要》⑥、鷿鳥《日用》⑦、刁鴨《食療》⑧、油鴨俗。○【時珍曰】鸊鷉、須鸁,並未詳。鷾、刁、零丁,皆狀其小也。油,言其肥也。

【集解】【藏器⑨曰】鸊鷉,水鳥也。大如鳩,鴨腳連尾,不能陸行,常在水中。人至即沉,或擊之便起。其膏塗刀劍不(繡)〔鏽〕。《續英華》⑩詩云:“馬銜苜蓿葉,劍瑩鸊鷉膏”,是也。【韓保昇⑪曰】野鴨有與家鴨相似者,有全別者。其甚小者名刁鴨,味最佳。【時珍曰】鸊鷉,南方湖溪多有之。似野鴨而小,蒼白文,多脂味美。冬月取之,其類甚多。揚雄《方言》⑫所謂“野鳧甚小而好沒水中者,南楚之外謂之鸊鷉,大者謂之鶻(鷉)〔鷉〕”是也。

肉。【氣味】甘,平,無毒。【主治】補中益氣。五味炙食,甚美。時珍。○出《正要》⑬。

膏。【主治】滴耳,治聾。藏器⑭。

---

① 孟詵:見前頁注⑥。
② 日華:見 3035 頁注⑪。
③ 摘玄:《丹溪摘玄》卷 14“蠱毒門”　挑生蠱毒……又方:將野鴨血亦妙,吐之,以雞翎探之。
④ 拾遺:《證類》卷 19“二十六種陳藏器餘·鸊鷉膏”　主耳聾,滴耳中。又主刀劍令不鏽,以膏塗之。水鳥也,如鳩,鴨腳連尾,不能陸行,常在水中,人至即沉,或擊之便起。《爾雅》注云:膏,主堪瑩劍。《續英華詩》云“馬銜苜蓿葉,劍瑩鸊鷉膏”是也。
⑤ 爾雅:《爾雅·釋鳥》　鷉,須鸁。
⑥ 正要:《飲膳正要》卷 3“禽品·水札”　味甘,平,無毒……
⑦ 日用:《日用本草》卷 4“刁鴨”　野鴨中最小者,呼爲鴒鳥子……
⑧ 食療:《蜀本草》見《證類》卷 19“白鴨屎”　……小者名刁鴨。(按:時珍云出“食療”當誤。所引“刁”當爲“刀”之誤。)
⑨ 藏器:見本頁注④。
⑩ 續英華:見本頁注④。
⑪ 韓保昇:《蜀本草》見《證類》卷 19“白鴨屎”　……野鴨與家鴨有相似者,有全別者,甚小,小者名刁鴨,味最重,食之補虛。
⑫ 方言:《方言》卷 8　野鳧,其小而好沒水中者,南楚之外謂之鷿鷉(鷿,音瓴甓。鷉,音他奚反),大者謂之鶻蹏(滑蹄兩音)。
⑬ 正要:《飲膳正要》卷 3“禽品·水札”　……補中益氣。宜炙食之,甚美。
⑭ 藏器:見本頁注④。

鴛鴦 宋《嘉祐》①

【釋名】黃鴨《綱目》、匹鳥。【時珍曰】鴛鴦終日並游,有宛在水中央之意也。或曰:雄鳴曰鴛,雌鳴曰鴦。崔豹《古今注》②云:鴛鴦雄雌不相離,人獲其一,則一相思而死,故謂之匹鳥。《涅槃經》③謂之婆羅迦鄰提。

【集解】【時珍曰】鴛鴦,鳧類也,南方湖溪中有之。棲于土穴中,大如小鴨,其質杏黃色,有文采,紅頭翠鬣,黑翅黑尾,紅掌,頭有白長毛垂之至尾。交頸而臥,其交不再。

肉。【氣味】鹹,平,有小毒。【孫④曰】苦,微溫,無毒。【瑞⑤曰】酸,無毒。【詵⑥曰】多食,令人患大風。【主治】諸瘻疥癬,以酒浸,炙令熱,傅貼瘡上,冷即易。《嘉祐》⑦。清酒炙食,治瘻瘡。作羹臛食之,令人肥麗。夫婦不和者,私與食之,即相愛憐。孟詵⑧。炙食,治夢寐思慕者。孫思邈⑨。

【附方】舊一,新一。五(瘻漏)〔痔瘻〕瘡。鴛鴦一隻,治如常法,炙熟細切,以五味、醋食之。作羹亦妙。《食醫心鏡》⑩。血痔不止。鴛鴦一隻,治净切片,以五味、椒、鹽腌炙,空心食之。《奉親養老方》⑪。

① 嘉祐:《嘉祐》見《證類》卷 19"**鴛鴦**" 味鹹,平,小毒。肉,主諸瘻疥癬病,以酒浸,炙令熱,傅瘡上,冷更易。食其肉,令人患大風。(新補。)
② 古今注:《古今注》卷中"**鳥獸第四**" 鴛鴦,水鳥,鳧類也。雌雄未嘗相離,人得其一,則一思而至死,故曰匹鳥。
③ 涅槃經:《涅盤經》卷 8"**如來性品第四之五**" ……佛告迦葉菩薩:"善男子,鳥有二種,一名迦鄰提,二名鴛鴦,遊止共俱不相舍離……"
④ 孫:《千金方》卷 26"**鳥獸第五**" 鴛鴦肉:味苦,微溫,無毒。
⑤ 瑞:《日用本草》卷 4"**鴛鴦**" 味酸,有小毒。
⑥ 詵:見本頁注①。(**按**:誤注出處,當出《嘉祐》。)
⑦ 嘉祐:見本頁注①。
⑧ 孟詵:《食療》見《證類》卷 19"**鴛鴦**" 其肉,主瘻瘡,以清酒炙食之。食之則令人美麗。又,主夫婦不和,作羹臛,私與食之,即立相憐愛也。
⑨ 孫思邈:《千金方》卷 26"**鳥獸第五**" 主瘻瘡,清酒浸之,炙令熱,以薄之,亦炙服之。又治夢思慕者。
⑩ 食醫心鏡:《證類》卷 19"**鴛鴦**" 《食醫心鏡》:主五痔瘻瘡:鴛鴦一隻,治如食法,煮令極熟,細細切,以五味、醋食之。羹亦妙。
⑪ 奉親養老方:《壽親養老》卷 1"**食治老人諸疾方第十四**" 食治諸痔方:食治老人五痔泄血不止,積日日劣無氣,鴛鴦法炙方:鴛鴦一枚,如常法,右以五味、椒醬腌,火炙之令熟,空心漸食之。亦療久瘻絕驗。

鸂鷘音溪敕○宋《嘉祐》①

【釋名】溪鴨《異物志》②、紫鴛鴦。【時珍曰】按杜臺卿《〔淮〕賦》③云：鸂鷘尋邪而逐害。此鳥專食短狐，乃溪中敕逐害物者。其游于溪也，左雄右雌，群伍不亂，似有式度者，故《説文》④又作谿鷘。其形大于鴛鴦，而色多紫，亦好並遊，故謂之紫鴛鴦也。

【集解】【藏器⑤曰】鸂鷘，南方有短狐處多有之。性食短狐也。所居處無復毒氣，人家宜畜之。形小如鴨，毛有五采，首有纓，尾有毛如船柁形。

　　肉。【氣味】甘，平，無毒。冬月用之。【主治】食之，去驚邪及短狐毒。《嘉祐》⑥。

鴢鵑音交睛○拾遺⑦

【釋名】交瞳《説文》⑧、茭雞俗、鴢音堅，出《爾雅》⑨。○【時珍曰】按《禽經》⑩云：白鷢相睨而孕，鴢鵑睛交而孕。又曰：旋目其名（鶂）〔鶌〕，方目其名鴢，交目其名鴢。觀其眸子，而命名之義備矣。《説文》⑪謂之交瞳，瞳亦目瞳子也。俗呼茭雞，云多居茭菰中，而脚高似雞。其説亦通。

【集解】【藏器⑫曰】鴢鵑，水鳥也，出南方池澤。似鴨綠衣。人家養之，馴擾不去。可厭火

---

① 嘉祐：《嘉祐》見《證類》卷19"鸂鷘"　味甘，平，無毒。治驚邪。食之，主短狐。可養，亦辟之。今短狐處多有鸂鷘，五色，尾有毛如船舵，小於鴨。《臨海異物志》曰：鸂鷘，水鳥，食短狐。在山澤中無復毒氣也。又杜台卿《淮賦》云：鸂鷘尋邪而逐害是也。（新補。）

② 異物志：（按：未能溯得其源。《兩宋名賢小集》收"茗溪"詩，有"居民難問姓，溪鴨自呼名"一聯，可知"溪鴨"一名早已有之。）

③ 淮賦：見本頁注①。/《埤雅》卷9"釋鳥·溪鶒"　溪鶒，五色，尾有毛如船柁，小於鴨……性食短狐。在山澤中無復毒氣，故《淮賦》云：溪鶒尋邪而逐害。此鳥蓋溪中之敕邪逐害者，故以名……亦其浮游，雄者左，雌者右，群伍皆有式度。（按：時珍所引似據《埤雅》。）

④ 説文：《説文·鳥部》　鷘，谿鷘，水鳥。

⑤ 藏器：見本頁注①。（按：誤注出處，當出《嘉祐》。）

⑥ 嘉祐：見本頁注①。

⑦ 拾遺：《證類》卷19"二十六種陳藏器餘·鴢鵑"　水鳥，人家養之，厭火災。似鴨，綠衣，馴擾不去。出南方池澤。《爾雅》云：鴢（鴢音堅也），鴢鵑。畜之厭火災。《博物志》云：鴢鵑巢於高樹，生子穴中，銜其母翅飛下。

⑧ 説文：《説文·鳥部》　鮫，鮫鵑也……一曰鮫鱸也。

⑨ 爾雅：《爾雅·釋鳥》　鴢，鴢鵑。

⑩ 禽經：《禽經》　白鷢相眠而孕。（雌雄相視而孕。）鴢鵑睛交而孕。（狀類鳧而足高，相視而睛不眩轉，孕而生雛。）/《埤雅》卷6"釋鳥·鴢鵑"　……舊云：此鳥長目，其睛交，故有鴢鵑之號。相如所賦交睛旋目者是也。《禽經》曰：旋目，其名鶌。交目其名鴢。方目其名鴢。

⑪ 説文：見本頁注⑧。

⑫ 藏器：見本頁注⑦。

3038

災。《博物志》云：鳹鶥巢于高樹，生子穴中，銜其母翼，飛下飲食。【時珍曰】鳹鶥大如鳧、鶩，而高腳似雞，長喙好啄，其頂有紅毛如冠，翠鬣碧斑，丹嘴青脛。養之可玩。

【附錄】旋目。水鳥也，生荊郢間。大如鷺而短尾，紅白色，深目，目旁毛皆長而旋。《上林賦》云"交睛、旋目"是矣。方目。一名鳱，音紡，一名澤虞，俗名護田鳥，西人謂之蝦蟆護，水鳥也。常在田澤中，形似鷗、鷺，蒼黑色，頭有白肉冠，赤足。見人輒鳴喚不去。漁人呼爲烏雞，閩人訛爲姑雞。

肉。【氣味】甘、鹹，平，無毒。【主治】炙食，解諸魚、蝦毒。時珍。

鷺《食物》①

【釋名】鷺鷥《禽經》②、絲禽 陸龜蒙③、雪客 李昉所命④、春鋤《爾雅》⑤、白鳥。
【時珍曰】《禽經》⑥云：鶴飛則霜，鷺飛則露，其名以此。步于淺水，好自低昂，如春如鋤之狀，故曰春鋤。陸機《詩疏》⑦云：青、齊之間謂之春鋤，遼東、吳、揚皆云白鷺。

【集解】【時珍曰】鷺，水鳥也。林棲水食，群飛成序。潔白如雪，頸細而長，腳青善翹，高尺餘，解指短尾，喙長三寸。頂有長毛十數莖，毿毿然如絲，欲取魚則弭之。郭景純⑧云：其毛可爲睫䍠。《變化論》⑨云：鷺以目盼而受胎。○【穎⑩曰】似鷺而頭無絲、腳黃色者，俗名白鶴子。又有紅鶴，相類色紅，《禽經》所謂朱鷺是也。

肉。【氣味】鹹，平，無毒。【主治】虛瘦，益脾補氣，炙熟食之。汪穎⑪。

頭。【主治】破傷風，肢強口緊，連尾燒研，以臘豬脂調傅瘡口。《救急

---

① 食物：《食物本草》卷 3"禽類" 鷺鷥：味鹹，平，無毒。主瘦虛，益脾補氣，炙食之。一種白鶴子，腳黃，形似鷺，但頭上無毿毛，嫩耳。又紅鶴，形亦相類。
② 禽經：《埤雅》卷 7"鷺" 《禽經》曰：鷺啄則絲偃，鷹捕則角弭，藏殺機也……（按：今本《禽經》無。）
③ 陸龜蒙：《松陵集》卷 10"奉酬苦雨四聲重寄三十二句" ……絲禽藏荷香，錦鯉繞島影……
④ 李昉所命：《方輿勝覽》卷 33"郢州" 堂亭五客堂（唐李昉嘗畫五禽于壁間，以鶴爲仙客，孔雀爲南客，鸚鵡爲隴客，鷺鷥爲雪客，白鷴爲閑客。）
⑤ 爾雅：《爾雅·釋鳥》 鷺，春鉏。（按："鉏"乃"鋤"異體。）
⑥ 禽經：《禽經》 霜蓳則霜……露蒿則露……/《埤雅》卷 7"釋鳥·鷺" 鷺，一名春鋤，步於淺水，好自低昂，故曰春鋤也。
⑦ 詩疏：《毛詩草木鳥獸蟲魚》卷下"值其鷺羽" 鷺，水鳥也。好而潔白，故謂之白鳥。齊魯之間謂之春鉏，遼東、樂浪、吳揚人皆謂之白鷺……
⑧ 郭景純：《爾雅·釋鳥》（郭注） ……（白鷺也。頭翅背上皆有長翰毛，今江東人取以爲睫欏，名之曰白鷺縗。）
⑨ 變化論：《埤雅》卷 7"釋鳥·鷺" ……俗說雄雌相眄則產，《陰陽自然變化論》曰：鷺目成而受胎，鶴影接而懷卵……物固有是哉。
⑩ 穎：見本頁注①。/《禽經·提要》 ……朱鳶不攫肉，朱鷺不吞鯉……
⑪ 汪穎：見本頁注①。

方》①。

鷗《食物》②

【釋名】鷖音醫、水鴞。【時珍曰】鷗者浮水上，輕漾如漚也。鷖者，鳴聲也。鴞者，形似也。在海者名海鷗，在江者名江鷗，江夏人訛爲江鵝也。海中一種隨潮往來，謂之信鳧。

【集解】【時珍曰】鷗生南方江海湖溪間。形色如白鴿及小白雞，長喙長脚，群飛耀日，三月生卵。羅氏謂青黑色，誤矣。

肉。【氣味】缺。

鸀鳿音燭玉○《拾遺》③

【釋名】鸑鷟。【時珍曰】鸀鳿，名義未詳。案許慎《説文》④云：“鸑鷟，鳳屬也。又江中有鸑鷟，似鳧而大，赤目。”據此則鸀鳿乃鸑鷟聲轉。蓋此鳥有文彩如鳳毛，故得同名耳。

【集解】【藏器⑤曰】鸀鳿，山溪有水毒處即有之，因爲食毒蟲所致也。其狀如鴨而大，長項，赤目斑觜，毛紫紺色，如鸂鶒色也。【時珍曰】案《三輔黄圖》及《事類合（壁）〔璧〕》，並以今人所呼白鶴子者爲鸀鳿，謂其鳥潔白如玉也。與陳氏似鴨紫紺之説不同。白鶴子狀白如鷺，長喙高脚，但頭無絲耳。姿標如鶴，故得鶴名。林栖水食，近水處極多。人捕食之，味不甚佳。

毛及屎。【主治】燒灰水服，治溪毒、砂蝨、水弩、射工、蜮、短狐、蝦鬚等病。亦可將鳥近病人，即能唼人身，訖，以物承之，當有沙出，其沙即含沙射人之箭也。又可籠鳥近人，令鳥氣相吸。藏器⑥。

---

① 救急方：《救急易方》卷1“風門·五” 治風入瘡口，項强，牙關緊急欲死者……用鸑鷟頭連尾燒作灰，研細，以臘豬脂調傅。
② 食物：《食物本草》卷3“鷗” 味甘，無毒。主躁渴狂邪。五味醃，炙食之。
③ 拾遺：《證類》卷19“二十六種陳藏器餘·鸀鳿鳥” 主溪毒，砂蝨、水弩、射工、蜮、短狐、蝦鬚等病。將鳥來病人邊，則能唼人身，訖以物承之，當有砂石出也。其砂即是含沙射人砂，是此蟲之箭也。亦可燒屎及毛作灰服之。亦可籠以近人，令鳥氣相吸。山中水毒處，即生此鳥，當爲食毒蟲所致。已前數病，大略相似，俱是山水間蟲，含沙射影。亦有無水處患者，防之發，夜卧常以手摩身體，覺辣痛處，熟視，當有赤點如針頭，急捻之，以芋葉入肉刮，却視有細沙石，以蒜封瘡頭上，不爾，少即寒熱，瘡漸深也。其蝦鬚瘡，桂嶺獨多，著者十活一二。唯有早覺者，當用芋草及大芋、甘蔗等葉，屈角入肉鈎之，深盡根，蒜封可差。須臾即根入至骨，其根拔出如蝦鬚，瘡號蝦鬚瘡，有如丁腫。最惡者，人幽隱處，自餘六病，或如瘶及天行初著寒熱。亦有瘡出者，亦有無瘡者，要當出得砂石，遲緩易療，不比蝦鬚。鸀鳿鳥，如鴨而大，眼赤嘴斑，好生山溪中。
④ 説文：《説文·鳥部》 鸑：鸑鷟，鳳屬，神鳥也。從鳥獄聲。《春秋國語》曰：“周之興也，鸑鷟鳴於岐山。”江中有鸑鷟，似鳧而大，赤目。
⑤ 藏器：見本頁注③。
⑥ 藏器：見本頁注③。

【發明】【藏器①曰】已上數病，大略相似，俱是山水間蟲含沙射影所致。亦有無水處患者。或如瘧，或如天行寒熱，或有瘡無瘡。但夜臥時以手摩身體，有辣痛處，熟視當有赤點如針頭，急捻之，以芋葉入内，刮出細沙，以蒜封之則愈，否則寒熱漸深也。惟蝦須瘡最毒，十活一二，桂、嶺獨多。但早覺時，以芋及甘蔗葉，屈角入肉，勾出其根如蝦須狀則愈。遲則根入至骨，有如丁腫，最惡，好著人隱處。【時珍曰】水弩、短狐、射工、蜮，一物也。陳氏分爲四，非矣。溪毒，有氣無形。砂蝨，沙中細蟲也。

<h2 style="text-align:center">鸕鷀《别録》②下品</h2>

【釋名】鷧音意，《爾雅》③、水老鴉《衍義》。○【時珍曰】案韻書，盧與兹並黑也。此鳥色深黑，故名。鷧者，其聲自呼也。

【集解】【時珍曰】鸕鷀，處處水鄉有之。似鴉而小，色黑。亦如鴉而長喙微曲，善没水取魚。日集洲渚，夜巢林木，久則糞毒多令木枯也。南方漁舟往往縻畜數十，令其捕魚。杜甫詩④：“家家養烏鬼，頓頓食黃魚”。或謂即此。又一種似鸕鷀，而蛇頭長項，冬月羽毛落盡，栖息溪岸，見人不能行，即没入水者，此即《爾雅》⑤所謂鷯頭、魚（鮫）〔鵁〕者，不入藥用。鷯，音拗。【藏器⑥曰】一種頭細身長項上白者，名魚鵁，不入〔藥〕用。

【正誤】【弘景⑦曰】此鳥不卵生，口吐其雛，亦一異也。【藏器⑧曰】此鳥胎生，從口出，如兔吐兒，故産婦執之易生。【宗奭⑨曰】人言孕婦忌食鸕鷀，爲其口吐雛。（常）〔嘗〕官于澧州，公廨後有一大木，上有三四十窠。日夕視之，既能交合，又有碧色卵殻布地。則陶、陳之説，誤聽人言也。【時珍曰】一種鷁鳥，或作鶂，似鸕鷀而色白，人誤以爲白鸕鷀是也。雌雄相眄，雄鳴上風，雌鳴下風而孕，口吐其子。莊周⑩所謂“白鶂相視，眸子不運而風化”者也。昔人誤以吐雛爲鸕鷀。蓋鷁、鷧

---

① 藏器：見前頁注③。
② 别録：《别録》見《證類》卷19“鸕鷀屎”　一名蜀水花。去面黑黚皯誌。頭：微寒。主鯁及噎。燒服之。
③ 爾雅：《爾雅·釋魚》　鷧，鷧。
④ 杜甫詩：《九家集注杜詩》卷32“戲作俳諧體遣悶”　……家家養烏鬼，頓頓食黃魚……
⑤ 爾雅：《爾雅·釋鳥》（郭注）　鷯頭，鵁。（似鳧，脚近尾，略不能行，江東謂之魚鵁。）
⑥ 藏器：《拾遺》見《證類》卷19“鸕鷀屎”　……又其類有二種，頭細身長頂上白者名魚蛟……/《圖經》見《證類》卷19“鸕鷀屎”　……别有一種似鸕鷀，而頭細、背長，項上有白者名白鮫，不堪藥用。（按：此條摻入《圖經》之説。）
⑦ 弘景：《集注》見《證類》卷19“鸕鷀屎”　陶隱居云……此鳥不卵生，口吐其雛，獨爲一異。
⑧ 藏器：《拾遺》見《證類》卷19“鸕鷀屎”　陳藏器云：鸕鷀，本功外，主易産，臨時令産婦執之。此鳥胎生，仍從口出，如兔吐兒……
⑨ 宗奭：《衍義》卷16“鸕鷀”　陶隱居云：此鳥不卵生，口吐其雛……嘗官於澧州，公宇後有大木一株，其上有三四十巢。日夕觀之，既能交合，兼有卵殻布地，其色碧。豈得雛吐口中？是全未考尋，可見當日聽人之誤言也。
⑩ 莊周：《莊子·天運》　夫白鶂之相視，眸子不運而風化。蟲雄鳴於上風，雌應於下風而化。

音相近耳。鸕善高飛,能風能水,故舟首畫之。又有似鸕而短項,背上綠色,腹背紫白色者,名青鸕。一名烏鶂。陶氏謂烏賊魚乃此鳥所化。或云即鴨,非也。

肉。【氣味】酸、鹹,冷,微毒。【主治】大腹鼓脹,利水道。時珍。

【發明】【時珍曰】鸕鷀,《別錄》不見功用。惟雷氏《炮炙論·序》①云:體寒腹大,全賴鸕鷀。註云:治腹大如鼓體寒者,以鸕鷀燒存性,爲末,米飲服之,立愈。切謂諸腹鼓大,皆屬于熱,衛氣並循于血脉則體寒。此乃水鳥,其氣寒冷而利水。寒能勝熱,利水能去濕故也。又《外臺》②云:凡魚骨哽者,但密念鸕鷀不已即下。此乃厭伏之意耳。

頭。【氣味】微寒。【主治】哽及噎,燒研,酒服。《別錄》③。

骨。【主治】燒灰水服,下魚骨哽。弘景④。

【附方】新一。雀卵面斑。鸕鷀骨燒研,入白芷末,猪脂和,夜塗旦洗。《摘玄方》⑤。

喙。【主治】噎病,發即銜之,便安。范汪⑥。

嗉。【主治】魚哽,吞之最效。時珍。

翅羽。【主治】燒灰,水服半錢,治魚哽噎即愈。時珍。○出《太平御覽》⑦。

蜀水花。【《別錄》⑧曰】鸕鷀屎也。【弘景⑨曰】溪(骨)〔谷〕間甚多,當自取之,擇用白處。市賣者不可信。【頌⑩曰】屎多在山石上,色紫如花,就石刮取。《別錄》謂屎即蜀水花,而唐面膏方中,二物並用,未知其的。【時珍曰】當以《別錄》爲正。唐方蓋傳寫之訛誤也。

【氣味】冷,微毒。【主治】去面上黑䵟𪒟誌。《別錄》⑪。療面瘢疵,及湯火瘡痕。和脂油傅丁瘡。大明⑫。南人治小兒疳蚘,乾研爲末,炙猪肉蘸食,

① 炮炙論·序:《證類》卷1"雷公炮炙論序" 體寒腹大,全賴鸕鷀。(若患腹大如鼓,米飲調鸕鷀末服,立枯如故也。)

② 外臺:《外臺》卷8"諸骨哽方" 又療魚骨哽方:口稱鸕鷀、鸕鷀,則下。

③ 別錄:見3041頁注②。

④ 弘景:《集注》見《證類》卷19"鸕鷀屎" 陶隱居云……骨亦主魚鯁……

⑤ 摘玄方:《丹溪摘玄》卷19"髮門" 治面䵟……又方:雄鸕鷀取骨,燒灰存性,末之,加白芷和勻,早晚洗面。久又用之身,除去斑點。

⑥ 范汪:《外臺》卷8"諸噎方" 療噎方……又方:鸕鷀喙。右一物,當噎時以銜之,則下。(《肘後》同)(按:《外臺》未注出"范汪"。)

⑦ 太平御覽:《御覽》卷925"鸕鷀" ……治鯁,燒鸕鷀羽,水服半錢即下……

⑧ 別錄:見3041頁注②。

⑨ 弘景:《集注》見《證類》卷19"鸕鷀屎" 陶隱居云:溪谷間甚多見之,當自取其屎,擇用白處。市賣不可信……

⑩ 頌:《圖經》見《證類》卷19"鸕鷀屎" ……其屎多在山石上,紫色如花,就石上刮取用之。南人用治小兒疳蚘,乾碾爲末,炙猪肉點與噉,有奇功。本經名蜀水花,而唐面膏方,有使鸕鷀屎,又使蜀水花者,安得一物而兩用,未知其的……

⑪ 別錄:見3041頁注②。

⑫ 大明:《日華子》見《證類》卷19"鸕鷀屎" 冷,微毒。療面瘢疵及湯火瘡痕。和脂油調傅丁瘡。

云有奇效。蘇頌①。殺蟲。時珍。

【附方】舊二，新一。鼻面酒皶。鸕鷀屎一合，研末，以臘月豬脂和之。每夜塗旦洗。《千金》②。魚骨哽咽。鸕鷀屎研，水服方寸匕，并以水和塗喉外。《范汪方》③。斷酒。鸕鷀屎燒研，水服方寸匕，日一服。《外臺》④。

魚狗《拾遺》⑤

【釋名】鴗《爾雅》⑥、天狗同、水狗同、魚虎《禽經》⑦、魚師同、翠碧鳥。【時珍曰】狗、虎、師，皆獸之噬物者。此鳥害魚，故得此類命名。

【集解】【藏器⑧曰】此即翠鳥也。穴土爲窠。大者名翠鳥，小者名魚狗。青色似翠，其尾可爲飾。亦有斑白者，俱能水上取魚。【時珍曰】魚狗，處處水涯有之。大如燕，喙尖而長，足紅而短，背毛翠色帶碧，翅毛黑色揚青，可飾女人首物，亦翡翠之類。**肉。【氣味】鹹，平，無毒。【主治】**魚哽，及魚骨入肉不出，痛甚者，燒研飲服。或煮汁飲亦佳。藏器⑨。

【發明】【時珍曰】今人治魚骨哽，取得去腸，用陰陽瓦泥固煅存性，入藥用。蓋亦取其相制之意。

【附錄】翡翠。【時珍曰】《爾雅》⑩謂之鷸，出交、廣、南越諸地。飲啄水側，穴居生子，亦巢于木，似魚狗稍大。或云：前身翡，後身翠，如鵝翠、雁翠之義。或云：雄爲翡，其色多赤；雌爲翠，其色多青。彼人亦以肉作腊食之。方書不見用，功應與魚狗相同。

---

① 蘇頌：見前頁注⑩。
② 千金：《千金方》卷6“面藥第九”　治面皯皰方：鸕鷀屎一升，末之，以臘月豬脂和令匀，夜敷之。
③ 范汪方：《外臺》卷8“諸骨哽方”　又療諸哽方：鸕鷀屎末，服方寸匕。（《集驗》《古今錄驗》同。）（按：未見注出“范汪”。）
④ 外臺：《千金方》卷25“卒死第一”　斷酒方……又方：鸕鷀屎灰，水服方寸匕，永斷。（按：《外臺》卷31“斷酒方”引同方，云出《千金》。）
⑤ 拾遺：《證類》卷19“二十六種陳藏器餘·魚狗”　味鹹，平，無毒。主鯁及魚骨入肉，不可出，痛甚者，燒令黑爲末，頓服之。煮取汁飲亦佳。今之翠鳥也，有大小，小者是名魚狗，大者名翠。取其尾爲飾，亦有斑白者，俱能水上取魚，故曰魚狗。《爾雅》云：鴗，天狗。注曰：小鳥青似翠，食魚，江東呼爲魚狗。穴土爲窠。
⑥ 爾雅：《爾雅·釋鳥》（郭注）　鴗，天狗。（小鳥也，青似翠，食魚，江東呼爲水狗。）（按：“釋名”項下“天狗、水狗”皆同此。）
⑦ 禽經：《埤雅》卷9“釋鳥·鷸”　……其小者謂之翠碧，一名魚虎，一名魚師。性善捕魚，故曰魚師、魚虎也……（按：“釋名”項下“魚師”皆同此。）
⑧ 藏器：見本頁注⑤。
⑨ 藏器：見上注。
⑩ 爾雅：《爾雅·釋鳥》（郭注）　翠，鷸。（似燕，紺色，生鬱林。）

蚊母鳥《拾遺》①

【釋名】吐蚊鳥、鷏《爾雅》②，音田。

【集解】【藏器③曰】此鳥大如雞，黑色。生南方池澤茹蘆中，江東亦多。其聲如人嘔吐，每吐出蚊一二升。夫蚊乃惡水中蟲，羽化所生。而江東有蚊母鳥，塞北有蚊母草，嶺南有蛋母草。此三物異類而同功也。【時珍曰】郭璞④言：蚊母似烏�而大，黃白雜文，鳴如鴿聲。《嶺南異物志》⑤言：吐蚊鳥，大如青鶂，大觜食魚。豈各地之産差異耶。

翅羽。【主治】作扇辟蚊。藏器⑥。

---

① 拾遺：《證類》卷 19"二十六種陳藏器餘·蚊母鳥"　翅：主作扇，蚊即去矣。鳥大如雞。黑色。生南方池澤茹蘆中。其聲如人嘔吐，每口中吐出蚊一二升。《爾雅》云：鷏，蚊母。注云：常説常吐蚊，蚊雖是惡水中蟲羽化所生，然亦有蚊母吐之。猶如塞北有蚊母草，嶺南有蛋母草，江東有蚊母鳥，此三物異類而同功也。

② 爾雅：《爾雅·釋鳥》（郭注）　鷏，蟁母。（似烏鷅而大，黃白雜文，鳴如鴿聲，今江東呼爲蚊母。俗説此鳥常吐蚊，因以名云。）

③ 藏器：見本頁注①。

④ 郭璞：見本頁注②。

⑤ 嶺南異物志：《嶺表録異》卷中　蚊母鳥，形如青鶂，嘴大而長，於池塘捕魚而食，每叫一聲，則有蚊蚋飛出其口。俗云採其翎爲扇，可辟蚊子。亦呼爲吐蚊鳥。（**按**：《御覽》卷 928"衆鳥"引《嶺南異物志》"吐蚊鳥"文與時珍所引不甚合。）

⑥ 藏器：見本頁注①。

本草綱目禽部目録第四十八卷

禽之二　原禽類二十三種

雞《本經》　　雉《別録》　　鸛雉《食療》○即山雞　　鷩雉《拾遺》○即錦雞

鶡雞《拾遺》　鷓《圖經》　　鷩鴣《唐本》　　竹雞《拾遺》○杉雞附

英雞《拾遺》　秧雞《食物》　鶉《嘉祐》　　鷃《拾遺》

鷯《拾遺》　　鴿《嘉祐》　　突厥雀《拾遺》　雀《別録》

蒿雀《拾遺》　巧婦鳥《拾遺》○即鷦鷯　　燕《別録》　　石燕《日華》

伏翼《本經》○即蝙蝠　　鼯鼠《本經》○即飛生　　寒號蟲《開寶》○即五靈脂

右附方舊八十二，新二百三十七。

本草綱目禽部第四十八卷

禽之二　原禽類二十三種

鷄《本經》①上品

【釋名】燭夜。【時珍曰】按徐鉉②云：鷄者稽也，能稽時也。《廣志》③云：大者曰蜀，小者曰荊。其雛曰鷇。梵書④名鷄曰鳩七咤。

【集解】【《別録》⑤曰】鷄生朝鮮平澤。【弘景⑥曰】鷄屬甚多。朝鮮乃〔在〕玄菟、樂浪，不應總是鷄所出也。【馬志⑦曰】入藥取朝鮮者良爾。【頌⑧曰】今處處人家畜養，不聞自朝鮮來。【時珍曰】鷄類甚多，五方所産，大小形色往往亦異。朝鮮一種長尾鷄，尾長三四尺。遼陽一種食鷄，一種角鷄，味俱肥美，大勝諸鷄。南越一種長鳴鷄，晝夜啼叫。南海一種石鷄，潮至即鳴。蜀中一種鵓鷄，楚中一種傖鷄，並高三四尺。江南一種矮鷄，脚纔二寸許也。鷄在卦屬巽，在星應昴，無外腎而虧小腸。凡人家無故群鷄夜鳴者，謂之荒鷄，主不祥。若黃昏獨啼者，主有天恩，謂之盜啼。老鷄能人言者，牝鷄雄鳴者，雄鷄生卵者，並殺之即已。俚人畜鷄無雄，即以鷄卵告竈而伏出之。南人以鷄卵畫墨，煮熟驗其黃，以卜凶吉。又以鷄骨占年。其鳴也知時刻，其棲也知陰晴。《太清外術》⑨言：蓄蠱之家，鷄輒飛去。《萬畢術》⑩言：其羽焚之，可以致風。《五行志》⑪言：雄鷄毛燒着酒中飲之，

---

① 本經：**《本經》**《別録》見《證類》卷19"丹雄鷄"　味甘，微温、微寒，無毒。**主女人崩中漏下赤白沃，補虛，温中止血，久傷乏瘡，通神，殺毒，辟不祥。……**生朝鮮平澤。

② 徐鉉：（**按**：已查《稽神録》，未能溯得其源。）

③ 廣志：**《御覽》**卷918"鷄"　《廣志》曰……大者蜀，小者荊……

④ 梵書：**《翻譯名義集》**二"畜生第二十二"　究（居求）究羅。（此是鷄聲。鳩鳩吒，此云鷄）。

⑤ 別録：見本頁注①。

⑥ 弘景：**《集注》**見《證類》卷19"丹雄鷄"　陶隱居云：鷄，此例甚多……朝鮮乃在玄兔、樂浪，不應總是鷄所出……

⑦ 馬志：**《開寶》**見《證類》卷19"丹雄鷄"　今注：鷄入藥用，蓋取朝鮮者良。

⑧ 頌：**《圖經》**見《證類》卷19"丹雄鷄"　……今處處人家畜養甚多，不聞自朝鮮來也。

⑨ 太清外術：**《爾雅翼》**卷13"鷄"　……今南方蓄蠱之家，鷄輒飛去。（**按**：《太清外術》書佚，未得其源。今録同有此論之書以備參。）

⑩ 萬畢術：**《御覽》**卷9"風"　《淮南萬畢術》曰：欲致疾風，焚鷄羽。

⑪ 五行志：**《御覽》**卷918"鷄"　《雜五行書》曰：欲求婦，取雄鷄兩毛，燒，著酒中飲之，所求必得……

所求必得。古人言雞能辟邪,則雞亦靈禽也,不獨充庖而已。

諸雞肉。【氣味】食忌。【詵①曰】雞有五色者,玄雞白首者,六指者,四距者,雞死足不申者,並不可食,害人。【時珍曰】《延壽書》②云:閹雞能啼者有毒。四月勿食抱雞肉,令人作癰成漏,男女虛乏。○【弘景③曰】小兒五歲以下食雞生蚘蟲。雞肉不可合葫蒜、芥、李食,不可合犬肝、犬腎食,並令人洩痢。同兔食成痢,同魚汁食成心瘕,同鯉魚食成癥瘕,同獺肉食成遁尸,同生葱食成蟲痔,同糯米食生蚘蟲。

【發明】【宗奭④曰】巽爲風爲雞。雞鳴于五更者,日〔將〕至巽位,感動其氣而然也。今有風病人食之,無不發作。巽爲雞,信可驗矣。【震亨⑤曰】雞屬土而有金、木、火,又屬巽,能助肝火。寇言動風者,習俗所移也。雞性補,能助濕中之火。病邪得之爲有助。若魚肉之類皆然。且西北多寒,中風者誠有之。東南氣温多濕,有風〔病〕者非風也,皆濕生痰,痰生熱,熱生風耳。【時珍曰】《禮記》⑥云:天產作陽,地產作陰。雞卵生而地產,羽不能飛,雖爲陽精,實屬風木,是陽中之陰也。故能生熱動風,風火相扇,乃成中風。朱駁寇説爲非,亦非矣。【頌⑦曰】雞肉雖有小毒,而補虛羸是要,故食治方多用之。

丹雄雞肉。【氣味】甘,微温,無毒。【扁鵲⑧曰】辛。【主治】女人崩中漏下,赤白沃。通神,殺〔惡〕毒,辟不祥。《本經》⑨。補虛,温中,止血。能愈久

---

① 詵:《食療》見《證類》卷19"丹雄雞"　《食療》云……雞具五色者,食之致狂。肉和魚肉汁食之,成心瘕。六指,玄雞白頭家雞,及雞死足爪不伸者,食並害人……

② 延壽書:《延壽書》卷3"飛禽"　……四月勿食暴雞肉,作疽液漏,男女虛勞乏氣……閹雞善啼,内毒……

③ 弘景:《集注》見《證類》卷19"丹雄雞"　陶隱居云……雞又不可合葫蒜及李子食之。烏雞肉不可合犬肝、犬腎食之。小兒食雞肉好生蚘蟲。又雞不可合芥葉蒸食之……/《千金方》卷26"鳥獸第五"　黄帝云:一切雞肉和魚肉汁食之,成心瘕……雞肉、獺肉共食作遁屍注,藥所不能治……雞肉、犬肝、腎共食害人。生葱共雞、犬肉食,令人穀道終身流血。烏雞肉合鯉魚肉食,生疽癰。雞、兔、犬肉和食必泄利……小兒五歲以下飲乳未斷者,勿食雞肉……(**按**:時珍或從此二節揉合而成文。)

④ 宗奭:《衍義》卷16"丹雄雞"　巽爲雞爲風。雞鳴於五更者,日將至巽位,感動其氣而鳴也。體有風人,故不可食……今體有風人食之,無不發作,爲雞得巽,信可驗矣。食雞者當審慎。

⑤ 震亨:《衍義補遺·雞》　……東南氣温而多濕,有風病者非風也,皆濕生痰,痰生熱,熱生風也……《衍義》云:雞動風者,習俗所疑也。雞屬土而有金與木火,性補,故助濕中之火,病邪得之爲有助而病劇,非雞而已。與夫魚肉之類,皆能助病者也。《衍義》不暇及也。又云:雞屬巽,助肝火。

⑥ 禮記:《周禮·大宗伯》　以天產作陰,德以中禮防之。以地產作陽,德以和樂防之。

⑦ 頌:《圖經》見《證類》卷19"丹雄雞"　……其肉雖有小毒,而補虛羸最要,故食治方中多用之……

⑧ 扁鵲:《證類》卷19"丹雄雞"　孫真人……又云:雞,味辛……(**按**:未能溯得其源。今溯其論相同之出處。)

⑨ 本經:見3046頁注①白字。

傷乏瘡不瘥者。《別録》①。補肺。孫思邈②。

【發明】【普③曰】丹雄鷄,一名載丹。【宗奭④曰】即朱鷄也。【時珍曰】鷄雛屬木,分而配之,則丹雄鷄得離火陽明之象,白雄鷄得庚金太白之象,故辟邪惡者宜之;烏雄鷄屬木,烏雌鷄屬水,故胎産宜之;黃雌鷄屬土,故脾胃宜之;而烏骨者,又得水木之精氣,故虚熱者宜之。各從其類也。吳球⑤云:三年蹒鷄,常食治虚損,養血補氣。

【附方】新二。辟禳瘟疫。冬至日取赤雄鷄作腊,至立春日煮食至盡,勿分他人。《肘後方》⑥。百蟲入耳。鷄肉炙香,塞耳中引出。《總録》⑦。

白雄鷄肉。【氣味】酸,微温,無毒。【藏器⑧曰】甘,寒。【主治】下氣,療狂邪,安五臟,傷中消渴。《別録》⑨。調中除邪,利小便,去丹毒風。《日華》⑩。

【發明】【藏器⑪曰】白雄鷄養三年,能爲鬼神所使。【時珍曰】按陶弘景《真誥》⑫云:學道山中,宜養白鷄、白犬,可以辟邪。今術家祈禳皆用白鷄,其原本此。是乃異端一説耳,鷄亦何神何妖哉?

【附方】舊三,新四。癲邪狂妄。自賢自聖,行走不休。白雄鷄一隻煮,以五味和作羹粥食。《心鏡》⑬。驚憤邪僻。治因驚憂怖迫,或激憤惆悵,致志氣錯越,心行違僻者。白雄鷄一頭,治如食法,真珠四兩,薤白四兩,水三升,煮二升,盡食之,飲汁令盡。《肘後》⑭。卒然心痛。白鷄一頭,治如食法,水三升,煮二升,去鷄,煎取六合,入苦酒六合,真珠一錢,煎取六合,納麝香二

---

① 別録:見 3046 頁注①。（按:非出《別録》,實爲《本經》文。）
② 孫思邈:《證類》卷 19"丹雄鷄"　孫真人……又云……補肺……
③ 普:《御覽》卷 918"鷄"　《本草經》曰:丹鷄,一名戴丹。（按:此非出《吳普本草》。）
④ 宗奭:《衍義》卷 16"丹雄鷄"　今言赤鷄者是也,蓋以毛色言之……
⑤ 吳球:（按:已查《活人心統》及《諸證辨疑》,未能溯得其源。）
⑥ 肘後方:《肘後方》卷 2"治瘴氣疫癘温毒諸方第十五"　常用辟温病散方……又方:冬至日取雄赤鷄作臘,至立春煮食盡,勿分他人……
⑦ 總録:《聖濟總録》卷 115"百蟲入耳"　治飛蛾入耳法……又方:右以鷄肉,塞耳中,立出。
⑧ 藏器:《拾遺》見《證類》卷 19"丹雄鷄"　……白鷄,寒……
⑨ 別録:《本經》《別録》見《證類》卷 19"丹雄鷄"　白雄鷄肉:味酸,微温。主下氣,療狂邪,安五藏,傷中消渴。
⑩ 日華:《日華子》見《證類》卷 19"丹雄鷄"　白雄鷄調中除邪,利小便,去丹毒。
⑪ 藏器:《拾遺》見《證類》卷 19"丹雄鷄"　《陳藏器本草》……雄鷄三年者,能爲鬼神所使……
⑫ 真誥:（按:已查原書,未能溯得其源。）
⑬ 心鏡:《證類》卷 19"丹雄鷄"　《食醫心鏡》……又云:理狂邪癲癇,不欲眠卧,自賢自智,驕倨妄行不休,安五藏,下氣。白雄鷄一隻,煮令熟,五味調和作羹粥食之。
⑭ 肘後:《肘後方》卷 3"治卒得驚邪恍惚方第十八"　治驚憂怖迫逐,或驚恐失財,或激憤惆悵,致志氣錯越,心行違僻不得安定者……又方:白雄鷄(一頭,治如食)、真珠(四兩,切)、薤白(四兩),以水三升,煮取二升,宿勿食,旦悉食鷄等及飲汁盡。

豆許,頓服之。《肘後》①。赤白痢下。白雄雞一隻,如常作臛及餛飩,空心食。《心鏡》②。卒得欬嗽。白雞一隻,苦酒一斗,煮取三升,分三服,并淡食雞。《肘後》③。水氣浮腫。小豆一升,白雄雞一隻,治如食法,以水三斗煮熟食之,飲汁令盡。《肘後方》④。肉壞怪病。凡口鼻出腥臭水,以椀盛之,狀如鐵色蝦魚走躍,捉之即化爲水,此肉壞也。但多食雞饌即愈。夏子益《奇疾方》⑤。

　　烏雄雞肉。【氣味】甘,微溫,無毒。【主治】補中止痛。《別録》⑥。止肚痛,心腹惡氣,除風濕麻痺,諸虚羸,安胎,治折傷并癰疽。生搗,塗竹木刺入肉。《日華》⑦。

　　【發明】【時珍曰】按李(廷)〔鵬〕飛⑧云:黄雞宜老人。烏雞宜産婦,暖血。馬益卿⑨云:妊婦宜食牡雞肉,取陽精之全于天産者。此亦胎教宜見虎豹之意耳。又唐崔行功《纂要》⑩云:婦人産死,多是富貴家,〔旁人〕擾攘,致婦驚悸氣亂故耳。惟宜屏除一切人,令其獨産,更爛煮牡雞取汁,作粳米粥與食,自然無恙,乃和氣之效也。蓋牡雞汁性滑而濡。不食其肉,恐難消也。今俗産家,每産後即食雞啖卵,氣壯者幸而無恙,氣弱者因而成疾,皆由不解此意也。

---

① 肘後:《肘後方》卷 1“治卒心痛方第八” 治卒心痛……又方:白雞一頭,治之如食法,水三升,煮取二升,去雞煎汁,取六合,納苦酒六合,入真珠一錢,復煎取六合,納末麝香如大豆二枚,頓服之。

② 心鏡:《證類》卷 19“丹雄雞” 《食醫心鏡》……又云:主赤白痢,食不下。肥雌雞一隻,治如常法,細研爲臛作麵餛飩,空心食之。

③ 肘後:《肘後方》卷 3“治卒上氣咳嗽方第二十三” 治卒得咳嗽方……一云苦酒一斗,煮白雞,取三升,分三服,食雞肉。莫與鹽食則良。

④ 肘後方:《肘後方》卷 4“治卒大腹水病方第二十五” 水病之初,先目上腫起如老蠶色……又方:小豆一升,白雞一頭,治如食法,以水三斗,煮熟食滓,飲汁,稍稍飲令盡。

⑤ 奇疾:《傳信適用方》卷下“夏子益治奇疾方三十八道” 第四:口鼻中腥臭水流,以碗盛之,有鐵色蝦魚如鯁米大,走躍不住,以手捉之即化爲水,此肉壞矣。治用任饌食雞月餘,可補完矣。

⑥ 別録:《本經》《別録》見《證類》卷 19“丹雄雞” 烏雄雞肉:微溫。主補中止痛。

⑦ 日華:《日華子》見《證類》卷 19“丹雄雞” 溫,無毒。止肚痛,除風濕麻痺,補虚羸,安胎,治折傷并癰疽。生罯竹木刺不出者。

⑧ 李鵬飛:《延壽書》卷 3“飛禽” 雞,黄者宜老人,烏者暖血,産婦宜之。

⑨ 馬益卿:《婦人良方》卷 10“凝形殊禀章第六” ……胎化之法,有所謂轉女爲男者,亦皆理之自然。如食牡雞,取陽精之全於天産者,帶雄黄取陽精之全於地産者。(按:馬益卿“論胎教”,見《婦人良方》卷 10“第四”篇。疑時珍以此後諸論皆屬馬氏所爲。)

⑩ 纂要:《外臺》卷 33“産乳序論” 其産死者,多是富貴家,聚居女婦輩。當由兒始轉時,覺痛便相告報,傍人擾,擾令其驚怖,驚怖畜結,生理不和,和氣一亂,痛切唯甚……不令一人得入。時時隔户問之何,似答言小痛可忍。至一更,令爛煮自死牝雞,取汁作粳米粥,粥熟,急手攪使渾渾,適寒溫,勸令食三升許。至五更將末,便自産,聞兒啼聲,始聽人入。産者自若,安穩不異。云小小痛來便放體,長吐氣,痛即止,蓋任分和氣之效也。慶問何故須食雞肉汁粥? 答云:牝雞性滑而濡,庶使氣滑故耳……(按:此崔知悌《崔氏纂要方》佚文。)

【附方】舊四，新六。補益虛弱。詵①曰：虛弱人用烏雄雞一隻治净，五味煮極爛。食生即反損人。或五味淹炙食，亦良。反胃吐食。用烏雄雞一隻，治如食法，入胡荽子半斤在腹内，烹食二隻愈。老人中風，煩熱語澀。每用烏雄雞一隻，切，葱白一握，煮臛，下麻〔子〕汁、五味，空心食之。《養老書》②。脚氣煩懣。用烏雄雞一隻，治如食法，入米作羹食。《養老書》③。寒疝絞痛。用烏雄雞一頭，治如食法，生地黄七斤，同剉，着甑中蒸之，以器盛取汁。清旦温服，至晚令盡。當下諸寒癖，（證）〔訖〕，以白粥食之。久疝不過三服。《肘後》④。卒得欬嗽。烏雄雞一隻，治如食法，酒漬半日，飲之。《肘後》⑤。腎虛耳聾。烏雄雞一隻治净，以無灰酒三升煮熟，乘熱食。三五隻，效。狐（屎）〔尿〕刺瘡，棘人，腫痛欲死。破烏雞搨之，良。《肘後方》⑥。貓眼睛瘡。身面生瘡，似貓兒眼，有光采，無膿血，但痛痒不常，飲食減少，名曰寒瘡。多喫雞、魚、葱、韭，自愈。夏子益《奇疾方》⑦。打傷攧撲及牛馬觸動，胸腹破（血）〔陷〕，四肢摧折。以烏雞一隻，連毛杵一千二百下，苦酒三升和勻。以新布搨病處，將膏塗布上。覺寒振欲吐，徐徐取下，須臾再上。一鷄少，頃再作，以愈爲度。《肘後方》⑧。

　　黑雌雞肉。【氣味】甘、酸，温、平，無毒。【主治】作羹食，治風寒濕痺，

---

① 詵：《食療》見《證類》卷 19“丹雄雞”　孟詵云：烏雄雞，主心痛，除心腹惡氣。又，虛弱人取一隻，治如食法，五味汁和肉一器中，封口，重湯中煮之，使骨肉相去，即食之，甚補益。仍須空腹飽食。肉須爛，生即反損。亦可五味醃，經宿，炙食之，分作兩頓……

② 養老書：《壽親養老》卷 1“食治老人諸疾方第十四”　食治諸風方：食治老人中風煩熱，言語澀悶，手足熱，烏雞臛方：烏雞（半〔隻〕，細切）、麻子汁（五合）、葱白（一把），右煮作臛，次下麻子汁、五味、薑椒令熟，空心漸食之，補益。

③ 養老書：《壽親養老》卷 1“食治老人諸疾方第十四”　食治脚氣諸方：食治老人脚氣攻心煩悶，胸腹脹滿，烏雞羹方：烏雞（一隻，治如常法）、葱白（一握，細切）、米（二合，研），右煮令熟，空心切以五味作羹常食之爲佳。

④ 肘後：《肘後方》卷 1“治卒腹痛方第九”　治寒疝，來去每發絞痛方……又方：宿烏雞（一頭，治如食法）、生地黄（七斤），合細剉之，著甑蔽中蒸，銅器承，須取汁，清旦服，至日晡令盡。其間當下諸寒癖訖，作白粥漸食之。久疝者，下三劑。

⑤ 肘後：《肘後方》卷 3“治卒上氣咳嗽方第二十三”　治卒得咳嗽方……又方：烏雞一頭，治如食法，以好酒漬之半日，出雞服酒……

⑥ 肘後方：《肘後方》卷 7“治卒毒及狐溺棘所毒方第五十二”　狐尿棘刺刺人，腫痛欲死方：破雞，拓之，即瘥。

⑦ 奇疾方：《傳信適用方》卷下“夏子益治奇疾方三十八道”　第二十六：面上及遍身生瘡，似貓兒眼，有光彩，無膿血，但痛癢不常，飲食減少，久則透腔，名曰寒（光疾）〔瘡〕。治多吃魚、雞、葱、韭，自愈。

⑧ 肘後方：《證類》卷 19“丹雄雞”　葛氏方……又方：被壓柞墮墜、舟船車轢、馬踏牛觸，胸腹破陷，四肢摧折，氣悶欲死：以烏雞一隻，合毛杵一千二百杵，好苦酒一升，相和得所，以新布搨病上，取藥塗布，以乾易。覺寒振欲吐，不可輒去藥，須臾復上。一雞少，則再作。（**按**：今本《肘後方》無此方。）

五緩六急,安胎。《別錄》①。安心定志,除邪,辟惡氣,治血邪,破心中宿血,治癰疽,排膿,補新血,及產後虛羸,益色助氣。《日華》②。治反胃及腹痛,蹉折骨痛,乳癰。又新產婦以一隻治净,和五味炒香,投二升酒中,封一宿取飲,令人肥白。又和烏油麻二升熬香,〔末之〕,入酒中,極效。孟詵③。

【發明】【時珍曰】烏色屬水,牝象屬陰,故烏雌所治,皆血分之病,各從其類也。

【附方】新三。中風舌强不語,目睛不轉,煩熱。烏雌雞一隻治净,以酒五升,煮取二升,去滓,分作三次,連服之。食葱薑粥,暖卧,取小汗。《飲膳正要》④。死胎不下。烏鷄一隻去毛,以水三升,煮二升,去鷄。用帛蘸汁摩臍下,自出。《婦人良方》⑤。虛損積勞。治男女因積虛或大病後,虛損沉困,酸疼盜汗,少氣喘悸,或小腹拘急,心悸胃弱,多卧少起,漸至瘦削。若年深,五臟氣竭,則難治也。用烏雌雞一頭,治如食法,以生地黃一斤,切,飴糖一升,納腹内縛定,銅器貯,于瓶中蒸五升米熟,取出,食肉飲汁,勿用鹽。一月一作,神效。《姚(生)〔僧〕坦方》⑥。

黃雌雞肉。【氣味】甘、酸、鹹,平,無毒。【《日華》⑦曰】性溫。患骨熱人勿食。【主治】傷中消渴,小便數而不禁,腸澼洩痢,補益五臟,〔續〕絕傷,療五勞,益氣力。《別錄》⑧。治勞劣,添髓補精,助陽氣,暖小腸,止洩精,補水氣。《日華》⑨。

---

① 別錄:《**本經**》《別錄》見《**證類**》卷 19"**丹雄雞**"　黑雌雞:主風寒濕痺,五緩六急,安胎。
② 日華:《**日華子**》見《**證類**》卷 19"**丹雄雞**"　烏雌雞,溫,無毒。安心定志,除邪辟惡氣,治血邪,破心中宿血,及治癰疽,排膿補新血,補產後虛羸,益色助氣……
③ 孟詵:《**食療**》見《**證類**》卷 19"**丹雄雞**"　……烏雌雞,溫,味酸,無毒。主除風寒濕痺,治反胃,安胎及腹痛,蹉折骨疼,乳癰……/又新產婦可取一隻,理如食法,和五味炒熟香,即投二升酒中,封口經宿,取飲之,令人肥白。又和烏油麻二升,熬令黃香,末之,入酒,酒盡極效。
④ 飲膳正要:《**飲膳正要**》卷 2"**食療諸病·烏雞酒**"　治中風背强,舌直不得語,目睛不轉,煩熱。烏雌雞(一隻,撏洗净,去腸肚),右件以酒五升,煮取酒二升,去滓,分作三服,相繼服之汁盡。無時熬葱白、生薑粥投之,蓋覆取汗。
⑤ 婦人良方:《**婦人良方**》卷 14"**妊娠熱病胎死腹中方論第八**"　又方,取死胎,烏雞方:烏雞(一隻,去毛),右細剉,以水三升,煮取二升,去雞,通手用衣帛蘸摩臍下,胎自出。
⑥ 姚僧坦方:《**肘後方**》卷 4"**治虛損羸瘦不堪勞動方第三十三**"　凡男女因積勞虛損,或大病後不復,常若四體沉滯,骨肉疼酸,吸吸少氣,行動喘悸,或小腹拘急,腰背强痛,心中虛悸,咽乾唇燥,面體少色,或飲食無味,陰陽廢弱,悲憂慘戚,多卧少起。久者積年,輕者才百日,漸至瘦削,五臟氣竭,則難可復振。治之湯方……又方:烏雌雞一頭,治如食法,以生地黃一斤,切,飴糖二升,納腹内,急縛,銅器貯甑中,蒸五升米久,須臾,取出食肉飲汁,勿啖鹽。三月三度作之。姚云神良,並止盜汗。
⑦ 日華:《**日華子**》見《**證類**》卷 19"**丹雄雞**"　黃雌雞,溫,無毒。/《**食療**》見《**證類**》卷 19"**丹雄雞**"　孟詵云……又,先患骨熱者,不可食之……(**按**:此糅合兩家之説。)
⑧ 別錄:《**本經**》《別錄》見《**證類**》卷 19"**丹雄雞**"　黃雌雞:味酸、甘,平。主傷中消渴,小便數不禁,腸澼洩利,補益五藏,續絕傷,療勞益氣。
⑨ 日華:《**日華子**》見《**證類**》卷 19"**丹雄雞**"　黃雌雞,止勞劣,添髓補精,助陽氣,暖小腸,止泄精,補水氣。

補丈夫陽氣，治冷氣疾着牀者，漸漸食之，良。以光粉、諸石末和飯飼鷄，煮食甚補益。孟詵①。治産後虛羸，煮汁煎藥服，佳。時珍。

【發明】【時珍曰】黃者土色，雌者坤象，味甘歸脾，氣溫益胃，故所治皆脾胃之病也。丹溪朱氏謂雞屬土者，當指此雞而發，他雞不得侔此。

【附方】舊三，新六。水癖水腫。詵②曰：腹中水癖水腫，以黃雌雞一隻，如常治凈，和赤小豆一升同煮汁飲，日二夜一。時行黃疾。時行發黃，用金色脚黃雌雞，治如食法，煮熟食之，并飲汁令盡，不過再作。亦可少下鹽豉。《肘後方》③。消渴飲水，小便數。以黃雌雞煮汁冷飲，并作羹食肉。《心鏡》④。下痢禁口。黃肥雌雞一隻，如常爲臛，作（濕）〔麪〕餛飩，空心食之。《心鏡》⑤。脾虛滑痢。用黃雌雞一隻炙，以鹽、醋塗，煮熟食之。《心鏡》⑥。脾胃弱乏，人瘦黃瘦。黃雌雞肉五兩，白麪七兩，切肉作餛飩，下五味煮熟，空心食之。日一作，益顏色，補藏府。《壽親》⑦。産後虛羸。黃雌雞一隻，去毛，背上開破，入生百合三枚，白粳米半升縫合，入五味汁中煮熟，開腹取百合并飯，和汁作羹食之，并食肉。《聖惠》⑧。病後虛汗。傷寒後虛弱，日夜汗出不止，口乾心躁。用黃雌雞一隻，去腸胃，治凈，麻黃根一兩，水七大盞，煮汁三大盞，去滓及雞，入肉蓯蓉酒浸一宿刮净一兩，牡蠣煅粉二兩，煎取一盞半，一日服盡。《聖惠》⑨。老人噎食不通。

---

① 孟詵：《食療》見《證類》卷19"丹雄雞"　……補丈夫陽氣，治冷氣。瘦著床者，漸漸食之，良……又，光粉、諸石爲末，和飯與雞食之，後取雞食之，甚補益……

② 詵：《食療》見《證類》卷19"丹雄雞"　孟詵云：黃雌雞，主腹中水癖水腫。以一隻理如食法，和赤小豆一升同煮，候豆爛，即出食之。其汁，日二夜一，每服四合……

③ 肘後方：《肘後方》卷2"治傷寒時氣溫病方第十三"　治時行病發黃方……又方：金色脚雞，雌雞血，在治如食法，熟食肉，飲汁令盡，不過再作，亦可下少鹽、豉佳。

④ 心鏡：《證類》卷19"丹雄雞"　《食醫心鏡》……又云：主消渴，傷中，小便數。黃雌雞一隻，治如常，煮令熟，去雞停冷，渴即飲之，肉亦可食，若和米及鹽、豉作粥，及以五味作羹並得。

⑤ 心鏡：《證類》卷19"丹雄雞"　《食醫心鏡》……又云：主赤白痢，食不下。肥雌雞一隻，治如常法，細研爲臛作麪餛飩，空心食之。

⑥ 心鏡：《證類》卷19"丹雄雞"　《食醫心鏡》：主脾胃氣虛，腸滑下痢：以炙雞散，黃雌雞一隻，治如食法，以炭炙之，槌了以鹽、醋刷之，又炙令極，熬熟乾燥，空腹食之。

⑦ 壽親：《壽親養老》卷1"食治老人脾胃氣弱方"　食治老人脾胃氣弱，不多食，瘦瘦，黃雌雞餛飩方：黃雌雞肉（五兩）、白麪（七兩）、葱白（二合，切細），右以切肉作餛飩，下椒醬、五味調和煮熟，空心食之，日一服，皆益藏府，悅懌顏色。

⑧ 聖惠：《聖濟總錄》卷190"食治産後諸病"　治産後虛羸，補益，宜食黃雌雞飯方：黃雌雞（一隻，去毛及腸肚）、生百合（凈洗，擇，一顆）、白粳米飯（一盞），右三味，將粳米飯、百合入在雞腹內，以線縛定，用五味汁煮雞令熟，開肚取百合粳米飯，和雞汁調和食之，雞肉食之亦妙。（**按**：今本《聖惠方》無此方，今另溯其源。）

⑨ 聖惠：《聖惠方》卷14"治傷寒後虛羸盜汗諸方"　治傷寒後虛羸，日夜汗出不止，心躁口乾，咽喉不利，宜服此方：黃雌雞（一隻，去腸胃，理如食法）、肉蓯蓉（一兩，酒浸一宿，刮去皴皮，切）、麻黃根（二兩）、牡蠣（二兩，燒爲粉），右件藥先將雞、麻黃根，以水七大盞，煎取汁三大盞，去雞、麻黃根後，却下蓯蓉、牡蠣，煎取一盞半，去滓，分爲三服，空心、午前、夜後臨臥時服。

黃雌雞肉四兩,切,伏苓〔末〕二兩,白麪六兩,作餺(飩)〔飥〕,入豉汁煮食,三五服效。《養老書》①。

烏骨雞。【氣味】甘,平,無毒。【主治】補虛勞羸弱,治消渴,中惡鬼擊心腹痛,益產婦,治女人崩中帶下,一切虛損諸病,大人小兒下痢禁口,並煮食飲汁,亦可搗和丸藥。時珍。

【發明】【時珍曰】烏骨雞,有白毛烏骨者,黑毛烏骨者,斑毛烏骨者,有骨肉俱烏者,肉白骨烏者。但觀雞舌黑者,則肉骨俱烏,入藥更良。雞屬木,而骨反烏者,巽變坎也,受水木之精氣,故肝腎血分之病宜用之。男用雌,女用雄。婦人方科有烏雞丸,治婦人百病,煮雞至爛和藥,或并骨研用之。按《太平御覽》②云:夏侯弘行江陵,逢一大魁引小鬼數百行。弘潛捉末後一小鬼問之。曰:此廣州大殺也,持弓戟往荆、揚二州殺人。若中心腹者死,餘處猶可救。弘曰:治之有方乎。曰:但殺白烏骨雞,薄心即瘥。時荆、(陽)〔揚〕病心腹者甚衆,弘用此治之,十愈八九。中惡用烏雞,自弘始也。此說雖涉迂怪,然其方則神妙,謂非神傳不可也。鬼擊卒死,用其血塗心下亦效。

【附方】新三。赤白帶下。白果、蓮肉、江米各五錢,胡椒一錢,爲末。烏骨雞一隻,如常治净,裝末爪腹煮熟,空心食之。遺精白濁,下元虛憊者。用前方食之良。脾虛滑泄。烏骨母雞一隻治净,用豆蔻一兩,草果二枚,燒存性,摻入雞腹內,紮定煮熟,空心食之。

反毛雞。【主治】反胃。以一隻煮爛,去骨,入人參、當歸、食鹽各半兩,再同煮爛,食之至盡。時珍。○出《乾坤生意》③。

【發明】【時珍曰】反毛雞,即翻翅雞也,毛翮皆反生向前。治反胃者,述類之義耳。

泰和老鷄。【氣味】甘、辛,熱,無毒。【主治】內托小兒痘瘡。時珍。

【發明】【時珍曰】江西泰和、吉水諸縣,俗傳老雞能發痘瘡,家家畜之,近則五六年,遠則一二十年。待痘瘡發時,以五味煮爛,與兒食之,甚則加胡椒及桂、附之屬。此亦陳文中治痘用木香、異(攻)〔功〕散之意,取其能助濕熱發膿也。風土有宜不宜,不可以爲法。

鷄頭丹、白雄雞者良。【主治】殺鬼,東門上者〔尤〕良。《本經》④。治蠱,禳

---

① 養老書:《壽親養老》卷1"食治噎塞諸方" 食治老人噎病,食不通,胸脅滿悶,黃雌雞餺飥方:黃雌雞(四兩,切作臛頭)、白麪(六兩)、茯苓末(二兩),右和茯苓末搜麪,作豉汁中煮,空心食之。常作三五服,極除冷氣噎。

② 太平御覽:《御覽》卷884"鬼下" 又曰:夏侯弘忽行江陵,逢一大鬼,投弓戟,急走,小鬼數百從之。弘畏懼,下路避之。大鬼過後,捉一小鬼,問此是何物,曰:廣州大殺。弘曰:以此矛戟何爲?曰:以此殺人,若中心腹者輒死,中餘處不至於死。弘曰:治此病者有方不?鬼曰:殺烏雞薄心即差。弘曰:今欲行何?鬼曰:當荆、揚二州,爾時二州皆行心腹病,略無不死者。弘在荆州,教人殺烏雞薄之,十得八九。今中惡用烏雞,自弘之由也。

③ 乾坤生意:《乾坤生意》卷上"翻胃" 一方,治轉食:用反翅雞一隻,煮熟,去骨,入人參、當歸、鹽各五錢,爲細末,再煮,取與食之,勿令人共食。

④ 本經:《本經》《別錄》見《證類》卷19"丹雄鷄" 頭:主殺鬼。東門上者尤良。(按:末句乃《別錄》語。)

惡，辟瘟。時珍。

【發明】【時珍曰】古者正旦，磔雄雞，祭門户，以辟邪鬼。蓋雞乃陽精，雄者陽之體，頭者陽之會，東門者陽之方，以純陽勝純陰之義也。《千金》轉女成男方中用之，亦取此義也。按應劭《風俗通》①云：俗以雞除門户。雞乃東方之牲，東方既作，萬物觸户而出也。《山海經》②祠鬼神皆用雄雞。而今治賊風有雞頭散，治蠱用東門雞頭，治鬼痹用雄雞血，皆以禳死辟惡也。又崔寔《月令》③云：十二月，東門磔白雞頭，可以合藥。《周禮》④：雞人凡祭祀襄釁，供其雞牲。注云：襄郊及疆，却災變也。作宮室器物，取血塗釁隙。《淮南子》⑤曰：雞頭已瘻。此類之推也。

【附方】新一。卒魘死昏。東門上雞頭爲末，酒服之。《千金方》⑥。

雞冠血三年雄雞良。【氣味】鹹，平，無毒。【主治】烏雞者，主乳難。《別錄》⑦。治目淚不止，日點三次，良。孟詵⑧。亦點暴赤目。時珍。○丹雞者，治白癜風。《日華》⑨。並療經絡間風熱。塗頰，治口喎不正；塗面，治中惡；卒飲之，治縊死欲絕，及小兒卒驚客忤。塗諸瘡癬，蜈蚣、蜘蛛毒，馬嚙瘡，百蟲入耳。時珍。

【發明】【時珍曰】雞冠血，用三年老雄者，取其陽氣充溢也。風中血脉則口僻喎，冠血鹹而走血透肌，雞之精華所聚，本乎天者親上也。丹者陽中之陽，能辟邪，故治中惡、驚忤諸病。烏者陽形陰色，陽中之陰，故治產乳、目淚諸病。其治蜈蚣、蜘蛛諸毒者，雞食百蟲，制之以所畏也。高武《痘疹正宗》⑩云：雞冠血和酒服，發痘最佳。雞屬巽屬風，頂血至清至高，故也。

---

① 風俗通：《風俗通義》卷8"雄雞"　青史子書說：雞者，東方之牲也。歲終更始，辨秩東作，萬物觸户而出，故以雞祀祭也。

② 山海經：《風俗通義》卷8"雄雞"　……《山海經》曰：祠鬼神皆以雄雞。魯郊祀常以丹雞，祀日以其朝聲赤羽，去魯侯之咎。今人卒得鬼刺痱悟，殺雄雞以傅其心上。病賊風者，作雞頭，可以治蠱。由此言之，雞主以禳死辟惡也。（按：今本《山海經》無此說。）

③ 月令：《御覽》卷918"雞"　崔寔《四民月令》曰：十二月，東門磔白雞頭，可以合藥。

④ 周禮：《周禮注疏》卷20"雞人掌"　……凡祭祀，面襄釁，共其雞牲。

⑤ 淮南子：《淮南子·說山訓》　狸頭愈鼠，雞頭已瘻。（鼠齧人瘡，狸愈之。瘻頸腫疾，雞頭，水中芡。）……此類之推者也。

⑥ 千金方：《千金方》卷25"卒死第一"　治魘死不自覺者……若卒不能語，取東門上雞頭末之，以酒服。

⑦ 別錄：《本經》《別錄》見《證類》卷19"丹雄雞"　冠血：主乳難。

⑧ 孟詵：《食療》見《證類》卷19"丹雄雞"　孟詵云……又，目淚出不止者，以三年冠血傅目睛上，日三度。

⑨ 日華：《日華子》見《證類》卷19"丹雄雞"　朱雄雞冠血，療白癜風……

⑩ 痘疹正宗：《痘疹正宗》卷2"雞冠血"　雞冠血和白酒漿發痘。雞屬巽，屬風，易發痘。冠頂血至清至高，用之最佳……

【附方】舊八，新十一。益助陽氣。詵①曰：丹雄雞冠血，和天雄、太陽粉各四分，桂心二分，丸服之。鬼擊卒死。烏雞冠血，瀝口中令嚥。仍破此雞揭心下，冷乃棄之道邊，妙。《肘後》②。卒死寢死。治卒死，或寢臥奄忽而絕，皆是中惡。用雄雞冠血塗面上，乾則再上，仍吹入鼻中，并以灰營死人一周。《肘後》③。卒然忤死不能言。用雞冠血和真珠，丸小豆大。納三四丸入〔目〕〔口〕中，效。《肘後方》④。卒縊垂死。心下猶溫者，勿斷繩。刺雞冠血滴口中，以安心神。或云：男用雌，女用雄。《肘後》⑤。小兒卒驚，似有痛處，不知疾狀。用雄雞冠血少許，滴口中，妙。《譚氏小兒》⑥。小兒解顱。丹雄雞冠上血滴之，以赤芍藥末粉之，甚良。《普濟》⑦。陰毒卒痛。用雄雞冠血，入熱酒中飲之，暖臥取汗。《傷寒蘊要》⑧。女人陰血。女人交接違理，血出。用雄雞冠血塗之。《集驗》⑨。爛弦風眼。雞冠血點之，日三五度。《聖惠》⑩。對口毒瘡。熱雞血頻塗之，取散。《皆效方》⑪。發背癰疽。用雄雞冠血滴疽上，血盡再換，不過五六雞，痛止毒散，數日愈。《保壽堂方》⑫。浸淫瘡毒。不早治，周身殺人。以雞冠血塗之，

———————

① 詵：《食療》見《證類》卷19"丹雄雞" 孟詵云……用冠血和天雄四分，桂心二分，太陽粉四分，丸服之，益陽氣。

② 肘後：《肘後方》卷1"治卒得鬼擊方第四" 鬼擊之病，得之無漸卒著，如人力刺狀，胸脅腹內，絞急切痛，不可抑按，或即吐血，或鼻中出血，或下血，一名鬼排。治之方……又方：割雞冠血以瀝口中，令一咽。仍破此雞以拓心下，冷乃棄之于道邊。得烏雞彌佳妙。

③ 肘後：《肘後方》卷1"救卒中惡死方第一" 救卒死，或先病痛，或常居寢臥，奄忽而絕，皆是中惡，救之方……又方：割雄雞頸取血，以塗其面，乾復塗，并以灰營死人一周。

④ 肘後方：《肘後方》卷1"救卒客忤死方第三" 卒忤，停屍不能言者……又方：雞冠血和真珠，丸如小豆，納口中，與三四枚，瘥。

⑤ 肘後：《證類》卷19"丹雄雞" 《肘後方》……又方：自縊死定，安心神，徐緩解之，慎勿割繩斷，抱取心下猶溫者：刺雞冠血滴口中，即活。男雌女雄。（按：今本《肘後方》無此方。）

⑥ 譚氏小兒：《證類》卷19"丹雄雞" 譚氏方：小兒卒驚，似有痛處，而不知疾狀。取雄雞冠血，臨兒口上滴少許，差。

⑦ 普濟：《普濟方》卷363"解顱" 治小兒腦長顱不合，雞血塗方，一名固頂散：取丹雄雞一隻，于小兒顱上割其冠，使血滴顱，乾以赤芍藥末粉血上，使血不見，一日瘥。

⑧ 傷寒蘊要：《傷寒蘊要》卷4"傷寒易簡秘方" 一方，治陰症著寒，用雄雞冠刺血，入熱酒中，飲之，以衣被溫覆，取汗。

⑨ 集驗：《外臺》卷34"童女交接他物傷方" 《集驗》……又療童女交接，陽道違理，血出不止方……又方：割雞冠取血塗之。

⑩ 聖惠：《聖惠方》卷32"治眼赤爛諸方" 治眼赤爛，開不得……又方：取雞冠血點目中，日三五度。

⑪ 皆效方：（按：已查原書，未能溯得其源。）

⑫ 保壽堂方：《保壽堂方》卷2"諸瘡門" 治發背：雄雞用剪剪雞冠尖上少許，懸腳，頭向下滴血瘡上，血盡再換。不過五六雞，止痛消毒，其瘡不數日自愈。

日四五度。《肘後》①。燥癬作痒。雄雞冠血頻頻塗之。《范汪方》②。馬咬成瘡，腫痛。用雞冠血塗之。駁馬用雌雞，(牡)〔牝〕馬用雄雞。《肘後方》③。蜈蚣咬瘡。雞冠血塗之。《錢相公篋中方》④。蜘蛛咬瘡。同上。中蜈蚣毒。舌脹出口是也。雄雞冠血浸舌，并咽之。《青囊雜纂》⑤。諸蟲入耳。雞冠血滴入即出。《勝金》⑥。

雞血 烏雞、白雞者良。【氣味】鹹，平，無毒。【主治】蹉折骨痛及痿痺，中惡腹痛，乳難。《別錄》⑦。治剝驢馬被傷，及馬咬人，以熱血浸之。白癜風、癧瘍風，以雄雞翅下血塗之。藏器⑧。熱血服之，主小兒下血及驚風，解丹毒、蠱毒、鬼排陰毒、安神定志。【時珍曰】《肘後》⑨治驚邪恍惚大方中亦用之。

【附方】舊一，新九。陰毒。雞血衝熱酒飲。鬼排卒死。用烏雄雞血塗心下，即甦。《風俗通》⑩。解百蠱毒。白雞血，熱飲之。《廣記》⑪。驚風不醒。白烏骨雄雞血，抹唇上即醒。《集成》⑫。縊死未絕。雞血塗喉下。《千金》⑬。黃疸困篤。用半斤大雄雞，背上破開，不去毛，帶熱血合患人胸前，冷則換之。日換數雞，拔去積毒即愈。此雞有毒，人不可食，犬亦不食也。唐瑤《經驗方》⑭。筋骨折傷。急取雄雞一隻刺血，量患人酒量，或一椀，或半椀，和飲，痛立止，神驗。《青囊》⑮。雜物眯目 不出。以雞肝血滴少許，即出。《聖惠》⑯。蚰蜒入耳。

① 肘後：《證類》卷9"丹雄雞" 　《肘後方》……又方：治卒得浸淫瘡，轉有汁，多起於心，不早治之，續身周匝則殺人；以冠血傅之差。

② 范汪方：《外臺》卷30"乾濕癬方" 　《肘後》療燥癬方……又方：以雄雞冠血塗之。(范汪同。)

③ 肘後方：《證類》卷19"丹雄雞" 　葛氏方……又方：馬咬人瘡，有毒腫疼痛。以冠血著瘡中三下。牡馬用雌，牝馬用雄。

④ 錢相公篋中方：《證類》卷19"丹雄雞" 　《錢相公篋中方》：主蜈蚣、蜘蛛毒，以冠血傅之。

⑤ 青囊雜纂：《仙傳外科》卷11"治諸雜證品" 　治舌忽脹出口外，是蜈蚣毒，用雄雞冠割血，瓦盞盛，浸舌，就嘬下，即縮。

⑥ 勝金：《證類》卷19"丹雄雞" 　《勝金方》：主百蟲入耳不出。以雞冠血滴入耳內，即出。

⑦ 別錄：**《本經》**《別錄》見《證類》卷19"**丹雄雞**" 　血：主蹉折骨痛及痿痺。／血：無毒。主中惡腹痛及蹉折骨痛。乳難。

⑧ 藏器：《拾遺》見《證類》卷19"丹雄雞" 　《陳藏器本草》云：雞，主馬咬瘡及剝驢、馬傷手。熱雞血及熱浸之……雄雞脅血塗白癜風、癧瘍風……

⑨ 肘後：《肘後方》卷3"治卒得驚邪恍惚方第十八" 　若驚憂怖迫逐……又殺烏雞，取血及肝心，煮三升，分四服，日三夜一。其間少食無爽，作三劑差……又有鎮心定志諸丸在大方中。

⑩ 風俗通：《風俗通義》卷8"雄雞" 　……今人卒得鬼刺痱悟，殺雄雞以傅其心上……

⑪ 廣記：《事林廣記》(和刻)辛集卷5"解中蠱毒" 　忽中蠱毒者……白雞、鴨血亦好。

⑫ 集成：《醫學集成》卷12"驚風" 　驚風……又方：白烏骨雄雞血，抹唇上即醒。

⑬ 千金：《千金方》卷25"卒死第一" 　治自縊死方……又方：雞血塗喉下。

⑭ 唐瑤經驗方：(**按**：書佚，無可溯源。)

⑮ 青囊：(**按**：已查《急救仙方》、《秘傳外科》諸書，未能溯得其源。)

⑯ 聖惠：《聖惠方》卷33"治眯目諸方" 　治雜物眯目不出方……又方：雞肝血注目中，神效。

生油調雞心血,滴入即出。《總録》①。 金瘡腸出。以乾人屎末抹入,桑皮線縫合,熱雞血塗之。《生生編》②。

肪烏雄雞者良。【氣味】甘,寒,無毒。【主治】耳聾。《別録》③。頭禿髮落。時珍。

【附方】新一。年久耳聾。用鍊成雞肪五兩,桂心十八銖,野葛六銖,同以文火煎三沸,去滓。每用棗許,以葦筒炙熔,傾入耳中。如此十日,耵聹自出,長寸許也。《千金翼》④。

腦白雄雞者良。【主治】小兒驚癇。燒灰酒服,治難產。蘇恭⑤。

心烏雄雞者良。【主治】五邪。《別録》⑥。

肝雄雞者良。【氣味】甘、苦,溫,無毒。【時珍曰】微毒。《内則》⑦云:食雞去肝,爲不利人也。【主治】起陰。《別録》⑧。補腎。治心腹痛,安漏胎下血,以一具切,和酒五合服之。孟詵⑨。療風虛目暗。治女人陰蝕瘡,切片納入,引蟲出盡,良。時珍。

【附方】新三。陰痿不起。用雄雞肝三具,兔絲子一升,爲末,雀卵和丸小豆大。每服一百丸,酒下,日二。《千金》⑩。肝虛目暗。老人肝虛目暗,烏雄雞肝一具切,以豉和米作羹成粥

---

① 總録:《聖濟總録》卷115"百蟲入耳" 治蚰蜒入耳,雞血方:雞心血,右用生油和,滴入耳内,蚰蜒即出。

② 生生編:(按:僅見《綱目》引録。)

③ 別録:《本經》《別録》見《證類》卷19"丹雄雞" 肪:主耳聾。(按:誤注出處,當出《本經》。)

④ 千金翼:《千金翼方》卷11"耳病第十一" 治二十年聾方:成煎雞肪(五兩)、桂心、野葛(各半兩),右三味,切,膏中銅器内微火煎三沸,去滓,蜜貯勿泄,以葦筒盛,如棗核大,火炙令少熱,仰傾耳灌之。如此十日,耵聹自出。大如指長一寸,久聾不過三十日。以髮裹膏深塞,勿使洩氣,五日乃出之。

⑤ 蘇恭:《唐本草》見《證類》卷19"丹雄雞" 《唐本》注云:白雞距及腦,主產難,燒灰酒服之。腦,主小兒驚癇。

⑥ 別録:《本經》《別録》見《證類》卷19"丹雄雞" 心:主五邪。

⑦ 内則:《禮記·内則》 弗食……雞肝、雁腎、鴇奧、鹿胃。(亦皆爲不利人也……)

⑧ 別録:《本經》《別録》見《證類》卷19"丹雄雞" 肝及左翅毛:主起陰。

⑨ 孟詵:《食療》見《證類》卷19"丹雄雞" 孟詵云……其肝入補腎方中……/《證類》卷19"丹雄雞" 葛氏方……又方:卒腹痛,安胎,烏雞肝一具,切過,酒五合,服令盡……/《證類》卷19"丹雄雞" 《子母秘録》……又方:妊娠下血不止,名曰漏胎。雞肝,細剉,以酒一升,和服。(按:時珍乃據數家之説揉合成文。)

⑩ 千金:《千金方》卷20"雜補第七" 治陰痿方……又方:菟絲子(一升)、雄雞肝(二具,陰乾百日),右二味末之,雀卵和丸,服如小豆一丸,日三。

食之。《養老書》①。**睡中遺尿**②。雄雞肝、桂心等分,搗丸小豆大。每服一丸,米飲下,日三服。遺精,加白龍骨。

膽烏雄雞者良。【氣味】苦,微寒,無毒。【主治】目不明,肌瘡。《別錄》③。月蝕瘡,繞耳根,日三塗之。孟詵④。燈心蘸點胎赤眼,甚良。水化搽痔瘡,亦效。時珍。

【附方】新四。**沙石淋瀝**。用雄雞膽乾者半兩,雞屎白炒一兩,研勻。温酒服一錢,以利爲度。《十便良方》⑤。**耳瘑肗目**。黑雌雞膽汁塗之,日三。《聖惠》⑥。**眼熱流淚**。五倍子、蔓荊子煎湯洗,後用雄雞膽點之。《摘玄方》⑦。**塵沙眯目**。雞膽汁點之。《醫説》⑧。

腎雄雞者良。【主治】齆鼻作臭,用一對與脖前肉等分,入豉七粒,新瓦焙研,以雞子清和作餅,安鼻前,引蟲出。忌陰人、雞、犬見。《十便良方》⑨。

嗉。【主治】小便不禁,及氣噎食不消。時珍。

【附方】新三。**氣噎不通**。雞嗉兩枚連食,以濕紙包,黄泥固,煅存性,爲末,入木香、沉香、丁香末各一錢,棗肉和丸梧子大。每汁下三丸。**小便不禁**。雄雞喉嚨及腔胵,并屎白,等分爲末。麥粥清服之。《衞生易簡方》⑩。**發背腫毒**。雞嗉及胵内黄皮,焙研。濕則乾摻,乾則油

---

① 養老書:《壽親養老》卷1"食治眼目方" 食治老人肝藏風虛眼暗,烏雞肝粥方:烏雞肝一具,細切,右以豉和米作羹粥,食之。

② 睡中遺尿:《外臺》卷11"睡中尿牀不自覺方" 《肘後》療少小睡中遺尿不自覺方:……又方:雄雞肝、桂心,右二味等分,搗丸,服如小豆一枚,日三服。(**按**:原無出處,今溯得其源。)

③ 別錄:**《本經》**《別錄》見《證類》卷19"**丹雄雞**" 膽:微寒。主療目不明,肌瘡。

④ 孟詵:《食療》見《證類》卷19"丹雄雞" 《食療》云……月蝕瘡遶耳根,以烏雌雞膽汁傅之,日三……

⑤ 十便良方:《聖惠方》卷58"治石淋諸方" 治膀胱虛熱,下砂石澀痛,利水道……又方:雞糞白(一兩,微炒)、雄雞膽(半兩,乾者),右件藥同研令細,每於食前以温酒調下一錢,以利爲度。(**按**:《十便良方》卷23"淋瀝"引同方,云出《聖惠方》。)

⑥ 聖惠:《普濟方》卷55"耳内生瘡" 治耳瘑瘡肗目:用黑雌雞膽敷之,日三次敷。(**按**:今本《聖惠方》無此方,另溯其源。)

⑦ 摘玄方:(**按**:《丹溪摘玄》無此方,未能溯得其源。)

⑧ 醫説:《醫説》卷8"疾症·外患當以意治" ……以膽汁、雞肝血及視水中豆,以治目中眯之類……此皆以意治之法也。

⑨ 十便良方:《十便良方》卷22"耳鼻" 斷齆法:治鼻齆極臭,甚如瘜肉者。(江陰方。)右取雄雞腎一對,前胖前肉,令如腎銖兩等,豉七粒,並於新瓦焙乾,研爲細末,又以雞□中髓和了,安在鼻門前,引出蟲子。忌陰人、雞犬。

⑩ 衞生易簡方:《普濟方》卷216"小便遺失" 治丈夫婦人遺尿不知出時……又方:用雄雞喉嚨、及雞肝、胵胵裏黄皮,燒末,麥粥湯盡服之。亦可以赤雞翅燒末,酒飲三指撮,日三。(**按**:今本《衞生易簡方》無此方,今另溯其源。)

調搽之。《醫林正宗》①。

膍胵裏黃皮，一名雞內金。膍胵，音脾鴟，雞肫也。近人諱之，呼肫內黃皮爲雞內金。男用雌，女用雄。【氣味】甘，平，無毒。【主治】洩痢，小便頻遺，除熱止煩。《別錄》②。止泄精並尿血，崩中，帶下，腸風，瀉血。《日華》③。治小兒食瘧，療大人淋瀝反胃，消酒積，主喉閉乳蛾，一切口瘡，牙疳諸瘡。時珍。

【附方】舊二，新十八。小便遺失。用雞膍胵一具，并腸燒存性，酒服。男用雌，女用雄。《集驗》④。小便淋瀝。痛不可忍。雞肫內黃皮五錢，陰乾燒存性，作一服，白湯下，立愈。《醫林集要》⑤。膈消飲水。雞內金洗晒乾、栝樓根炒〔各〕五兩，爲末，糊丸梧桐子大。每服三十丸，溫水下，日三。《總錄》⑥。反胃吐食。雞膍胵一具，燒存性，酒調服。男用雌，女用雄。《千金》⑦。消導酒積。雞膍胵、乾葛爲末，等分，麪糊丸梧子大。每服五十丸，酒下。《袖珍方》⑧。禁口痢疾。雞內金焙研，乳汁服之。小兒瘧疾。用雞膍胵黃皮燒存性，乳服。男用雌，女用雄。《千金》⑨。喉閉乳蛾。雞肫黃皮勿洗，陰乾燒末，用竹管吹之即破，愈。《青囊方》⑩。一切口瘡。雞內金燒灰傅之，立效。《活幼心書》⑪。鵝口白瘡。雞肫黃皮爲末，乳服半錢。

---

① 醫林正宗：《醫林正宗》卷7"癰疽形證"　右搭肩疽：此證發於左搭肩骨上，生者以動之處可治難安。患於右搭肩者，必難治也。可用雞黃皮及嗉焙乾，爲末，濕則乾摻之，乾則用清油調搽。

② 別錄：《本經》《別錄》見《證類》卷19"丹雄雞"　膍胵裏黃皮：微寒。主洩利，小便利，遺溺，除熱止煩。

③ 日華：《日華子》見《證類》卷19"丹雄雞"　諸雞膍胵，平，無毒。止泄精并尿血，崩中帶下，腸風瀉痢，此即是肫內黃皮。

④ 集驗：《證類》卷19"丹雄雞"　《集驗方》……又方：治尿床：雞膍胵一具并腸，服之。男雌女雄。

⑤ 醫林集要：《醫林集要》卷15"淋"　一方，治諸淋，莖中痛不可忍者：用雞肫內黃皮五錢，取去沙石，陰乾，燒存性，爲末，作一服，不拘時白湯調下，立愈。

⑥ 總錄：《聖濟總錄》卷49"膈消"　治膈消，雞內金丸方：雞內金（洗，暴乾）、栝樓根（炒，各五兩），右二味搗羅爲末，煉蜜爲丸，如梧桐子大，每服二十丸，食後溫水下，稍加至三十丸，日三。

⑦ 千金：《千金方》卷16"反胃第四"　治胃反，食即吐出，上氣方……又方：燒先死雞膍胵灰，酒服，男雄女雌。

⑧ 袖珍方：《袖珍方》卷3"雜方"　消酒藥：雞膍胵、乾葛，右爲末，等分，麪糊丸如梧桐子大，每服五十丸，酒送下。

⑨ 千金：《千金方》卷5"傷寒第五"　治小兒溫瘧方……又方：燒雞膍胵中黃皮，末，和乳與服，男雄女雌。

⑩ 青囊方：（按：已查《急救仙方》《秘傳外科》諸書，未能溯得其源。）

⑪ 活幼心書：《幼幼新書》卷34"口瘡第一"　劉氏家傳治口瘡方：右雞內金細末，摻之立效。（按：今本《活幼心書》無此方，另溯其源。）

《子母秘録》①。 **走馬牙疳**。《經驗》②用雞肫黃皮不落水者五枚,枯礬五錢,研搽立愈。○《心鑑》③用雞肫黃皮,燈上燒存性,入枯礬、黃柏末等分,麝香少許。先以米泔洗漱後,貼之。 **陰頭疳蝕**。雞内金不落水拭净,新瓦焙脆,出火毒,爲細末。先以米泔水洗瘡,乃搽之。亦治口瘡。經驗方④。 **穀道生瘡**,久不愈。用雞膍胵燒存性爲末,乾貼之,如神。《總録》⑤。 **脚脛生瘡**。雄雞肫内皮,洗净貼之。一日一易,十日愈。小山《奇方》⑥。 **瘡口不合**。雞膍胵皮,日貼之。 **發背初起**。用雞肫黃皮不落水者陰乾,臨時温水潤開貼之。隨乾隨潤,不過三五個,即消。《楊氏經驗方》⑦。 **發背已潰**。用雞肫黃皮,同綿絮焙末搽之,即愈。 **金顋瘡蝕**。初生如米豆,久則穿蝕。用雞内金焙、鬱金等分,爲末。鹽漿漱了貼之。忌米食。《總録》⑧。 **小兒疣目**。雞肫黃皮擦之,自落。《集要》⑨。 **雞骨哽咽**。活雞一隻打死,取出雞内金洗净,燈草裹,于火上燒存性。竹筒吹入咽内,即消,不可見肉。《攝生方》⑩。

　　腸。男用雌,女用雄。【主治】遺溺,小便數不禁。燒存性,每服三指,酒下。《別録》⑪。止遺精、白濁、消渴。時珍。

　　【附方】舊一。 **小便頻遺**。《心鏡》⑫用雄雞腸一具作臛,和酒服。○《普濟》⑬用雄雞

───────────────

① 子母秘録:《證類》卷19"丹雄雞" 《子母秘録》……又方:小兒鵝口不乳。燒雞脛黃皮,末,乳和服。

② 經驗:《普濟方》卷381"急疳" 小兒走馬疳(出《經驗良方》):治牙齦腐爛惡血,口臭牙落。右用雞内金,清油燈上燒存性,爲末,摻瘡上。乾則清油調傅。(**按**:未能溯得其源,今録近似方備參。)

③ 心鑑:《全幼心鑑》卷2"走馬疳" 真黃散:治嬰孩小兒走馬牙疳。雞脞真黃皮,不以多少,油燈上燒存性,研極細末,入黃蘗、白礬煅、麝香一字,用米泔水攪,口内貼。

④ 經驗方:(**按**:查《普濟方》等書,未能溯得其源。)

⑤ 總録:《普濟方》卷272"諸瘡" 雞内金散:治谷道邊生瘡久不愈者,以雞膍胵不拘多少(是雞膍内去下之黃皮,燒灰,最要存性,候冷研爲極細末),每用一大撚乾貼之,如神。(**按**:今本《聖濟總録》無此方,另溯其源。)

⑥ 奇方:《怪證奇方》卷下 臁瘡:公雞肫皮洗净,貼之,日一換,十日全愈。

⑦ 楊氏經驗方:(**按**:書佚,無可溯源。)

⑧ 總録:《聖濟總録》卷132"諸瘡" 治大人小兒蝕透腮頰,初生如米豆,名金腮瘡,二金散方:雞内金(是肚内黃皮,焙)、郁金,右二味等分,搗羅爲散,先用鹽漿盥漱了貼之。忌米食。

⑨ 集要:《醫林集要》卷14"瘦瘤門·瘊子" 一方:用雞肫黃擦之,自落。

⑩ 攝生方:《攝生衆妙方》卷9"咽喉門" 治雞骨鯁:用活雞一隻,打死,趁熱取出腹中雞肫裏面黃皮,洗净,以燈草裹雞肫黃皮,火上燒成灰,研末,以小竹筒吹喉中,骨鯁即消化,不可見肉。

⑪ 別録:《本經》《別録》見《證類》卷19"丹雄雞" 腸:主遺溺,小便數不禁。(**按**:誤注出處,當出《本經》。)

⑫ 心鏡:《證類》卷19"丹雄雞" 《食醫心鏡》……又云:主小便數,虚冷。雞腸一具,治如常,炒作臛,暖酒和飲之。

⑬ 普濟:《普濟方》卷216"小便遺失" 治小便失禁方:以水三升煮雞腸,取一升,分三服。一方用雄雞腸燒灰,爲末,用三指一撮,温漿水調下一錢,向北斗服更良。

腸,水煮汁服,日三次。

肋骨烏骨雞者良。【主治】小兒羸瘦,食不生肌。《别録》①。

【附方】新二。小兒顖陷。因藏府壅熱,氣血不榮。用烏雞骨一兩,酥炙黄,生地黄焙二兩,爲末。每服半錢,(引)〔粥〕飲調下。《聖惠方》②。瘡中朽骨。久疽久漏,中有朽骨。以烏骨雞脛骨,實以砒石,鹽泥固濟,煅紅出毒,以骨研末,飯丸粟米大。每以白紙撚送一粒入竅中,以拔毒膏藥封之,其骨自出。《醫學正傳》③。

距白雄雞者良。【主治】産難,燒研酒服。蘇恭④。下骨哽,以雞足一雙,燒灰水服。時珍。〇出《外臺》⑤。

翮翎白雄雞者良。【主治】下血閉。左翅毛,能起陰。《别録》⑥。治婦人小便不禁,消陰㿉,療骨哽,蝕癰疽。止小兒夜啼,安席下,勿令母知。時珍。

【發明】【時珍曰】翅翮形鋭而飛揚,乃其致力之處。故能破血消腫,潰癰下哽。按葛洪⑦云:凡古井及五月井中有毒,不可輒入,即殺人。宜先以鷄毛試之,毛直下者無毒,回旋者有毒也。又《感應志》⑧云:五酉日,以白雞左翅燒灰揚之,風立至;以黑犬皮毛燒灰揚之,風立止也。巽爲風,雞屬巽,於此可見。

【附方】舊二,新七。陰腫如斗。取雞翅毛,一孔生兩莖者,燒灰飲服。左腫取右翅,右腫取左翅,雙腫並取。《肘後方》⑨。陰卒腫痛。雞翮六枝燒存性,蛇牀子末等分,隨左右傅之。

---

① 别録:《本經》《别録》見《證類》卷 19"丹雄雞" 肋骨:主小兒羸瘦,食不生肌。

② 聖惠方:《聖惠方》卷 82"治小兒囟陷諸方" 治小兒藏腑壅熱,氣血不榮,致囟陷不平者,生乾地黄散方:生乾地黄(二兩)、烏雞骨(一兩,塗酥炙令黄),右件藥擣細羅爲散,不計時候以粥飲調下半錢。

③ 醫學正傳:《醫學正傳》卷 6"瘡瘍" 取剩骨法:取久疽,久痔漏中朽骨(俗名剩骨),用烏骨雞脛骨,以信砒實之,鹽泥固濟,火煅通紅,地上出火毒,用骨研細,飯丸如粟米大,以皮紙拈送入竅内,外以拔毒膏藥封之,其骨自出。

④ 蘇恭:《唐本草》見《證類》卷 19"丹雄雞" 《唐本》注云:白雞距及腦,主産難,燒灰酒服之……

⑤ 外臺:《外臺》卷 8"諸骨哽方" 又療食諸肉骨哽方……又方:燒雞足,末服方寸匕,酒下,立出。

⑥ 别録:《本經》《别録》見《證類》卷 19"丹雄雞" 翮羽:主下血閉。(按:誤注出處,當出《本經》。)/肝及左翅毛,主起陰。

⑦ 葛洪:《御覽》卷 918"雞" 葛洪方曰:五月七日,深井深冢多有毒氣,不可入也。宜先以雞毛試投井中,直下無毒,毛廻四邊不可入也。

⑧ 感應志:《説郛》弓 109《感應類從志》 群毛止風,孤槌息澇。(取黑犬皮毛,并白鷂左翼,剪燒之,揚鷂即風生,揚犬即風止也……)(按:疑時珍將"白鷂"看成"白雞"。)

⑨ 肘後方:《證類》卷 19"丹雄雞" 《古今録驗》:主腫大如斗:取雞翅毛,其毛一孔生兩毛者佳。左腫取左翅,右取右翅,雙腫取兩邊翅,並燒灰研。飲服。(按:今本《肘後方》無此方。另溯其源。)

《肘後方》①。**婦人遺尿**。雄雞翎燒灰,酒服方寸匕,日三。《千金翼》②。**咽喉骨哽**。白雄雞左右翮大毛各一枚,燒水服。《外臺》③。**腸内生癰**。雄雞頂上毛并屎燒末,空心酒服。《千金》④。**決癰代鍼**。白雞翅下兩邊第一毛,燒灰水服即破。《外臺》⑤。**解蜀椒毒**。雞毛燒烟吸之,并水調一錢服之。《千金方》⑥。**馬汗入瘡**。雞毛燒灰,酒服方寸匕。《集驗方》⑦。**蠷螋尿瘡**。烏雞翅毛燒灰,油調傅之,蟲畏雞故也。《瑣碎録》⑧。

尾毛。【主治】刺入肉中,以二七枚〔燒作灰〕,和男子乳封之,當出。孟詵⑨。解蜀椒毒,燒烟吸之,并以水調灰服。又治小兒痘瘡後生癰,燒灰和水傅之。時珍。

【附方】新一。小便不禁。雄雞翎燒研,酒服方寸匕。《外臺秘要》⑩。

屎白。雄雞屎乃有白,臘月收之,白雞烏骨者更良。《素問》⑪作雞矢。【氣味】微寒,無毒。【主治】消渴,傷寒寒熱。破石淋及轉筋,利小便,止遺尿,滅瘢痕。《別録》⑫。治中風失音痰迷。炒服,治小兒客忤蠱毒。治白虎風,貼風痛。

---

① 肘後方:《肘後方》卷5"治卒陰腫痛頹卵方第四十二"　　葛氏男子陰卒腫痛方……又方:雞翮(六枚,燒)、蛇床子(末,等分),右二爲末,以飲服少許。隨卵左右敷卵佳。姚方無蛇床子。

② 千金翼:《普濟方》卷321"遺失不禁"　療婦人小便不禁,下血:用雄雞冠上領翎燒灰爲末,酒服方寸匕。(按:今本《千金翼方》無此方。今另溯其源。)

③ 外臺:《外臺》卷8"諸骨哽方"　又療食諸肉骨哽方:白雄雞左右翮大毛各一枚,燒末,水服一刀圭也,仍取所食餘者骨,左右手反復擲背後,則下也。

④ 千金:《千金方》卷23"腸癰第二"　治腸癰湯方……又方:雄雞頂上毛並屎燒作末,空心酒服之。

⑤ 外臺:《證類》卷19"丹雄雞"　《經驗後方》……又方:治諸癰不消已成膿,懼針不得欲令速決:取白雞翅下第一毛,兩邊各一莖,燒灰研,水調服之。(按:今本《外臺》無此方。另溯其源。)

⑥ 千金方:《千金方》卷24"解百藥第二"　蜀椒毒……雞毛燒,吸咽及水調服。

⑦ 集驗方:《千金方》卷25"蛇毒第二"　治馬汗、馬毛入人瘡中,腫痛欲死方……又方:燒雞毛翎末,以酒服方寸匕。(按:《外臺》卷40"馬汗及毛入人瘡中方"引同方,云出《千金》,并注《集驗》同。)

⑧ 瑣碎録:《醫説》卷7"蠷螋妖蟲"　蠷螋……尿射人之影,令人遍體生瘡,如湯火所傷。治法:用烏雞翅毛燒灰,油調傅。以雞者,百蟲所畏,故能治之。(《瑣碎録》云:有人苦此,用雞子大頭,剜小竅,取白,塗四畔即愈。)(按:今本《分門瑣碎録》無此方。)

⑨ 孟詵:《食療》見《證類》卷19"丹雄雞"　孟詵云……又,刺在肉中不出者,取尾二七枚燒作灰,以男子乳汁和封瘡,刺當出。

⑩ 外臺秘要:《外臺》卷34"產後小便不禁兼數方"　《廣濟》療產後小便不禁方:取雞尾燒作灰,酒服方寸匕,日二服。

⑪ 素問:《素問·腹中論》　……岐伯曰:治之以雞矢醴,一劑知,二劑已。

⑫ 別録:《本經》《別録》見《證類》卷19"丹雄雞"　屎白:微寒。主消渴,傷寒,寒熱,破石淋及轉筋,利小便,止遺溺,滅瘢痕。(按:時珍所引亦夾有《本經》功治。)

《日華》①。治賊風、風痹，破血，和黑豆炒，酒浸服之。〔亦治〕蟲咬毒。藏器②。下氣，通利大小便，治心腹鼓脹，消癥瘕，療破傷中風，小兒驚啼。以水淋汁服，解金銀毒。以醋和，塗蜈蚣、蚯蚓咬毒。時珍。

【發明】【頌③曰】按《素問》云：心腹滿，旦食不能暮食，名爲鼓脹。治之以雞屎醴，一劑知，二劑已。王冰注云：本草雞屎利小便，並不治蠱脹。今方法當用湯漬服之耳。【時珍曰】鼓脹生於濕熱，亦有積滯成者。雞屎能下氣消積，通利大小便，故治鼓脹有殊功，此岐伯神方也。(酉)〔醴〕者，一宿初來之酒醅也。又按《范汪方》④云：宋青龍中，司徒吏顏奮女苦風疾，一髀偏痛。一人令穿地作坑，取雞屎、荊葉然之，安脛入坑熏之，有長蟲出，遂愈也。

【附方】舊十四，新三十一。　雞矢醴。《普濟方》⑤云：治鼓脹，旦食不能暮食。由脾虛不能制水，水反勝土，水穀不運，氣不宣流，故令中滿，其脉沉實而滑，宜雞矢醴主之。何大英⑥云：諸腹脹大，皆屬於熱。精氣不得滲入膀胱，別走于府，溢于皮裏膜外，故成脹滿，小便短澀。雞矢性寒利小便，誠萬金不傳之寶也。用臘月乾雞矢白半斤，袋盛，以酒醅一斗，漬七日。温服三盃，日三。或爲末，服二錢亦可。○《宣明》⑦用雞矢、桃仁、大黄各一錢，水煎服。○《正傳》⑧用雞矢炒研，沸湯淋汁，調木香、檳榔末二錢服。○一方：用雞矢、川芎藭等分爲末，酒糊丸服。　牽牛酒。治一切肚腹、四肢腫脹，不拘鼓脹、氣脹、濕脹、水脹等。有峨嵋一僧，用此治人得效，其人牽牛來謝，故名。用乾雞矢一升炒黄，以酒醅三椀，煮一椀，濾汁飲之。少頃，腹中氣大轉動，利下，即自脚下皮皺

---

① 日華：《日華子》見《證類》卷 19 "丹雄雞"　……糞，治中風失音，痰逆，消渴，破石淋，利小腸，餘瀝，傅瘡痍，滅瘢痕。炒服，治小兒客忤，蟲毒……
② 藏器：《拾遺》見《證類》卷 19 "丹雄雞"　《陳藏器本草》云……雞屎和黑豆炒，浸酒，主賊風，風痹，破血。/……屎，炒服之，主蟲咬毒……
③ 頌：《圖經》見《證類》卷 19 "丹雄雞"　……《素問》：心腹滿，旦食則不能暮食，名爲鼓脹，治之以雞矢醴。一劑知，二劑已。注云：今《本草》雞矢，利小便，微寒，並不治鼓脹。今方制法，當取用處，湯漬服之耳。
④ 范汪方：《御覽》卷 372 "髀股"　范汪方曰：青龍中，司徒吏顏奮女苦風，一髀偏枯，農犢民爲穿地作坑，取雞矢、荊葉燃之，令烟内脛坑中，視虫出長尺，頭尾赤。病愈。
⑤ 普濟方：《奇效良方》卷 41 "脹滿通治方"　雞矢醴：治心腹脹滿，旦食不能暮食，由脾元虛弱，不能尅制于水，水氣上行，浸漬於土，土濕不能運化水穀，氣不宣流，上下痞塞，故令人中滿。旦陽氣方長，穀氣易消，故能食。暮陰氣方進，穀不得化，故不能食。其脉沉實滑，病名穀脹。右用雞矢白半升，以好酒一斗漬七日，每服一盞，食後臨卧時温服。(按：《普濟方》無此方，今另溯其源。)
⑥ 何大英：(按：未見何氏《發明證治》原書，待考。)
⑦ 宣明：《宣明論方》卷 1 "鼓脹證"　病有心腹脹滿，旦食不能暮食，致令胃逆不散，大腸不傳，逆滿。雞矢醴散治鼓脹，旦食不能暮食，痞滿。古法用此，可擇焉。大黄、桃仁、雞矢白(乾者，各等分)，右爲末，每服一錢，水一盞，生薑三片，煎湯調下，食後臨卧服。
⑧ 正傳：《醫學正傳》卷 3 "腫脹"　雞屎醴：治鼓脹，氣脹，水脹等證。羯雞屎一升，右一味研細，炒焦色，地上出火毒，再研極細，百沸湯三升淋汁，每服一大盞，調木香、檳榔末各一錢，日三服，空腹服，以平爲期。

消也。未盡，隔日再作。仍以田蠃二枚，滾酒瀹食，後用白粥調理。《積善堂經驗方》①。**小兒腹脹**，黃瘦。用乾雞矢一兩，丁香一錢，爲末，蒸餅丸小豆大。每米湯下十丸，日三服。《活幼全書》②。**心腹鼈(瘕)〔癥〕**及宿癥，并卒得癥。以飯飼白雄雞取糞，同小便于瓦器中熬黃爲末，每服方寸匕，溫酒服之，日四五服，或雜飯飼之，以消爲度，亦佳。《集驗方》③。**食米成瘕**。好食生米，口中出清水。以雞矢同白米各半合，炒，爲末，以水一鍾調服。良久，吐出如米形即瘥。昔慎(恭道)〔道恭〕病此，肌瘦如勞，蜀僧道廣處此方而愈。《醫説》④。**反胃吐食**。以烏骨雞一隻，與水飲四五日，勿與食。將五蒲蛇二條，竹刀切與食。待雞下糞，取陰乾爲末，水丸粟米大，每服一分，桃仁湯下。五七服即愈。《證治發明》⑤。**中諸菜毒**，發狂，吐下欲死。用雞矢燒末，水服方寸匕。《葛氏方》⑥。**石淋疼痛**。雞矢白，日中半乾，炒香爲末。以酸漿飲服方寸匕，日二，當下石出。《古今録驗》⑦。**小兒血淋**。雞矢尖白如粉者，炒研，糊丸菉豆大。每服三五丸，酒下。四五服效。**産後遺溺**不禁。雞矢燒灰，酒服方寸匕。《産寶》⑧。**轉筋入腹**。其人臂脚直，其脉上下〔行〕，微弦。用雞矢爲末，水六合，和方寸匕，溫服(合)。張仲景方⑨。**中風寒痹**，口噤，

---

① 積善堂經驗方:《積善堂方》卷下　牽牛妙酒:治一切肚腹四肢發腫，不問水重濕腫皆效。用乾雞屎一升，鍋内炒黃，以好酒三碗淬下，煮作一碗，絹去渣，令病人飲之，少項腹中氣大轉動作鳴，從大便利下，於脚膝及臍上下先作皺起，漸漸消復。如利未盡，再服一劑。以田螺二枚，滾酒内綽熟食之即止。後以溫粥調理，安好如常。此方峨眉有僧以此治一人浮腫，一二日即愈，自能牽牛來謝，故名。

② 活幼全書:《普濟方》卷 393"腹脹"　又方，治小兒黃瘦腹脹。(《神效方》。)乾雞糞(一兩)、丁香(一錢)，右爲末，蒸餅，爲丸如小豆大，每服二十丸，米飲湯下。(**按**:《秘傳活幼全書》無此方，另溯其源。)

③ 集驗方:《外臺》卷 12"療癥方"　《集驗》療心腹宿癥，及卒得癥方:取雄雞一頭，飼之令肥，肥後餓二日，以好赤朱溲飯，極令朱多以飼雞，安雞著板上，取糞，暴燥末，溫清酒服五分匕，可至方寸匕，日三。若病困急者，晝夜可五六服。一雞少，更飼餘雞，取足。

④ 醫説:《醫説》卷 5"米瘕"　乾德中，江浙間有慎道恭者，肌瘦如勞，唯好食米，闕之則口中清水出，情似憂思，食米頓便如常。衆醫不辯，後遇蜀僧道廣處方，以雞屎及白米各半合，共炒，爲末，以水一鍾調，頓服，良久病者吐出如米形，遂瘥。《病源》謂米瘕是也。

⑤ 證治發明:(**按**:何大英《發明證治》未見原書，待考。)

⑥ 葛氏方:《肘後方》卷 7"治食中諸毒方第六十六"　食諸菜中毒，發狂煩悶，吐下欲死方:取雞屎燒末，服方寸匕。不解更服。又煮葛根飲汁。

⑦ 古今録驗:《證類》卷 19"丹雄雞"　《古今録驗》……又方:治莖中淋石。取屎白日中半乾，熬令香，末，以路漿、飯飲服方寸匕。(**按**:"路漿、飯飲服"，《聖惠方》92 卷同方作"以水一大盞露一宿，每服用此水一合，調散……";《普濟方》卷 215 作"以露飯飲服"。)

⑧ 産寶:《證類》卷 19"丹雄雞"　《産寶》:産後小便不禁。以屎燒作灰，空心酒服方寸匕。

⑨ 張仲景方:《金匱·趺蹶手指臂腫轉筋陰狐疝蚘蟲病脉證治》　轉筋之爲病，其人臂脚直，脉上下行，微弦。轉筋入腹者，雞屎白散主之。雞屎白散方:雞屎白，右一味爲散，取方寸匕，以水六合和，溫服。

本草綱目引文溯源　四　蟲鱗介禽獸人部

3064

不知人。以雞矢白一升炒黃，入酒三升攪，澄清飲。葛氏①。**白虎風痛**。詵②曰：鋪飯於患處，以丹雄雞食之。良久，取熱糞封之。取訖，使伏于患人（狀）〔牀〕下。**破傷中風**。腰脊反張，牙緊口噤，四肢強直。用雞矢白一升，大豆五升，〔和〕炒黃，以酒沃之，微烹令豆澄下。隨量（飯）〔飲〕，取汗避風。《經驗〔後〕方》③。**產後中風**。口噤瘈瘲，角弓反張。黑豆二升半，同雞矢白一升炒熟，入清酒一升半，浸取一升，入竹瀝服，取汗。《產寶》④。**角弓反張**，四肢不隨，煩亂欲死。雞矢白一升，清酒五升，搗篩，合揚千遍，乃飲。大人服一升，少小五合，日三服。《肘後》⑤。**小兒口噤**。面赤者屬心，白者屬肺。用雞矢白如棗大，綿裹，以水一合煮，分二服。一方：酒研服之。《千金》⑥。**小兒緊唇**。〔燒〕雞矢白，研末傅之。有涎易（之）〔去〕。《聖惠》⑦。**小兒驚啼**：雞矢白燒灰，米飲服二字。《千金方》⑧。**頭風痺木**。用臘月烏雞矢一升，炒黃爲末，絹袋盛，漬三升酒中。頻頻溫服令醉。《千金方》⑨。**喉痺腫痛**。雞矢白含之嚥汁。《聖惠》⑩。**牙齒疼痛**。雞矢白燒末，綿裹咬痛處，立瘥。《經驗方》⑪。**鼻血不止**。雞矢取有白色半截者，燒灰吹之。《唐氏經驗方》⑫。**牙齒不生**。不拘大人、小兒，用雄雞矢、雌雞矢十五顆焙研，入麝

---

① 葛氏：《肘後方》卷3“治中風諸急方第十九·附方”　葛氏方治中風寒，（瘟）〔痙〕直，口噤不知人。雞屎白一升，熬令黃極熱，以酒三升和攪，去滓服。

② 詵：《食療》見《證類》卷19“丹雄雞”　孟詵云：主患白虎，可鋪飯於患處，使雞食之，良。又取熱糞封之取熱，使伏於患人床下……

③ 經驗後方：《證類》卷19“丹雄雞”　《經驗後方》……又方：治因瘡中風，腰脊反張，牙關口噤，四肢強直。雞屎白一升，大豆五升，和炒令變色，乘熱以酒沃之，微煮令豆味出，量性飲之，覆身出汗，慎勿觸風。

④ 產寶：《婦人良方》卷19“中風口噤角弓反張方論附”　《千金》雞屎醴，療產後中風及男子諸風，并產後百疾神效方。又治產後中風，口噤拘急，困篤，腰背強直，時時反折。烏雞屎（三升）、大豆（二升），右先炒豆令聲絕，次炒雞屎令黃，以酒一升先淋雞屎，取汁淋大豆，每服一升，重者凡四五服之，極妙。（按：未見《產寶》有此方，今另溯其源。）

⑤ 肘後：《肘後方》卷3“治中風諸急方第十九”　若身體角弓反張，四肢不隨，煩亂欲死者：清酒五升，雞白屎一升，搗篩，合和揚之千遍，乃飲。大人服一升，日三，少小五合，瘥。

⑥ 千金：《千金方》卷5“小兒雜病第九”　治口噤，赤者心噤，白者肺噤，方：雞屎白棗大，綿裹，以水一合，煮二沸，分再服。

⑦ 聖惠：《聖惠方》卷90“治小兒唇瘡諸方”　治小兒唇口吻生瘡……又方：右燒雞屎白作末以傅之，有涎易之。

⑧ 千金方：《千金方》卷5“客忤第四”　治小兒驚啼方：取雞屎白熬末，以乳服之，佳。

⑨ 千金方：《千金方》卷13“頭面風第八”　治頭風方……又方：臘月烏雞屎一升，炒令黃，末之，絹袋盛，以酒三升浸，溫服任性，常令醺醺。

⑩ 聖惠：《千金方》卷6“喉病第七”　治喉痺方……又方：含雞屎白。（按：今本《聖惠方》無此方，另溯其源。）

⑪ 經驗方：《證類》卷19“丹雄雞”　《經驗後方》……又方：治齒痛不可忍。取雞屎白燒末，綿裹安痛處咬，立差。

⑫ 唐氏經驗方：（按：書佚，無可溯源。）

香少許,先以針挑破出血,傅之。年高者不過二十日,年少者十日必生。○《普濟》①但用烏雞雌雄糞,(入)舊麻鞋底燒存性,等分,入麝香少許,三日夜不住擦,令熱爲佳。李察院亮卿常用,有效。**耳聾不聽**。雞矢白炒半升,烏豆炒一升,以無灰酒二升,乘熱投入服,取汗。耳如鼓鼙勿訝。《外臺》②。**面目黃疸**。雞矢白、小豆、秫米各二分,爲末,分作三服,水下,當有黃汁出也。《肘後方》③。**子死腹中**。雌雞糞二十一枚,水二升,五合煮之,下米作粥食。《產寶》④。**乳妬乳癰**。雞矢白炒研,酒服方寸匕,三服愈。《產寶》⑤。**乳頭破裂**。方同上。**內癰未成**。取伏雞屎,水和服,即瘥。《千金》⑥。**頭瘡白禿**。雄雞屎末,和陳醬、苦酒洗之。《千金》⑦。**消滅瘢痕**。以豬脂三(升)〔斤〕,飼烏雞一隻,三日後取矢,同白芷、當歸各一兩,煎十沸,去滓,入鷹矢白半兩調傅。《外臺》⑧。**耳中惡瘡**。雞矢白炒研,傅之。《聖惠》⑨。**瘰癧瘻瘡**。雄雞矢燒灰,臘豬脂和,傅之。《千金》⑩。**食金中毒**,已死。取雞矢半升,水淋取汁一升,飲之,日三。《肘後方》⑪。**縊死未絕**。雞矢白如棗大,酒半盞和,灌口鼻。《肘後》⑫。**尸腳拆裂**,無冬夏

① 普濟:《普濟方》卷70"牙齒不生"　治齒不生:雌烏雞屎、雄烏雞糞、舊鞋底(麻底尤佳),右等分,燒灰存性,研細,入麝香同研,傅於齒斷上,令藥不絕,擦令熱爲佳。須擦齒槽,非齒斷也。余女子退齒,踰年不生,甚以爲晚。因過平江會鄉生李亮鄉察院語之。李云:予有方,已嘗試用甚效。因其說修治用之,一月齒遂生。(按:此方原出《是齋百一選方》卷8,《普濟》轉引之。)

② 外臺:《外臺》卷22"耳聾方"　《必效》療耳聾方……又方:雞矢白(半升,熬令黃色)、烏豆(一升,熬令爆聲絕),右二味先取無灰酒二升,及熱以沃之良久,濾去滓,分溫服,厚取汗。其耳如鼓鼙勿訝。

③ 肘後方:《肘後方》卷4"治卒發黃膽諸黃病第三十一"　治黃疸方……又方:取小豆、秫米、雞屎白(各二分),搗篩爲末,分爲三服,黃汁當出。此通治面目黃,即瘥。

④ 產寶:《證類》卷19"丹雄雞"　《續十全方》:主子死腹中不出,雄雞糞二十一枚,水二升,煎取五合,下米作粥食,即出。(按:誤注出處,今溯其源。)

⑤ 產寶:《證類》卷19"丹雄雞"　《產寶》……又方:治妬乳及癰腫。雞屎末,服方寸匕,須臾,三服愈。

⑥ 千金:《千金方》卷23"腸癰第二"　治內癰未作頭者方:服伏雞屎即瘥。

⑦ 千金:《千金方》卷5"癰疽瘰癧第八"　治小兒禿頭瘡方:取雄雞屎,陳醬汁、苦酒和,以洗瘡了,敷之。

⑧ 外臺:《外臺》卷29"滅瘢痕方"　《救急》滅瘢痕方:豬脂三斤,飼烏雞,令三日使盡,收取白矢,内白芷、當歸各一兩,煎白芷令黃,去滓,内鷹矢白二分,攪令調,塗之,旦洗之。

⑨ 聖惠:《聖惠方》卷89"治小兒耳瘡諸方"　治小兒因築楷損耳,耳內有瘡,汁出不止……又方:右雞糞白炒黃爲末,傅之佳。

⑩ 千金:《千金方》卷23"九漏第一"　瘰癧瘻橫闊作頭狀,若杏仁形,亦作瘰癧方:用雄雞屎灰,臘月豬脂和封之。

⑪ 肘後方:《肘後方》卷7"治卒中諸藥毒救解方第六十五"　食金已死者:取雞屎半升,水淋得一升,飲之,日三服。

⑫ 肘後:《證類》卷19"丹雄雞"　《肘後方》:自縊死……又方:以雞屎白如棗大,酒半盞,和灌之及鼻中,佳。(按:今本《肘後方》無此方。)

者。雞屎煮湯,漬半日,取瘥乃止。《千金》①。 **射工溪毒**。白雞矢白者二枚,以餳和,塗瘡上。《肘後》②。 **骨疽不合**,骨從孔中出。(抗)〔穿〕地作坑,口小裏大,深三尺。以乾雞屎二升,同艾及荊葉搗碎,入坑內,燒令烟出。以疽口就熏,用衣擁之。勿令洩氣。半日當有蟲出,甚效。《千金方》③。 **陰毒腹痛**。雞糞、烏豆、地膚子各一把,亂髮一團,同炒烟起,傾入好酒一椀浸之,去滓熱服,即止。《生生編》④。 **小兒心痛**。白(烏骨)〔烏雞〕屎五錢,晒研,松(粉)〔脂〕五錢,爲末,葱頭汁和丸梧子大,黃丹爲衣。每醋湯服五丸。忌生冷、硬物,三四日立效。《嬰童百問》⑤。

鷄子,即鷄卵也。黃雌者爲上,烏雌者次之。【氣味】甘,平,無毒。【思邈⑥曰】微寒。畏醇醋。【鼎⑦曰】不宜多食,令人腹中有聲,動風氣。和葱、蒜食之,氣短;同韭子食,成風痛;共鱉肉食,損人;共獺肉食,成遁尸;同兔肉食,成洩痢。(任)〔妊〕婦以雞子、鯉魚同食,令兒生瘡;同糯米食,令兒生蟲。【時珍曰】小兒患痘疹,忌食雞子,及聞煎食之氣,令生瞖膜。【主治】除熱火灼爛瘡、癇痙,可作虎魄神物。《別錄》⑧。【弘景⑨曰】用欲孵子,黃白混雜者,煮作之,極相似,惟不拾芥爾。又煮白,合銀口含,須臾色如金也。鎮心,安五臟,止驚安胎,治妊娠天行熱疾狂走,男子陰囊濕痒,及開喉聲失音。醋煮食之,治赤白久痢,及產後虛痢。光粉同炒乾,止疳痢,及婦人陰瘡。和豆淋酒服,治賊風

---

① 千金:《千金方》卷22"瘭疽第六" 治人脚無冬夏常拆裂,名曰尸脚方:雞屎一升,水二升,煮數沸,停小冷,漬半日,瘥止……

② 肘後:《肘後方》卷7"治卒中射工水弩毒方第六十二" 若見身中有此四種瘡處,便急療之……又方:白雞矢白者二枚,以小餳和調,以塗瘡上。

③ 千金方:《千金方》卷22"瘭疽第六" 治瘡久不瘥,瘥而復發,骨從孔中出,名爲骨疽,方……又方:穿地作坑,口小裏大,深二尺,取乾雞屎二升,以艾及荊葉搗碎,和雞屎令可燃火,坑中燒之令烟出,納疽於坑中熏之,以衣擁坑口,勿洩氣。半日當有蟲出,甚效。

④ 生生編:(**按**:僅見《綱目》引錄。)

⑤ 嬰童百問:《嬰童百問》卷10"瘡疹" 治心痛:白烏雞糞(五錢,曬乾,研細羅成麪)、松粉(五錢,研細),右用葱根汁,將前二味合勻,爲丸如桐子大,黃丹爲衣,每服五丸,溫醋送下。忌腥冷硬物等件。三四日立效。

⑥ 思邈:《千金方》卷26"鳥獸第五" 雞子黃:微寒。卵白汁:微寒。(**按**:"畏醇醋"未能溯及其源。)

⑦ 鼎:《食療》見《證類》卷19"丹雄雞" 孟詵云……雞子動風氣,不可多食……/《食療》云……卵並不得和蒜食,令人短氣……動心氣,不宜多食……雞子和葱,食之氣短。雞子白共鱉同食損人。雞子共獺肉同食,成遁尸注,藥不能治。雞、兔同食成洩痢。……/《證類》卷19"丹雄雞"《楊氏產乳》:妊娠不得食。雞子、乾鯉魚合食,則令兒生瘡,妊娠不得雞肉與糯米合食,令兒多寸白。**按**:時珍將諸家雞子畏忌均揉合一處。)

⑧ 別錄:《本經》《別錄》見《證類》卷19"丹雄雞" **雞子:主除熱火瘡,癇痙。可作虎魄神物。**(**按**:誤注出處,當出《本經》。)

⑨ 弘景:《集注》見《證類》卷19"丹雄雞" 陶隱居云……又云:雞子作虎魄用。欲孵卵黃白混雜煮作之,亦極相似,惟不拾芥爾。又煮白合銀口含,須臾色如金……

麻痺,醋浸令壞,傅疵皯。作酒,止產後血運,暖水臟,縮小便,止耳鳴。和蠟炒,治耳鳴、聾,及疳痢。《日華》①。益氣。以濁水煮一枚,連水服之,主產後痢。和蠟煎,止小兒痢。藏器②。小兒發熱,以白蜜一合,和三顆攪服,立瘥。孟詵③。○《太平御覽》④云:正旦吞烏雞子一枚,可以練形。《崛嶁神書》⑤云:八月晦日夜半,面北吞烏雞子一枚,有事可隱形。

【發明】【時珍曰】卵白象天,其氣清,其性微寒;卵黃象地,其氣渾,其性溫。卵則兼黃白而用之,其性平。精不足者補之以氣,故卵白能清氣,治伏熱、目赤、咽痛諸疾;形不足者補之以味,故卵黃能補血,治下痢、胎產諸疾;卵則兼理氣血,故治上列諸疾也。

【附方】舊八,新二十三。天行不解,已汗者。用新生雞子五枚,傾蓋中,入水一雞子攪渾,〔別〕以水一升煮沸投入,納少醬啜之,令汗出愈。許仁則方⑥。天行嘔逆,食入即吐。雞子一枚,水煮三五沸,冷水浸少頃,吞之。《外臺》⑦。傷寒發狂,煩躁熱極。吞生雞子一枚,效。《食鑑》⑧。三十六黃。《救急方》用雞子一顆,連殼燒灰,研酢一合和之,溫服,鼻中蟲出為效。身體極黃者,不過三枚,神效。《外臺秘要》⑨。白虎風病。藏器⑩曰:取雞子揩病處,咒願,送糞堆頭上,不過三次瘥。白虎是糞神,愛喫雞子也。身面腫滿。雞子黃白相和,塗腫處。乾再上。

---

① 日華:《日華子》見《證類》卷19"丹雄雞"　雞子,鎮心,安五藏,止驚,安胎,治懷妊天行熱疾狂走,男子陰囊濕癢。及開聲喉。卵,醋煮,治久痢。和光粉炒乾,止小兒疳痢及婦人陰瘡。和豆淋酒服,治賊風麻痺。醋浸令壞,傅疵皯。作酒,止產後血運,并暖水藏,縮小便,止耳鳴。和蠟炒,治疳痢,耳鳴及耳聾。黃,炒取油和粉,傅頭瘡……

② 藏器:《拾遺》見《證類》卷19"丹雄雞"　《陳藏器本草》……雞子益氣,多食令人有聲。一枚以濁水攪煮兩沸,合水服之,主產後痢。和蠟作煎餅,與小兒食之,止痢……

③ 孟詵:《食療》見《證類》卷19"丹雄雞"　《食療》云……治大人及小兒發熱,可取卵三顆,白蜜一合,相和服之,立差……

④ 太平御覽:《御覽》卷918"雞"　《風土記》曰:乃有雞子五薰練形。正旦皆會,生吞雞子一箇,謂之練形。又晨薦五辛,以助五藏氣。

⑤ 崛嶁神書:(按:已查原書,未能溯得其源。)

⑥ 許仁則方:《外臺》卷3"天行病方"　許仁則云……又依前浴等法,不覺歇,宜更作雞子湯,重洩之方:新殼產雞子五枚,各破頭,瀉置一盞中,別加一雞子水,以筯攪令極渾,別用水一升,煮極沸,則投雞子於湯中,微攪,纔似熟則瀉置椀中,內少醬清,似變腥氣,帶熱啜令盡,覆使汗出。

⑦ 外臺:《外臺》卷3"天行嘔逆方"　以雞子一枚,于沸湯中煮三五沸,則出水浸之,外寒內熱則吞之,神效。無所忌。

⑧ 食鑑:《食鑑本草》卷上"丹雄雞"　雞卵:《經驗方》:治傷寒時疫,舌黃,煩躁狂言,熱極。吞生雞子一枚,效。

⑨ 外臺秘要:《外臺》卷4"諸黃方"　《救急》療三十六種黃方:取雞子一顆並殼燒作灰,研酢一合,又溫之,總和頓服。身體眼暗極黃者,不過三顆,鼻中蟲出,神效。

⑩ 藏器:《拾遺》見《證類》卷19"丹雄雞"　《陳藏器本草》云……又白虎病,取雞子揩病處,咒願:送糞堆頭,不過三度差。白虎是糞神,愛喫雞子……

《肘後方》①。**年深哮喘**。雞子略敲損，浸尿缸中三四日，煮食，能去風痰。《集成》②。**心氣作痛**。雞子一枚打破，醋二合調服。《肘後》③。**小兒疳痢**肚脹。用雞子一箇開孔，入巴豆一粒〔去皮〕，輕粉一錢，用紙五十重裹，于飯上蒸三度，放冷去殼研，入麝香少許，糊和丸米粒大。食後溫湯下二丸至三丸。《經驗方》④。**預解痘毒**。保和方用雞卵一枚，活地龍一條入卵內，飯上蒸熟，去地龍，與兒食，每歲立春日食一枚，終身不出痘也。○李氏用雞卵一枚，童便浸七日，水煮食之，永不出痘。○李捷用頭生雞子三五枚，浸廁坑內五七日，取出煮熟與食，數日再食一枚，永不出痘。徐都司得于浙人之方。**痘瘡赤瘢**。雞子一箇，酒醋浸七日，白殭蠶二七枚，〔搗末〕，和勻，揩赤塗之，甚效。《聖惠》⑤。**雀卵面皰**。雞卵醋浸壞，取出傅之。《聖惠》⑥。**妊娠時疾**，令胎不(動)〔傷〕。以雞子七枚，納井中令冷，取出打破吞之。《子母秘錄》⑦。**病欲去胎**。雞子一枚，入鹽三指撮，服。《張文仲方》⑧。**胎動下血**。藏器⑨曰：雞子二枚打破，以白粉和稀食之。**子死腹中**。用三家雞卵各一枚，三家鹽各一撮，三家水各一升，同煮，令婦東向飲之。《千金方》⑩。**產後血多**不止。烏雞子三枚，醋半升，酒二升，和攪，煮取一升，分四服。《拾遺》⑪。**產後心痛**。雞子煮酒食，即安。《備急方》⑫。**產後口乾**，舌縮。用雞子一枚打破，水一盞攪服。

---

① 肘後方：《肘後方》卷3"治卒身面腫滿方第二十四" 治卒腫滿，身面皆洪大方……又方：取雞子黃白相和，塗腫處，乾復塗之。
② 集成：《醫學集成》卷3"哮" 哮年深，時作時止，一方：雞子略敲殼，不損膜，浸尿缸中二四日，煮食，能去風痰。
③ 肘後：《肘後方》卷1"治卒心痛方第八" 治卒心痛方……又方：苦酒一杯，雞子一枚，著中合攪，飲之。好酒亦可用。
④ 經驗方：《證類》卷19"丹雄雞" 《經驗方》：治小兒疳痢，肚脹方：用雞子一個，打破眼子如豆大，內巴豆一粒去皮，膩粉一錢，用五十重紙裹，於飯甑上蒸三度，放冷打破，取雞子肉同芭粉一時研，入少麝，添麵糊丸如米粒大。食後、夜臥溫湯下二丸至三丸。
⑤ 聖惠：《聖惠方》卷40"滅瘢痕諸方" 治熱毒瘡差後瘢痕不滅，方：雞子(一枚，酒浸七日後取黃)、白僵蠶(二七枚，搗末)，右件藥與雞子相和令勻，先以布揩瘡瘢赤痛，塗之甚效。
⑥ 聖惠：《普濟方》卷51"面皯皰" 治面皯皰，及產婦黑皰，如雀卵色：右以雞卵醋浸令壞，傅面皯後，以漿水洗之。（按：今本《聖惠方》無此方。今另溯其源。）
⑦ 子母秘錄：《證類》卷19"丹雄雞" 《子母秘錄》：主妊娠得時疾，令胎不傷。以雞子七枚內井中令極冷，破吞之。
⑧ 張文仲方：《外臺》卷33"妊娠得病欲去子方" 文仲療妊娠得病，欲去胎方：取雞子一枚，以三指撮鹽置雞子中，服之立出。
⑨ 藏器：《拾遺》見《證類》卷19"丹雄雞" 《陳藏器本草》云……取二枚，破著器中，以白粉和如稀粥，頓服之……
⑩ 千金方：《千金方》卷2"子死腹中第六" 治胎死腹中……又方：三家雞卵各一枚，三家鹽各一撮，三家水各一升，合煮，令產婦東向飲之，立出。
⑪ 拾遺：《拾遺》見《證類》卷19"丹雄雞" 《陳藏器本草》云……又取卵三枚，醋半升，酒二升，攪和，煮取二升，分四服，主產後血下不止……
⑫ 備急方：（按：已查《肘後》《千金》《外臺》《證類》等書，未能溯得其源。）

《經驗〔後〕方》①。婦人白帶。用酒及艾葉煮雞卵，日日食之。袖珍方②。頭風白屑。新下烏雞子三枚，沸湯五升攪，作三度沐之，甚良。《集驗》③。腋下胡臭。雞子兩枚，煮熟去殼，熱夾，待冷，棄之三叉路口，勿回顧。如此三次效。《肘後方》④。乳石發渴。水浸雞子，取清生服，甚良。《總録》⑤。解野葛毒。已死者，〔以〕物開口後，灌雞子三枚。須臾吐出野葛，乃甦。《肘後》⑥。胡蔓（野）〔草〕毒：即斷腸草。一葉入口，百竅流血。惟急取鳳凰胎，即雞卵抱未成雛者，已成者不用，研爛，和麻（血）〔油〕灌之。吐出毒物乃生，少遲即死。《嶺南衛生方》⑦。癰疽發背。初作及經十日以上，腫赤焮熱，日夜疼痛，百藥不效者。用〔鰕〕雞子一枚，新狗屎如雞子大，攪勻，微火熬令稀稠得所，捻作餅子，于腫頭上貼之，以帛包抹，時時看視，覺餅熱即易，勿令轉動及歇氣，經一宿定。如日多者，三日貼之，一日一易，至瘥乃止。此方穢惡，不可施之貴人。一切諸方皆不能及，但可備擇而已。《千金方》⑧。蛛蠍蛇傷。雞子一個，輕敲小孔合之，立瘥。《兵部手集》⑨。蠼螋尿瘡。同上法。身體發熱。不拘大人、小兒，用雞卵三枚，白蜜一合和服，立瘥。《普濟》⑩。

卵白。【氣味】甘，微寒，無毒。【主治】目熱赤痛，除心下伏熱，止煩滿欬逆，小兒下泄。婦人產難，胞衣不出，並生吞之。醋浸一宿，療黃疸，破大

---

① 經驗後方：《證類》卷 19"丹雄雞" 《經驗後方》：主婦人產後口乾舌縮渴不止。打雞子一箇，水一盞衝之，楪蓋少時服。

② 袖珍方：《袖珍方》卷 4"調經衆疾" 治婦人白帶下（秘方）：右用好酒，同艾葉不以多少煮雞卵熟，空心只服雞卵。

③ 集驗：《外臺》卷 32"沐頭去風方" 《集驗》又主頭風，搔之白屑起，雞子沐湯方：新生烏雞子三枚，右一味以五升沸湯揚之，使溫溫，破雞子内中，攪令勻，分爲三度沐，令髮生，去白屑風癢，差。

④ 肘後方：《肘後方》卷 6"治面皰髮禿身臭心昏鄙醜方第四十九" 葛氏療身體及腋下狐臭方……又方：煮兩雞子熟，去殼皮，各内腋下，冷棄三路口，勿反顧，三爲之良。

⑤ 總録：《普濟方》卷 261"乳石發煩渴" 治乳石發渴：以水浸雞子，取清，生服之甚良。（按：今本《聖濟總録》無此方，另溯其源。）

⑥ 肘後方：《肘後方》卷 7"治卒中諸藥毒救解方第六十五" 治食野葛已死方：以物開口，取雞子三枚，和以吞之，須臾吐野葛出。

⑦ 嶺南衛生方：《嶺南衛生方》卷中 治胡蔓草毒方：胡蔓草葉如茶，其花黃而小，一葉入口，百竅潰血，人無復生也。廣西愚民私怨，茹以自斃，家人覺之，即時取雞卵抱未成雛者，研爛，和麻油灌之，吐出毒物乃生，稍遲即死也。如人誤服此草者，止以前法解之。

⑧ 千金方：《千金方》卷 22"癰疽第二" 治癰腫發背初作，及經十日以上，腫赤焮熱毒氣盛，日夜冬痛，百藥不效方：雞子一枚 新出狗屎如雞子大，右二味攪調和，微火熬令稀稠得所，撚作餅子。可腫頭堅處貼之，以紙貼右，以帛抹之，時時看之，覺餅子熱即易，勿令轉動及歇氣，經一宿定。如多日患者，三日貼之，一日一易，瘥止。此方穢惡，不可施之貴勝。然其愈疾，一切諸方皆不可及。自外諸方，還復備員設儀注而已，（覺）〔學〕者當曉斯方，亦備諸急爾。

⑨ 兵部手集：《證類》卷 19"丹雄雞" 《兵部手集》：主蛇、蠍、蜘蛛毒。卵，輕敲一小孔，合咬處，立差。

⑩ 普濟：《普濟方》卷 120"諸熱" 治大人及小兒發熱：可取雞卵三顆，白蜜一合相和，服之立差。

煩熱。《別録》①。産後血閉不下，取白一枚，入醋一半攪服。藏器②。和赤小豆末，塗一切熱毒、丹腫、頤痛，神效。冬月以新生者酒漬之，密封七日取出，每夜塗面，去黚䵟皯皰，令人悦色。時珍。

【發明】【宗奭③曰】産後血運，身痙直，口、目向上牽急，不知人。取雞子一枚，去殼分清，以荆芥末二錢調服即安，甚敏捷，烏雞子尤善。

【附方】舊四，新六。**時行發黃**。醋、酒浸雞子一宿，吞其白數枚。《肘後方》④。**下痢赤白**。生雞子一個，取白攤連紙上日乾，折作四重，包肥烏梅十個，安熨斗中，以白炭燒存性，取出碗覆，冷定研末，入水銀粉少許，〔和匀〕。大人分二服，小兒三服，空心井花水調下。如覺微利，不須再服。《（類澄）〔證類〕》⑤。**蚘蟲攻心**，口吐清水。以雞子一枚去黃，納好漆入雞子殼中和合。仰頭吞之，蟲即出也。《古今録驗》⑥。**五種遁尸**。其狀腹脹，氣急冲心，或磥磈踊起，或牽腰脊。以雞卵白七枚，頓吞之，良。《千金方》⑦。**咽塞鼻瘡**及乾嘔頭痛，食不下。用雞子一枚，開一竅，去黃留白，着米酢，燖火頓沸，取下更頓，如此三次。乘熱飲之，不過一二度即愈。《（普）〔廣〕濟方》⑧。**面生皰瘡**。雞子，以三歲苦酒浸之三宿，待軟，取白塗之。《肘後》⑨。**湯火燒**

---

① 別録：《本經》《別録》見《證類》卷19"**丹雄雞**"　　卵白：微寒。療目熱赤痛，除心下伏熱，止煩滿欬逆，小兒下泄，婦人産難，胞衣不出，醯漬之一宿，療黃疸，破大煩熱。

② 藏器：《拾遺》見《證類》卷19"**丹雄雞**"　　《陳藏器本草》云……又取一枚，打開取白，釅醋如白之半，攪調吞之，主産後血閉不下……

③ 宗奭：《衍義》卷16"**丹雄雞**"　　……産後血暈，身痙直，帶眼，口角與目外眥向上牽急，不知人，取子一枚，去殼，分清，以荆芥末二錢調服，遂安。仍依次調治。若無他疾，則不須。治甚敏捷，烏雞子尤善……

④ 肘後：《肘後方》卷2"**治傷寒時氣溫病方第十三**"　　治時行病發黃方……又方：醋、酒浸雞子一宿，吞其白數枚。

⑤ 證類：《證類》卷19"**丹雄雞**"　　治痢：生雞子一箇，連紙一幅，烏梅十箇有肉者。取雞子白攤遍連紙，日乾，折作四重，包撮烏梅，安熨斗中，用白炭火燒烟欲盡，取出以盞梡蓋覆候冷，研令極細，入水銀粉少許，和匀。如大人患分爲二服，小兒分三服，不拘赤白痢，空心井花水調服，如覺藏府微微有疏利，更不須再服。（**按**：《證類》新添附方以病名爲題者，或考爲艾晟所增。）

⑥ 古今録驗：《證類》卷19"**丹雄雞**"　　《古今録驗》……又方：治蚘蟲攻心臍如刺，口吐清水。雞子一枚，開頭去黃，以好漆内殼中合和，仰頭吞之，蟲出。

⑦ 千金方：《證類》卷19"**丹雄雞**"　　孫真人……又方：卒中五尸遁尸，其狀腹脹，氣急衝心，或磥塊踊起，或牽腰脊者。以卵一枚，取白吞之，困者搖頭令下。／《肘後方》卷1"**治卒中五屍方第六**"　　五尸者（飛尸、遁尸、風尸、沉尸、尸注也，今所載方兼治之），其狀腹痛，脹急，不得氣息，上冲心胸，旁攻兩脅，或磥塊湧起，或攣引腰脊，兼治之方……又方：破雞子白，頓吞七枚。不可，再服。（**按**：時珍綜合此二方。今本《千金方》未見此方。）

⑧ 廣濟方：《證類》卷19"**丹雄雞**"　　《廣濟方》：主咽喉塞，鼻中瘡出及乾嘔頭痛，食不下。生雞子一顆，開頭取白去黃，著米酢拌，燖火頓沸，起擎下，沸定更頓，三度成就。熱飲酢盡，不過一二差。

⑨ 肘後：《肘後方》卷6"**治面皰髮禿身臭心昏鄙醜方第四十九**"　　葛氏療年少氣充，面生皰瘡……又方：三歲苦酒，漬雞子三宿軟，取白以塗上。

灼。雞子清和酒調洗，勤洗即易生肌。忌發物。或生傅之亦可。經驗秘方①。**頭髮垢膩**。雞子白塗之，少頃洗去，光澤不燥。瀕湖。**面黑令白**：雞子三枚，酒浸，密封四七日。每夜以白傅面，如雪白也。《普濟》②。**塗面駐顏**。雞子一枚，開孔去黃留白，入金華胭肢及硇砂少許，紙封，與雞抱之，俟別卵抱出，〔乾〕以塗面。洗之不落，半年尚紅也。《普濟》③。

卵黃。【氣味】甘，溫，無毒。【主治】醋煮，治產後虛痢，小兒發熱。煎食，除煩熱。鍊過，治嘔逆。和常山末爲丸，竹葉湯服，治久瘧。《藥性》④。炒取油，和粉傅頭瘡。《日華》⑤。卒乾嘔者，生吞數枚，良。小便不通者，亦生吞之，數次效。補陰血，解熱毒，治下痢，甚驗。時珍。

【發明】【時珍曰】雞子黃，氣味(供)〔俱〕厚，陰中之陰，故能補形。昔人謂其與阿膠同功，正此意也。其治嘔逆諸瘡，則取其除熱引蟲而已。○頌⑥曰：雞子入藥最多，而髮煎方特奇。劉禹錫《傳信方》云：亂髮雞子膏，治孩子熱瘡。用雞子五枚煮熟，去白取黃，亂髮如雞子大，相和，於鐵銚中炭火熬之。初甚乾，少頃即髮焦，乃有液出。旋取置椀中，以液盡爲度。取塗瘡上，即以苦參末粉之。頃在武陵生子，蓐內便有熱瘡，塗諸藥無益，而日益劇，蔓延半身，晝夜號啼，不乳不睡。因閱本草《髮髲》條云：合雞子黃煎之，消爲水，療小兒驚熱、下痢。註云：俗中嫗母爲小兒作雞子煎，用髮雜熬之，良久得汁，與小兒服，去痰熱，主(有)〔百〕病。又《雞子》條云：療火瘡。因是用之，果如神效也。

---

① 經驗秘方：《**普濟方**》卷 277"**湯火瘡**"　治火燒瘡……一方：用生白塗，絕妙……(**按**：未能溯得其源。今錄近似方以備參。)

② 普濟：《**普濟方**》卷 51"**面䵟黷**"　治面䵟黷黑，膚色粗陋，皮厚狀醜方……又方：右用酒浸雞子三枚。蜜封四七日成。傅面如白雪。

③ 普濟：《**普濟方**》卷 52"**澡豆**"　治男子婦人白桃花顏色……又方，半年紅方：以雞子一枚，放於頂上，取一竅，傾出黃，留白，以金花胭脂及硇砂少許，紗封，與雞抱，候別卵內雞出爲度。乾以敷臉，洗不落，半年紅。

④ 藥性：《**藥性論**》見《**證類**》卷 19"**丹雄雞**"　雞子，使，味甘，微寒，無毒。能治目赤痛。黃，和常山末爲丸，竹葉煎湯下，治久瘧不差。治漆瘡，塗之。醋煮，治產後虛及痢，主小兒發熱。煎服，主痢，除煩熱。煉之，主嘔逆。

⑤ 日華：《**日華子**》見《**證類**》卷 19"**丹雄雞**"　……黃炒取油，和粉傅頭瘡……

⑥ 頌：《**圖經**》見《**證類**》卷 19"**丹雄雞**"　……雞子入藥最多，而發煎方特奇。劉禹錫《傳信方》云：亂髮雞子膏，主孩子熱瘡。雞子五枚，去白取黃，亂髮如雞子許大，二味相和，於鐵銚子中，炭火熬。初甚乾，少頃即髮焦，遂有液出，旋取，置一瓷椀中，以液盡爲度，取塗熱瘡上，即以苦參末粉之。頃在武陵生子，蓐內便有熱瘡發臀腿間，初塗以諸藥及他藥無益，日加劇，蔓延半身，狀候至重，晝夜啼號，不乳不睡，因閱本草至髮髲，本經云：合雞子黃煎之，消爲水，療小兒驚熱，下痢。註云：俗中嫗母爲小兒作雞子煎，用髮雜熬，良久得汁，與小兒服，去痰熱，主百病。用髮，皆取久梳頭亂者。又撿雞子，《本經》云"療火瘡"，因是用之，果如神，立效……

【附方】舊三，新十一。赤白下痢。雞卵一枚，取黃去白，入胡粉滿殼，燒存性。以酒服一錢匕。《葛氏方》①。妊娠下痢，絞痛。用烏雞子一枚，開孔去白留黃，入黃丹一錢在内，厚紙裹定，泥固煨乾，爲末。每服三錢，米飲下。一服愈者是男，兩服愈者是女。《三因方》②。子死腹中③。雞子黃一枚，薑汁一合，和服，當下。小腸疝氣。雞子黃攪，溫水服之。三服效。小兒癇疾。雞子黃和乳汁攪服。不過三兩枚，自定。《普濟》④。小兒頭瘡。煮熟雞子黃，炒令油出，以麻油、膩粉搽之。《事林廣記》⑤。鼠瘻已潰。雞卵一枚，米下蒸半日，取黃熬令黑。先拭瘡令乾，以藥納孔中，三度即愈。《千金方》⑥。脚上臭瘡。熟雞子黃一箇，黃蠟一錢，煎油塗之。湯火傷瘡。熟雞子（黃）〔十〕個，取黃炒取油，入膩粉十文，攪匀，掃上，三五日永除瘢痕。《集驗方》⑦。杖瘡已破。雞子黃熬油搽之，甚效。《唐瑶經驗方》⑧。天泡水瘡。方同上。消滅瘢痕。雞子五七枚煮熟，取黃炒黑，拭塗，日三。久久自滅。《聖惠方》⑨。妊娠胎（滿）〔漏〕，血下不止，血盡則子死。用雞子黃十四枚，以好酒二升，煮如錫服之。未瘥再作，以瘥爲度。《普濟方》⑩。耳疳出汁。雞子黃炒油塗之，甚妙。《談埜翁方》⑪。

抱出卵殼。【時珍曰】俗名混沌池、鳳凰蛻。用抱出者，取其蛻脱之義也。○李石《續博物

① 葛氏方：《證類》卷19“丹雄雞” 葛氏方……又方：卒腹痛，下赤白痢，數日不絶。以卵一枚，取出黃去白，内胡粉令滿殼，燒成屑，以酒服一錢匕。

② 三因：《三因方》卷17“腹痛下利治法” 雞黃散：治懷身下利赤白，絞刺疼痛。雞子（一個，烏者尤妙。就頭作一竅，傾出青者，留黃）、黃丹（一錢，入前雞子殼内，打令黃匀，以厚紙裹，黃泥固濟，火上煅取，焙乾），右爲末，每服二錢，米飲調下。一服愈者是男，兩服愈者是女。凡冷熱利斷下門中選無毒者，皆可用。

③ 子死腹中：《普濟方》卷357“産難子死腹中” 《十全博救》療胎死腹中……又方：以雞子黃一枚，用薑汁一合，調雞子黃令匀，頓服。分娩後，吃芸薹粥良……（按：原無出處，今溯得其源。）

④ 普濟：《普濟方》卷378“驚癇” 治驚癇：右用以雞子黃和乳汁，量兒大小服之，不過三兩枚，自定。

⑤ 事林廣記：《事林廣記》戊集卷下“用藥效驗” 小兒頭瘡……又方：煮熟雞子黃炒令油出，以麻油、膩粉調傅。

⑥ 千金：《千金翼方》卷24“鼠瘻第二” 治諸漏方……又方：取雞子三顆，米下蒸半日出，取黃，熬令黑，先拭瘡汁令乾，以藥内瘡孔中，不過三度。（按：今本《千金方》無此方，另溯其源。）

⑦ 集驗：《證類》卷19“丹雄雞” 《集驗方》……又方：治湯火燒瘡。熟雞子一十箇，取黃炒取油，入十文膩粉攪匀，用雞翎掃瘡上，永除瘢痕。

⑧ 唐瑶經驗方：（按：書佚，無可溯源。）

⑨ 聖惠方：《聖惠方》卷40“滅瘢痕諸方” 治瘢痕無問新舊，必除方：雞子（五七枚），右熟煮取黃，於鐺中炒如黑脂成膏，以布先揩破瘡瘢，然後塗膏，日三兩度，自然瘢滅，與舊肉無别。

⑩ 普濟：《普濟方》卷342“漏胎” 治妊娠血下不止，名曰漏胞，血盡子死：用雞子十四枚，取黃，以好酒二升煮，使如錫。一服之未瘥，更作服之，以差爲度。

⑪ 談埜翁方：（按：未見原書，待考。）

志》①云：踏雞子殼，令人生白癜風。【主治】研末，磨障翳。《日華》②。傷寒勞復，熬令黃黑爲末，熱湯和一合服，取汗出即愈。蘇頌③。○出《深師方》。燒灰油調，塗癬及小兒頭身諸瘡。酒服二錢，治反胃。時珍。

【附方】舊二，新七。小便不通。雞子殼、海蛤、滑石，等分爲末。每服半錢，米飲下，日三。《聖惠方》④。小兒煩滿欲死。雞子殼燒末，酒服方寸匕。《子母秘録》⑤。癍痘入目。雞子殼燒研，入片腦少許，點之。《鴻飛集》⑥。頭瘡白禿。雞子殼七箇，炒研油和，傅之。《秘録》⑦。頭上軟癤。用抱出雞卵殼，燒存性，研末，入輕粉少許，清油調傅。《危氏方》⑧。耳疳出膿。用抱出雞卵殼，炒黃爲末，油調灌之，疼即止。《杏林摘要》⑨。玉莖下疳。雞卵殼炒研，油調傅之。同上。外腎癰瘡。抱出雞卵殼、黃連、輕粉等分，爲細末。用鍊過香油調塗。《醫林正宗》⑩。痘瘡惡證。癍痘倒陷，毒氣壅遏於裏，則爲便血、昏睡不醒，其證甚惡。用抱出雞子殼去膜，新瓦焙研。每服半錢，熱湯調下。嬰兒以酒調，抹唇、舌上，并塗風池、胸、背，神效。

卵殼中白皮。【主治】久欬氣結，得麻黃、紫苑服，立效。《別録》⑪。

【發明】【時珍曰】按《仙傳外科》⑫云：有人偶含刀在口，割舌，已垂未斷。一人用雞子白皮

---

① 續博物志：《續博物志》卷9　積皂莢置油瓶，其中永不蛀。踏雞子殼，令人患白癜風。踐壞竈土，令人害瘡。

② 日華：《日華子》見《證類》卷19"丹雄雞"　……殼研，摩障翳。

③ 蘇頌：《圖經》見《證類》卷19"丹雄雞"　……其殼亦主傷寒勞復，見《深師方》。取雞子空殼碎之，熬令黃黑，搗篩，熱湯和一合，服之，溫卧，取汗出，愈。

④ 聖惠方：《普濟方》卷216"小便不通"　療淋不通方：滑石、海蛤、雞子殼（各等分），右爲散，以飲服半錢，日進三服，漸加至一錢，甚良。（按：今本《聖惠方》無此方，另溯其源。）

⑤ 子母秘録：《證類》卷19"丹雄雞"　《子母秘録》……又方：治小兒心腹胸脅煩滿欲死。燒雞子殼，末，酒服方寸匕。

⑥ 鴻飛集：（按：已查原書，未能溯得其源。）

⑦ 子母秘録：《證類》卷19"丹雄雞"　《子母秘録》……又方：兒頭上瘡，及白禿髮不生，汁出者。雞子七個去白、皮，於銅器中熬，和油傅之。

⑧ 危氏方：《得效方》卷12"軟癤"　治軟癤屢安再作者……又方：雞抱卵殼燒灰存性，爲末，入輕粉少許，清油調傅。此物難得，只以雞子抱退殼，如上法用亦可。

⑨ 杏林摘要：（按：書佚，無可溯源。）

⑩ 醫林正宗：《醫林正宗》卷7"癰疽灸法"　治外腎癰瘡（一人生腎（脛）〔莖〕上，生瘡久久不合，用經布燒灰，用蜜調涂上，即愈）。抱雞卵殼、鷹爪黃連、輕粉（各等分），右爲細末，用煎過清油調涂。

⑪ 別録：《本經》《別録》見《證類》卷19"丹雄雞"　卵中白皮：主久欬結氣，得麻黃、紫苑和服之，立已。

⑫ 仙傳外科：《仙傳外科》卷2"用敷貼溫藥第三"　一方治大人小兒偶含刀在口，割斷舌頭，已垂落而未斷，用雞白軟皮袋了舌頭，用破血丹蜜調涂舌根斷血，却以蜜調和蠟，稀稠得所，調此正方敷在雞子皮上，取性吹薄，能透藥性故也。如在口溶散，勤勤添敷，三日接住，方可去雞子白皮。只用蜜蠟調藥，勤勤敷上，七日全安。學者觀此，則知通變活法，妙用不在師傅之功。如無速效，以金瘡藥參錯治之，尤妙尤妙。

袋之，摻止血藥於舌根。血止，以臘化蜜調冲和膏，敷雞子皮上。三日接住，乃去皮，只用蜜、蠟勤敷，七日全安。若無速效，以金鎗藥參治之。此用雞子白皮無他，但取其柔軟而薄，護舌而透藥也。

【附方】新二。欬嗽日久。雞子白皮炒十四枚，麻黄三兩，焙爲末。每服方寸匕，飲下，日二。《必效方》①。 風眼腫痛。雞子白皮、枸杞白皮，等分爲末。吹鼻中，一日三次。《聖濟總録》②。

雞白蠹肥脂《本經》③。【弘景④曰】不知是何物。恐別一種耳。【藏器⑤曰】今雞亦有白蠹，如卵而硬，有白無黄，云是牡雞所生，名父公蠹。蠹字似蠹字，疑傳誤也。【機⑥曰】此《本經》文，列于“黑雌雞”條下，似指雌雞之肥脂，如蠹蟲之肥白，因其似而名之也。【時珍曰】蠹，音妬。而藏器以爲“蠹”，何耶？今牡雞生子，亦時或有之，然不當有肥脂字，當以機説爲近。否則，必雌雞之生腸也。《本經》有其名，不具其功，蓋脱簡之文。

雞窠中草。【主治】頭瘡白禿，和白頭翁草燒灰，猪脂調傅。《日華》⑦。 天絲入眼，燒灰淋清汁洗之，良。時珍。○出《不自秘方》⑧。

【附方】舊一新一。小兒夜啼。雞窠草安席下，勿令母知。《日華本草》⑨。 産後遺尿。雞窠草燒末，酒服一錢匕。《聖惠方》⑩。

燖鷄湯。【主治】消渴，飲水無度，用燖雄雞水，濾澄服之。不過二雞之水愈，神效。《楊氏經驗方》⑪。

【附方】新一。鷄眼作痛。剥去皮，以燖雞湯洗之。《簡便方》⑫。

---

① 必效方:《外臺》卷9“療欬方” 《必效》療欬方……又方：雞子白皮（十四枚，熬令黄）、麻黄（三兩，去節），右二味擣成散，每服方寸匕，日二，食後飲下之。無所忌。
② 聖濟總録:《聖濟總録》卷106“目風腫” 治眼風腫，吹鼻散方：枸杞白皮、雞子白皮（等分），右二味，擣羅爲散，又研令極細，每日三上，吹鼻内。
③ 本經:**《本經》《别録》見《證類》卷19“丹雄雞” 雞白蠹肥脂。**
④ 弘景:《集注》見《證類》卷19“丹雄雞” 陶隱居云……今云白蠹，不知是何物，别恐一種爾。
⑤ 藏器:《證類》卷19“二十六種陳藏器餘·鳳凰臺” ……今雞亦有白臺如卵硬，中有白無黄，云是牡雞所生，名爲父公臺。本經“雞”曰蠹，蠹字似臺，後人寫之誤耳……
⑥ 機:（**按**：或出《本草會編》。書佚，無可溯源。）
⑦ 日華:《日華子》見《證類》卷19“丹雄雞” ……治小兒夜啼，安席下，勿令母知。窠中草治頭瘡白禿，和白頭翁草燒灰，猪脂傅。
⑧ 不自秘方:（**按**：未見原書，待考。）
⑨ 日華本草:見本頁注⑦。
⑩ 聖惠方:《普濟方》卷354“小便頻數不禁” 治産後遺尿：用故雞窠中草燒作末，酒服二錢匕，瘥。（**按**：今本《聖惠方》無此方，另溯其源。）
⑪ 楊氏經驗方:（**按**：書佚，無可溯源。）
⑫ 簡便方:（**按**：查《經驗奇效單方》，未能溯得其源。）

【釋名】野雞。【宗奭②曰】雉飛若矢，一往而墮，故字從矢。今人取其尾置舟車上，欲其快速也。漢呂太后名雉，高祖改雉爲野雞。其實雞類也。【時珍曰】《黄氏韻會》③云：雉，理也。雉有文理也。故《尚書》④謂之華蟲，《曲禮》謂之疏〔趾〕。雉類甚多，亦各以形色爲辨耳。《禽經》⑤云：雉，介鳥也。素質五采備曰翬雉，青質五采備曰〔鷂〕〔鷷〕雉，朱黄曰鷩雉，白曰鵫雉，音罩，玄曰海雉。《爾雅》⑥云：鷂雉，青質五采。鳪雉，黄色自呼。翟雉，山雉也，長尾。鷷雉，長尾，走且鳴。秩秩，海雉也。梵書⑦謂雉曰迦頻闍羅。

【集解】【時珍曰】雉，南北皆有之。形大如雞，而斑色繡翼。雄者文采而尾長，雌者文暗而尾短。其性好鬥，其名曰鷮。鷮，音杳。其交不再，其卵褐色。將卵時，雌避其雄而潛伏之，否則雄食其卵也。《月令》⑧：(仲)〔季〕冬，雉始雊。謂陽動則雉鳴而勾其頸也。孟冬，雉入大水爲蜃。蜃，大(哈)〔蛤〕也。陸佃《埤雅》⑨云：蛇交雉則生蜃。蜃，蛟類也。《類書》⑩云：蛇與雉交蛇生子，曰蟂，蟂，水蟲也。陸襄《續水經》⑪云：蛇、雉遺卵於地，千年而爲蛟龍之屬，似蛇四足，能害人。魯至剛《俊靈機要》⑫云：正月蛇與雉交生卵，遇雷入土數丈，爲蛇形，經二三百年成蛟飛騰。若卵不入土，仍爲雉耳。又任昉《述異記》⑬云：江淮中有獸名能，音耐，乃蛇精所化也。冬則爲雉，春復爲蛇。

---

① 別録：《別録》見《證類》卷19"雉肉"　味酸，微寒，無毒。主補中益氣力，止洩痢，除蟻瘻。

② 宗奭：《衍義》卷16"雉"　其飛若矢，一往而墮，故今人取其尾置船車上，意欲如此快速也。漢呂太后名雉，高祖字之曰野雞，其實即雞屬也。食之，所損多，所益少。

③ 黄氏韻會：《古今韻會舉要》卷11"上聲·四"　雉……(又理也。)

④ 尚書：《御覽》卷917"雉"　《禮記·曲禮》下曰：祭宗廟，雉曰疏趾。/《尚書》曰：日月星辰，山龍華蟲。(華蟲，鷩雉也。五色，故曰華也。)

⑤ 禽經：《禽經》　雉，介鳥也。(善搏鬥也。)五采備曰翬(《爾雅》曰：伊洛而南，素質五采皆備成章曰翬，江南而南，青質五采皆備成章曰鷷，言其毛色光輝也)……朱黄曰鷩雉，白曰鵫雉，玄曰海(淮)〔雉〕……

⑥ 爾雅：《爾雅·釋鳥》(郭注)　鷂雉。(青質五彩。)鷷雉。(即鷷雞也，長尾，走且鳴。)鳪雉(黄色，鳴自呼)。鷩雉(似山雞而小冠，背毛黄，腹下赤，項綠色鮮明)。秩秩，海雉。(如雉而黑，在海中山上。)

⑦ 梵書：《翻譯名義集》二"畜生第二十二"　迦頻闍羅。(此云雉。)

⑧ 月令：《禮記·月令》　孟冬之月……水始冰，地始凍，雉入大水爲蜃……(……大蛤曰蜃。)/季冬之月……雉雊、雞乳(雊，雉鳴也。《詩》云：雉之朝雊，尚求其雌……)

⑨ 埤雅：《埤雅》卷2"釋魚·蜃"　……世云：雉與蛇交而生蜃……

⑩ 類書：(**按**：此《類書》非特指某一書，未能溯得其源。)

⑪ 續水經：《説郛》弓45《玉壺清話》　唐陸襄《續水經》常言蛇雉遺卵於地，千年而爲蛟焉。

⑫ 俊靈機要：(**按**：已查原書，未見此論。)

⑬ 述異記：《述異記》卷上　……昉按：今江淮中有猷名熊。熊，蛇之精，至冬化爲雉，至夏復爲蛇。今吳中不食雉，毒故也。

晋時武庫有雉。張華①曰：必蛇化也。視之果得蛇蛻。此皆異類同情，造化之變易，不可臆測者也。

肉。【氣味】酸，微寒，無毒。【恭②曰】溫。【《日華》③曰】平，微毒。秋冬益，春夏毒。有痾人不可食。【頌④曰】《周禮》庖人供六禽，雉是其一，亦食品之貴。然有小毒，不可常食，損多益少。【詵⑤曰】久食令人瘦。九月至十一月稍有補，他月則發五痔、諸瘡疥。不與胡桃同食，發頭風眩運及心痛。與菌蕈、木耳同食，發五痔，立下血。同蕎麥食，生肥蟲。卵，同葱食，生寸白蟲。自死爪甲不申者，殺人。

【正誤】【思邈⑥曰】黃帝書云：丙午日勿食雞、雉肉，丈夫燒死目盲，女人血死妄見。野雞肉同家雞子食成遁尸，尸鬼纏身。【弘景⑦曰】雉非辰屬，正是離禽。丙午不可食，明王於火也。【時珍曰】雉屬離火，雞屬巽木。故雞煮則冠變，雉煮則冠紅，明其屬火也。春夏不可食者，爲其食蟲蟻，及與蛇交，變化有毒也。能發痔及瘡疥，令人瘦病者，爲其能生蟲，與雞肉同也。有鄙人者，假黃帝爲書，謂丙午日不可食，及成遁尸之說，乃不經謬談。而陶氏和之，孫氏取之，皆誤矣。今正其誤。

【主治】補中，益氣力，止洩痢，除蟻瘻。《別錄》⑧。

【發明】【時珍曰】雉肉，諸家言其發痔，下痢人不可食，而《別錄》用治痢、瘻何邪？蓋雉在禽上應胃土，故能補中；而又食蟲蟻，故能治蟻瘻，取其制伏耳。若久食及食非其時，則生蟲有毒，故不宜也。

【附方】舊三，新一。脾虛下痢，日夜不止。野雞一隻，如食法，入橘皮、葱、椒、五味，和作餛飩，煮，空心食之。《食醫心鏡》⑨。産後下痢。用野雞一隻，作餛飩食之。同上⑩。消渴飲水，小便數。用野雞一隻，五味煮取三升已來汁飲之。肉亦可食，甚效。同上。心腹脹滿。

---

① 張華：《晉書·張華傳》　……武庫封閉甚密，其中忽有雉雛。華曰：此必蛇化爲雉也。開視，雉側果有蛇蛻焉……

② 恭：《唐本草》見《證類》卷19“雉肉”　《唐本》注云：雉，溫……

③ 日華：《日華子》見《證類》卷19“雉肉”　雉雞，平，微毒。有痾疾人不宜食。秋冬益，春夏毒。

④ 頌：《圖經》見《證類》卷19“雉肉”　雉，本經不載所出州土，今南北皆有之。多取以充庖廚。《周禮·庖人》共六禽，雉是其一，亦食品之貴。然有小毒，不宜常食……

⑤ 詵：《食療》見《證類》卷19“雉肉”　孟詵云：山雞，主五藏氣，喘不得息者，食之發五痔。和蕎麥麵食之生肥蟲。卵不與葱同食，生寸白蟲。又野雞，久食令人瘦。又九月至十二月食之，稍有補。他月即發五痔及諸瘡疥。不與胡桃同食，菌子、木耳同食發五痔，立下血。/不與胡桃同食，即令人發頭風，如在船車內，兼發心痛。亦不與豉同食。自死足爪不伸，食之殺人。

⑥ 思邈：《千金方》卷26“鳥獸第五”　黃帝云……野雞肉共家雞子食之，成遁尸，尸鬼纏身，四肢百節疼痛……丙午日食雞、雉肉，丈夫燒死目盲，女人血死妄見……

⑦ 弘景：《集注》見《證類》卷19“雉肉”　陶隱居云：雉雖非辰屬，而正是離禽，丙午不可食者，明王於火也。

⑧ 別錄：見 3076 頁注①。

⑨ 食醫心鏡：《證類》卷19“雉肉”　《食醫心鏡》……又云：主脾胃氣虛下痢，日夜不止，腸滑不下食。野雞一隻，如食法，細研，著橘皮、椒、葱、鹽、醬，調和作餛飩熟煮。空心食之。

⑩ 同上：《證類》卷19“雉肉”　《食醫心鏡》……又云：治産後下痢，腰腹痛。野雞一隻，作餛飩食之。

野雞一隻，不拘雄雌，茴香炒、馬芹子炒、川椒炒、陳皮、生薑等分，用醋以一夜蒸餅和雉肉作餡料，外以麨皮包作餛飩，煮熟食，仍早服嘉禾散，辰服此，午服導氣枳殼丸。《朱氏集驗方》①。

腦。【主治】塗凍瘡。時珍。

嘴。【主治】蟻瘻。孫思邈②。

尾。【主治】燒灰和麻油，傅天火丹毒。時珍。

屎。【主治】久瘧。時珍。

【附方】新一。久瘧不止。雄野雞屎、熊膽、五靈脂、恒山等分，爲末，醋糊丸黑豆大。正發時，冷水下一丸。《聖惠》③。

鸐雉 音狄 〇《食療》④

【釋名】鸐雞《禽經》⑤、山雞同上、山雉。【時珍曰】翟，美羽貌。雉居原野，鸐居山林，故得山名。大者爲鸐。

【集解】【頌⑥曰】伊洛、江淮間一種雉，小而尾長者，爲山雞，人多畜之樊中，即《爾雅》⑦所謂"鸐，山雞"也。【時珍曰】山雞有四種，名同物異。似雉而尾長三四尺者，鸐雉也。似鸐而尾長五六尺，能走且鳴者，鷸雉也，俗通呼爲鸐矣。其二則鷩雉、錦雞也。鸐、鷸皆勇健，自愛其尾，不入叢林，雨雪則岩伏木栖，不敢下食，往往餓死。故師曠⑧云：雪封枯原，文禽多死。南方隸人，多插其尾

---

① 朱氏集驗方：《朱氏集驗方》卷4"虛腫"　野雞餛飩法：治腹腫。野雞（不問雌雄，一隻）、陳皮、茴香（炒）、生薑、馬芹子（炒）、川椒（炒），右用葱醋浸一宿，蒸餅和雞肉同作料爲餡，少著鹽，外用面皮包作餛飩，煮熟爛食用。又先早晨服嘉禾散，食後吃餛飩，日中服導氣枳殼丸，晚間，兩熟野雞食粘斷，却用前料件調和野雞肉，食後停息少時，服錢氏八味塌氣丸。（醴泉梁國佐方。）

② 孫思邈：《千金方》卷26"鳥獸第五"　雉……嘴：主蟻瘻。

③ 聖惠：《聖惠方》卷52"治久瘧諸方"　治久瘧……又方：熊膽、五靈脂、恒山（剉）、野雞糞（雄者，各半分），右件藥搗羅爲末，以醋煮麵糊和圓如黑豆大，正發時以冷水下一圓。

④ 食療：《食療》見《證類》卷19"雉肉"　孟詵云：山雞，主五藏氣，喘不得息者，食之發五痔。和蕎麥麵食之生肥蟲。卵不與葱同食，食生寸白蟲。又野雞，久食令人瘦。又九月至十二月食之，稍有補。他月即發五痔及諸瘡疥。不與胡桃同食，菌子、木耳同食發五痔，立下血。/《食療》見《證類》卷19"雉肉"　……亦不與豉同食……

⑤ 禽經：《禽經》　亦曰夏翟。（《書》曰羽畎夏翟。雉尾至夏則光鮮也。）/首有彩毛曰山雞。（山雉長尾，尤珍護之，林木之森鬱者不入，恐觸其尾也。雨則避於巖石之下，恐濡濕也。久雨亦不出而求食，死者甚衆。）（按："釋名"項下"同上"同此。）

⑥ 頌：《圖經》見《證類》卷19"雉肉"　……《爾雅》所載雉名尤衆，今人鮮能盡識。江淮、伊洛間有一種尾長而小者，爲山雞，人多畜之，樊中則所謂翟，山雉者也……

⑦ 爾雅：《爾雅·釋鳥》（郭注）　鸐，山雉。（長尾者。）

⑧ 師曠：《禽經》（《四庫全書總目提要》所收佚文）　……霜傳强枝，鳥以武生者少。雪封枯原，鳥以文死者多。

於冠。其肉皆美于雉。傳①云：四足之美有麃，兩足之美有鷸。

肉。【氣味】甘，平，有小毒。【詵②曰】發五痔，久食瘦人。和蕎麥食，生肥蟲。同豉食，害人。卵同蔥食，生寸白蟲。餘並同雉。【主治】五臟氣喘不得息者，作羹臛食。孟詵③。炙食，補中益氣。時珍。

鷩雉 敝、鼈二音○《拾遺》④

【釋名】山雞《禽經》⑤、錦雞同上、金雞《綱目》、采雞《周書》⑥、鵕鸃音峻儀。○【時珍曰】鷩性憋急耿介，故名。鵕鸃，儀容俊秀也。周有鷩冕，漢有鵕鸃冠，皆取其文明俊秀之義。鷩與鶡同名山雞，鶡大而鷩小。鷩與鵔同名錦雞，鵔文在綏而鷩文在身。以此爲異，大抵皆雉屬也。按《禽經》⑦云：首有采毛曰山雞，腹有采色曰錦雞，項有采囊曰避株。是山雞、錦雞又稍有分別，而俗通呼爲一矣。蓋是一類，不甚相遠也。

【集解】【藏器⑧曰】鷩似雉五色。《山海經》云：小華之山多赤鷩，養之禳火災，是也。【時珍曰】山雞出南越諸山中，湖南、湖北亦有之。狀如小雞，其冠亦小，背有黃赤文，綠項紅腹紅嘴。利距善鬪，以家雞鬪之，即可獲。此乃《爾雅》所謂“鷩，山雞”者也。《逸周書》謂之采雞。錦雞則小於鷩，而背文揚赤，膺前五色炫耀如孔雀羽。此乃《爾雅》所謂“鵔，天雞”者也。《逸周書》謂之文鵔，音汗。二種大（祇）〔抵〕同類，而錦雞文尤燦爛如錦。或云錦雞乃其雄者，亦通。劉敬叔《異苑》⑨云：山雞愛其羽毛，照水即舞，目眩多死，照鏡亦然。與鸐雞愛尾餓死，皆以文累其身者也。

【附錄】吐綬雞。【時珍曰】出巴峽及閩、廣山中，人多畜玩。大如家雞，小者如鴝鵒。頭頰似雉，羽色多黑，雜以黃白圓點，如真珠斑。項有嗉囊，內藏肉綬，常時不見，每春夏睛明，則向日擺。頂上先出兩翠角，二寸許，乃徐舒其頷下之綬，長闊近尺，紅碧相間，采色煥爛，逾時悉斂不見。或剖而視之，一無所睹。此鳥生亦反哺。行則避草木，故《禽經》謂之避株⑩。《食物本草》⑪謂

---

① 傳：《御覽》卷 917“雉” 《毛詩義疏》曰：林慮山下人語曰：四足之美有鹿，兩足之美有鷸。（按：此“傳”不知所指。今另溯其源。）
② 詵：見 3078 頁注④。
③ 孟詵：見 3078 頁注④。
④ 拾遺：《證類》卷 19“二十六種陳藏器餘·鷩雉” 主火災。《天竺法真登羅山疏》云：《山海經》曰，鷩雉養之，禳火災，如雉五色。
⑤ 禽經：《禽經》 首有彩毛曰山雞。頸有彩囊曰避株。腹有采文曰錦雞……（按：“釋名”項下“同上”同此。）
⑥ 周書：《爾雅·釋鳥》（郭注） 鵔，天雞。（……《逸周書》曰：文鵔若彩雞，成王時蜀人獻之。）
⑦ 禽經：見本頁注⑤。
⑧ 藏器：見本頁注④。
⑨ 異苑：《異苑》卷 3 山雞愛其毛羽，映水則舞。魏武時，南方獻之。帝欲其鳴舞而無由。公子蒼舒令置大鏡其前，雞鑒形，而舞不知止，遂乏死。
⑩ 禽經：見本頁注⑤。
⑪ 食物本草：《食物本草》卷 3“禽類” 錦雞肉：食之令人聰明……人謂之吐錦。

之吐錦雞,《古今注》①謂之錦囊,蔡氏《詩話》②謂之真珠雞,《倦游錄》③謂之孝鳥。《詩經》④謂之鶪,音厄,"邛有旨鶪"是矣。

肉。【氣味】甘,温,微毒。【主治】食之令人聰慧。汪穎⑤。養之禳火災。藏器⑥。

鶡雞曷、渴二音○《拾遺》⑦

【釋名】【時珍曰】其羽色黑黃而褐,故曰鶡。青黑色者名曰鶥,音介,性耿介也。青鳳亦名鶡,取象於此也。

【集解】【藏器⑧曰】鶡雞出上黨。魏武帝賦云:鶡雞猛氣,其鬬期於必死。今人以鶡為冠。象此也。【時珍曰】鶡狀類雉而大,黃黑色,首有毛角如冠。性愛其黨,有被侵者,直往赴鬬,雖死猶不置。故古者虎賁戴鶡冠。《禽經》⑨云:鶡,毅鳥也。毅不知死,是矣。性復粗暴,每有所攫,應手摧碎。上黨即今潞州。

肉。【氣味】甘,平,無毒。【主治】炙食,令人勇健。藏器⑩。炙食,令人肥潤。汪穎⑪。

白鷳《圖經》⑫　　【校正】原附"雉"條,今分出。

【釋名】白鷳音寒、閑客。【時珍曰】按張華⑬云:行止閑暇,故曰鷳。李昉⑭命為閑客,

① 古今注:《古今注》卷中"鳥獸第四"　吐綬鳥,一名功曹。/《埤雅》卷17"釋鳥・鷉"　今俗謂之錦囊……(按:"錦囊"乃出《埤雅》,非《古今注》也。)
② 詩話:《倦遊雜錄・真珠雞》　真珠雞生虁、峽山中,畜之甚馴,以其羽毛有白圓點,故號真珠雞,又名吐綬雞。生而反哺,亦名孝雉。每至春夏之交,景氣和煖,領下出綬帶,方尺餘,紅碧鮮然,頭有翠角雙立,良久,悉藏於嗉下……(按:《詩話總龜・後集》卷27引《蔡寬夫詩話》"吐綬雞"、《倦遊雜錄》"真珠雞"各一則,二則前後比鄰。"真珠雞""孝雉"二名均出《倦遊雜錄》。)
③ 倦游錄:見上注。
④ 詩經:《詩・陳風・防有鵲巢》　中唐有甓,邛有旨鶪。
⑤ 汪穎:見3079頁注⑪。
⑥ 藏器:見3079頁注④。
⑦ 拾遺:《證類》卷19"二十六種陳藏器餘・鶡雞"　味甘,無毒。食肉,令人勇健。出上黨。魏武帝賦云:鶡雞猛氣,其鬥終無負,期於必死。今人以鶡為冠,像此也。
⑧ 藏器:見上注。
⑨ 禽經:《禽經》　鶡,毅鳥也。毅不知死。
⑩ 藏器:見本頁注⑦。
⑪ 汪穎:《食物本草》卷3"禽類"　鶡雞:味甘,無毒。食之令人勇健,肥潤。
⑫ 圖經:《圖經》見《證類》卷19"雉肉"　……江南又有一種白而背有細黑文,名白鷳。亦堪畜養,彼人食其肉,亦雉之類也,其餘不復用之。
⑬ 張華:《禽經》(張華注)　鵁鸒之潔。(鷳,白鷳,似山雞而色白,行止閑暇。)
⑭ 李昉:《方輿勝覽》卷33"郢州"　……五客堂(唐・李昉嘗畫五禽于壁間,以鶴為仙客,孔雀為南客,鸚鵡為隴客,鷺鷥為雪客,白鷳為閑客。)

薛氏①以爲雉類,汪氏②以爲白雉。按《爾雅》③白雉名鵫,南人呼閑字如寒,則鷳即鵫音之轉也。當作白鵫,如錦雞謂之文鵫也。鵫者,羽美之貌。又《西京雜記》④云:南粵王獻白鷳、黑鷳各一。蓋雉亦有黑色者,名鸕雉,彼通呼爲鵫矣。

【集解】【頌⑤曰】白鷳出江南,雉類也。白色,而背有細黑文。可畜,彼人亦食之。【穎⑥曰】即白雉也。【時珍曰】鷳似山雞而色白,有黑文如漣漪,尾長三四尺,體備冠距,紅頰赤嘴丹爪,其性耿介。李太白言其卵可以雞伏。亦有黑鷳。

肉。【氣味】甘,平,無毒。【主治】補中解毒。汪穎⑦。

鷓鴣《唐本草》⑧

【釋名】越雉。【時珍曰】按《禽經》⑨云:隨陽,越雉也。飛必南翥。晉安曰懷南,江左曰逐影。張華注云:鷓鴣其名自呼,飛必南向。雖東西回翔,開翅之始,必先南翥。其志懷南,不徂北也。

【集解】【孔志約⑩曰】鷓鴣生江南。形似母雞,鳴云鉤輈格磔者是。有鳥相似,不作此鳴者,則非矣。【頌⑪曰】今江西、閩、廣、蜀、夔州郡皆有之。形似母雞,頭如鶉,臆前有白圓點如真珠,背毛有紫赤浪文。【時珍曰】鷓鴣性畏霜露,早晚稀出,夜栖以木葉蔽身。多對啼,今俗謂其鳴曰"行不得哥也"。其性好潔,獵人因以糤竿粘之。或用媒誘取。南人專以炙食充庖,云肉白而脆,味勝雞、雉。

---

① 薛氏:(按:出處不知來源。據本條蘇頌《圖經》云白鷳"亦雉之類",疑"薛"乃"蘇"之形誤。)
② 汪氏:《食物本草》卷3"白鷳"　白鷳:肉可食。《本草》謂其堪畜養。或疑即白雉也。
③ 爾雅:《爾雅·釋鳥》(郭注)　鵫雉,鵫雉。(今白鵫也。江東呼白鵫,亦名白雉。)
④ 西京雜記:《西京雜記》卷下　南越王(本或作閩越王)獻高帝石蜜五斛,蜜燭二百枚,白鷳、黑鷳各一雙……
⑤ 頌:見3080頁注⑫。
⑥ 穎:見本頁注②。
⑦ 汪穎:(按:汪穎《食物本草》卷3"白鷳"無功效,疑"補中解毒"乃據《別錄》"雉肉"功效推導而來。)
⑧ 唐本草:《唐本草》見《證類》卷19"鷓鴣"　味甘,溫,無毒。主嶺南野葛、菌毒、生金毒,及溫瘴久,欲死不可差者,合毛熬酒漬之。生搗取汁服,最良。生江南。形似母雞,鳴云鉤輈格磔者是。
⑨ 禽經:《禽經》(張華注)　隨陽,越雉,鷓鴣也。飛必南翥。(《廣志》云:鷓鴣似雌雉,飛但徂南不北也。)/晉安曰懷南。(《異物記》云:鷓鴣,白黑成文,其鳴自呼,象小雉。其志懷南,不北徂也。)
⑩ 孔志約:見本頁注⑧。/《唐本草》見《證類》卷19"鷓鴣"　《唐本》注云:有鳥相似,不爲此鳴者,則非也。(按:孔志約與蘇敬同爲《唐本草》編修者。此處以其名代指《唐本草》,屬罕見用法。)
⑪ 頌:《圖經》見《證類》卷19"鷓鴣"　鷓鴣,出江南,今江西、閩、廣、蜀、夔州郡皆有之。形似母雞,臆前有白圓點,背間有紫赤毛,彼人亦呼爲越雉,又謂之隨陽之鳥……

肉。【氣味】甘,温,無毒。【《日華》①曰】微毒。【詵②曰】不可與竹笋同食,令人小腹脹。自死者不可食。或言此鳥,天地之神每月取一隻饗至尊,所以自死者不可食。【主治】嶺南野葛、菌子毒,生金毒,及温瘴久病欲死者,合毛熬酒漬服之,或生擣汁服,最良。《唐本》③。酒服,主蠱氣欲死。《日華》④。能利五臟,益心力聰明。孟詵⑤。

【發明】【時珍曰】按《南唐書》⑥云:丞相馮延巳,苦腦痛不已。太醫吳廷(詔)〔紹〕曰:公多食山雞、鷓鴣,其毒發也。投以甘(草)〔豆〕湯而愈。此物多食烏頭、半夏苗,故以此解其毒爾。又《類説》⑦云:楊(玄)〔立〕之通判廣州,歸楚州。因多食鷓鴣,遂病咽喉間生癰,潰而膿血不止,寢食俱廢。醫者束手。適楊吉老赴郡,邀診之,曰:但先啖生薑一斤,乃可投藥。初食覺甘香,至半斤覺稍寬,盡一斤,覺辛辣,粥食入口,了無滯礙。此鳥好啖半夏,毒發耳,故以薑制之也。觀此二説,則鷓鴣多食,亦有微毒矣。而其功用又能解毒解蠱,功過不相掩也。凡鳥獸自死者,皆有毒,不可食,爲其受屬氣也。何獨鷓鴣即神取饗帝乎? 鄙哉其言也!

脂膏。【主治】塗手皸瘃,令不龜裂。蘇頌⑧。

竹雞《拾遺》⑨

【釋名】山菌子藏器⑩、雞頭鶻《蘇東坡集》⑪、泥滑滑。【頴⑫曰】山菌子即竹雞也。

---

① 日華:《日華子》見《證類》卷 19“鷓鴣”　微毒……
② 詵:《食療》見《證類》卷 19“鷓鴣”　孟詵云……此鳥出南方。不可與竹笋同食,令人小腹脹,自死者不可食。一言此鳥天地之神。每月取一隻饗至尊,所以自死者不可食也。
③ 唐本:見 3081 頁注⑧。
④ 日華:《日華子》見《證類》卷 19“鷓鴣”　……療蠱氣瘴疾欲死者。酒服之。
⑤ 孟詵:《食療》見《證類》卷 19“鷓鴣”　孟詵云:鷓鴣,能補五藏,益心力,聰明……
⑥ 南唐書:《醫説》卷 6“中山雞鷓鴣毒”　南唐相馮延巳,苦腦中痛,累日不減。太醫令吳廷紹蜜詰厨人曰:相公平日嗜何等物? 對曰:多食山雞、鷓鴣。廷紹曰:吾得之矣。投以甘豆湯而愈。蓋山雞、鷓鴣皆食烏頭、半夏,故以此解其毒。(出《南唐書》)(按:《南唐書》卷 17“雜藝方士節義列傳”原文甚長,非時珍所引。)
⑦ 類説:《醫説》卷 6“治喉癰”　楊立之自黄府通判歸楚州。喉間生癰,既腫潰而膿血流注,曉夕不止,寢食俱廢,醫者束手。適楊吉老來赴郡守招,立之兩子走往邀之。至,熟視良久,曰:不須看脉,已得之矣。然此疾甚異,須先啖生薑片一斤,乃可投藥,否則無法也。語畢即出。子有難色,曰:喉中潰膿痛楚,豈食生薑? 立之曰:吉老藝術通神,其言不妄,試取一二片啖。我如不能進,則屏去無害。遂食之。初時殊爲甘香,稍復加益,至半斤許,痛處乃寬。滿一斤,始覺味辛辣,膿血頓盡。粥餌入口,了無滯礙。明日招吉老謝而問之,對曰:君南方多食鷓鴣。此禽好啖半夏,久而毒發,故以薑製之。今病源已清,無服他藥……(《類説》。)
⑧ 蘇頌:《圖經》見《證類》卷 19“鷓鴣”　……其脂膏,手可以已瘴瘃,令不龜裂。
⑨ 拾遺:《證類》卷 19“二十六種陳藏器餘·山菌子”　味甘,平,無毒。主野雞病,殺蟲。煮炙食之。生江東山林間,如小雞,無尾。
⑩ 藏器:見上注。
⑪ 蘇東坡集:《東坡全集》卷 12“送牛尾狸與徐使君(時大雪中)”　泥深厭聽雞頭鶻(蜀人謂泥滑滑爲雞頭鶻),酒淺欣嘗牛尾狸。(按:此下“泥滑滑”一名出處即此。)
⑫ 頴:《食物本草》卷 3“禽類”　竹雞……即山菌子。

【時珍曰】菌子，言味美如菌也。蜀人呼爲雞頭鶻。南人呼爲泥滑滑，因其聲也。

【集解】【藏器①曰】山菌子生江東山林間。狀如小雞，無尾。【時珍曰】竹雞今江南、川、廣處處有之，多居竹林。形比鷓鴣差小，褐色多斑，赤文。其性好啼，見其儔必鬥。捕者以媒誘其鬥，因而網之。諺云："家有竹雞啼，白蟻化爲泥。"蓋好食蟻也。亦辟壁蝨。

【附錄】杉雞。【時珍曰】按《臨海異物志》②云：閩、越有杉雞，常居杉樹下。頭上有長黃毛，冠頰正青色如垂縷。亦可食，如竹雞。

肉。【氣味】甘，平，無毒。【時珍曰】按唐小説③云：崔魏公暴亡。太醫梁新診之，曰：中食毒也。僕曰：好食竹雞。新曰：竹雞多食半夏苗也。命搗薑汁折齒灌之，遂甦。則吳廷紹、楊吉老之治鷓毒，蓋祖乎此。【主治】野雞病，殺蟲，煮炙食之。藏器④。

英雞《拾遺》⑤

【集解】【藏器⑥曰】英雞出澤州有石英處，常食碎石英。狀如雞而短尾，體熱無毛，腹下毛赤，飛翔不遠，腸中常有石英。人食之，取英之功也。今人以石英末飼雞，取卵食，終不及此。

肉。【氣味】甘，溫，無毒。【主治】益陽道，補虛損，令人肥健悦澤，能食，不患冷，常有實氣而不發也。藏器⑦。

秧雞《食物》⑧

【集解】【時珍曰】秧雞大如小雞，白頰，長觜短尾，背有白斑。多居田澤畔。夏至後夜鳴達旦，秋後即止。一種鶪音鄧雞，亦秧雞之類也。大如雞而長脚紅冠。雄者大而色褐，雌者稍小而色斑。秋月即無，其聲甚大，人並食之。

肉。【氣味】甘，溫，無毒。【主治】蟻瘻。汪潁⑨。

---

① 藏器：見前頁注⑨。（按：時珍誤在引文中加入"山菌子"一名。）
② 臨海異物志：《御覽》卷918"雞"　《臨海異物志》曰：杉雞，黃冠青綬，常住杉樹下。頭上有長黃毛，頭及頰正青如垂綏。
③ 唐小説：《證類》卷8"生薑"　唐崔魏公，鉉夜暴亡，有梁新聞之，乃診之曰"食毒"。僕曰：常好食竹雞，多食半夏苗。必是半夏毒，命生薑掭汁，折齒而灌之，活。
④ 藏器：見3082頁注⑨。
⑤ 拾遺：《證類》卷19"二十六種陳藏器餘·英雞"　味甘，溫，無毒。主益陽道，補虛損，令人肥健悦澤，能食，不患冷，常有實氣，而不發也。出澤州有石英處，常食碎石英，體熱無毛，飛翔不遠。人食之，取其英之功也。如雄尾短，腹下毛赤，腸中常有碎石瑛。凡鳥食之，石入腸，必致銷爛，終不出。今人以末石瑛飼雞，取其卵而食，則不如英雞。
⑥ 藏器：見上注。
⑦ 藏器：見上注。
⑧ 食物：《食物本草》卷3"禽類"　秧雞：味甘，溫。治蟻瘻。
⑨ 汪潁：見上注。

鶉《嘉祐》①

【釋名】【時珍曰】鶉性醇，竄伏淺草，無常居而有常匹，隨地而安，《莊子》②所謂"聖人鶉居"是矣。其行遇小草即旋避之，亦可謂醇矣。其子曰鳼。【宗奭③曰】其卵初生謂之羅鶉，至秋初謂之早秋，中秋已後謂之白唐，一物四名也。

【集解】【禹錫④曰】鶉，蝦蟆所化也。楊億《談苑》⑤云：(正)〔至〕道二年夏秋，汴人鬻鶉者，車載積市，皆蛙所化，猶有未全變者。《列子》所謂"蛙(聲)〔變〕爲鶉"也。【宗奭⑥曰】鶉有雌雄，常於田野屢得其卵，何得言化也。【時珍曰】鶉大如雞雛，頭細而無尾，毛有斑點，甚肥。雄者足高，雌者足卑。其性畏寒，其在田野，夜則群飛，晝則草伏。人能以聲呼取之，畜令鬬搏。《萬畢術》⑦云：蝦蟆得瓜化爲鶉。《交州記》⑧云：南海有黃魚，九月變爲鶉。以鹽炙食甚肥美。蓋鶉始化成，終以卵生，故四時常有之。鴽則始由鼠化，終復爲鼠，故夏有冬無。

肉。【氣味】甘，平，無毒。【禹錫⑨曰】四月以前未堪食。不可合豬肝食，令人生黑子。合菌子食，令人發痔。【主治】補五臟，益中續氣，實筋骨，耐寒暑，消結熱。和小豆、生薑煮食，止洩痢。酥煎食，令人下焦肥。《嘉祐》⑩。小兒患疳，及下痢五色，旦旦食之，有效。寇宗奭⑪。

【發明】【時珍曰】按董炳《集驗方》⑫云：魏秀才妻，病腹大如鼓，四肢骨立，不能貼席，惟衣被懸臥。穀食不下者數日矣。忽思鶉食，如法進之，遂運劇。少頃雨汗，莫能言，但有更衣狀。扶而圊，小便突出白液，凝如鵝脂。如此數次，下盡遂起。此蓋中焦濕熱積久所致也。詳本草，鶉解熱結，療小兒疳，亦理固然也。董氏所說如此。時珍謹按：鶉乃蛙化，氣性相同，蛙與蝦蟆皆解熱治疳，

---

① 嘉祐：《嘉祐》見《證類》卷19"鶉"　補五藏，益中續氣，實筋骨，耐寒溫，消結熱。小豆和生薑煮食之，止洩痢。酥煎，偏令人下焦肥。與豬肉同食之，令人生小黑子。又不可和菌子食之，令人發痔。四月已前未堪食，是蝦蟆化爲也。（新補。）

② 莊子：《莊子‧天地》　夫聖人鶉居鷇食，鳥形而無彰。

③ 宗奭：《衍義》卷16"鶉"　有雌雄，從卵生，何言化也？其說甚容易，嘗于田野屢得其卵。初生謂之羅鶉，至初秋謂之早秋，中秋已後謂之白唐。然一物四名，當悉書之……

④ 禹錫：見本頁注①。

⑤ 談苑：《證類》卷19"鶉"　楊文公《談苑》：至道二年夏秋間，京師鬻鶉者，積於市門，皆以大車載而入，鶉纔直二文，是時雨水絕無蛙聲，人有得於水次者，半爲鶉，半爲蛙。《列子‧天瑞篇》曰：蛙變爲鶉。張湛注云：事見《墨子》，斯不謬矣。又田鼠亦爲鶉，蓋物之變，非一揆也。

⑥ 宗奭：見本頁注③。

⑦ 萬畢術：《御覽》卷924"鶉"　《淮南萬畢術》曰：蝦蟆得瓜，平時爲鶉。

⑧ 交州記：《御覽》卷924"鶉"　劉欣期《交州記》曰：武寧縣，秋九月黃魚上，化爲鶉鳥。

⑨ 禹錫：見本頁注①。

⑩ 嘉祐：見本頁注①。

⑪ 寇宗奭：《衍義》卷16"鶉"　……小兒患疳及下痢五色，旦旦食之，有效。

⑫ 董炳集驗方：（按：書佚，無可溯源。）

利水消腫,則鶌之消鼓脹,蓋亦同功云。

鶌《拾遺》①

【釋名】鶨一作鷦、鶮音寧、鴽音如、鳾。【時珍曰】鶌不木處,可謂安寧自如矣。《莊子》②所謂"騰躍不過數仞,下翔蓬蒿之間"者也。張華註《禽經》③,謂之"鸋鶌"即此。鶨則鶌音之轉也。青州謂之鶨母,亦曰鶌雀。又鳾有九種,此其一也。

【集解】【藏器④曰】鶌是小鳥,鶉類也。一名鴽。鄭玄註《禮記》,雉、兔、鶉、鶌,以鶌爲鴽。人多食之。【時珍曰】鶌,候鳥也。常晨鳴如雞,趨民收麥,行者以爲候。《春秋運斗樞》⑤云"立春、雨水,鶉、鶨鳴"是矣。鶨與鶉兩物也。形狀相似,俱黑色,但無斑者爲鶨也。今人總以鶨鶉名之。按《夏小正》⑥云:三月田鼠化爲鴽,八月鴽化爲田鼠。註云:鶨也。《爾雅》⑦云:鶉子,(鳼)〔鳰〕。鴽子,鶌。註云:鶨,鶉屬也。鴽,鶨也。《禮記》⑧云:鶉羹,鴽釀之以蓼。註云:鴽小,不可爲羹,以酒蓼釀之,蒸煮食也。據數説,則鶌與鶨爲兩物明矣。因其俱在田野,而形狀仿佛,故不知別之。則夫鶉也,始由蝦蟆、海魚所化,終即自卵生,故有斑而四時常有焉;鶌也,始由鼠化,終復爲鼠,故無斑而夏有冬無焉。本原既殊,性療當別,何可混邪?

肉。【氣味】甘,平,無毒。【主治】諸瘡陰䘌。煮食去熱。時珍。

鷸音述○《拾遺》⑨

【集解】【藏器⑩曰】鷸如鶉,色蒼觜長,在泥塗間作鷸鷸聲,村民云田雞所化,亦鶨、鶉類也。蘇秦所謂"鷸、蚌相持"者,即此。【時珍曰】《説文》⑪云:鷸知天將雨則鳴,故知天文者冠鷸。今田野間有小鳥,未雨則啼者是矣。與翡翠同名而物異。

---

① 拾遺:《證類》卷19"二十六種陳藏器餘·鶌" 蟬注陶云:雀、鶌、蜩、範。按鶌是小鳥,如鶉之類,一名鴽。鄭注《禮記》以鶌爲鴽。又云:鴽,鶌母也。《莊子》云:斥鶌,人食之,無別功用也。
② 莊子:《莊子·內篇逍遙遊》 我騰躍而上不過數仞,而下翔翔蓬蒿之間,此亦飛之至也。
③ 禽經:《禽經》(張華注) 鶌雀啁啁,下齊衆庶。(鶌,鸋鶌也,雀屬……)
④ 藏器:見本頁注①。
⑤ 春秋運斗樞:《御覽》卷921"鶌" 《春秋運斗樞》曰:機星散爲鶌,得義少,殘百家,則鶌無頭。/《易通卦驗》曰:立春、雨水,鶉鶌鳴。
⑥ 夏小正:《夏小正戴氏傳》卷1 三月……田鼠化爲鴽……/《夏小正戴氏傳》卷3 八月……鴽爲鼠。
⑦ 爾雅:《爾雅·釋鳥》(郭注) 鶉子,鳰。鴽子,鶌。(別鶌,鶉雛之名。)
⑧ 禮記:《禮記·內則》 ……鶉羹雞羹,鴽釀之蓼。(釀,謂切雜之也。鴽在羹下烹之,不羹也。)
⑨ 拾遺:《證類》卷19"二十六種陳藏器餘·鷸" 猬注蘇云:如蚌鷸。按鷸如鶉,嘴長,色蒼,在泥塗間作鷸鷸聲,人取食之,如鶉無別餘功。蘇恭云:如蚌鷸之相持也。新注云:取用補虛,甚暖。村民云:田雞所化,亦鶨鶉同類也。
⑩ 藏器:見上注。
⑪ 説文:《説文·鳥部》 鷸,知天將雨鳥也。从鳥矞聲。《禮記》曰:知天文者冠鷸。

肉。【氣味】甘,温,無毒。【主治】補虚,甚暖人。藏器①。

鴿 宋《嘉祐》②

【釋名】鵓鴿《食療》③、飛奴。【時珍曰】鴿性淫而易合,故名。鵓者,其聲也。張九齡④以鴿傳書,目爲飛奴。梵書⑤名迦布德迦。

【集解】[宗奭⑥曰]鴿之毛色,於禽中品第最多,惟白鴿入藥。凡鳥皆雄乘雌,此獨雌乘雄,故其性最淫。【時珍曰】處處人家畜之,亦有野鴿。名品雖多,大要毛羽不過青、白、皂、綠、鵲斑數色。眼目有大小,黄、赤、綠色而已。亦與鳩爲匹偶。

白鴿肉。【氣味】鹹,平,無毒。【詵⑦曰】暖。【主治】解諸藥毒,及人、馬久患疥,食之立愈。《嘉祐》⑧。調精(盆)〔益〕氣,治惡瘡疥癬,風(瘡)〔瘙〕白癜,癧瘍風,炒熟酒服。雖益人,食多恐減藥力。孟詵⑨。

【附方】舊一,新一。消渴飲水不知足。用白花鴿一隻,切作小片,以(上)〔土〕蘇煎,含咽。《心鏡》⑩。預解痘毒。每至除夜,以白鴿煮炙飼兒,仍以毛煎湯浴之,則出痘希少。

血。【主治】解諸藥、百蠱毒。時珍。○出《事林廣記》⑪。

卵。【主治】解瘡毒、痘毒。時珍。

【附方】新一。預解痘毒。小兒食之,永不出痘,或出亦希。用白鴿卵一對,入竹筒封,置厠中,半月取出,以卵白和辰砂三錢,丸菉豆大。每服三十丸,三豆飲下,毒從大小便出也。《瀟江

---

① 藏器:見前頁注⑨。
② 嘉祐:《嘉祐》見《證類》卷19"白鴿" 味鹹,平,無毒。肉:主解諸藥毒,及人、馬久患疥。屎:主馬疥一云犬疥。鳩類也。鴿、鳩類翔集屋間,人患疥食之,立愈。馬患疥入鬃尾者,取屎炒令黄,擣爲末,和草飼之。又云:鵓鴿,暖,無毒。調精益氣,治惡瘡疥并風瘙,解一切藥毒。病者食之雖益人,緣恐食多減藥力。白癜,癧瘍風,炒,酒服。傅驢、馬疥瘡亦可。(新補。)
③ 食療:(按:《證類》卷19"白鴿"條未引《食療》。該藥爲新補藥,未注明見"孟詵"或"食療",僅云"一名鵓鴿",故此名出《嘉祐》。)
④ 張九齡:《類說》卷21"開元天寶遺事·傳書鴿" 張九齡家養群鴿,每與親知,書繫鴿足上,飛往投之,目爲飛奴。
⑤ 梵書:《翻譯名義集》二"畜生第二十二" 迦布德迦。(或迦逋。唐言鴿。)
⑥ 宗奭:《衍義》卷16"白鴿" 其毛羽色於禽中品最多。(按:"惟白鴿入藥"及其以後語非出宗奭。)
⑦ 詵:見本頁注②。(按:錯誤出處,實出《嘉祐》。)
⑧ 嘉祐:同上。
⑨ 孟詵:同上。(按:錯誤出處,實出《嘉祐》。)
⑩ 心鏡:《證類》卷19"白鴿" 《食醫心鏡》:治消渴,飲水不知足:白花鴿一隻,切作小臠,以土蘇煎,含之咽汁。
⑪ 事林廣記:《事林廣記》戊集卷下"解中蠱毒" 又治百蠱不愈者,取鵓鴿熱血,隨多少服。

方》①。

屎，名左盤龍。【時珍曰】野鴿者尤良。其屎皆左盤，故《宣明方》②謂之左盤龍也。【氣味】辛，溫，微毒。【主治】人、馬疥瘡，炒研傅之。驢、馬，和草飼之。《嘉祐》③。消腫及腹中痞塊。汪穎④。消瘰癧諸瘡，療破傷風及陰毒垂死者，殺蟲。時珍。

【附方】舊四，新六。帶下排膿。宗奭⑤曰：野鴿糞一兩，炒微焦，白术、射香各一分，赤芍藥、青木香各半兩，延胡索炒赤一兩，柴胡三分，爲末。溫無灰酒空心調服一錢。候膿盡即止，後服補子臟藥。破傷中風，病傳入裏。用左蟠龍即野鴿糞、江鰾、白僵蠶各炒半錢，雄黃一錢，爲末。蒸餅丸梧子大。每服十五丸。溫酒下，取效。《保命集》⑥。陰症腹痛，面青甚者。鴿子糞一大抄，研末，極熱酒一鍾，和勻澄清，頓服即愈。劉氏⑦。蚘蟲腹痛。白鴿屎燒研，飲和服之。《外臺》⑧。冷氣心痛。鴿屎燒存性，酒服一錢，即止。項上瘰癧。左盤龍，炒研末，飯和丸梧桐子大。每服三五十丸，米飲下。張子和方⑨。頭痒生瘡。白鴿屎五合，醋煮三沸。杵傅之，日三上。《聖惠》⑩。頭瘡白禿。鴿糞研末傅之，先以醋泔洗淨。亦可燒研摻之。同上⑪。反花瘡毒。初生惡肉如米粒，破之血出，肉隨生，反出于外。用鵓鴿屎三兩，炒黃爲末。溫漿水洗

----

① 瀘江方：(按：書佚，無可溯源。)
② 宣明方：《保命集》卷中"破傷風論"　蜈蚣散……左蟠龍(……野鴿糞是也)(按：《宣明論方》無此名，原出劉完素《素問病機氣宜保命集》。)
③ 嘉祐：見 3086 頁注②。
④ 汪穎：(按：汪穎《食物本草》無此功效，錯出原因不明。)
⑤ 宗奭：《衍義》卷 16"白鴿"　……野鴿糞一兩，炒微焦，麝香別研，吳白术各一分，赤芍藥、青木香各半兩，柴胡三分，延胡索一兩，炒赤色，去薄皮，七物同爲末，溫無灰酒空心調一錢服，治帶下排膿，候膿盡即止後服，仍以他藥補血臟。
⑥ 保命集：《保命集》卷中"破傷風論"　如前藥解表不已，覺轉入裏，當服左龍丸微利，看大便硬軟，加巴豆霜服之。左龍丸：左蟠龍(五錢，炒)、白僵蠶、鰾(各五錢，炒)、雄黃(一錢)，右同爲細末，燒餅爲丸如桐子大，每服十五丸，溫酒下。如裏證不已，當于左龍丸末一半內入巴豆霜半錢，燒飯爲丸如桐子大。每服一丸，同左龍丸一處合服。每服藥中加一丸，如此漸加，服至利爲度。
⑦ 劉氏：(按：出處來源不明，待考。)
⑧ 外臺：《外臺》卷 28"中蠱毒方"　《備急》療蠱方。取白鴿毛、糞，燒灰，以飲和服之，良。(按：《證類》卷 19"白鴿"所引《外臺》方同，未見用於治蚘蟲腹痛。)
⑨ 張子和方：《儒門事親》卷 15"瘡瘍前腫第一"　治瘰癧……又方：取小左盤龍(不以多少)，爲末，陳米飯搜和得所，丸如梧桐子大，每服三五十丸，却用陳米湯送下。
⑩ 聖惠：《聖惠方》卷 40"治頭瘡諸方"　治頭極癢不痛，生瘡方：鵓鴿糞(五合)，右以好醋和如稀膏，煮三兩沸，日二三上塗之。
⑪ 同上：《聖惠方》卷 41"治頭瘡白禿諸方"　治白禿方……又方：右以鵓鴿糞搗細羅爲散，先以醋、米泔洗了，傅之立差。

後，傅之。《聖惠方》①。 鵝掌風。鴿屎白、雄雞屎，炒研，煎水日洗。

突厥雀《拾遺》②

【釋名】鶌鳩音奪、寇雉。【藏器③曰】雀從北來，當有賊下，邊人候之，故名。【時珍曰】案《唐書》④云：高宗時，突厥犯塞，有鳴鶌群飛入塞。邊人驚曰：此鳥一名突厥雀，南飛則突厥必入寇。已而果然。案此即《爾雅》⑤：鶌鳩，寇雉也。然則奪寇之義，亦由此矣。

【集解】【藏器⑥曰】突厥雀，生塞北，狀如雀而身赤。【時珍曰】案郭璞⑦云：鶌鳩生北方沙漠地。大如鴿，形似雌雉，鼠腳無後趾，岐尾。爲鳥憨急群飛。張華⑧云：鶌生關西。飛則雌前雄後，隨其行止。莊周⑨云：青鶌，愛其子而忘其母。

肉。【氣味】甘，熱，無毒。【主治】補虛暖中。藏器⑩。

雀《別錄》⑪中品

【釋名】瓦雀、賓雀。【時珍曰】雀，短尾小鳥也。故字從小，從佳。佳，音錐，短尾也。棲宿簷瓦之間，馴近階除之際，如賓客然，故曰瓦雀、賓雀，又謂之嘉賓也。俗呼老而斑者爲麻雀，小而黃口者爲黃雀。

【集解】【時珍曰】雀，處處有之。羽毛斑褐，頷觜皆黑。頭如顆蒜，目如擘椒。尾長二寸許，爪距黃白色，躍而不步。其視驚瞿，其目夜盲，其卵有斑，其性最淫。小者名黃雀，八九月群飛田間。

---

① 聖惠方：《聖惠方》卷65"治反花瘡諸方" 治反花瘡，及諸惡瘡久不差……又方：鶌鴿糞三兩，炒黃，右搗細羅爲散，先以溫漿水洗瘡後，以藥傅之。

② 拾遺：《證類》卷19"二十六種陳藏器餘·蒿雀" ……塞北突厥雀，如雀，身赤，從北來，當有賊下邊人候之。食其肉極熱，益人也。

③ 藏器：見上注。

④ 唐書：《御覽》卷923"鶌" 《唐書》曰：高宗時，突厥犯塞。初突厥之未叛也，有鳴鶌群飛入塞，相繼蔽野。邊人相驚曰：此鳥一名突厥雀，南飛，突厥犯塞之候也……（按：時珍當引自此，《舊唐書》卷37"五行志"所載與之多同。）

⑤ 爾雅：《爾雅·釋鳥》（郭注） 鶌鳩，寇雉。（鶌大如鴿，似雌雉，鼠腳，無後指，岐尾。爲鳥憨急羣飛，出北方沙漠地。）

⑥ 藏器：見本頁注②。

⑦ 郭璞：見本頁注⑤。

⑧ 張華：《禽經》（張華注） 鳩鶌雌前雄後（鳩，鶌鳩也。鶌大如鴿。生關西。爲鳥憨急，二鳥雌飛則隨，雌止則止，雌常在前也。）

⑨ 莊周：《御覽》卷923"鶌" 《莊子》曰：青鶌，愛子忘親。（司馬彪注曰：鶌鳥專愛其子，而忘其母也。）（按：今本《莊子》未見此文。時珍當轉引自《御覽》。）

⑩ 藏器：見本頁注②。（按：藏器惟言"其肉極熱益人"，未言"補虛暖中"。）

⑪ 別錄：《別錄》見《證類》卷19"雀卵" 味酸，溫，無毒。主下氣，男子陰痿不起，強之令熱，多精有子。腦：主耳聾。頭血：主雀盲。雄雀屎：療目痛，決癰癤，女子帶下，溺不利，除疝瘕。五月取之良。

體絕肥,背有脂如披綿。性味皆同,可以炙食,作鮓甚美。案《逸周書》①云:季秋雀入大水爲蛤。雀不入水,國多淫佚。又《臨海異物志》②云:南海有黃雀魚,常以(六)〔八〕月化爲黃雀,十月入海爲魚。則所謂雀化蛤者蓋此類。若家雀則未常變化也。又有白雀,緯書以爲瑞應所感。

肉。【氣味】甘,溫,無毒。【弘景③曰】雀肉不可合李食,不可諸肝食。妊婦食雀肉飲酒,令子多淫。食雀肉、豆醬,令子面皯。凡服白术人忌之。

【主治】冬三月食之,起陽道,令人有子。藏器④。壯陽益氣,暖腰膝,縮小便,治血崩帶下。《日華》⑤。益精髓,(縮)〔續〕五臟不足氣,宜常食之,不可停輟。詵⑥。

【發明】[宗奭⑦曰]正月以前、十月以後,宜食之,取其陰陽靜定未泄也。故卵亦取第一番者。【頌⑧曰】今人取雀肉和蛇牀子熬膏,和藥丸服,補下有效,謂之驛馬丸。此法起于唐世,云明皇服之有驗。【時珍曰】《聖濟總錄》⑨治虛寒雀附丸,用肥雀肉三四十枚,同附子熬膏丸藥,亦祖此意也。

【附方】新八。補益老人。治老人臟腑虛損羸瘦,陽氣乏弱。雀兒五隻如常治,粟米一合,葱白三莖,先炒雀熟,入酒一合,煮少時,入水二盞,下葱、米作粥食。食治方⑩。心氣勞傷。朱雀湯:治心氣勞傷,因變諸疾。用雄雀一隻,取肉炙,赤小豆一合,人參、赤伏苓、大棗肉、紫石英、

① 逸周書:《逸周書》卷6"時訓解"　……又五月,爵入大水化爲蛤……雄不入大水,國多淫婦。(按:該書"月令解"另有"季秋之月……爵入大水爲蛤"一句。)
② 臨海異物志:《御覽》卷940"黃雀魚"　《臨海異物志》曰:黃雀魚,常以八月化爲黃雀,到十月入海爲魚。
③ 弘景:《集注》見《證類》卷19"雀卵"　陶隱居云……雀肉不可合李子食之,亦忌合醬食之,妊身人尤禁之。/《千金方》卷1"服餌第八"　……白术忌桃李及雀肉……/《千金方》卷2"養胎第三"　……妊娠食雀肉并豆醬,令子滿面多皯黵黑子。妊娠食雀肉飲酒,令子心淫情亂,不畏羞恥。(按:時珍糅合《千金方》之説。)
④ 藏器:《拾遺》見《證類》卷19"雀卵"　《陳藏器本草》云:雀肉起陽道,食之令人有子。
⑤ 日華:《日華子》見《證類》卷19"雀卵"　雀,暖,無毒。壯陽,益氣,暖腰膝,縮小便,治血崩帶下……
⑥ 詵:《食療》見《證類》卷19"雀卵"　孟詵云:其肉十月已後、正月已前食之。續五藏不足氣,助陰道,益精髓,不可停息……
⑦ 宗奭:《衍義》卷16"雀卵"　孟詵云:肉,十月已後,正月已前食之,此蓋取其陰陽靜定未決泄之義。卵亦取第一番者。
⑧ 頌:《圖經》見《證類》卷19"雀卵"　……今人亦取雀肉,以蛇床子熬膏,和合衆藥,丸服,補下有效,謂之驛馬丸。此法起于唐世,云明皇服之……
⑨ 聖濟總錄:(按:《聖濟總錄》無此方。《普濟方》卷219有"雀附丸"兩首,皆云出《聖惠方》。然《聖惠方》并無此二方。其方藥味甚多,不錄。)
⑩ 食治方:《壽親養老》卷1"食治老人虛損羸瘦諸方"　食治老人臟腑虛損羸瘦,陽氣乏弱,雀兒粥方:雀兒(五隻,治如食法,細切)、粟米(一合)、葱白(三莖切),右先將雀兒炒肉,次入酒一合,煮少時,入水二大盞半,下米煮作粥。欲熟下葱白、五味等,候熟空心服之。

小麥各一兩,紫菀、遠志肉、丹參各半兩,甘草炙二錢半,細剉拌匀。每服三錢,用水一盞,煎六分,去滓,食遠溫服。《奇效方》①。　**腎冷偏墜**疝氣。用生雀三枚,燎毛去腸,勿洗,以舶上茴香三錢,胡椒一錢,縮砂、桂肉各二錢,入肚內,濕紙裹,煨熟,空心食之,酒下良。《直指方》②。　**小腸疝氣**。用帶毛雀兒一枚去腸,入金絲礬末五錢縫合,以桑柴火煨成炭,爲末。空心無灰酒服。年深者,二服愈。《瑞竹堂方》③。　**赤白痢下**。臘月取雀兒,去腸肚皮毛,以巴豆仁一枚入肚,內瓶固濟,煅存性,研末。以好酒煮黃蠟百沸,取蠟和丸梧子大。每服一二十丸。紅痢,甘草湯下;白痢,乾薑湯下。《普濟方》④。　**內外目障**。治目昏生翳,遠視似有黑花,及內障不見物。用雀兒十箇,去〔毛〕翅足觜,連腸胃骨肉研爛,磁石煅,醋淬七次水飛、神麴炒、青鹽、肉蓯蓉酒浸炙各一兩,兔絲子酒浸三日晒三兩,爲末。以酒二升,少入煉蜜,同雀、鹽研膏和丸梧子大。每溫酒下二十丸,日二服。《聖惠方》⑤。

　　雀卵。【氣味】酸,溫,無毒。五月取之。【主治】下氣,男子陰痿不起,強之令熱,多精有子。《別錄》⑥。和天雄、兔絲子末爲丸,空心酒下五丸,治男子陰痿不起,女子帶下,便溺不利,除疝瘕。孟詵⑦。

---

① 奇效方:《奇效良方》卷46"怔忡健忘動悸通治方"　朱雀湯:治心氣勞傷,變生諸疾。雄雀(一隻,取肉,炙)、赤小豆(一合)、人參(去蘆)、赤茯苓(去黑皮)、大棗(去核)、紫石英、小麥(已上各一兩)、紫菀(去土)、遠志(去心)、丹參(已上各半兩)、甘草(炙,一分),右細剉,拌匀,每服三錢,用水一盞,煎六分,去滓,食遠溫服。

② 直指:《直指方》卷18"腎氣證治"　茴香雀酒:治腎冷疝氣,偏墜急痛。舶上茴香(三錢)、胡椒(一錢)、縮砂仁、辣桂(各二錢),右粗末,以生雀燎毛去腸,拭净,不洗,用三個,入藥於腹中,麻繩系定,濕紙數重,裹煨香熟,空心嚼食,溫酒送下。

③ 瑞竹堂方:《瑞竹堂方》卷3"小腸疝氣門"　飛黃丹:治小腸疝氣疼痛(彭文恕外郎傳《得效海上方》):用帶毛雀兒去腸肚,將金絲礬細研,裝于雀兒肚內滿,縫合,用桑柴火緩緩煨燒成灰,研爲細末,空心用無灰酒調下。恐噁心,入鹽少許。年遠者每服二枚,近則一枚,累有效驗。

④ 普濟方:《普濟方》卷209"諸痢"　治痢疾:用臘月雀兒,割開腸肚,皮共毛全。去皮巴豆一個,放在內,到沙石罐內盛,頓炭火燒作黑,研細。另用好酒煮黃臘百十沸,將蠟取出,磁盞內化開黃蠟,即與雀兒末一處爲丸。每服一二十丸,不拘時候。如紅痢甘草湯下,白痢乾薑湯下,花紅痢甘草乾薑湯下。

⑤ 聖惠方:《聖惠方》卷33"治眼見黑花諸方"　治眼昏翳赤澀,遠視似有黑花,及內障不見物,宜服肉蓯蓉圓:肉蓯蓉(酒浸一宿,刮去皺皮,炙乾)、磁石(燒醋淬七遍,細研,水飛過)、神曲(炒微黃)、青鹽(已上各一兩)、雀兒(十個,去毛、觜、爪、翅足,存腸胃,去骨爛研)、菟絲子(二兩,酒浸三日,曝乾,別搗爲末),右件藥搗羅爲末,以好酒二升,入少煉熟蜜,入雀肉及鹽研令極爛成膏,和諸藥圓如梧桐子大,每於空心及晚食前以溫酒下二十圓服。

⑥ 別錄:見 3088 頁注⑪。

⑦ 孟詵:《食療》見《證類》卷19"雀卵"　《食療》:卵白,和天雄末、菟絲子末爲丸,空心酒下五丸。主男子陰痿不起,女子帶下,便溺不利。除疝瘕,決癰腫,續五藏氣。

【發明】【弘景①曰】雀利陰陽,故卵亦然。術云:雀卵和天雄〔丸〕服之,令莖不衰。【頌②曰】按《素問》云:胸脇(肢)〔支〕滿者,妨於食,病至則先聞臊臭,出清液,先唾血,四肢清,目眩,時時前後血。病名血枯,得之年少時,有所大脱血,若醉入房中,氣竭肝傷,故月事衰少不來。治之以烏鰂魚骨、蘆茹,二物并合之,丸以雀卵,大如小豆,以五丸爲後飯,飲鰂骨汁,以利腸中及(腸)〔傷〕肝也。飲後藥先爲後飯。本草三藥並不治血枯,而《經》法用之,是攻其所生所起耳。【時珍曰】今人知雀卵能益男子陽虛,不知能治女子血枯,蓋雀卵益精血耳。

肝。【主治】腎虛陽弱。《聖惠》③四雄丸用之。

頭血。【主治】雀盲。《別録》④。○【弘景⑤曰】雀盲,乃人患黃昏時無所見,如雀目夜盲也。日日取血點之。

腦。【氣味】平。【主治】綿裹塞耳,治聾。又塗凍瘡。孟詵⑥。○【時珍曰】按張子和方⑦:臘月雀腦燒灰,油調塗之。亦可。

喙及脚脛骨。【主治】小兒乳癖,每用一具煮汁服。或燒灰,米飲調服。時珍。

雄雀屎,一名白丁香俗名、青丹《拾遺》⑧、雀蘇《炮炙論》⑨。【修治】【《日華》⑩

---

① 弘景:《集注》見《證類》卷19"雀卵" 陶隱居云:雀性利陰陽,故卵亦然。術云:雀卵和天雄丸服之,令莖大不衰……
② 頌:《圖經》見《證類》卷19"雀卵" ……《素問》云:胸脅支滿者,妨於食,病至則先聞臊臭,出清液,先唾血,四肢清,目眩,時時前後血。病名血枯,得之年少時,有所大脱血。若醉入房,中氣竭肝傷,故月事衰少不來。治之以烏鰂骨、蘆茹,二物併合之,丸以雀卵,大如小豆,以五丸爲後飯,飲鮑魚汁,以利腸中及傷肝也。飯後藥先,謂之後飯。按古本草烏鰂魚骨、蘆茹等,並不治血枯,然經法用之,是攻其所生所起耳……
③ 聖惠:(按:此丸見《聖惠方》卷7"治腎臟虛損陽氣萎弱諸方",用藥11味,因主藥爲雄雀肝、雄雞肝、雄䗟蛾、天雄得名。文多不録。)
④ 別録:見3088頁注⑪。
⑤ 弘景:《集注》見《證類》卷19"雀卵" 陶隱居云……人患黃昏間目無所見,爲之雀盲,其頭血療之……
⑥ 孟詵:《食療》見《證類》卷19"雀卵" 孟詵云……腦,塗凍瘡。(按:"治聾"見前《別録》,"綿裹塞耳"乃時珍所添。)
⑦ 張子和方:《儒門事親》卷15"瘡瘍癰腫第一" 治凍瘡:臘月雀腦子,燒灰研細,小油調,塗凍瘡口上。
⑧ 拾遺:《拾遺》見《證類》卷19"雀卵" 《陳藏器本草》……臘月收雀屎,俗呼爲青丹……
⑨ 炮炙論:《炮炙論》見《證類》卷19"雀卵" 雷公云:雀蘇,凡使,勿用雀兒糞。其雀兒口黃,未經淫者糞是蘇……
⑩ 日華:《日華子》見《證類》卷19"雀卵" ……糞,頭尖及成梃者雄,右掩左者亦是。

曰】凡鳥左翼掩右者是雄，其屎頭尖挺直。【斅①曰】凡使，勿用雀兒糞。雀兒口黃，未經淫者也。其雀蘇底坐尖在上是雄，兩頭圓者是雌，陰人使雄，陽人使雌。臘月采得，去兩畔附着者，鉢中研細，以甘草水浸一夜，去水焙乾用。【時珍曰】《別錄》止用雄雀屎，雌雄分用，則出自雷氏也。

【氣味】苦，溫，微毒。【主治】療目痛，決癰疽，女子帶下，溺不利，除疝痕。《別錄》②。療齲齒。陶弘景③。和首生男子乳點目中，弩肉、赤脉貫童子者即消，神效。和蜜丸服，治癥痕久痼諸病。和少乾薑服之，大肥悦人。蘇恭④。癰癤不潰者，點塗即潰。急黃欲死者，湯化服之立甦。腹中疝癖諸塊、伏梁者，和乾薑、桂心、艾葉爲丸服之，能令消爛。藏器⑤。和天雄、乾薑丸服，能强陰。孟詵⑥。消積除脹，通咽塞口噤，女人乳腫，瘡瘍中風，風蟲牙痛。

【發明】【時珍曰】雀食諸穀，易致消化。故所治疝痕積脹疝癖，及目瞖弩肉，癰疽瘡癤，咽噤齒齲諸症，皆取其能消爛之義也。

【附方】舊六，新八。霍亂不通，脹悶欲死，因傷飽取凉者。用雄雀糞二十一粒〔炒〕，研末，溫酒服。未效，再服。《總錄》⑦。目中瞖膜。治目熱生赤白膜。以雄雀屎和人乳點上，自爛。《肘後方》⑧。風蟲牙痛。雄雀屎，綿裹塞孔中，日二易之，效。《外臺》⑨。咽喉噤塞。雄雀屎末，溫水灌半錢。《外臺》⑩。小兒口噤中風。用雀屎，水丸麻子大。飲下二丸，即愈。

---

① 斅:《炮炙論》見《證類》卷19"雀卵" 雷公云:雀蘇，凡使，勿用雀兒糞。其雀兒口黃，未經淫者糞是蘇。若底坐尖在上即曰雌，兩頭圓者是雄。陰人使雄，陽人使雌。凡採之，先去兩畔有附子生者，勿用。然後於鉢中研如粉，煎甘草湯浸一宿，傾上清甘草水盡，焙乾任用。

② 別録:見3088頁注⑪。

③ 陶弘景:《集注》見《證類》卷19"雀卵" 陶隱居云……亦療齲齒……

④ 蘇恭:《唐本草》見《證類》卷19"雀卵" 《唐本》注云:《別錄》云:雀屎，和男首子乳如薄泥，點目中弩肉、赤脉貫瞳子上者即消，神效。以蜜和爲丸飲服，主癥癖久痼冷病。或和少乾薑服之，大肥悦人。

⑤ 藏器:《拾遺》見《證類》卷19"雀卵" 《陳藏器本草》……主疝癖諸塊，伏梁。和乾薑、桂心、艾等爲丸，入腹能爛疝癖。患癰苦不潰，以一枚傅之，立決。又急黃欲死。以兩枚細研，水溫服之。

⑥ 孟詵:《食療》見《證類》卷19"雀卵" 孟詵云……糞和天雄、乾薑爲丸，令陰强……

⑦ 總録:《聖濟總錄》卷38"霍亂欲死" 治飲食傷飽，取凉過度，霍亂脹悶欲死，上下不通，雄雀糞散方:雄雀糞(二十一粒，炒)，右一味研細，用暖酒半盞調服，未效再服。

⑧ 肘後方:《證類》卷19"雀卵" 《肘後方》:療目熱生膚赤白膜:取雀屎細直者，以人乳和，敷上，自消爛盡。(按:今本《肘後方》無此方。)

⑨ 外臺:《外臺》卷22"齒痛有孔方" 又療齒齲痛有孔:取雄雀屎以綿裹，内齒孔中，日二易之。

⑩ 外臺:《外臺》卷22"口唇舌鼻雜療方" 又療咽喉閉塞口噤方:用雄雀糞研末，每服溫水調灌半錢匕，立差。

《千金方》①。**小兒不乳**。用雀屎四枚，末之，〔著乳上〕與吮。《總微》②。**小兒痘靨**。白丁香末，入麝少許，米飲服一錢。《保幼大全》③。**婦人吹乳**。白丁香半兩，爲末，以溫酒服一錢。《聖惠》④。**破傷風瘡**，作白痂無血者，殺人最急。以黃雀糞直者研末，熱酒服半錢。《普濟》⑤。**破決癰癤**。諸癰已成膿，懼鍼者，取雀屎塗瘡頭，即易決。《梅師方》⑥。**瘰癧作痛**。用雀屎、燕窠土研，傅之。《直指》⑦。**浸淫瘡癬**。洗淨，以雀屎、醬瓣和研，日塗之。《千金翼》⑧。**喉痺乳蛾**。白丁香二十個，以沙糖和作三丸。每以一丸綿裹含嚥，即時遂愈。甚者不過二丸，極有奇效。《普濟方》⑨。**面鼻酒皶**。白丁香十二粒，蜜半兩，早、夜點，久久自去。《聖惠》⑩。

蒿雀《拾遺》⑪

【集解】【藏器⑫曰】蒿雀似雀，青黑色，在蒿間，塞外彌多。食之，美於諸雀。

肉。【氣味】甘，溫，無毒。【主治】食之，益陽道，補精髓。藏器。

腦。【主治】塗凍瘡，手足不皸。藏器。

---

① 千金方：《千金方》卷 5"小兒雜病第九"　雀屎丸，主小兒卒中風口噤，不下一物方：雀屎如麻子，丸之，飲下即愈，大良。雞屎白亦佳。

② 總微：《小兒衛生總微論》卷 16"難乳論"　治小兒不能乳：右以雀矢四枚，末之，著乳上，令吮之，兒大增服。

③ 保幼大全：《小兒衛生總微論》卷 8"瘡疹論"　白丁母散：治如前（治瘡疹黑靨，發搐危困）。右以白丁香爲末，入麝香少許，研勻，每服一字，米飲調下，無時。

④ 聖惠：《證類》卷 19"雀卵"　《簡要濟衆》：婦人吹奶，獨勝散：白丁香半兩，擣羅爲散。每服一錢匕，溫酒調下，無時服。（**按**：今本《聖惠方》無此方。）

⑤ 普濟：《普濟方》卷 113"破傷風"　治破傷風，瘡口作白痂無血者，殺人最急。治之：用雄雀糞直者，研細，熱酒調半錢服之。

⑥ 梅師方：《證類》卷 19"雀卵"　《梅師方》：治諸癰不消，已成膿，懼針不得破，令速決。取雀屎塗頭上，即易之。雄雀屎佳。堅者爲雄。

⑦ 直指：《直指方》卷 22"發瘰證治"　瘰方……又方：燕窠和百雀兒糞，研膏敷。

⑧ 千金翼：《千金方》卷 23"疥癬第四"　治癬方……又方：淨洗瘡，取醬瓣、雀屎和敷之，瘥止。（**按**：今本《千金翼方》無此方，另溯其源。）

⑨ 普濟方：《普濟方》卷 61"咽喉生癰"　白丁香丸：治咽喉雙雕及單雕。用白丁香二十個，家雀屎是也，以沙糖如胡桃大一塊，同滾研，分作三丸，每一丸用薄綿子裹，令含在口內，即時遂愈，甚不過兩粒也，此極有奇功。

⑩ 聖惠：《普濟方》卷 51"麵粉渣"　治去酒刺面瘡：用蜜（一兩）、白丁香（一十粒），浸在蜜裏，早晨夜晚點在面上，酒刺自落。（**按**：《聖惠方》無此方，今另溯其源。）

⑪ 拾遺：《證類》卷 19"二十六種陳藏器餘·蒿雀"　味甘，溫，無毒。食之益陽道，取其腦，塗凍瘡，手足不皸，似雀，青黑，在蒿間，塞外彌多。食之美於諸雀……

⑫ 藏器：見上注。此下"肉""腦"項所注"藏器"皆同。

巧婦鳥《拾遺》①

【釋名】鷦鷯《詩疏》②、桃蟲《詩經》③、蒙鳩《荀子》④、女匠《方言》⑤、黃脰雀俗。○【時珍曰】按《爾雅》⑥云：桃蟲，鷦。其雌曰鴱。揚雄《方言》⑦云：自關而東謂之巧雀，或謂之女匠。自關而西謂之襪雀，或謂之巧女。燕人謂之巧婦。江東謂之桃雀，亦曰布母。鳩性拙，鷦性巧，故得諸名。

【集解】【藏器⑧曰】巧婦小於雀，在林藪間爲窠。窠如小袋。【時珍曰】鷦鷯處處有之。生蒿木之間，居藩籬之上，狀似黃雀而小，灰色有斑，聲如吹噓，喙如利錐。取茅葦毛氄爲窠，大如雞卵，而繫之以麻髮，至爲精密。懸於樹上，或一房、二房。故曰：巢林不過一枝，每食不過數粒。小人畜馴，教其作戲也。又一種鳭鷯，《爾雅》⑨謂之剖葦。似雀而青灰斑色，長尾，好食葦蠹，亦〔頔〕〔鷦〕類也。

肉。【氣味】甘，溫，無毒。【主治】炙食甚美，令人聰明。汪穎⑩。

窠。【主治】燒烟熏手，令婦人巧嬲。藏器⑪。治膈氣噎疾。以一枚燒灰酒服，或一服三錢，神驗。時珍。○出《衛生易簡方》⑫。

① 拾遺：《證類》卷 19"二十六種陳藏器餘·巧婦鳥"　主婦人巧，吞其卵。小於雀，在林藪間爲窠，窠如小囊袋，亦取其窠燒，女人多以燻手令巧。《爾雅》云：桃，蟲鷦。注云：桃雀也，俗呼爲巧婦鳥也。

② 詩疏：《毛詩草木鳥獸蟲魚疏》卷下"肇允彼桃蟲"　桃蟲，今鷦鷯是也……

③ 詩經：《詩·周頌·小毖》　肇允彼桃蟲，拚飛維鳥。

④ 荀子：《荀子·勸學》　南方有鳥焉，名曰蒙鳩……

⑤ 方言：《方言》第 8　桑飛（即鷦鷯也，又名鷦䳾）。自關而東謂之工爵，或謂之過蠃（音螺），或謂之女鳩（今亦名爲巧婦，江東呼布母）。自關而東謂之鸋鴂（按《爾雅》云：鸋鴂，鴟鴞，鴞屬，非此小雀明矣。甯玦兩音），自關而西謂之桑飛，或謂之懱爵（言懱截也）。

⑥ 爾雅：《爾雅·釋鳥》　桃蟲，鷦，其雌鴱。

⑦ 方言：見本頁注⑤。

⑧ 藏器：見本頁注①。

⑨ 爾雅：《爾雅·釋鳥》（郭注）　鳭鷯，剖葦。（好剖葦皮，食其中蟲，因名云。江東呼蘆虎，似雀，青斑長尾。）

⑩ 汪穎：《食物本草》卷 3"巧婦鳥"　主聰明。炙食之甚美……

⑪ 藏器：見本頁注①。（按："嬲"字原本無。此或因時珍所用《政和證類》版本有誤所致。）

⑫ 衛生易簡方：《衛生易簡方》卷 2"五噎"　治膈氣噎食，服藥無效者：用巧婦窠燒灰，爲末，每服三錢，溫酒調下。一窠可治一人，其驗。

燕《別録》①中品

【釋名】乙鳥《説文》②、玄鳥《禮記》③、鷾鳥《古今注》④、鷾鴯《莊子》⑤、游波《炮炙論》⑥、天女《易占》⑦。○【時珍曰】燕字篆文象形。乙者，其鳴自呼也。玄，其色也。鷹、鷂食之則死，能制海東青鶻，故有鷾鳥之稱。能興波祈雨，故有游波之號。雷斅云：海竭枯江，投游波而立汎，是矣。京房云：人見白燕，主生貴女，故燕名天女。

【集解】《別録》⑧曰：燕生高山平谷。【弘景⑨曰】燕有兩種。紫胸輕小者是越燕，不入藥用。(有)〔胸〕斑黑而聲大者，是(肵)〔胡〕燕，可入藥用。胡燕作窠長，能容二匹絹者，令人家富也。若窠户北向而尾屈色白者，是數百歲燕，仙經謂之肉芝，食之延年。【時珍曰】燕大如雀而身長，籲口豐頷，布翅岐尾，背飛向宿，營巢避戊己日，春社來，秋社去。其來也，銜泥巢於屋宇之下；其去也，伏氣蟄於窟穴之中。或謂其渡海者，謬談也。玄鳥至時祈高禖，可以求嗣，或以爲吞燕卵而生子者，怪説也。或云燕蟄於井底，燕不入屋，(井)〔并〕虛也。燕巢有艾則不居。凡狐貉皮毛，見燕則毛脱。物理使然。

肉。【氣味】酸，平，有毒。【弘景⑩曰】燕肉不可食，損人神氣，入水爲蛟龍所吞。亦不宜殺之。【時珍曰】《淮南子》⑪言：燕入水爲蜃蛤，故高〔誘〕註謂蛟龍嗜燕，人食燕者不可入水，而祈禱家用燕召龍。切謂燕蟄而不化者，化蛤之説未審然否？但燕肉既有毒，自不必食之。【主治】出痔蟲、瘡蟲。《別録》⑫。

---

① 別録：《本經》《別録》見《證類》卷 19 "燕屎"　味辛，平，有毒。主蠱毒鬼疰，逐不祥邪氣，破五癃，利小便。生高山平谷。(按：出處有誤，當作《本經》。)

② 説文：《説文・乙部》　乙：玄鳥也。齊魯謂之乙。取其鳴自呼。象形。

③ 禮記：《禮記・月令》　……是月也，玄鳥至……(玄鳥，燕也。)

④ 古今注：《古今注》卷中 "鳥獸第四"　燕，一名天女，又名鷾鳥。

⑤ 莊子：《莊子・山木》　……故曰：鳥莫知於鷾鴯，目之所不宜處不給視……

⑥ 炮炙論：《證類》卷 1 "雷公炮炙論序"　……海竭江枯投游波 (燕子是也) ……

⑦ 易占：《御覽》卷 922 "白燕"　《京房易占》曰：山見白燕，其君且得貴女。(今俗名燕爲天女也。)

⑧ 別録：見本頁注①。

⑨ 弘景：《集注》見《證類》卷 19 "燕屎"　陶隱居云：燕有兩種，有胡、有越。紫胸輕小者是越燕，不入藥用。胸斑黑，聲大者是胡燕。俗呼胡燕爲夏候，其作窠喜長，人言有容一疋絹者，令家富。窠亦入藥用，與屎同，多以作湯洗浴，療小兒驚邪也。窠户有北向及尾倔色白者，皆是數百歲燕，食之延年。凡燕肉不可食，令人入水爲蛟所吞。亦不宜殺之。

⑩ 弘景：見上注。

⑪ 淮南子：《淮南子・墜形訓》　……故立冬燕雀入海化爲蛤，萬物之生而各異類/《御覽》卷 922 "燕"　《博物志》曰：人食燕肉，不可入水，爲蛟龍所吞。

⑫ 別録：《唐本草》見《證類》卷 19 "燕屎"　《唐本》注云：《別録》云，胡燕卵，主水浮腫。肉，出痔蟲。越燕屎亦療痔，殺蟲，去目瞖也。

胡燕卵黃。【主治】卒水浮腫,每吞十枚。《別錄》①。

秦燕毛。【主治】解諸藥毒。取二七枚燒灰,水服。_{時珍。}

屎。【氣味】辛,平,有毒。【主治】蟲毒鬼疰,逐不祥邪氣,破五癃,利小便,熬香用之。《別錄》②。○【頌③曰】胡洽治疰病,青羊脂丸中用之。療痔,殺蟲,去目翳。_{蘇恭④。}治口瘡、瘧疾。_{孫思邈⑤。}作湯,浴小兒驚癇。_{弘景⑥。}

【附方】舊三,新三。解蟲毒。_{藏器⑦曰:}取燕屎三合炒,獨蒜去皮十枚和擣,丸梧子大。每服三丸,蟲當隨利而出。厭瘧疾。_{藏器⑧曰:}燕屎方寸匕,發日平旦和酒一升,令病人兩手捧住吸氣。慎勿入口,害人。下石淋⑨。用燕屎末,以冷水服五錢。旦服,至食時,當尿石水下。通小便。用燕屎、豆豉各一合,糊丸梧子大。每白湯下三丸,日三服。《千金》⑩。止牙痛。用燕子屎,丸梧桐子大。於疼處咬之,丸化即疼止。《袖珍》⑪。小兒卒驚,似有痛處而不知。用燕窠中糞煎湯洗浴之。《救急方》⑫。

窠中土_{見《土部》。}

燕蓐草。_{即窠草,見《草部》之九。}

---

① 別錄:《證類》卷19"燕屎" 《肘後方》:治卒大腹水病。取胡燕卵中黃,頓吞十枚。(**按**:《別錄》云燕屎"利小便",《唐本》引《別錄》云"燕卵主水浮腫"。唯《肘後方》所載合乎時珍所引。故出處有誤。)

② 別錄:見3095頁注①白字。(**按**:實出《本經》。)

③ 頌:《圖經》見《證類》卷19"雀卵" ……入藥用胡燕也。胡洽治疰,青羊脂丸中用之。

④ 蘇恭:見3095頁注⑫。

⑤ 思邈:《千金方》卷26"鳥獸第五" 越燕屎:味辛,平,有毒。主殺蟲毒、鬼注,逐不祥邪氣。破五癃,利小便。熬香用之,治口瘡。(**按**:治"瘧疾"未溯得其源。)

⑥ 弘景:見3095頁注⑨。

⑦ 藏器:《拾遺》見《證類》卷19"燕屎" 《陳藏器本草》云:燕屎,有毒。主瘧。取方寸匕,令患者發日平旦,和酒一升,攪調。病人兩手捧碗當鼻下承取氣,慎勿入口,毒人。又,主蟲毒。取屎三合,熬令香,獨頭蒜十枚,去皮,和擣爲丸。服三丸,如梧桐子,蟲當隨痢下而出。

⑧ 藏器:見上注。

⑨ 下石淋:《證類》卷19"燕屎" 葛氏方……又方:若石淋者,取燕屎末,以冷水服五錢匕,旦服,至食時當尿石水。(**按**:原無出處,今溯得其源。)

⑩ 千金:《千金方》卷21"淋閉第二" 治小便不通方……又方:胡燕屎、豉(各一合),和搗,丸如梧子,服三丸,日三服。

⑪ 袖珍:《袖珍方》卷3"牙齒" 治牙疼……(秘方):用燕子屎丸如梧桐子大,用牙疼處咬之,丸消即止。

⑫ 救急方:《救急易方》卷8"小兒門·二百四十五" 治小兒卒驚,似有痛處而不知狀……又方:用燕窠中糞,煎湯洗浴。

石燕《日華》①

【釋名】土燕《綱目》。

【集解】【詵②曰】石燕，在乳穴石洞中者。冬月采之堪食，餘月止可治病。【炳③曰】石燕似蝙蝠，口方，食石乳汁。【時珍曰】此非"石部"之石燕也。《廣志》④云：燕有三種，此則土燕，乳于巖穴者是矣。

肉。【氣味】甘，暖，無毒。【主治】壯陽，暖腰膝，添精補髓，益氣，潤皮膚，縮小便，禦風寒、嵐瘴、溫疫氣。《日華》⑤。○【詵⑥曰】治法：取石燕二七枚，和五味炒熟，以酒一斗浸三日。每夜臥時飲一二盞，甚能補益，令人健力能食。

伏翼《本經》⑦上品　　【校正】【時珍曰】《本經》上品有"伏翼"條，又有"天鼠屎"⑧，今依《李當之本草》⑨合而爲一。

【釋名】蝙蝠音編福、天鼠《本經》⑩、仙鼠《唐本》⑪、飛鼠《宋本》⑫、夜燕。【恭⑬曰】伏翼者，以其晝伏有翼也。【時珍曰】伏翼，《爾雅》⑭作服翼，齊人呼爲仙鼠，仙經列爲肉芝。

---

① 日華：《日華子》見《證類》卷 19"燕屎"　　石燕，暖，無毒。壯陽，暖腰膝，添精補髓，益氣，潤皮膚，縮小便，禦風寒、嵐瘴、溫疫氣。

② 詵：《食療》見《證類》卷 19"燕屎"　　孟詵云：石燕，在乳穴石洞中者，冬月採之，堪食。餘者不中，只可治病。食如常法，都二十枚，投酒一斗中漬之，三日後取飲。每服一二盞，隨性多少，甚益氣力。

③ 炳：《四聲本草》見《證類》卷 5"石燕"　　蕭炳云：別有乳洞中食乳有命者，亦名石燕，似蝙蝠，口方。生氣物也。

④ 廣志：《御覽》卷 922"燕"　　《廣州志》曰：燕有三種，乳於巖崖者爲土燕。

⑤ 日華：見本頁注①。

⑥ 詵：見本頁注②。

⑦ 本經：《本經》《別錄》（《藥對》）見《證類》卷 19"伏翼"　　味鹹，平，無毒。主目瞑癢痛，療淋利水道，明目，夜視有精光。久服令人憙樂，媚好無憂。一名蝙蝠。生太山川谷及人家屋間。立夏後採，陰乾。（莧實、雲實爲之使。）

⑧ 天鼠屎：（**按**：詳參本藥下文"天鼠屎"分條。）

⑨ 李當之本草：《唐本草》見《證類》卷 19"天鼠屎"　　《唐本》注云：李氏本草云：即伏翼屎也。伏翼條中不用屎，是此明矣。《方言》名仙鼠，"伏翼"條已論也。

⑩ 本經：見 3100 頁注⑩白字。

⑪ 唐本：見本頁注⑨。

⑫ 宋本：《方言》卷 8　　蝙蝠：自關而東謂之服翼，或謂之飛鼠。（**按**：已查《證類》無此名，另溯其源。）

⑬ 恭：《唐本草》見《證類》卷 19"伏翼"　　《唐本》注云：伏翼，以其晝伏有翼爾。

⑭ 爾雅：《爾雅·釋鳥》（郭注）　　蝙蝠，服翼。（齊人呼爲蟙䘃，或謂之仙鼠。）/《圖經》見《證類》卷 19"伏翼"　　……此仙經所謂肉芝者也。

【集解】【《別録》①曰】伏翼生太山川谷及人家屋間。立夏後采，陰乾。天鼠屎生合浦山谷。十一月、十二月采。【弘景②曰】伏翼非白色倒懸者，不可服。【恭③曰】伏翼即仙鼠也。在山孔中食諸乳石精汁，皆千歲，純白如雪，頭上有冠，大如鳩、鵲。陰乾服之，令人肥健，長生，壽千歲。其大如鶉，未白者已百歲，而並倒懸，其腦重也。其屎皆白色，入藥當用此屎。【頌④曰】恭說乃仙經所謂肉芝者，然今蝙蝠多生古屋中，白而大者蓋稀。其屎亦有白色，料其出乳石孔者，當應如此耳。【宗奭⑤曰】伏翼日亦能飛，但畏鷙鳥不敢出耳。此物善服氣，故能壽。冬月不食，可知矣。【時珍曰】伏翼形似鼠，灰黑色。有薄肉翅，連合四足及尾如一。夏出冬蟄，日伏夜飛，食蚊蚋。自能生育，或云鸜鵒化蝠，鼠亦化蝠，蝠又化魁蛤，恐不盡然。生乳穴者甚大。或云燕避戊己，蝠伏庚申，此理之不可曉者也。若夫白色者，自有此種爾。仙經以爲千百歲，服之令人不死者，乃方士誑言也。陶氏、蘇氏從而信之，迂矣。按李石《續博物志》⑥云：唐陳子真得（白）蝙蝠大如鴉，服之，一夕大泄而死。又宋劉亮得白蝙蝠、白蟾（蛤）〔蜍合〕仙丹，服之立死。嗚呼！書此足以破惑矣。其說始載於《抱朴子》書，葛洪誤世之罪，通乎天下。又《唐書》⑦云：吐番有天鼠，狀如雀，大如貓，皮可爲裘。此則別是一種鼠，非此天鼠也。

伏翼。【修治】【斅⑧曰】凡使要重一斤者，先拭去肉上毛，及去爪、腸，留肉、翅并觜、脚。以好酒浸一宿，取出以黃精自然汁五兩，塗炙至盡，炙乾用。【時珍曰】近世用者，多煅存性耳。

【氣味】鹹，平，無毒。【《（用）〔日〕華》⑨曰】微熱，有毒。○【之才⑩曰】莧實、雲實爲之使。【主治】目瞑癢痛，明目，夜視有精光。久服令人（熹）〔憙〕樂，媚好無

---

① 別録：見前頁注⑦，3100 頁注⑩。

② 弘景：《集注》見《證類》卷 19"伏翼" 陶隱居云：伏翼目及膽，術家用爲洞視法，自非白色倒懸者，亦不可服之也。

③ 恭：《唐本草》見《證類》卷 19"伏翼" ……《方言》：一名仙鼠，在山孔中食諸乳石精汁，皆千歲。頭上有冠，淳白，大如鳩、鵲。食之令人肥健長年。其大如鶉，未白者皆已百歲，而並倒懸，其石孔中屎皆白，如大鼠屎，下條天鼠屎，當用此也……

④ 頌：《圖經》見《證類》卷 19"伏翼" ……此《仙經》所謂肉芝者也。其屎皆白，如大鼠屎。入藥當用此。然今蝙蝠多生古屋中，白而大者蓋稀有。屎亦有白色者，料其出乳石處，山中生者，當應如此耳……

⑤ 宗奭：《衍義》卷 16"伏翼" 白日亦能飛，但畏鷙鳥不敢出。此物善服氣，故能壽。冬月不食，亦可驗矣。

⑥ 續博物志：《續博物志》卷 6 宋劉亮合仙丹，須白蟾蜍、白蝙蝠，得而服之，立死。唐人陳子真得蝙蝠，大如鴉，食之一夕，大瀉而死。

⑦ 唐書：《舊唐書》卷 196 上"吐蕃上" ……又有天鼠，狀如雀鼠，其大如貓，皮可爲裘。

⑧ 斅：《炮炙論》見《證類》卷 19"伏翼" 雷公曰：凡使，要重一斤者方採之。每修事，先拭去肉上毛，去爪、腸，即留翅并肉，脚及嘴。然後用酒浸一宿，漉出，取黃精自然汁塗之，炙令乾方用。每修事，重一斤一個，用黃精自然汁五兩爲度。

⑨ 日華：《藥性論》見《證類》卷 19"伏翼" 伏翼，微熱，有毒……（按：誤注出處，當出《藥性論》。）

⑩ 之才：古本《藥對》見 3097 頁注⑦括號中七情文。

憂。《本經》①。○【《日華》②曰】久服解愁。療五淋,利水道。《別錄》③。主女人生子餘疾,帶下病,無子。蘇恭④。治久欬上氣,久瘧療癊,金瘡内漏,小兒魃病驚風。時珍。○【藏器⑤曰】五月五日,取倒懸者晒乾,和桂心、薰陸香燒烟,辟蚊子。夜明砂、鼈甲爲末,燒烟,亦辟蚊。

【發明】【時珍曰】蝙蝠性能瀉人,故陳子真等服之皆致死。觀後治金瘡方,皆致下利,其毒可知。本經謂其無毒,"久服喜樂無憂",《日華》云"久服解愁"者,皆誤後世之言,適足以增憂益愁而已。治病可也,服食不可也。

【附方】舊三,新八。仙乳丸。治上焦熱,晝常好暝。用伏翼五兩重一枚,連腸骨炙燥,雲實炒五兩,威靈仙三兩,牽牛炒、莨實各二兩,丹砂、鉛丹各一兩,膩粉半兩,爲末,蜜丸綠豆大。每服七丸,木通湯下,以知爲度。《普濟》⑥。久欬上氣。十年、二十年,諸藥不效。用蝙蝠除翅、足,燒焦研末,米飲服之。《百一方》⑦。久瘧不止。《范汪方》⑧用蝙蝠七個,去頭、翅、足,擣千下,丸梧子大。每服一丸,清湯下。雞鳴時一丸,禺中一丸。久瘧不止。伏翼丸:用蝙蝠一枚炙,蛇蜕皮一條燒,蜘蛛一枚去足炙,鼈甲一枚醋炙,麝香半錢,爲末。五月五日午時研匀,入煉蜜和丸麻子大。每温酒下五丸。《聖惠方》⑨。小兒驚癇。用入蟄蝙蝠一個,入成塊朱砂三錢在腹内,以新瓦合,煅存性,候冷爲末。空心分四服,兒小分五服,白湯下。《醫學集成》⑩。小兒慢驚。返魂丹:治小兒慢驚及天弔夜啼。用蝙蝠一枚,去腸、翅,炙黄焦,人中白、乾蠍焙、麝香各一

---

① 本經:見 3097 頁注⑦白字。
② 日華:《日華子》見《證類》卷 19"伏翼"　蝙蝠,久服解愁……
③ 別錄:見 3097 頁注⑦。
④ 蘇恭:《唐本草》見《證類》卷 19"伏翼"　……主女人生子餘疾,帶下病,無子……
⑤ 藏器:《拾遺》見《證類》卷 19"伏翼"　《陳藏器本草》云:伏翼,主蚊子。五月五日取倒懸者曬乾,和桂、薰陸香爲末,燒之,蚊子去……
⑥ 普濟:《普濟方》卷 43"三焦實熱"　仙乳丸:治熱結上焦,晝常多暝。伏翼(重五兩者,一枚,連腸胃炙燥)、惡實(微炒,五兩)、威靈仙(去土,三兩)、牽牛子(炒)、莨實(各二兩)、丹砂(研)、雌黄(研)、鉛丹(各一兩)、膩粉(半兩),右搗研爲末,煉蜜和丸如綠豆大,每服七丸,食後木通湯下,稍增至十五丸。小兒每服三丸,以知爲度。
⑦ 百一方:《證類》卷 19"伏翼"　《百一方》:治久咳嗽上氣十年、二十年諸藥治不差方:蝙蝠除翅、足,燒令焦末,飲服之。
⑧ 范汪方:《御覽》卷 946"蝙蝠"　范汪治瘧方曰:蝙蝠七枚,合搗五百,發〔日〕雞鳴服一丸,禺中一丸。遇發,乃與粥清一升耳。
⑨ 聖惠方:《聖惠方》卷 52"治久瘧諸方"　治瘧久不差,神效方:蜘蛛(五枚,大者,去脚,研如膏)、蛇蜕皮(一條,全者,燒灰)、蝙蝠(一枚,炙令微焦)、麝香(半兩,細研)、鼈甲(一枚,塗醋,炙令黄,去裙襴),右件藥搗羅爲末,入研了藥令匀,五月五日午時,以蜘蛛膏入煉了蜜同和圓如麻子大,每服空心以温酒下五圓,小兒以茶下二圓。
⑩ 醫學集成:《醫學集成》卷 8"癇"　一方,取入蟄大蝙蝠一個,用大粒硃砂三錢裝入腹内,以新瓦盛火炙令皮焦酥,爲末,每一分分作四服,氣弱及少弱作五服,空心調服。

分,爲末,煉蜜丸緑豆大。每服乳汁下三丸。《聖惠方》①。 **多年瘰癧**不愈。神效方:用蝙蝠一個,猫頭一個,俱撒上黑豆,燒至骨化,爲末摻之,乾即油調傅,内服連翹湯。《集要》②。 **金瘡出血**不止,成内漏。用蝙蝠二枚,燒末。水服方寸(比)〔匕〕,當下水而血消也。《鬼遺方》③。 **腋下胡臭**。用蝙蝠一個,以赤石脂末半兩塗遍,黄泥包固,晒乾,煅存性。以田螺水調塗腋下,待毒氣上冲,急服下藥,行一二次妙。《乾坤秘韞》④。 **乾血氣痛**。蝙蝠一個,燒存性。每酒服一錢,即愈。《生生編》⑤。 **婦人斷産**。蝙蝠一個燒研,以五朝酒醥調下。《摘玄方》⑥。

腦。【主治】塗面,去女子面皰。服之,令人不忘。藏器⑦。

血及膽。【主治】滴目,令人不睡,夜中見物。藏器⑧。【弘景⑨曰】伏翼目及膽,術家用爲洞視法。

天鼠屎《本經》⑩。【釋名】鼠法《本經》⑪、石肝同上、夜明砂《日華》⑫、黑砂星。【弘景⑬曰】方家不用,俗不識也。【李當之⑭曰】即伏翼屎也,《方言》名天鼠爾。【修治】【時珍曰】凡采得,以水淘去灰土惡氣,取細砂晒乾焙用。其砂乃蚊蚋眼也。

---

① 聖惠方:《聖惠方》卷85"治小兒慢驚風諸方" 治小兒慢驚風,及天瘹夜啼,返魂丹方:蝙蝠(一枚,去翼腸肚,炙令焦黄)、人中白(一分,細研)、乾蠍(一分,微炒)、麝香(一錢,細研),右件藥搗細羅爲散,入人中白等同研令勻,煉蜜和圓如菉豆大,每服以乳汁研下三圓,量兒大小加減服之。

② 集要:《醫林集要》卷14"瘰癧門" 治療瘰瘡多年不瘥神效:蝙蝠(一個)、猫頭(一個),右以二物俱撒上黑豆,同燒其骨化碎,爲細末。濕即乾摻,乾油調傅。内服五香連翹湯,效。

③ 鬼遺方:《證類》卷19"伏翼" 《鬼遺方》:治金瘡出血,内痿。蝙蝠二枚,燒煙盡末,以水調服方寸匕,令一日服盡,當下如水,血消也。

④ 乾坤秘韞:《乾坤秘韞·脅》 治腋氣方:用蝙蝠一個,打死,却用赤石脂五錢,爲末,遍涂蝠身,外以黄泥包之,火煅黄,取出存性,去泥,以蝠爲末。另取大田螺二枚,每枚入去殻巴豆一粒,候化成水,次日用此水調蝠末,涂腋下,須臾毒氣冲上,惡心,急服感應丸一貼,神保丸三粒,温酒下,利後去根。

⑤ 生生編:(**按**:僅見《綱目》引録。)

⑥ 摘玄方:(**按**:《丹溪摘玄》無此方,未能溯得其源。)

⑦ 藏器:《唐本草》見《證類》卷19"伏翼" ……其腦,主女子面皰,服之令人不忘也。(**按**:誤注出處,當出《唐本草》。)

⑧ 藏器:《拾遺》見《證類》卷19"伏翼" 《陳藏器本草》云……取其血滴目,令人不睡,夜中見物……

⑨ 弘景:《集注》見《證類》卷19"伏翼" 陶隱居云:伏翼目及膽,術家用爲洞視法……

⑩ 天鼠屎《本經》:天鼠屎:《本經》《別録》(《藥對》)見《證類》卷19"<u>天鼠屎</u>" <u>味辛,寒</u>,無毒。<u>主面癰腫</u>,皮膚洗洗時痛,腹中血氣,破寒熱積聚,<u>除驚悸</u>,去面黑奸。<u>一名鼠法,一名石肝</u>。生合浦山谷。十月、十二月取。(惡白斂、白薇。)

⑪ 本經:見上注白字。(**按**:"釋名"項下"同上"同此。)

⑫ 日華:《日華子》見《證類》卷19"伏翼" ……糞名夜明砂,炒服治瘰癧。

⑬ 弘景:《集注》見《證類》卷19"天鼠屎" 陶隱居云:方家不復用,俗不識也。

⑭ 李當之:《唐本草》見《證類》卷19"天鼠屎" 《唐本》注云:李氏本草云:即伏翼屎也……《方言》名仙鼠。

【氣味】辛,寒。無毒。【之才①曰】惡白斂、白微。【主治】面癩腫,皮膚洗洗時痛,腹中血氣,破寒熱積聚,除驚悸。《本經》②。去面上黑皯。《別錄》③。燒灰,酒服方寸匕,下死胎。蘇恭④。炒服,治瘰癧。《日華》⑤。治馬撲損痛,以三枚投熱酒一升,取清服立止,數服便瘥。蘇頌⑥。○出《續傳信方》。擣熬爲末,拌飯,與三歲小兒食之,治無辜病,甚驗。慎微⑦。治疳有效。宗奭⑧。治目盲障翳,明目除瘧。時珍。

【發明】【時珍曰】夜明砂及蝙蝠,皆厥陰肝經血分藥也,能活血消積。故所治目翳盲障,瘧魅疳驚,淋帶,瘰癧癩腫,皆厥陰之病也。按《類說》⑨云:定海徐道亨患赤眼食蟹,遂成內障,五年。忽夢一僧,以藥水洗之,令服羊肝丸。求其方。僧曰:用洗净夜明砂、當歸、蟬蛻、木賊去節各一兩,爲末。黑羊肝四兩,水煮爛和丸梧子大。食後熟水下五十丸。如法服之,遂復明也。

【附方】舊一,新十一。內外障翳。夜明砂末,扎入豬肝內,煮食飲汁,效。《直指方》⑩。青盲不見。夜明砂,糯米(砂)〔炒〕黃一兩,柏葉炙一兩,爲末,牛膽汁和丸梧子大。每夜卧時竹葉湯下二十丸。至五更,米飲下二十丸。瘥乃止。《聖惠》⑪。小兒雀目⑫。夜明砂炒研,豬膽

---

① 之才:古本《藥對》見前頁注⑩括號中七情文。

② 本經:見前頁注⑩白字。

③ 別錄:見前頁注⑩。

④ 蘇恭:《唐本草》見《證類》卷19"伏翼" 《唐本》注云……天鼠屎,當用此也。其屎灰,酒服方寸匕,主子死腹中……

⑤ 日華:見3100頁注⑫。

⑥ 蘇頌:《圖經》見《證類》卷19"伏翼" ……《續傳信方》療馬撲損痛不可忍者,仙鼠屎三兩枚,細研,以熱酒一升投之,取其清酒服之,立可止痛,更三兩服便差。

⑦ 慎微:《證類》卷19"天鼠屎" 《家傳驗方》:一歲至兩歲小兒無辜。夜明沙熬,擣爲散,任意拌飯并喫食與喫。三歲號乾無辜。

⑧ 宗奭:《衍義》卷16"伏翼" 屎合疳藥……

⑨ 類說:《醫說》卷4"眼疾·治內障眼" 明州定海人徐道亨父没,奉母周游四方,事之盡孝。淳熙中到泰州,宿於逆旅,因患赤眼而食蟹,遂成內障,欲進路,不能素解,暗誦《般若經》,出丐市里,所得糧米仍持歸養。凡歷五年。忽夜夢一僧,長眉大鼻,托一鉢盂,盂中有水,令徐掬以洗眼,復告之曰:汝此去當服羊肝丸百日。徐知爲佛羅漢,喜而拜,願乞賜良方。僧曰:用净洗夜明砂一兩、當歸一兩、蟬殼一兩、木賊去節一兩,共碾爲末,買羊肝四兩,水煮,爛搗如泥,入前藥拌和丸桐子大,食後溫熟水下五十丸,服之百日復舊。與母還鄉,母亡,棄家入道。(出《類說》。)

⑩ 直指方:《直指方》卷20"眼目證治" 夜明砂治內外障。納入豬肝煮,帶生和汁,細嚼,效。

⑪ 聖惠:《聖惠方》卷33"治眼青盲諸方" 治青盲,明目柏葉圓:柏葉(一兩,微炙)、夜明砂(一兩,以糯米炒令黃),右件藥搗羅爲末,用牛膽汁拌和,圓如梧桐子大,每夜臨卧時以竹葉湯下二十圓,至五更初,以粥飲下二十圓。

⑫ 小兒雀目:《聖惠方》卷89"治小兒雀目諸方" 治小兒雀目,立見效方……又方:夜明砂(一兩,微炒細研),右件藥豬膽和圓如菉豆大,不計食前後以粥飲下五圓,三歲已下三圓。(按:原無出處,今溯得其源。)

汁和丸緑豆大。每米飲下五丸。一方①：加黄芩等分，爲末。米泔煮豬肝，取汁調服半錢。**五瘧不止**。《聖惠》②用夜明砂末，每冷茶服一錢，立效。○又方：治瘧發作無時，經久不瘥。用蝙蝠糞五十粒，朱砂(牛)〔半〕兩，麝香一錢，爲末，糯米飯丸小豆大，未發時，白湯下十丸。**胎前瘧疾**。夜明砂末三錢，空心溫酒服。《經驗秘方》③。**欬嗽不止**。蝙蝠去翅足，燒(酒)〔焦〕爲末。一錢，食後白湯下。《壽域神方》④。**小兒魃病**。以紅紗袋盛夜明沙，佩之。《直指方》⑤。**一切疳毒**。夜明砂五錢，入瓦瓶內，以精豬肉三兩薄切，入瓶內，水煮熟。(干)〔午〕前以肉與兒食，飲其汁，取下(服)〔腹〕中胎毒。次用生薑四兩，和皮切炒，同黄連末一兩，糊丸黍米大，米飲服，日三次。《全幼心鑑》⑥。**聤耳出汁**。夜明砂二錢，麝香一字，爲末。拭净摻之。《聖惠》⑦。**潰腫排膿**。夜明砂一兩，桂半兩，乳香一分，爲末，入乾砂糖半兩。井水調傅。《直指方》⑧。**腋下胡臭**⑨。夜明砂末，豉汁調〔傅〕。**風蟲牙痛**。夜明砂炒、吳茱萸湯泡(沙)〔炒〕，等分，爲末，蟾酥和丸麻子(方)〔大〕。綿裹二丸含之，吐涎。《普濟方》⑩。

---

① 一方：《普濟方》卷363"雀目" 治小兒雀目，至夜不見物……又方：夜明砂(微炒)、黄芩(各半兩)，右搗爲散，用米泔煮豬肝汁調下半錢，日三服，三歲以上增之。(**按**：原無出處，今溯得其源。)

② 聖惠：《證類》卷19"天鼠屎" 《簡要濟衆》：治五瘧方：夜明沙，搗爲散，每服一大錢，用冷茶調下，立差。(**按**：今本《聖惠方》無此方。另溯其源。)/《聖惠方》卷52"治瘧發作無時諸方" 治瘧發作無時，經久不差……又方：朱砂(半兩)、麝香(一錢)、蝙蝠糞(五十粒)，右件藥都細研，以軟糯米飯和圓如菉豆大，未發時以暖水下十圓。

③ 經驗秘方：(**按**：出處來源不明，待考。)

④ 壽域神方：《延壽神方》卷1"咳嗽部" 治久咳嗽上氣十年二十年，諸藥治不差者……一方：用蝙蝠，去翅足，燒令焦，研爲末，食後熟白湯五合服之，立痊。

⑤ 直指方：《仁齋小兒方》卷3"諸疳證治" 龍膽湯：治魃病。龍膽草(微炒)、鉤藤皮、柴胡、北梗、芍藥、川芎、茯苓、甘草(炙，各二錢)、人參(一錢)、大黄(二錢半，濕紙裹煨)，右剉散，每二錢，井水煎服。仍以紅紗袋夜明砂與兒帶。

⑥ 全幼心鑑：《全幼心鑑》卷4"五疳潮熱" 取交奶，一切疳毒。夜明砂(五錢)，右入瓦瓶，取精豬肉三兩，薄切，入瓶內水煮，取肉午前與兒食。澄清肉汁，令兒飲汁，食肉，取下腹中胎毒。次用生薑四兩，和皮切，炒黄色，再用黄連一兩，二味爲細末，煮麵糊圓如黍米大，用米飲食前服。

⑦ 聖惠：《聖濟總錄》卷181"小兒聤耳" 治小兒聤耳，夜明沙散方：夜明沙(二錢)、麝香(一字)，右二味同研極細，先以綿杖子拭去膿，用藥半錢匕，摻入耳中。(**按**：今本《聖惠方》無此方，另溯其源。)

⑧ 直指：《直指方》卷22"癰疽證治" 夜明砂膏：潰腫排膿。夜明砂(一兩)、辣桂(半兩)、乳香(一分)，右細末，入乾砂糖半兩，研和，用井水調膏，敷。

⑨ 腋下胡臭：《直指方》卷26"諸血·拾遺" 治腋下遺臭不可向邇……又方：夜明砂爲末，用豉汁調傅。(**按**：原無出處，今溯得其源。)

⑩ 普濟方：《普濟方》卷67"齒齲" 茱萸丸：治牙齒風齲。吳茱萸(湯洗，焙乾炒)、夜明沙(炒，各一分)，右爲末，以蟾酥丸如麻子大，綿裹一丸，痛處咬。勿咽津。

鸓鼠纍、壘二音○《本經》①下品

【校正】"鸓鼠"原在"獸部"，今據《爾雅》《説文》移入"禽部"。

【釋名】鸓鼠《本經》②、鼯鼠《爾雅》③、耳鼠《山海經》④、夷由《爾雅》、鸓《禽經》⑤、飛生鳥弘景⑥。○【時珍曰】案許慎《説文》⑦云：鸓，飛走且乳之鳥也。故字從鳥，又名飛生。《本經》從鼠，以形似也。此物肉翅連尾，飛不能上，易至礧墜，故謂之鸓。俗謂癡物爲鸓，義取乎此。亦名鼯鼠，與螻蛄同名。

【集解】《別録》⑧曰]鸓鼠生山都平谷。【弘景⑨曰】此鼠即鼯鼠，飛生鳥也。狀如蝙蝠，大如鴟、鳶，毛紫色暗，夜行飛〔生〕。人取其皮毛與産婦持之，令易生。【頌⑩曰】今湖岭山中多有之。南人見之，多以爲怪。【宗奭⑪曰】關西山中甚有。毛極密，(俱)〔但〕向下飛，不能致遠。人捕取皮爲暖帽。【時珍曰】案郭氏註《爾雅》⑫云：鼯鼠狀如小狐，似蝙蝠肉翅四足。翅、尾、項、脇毛皆紫赤色，背上蒼艾色，腹下黃色，喙、頷雜白色。腳短爪長，尾長三尺許。飛而乳子，子即隨母後。聲如人呼，食火煙。能從高赴下，不能從下上高。性喜夜鳴。《山海經》⑬云：耳鼠狀如鼠，兔首麋耳，以其尾飛。食之不眯，可禦百毒，即此也。其形，翅聯四足及尾，與蝠同，故曰以尾飛。生嶺南者，好食龍眼。

【氣味】微温，有毒。【主治】墮胎，令易産。《本經》⑭。

① 本經：《本經》《別録》見《證類》卷18"鸓鼠"　　主墮胎，令産易　生山都平谷。
② 本經：見上注。
③ 爾雅：《爾雅·釋鳥》(郭注)　鼯鼠，夷由。(狀如小狐，似蝙蝠，肉翅，翅尾項脊毛紫赤色，背上蒼艾色，腹下黃喙頷雜白，腳短爪長，尾三尺許。飛且乳，亦謂之飛生。聲如人呼，食火煙，能從高赴下，不能從下上高。)(按："釋名"項下"爾雅"同此。)
④ 山海經：《山海經》卷3"北山經"　……名曰耳鼠……
⑤ 禽經：《埤雅》卷11"釋蟲·鼠"　……《禽經》曰：鸓鳥不登山，鸓鳥不踏土。鸓鳥不能從下上高……(按：今本《禽經》無。《埤雅》存其佚文。)
⑥ 弘景：《集注》見《證類》卷18"鸓鼠"　陶隱居云：鸓是鼯鼠。一名飛生……
⑦ 説文：《説文·鳥部》　鸓：鼠形。飛走且乳之鳥也。从鳥畾聲。
⑧ 別録：見本頁注①。
⑨ 弘景：《集注》見《證類》卷18"鸓鼠"　陶隱居云：鸓是鼯鼠。一名飛生。狀如蝙蝠，大如鴟鳶，毛紫色暗，夜行飛生。人取其皮毛以與産婦持之，令兒易生……
⑩ 頌：《圖經》見《證類》卷18"鸓鼠"　……今湖嶺間山中多有之。狀如蝙蝠，大如鴟鳶，毛紫色暗，夜行飛生。南人見之，多以爲怪……
⑪ 宗奭：《衍義》卷16"鸓鼠"　……人捕得，取皮爲暖帽。但向下飛則可，亦不能致遠。今關西山中甚有，毛極密，人謂之飛生者是也。
⑫ 爾雅：見本頁注③。
⑬ 山海經：《山海經》卷3"北山經"　又北二百里曰丹熏之山……有獸焉，其狀如鼠，而兔首麋身……其音如獋犬……以其尾飛，(或作耆飛，獋音豪。)名曰耳鼠，食之不眯，(眯，大腹也。)見《神倉》。音采。)又可以禦百毒。
⑭ 本經：見本頁注①白字。

【發明】【頌①曰】人取其皮毛與產婦，臨蓐時持之，令兒易生。而《小品方》乃入服藥，用飛生一枚，槐子、故弩箭羽各十四枚合擣，丸梧子大，以酒服二丸，即易產也。【時珍曰】鼺能飛而且產，故寢其皮，懷其爪，皆能催生，其性相感也。《濟生方》②治難產金液丸，用其腹下毛爲丸服之。

寒號蟲 宋《開寶》③ 　　【校正】自"蟲〔部〕"移入此。

【釋名】鶡鴠、獨春。屎名五靈脂。【時珍曰】楊氏《丹鉛録》④謂，寒號蟲即鶡鴠，今從之。鶡鴠，《詩》⑤作盍旦，《禮》⑥作曷旦，《説文》⑦作鶡鴠，《廣志》⑧作侃旦，唐詩⑨作渴旦，皆隨義借名耳。揚雄《方言》⑩云：自關而西謂之鶡鴠，自關而東謂之城旦。亦曰倒懸。周、魏、宋、楚謂之獨春。郭璞⑪云：鶡鴠，夜鳴求旦之鳥。夏月毛盛，冬月裸體，晝夜鳴叫，故曰寒號，曰鶡旦。古刑有城旦春，謂晝夜春米也。故又有城旦、獨春之名。《月令》⑫云：仲冬，曷旦不鳴。蓋冬至陽生漸暖故也。其屎名五靈脂者，謂狀如凝脂而受五行之靈氣也。

【集解】【志⑬曰】五靈脂出北地，寒號蟲糞也。【禹錫⑭曰】寒號蟲四足，有肉翅不能遠飛。【頌⑮曰】今惟河東州郡有之。五靈脂色黑如鐵，采無時。【時珍曰】曷旦乃候時之鳥也，五臺諸山

---

① 頌：《圖經》見《證類》卷18"鼺鼠"　……捕取其皮毛以與產婦，臨蓐持之，令兒易生。此但云執之，而《小品方》乃入服藥，其方：取飛生一枚，槐子、故弩、箭羽各十四枚合擣，丸桐子大，以酒服二丸，令易產也……

② 濟生方：《濟生方》卷7"婦人門‧校正時賢胎前十八論"　第十五問：將產忽見橫倒……急用瘦胎金液圓……飛生毛(火燒，如腋下毛尤佳，半錢)……

③ 開寶：《開寶》見《證類》卷22"五靈脂"　味甘，温，無毒。主療心腹冷氣，小兒五疳，辟疫，治腸風，通利氣脉，女子月閉。出北地，此是寒號蟲糞也。

④ 丹鉛録：《丹鉛總録》卷5"鳥獸類"　鶡鴠……今北方有鳥名寒號蟲，即此也。

⑤ 詩：《禮記‧坊記》　《詩》云："相比盍旦，尚犹患之。"注曰：盍旦，夜鳴求旦之鳥。(按：《詩經》無此句。或爲《詩經》之前的古詩。)

⑥ 禮：《易緯通卦驗》卷下　冬至……曷旦不鳴。(按：《禮記》未見此名，另溯其源。)

⑦ 説文：《説文‧鳥部》　鴠，渴鴠也。从鳥旦聲。

⑧ 廣志：《御覽》卷921"鶡鴠"　《廣志》曰：侃旦，冬毛稀，夏毛盛。

⑨ 唐詩：《白氏長慶集》卷13"律詩"　《代書詩一百韻寄微之》……闇雞啼渴旦，涼葉墮相思。(按：《丹鉛總録》云"唐詩暗蟲啼渴旦，涼葉墮相思"，時珍可能轉引此文。今溯其源。)

⑩ 方言：《方言》第8　鶡鴠(鳥似雞，五色，冬無毛，赤倮，晝夜鳴。侃旦兩音)，周、魏、齊、宋、楚之閒謂之定甲，或謂之獨春(好自低仰)。自關而東謂之城旦(言其辛苦，有似於罪禍者)，或謂之倒懸(好自懸於樹也)，或謂之鶡鴠。自關而西秦隴之內，謂之鶡鴠。(案：鶡旦，《說文》作渴旦。《月令》仲冬之月，曷旦不鳴。鄭注云：曷旦，求旦之鳥也……)

⑪ 郭璞：(按：時珍所引之注，見《禮記‧坊記》，前有注。疑時珍轉引，誤作郭璞注。)

⑫ 月令：(按：未溯得《月令》有此文。同文見本條注"禮"所引《易緯通卦驗》。)

⑬ 志：見本頁注③。

⑭ 禹錫：《證類》卷22"五靈脂"　臣禹錫等：今據寒號蟲四足，有肉翅不能遠飛，所以不入禽部。

⑮ 頌：《圖經》見《證類》卷22"五靈脂"　五靈脂，出北地，今惟河東州郡有之。云是寒號蟲糞，色黑如鐵，採無時……

甚多。其狀如小雞，四足有肉翅。夏月毛采五色，自鳴若曰："鳳凰不如我"。至冬毛落如鳥雛，忍寒而號曰："得過且過"。其屎恒集一處，氣甚臊惡，粒大如豆。采之有如糊者，有粘塊如餹者。人亦以沙石雜而貨之。凡用以餹心潤澤者爲真。

肉。【氣味】甘，溫，無毒。【主治】食之，補益人。汪穎①。

五靈脂。【修治】〔頌②曰〕此物多夾砂石，絕難修治。凡用研爲細末，以酒飛去砂石，晒乾收用。【氣味】甘，溫，無毒。惡人參，損人。【主治】心腹冷氣，小兒五疳，辟疫，治腸風，通利氣脉，女子血閉。《開寶》③。療傷冷積〔聚〕。蘇頌④。凡血崩過多者，半炒半生，酒服，能行血止血。治血氣刺痛甚效。震亨⑤。止婦人經水過多，赤帶不絕，胎前産後血氣諸痛，男女一切心腹、脇肋、少腹諸痛，疝痛，血痢腸風腹痛，身體血痺刺痛，肝瘧發寒熱，反胃消渴，及痰涎挾血成窠，血貫瞳子，血凝齒痛，重舌，小兒驚風，五癇癲疾，殺蟲，解藥毒，及蛇、蠍、蜈蚣傷。時珍。

【發明】〔宗奭⑥曰〕五靈脂引經有功，不能生血，此物入肝最速也。常有人病目中翳，往來不定，此乃血所病也。肝受血則能視，目病不治血，爲背理也。用五靈脂之藥而愈。又有人被毒蛇所傷，良久昏憒。一老僧以酒調藥二錢灌之，遂甦。仍以滓傅咬處，少頃復灌二錢，其苦皆去。問之，乃五靈脂一兩，雄黃半兩，同爲末耳。其後有中蛇毒者，用之咸效。【時珍曰】五靈脂，足厥陰肝經藥也。氣味俱厚，陰中之陰，故入血分。肝主血，諸痛皆屬于木，諸蟲皆生于風。故此藥能治血病，散血和血而止諸痛。治驚癇，除瘧痢，消積化痰，療疳殺蟲，治血痺、血眼諸症，皆屬肝經也。失笑散，不獨治婦人心痛血痛，凡男女老幼，一切心腹、脇肋、少腹痛，疝氣，并胎前産後，血氣作痛，及血崩經溢，百藥不效者，俱能奏功，屢用屢驗，真近世神方也。又案李仲南⑦云：五靈脂治崩中，非止

---

① 汪穎：《食物本草》卷3"寒號蟲" ……肉，味甘，食之益人……
② 頌：《圖經》見《證類》卷22"五靈脂" ……然多夾沙石，絕難修治。若用之，先以酒研飛鍊，令去沙石，乃佳……
③ 開寶：見3104頁注③。
④ 蘇頌：《圖經》見《證類》卷22"五靈脂" ……治傷冷積聚及小兒、女子方中多用之……
⑤ 震亨：《丹溪心法》卷4"崩漏" 一方：五靈脂半生半炒，爲末，酒調服。/《衍義補遺·五靈脂》能行血止血。此即是寒號蟲糞也。《本草》云：治心腹冷氣，婦人心痛，血氣刺痛甚效。又止血，行經血有功，不能生血。
⑥ 宗奭：《衍義》卷17"五靈脂" 行經血有功，不能生血。嘗有人病眼中翳，往來不定，如此乃是血所病也。蓋心生血，肝藏血，肝受血則能視，目病不治血爲背理。此物入肝最速……又有人被毒蛇所傷，良久之間已昏困。有老僧以酒調藥二錢灌之，遂蘇。及以藥滓塗咬處，良久復灌二錢，其苦皆去。問之，乃五靈脂一兩，雄黃半兩，同爲末，止此耳。後有中毒者用之，無不驗。此藥雖不甚貴，然亦多有僞者。
⑦ 李仲南：《永類鈐方》卷15"崩暴下血不止" 五靈脂散……以上三方似非止血之藥，如靈脂、荊芥、防風，皆祛風之劑。然風爲動物，冲任經虛，被風所傷，致崩中暴下。許學士傷寒歌曰：脉浮而大，風傷榮。榮，血也。而用此藥方，悟古人識見深奧如此。

治血之藥，乃去風之劑。風，動物也。衝任經虛，被風傷襲營血，以致崩中暴下，與荆芥、防風治崩義同。方悟古人識見，深奧如此。此亦一說，但未及肝血虛滯，亦自生風之意。

【附方】舊六，新三十一。**失笑散**。治男女老少，心痛腹痛，少腹痛，小腸疝氣，諸藥不效者，能行能止，婦人妊娠心痛，及產後心痛、少腹痛、血氣痛尤妙。用五靈脂、蒲黃等分，研末。先以醋二盃調末，熬成膏，入水一盞，煎至七分，連藥熱服。未止再服。一方以酒代醋。一方以醋糊和丸，童尿、酒服。《和劑局方》①。**紫金丸**。治產後惡露不快，腰痛，小腹如刺，時作寒熱，頭痛，不思飲食。又治久有瘀血，月水不調，黃瘦不食。亦療心痛，功與失笑散同。以五靈脂水淘淨炒末一兩，以好米醋調希，慢火熬膏，入真蒲黃末和丸龍眼大。每服一丸，以水與童子小便各半盞，煎至七分，溫服，少頃再服，惡露即下。血塊經閉者，酒磨服之。《楊氏產乳》②。**靈脂散**。治丈夫脾積氣痛，婦人血崩諸痛。飛過五靈脂炒煙盡，研末。每服一錢，溫酒調下。此藥氣惡難喫，燒存性乃妙也。或以酒、水、童尿煎服，名抽刀散，治產後心腹、脅肋、腰胯痛，能散惡血。如心煩口渴者，加炒蒲黃減半，霹靂酒下。腸風下血者，煎烏梅、柏葉湯下。中風麻痺痛者，加草烏半錢，同童尿、水酒煎服。《永類鈐方》③。**產後血運**。治婦血運，不知人事。用五靈脂二兩，半生半炒，爲末。每服一錢，白水調下。如口禁者，斡開灌之，入喉即愈。《圖經》④。**產後腹痛**。五靈脂、香附、桃仁等分研末，醋糊丸，服一百丸。或用五靈脂末，神麴糊丸，白术、陳皮湯下。丹溪方⑤。**兒枕作痛**。五靈脂慢炒，研末。酒服二錢。《產寶》⑥。**血氣刺痛**。五靈脂生研三錢，酒一盞煎沸，熱服。

---

① 和劑局方：《局方》卷9"治婦人諸疾"　失笑散：治產後心腹痛欲死，百藥不效，服此頓愈。蒲黃（炒香）、五靈脂（酒研，淘去砂土，各等分，爲末），右先用釅醋調二錢，熬成膏，入水一盞，煎七分，食前熱服。

② 楊氏產乳：《婦人良方》卷20"產後小腹疼痛方論第八"　紫金丸：治產後惡露不快，腰痛，小腹如刺，時作寒熱，頭痛，不思飲食。亦治久有瘀血，月水不調，黃瘦不思飲食，並能治之。亦可療心痛。（與失笑散同，出《產乳》。）五靈脂（水淘去石，焙乾、秤，炒爲末）、真蒲黃，右以好米醋調五靈脂末，慢火熬成膏子，次以蒲黃末搜和丸如櫻桃大。每服一丸，水與童子小便各半盞，煎至七分，令藥化，溫服之。少頃再一服，惡露即下。久有瘀血成塊，月信不利者，並用酒磨下。

③ 永類鈐方：《永類鈐方》卷15"崩暴下血不止"　五靈脂散：治婦人血山崩，及丈夫脾積氣。好五靈脂炒令煙盡，爲末，每服一錢，溫酒調下。或水、酒、童便煎服，名抽刀散。產後心腹脅肋脚痛不可忍，散惡血，加童便服。中風，加草烏半錢同煎。又腸風下血者，不能飲酒，煎烏梅、柏葉湯調下。如心煩口渴者，加蒲黃炒減半，一方燒存性，霹靂酒下。此藥氣惡難吃，燒之存性。此味兼解藥毒及蛇、蠍、蜈蚣咬，塗傷處立愈。

④ 圖經：《圖經》見《證類》卷22"五靈脂"　……今醫治產婦血暈昏迷，上冲悶絕，不知人事者。五靈脂二兩，一半炒熟，一半生用，擣羅爲散，每服一錢，溫熟水調下，如口噤者，以物斡開口灌之，入喉即愈，謂之獨勝散……

⑤ 丹溪方：《金匱鈎玄》卷3"惡露不盡"　謂產後敗血所去不盡，在小腹作痛。五靈脂、香附末、蛤粉，醋丸。甚者入桃仁（不去尖）。如惡露不下，以五靈脂爲末，神曲糊丸，白术陳皮湯下。

⑥ 產寶：《得效方》卷14"產後·延胡索散"　治產後臍下痛，名兒枕痛，不可忍，此神藥也……又方：五靈脂慢火炒爲末，溫酒服二錢。（**按**：今本《經效產寶》無此方，另溯其源。）

《靈苑方》①。卒暴心痛。五靈脂炒一錢半,乾薑炮三分,爲末。熱酒服,立愈。《事林廣記》②。

心脾蟲痛,不拘男女。用五靈脂、檳榔等分,爲末,水煎石菖蒲調服三錢。先嚼猪肉一二片。《海上仙方》③。小兒蚘痛。五靈脂末二錢,靈礬火飛半錢。每服一錢,水一盞,煎五分,温服。當吐蟲出,愈。閻孝忠《集效方》④。經血不止。五靈脂炒煙盡,研。每服二錢,當歸兩片,酒一盞,煎六分,熱服。三五度取效。《經效方》⑤。血崩不止。頌⑥曰:用五靈脂十兩,研末,水五盌,煎三盌,去滓,澄清,再煎爲膏,入神麴末二兩,和丸梧子大。每服二十丸,空心温酒下,便止,極效。○《集要》⑦用五靈脂燒研,以鐵秤錘燒紅淬酒,調服。以效爲度。胎衣不下,惡血冲心。用五靈脂半生半炒,研末。每服二錢,温酒下。《產寶》⑧。子腸脱出。五靈脂燒烟熏之。先以鹽湯洗净。危氏⑨。吐血嘔血⑩。五靈脂一兩,蘆薈三錢,研末,滴水丸芡子大,每漿水化服二丸。○又治血妄行入胃,吐〔血〕不止。五靈脂一兩,黄芪半兩,爲末。新汲水服二錢。吐逆不止,不拘男女,連日粥飲湯藥不能下者,即效。五靈脂治净爲末,狗膽汁和丸芡子大。每服一丸,煎生薑酒磨

---

① 靈苑方:《婦人良方》卷7"婦人血氣心痛方論第十四" 《靈苑方》治婦人卒血氣心痛,只用生五靈脂爲細末,每服一錢,酒一盞,煎沸熱服。

② 事林廣記:《事林廣記》戊集卷下"用藥效驗" 暴心痛:用五靈脂一錢、乾薑一字,爲末,熱酒調服之,立愈。

③ 海上仙方:(**按**:温氏《海上方》及搜索《海上方》佚文,均未溯及其源。)

④ 集效方:《錢氏小兒方訣外編》卷9"閻氏附方并説" 治小兒蟲咬,心痛欲絶,服之當吐出蟲:五靈脂(末,二錢)、白礬(火飛,半錢),右爲末,每服一二錢,水一盞,煎五分,温服,無時。

⑤ 經效方:《證類》卷22"五靈脂" 《經效方》……又方:治婦人經血不止。五靈脂末,炒令過熟,出盡煙氣。每服大兩錢,用當歸兩片,酒一中盞,與藥末同煎至六分,去滓熱服。連三五服效。

⑥ 頌:《圖經》見《證類》卷22"五靈脂" ……又治血崩不止。五靈脂十兩,搗羅爲末,以水五大盞,煎至三盞,去滓澄清,再煎爲膏,入神曲末二兩,合和,丸如梧子大。每服二十丸,温酒下,空心服便止。諸方用之極多。

⑦ 集要:《醫林集要》卷17"崩漏" 崩漏……一方:五靈脂(半生半熟),右爲末,每服一錢,空心酒調服。

⑧ 產寶:《婦人良方》卷18"產後血暈方論第五" 獨行散:治產後血暈,昏迷不醒,冲心悶絶。(《衛生方》名立應散。)五靈脂(半生半炒,二兩),右爲末,温酒調下二錢。口噤者拗開口灌之,入喉即愈。

⑨ 危氏:《得效方》卷15"雜方" 治子宫不收,名㿗疾,有痛不可忍者……敷藥:用温鹽水洗軟,却用五靈脂燒烟熏,次用萆麻子研爛塗上,吸入。如入即洗去。

⑩ 吐血嘔血:《聖濟總錄》卷69"嘔血" 治吐血嘔血,五靈脂餅子方:五靈脂(一兩)、盧會(二錢),右二味搗研爲末,滴水和丸如雞頭大,捏作餅子,每服二餅,龍腦漿水化下,不拘時。/卷68"吐血不止" 治血妄行入胃,吐血不止,黄耆散方:黄耆(半兩,細研)、五靈脂(一兩),右二味搗羅爲散,每服二錢匕,新汲水調下,不拘時。(**按**:二方原無出處,今溯得其源。)

化,猛口熱吞,不得漱口,急將溫粥少許壓之。《經驗》①。**化食消氣**。五靈脂一兩,木香半兩,巴豆四十枚煨熟去油,爲末,糊丸菉豆大。每白湯下五丸。《普濟方》②。**久瘧不止**。或一日一發,或一日二三發,或二三日一發。用五靈脂、頭垢各一錢,古城石灰二錢,研末,飯丸皂子大。每服一丸,五更無根水下即止,神效方也。《海上》③。**消渴飲水**。竹籠散:用五靈脂、黑豆去皮,等分,爲末。每服三錢,冬瓜皮湯下,無皮用葉亦可,日二服。不可更服熱藥,宜八味丸去附子,加五味子。若小渴者,二三服即止。《保命集》④。**中風癱緩**。追魂散:用五靈脂研末,以水飛去上面黑濁、下面沙石,研末。每服二錢,熱酒調下,日一服。繼服小續命湯。《奇效方》⑤。**手足冷麻**。寇曰:風冷,氣血閉,手足身體疼痛冷麻,五靈脂二兩,没藥一兩,乳香半兩,川烏頭一兩半,炮去皮,爲末,滴水丸如彈子大。每用一丸,生薑溫酒磨服。《本草衍義》⑥。**骨折腫痛**。五靈脂、白及各一兩,乳香、没藥各三錢,爲末,熟水同香油調,塗患處。《乾坤秘韞》⑦。**損傷接骨**。五靈脂一兩,茴香一錢,爲末。先以乳香末于極痛處傅上,以小黃米粥塗之。乃摻二末于粥上,帛裹,木牌子夾定,二五日效。《儒門事親》⑧。**五疳潮熱**,肚脹髮焦。不可用大黃、黃芩,損傷胃氣,恐生别症。五靈脂水飛一兩,胡黃連五錢,爲末,雄猪膽汁丸(香)〔黍〕米大。每服一二十丸,米飲下。《全幼心

---

① 經驗:《證類》卷22"五靈脂" 　《經驗方》:治丈夫、婦人吐逆,連日不止,粥食湯藥不能下者。可以應用此得效。摩丸,五靈脂不夾土石,揀精好者,不計多少,擣羅爲末,研狗膽汁和爲丸,如雞頭大。每服一丸,煎熱生薑、酒,摩令極細,更以少生薑、酒化以湯,湯藥令極熱,須是先做下粥,溫熱得所,左手與患人藥吃,不得嗽口,右手急將粥與患人吃,不令太多。

② 普濟方:《普濟方》卷172"積聚宿食不消" 　五靈脂丸:化氣消食。五靈脂(一兩)、巴豆(四十枚,去皮心膜,以濕紙五重裹,於爐灰火内煨令熟,取出細研,壓出油)、木香(半錢),右件爲末,研巴豆令勻,以麵糊和丸如緑豆大,每服以橘皮湯下五丸。

③ 海上:(**按**:已查《普濟方》《證類》等書,未能溯得其源。)

④ 保命集:《保命集》卷下"消渴論第二十三" 　竹籠散:治消渴。五靈脂、黑豆(去皮臍),右等分,爲細末,每服三錢,冬瓜湯調下。無冬瓜,苗葉皆可。日二服。小渴二三服效。渴定不可服熱藥,唯服八味丸去附子,加五味子。

⑤ 奇效方:《奇效良方》卷2"追魂散" 　治癱緩風。五靈脂(三兩),右杵碎,以水浸,攪勻,先傾去上黑濁者,後去下沙石者,取中間細者,於灰盆之中紙上挹乾,擣研爲末,每服三錢匕,酒一盞,煎兩沸服。繼服小續命湯。

⑥ 本草衍義:《衍義》卷17"五靈脂" 　……一法,五靈脂二兩,没藥一兩,乳香半兩,川烏頭一兩半,炮去皮,同爲末,滴水丸如彈子大,每用一丸,生薑溫酒磨服,治風冷氣血閉,手足身體疼痛,冷麻……

⑦ 乾坤秘韞:《乾坤秘韞·打撲傷損》 　水況膏:治骨折皮破,虛腫疼痛。五靈脂(去砂石)、白及(各一兩)、乳香(三錢)、没藥(二錢),右爲細末,熟水同香油調涂。雞子清亦佳。

⑧ 儒門事親:《儒門事親》卷15"瘡瘍癰腫第一" 　接骨丹:五靈脂(一兩)、茴香(一錢),右二味爲細末,另研乳香爲細末,於極痛處摻上,用小黃米粥塗了,後二味藥末摻於上,再用帛子裹了,用木片子纏了。少壯人二日效,老者五六日見效矣。

鑑》①。**欬嗽肺脹**。皺肺丸:用五靈脂二兩,胡桃仁八個,柏子仁半兩,研勻,滴水和丸小豆大。每服二十丸,甘草湯下。《普濟》②。**痰血凝結**。紫芝丸:用五靈脂水飛、半夏湯泡,等分爲末,薑汁浸蒸餅丸梧子大。每飲下二十丸。《百一方》③。**酒積黃腫**。五靈脂末一兩,入射香少許,飯丸小豆大。每米飲下一丸。《普濟方》④。**目生浮瞖**。五靈脂、海螵蛸各等分,爲細末。熟豬肝日蘸食。《明目經驗方》⑤。**重舌脹痛**。五靈脂一兩,淘淨爲末,煎米醋漱。《經驗良方》⑥。**惡血齒痛**。五靈脂末,米醋煎汁,含咽。《直指方》⑦。**血痣潰血**。一人舊有一痣,偶抓破,血出一線,七日不止,欲死。或用五靈脂末摻上,即止也。楊拱《醫方(選)〔摘〕要》⑧。**血潰怪病**。凡人目中白珠渾黑,視物如常,毛髮堅直如鐵條,能飲食而不語如醉,名曰血潰。以五靈脂爲末,湯服二錢,即愈。夏子益《奇疾方》⑨。**大風瘡癩**。油調五靈脂末,塗之。《摘玄方》⑩。**蟲虺螫蠱**。凡蜈蚣、蛇、蝎毒蟲傷,以五靈脂末塗之,立愈。《金匱鉤玄》⑪。**毒蛇傷螫**⑫。

---

① 全幼心鑑:《全幼心鑑》卷4"五疳潮熱" 小兒肚脹,髮焦,切不可用大黃、黃芩,損傷胃氣,恐生別證難治。胡黃連(五錢)、五靈脂(水飛,一兩),右爲極細末,雄豬膽汁圓如黍米大,用米飲食遠服。

② 普濟:《普濟方》卷27"肺脹" 皺肺丸:治肺脹。五靈脂(研,二兩)、柏子仁(半兩)、胡桃(八枚,去殼研),右研成膏,滴水爲丸如小豆大,煎香甘草湯下十五丸。

③ 百一方:《百一選方》卷5"第六門" 紫芝丸,治痰:五靈脂(粒粒取全者,去砂石)、半夏(湯浸七遍,慢慢浸令心透),右二味等分,爲末,生薑汁浸,蒸餅爲元如桐子大,每服二十元至三十元,生薑或茶湯下,食前空心臨臥時服。

④ 普濟:《普濟方》卷192"諸腫" 治酒疸遍身黃腫方:五靈脂一兩,右爲末,入麝香少許,研令勻,飯丸小豆大,每服十丸,用米飲吞下。

⑤ 明目經驗方:《明目神驗方·明目諸經丸散類》 磨瞖散:五靈脂,海螵蛸(各等分)。右爲細末,熟豬肝蘸喫。

⑥ 經驗良方:《普濟方》卷59"重舌" 治重舌喉痹,又方(出《經驗良方》):用五靈脂一兩,去砂石,爲細末,用米醋一大盌煎,旋噙漱口,即安。

⑦ 直指方:《直指方》卷21"齒病證治" 靈脂醋:治惡血齒痛。川五靈脂,以米醋煎汁含咽。

⑧ 醫方摘要:《醫方摘要》卷6"血證" 一人舊有一痣,一日,抓破血出一線不止,七日欲死,以五靈脂末摻上即止。

⑨ 奇疾方:《傳信適用方》卷下"夏子益治奇疾方三十八道" 第十九:白人渾黑,見物依舊,毛髮直如鐵條,雖能飲食,不語,如大醉,名曰血潰。治之用五靈脂二錢,爲末,酒調下。

⑩ 摘玄方:《丹溪摘玄》卷3"大風門" 風瘡爛破水出:五倍子末津唾調涂。如皮膚有破處,五靈脂末清油調涂。

⑪ 金匱鉤玄:(**按**:《金匱鉤玄》無此方。已查丹溪諸書,未能溯得其源。)

⑫ 毒蛇傷螫:(**按**:此下原脫藥方組成及出處。)

本草綱目禽部目録第四十九卷

禽之三　林禽類一十七種

斑鳩《嘉祐》	青鵻《拾遺》○即黄褐侯	鳲鳩《拾遺》○即布穀	桑鳸《食物》○即蠟觜
伯勞《嘉祐》	鸜鵒唐附	百舌《拾遺》	練鵲《嘉祐》
鶯《食物》	啄木鳥《嘉祐》	慈烏《嘉祐》	烏鴉《嘉祐》
鵲《别録》	山鵲《食物》	鶻嘲《嘉祐》	杜鵑《拾遺》

鸚䳇《食物》○秦吉了、鳥鳳附

右附方舊五，新九。

禽之四　山禽類一十一種　附一種

鳳凰《拾遺》	孔雀《别録》	駝鳥《拾遺》	鷹《本經》
鵰《綱目》	鶚《綱目》○即魚鷹	鴟《别録》	鴟鵂《拾遺》
鴞《拾遺》	鴆《别録》	姑獲鳥《拾遺》	
治鳥《綱目》○木客、獨足		鬼車鳥《拾遺》	諸鳥有毒《拾遺》

右附方舊四，新九。

本草綱目禽部第四十九卷

禽之三　林禽類一十七種

斑鳩 宋《嘉祐》①

【釋名】斑佳音錐、錦鳩《范汪方》②、鵓鳩《左傳註》③、祝鳩。【時珍曰】鳩也，鵓也，其聲也。斑也，錦也，其色也。佳者，尾短之名也。古者庖人以尸祝登尊俎，謂之祝鳩。此皆鳩之大而有斑者。其小而無斑者，曰佳，曰鵴，音葵，曰荊鳩，曰楚鳩也。鳩之子曰鵴鳩，曰役鳩，曰糠鳩，曰郎皋，曰辟皋。楊雄《方言》④混列諸鳩，不足據。

【集解】【禹錫⑤曰】斑鳩是處有之。春分化爲黃褐侯，秋分化爲斑鶹。黃褐侯，青鶹也。【宗奭⑥曰】斑鳩有有斑者，有無斑者，有灰色者，有大者，有小者。雖有此數色，其用則一也。嘗養之數年，並不見春秋分變化。【時珍曰】鳴鳩能化鷹，而斑鳩化黃褐侯之説，則不知所出處也。今鳩小而灰色，及大而斑如梨花點者，並不善鳴。惟項下斑如真珠者，聲大能鳴，可以作媒引鳩，入藥尤良。鳩性慤孝，而拙於爲巢，纔架數莖，往往墮卵。天將雨即逐其雌，霽則呼而反之。故曰鶹巧而危，鳩拙而安。或云雄呼晴，雌呼雨。

鳩肉。【氣味】甘，平，無毒。【主治】明目。多食，益氣，助陰陽。《嘉

---

① 嘉祐:《嘉祐》見《證類》卷 19"斑鶹"　味甘，平，無毒。主明目。多食其肉，益氣，助陰陽，一名斑鳩。范方有斑鶹丸。是處有之。春分則化爲黃褐侯，秋分則化爲斑鶹。又有青鶹，平，無毒。安五藏，助氣虛損，排膿，治血，並一切瘡癩癰瘻，又名黃褐鳥。（新補。）

② 范汪方:見上注。內有"范方"。（**按**:本藥下之"發明"項，時珍謂《范汪方》沿目有斑鶹丸，可知時珍將"范方"解作"范汪方"。）

③ 左傳注:《通志·昆蟲草木略·禽類》　鶌鳩……斑鳩即鵓鳩也。（**按**:已查《左傳注疏》，未見此言，今另溯其源。）

④ 方言:《方言》第 8　鳩，自關而東，周鄭之郊，韓魏之都，謂之鵨（音郎）鶹（音皋），其鵴鳩謂之鶌鶹。自關而西，秦漢之間，謂之鵴鳩（菊花）。其大者謂之鳻鳩（音斑），其小者謂之鵴鳩（今荊鳩也），或謂之鷍鳩（音葵），或謂之鵴鳩（音浮），或謂之鶌鳩。梁宋之間謂之鶹屬。

⑤ 禹錫:見本頁注①。

⑥ 宗奭:《衍義》卷 16"斑鶹"　斑鳩也。嘗養之數年，並不見春秋分化。有有斑者，有無斑者，有灰色者，有小者，有大者。久病虛損人食之補氣。雖有此數色，其用即一也。

祐》①。久病虛損人食之，補氣。宗奭②。食之，令人不噎。時珍。

【發明】【時珍曰】《范汪方》治目有斑鳩丸，《總錄》③治目有錦鳩丸，倪維（賢）〔德〕④氏謂斑鳩補腎，故能明目。竊謂鳩能益氣，則能明目矣，不獨補腎已爾。古者仲春羅氏獻鳩以養國老，仲秋授年老者以鳩杖，云鳩性不噎，食之且復助氣也。

血。【主治】熱飲，解蠱毒，良。時珍。

屎。【主治】治聤耳出膿疼痛，及耳中生耵聹，同夜明沙末，等分，吹之。時珍。

<h2 style="text-align:center">青鶺</h2>

音錐○《拾遺》⑤

【釋名】黃褐侯《拾遺》⑥。

【集解】【藏器⑦曰】黃褐侯，狀如鳩而綠褐色，聲如小兒吹竽。【時珍曰】鳩有白鳩、綠鳩。今夏月出一種糠鳩，微帶紅色，小而成群，掌禹錫所謂黃褐侯秋化斑佳，恐即此也。好食桑椹及半夏苗。昔有人食之過多，患喉痹，醫用生薑解之愈。

肉。【氣味】甘，平，無毒。【主治】蟻瘻惡瘡。五味淹炙食之，極美。藏器。安五臟，助氣補虛損，排膿活血，并一切瘡癤癰瘻。《嘉祐》⑧。

<h2 style="text-align:center">鳲鳩《拾遺》⑨</h2>

【釋名】布穀《列子》⑩、鴶鵴音戛菊、獲穀《爾雅註》⑪、郭公。【藏器⑫曰】布穀，鳲

---

① 嘉祐：見前頁注①。
② 宗奭：見前頁注⑥。
③ 總錄：《局方》卷7“治眼目疾”　錦鳩丸：治肝經不足，風邪內乘上攻，眼暗淚出，怕日羞明，隱澀癢痛，瞻視茫茫，多見黑花，或生翳膜……（按：《聖濟總錄》無此方，今另溯其源。文繁摘錄。）
④ 倪維德：《原機啓微》卷下　神驗錦鳩方……以斑鳩補腎，羊肝補肝）（按：原方文多不錄。）
⑤ 拾遺：《嘉祐》見《證類》卷19“斑鶺”　……又有青鶺，平，無毒。安五臟，助氣虛損，排膿，治血，並一切瘡癤癰瘻，又名黃褐鳥。（新補。）（按：誤注出處，當出《嘉祐》。）
⑥ 拾遺：《證類》卷19“二十六種陳藏器餘·黃褐侯”　味甘，平，無毒。主蟻瘻惡瘡。五味淹炙食之極美。如鳩，作綠褐色，聲如小兒吹竽。
⑦ 藏器：見上注。
⑧ 嘉祐：見本頁注⑥。
⑨ 拾遺：《證類》卷19“二十六種陳藏器餘·布穀”　令人夫妻相愛。五月五日收帶之各一，男左女右。云置水中，自能相隨。又江東呼爲郭公，北人云：撥穀一名獲穀，似鷂，長尾。《爾雅》云：鳲鳩。注云：今之布穀也，牝牡飛鳴，以翼相拂。《禮記》云：鳴鳩拂其羽。鄭注云：飛且翼相擊。（按：本卷目錄“鳴鳩”，與鳲鳩、布穀皆一物也。）
⑩ 列子：《列子·天瑞》　……鷂之爲鸇，鸇之爲布穀，布穀久復爲鷂也……
⑪ 爾雅注：《爾雅·釋鳥》（郭注）　鳲鳩，鴶鵴。（今之布穀也，江東呼爲穫穀。）
⑫ 藏器：見本頁注⑨。

鳩也。江東呼爲獲穀，亦曰郭公。北人名撥穀。【時珍曰】布穀名多，皆各因其聲似而呼之。如俗呼阿公阿婆、割麥插禾、脱却破袴之類，皆因其鳴時可爲農候故耳。或云：鳲鳩即《月令》①鳴鳩也，鳲乃鳴字之訛，亦通。《禽經》②及《方言》③並謂鳲鳩即戴勝，郭璞④云非也。

【集解】【藏器⑤曰】布穀似鷂長尾，牝牡飛鳴，以翼相拂擊。【時珍曰】案《毛詩（疏義）〔義疏〕》⑥云：鳴鳩大如鳩而帶黄色，啼鳴相呼而不相集。不能爲巢，多居樹穴及空鵲巢中。哺子朝自上下，暮自下上也。二月穀雨後始鳴，夏至後乃止。張華《禽經》⑦註云：仲春鷹化爲鳩，仲秋鳩復化爲鷹。故鳩之目猶如鷹之目。《列子》⑧云：鷂之爲鸇，鸇之爲布穀，布穀久復爲鷂。是矣。《禽經》⑨又云：鳩生三子，一爲鶚。

肉。【氣味】甘，温，無毒。【主治】安神定志，令人少睡。汪穎⑩。

脚脛骨。【主治】令人夫妻相愛。五月五日收帶之，各一，男左女右。云置水中，自能相隨也。藏器⑪。

桑鳸《食物》⑫

【釋名】竊脂《爾雅》⑬、青雀郭璞、蠟觜雀。【時珍曰】鳸意同扈，止也。《左傳》⑭少皞氏以鳥名官，九鳸爲九農正，所以止民無淫也。桑鳸乃鳸之在桑間者，其觜或淡白如脂，或凝黄如

---

① 月令：**《禮記·月令》** 季春之月……鳴鳩拂其羽，戴勝降于桑……

② 禽經：**《禽經》（張華注）** 鳲鳩，戴勝，布穀也。（揚雄曰：鳲鳩，戴勝，生樹穴中，不巢生。《爾雅》：鵖鴔，戴鵀。即頭上勝也。頭上尾起，故曰戴勝……）

③ 方言：見上注中"揚雄"曰。

④ 郭璞：見3112頁注⑪。

⑤ 藏器：見3112頁注⑨。

⑥ 毛詩義疏：**《御覽》卷921"鳩"** 《毛詩義疏》曰：今江南鳥大如鳩而黄，啼鳴相呼不同集，謂金鳥，或云黄當爲鳩，聲轉，故名移也。又云鳲鳩，一名爽鳩，又云是鸇。

⑦ 禽經：**《禽經》（張華注）** 羽物變化轉於時令。（仲春之節，鷹化爲鳩。季春之節，田鼠化爲鴽。仲秋之節，鳩復化爲鷹……）

⑧ 列子：見3112頁注⑩。

⑨ 禽經：**《埤雅》卷8"釋鳥·鶻"** 《禽經》曰……鳩生三子，一爲鶚。（**按**：此《禽經》之佚文，今本《禽經》所無。）

⑩ 汪穎：**《食物本草》卷3"布穀"** 味甘，温。主安神定志，令人少睡。

⑪ 藏器：見3112頁注⑨。

⑫ 食物：**《食物本草》卷3"桑鳸"** 味甘，温，無毒。主肌羸虚弱，益脾，澤膚。此鳥不食粟，喜盗膏脂而食之，所以於人有補。又名竊脂，俗呼青嘴。

⑬ 爾雅：**《爾雅·釋鳥》（郭注）** 桑鳸，竊脂。（俗謂之青雀，觜曲，食肉，好盗脂膏，因名云。）（**按**："釋名"項下"郭璞"同此。）

⑭ 左傳：**《春秋左傳注疏》卷48** ……我高祖少皞，摯之立也，鳳鳥適至，故紀於鳥，爲鳥師而鳥名，鳳鳥氏歷正也……九扈爲九農正（……陸璣《毛詩義疏》云：竊脂，青雀也。好竊人脯肉及筩中膏，故以名竊脂也……）……扈民無淫者也。（扈，止也。止民使不淫放。）

蠟，故古名竊脂，俗名蠟觜。淺色曰竊。陸機謂其好盜食脂肉，殆不然也。

【集解】【時珍曰】鳸鳥處處山林有之。大如鵪鶉，蒼褐色，有黃斑點，好食粟稻。《詩》①云"交交桑鳸，有鶯其羽"是矣。其觜喙微曲而厚壯光瑩，或淺黃淺白，或淺青淺黑，或淺玄淺丹。鳸類有九種，皆以喙色及聲音別之，非謂毛色也。《爾雅》②云：春鳸鳻鶞，夏鳸竊玄，秋鳸竊藍，冬鳸竊黃，桑鳸竊脂，棘鳸竊丹，行鳸唶唶，宵鳸嘖嘖，老鳸鷃鷃，是矣。今俗多畜其雛，教作戲舞。

肉。【氣味】甘，溫，無毒。【主治】肌肉虛羸，益皮膚。汪穎③。

<h2 style="text-align:center">伯勞 <small>宋《嘉祐》④</small></h2>

【釋名】伯鷯《夏小正》註⑤、博勞《詩疏》⑥、伯趙《左傳》⑦、鵙《豳詩》⑧，音臭、鴂《孟子》⑨，音決。○【時珍曰】案曹植《惡鳥論》⑩云：鵙聲嗅嗅，故以名之。感陰氣而動，殘害之鳥也。謂其爲惡聲者，愚人信之，通士略之。世傳尹吉甫信后妻之讒，殺子伯奇，後化爲此鳥。故所鳴之家以爲凶者，好事傅會之言也。伯勞，象其聲也。伯趙，其色皂也，趙乃皂訛。

【集解】【時珍曰】伯勞即鵙也。夏鳴冬止，乃《月令》候時之鳥。本草不著形狀，而後人無識之者。郭璞注《爾雅》⑪云：鵙似鶷鷃而大。服虔⑫云：鷃鷃，音轄軋，白項鴉也。張華註《禽經》⑬

---

① 詩：《詩·小雅·桑扈》 交交桑扈，有鶯其羽……

② 爾雅：《爾雅·釋鳥》(郭注) 春鳸鳻鶞，夏鳸竊玄，秋鳸竊藍，冬鳸竊黃，桑鳸竊脂，棘鳸竊丹，行鳸唶唶，宵鳸嘖嘖。(諸鳸皆因其毛色、音聲以爲名。竊藍，青色。)

③ 食物：見 3113 頁注⑫。

④ 嘉祐：《嘉祐》見《證類》卷 19"百勞" 平，有毒。毛，主小兒繼病。繼病，母有娠乳兒，兒有病如瘧痢，他日亦相繼腹大，或差或發。他人相近，亦能相繼。北人未識此病。懷妊者取毛帶之。又取其踏枝鞭小兒，令速語。鄭禮注云：鵙，博勞也。(新補。)

⑤ 夏小正注：《夏小正戴氏傳》卷 2"夏" 鴂者，伯鷯也。

⑥ 詩疏：《禮記·月令》 小暑至，螳蜋生，鵙始鳴……(鄭注……鵙，博勞也……)

⑦ 左傳：《春秋左傳注疏》卷 48 ……伯趙氏，司至者也(伯趙，伯勞也，以夏至鳴，冬至止。)

⑧ 豳詩：《詩·豳風·七月》 七月鳴鵙，八月載績。

⑨ 孟子：《孟子·滕文公章句上》 今也，南蠻鴂舌之人……(注……鴂，博勞鳥也。)

⑩ 惡鳥論：《曹子建集》卷 10"令禽惡鳥論" ……昔尹吉甫用後妻之説，殺孝子伯奇。吉甫後悟，追傷伯奇。出遊于田，見鳥鳴于桑，聞其聲嗷然。吉甫動心，曰：伯勞乎？乃撫翼，其音尤切。吉甫乃顧，謂曰：伯勞乎？是吾子，棲吾輿。非吾子，飛勿居。鳥尋聲而栖于蓋。吉甫遂射殺後妻以謝之。故俗惡伯勞之鳴，言所鳴之家必有尸也。此好事者附名爲之説，而今普傳惡之，斯實否也。伯勞以五月而鳴，應陰氣之動。陰爲賊害，蓋賊害之鳥也。其聲鵙鵙然，故俗憎之。若其爲人災害，愚民之所信，通人之所略也……

⑪ 爾雅：《爾雅·釋鳥》(郭注) 鵙，伯勞也。(似鶷鷃而大。《左傳》曰伯趙是。)

⑫ 服虔：《初學記》卷 30"鳥部" 烏第五……《通俗文》曰：白頭烏謂之鷃鷃。(按：此轉引《初學記》所存服虔《通俗文》之佚文。)

⑬ 張華註禽經：《丹鉛總録》卷 5"鳥獸類" 鵙……《禽經》注云：伯勞飛不能翺翔，直刺而已。形似，鸎鴝喙黃，伯勞喙黑。

云：伯勞形似鴝鵒。鴝鵒喙黃，伯勞喙黑。許慎《説文》①云：鴝鵒似鶪而有幘。顏師古註②《漢書》謂鳩爲子規。王逸註③《楚詞》謂鳩爲巧婦。揚雄《方言》④謂鵙爲鶪鳭。陳正敏《遯齋閑覽》⑤謂鵙爲梟。李肇《國史補》⑥謂鳩爲布穀。楊慎《丹鉛録》⑦謂鵙爲駕梨。九説各異。竊謂鵙既可以候時，必非希見之鳥，今通攷其得失。王説已謬，不必致辯。據郭説，則似今苦鳥。據張、許二説，則似今之百舌，似鴝鵒而有幘者。然鵙好單栖，鳴則蛇結。而百舌不能制蛇，爲不同也。據顏説，則子規名鵜鵠，音弟桂，伯勞名鳩，音決。且《月令》起于北方，子規非北鳥也。據（楊）〔揚〕説，鶪鳭乃寒號蟲，惟晉地有之。據陳説，則謂其目擊，斷然以爲梟矣，而不具其形，似與陳藏器鵙即梟之説不合。而《爾雅》鴟鴞一名鵜鵠，與此不同。據李説，則布穀一名鴶鵴，字音相近，又與《月令》鳴鳩拂其羽相犯。據（楊）〔揚〕説，則駕梨乃鵙鳩，小如鴝鵒，三月即鳴，與《禮記》“五月鵙始鳴”、《豳風》“七月鳴鵙”之義不合。八説不同如此，要之，當以郭説爲準。案《爾雅》⑧謂鵲、鵙之醜，其飛也〔翪〕，斂足竦翅也。既以鵲、鵙並稱，而今之苦鳥大如鳩，黑色，以四月鳴，其鳴曰苦苦，又名姑惡，人多惡之。俗以爲婦被其姑苦死所化，頗與伯奇之説相近，但不知其能制蛇否。《淮南子》⑨云：伯勞之血塗金，人不敢取。

【附録】鵙鳩。【時珍曰】鵙鳩，《爾雅》⑩名鶄鵖，音批及。又曰：（鴟鴞）〔鴞鴟〕，音匹汲，戴勝也。一曰鵯鵊，訛作批鵊鳥。羅願⑪曰：即祝鳩也。江東謂之烏（曰）〔鵖〕，音匊，又曰雅鵖。小于烏，能逐烏。三月即鳴，今俗謂之駕梨，農人以爲候。五更輒鳴，曰架架格格，至曙乃止。故滇人呼爲榨油郎，亦曰鐵鸚鵡。能啄鷹、鶻、烏、鵲，乃隼屬也。南人呼爲鳳凰皂隸，汴人呼爲夏雞。古有催明之鳥，名喚起者，蓋即此也。其鳥大如燕，黑色，長尾有岐，頭上戴勝。所巢之處，其類不得再

---

① 説文：《唐本草》見《證類》卷19“鴝鵒肉”　《唐本》注云：鳥似鶪而有幘者是。（**按**：《説文》無此方。）
② 顏師古注：《漢書·揚雄傳》　徒恐鵜鵠之將鳴兮……（師古曰……鵜，鳩鳥……一名子規，一名杜鵑。）
③ 王逸注：《楚辭·離騷經章句第一》　恐鵜鴂之先鳴兮（鵜鴂，一名買鵱。常以春分日鳴也。）/《廣韻》卷5“十六屑”　鴂（鶪鳭鳥，關西曰巧婦……）（**按**：王逸無“巧婦”之説，似出《廣韻》。）
④ 方言：《方言》第8　鶪鳭……自關而西秦隴之内，謂之鶪鳭。（**按**：《方言》此注不爲“鵙”而設，不明時珍所據。）
⑤ 遯齋閑覽：《説郛》卷25上《遯齋閒覽》　百勞，一名梟，一名鵙……
⑥ 國史補：（**按**：查《唐國史補》無此説。）
⑦ 丹鉛録：《丹鉛總録》卷5“鳥獸類”　鵙……蜀中名駕鴛，滇中名鐵鸚哥，又名榨油郎，五更輒鳴不止，至曙乃息。
⑧ 爾雅：《爾雅·釋鳥》（郭注）　鵲、鵙醜，其飛也翪（斂翅上下。）
⑨ 淮南子：《御覽》卷922“伯勞”　《淮南萬畢術》……又曰：伯勞守金，人不取。（取伯勞血以塗金，人不敢取。）
⑩ 爾雅：《爾雅·釋鳥》（郭注）　鵙鳩，鶄鵖。（小黑鳥，鳴自呼。江東名爲烏鵖。）……鴞鴟，戴鵖。（鵖即頭上勝，今亦呼爲戴勝。鴞鴟，猶鵙鳭，語聲轉耳。）
⑪ 羅願：《爾雅翼》卷14“鵙鳩”　鵙鳩者，隼也。見“隼”章。/佳鳩……一名祝鳩。（**按**：原書非同時珍所引，疑引文有誤。）

巢，必相鬪不已。楊氏①指此爲伯勞，乃謂批頰爲鶗雞，俱誤矣。《月令》②：三月戴勝降于桑。

毛。【氣味】平，有毒。【主治】小兒繼病，取毛帶之。繼病者，母有娠乳兒，兒病如瘧痢，他日相繼腹大，或瘥或發。他人有娠，相近亦能相繼也。北人未識此病。《嘉祐》③。

【發明】【時珍曰】案《淮南子》④云：男子種蘭，美而不芳，繼子得食，肥而不澤，情不相往來也。蓋情在腹中之子故也。繼病亦作魃病，魃乃小鬼之名，謂兒羸瘦如魃鬼也，大抵亦丁奚疳病。

踏枝。【主治】小兒語遲，鞭之即速語。《嘉祐》⑤。

【發明】【時珍曰】案羅氏《爾雅翼》⑥云：本草言伯勞所踏樹枝鞭小兒令速語者，以其當萬物不能鳴時而獨能鳴之故，以類求之也。

鸜鵒 音劬欲○《唐本草》⑦

【釋名】鴝鵒《周禮》⑧、嘰嘰鳥《廣韻》⑨、八哥俗名、寒皋《萬畢術》⑩。○【時珍曰】此鳥好浴水，其睛瞿瞿然，故名。王氏《字說》⑪以爲其行欲也尾而足勾，故曰鴝鵒，從勾從欲省，亦通。嘰嘰，其聲也。天寒欲雪，則群飛如告，故寒皋。皋者，告也。

【集解】【恭⑫曰】鸜鵒，似鵙而有幘者是也。【藏器⑬曰】五月五日取雛，剪去舌端，即能效人言，又可使取火也。【時珍曰】鸜鵒巢於鵲巢、樹穴，及人家屋脊中。身首俱黑，兩翼下各有白點。其舌如人舌，剪剔能作人言。嫩則口黃，老則口白。頭上有幘者，亦有無幘者。《周禮》鴝鵒不踰

---

① 楊氏：《丹鉛總錄》卷5“鳥獸類”　鵙：《月令》“鵙始鳴”，鵙即博勞也……/《丹鉛餘錄》卷10《丹鉛摘錄》　……批頰，蓋鳥名，但不詳爲何形狀耳。或曰即鶷鶡也，催明之鳥。一名夏雞，俗名隔陸鷄。（按：此“楊氏”即明代楊慎也。）

② 月令：《禮記·月令》　季春之月……鳴鳩拂其羽，戴勝降于桑。

③ 嘉祐：見3114頁注④。

④ 淮南子：《淮南子·繆稱訓》　……故兩心不可以得一人，一心可以得百人。男子樹蘭，美而不芳（蘭，芳草，男子樹之不芳）。繼子得食，肥而不澤（繼子，有假母）。情不相與往來也，生所假也，死所歸也。

⑤ 嘉祐：見3114頁注④。

⑥ 爾雅翼：《爾雅翼》卷14“釋鳥·鵙”　……今俗云：鵙在林間鳴，蛇於其下蟠結不動，飛去則伸其所踏枝，可鞭兒令速語，以其當萬物不鳴時而能鳴，故以類求之。

⑦ 唐本草：《唐本草》見《證類》卷19“鴝鵒肉”　味甘，平，無毒。主五痔，止血。炙食，或爲散飲服之。

⑧ 周禮：《周禮·冬官考工記》　……鴝鵒不踰濟，貉踰汶則死，此地氣然也。

⑨ 廣韻：《廣韻》卷5“黠”　嘰（嘰嘰鳥名）。

⑩ 萬畢術：《御覽》卷923“鸜鵒”　《淮南萬畢術》曰：寒皋，斷舌使語。（寒皋，一名鴝鵒也。）

⑪ 字說：《爾雅翼》卷14“鸜鵒”　……性好淫，其行欲，則以足相勾，往往墮者相連而下，故從勾從欲。《字說》云：尾而足勾是也。

⑫ 恭：《唐本草》見《證類》卷19“鴝鵒肉”　《唐本》注云：鳥似鵙而有幘者是。

⑬ 藏器：《拾遺》見《證類》卷19“鴝鵒肉”　陳藏器云：目睛和乳汁研，滴目瞳子，能見雲外之物。五月五日取子，去舌端，能效人言。又可使取火。

济，地氣使然也。

肉。【氣味】甘，平，無毒。【詵①曰】寒。【主治】五痔止血，炙食，或爲散，飲服。《唐本》②。炙食一枚，治吃噫下氣，通靈。《日華》③。治老嗽。臘月臘日取得，五味醃，炙食，或作羹食，或搗散蜜丸服之。非臘日者不可用。孟詵④。

【附方】

目睛。【主治】和乳汁研，滴目中，令人目明，能見霄外之物。藏器⑤。

百舌《拾遺》⑥

【釋名】反舌、○鶷鸐音轄軋。【時珍曰】按《易通〔卦驗〕》⑦云：能反復〔其舌〕如百鳥之音，故名〔鶷鸐〕，亦象聲，今俗呼爲牛屎唧哥，爲其形（曰）〔如〕鴝鵒而氣臭也。梵書⑧名舍羅。

【集解】【藏器⑨】肖百舌，今之鶯也。【時珍曰】百舌處處有之，居樹孔、窟穴中。狀如鴝鵒而小，身略長，灰黑色，微有斑點，喙亦尖黑，行則頭俯，好食蚯蚓。立春後則鳴囀不已，夏至後無聲，十月後則藏蟄。人或畜之，冬月則死。《月令》⑩：仲夏反舌無聲，即此。蔡邕以爲蝦蟆者，非矣。陳氏謂即鶯，服虔《通俗文》⑪以鶷鸐爲白脰烏者，亦非矣。音雖相似，而毛色不同。

肉。【氣味】缺。【主治】炙食，治小兒久不語，及殺蟲。藏器⑫。

窠及糞。【主治】諸蟲咬，研末塗之。藏器⑬。

---

① 詵：《食療》見《證類》卷19“鴝鵒肉” 寒。主五痔，止血。又食法：臘日採之，五味炙之，治老嗽。或作羹食之亦得；或搗爲散，白蜜和丸並得。治上件病，取臘月臘日得者良，有效。非臘日得者，不堪用。

② 唐本：見3116頁注⑦。

③ 日華：《日華子》見《證類》卷19“鴝鵒肉” 治嗽及吃噫下氣，炙食之，作妖可通靈……

④ 孟詵：見本頁注①。

⑤ 藏器：見3116頁注⑬。

⑥ 拾遺：《證類》卷19“二十六種陳藏器餘·百舌鳥” 主蟲咬，炙食之。亦主小兒久不語。又取其窠及糞，塗蟲咬處。今之鶯，一名反舌也。

⑦ 易通卦驗：《御覽》卷923“百舌” 《易通卦驗》曰：反舌，鳥也，能反覆其舌，隨百鳥之音。

⑧ 梵書：《翻譯名義集》二“畜生第二十二” 舍羅。（此云百舌鳥。）

⑨ 藏器：見本頁注⑥。

⑩ 月令：《禮記·月令》 仲夏之月……小暑至，螳蜋生，鵙始鳴，反舌無聲。（反舌，百舌鳥……蔡伯喈云蝦……）

⑪ 通俗文：《初學記》卷30“鳥部” 《通俗文》曰：白頭烏謂之鶷鸐。

⑫ 藏器：見本頁注⑥。

⑬ 藏器：見本頁注⑥。

本
草
綱
目
禽
部
第
四
十
九
卷

3117

練鵲 宋《嘉祐》①

【集解】【禹錫②曰】練鵲似鴝(有)〔鷗〕而小，黑褐色。食槐子者佳。冬春間采之。【時珍曰】其尾(有)〔鷗〕長白毛如練帶者是也。《禽經》③云：冠鳥性勇，纓鳥性樂，帶鳥性仁。張華云：帶鳥，練鵲之類是也。今俗呼爲拖白練。

【氣味】甘，溫、平，無毒。【主治】益氣，治風疾。細剉炒香，袋盛浸酒中，每日取酒溫飲服之。《嘉祐》④。

鸎《食物》⑤

【釋名】黃鳥《詩經》⑥、黃鸝《說文》⑦、鵹黃《爾雅》⑧、倉庚《月令》⑨○《爾雅》作商庚、青鳥《左傳》⑩、黃伯勞。【時珍曰】《禽經》⑪云：鸎鳴嚶嚶，故名。或云：鸎項有文，故從睍。睍，項飾也。或作鶯，鳥羽有文也。《詩》⑫云"有鶯其羽"是矣。其色黃而帶鵹，故有黃鸝諸名。陸機⑬云：齊人謂之摶黍，周人謂之楚雀，幽州謂之黃鸝。秦人謂之黃鸝鶹，淮人謂之黃伯勞。唐玄宗⑭呼爲金衣公子，或謂之黃袍。

【集解】【時珍曰】鸎處處有之。大於鸜鵒，雌雄雙飛，體毛黃色，羽及尾有黑色相間，黑眉尖

---

① 嘉祐：《嘉祐》見《證類》卷 19"練鵲"　味甘，溫、平，無毒。益氣，治風疾。冬春間取，細剉，炒令香，袋盛於酒中浸。每朝取酒溫服之。似鸜鵒小，黑褐色，食槐子者佳。(〔新補〕。)

② 禹錫：見上注。

③ 禽經：《埤雅》卷 9"釋鳥·鸎鵒"　《禽經》曰：冠鳥性勇，帶鳥性仁，纓鳥性樂。冠鳥若鷹是也，帶鳥若練鵲是也，纓鳥若綬鳥是也。(按：今本《禽經》無此文。)

④ 嘉祐：見本頁注①。

⑤ 食物：《食物本草》卷 3"禽類"　黃鳥：味甘，溫。補陽益脾。此鳥感陰氣先鳴，所以補人。(按：《食物本草》有"黃鳥"條，無"鸎"名。《綱目》分卷目録以"鶯"爲名，正文作"鸎"。)

⑥ 詩經：《詩·周南·葛覃》　黃鳥于飛，集于灌木。

⑦ 說文：《說文·隹部》　離：黃倉庚也。鳴則蠶生。(按：《說文》無"黃鸝"之名。據《爾雅》《月令》，此當爲"離黃"。)

⑧ 爾雅：《爾雅·釋鳥》(郭注)　倉庚，鵹黃也。(其色鵹黑而黃，因以名云。)

⑨ 月令：《禮記·月令》　仲春之月……始雨水，桃始華，倉庚鳴，鷹化爲鳩。(倉庚，驪黃也。)

⑩ 左傳：《春秋左傳注疏》卷 48　……青鳥氏，司啓者也。(青鳥，鶬鴳也，以立春鳴，立夏止。)

⑪ 禽經：《爾雅翼》卷 14"倉庚"　……按《禽經》稱：鸎鳴嚶嚶，則《詩》所言鳥殆謂此，故後人皆以鸎名之。(按："鸎鳴嚶嚶"乃《禽經》古本佚文，今本無。)

⑫ 詩：《詩·小雅·桑扈》　交交桑扈，有鶯其羽。

⑬ 陸機：《毛詩草木鳥獸蟲魚疏》卷下"黃鳥于飛"　幽州人謂之黃鸎，或謂之黃鳥。一名倉庚，一名商庚，一名鵹黃，一名楚雀。齊人謂之摶黍，關西謂之黃鳥。當甚熟時來在桑間，故里語曰黃栗留。看我麥黃甚熟，亦是應節趨時之鳥。或謂之黃袍。

⑭ 唐玄宗：《類說》卷 21《開元天寶遺事·金衣公子》　明皇於禁苑中見黃鸝，呼爲金衣公子。(按：原無出處，今溯其源。)

觜,青脚。立春後即鳴,麥黃椹熟時尤甚,其音圓滑,如織機聲,乃應節趨時之鳥也。《月令》①云:仲春倉庚鳴。《說文》云:倉庚"鳴則蠶生"。冬月則藏蟄,入田塘中,以泥自裹如卵,至春始出。

肉。【氣味】甘,温,無毒。【主治】補益陽氣,助脾。汪穎②。食之不妬。時珍。

【發明】[穎③曰]此鳥感春陽先鳴,所以補人。【時珍曰】按《山海經》④云:黃鳥食之不妬。楊爰《止妬論》⑤云:梁武帝郗后性妬,或言倉庚爲膳療忌。遂令茹之,妬果減半。

啄木鳥 宋《嘉祐》⑥

【釋名】斲木《爾雅》、鴷。【時珍曰】此鳥斲裂樹木取蠹食,故名。《禽經》⑦云:鴷志在木,鶘志在水。

【集解】[禹錫⑧曰]《異物志》云:啄木有大有小,有褐有斑,褐者是雌,斑者是雄,穿木食蠹,俗云雷公采藥吏所化也。山中一種大如鵲,青黑色,頭上有紅毛者,土人呼爲山啄木。【時珍曰】啄木小者如雀,大者如鴉,面如桃花,喙、足皆青色,剛爪利觜。觜如錐,長數寸。舌長於味,其端有針刺,啄得蠹,以舌鉤出食之。《博物志》⑨云:此鳥能以觜畫字,令蟲自出。魯至剛⑩云:今閩、廣、蜀人,巫家收其符字,以收驚、療瘡毒也。其山啄木頭上有赤毛,野人呼爲火老鴉,能食火炭。王元之詩⑪云:淮南啄木大如鴉,頂似仙鶴堆丹砂。即此也。亦入藥用,其功相同。

---

① 月令:見前頁注⑨。
② 汪穎:見前頁注⑤。
③ 穎:同上注。
④ 山海經:《山海經》卷3"北山經" ……有鳥焉,其狀如梟而白首,其名曰黃鳥,其鳴自詨,食之不妬。
⑤ 止妬論:《文苑英華》卷378"止妬" 梁武平齊,盡有其內。獲侍兒十餘董,頗娛於目,俄爲郗后所察,動止皆有隔抑,拗其憤恚,殆欲成疢。左右識其情者進言曰:臣嘗讀《山海經》云:以鸐鵂爲膳,可以療其事,使不忌,陛下盍試諸?梁武從之,郗茹之後,妬減殆半……
⑥ 嘉祐:《嘉祐》見《證類》卷19"啄木鳥" 平,無毒。主痔瘻,及牙齒疳䘌蝕牙。燒爲末,内牙齒孔中,不過三數。此鳥有大有小,有褐有斑,褐者是雌,斑者是雄,穿木食蠹。《爾雅》云:鴷,斫木。《荊楚歲時記》云:野人以五月五日得啄木貨之。主齒痛。《古今異傳》云:本雷公採藥吏,化爲此鳥。《淮南子》云:斫木愈齲信哉。又有青黑者,黑者頭上有紅毛,生山中,土人呼爲山啄木,大如鵲。(新補。)
⑦ 禽經:《禽經》 鶘志在水,鴷志在木。
⑧ 禹錫:見本頁注⑥。
⑨ 博物志:《續博物志》卷6 ……啄木遇蠹,以觜畫字成符,而蠹自出……
⑩ 魯至剛:《俊靈機要·山鵲作畫》 ……術人得之,專取其腦血,拌硃砂陰乾。但凡作山水禽獸人物之類,則取其血拌硃砂和墨,用而畫之,人物能行動,其禽獸能鳴能走,人見之以爲仙畫靈通,其價值千金……(按:未見"收驚、療瘡毒"之文。)
⑪ 王元之詩:《小畜集》卷13"啄木歌" 淮南啄木大如鴉,頂似仙鶴堆丹砂。觜長數寸勁如鐵,丁丁亂鑿乾枯查……

肉。【氣味】甘、酸，平，無毒。【主治】痔瘻，及牙齒疳䘌。蟲牙，燒存性，研末，納孔子中，不過三次。《嘉祐》①。追勞蟲，治風癇。時珍。

【發明】【禹錫②曰】《淮南子》云：啄木愈齲，以類相攝也。《荆楚歲時記》云：野人以五月五日〔貨〕啄木，主齒痛。【時珍曰】追勞、治癇、治瘻，皆取制蟲之義也。

【附方】舊一，新二。瘻瘡膿水，不止不合。用啄木一隻，或火老鴉亦可，鹽泥固濟，煅存性，研末，酒下二錢匕。姚大夫方③。追勞取蟲。用啄木禽一隻，朱砂四兩，精豬肉四兩。餓令一晝夜，將二味和勻，餵之至盡。以鹽泥固濟，煅一夜。五更取出，勿打破，連泥埋入土中二尺。次日取出破開，入銀、石器內研末。以無灰酒入麝香少許，作一服。須謹候安排，待蟲出，速鉗入油鍋煎之。後服《局方》嘉禾散一劑。胡雲翔④《□□方》。多年癇病。取臘月啄木鳥一箇，無灰酒三升。先以瓦罐鋪荆芥穗一寸厚，安鳥於上，再以穗蓋一寸，傾酒入內，鹽泥固濟，炭火煅之，酒乾爲度。放冷取出，爲末，入石膏二兩，鐵粉一兩，炮附子一兩，朱砂、麝香各一分，龍腦一錢，共研勻。每服一錢，先服溫水三兩口，以溫酒一盞調服即臥。發時又一服，間日再服，不過十服即愈。《保幼大全》⑤。

舌。【主治】齲齒作痛，以綿裹尖，咬之。梅師⑥。

【附方】新一。啄木散。治蟲牙。啄木舌一枚，巴豆一枚，研勻，每以豬鬛一莖，點少許於牙根上，立瘥。《聖惠》⑦。

---

① 嘉祐：見前頁注⑥。
② 禹錫：見上注。
③ 姚大夫方：《證類》卷19"啄木鳥"　姚大夫：治瘻有頭，出膿水不止：以啄木一隻，燒灰，酒下二錢匕。
④ 胡雲翔：《急救仙方》卷11"上清紫庭追癆仙方品"　取蟲藥：取啄木禽一隻，朱砂四兩，精豬肉四兩。餵木禽一晝夜，飢甚，將朱砂作菉豆大，相和，在切碎肉片子內。若無啄木禽，晝將繫禽用鹽泥固濟，入禽在內，用剛火煅一夜，來日不見太陽取出，不得打破，同固濟鹽泥入地埋二尺許，一晝夜取出，銀器內研作細末。以無灰酒作一服，調下。入麝少許用在藥內同調，置病人在帳中，四下緊閉，用鐵鉗候病人口中蟲出，即鉗之於沸油中煎殺。可預置烈火、沸油於病人左右。如蟲出後，便令煎嘉禾散一劑與病人服，進粥。又煎藥如前夜。（按：未見胡雲翔有此方，另溯其源。）
⑤ 保幼大全：《小兒衛生總微論》卷6"驚癇別論"　啄木散：治多年癇病。臘月啄木鳥一個，用無灰酒三升，先以瓦罐子一個，底鋪荆芥穗葉厚一寸，上頓啄木鳥，又用荆芥穗葉蓋一寸厚，傾酒在內，仍用紙封合，鹽泥固濟，炭煅之，候酒乾，青煙出爲度，去火放冷，只取啄木鳥研爲末，次入下項藥：石膏（二兩，煅研）、鐵粉（用漿水半升，煮盡，研細末用，一兩）、朱砂（一分，研，水飛）、附子（一兩，正生者，炮裂，去皮臍）、麝香（一分，研）、腦子（一錢，研），右同勻細末，每服一錢，先令病人呷溫水三兩口，以溫酒一盞，先少許調藥飲之，餘酒送之，服畢便就枕睡少時。臨發時一服，候一兩日更服一次，每兩日一服，不過十服即愈。予有一親姓王，患病十餘年，發即涎潮，手足僵蜷，顛僕不省，服此藥百服而愈。小兒可減服。
⑥ 梅師：《證類》卷19"啄木鳥"　深師方：治䖙牙有孔，疼處以啄木鳥舌尖綿裹，於痛處咬之。
⑦ 聖惠：《聖惠方》卷34"治牙疼諸方"　治牙疼，啄木舌散方：啄木舌（一枚）、巴豆（一枚），右件藥先搗啄木舌爲末，入巴豆同研爲散，用豬鬃一莖，點藥於牙根下，立差也。

血。【主治】庚日向西熱飲，令人面色如朱，光彩射人。時珍。○出《峋嶁神書》①。

腦。【主治】魯至剛《俊靈機要》②云：三月三日取啄木，以丹砂、大青拌肉，餌之一年，取腦，和雄黃半錢，作十丸。每日向東水服一丸。久能變形，怒則如神鬼，喜則常人也。

慈烏宋《嘉祐》③

【釋名】慈鴉《嘉祐》④、孝烏《説文》⑤、寒鴉。【時珍曰】烏字篆文，象形。鴉亦作鵶，《禽經》⑥鴉鳴啞啞，故謂之鴉。此鳥初生，母哺六十日，長則反哺六十日，可謂慈孝矣。北人謂之寒鴉，冬月尤甚也。

【集解】【禹錫⑦曰】慈烏北土極多，似烏鴉而小，多群飛作鴉鴉聲，不膻臭，可食。【時珍曰】烏有四種：小而純黑，小觜反哺者，慈烏也；似慈烏而大觜，腹下白，不反哺者，雅烏也；似鴉烏而大，白項者，燕烏也；似鴉烏而小，赤觜穴居者，山烏也。山烏一名（鸐）〔鸔〕，出西方。燕烏一名白脰，一名鬼雀，一名鸒鵯，音轄軋。《禽經》⑧云：慈烏反哺，白脰不祥，（人）〔巨〕觜善警，（玄）〔哀〕烏吟夜。又云：烏鳥背飛而向啼也。又蜀徼有火鴉，能銜火。

肉。【氣味】酸、鹹，平，無毒。【主治】補勞治瘦，助氣止咳嗽。骨蒸羸弱者，和五味淹炙食之，良。《嘉祐》⑨。○【詵⑩曰】《北帝攝鬼録》中亦用慈鴉卵。

---

① 峋嶁神書：(按：已查原書，未能溯得其源。)
② 俊靈機要：《俊靈機要·啄腦改容》 ……用大青、硃砂拌肉喂養一年，殺取其腦髓，入雄黃五錢，拌匀，爲丸，作十枚。持呪，浸晨清早向東，用東根水吞十丸，其形立變，怒則表臉獠牙，喜則復舊如故。
③ 嘉祐：《嘉祐》見《證類》卷19"慈鴉" 味酸、鹹，平，無毒。補勞治瘦，助氣止欬嗽。骨蒸羸弱者，和五味淹炙食之，良。慈鴉似烏而小，多群飛作鴉鴉聲者是。北土極多，不作膻臭也。今謂之寒鴉。(新補。)
④ 嘉祐：見上注。
⑤ 説文：《説文·烏部》 烏：孝鳥也。象形。孔子曰："烏，盱呼也。"取其助气，故以爲烏呼。
⑥ 禽經：《禽經》 慈烏反哺。(慈烏曰孝烏，長則反哺其母，大觜烏否。)/《埤雅》卷9"釋鳥·鴉" 《禽經》曰：烏鳴啞啞……(按：《埤雅》所載爲《禽經》佚文。)
⑦ 禹錫：見本頁注③。
⑧ 禽經：《禽經》 慈烏反哺，白脰烏不祥……/巨喙烏善警。(烏之巨觜者，善避矰弋彈射，曰善警。)哀烏吟夜。(烏之失雄，雌則夜啼。)
⑨ 嘉祐：見本頁注③。
⑩ 詵：《食療》見《證類》卷19"慈鴉" 《食療》……又《北帝攝鬼録》中，亦用慈鴉卵。

烏鴉 宋《嘉祐》①

【釋名】鴉烏《小爾雅》②、老雅 雅與鴉同、鸒 音預、鵯鶋 音匹居、楚烏《詩義問》③、大觜烏《禽經》④。

【集解】【時珍曰】烏鴉大觜而性貪鷙，好（鳥）〔鳴〕，善避矰繳，古有《鴉經》⑤以占吉凶。然北人喜鴉惡鵲，南人喜鵲惡鴉。惟師曠以白項者爲不祥，近之。

肉。【氣味】酸、澀，平，無毒。【詵⑥曰】肉澀臭不可食，止可治病。【藏器⑦曰】肉及卵食之，令人昏忘，把其毛亦然。蓋未必昏，爲其膻臭耳。【主治】瘦病欬嗽，骨蒸勞疾。臘月以瓦瓶泥固燒存性，爲末，每飲服一錢。又治小兒癇疾及鬼魅。《嘉祐》⑧。治暗風癇疾，及五勞七傷，吐血欬嗽，殺蟲。時珍。

【發明】【頌⑨曰】烏鴉今人多用治急風，而本經不著。宜於臘月捕取翅羽、觜、足全者，泥固煅過，入藥治諸風。烏犀丸中用之，見《和劑局方》。【時珍曰】《聖濟總錄》⑩治破傷中風，牙關緊急，四肢强直，有金烏散，煅過入藥，品多不錄。

【附方】新五。五勞七傷，吐血欬嗽。烏鴉一枚，栝樓穰一枚，白礬少許，入鴉肚中，縫扎

---

① 嘉祐：《嘉祐》見《證類》卷19"烏鴉"　平，無毒。治瘦，欬嗽，骨蒸勞。臘月瓦缸泥煨燒爲灰，飲下。治小兒癇及鬼魅。目睛注目中，通治目。（新補。）

② 小爾雅：《小爾雅·廣鳥九》　……純黑而反哺者，謂之烏。小而腹下白，不反哺者謂之鴉烏……鴉烏，鸒也。（鸒，斯也。亦曰鵯鶋。）（按："釋名"項下"鸒""鵯鶋"皆同此。）

③ 詩義問：《初學記》卷30"鳥部"　烏第五……《詩義問》曰：有鵯烏（鵯音匹）。雅烏，楚烏也……

④ 禽經：《禽經》　慈烏反哺。（慈烏曰孝鳥，長則反哺。其母大觜烏否。）

⑤ 鴉經：《容齋隨筆》續筆卷3"烏鵲鳴"　……世有傳《陰陽局鴉經》，謂東方朔所著。大略言凡占烏之鳴，先數其聲，然後定其方位。假如甲日一聲，即是甲聲，第二聲爲乙聲，以十干數之，乃辨其急緩，以定吉凶。蓋不專於一説也。

⑥ 詵：《食療》見《證類》卷19"慈鴉"　……其大鴉不中食，肉澀，只能治病，不宜常食也。

⑦ 藏器：《證類》卷19"二十六種陳藏器餘·鳥目"　無毒。生吞之，令人見諸魅。或以目睛研注目中，夜見鬼也。肉及卵食之，令人昏志。毛把之，亦然，未必昏，爲其臭膻。

⑧ 嘉祐：見本頁注①。

⑨ 頌：《圖經》見《證類》卷19"慈鴉"　……又烏鴉今人多用，而本經不著，古方有用其翅羽者……近世方家多用烏鴉之全者，以治急風。其法：臘月捕取，翅羽、嘴、足全者，泥缶固濟，大火燒煅入藥，烏犀丸中用之。

⑩ 聖濟總錄：《聖濟總錄》卷6"破傷風"　治破傷中風，牙關緊急，四肢强鞭，不下飲食，金烏散方：烏鴉（一隻，去嘴足並毛翅）、狐肝（一具，同烏鴉入罐子内，用蚯蚓泥固濟，燒煙盡，用三兩搗爲末，入後藥）、天麻、白附子、天南星（炮）、白僵蠶（炒）、烏蛇（酒浸，去皮骨，炙）、藿香葉、桑螵蛸（炙，各一兩），右九味同搗羅爲散，每服一錢匕，温酒調下，晝夜五服。

煮熟，作四服。《壽域神方》①。**暗風癇疾**。用臘月烏鴉一箇，鹽泥固濟，於瓶中煅過，放冷取出，爲末，入朱砂末半兩。每服一錢，酒下，日三服，不過十日愈。○又方：用渾烏鴉一箇，瓶固煅研，胡桃七枚，蒼耳心子七枚，爲末。每服一錢，空心熱酒下。並《保幼大全》②。**疝氣偏墜**。即前胡桃、蒼耳方，加入新生兒〔胎〕衣一副，煅研入之。同上。**經脉不通**，積血不散，用烏鴉散主之。烏鴉去皮毛炙三分，當歸焙、好墨各三分，延胡索炒、蒲黃炒、水蛭以糯米炒過各半兩，芫青糯米炒過一分，爲末。每服一錢，酒下。《總錄》③。**虛勞瘵疾**。烏鴉一隻，絞死去毛腸，入人參片、花椒各五錢，縫合，水煮熟食，以湯下。鴉骨、參、椒焙研，棗肉丸服。○吳球《便民食療》④。

烏目。【氣味】無毒。【主治】吞之，令人見諸魅。或研汁注目中，夜能見鬼。藏器⑤。

頭。【主治】土蜂瘻，燒灰傅之。《聖惠》⑥。

心。【主治】卒得欬嗽，炙熟食之。《肘後》⑦。

膽。【主治】點風眼紅爛。時珍。

翅羽。【主治】從高墜下，瘀血搶心，面青氣短者，取右翅七枚，燒研酒服，當吐血便愈。蘇頌⑧。○出《肘後》。治鍼刺入肉，以三五枚炙焦研末，醋調傅之，數次即出，甚效。又治小兒痘瘡不出復入。時珍。

【附方】新一。**痘瘡復陷**。十二月取老鴉左翅，辰日燒灰，用獖豬血和丸芡子大。每服

---

① 壽域神方：《延壽神方》卷3"勞瘵部"　治五勞七傷，吐膿血，咳嗽，用烏鴉一個，瓜蔞穰一個，白礬少許，以二味入烏鴉肚中，煮熟，作四服食之，立效。

② 保幼大全：《小兒衛生總微論》卷6"驚癇別論"　神烏散：治暗風癇極妙。歌曰：臘月烏鴉一個全，半兩朱砂口內填，麻纏烏嘴安瓶內（用瓶藏盛），鹽泥固濟火中安（窨乾火煅），黄昏上火天明住（用木炭一稱半），取出篩羅爲末研，每服一錢麝酒下，一日三服，服之十日定須痊。／又方：名同，治同前。渾黑老鴉（一個全者）、胡桃（七枚）、蒼耳心子（七個），右用一藏瓶，入逐藥味在內，鹽泥固濟，木炭火煅煙盡爲度，取出研細，每服一錢，空心熱酒調下。如患疝氣腎腫，陰囊偏墜，更入新生孩兒胎衣一副同燒，亦依上法，葱椒熱酒調下。看大小加減。

③ 總錄：《聖濟總錄》卷151"婦人月水不通"　治積血不散，經水不通，烏鴉散方：烏鴉（去皮毛，炙，三分）、墨（燒，醋淬，半兩）、當歸（剉，焙，三分）、延胡索（半兩）、蒲黄（炒，半兩）、水蛭（糯米內炒熟，去米，半兩）、芫青（炒，一分），右七味搗羅爲細散研匀，每服一錢匕，溫酒調下。

④ 便民食療：（**按**：書佚，無可溯源。）

⑤ 藏器：見3122頁注⑦。

⑥ 聖惠：《聖惠方》卷66"治蜂瘻諸方"　治蜂瘻……又方：右取鴉頭燒灰，細研傅之。

⑦ 肘後：《肘後方》卷3"治卒上氣咳嗽方第二十三"　又方：炙烏心食之，佳。

⑧ 蘇頌：《圖經》見《證類》卷19"慈鴉"　……葛洪《肘後方》療從高墮下，瘀血根心，面青短氣者，以烏翅羽七枚，得右翅最良。燒末酒服之，當吐血便愈……

本草綱目禽部第四十九卷

一丸,以獺猪尾血同温水化服,當出也。○聞人規《痘疹論》①。

鵲《別録》②下品

【釋名】飛駁(鳥)〔烏〕陶弘景③、喜鵲《禽經》④、乾鵲《新語》⑤。○【時珍曰】鵲古文作舄,象形。鵲鳴喳喳,故謂之鵲。鵲色駁雜,故謂之駁。靈能報喜,故謂之喜。性最惡濕,故謂之乾。佛經謂之芻尼,小說謂之神女。

【集解】【時珍曰】鵲,鳥屬也。大如鴉而長尾,尖觜黑爪,緑背白腹,尾翮黑白駁雜。上下飛鳴,以音感而孕,以視而抱,季冬始巢,開户背太歲向太乙。知來歲風多,巢必卑下。故曰乾鵲知來,狌狌知往。段成式⑥云:鵲有隱巢木如梁,令鷙鳥不見。人若見之,主富貴也。鵲至秋則毛毸頭秃,《淮南子》⑦云:鵲矢中蝟,蝟即反而受啄,火勝金也。

雄鵲肉。【氣味】甘,寒,無毒。【《日華⑧》曰】涼。【主治】石淋,消結熱。可燒作灰,以石投中解散者,是雄也。《別録》⑨。○【藏器⑩曰】燒灰淋汁飲之,令淋石自下。治消渴疾,去風及大小腸澀,并四肢煩熱,胸膈痰結。婦人不可食。蘇頌⑪。冬至埋鵲於圍前,辟時疾温氣。時珍。○出《肘後》⑫。

【發明】【弘景⑬曰】凡鳥之雌雄難别者,其翼左覆右者是雄,右覆左者是雌。又燒毛作屑納

---

① 痘疹論:《普濟方》卷404"痘疹倒黶" 抵聖散:治小兒斑瘡不及出而反入者。右取十二月老鴉左翅不拘多少,風中令乾,辰日燒爲灰,用中等獺猪嘴上刺血爲丸如鷄頭大,每一丸取獺猪尾上血少許,温水同化下。如或未效,三兩時間更一服。(**按:**查《痘疹論》無此方。今另溯其源。)

② 别録:《别録》見《證類》卷19"雄鵲肉" 味甘,寒,無毒。主石淋,消結熱。可燒作灰,以石投中散解者,是雄也。

③ 陶弘景:《集注》見《證類》卷19"雄鵲肉" 陶隱居云……一名飛駁烏……

④ 禽經:《禽經》 靈鵲兆喜。(鵲噪則喜生。)

⑤ 新語:《埤雅》卷6"釋鳥·鵲" 鵲知人,喜作巢,取在木杪枝,不取墮地者,皆傳枝受卵,故一曰乾鵲……(**按:**查《世説新語》,未見"乾鵲"之名。)

⑥ 段成式:《酉陽雜俎》卷16"羽篇" 鵲巢中必有梁。崔圓相公妻在家時,與姊妹戲於後園,見二鵲搆巢,共銜一木如筆管,長尺餘,安巢中。衆悉不見。俗言見鵲上梁必貴。

⑦ 淮南子:《淮南子·説山訓》 鵲矢中蝟……此類之不推者也。

⑧ 日華:《日華子》見《證類》卷19"雄鵲肉" 雄鵲,涼……

⑨ 别録:見本頁注②。

⑩ 藏器:《拾遺》見《證類》卷19"雄鵲肉" 《陳藏器本草》云:雄鵲子,下石淋,燒作灰淋取汁飲之,石即下。

⑪ 蘇頌:《圖經》見《證類》卷19"雄鵲肉" 雄鵲,舊不著所出州土,今在處有之。肉,主風,大小腸澀,四肢煩熱,胸膈痰地,婦人不可食……

⑫ 肘後:《肘後方》卷2"治瘴氣疫疠温毒諸方第十五" 常用辟温病散方……又方:埋鵲於圍前。

⑬ 弘景:《集注》見《證類》卷19"雄鵲肉" 陶隱居云:五月五日鵲腦,入術家用。一名飛駁烏。鳥之雌雄難别,舊云其翼左覆右是雄,右覆左是雌。又燒毛作屑内水中,沉者是雄,浮者是雌。今云投石,恐止是鵲也,餘鳥未必爾。

水中,沉者是雌,浮者是雄。今云投石,恐止是鵲,餘鳥未必爾。

腦。【主治】【弘景①曰】五月五日取鵲腦,入術家用。【時珍曰】按《淮南萬畢術》②云:丙寅鵲腦令人相思。高誘註云:取鵲腦雌雄各一,道中燒之,丙寅日入酒中飲,令人相思。又媚藥方中亦有用之者,則陶氏所謂術家者,亦此類耳。

巢。【主治】多年者,燒之水服,療顛狂鬼魅及蠱毒,仍呼祟物名號。亦傅瘻瘡,良。《日華》③。正旦燒灰撒門內,辟盜。其重巢柴燒研,飲服方寸匕,一日三服,治積年漏下不斷困篤者,一月取效。時珍。○出《洞天錄》④及《千金方》⑤。重巢者,連年重產之巢也。

【附方】新一。小便不禁。重鵲巢中草一箇,燒灰,每服二錢匕,以薔薇根皮二錢,煎湯服之,日二。《聖惠》⑥。

山鵲《食物》⑦

【釋名】鸒渥、學二音○《爾雅》⑧、鶾音汗,同上⑨、山鷓俗名、赤嘴烏《酉陽雜俎》⑩。

【集解】【時珍曰】山鵲,處處山林有之。狀如鵲而烏色,有文采,赤觜赤足,尾長不能遠飛,

---

① 弘景:見前頁注⑬。
② 淮南萬畢術:《御覽》卷736"方術" 術:《淮南萬畢術》……又曰:鵲腦令人相思。(取雌雄各一,燔之,四道通。丙寅日與人共飲酒,置腦酒中,則相思也。)(**按**:其注文未用小字。今補,以示爲注文。)
③ 日華:《日華子》見《證類》卷19"雄鵲肉" ……主消渴疾。巢,多年者,療癲狂鬼魅有蠱毒等,燒之,仍呼祟物名號,亦傅瘻瘡,良。
④ 洞天錄:(**按**:今本《洞天清禄集》無此方。)
⑤ 千金方:《千金方》卷4"赤白帶下、崩中漏下第三" 治女子漏下積年不斷,困篤方:取鵲重巢柴燒灰,作末,服方寸匕,日三服,三十日愈,甚良。重巢者,鵲去年在巢中產,今年又在上作重巢產者是也。
⑥ 聖惠:《聖惠方》卷58"治小便不禁諸方" 治小便不禁……又方:薔薇根(五兩,剉)、鵲巢中草(燒爲灰,細研),右以水三大盞,先煮薔薇根取汁一盞半,去滓,每於食前取汁一小盞調下鵲巢灰二錢。
⑦ 食物:《食物本草》卷3"禽類" 山鷓:味甘,溫。食之解諸果毒。一種陽鵲,形色相似。(**按**:《食物本草》此藥正名作"山鷓",無山鵲名。)
⑧ 爾雅:《爾雅·釋鳥》(郭注) 鸒,山鵲。(似鵲而有文彩,長尾,觜脚赤。)
⑨ 同上:《爾雅翼》卷15"鸒" 鸒,山鵲也,似鵲而有文彩,長尾,觜,脚赤。又謂之鶾。(**按**:《爾雅》有"鶾雉",非"鸒"。此見於《爾雅翼》,誤注出處。)
⑩ 酉陽雜俎:《酉陽雜俎》卷16"羽篇" 鶡鳥:武州縣合火山,山上有鶡鳥,形類烏,觜赤如丹,一名赤觜烏,亦曰阿鶡鳥。

亦能食雞、雀。諺云：朝鸎叫晴，暮鸎叫雨。《説文》①以此爲知來事之鳥。《字説》②云“能效鷹、鸇之聲而性惡”，“其類相值則搏”者，皆指此也。鄭樵③以爲喜鵲，誤矣。有文采如戴花勝，人名戴鵀、戴鳻。④

【氣味】甘，温，無毒。【主治】食之解諸果毒。汪潁⑤。

<h3 style="text-align:center">鶻嘲宋《嘉祐》⑥○鶻，骨、猾二音</h3>

【釋名】鶻鵃《爾雅》⑦、鶻鳩《左傳》⑧、（屈）〔鶌〕鳩《爾雅》、鶌鳩渥、學二音、阿鵊《雜俎》⑨、鸊鶒音藍吕。○【時珍曰】其目似鶻，其形似鳩。鶌，山鵲也。其聲喞嘲，其尾屈促，其羽如縑縷，故有諸名。阿鵊乃鶌鳩之訛也。陸佃⑩云：凡鳥朝鳴曰嘲，夜鳴曰咳。此鳥喜朝鳴故也。《禽經》云“林鳥朝嘲，水鳥夜咳”是矣。

【集解】【禹錫⑪曰】鶻嘲，南北總有。似山鵲而小，短尾，有青毛冠，多聲，青黑色，在深林間，飛翔不遠。北人呼爲鸊鶒鳥。《東都賦》云：鶻嘲春鳴，是也。【時珍曰】此鳥春來秋去，好食桑椹，易醉而性淫。或云鶻嘲即戴勝，未審是否？鄭樵⑫以爲鶻鵃，非矣。

肉。【氣味】鹹，平，無毒。【主治】助氣益脾胃，主頭風目眩。煮炙食之，頓盡一枚，至驗。《嘉祐》⑬。○今江東俚人呼頭風爲瘴頭。先從兩項邊筋起，直上入頭，頭悶目眩者是也。

---

① 説文：《説文・鳥部》 鶌：鶻鶌，山鵲，知來事鳥也。
② 字説：《爾雅翼》卷 15“釋鳥・鶌” 《字説》曰善鬥，謂之鶻，非不健也。然尾長，故飛不能遠，譬諸强學務末勝本，則其出入亦不能遠。今人皆養之，以鬥其在籠中，亦能揚其米以誘雀，雀至捕而食之，又能傚鷹鸇之聲，其字從學，未必不以此……
③ 鄭樵：《通志・昆蟲草木略・禽類》 鶌；《爾雅》曰山鵲，今喜鵲也。
④ 有文采……戴鳻：《爾雅翼》卷 16“釋鳥四・戴鳻” 戴鳻，似山鵲而尾短，青色，毛冠俱有文采，如戴花勝，故呼戴鳻，又稱戴勝……（按：原無出處，易被作爲《通志》文，故溯其源。）
⑤ 汪潁：見 3125 頁注⑦。
⑥ 嘉祐：《嘉祐》見《證類》卷 19“鶻嘲” 味鹹，平，無毒。助氣益脾胃，主頭風目眩。煮炙食之，頓盡一枚，至驗。今江東俚人呼頭風爲瘴頭。先從兩項邊筋起，直上入頭目眩頭悶者是。大都比疾是下俚所患。其鳥南北總有，似鵲，尾短，黄色。在深林間，飛翔不遠。北人名鸊鶒。《爾雅》云：鳴鳩似鵲，鶻鵃似鵲，尾短多聲。《東京賦》云：鶻嘲春鳴，或呼爲骨雕。（新補。）
⑦ 爾雅：《爾雅・釋鳥》 鶌鳩，鶻鵃。（按：“釋名”項下“爾雅”同此。）
⑧ 左傳：《春秋左傳注疏》卷 48 ……鶻鳩氏，司事也。（鶻鳩，鶻鵃也……）
⑨ 雜俎：《酉陽雜俎》卷 16“羽篇” 鵊鳥……一名赤觜鳥，亦曰阿鵊鳥。
⑩ 陸佃：《埤雅》卷 7“釋鳥・鶻鳩” ……今此鳥喜朝鳴，故一曰鶻嘲也。凡鳥朝鳴曰嘲，夜鳴曰咳。《禽經》曰：林鳥以朝嘲，水鳥以夜咳……
⑪ 禹錫：見本頁注⑥。
⑫ 鄭樵：《通志・昆蟲草木略・禽類》 鶻鳩……今謂之鸊鶒。似山鵲而小，短尾，青黑色，多聲……
⑬ 嘉祐：見本頁注⑥。

杜鵑《拾遺》①

【釋名】杜宇《禽經》②、子巂音携、子規亦作秭歸、鶗鴂音弟桂,亦作鷤鴂、催歸亦作思歸、怨鳥、周燕《説文》③、陽雀。【時珍曰】蜀人見鵑而思杜宇,故呼杜鵑。説者遂謂杜宇化鵑,訛矣。鵑與子巂、子規、鶗鴂、催歸諸名,皆因其聲似,各隨方音呼之而已。其鳴若曰不如歸去。諺云:陽雀叫,鶗鴂央,是矣。《禽經》④云:江左曰子規,蜀右曰杜宇,甌、越曰怨鳥。服虔⑤注《漢書》,以鷤鴂爲伯勞,誤矣,名同物異也。伯勞一名鴂,音決,不音桂。

【集解】【藏器⑥曰】杜鵑小如鷂,鳴呼不已。《蜀王本紀》云:杜宇爲望帝,淫其臣鼈靈妻,乃禪位亡去。時子規鳥鳴,故蜀人見鵑鳴而悲望帝。《荆楚歲時記》云:杜鵑初鳴,先聞者主別離,學其聲令人吐血,登厠聞之不祥。厭法,但作狗聲應之。《異苑》云:有人山行,見一群,聊學之,嘔血便殞。人言此鳥啼至血出乃止,故有嘔血之事。【時珍曰】杜鵑出蜀中,今南方亦有之。狀如雀、鷂而色慘黑,赤口有小冠。春暮即鳴,夜啼達旦,鳴必向北,至夏尤甚,晝夜不止,其聲哀切。田家候之,以興農事。惟食蟲蠹,不能爲巢,居他巢生子。冬月則藏蟄。

肉。【氣味】甘,平,無毒。【主治】瘡瘻有蟲,薄切炙熱貼之,蟲盡乃已。時珍。

【發明】【時珍曰】按《吕氏春秋》⑦云:肉之美者,巂燕之翠。則昔人亦嘗食之矣。

鸚䳇《食物》⑧

【釋名】鸚哥俗名、乾臯。【時珍曰】按《字説》⑨云:鸚䳇如嬰兒之學母語,故字從嬰母。

---

① 拾遺:《證類》卷19"二十六種陳藏器餘·杜鵑" 初鳴先聞者,主離別。學其聲,令人吐血。於厠溷上聞者不祥。壓之法,當爲狗聲以應之,俗作此説。按《荆楚歲時記》亦云有此言,乃復古今相會。鳥小似鷂,鳴呼不已。《蜀王本紀》云:杜宇爲望帝,淫其臣鼈靈妻,乃亡去,蜀人謂之望帝。《異苑》云:杜鵑先鳴者,則人不敢學其聲,有人山行,見一群,聊學之,嘔血便殞。《楚詞》云:鶗鴂鳴而草木不芳,人云口出血,聲始止,故有嘔血之事也。
② 禽經:《禽經》 巂,鷤周,子規也。啼必北嚮(《爾雅》曰:巂周,甌、越間曰怨鳥……)。江介曰子規,蜀(又)〔右〕曰杜宇。
③ 説文:《説文·隹部》 巂:周燕也。
④ 禽經:見本頁注②。
⑤ 服虔:(按:本條未能溯及其源。)
⑥ 藏器:見本頁注①。
⑦ 吕氏春秋:《吕氏春秋》卷14"本味" 肉之美者……雋觿之翠……
⑧ 食物:《食物本草》卷3"禽類" 鸚䳇:味甘,温。主虛嗽。此鳥足四趾齊分,兩瞼俱動如人目,與衆鳥異。有白者、紺緑者、蒼黑者,白者良。養久能人言。
⑨ 字説:《爾雅翼》卷14"鸚䳇" 《字説》曰:嬰兒生不能言,母教之言,已而能言,以言此鳥之能言類是也。亦其舌似小兒,故能委曲其音聲,以象人爾。

亦作鸚䳇。熊太古①云：大者爲鸚鵡，小者爲鸚哥。則鵡義又取乎此。師曠②謂之乾臯，李昉③呼爲隴客，梵書④謂之臊陀。

【集解】【時珍曰】鸚鵡有數種：綠鸚鵡出隴、蜀，而滇南、交、廣近海諸地尤多，大如烏、鵲，數百群飛，南人以爲鮓食。紅鸚鵡紫赤色，大亦如之。白鸚鵡出西洋、南番，大如母雞。五色鸚鵡出海外諸國，大於綠而小於白⑤者，性尤慧利。俱丹味鉤吻，長尾赤足，金睛深目，上下目瞼皆能眨動，舌如嬰兒。其趾前後各二，異於衆鳥。其性畏寒，即發顫如瘴而死，飼以餘甘子可解。或云：摩其背則瘖。或云：雄者喙變丹，雌者喙黑不變。張思正《倦游録》⑥云：海中有黃魚能化鸚鵡。此必又一種也。有秦吉了、烏鳳，皆能人言，並附於左。

【附録】秦吉了。【時珍曰】即了哥也，《唐書》⑦作結遼鳥，番音也。出嶺南容、管、廉、邕諸州峒中。大如鸜鵒，紺黑色，夾腦有黃肉冠，如人耳。丹味黃距，人舌人目，目下連頸有深黃文，頂尾有分縫。能效人言，音頗雄重。用熟雞子和飯飼之。亦有白色者。**烏鳳**。按范成大《虞衡志》⑧云：烏鳳出桂海左右兩江峒中，大如喜鵲，紺碧色。項毛似雄雞，頭上有冠。尾垂二弱骨，長一尺四五寸，至杪始有毛。其形略似鳳。音聲清越如笙簫，能度小曲合宮商，又能爲百鳥之音。彼處亦自難得。

鸚鵡肉。【氣味】甘、鹹，温，無毒。【主治】食之已虛嗽。汪穎⑨。

---

① 熊太古：《冀越集記》前卷"鸚鵡鸚歌"　鸚鵡大百白色，遠出西洋。鸚歌小而毛羽鮮明……
② 師曠：《埤雅》卷8"釋鳥・鳳"　按師曠《禽經》……又曰：乾臯斷舌則坐歌，孔雀拍尾則立舞，人勝之也。（**按**：此《埤雅》所存古《禽經》之佚文也。）
③ 李昉：《類説》卷53《談苑・五禽以客名》　李昉爲詩，慕白居易。園林畜五禽，皆以客名……鸚鵡曰隴客……
④ 梵書：《翻譯名義集》二"畜生第二十二"　臊（蘇勞）陀。（或叔迦婆嘻，此云鸚鵡。）
⑤ 大於白而小於綠：（**按**：《御覽》卷924"鸚鵡"引《南方異物志》作"一種五色，大如青而小於白者"。《北户録》卷1《鸚鵡瘴》注引《南方異物志》作"鸚鵡有三種，青者大如烏臼，白者大如鵝，五色者大於青者"。）
⑥ 倦游録：《倦遊雜録・嶺南嗜好》　……海魚之異者，黃魚化爲鸚鵡。
⑦ 唐書：《舊唐書》卷197"南蠻西南蠻・林邑"　有結遼鳥，能解人語。/《桂海虞衡志・志禽》　秦吉了……《唐書》林邑出結遼鳥。林邑，今占城，去邕欽州，但隔交趾，疑即吉了也。（**按**：不明時珍是直引《舊唐書》，還是轉引自《桂海虞衡志》，故兼録之。）
⑧ 虞衡志：《桂海虞衡志・志禽》　烏鳳，如喜雀，色紺碧，頸毛類雄雞鬐，頭有冠，尾垂二弱骨，各長一尺四五寸，其杪始有毛羽一簇，冠尾絶異，大略如鳳，鳴聲清越如笙簫，能度曲妙合宮商，又能爲百蟲之音。生左右江溪洞中，極難得。然書傳未之紀，當由人罕識云。
⑨ 汪穎：見3127頁注⑧。

禽之四　山禽類一十三種,附一種

鳳凰《拾遺》①

【釋名】瑞鶠。【時珍曰】《禽經》②云:雄鳳雌凰,亦曰瑞鶠。鶠者,百鳥偃伏也。羽蟲三百六十,鳳爲之長,故從鳥從凡。凡,總也。古作朋字,象形。凰,美也,大也。

【集解】【時珍曰】鳳,南方朱鳥也。按《韓詩外傳》③云:鳳之象,鴻前麟後,燕頷雞喙,蛇頸魚尾,鸛顙鴛頤,龍文龜背。羽備五采,高四五尺。翱翔四海,天下有道則見。其翼若(竿)〔干〕,其聲若簫,不啄生蟲,不折生草。不群居,不侶行。非梧桐不棲,非竹實不食,非醴泉不飲。《山海經》④云:丹穴之山有鳥,狀如雞,五采而文,飲食自然,自歌自舞,見則天下安寧。蔡衡⑤云:象鳳有(四)〔五〕。赤多者鳳,青多者鸞,黃多者鵷鶵,紫多者鸑鷟,白多者鵠鶬。又群書立名各異,文繁不錄。按羅存齋《爾雅翼》⑥云:南恩州北甘山,壁立千仞,猿狄不能至。鳳凰巢其上,惟食蟲魚,遇大風雨飄墮其雛,小者猶如鶴而足差短。

鳳凰臺。【氣味】辛,平,無毒。【主治】勞損積血,利血脉,安神。治驚

---

① 拾遺:《證類》卷19"二十六種陳藏器餘·鳳凰臺"　味辛,平,無毒。主勞損積血,利血脉,安神。《異志》云:驚邪,癲癇雞癇,發熱狂走,水磨服之。此鳳凰脚下物如白石也。鳳雖靈鳥,時或來儀,候其棲止處,掘土二三尺取之。狀如圓石,白似卵。然鳳鳥非梧桐不棲,非竹實不食。不知棲息那復近地,得臺入土,正是物有自然之理,不可識者,今有鳳處,未必有竹,有竹處,未必有鳳,恐是諸國麟鳳洲有之。如漢時所貢續弦膠,即煎鳳髓所造。有亦曷足怪乎?今雞亦有白臺,如卵硬,中有白無黃,云是牡雞所生,名爲父公臺。《本經》雞白臺,臺字似台,後人寫之誤耳。《書記》云:諸天國食鳳卵,如此土人食雞卵也。

② 禽經:《禽經》　鳳雄凰雌,亦曰瑞鶠,亦曰鸑鷟。羽族之君長也。

③ 韓詩外傳:《韓詩外傳》卷8　鳳象何如?天老對曰:夫鳳象,鴻前麟後,蛇頸而魚尾,龍文而龜身,燕頷而雞喙……五彩備明,舉動八風,氣應時雨。食有質,飲有儀。往即文始,來即嘉成。惟鳳爲能通天祉,應地靈,律五音,覽九德,天下有道……/《荀子·解蔽篇》　鳳凰秋秋,其翼若干,其聲若簫(干,楯也。)/《白孔六帖》卷94"鳳"　……鳳王者之嘉祥……不啄生蟲,不折生草,不羣居,不侶行,不經羅墜網上,通天維下,集河洛明,治亂見存亡也。)/《白孔六帖》卷94"鳳"　鳳非梧桐不棲,非竹實不食,非醴泉不飲……(按:此段時珍綜合數家之說而成,非囿於《韓詩外傳》也。)

④ 山海經:《山海經》卷1"南山經"　又東五百里曰丹穴之山……有鳥焉,其狀如雞,五采而文,名曰鳳凰。首文曰德,翼文曰義,背文曰禮,膺文曰仁,腹文曰信……是鳥也,飲食自然……自歌自舞。見則天下安寧。

⑤ 蔡衡:《御覽》卷916"鸞"　……太史令蔡衡對曰:凡象鳳者有五,多赤色者鳳,多黃者鵷鶵,多青者鸞,多紫者鸑鷟,多白者鵠,今此鳥多青,乃鸞非鳳也……

⑥ 爾雅翼:《爾雅翼》卷13"鳳"　……南恩州北甘山,壁立千仞,有瀑水飛下,猿狄不能至,鳳皇巢其上,彼人呼爲鳳皇山。所食亦蟲魚,遇大風雨或飄墮,其雛小者,猶如鶴而足差短。南人截取其觜,謂之鳳皇盃。古稱鳳生丹穴。丹穴,南方也,顧出則爲異爾……

邪,癲癇雞癇,發熱狂走,水磨服之。藏器①。

【發明】【藏器②曰】鳳凰脚下白物如石者,名鳳凰臺。鳳雖靈鳥,時或來儀。候其棲止處,掘土二三尺取之,狀如圓石、白似卵者,是也。然鳳非梧桐不棲,非竹實不食,那復近地而有臺入土乎? 正物有自然之理,不可曉也。今有鳳處未必有竹,有竹處未必有鳳,恐是麟鳳洲有之。如漢時所貢續絃膠,煎鳳髓造成者,曷足怪哉?【時珍曰】按《呂氏春秋》③云:流沙之西,丹山之南,有鳳鳥之卵,沃民所食。則所産之地不以爲異也。續絃膠,《洞冥記》④以爲鷰血作成。故《雷公炮炙論》⑤云:斷弦折劍,遇鷰血而如初。陳氏以爲鳳髓所作,要皆誑言,不必深辯。

<h2 style="text-align:center">孔雀《別録》⑥下品</h2>

【釋名】越鳥。【時珍曰】孔,大也。李昉⑦呼爲南客。梵書⑧謂之摩由邏。

【集解】【弘景⑨曰】出廣、益諸州。方家罕用。【恭⑩曰】交、廣多有,劍南元無。【時珍曰】按《南方異物志》⑪云:孔雀,交趾、雷、羅諸州甚多,生高山喬木之上。大如雁,高三四尺,不減於鶴。細頸隆背,頭〔裁〕〔戴〕三毛長寸許。數十群飛,棲遊岡陵。晨則鳴聲相和,其聲曰都護。雌者尾短無金翠。雄者三年尾尚小,五年乃長二三尺。夏則脱毛,至春復生。自背至尾有圓文,五色金翠,相繞如錢。自愛其尾,山棲必先擇置尾之地。雨則尾重不能高飛,南人因往捕之。或暗伺其過,生斷

---

① 藏器:見前頁注①。

② 藏器:見上注。

③ 呂氏春秋:《呂氏春秋》卷 14"本味"　流沙之西,丹山之南,有鳳之丸,(丸,古卵字也。流沙,沙自流行,故曰流沙。敦煌西八百里,丹山,在南方,丹澤之山也。二處之表,有鳳皇之卵,)沃民所食。(食鳳卵也。沃之國在西方。見《大荒西經》。)

④ 洞冥記:《説郛》弓 66 下《海内十洲記》　……仙家煮鳳喙及麟角合煎作膏,名之爲續弦膠,或名連金泥……(按:今本《洞冥記》無此説。今另溯其源。)

⑤ 雷公炮炙論:《證類》卷 1"《雷公炮炙論》序"　……斷弦折劍,遇鷰血而如初(以鷰血煉作膠,粘折處,鐵物永不斷……)

⑥ 別録:《別録》見《證類》卷 19"孔雀屎"　微寒。主女子帶下,小便不利。

⑦ 李昉:《類説》卷 53《談苑·五禽以客名》　李昉爲詩,慕白居易。園林畜五禽,皆以客名……孔雀曰南客……

⑧ 梵書:《翻譯名義集》二"畜生第二十二"　摩由邏。(此云孔雀文……)

⑨ 弘景:《集注》見《證類》卷 19"孔雀屎"　陶隱居云:出廣、益諸州。方家不見用。

⑩ 恭:《唐本草》見《證類》卷 19"孔雀屎"　《唐本》注云:孔雀,交、廣有,劍南元無。

⑪ 南方異物志:《御覽》卷 924"孔雀"　《異物志》曰:孔雀,其大如雁而足高,毛皆有斑文采。捕得畜之,拍手則舞。/又曰:孔雀形體既大,細頸隆背,似鳳凰。自背及尾皆作珠文,五彩光耀,長短相次,羽毛末皆作員文,五色相繞,如帶千錢,文長二三尺。頭戴三毛,長寸,以爲冠。足有距。栖遊岡陵,迎晨則鳴相和。/楊孝元《交州異物志》曰:孔雀,人指其尾則舞。/《嶺南異物志》曰:交趾郡人多養孔雀,或遺人以充口腹,或殺之以爲脯,臘人又養其雛以爲媒,傍施網罟捕野孔雀,伺其飛下,則牽網橫掩之,採其金翠毛裝爲扇拂,或全株生截其尾,以爲方物,云生取則金翠之色不減耳。(按:此段綜合各家之説而成,非僅轉引《南方異物志》。)

其尾，以爲方物。若回顧，則金翠頓減矣。山人養其雛爲媒，或探其卵，雞伏出之。飼以猪腸、生菜之屬。聞人拍手歌舞則舞。其性妒，見采服者必啄之。《北户録》①云：孔雀不匹，以音影相接而孕。或雌鳴下風，雄鳴上風，亦孕。《冀越集》②云：孔雀雖有雌雄，將乳時登木哀鳴，蛇至即交，故其血、膽猶傷人。《禽經》③云"孔見蛇則宛而躍"者，是矣。

肉。【氣味】鹹，凉，微毒。【藏器④曰】無毒。【主治】解藥毒、蠱毒。《日華》⑤。

【發明】【時珍曰】按《紀聞》⑥云：山谷夷人多食之，或以爲脯腊，味如雞、鶩，能解百毒。人食其肉者，自後服藥必不效，爲其解毒也。又《續博物志》⑦云：李衛公言，鵝驚鬼，孔雀辟惡，鴆鵲厭火。

血。【主治】生飲解蠱毒，良。《日華》⑧。

【發明】【時珍曰】熊太古言，孔雀與蛇交，故血、膽皆傷人。而《日華》及《異物志》言其血與首能解大毒，似不相合。按孔雀之肉既能解毒，何血獨傷人耶？蓋亦猶雄與蛇交時即有毒，而蛇伏蟄時即無毒之意耳。

屎。【氣味】微寒。【主治】女子帶下，小便不利。《別録》⑨。治崩中帶下，可傅惡瘡。《日華》⑩。

尾。【氣味】有毒。【宗奭⑪曰】不可入目，令人昏翳。

駝鳥《拾遺》⑫

【釋名】駝蹄鷄《綱目》、食火鷄同上、骨托禽。【時珍曰】駝，象形。托亦駝字之訛。

---

① 北户録：《北户録》卷 1"孔雀媒"　……一説孔雀不必疋偶，但音影相接便有孕。如白鷳雄雌相視則孕。或曰：雄鳴上風，雌鳴下風，亦孕……

② 冀越集：《冀越集記》前卷"兩江所産"　……孔雀雖有雌雄，將乳之時，登木哀鳴，有蛇即至與交，是以其膽其血皆能傷人……

③ 禽經：《埤雅》卷 7"釋鳥・孔雀"　……《禽經》曰：鵲見蛇則噪而賁，孔見蛇則宛而躍。（按：此爲古《禽經》存于《埤雅》之佚文。今本無。）

④ 藏器：《拾遺》見《證類》卷 19"孔雀屎"　孔雀，味鹹，無毒。

⑤ 日華：《日華子》見《證類》卷 19"孔雀屎"　孔雀，凉，微毒。解藥毒、蠱毒……

⑥ 紀聞：《太平廣記》卷 461"禽鳥二・孔雀"　羅州：羅州山中多孔雀……山谷夷民烹而食之，味如鵝。解百毒，人食其肉，飲藥不能愈病。其血與其首解大毒……（出《紀聞》。）

⑦ 續博物志：《續博物志》卷 2　李衛公言：鵝驚鬼，鴆鵲猒火，孔雀辟惡。

⑧ 日華：《日華子》見《證類》卷 19"孔雀屎"　……血，治毒藥，生飲良……

⑨ 別録：見 3130 頁注⑥。

⑩ 日華：《日華子》見《證類》卷 19"孔雀屎"　……糞，治崩中帶下及可傅惡瘡。

⑪ 宗奭：《衍義》卷 16"孔雀"　尾不可入目，昏翳人眼。

⑫ 拾遺：《證類》卷 19"二十六種陳藏器餘・駝鳥屎"　無毒。主人中鐵刀入肉，食之立銷。鳥如駝，生西夷，好食鐵。永徽中，吐火羅獻鳥，高七尺，如駝，鼓翅行，能食鐵也。

【集解】【藏器①曰】駝鳥如駝,生西戎。高宗永徽中,吐火罗獻之。高七尺,足如橐駝,鼓翅而行,日三百里,食銅鐵也。【時珍曰】此亦是鳥也,能食物所不能食者。按李延壽《後魏書》②云:波斯國有鳥,形如駝,能飛不高,食草與肉,亦噉火,日行七百里。郭義恭《廣志》③云:安息國貢大雀,雁身駝蹄,蒼色,舉頭高七八尺,張翅丈餘,食大麥,其卵如甕,其名駝鳥。劉郁《西域記》④云:富浪有大鳥,駝蹄,高丈餘,食火炭,卵大如升。費信《星槎録》⑤云:竹步國、阿丹國俱出駝蹄雞,高者六七尺,其蹄如駝。彭乘《墨客揮犀》⑥云:骨托禽出河州,狀如鵰,高三尺餘,其名自呼,能食鐵石。宋祁《唐書》⑦云:開元初,康國貢駝鳥卵。鄭曉《吾學編》⑧云:洪武初,三佛臍國貢火雞,大於鶴,長三四尺,頸、足亦似鶴,銳嘴軟紅冠,毛色如青羊,足二指,利爪,能傷人腹致死,食火炭。諸書所記稍有不同,實皆一物也。

屎。【氣味】無毒。【主治】人誤吞鐵石入腹,食之立消。藏器⑨。

鷹《本經》⑩中品

【釋名】角鷹《綱目》、鷞鳩。【時珍曰】鷹以膺擊,故謂之鷹。其頂有毛角,故曰角鷹。其性爽猛,故曰鷞鳩。昔少皞氏以鳥名官,有祝鳩、鳲鳩、鶻鳩、雎鳩、鷞鳩五氏。蓋鷹與鳩同氣禪化,故得稱鳩也。《禽經》⑪云“小而鷙者皆曰隼,大而鷙者皆曰鳩”是矣。《爾雅翼》云:在北爲鷹,在南爲鷂。一云:大爲鷹,小爲鷂。梵書⑫謂之嘶那夜。

【集解】【時珍曰】鷹出遼海者上,北地及東北胡者次之。北人多取雛養之,南人八九月以媒

---

① 藏器:見前頁注⑫。
② 後魏書:《御覽》卷914“鳥” 《後魏書》曰:波斯國有鳥,形如橐馳,有羽翼,飛而不能高,食草與肉,亦能噉火。馳走甚疾,一日能七百里也。
③ 廣志:《御覽》卷922“大雀” 《廣志》曰:安息大雀,雁身,蹄似橐馳,色蒼,舉頭高八九尺,張翅丈餘,卵如甕。
④ 西域記:《西使記》 ……海西有富浪國……有大鳥,駝蹄蒼色,鼓翅而行,高丈餘,食火,其如升許……(按:《西域記》乃誤名。)
⑤ 星槎録:《星槎勝覽·竹步國》 ……駝蹄雞,有六七尺高者,其足如駝蹄……/“阿丹國” ……地産羚羊……駝蹄雞、金錢豹……
⑥ 墨客揮犀:《墨客揮塵》卷2 河州有禽名骨托,狀類雕,高三尺許。常以名自呼。能食鐵石……
⑦ 唐書:《新唐書》卷221下“西域下” 高宗永徽時……開元初,貢鎖子鎧、水精杯、碼碯瓶、駝鳥卵……
⑧ 吾學編:《吾學編·皇明四夷考》卷上“三佛齊” ……火雞大於鶴,頸足亦似鶴,軟紅冠,銳角觜,毛如青羊色,爪甚利,傷人腹致死。食炭……
⑨ 藏器:見3131頁注⑫。
⑩ 本經:《別録》見《證類》卷19“鷹屎白” 主傷撻滅瘢。(按:誤注出處,當出“別録”。)
⑪ 禽經:《爾雅翼》卷16“鷹” 《禽經》曰:鳥之小而摯者皆曰隼,大而摯者皆曰鳩也……古語曰:在南爲鷂,在北爲鷹……
⑫ 梵書:《翻譯名義集》二“畜生第二十二” 嘶那夜。(此云鷹。)

取之。乃鳥之疏暴者。有雉鷹、兔鷹,其類以季夏之月習擊,孟秋之月祭鳥。隋魏彥深《(膺)〔鷹〕賦》①頗詳。其略云:資金方之猛氣,擅火德之炎精。指重十字,尾貴合盧。觜同鉤利,脚等荊枯。或白如散花,或黑如點漆。大文若錦,細斑似繢。身重若金,爪剛如鐵。毛衣屢改,厥色無常。寅生酉就,總號爲黃。二周作鶵②,三歲成蒼。雌則體大,雄則形小。察之爲易,調之實難。薑以取熱,酒以排寒。生於窟者好眠,巢於木者常立。雙骹長者起遲,六翮短者飛急。

肉。【氣味】缺。【主治】食之,治野狐邪魅。藏器③。

頭。【主治】五痔,燒灰飲服。《藥性》④。治痔瘻,燒灰,入麝香少許,酥酒服之。治頭風眩運,一枚燒灰,酒服。時珍。○出《王右軍法帖》⑤及溫隱居《海上方》。

【附方】新一。頭目虛運。車風一箇,即鷹頭也,去毛焙,川芎一兩,爲末。酒服三錢。《選奇方》⑥。

觜及爪。【主治】五痔狐魅,燒灰水服。藏器⑦。

睛。【主治】和乳汁研之,日三注眼中,三日見碧霄中物,忌烟熏。《藥性》⑧。

骨。【主治】傷損接骨。燒灰,每服二錢,酒服。隨病上下,食前、食後。時珍。

毛。【主治】斷酒。水煮汁飲,即止酒也。《千金》⑨。

屎白。【氣味】微寒,有小毒。【主治】傷撻滅痕。《本經》⑩。燒灰酒服,

---

① 鷹賦:《御覽》卷926"鷹"　隋魏彥深《鷹賦》曰:惟茲禽之化育,實鍾山之所生。資金方之猛氣,擅火德之炎精……指重十字,尾貴合盧。立如植木,望似愁胡。嘴同劍利,脚等荊枯。亦有白如散花,赤如點血。大文若錦,細斑似繢。眼類明珠,毛猶霜雪。身重若金,爪剛如鐵……生於窟者則好眠,巢於木者則常立。雙骹長者則起遲,六翮短者則飛急。毛衣屢改,厥色無常。寅生酉就,總號爲黃。二周作鶵,千日成蒼。雖曰排虛,性殊衆鳥。雌則體大,雄則形小……察之爲易,調之實難。格必高迥,屋必華寬。薑以取熱,酒以排寒……

② 鶵:(按:《初學記》卷30"鳥部"引作"鴇"。)

③ 藏器:《拾遺》見《證類》卷19"鷹屎白"　《陳藏器本草》云:鷹肉,食之主邪魅、野狐魅。嘴及爪主五痔,狐魅,燒爲末服之。

④ 藥性論:《藥性》見《證類》卷19"鷹屎白"　……又,頭燒灰,和米飲服之,治五痔……

⑤ 王右軍法帖:(按:溫氏《海上方》無此方。《王右軍法帖》未見原書,待考。)

⑥ 選奇方:(按:查《選奇方後集》殘卷及存其佚文之《普濟方》等書,未能溯得其源。)

⑦ 藏器:《拾遺》見《證類》卷19"鷹屎白"　……嘴及爪主五痔,狐魅,燒爲末服之。

⑧ 藥性:《藥性論》見《證類》卷19"鷹屎白"　……又,眼睛和乳汁研之,夜三注眼中,三日見碧霄中物。忌煙熏。

⑨ 千金:《千金方》卷25"卒死第一"　斷酒方……又方:取毛鷹一過吐毛,水煮,去毛,頓服。

⑩ 本經:見3132頁注⑩。

治中惡。《藥性》①。燒灰,酒服方寸匕,主邪惡,勿令本人知。蘇恭②。消虛積,殺勞蟲,去面皰黶黷。時珍。

【發明】【弘景③曰】單用不能滅瘢。須合殭蠶、衣魚之屬爲膏,乃效。

【附方】舊二,新四。奶癖。【寇④曰】凡小兒(膈)〔脅〕下硬如有物,乃俗名奶癖者也。只服溫脾化積丸藥,不可轉瀉。用黃鷹屎〔白〕一錢,密陀僧一兩,舶上硫黃一分,丁香二十一箇,爲末。每服一字,三歲已上半錢,用乳汁或白麴湯調下。並不轉泄,一復時取下青黑物。後服補藥,以醋石榴皮炙黑半兩,蚵蛦一分,木香一分,麝香半錢,爲末。每服一字,薄酒調下,連喫二服。面皰。(膺)〔鷹〕屎白二分,胡粉一分,蜜和傅之。《外臺》⑤。滅痕。《千金》⑥用鷹屎白和人精傅,日三。○《聖惠》⑦用鷹屎二兩,殭蠶一兩半,爲末,蜜和傅。○《總錄》⑧用鷹屎白、白附子各一兩,爲末,醋和傅,日三五次,痕滅止。食哽。鷹糞燒灰,水服方寸匕。○《外臺》⑨。

鵰音凋○《綱目》

【釋名】鷲音就,《山海經》⑩、鶨説文⑪,音團。○【時珍曰】《禽經》⑫云:鷹以膺之,鵰以

---

① 藥性:《藥性論》見《證類》卷 19"鷹屎白"　鷹屎,臣,微寒,有小毒。主中惡……

② 蘇恭:《唐本草》見《證類》卷 19"鷹屎白"　《唐本》注云:鷹屎灰,酒服方寸匕,主惡酒。勿使飲人知。

③ 弘景:《集注》見《證類》卷 19"鷹屎白"　陶隱居云:止單用白,亦不能滅瘢。復應合諸藥殭蠶、衣魚之屬,以爲膏也。

④ 寇:《衍義》卷 16"鷹屎白"　兼他藥用之。作潰虛積藥。治小兒奶癖黃,鷹糞白一錢,蜜佗僧一兩,舶上硫黃一分,丁香二十一個,右爲末,每服一字,三歲已上半錢,用乳汁或白麵湯調下,並不轉瀉。一復時取下青黑物後,服補藥,醋石榴皮半兩,炙黑色,蚵蛦一分,木香一分,麝香半錢,同爲末,每服一字,溫薄酒調下,並吃二服。凡小兒脅下硬如有物,乃是癖氣,俗謂之奶脾,只服溫脾化積氣丸子藥,不可取轉,無不愈也。取之多失。

⑤ 外臺:《外臺》卷 32"面皯皰方"　《備急》療面皯皰方……又方:鷹屎白(二分)、胡粉(一分),右二味以蜜和,傅面上,差。

⑥ 千金:《千金方》卷 6"面藥第九"　滅瘢痕,無問新舊必除之:以人精和鷹屎白敷之,日二。白蜜亦得。

⑦ 聖惠:《聖惠方》卷 40"滅瘢痕諸方"　治一切瘡,差後赤黑瘢痕不滅,時復癢不止……又方:鷹糞白(二兩半)、白僵蠶(二兩),右件藥搗羅爲末,每用時以蜜和如稀餳,塗於瘢上,日三上用之。

⑧ 總錄:《聖惠方》卷 40"滅瘢痕諸方"　治瘢痕凸出方……又方:鷹糞白(一兩)、白附子(一兩,末),右研令細,用酥調塗於凸上,日三五度良。(按:今本《聖濟總錄》無此方,另溯其源。)

⑨ 外臺:《外臺》卷 8"諸骨哽方"　又療食哽方:鷹糞燒灰存性,右一物下篩,服方寸匕。虎、狼、鵰屎皆可服之,佳。

⑩ 説文:《説文·鳥部》　鶨:雕也……

⑪ 山海經:《山海經》卷 5"中山經"　中次十二經……其獸多麋鹿、麈、就。(就,鵰也。見《廣雅》。)

⑫ 禽經:《埤雅》卷 6"釋鳥·鵰"　《禽經》曰:雕以周之,鷲以就之。(按:此爲古《禽經》存于《埤雅》之佚文。今本無。)

猾之，隼以尹之，鶹以周之，鷙以就之，鵽以搏之。皆言其擊搏之異也。梵書①謂之揭羅闍。

【集解】〔時珍曰〕鶹似鷹而大，尾長翅短，土黃色，鷙悍多力，盤旋空中，無細不睹。皁鶹即鷙也，出北地，色皁。青鶹出遼東，最俊者謂之海東青。羌鷙出西南夷，黃頭赤目，五色皆備。鶹類能搏鴻鵠、獐鹿、犬、豕。又有虎鷹，翼廣丈餘，能搏虎也。鷹、鶹雖鷙而畏燕子，物無大小也。其翮可爲箭羽。劉郁《西域記》②云：皁鶹一産三卵者，内有一卵化犬。短毛灰色，與犬無異，但尾背有羽毛數莖耳。隨母影而走，所逐無不獲者，謂之鷹背狗。

骨。【氣味】缺。【主治】折傷斷骨。燒灰，每服二錢，酒下，在上食後，在下食前，骨即接如初。時珍。○出接骨方③。

【發明】〔時珍曰〕鷹、鶹、鶵骨，皆能接骨。蓋鷙鳥之力在骨，故以骨治骨，從其類也。

屎。【主治】諸鳥獸骨哽。燒灰，酒服方寸匕。時珍。○出《外臺秘要》④。

鶚《綱目》

【釋名】魚鷹《禽經》⑤、鵰鷄《詩疏》⑥、雎鳩《周南》、王雎音疽、沸波《淮南子》⑦、下窟烏。〔時珍曰〕鶚狀可愕，故謂之鶚。其視雎健，故謂之雎。能入穴取食，故謂之下窟烏。翱翔水上，扇魚令出，故曰沸波。《禽經》⑧云：王雎，魚鷹也。尾上白者名白鶹。

【集解】〔時珍曰〕鶚，鶹類也。似鷹而土黃色，深目好峙。雄雌相得，鷙而有別，交則雙翔，別則異處。能翱翔水上捕魚食，江表人呼爲食魚鷹。亦啖蛇。《詩》⑨云"關關雎鳩，在河之洲"即此。其肉腥惡，不可食。陸機以爲鷲，揚雄以爲白鷢，黃氏以爲杜鵑，皆誤矣。《禽經》⑩云：鳩生三子，一爲鶚鳩，尸鳩也。杜預⑪以王雎爲尸鳩，或以此也。

---

① 梵書：《翻譯名義集》二"畜生第二十二" 姞栗陀(……或揭羅闍，此云雕鷲。)
② 西域記：《西使記》 ……皁鶹一産三卵，内一卵生犬，灰色而毛短，隨母影而走，所逐禽無不獲者。(按：《西域記》乃誤書名。)
③ 接骨方：(按：出處來源不明，待考。)
④ 外臺秘要：《外臺》卷8"諸骨哽方" 又疗食哽方：鷹糞燒灰存性，右一物下篩，服方寸匕。虎、狼、鶹屎皆可服之，佳。
⑤ 禽經：《禽經》 王鵙，鵰鳩，魚鷹也。亦曰白鷢(鷢之色白者)。亦曰白鷹。(狀如鷹，尾上白也。)
⑥ 詩疏：《毛詩注疏》卷1"國風·周南·關雎" 關關雎鳩，在河之洲。傳……雎鳩，王雎也……疏(……郭璞曰：鶚類也……)(按：後世註疏者均未提及"鵰鷄"一名。"釋名"項下"周南"出處同此。)
⑦ 淮南子：《淮南子·説林訓》 鳥有沸波者，河伯爲之不潮，畏其誠也。(鳥，大雕也。翱翔水上，扇魚令出……)
⑧ 禽經：見本頁注⑤。
⑨ 詩：見本頁注⑥。
⑩ 禽經：《埤雅》卷8"釋鳥·鶻" ……《禽經》曰：鸛生三子，一爲鶴。鳩生三子，一爲鶚。(按：此爲古《禽經》存于《埤雅》之佚文。今本無。)
⑪ 杜預：(按：查《左傳註疏》，未見有"以王雎爲尸鳩"之文。)

骨。【主治】接骨。時珍。

【附方】新一。接骨。用下窟烏即鶌也，取骨燒存性，以古銅錢一箇，煅紅醋淬七次，爲末，等分。酒服一錢，不可過多。病在下空心，在上食後服，極有效驗。須先夾縛定，乃服此。唐藺道人方①。

觜。【主治】蛇咬。燒存性研末，一半酒服，一半塗之。時珍。

鴟《別錄》②下品

【釋名】雀鷹《詩疏》③、鳶《詩經》④、鷣音淫、隼本作雈，音笥、鶌。【時珍曰】鴟、鳶二字，篆文象形。一云：鴟，其聲也。鳶，攫物如射也。隼，擊物準也。鷣，目擊遥也。《詩疏》⑤云：隼有數種，通稱爲鷣。雀鷹春化布穀。《爾雅》⑥謂之茅鴟。齊人謂之擊正，或謂之題肩。《爾雅》⑦云：鷣，負雀也。梵書⑧謂之阿黎耶。

【集解】【弘景⑨曰】鴟，即俗呼老鴟者。又有鵰、鶚，並相似而大。【時珍曰】鴟似鷹而稍小，其尾如舵，極善高翔，專捉雞、雀。鴟類有數種。按《禽經》⑩云：善搏者曰鶚，竊玄者曰鷂，骨曰鶻，瞭曰鷂，展曰鷣，奪曰鷄。又云：鶻生三子，一爲鴟。鶻，小於鴟而最猛捷，能擊鳩、鴿，亦名鶻子，一名籠脱。鷂，色青，向風展翅迅搖，搏捕鳥雀。鳴則大風，一名晨風。鷂，小於鷂，其脰上下，亦取鳥雀如攘摝也，一名鷂子。又《月令》⑪：二月鷹化爲鳩，七月鳩化爲鷹。《（莊）〔列〕子》⑫云：鷂爲鸇，

<hr>

① 藺道人方：《仙授理傷續斷秘方》　接骨藥：下窟烏，一名鶌。用骨燒存性，用古銅錢一個，醋淬七次，爲末，等分，骨斷夾縛訖，用藥一錢，經酒調下，不可過多。病在下空心服，在上食後服。此方極驗。

② 別錄：《別錄》見《證類》卷19"鴟頭"　味鹹，平，無毒。主頭風眩顛倒，癲疾。

③ 詩疏：《毛詩草木鳥獸蟲魚疏》卷下"鴥彼飛隼"　隼，鷣屬也。齊人謂之擊征（擊，一作鷣），或謂之題肩肩，一作眉，或謂之雀鷹。春化爲布穀者是也。此屬數種，皆爲隼。

④ 詩經：《詩·小雅·四月》　匪鶉匪鳶，翰飛戾天。

⑤ 詩疏：見本頁注②。

⑥ 爾雅：《爾雅·釋鳥》（郭注）　鷣，負雀。（鷣，鷂也。江東呼之爲鷣，善捉雀，因名焉。）/狂，茅鴟。（今鵂鴟也，似鷹而白。）（按："齊人謂之擊正，或謂之題肩"非出《爾雅》，可見本頁注③。）

⑦ 爾雅：見上注。

⑧ 梵書：《翻譯名義集》二"畜生第二十二"　阿梨耶。（此云鴟。）

⑨ 弘景：《集注》見《證類》卷19"鴟頭"　陶隱居云：即俗人呼爲老鴟者。一名鳶。又有雕、鶚，並相似而大。雖不限雌雄，恐雄者當勝。今鴟頭酒用之，當微炙，不用蠱蟲者。

⑩ 禽經：《禽經》　鷙鳥之善搏者曰鶚，竊玄者曰鷂。鴟曰鵄。骨曰鶻，瞭曰鷂，鷳曰鷣。奪曰鷄。/《埤雅》卷8"釋鳥·鶻"　鶻拳堅處大如彈丸，俯擊鳩、鴿食之……段氏云：鶻生三子，一爲。/《廣雅》卷10"釋鳥"　鵄（弟啼二音）鷂，鷣（述）子，籠脱，鷂（筵昭）也。/《禽經》　鷳曰鷣。（晨風也，向風搖翅，其回迅疾。狀類雞，色青，搏燕雀食之。《左傳》云：若鷹，鷣之逐鳥雀。）奪曰鷄。（如鷂而小者，其脰上下，亦取鳥雀如攘奪也。）（按：此段文雖僅一個出處，其實糅合多書。）

⑪ 月令：《禮記·月令》　仲春……始雨水，桃始華，倉庚鳴，鷹化爲鳩……/《禮記·王制》　……鳩化爲鷹，然後設罻羅……

⑫ 列子：《列子·天瑞》　……鷂之爲鸇，鸇之爲布穀，布穀久復爲鷂也……

鸅爲布穀,布穀復爲鸅。皆指此屬也。隼鶻雖鷙而有義,故曰鷹不擊伏,隼不擊胎。鶻握鳩而自暖,乃至旦而見釋,此皆殺中有仁也。

鴟頭。【修治】〔弘景①曰〕雖不限雌雄,雄者當勝。用須微炙,不用蠹者。古方治頭面方有鴟頭酒。

【氣味】鹹,平,無毒。〔時珍曰〕按段成式②云:唐肅宗張后專權,每進酒實鴟腦於内,云令人久醉健忘。則鴟頭亦有微毒矣。【主治】頭風目眩顛倒,癇疾。《别録》③。

【附方】舊二。癲癇瘈瘲。飛鴟頭三枚,鉛丹一斤,爲末,蜜丸梧子大。每酒服三丸,日三次。《千金》④。旋風眩冒。鴟頭丸:用鴟頭一枚炒黄,真蒴茹、白术各一兩,川椒半兩,炒去汗,爲末,蜜和丸梧子大。每酒下二十丸。《聖惠》⑤。

肉。【氣味】缺。【主治】食之,治癲癇。孟詵⑥。食之,消雞肉、鷁鶉成積。時珍。

骨。【主治】鼻衄不止。取老鴟翅關大骨,微炙研末,吹之。時珍。○出《聖濟總録》⑦。

鴟鵂《拾遺》⑧

【釋名】角鴟《説文》⑨、怪鴟《爾雅》⑩、菫音丸、老兔《爾雅》⑪、鈎鵅音格、鵋䳋音

---

① 弘景:見前頁注⑨。
② 段成式:《酉陽雜俎》卷16"羽篇" 鴆(即鴟字),相傳鶻生三子,一爲鴆。肅宗張惶後專權,每進酒,常置鴆腦酒。鴆腦酒令人久醉健忘。
③ 别録:見3136頁注②。
④ 千金:《千金方》卷14"風癲第五" 治癲癇瘈瘲方:飛鴟頭(二枚)、鉛丹(一斤),右二味末之,蜜丸。先食服三丸,日三,劇者夜一,稍加之。
⑤ 聖惠:《聖惠方》卷22"治風頭旋諸方" 治風頭旋,每發眩冒,宜服鴟頭圓方:鴟頭(一枚,炙令黄)、蒴茹(一兩)、白术(一兩)、川椒(一兩,去目及閉口者,微炒去汗),右件藥搗羅爲末,煉蜜和搗五七百杵,圓如梧桐子大,每服食前以温酒下二十圓。
⑥ 孟詵:《食療》見《證類》卷19"鴟頭" 頭,燒灰,主頭風目眩,以飲服之。肉,食之,治癲癇疾。
⑦ 聖濟總録:《聖惠方》卷37"治鼻衄諸方" 治鼻衄久不止……又方:老鴟翅關大骨(微炙),右搗細羅爲散,少少吹入鼻中,差。(按:《聖濟總録》無此方,今另溯其源。)
⑧ 拾遺:《證類》卷19"二十六種陳藏器餘·鈎鵅" 入城城空,入宅宅空,怪鳥也。常在一處,則無若聞,其聲如笑者,宜速去之。鳥似鴆,有角,夜飛晝伏。《爾雅》云:鴟,鵂鶹。注云:江東人呼謂之鈎鵅(音革)。北土有訓胡,二物相似,抑亦有其類,訓胡聲呼其名。兩目如貓兒,大於鴝鵒,乃去作笑聲,當有人死。又有鵩鶹,亦是其類,微小而黄,夜能入人家,拾人手爪,知人吉凶。張司空云:鵩鶹夜鳴,人剪爪棄露地,鳥拾之,知吉凶。鳴則有殃。《五行書》云:除手爪,埋之户内,恐此鳥得之也。《爾雅》云:鴟,鵂鶹,人獲之者,於嗉中猶有爪甲。《莊子》云:鵄鶹夜撮蚤,察毫釐,晝則瞑目不見立山,言殊性也。(按:時珍以"鴟鵂"爲本藥正名,與《拾遺》所用"鈎鵅"不一。)
⑨ 説文:(按:《説文解字》無此名。)
⑩ 爾雅:《爾雅·釋鳥》(郭注) 怪鴟。(即鴟鵂也。見《廣雅》。今江東通呼此屬爲怪鳥。)
⑪ 爾雅:《玉篇》卷24"萑部" 萑(後官切。老兔,似鵂鶹,有角,夜飛食雞,鳴人有禍。)(按:《爾雅》無此名。今另溯其源。)

忌欺、**轂轆鷹**蜀人所呼、**呼咵鷹**楚人所呼、**夜食鷹**吴人所呼。○【時珍曰】其狀似鴟而有毛角，故曰鴟，曰角。曰萑，萑字象鳥頭目有角形也。老兔，象頭目形。鵂、怪，皆不祥也。鉤鵅、轂轆、呼咵，皆其聲似也。蜀人又訛鉤格爲鬼各哥。

【集解】【藏器①曰】鉤鵅，即《爾雅》鵋鶀也。江東呼爲鉤鵅。其狀似鴟有角，怪鳥也。夜飛晝伏，入城城空，入室室空。常在一處則無害。若聞其聲如笑者，宜速去之。北土有訓狐，二物相似，各有其類。訓狐聲呼其名，兩目如猫兒，大（如）〔於〕鴝鵒，作笑聲，當有人死。又有鵂鶹，亦是其類，微小而黄，夜能入人家，拾人手爪，知人吉凶。有人獲之，嗉中猶有爪甲。故除爪甲者，〔埋〕之户内，爲此也。【時珍曰】此物有二種。鴟鵂大如鴟鷹，黄黑斑色，頭目如猫，有毛角兩耳。晝伏夜出，鳴則雌雄相喚，其聲如老人，初若呼，後若笑，所至多不祥。《莊子》②云：鴟鵂夜拾蚤，察毫末，晝出而不見丘山。何承天《纂文》③云：鴟鵂白日不見人，夜能拾蚤虱。俗訛蚤爲人爪，妄矣。一種鵂鶹，大如鴝鵒，毛色如鷂，頭目亦如猫，鳴則後竅應之，其聲連囀，如云"休留休留"，故名曰鵂鶹。江東呼爲車載板，楚人呼爲快扛鳥，蜀人呼爲春哥兒，皆言其鳴主有人死也。試之亦驗。《説文》④謂之鵂，音爵，言其小也。藏器所謂訓狐者，乃鴞也。所謂鵂鶹者，乃鴟鵂之小者也。並誤矣。《周禮》⑤哲蔟氏掌覆夭鳥之巢，以方書十日之號，十二支之號，十二辰之號，十二歲之號，二十有八宿之號，懸其巢則去。《續博物志》⑥云：鵂鶹、鸛、鵲，其抱以聒。

肉。【氣味】缺。【主治】**瘧疾，用一隻，去毛腸，油煠食之**。時珍。○出陰憲副方⑦。

【附方】新一。**風虚眩運**。大頭鷹閉殺去毛，煮食；以骨燒存性，酒服。《便民食療》⑧。

肝。【主治】**入法術家用**。時珍。

① 藏器：見前頁注⑧。
② 莊子：**《莊子・秋水》**　……鴟鵂夜撮蚤，察毫末，晝出瞋目而不見丘山。言殊性也……
③ 纂文：**《御覽》卷927"鴝鵒"**　《纂文》曰：鵂鶹，一名忌欺。白日不見人，夜能食蚤虱也。蚤，爪音相近，俗人云鵂鶹拾人棄爪，相其吉凶，妄説也。
④ 説文：**《説文・隹部》**　雀：依人小鳥也。从小、隹。讀與爵同。
⑤ 周禮：**《周禮・秋官司寇》**　哲蔟氏掌覆夭鳥之巢……以方書十日之號，十有二辰之號，十有二月之號，十有二歲之號，二十有八星之號。縣其巢上，則去之……
⑥ 續博物志：**《續博物志》卷2**　聒抱者，鵂鶹、鸛、鵲也。
⑦ 陰憲副方：（**按**：不明来源，待考。）
⑧ 便民食療：（**按**：僅見《綱目》引録。未能溯得其源。）

鴞《拾遺》①

【釋名】梟鴟音嬌、土梟《爾雅》②、山鴞晋灼③、雞鴞《十六國史》④、鵩《漢書》⑤、訓狐《拾遺》⑥、流離《詩經》⑦、魖魂。【時珍曰】鴞、梟、訓狐，其聲也。鵩，其色如服色也。俚人訛訓狐爲幸胡者，是也。鴟與鴞，二物也。周公合而詠之，後人遂以鴟、鴞爲一鳥，誤矣。魖字韻書無考，當作匃擁切。魖魂、流離，言其不祥也。吳球方⑧作逐魂。梟長則食母，故古人夏至（殢）〔磔〕之，而其字從鳥首在木上。

【集解】【藏器⑨曰】鴞即梟也，一名鵩。吳人呼爲魖魂，惡聲鳥也。賈誼云：鵩似鴞，其實一物也，入室，主人當去。此鳥盛午不見物，夜則飛行，常入人家捕鼠食。《周禮》哲蔟氏掌覆夭鳥之巢。註云：惡鳴之鳥，若鴞、鵩、鬼車之屬。【時珍曰】鴞、鵩、鵂鶹、梟，皆惡鳥也，説者往往混註。賈誼謂鵩似鴞，藏器謂鴞與訓狐爲二物，許慎、張華謂鴞鵩、鵂鶹爲一物，王逸謂鵩即訓狐，陳正敏謂梟爲伯勞，宗懍謂土梟爲鴝鵒，各執一説。今通攷據，并咨詢野人，則鴞、梟、鵩、訓狐，一物也。鵂鶹，一物也。藏器所謂訓狐之狀者，鵂鶹也。鴞，即今俗所呼幸胡者是也，處處山林時有之。少美好而長醜惡，狀如母鷄，有斑文，頭如鴝鵒，目如猫目，其名自呼，好食桑椹。古人多食之，故《禮》⑩云“不

---

① 拾遺：《證類》卷19“二十六種陳藏器餘·鴞目” 無毒。吞之，令人夜中見物，又食其肉，主鼠瘻。古人重其炙，固當肥美。《內則》云：鵲鴞晬，其一名梟，一名鵩。吳人呼爲魖魂，惡聲鳥也。賈誼云：鵩似鴞，其實一物，入室主人當去。此鳥盛午不見物，夜則飛行，常入人家捕鼠。《周禮》哲蔟氏掌覆妖鳥之巢。注云：惡鳴之鳥，若鴞鵩也。

② 爾雅：《爾雅·釋鳥》（郭注） 梟鴟。（土梟。）

③ 晋灼：《史記·屈原賈生列傳》 ……三年，有鴞飛入賈生舍，止於坐隅，楚人命鴞曰服。（《集解》晋灼曰：《異物志》有山鴞，體有文色，土俗因形名之曰服，不能遠飛，行不出域。）

④ 十六國史：《御覽》卷955“桑” 崔鴻《前涼録》曰：張天錫爲苻堅破後歸晋，孝武帝問之曰：北方何物爲美？ 錫對曰：桑椹甘香，鵁鶄革響。淳酪養性，人無妬心……／《世說新語》卷上之上 ……孝武……於坐問張：北方何物可貴？ 張曰：桑椹甘香，鴟鴞革響。淳酪養性，人無嫉心……（按：據《御覽》所引，此《前涼録》即崔鴻《十六國春秋》之一部分。《前涼録》所録事與《世說新語》多同，唯“革響”之鳥名不同。時珍取《十六國史》爲出處，然取《世說新語》之“鴟鴞”，又改作“雞鴞”。）

⑤ 漢書：《漢書》卷100上“叙傳” ……抗爽言以矯情兮，信畏犧而忌鵩。（孟康曰……賈誼惡忌鵩鳥也。）

⑥ 拾遺：《證類》卷19“二十六種陳藏器餘·鉤鵅” ……北土有訓胡，二物相似，抑亦有其類，訓胡聲呼其名……

⑦ 詩經：《詩·邶風·旄丘》 瑣兮尾兮，流離之子。（瑣、尾，少好之貌。流離，鳥也……）

⑧ 吳球方：（按：已查吳球《諸証辨疑》《活人心統》，未見此鳥名。然吳球《便民食療》《方脉生意》未見其書。）

⑨ 藏器：見本頁注①。

⑩ 禮：《禮記·內則》 弗食舒雁、翠鵠、鴞胖……（鴞胖，謂脇側薄肉也。）

食鴞胖"，謂脇側薄弱也。《莊子》①云：見彈而求鴞炙。《前涼錄》②云：張天錫言，北方美物，桑椹甘香，雞鴞革響。皆指此物也。按《巴蜀異物志》③云：鵩如小雞，體有文色，土俗因名之。不能遠飛，行不出域。盛弘之《荊州記》④云：巫縣有鳥如雌雞，其名爲鴞，楚人謂之鵩。陸機《詩疏》⑤云：鴞大如鳩，綠色，入人家兇，賈誼所賦鵩是也。其肉甚美，可爲羹臛，炙食。劉恂《嶺表錄》⑥云：北方梟鳴，人以爲怪。南中晝夜飛鳴，與烏、鵲無異。桂林人家家羅取，使捕鼠，以爲勝（俚）〔狸〕也。合諸說觀之，則鴞、鵩、訓狐之爲一物明矣。又按郭義恭《廣志》⑦云：鴞，楚鳩所生也，不能滋乳，如騾、駏驉焉。然梟長則食母，是自能孳乳矣。抑所食者即鳩耶？《淮南（子）〔萬畢術〕》⑧云：甄瓦投之，能止梟鳴，性相勝也。

肉。【氣味】甘，溫，無毒。【主治】鼠瘻，炙食之。藏器⑨。風癇，噎食病。時珍。

【附方】新二。風癇。風癇，攷《寶鑑》⑩第九卷名神應丹；惺神散，《醫方大成》⑪下册。噎食。取鵩鳥未生毛者一對，用黃泥固濟，煅存性，爲末。每用一匙，以溫酒服。《壽域神方》⑫。

頭。【主治】痘瘡黑陷。用臘月者一二枚，燒灰，酒服之，當起。時珍。○

---

① 莊子：《莊子·齊物論》　見卵而求時夜，見彈而求鴞炙。（見卵而責司夜之功，見彈而求鴞炙之實。）

② 前涼錄：見 3139 頁注④。

③ 巴蜀異物志：《埤雅》卷 9 "釋鳥·鴞"　《異物志》曰：鳥如小雞，體有文色。異俗謂之鵩，不能遠飛，行不出域。

④ 荊州記：《御覽》卷 927 "鴞"　盛弘之《荊州記》曰：巫縣有鳥如雌雞，其名爲鴞。

⑤ 詩疏：《毛詩草木鳥獸蟲魚疏》卷下 "翩彼飛鴞"　鴞大如斑鳩，綠色，惡聲之鳥也。入人家凶。賈誼所賦鵩鳥是也。其肉甚美，可爲羹臛，又可爲炙。漢供御物，各隨其時，唯鴞冬夏常施之，以其美故也。

⑥ 嶺表錄：《嶺表錄異》卷中　北方梟鳴，人家以爲怪，共惡之。南中晝夜飛鳴，與烏鵲無異。桂林人羅取，生鬻之。家家養，使捕鼠，以爲勝狸。

⑦ 廣志：《御覽》卷 927 "鴞"　《廣志》曰：鴞，楚鳩所生，如驢、（巨靈）〔駏驉〕種類，不滋乳也。

⑧ 淮南萬畢術：《御覽》卷 927 "惡鳥"　《淮南萬畢術》曰：甄止梟鳴。（取破甄瓦向抵之，輒自止。物相勝其性耶。）

⑨ 藏器：見 3139 頁注①。

⑩ 寶鑑：《衛生寶鑒》卷 9 "風癇"　神應丹：治諸風心癇病。狐肝（一具）、烏鴉（一隻）、鴟梟（一個）、白礬（一兩，生）、生犀角（一兩）、野狸（一個，去腸肚、皮毛，入新罐内，黃泥固濟，炭火煨令焦黄色，刮却），右爲末，酒打糊丸如皂角子大，朱砂爲衣，每服一丸，溫酒送下，無時。

⑪ 醫方大成：《普濟方》卷 100 "癇"　星神散：（出《濟生方》）：治驚癇潮作，僕地不省，口吐涎沫。用雄鴟鴞一枚，用瓷罐盛，以黃泥固濟，炭火煅令通赤，研爲細末，每服二錢，入麝香少許，溫酒調服。熟水亦得，不拘時候。（一作竹筒盛。）（按：今本《醫方大成》《济生方》均無此方，另溯其源。）

⑫ 壽域神方：《延壽神方》卷 1 "翻胃部"　治噎食，一方：（鵬）〔鵩〕鳥雛一對，未生毛者，以瓦二片，置於内，黃泥固濟，燒爲末，研細，每用一匙，好酒調服。

出雲岐子《保命集》①。

目。【主治】吞之，令人夜見鬼物。藏器②。

<h2>鴆_{音沉去聲}○《別録》③下品　　【校正】自外類移入此。</h2>

【釋名】鶧日_{與運日同}○《別録》④、同力鳥_{陶弘景}⑤。

【集解】《別録》⑥曰：鴆生南海。【弘景⑦曰】鴆與鶧日是兩種。鴆鳥狀如孔雀，五色雜斑，高大，黑頸赤喙，出廣之深山中。鶧日狀如黑傖雞，作聲似云同力，故江東人呼爲同力鳥。並啖蛇，人誤食其肉立死，並療蛇毒。昔人用鴆毛爲毒酒，故名鴆酒，頃不復爾。又海中有物赤色，狀如龍，名海薑，亦有大毒，甚於鴆羽。【恭⑧曰】鴆鳥商州以南江嶺間大有，人皆諳識，其肉腥有毒不堪啖。云羽畫酒殺人，亦是浪證。郭璞云：鴆大如鵰，長頸赤喙，食蛇。《説文》《廣雅》《淮南子》，皆以鴆爲鶧日。交、廣人亦云鶧日即鴆，一名同力鳥，更無如孔雀者。陶爲人所詭也。【時珍曰】按《爾雅翼》⑨云：鴆似鷹而大，狀如鴞，紫黑色，赤喙黑目，頸長七八寸。雄名運日，雌名陰諧。運日鳴則晴，陰諧鳴則雨。食蛇及橡實。知木石有蛇，即爲禹步以禁之，須臾木倒石崩而蛇出也。蛇入口即爛。其屎溺着石，石皆黃爛。飲水處，百蟲吸之皆死。惟得犀角即解其毒。又楊廉夫《鐵厓集》⑩云：鴆

① 雲岐子保命集：《雲岐子保命集》卷下“小兒十二證方”　小兒瘢疹黑陷方：臘月禿梟腦子，或一個，或二個，以好酒調服。若乾者，以好酒浸少時化開，依上調服，立效。
② 藏器：見 3139 頁注①。
③ 別録：《別録》見《證類》卷 30“有名未用・鴆鳥毛”　有大毒。入五藏爛，殺人。其口，主殺蝮蛇毒。一名鶧（音運）日。生南海。
④ 別録：見上注。
⑤ 陶弘景：《集注》見《證類》卷 30“有名未用・鴆鳥毛”　陶隱居云……作聲似云同力，故江東人呼爲同力鳥……
⑥ 別録：見本頁注③。
⑦ 弘景：《集注》見《證類》卷 30“有名未用・鴆鳥毛”　陶隱居云：此乃是兩種：鴆鳥，狀如孔雀，五色雜斑，高大，黑頸赤喙，出交、廣深山中；鶧日鳥，狀如黑傖雞，其共禁大朽樹，令反覓蛇吞之，作聲似云同力，故江東人呼爲同力鳥，並啖蛇。人誤食其肉，立即死。鴆毛羽，不可近人，而並療蛇毒。帶鴆喙，亦辟蛇。昔時皆用鴆毛爲毒酒，故名鴆酒。頃來不復爾。又云：有物赤色，狀如龍，名海薑，生海中，亦大有毒，甚於鴆羽也。
⑧ 恭：《唐本草》見《證類》卷 30“有名未用・鴆鳥毛”　《唐本》注云：此鳥，商州以南、江嶺間大有，人皆諳識。其肉腥，有毒，亦不堪啖。云羽畫酒殺人，此是浪證。按《玉篇》引郭璞云：鴆鳥，大如雕，長項赤喙，食蛇。又《説文》《廣雅》《淮南子》皆一名運日。鴆、運同也。問交廣人，並云：鶧日，一名鴆鳥，一名同力。鶧日鳥外，更無如孔雀者。陶云：如孔雀者，交、廣人詭也。
⑨ 爾雅翼：《爾雅翼》卷 16“鴆”　鴆，毒鳥也。似鷹，大如鴞。毛紫黑色，長頸赤喙。雄名運日，雌名陰諧……食蝮蛇及橡實。知巨石大木間有蛇虺，即爲禹步以禁之。或獨或群，進退俯仰有度。逡巡石樹，爲之崩倒，蛇虺無脱者……大率蛇入口即爛，矢溺著石，石爛如泥……凡鴆飲水處，百蟲吸之皆死。或得犀牛蘸角其中，則水無毒。此鳥與犀相伏。
⑩ 鐵厓集：《鐵崖古樂府》卷 4“磔鴆”　鴆出蘄州黄梅山，狀類訓狐，聲如擊腰鼓，巢于大木顛，巢下數十步無草生……

出蘄州黃梅山中,狀類訓狐,聲如擊腰鼓。巢於大木之顛,巢下數十步皆草不生也。

毛。【氣味】有大毒。入五臟,爛殺人。《別録》①。

喙。【主治】帶之,殺蝮蛇毒。《別録》②。○【時珍曰】蛇中人,刮末塗之,登時愈也。

姑獲鳥《拾遺》③

【釋名】乳母鳥《玄中記》④、夜行遊女同、天帝少女同、無辜鳥同、隱飛《玄中記》、鬼鳥《拾遺》、譩譆杜預《左傳注》⑤、鉤星《歲時記》⑥。○【時珍曰】昔人言此鳥産婦所化,陰惡爲妖,故有諸名。

【集解】【藏器⑦曰】姑獲能收人魂魄。《玄中記》云:姑獲鳥,鬼神類也。衣毛爲飛鳥,脱毛爲女人。云是産婦死後化作,故胸前有兩乳,喜取人子養爲己子。凡有小兒家,不可夜露衣物。此鳥夜飛,以血點之爲誌。兒輒病驚癇及疳疾,謂之無辜疳也。荆州多有之。亦謂之鬼鳥。《周禮》庭氏以救日之弓,救月之矢,射夭鳥,即此也。【時珍曰】此鳥純雌無雄,七八月夜飛,害人尤毒也。

治鳥《綱目》

【集解】【時珍曰】按干寶《搜神記》⑧云:越地深山有治鳥,大如鳩,青色。穿樹作窠,大如五六升器,口徑數寸,飾以土堊,赤白相間,狀如射侯。伐木者見此樹即避之,犯之則能役虎害人,燒人廬舍。白日見之,鳥形也;夜聞其鳴,鳥聲也。時或作人形,長三尺,入澗中取蟹,就人間火炙食,山人謂之越祝之祖。又段成式《酉陽雜俎》⑨云:俗説昔有人遇洪水,食都樹皮,餓死化爲此物。居樹

---

① 別録:見前頁注③。

② 別録:同上注。

③ 拾遺:《證類》卷19"二十六種陳藏器餘·姑獲"　能收人魂魄。今人一云乳母鳥,言産婦死變化作,能取人之子,以爲己子,胸前有兩乳。《玄中記》云:姑獲,一名天帝少女,一名隱飛,一名夜行遊女。好取人小兒養之。有小子之家,則血點其衣以爲志。今時人小兒衣,不欲夜露者爲此也。時人亦名鬼鳥。《荆楚歲時記》云:姑獲,一名鉤星。衣毛爲鳥,脱毛爲女。《左傳》云:鳥鳴於亳。杜注云:譩譆是也。《周禮·庭氏》以救日之弓,救月之矢,射之,即此鳥也。

④ 玄中記:見上注。(按:"釋名"項下出處"同""玄中記"皆見上注。)

⑤ 左傳注:見上注。

⑥ 歲時記:見上注。

⑦ 藏:見上注。

⑧ 搜神記:《搜神記》卷12　越地深山中有鳥,大如鳩,青色,名曰治鳥。穿大樹作窠,如五六升器,口徑數寸。周飾以土堊,赤白相分,狀如射侯。伐木者見此樹即避之去……若有穢惡及其所止者,則有虎,通夕來守,人不去,便傷害人。此鳥白日見其形,是鳥也。夜聽其鳴,亦鳥也。時有觀樂者,便作人形,長三尺。至澗中取石蟹,就火炙之。人不可犯也。越人謂此鳥是越祝之祖也。

⑨ 酉陽雜俎:《酉陽雜俎》卷15"諾臯記下"　伍相奴或擾人,許於伍相,廟多已。舊説一姓姚,二姓王,三姓汪,昔值洪水,食都樹皮,餓死化爲鳥都,皮骨爲豬都,婦女爲人都。鳥(一曰烏)都左腋下有鏡印,闊二寸一分,右脚無大指,右手無三指,左耳缺,右目盲。在樹根居者名豬都,在樹半可攀及者名人都,在樹尾者名鳥都……南中多食其巢,味如木芝。窠表可爲履屧,治脚氣。

根者爲豬都,居樹中者爲人都,居樹尾者爲鳥都。鳥都左脇下有鏡印,闊二寸一分。南人食其窠,味如木芝也。竊謂獸有山都、山獤、木客,而鳥亦有治鳥、山蕭、木客鳥。此皆戾氣所賦,同受而異形者與? 今附於左。

【附録】木客鳥。【時珍曰】按《異物志》①云:木客鳥,大如鵲,千百爲群,飛集有度。俗呼黃白色,有翼有綬,飛獨高者爲君長,居前正赤者爲五伯,正黑者爲(鈐)〔鈴〕下,緗色雜赤者爲功曹,左脇有白帶者爲主簿,各有章色。廬陵郡東有之。

獨足鳥。一名山蕭鳥。《廣州志》②云:獨足鳥,閩、廣有之。大如鵠,其色蒼,其聲自呼。《臨海志》③云:獨足,文身赤口,晝伏夜飛,或時晝出,群鳥譟之,惟食蟲豸,不食稻粱,聲如人嘯,將雨轉鳴。即孔子所謂一足之鳥,商羊者也。《山海經》④云:瑜次之山,有鳥,狀如梟,人面而一足,名曰橐(蜚)〔蜚〕,音肥,冬則蟄,服之不畏雷。孫愐《唐韻》⑤云:鴷,土精也,似雁,一足黃色,毀之殺人。

窠表。【主治】作履屧,治脚氣。時珍。○出《雜爼》⑥。

鬼車鳥《拾遺》⑦

【釋名】鬼鳥《拾遺》⑧、九頭鳥同上、蒼鸆《白澤圖》⑨、奇鶬。【時珍曰】鬼車,妖鳥也,取《周易》⑩載鬼一車之義。似鶬而異,故曰奇鶬。

【集解】【藏器⑪曰】鬼車,晦暝則飛鳴,能入人家,收人魂氣。相傳此鳥昔有十首,犬噬其

---

① 異物志:《御覽》卷 927"木客"　《異物志》云:木客鳥,大如鵲,數千百頭爲群,飛集有度,不與衆鳥相厠。人俗云木客白黃文者,谓之君長。有翼有綬,飛高者而正赤者在前,謂之五伯,居前正黑者謂之鈐下,緗色而頰雜者謂之功曹,左脇有白帶似般革囊者謂之主簿。長次君後,其五曹官屬,各有章色。廬陵郡東有之。

② 廣州志:《御覽》卷 928"衆鳥"　《廣州記》曰:新寧縣有獨足鳥,大如鵠,其色蒼,其鳴自呼獨足。

③ 臨海志:《御覽》卷 928"衆鳥"　《臨海異物志》曰:東垂有一足鳥,俗名曰獨足。疑是商羊。文身赤口,唯食蟲豸,不害稻粱,鳴如人嘯,聲。將雨轉鳴。或曰山譟鳥。晝伏夜翔,或時晝出,則群鳥譟之。

④ 山海經:《山海經》卷 2"西山經"　又西七十里曰瑜次之山……有鳥焉,其狀如梟,人面而一足,曰橐蜚(音肥)。冬見夏蟄,服之不畏雷。(著其毛羽,令人不畏天雷也。或作災。)

⑤ 唐韻:《原本唐韻》卷 1"上平聲·五支"　鴷(土精,如雁,一足黃色,毀之殺人。)

⑥ 雜爼:見 3142 頁注⑨。

⑦ 拾遺:《證類》卷 19"二十六種陳藏器餘·鬼車"　晦暝則飛鳴,能入人室,收人魂氣。一名鬼鳥。此鳥昔有十首,一首爲犬所噬,今猶餘九首,其一常下血,滴入家則凶,夜聞其飛鳴,則搽狗耳,猶言其畏狗也。亦名九頭鳥。《荊楚歲時記》云:姑獲夜鳴,聞則搽耳,乃非姑獲也。鬼車鳥耳。二鳥相似,故有此同。《白澤圖》云:蒼鸆,昔孔子與子夏所見,故歌之,其圖九首。

⑧ 拾遺:見上注。(按:"釋名"項下"同上"同此。)

⑨ 白澤圖:見上注。

⑩ 周易:《周易注疏》卷 7"下經"　兌下離上……上九:睽孤,見豕負塗,載鬼一車……

⑪ 藏器:見本頁注⑦。

一，猶餘九首。其一常滴血，血著人家則凶。荆楚人夜聞其飛鳴，但滅燈、打門、搯狗耳以厭之，言其畏狗也。《白澤圖》蒼鸆有九首，及孔子與子夏見奇鵙九首，皆此物也。《荆楚歲時記》以爲姑獲者，非矣。二鳥相似，故同名鬼鳥。【時珍曰】鬼車狀如鵂鶹而大者，翼廣丈許，晝盲夜瞭，見火光輒墮。按劉恂《嶺表録》①云：鬼車出秦中，而嶺外尤多。春夏之交，稍遇陰晦，則飛鳴而過，聲如（刀）〔力〕車鳴。愛入人家，鑠人魂氣。血滴之家，必有凶咎。《便民圖纂》②云：冬月鬼車夜飛。鳴聲自北而南，謂之出巢，主雨；自南而北，謂之歸巢，主晴。周密《齊東野語》③云：宋李壽翁守長沙，曾捕得此鳥。狀類野鳧，赤色，身圓如箕。十頸環簇，有九頭，其一獨無而滴鮮血。每頸兩翼，飛則霍霍並進。又周漢公主病，此鳥飛至砧石即斃。嗚呼！怪氣所鍾，妖異如此，不可不知。

諸鳥有毒《拾遺》④

凡鳥自死（相）〔目不〕閉、自死足不伸、白鳥玄首、玄鳥白首、三足、四距、六指、四翼、異形異色，並不可食。食之殺人。

---

① 嶺表録：《嶺表録異》卷中　鬼車，春夏之間，稍遇陰晦，則飛鳴而過。嶺外尤多，愛入人家爍人魂氣。或云：九首，曾爲犬囓其一。常滴血，血滴人家，則有兇咎。《荆楚時記》云：聞之，當喚犬耳。／《酉陽雜俎》卷16"羽篇"　鬼車鳥：相傳此鳥昔有十首，能收人魂。一首爲犬所噬。秦中天陰，有時有聲，聲如力車鳴。或言是水雞過也。（**按**：時珍在《嶺表録》下加入了《酉陽雜俎》之説。）

② 便民圖纂：《便民圖纂》卷7"論鳥獸"　鬼車鳥，夜聽其聲自北而南，謂之出巢，主雨。自南而北，謂之歸巢，主晴。

③ 齊東野語：《齊東野語》卷19"鬼車鳥"　鬼車，俗稱九頭鳥……淳熙間，李壽翁守長沙日，嘗募人捕得之。身圓如箕，十頸環簇，其九有頭，其一獨無，而鮮血點滴，如世所傳。每腔各生兩翅，當飛時十八翅霍霍競進，不相爲用，至有爭拗折傷者。景定間周漢國公主下降，賜第嘉会門之左，飛樓複道，近接禁籞。貴主嘗得疾，一日正晝，忽有九頭鳥踞主第擣衣石上，其狀大抵類野鳧，而大如箕，哀鳴啾啾，略不見憚。命弓射之，不中而去，是夕主薨……

④ 拾遺：《證類》卷19"二十六種陳藏器餘·諸鳥有毒"　凡鳥自死目不閉者勿食。鴨目白者殺人。鳥三足四距殺人。鳥六指不可食。鳥死足不伸不可食。白鳥玄首，玄鳥白首不可食。卵有八字不可食。婦人妊娠食雀腦，令子雀目。凡鳥飛投人，其口中必有物，拔毛放之吉也。

本草綱目獸部目録第五十卷

李時珍曰:獸者四足而毛之總稱,地産也。豢養者謂之畜。《素問》曰"五畜爲益"是矣。周制庖人供六畜,馬、牛、雞、羊、犬、豕。六獸,麋、鹿、狼、麕、兔、野豕也。辨其死生鮮薧之物。獸人辨其名物。凡祭祀賓客,供其死獸生獸。皮毛筋骨,入於玉府。冥氏攻猛獸,穴氏攻蟄獸。嗚呼! 聖人之於養生事死、辨物用物之道,可謂慎且備矣。後世如黄羊、黄鼠,今爲御供;㓠尾、貂皮,盛爲時用。山獺之異,狗寶之功,皆服食所須,而典籍失載。羵羊之問,宣父獨知;鼳鼠之對,終軍能究。地生之羊,彭侯之肉,非博雅君子,孰能別之? 况物之性理萬殊,人之用舍宜慎,蓋不但多識其名而已也。於是集諸獸之可供膳食、藥物、服器者爲獸類。凡八十六種,分爲五類:曰畜,曰獸,曰鼠,曰寓,《爾雅・釋獸》有鼠屬、寓屬。邢昺註曰:猴類漸肖於人,寄寓山林,故曰寓屬。曰怪。舊本獸部三品,共五十八種。今併入五種,移一種入鱗部,一種入禽部,自蟲部移入三種。

《神農本草經》一十五種梁・陶弘景註　　《名醫別録》一十二種梁・陶弘景註

《唐本草》八種唐・蘇恭　　　　　　　《本草拾遺》一十五種唐・陳藏器

《炮炙論》一種唐・雷斅　　　　　　　《蜀本草》一種蜀・韓保昇

《開寶本草》四種宋・馬志　　　　　　《嘉祐本草》一種宋・掌禹錫

《圖經本草》一種宋・蘇頌　　　　　　《證類本草》一種宋・唐慎微

《本草衍義》一種宋・寇宗奭　　　　　《日用本草》一種元・吳瑞

《食物本草》一種明・汪穎　　　　　　《食鑑本草》一種明・寧原

《本草綱目》二十三種明・李時珍

【附註】魏・李當之《藥録》　　　　《吳普本草》　　　　　宋・雷斅《炮炙論》

　　　　齊・徐之才《藥對》　　　　唐・甄權《藥性》　　　孫思邈《千金》

　　　　唐・李珣《海藥》　　　　　楊損之《删繁》　　　　蕭炳《四聲》

　　　　唐・孟詵《食療》　　　　　南唐・陳士良《食性》　宋人大明《日華》

　　　　金・張元素《珍珠囊》　　　李杲《法象》　　　　　王好古《湯液》

　　　　元・朱震亨《補遺》　　　　明・汪機《會編》　　　王綸《集要》

　　　　陳嘉謨《蒙筌》

獸之一　畜類二十八種

豕《本經》　　　狗《本經》　　　羊《本經》○大尾羊、胡羊、洮羊、羷羊、封羊、
　　　　　　　　　　　　　　　　　地生羊、羱羊附

黃羊《綱目》　　牛《本經》　　　馬《本經》　　　驢《唐本》

騾《食鑑》　　　駝《開寶》　　　酪《唐本》　　　酥《別錄》

醍醐《唐本》　　乳腐《嘉祐》　　阿膠《本經》　　黃明膠《綱目》

牛黃《本經》　　鮓答《綱目》　　狗寶《綱目》　　底野迦《唐本》

諸血《拾遺》　　諸朽骨《拾遺》　震肉《拾遺》　　敗鼓皮《別錄》

毡《拾遺》　　　六畜爪甲蹄《本經》六畜心《綱目》　諸肉有毒《拾遺》

解諸肉毒《綱目》

右附方舊一百五十六，新五百三十七。

本草綱目獸部第五十卷

獸之一　畜類二十八種

豕《本經》①下品

【釋名】豬《本經》②、豚同上、豭音加、豲音滯、豶音墳。○【時珍曰】按許氏《説文》③云：豕字象毛足而後有尾形。《林氏小説》④云：豕食不潔，故謂之豕。坎爲豕，水畜而性趨下喜穢也。牡曰豭，曰牙；牝曰豝，曰豝，音巴，曰䝮，音婁。牡去勢曰豶。四蹄白曰豥。豬高五尺曰䝈，音厄。豕之子曰豬，曰豚，曰豰，音斛。一子曰特，二子曰師，三子曰豵。末子曰幺。生三月曰豯，六月曰豵。何承天《纂文》⑤云：梁州曰獦，音攝；河南曰彘；吳、楚曰豨，音喜。漁陽以大豬爲豝，齊、徐以小豬爲豵，音鋤。【頌⑥曰】按揚雄《方言》云：燕、朝鮮之間謂豬爲豭，關東、〔西〕謂之彘，或曰豕，南楚曰豨，吳、揚曰豬〔子〕。其實一種也。《禮記》⑦謂之剛鬛。崔豹《古今注》⑧謂之参軍。

【集解】【頌⑨曰】凡豬骨細，少筋多(高)〔膏〕，大〔者〕有重百餘斤。食物至寡，故甚易畜養之，甚易生息。【時珍曰】豬天下畜之，而各有不同。生青、兖、徐、淮者耳大；生燕、冀者皮厚；生梁、

---

① 本經：《本經》《別録》見《證類》卷18“豚卵”　味甘、温，無毒。主驚癇癲疾，鬼疰蠱毒，除寒熱，賁豚五癃，邪氣攣縮。一名豚顚。陰乾藏之，勿令敗。……/懸蹄：主五痔，伏熱在腸，腸癰内蝕。……/豭豬肉：味酸，冷。療狂病。凡豬肉：味苦。主閉血脈，弱筋骨，虛人肌。不可久食，病人、金瘡者尤甚……
② 本經：見上注。（**按**：“釋名”項下“同上”同此。）
③ 説文：《説文・豕部》　豕：彘也。竭其尾，故謂之豕。象毛足而後有尾。
④ 林氏小説：《埤雅》卷5“釋獸・豕”　《林氏小説》曰：以其食不絜，故豕名之豕。
⑤ 纂文：《御覽》卷903“豕”　何承天《纂文》曰：梁州以豕爲豬（之涉切），河南謂之彘，吳楚謂之豨（火豈切）。漁陽以大豬爲豝，齊徐以小豬爲豵（仕姤切）……
⑥ 頌：《圖經》見《證類》卷18“豚卵”　豚卵，《本經》不著所出州土，云一名豚顚，陰乾藏之，勿令敗。謹按揚雄《方言》云：豬，燕、朝鮮之間謂之豭，關東、西謂之彘，或謂之豕，南楚謂之豨。其子謂之豵，吳楊之間謂之豬子，其實一種也。今云豚卵，當是豬子也……
⑦ 禮記：《禮記・曲禮》　凡祭宗廟之禮，牛曰一元大武，豕曰剛鬛，豚曰腯肥……
⑧ 古今注：《御覽》卷903“豕”　崔豹《古今注》曰：豬，一名㖚，一名参軍。（**按**：今本《古今注》無此文。）
⑨ 頌：《圖經》見《證類》卷18“豚卵”　……凡豬，骨細少筋，多膏，大者有重百餘斤，食物至寡，故人畜養之，甚易生息……

雍者足短;生遼東者頭白;生豫州者味①短;生江南者耳小,謂之江豬;生嶺南者白而極肥。豬孕四月而生,在畜屬水,在卦屬坎,在禽應室星。

　　豭豬肉。【氣味】酸,冷,無毒。○凡豬肉:苦,微寒,有小毒。○江豬肉:酸,平,有小毒。○豚肉:辛,平,有小毒。【《別錄》②曰】豭豬肉治病。凡豬肉能閉血脉,弱筋骨,虛人肌,不可久食,病人金瘡者尤甚。【思邈③曰】(他)〔凡〕豬肉久食,令人少子精,發宿病。豚肉久食,令人徧體筋肉碎痛乏氣。江豬多食,令人體重。作脯,少有腥氣。【詵④曰】久食殺藥,動風發疾。傷寒、瘧、痢、痰痼、痔漏諸疾,食之必再發。【時珍曰】北豬味薄,煮之汁清。南豬味厚,煮之汁濃,毒尤甚。入藥用純黑豭豬。凡白豬、花豬、豵豬、牝豬、病豬、黃膘豬、米豬,並不可食。黃膘煮之汁黃,米豬肉中有米。《說文》⑤“豕食於星下則生息米”,《周禮》⑥“豕盲視而交睫者星”,皆指此也。○反烏梅、桔梗、黃連、胡黃連,犯之令人瀉利;反蒼耳,令人動風。合生薑食,生面䵟發風;合蕎麥食,落毛髮,患風病;合葵菜食,少氣;合百花菜、吳茱萸食,發痔疾;合胡荽食,爛人臍;合牛肉食,生蟲;合羊肝、雞子、鯽魚、豆黃食,滯氣;合龜、鼈肉食,傷人。凡煮豬肉,得皂莢子、桑白皮、高良薑、黃蠟,不發風氣;得舊籬篾易熟也。【主治】療狂病久不愈。《別錄》⑦。壓丹石,解熱毒,宜肥熱人食之。《拾遺》⑧。補腎氣虛竭。《千金》⑨。療水銀風,并中土坑惡氣。《日華》⑩。

　　【發明】【時珍曰】按錢乙治小兒疳病麝香丸,以豬膽和丸,豬肝湯服。疳渴者,以豬肉湯或燖豬湯服。其意蓋以豬屬水而氣寒,能去火熱耶。○【弘景⑪曰】豬爲用最多,惟肉不宜多食,令人

----

① 味:(按:諸本同,惟張本作“味”。清·陳元龍《格致鏡原》卷87“豕”、姚炳詩《識名解》卷6“豕”均引作“喙”。皆似可通而未臻盡善。)

② 別錄:見3147頁注①。

③ 思邈:《千金方》卷26“鳥獸第五”　豚肉:味辛,平,有小毒。不可久食,令人遍體筋肉碎痛,乏氣。/《食療》見《證類》卷18“豚卵”　……令人少子精,發宿疹……又云:江豬,平。肉酸。多食令人體重。今捕人作脯,多皆不識。但食少有腥氣。(按:本條亦糅合《食療》禁忌內容。)

④ 詵:《食療》見《證類》卷18“豚卵”　《食療》:肉,味苦,微寒。壓丹石,療熱閉血脉。虛人動風,不可久食。令人少子精,發宿疹。主療人腎虛。肉患痰疾,苦患瘧疾人切忌,食必再發……(按:引文多有增删,與原文相差較大。“殺藥動風”乃《本草拾遺》之文。)

⑤ 說文:《說文·肉部》　腥:星見食豕,令肉中生小息肉也。

⑥ 周禮:《禮記·內則》　……豕望視而交睫,腥。

⑦ 別錄:見3147頁注①。

⑧ 拾遺:《拾遺》見《證類》卷18“豚卵”　《陳藏器本草》云:豬肉,寒。主壓丹石,解熱,宜肥熱人食之,殺藥動風……

⑨ 千金:《千金方》卷26“鳥獸第五”　豚卵:凡豬肉:味苦,微寒。宜腎,有小毒。補腎氣虛竭……

⑩ 日華:《日華子》見《證類》卷18“豚卵”　豬,凉,微毒。肉療水銀風,并掘土土坑內惡氣……

⑪ 弘景:《集注》見《證類》卷18“豚卵”　陶隱居云:豬,爲用最多,惟肉不宜食,人有多食,皆能暴肥,此蓋虛肥故也……

暴肥，蓋虚風所致也。【震亨①曰】豬肉補氣，世俗以爲補，誤矣，惟補陽爾。今之虚損者，不在陽而在陰。以肉補陰，是以火濟水。蓋肉性入胃便作濕熱，熱生痰，痰生則氣不降而諸證作矣。諺云：豬不薑，食之發大風，中年氣血衰，面發黑䵟也。【韓悉②曰】凡肉有補，惟豬肉無補，人習之化也。

【附方】舊五，新十五。**禁口痢疾**。臘肉脯煨熟食之，妙。李樓《奇方》③。**小兒刮腸**。痢疾，禁口閉目至重者。精豬肉一兩，薄切炙香，以膩粉末半錢，鋪上令食，或置鼻頭聞香，自然要食也。《活幼口議》④。**上氣欬嗽**，煩滿。用豬肉切作（鎚）〔䭔〕子，豬脂煎熟食之。《心鏡》⑤。**浮腫脹滿**，不食。用豬脊肉一雙，切〔作〕生，以蒜、（虀）〔薤〕食之。《心鏡》⑥。**身腫攻心**。用生豬肉以漿水洗，壓乾切膾，蒜、薤啖之，一日二次，下氣去風，乃外國方也。《張文仲方》⑦。**破傷風腫**。新殺豬肉，乘熱割片，貼患處。連換三片，其腫立消。《簡便》⑧。**白虎風病**。用豬肉三串，以大麻子一合，酒半盞相和，口含噀上。將肉擘向病處，咒曰："相州張如意、張得興，是汝白虎本師，急出。"乃安肉於床下，瘥則送於路，神驗。《近效》⑨。**風狂歌笑**，行走不休。用豭豬肉一斤，煮熟切膾，和醬、〔醋〕食。或羹粥炒，任服之。《食（醬）〔醫〕心鏡》⑩。**解丹石**

---

① 震亨：**《本草發揮》卷3"豬肉"** 丹溪云：豬肉皆補氣。又云：世俗以肉爲性之物，肉無補性，惟補陽爾。今之虚損者，不在於陽，而在於陰，以肉補陰，猶緣木求魚，何者？肉性熱，入胃便發熱，熱發便生痰，痰生則氣便不降，而諸證作矣。久病後須用補胃氣，胃氣非陰氣不足，以自全，所以淡味爲自養之，良方也。然食淡味，又須安心，使内火不起可也。/**《丹溪摘玄》卷3"大風門"** 有忌飲食法……豬肉和薑食之，發大風……

② 韓悉：**《韓氏醫通》卷下"藥性裁成章第七"** ……豬肉無補，而人習之化也。惟連貼於脾、肚於胃、腰子於腎、脊髓於骨、心於血，可引諸藥入本經，實非其補……

③ 奇方：**《怪證奇方》卷上** 治小兒刮腸痢，眼閉口合，禁口至重者……又方：臘肉脯煨熟，食之炒。大人亦可服。

④ 活幼口議：**《活幼口議》卷18"痢疾證候方議"** 香脯：治小兒刮腸下痢，禁口不食，閉眼合口至重者，香脯妙方。晶豬肉（一兩，薄批作一片）、膩粉（半兩重），右將肉於炭火上慢炙，旋鋪膩粉令勻，炙令成脯，每以少許與吃。如未知吃，且放鼻頭，自然要吃。此方治胃口有毒，至奇至妙。

⑤ 心鏡：**《證類》卷18"豚卵"** 《食醫心鏡》……又主上氣咳嗽，胸膈妨滿，氣喘。豬肉細切作䭔子，於豬肺中煎食之。

⑥ 心鏡：**《證類》卷18"豚卵"** 《食醫心鏡》……又理浮腫脹滿，不下食，心悶……又煮豬脊一雙切作生，以蒜虀食之。

⑦ 張文仲方：**《外臺》卷19"脚氣腫滿方"** 又若身腫氣攻心者，方：生豬肉去脂，以漿水洗，於兩板中壓去汁，細切，作膾蒜、虀，啖之，日二頓。下氣除風，此方外國法。《備急》同。

⑧ 簡便：**《簡便單方》卷下"廿三雜治"** 治破傷風，用新宰豬，乘熱割肉片，貼患處，連換三五片，立消其腫。

⑨ 近效：**《外臺》卷13"白虎方"** 《近效》疗白虎方……又療白虎方：豬肉（三串）、大麻子（一合）、酒（半盞），右三味和麻子口含噀上，將豬肉三串，手擘向痛處來去，咒曰：相州張如意、張得興是汝白虎，本師急出。咒訖，將肉安床下，差送頭路，神驗。

⑩ 食醫心鏡：**《證類》卷18"豚卵"** 《食醫心鏡》……又理狂病經久不差，或歌或笑，行走不休，發動無時。用豭豬肉一斤，煮令熟，細切作膾，和醬、醋食之。或羹、粥炒，任性服之。

毒，發熱困篤。用肥豬肉五斤，葱、薤〔各〕半斤，煮食或作臛食。必腹鳴毒下，以水淘之，沙石盡則愈。《千金翼》①。**解鍾乳毒**。下利不止，食豬肉則愈。《千金翼》②。**服石英法**。白石英一大（斤）〔兩〕，袋盛，水三斗，煎四升，〔去石〕。以豬肉一斤，鹽豉煮食。（一）〔十〕日一作。同上③。**傷損不食**。凡打撲傷損，三五日水食不入口者。用生豬肉二大錢，打爛，溫水洗去血水，再擂爛，以陰陽湯打和。以半錢用雞毛送入咽內，却以陰陽湯灌下之。其食蟲聞香竇開瘀血而上，胸中自然開解。此乃損血凝聚心間，蟲食血飽，他物蟲不來探故也。謂之騙通之法。邵氏④。**打傷青腫**：炙豬肉揚之。《千金》⑤。**小兒重舌**。取三家屠肉，切指大，摩舌上，兒立啼。《千金方》⑥。**小兒痘瘡**。豬肉煮汁洗方。《譚氏方》⑦。**小兒火丹**。豬肉切片貼之。**漆瘡作癢**。宜啖豬肉，嚼穄穀塗之。《千金》⑧。**男女陰蝕**。肥豬肉煮汁洗，不過三十斤瘥。《千金方》⑨。**山行辟蛭**。山中草木上，有石蛭着人足，則穿肌入肉中，害人。但以臘豬膏和鹽塗足脛趾，即不着人也。《千金方》⑩。**竹刺入肉**。多年燻肉，切片包裹之，即出。《救急方》⑪。

獏豬頭肉。已下並用獏豬者良，獷豬亦可。【氣味】有毒。【時珍曰】按《生生編》⑫云：豬肉毒惟在首，故有病者食之，生風發疾。【主治】寒熱五癃，鬼毒。《千金》⑬。同五

---

① 千金翼：《千金翼方》卷15"解散發動第三" 下藥法。凡散數發熱，無賴，當下去之。諸丹及金石等，用此方下之……又方：肥豬肉伍斤，葱白、薤白各半斤，右叁味合煮之，旦不食，噉之一頓令盡爲度……又方，肥豬肉作臛一升，調和如常法，平旦空腹一頓食之。須臾間腹中雷鳴，鳴定便下，藥隨下出，以器承取，以水淘汰取石，不盡更作，如前服之。

② 千金翼：《千金翼方》卷22"飛煉研煮鐘乳及和草藥服療第一" 煉鐘乳法……又令人下利。有犯者，噉豬肉即止……

③ 同上：《外臺》卷37"羊肉中蒸石英及石汁焦豬肉兼作薑豉服餌法" 又石汁中焦豬肉餌法：白石英一大兩，右一味絹袋盛，以水三斗，煎取四大升，去石。以豬肉一斤，細切，椒、葱、鹽、豉一如食法煮之，任意服。隔十日一度，打碎煮之，一無所忌，甚妙。（**按**：《千金翼方》無此方，另溯其源。）

④ 邵氏：（**按**：已查《濟急仙方》諸書，未能溯得其源。）

⑤ 千金：《千金方》卷25"被打第三" 治被打擊頭眼青腫方：炙肥豬肉令熱，揚上。

⑥ 千金方：《千金方》卷5"小兒雜病第九" 小兒重舌方……又：三家屠肉，切令如指大，摩舌上，兒立能啼。

⑦ 譚氏：《證類》卷18"豚卵" 《譚氏小兒方》：療豌豆瘡。取肉爛煮，取汁洗之，乾脯亦得。

⑧ 千金：《千金方》卷25"被打第三" 治漆瘡方……又方：宜啖豬肉嚼谷塗之。

⑨ 千金方：《千金方》卷3"雜治第八" 治男女陰蝕略盡方……又方：肥豬肉十斤，以水煮取熟，去肉，盆中浸之，冷易，不過三兩度。亦治陰中癢，有蟲。

⑩ 千金方：《千金方》卷25"蛇毒第二" 山中陰濕草木上石蛭著人，則穿齧人肌膚，行人肉中，浸淫墳起，如蟲行道，治之方：凡行山路草木中，常以臘月豬膏，如鹽塗腳脛及足趾間趺上，及著鞋襪，蛭不得著人也。

⑪ 救急方：（**按**：查《救急良方》，未能溯得其源。）

⑫ 生生編：（**按**：僅見《綱目》引錄。）

⑬ 千金：《千金方》卷26"鳥獸第五" 豚卵……大豬頭肉：平，無毒。補虛乏氣力，去驚癇，鬼毒，寒熱，五癃。

味煮食，補虛乏氣力，去驚癇五痔，下丹石，亦發風氣。《食療》①。

腦豬頭。燒灰，治魚臍瘡。

【發明】【時珍曰】按《名醫錄》②云：學究任道病體瘡腫黑，狀狹而長。北醫王通曰：此魚臍瘡也。一因風毒蘊結，二因氣血凝滯，三因誤食人汗而然。乃以一異散傅之，日數易而愈。懇求其方。曰：但雪玄一味耳。任遍訪四方無知之者。有名醫郝允曰：《聖惠方》治此，用臘豬頭燒灰，雞卵白調敷，即此也。又《圖纂》③云：五月戊辰日，以豬頭祀竈，所求如意。以臘豬耳懸梁上，令人豐足。此亦厭禳之物也。

項肉。俗名槽頭肉。肥脆，能動風。【主治】酒積，面黃腹脹。以一兩切如泥，合甘遂末一錢作丸，紙裹煨香，食之，酒下，當利出酒布袋也。時珍。○出《普濟》④。

脂膏。【修治】【時珍曰】凡凝者為肪為脂，釋者為膏為油，臘月煉淨收用。【恭⑤曰】十二月上亥日，取入新瓶，埋亥地百日用之，名膃脂。每升入雞子白十四枚，更良。【弘景⑥曰】勿令中水，臘月者歷年不壞。項下膏謂之負革肪，入道家煉五金用。【氣味】甘，微寒，無毒。反烏梅、梅子。【主治】煎膏藥，解斑蝥、芫青毒。《別錄》⑦。解地膽、亭長、野葛、硫黃毒，諸肝毒，利腸胃，通小便，除五疸水腫，生毛髮。時珍。破冷結，散宿血。孫思邈⑧。利血脉，散風熱，潤肺。入膏藥，主諸瘡。蘇頌⑨。殺蟲，治皮膚

① 食療：《食療》見《證類》卷18“豚卵” 孟詵云：大豬頭，主補虛乏氣力，去驚癇，五痔，下丹石……
② 《神秘名醫錄·魚臍瘡》 皇祐中有學究任道，腿間患一瘡，始發赤腫，復絕，便變黑穴，則有黃水出，四邊浮漿起，累治不效。有醫者王通看之，此瘡狹長，似魚臍下瘡也。遂以大針針四向并中，隨針有紫赤水汁出如豆汁。言此一因風毒蘊結而成，二因久坐血氣凝澀而至，三因食肉，有人汗落其間。道曰：素好讀書而久坐故也，兼此疾曾數歲前至宿、泗間，夏月道中買豬脯味水飯，疑似人肉，食已後得此疾也。通曰：與誤食人汗不遠矣。又以一異散子，用雞子清調付其瘡，日三易而數日得愈。道堅求其方，通曰：止用雪玄一味。自後累訪名醫，求其雪玄何物也，諸醫皆不能別識。道因至許、鄭間，会醫郝老，曰：嘗記《聖惠》有一方治此疾，用臘月豬頭燒灰，以雞子清調付，此乃是也……
③ 圖纂：《便民圖纂》卷8“祈禳類” 五月……是月戊辰日以豬頭祈竈，令人所求如意。
④ 普濟：《普濟方》卷175“酒癖” 治酒積面黃黑色，腹脹不消。甘遂末（一錢）、槽頭精豬肉（一兩），右將豬肉細切如泥，甘遂末和勻肉一處，通作一丸，用紙包作一重，文武火燒香熟，取出細嚼，酒送下，臨臥服。取下酒布袋為驗。
⑤ 恭：《唐本草》見《證類》卷18“豚卵” ……十二月上亥日，取肪脂，内新瓦器中，埋亥地百日，主癩疽。名膃脂，方家用之。又，一升脂著雞子白十四枚，更良。
⑥ 弘景：《集注》見《證類》卷18“豚卵” 陶隱居云……其脂能悦皮膚，作手膏，不皴裂。肪膏煎藥，無不用之。勿令水中。臘月者歷年不壞。頸下膏謂之負革肪，入道家用……
⑦ 別錄：《本經》《別錄》見《證類》卷18“豚卵” 肪膏：主煎諸膏藥，解斑貓、芫青毒。
⑧ 孫思邈：《千金方》卷26“鳥獸第五” 豚卵……其肉間脂肪：平，無毒。主煎諸膏藥。破冷結，散宿血。解斑蝥、芫青毒。
⑨ 蘇頌：《圖經》見《證類》卷18“豚卵” ……肪膏，主諸惡瘡，利血脉，解風熱，潤肺。入膏藥，宜臘月亥日取之……

風，塗惡瘡。日華①。治癬疽。蘇恭②。悦皮膚。作手膏，不皴裂。陶弘景③。胎產衣不下，以酒多服，佳。徐之才④。○髇膏：生髮悦面。《別録》⑤。

【附方】舊五，新二十八。**傷寒時氣**。豬膏如彈丸，温水化服，日三次。《肘後方》⑥。**五種疸疾**。黄疸、(穀)〔穀〕疸、酒疸、黑疸、女勞疸，黄汗如黄蘗汁。用豬脂一斤，温熱服，日三，當利乃愈。《肘後方》⑦。**赤白帶下**。煉豬脂三合，酒五合，煎沸頓服。《千金方》⑧。**小便不通**。豬脂一斤，水二升，煎三沸，飲之立通。《千金方》⑨。**關格閉塞**。豬脂、薑汁各二升，微火煎至二升，下酒五合，和煎分服。《千金》⑩。**痘瘡便秘**四五日。用肥豬膘一塊，水煮熟，切如豆大，與食。自然藏府滋潤，痂疕易落，無損於兒。《陳文中方》⑪。**卒中五尸**。仲景用豬脂一雞子，苦酒一升，煮沸灌之。《肘後方》⑫。**中諸肝毒**。豬膏頓服一升。《千金方》⑬。**食髮成(瘕)〔瘕〕**⑭。心腹作痛，咽間如有蟲上下，嗜食與油者是也。用豬脂二升，酒三升，煮三沸服，

① 日華：《日華子》見《證類》卷18“豚卵”　……又，脂治皮膚風，殺蟲，傅惡瘡……
② 蘇恭：見3151頁注⑤。
③ 陶弘景：見3151頁注⑥。
④ 徐之才：《證類》卷18“豚卵”　《肘後方》……又方：胞衣不出，腹滿則殺人。但多服脂佳。(**按**：誤注出處。)
⑤ 別録：《本經》《別録》見《證類》卷18“豚卵”　髇膏：生髮。
⑥ 肘後方：《肘後方》卷2“治傷寒時氣温病方第十三”　治傷寒及時氣温病及頭痛，壯熱脉大，始得一日方……又方：取豬膏如彈丸者，温服之，日三服，三日九服。
⑦ 肘後方：《證類》卷18“豚卵”　《肘後方》……又方：疸病有五，有黄疸、穀疸、酒疸、黑疸、女勞疸。黄汗，身體四肢微腫，胸滿不得汗，汗出如黄蘗汁。由大汗出，卒入水所致。豬脂一斤，令温熱，盡服之，日三當下，下則稍愈。
⑧ 千金方：《普濟方》卷212“下赤痢白痢”　豬膏煎，治赤白滯下：清酒五合，煎成豬膏三合，右緩火煎汁沸，適寒温，頓服之，取瘥止。(**按**：今本《千金方》無此方，另溯其源。“滯下”疑爲“帶下”之誤。)
⑨ 千金方：《千金方》卷15“秘澀第六”　治大小便不通方……又方：豬脂一斤，以水二升，煮三沸，飲汁立通。
⑩ 千金方：《千金方》卷11“肝勞第三”　治肝勞虛寒，關格勞澀，閉塞不通，毛悴色夭，豬膏酒方：豬膏、薑汁(各四升)，右二味以微火煎，取三升，下酒五合和煎，分爲三服。
⑪ 陳文中方：《陳氏小兒痘疹方·論痘疹治法》　凡四五日不大便，用嫩豬脂一塊，以白水煮熟，切豆大與食之，令臟腑滋潤，使瘡痂易落。切不可妄投宣瀉之藥，元氣内虛，則瘡毒入裏，多傷兒也。
⑫ 肘後方：《肘後方》卷1“救卒中惡死方”　又張仲景諸要方……又方，豬脂如雞子大，苦酒一升，煮沸，以灌喉中。(**按**：此方出《金匱·雜療方》，文同。)
⑬ 千金方：《千金方》卷24“解食毒第一”　治食百獸肝中毒：頓服豬脂一斤，佳。亦治陳肉毒。
⑭ 食髮成瘕：《千金方》卷11“堅癥積聚第五”　治髮瘕，由人因食而入，久即胸間如有蟲，上下去來，惟欲飲油，一日之中乃至三二升，不欲飲食者方……又方：酒三升，煮豬脂二升三沸，一服一升，日二。(**按**：原無出處，今溯得其源。)

日三次。**上氣欬嗽**。豬肪四兩,煮百沸以來,切,和醬、醋食之。《心鏡》①。**肺熱暴瘖**。豬脂油一斤煉過,入白蜜一斤,再煉少頃,濾净冷定。不時挑服一匙,即愈。無疾常服,亦潤肺。萬氏方②。**小兒噤風**。小兒百日內風噤,口中有物如蝸牛,或如黄頭白蟲者。薄豬肪擦之即消。《聖惠方》③。**小兒蚘病**羸瘦。豬膏服之。《千金方》④。**産後虛汗**。豬膏、姜汁、白蜜各一升,酒五合,煎五上五下。每服方寸匕。《千金翼》⑤。**胞衣不下**。豬脂一兩,水一盞,煎五七沸,服之當下。《聖惠方》⑥。**吹奶寒熱**。用豬肪冷水浸揭,熱即易之,立效。《子母秘録》⑦。**髮落不生**。以酢泔洗净,布揩令熱。以臘豬脂,入生鐵煮三沸,塗之遍生。《千金翼》⑧。**冬月脣裂**。煉過豬脂,日日塗之。《十便良方》⑨。**熱毒攻手**。腫痛欲脱,豬膏和羊屎塗之。《外臺》⑩。**手足皸破**。豬脂着熱酒中洗之。《千金方》⑪。**代指疼痛**。豬膏和白墡土傅之。《小品方》⑫。**口瘡塞咽**。用豬膏、白蜜〔各〕一斤,黄連末一兩,合煎取汁熬稠,每服棗許,日五服。《千金》⑬。

---

① 心鏡:《證類》卷18"豚卵" 《食醫心鏡》……又主上氣咳嗽,胸膈妨滿,氣喘:又豬肪脂四兩,煮百沸以來,切,和醬、醋食之。

② 萬氏方:(**按**:查《積善堂集驗方》未能溯得其源。)

③ 聖惠方:《聖惠方》卷82"初生兒防撮口著噤及鵝口重齶法" 凡初生兒須防三病:一曰撮口,二曰著噤,三曰臍風,皆是急病。就中撮口、著噤尤甚……其牙關有蟲似蝸牛,又似黄頭白蜂螺,當時取豬肉薄切拭之,蟲即消盡,並拭齒及兩頰。

④ 千金方:《千金方》卷5"小兒雜病第九" 治小兒羸瘦有蛔蟲方……又方:取豬膏服之。一云治蟯蟲。

⑤ 千金翼:《千金翼方》卷7"盗汗第二" 豬膏煎,治婦人産後體虛,寒熱自汗出:豬膏、生薑汁、白蜜各一升,清酒五合,右四味合煎令調和,五上五下,膏成,隨意以酒服,差。當用炭火上煎。

⑥ 聖惠方:《聖惠方》卷77"治妊娠墮胎胞衣不出諸方" 治妊娠胎死腹中,衣不出,及産後卒有別病,欲至狼狽……又方:若胞衣未下,腹滿,宜以水一中盞,煮豬脂一兩,煎六七沸,和脂服之,當下。

⑦ 子母秘録:《證類》卷18"豚卵" 《子母秘録》:療吹奶,惡寒壯熱:豬肪脂以冷水浸揭之,熱發即易,立效。

⑧ 千金翼:《千金翼方》卷5"生髮黑髮第八" 治髮薄不生方:先以醋泔清洗秃處,以生布揩令火熱,臘月〔豬〕脂並細研鐵,生煎三沸,塗之,日三遍。

⑨ 十便良方:《十便良方》卷21"口齒" 豬脂膏:治遠行脣口面皺方:右用豬脂熟煎,每致夜間常塗脣及面上,或於野宿睡卧,脣面不皺。

⑩ 外臺:《千金方》卷10"傷寒雜治第一" 治毒熱攻手足,赤腫熱,疼痛欲脱方……又方:豬膏和羊屎塗之,亦佳。(**按**:《外臺》卷2"傷寒手足欲脱疼痛方"引同方,云出《千金》。)

⑪ 千金方:《千金方》卷22"癭疽第六" 治手足皸劈裂,血出疼痛方:豬脂著熱酒中洗之。

⑫ 小品方:《外臺》卷29"代指方" 《肘後》療代指方:以豬膏和白善敷之,數易,差止。(**按**:誤注出處,今本《肘後》未見此方。)

⑬ 千金:《千金方》卷6"口病第三" 治口中瘡,咽喉塞不利,口燥,膏方:豬膏、白蜜(各一斤)、黄連(一兩),右三味合煎,去滓,攪令相得,含如半棗,日四五夜二。

疥瘡有蟲。豬膏煎芫花，塗之。《肘後》①。　鼠瘻瘰癧②。用豬膏淹生地黃，煎六七沸，塗之。漏瘡不合。以紙〔紝〕粘臘豬脂納瘡中，日五夜三。《千金翼》③。　漆瘡作痒。豬膏頻塗之。《千金》④。　咽喉骨哽。吞豬膏一團，不瘥更(吐)〔吞〕之。《千金方》⑤。　身面疣目。以豬脂揩之，令血出少許，神驗不可加。《千金》⑥。　誤吞鍼釘。豬脂多食令飽，自然裹出。《普濟方》⑦。　雜物入目。豬脂煮，取水面如油者，仰臥去枕點鼻中，不過數度，與物俱出。《聖惠方》⑧。　蜈蚣入耳。炙豬肪掩耳，自出。梅師⑨。　蟲蟻入耳⑩。方法同上。　發背發乳。豬脂切片，冷水浸貼。日易四五十片，甚妙。《救急方》⑪。

　　腦。【氣味】甘，寒，有毒。【時珍曰】《禮記》⑫云：食豚去腦。《孫真人食忌》⑬云：豬腦損男子陽道，臨房不能行事，酒後尤不可食。《延壽書》⑭云：今人以鹽酒食豬腦，是自引賊也。【主治】風眩腦鳴，凍瘡。《別錄》⑮。　主癰腫，塗紙上貼之，乾則易。治手足皸裂出血，以酒化洗，并塗之。時珍。

---

① 肘後：《證類》卷18“豚卵”　《肘後方》……又方：葛氏：疥瘡。豬膏煎芫花，塗。
② 鼠瘻瘰癧：《千金方》卷23“九漏第一”　治鼠漏瘡瘻復發，及不愈，出膿血不止方：以不中水豬脂，㕮咀生地黃，納脂中，令脂與地黃足相淹和，煎六七沸，桑灰汁洗瘡，去惡汁，以地黃膏敷瘡上，日一易。（按：原無出處，今溯得其源。）
③ 千金翼：《千金翼方》卷24“鼠瘻第二”　治諸漏方……又方：以臘月豬脂，以紙紝沾取，內瘡孔中，日五度，夜三度。
④ 千金：《千金方》卷25“被打第三”　治漆瘡方……又方：取豬膏塗之。
⑤ 千金方：《千金方》卷16“噎塞第六”　治骨鯁在喉，眾治不出方……又方：吞豬膏如雞子。不瘥更吞，瘥止。
⑥ 千金：《千金方》卷23“疥癬第四”　去疣目方……又方：以豬脂癢處揩之，令少許血出即瘥，神驗不可加。
⑦ 普濟：《普濟方》卷64“誤吞諸物”　誤吞釘針及箭鏃等方：但多食肥肉並脂令飽，自裹出……一方：食肥羊脂，諸般肥肉。
⑧ 聖惠方：《聖惠方》卷33“治眯目諸方”　治一切物眯目中，妨痛不可忍，方：右取豬脂，去筋膜，于水中煮，待有浮上如油者，掠取貯於別器中，又煮，依前法再取之，仰臥去枕，點於鼻中，不過三兩度，其脂自入眼角中流出眯物，即差。
⑨ 梅師：《證類》卷18“豚卵”　《梅師方》：蜈蚣入耳。以豬脂肉炙令香，掩耳自出。
⑩ 蟲蟻入耳：《證類》卷18“豚卵”　《梅師方》……又方：蟻子入耳。以豬、羊脂炙令香，安耳孔，自出。
⑪ 救急方：（按：查《急救良方》及《新增救急良方》，未能溯得其源。）
⑫ 禮記：《禮記·內則》　……不食雛鱉……豚去腦。（皆爲不利人也。）
⑬ 孫真人食忌：《千金方》卷26“鳥獸第五”　豚……豚腦：損男子陽道，臨房不能行事。
⑭ 延壽書：《延壽方》卷3“走獸”　……腦子損陽，臨房不能舉。今食者以鹽酒，是引賊也。
⑮ 別錄：《唐本草》見《證類》卷18“豚卵”　《唐本》注云：《別錄》云……豬腦主風眩腦鳴及凍瘡……

【附方】新一。喉痹已破，瘡口痛者。豬腦髓蒸熟，入薑、醋噢之，即愈。《普濟方》①。

髓。【氣味】甘，寒，無毒。【主治】撲損惡瘡。頌②。塗小兒解顱、頭瘡，及臍腫、眉瘡、瘑疥。服之，補骨髓，益虛勞。時珍。

【發明】【時珍曰】按丹溪治虛損補陰丸，多用豬脊髓和丸。取其通腎命，以骨入骨，以髓補髓也。

【附方】新七。骨蒸勞傷。豬脊髓一條，豬膽汁一枚，童便一盞，柴胡、前胡、胡黃連、烏梅各一錢，韭白七根，同煎七分，溫服。不過三服，其效如神。《瑞竹堂方》③。小兒（顱解）〔解顱〕。豬牙車骨煎取髓，傅，日三。《千金方》④。小兒臍腫。豬頰車髓十二銖，杏仁半兩，研傅。《千金》⑤。小兒眉瘡⑥。豬頸骨髓六七枚，白膠香二錢，同入銅器熬稠，待冷爲末，麻油調塗。小兒瘑瘡。豬牙車骨年久者搥碎，炙令髓出，熱取塗之。《小品》⑦。小兒頭瘡。豬䯏骨中髓，和膩粉成劑，火中煨香，研末。先溫鹽水洗淨，敷之。亦治肥瘡出（汗）〔汁〕。《普濟方》⑧。小兒疳瘡。方同上。

血。【氣味】鹹，平，無毒。【思邈⑨曰】澀，平。○【時珍曰】服地黃、何首烏諸補藥者忌之，云能損陽也。同黃豆食，滯氣。【主治】生血：療賁豚暴氣，及海外瘴氣。《日

<hr>

① 普濟方：《得效方》卷17"虛熱" 追風散：黃丹、朴硝、豬牙皁角（燒灰）、縮砂殼（灰，各五錢），右爲末，每服少許，以鵝毛蘸入口中、舌上下及腫處，用水灌漱。如喉間毒已破，瘡口痛者，用豬腦髓蒸熟，淡薑醋吃，立效。如病將可，有身體痛，於所服藥內加川秦芁同煎，效。（按：《普濟方》卷63"咽喉腫痛"引同方，云出《危氏方》。）

② 頌：《圖經》見《證類》卷18"豚卵" ……骨髓，寒。主撲損惡瘡……

③ 瑞竹堂方：《瑞竹堂方》卷7"羨補門" 柴胡梅連散：治骨蒸勞，久而不瘥，三服除根，其效如神。及五勞七傷，虛弱，並皆治之。胡黃連、柴胡、前胡、烏梅（以上各三錢），右爲㕮咀，每服三錢，童子小便一盞，豬膽一枚，豬脊髓一條，韭根白半錢，同煎至七分，去滓溫服，不拘時候。

④ 千金：《千金方》卷5"小兒雜病第九" 治小兒解顱方……又方：豬牙頰車髓敷囟上，瘥。

⑤ 千金：《千金方》卷5"小兒雜病第九" 治小兒臍赤腫方：杏仁（半兩，〔二分，去皮，口令黃〕）、豬頰車髓（十八銖，〔三分〕），右二味先研杏仁如脂，和髓敷臍中腫上。

⑥ 小兒眉瘡：《急救仙方》卷5"雜瘡" 治赤眉瘡：用豬腿筒骨五根或七根，生打開，取髓，入銅銚鎔，旋入白膠香末，攪勻成膏爲度，取出於新磚上出炙毒一時，研末，再入輕粉不拘多少，油調搽。濕則乾糝。（按：原無出處，今錄近似方備參。）

⑦ 小品：《千金方》卷68"瘭疽第六" 苦瓠散治浸淫瘡方（瘡表裏相當，名浸淫瘡）……又方：豬牙車骨年久者，搥破，燒令脂出，熱塗之。（按：《外臺》卷40"蠷螋尿方"引同方，云出《千金》而非《小品》。）

⑧ 普濟方：《普濟方》卷363"頭瘡" 治頭瘡《海上名方》，治久不瘥瘡：以豬筒骨中髓，膩粉和爲劑，復納骨中，火煨香熟，取出，先以溫鹽水浴瘡，乃傅之。兼肥瘡出汗。（按："肥瘡出汗"，《千金》卷22第六云："……但出黃汁，名肥疮。"據此"汗"爲"汁"之誤。）

⑨ 思邈：《千金方》卷26"鳥獸第五" 豚卵……豬血：平，澀，無毒……

華》①。中風絕傷，頭風眩運及淋瀝。蘇恭②。卒下血不止，清酒和炒，食之。思邈③。清油炒食，治嘈雜有蟲。時珍。壓丹石，解諸毒。吳瑞④。

【發明】【時珍曰】按陳自明⑤云：婦人嘈雜，皆血液、涎、汗變而爲痰，或言是血嘈，多以豬血炒食而愈，蓋以血導血歸原之意爾。此固一說，然亦有蚘蟲作嘈雜者，蟲得血腥則飽而伏也。

【附方】新五。交接陰毒，腹痛欲死。豭豬血乘熱和酒飲之。《肘後》⑥。中滿腹脹，旦食不能暮食。用不着鹽水豬血，漉去水，晒乾爲末，酒服取洩，甚效。李樓《奇方》⑦。杖瘡血出。豬血一升，石灰七升，和劑燒灰，再以水和丸，又燒，凡三次，爲末敷之效。《外臺》⑧。中射罔毒。豬血飲之即解。《肘後》⑨。蜈蚣入腹⑩。豬血灌之。或飽食，少頃飲桐油，當吐出。

心血。【主治】調朱砂末服，治驚癇癲疾。吳瑞⑪。治卒惡死及痘瘡倒靨。時珍。

【發明】【時珍曰】古方治驚風癲癇痘疾，多用豬心血，蓋以心歸心，以血導血之意。用尾血者，取其動而不息也。豬爲水畜，其血性寒而能解毒制陽故也。韓飛霞⑫云：豬心血能引藥入本經，

---

① 日華：《日華子》見《證類》卷18“豚卵”　……生血，療賁豚氣及海外瘴氣……
② 蘇恭：《唐本草》見《證類》卷18“豚卵”　……血主賁豚，暴氣中風，頭眩，淋瀝……
③ 思邈：《千金方》卷26“鳥獸第五”　豬血……主卒下血不止，美清酒和炒服之。又主中風絕傷，頭中風眩及諸淋露、奔豚、暴氣。
④ 吳瑞：《日用本草》卷3“豚肉”　豬血：主奔豚瘴氣，諸淋露，卒下血不止，解諸物毒。（按：“壓丹石”非《日用本草》文，誤入。）
⑤ 陳自明：《婦人良方》卷6“婦人心胸嘈雜方論第十六”　夫心胸嘈雜，婦人多有此證。原疾之由，多是痰也。皆血、液、涎、汗變成。或云是血嘈。今人多用豬餘血，炒而食之則愈。詳其此理，是以血導血歸源爾。恰如以鹽梅下涎之義……
⑥ 肘後：《肘後方》卷2“治時氣病起諸勞復方第十四”　治交接勞復，陰卵腫，或縮入腹，腹中絞痛或便絕方……又方：取豭豚脛及血，和酒飲之瘥。
⑦ 奇方：《怪證奇方》卷上　鼓脹，旦食不能，暮食痞滿……又方：用豬血不著鹽水，待自凝硬，漉去水，曬乾爲末，酒下泄之妙。
⑧ 外臺：《普濟方》卷303“金瘡血不止”　治金瘡血出不止：以篩過石灰，用旋殺豬血，就盆內攪勻，搦作餅，簽穿熬乾，爲末，貼之。（按：今本《外臺》無此方，另溯其源。）
⑨ 肘後：《肘後方》卷7“治卒中諸藥毒救解方第六十五”　中射罔毒：藍汁，大豆，豬、犬血，並解之。
⑩ 蜈蚣入腹：《延壽書》卷2“雜忌”　《瑣碎錄》云……祖師劉復真，赴召早起，見店婦僕地，叫號可畏，但見吹火筒在傍。劉知其蜈蚣入腹，刺豬血灌之，吐出蜈蚣。可不慎歟。（按：原無出處，今溯得其源。）
⑪ 吳瑞：《日用本草》卷3“豚肉”　豬心：主驚邪憂患，顛疾，以雄豬心血調朱砂酒，空心服。
⑫ 韓飛霞：《韓氏醫通》卷下“藥性裁成章第七”　豬肉：無補，而人習之，化也。惟連貼於脾，肚於胃，腰子於腎，脊髓於骨，心於血，可引諸藥入本經，實非其補。

實非其補。沈存中①云：豬血得龍腦直入心經，是矣。

【附方】新三。心病邪熱。蘂珠丸：用豬心血一箇，(淀)〔靛〕花末一匙，硃砂末一兩，同研，丸梧子大。每酒服二十丸。《奇效》②。痘瘡黑陷。臘月收獷豬心血，瓶乾之，每用一錢，入龍腦少許，研勻酒服。須臾紅活，神效。無乾血，用生血。《沈存中方》③。婦人催生。開骨膏：用豬心血和乳香末，丸梧子大，硃砂爲衣。面東酒吞一丸，未下再服。《婦人良方》④。

尾血。【主治】痘瘡倒黶，用一匙調龍腦少許，新汲水服。又治卒中惡死。時珍。

【附方】舊一，新一。卒中惡死。斷豬尾取血飲，并縛豚枕之，即活。此乃長桑君授扁鵲法也。出《魏夫人傳》。《肘後方》⑤。蛇入七孔。割母豬尾血，滴入即出也。《千金方》⑥。

心。【氣味】甘、鹹，平，無毒。【頌⑦曰】多食，耗心氣，不可合吳茱萸食。【主治】驚邪憂恚。《別錄》⑧。虛悸氣逆，婦人產後中風，血氣驚恐。思邈⑨。補血不足，

---

① 沈存中：《蘇沈良方》卷10“治瘡疹欲發及已發而陷伏者”……豬血（臘月取，瓶盛，挂風處令乾），右取半棗大，加龍腦大荳許，温酒調下……（按：經時珍化裁、提煉，引文與原文差異較大。）

② 奇效：《奇效良方》卷46“怔忡健忘動悸通治方”蘂珠丸：治心忑。豬心（一個，取血）、靛花（一匙）、硃砂（一兩，爲衣），右先將青靛花暴乾，次入豬心血同研爛，次入硃砂末，爲丸如梧桐子大，每服二十丸，不拘時茶酒任下。

③ 沈存中方：《蘇沈良方》卷10“瘡疹欲發及已發而陷伏者”……豬血（臘月取瓶盛，掛風處令乾），右取半棗大，加龍腦大豆許，温酒調下。……先不畜此藥，急就屠家買少生血，時盛暑血至已敗惡，無可奈何，多以龍腦香和灌之，一服遂得少睡，須臾一身皆瘡點乃安。不爾，幾至不救。

④ 婦人良方：《婦人良方》卷17“催生方論第三”乳香研細，以豬心血爲丸如梧桐子大，以朱砂爲衣，日干，每服一粒。如催生，冷酒化下。良久未下，再服一粒。（按：該書“開骨膏”無豬心血，時珍所引當是上方。）

⑤ 肘後方：《肘後方》卷1“救卒中惡死方第一”救卒死，或先病痛，或常居寢臥，奄忽而絶，皆是中惡，救之方：扁鵲法云：斷豚尾，取血飲之，並縛以枕之，死人須臾活……並是魏大夫傳中正一真人所説，扁鵲受長桑公子法……

⑥ 千金方：《千金方》卷25“蛇毒第二”治蛇入人口並七孔中者方：割母豬尾頭，瀝血著口中，即出。

⑦ 頌：《圖經》見《證類》卷18“豚卵”……心，熱。主血不足，補虛劣，不可多食，能耗心氣。又不與吳茱萸合食……

⑧ 別錄：《本經》《別錄》見《證類》卷18“豚卵”心：主驚邪，憂恚。

⑨ 思邈：《千金方》卷26“鳥獸第五”豚卵……心：平，無毒。主驚邪憂恚，虛悸氣逆。婦人產後中風，聚血氣驚恐。

虚劣。蘇頌①。○五臟：主小兒驚癇，出汗。蘇恭②。

【發明】【劉完素③曰】豬，水畜也，故心可以鎮恍惚。

【附方】舊一，新三。心虛自汗。不睡者：用牂豬心一箇，帶血破開，入人參、當歸各二兩，煮熟去藥食之。不過數服即愈。《證治要訣》④。心虛嗽血。沉香末一錢，半夏七枚，入豬心中，以小便濕紙包，煨熟，去半夏食之。《證治要訣》⑤。産後風邪，心虛驚悸。用豬心一枚，五味、豉汁煮食之。《心鏡》⑥。急心疼痛。豬心一枚，每藏入胡椒一粒，同鹽、酒煮食。

肝。入藥用子肝。【氣味】苦，温，無毒。【時珍曰】餌藥人不可食之。合魚鱠食，生癰疽；合鯉魚腸、子食，傷人神；合鵪鶉食，生面䵟。《延壽書》⑦云：豬臨殺，驚氣入心，絶氣歸肝，俱不可多食，必傷人。【主治】小兒驚癇。蘇恭⑧。切作生，以薑、醋食，主脚氣，當微洩。若先利，即勿服。藏器⑨。治冷勞臟虛，冷洩久滑，赤白帶下，以一葉薄批，摻着訶子末炙之，再摻再炙，盡末半兩，空腹細嚼，陳米飲送下。蘇頌⑩。補肝明目，療肝虛浮腫。時珍。

【發明】【時珍曰】肝主藏血，故諸血病用爲嚮導入肝。《千金翼》治痢疾有豬肝丸，治脱肛有豬肝散，諸眼目方多有豬肝散，皆此意也。

【附方】舊六，新八。休息痢疾。牂豬肝一具切片，杏仁炒一兩，於浄鍋內，一重肝，一重

---

① 蘇頌：見前頁注⑦。
② 蘇恭：《唐本草》見《證類》卷18“豚卵”　……五藏主小兒驚癇，發汗……
③ 劉完素：《保命集》卷上“十劑”　……豕，水畜，心可以鎮恍惚。所謂因其氣相尅，則相制也。
④ 證治要訣：《證治要訣》卷9“虛損門・盜汗自汗”　治心虛多汗，不睡，牂豬心一個，破開帶血，用人參二兩，當歸二兩，裝入心中煮熟，去二味藥，止吃豬心，不滿三四日，其病即愈。
⑤ 證治要訣：《證治要訣》卷4“諸血門・嗽血”　豬心一個，竹刀切開，勿令相雜，以沉香末一錢重，半夏七個，入在縫中，紙裹，蘸小便內令濕，煨熟取出，去半夏，只吃豬心。此方嗽血吐血均治。
⑥ 心鏡：《證類》卷18“豚卵”　《食醫心鏡》……又理産後中風，血氣驚邪，憂悸氣逆：豬心一枚，切，於豉汁中煮，五味糝調和食之。
⑦ 延壽書：《延壽書》卷3“走獸”　豬心肝不可多食，無益。豬臨宰驚入心，絶氣歸肝也。豬肝、鵪鶉同食，令人面生黑點。
⑧ 蘇恭：見本頁注②。
⑨ 藏器：《拾遺》見《證類》卷18“豚卵”　……肝，主脚氣，空心切作生，以薑、醋進之，當微泄，若先痢即勿服……
⑩ 蘇頌：《圖經》見《證類》卷18“豚卵”　……肝，温。主冷泄，久滑赤白。乳婦赤白下方，用子肝一葉，薄批之，摻著煨熟訶子末中，微火炙，又摻炙，盡半兩末止。空腹細嚼，陳米飲送下，亦主冷勞腹臟虛者……

杏仁,入童子小便二升,文火煎乾。取食,日一次。《千金》①。**浮腫脹滿**,不下食。豬肝一具洗切,着葱、豉、薑、椒炙食之。或單煑羹亦可。《心鏡》②。**身面卒腫**③。生豬肝一具細切,醋洗,入蒜、醋食之。勿用鹽。**腫自足起**④。方法同上。**風毒脚氣**⑤。豬肝作生膾,食之取利。**水腫溲澀**。豬肝尖三塊,菉豆四撮,陳倉米一合,同水煑粥食,毒從小便出也。**中蠱腹痛**。支太醫秘方:以豬肝一具,蜜一升,共煎,分二十服,或爲丸服。《肘後》⑥。**食即汗出**。乃脾胃虚也。豬肝一斤薄切,瓦上曝乾爲末,煑白粥,布絞汁,〔和〕,衆手丸梧子大。空心飲下五十丸,日五。《心鏡》⑦。**目難遠視**。肝虚也。豬肝一具,細切,去皮膜,葱白一握,用豉汁作羹,待熟,下雞子三箇,食之。《普濟方》⑧。**肝熱目赤**,(瘥)〔磣〕痛。用豬肝一具薄切,水洗净,以五味食之。《食醫心鏡》⑨。**牙疳危急**。豬肝一具煑熟,蘸赤芍藥末任意食之。後服平胃散二三貼,即效。《(即)〔集〕要》⑩。**女人陰痒**。炙豬肝納入,當有蟲出。《肘後》⑪。**打擊青腫**。炙豬肝貼之。《千金》⑫。**急勞(疾)〔瘦〕悴**,日晚即寒熱,驚悸煩渴。用獖豬肝一具,切絲,生甘草末

① 千金:《普濟方》卷213"休息痢" 治休息痢羸瘦,宜服:杏仁(一兩,去皮)、獖豬肝(一具),右件肝以水洗去血,漉出後,於净鐺中一重肝,一重杏仁,入盡後用童子小便二升入鐺中,以物蓋,慢火煎令小便盡熟,放冷,任意食之。(**按**:今本《千金方》無此方,另溯其源。)
② 心鏡:《證類》卷18"豚卵" 《食醫心鏡》……又理浮腫脹滿,不下食,心悶:豬肝一具,洗切作臠,著葱白、豉、薑、椒,熟炙食之。又以熟水煑,單吃亦得。
③ 身面卒腫:《肘後方》卷3"治卒身面腫滿方第二十四" 若腫從脚起,稍上進者,入腹則煞人,治之方……又方:生豬肝一具,細切,頓食之。勿與鹽乃可。用苦酒妙。(**按**:原無出處,今溯得其源。)
④ 腫自足起:《證類》卷18"豚卵" 《食醫心鏡》……又理腫從足始,轉上入腹:豬肝一具,細切,先布緂,更以醋洗,蒜薑食之,如食不盡三兩,頓食亦可也。(**按**:原無出處,今溯得其源。)
⑤ 風毒脚氣:《千金翼方》卷17"脚氣第二" 遍身腫,小便澀者……又方:生豬肝一具,細切,以淡蒜薑食盡。不可盡者,分再食之。(**按**:原無出處,今溯得其源。)
⑥ 肘後:《肘後方》卷7"治中蠱毒方第六十" 療飲中蠱毒,令人腹内堅痛,面目青黄,淋露骨立……又方:豬肝一具,蜜一升,共煎之令熟,分爲二十服,秘方。《小品》同。支方分作丸,亦得。
⑦ 心鏡:《證類》卷18"豚卵" 《食醫心鏡》:主脾胃氣虚,食即汗出:豬肝一斤,薄起於瓦上,曝令熟乾,擣篩爲末,煑白粥,布絞取汁,和衆手丸如梧桐子大。空心飲下五十丸,日五服。
⑧ 普濟方:《聖惠方》卷97"食治眼痛諸方" 治肝藏虚弱,遠視無力,補肝,豬肝羹方:豬肝(一具,細切,去筋膜)、葱白(一握,去須,切)、雞子(三枚),右以豉汁中煑作羹,臨熟打破雞子投在内,食之。(**按**:《普濟方》卷258"食治眼痛"引同方,云出《聖惠方》。)
⑨ 食醫心鏡:《證類》卷18"豚卵" 《食醫心鏡》……又理肝臟壅熱,目赤磣痛,兼明目,補肝氣:用豬肝一具,細起薄切,以水淘,漉出漉乾,即以五味、醬、醋食之。
⑩ 集要:《醫林集要》卷13"癰疽發背" 青腿牙疳,藍緑褐袖方……或日久危急者,用豬肝一具煑熟,蘸赤芍藥末,依前食之即效。後煎平胃散二三貼,服之亦妙。
⑪ 肘後:《肘後方》卷5"治卒陰腫痛癲卵方第四十二" 若苦癢搔之,痛悶:取豬肝炙熱,納陰中,當有蟲著肝。
⑫ 千金:《千金方》卷25"被打第三" 治被打擊頭眼青腫方……又方:炙豬肝貼之。

十五兩,於鐺中布肝一重,摻甘草一重,以盡爲度,取童便五升,文武火煮乾,擣爛,衆手丸梧子大。每空心米飲下二十丸,漸加〔至〕三十丸。《聖惠方》①。

脾。俗名聯貼。【氣味】澀,平,無毒。【時珍曰】諸獸脾味如泥,其屬土也可驗。【思邈②曰】凡六畜脾,人一生莫食之。【主治】脾胃虛熱,同陳橘紅、人參、生薑、葱白,陳米煮羹食之。蘇頌③。

【附方】新二。脾積痞塊。豬脾七箇,每箇用新針一箇刺爛,以皮硝一錢擦之,七箇並同,以瓷器盛七日,鐵器焙乾。又用水紅花子七錢,同擣爲末,以無灰酒空心調下。一年以下者,一服可愈;五年以下者,二服;十年以下者,三服。《保壽堂方》④。痞發無時。胡椒、吳茱萸、高良薑各二錢,爲末,以豬脾一條,作膾炒熟,一半滾藥,一半不滾,以墨記定,並作餛飩煮熟。有藥者吞之,無藥者嚼下,一服效。《衛生家寶方》⑤。

肺。【氣味】甘,微寒,無毒。【頌⑥曰】得大麻仁良。不與白花菜合食,令人氣滯,發霍亂。八月和飴食,至冬發疽。【主治】補肺。蘇頌⑦。療肺虛欬嗽,以一具竹刀切片,麻油炒熟,同粥食。又治肺虛嗽血,煮,蘸薏苡仁末食之。時珍。○出《要訣》諸方⑧。

腎。俗名腰子。【氣味】鹹,冷,無毒。【思邈⑨曰】平。○【日華⑩曰】雖補(腎)

---

① 聖惠方:《聖濟總錄》卷87“急勞”　治急勞瘦瘁,日晚即寒熱,驚悸不寧,常若煩渴,豬肝丸方:獖豬肝(二具,細切如柳葉)、甘草(十五兩,生搗末),右二味,於鐺中布豬肝一重,即摻甘草末一重,以盡爲度,取童子小便五升,文武火煮小便盡即細研,衆手爲丸如梧桐子大,每服二十丸,空心米飲下,漸加至三十丸。(按:《聖惠方》無此方。今另溯其源。)

② 思邈:《千金方》卷26“鳥獸第五”　黃雌……六畜脾,人一生莫食。

③ 蘇頌:《圖經》見《證類》卷18“豚卵”　……脾,主脾胃虛熱,以陳橘皮紅、生薑、人參、葱白切拍之,合陳米,水煮如羹,去橘皮,空腹食之……

④ 保壽堂方:《保壽堂方》卷4“積滯門”　治痞方:豬澀脾七箇,新針七箇,每一針刺一脾;用皮消七錢,每一錢擦一脾,磁器盛七日,鐵器焙乾。又用水紅花子七錢,同脾擣羅爲細末,用無灰好酒空心調下。一年以下者,一服可愈;五年以下者,二服;十年以下者,三服。

⑤ 衛生家寶方:《普濟方》卷198“痞發作無時”　藥餛飩(出《衛生方》):良薑、吳茱萸、胡椒(各一分),右爲細末,豬脾一條,剉作膾,加五味炒之,一半滾藥,一半不滾,並作餛飩。有藥者墨點之,餘者吞下。無藥者嚼下,一服效。(按:今本《衛生家寶方》無此方。)

⑥ 頌:《圖經》見《證類》卷18“豚卵”　……肺,微寒。能補肺,得大麻仁良。不與白花菜合食,食人氣滯,發霍亂……/《千金方》卷26“鳥獸第五”　豚卵……八月勿食豬肺及粕,和食之至冬發疽……(按:“八月和飴食,至冬發疽”乃化裁《千金方》之語。)

⑦ 蘇頌:見上注。

⑧ 要訣:《證治要訣》卷4“諸血門・嗽血”　嗽血肺損,薏苡仁十兩,杵碎,水三升,煎取一升,入酒少許,分二三次服。或以薏苡仁研細末,煮豬肺,白蘸食之。

⑨ 思邈:《千金方》卷26“鳥獸第五”　豚卵……腎:平,無毒……

⑩ 日華:《日華子》見《證類》卷18“豚卵”　腎,補水藏、暖腰膝,補膀胱,治耳聾。雖補腎,又令人少子。

〔腎〕，而久食令人少子。【詵①曰】久食令人傷腎。【頌②曰】冬月不可食，損人真氣，兼發虛壅。

【主治】理腎氣，通膀胱。《別錄》③。補膀胱水臟，暖〔腰〕膝，治耳聾。《日華》④。補虛壯氣，消積滯。蘇頌⑤。除冷利。孫思邈⑥。止消渴，治産勞虛汗，下痢崩中。時珍。

【發明】【時珍曰】豬腎，《別錄》謂其理腎氣，通膀胱。《日華》亦曰補水臟膀胱，暖腰膝。而又曰雖補腎，久食令人少子。孟詵亦曰：久食令人腎虛。兩相矛盾如此，何哉？蓋豬腎性寒，不能補命門精氣。方藥所用，借其引導而已。《別錄》"理"字、"通"字，最爲有理；《日華》暖腰膝、補膀胱水臟之説爲非矣。腎有虛熱者，宜食之；若腎氣虛寒者，非所宜矣。今人不達此意，往往食豬腎爲補，不可不審。又《千金》治消渴有豬腎薺苨湯，補腎虛勞損諸病有腎瀝湯，方甚多，皆用豬羊腎煮湯煎藥，俱是引導之意。

【附方】舊四，新十九。腎虛遺精，多汗，夜夢鬼交。用豬腎一枚，切開去膜，入附子末一錢，濕紙裹煨熟，空心食之，飲酒一盃。不過三五服，效。《經驗方》⑦。腎虛陰痿，羸瘦，精衰少力。用獖豬腎一對，〔去脂膜〕，切片，枸杞葉半斤，以豉汁一盞，同椒、鹽煮羹食。《經驗方》⑧。腎虛腰痛。用豬腰子一枚，切片，以椒、鹽淹，去腥水，入杜仲末三錢在內，荷葉包煨食之，酒下。《本草權度》⑨。閃肭腰痛。用獖豬腎一枚，批片，鹽、椒淹過，入甘遂末三錢，荷葉包煨熱食，酒送下。《儒門事親》⑩。老人耳聾。豬腎一對，去膜，切，以粳米二合，葱白二根，薤白七根，人參

① 詵：《食療》見《證類》卷18"豚卵"　孟詵云：腎，主人腎虛，不可久食。
② 頌：《圖經》見《證類》卷18"豚卵"　……腎，補虛壯氣，消積滯，冬月不可食，損人真氣，兼發虛壅……
③ 別錄：《本經》《別錄》見《證類》卷18"豚卵"　腎：冷。和理腎氣，通利膀胱。
④ 日華：見3160頁注⑩。
⑤ 蘇頌：見本頁注②。
⑥ 孫思邈：《千金方》卷26"鳥獸第五"　豚卵……腎……除冷利，理腎氣，通膀胱。
⑦ 經驗方：《證類》卷18"豚卵"　《經驗方》：療男子水藏虛憊，遺精，盜汗，往往夜夢鬼交。取獖豬腎一枚，以刀開去筋膜，入附子末一錢匕，以濕紙裹煨熟。空心稍熱服之，便飲酒一盞，多亦甚妙。三五服效。
⑧ 經驗方：《證類》卷18"豚卵"　《經驗後方》……又方：陰痿羸瘦，精髓虛弱，四肢少力，豬腎一對，去脂膜切，枸杞葉半斤，用豉汁二大盞半相和，煮作羹，入鹽、椒、葱，空腹食之。
⑨ 本草權度：《本草權度》卷中"腰痛"　煨腎丸：治腰痛腎虛。杜仲（去粗皮，炒絲斷，三錢），右一味之末，以豬腰子一枚，薄批五七片先以鹽、椒淹去腥水，摻藥在內，包以荷葉，外用濕紙數重，煨熱酒下。
⑩ 儒門事親：《儒門事親》卷2"凡在下者皆可下式十六"　……或腰脚胯痛，可用甘遂粉二三錢，以獖豬腰子薄批七八片，摻藥在內，以濕紙包數重，文武火燒熟，至臨卧細嚼，以溫酒或米飲湯調下。

二分,防風一分,爲末,同煮粥食。《奉親養老方》①。**老人腳氣**,嘔逆者。用豬腎一對,以醋、蒜、五味治食之,日作一服。或以葱白、粳米同煮粥食亦可。《奉親養老方》②。**卒然腫滿**。用豬腎批開,入甘遂末一錢,紙裹煨熟食。以小便利爲效,否則再服。《肘後方》③。**肘傷冷痛**。豬腎一對,桂心二兩,水八升,煮三升,分三(肘)〔服〕。《肘後》④。**卒得欬嗽**。豬腎二枚,乾薑三兩,水七升,煮二升,稍服取(汁)〔汗〕。《肘後方》⑤。**久嗽不瘥**。豬腎二枚,〔去脂膜〕,入椒四七粒,水煮啖之。《張文仲方》⑥。**心氣虛損**。豬腰子一枚,水二碗,煮至一碗半,切碎,入人參、當歸各半兩,煮至八分。喫腰子,以汁送下。未盡者,同滓作丸服。《百一選方》⑦。**酒積面黃**,腹脹不消。豬腰子一箇,批開七刀,葛根粉一錢,摻上合定,每邊炙三遍半,手扯作六塊,空心喫之,米湯送下。《聖濟總錄》⑧。**久泄不止**。豬腎一箇,批開,摻骨碎補末煨熟食之,神效。《瀕湖集簡方》。**赤白下痢**,腰痛。用豬腎二枚研爛,入陳皮、椒、醬作餛飩,空心食之。《食醫心鏡》⑨。**赤白帶**

---

① 奉親養老方:《壽親養老》卷1"食治耳聾耳鳴諸方"　食治老人腎臟氣憊,耳聾,豬腎粥方:豬腎(一兩,去膜,細切)、葱白(二莖,去鬚切)、人參(一分,去蘆頭)、防風(一分,去蘆)、粳米(二合)、薤白(去莖去鬚),右件藥末并米、葱、薤白著水下鍋中煮,候粥臨熟,撥開中心,下腎,莫攪動,慢火更煮良久,入五味,空腹服之。

② 奉親養老方:《壽親養老》卷1"食治腳氣諸方"　食治老人腳氣逆悶,嘔吐衝心,不能下食,豬腎生:豬腎(二隻,去膜細切,作生),右以蒜醋、五味,空心食之,日一服,佳極。

③ 肘後方:《肘後方》卷3"治卒身面腫滿方第二十四"　治卒腫滿,身面皆洪大方……又方:豬腎(一枚,分爲七臠)、甘遂(一分,以粉之)、火炙令熟,一日一食,至四五當覺腹脅鳴,小便利。不爾,更進。盡熱剝去皮食之,須盡爲佳。不爾,再之。勿食鹽。

④ 肘後:《肘後方》卷1"治卒心痛方第八"　治心肺傷動冷痛方:桂心(二兩)、豬腎(二枚),水八升,煮取三升,分三服。

⑤ 肘後方:《肘後方》卷3"治卒上氣咳嗽方第二十三"　治卒得咳嗽方……又方:豬腎(二枚,細切)、乾薑(三兩,末),水七升,煮二升,稍稍服,覆取汗。

⑥ 張文仲方:《外臺》卷9"積年久欬方"　《延年》療久欬不差方:豬腎(一具,去脂膜)、椒(二十八顆,開口者),右二味,取腎一顆,上作十四孔,取椒內孔中,兩腎摠著二十八顆了,以水緩煮令熟,割破細切,啖之令盡,有驗。(張文仲處出第五卷中。)

⑦ 百一選方:《百一選方》卷1"第二門"　治心氣虛損:昆山神濟大師方,獻張魏公丞相,韓子常知府閣中服之有效。豬腰子一隻,用水兩椀,煮至一盞半,將腰子細切,入人參半兩,當歸上去蘆,下去細者,取中段半兩,並切,同煎至八分,喫腰子,以汁送下。有喫不盡腰子,同上二味藥滓焙乾,爲細末,山藥糊元如梧桐子大,每服三五十元。

⑧ 聖濟總錄:《普濟方》卷175"酒癖"　治酒積面黃目青,或面目俱黃:用豬腰子一個,切開連著,每邊三刀半,總計七刀,用葛根一錢,爲末,摻在腰子內,合籠一處,每邊火炙三遍半,共七遍,用手扯做六塊,空心做六塊吃下,用米湯三大口咽下。(**按**:《聖濟總錄》無此方,今另溯其源。)

⑨ 食醫心鏡:《證類》卷18"豚卵"　《食醫心鏡》……又主脾胃氣冷,喫食嘔逆,下赤白痢如麵糊,腰臍切痛:豬腎一對研,著胡椒、橘皮、鹽、醬、椒末等,搜麵似常法,作餛飩熟煮,空腹吃兩椀,立差……

下。常炙豬腎食之。《張文仲方》①。**崩中漏下**。方同上。**産後蓐勞**，寒熱。用豬腎一對，切細片，以鹽、酒拌之。先用粳米一合，葱、椒煮粥，鹽、醋調和。將腰子鋪於盆底，以熱粥傾于上蓋之，如作盒生粥食之。《濟生》②。**産後虛汗**，發熱，肢體疼痛，亦名蓐勞。《永類鈴方》③用豬腎一對，切，水三升，粳米半合，椒、鹽、葱白煮粥食。○梅師④用豬腎同葱、豉和成，作臛食之。**小兒軀啼**。小兒五十日以來，胎寒腹痛，軀啼弄舌，微熱而驚，此癇候也。豬腎一具，當歸一兩，焙，以清酒一升，煮七合。每以杏仁大與嚥之，日三夜一。《聖惠方》⑤。**小兒頭瘡**。豬腰子一箇，批開去心膜，入五倍子、輕粉末等分在内，以沙糖和麵固濟，炭火炙焦，爲末。清油調塗。《經驗良方》⑥。**傳尸勞瘵**。豬腰子一對，童子小便二盞，無灰酒一盞，新瓷瓶盛之，泥封，炭火温養，自戌至子時止。待五更初温熟，取開飲酒，食腰子。病篤者，只一月效。平日瘦怯者，亦可用之。蓋以血養血，絕勝金石草木之藥也。邵真人《經驗方》⑦。**癰疽發背**初起者。用䐗豬腰子一雙，同飛麪搗如泥，塗之即愈。

胰。音夷，亦作胰。○【時珍曰】一名腎脂。生兩腎中間，似脂非脂，似肉非肉，乃人物之命門，三焦發原處也。肥則多，瘦則少。蓋頤養賴之，故謂之(頤)〔胰〕。

---

① 張文仲方：《婦人良方》卷1"崩中漏下生死脉方論第十七"　文仲治婦人崩中漏下青黃赤白，使人無子方……又一方：常炙豬腎食之。
② 濟生：《濟生方》10"婦人門・産後雜病論治"　豬腰子粥：治産後蓐勞發熱。豬腰子一隻，上去白膜，切作柳葉片，少鹽酒拌之，先用粳米一合，入葱椒煮粥，鹽醋調和，將腰子鋪碗底，用熱粥蓋之，如作盒生粥狀吃之。每日空心作粥極妙。
③ 永類鈴方：《永類鈴方》卷19"産後中風諸證"　人參湯：産後諸虛不足，發熱盜汗：人參、當歸(等分)，爲末，以豬腰子一隻，去脂膜，切小片，以水三升，糯米半合，葱白二條，煮米熟，取清汁，入藥二錢煎，温服無時。(按：《永類鈴方》卷19"産後蓐勞"所引"石子湯"，較時珍所引多有"人參、當歸"等藥。)
④ 梅師：《證類》卷18"豚卵"　《梅師方》……又方：治産後虛勞，骨節疼痛，汗出不止。取豬腎造晞臛，以葱、豉、米，如法食之。
⑤ 聖惠方：《聖惠方》卷82"治小兒胎寒諸方"　治小兒五十日以來，胎寒腹痛，微熱而驚，聚唾弄舌，軀啼上視，此癇之候，宜服此方：豬腎(一具，薄切，去脂膜)、當歸(一兩，剉，微炒)，右只當歸一味粗搗，二味相和，以清酒一升，煮至七合去滓，每服取如杏人大，令兒咽之，日三服，夜一服。量兒大小以意加減良。
⑥ 經驗方：《普濟方》卷361"胎風"　倍輕散(出《經驗良方》)：治小兒胎風瘡。右用豬腰子一個，開作二片，去膜心，將五倍子末，用輕粉納入腰子内，用沙糖和麵固濟腰子縫，炭火上炙焦，爲末，清油調塗。
⑦ 邵真人經驗方：《急救仙方》卷11"上清紫庭追癆仙方品"　治傳屍勞瘵方：右童子便一盞，無灰酒一盞，以新瓷瓶貯之，取全豬腰子一對，於内密封泥，日晚時以慢火養熟，至中夜止，待五更初，更以火温之，發瓶飲酒，食腰子。病篤者，只一月效。平日瘦怯者，亦可服此。蓋以血養血，絕勝金石草木之藥也。

【氣味】甘,平,微毒。【頌①曰】男子多食損陽。【主治】肺痿欬嗽,和棗肉浸酒服。亦治疰癖羸瘦。藏器②。○又合膏,練繒帛。療肺氣乾脹喘急,潤五臟,去皴皰䵟黷,殺斑蝥、地膽毒,治冷痢成虛。蘇頌③。一切肺病欬嗽,膿血不止。以薄竹筒盛,於煻火中煨熟,食上啖之,良。《心鏡》④。通乳汁。之才⑤。

【附方】舊二,新九。豬胰酒。治冷痢久不瘥。此是脾氣不足,暴冷入脾,舌上生瘡,飲食無味,或食下還吐,小腹雷鳴,時時心悶,乾皮細起,膝脛酸痛,羸瘦,漸成鬼氣;及婦人血氣不通,逆飯憂煩,四肢無力;丈夫疰癖,兩肋虛脹,變為水氣。服之皆效。此法出於傳尸方。取豬胰一具,細切,與青蒿葉相和。以無灰酒一大升,微火溫之,藥熟納胰中,使消盡。又取桂心末一小兩,内酒中。每旦溫服一小盞,午、夜各再一服,甚驗。忌〔熱〕麪、油膩等食。崔元亮《海上方》⑥。膜内氣塊。豬胰一具炙,蘸玄胡索末食之。《衛生易簡方》⑦。肺氣咳嗽。豬胰一具,苦酒煮食,不過二服。《肘後方》⑧。二十年嗽⑨。豬胰三具,大棗百枚,酒五升漬之,秋冬七日,春夏五日,絞去滓,七日服盡,忌鹽。遠年肺氣⑩。豬胰一具,膩粉一兩,瓷瓶固濟,上留小竅,煅烟盡,爲末。

---

① 頌:《圖經》見《證類》卷18"豚卵" ……胰,寒。主肺氣乾脹喘急,潤五藏,去皴皰䵟黷。并肪膏並殺斑猫、地膽、亭長等毒。然男子多食之損陽……

② 藏器:《拾遺》見《證類》卷18"豚卵" ……豬胰(音夷),主肺痿欬嗽,和棗肉浸酒服之,亦能主疰癖羸瘦。又堪合膏練繒帛,臘月豬脂殺蟲,久留不敗……

③ 蘇頌:見本頁注①。

④ 心鏡:《證類》卷18"豚卵" 《食醫心鏡》……又治一切肺病咳嗽,膿血不止。豬胰一具,削薄竹筒盛,於糖火中炮令極熟,食上吃之。

⑤ 之才:《證類》卷2"〔諸病通用藥〕" 下乳汁……《藥對》豬胰。(平。臣。)

⑥ 海上方:《圖經》見《證類》卷18"豚卵" ……崔元亮《海上方》著豬胰酒,療冷痢久不差方云:此是脾氣不足,暴冷入脾,舌上生瘡,飲食無味,縱喫食下還吐,小腹雷鳴,時時心悶,乾皮細起,膝脛酸疼,兩耳絶聲,四肢沉重,漸瘦劣重成鬼氣,及婦人血氣不通,逆飯憂煩,常行無力,四肢不舉,丈夫疰癖,兩肋虛脹,變爲水氣,服之皆效驗。此法出於《傳屍方》。取豬胰一具,細切,與青蒿葉相和,以無灰酒一大升,微火溫之,乘熱內豬胰中,和蒿葉相共暖,使消盡。又取桂心一小兩,別擣爲末,内酒中。每日平旦空腹取一小盞服之,午時、夜間各再一服,甚驗。忌熱麪、油膩等食……

⑦ 衛生易簡方:《衛生易簡方》卷3"諸氣" 治膜肉氣及氣塊:用延胡索爲末,以豬胰一具,切作塊子炙熟,蘸末食之。

⑧ 肘後方:《肘後方》卷3"治卒上氣咳嗽方第二十三" 治卒得咳嗽方……又方:豬胰一具,薄切,以苦酒煮,食令盡,不過二服。

⑨ 二十年嗽:《肘後方》卷3"治卒上氣咳嗽方第二十三" 治久咳嗽上氣,十年二十年諸藥治不瘥方:豬胰三具,棗百枚,酒三升,漬數日,服三二合,加至四五合,服之不久瘥。(**按**:原無出處,今溯得其源。)

⑩ 遠年肺氣:《聖濟總錄》卷48"肺氣喘急" 治肺氣遠年不差,豬胰散方:豬胰(一具,去脂,細切)、膩粉(一兩),右二味入瓷瓶内固濟,上留小竅,煅烟盡,細研,每服二錢匕,空心漿水調下。(**按**:原無出處,今溯得其源。)

每服二錢,漿水下。**服石發熱**。豬腎脂一具,勿中水,以火炙取汁。每服三合,日夜五六服,石
隨大便下。《總錄》①。**撥雲去翳**。用豬胰子一枚五錢,蕤仁五分,青鹽一錢,共搗千下,令如泥。
每點少許,取下膜翳爲效。孫氏《集效方》②。**赤白癜風**。豬胰一具,酒浸一時,飯上蒸熟食。不
過十具。《壽域方》③。**面粗醜黑**,皮厚野黶者。豬胰五具,蕪(青)〔菁〕子二兩,杏仁一兩,土瓜
根一兩,淳酒浸之。夜塗旦洗,老者少,(少)〔黑〕者白,神驗。《肘後》④。**手足皴裂**。以酒
(捄)〔授〕豬胰,洗并傅之。《肘後》⑤。**唇燥緊裂**。豬胰浸酒搽之。葉氏《摘玄方》⑥。

肚。【氣味】甘,微溫,無毒。【主治】補中益氣,止渴,斷暴痢虛弱。《別
錄》⑦。補虛損,殺勞蟲。釀黃糯米蒸搗爲丸,治勞氣,并小兒痄蚘黃瘦病。
《日華》⑧。主骨蒸熱勞,血脉不行,補羸助氣,四季宜食。蘇頌⑨。消積聚癥
瘕,治惡瘡。吳普⑩。

【發明】【時珍曰】豬水畜而胃屬土,故方藥用之補虛,以胃治胃也。

【附方】舊二,新九。**補益虛羸**。用豬肚一具,入人參五兩,蜀椒一兩,乾薑一兩半,葱白

---

① 總錄:《普濟方》卷260"乳石發動" 治發動數患熱,因壓藥下之方:用豬腎脂一具,不令中水,以
火炙,承取汁,適寒溫一服三合,每日夜五六服,多至五六升,二日稍隨大便下。(**按**:《聖濟總錄》
無此方。今另溯其源。)

② 孫氏集驗方:《萬應方》卷4"眼科" 撥雲膏:蕤仁(去油,五分)、青鹽(一錢)、豬胰子(淨,五
錢),共搗一千下,如泥,入礶收貯,遇點眼用金銀篯點之,一時取下翳瘼。

③ 壽域方:《延壽神方》卷4"赤白癜部" 治赤白癜風……一方:豬胰用酒浸少時,於飯上蒸熟食
之。或用豬肚白煮服之。此二物凡服,務要一頓食盡一具,不過十數具,立效。忌房事,不忌
不效。

④ 肘後:《肘後方》卷6"治面皰髮禿身臭心昏鄙醜方第五十二" 療人面體黎黑,膚色粗陋,皮厚狀
醜……又方:蕪菁子(二兩)、杏仁(一兩),並搗,破栝蔞去子,囊豬胰五具,淳酒和,夜敷之。寒月
以爲手面膏。《別方》云:老者少,黑者白。亦可加土瓜根(一兩)、大棗(七枚),日漸白悅。姚
方:豬胰五具。神驗。

⑤ 肘後:《證類》卷18"豚卵" 《肘後方》……又方:療手足皴裂,面出血痛方:以酒授豬胰洗。
并服。

⑥ 摘玄方:《丹溪摘玄》卷19"唇門" 治唇燥緊裂生瘡……又方:豬胰酒浸,擦之亦可。(**按**:"胰",
底本作"胆",形誤。)

⑦ 別錄:**《本經》《別錄》見《證類》卷18"豚卵"** 肚:主補中益氣,止渴利。

⑧ 日華:《日華子》見《證類》卷18"豚卵" 肚,補虛損,殺勞蟲,止痢。釀黃糯米蒸搗爲丸,甚治勞
氣并小兒痄蚘黃瘦病。

⑨ 蘇頌:《圖經》見《證類》卷18"豚卵" ……肚,主骨蒸熱勞,血脉不行,補羸助氣,四季宜食。張
仲景有豬肚黃連丸是也……

⑩ 吳普:《證類》卷2〔諸病通用藥〕 惡瘡……豬肚……積聚癥瘕……豬肚……(**按**:非出《吳普
本草》。前者出陶弘景《集注》,後者出唐慎微《證類》。)

七升,粳米半升在内,密縫,煮熟食。《千金翼》①。**水瀉不止**。用獖豬肚一枚,入蒜煮爛,搗膏,丸梧子大。每米飲服三十丸。丁必卿云:予(次日)〔每遇〕五更必水瀉一次,百藥不效。用此方,入平胃散三兩,丸服,遂安。《普濟》②。**消渴飲水**,日夜飲水數斗者。《心鏡》③用雄豬肚一枚,煮取汁,入少豉,渴即飲之,肚亦可食。煮粥亦可。○仲景豬肚黃連丸:治消渴。用雄豬肚一枚,入黃連末五兩,栝樓根、白粱米各四兩,知母三兩,麥門冬二兩,縫定蒸熟,搗丸如梧子大。每服三十丸,米飲下。○《食醫心鏡》④。**老人脚氣**。豬肚一枚,洗净切作生,以水洗,布(紋)〔絞〕乾,和蒜、椒、醬、醋、五味,常食。亦治熱勞。《養老方》⑤。**温養胎氣**。胎至九月消息。用豬肚一枚,如常着五味,煮食至盡。《千金髓》⑥。**赤白癜風**。白煮豬肚一枚,食之頓盡。忌房事。《外臺》⑦。**疥瘡痒痛**。豬肚一枚,同皂莢煮熟,去莢食之。《救急》⑧。**頭瘡白禿**。《普濟》⑨用新破豬肚勿洗,熱搨之,須臾蟲出,不盡再作。○《孫氏方》⑩用豬肚一箇,入砒一兩,札定,以黃泥固濟,煅存性,爲末,油和傅。以椒湯洗。**蟲牙疼痛**。用新殺豬肚尖上涎,絹包咬之。數次,蟲盡即愈。唐

---

① 千金翼:《千金翼方》卷 12“養老食療第四” 豬肚補虛羸之氣力方:肥大豬肚(一具,洗如食法)、人參(五兩)、椒(一兩,汗)、乾薑(一兩半)、葱白(七兩,細切)、粳米(半升,熟煮),右六味下篩合和相得,内豬肚中,縫合,勿令洩氣,以水一斗半,微火煮令爛熟,空腹食之,兼少與飯,一頓令盡。可服四五劑,極良。

② 普濟:《普濟方》卷 208“水瀉” 肚蒜丸(出《危氏方》):治水瀉。丁必卿云:予每遇五更必水瀉一次,百藥無效,服此遂安。用獖豬肚一枚,净洗,去脂膜,入大蒜在内,肚滿爲度,煮之,自晨至晚,肚蒜糜爛爲度,杵成膏子,入平胃散同杵,丸桐子大,每服三十丸,鹽湯或米飲空腹服。(**按**:《世醫得效方》卷 5“泄瀉”下有此方,然無“丁必卿云”,時珍當引自《普濟方》。)

③ 心鏡:《證類》卷 18“豚卵” 《食醫心鏡》……又主消渴,日夜飲水數斗,小便數,瘦弱。豬肚一枚,净洗,以水五升煮,令爛熟,取二升已來,去肚,著少豉,渴即飲之,肉亦可喫。又和米,著五味,煮粥食之,佳。

④ 食醫心鏡:《千金方》卷 21“消渴第一” 豬肚丸:治消渴方。豬肚(一枚,治如食法)、黃連、粱米(各五兩)、栝樓根、茯神(各四兩)、知母(三兩)、麥門冬(二兩,去心),右七味爲末,納豬肚中縫塞,安甑中蒸之極爛,接熱及藥木臼中,搗可丸。若强,與蜜和之,蜜丸如梧子。飲服三十丸,日二,加至五十丸,隨渴即服之。(**按**:未見《食醫心境》有此方,另溯其源。)

⑤ 養老方:《壽親養老》卷 1“食治脚氣諸方” 食治老人脚氣煩熱,流腫入膝滿悶,豬肚生方:豬肚(一具,肥者,細切作生),右以水洗,布絞令乾,好蒜、醋、椒、醬、五味,空心常食。亦治熱勞,補益效。

⑥ 千金髓:《證類》卷 18“豚卵” 《千金髓》治胎孕九個月,將產消息。用豬肚一個,依常法著葱、五味,煮熟食之,食不盡再食,不與別人食。

⑦ 外臺:(**按**:《外臺秘要》無此方,未能溯得其源。)

⑧ 救急:(**按**:查《新增救急良方》及《急救良方》皆無此方。未能溯得其源。)

⑨ 普濟:《普濟方》卷 48“白禿” 又方(出《肘後方》):療白禿。用新破豬肚,去糞,及熱速搭頭上,須臾蟲出瘥。出若不盡,更作,取令無蟲。若瘥,慎勿搔,當縛兩手。日中卧,午後去之。(**按**:今本《肘後方》無此方。)

⑩ 孫氏方:《萬應方》卷 4“瘡科” 白禿瘡方:用大豬肚一箇,人言一兩,裝入肚内,黃泥包固,曬乾,入火燒存性,爲末,香油調搽三次後,用花椒湯洗過,亮乾,再以羊糞燒灰存性,蜜調搽。

氏用枳殼末拌之。

腸。【氣味】甘，微寒，無毒。【主治】虛渴，小便數，補下焦虛竭。_孟詵①。止小便。《日華》②。去大小腸風熱，宜食之。蘇頌③。潤腸治燥，調血痢臟毒。時珍。○洞腸：治人洞腸挺出，血多。孫思邈④。○洞腸，廣腸也。

【附方】_{新三。}腸風臟毒。《救急》⑤用豬大腸一條，入芫荽在內，煮食。○《奇效》⑥用豬臟，入黃連末在內，煮爛，搗丸梧子大。每米飲服三十丸。○又方：豬臟入槐花末令滿，縛定，以醋煮爛，搗爲丸如梧桐子大。每服二十丸，溫酒下。脇熱血痢：方法同上。臟寒泄瀉。體倦食減。用豬大臟一條，去脂洗淨，以吳茱萸末填滿，縛定蒸熟，搗丸梧子大。每服五十丸，米飲下。《奇效良方》⑦。

脬。亦作胞。【氣味】甘、鹹，寒，無毒。【主治】夢中遺溺，疝氣墜痛，陰囊濕癢，玉莖生瘡。

【發明】【時珍曰】豬胞所主，皆下焦病，亦以類從爾。蘄有一妓，病轉脬，小便不通，腹脹如鼓，數月垂死。一醫用豬脬吹脹，以翎管安上，插入廷孔，捻脬氣吹入，即大尿而愈。此法載在羅天益《衛生寶鑑》⑧中，知者頗少，亦機巧妙術也。

【附方】_{新八。}夢中遺溺。用豬脬洗炙食之。《千金》⑨。產後遺尿。豬脬、豬肚各

---

① 孟詵：《食療》見《證類》卷18"豚卵"　孟詵云……腸主虛渴，小便數，補下焦虛竭。
② 日華：《日華子》見《證類》卷18"豚卵"　……又腸止小便，補下焦，生血，療賁㹠氣及海外瘴氣……
③ 蘇頌：《圖經》見《證類》卷18"豚卵"　……腸藏，主大小腸風熱，宜食之……
④ 孫思邈：《千金方》卷26"鳥獸第五"　豚卵……豬洞腸：平，無毒。主洞腸挺出血多者。
⑤ 救急：（按：查《新增救急良方》及《急救良方》皆無此方。未能溯得其源。）
⑥ 奇效：《奇效良方》卷51"腸痔漏通治方"　豬臟丸……黃連（二兩，剉碎）、嫩豬臟（二尺，去肥），右以黃連塞滿豬臟，系兩頭，煮十分爛，研細，添糕糊丸如梧桐子大，每服三五十丸，食前米飲送下。/豬臟丸：治痔瘻下血。豬臟（一條，洗淨，控乾）、槐花（炒，爲末，填入臟內，兩頭紮定，石器內米醋煮爛），右搗和丸如梧桐子大，每服五十丸，食前當歸酒下。
⑦ 奇效良方：《奇效良方》卷17"脾胃通治方"　豬臟丸：治臟寒泄瀉，飲食不進，氣體倦怠。吳茱萸（揀去枝梗，不以多少，水浸透），右用獖豬臟頭一截，去脂膜，淨洗，將茱萸入臟內，兩頭用線紮定，慢火煮令極爛，用甑蒸熟尤好，二味於臼內搗千下，令極細，丸如梧桐子大，每服五十丸，食前米湯下。
⑧ 衛生寶鑑：《衛生寶鑑》卷17"胞痹門"　良法治小便不通，諸藥不效，或轉胞至死危困，此法用之，小便自出而愈。用豬尿胞一個，底頭出一小眼子，翎筒通過，放在眼兒內，根底以細線系定，翎筒子口細杖子觀定，上用黃蠟封尿胞口，吹滿氣七分，系定了，再用手撚定翎筒根頭，放了黃蠟，塞其翎筒，放在小便出裏頭，放開翎筒根頭，手撚其氣透於裏，小便即出，大有神效。
⑨ 千金：《得效方》卷7"遺溺"　治溺床失禁……又方：用豬胞洗淨，鐵鏟上炙香熟，嚼細，溫酒下。（按：今本《千金方》無此方，另溯其源。）

一箇,糯米半升,入脬内,更以脬入肚内,同五味煮食。《醫林集要》①。**産後尿床**。方法同上。**疝氣墜痛**。用豬脬一枚,洗,入小茴香、大茴香、破故紙、川楝子等分填滿,入青鹽一塊縛定,酒煮熟食之,酒下。其藥焙搗爲丸,服之。**消渴無度**。乾豬胞十箇,剪破去蒂,燒存性,爲末。每溫酒服一錢。《聖濟總錄》②。**腎風囊癢**。用豬尿胞火炙,以鹽酒吃之。《救急》③。**玉莖生瘡**,臭腐。用豬胞一枚,連尿,去一半,留一半,以煅紅新磚焙乾爲末,入黃丹一錢。摻之,三五次瘥。先須以葱椒湯洗。《奇效方》④。**白禿癩瘡**。洗刮令凈,以豬胞乘熱裹之,當引蟲出。

　　膽。【氣味】苦,寒,無毒。【主治】傷寒熱渴。《別録》⑤。骨熱勞極,消渴,小兒五疳,殺蟲。蘇頌⑥。敷小兒頭瘡。治大便不通,以葦筒納入下部三寸灌之,立下。藏器⑦。通小便,敷惡瘡,殺疳䘌,治目赤目翳,明目,清心臟,凉肝脾。入湯沐髮,去膩光澤。時珍。

　　【發明】[成無己⑧曰]仲景以豬膽汁和醋少許,灌穀道中,通大便神效。蓋酸苦益陰潤燥而瀉便也。又治少陰下利不止,厥逆無脉,乾嘔煩者,以白通湯加豬膽汁主之。若調寒熱之逆者,冷熱

---

① 醫林集要:《醫林集要》卷15"淋門"　治遺尿失禁,獖豬脬一個,盛糯米,入椒鹽煮爛,去米,只用豬脬,切片,蘸茴香末吃,以好酒送下,空心臨臥各進一服。(**按**:此方與時珍所引略異。原書無時珍所引方。)

② 聖濟總錄:《聖濟總錄》卷58"消渴"　治渴疾,飲水不止,甘露散方:乾豬胞十枚,剪破,出却氣去,却系著處,用乾盆子一隻,燒胞烟盡,取出,研令極細,每服一錢匕,溫酒調下,不拘時候。

③ 救急:《仙傳外科》卷10"救解諸毒傷寒雜病一切等證"　治腎風,陰囊癢,手又白:右用豬尿包,火炙令熟,空心吃,鹽酒嚥……

④ 奇效方:《奇效良方》卷54"瘡科通治方"　丹胞散:治玉莖上生瘡,臭爛者:右以豬肚一個,連尿,去一半,留一半,用新磚兩口,炭火煅新磚,將豬胞連尿於磚上焙乾,不住手一向移放於兩口磚上,輪流不歇,莫與火煅過,胞以尿乾爲度,研爲末,入黃丹一錢,先用葱湯,以鵝毛抹洗,以舊綿帛滲乾。此藥摻三五次,立見效。

⑤ 別録:**《本經》**《別録》見《證類》卷18"**豚卵**"　膽:主傷寒熱渴。

⑥ 蘇頌:《圖經》見《證類》卷18"**豚卵**"　……膽,大寒。主骨熱勞極,傷寒及渴疾,小兒五疳,殺蟲……

⑦ 藏器:《拾遺》見《證類》卷18"**豚卵**"　膽……又主大便不通,取豬、羊膽,以葦筒著膽,縛一頭,内下部入三寸,灌之,入腹立下。又主小兒頭瘡,取膽汁傅之……

⑧ 成無己:《註解傷寒論》卷5"**辨陽明脉證并治法第八**"　陽明病,自汗出,若發汗,小便自利者,此爲津液内竭,雖鞕不可攻之……豬膽方:大豬膽一枚,瀉汁,和醋少許,以灌穀道中,如一食頃,當大便出。/**卷6"辨太陰脉證并治法第十"**　少陰病,下利脉微者,與白通湯。利不止,厥逆無脉,乾嘔煩者,白通加豬膽汁湯主之……(《内經》曰:若調寒熱之逆,冷熱必行,則熱物冷服,下嗌之後,冷體既消,熱性必發,由是病氣隨愈,嘔噦皆除,情且不違,而致大益。此和人尿、豬膽汁鹹苦寒物於白通湯熱劑中,要其氣相從,則可以去格拒之寒也。)/**卷7"辨霍亂病脉證并治法第十三"**　吐已下斷,汗出而厥,四肢拘急不解,脉微欲絕者,通脉四逆加豬膽汁湯主之。(……陽氣大虛,陰氣獨勝也。苦純與陽藥,恐陰爲格拒,或嘔或躁,不得復入也。膽苦入心而通脉,膽寒補肝而和陰,引置湯藥不被格拒……)(**按**:此段引原書不同段落組合而成。)

必行，則熱物冷服，下嗌之後，冷體既消，熱性便發，故病氣自愈。此所以和人尿、豬膽鹹苦之物，於白通熱劑之中，使其氣相從，而無拒格之患也。又云：霍亂病吐下已斷，汗出而厥，四肢〔厥〕〔拘〕急，脉微欲絶者，通脉四逆湯加豬膽汁主之。蓋陽氣太虛，陰氣獨勝，純與陽藥，恐陰氣格拒不得入。故加豬膽汁，苦入心而通脉，寒補肝而和陰，不致格拒也。【汪機①曰】朱奉議治傷寒五六日癍出，有豬膽雞子湯。【時珍曰】方家用豬膽，取其寒能勝熱，滑能潤燥，苦能入心，又能去肝膽之火也。

【附方】舊六，新十四。**少陰下利**不止，厥逆無脉，乾嘔者，以白通湯加豬膽汁主之。葱白四莖，乾薑一兩，生附子一枚，水三升，煮一升，入人尿五合，豬膽汁一合，分服。仲景《傷寒論》②。**或瀉或止**，久而不愈。二聖丸：用黃連、黃蘗末各一兩，以豬膽煮熟和丸如菉豆大。量兒大小，每米飲服之。《總微論》③。**赤白下痢**。十二月豬膽百枚，俱盛黑豆入内，着麝香少許，陰乾。每用五七粒爲末。生薑湯調服。《奇效方》④。**濕䘌下痢**不止，乾嘔〔羸〕瘦，多睡面（赤）〔黃〕。以膽汁和薑汁、釀醋，同灌下部，〔手急〕捻，令醋氣上至咽喉乃止，當下五色惡物及蟲而愈也。《拾遺》⑤。**熱病蝕（蜃）〔䘌〕**上下。用豬膽一枚，醋一合，煎沸服，蟲立死也。梅師⑥。**瘦病欬嗽**。豬膽和人溺、薑汁、橘皮、訶梨勒皮同煮汁，飲之。《拾遺》方⑦。**小便不通**⑧。豬膽一枚，熱酒和服。○又用豬膽連汁，籠住陰頭。一二時汁入自通。**消渴無度**。雄豬膽五箇，定粉一

① 汪機：（**按**：或出《本草會編》。書佚，無可溯源。）
② 傷寒論：《傷寒論・辨少陰病脉證並治》 少陰病，下利，脉微者，與白通湯。利不止，厥逆無脉，乾嘔煩者，白通加豬膽汁湯主之。服湯脉暴出者死，微續者生。白通加豬膽湯方：葱白（四莖）、乾薑（一兩）、附子（一枚，生，去皮，破八片）、人尿（五合）、豬膽汁（一合），右五味以水三升，煮取一升，去滓，内膽汁、人尿，和令相得，分温再服。若無膽亦可用。
③ 總微論：《小兒衛生總微論》卷12"五疳論・治疳瀉痢方" 二聖丸：治瀉久不愈，羸瘦成疳，宜常服之。川黃連（去鬚）、黃柏（去粗皮，各一兩），右爲細末，將藥入豬膽内，湯煮熟，取出，丸菉豆大，每服二三十丸，米飲下，無時。
④ 奇效方：《奇效良方》卷13"痢疾通治方" 黑龍丹：治痢疾不可者。右用十二月殺的豬膽，可收一百之上，將雄黑豆裝入膽内，麝香少許，陰乾，看人大小，每服五七粒，爲細末。如紅痢甘草湯下，如白痢生薑湯下。
⑤ 拾遺：《拾遺》見《證類》卷18"豚卵" 膽，主濕䘌病，下膿血不止，乾嘔，羸瘦多睡。面黃者，取膽和生薑汁、釀醋半合，灌下部，手急撚，令醋氣上至咽喉乃放手，當下五色惡物及蟲子。
⑥ 梅師：《證類》卷18"豚卵" 《梅師方》……又方：治熱病有䘌上下蝕人。豬膽一枚，苦酒一合，同煎三二沸，滿口飲之，蟲立死，即愈。
⑦ 拾遺方：《拾遺》見《證類》卷18"豚卵" 膽又主瘦病，欬嗽，取膽和小便、生薑、橘皮、訶梨勒、桃皮煮服。
⑧ 小便不通：《證類》卷18"豚卵" 《肘後方》……又方：小便不通，豬膽大如雞子者，内熱酒中服。姚云亦療大便不通。（**按**：原無出處，今溯得前一法之源，後一法未能溯得其源。）

兩，同煎成，丸芡子大。每含化二丸，嚥下，日二。《聖濟總錄》①。**傷寒癍出**。豬膽雞子湯：用豬膽汁、苦酒各三合，雞子一箇，合煎三沸，分服，汗出即愈。《張文仲方》②。**疔瘡惡腫**。十二月豬膽風乾，和生葱搗傅。《普濟方》③。**目翳目盲**④。豬膽，文火煎稠，丸黍米大。每納一粒目中，良。**目赤腫痛**。豬膽汁一枚，和鹽碌五分，點之。《普濟方》⑤。**火眼赤痛**。豬膽一箇，銅錢三文，同置盞內蒸乾，取膽丸粟米大，安眼中。《聖惠方》⑥。**拔白換黑**。豬膽塗孔中，即生黑者。《聖惠》⑦。**小兒初生**。豬膽入湯浴之，不生瘡疥。姚和衆⑧。**產婦風瘡**。因出風早。用豬膽一枚，柏子油一兩，和傅。《杏林(採)〔摘〕要》⑨。**湯火傷瘡**。豬膽調黃蘗末，塗之。《外臺》⑩。**瘰疬出汁**。生手足肩背，纍纍如赤豆，剥淨，以豬膽塗之。《千金》⑪。**喉風閉塞**。臘月初一日，取豬膽，不拘大小五六枚，用黃連、青黛、薄荷、僵蠶、白礬、朴硝各五錢，裝入膽內，青紙包了。將地掘一孔，方深各一尺。以竹橫懸此膽在內，以物蓋定。候至立春日取出，待風吹，去膽皮、青紙，研末密收。每吹少許神驗，乃萬金不傳之方。邵真人《經驗方》⑫。

膽皮。【主治】目翳如重者，取皮曝乾，作兩股繩如筯大，燒灰，出火

---

① 聖濟總錄：《聖濟總錄》卷58"**消渴口舌乾燥**" 治口中乾燥，無津液而渴，豬膽煎方：雄豬膽(五枚)、定粉(一兩)，右二味，以酒煮膽，候皮爛，即入粉研細，同煎成煎，丸如雞頭大，每服二丸，含化咽津。

② 張文仲方：《千金方》卷10"**傷寒雜治第一**" 治傷寒五六日斑出方。豬膽湯：豬膽、苦酒(各三合)、雞子(一枚)，右三味合煎三沸，強者盡服之，羸者須煎六七沸，分爲二服，汗出即愈。(**按**：此方未載出張文仲方。)

③ 普濟方：《普濟方》卷273"**諸疔瘡**" 救疔瘡方：以十二月豬膽風乾，和生葱搗碎，塗諸般疔瘡。

④ 目翳目盲：《外臺》卷21"**青盲及盲方**" 深師療青盲方：豬膽一枚，一味微火煎之可丸，如黍米內眼中，食頃良。(**按**：原無出處，今錄近似方備參。)

⑤ 普濟方：《普濟方》卷73"**目赤痛**" 療目赤痛及胎赤：右用豬膽和鹽綠五分，皆效。

⑥ 聖惠方：《普濟方》卷74"**暴赤眼**" 豬膽方，治火眼：用豬膽(一個)、銅錢(三文)，洗淨瓦盆內蒸，漸乾取膽，丸如粟米，安眼中。(**按**：《聖惠方》無此方，今另溯其源。)

⑦ 聖惠：《千金方》卷13"**頭面風第八**" 令髮下生方……又豬、狗膽塗之。(**按**：今本《聖惠方》無此方，另溯其源。)

⑧ 姚和衆：《證類》卷18"**豚卵**" 姚和衆：小兒初生。豬膽一枚，以水七升，煎取四升，澄清浴兒，令永無瘡疥。

⑨ 杏林摘要：(**按**：書佚，無可溯源。)

⑩ 外臺：《普濟方》卷278"**諸腫**" 消腫毒方：用黃柏蘸豬膽汁，炙數次爲末，水調塗之。(**按**：《外臺》無此方，今另溯其源。)

⑪ 千金：《千金方》卷22"**瘰疬第六**" 治瘰疬著手足肩背，忽發累累如赤豆，剥之汁出者方……又方：以豬膽敷之良。

⑫ 邵真人經驗方：《秘傳經驗方》 治纏喉風閉塞神效，此法端的神通聖，萬兩黃金方，不傳。用臘月初一日取五六箇大小不等豬膽，用薑黃、薄荷、朴硝、黃連，每件剉，青黛、白礬，共六味，各五錢，裝在內，上縛定，膽外用青紙包了，將地掘一孔方，方一尺長闊，上用竹竿橫吊此膽，懸定在內，候至立春日取出來，春風吹去(子)〔了〕膽皮、青紙，研爲細末，密收。吹喉風等證。

毒,點之,不過三五度瘥。時珍。○出《外臺秘要》①。

膚。【汪機②曰】豬膚,王好古③以爲豬皮,吳綬④以爲燖豬時刮下黑膚,二説不同。今攷《禮運疏》⑤云:革,膚内厚皮也;膚,革外厚皮也。則吳説爲是。淺膚之義。

【氣味】甘,寒,無毒。【主治】少陰下利,咽痛。時珍。

【發明】【張仲景⑥曰】少陰下利,咽痛,胸滿心煩者,豬膚湯主之。用豬膚一斤,水一斗,煮五升,取汁,入白蜜一升,白粉五合,熬香,分六服。【成無己⑦曰】豬,水畜也。其氣先入腎,解少陰客熱。加白蜜以潤燥除煩,白粉以益氣斷利也。

耳垢。【主治】蛇傷狗咬,塗之。《別録》⑧。

鼻唇。【氣味】甘、鹹,微寒,無毒。多食動風。【主治】上唇:治凍瘡痛痒。思邈⑨。煎湯,調蜀椒目末半錢,夜服治盜汗。宗奭⑩。鼻:治目中風翳,燒灰水服方寸匕,日二服。時珍。○出《千金》⑪。

舌。【主治】健脾補不足,令人能食,和五味煮汁食。孟詵⑫。

靨。音掩,俗名咽舌是矣,又名豬氣子。王璽⑬曰:在豬喉系下,肉團一枚,大如棗,微扁色

---

① 外臺秘要:《證類》卷18"豚卵" 《外臺秘要》……又方:治翳,如重者:取豬膽白皮曝乾,合作小繩子如粗釵股大小,燒作灰,待冷,便以灰點翳上,不過三五度即差。(按:今本《外臺》無此方。然《外臺》卷21"目膚翳方")下崔氏一方主治及用法全同,惟藥爲"楮白皮"。"豬""楮"形似,或有一誤。)

② 汪機:(按:或出《本草會編》。書佚,無可溯源。)

③ 王好古:《湯液本草》卷6"豬膚" 《液》云:豬皮。

④ 吳綬:《傷寒蘊要》卷1"傷寒藥性主製要略" 豬膚:味辛寒,乃皮上黑膚也。

⑤ 禮運疏:《禮記·禮運》 ……四體既正,膚革充盈,人之肥也……(……膚革充盈者,膚是革外之薄皮,革是膚内之厚皮革也……)

⑥ 張仲景:《傷寒論·辨少陰病脉證並治》 少陰病,下利咽痛,胸滿心煩,豬膚湯主之。豬膚湯方:豬膚(一斤),右一味以水一斗,煮取五升,去滓,加白蜜一升,白粉五合,熬香,和令相得,温分六服。

⑦ 成無己:《注解傷寒論》卷6"辨少陰病脉證并治法第十一" 少陰病,下痢,咽痛,胸滿心煩者,豬膚湯主之……(豬,水畜也,其氣先入腎。少陰客熱,是以豬膚湯解之。加白蜜以潤燥除煩,白粉以益氣斷利。)

⑧ 別録:《唐本草》見《證類》卷18"豚卵" 《唐本》注云:《別録》云,豬耳中垢主蛇傷……

⑨ 思邈:《千金方》卷26"鳥獸第五" 豚卵……豬喙:微寒,無毒。主凍瘡痛癢。

⑩ 宗奭:《衍義》卷15"蜀椒" ……其中子謂之椒目,治盜汗尤功。將目微炒,搗爲極細末,用半錢匕,以生豬上唇煎湯一合調,臨睡服,無不效。蓋椒目能行水,又治水蠱。

⑪ 千金:《千金方》卷6"目病第一" 治風翳方:取死豬鼻燒灰,治下篩,日一,向日水服方寸匕。

⑫ 孟詵:《食療》見《證類》卷18"豚卵" 《食療》……又舌和五味煮取汁飲,能建脾,補不足之氣,令人能食。

⑬ 王璽:《醫林集要》卷14"瘿瘤門" 神效開結散……豬靨肉子(生於豚豬項下喉嚨系,一枚如棗大,微扁色紅……)

紅。【主治】項下瘰氣，瓦焙研末，每夜酒服一錢。時珍。

【發明】見"羊靨"下。

【附方】新二。瘰氣。《杏林摘要》①用豬靨七枚，酒麴三錢，入水瓶中露一夜，取出炙食。二服效。○《醫林集要》②開結散：豬靨焙四十九枚，沉香二錢，真珠砂罐煅四十九粒，（沉）〔木〕香三錢，橘紅四錢，爲末。臨臥冷酒徐徐服二錢。五服見效，重者一料愈。以除日合之。忌酸、鹹、油膩、澀氣之物。

齒。【氣味】甘，平。【主治】小兒驚癇，五月五日取，燒灰服。《別錄》③。又治蛇咬。《日華》④。中牛肉毒者，燒灰，水服一錢。又治痘瘡倒陷。時珍。

骨。【主治】中馬肝、漏脯、菓、菜諸毒，燒灰，水服方寸匕，日三服。頰骨：燒灰，治痘陷；煎汁服，解丹藥毒。時珍。

【附方】新三。三消渴疾。豬脊湯：用豬脊骨一尺二寸，大棗四十九枚，新蓮肉四十九粒，炙甘草二兩，西木香一錢，水五椀，同煎取汁，渴則飲之。《三因方》⑤。浸淫諸瘡。豬牙車骨年久者，椎破，燒令脂出，乘熱塗之。《普濟方》⑥。下痢紅白。臘豬骨燒存性，研末，溫酒調服三錢。

豚卵。【釋名】豚顛《本經》⑦、豬石子。【《別錄》⑧曰】陰乾藏之，勿令敗。【頌⑨曰】豚卵，當是豬子也。【時珍曰】豚卵，即牡豬外腎也。牡豬小者多犗去卵，故曰豚卵，《濟生方》謂之豬石子者是也。《三因》治消渴方中有石子薺苨湯，治產後蓐勞有石子湯，並用豬腎爲石子，誤矣。

【氣味】甘，溫，無毒。【主治】驚癇癲疾，鬼疰蟲毒，除寒熱賁豚，五癃，

① 杏林摘要：（按：書佚，無可溯源。）
② 醫林集要：《醫林集要》卷14"瘰瘤門" 神效開結散：專治男子女人項下瘰疾，不分年歲久近，極有應驗。沉香（二錢）、木香（三錢）、陳皮（去白，四兩）、珍珠（四十九粒，砂鍋內泥封口，煅 豬厭肉子生於豚豬項下喉嚨系，一枚如棗大，微扁色紅，收取四十九個，瓦上焙乾），右爲末，每服二銅錢，臨臥冷酒徐徐咽下，輕者三五服見效，重者〔一〕料全愈。修合時用除日效試有奇驗。忌酸、鹹、油膩、澀氣之物尤妙。（按：時珍引時藥味有刪減。）
③ 別錄：《本經》《別錄》見《證類》卷18"豚卵" 齒：主小兒驚癇。五月五日取。
④ 日華：《日華子》見《證類》卷18"豚卵" 齒，治小兒驚癇。燒灰服，并治蛇咬。
⑤ 三因方：《三因方》卷10"三痟治法" 豬脊湯：治三消渴疾。大棗（四十九枚，去皮核）、新蓮肉（四十九粒，去心）、西木香（一錢半）、甘草（二兩，炙），右用雄豬脊骨一尺二寸同煎藥，用水五碗，於銀石器煮，去肉骨，濾滓，取汁一碗，空服任意呷服。忌生冷、鹽藏等物。以滓減去甘草一半，焙乾爲末，米湯調服，不以時。
⑥ 普濟方：《千金方》卷22"瘭疽第六" 瘡表裏相當，名浸淫瘡方：豬牙車骨年久者，椎破，燒令脂出，熱塗之。（按：《普濟方》卷274"浸淫瘡"下引同方，云出《千金方》。）
⑦ 本經：《本經》《別錄》見《證類》卷18"豚卵" 甘、溫，無毒。主驚癇癲疾，鬼疰蟲毒，除寒熱，賁豚，五癃，邪氣攣縮。一名豚顛。陰乾藏之，勿令敗。
⑧ 別錄：見上注。
⑨ 頌：《圖經》見《證類》卷18"豚卵" ……今云豚卵當是豬子也……

邪氣攣縮。《本經》①。除陰莖中痛。孫思邈②。治陰陽易病，少腹急痛，用熱酒吞二枚，即瘥。時珍。○又《古今錄驗》③治五癇，莨菪〔子〕散中用之。

【附方】新一。驚癇中風，壯熱掣瘲，吐舌出沫。用豚卵一雙切細，當歸二分，以醇酒三升，煮一升，分服。《普濟》④。

母豬乳。【時珍曰】取法：須馴豬，待兒飲乳時提後脚，急以手捋而承之。非此法不得也。

【氣味】甘、鹹，寒，無毒。【主治】小兒驚癇，及鬼毒去來，寒熱五癃，綿蘸吮之。蘇恭⑤。小兒天弔，大人豬、雞癇病。《日華》⑥。

【發明】【時珍曰】小兒體屬純陽，其驚癇亦生於風熱。豬乳氣寒，以寒治熱，謂之正治。故錢乙⑦云：初生小兒至滿月，以豬乳頻滴之，最佳。張煥⑧云：小兒初生無乳，以豬乳代之，出月可免驚癇痘疹之患。楊士瀛⑨云：小兒口噤不開，豬乳飲之甚良。月內胎驚，同硃砂、牛乳少許，抹口中甚妙。此法諸家方書未知用，予傳之。東宮吳觀察子病此，用之有效。

【附方】舊一。斷酒白豬乳一升飲之。《千金》⑩。

蹄。已下並用母豬者。【氣味】甘、鹹，小寒，無毒。【主治】煮汁服，下乳汁，解百藥毒，洗傷撻諸敗瘡。《別錄》⑪。滑肌膚，去寒熱。蘇頌⑫。煮羹，通乳脉，托癰疽，壓丹石。煮清汁，洗癰疽，漬熱毒，消毒氣，去惡肉，有效。時珍。

① 本經：見前頁注⑦白字。
② 孫思邈：《千金方》卷26"鳥獸第五" 豚卵……除陰莖中痛。
③ 古今錄驗：《外臺》卷15"五癲" 《古今錄驗》莨菪子散，療五癲，反側羊鳴，目翻吐沫不知痛處方。豬卵（一具，陰乾百日）、莨菪子（三升）、牛黃（八分，研）、鯉魚膽（五分）、桂心（十分，研）、右五味切，以清酒一升漬莨菪子，暴令乾盡酒止。乃搗合下篩，酒服五分匕，日再，當如醉。不知稍增，以知爲度。忌生葱。
④ 普濟：《普濟方》卷378"驚癇" 當歸湯：治少小驚癇壯熱，中風四肢掣瘲，舌吐沫。當歸（二分）、豚卵（一雙，切細），右二物以醇酒三升，煮取一升，爲二服。兒小即用一卵。一本棗二十枚大者。
⑤ 蘇恭：《唐本草》見《證類》卷18"豚卵" 《唐本》注云……乳汁主小兒驚癇病。乳頭亦主小兒驚癇，及鬼毒去來，寒熱五癃……
⑥ 日華：《日華子》見《證類》卷18"豚卵" ……又乳治小兒驚癇天弔，大人豬雞癇……
⑦ 錢乙：（按：查《小兒藥證直訣》，未能溯得其源。）
⑧ 張煥：《幼幼新書》卷4"豬乳法" 張煥：嬰兒初生盈月內，常時時旋取豬乳滴口中，最爲佳矣。
⑨ 楊士瀛：《仁齋小兒方》卷1"噤風撮口臍風證治" ……豬乳主小兒口噤不開最良。/《普濟方》卷361"胎驚" 牛黃豬乳膏（出《危氏方》）：治兒在胎中受驚，初生未滿月而發驚。右用硃砂細研，同牛黃少許，取豬乳汁調稀，抹入口中。入麝香當門子尤妙。此法諸家方書並皆不曾載，自余傳之始，東官吳觀察新得一子，有一月，病此，因用之。（按：本條綴合《普濟方》內容，其方可見《世醫得效方》卷11"驚候"。）
⑩ 千金：《千金方》卷25"卒死第一" 斷酒……又方：白豬乳汁一升，飲之，永不飲酒。
⑪ 別錄：《本經》《別錄》見《證類》卷18"豚卵" 豬四足：小寒。主傷撻諸敗瘡，下乳汁。/《千金方》卷26"鳥獸第五" 豚卵……母豬蹄，寒，無毒，煮汁服之，下乳汁，甚解石藥毒。
⑫ 蘇頌：《圖經》見《證類》卷18"豚卵" ……四蹄主行婦人乳脉，滑肌膚，去寒熱……

○《外科精要》①洗癰疽有豬蹄湯數方,用豬蹄煮汁去油,煎衆藥蘸洗也。

【附方】舊五,新二。婦人無乳。《外臺》②用母豬蹄一具,水二斗,煮五六升,飲之,或加通草六分。○《廣濟》③用母豬蹄四枚,水二斗,煮一(升)〔斗〕,去(滓)〔蹄〕,入土瓜根、通草、漏蘆各三兩,再煮六升,去滓,納葱、豉作粥或羹食之。或身體微熱,有少汗出佳。未通再作。癰疽發背。母豬蹄一雙,通草六分,綿裹煮羹食之。梅師④。乳發初起。方同上。天行熱毒攻手足,腫痛欲斷。用母豬蹄一具去毛,以水一斗,葱白一握,煮汁,入少鹽漬之。《肘後》⑤。老人面藥。令面光澤。用母豬蹄一具,煮漿如膠。夜以塗面,曉則洗去。《千金翼》⑥。硇砂損陰。豬蹄一具,浮萍三兩,水三升,煮汁半升,漬之。冷即出,以粉傅之。《外臺》⑦。

懸蹄甲。一名豬退。○【思邈⑧曰】酒浸半日,炙焦用。【時珍曰】按古方有用左蹄甲者,又有用後蹄甲者,未詳其義也。

【氣味】鹹,平,無毒。【主治】五痔,伏熱在腹中,腸癰內蝕。《本經》⑨。同赤木燒煙熏,辟一切惡瘡。仲景⑩。

【附方】舊二,新五。肺氣齁喘。豬爪甲二枚燒灰,研,入麝香〔當門子〕一枚同研,茶服。《普濟》⑪。定喘化痰。用豬蹄甲四十九箇,洗净,每甲納半夏、白礬各一字,罐盛固濟,煅赤

---

① 外科精要:《外科精要》卷中"論醫者貪利更易前方"　豬蹄湯:治一切癰疽腫壞……以故帛蘸藥湯,温温徐徐薄揩瘡上,死肉惡血隨洗而下……
② 外臺:《外臺》卷34"下乳汁方"　母豬蹄一具,粗切,以水二斗,煮令熟,餘五六升汁,飲之,甚良。
③ 廣濟:《外臺》卷34"下乳汁方"　《廣濟》療婦人乳無汁方:以母豬蹄(四枚,治如食法,以水二斗,煮取一斗,去蹄)、土瓜根、通草、漏蘆(各三兩),以汁煮取六升,去滓,内葱白、豉如常法,著少米煮作稀葱豉粥,食之,食了或身體微微熱,有少許汗佳。乳未下,更三兩劑,甚驗。
④ 梅師:《證類》卷18"豚卵"　《梅師方》……又方:治癰諸疽,發背,或發乳房初起微赤,不急治之即殺人。母豬蹄兩隻,通草六分,以綿裹和煮作羹食之。
⑤ 肘後:《肘後方》卷2"治傷寒時氣温病方第十三"　治毒攻手足腫,疼痛欲斷方……又方:豬蹄一具,合葱煮,去滓,納少鹽以漬之。
⑥ 千金翼:《千金翼方》卷5"婦人面藥第五"　急面皮方:大豬蹄一具,治如食法,水二升,清漿水一升,不渝釜中煎成膠以洗面。又和澡豆夜塗面,曉以漿水洗,令面皮色矣。
⑦ 外臺:《外臺》卷26"著硇砂方"　《救急》邇近著硇砂損陰方:豬蹄一具,擘破　浮萍草三兩,右二味以水三大升,煮取半升,去滓,以瓶子盛汁,内陰瓶中漬之,冷即出拭乾,便傅後藥粉之。又粉法:薔薇根皮、黄蘗(各三分)、朴消、蛇床子(各一分)、甘草(二分,炙)。右五味擣爲散,用前法浸洗後,以粉瘡上,亦不甚痛,慎風。
⑧ 思邈:《千金方》卷26"鳥獸第五"　豚卵……大豬後脚懸蹄甲:無毒。主五痔,伏熱在腹中,腸癰內蝕,取酒浸半日,炙焦用之。
⑨ 本經:<mark>《本經》《別錄》見《證類》卷18"豚卵"</mark>　<mark>懸蹄:主五痔,伏熱在腸,腸癰內蝕。</mark>
⑩ 仲景:(按:已查仲景諸書,未能溯得其源。)
⑪ 普濟:《普濟方》卷163"總論"　神秘方:治喘。右以豬爪甲二枚,燒灰細研,入麝香當門子一枚,同研,臘茶清調下。

爲末,入麝香一錢匕。每用糯米飲下半錢。《經驗良方》①。**久欬喘急**。豬蹄甲四十九枚,以瓶子盛之,安天南星一枚,蓋之,鹽泥固濟,煅烟出爲度。取出,入款冬花半兩,麝香、龍腦少許,研勻。每服一錢,食後煎桑白皮湯下。名黑金散。《總録》②。**小兒寒熱**,及熱氣中人。用豬後蹄甲燒灰,乳汁調服一撮,日二服。《千金》③。**痘瘡入目**。豬蹄爪甲燒灰,浸湯濾净,洗之甚妙。《普濟方》④。**瘢痘生瞖**。半年已上者,一月取效;一年者不治。用豬懸蹄〔甲〕二兩,瓦瓶固濟,煅,蟬蜕一兩,羚羊角一分,爲末。每(歲)〔服〕一字,三歲已上三錢,温水調服,一日三服。錢氏《小兒方》⑤。**小兒白禿**⑥。豬蹄甲七箇,每箇入白礬一塊,棗兒一箇,燒存性,研末,入輕粉、麻油調搽,不過五上愈。

　　尾。【主治】臘月者,燒灰水服,治喉痺。和豬脂,塗赤禿髮落。時珍。○出《千金》⑦。

　　毛。【主治】燒灰,麻油調塗湯火傷,留竅出毒則無痕。時珍。○出《袖珍》⑧。

　　【附方】新一。**赤白崩中**。豬毛燒灰三錢,以黑豆一椀,好酒一碗半,煮一碗,調服。

---

① 經驗後方:《證類》卷18"豚卵"　《經驗後方》:定喘化涎。豬蹄甲四十九個,净洗控乾,每個指甲內半夏、白礬各一字,入罐子內封閉,勿令煙出,火煅通赤,去火細研,入麝香一錢匕。人有上喘咳嗽,用糯米飲下,小兒半錢,至妙。(**按**:所出書名有誤。)

② 總録:《聖濟總録》卷65"久嗽"　治久咳嗽喘息,黑金散方:豬蹄合子(黑者,四十九枚,水浸洗净)、天南星(一枚大者,剉)、款冬花(帶蕊者,末,半兩),右三味,用瓶子一枚,鋪豬蹄合子在內,上以天南星勻蓋之,合了,鹽泥、赤石脂固濟,火煅白烟出爲度,候冷取出,入款冬花末並麝香一分,龍腦少許,同研,每服一錢匕。食後煎桑根白皮湯調下。若年少即用生犀,中年即用羚羊角末各半兩,代豬蹄合子。

③ 千金:《證類》卷18"豚卵"　《傷寒類要》:療小兒寒熱及熱氣中人。豬後蹄燒灰末,以乳汁調一撮服之,效。(**按**:今本《千金方》無此方。誤注出處,另溯其源。)

④ 普濟方:《普濟方》卷84"斑痘瘡入眼"　治斑痘瘡入眼……又方:右以豬蹄爪甲燒灰,湯浸,濾去以滓,如常法洗。

⑤ 錢氏小兒方:《小兒藥證直訣》卷下"蟬退散"　蟬退散:治斑瘡入眼,半年以內者,壹月取效。蟬蜕(去土取末,壹兩)、豬懸蹄甲(貳兩,罐子內鹽泥固濟,燒存性),右二味研,入羚羊角細末壹分拌勻,每服壹匙。百日外兒伍分,叁歲以上壹貳錢。温水或新水調下,日三四,夜一二,食後服。一年以外難治。

⑥ 小兒白禿:《普濟方》卷363"頭瘡"　治小兒禿瘡方:用豬蹄甲七個,每甲中放白礬一塊,棗兒一個,同燒存性,研爲極細末,加輕粉得宜研細,用清油調搽,不過三五上即瘥。(**按**:原無出處,今溯得其源。)

⑦ 千金:《千金方》卷6"喉病第七"　治喉痺方……又方:臘月豬尾燒末,水服之。/《聖惠方》卷41"治頭赤諸方"　治頭赤禿方……又方:右以豬毛燒灰細研,以豬脂和傅之。(**按**:今本《千金方》無"塗赤禿髮落"方,今溯其源。)

⑧ 袖珍:《袖珍方》卷4"折傷"　治湯燙火燒瘡立效秘方:右用撏豬毛燒,及香油搽患處。

屎。一名豬零。【《日華》①曰】取東行牡豬者爲良。【頌②曰】今人又取南行豬零合太乙丹。【時珍曰】古方亦有用豭豬屎者，各隨本方。豬零者，其形纍纍零落而下也。

【氣味】寒，無毒。【主治】寒熱黄疸，濕痹。《別録》③。主蠱毒，天行熱病。並取一升浸汁，頓服。《日華》④。燒灰，發痘瘡，治驚癇，除熱解毒，治瘡。時珍。血瘤出血不止，取新屎壓之。吴瑞⑤。

【發明】【時珍曰】《御藥院方》⑥治痘瘡黑陷無價散、錢仲陽治急驚風癇惺惺丸皆用之，取其除熱解毒也。

【附方】舊一，新十六。小兒客忤，僵啼面青。豭豬屎二升，水絞汁，温浴之。小兒夜啼。豬屎燒灰，淋汁浴兒，并以少許服之。《聖惠方》⑦。小兒陰腫。豬屎五升，煮熱，袋盛，安腫上。《千金方》⑧。霧露瘴毒，頭痛心煩，項强顛掉，欲吐。用新豬屎二升，酒一升，絞汁（援）〔頓〕服，取汗瘥。《千金方》⑨。中豬肉毒。豬屎燒灰，水服方寸匕。《外臺》⑩。婦人血崩。老母豬屎燒灰，酒服三錢。《李樓方》⑪。解一切毒。母豬屎，水和服之。《千金》⑫。攪腸沙痛。用母豬生兒時抛下糞，日乾，爲末，以白湯調服。口唇生核。豬屎絞汁温服。《千金方》⑬。

---

① 日華：《日華子》見《證類》卷18“豚卵”　……糞治天行熱病，黄疸蠱毒。東行牝豬者爲良……
② 頌：《圖經》見《證類》卷18“豚卵”　……今人取端午日南行豬零合太一丹是也……
③ 別録：《**本經**》《別録》見《證類》卷18“**豚卵**”　豬屎：主寒熱黄疸，濕痹。
④ 日華：見本頁注①。/《日用本草》卷3“豚肉”　豬糞：主寒熱黄疸，濕痹，熱病，以東行母豬糞一升，浸一宿，去滓頓服……
⑤ 吴瑞：《日用本草》卷3“豚肉”　……有患血瘤出血不止，豬母新糞壓血，立止。
⑥ 御藥院方：《御藥院方》卷11“治小兒諸疾門”　無價散：治斑瘡發出不快。人貓豬狗臘晨燒……但發瘡，似覺有瘡，或發不快，倒搵黑靨，一切惡瘡，並皆治之。每遇小童，但覺瘡證，每用藥一字，用蜜調服，萬無一失，據此藥功效無名可揚，以無價散呼之。
⑦ 聖惠方：《聖惠方》卷82“治小兒軀啼諸方”　治小兒軀啼，驚癇，腹滿，不乳食，大便青白色……又方：燒豬糞，以沸湯淋取汁，看冷暖浴兒，並與少許服之。
⑧ 千金方：《千金方》卷5“小兒雜病第九”　治小兒陰腫方……又方：豬屎五升，水煮沸，布裹安腫上。
⑨ 千金方：《千金方》卷9“辟温第二”　治患霧氣者，心内煩悶少氣，頭痛項急，起則眼眩欲倒，身微熱，戰掉不安，時復憎寒，心中欲吐，吐時無物方：新豬屎二升半，納好酒一升，攪令散，以生布絞取汁，更以綿濾，頓服之取盡，即地鋪暖卧覆蓋，鋪前著火，當汗出。若得汗，當細細去上衣，勿使心寒，寒即不瘥。看汗自乾乃起，慎風冷。亦治瘧及風勞蠱毒。
⑩ 外臺：《千金方》卷24“解食毒第一”　治食豬肉中毒方：燒豬屎末，服方寸匕。犬屎亦佳。（**按**：《外臺》無此方，今另溯其源。）
⑪ 李樓方：《怪證奇方》卷下　血崩：老母豬糞〔燒〕爲存性，爲末，酒下。
⑫ 千金：《千金方》卷24“解百藥毒第二”　解一切毒方：母豬屎水和服之。又水三升三合，和米粉飲之。
⑬ 千金方：《千金方》卷6“唇病第五”　治唇生核方：豬屎平量一升，經水投絞取汁，温服之。

白禿髮落。臘月豬屎燒灰敷。《肘後》①。 疔瘡入腹。牡豬屎和水絞汁，服三合，立瘥。《聖惠方》②。 十年惡瘡。母豬糞燒存性，傅之。《外臺方》③。 消蝕惡肉。臘月獯豬糞燒存性一兩，雄黃、檳榔各一錢，爲末。敷洗。《直指方》④。 胻疽青爛。生於胻脛間，惡水淋漓，經年瘡冷，敗爲深疽青黑，好肉虛腫，百藥不瘥，或瘥而復發。先以藥蝕去（亞）〔惡〕肉，後用獯豬屎散，甚效。以豬屎燒，研爲末，納瘡孔令滿，白汁出，吮去更傅。有惡肉，再蝕去乃傅，以平爲期，有驗。《千金方》⑤。 男女下疳。母豬糞，黃泥包，煅存性，爲末。以米泔洗净，搽，立效。《簡便單方》⑥。 雀瘻有蟲。母豬屎燒灰，以臘月豬膏和敷，當有蟲出。《千金》⑦。 赤遊火丹。母豬屎，水絞汁，服并傅之。《外臺》⑧。

燖豬湯。【主治】解諸毒蟲匶。蘇頌⑨。産後血刺，心痛欲死，溫飲一盞。汪機⑩。治消渴，濾净飲一碗，勿令病人知。又洗諸瘡良。時珍。

豬窠中草。【主治】小兒夜啼，密安席下，勿令母知。《日華》⑪。

縛豬繩。【主治】小兒驚啼，發歇不定，用臘月者燒灰，水服少許。藏器⑫。

---

① 肘後:《證類》卷18"豚卵" 《肘後方》……又方，小兒頭生白禿，髮不生:臘月豬屎，燒末傅之。
② 聖惠方:《聖惠方》卷64"治丁瘡諸方" 治丁瘡根入腹，方:右取母豬糞和水絞汁，服一二合，立差。
③ 外臺方:《千金方》卷22"瘭疽第六" 治惡瘡十年不瘥似癩者方……又方:燒獯豬屎敷之。（按:《外臺》卷24"癰腫方"有豬屎傅癰瘡法，文長。）
④ 直指方:《直指方》卷22"癰疽證治" 又消蝕方:臘月收獯豬糞，燒存性。獯豬糞（臘月取，一兩）、雄黃（研）、雞心檳榔（各二錢），右細末，濕者摻，乾者麻油、輕粉調抹……
⑤ 千金方:《千金方》卷22"瘭疽第六" 有久癰餘瘡，敗爲深疽者，在胻脛間，喜生瘡中水、惡露、寒凍不差，經年成骨疽，亦名胻瘡。深爛青黑，四邊堅强，中央膿血汁出，百藥不瘥，汁潰好肉處皆虛腫，亦有碎骨出者，可溫赤龍皮湯漬，（方見下卷腸癰篇，）夏月日日洗，冬天四日一洗。青肉多，可敷白蘝茹散，食却惡肉，可三日敷之止。後長敷家豬屎散，得瘥止。取豬屎燒作灰，末如粉，致瘡中令滿，白汁出，吮去，隨更敷之，瘥止。若更青肉，復著白蘝茹散如前法，家豬散取平復。
⑥ 簡便單方:《奇效單方》卷上"十二瘡瘍" 治男女下疳:母豬糞以黃泥透熱，包糞在內，候乾，以大火煅紅，冷定去土，將糞研細，先以熟米泔或桃柳條花椒湯洗净，搽藥立效。
⑦ 千金:《千金方》卷23"九漏第一" 治雀瘻方:取母豬屎灰，和臘月豬膏敷，蟲出如雀形。
⑧ 外臺:《千金方》卷22"丹毒第四" 治小兒火丹，赤如朱，走皮中方……又方:豬屎水和絞取汁，服少許良。（按:今本《外臺》無此方，另溯其源。）
⑨ 蘇頌:《圖經》見《證類》卷18"豚卵" ……燖豬湯解諸毒蟲匶。
⑩ 汪機:（按:或出《本草會編》。書佚，無可溯源。）
⑪ 日華:《日華子》見《證類》卷18"豚卵" ……窠內有草，治小兒夜啼，安蓆下，勿令母知……
⑫ 藏器:《千金方》卷5"客忤第四" 治小兒驚啼方……又方:臘月縛豬繩燒灰，服之。（按:查《證類》，未見引藏器此文。）

狗《本經》①中品

【釋名】犬《説文》②、地羊。【時珍曰】狗，叩也。吠聲有節，如叩物也。或云爲物苟且，故謂之狗，韓非云“蠅營狗苟”是矣。卷尾有懸蹄者爲犬，犬字象形，故孔子曰：視犬字如畫狗。齊人名地羊。俗又諱之以龍，稱狗有烏龍、白龍之號。許氏《説文》③云：多毛曰（厖）〔尨〕，長喙曰獫，音斂，短喙曰猲，音歇，去勢曰猗，高四尺曰獒，狂犬曰狾，音折。生一子曰獴、曰獬，音其，二子曰狮，三子曰猣。

【集解】【時珍曰】狗類甚多，其用有三。田犬長喙善獵，吠犬短喙善守，食犬體肥供饌。凡本草所用，皆食犬也。犬以三月而生，在畜屬木，在卦屬艮，在禽應婁星。豺見之跪，虎食之醉，犬食番木鱉則死，物性制伏如此。又遼東有鷹背狗，乃鷹産三卵，一鷹一鵰一犬也。以禽乳獸，古所未聞。詳見“（鷹）〔鵰〕”④條。又有老木之精，狀如黑狗而無尾，名曰彭侯，可以烹食。無情化有情，精靈之變也。

肉。黄犬爲上，黑犬、白犬次之。【氣味】鹹、酸，温，無毒。反商陸，畏杏仁。同蒜食，損人。同菱食，生癥。○【思邈⑤曰】白犬合海鮰食，必得惡病。【時珍曰】鮰，小魚也。道家以犬爲地厭，不食之。凡犬不可炙食，令人消渴。妊婦食之，令子無聲。熱病後食之，殺人。服食人忌食。○九月勿食犬，傷神。○瘦犬有病，狾犬發狂，自死犬有毒，懸蹄犬傷人，赤股而躁者氣臊，犬目赤者，並不可食。【主治】安五臟，補絶傷，輕身益氣。《別録》⑥。宜腎。思邈⑦。補胃氣，壯陽道，暖腰膝，益氣力。《日華》⑧。補五勞七傷，益陽事，補血脉，厚腸胃，實下焦，填精髓，和五味煮，空心食之。凡食犬（不可）〔若〕去血，則力少不益人。孟詵⑨。

---

① 本經：《本經》《别録》見《證類》卷 17“牡狗陰莖” 味鹹，平，無毒。主傷中，陰痿不起，令强熱大，生子，除女子帶下十二疾。一名狗精。六月上伏取，陰乾百日……
② 説文：《説文·犬部》 犬，狗之有縣蹏者也。象形。孔子曰：視犬之字如畫狗也……/尨，犬之多毛者……/猲，短喙犬也……/獫，長喙犬。一曰黑犬黄頭……/獒，犬如人心可使者……/狾，狂犬也……
③ 説文：見上注。
④ 鵰：（按：原作“鷹”。“鷹背狗”文見本書卷 49 鵰“集解”而不見於“鷹”。今據改。）
⑤ 思邈：《千金方》卷 26“鳥獸第五” 狗陰莖……黄帝云：白犬合海鮰食之，必得惡病……
⑥ 别録：《本經》《别録》見《證類》卷 17“牡狗陰莖” 肉：味鹹、酸，温。主安五藏，補絶傷，輕身益氣。
⑦ 思邈：《千金方》卷 26“鳥獸第五” 狗陰莖……肉……宜腎……
⑧ 日華：《日華子》見《證類》卷 17“牡狗陰莖” 犬肉，暖，無毒。補胃氣，壯陽，暖腰膝，補虚勞，益氣力。
⑨ 孟詵：《食療》見《證類》卷 17“牡狗陰莖” 孟詵云：犬肉，益陽事，補血脉，厚腸胃，實下焦，填精髓。不可炙食，恐成消渴，但和五味煮，空腹食之。不與蒜同食，必頓損人。若去血，則力少不益人。瘦者多是病，不堪食。

【發明】【弘景①曰】白狗、烏狗入藥用。黃狗肉大補虛勞，牡者尤勝。【大明②曰】黃犬大補益人，餘色微補。古言薯蕷凉而能補，犬肉暖而不補。雖有此言，服終有益。但因食穢，不食者衆。【震亨③曰】世言犬能治勞損陽虛之疾，然人病多是陰虛。若陽果虛，其死甚易，亦安能措手哉？【時珍曰】脾胃屬土，喜暖惡寒。犬性溫暖，能治脾胃虛寒之疾。脾胃溫和，而腰腎受（瘵）〔廕〕矣。若素常氣壯多火之人，則宜忌之。丹溪獨指陰虛立說，矯枉過偏矣。《濟生》④治真陽虛憊諸虛證，有黃犬肉丸，藥多不載。

【附方】舊三，新五。**戊戌酒**。大補元氣。用黃犬肉一隻，煮一伏時，搗如泥，和汁拌炊糯米三斗，入麴如常釀酒。候熟，每旦空心飲之。《養老方》⑤。**戊戌丸**。治男子、婦人一應諸虛不足，骨蒸潮熱等證。用黃童子狗一隻，去皮毛腸肚同外腎，於砂鍋內用酒醋八分，水二升，入地骨皮一斤，前胡、黃芪、肉蓯蓉各四兩，同煮一日。去藥，再煮一夜。去骨，再煮肉如泥，擂濾。入當歸末四兩，蓮肉、蒼术末各一斤，厚朴、橘皮末十兩，甘草末八兩，和杵千下，丸梧子大。每空心鹽酒下五七十丸。《乾坤秘韞》⑥。**脾胃虛冷**，腹滿刺痛。肥狗肉半斤。以（水）〔米〕同鹽、豉煮粥，頻食一兩頓。《心鏡》⑦。**虛寒瘧疾**。黃狗肉煮臛，入五味，食之。**氣水鼓脹**。狗肉一斤切，和

① 弘景：《集注》見《證類》卷17"牡狗陰莖"　陶隱居云：白狗、烏狗入藥用。白狗骨燒屑，療諸瘡瘻及妬乳癰腫，黃狗肉大補虛不及牡者……
② 大明：《日華子》見《證類》卷17"牡狗陰莖"　犬黃者大補益，餘色微補。古言薯蕷凉而能補，犬肉暖而不補，雖有此言，服終有益，然奈穢甚，不食者衆。
③ 震亨：《衍義補遺·犬》　世俗言虛損之病，言陽虛而易治，殊不知人身之虛，悉是陰虛，若果虛損，其死甚易，敏者亦難措手。夫病在可治者，皆陰虛也。《衍義》書此方於犬條下，以爲習俗所移之法，惜哉……
④ 濟生：《濟生方》卷1"諸虛門·虛損論治"　黃犬肉圓：治真精衰憊，臍腹冷痛，小便頻數，頭暈耳鳴，足脛酸冷，步履無力，腰背拘痛，水穀不消，飲食無味，肌肉瘦悴，遺泄失精。磁石（三兩，煅，水飛）、川烏（炮去皮尖）、附子（炮去皮臍）、桑寄生、鹿茸（燎去毛，酒蒸）、麋茸（同上製）、仙茅（酒浸）、肉蓯蓉（酒浸，切焙）、川巴戟（去心）、胡蘆巴（炒，各二兩）、沉香（別研）、青鹽（別研）、陽起石（煅，研極細）、龍骨（生用）、虎脛骨（酥炙）、覆盆子（酒浸，各一兩），右爲細末，用黃犬肉二斤，以酒、葱、茴香煮爛，杵和爲圓如桐子大，每服七十圓，空心鹽酒鹽湯任下。
⑤ 養老方：（按：已查《壽親養老新書》，未能溯得其源。）
⑥ 乾坤秘韞：《乾坤秘韞·虛損》　戊戌丸：治男子婦人一應諸虛不足，骨蒸潮熱虛危等證，四肢倦怠。用童子狗一隻，去皮毛、腸臟，同內外腎，於沙鍋內先研，用酒醋八分，水二分，入地骨皮一斤，前胡四兩，黃芪四兩，肉蓯蓉二兩，各到，同狗朝煮至晚，將藥濾去，再煮肉一宿至明，去頭骨，再煮如泥，傾磁器內，研爛，入當歸末四兩，蓮肉一斤，蒼术末十八兩，厚朴末十一兩，橘皮末十一兩，甘草末八兩，與狗肉和劑，杵千餘下，丸如梧桐子大，每服五七十丸，空心用鹽酒送下。
⑦ 心鏡：《證類》卷17"牡狗陰莖"　《食醫心鏡》：治脾胃冷弱，腸中積冷脹滿刺痛。肥狗肉半斤，以米、鹽、豉等煮粥，頻吃一兩頓。

米煮粥,空腹食之。《心鏡》①。**浮腫**(屎)〔尿〕**澀**。肥狗肉五斤熟蒸,空腹食之。《心鏡》②。**卒中惡死**。破白狗揜心上,即活。《肘後方》③。**痔漏有蟲**。《鈐方》④用狗肉煮汁,空腹服,能引蟲也。○危氏⑤用熟犬肉蘸藍汁,空心食,七日效。

　　蹄肉。【氣味】酸,平。【主治】煮汁〔飲之〕,能下乳汁。《別録》⑥。

　　血白狗者良。【氣味】鹹,溫,無毒。【弘景⑦曰】白狗血和白雞肉、烏雞肉、白(雞)〔鵝〕肝、白羊肉、蒲子羹等食,皆病人。【時珍曰】黑犬血灌蟹燒之,集鼠。【主治】白狗血:治癲疾發作。烏狗血:治產難橫生,血上搶心,和酒服之。《別録》⑧。補安五臟。《日華》⑨。熱飲,治虛勞吐血,又解射罔毒。點眼,治痘瘡入目。又治傷寒熱病發狂見鬼及鬼擊病,辟諸邪魅。時珍。

　　【發明】【時珍曰】術家以犬爲地厭,能禳辟一切邪魅妖術。按《史記》⑩云:秦時殺狗(殊)〔磔〕四門以禦灾,殺白犬血題門以辟不祥,則自古已然矣。又《華佗別傳》⑪云:瑯琊有女子,右股病瘡,痒而不痛,愈而復作。陀取稻糠色犬一隻繫馬,馬走五十里,乃斷頭,向痒處合之。須臾一蛇在皮中動,以鉤引出,長三尺許,七日而愈。此亦怪證,取狗之血腥,以引其蟲耳。

　　【附方】舊二,新四。**熱病發狂**。傷寒、時氣、溫病六七日,熱極發狂,見鬼欲走。取白狗

---

① 心鏡:《證類》卷17"牡狗陰莖"　《食醫心鏡》……又,主氣鼓脹,浮腫。狗肉一斤,細切,和米煮粥。空腹吃,作羹臛吃亦佳。

② 心鏡:《證類》卷17"牡狗陰莖"　《食醫心鏡》……又,治浮腫,小便澀少。精肥狗肉五斤熟蒸,空腹服之。

③ 肘後方:《肘後方》卷1"救卒中惡死方第一"　救卒死,或先病痛,或常居寢臥,奄忽而絶,皆是中惡,救之方……又方:破白犬以拓心上。無白犬,白雞亦佳。

④ 鈐方:《永類鈐方》卷4"五痔"　又,狗肉或驢肉,蘸藍汁空心服,爲蟲也。

⑤ 危氏:《得效方》卷19"漏瘡"　食治方:治漏瘡肛門周匝有孔十數,諸藥不效。用熟犬肉蘸濃藍汁,空心食之。不食犬肉,驢肉代之。七日自安。

⑥ 別録:**《本經》《別録》見《證類》卷17"牡狗陰莖"**　四脚蹄:煮飲之,下乳汁。

⑦ 弘景:**《集注》見《證類》卷17"牡狗陰莖"**　陶隱居云……白狗血合白雞肉、白鵝肝、白羊肉、烏雞肉、猘子羹等,皆病人不可食……

⑧ 別録:**《本經》《別録》見《證類》卷17"牡狗陰莖"**　白狗血:味鹹,無毒。主癲疾發作。/**《唐本草》見《證類》卷17"牡狗陰莖"**　《唐本》注云:《別録》云……烏狗血,主産難橫生,血上搶心者……(**按**:《集註》所載《別録》與《唐本草》所載《別録》并非一書。時珍視爲一書,合其文于一條。)

⑨ 日華:《日華子》見《證類》卷17"牡狗陰莖"　血,補安五藏。

⑩ 史記:《史記·封禪書》　磔狗邑四門,以禦蟲畜。

⑪ 華佗別傳:《御覽》卷742"瘡"　《華佗別傳》曰:瑯琊有女子,右股有上瘡,癢而不痛,愈已復發。佗曰:當得稻糠色犬繫馬,頓走出五十里,斷頭向癢,乃從之,須臾有蛇在皮中動,以鐵橫貫引出,長三尺許,七日便愈。

從背破取血,乘熱攤胸上,冷乃去之。此治垂死者亦活。無白犬,但純色者亦可。《肘後方》①。鬼擊之病。脇腹絞痛,或〔即吐〕血、衄血、下血,一名鬼排。白犬頭取熱血一升,飲之。《百一方》②。小兒卒癇。刺白犬血一升,含之。并塗身上。《葛氏方》③。卒得癗瘡。常時生兩脚間。用白犬血塗之,立愈。《肘後方》④。兩脚癬瘡。白犬血塗之,立瘥。《奇效》⑤。疔瘡惡腫。取白犬血頻塗之,有效。《肘後》⑥。

心血。【主治】心痺心痛。取和蜀椒末,丸梧子大。每服五丸,日五服。時珍。○出《肘後》⑦。

乳汁白犬者良。【主治】十年青盲。取白犬生子目未開時乳,頻點之。狗子目開即瘥。藏器⑧。赤禿髮落,頻塗甚妙。時珍。

【附方】新二。拔白。白犬乳塗之。《千金》⑨。斷酒。白犬乳,酒服。《千金》⑩。

脂并膥白犬者良。【主治】手足皸皴。入面脂,去䵟黷。柔五金。時珍。

腦。【主治】頭風痺,鼻中瘜肉,下部(慝)〔𧏾〕瘡。《別錄》⑪。猘犬咬傷,取本犬腦敷之,後不復發。時珍。○出《肘後》⑫。

---

① 肘後方:《肘後方》卷2"治傷寒時氣溫病方第十三" 若已六七日熱極,心下煩悶,狂言見鬼,欲起走……又方:取白犬,從背破取血,破之多多爲佳,當及熱以敷胸上,冷乃去之。此治垂死者活。無白犬,諸純色者亦可用之。

② 百一方:《肘後方》卷1"治卒得鬼擊方第四" 鬼擊之病,得之無漸卒著,如人力刺狀,胸脇腹內,絞急切痛,不可抑按。或即吐血,或鼻中出血,或下血,一名鬼排。治之方……又方:斷白犬一頭,取熱犬血一升,飲之。

③ 葛氏方:《證類》卷17"狗陰莖" 葛氏方……又方:治小兒卒得癇:刺取白犬血一棗許含之。又塗身上。(按:今本《肘後方》無此方。)

④ 肘後方:《證類》卷17"狗陰莖" 《百一方》……又方:卒得癗瘡,常對在兩脚,塗白犬血立愈。(按:今本《肘後方》無此方。)

⑤ 奇效:《聖惠方》卷65"治癗瘡諸方" 治癗癬及諸惡瘡,方:右以白犬血一合塗之,立差。(按:今本《奇效良方》無此方,另溯其源。)

⑥ 肘後:《普濟方》卷274"諸疔瘡" 治疔腫,用白犬血塗立愈。(按:今本《肘後方》無此方,另溯其源。)

⑦ 肘後:《肘後方》卷1"治卒心痛方第八" 治心痺心痛方:蜀椒一兩,熬令黃,末之,以狗心血丸之如梧子,服五丸,日五服。

⑧ 藏器:《拾遺》見《證類》卷17"牡狗陰莖" 《陳藏器本草》……乳汁,主青盲。取白犬生子目未開時乳汁,注目中,療十年盲,狗子目開即差……

⑨ 千金:《普濟方》卷50"生髮令長" 生毛髮,以白犬乳汁塗孔中,即生黑髮。若欲不生,拔去毛髮,以鱉膏塗之,即不生矣。(按:今本《千金方》無此方,另溯其源。)

⑩ 千金:《千金方》卷25"卒死第一" 斷酒方……又方:白狗乳汁,酒服之。

⑪ 別錄:《本經》《別錄》見《證類》卷17"牡狗陰莖" 腦:主頭風痺,下部䘌瘡,鼻中息肉。

⑫ 肘後:《肘後方》卷7"治卒爲猘犬所咬毒方第五十一" 療猘犬咬人方……又方:仍殺所咬犬,取腦敷之,後不復發。

【附方】新一。眉髮火瘢不生者。蒲灰，以正月狗腦和敷，日三，則生。《聖惠方》①。

涎。【主治】諸骨哽脫肛，及誤吞水蛭。時珍。

【附方】新三。諸骨哽咽。狗涎頻滴骨上，自下。仇遠《稗史》②。大腸脫肛。狗涎抹之，自上也。《扶壽精方》③。誤吞水蛭。以蒸餅半箇，絞出狗涎，喫之，連食二三，其物自散。《德生堂方》④。

心。【主治】憂恚氣，除邪。《別錄》⑤。治風痺鼻衄及下部瘡，狂犬咬。《日華》⑥。

腎。【氣味】平，微毒。【時珍曰】《內則》⑦食犬去腎，爲不利人也。【主治】婦人產後腎勞如瘧者。婦人體熱用豬腎，體冷用犬腎。藏器⑧。

肝。【時珍曰】按沈周《雜記》⑨云：狗肝色如泥土，臭味亦然。故人夜行土上則肝氣動，蓋相感也。又張華《物類志》⑩云：以狗肝和土泥竈，令婦妾孝順。則狗肝應土之說相符矣。【主治】肝同心腎搗，塗狂犬咬。又治腳氣攻心，切生，以薑、醋進之，取洩。先洩者勿用。藏器⑪。

【附方】舊一，新一。下痢腹痛。狗肝一具，切，入米一升煮粥，合五味食。《心鏡》⑫。心風發狂。黃石散：用狗肝一具批開，以黃丹、硝石各一錢半，研勻擦在肝內，用麻縛定，水一升

---

① 聖惠方：《千金方》卷 13“頭面風第八” 生髮膏：治眉毛鬢髮爲火燒瘡瘢，毛不生：蒲灰，以正月狗腦和敷，即生。（按：《聖惠方》無此方，今另溯其源。）

② 稗史：（按：查《説郛》卷 25 載《稗史》，未能溯得其源。）

③ 扶壽精方：《扶壽精方》卷下“脫肛門” 又以狗懸後二足，控取涎，敷肛上即收。

④ 德生堂方：《普濟方》卷 64“誤吞諸物” 治誤吞水蛭（即馬蝗蜞）……又方（出《德生堂》）：用蒸餅半個，於狗口中繳涎在餅上，吃了。再用半個，依前卷涎吃後，其物自散矣。

⑤ 別錄：《本經》《別錄》見《證類》卷 17“牡狗陰莖” 心：主憂恚氣，除邪。

⑥ 日華：《日華子》見《證類》卷 17“牡狗陰莖” 心治狂犬咬，除邪氣風痺，療鼻衄及下部瘡。

⑦ 內則：《禮記·內則》 不食雛鼈，狼去腸，狗去腎……（皆爲不利人也……）。

⑧ 藏器：《拾遺》見《證類》卷 17“牡狗陰莖” 《陳藏器本草》……腎，主婦人產後腎勞如瘧者。婦人體熱用豬腎，體冷即用犬腎。

⑨ 雜記：《石田雜記》 狗之肝如泥土，臭味亦然。傳其警夜，人在土上走，則其肝動，氣所感也。

⑩ 物類志：《説郛》弓 109《感應類從志》 狗肝泥竈，婦妾孝順……（以狗肝和淨土泥竈，令婦妾載順也。）（按：張華所撰爲《博物志》，無此文。吳僧贊寧撰《感應類從志》，即《物類志》。）

⑪ 藏器：《拾遺》見《證類》卷 17“牡狗陰莖” ……肝、心，主狂犬咬，以傅瘡上……狗肝，主腳氣攻心，作生薑、醋進之，當泄，先泄勿服之。

⑫ 心鏡：《證類》卷 17“狗陰莖” 《食醫心鏡》……又方：下痢，臍下切痛。狗肝一具洗，細切，米一升，稀調煮粥。空腹點三兩，合蒜吃，椒、葱、鹽、醬任性著之。

煮熟。細嚼,以本汁送下。《楊氏家藏》①。

膽青犬、白犬者良。【氣味】苦,平,有小毒。【敩②曰】鮭魚插樹,立便乾枯;狗膽塗之,却還榮勝。【主治】明目。《本經》③。○【鼎④曰】上伏日采膽,酒服之。敷痂瘍惡瘡。《別錄》⑤。療鼻齆,鼻中瘜肉。甄權⑥。主鼻衄、聤耳,止消渴,殺蟲,除積,能破血。凡血氣痛及傷損者,熱酒服半箇,瘀血盡下。時珍。治刀箭瘡。《日華》⑦。去腸中膿水。又和通草、桂爲丸服,令人隱形。孟詵⑧。

【發明】【慎微⑨曰】按《魏志》云:河內太守劉勳女病左膝瘡痒。華佗視之,用繩繫犬後足不得行,斷犬腹取膽向瘡口,須臾有蟲若蛇(著)〔從〕瘡上出,長三尺,病愈也。

【附方】舊二,新七。眼赤澀痒。犬膽汁注目中,效。《聖惠》⑩。肝虛目暗。白犬膽一枚,螢火蟲二七枚,陰乾爲末,點之。《聖惠》⑪。目中膿水。上伏日采犬膽,酒服之。《聖濟總錄》⑫。聤耳出膿。用狗膽一枚,枯礬一錢,調勻。綿裹塞耳内,三四次即瘥。《奇效良方》⑬。拔白換黑。狗膽汁塗之。《千金》⑭。血氣撮痛不可忍者。用黑狗膽一箇,半乾半

---

① 楊氏家藏:《家藏方》卷2"癲癇方" 黃石散:治心風發狂。狗肝(一具)、硝石、黃丹(二味各一錢半),右件硝石、黃丹研勻,將狗肝批開,摻藥在内,用麻一縷纏縛,用水一升煮熟,去麻,將肝、藥一頓細嚼,用煮肝藥汁送下,不拘時候。

② 敩:《證類》卷1"雷公炮炙論序" ……鮭魚插樹,立便乾枯;用狗塗之(以犬膽灌之,插魚處,立如故也),却當榮盛。

③ 本經:**《本經》《別錄》見《證類》卷17"牡狗陰莖"** **膽:主明目**,痂瘍惡瘡。

④ 鼎:《食療》見《證類》卷17"牡狗陰莖" 《食療》……又,上伏日採膽,以酒調服之,明目,去眼中膿水。又,主惡瘡痂癢,以膽汁傅之止。膽傅惡瘡,能破血。有中傷因損者,熱酒調半個服,瘀血盡下……

⑤ 別錄:見本頁注③。

⑥ 甄權:《藥性論》見《證類》卷17"牡狗陰莖" 云:狗膽,亦可單用。味苦,有小毒。主鼻齆,鼻中息肉。

⑦ 日華:《日華子》見《證類》卷17"牡狗陰莖" 膽,主撲損瘀血,刀箭瘡。

⑧ 孟詵:《食療》見《證類》卷17"牡狗陰莖" 孟詵云:膽去腸中膿水。又白犬膽,和通草、桂爲丸服,令人隱形。青犬尤妙。

⑨ 慎微:《證類》卷17"牡狗陰莖" 《魏志》:河內太守劉勳女病左膝瘡癢。華佗視之,以繩系犬後足不得行,斷犬腹取膽向瘡口,須臾有蟲若蛇從瘡上出,長三尺,病瘥。

⑩ 聖惠:《聖惠方》卷32"治眼澀痛諸方" 治眼癢急,赤澀……又方:右取犬膽汁注目中,良。

⑪ 聖惠:《聖惠方》卷33"治眼昏暗諸方" 治勞傷肝氣,目暗,明目方:螢火蟲(二七枚)、白犬膽(一枚),右件藥陰乾,搗細羅爲散,每取如黍米大點之。

⑫ 聖濟總錄:《普濟方》卷86"一切眼疾雜治" 明目,去眼中膿水方:以上伏日采犬膽,以酒服之良。(按:今本《聖濟總錄》無此方。另溯其源。)

⑬ 奇效良方:《奇效良方》卷58"耳鳴耳聾通治方" 治聤耳膿水不止。狗膽(一枚,取汁)、枯礬(一錢,研),右以臘豬脂調和,納耳中,以綿塞之,不經三兩上,除根。

⑭ 千金:《千金方》卷13"頭面風第八" 令髮下生方……又豬、狗膽塗之。又狗乳亦塗之。

濕,剜開,以篦子(排)〔挑〕丸菉豆大,蛤粉(衮)〔滾〕過。每服四十丸,以鐵淬酒送下,痛立止。《經
驗方》①。反胃吐食。不拘丈夫婦人老少,遠年近日,用五靈脂末、黃狗膽汁和,丸龍眼大,每服
一丸,好酒半盞磨化服。不過三服,即效。《本事》②。痞塊疳積。五靈脂炒烟盡、真阿魏去砂研
等分,用黃雄狗膽汁和,丸黍米大。空心津嚥三十丸。忌羊肉、醋、麪《簡便》③。赤白下痢。
臘月狗膽一百枚,每枚入黑豆充滿,麝香少許。每服一枚,赤以甘草、白以乾薑湯送下。《奇效良
方》④。

　　　牡狗陰莖。【釋名】狗精。六月上伏日取,陰乾百日。《別錄》⑤。

　　　【氣味】鹹,平,無毒。【思邈⑥曰】酸。【主治】傷中,陰痿不起,令强熱大,
生子,除女子帶下十二疾。《本經》⑦。治絶陽及婦人陰瘻。《日華》⑧。補精髓。
孟詵⑨。

　　　陰卵。【主治】婦人十二疾,燒灰服。蘇恭⑩。

　　　皮。【主治】腰痛,炙熱黃狗皮裹之。頻用取瘥。燒灰,治諸風。時珍。

　　　【發明】【時珍曰】《淮南萬畢術》⑪云:黑犬皮毛燒灰揚之,止天風。則治風之義,有取乎
此也。

　　　毛。【主治】産難。蘇恭⑫。頸下毛:主小兒夜啼,絳囊盛,繫兒(背上)

---

① 經驗方:《證類》卷17"牡狗陰莖"　《經驗方》:治血氣搊撮不可忍者。黑狗膽一個,半乾半濕,割
　開,以篦子挑丸如綠豆大,蛤粉滾過。每服五丸,燒生鐵淬酒下,其痛立止。

② 本事:《本事方後集》卷3"治諸脾胃等疾"　治丈夫婦人老少遠年日近翻胃吐食方:五靈脂,右一
　味不拘多少,爲細末,用黃犬膽汁爲丸如龍眼大,每服一丸,好酒半盞頓湯,瓶頭溫磨開服。不止
　再服,不過三服即效。

③ 簡便:《簡便單方》卷上"八脾胃"　治噎膈,痞塊疳積等症:五靈脂(炒令烟盡,研細)、真阿魏(去
　砂,另研細,等分),用雄黃狗膽汁和丸如黍米大,空心唾津送下三十丸。忌食羊肉、醋、麪。

④ 奇效良方:《奇效良方》卷13"痢疾通治方"　黑龍丹:治痢疾不可者。右用十二月殺的豬膽,可
　收一百之上,將雄黑豆裝入膽內,麝香少許,陰乾,看人大小,每服五七粒,爲細末。如紅痢甘草
　湯下,如白痢生薑湯下。(按:本方亦見前"豕"條。查《奇效良方》無用"狗膽"治痢方,疑時珍誤
　"豬"爲"狗"。)

⑤ 別錄:見3178頁注①。

⑥ 思邈:《千金方》卷26"鳥獸·狗陰莖"　狗陰莖:味酸,平,無毒……

⑦ 本經:見3178頁注①白字。

⑧ 日華:《日華子》見《證類》卷17"牡狗陰莖"　犬陰治絶陽及婦人陰瘻。

⑨ 孟詵:《食療》見《證類》卷17"牡狗陰莖"　牡狗陰莖,補髓……

⑩ 蘇恭:《唐本草》見《證類》卷17"牡狗陰莖"　……陰卵,主婦人十二疾,爲灰服之……

⑪ 淮南萬畢術:《說郛》弓109下《感應類從志》　群毛止風,孤槌息澇。(取黑犬皮毛,并白鷂左翼,
　剪燒之。揚鷂即風生,揚犬即風止也。三寡婢,七孤兒,各令持研米槌。孤兒仰天號,寡婦向地
　哭,即雨止。有大驗也。)(按:今本《淮南萬畢術》無此説,另溯其源。)

⑫ 蘇恭:《唐本草》見《證類》卷17"牡狗陰莖"　……毛,主産難……

〔兩手〕。藏器①。燒灰湯服一錢,治邪瘧。尾:燒灰,敷犬傷。時珍。

【附方】舊一。湯火傷瘡。狗毛細翦,以烊膠和毛敷之。痂落即瘥。梅師②。

齒。【氣味】平,微毒。【主治】癲癇寒熱,卒風痱,伏日取之。《別錄》③。磨汁,治犬癇。燒研醋和,敷發背及馬鞍瘡。同人齒燒灰湯服,治痘瘡倒陷,有效。時珍。

頭骨黃狗者良。【氣味】甘、酸,平,無毒。【主治】金瘡止血。《別錄》④。燒灰,治久痢、勞痢。和乾薑、莨菪炒見煙,爲丸,空心白飲服十丸,極效。甄權⑤。燒灰,壯陽止瘧。《日華》⑥。治癰疽惡瘡,解顱,女人崩中帶下。時珍。頷骨:主小兒諸癇、諸瘻,燒灰酒服。蘇恭⑦。

【附方】舊三,新十。小兒久痢。狗頭燒灰,白湯服。《千金》⑧。小兒解顱。黃狗頭骨炙,爲末,雞子白和,塗之。《直指》⑨。赤白久痢。臘月狗頭骨一兩半,燒灰,紫笋茶末一兩,爲末。每服二錢,米飲下。《聖惠方》⑩。赤白帶下不止者。(狗)〔狗〕頭燒灰,爲末。每酒服一錢,日三服。《聖惠》⑪。產後血亂,奔入四肢,并違墮。以狗頭骨灰,酒服二錢,甚效。《經驗方》⑫。打損接骨。狗頭一箇燒存性,爲末。熱醋調塗,暖臥。《衛生易簡》⑬。附骨疽

① 藏器:《拾遺》見《證類》卷17"牡狗陰莖" ……頸下毛,主小兒夜啼。絳袋盛,系著兒兩手……

② 梅師:《證類》卷17"牡狗陰莖" 《梅師方》……又方:治熱油湯火燒瘡,痛不可忍。取狗毛細剪以烊膠和毛傅之,至瘡落漸差。

③ 別錄:《本經》《別錄》見《證類》卷17"牡狗陰莖" 齒:主癲癇寒熱,卒風痱,伏日取之。

④ 別錄:《本經》《別錄》見《證類》卷17"牡狗陰莖" 頭骨:主金瘡止血。

⑤ 甄權:《藥性論》見《證類》卷17"牡狗陰莖" 狗頭骨,使。燒灰爲末,治久痢勞痢。和乾薑、莨菪焦炒見煙,爲丸。白飲空心下十丸,極效。

⑥ 日華:《日華子》見《證類》卷17"牡狗陰莖" 頭骨燒灰,用亦壯陽。黃者佳。(按:原文無"止瘧"二字。)

⑦ 蘇恭:《唐本草》見《證類》卷17"牡狗陰莖" ……下頷骨,主小兒諸癇……(按:原文無"諸瘻,燒灰酒服"數字。)

⑧ 千金:《千金方》卷15"小兒痢第十" 治少小洞注下痢方……又方:狗頭骨灰,水和服之。

⑨ 直指:《仁齋小兒方》卷4"囟陷證治" 因臟腑有熱,渴飲水漿,致成泄利,久則血氣虛弱,不能上充腦髓,故囟陷如坑,不得平滿。狗頭骨炙黃,爲末,雞子清調傅之。

⑩ 聖惠方:《聖惠方》卷59"治久赤白痢諸方" 治久赤白痢不差,紫笋茶散方:紫笋茶(一兩,搗爲末)、臘月狗頭骨(一兩半,燒灰),右件藥同細研令勻,每服不計時候以粥飲調下二錢。

⑪ 聖惠:《聖惠方》卷73"治婦人久赤白癖下諸方" 治婦人赤白癖下久不止,方:右取狗頭燒灰細研,每於空心及晚食前以暖酒調下一錢。

⑫ 經驗後方:《證類》卷17"牡狗陰莖" 《經驗後方》:治婦人產後血不定,奔四肢并違墮。狗頭骨灰,以酒調下二錢匕,甚效。

⑬ 衛生易簡:《衛生易簡方》卷9"折傷" 治磕撲損傷接骨……又方:用狗頭一個,燒灰存性,爲末,熱釅醋調成膏,敷傷處,以帛重裹,於暖處臥。

瘡。狗頭骨燒烟，日熏之。《聖惠》①。　癰疽瘑毒。狗頭骨灰、芸(臺)〔薹〕子等分，爲末，(水)〔醋〕和敷之。《千金》②。　惡瘡不愈。狗頭骨灰同黄丹末等分，敷之。《壽域方》③。　長肉生肌。老狗頭腦骨瓦炒二兩，桑白皮一兩，當歸二錢半，爲末。麻油調敷。《直指》④。　鼻中瘜肉。狗頭灰方寸匕，苦丁香半錢，研末吹之，即化爲水。或同硇砂少許，尤妙。《朱氏集驗》⑤。　夢中洩精。狗頭鼻梁骨燒研，卧時酒服一錢。頭風白屑作痒。狗頭骨燒灰，淋汁沐之。《聖惠方》⑥。

骨白狗者良。【氣味】甘，平，無毒。【主治】燒灰，生肌，敷馬瘡。《別錄》⑦。燒灰，療諸瘡瘻及妬乳癰腫。弘景⑧。燒灰，補虚，理小兒驚癇客忤。《蜀本》⑨。煎汁，同米煮粥，補婦人，令有子。藏器⑩。燒灰，米飲日服，治休息久痢。豬脂調，敷鼻中瘡。時珍。

【附方】舊二。産後煩懣不食者。白犬骨燒研，水服方寸匕。《千金翼》⑪。　桃李哽咽。狗骨煮湯，摩頭上。《子母秘録》⑫。

屎白狗者良。【氣味】熱，有小毒。《丹房鑑源》⑬云：白狗糞煮銅。【主治】疔瘡。水絞汁服，治諸毒不可入口者。蘇恭⑭。瘰疬徹骨痒者，燒灰塗瘡，勿令病者

---

① 聖惠：《聖惠方》卷62"治附骨疽諸方"　治附骨疽及魚眼瘡……又方：右以狗頭燒烟熏之。
② 千金：《千金方》卷22"癰疽第二"　治瘑子方……又方：狗頭骨，芸薹子，右二味等分，末之，醋和敷上。
③ 壽域方：《延壽神方》卷4"惡瘡部"　治惡疾遍身瘡者……一方：用狗頭一個，燒灰，黄丹爲末，敷貼，立效。
④ 直指：《直指方》卷22"癰疽證治"　生肌散：老狗頭生腦骨(截碎，新瓦煅透，二兩)、桑白皮(新者，一兩)、當歸(二錢半)，右細末，麻油調敷，瘡深則摻，傘紙護之。
⑤ 朱氏集驗：《朱氏集驗方》卷9"鼻"　治鼻内生息肉詩：狗頭骨化灰，硇砂加少許，每服搐半錢，息肉化爲水。
⑥ 聖惠方：(按：今本《聖惠方》無此方。《普濟方》卷48"頭風白屑"下一方作"豹頭骨"，疑時珍將"豹"誤作"狗"。)
⑦ 別録：《唐本草》見《證類》卷17"牡狗陰莖"　《唐本》注云：《別録》云，狗骨灰，主下痢，生肌，傅馬瘡……
⑧ 弘景：《集注》見《證類》卷17"牡狗陰莖"　陶隱居云……白狗骨燒屑，療諸瘡瘻及妬乳癰腫……
⑨ 蜀本：《蜀本草》見《證類》卷17"牡狗陰莖"　餘骨主補虚，小兒驚癇，止下痢。
⑩ 藏器：《拾遺》見《證類》卷17"牡狗陰莖"　《陳藏器本草》……骨煎爲粥熱補，令婦人有子……
⑪ 千金翼：《千金翼方》卷6"産後虚煩第二"　單行白犬骨散，主産後煩悶不食方：白犬骨燒之，搗篩，以水和服方寸匕。
⑫ 子母秘録：《證類》卷17"牡狗陰莖"　《子母秘録》：療小兒桃李鯁：狗頭煮湯摩頭上差。
⑬ 丹房鑑源：《證類》卷17"牡狗陰莖"　《丹房鏡源》：白狗糞煮錫。
⑭ 蘇恭：《唐本草》見《證類》卷17"牡狗陰莖"　……白狗屎，主丁瘡。水絞汁服，主諸毒不可入口者。

知。又和臘豬脂，敷瘻瘡、腫毒、疔腫，出根。藏器①。燒灰服，發痘瘡倒黶，治霍亂癥積，止心腹痛，解一切毒。時珍。

【發明】【時珍曰】狗屎所治諸病，皆取其解毒之功耳。

【附方】舊三，新五。小兒霍亂②卒起者。用白狗屎一丸，絞汁服之。心痛欲死。狗屎炒研，酒服二錢，神效。勞瘰瘴瘧久不愈。用白狗糞燒灰，發前冷水服二錢。《聖惠方》③。月水不調。婦人產後，月水往來，乍多乍少。白狗糞燒，末，酒服方寸匕，日三服。《千金》④。魚肉成癥。并治諸毒。用狗糞五升燒，末，綿裹，於五升酒中浸二宿，取清，日三服。癥即便出也。《外臺》⑤。漏脯中毒。犬屎燒，末，酒服方寸匕。《肘後》⑥。發背癰腫。用白犬屎半升，水絞取汁服，以滓敷之，日再。《外臺》⑦。疔瘡惡腫。牡狗屎五月五日，燒灰塗敷，數易之。又治馬鞍瘡，神驗。《聖惠》⑧。

屎中粟。白狗者良，一名白龍沙。【主治】噎膈風病，痘瘡倒陷，能解毒也。時珍。

【附方】新二。噎膈不食。黃犬乾餓數日，用生粟或米乾飼之。俟其下糞，淘洗米粟令淨，煮粥，入薤白一握，泡熟去薤，入沉香末二錢食之。《永類鈐方》⑨。痘瘡倒黶。用白狗或黑

---

① 藏器：《拾遺》見《證類》卷17“牡狗陰莖”　《陳藏器本草》……屎，主療疳徹骨癢者，當燒作灰塗瘡，勿令病者知。又屎和臘月豬脂傅瘻瘡。又傅溪毒，丁腫出根……

② 小兒霍亂：《金匱·雜療方》　救小兒卒死而吐利，不知是何病方：狗屎一丸，絞取汁以灌之。無濕者，水煮乾者，取汁。（按：原無出處，今溯得近似方備參。）

③ 聖惠方：《聖惠方》卷52“治勞瘰諸方”　治勞瘰時久不斷……又方：白狗糞（燒爲灰），右研令極細，每於發前以水調二錢服之。

④ 千金：《千金方》卷4“月經不調第四”　治產後月水往來，乍多乍少，仍復不通，時時疼痛，小腹裏急，下引腰身重方……又方：燒白狗糞烘焦，作末，酒服方寸匕，日三。

⑤ 外臺：《證類》卷17“牡狗陰莖”　《外臺秘要》：療食魚肉等，成癥結在腹并諸毒氣方：狗糞五升，燒，末之綿裹，酒五升漬，再宿取清。分十服，日再，已後日三服使盡，隨所食癥結，即便出矣。（按：此方見《外臺》卷12“食癥及食魚肉成癥方”，云出《千金》。今亦見《千金方》卷11“堅癥積聚第五”。）

⑥ 肘後：《證類》卷17“牡狗陰莖”　《梅師方》：食鬱肉漏脯中毒：燒犬屎末，酒服方寸匕。（按：《金匱·禽獸魚蟲禁忌并治》有方同上。今本《肘後方》卷7“食鬱肉及漏脯中毒”作“燒人屎”。）

⑦ 外臺：《外臺》卷37“癰疽發背證候等論並方”　又發背神驗方：狗白糞半兩，右一味，覺欲作腫者，以暖水一升絞取汁，分再服。以滓敷上，每日再爲之，差止。

⑧ 聖惠：《普濟方》卷273“諸疔瘡”　治疔腫方……又方：五月五日取牡狗矢燒作灰，敷瘡，數易之。（按：《聖惠方》無此方，今另溯其源。）

⑨ 永類鈐方：《永類鈐方》卷4“雜病五噎五膈”　……有噎膈，系黃犬令其乾餓數日，後用生米乾飼之，或用粟米，俟其糞，以淘洗淨極，以作粥用，薤白一握，入湯內泡至熟，去薤，取其通氣，粥熟，再入沉香末二錢，粥帶稀薄者。

狗一隻，餵以生粟米。候下屎，取未化米爲末，入麝香少許，新汲水服二錢。《保幼大全》①。

屎中骨。【主治】寒熱，小兒驚癇。《別録》②。

羊《本經》③中品　　【校正】《別録》④另出《羊乳》，今併爲一。

【釋名】羖一作粘、羝音低、羯。【時珍曰】《説文》⑤云：羊字象頭角足尾之形。孔子曰：牛、羊之字，以形似也。董子⑥云：羊，祥也。故吉禮用之。牡羊曰羖，曰羝；牝羊曰牸，曰羘，音臧。白曰羒，黑曰羭，多毛曰羖㹝，胡羊曰羖羺，無角曰羳，曰羒。去勢曰羯，羊子曰羔。羔五月曰羜，音宁；六月曰𦎧，音務；七月曰羍，音達；未卒歲曰羠，音兆。《内則》⑦謂之柔毛，又曰少牢。《古今注》⑧謂之長髯主簿云。

【集解】【《別録》⑨曰】羖羊生河西。【弘景⑩曰】羊有三四種。入藥以青色羖羊爲勝，次則烏羊。其羖羺羊及虜中無角羊，止可㕮食，爲藥不及都下者，然其乳、髓則肥好也。【頌⑪曰】羊之種類甚多，而羖羊亦有褐色、黑色、白色者。毛長尺餘，亦謂之羖㹝羊，北人引大羊以此爲羊首，又謂之羊頭。【詵⑫曰】河西羊最佳，河東羊亦好。若驅至南方，則筋力自勞損，安能補益人？今南方羊多食野草、毒草，故江、浙羊少味而發疾。南人食之，即不憂也。惟淮南州郡或有佳者，可亞北羊。北

---

① 保幼大全：《小兒衛生總微論》卷8“瘑疹論”　又方：治如前（治瘑疹黑黶，發搐危困）。以黑狗一隻，牢繫住，不與物吃一兩日，候腸中舊糞盡，與生粟米吃，候粟米糞下，於活水中淨淘，只留化不盡米，爆乾收之。每用二錢，再淘淨，研爲細末，入麝香少許，新水調下，頃刻間瘑變紅活。

② 別録：《本經》《別録》見《證類》卷17“牡狗陰莖”　屎中骨：主寒熱，小兒驚癇。

③ 本經：《本經》《別録》（《藥對》）見《證類》卷17“羖羊角”　味鹹、苦，温、微寒，無毒。主青盲，明目，殺疥蟲，止寒泄，辟惡鬼、虎狼，止驚悸，療百節中結氣，風頭痛及蠱毒，吐血，婦人産後餘痛。燒之殺鬼魅，辟虎狼。久服安心，益氣輕身。生河西川谷。取無時，勿使中濕，濕即有毒。（菟絲爲之使。）

④ 別録：《別録》見《證類》卷16“羊乳”　温。補寒冷虛乏。

⑤ 説文：《説文·羊部》　羊，祥也。从丷，象頭角足尾之形。孔子曰：“牛羊之字，以形舉也。”

⑥ 董子：《晉書》卷21“志·禮”　鄭氏《婚物贊》曰：“羊者，祥也。”然則婚之有羊自漢末始也。（按：未見“董子”有此言，另溯其源。）

⑦ 内則：《禮記·内則》　凡祭祀之禮……羊曰柔毛。

⑧ 古今注：《初學記》卷29“獸部”　崔豹《古今注》曰：“羊，一名長髯主簿。”

⑨ 別録：見本頁注③。

⑩ 弘景：《集注》見《證類》卷17“羖羊角”　陶隱居云：羖羊角，方藥不甚用，其餘皆入湯煎。羊有三四種：最以青色者爲勝，次則烏羊，其羖羺羊及虜中無角羊，正可㕮食之。爲藥不及都下者，其乳、髓則肥好也……

⑪ 頌：《圖經》見《證類》卷17“羖羊角”　羊之種類亦多，而羖羊亦有褐色、黑白色者。毛長尺餘，亦謂之羖㹝羊，北人引大羊以此羊爲群首。

⑫ 詵：《食療》見《證類》卷17“羖羊角”　孟詵云……河西羊最佳，河東羊亦好。縱驅至南方，筋力自勞損，安能補益人。/《食療》……謹按：南方羊都不與鹽食之，多在山中喫野草，或食毒草。若此羊，一二年間亦不可食，食必病生爾。爲其來南地食毒草故也。若南地人食之，即不憂也。今將北羊于南地養三年之後，猶亦不中食，何況于南羊能堪食乎？蓋土地各然也。

羊至南方一二年,亦不中食,何况於南羊,蓋土地使然也。【宗奭①曰】羖䍽羊出陝西、河東,尤狠健,毛最長而厚,入藥最佳。如供食,則不如北地無角白大羊也。又同、華之間有小羊,供饌在諸羊之上。【時珍曰】生江南者爲吳羊,頭身相等而毛短。生秦晉者爲夏羊,頭小身大而毛長。土人二歲而剪其毛,以爲氈物,謂之綿羊。廣南英州一種乳羊,食仙茅,極肥,無復血肉之分,食之甚補人。諸羊皆孕,四月而生。其目無神,其腸薄而縈曲。在畜屬火,故易繁而性熱也。在卦屬兑,故外柔而内剛也。其性惡濕喜燥,食鉤吻而肥,食仙茅而肪,食仙靈脾而淫,食躑躅而死。物理之宜忌,不可測也。契丹以其骨占灼,謂之羊卜,亦有一靈耶? 其皮極薄,南番以書字,吳人以畫采爲燈。

　　【附録】大尾羊。【時珍曰】羊尾皆短,而哈密及大食諸番有大尾羊。細毛薄皮,尾上旁廣,重一二十斤,行則以車載之。《唐書》②謂之靈羊,云可療毒。胡羊。《方國志》③云:大食國出胡羊。高三尺餘,其尾如扇。每歲春月割取脂,再縫合之,不取則脹死。葉盛《水東日記》④云:莊浪衛近雪山有饕羊。土人歲取其脂,不久復滿。洮羊。出臨洮諸地,大者重百斤。郭義恭《廣志》⑤云:西域驢羊,大如驢。即此類也。辇羊此思切。○出西北地,其(皮蹄)〔蹄皮〕可以割(黍)〔桼〕。封羊。其背有肉封如駞,出凉州郡縣,亦呼爲駞羊。地生羊出西域。劉(有)〔郁〕《出使西域記》⑥:以羊臍種土中,溉以水,聞雷而生(臍),臍與地連。及長,驚以木聲,臍乃斷,便能行,齧草。至秋可食,臍内復有種,名壟種羊。段公路《北户録》⑦云:大秦國有地生羊,其羔生土中,國人築墻圍之。臍與地連,割之則死。但走馬擊鼓以駭之,驚鳴臍絶,便逐水草。吳(箂)〔萊〕《淵頴集》⑧云:西域地生羊,以脛骨種土中,聞雷聲,則羊子從骨中生。走馬驚之,則臍脱也。其皮可爲

① 宗奭:《衍義》卷16"殺羊角"　出陝西、河東,謂之粘䍽羊,尤狠健,毛最長而厚,此羊可入藥。如要食,不如無角白大羊。本草不言者,亦有所遺爾。又同、華之間,有卧沙細肋,其羊有角似殺羊,但低小,供饌在諸羊之上。

② 唐書:《後漢書》卷86"西南夷"　冉駹夷者。武帝所開……有靈羊,可療毒。(按:《唐書》無此文,今另溯其源。)

③ 方國志:《嶺外代答》卷3"外國門下·木蘭皮國"　大食國西有巨海……産胡羊,高數尺,尾大如扇,春剖腹,取脂數十斤,再縫而活,不取則羊以肥死……(按:《方國志》僅見《綱目》引録,無可溯源。今溯得《嶺外代答》有近似文,或爲其源也。)

④ 水東日記:《水東日記》卷16　莊浪属環雪山之地……又有饕羊,土人歲取其脂,非久復滿腹。蓋地接西番偏方,氣使然耳。

⑤ 廣志:《御覽》卷902"羊"　郭義恭《廣志》曰……又曰驢羊,似驢。

⑥ 西域記:《西使記》　……壟種羊,出西海。以羊臍種土中,溉以水,聞雷而生。臍系地中。及長,驚以木,臍斷,便行齧草,至秋可食。臍内復有種。(按:《西域記》乃誤名。)

⑦ 北户録:《北户録》卷1"魚種"　……又拂林國有羊羔生於土中,其國人候其欲萌,乃築墻以院之,防外獸所食。然其臍與地連,割之則死。唯人著甲击馬擊鼓駭之,其羔驚鳴而臍絶,便逐水草……

⑧ 淵頴集:《淵頴集》卷7"西域種羊皮書褥歌寄李仲羽"　波斯谷中神夜語,波斯牧羊俱雜虜。當道剚刀羊可食,土城留種羊脛骨。四圍築垣聞杵聲,羊子還從脛骨生。青草叢抽臍來斷,馬蹄蹃鐵繞垣行(按元劉郁《使西域記》云:壟種羊,出西海。以羊臍種土中,溉以水,聞雷而生,臍系地中及長,驚以木臍斷,便行齧草,至秋可食,臍内復有種……)羊子跳踉却在草,鼠王以拳不同老。飫肉筵開塞饌肥,裁皮褥作書林寶。南州俠客遇西人,昔得手褥今無倫。君不見,冰蠶之錦欲盈尺,康洽年來貧不貧。/《輟耕録》卷9"續演雅發揮"　……漠北種羊角能産羊,其大如兔,食之肥美。(按:時珍重新組織文字,且摻入《輟耕録》内容。)

褥。一云：漠北人種羊角而生，大如兔而肥美。三説稍異，未知果種何物也。當以劉説爲是，然亦神矣。造化之妙，微哉。**羵羊**。土之精也，其肝土也，有雌雄，不食，季桓子①曾掘土得之。又千歲樹精，亦爲青羊。

　　羊肉。【氣味】苦、甘，大熱，無毒。【詵②曰】温。【頌③曰】《本經》云甘，《素問》云苦。蓋《經》以味言，《素問》以理言。羊性熱屬火，故配於苦。羊之齒、骨、五臟皆温平，惟肉性大熱也。〇【時珍曰】熱病及天行病、瘧疾病後食之，必發熱致危。妊婦食之，令子多熱。白羊黑頭、黑羊白頭、獨角者，並有毒，食之生癰。《禮》④曰：羊𪏮毛而毳者羶。又云：煮羊以杏仁或瓦片則易糜，以胡桃則不臊，以竹䈽則助味。中羊毒者，飲甘草湯則解。銅器煮之，男子損陽，女子暴下。物性之異如此，不可不知。【汪機⑤曰】反半夏、菖蒲。同蕎麪、豆醬食，發痼疾。同醋食，傷人心。【主治】暖中，字乳餘疾，及頭腦大風，汗出，虛勞寒冷，補中益氣，安心止驚。《別録》⑥。止痛，利産婦。思邈⑦。治風眩瘦病，丈夫五勞七傷，小兒驚癇。孟詵⑧。開胃健力。《日華》⑨。

　　【發明】【頌⑩曰】肉多入湯劑。《胡洽方》有大羊肉湯，治婦人産後大虛，心腹絞痛，厥逆，醫家通用大方也。【宗奭⑪曰】仲景治寒疝羊肉湯，服之無不驗者。一婦冬月生産，寒入子户，腹下痛

---

① 季桓子：《孔子家語》卷4"辨物"　季桓子穿井，獲如土缶，其中有羊焉……土之怪，羵羊也。／《御覽》卷886"精"　《玄中記》曰：千歲樹精爲青羊，萬歲樹精爲青牛，多出遊人間。

② 詵：《食療》見《證類》卷17"羖羊角"　孟詵云：羊肉，温……

③ 頌：《圖經》見《證類》卷17"羖羊角"　……羊齒、骨及五藏皆温、平而主疾，唯肉性大熱。謹按《本經》云：羊肉，甘。而《素問》云：羊肉，苦。兩説不同。蓋《本經》以滋味而言，而《素問》以物性解。羊性既熱，熱則歸火，故配於苦……

④ 禮：《周禮注疏》卷4"內饔"　……羊泠毛而毳羶……

⑤ 汪機：（**按**：或出《本草會編》。書佚，無可溯源。）

⑥ 別録：**《本經》**《別録》（《藥對》）見《證類》卷17"**羖羊角**"　羊肉：味甘，大熱，無毒。主緩中，字乳餘疾，及頭腦大風汗出，虛勞寒冷，補中益氣，安心止驚。

⑦ 思邈：《千金方》卷26"鳥獸第五"　青羊膽汁……肉：味苦、甘，大熱，無毒。主暖中止痛，字乳餘疾，及頭腦中大風，汗出，虛勞寒冷。能補中，益氣力，安心止驚。利産婦，不利時患人。

⑧ 孟詵：《食療》見《證類》卷17"羖羊角"　孟詵云：羊肉，温。主風眩，瘦病，小兒驚癇，丈夫五勞七傷，藏氣虛寒……

⑨ 日華：《日華子》見《證類》卷17"羖羊角"　羊肉治腦風并大風，開胃，肥健……

⑩ 頌：《圖經》見《證類》卷17"羖羊角"　……肉多入湯劑。胡洽羊肉湯，療寒勞不足，産後及身腹中有激痛方：當歸四兩，生薑五兩，羊肉一斤，三味以水一斗二升，煮肉取七升，去肉，內諸藥煮取三升。一服七合，日三夜一。又有大羊肉湯，療婦人産後大虛，心腹絞痛，厥逆，氣息乏少，皆令醫家通用者……

⑪ 宗奭：《衍義》卷16"羖羊角"　張仲景治寒疝，用生薑羊肉湯，服之無不驗。又一婦人産當寒月，寒氣入産門，臍下脹滿，手不敢犯，此寒疝也。醫將治之以抵當湯，謂其有瘀血。嘗教之曰，非其治也。可服張仲景羊肉湯，少減水，二服遂愈。

不可按，此寒疝也。醫欲投抵當湯。予曰：非其治也。以仲景羊肉湯減水，二服即愈。【李杲①曰】羊肉有形之物，能補有形肌肉之氣。故曰補可去弱，人參、羊肉之屬。人參補氣，羊肉補形。凡味同羊肉者，皆補血虛，蓋陽生則陰長也。【時珍曰】按《開河記》②云：隋大總管麻叔謀病風逆，起坐不得。煬帝命太醫令巢元方視之。曰：風入腠理，病在胸臆。須用嫩肥羊蒸熟，糝藥食之則瘥。如其言，未盡劑而瘥。自後每殺羊羔，同杏酪、五味日食數枚。觀此，則羊肉補虛之功，益可證矣。

【附方】舊八，新十六。羊肉湯③。張仲景治寒勞虛羸及産後心腹疝痛，用肥羊肉一斤，水一斗，煮汁八升，入當歸五兩，黄耆八兩，生薑六兩，煮取二升，分四服。《胡洽方》無黄耆，《千金方》有芍藥。《金匱要略》。産後厥痛④。胡洽大羊肉湯：治婦人産後大虛，心腹絞痛，厥逆。用羊肉一斤，當歸、芍藥、甘草各七錢半，用水一斗煮肉，取七升入諸藥，煮二升服。産後虛羸，腹痛，冷氣不調，及腦中風，汗自出。白羊肉一斤，切治如常，調和食之。《心鏡》⑤。産後帶下。産後中風，絕孕，帶下赤白。用羊肉二斤，香豉、大蒜各三兩，水一斗，煮五升，納酥一升，更煮二升服。《千金方》⑥。崩中垂死。肥羊肉三斤，水二斗，煮一斗三升，入生地黄〔汁〕一升，乾薑、當歸

---

① 李杲：《醫學發明》卷2"補可去弱人參羊肉之屬"　補可以去弱，人參、羊肉之屬是也。夫人參之甘溫，能補氣之虛；羊肉之甘熱，能補血之虛。羊肉，有形之物也，能補有形肌肉之氣。凡氣味與人參、羊肉同者，皆可以補之，故云屬也……
② 開河記：《說郛》弓110下《開河記》　……叔謀既至寧陵縣，患風逆，起坐不得。帝令太醫令巢元方往視之。曰：風入腠理，病在胸臆，須用嫩羊肥者，蒸熟，糝藥食之則瘥。叔謀取半年羊羔，殺而取腔以和藥，藥未盡而病以瘥。自後，每令殺羊羔，日數枚，同杏酪、五味蒸之，置其腔盤中，自以手臠擘而食之，謂曰含酥臠……
③ 羊肉湯：《金匱·婦人産後病脉證治》　産後腹中疞痛，當歸生薑羊肉湯主之。並治腹中寒疝，虛勞不足。當歸生薑羊肉湯方：當歸（三兩）、生薑（五兩）、羊肉（一斤），右三味，以水八升煮取三升，溫服七合，日三服。若寒多者加生薑成一斤，痛多而嘔者，加橘皮二兩、白术一兩。加生薑者，亦加水五升，煮取三升二合服之。/《千金方》卷3"心腹痛第四"　當歸湯，治婦人寒疝，虛勞不足，若産後腹中絞痛方：當歸（二兩）、生薑（五兩）、芍藥（二兩，《子母秘録》作甘草）、羊肉（一斤），右四味㕮咀，以水八升，煮羊肉熟，取汁煎藥，得三升，適寒溫服七合，日三。（《金匱要略》、胡洽不用芍藥，名小羊肉湯。）
④ 産後厥痛：《外臺》卷34"産後腹中絞刺痛方"　《廣濟》……又療産後內虛寒入腹，腹中絞痛，下赤煩毒，譫語見鬼，羊肉湯方：肥羊肉（一斤）、當歸、甘草（炙）、芍藥（各一分），右四味切，以水一斗煮羊肉，取七升，煮藥取二升，分服。（按：《證類》卷17"羖羊角"《圖經》中胡洽方之組成與時珍所引方不合。原無出處，今溯其源。）
⑤ 心鏡：《證類》卷17"羖羊角"　《食醫心鏡》……又，治産後大虛，羸瘦無力，腹肚痛，冷氣不調。又，腦中風，汗自出。白羊肉一斤切，如常法調和，醃臘食之。
⑥ 千金方：《千金方》卷3"中風第三"　羊肉湯治産後中風，久絕不産，月水不利，乍赤乍白，及男子虛勞冷盛方：羊肉（二斤）、成纂大蒜（去皮，切，三升）、香豉（三升），右三味以水一斗三升，煮取五升，去滓，納酥一升，更煮取三升，分溫三服。

〔各〕三兩，煮三升，分四服。《千金》①。**補益虛寒**。用精羊肉一斤，碎白石英三兩，以肉包之，外用荷葉裹定，於一石米下蒸熟，取出去石英，和葱、薑作小餛飩子。每日空腹，以冷漿水吞一百枚，甚補益。《千金翼》②。**壯陽益腎**。用白羊肉半斤切生，以蒜、薤食之。三日一度，甚妙。《心鏡》③。**五勞七傷**，虛冷。用肥羊肉一腿，密蓋煮爛，絞取汁服，并食肉。**骨蒸久冷**。羊肉一斤，山藥一斤，各爛煮，研如泥，下米煮粥食之。《飲膳正要》④。**骨蒸傳尸**。用羊肉一拳大，煮熟，皂莢一尺炙，以無灰酒一升，銅鐺內煮三五沸，去滓，入黑錫一兩。令病人先啜肉汁，乃服一合，當吐蟲如馬尾爲效。《外臺》⑤。**虛寒瘧疾**。羊肉作臛餅，飽食之，更飲酒暖臥取汗。燕國公常見有驗。《集驗方》⑥。**脾虛吐食**。羊肉半斤作生，以蒜、薤、醬、豉、五味和拌，空腹食之。《心鏡》⑦。**虛冷反胃**。羊肉去脂作生，以蒜、薤空腹食之，立效。《外臺》⑧。**壯胃健脾**。羊肉三斤切，粱米二升同煮，下五味作粥食。《飲膳正要》⑨。**老人膈痞**，不下飲食。用羊肉四兩切，

---

① 千金：《千金方》卷 4“赤白帶下崩中漏下第三” 治崩中，去血，積時不止，起死方：肥羊肉（三斤）、乾薑、當歸（各三兩）、生地黃（二升），右四味㕮咀，以水二斗煮羊肉，取一斗三升，下地黃汁及諸藥，煮取三升，分四服，即斷。尤宜羸瘦人服之。

② 千金翼：《外臺》卷 37“羊肉中蒸石英及石汁㸋豬肉兼作薑豉服餌法” 羊肉中蒸石英服餌法：精羊肉（一斤）、白石英（三兩），右二味先取肉擘作兩段，鑽作孔，内石著肉中，還相合，即用荷葉裹，又將臘紙裹，又將布裹，于一石米飯中蒸之，候飯熟即出。却石後，取肉細切，和葱、椒、薑等絶小作餛飩子，熟煮，每旦空腹冷漿水中吞一百子，吞訖，將冷飯壓之，百無所忌。宜春夏服大驗。其石永不發，勿令餛飩破碎。其石三兩回用之，乃換之。（**按**：今本《千金翼方》無此方，另溯其源。）

③ 心鏡：《證類》卷 17“羖羊角” 《食醫心鏡》……又，益腎氣，强陽道。白羊肉半斤，去脂膜，切作生，以蒜薤食之，三日一度，甚妙。

④ 飲膳正要：《飲膳正要》卷 2“食療諸病·山藥粥” 治虛勞骨蒸，久冷。羊肉（一斤，去脂膜，爛煮熟，研泥）、山藥（一斤，煮熟，研泥），右件肉湯内下米三合，煮粥，空腹食之。

⑤ 外臺：《外臺》卷 13“骨蒸方” 又療骨蒸傳尸方：皂莢（長一尺者，無相續，取炙令微焦，去黑皮碎之，綿裹）、黑錫（大如雞子）、羊肉（大如拳），煮如常法，右三味取一升無灰清酒，貯銅鐺内，即著綿裹，煎三五沸即瀝，去綿裹，即内黑錫使融液盡，煎取三合，令病者先啜肉汁，即服一合。如變吐，困不須起，次以銅盆貯水，令病人坐上，有蟲粗如馬尾，赤色頭黑，即效……

⑥ 集驗方：《外臺》卷 5“瘧方” 《集驗》：夫瘧必從四肢始療方……又方：先作羊肉臛餅飽食之，其進少酒，隨所能，令其欣欣有酒氣，入一密室裏，然炭火，厚覆取大汗，則差。燕國公説，此方常見用有驗。

⑦ 心鏡：《證類》卷 17“羖羊角” 《食醫心鏡》……又，治脾胃氣冷，食入口即吐出。羊肉半斤，去脂膜，切作生，以蒜薤、五辣、醬、醋，空腹食。

⑧ 外臺：《外臺》卷 8“胃反方” 又療胃反，朝食夜吐，夜食朝吐，諸藥療不差方：羊肉去脂膜作脯，以好蒜齏空腹任意多少食之，立見效驗。

⑨ 飲膳正要：《飲膳正要》卷 1“聚珍異饌·湯粥” 補脾胃，益腎氣。羊肉（一脚子，卸成事件），右件熬成湯，濾净，次下粱米三升，作粥熟，下（米）葱、鹽。或下圓米、渴米、折米皆可。

白麪六兩,橘皮末一分、薑汁搜如常法,入五味作腥食,每日一次,大效。《多能鄙事》①。胃寒下痢。羊肉一片,莨菪子末一兩和,以綿裹納下部,二度瘥。《外臺》方②。身面浮腫。當陸一升,水二斗,煮取一斗,去滓。羊肉一斤,切,入內煮熟,下葱、豉、五味調和如腥法,食之。《肘後方》③。腰痛腳氣。木瓜湯:治腰膝痛,腳氣。羊肉一脚,草果五枚,粳米二升,回回豆即胡豆半升,木瓜二斤,取汁,入砂糖四兩、鹽少許,煮肉食之。《正要》④。消渴利水。羊肉一脚,瓠子六枚,薑汁半合,白麪二兩,同鹽、葱炒食。《正要》⑤。損傷青腫。用新羊肉貼之。《千金方》⑥。婦人無乳。用羊肉六兩,麋肉八兩,鼠肉五兩,作腥啖之。崔氏⑦。傷目青腫。羊肉煮熟熨之。《聖惠方》⑧。小兒嗜土。買市中羊肉一斤,令人以繩繫,於地上拽至家,洗净,炒炙食。或煮汁亦可。姚和衆⑨。頭上白禿。羊肉如作脯法,炙香,熱搨上,不過數次瘥。《肘後方》⑩。

頭蹄白羊者良。【氣味】甘,平,無毒。【大明⑪曰】凉。○【震亨⑫曰】羊頭蹄肉性極補水。水腫人食之,百不一愈。【主治】風眩瘦疾,小兒驚癇。蘇恭⑬。腦熱頭眩。

---

① 多能鄙事:《多能鄙事》卷4“飲食類·老人飲食療疾方” 羊肉索餅治老人胸膈痞塞,食飲不下。羊肉(四兩,切作臛)、白麪(六兩)、橘皮末(一分),以薑汁搜麪,作如常,入五味葱椒鹽薑豉,日一食,大效。

② 外臺方:《外臺》卷36“小兒赤白痢方” 又療小兒赤白痢,咽脹不出方……又方:莨菪子、羊肉(薄切布上),右二味,以綿裹,內下部中,不過再差。

③ 肘後方:《肘後方》卷3“治卒身面腫滿方第二十四” 治卒腫滿,身面皆洪大方……又:商陸根一斤,刮去皮,薄切之,煮令爛,去滓,納羊肉一斤,下葱豉、鹽如食法,隨意食之。腫瘥後亦宜作此。亦可常搗商陸,與米中半蒸作餅子,食之。

④ 正要:《飲膳正要》卷1“聚珍異饌·木瓜湯” 補中順氣,治腰膝疼痛,脚氣不仁。羊肉(一脚子,卸成事件)、草果(五個)、回回豆子(半升,搗碎,去皮),右件一同熬成湯,濾净,下香粳米一升,熟回回豆子二合,肉彈兒木瓜二斤,取汁,沙糖四兩,鹽少許,調和,或下事件肉。

⑤ 正要:《飲膳正要》卷1“聚珍異饌·瓠子湯” 性寒。主消渴,利水道。羊肉(一脚子,卸成事件)、草果(五個),右件同熬成湯,濾净,用瓠子六個,去穰皮,切掠,熟羊肉切片,生薑汁半合,白麪二兩,作麪絲同炒,葱、鹽、醋調和。

⑥ 千金方:《千金方》卷25“被打第三” 治被打擊頭眼青腫方……又方:新熱羊肉封之。

⑦ 崔氏:《外臺》卷34“下乳汁方” 崔氏下乳汁不下方:鼠肉(五兩)、羊肉(六兩)、麋肉(八兩),右三味合作腥啖之,勿令食者知。

⑧ 聖惠方:《聖濟總錄》卷112“外物傷目” 治目爲物所傷睛陷脅肉方……又方:精羊肉(二兩,薄切片),右一味,炙令微熱熨目,勿令大熱。(按:《聖惠方》無此方,今另溯其源。)

⑨ 姚和衆:《證類》卷17“羖羊角” 姚和衆治小孩食土方:候市人合時,買市中羊肉一斤,以繩系之,令人著地拽至家,以水洗,炒炙依料,與兒吃,如未吃食,即煮汁喂。

⑩ 肘後:《肘後方》卷5“治癌癬疥漆瘡諸惡瘡方第三十九” 療白禿方:姚方以羊肉如作脯法,炙令香及熱,以搨上,不過三四日瘥。

⑪ 大明:《日華子》見《證類》卷17“羖羊角” ……頭,凉。治骨蒸,腦熱頭眩,明目,小兒驚癇……

⑫ 震亨:《丹溪心法》卷3“水腫三十八” ……氣實者,三花神佑丸、舟車丸、禹功散選用。忌食羊頭、蹄肉,其性極補水,食之百不一愈。

⑬ 蘇恭:《唐本草》見《證類》卷17“羖羊角” ……羊頭,療風眩,瘦疾,小兒驚癇。骨療同……

《日華》①。安心止驚,緩中止汗補胃,治丈夫五勞骨熱,熱病後宜食之,冷病人勿多食。孟詵②。○《心鏡》③云:已上諸證,並宜白羊頭,或蒸或煮,或作臛食。療腎虛精竭。

【附方】新三。老人風眩④。用白羊頭一具,如常治食之。五勞七傷。白羊頭蹄一具淨治,更以稻草燒烟,熏令黃色,水煮半熟,納胡椒、畢撥、乾薑各一兩,葱、豉各一升,再煮去藥食。日一具,七日即愈。《千金》⑤。虛寒腰痛。用羊頭蹄一具,草果四枚,桂一兩,薑半斤,哈昔泥一豆許,胡椒煮食。《正要》⑥。

皮。【主治】一切風及脚中虛風,補虛勞,去毛作羹、臛食。孟詵⑦。濕皮臥之,散打傷青腫;乾皮燒服,治蠱毒下血。時珍。

脂青羊者良。【氣味】甘,熱,無毒。《丹房鑑源》⑧云:柔銀軟銅。【主治】生脂:止下痢脫肛,去風毒,產後腹中絞痛。思邈⑨。治鬼疰。蘇頌⑩。○《胡洽方》有青羊脂丸。去遊風及黑䵟。《日華》⑪。熟脂:主賊風痿痺飛尸,辟瘟氣,止勞痢,潤肌膚,殺蟲,治瘡癬。入膏藥,透肌肉經絡,徹風熱毒氣。時珍。

---

① 日華:見前頁注⑪。
② 孟詵:《食療》見《證類》卷17"羖羊角"　《食療》……頭肉,平。主緩中,汗出虛勞,安心止驚。宿有冷病人勿多食。主熱風眩,疫疾,小兒癇,兼補胃虛損及丈夫五勞骨熱。熱病後宜食羊頭肉……
③ 心鏡:《證類》卷17"羖羊角"　《食醫心鏡》主風眩羸瘦,小兒驚癇,丈夫五勞,手足無力:羊頭一枚,燖洗如法,蒸令熱,切,以五味調和食之……
④ 老人風眩:《壽親養老》卷1"食治諸風方"　食治老人中風,心神惛昧,行即欲倒,嘔吐。白羊頭方:白羊頭(一具,治如常法),右以空心用薑、醋漸食之爲佳。(**按**:原無出處,今溯得其源。)
⑤ 千金:《千金方》卷12"風虛雜補酒煎第五"　治五勞七傷方:白羊頭、蹄(一具,淨治,更以草火燒令黃赤,以淨綿急塞鼻及腦孔)、胡椒、蓽撥、乾薑(各一兩)、葱白(一升)、豉(二升),右七物先以水煮頭、蹄半熟,即納藥物,煮令極爛,去藥,冷暖任性食之。日一具,七日用七具。禁生冷、醋滑、五辛、陳臭等物。
⑥ 正要:《飲膳正要》卷1"聚珍異饌·撒速湯"　系西天茶飯名。治元臟虛冷,腹內冷痛,腰脊酸疼。羊肉(二脚子,頭蹄一副)、草果(四個)、官桂(三兩)、生薑(半斤)、哈昔泥(如回回豆子兩個大),右件用水一鐵絡,熬成湯,於石頭鍋內盛頓,下石榴子一斤,胡椒二兩,鹽少許,炮石榴子用小油一杓,哈昔泥如豌豆一塊,炒鵝黃色微黑,湯末子油去淨,澄清,用甲香、甘松、哈昔泥、酥油燒烟薰瓶,封貯任意。
⑦ 孟詵:《食療》見《證類》卷17"羖羊角"　《食療》……又,取皮去毛煮羹,補虛勞。煮作臛食之,去一切風,治脚中虛風……
⑧ 丹房鑑源:《證類》卷17"羖羊角"　《丹房鏡源》:羊脂柔銀軟銅,羖羊角縮賀。賀,錫也。
⑨ 思邈:《千金方》卷26"鳥獸第五"　青羊膽汁……生脂:止下利脫肛,去風毒,婦人產後腹中絞痛。
⑩ 蘇頌:《圖經》見《證類》卷17"羖羊角"　……又有青羊脂丸。主疰病相易者,皆大方也……
⑪ 日華:《日華子》見《證類》卷17"羖羊角"　……脂,治游風并黑䵟。

【附方】新十三。下痢腹痛。羊脂、阿膠、蠟各二兩，黍米二升，煮粥食之。《千金》①。妊娠下痢。羊脂如棋子大十枚，温酒一升服，日三。《千金》②。虚勞口乾。《千金》③用羊脂一雞子大，淳酒半升，棗七枚，漬七日食，立愈。○《外臺》④用羊脂雞子大，納半斤酢中一宿，絞汁含之。卒汗不止。牛羊脂，温酒頻化，服之。《外臺》⑤。脾横爪赤。煎羊脂摩之。《外臺》⑥。產後虚羸。令人肥白健壯，羊脂二斤，生地黄汁一斗，薑汁五升，白蜜三升，煎如飴。温酒服一盃，日三。《小品》⑦。婦人陰脱。煎羊脂頻塗之。《廣利方》⑧。發背初起。羊脂、豬脂切片，冷水浸貼，熱則易之，數日瘥。《外臺》⑨。牙齒疳䘌。黑殺羊脂、莨菪子等分，入盃中燒烟，張口熏之。《千金方》⑩。小兒口瘡。羊脂煎薏苡根塗之。《活幼心書》⑪。豌豆如疥赤黑色者。煎青羊脂摩之。《千金方》⑫。赤丹如疥，不治殺人。煎青羊脂摩之，數次愈。《集驗》⑬。

---

① 千金：《千金方》卷15"冷痢第八" 羊脂煎大治諸久痢不差方……又方：黍米（二升）、蠟、羊脂、阿膠（各二兩），右四味合煮作粥，一服令盡，即瘥。

② 千金：《千金方》卷2"妊娠諸病第四" 治妊娠下痢方……又方：羊脂如棋子大十枚，温酒一升，投中頓服之，日三。

③ 千金：《千金方》卷6"口病第三" 治口乾方：羊脂（若豬脂，雞子大），擘之，納半升醋中，漬一宿，絞取汁，含之。

④ 外臺：《千金方》卷6"口病第三" 治口乾方：羊脂若豬脂雞子大，擘之，納半升醋中，漬一宿，絞取汁，含之。（按：《外臺》無此方，今另溯其源。）

⑤ 外臺：《千金方》卷10"傷寒雜治第一" 治卒得汗不止方：温酒服牛羊脂。（按：《外臺》無此方，今另溯其源。）

⑥ 外臺：《千金方》卷15"脾虛實第二" 治脾横方，若赤黑發如瓜大：煎羊脂摩之。（按：《外臺》無此方，今另溯其源。）

⑦ 小品：《外臺》卷34"產後虛羸方" 《古今録驗》：療產後諸病羸瘦，欲令肥白，飲食和調，地黄羊脂煎方：生地黄汁（一升）、生薑汁（五升）、羊脂（二斤）、白蜜（五升），右四味先煎地黄汁，令餘五升，下羊脂煎減半，次下薑，次下蜜，便以銅器盛，著湯中煎令如飴狀。空肚，酒一升，取煎如雞子大，投酒中飲，日三，良。（按：誤注出處。另溯其源。）

⑧ 廣利方：《千金翼方》卷6"陰脱第三" 治婦人陰脱，鐵精羊脂傅方：羊脂煎訖，適冷暖塗上，以鐵精傅脂上，多少令調，以火炙布，温以熨上，漸推内之……（按：未溯得《廣利方》有此方，今另溯其源。）

⑨ 外臺：《外臺》卷24"發背方" 《救急》：療發背百無不差方：取豬、羊脂切作片，冷水浸取貼上，暖徹易之，五六十片即差。若初貼少許即寒，寒定好眠，甚妙。

⑩ 千金：《千金方》卷6"齒病第六" 治疳蟲蝕齒根方……又方：黑殺羊脂、莨菪子（各等分），先燒鐵鋤斧銎令赤，納其中，烟出，以布單覆頭，令烟氣入口熏之。

⑪ 活幼心書：《幼幼新書》卷34"口瘡第一" 《嬰孺》：治小兒口瘡爛方……又方：羊脂、薏苡根各二兩，右煎熟，去滓，雞翎涂瘡上。（按：《活幼心書》無此方，方見《幼幼新書》。）

⑫ 千金：《千金方》卷10"傷寒雜治" 治熱病後豌豆瘡方……又方：若赤黑發如疥大（一作疾火）者，煎羊脂摩傅之。

⑬ 集驗：《外臺》卷30"赤丹方" 《集驗》：療人面目身體卒赤黑丹，起如疥狀，不療日劇，遍身即殺人方：煎羊脂以摩之。青羊脂最良。

誤吞釘鍼。多食(豬)〔肥〕羊脂，久則自出。《肘後》①。

　　血白羊者良。【氣味】鹹，平，無毒。【時珍曰】按夏子益《奇疾方》②云：凡豬羊血久食，則鼻中毛出，晝夜長五寸，漸如繩，痛不可忍，摘去復生。惟用乳石、硇砂等分爲丸，臨臥服十丸，自落也。【主治】女人血虛中風，及產後血悶欲絕者，熱飲一升即活。蘇恭③。熱飲一升，治產後血攻，下胎衣，治卒驚九竅出血，解莽草毒、胡蔓草毒，又解一切丹石毒發。時珍。○出《延壽》④諸方。

　　【發明】【時珍曰】《外臺》⑤云：凡服丹石人，忌食羊血十年，一食前功盡亡。此物能制丹砂、水銀、輕粉、生銀、硇砂、砒霜、硫黃、乳石鍾乳、空青、曾青、雲母石、陽起石、孔公(蘗)〔孽〕等毒。凡覺毒發，刺飲一升即解。又服地黃、何首烏諸補藥者，亦忌之。《嶺表錄異》⑥言其能解胡蔓草毒。羊血解毒之功用如此，而本草並不言及，誠缺文也。

　　【附方】舊二，新五。衄血一月不止。刺羊血熱飲即瘥。《聖惠》⑦。產後血攻，或下血不止，心悶(而)〔面〕青，身冷欲絕者。新羊血一盞飲之。三兩服妙。梅師⑧。大便下血。羊血煮熟，拌醋食，最效。吳球《便民食療》⑨。硫黃毒發，氣悶。用羊血熱服一合，效。《聖惠方》⑩。食菹吞蛭，蛭噉臟血，腸痛黃瘦。飲熱羊血一二升，次早化豬脂一升飲之。蛭即下也。

────────────

① 肘後：《外臺》卷8“雜誤吞物方”　又誤吞釘及箭金針鐵物等方；多食肥羊肉脂及諸肥肉，自裹出。(按：今本《肘後方》無此方，另溯其源。)
② 奇疾方：《傳信適用方》卷下“夏子益治奇疾方三十八道”　第二十五：鼻中毛出，晝夜可長五尺，漸漸粗圓如繩，痛不可忍，雖忍痛摘去莖，即復更生。此由食豬羊血過多生。治用乳石、硇砂各一兩，爲末，以飯圓如桐子大，空心臨臥各一服，水下五十粒，自然退落。
③ 蘇恭：《唐本草》見《證類》卷17“殺羊角”　《唐本》注云……羊血，主女人中風，血虛悶，產後血暈悶絕者，生飲一升，即活。
④ 延壽：《聖惠方》卷77“治妊娠墮胎胞衣不出諸方”　治妊娠胎死腹中，衣不出，及產後卒有別病，欲至狼狽，方：右刺羊血，及熱飲一小盞，極效。/《得效方》卷10“中毒”　解砒毒……又方：用旋刺下羊血、雞鴨血熱服。兼解鼠莽毒及丹藥毒。/《證類》卷17“殺羊角”　《梅師方》：治產後餘血攻心，或下血不止，心悶面青，身冷氣欲絕。新羊血一盞飲之，三兩服，妙。/《千金方》……又方：治卒驚悸，九竅血皆溢出。取新屠羊血，熱飲二升，差。(按：《三元延壽書》及《延壽神方》皆無此文。今逐一追溯各功效之源。)
⑤ 外臺：《醫說》卷8“服餌並藥忌·服餌忌羊血”　服餌之家，忌食羊血。雖服藥數十年，一食則前功盡喪。(按：今本《外臺》無此說。說見《醫說》。)
⑥ 嶺表錄異：《嶺表錄異》卷中　野葛，毒草也，俗呼胡蔓草。誤食之，則用羊血漿解之。
⑦ 聖惠：《聖惠方》卷37“治吐血衄血諸方”　治吐血衄血，積日不止，方：新羊血，右熱飲一二小盞即愈。慎勿刺羊取血，神道不佑，當無差也。
⑧ 梅師：《證類》卷17“殺羊角”　《梅師方》：治產後餘血攻心，或下血不止，心悶面青，身冷氣欲絕：新羊血一盞飲之，三兩服，妙。
⑨ 便民食療：(按：僅見《綱目》引錄。未能溯得其源。)
⑩ 聖惠方：《聖惠方》卷38“治餌寒食五石諸雜石等發動解散兼下石諸方”　治硫黃忽發氣悶，方：右以羊血一合，服之效。

《肘後方》①。誤吞蜈蚣。刺豬羊血灌之，即吐出。昔有店婦吹火，筒中有蜈蚣入腹，店婦仆地，號叫可畏。道人劉復真用此法而愈。《三元延壽書》②。妊娠胎死不出，及胞衣不下，産後諸疾狼狽者。刺羊血熱飲一小盞，極效。《聖惠方》③。

乳白羖者佳。【氣味】甘，温，無毒。【主治】補寒冷虛乏。《别録》④。潤心肺，治消渴。甄權⑤。療虛勞，益精氣，補肺、腎氣，(如)〔和〕小腸氣。合脂作羹，補腎虛，及男女中風。張鼎⑥。利大腸，治小兒驚癇。含之，治口瘡。《日華》⑦。主心卒痛，可温服之。又蚰蜒入耳，灌之即化成水。孟詵⑧。治大人乾嘔及反胃，小兒噦啘及舌腫，並時時温飲之。時珍。解蜘蛛咬毒。【頌⑨曰】劉禹錫《傳信方》云：貞元十〔一〕年，崔員外言：有人爲蜘蛛咬，腹大如妊，徧身生絲，其家棄之，乞食。有僧教啖羊乳，未幾疾平也。

【發明】【弘景⑩曰】牛羊乳實爲補潤，故北人食之多肥健。【恭⑪曰】北人肥健，由不啖鹹腥，方土使然，何關飲乳？陶以未達，故屢有此言。【時珍曰】方土、飲食，兩相資之。陶説固偏，蘇説亦過。丹溪言反胃人宜時時飲之，取其開胃脘、大腸之燥也。

【附方】舊一，新二。小兒口瘡。羊乳細濾入含之，數次愈。《小品方》⑫。漆瘡作

---

① 肘後方：《肘後方》卷7"治食中諸毒方第六十六"　食菹菜誤吞水蛭，蛭唼臟血，腸痛漸黃瘦者：飲牛羊熱血一二升許，經一宿，便暖豬脂一升，飲之，便下蛭。

② 三元延壽書：《延壽書》卷2"雜忌"　《瑣碎録》云：簫管掛壁取之，勿便吹，恐有蜈蚣。(祖師劉復真，赴召早起，見店婦僕地，叫號可畏。但見吹火筒在傍。劉知其蜈蚣入腹，刺豬血灌之，吐出蜈蚣。可不慎歟。)

③ 聖惠方：《聖惠方》卷77"治妊娠墮胎胞衣不出諸方"　治妊娠胎死腹中，衣不出，及産後卒有别病，欲至狼狽，方：右刺羊血，及熱飲一小盞，極效。

④ 别録：《别録》見《證類》卷16"羊乳"　温。補寒冷虛乏。

⑤ 甄權：《藥性論》見《證類》卷16"羊乳"　羊乳，臣，味甘，無毒。潤心肺，治消渴。

⑥ 張鼎：《食療》見《證類》卷16"羊乳"　《食療》：補肺腎氣，和小腸，亦主消渴，治虛勞，益精氣，合脂作羹食，補腎虛，亦主女子與男子中風。……

⑦ 日華：《日華子》見《證類》卷16"羊乳"　羊乳，利大腸。含，療口瘡，小兒驚癇疾。

⑧ 孟詵：《食療》見《證類》卷16"羊乳"　孟詵云：羊乳，治卒心痛，可温服之。/《食療》　……蚰蜒入耳，以羊乳灌耳中即成水。

⑨ 頌：《圖經》見《證類》卷17"羖羊角"　……劉禹錫《傳信》載其效云：貞元十一年，余至奚吏部宅坐客，有崔員外因話及此。崔云：目擊有人爲蜘蛛咬，腹大如妊，遍身生絲，其家棄之，乞食於道，有僧教吃羊乳，未幾而疾平……

⑩ 弘景：《集注》見《證類》卷16"羊乳"　陶隱居云：牛乳、羊乳實爲補潤，故北人皆多肥健。

⑪ 恭：《唐本草》見《證類》卷16"羊乳"　《唐本》注云：北人肥健，不啖鹹腥，方土使然，何關飲乳？陶以未達，故屢有此言。

⑫ 小品方：《外臺》卷35"小兒口瘡方"　《小品》：療小兒口爛瘡方：取羊乳細細瀝口中，不過三度差。

癢。羊乳敷之。《千金翼》①。 **面黑令白**。白羊乳三斤,羊脂三副,和搗。每夜洗净塗之,旦洗去。《總録》②。

腦。【氣味】有毒。【詵③曰】發風病。和酒服,迷人心,成風疾。男子食之,損精氣,少子。白羊黑頭,食其腦,作腸癰。

【主治】入面脂手膏,潤皮膚,去䵟𪒟,塗損傷、丹瘤、肉刺。時珍。

【附方】新二。 **發丹如瘤**。生綿羊腦,同朴消研,塗之。《瑞竹堂方》④。 **足指肉刺**。刺破,以新酒、酢和羊腦塗之,一合愈。《古今録驗》⑤。

髓。【氣味】甘,温,無毒。【主治】男子女人傷中,陰陽氣不足,利血脉,益經氣,以酒服之。《別録》⑥。 却風熱,止毒。久服不損人。孫思邈⑦。 和酒服,補血。 主女人血虛風悶。孟(説)〔詵〕⑧。 潤肺氣,澤皮毛,滅瘢痕。時珍。○《删繁》⑨治肺虛毛悴酥髓湯中用之。

【附方】新五。 **肺痿骨蒸**。煉羊脂、煉羊髓各五兩,煎沸,下煉蜜及生地黃汁各五合,生薑汁一合,不住手攪,微火熬成膏,每日空心温酒調服一匙,或入粥食。《飲膳正要》⑩。 **目中赤翳**。白羊髓敷之。《千金》⑪。 **舌上生瘡**。羊脛骨中髓和胡粉,塗之,妙。《聖惠》⑫。 **白禿**

---

① 千金翼:《千金翼方》卷20"金瘡第五" 治漆瘡方……又方:羊乳汁塗之。

② 總録:《普濟方》卷51"面䵟𪒟" 羊乳膏,治面上䵟𪒟,内外兼治:甘草(二兩)、白羊乳(三升)、羊脂(二具),右相和一宿,先以酢將洗面水布拭之,夜傅藥兩遍,明旦以豬蹄湯洗却。每夜洗之。(按:《聖濟總録》無此方,今另溯其源。)

③ 詵:《食療》見《證類》卷17"羖羊角" ……頭中髓,發風。若和酒服,則迷人心,便成中風也……白羊黑頭者,勿食之。令爲患腸癰……/《千金方》卷26"鳥獸第五" 青羊膽汁……羊腦、豬腦,男子食之損精氣,少子……(按:此條添加《千金方》之文。)

④ 瑞竹堂方:《瑞竹堂方》卷15"小兒門" 治小兒丹瘤:綿羊腦子(生用)、朴硝,右二味調勻,貼於瘤上,立效。

⑤ 古今録驗:《外臺》卷29"肉刺方" 《古今録驗》:療肉刺:好薄刮之,以新酒醋和羊腦敷之,一宿洗去,常以綿裹之良。

⑥ 別録:《本經》《別録》(《藥對》)見《證類》卷17"羖羊角" 羊髓:味甘,温,無毒。主男女傷中,陰氣不足,利血脉,益經氣。以酒服之。

⑦ 孫思邈:《千金方》卷26"鳥獸第五" 羖羊角……髓……却風熱,止毒……亦可久服,不損人。

⑧ 孟詵:《食療》見《證類》卷17"羖羊角" ……髓,酒服之,補血。主女人風血虛悶……

⑨ 删繁:(按:《删繁方》書佚。查《外臺》及《證類》,未能溯得其源。)

⑩ 飲膳正要:《飲膳正要》卷2"食療諸病·羊蜜膏" 治虛勞腰痛,咳嗽,肺痿骨蒸。熟羊脂(五兩)、熟羊髓(五兩)、白沙蜜(五兩,煉净)、生薑汁(一合)、生地黃汁(五合),右五味先以羊脂煎令沸,次下羊髓又令沸,次下蜜、地黃、生薑汁,不住手攪,微火熬數沸成膏。每日空心温酒調一匙頭。或作羹湯,或作粥食之亦可。

⑪ 千金:《千金方》卷6"目病第一" 治目赤及翳方……又方:白羊髓敷之。

⑫ 聖惠:《千金方》卷14"小兒雜病第九" 治小兒舌上瘡方……又方:羊蹄骨中生髓,和胡粉傅之。(按:《聖惠方》無此方,方見《千金方》。)

頭瘡。生羊骨髓調輕粉，搽之。先以泔水洗淨。一日二次，數日愈。《經驗方》①。痘痂不落。痘瘡痂疕不落滅瘢方：用羊䯏骨髓煉一兩，輕粉一錢，和成膏，塗之。《陳文〔仲〕〔中〕②方》。

　　心下並用白羝羊者良。【氣味】甘，溫，無毒。《日華》③曰：有孔者殺人。【主治】止憂恚膈氣。《別錄》④。補心。藏器⑤。

　　【附方】新一。心氣鬱結。羊心一枚，咱夫蘭即回回紅花，浸水一盞，入鹽少許，徐徐塗〔羊〕心上，炙熟食之，令人心安多喜。《正要》⑥。

　　肺。【氣味】同心。【詵⑦曰】自三月至五月，其中有蟲，狀如馬尾，長二三寸。須去之，不去令人痢下。【主治】補肺，止欬嗽。《別錄》⑧。傷中，補不足，去風邪。思邈⑨。治渴，止小便數，同小豆葉煮食之。蘇恭⑩。通肺氣，利小便，行水解蠱。時珍。

　　【附方】舊一，新六。久嗽肺痿作燥。羊肺湯：用羊肺一具洗淨，以杏仁、柿霜、真豆粉、真酥各一兩，白蜜二兩，和勻，灌肺中，白水煮食之。葛可久方⑪。欬嗽上氣，積年垂死。用莨菪子炒、熟羊肺切曝，等分爲末，以七月七日醋拌。每夜服二方寸匕，粥飲下。隔日一服。《千金》⑫。水腫尿短。青殺羊肺一具，微煤切曝，爲末，莨菪子一升，以三年醋漬，搗爛，蜜丸梧子大。食後

---

① 經驗方：(按：已查《證類》《普濟方》，未能溯得其源。)

② 陳文中方：《小兒痘疹方·類集痘疹已效名方》　如痘痂欲落不落，當用此方：羊□骨髓（一兩），右煉入輕粉一錢，研成白膏，瓷合盛之，塗瘡上。

③ 日華：《日華子》見《證類》卷17“羖羊角”　心有孔者殺人。

④ 別錄：《本經》《別錄》（《藥對》）見《證類》卷17“羖羊角”　羊心：止憂恚，膈氣。

⑤ 藏器：《拾遺》見《證類》卷17“羖羊角”　《陳藏器本草》……羊五藏，補人五藏……

⑥ 正要：《飲膳正要》卷1“聚珍異饌·炙羊心”　治心氣驚悸，鬱結不樂。羊心（一個，帶系桶）、咱夫蘭（三錢），右件用玫瑰水一盞浸取汁，入鹽少許，籤子簽羊心於火上炙，將咱夫蘭汁徐徐塗之，汁盡爲度，食之。安寧心氣，令人多喜。

⑦ 詵：《食療》見《證類》卷17“羖羊角”　……肺從三月至五月，其中有蟲如馬尾長二三寸已來，須割去之，不去令人痢……

⑧ 別錄：《本經》《別錄》（《藥對》）見《證類》卷17“羖羊角”　羊肺：補肺，主欬嗽。

⑨ 思邈：《千金方》卷26“鳥獸第五”　青羊膽汁肺：平，補。治嗽，止渴，多小便。傷中，止虛，補不足。去風邪。

⑩ 蘇恭：《唐本草》見《證類》卷17“羖羊角”　《唐本》注云：羊肺療渴，止小便數。并小豆葉煮食之，良。

⑪ 葛可久方：《十藥神書》“辛字號潤肺膏”　治久嗽肺燥肺痿。羯羊肺（一具）、杏仁（淨研）、柿霜、真酥、真粉（各一兩）、白蜜（二兩），右先將羊肺洗淨，次將五味入水攪黏，灌入肺中，白水煮熟，如常服食。與前七藥相間服之亦佳。

⑫ 千金：《外臺》卷10“久上氣方”　《千金》療積年上氣不差垂死者方。莨菪子熬令色變熟羊肺薄切，曝乾爲末，右二味各別搗，等分，以七月七日神酢，拌令相著。夜不食，空肚服二方寸匕，須臾拾針兩食間，以冷漿白粥二口止之，膈日一服，永差。三十日內得煮飯汁作蕪菁虀食之，以外一切禁斷。(按：《千金》卷17“積氣”有類似方，然用“羊肝”。)

麥門冬飲服四丸，日三。小便大利，佳。《千金》①。**小便頻數**。下焦虛冷也。羊肺一具切作羹，入少羊肉，和鹽、豉食。不過三具。《集驗方》②。**渴利不止**。羊肺一具，入少肉，和鹽、豉作羹食。不過三具，愈。《普濟》③。**解中蠱毒**。生羊肺一具割開，入雄黃、麝香等分，吞之。《濟生方》④。**鼻中瘜肉**。羊肺（湯）〔散〕：用乾羊肺一具，白朮一兩，肉蓯蓉、通草、乾薑、芎藭各二兩，爲末。食後米飲服五兩。《千金方》⑤。

腎。【氣味】同心。【主治】補腎氣虛弱，益精髓。《別錄》⑥。補腎虛，耳聾陰弱，壯陽益胃，止小便，治虛損盜汗。《日華》⑦。合脂作羹，療勞痢甚效。蒜、薤食之一升，療癥瘕。蘇恭⑧。治腎虛消渴。時珍。

【發明】【時珍曰】《千金》《外臺》、深師諸方，治腎虛勞損，消渴腳氣，有腎瀝湯方甚多，皆用羊腎煮湯煎藥。蓋用爲引嚮，各從其類也。

【附方】舊三，新六。**下焦虛冷**，腳膝無力，陽事不行。用羊腎一枚煮熟，和米粉六兩，鍊成乳粉，空腹食之，妙。《心鏡》⑨。**腎虛精竭**。羊腎一雙切，於豉汁中，以五味、米糅作羹、粥食。《心鏡》⑩。**五勞七傷**，陽虛無力。《經驗》⑪用羊腎一對，去脂切，肉蓯蓉一兩，酒浸一夕去皮，和

---

① 千金：《千金方》卷21"水腫第四"　治水氣腫鼓脹，小便不利方：葶藶子（一升）、殺羊肺（一具，青羊亦佳），右二味先洗羊肺，湯微渫之，薄切曝乾，作末。以三年大醋，漬葶藶子一時，出熬令變色，熟搗如泥，和肺末密和，搗三千杵，作丸。食後一食久，以麥門冬飲服如梧子四丸，日三，以喉中乾，口粘，浪語爲候，數日小便大利，佳。山連庾草司業得瘥，司業姪云表所送，云數用神驗。

② 集驗方：《外臺》卷27"小便數及多方"　《集驗》：療小便數而多方：羊肺羹，內少許羊肉合作之，調和鹽，如常食之法，多少任意，不過三具效。

③ 普濟方：《普濟方》卷180"渴利"　治小便卒太數，復非淋，一日數十過，令人瘦（出《肘後方》）……又方：羊肺一具，右以作羹，納少肉，和鹽豉如食法，任意進之，不過三具，瘥。（按：今本《肘後方》無此方。）

④ 濟生方：《濟生方》卷5"蠱毒門·蠱毒論治"　雄麝散：治五種蠱毒。雄黃（末）、麝香末（各一字），右件藥，取生羊肺如指大，以刀開，內雄黃等末，以肺裹吞之。

⑤ 千金方：《千金方》卷6"鼻病第二"　治鼻中息肉梁起，羊肺散方：羊肺（一具，乾之）、白朮（四兩）、蓯蓉、通草、乾薑、芎藭（各二兩），右六味末之，食後以米飲服五分匕，加至方寸匕。

⑥ 別錄：《本經》《別錄》（《藥對》）見《證類》卷17"殺羊角"　羊腎：補腎氣，益精髓。

⑦ 日華：《日華子》見《證類》卷17"殺羊角"　腎，補虛，耳聾，陰弱，壯陽，益胃，止小便，治虛損盜汗。

⑧ 蘇恭：《唐本草》見《證類》卷17"殺羊角"　《唐本》注云：羊腎合脂爲羹，療勞痢甚效。蒜薤食之一升，療癥瘕。

⑨ 心鏡：《證類》卷17"殺羊角"　《食醫心鏡》……又，主下焦虛冷，腳膝無力，陽事不行，補益：羊腎一個熟煮，和半大兩鍊成乳粉，空腹食之，甚有效。

⑩ 心鏡：《證類》卷17"殺羊角"　《食醫心鏡》……又，主腎勞損精竭：炮羊腎一雙，去脂細切，於豉汁中，以五味、米糅如常法，作羹食。作粥亦得。

⑪ 經驗：《證類》卷17"殺羊角"　《經驗後方》：治五勞七傷，陽氣衰弱，腰腳無力。羊腎、蓯蓉羹法：羊腎一對，去脂膜細切，肉蓯蓉一兩，酒浸一宿，刮去皴皮，細切，相和作羹，葱白、鹽、五味等如常法事治，空腹食之。

作羹，下葱、鹽、五味食。○《正要》①治陽氣衰敗，腰脚疼痛，五勞七傷。用羊腎三對，羊肉半斤，葱白一莖，枸杞葉一斤，同五味煮成汁，下米作粥食之。**虛損勞傷**。羊腎一枚，术一升，水一斗，煮九升服，日三。《肘後方》②。**腎虛腰痛**。《千金》③用羊腎去膜，陰乾爲末。酒服二方寸匕，日三。○《正要》④治卒腰痛。羊腎一對，咱夫蘭一錢，水一盞浸汁，入鹽少許，塗抹腎上，徐徐炙熟，空腹食之。**老人腎硬**。治老人腎藏虛寒，內腎結硬，雖服補藥不入。用羊腎子一對，杜仲長二寸闊一寸一片，同煮熟，空心食之。令人內腎柔軟，然後服補藥。《雞峰備急方》⑤。**脇破腸出**。以香油摸手送入，煎人參、枸杞子汁溫淋之。喫羊腎粥十日，即愈。危氏⑥。

羊石子 即羊外腎也。【主治】腎虛精滑。時珍。○《本事》⑦金鎖丹用之。

肝 青羖羊者良。【氣味】苦，寒，無毒。【頌⑧曰】溫。○【弘景⑨曰】合豬肉及梅子、小豆食，傷人心。【思邈⑩曰】合生椒食，傷人五臟，最損小兒。合苦筍食，病青盲。妊婦食之，令子多厄。【主治】補肝，治肝風虛熱，目赤暗痛，熱病後失明，並用子肝七枚，作生

---

① 正要：《飲膳正要》卷2“食療諸病·枸杞羊腎粥” 治陽氣衰敗，腰脚疼痛，五勞七傷。枸杞葉（一斤）、羊腎（一對，細切）、葱白（一莖）、羊肉（半斤，炒），右四味拌勻，入五味，煮成汁，下米熬成粥，空腹食之。

② 肘後方：《肘後方》卷4“治虛損羸瘦不堪勞動方第三十三” 凡男女因積勞虛損，或大病後不復，常若四體沉滯，骨肉疼酸，吸吸少氣，行動喘惙，或小腹拘急，腰背強痛，心中虛悸，咽乾唇燥，面體少色，或飲食無味，陰陽廢弱，悲憂慘戚，多臥少起。久者積年，輕者才百日，漸至瘦削，五臟氣竭，則難可復振，治之湯方同……又方：羊腎（一枚，切）、术（一升），以水一斗，煮取九升，服一升，日二三服，一日盡。冬月分二日服，日可再服。

③ 千金：《千金方》卷19“腰痛第七” 治腰脊苦痛不遂方……又方：羊腎作末，酒服二方寸匕，日三。

④ 正要：《飲膳正要》卷1“聚珍異饌·炙羊腰” 治卒患腰眼疼痛者。羊腰（一對）、咱夫蘭（一錢），右件用玫瑰水一杓，浸取汁，入鹽少許，籤子簽腰子火上炙，將咱夫蘭汁徐徐塗之，汁盡爲度，食之，甚有效驗。

⑤ 雞峰備急方：《雞峰普濟方》卷8“補腎腰子法” 治老人腎臟虛寒，即其腎以寒虛自結實硬，雖服補藥並不入。用羊腰子一對，水半碗，用杜仲闊一寸長，二寸許，一片，同煮腰子軟，空心切食，令人內腎柔軟，然後服平補藥。

⑥ 危氏：《得效方》卷10“怪疾” 脇破，腸出臭穢，急以香油摸腸，用手送入。煎人參、枸杞淋之，皮自合矣。吃羊腎粥十日即愈。

⑦ 本事：《普濟本事方》卷3“膀胱疝氣小腸精漏” 治遺精夢漏，關鎖不固：金鎖丹，亦名茴香圓：舶上茴香、胡蘆巴、破故紙（叁柒箇，研）、羊石子（叁對，切開，鹽半兩，擦炙熟，研如膏），右五味爲末，下二味同研成膏，和酒浸蒸餅杵熟，圓如梧子大，每服三五十元，空心溫酒下。

⑧ 頌：《圖經》見《證類》卷17“羖羊角” ……羊齒、骨及五藏皆溫、平而主疾，唯肉性大熱……

⑨ 弘景：《集注》見《證類》卷17“羖羊角” 陶隱居云……羊肝不可合豬肉及梅子、小豆食之，傷人心，大病人。

⑩ 思邈：《千金方》卷26“鳥獸第五” 青羊膽汁……青羊肝和小豆食之，食人目少明。一切羊肝生共椒食之，破人五臟，傷心，最損小兒。/《千金方》卷2“養胎第三” 妊娠食羊肝，令子多厄。（**按**：“合苦筍食，病青盲”未能溯得其源。）

食,神效。亦切片水浸貼之。蘇恭①。解蠱毒。吳瑞②。

【發明】【時珍曰】按倪維德《原機啓微集》③云:羊肝(補),肝與肝合,引入肝經。故專治肝經受邪之病。今羊肝丸治目有效,可徵。【汪機④曰】按《三元延壽書》云:凡治目疾,以青羊肝爲佳。有人年八十餘,瞳子瞭然,夜讀細字。云別無服藥,但自小不食畜獸肝耳。或以本草羊肝明目而疑之。蓋羊肝明目,性也,他肝則否。凡畜獸臨殺之時,忿氣聚於肝。肝之血不利於目,宜矣。

【附方】舊四,新十一。目赤熱痛,看物如隔紗,宜補肝益睛。用青羊肝一具切洗,和五味食之。《心鏡》⑤。肝虛目赤。青羊肝,薄切,水浸吞之,極效。《龍木論》⑥。病後失明。方同上。小兒赤眼。羊肝切薄片,井水浸貼。《普濟》⑦。翳膜羞明有淚,肝經有熱也。用青羊子肝一具,竹刀切,和黃連四兩,爲丸梧子大。食遠茶清下七十丸,日三服。忌鐵器、豬肉、冷水。《醫鏡》⑧。目病䀮䀮。以銅器煮青羊肝,用麪餅覆器上,鑽兩孔如人眼大,以目向上熏之。不過三度。《千金方》⑨。目病失明。青羖羊肝一斤,去〔脂〕膜切片,入新瓦〔盆〕內炕乾,同決明子半升,蓼子一合炒,爲末。以白蜜漿服方寸匕,日三。不過三劑,目明。至一年,能夜見文字。《食療》⑩。不能遠視。羊肝一具,去膜細切,以葱子一勺炒,爲末,以水煮熟,去滓,入米煮粥食。

---

① 蘇恭:《唐本草》見《證類》卷17"羖羊角" 《唐本》注云……羊肝性冷,療肝風虛熱,目赤闇無所見。生食子肝七枚,神效……

② 吳瑞:《日用本草》卷3"青羊肝" 主眼赤障白膜、風淚,解蠱毒,明目,補肝。

③ 原機啓微集:《原機啓微集》卷下"附方" 黃連羊肝丸……右方以黃連除熱毒,明目爲君,以羊肝肝與肝合,引入肝經爲使……蓋專治肝經之藥,非與群隊者比也。肝受邪者,並皆治之……

④ 汪機:《延壽書》卷2"視聽" ……有年八十餘,眸子瞭然,夜讀蠅頭字。云別無服藥,但自小不食畜獸肝。人以《本草》羊肝明目而疑之。(余曰:羊肝明目,性也。他肝不然,畜獸臨宰之時,忿氣聚於肝,肝主血,不宜於目明矣。)(按:或出《本草會編》。書佚。其引《三元延壽書》文,溯源如上。)

⑤ 心鏡:《證類》卷17"羖羊角" 《食醫心鏡》……又理目熱赤痛如隔紗縠,看物不分明,宜補肝氣,益睛。青羊肝一具,細起薄切,以水洗,漉出瀝乾,以五味醬醋食之……

⑥ 龍木論:《眼科龍木論》卷10"獸部" ……《藥性論》:青羊肝服之明目。膽點眼,主赤障白膜風淚。食療治肝風虛熱,目赤暗痛。熱病後失明,以青羊膽或子肝薄切,水浸,敷之極效。生子肝吞之尤妙。

⑦ 普濟:《普濟方》卷363"目赤腫痛" 療小兒蓐內赤眼方……又方:取羊子肝薄切,用井花水浸,以貼之。

⑧ 醫鏡:《得效方》卷16"眼科·熱證" 羊肝圓:治肝經有熱,目赤睛疼,視物昏澀。羖羊肝(一具,生用)、黃連(去須別研,爲末),右先將羊子肝去筋膜,於砂盆內擂爛,入黃連末,杵和爲丸梧桐子大,每服五十圓,不拘時候熟水下。(按:所出《醫鏡》,或指《古今醫鑒》。查該書無此方。今錄近似方以備參。)

⑨ 千金方:《千金方》卷6"目病第一" 治目䀮䀮無所見方:青羊肝(一具,細切),以水一斗,納銅器中煮,以曲餅復上,上鑽兩孔如人眼,正以目向,就熏目,不過再熏之,即瘥。

⑩ 食療:《食療》見《證類》卷17"羖羊角" 《食療》……主目失明,取羖羊肝一斤,去脂膜,薄切,以未著水新瓦盆一口,揩令淨,鋪肝於盆中,置於炭火上,煿令脂汁盡,候極乾,取決明子半升,蓼子一合,炒令香,爲末,和肝杵之爲末,以白蜜漿下方寸匕,食後服之,日三,加至三匕止,不過三劑,目極明,一年服之妙,夜見文字并諸物……

《多能鄙事》①。**青盲内障**。白羊子肝一具，黄連一兩，熟地黄二兩，同搗丸梧子大。食遠茶服七十丸，日三服。崔承元病内障喪明，有人惠此方報德，服之遂明。《傳信方》②。**牙疳腫痛**。羯羊（服）〔肝〕一具煮熟，蘸赤石脂末，任意食之。《醫林集要》③。**虚損勞瘦**。用新豬脂煎取一升，入葱白一握煎黄，平旦服。至三日，以枸杞一斤，水三〔斗〕煮汁，入羊肝一具，羊脊膂肉一條，〔麴〕末半斤，着葱、豉作羹食。《千金方》④。**病後嘔逆**。天行病後嘔逆，食即反出。用青羊肝作生淡食，不過三度，食不出矣。《外臺》⑤。**休息痢疾**。五十日以上，一二年不瘥，變成疳，下如泔淀者。用生羊肝一具切絲，入三年醋中吞之。心悶則止，不悶更服。一日勿食物。或以薑、薤同食亦可。不過二三具。《外臺》⑥。**小兒癎疾**。青羊肝一具，薄切水洗，和五味、醬食之。**婦人陰䘌**作痒。羊肝納入引蟲。《集簡方》。

膽青羖羊者良。【氣味】苦，寒，無毒。【主治】青盲，明目。《別録》⑦。點赤障、白翳、風淚眼，解蠱毒。甄權⑧。療疳濕，時行熱熛瘡，和醋服之，良。蘇

---

① 多能鄙事：《多能鄙事》卷4"飲食類·老人飲食療疾方"　豬肝羹治肝藏虚弱不能遠視……羊肝粥：羊肝（一具，去筋膜，細切）、葱子（半升，炒熟，爲末），右先用水煮葱子熟，去滓，更入水，下米煮粥食之。

② 傳信方：《圖經》見《證類》卷七"黄連"　……又治目方用黄連多矣，而羊肝丸尤奇異，取黄連末一大兩，白羊子肝一具，去膜，同於砂盆内，研令極細，衆手撚爲丸如梧子。每食以暖漿水吞二七枚，連作五劑，差。但是諸眼目疾及障翳、青盲皆主之，禁食豬肉及冷水。劉禹錫云：有崔承元者，因官治一死罪囚出活之，囚後數年以病自致死。一旦，崔爲内障所苦，喪明逾年後，半夜歎息獨坐，時聞堦除間悉窣之聲，崔問爲誰？曰：是昔所蒙活者囚，今故報恩至此，遂以此方告訖而没。崔依此合服，不數月，眼復明，因傳此方於世。

③ 醫林集要：《醫林集要》卷13"癰疽發背"　青腿牙疳，藍緑褐袖方：用羯羊肝一具，煮熟，蘸赤石脂末，任意食之。

④ 千金方：《千金方》卷12"風虚雜補酒煎第五"　治羸瘦膏煎方：不中水豬肪，煎取一升，納葱白一握，煎令黄，出，納盆中，看如人肌。平旦空腹服訖，暖覆卧，晡時食白粥，粥不得稀，過三日服補藥。方如下：羊肝一具、羊脊肉一條、曲末　半斤、枸杞根十斤，右四味，以水三斗煮枸杞，取一斗，去滓，細切肝等，納汁中煮，葱、豉、鹽著如羹法，合煎，看如稠糖即好，食之七日。禁如藥法。

⑤ 外臺：《肘後方》卷2"治傷寒時氣温病方第十三"　《救急》：療天行嘔逆，不下食，食入則出：取羊肝，如食法，作生淡食，不過三度即止。（按：《外臺》無此方，今另溯其源。）

⑥ 外臺：《外臺》卷25"久疳痢及久痢成疳方"　又療痢初較後膿血，或變純白，或成魚腦，五十日以上或一二年不差，變成疳，所下如泔瀩方：生羊肝一具，右一味取大酢一年以上者，米麥並中年深者佳，取羊肝則去上膜，柳葉切，朝旦空腹取肝，手拈取酢中出，吞之，覺心悶則止，不悶還服之。一日之間能不食粥飯，盡一具羊肝者，大佳。不然，除飽吞已外，料理如生肝，以薑薤下飯，如常法食之，日食一具肝，不過二三具即永差。後一月不得食熱面、油膩、醬、豬魚、雞肉等。

⑦ 別録：**《本經》**《別録》（《藥對》）見《證類》卷17"**羖羊角**"　青羊膽：主青盲，明目。

⑧ 甄權：《藥性論》見《證類》卷17"**羖羊角**"　……膽點眼中，主赤障白膜，風淚，主解蠱毒。

恭①。治諸瘡，能生人身血脉。思邈②。同蜜蒸九次，點赤風眼，有效。朱震亨③。

【發明】【時珍曰】肝開竅於目，膽汁減則目暗。目者，肝之外候，膽之精華也。故諸膽皆治目病。《夷堅志》④載：二百味草花膏治爛弦風赤眼，流淚不可近光，及一切暴赤目疾。用羖羊膽一枚，入蜂蜜於内蒸之，候乾，研爲膏。每含少許，並點之。一日淚止，二日腫消，三日痛定。蓋羊食百草，蜂採百花，故有二百花草之名。又張三丰真人碧雲膏⑤：臘月取羖羊膽十餘枚，以蜜裝滿，紙套籠住，懸簷下，待霜出掃下，點之神效也。

【附方】舊三，新四。病後失明。羊膽點之，日二次。《肘後》⑥。大便秘塞。羊膽汁灌入即通。《千金》⑦。目爲物傷。羊膽二枚，雞膽三枚，鯉魚膽二枚，和匀，日日點之。《聖惠方》⑧。面黑皯皰。殺羊膽、牛膽各一箇，淳酒三升，煮三沸，夜夜塗之。《肘後》⑨。産婦面䵟。産婦面如雀卵色。以羊膽、豬胰、細辛等分，煎三沸。夜塗，旦以漿水洗之。《録驗》⑩。代指作痛。崔氏云：代指乃五臟熱注而然。刺熱湯中七度，刺冷水中三度，即以羊膽塗之，立愈，

---

① 蘇恭：《唐本草》見《證類》卷17"殺羊角"　《唐本》注云：羊膽，療疳濕，時行熱㸌瘡，和醋服之良。

② 思邈：《千金方》卷26"鳥獸第五"　青羊膽汁：冷，無毒。主諸瘡，能生人身脉。治青盲，明目。

③ 朱震亨：（按：查朱震亨相關書，未能溯得其源。）

④ 夷堅志：《醫説》卷4"眼疾·治眼二百味花草膏"　福州人病目，兩瞼間赤濕流淚，或痛或痒，晝不能視物，夜不可近燈光，兀兀癡坐。其友趙謙子春語之曰：是爲爛緣風眼，我有一藥正治此，名曰二百味花草膏。病者驚曰：用藥品如是，世上方書所未用，豈易遽辦？君直相戲耳。趙曰：我適見有藥，當以與君，明日攜一錢匕至，堅凝成膏，使以匙抄少許入口。一日淚止，二日腫消，三日痛定，豁然而愈。乃往謁趙致謝，且扣其名物。笑曰：只用羖羊膽，去其中脂，而滿填好蜜拌匀蒸之，候乾，即入瓶細研爲膏。以蜂採百花，羊食百草，故隠其名以眩人云。（出《癸志》。）

⑤ 張三丰真人碧雲膏：《萬應方》卷1"仙方"　真人碧雪膏：專治男婦冷淚常流不止，暴害眼，點之神效。臘月三辰日，取羖羊膽三五箇，就用蜜於膽内裝滿，用綿紙虛籠吊於簷下一七，取開紙，用雞翎將膽上霜於磁器内收之。遇患目者，用簪頭蘸藥，點眼大角，神效。

⑥ 肘後：《證類》卷17"殺羊角"　《肘後方》……又方：治眼暗，熱病後失明：以羊膽傅之，旦暮時各一傅之。（按：今本《肘後方》無此方。）

⑦ 千金：《千金方》卷15"秘澀第六"　治大便秘塞不通神方：豬、羊膽無在，以筒灌三合許，令深入即出矣。出不盡，須臾更灌。

⑧ 聖惠：《聖惠方》卷33"治眼被物撞打著諸方"　治眼爲他物所傷，三膽點眼方：羊膽（一枚）、雞膽（三枚）、鯉魚膽（二枚），右件藥摘破調合令匀，頻頻點之。

⑨ 肘後：《肘後方》卷6"治面皰髮禿身臭心昏鄙醜方第四十九"　又黑面方：牯羊膽、牛膽，淳酒三升，合煮三沸，以塗面良。

⑩ 録驗：《外臺》卷32"面皯皰方"　《古今録驗》療面皯皰，及産婦黑䵟如雀卵色，羊膽膏方：羊膽（一枚）、豬脂（一合）、細辛（一分），右三味以羊膽煎三上三下，膏成，夜塗傅，早起洗，以漿水洗去，驗。

甚效。《外臺方》①。小兒疳瘡。羊膽二枚，和醬汁灌下部。《外臺》②。

胃—名羊膍胵。【氣味】甘，温，無毒。【思邈③曰】羊肚和飯飲久食，令人多唾清水，成反胃，作噎病。【主治】胃反，止虚汗，治虚羸，小便數，作羹食，三五瘥。孟詵④。

【附方】舊一，新六。久病虚羸：不生肌肉，水氣在脇下，不能飲食，四肢煩熱者。用羊胃一枚、白术一升，切，水二斗，煮九〔斗〕〔升〕，分九服，日三。不過三劑瘥。《張文仲方》⑤。補中益氣。羊肚一枚、羊腎四枚、地黄三兩、乾薑、昆布、地骨皮各二兩、白术、桂心、人参、厚朴、海藻各一兩五錢、甘草、秦椒各六錢，爲末，同腎入肚中，縫合蒸熟，搗爛晒〔乾〕，爲末。酒服方寸匕，〔日二〕。《千金》⑥。中風虚弱。羊肚一具，粳米二合，和椒、薑、豉、葱作羹食之。《正要》⑦。胃虚消渴。羊肚爛煮，空腹食之。《古今録驗》⑧。下虚尿牀。羊肚盛水，煮熟，空腹食四五頓瘥。《千金》⑨。項下瘰癧。用羊膍胵燒灰，香油調敷。蛇傷手腫。用新剥羊肚一箇，帶糞，

---

① 外臺方：《外臺》卷 29“代指方” 崔氏論：代指者，是五藏之氣使然，流注於十二源經脉，熱冲手指不還，即代指也。當取熱湯，急漬之，即出，使滿七度。便以冷水中浸之，訖，又復浸之，如此三度，即塗羊膽，愈。未成膿，此方甚效。

② 外臺：《證類》卷 17“殺羊角” 《外臺》……又方：治小兒疳，羊膽二箇，和醬水灌下部。豬膽亦得。（按：《外臺》卷 36“小兒疳濕瘡方”引此出《千金》。然《千金方》卷 5“小兒雜病第九”同方“豬膽”誤作“豬脂”。）

③ 思邈：《千金方》卷 26“鳥獸第五” 青羊膽汁……羊肚和飯飲常食，久久成反胃，作噎病。甜粥共肚食之，令人多唾，喜吐清水……

④ 孟詵：《食療》見《證類》卷 17“殺羊角” 《食療》……肚主補胃病虚損，小便數，止虚汗……/《千金方》卷 26“鳥獸第五” 青羊膽汁……肚：主胃反。治虚羸……（按：此段引文集取兩家之説。）

⑤ 張文仲方：《圖經》見《證類》卷 17“殺羊角” ……胃，主虚羸，張文仲有主久病瘦羸，不生肌肉，水氣在脅下，不能飲食，四肢煩熱者。羊胃湯方：羊胃一枚、术一升，並切，以水二斗，煮取九升，一服一升，日三，三日盡，更作兩劑，乃差……

⑥ 千金：《千金方》卷 17“積氣第五” 大補氣方：羊肚(一具，治如食法，去膏)、羊腎(一具，去膏，四破)、乾地黄(五兩)、甘草、秦椒(各一兩)、白术、桂心、人参、厚朴、海藻(各三兩)、乾薑、昆布、地骨皮(各四兩)，右十三味治下篩，納羊肚中，合腎縫塞肚口，蒸極熟爲度，及熱，大曰合搗，取肚、腎與諸藥爲一家，曝乾，更搗爲散。酒服方寸匕，日二。

⑦ 正要：《飲膳正要》卷 2“食療諸病·羊肚羹” 治諸中風。羊肚(一枚，洗净)、粳米(二合)、葱白(數莖)、豉(半合)、蜀椒(去目，閉口者。炒出汗，三十粒)、生薑(二錢半，細切)，右六味拌匀，入羊肚内爛煮熟，五味調和，空心食之。

⑧ 外臺：《外臺》卷 11“消中消渴腎消方” 又鉛丹散：主消渴，止小便數，兼消中，悉主之方……《古今録驗》云：服此藥了，經三兩日，宜爛煮羊肝、肚，空腹喫之。或作羹亦得……

⑨ 千金：《千金方》卷 21“淋閉第二” 治尿牀方：取羊肚系盛水令滿，線縛兩頭，熟煮即開，取中水頓服之，立瘥。

割一口,將手入浸,即時痛止腫消。《集要》①。

脬。【主治】下虛遺溺。以水盛入,炙熟,空腹食之,四五次愈。孫思邈②。

胭白羊者良。【主治】潤肺燥,諸瘡瘍。入面脂,去黚黯,澤肌膚,滅瘢痕。時珍。

【附方】新三。遠年欬嗽。羊胭三具,大棗百枚,酒五升,漬七日,飲之。《肘後方》③。婦人帶下。羊胭一具,以酢洗净,空心食之,不過三次。忌魚肉滑物,犯之即死。《外臺》④。痘瘡瘢痕。羊胭二具,羊乳二升,甘草末二兩,和勻塗之。明旦,以豬蹄湯洗去。《千金》⑤。

舌。【主治】補中益氣。《正要》⑥用羊舌二枚,羊皮二具,羊腎四枚,蘑菰、糟薑,作羹、肉汁食之。

靨即會咽也。【氣味】甘、淡,温,無毒。【主治】氣癭。時珍。

【發明】【時珍曰】按古方治癭多用豬羊靨,亦述類之義,故王荆公《癭詩》⑦有"内療煩羊靨"之句。然癭有五:氣、血、肉、筋、石也。夫靨屬肺,肺司氣。故氣癭之證,服之或效。他癭恐亦少力。

【附方】舊一,新二。項下氣癭。《外臺》⑧用羊靨一具,去脂酒浸,炙熟,含之嚥汁。日

---

① 集要:《醫林集要》卷14"獸蟲傷門" 治蛇傷,手腫不可忍:用新剝羊肚一個,帶糞,割一口,將手納入浸拔,痛止腫消,立效。
② 孫思邈:《聖惠方》卷92"治小兒遺尿諸方" 治小兒遺尿,宜服此方……又方:羊脬(一枚),右以水煮令爛熟,空腹量兒大小,分減食之,不過三頓差。(按:今本《千金方》及《千金翼方》無此方,;另溯其源。)
③ 肘後方:《肘後方》卷3"治卒上氣咳嗽方第二十三" 治久咳嗽,上氣,十年二十年,諸藥治不瘥方:豬胰(三具)、棗(百枚),酒三升,漬數日,服三二合,加至四五合,服之不久,瘥。
④ 外臺:《千金方》卷4"赤白帶下、崩中漏下第三" 治崩中單方……又方:羊胰一具,以醋煮,去血服之,即止。忌豬、魚、醋滑物,犯之便死。亦治帶下。(按:《外臺》無此方,另溯其源。)
⑤ 千金:《千金方》卷6"面藥第九" 治面黚方……又方:白羊乳(二升)、羊胰(二具,水浸去汁,細擘)、甘草(二兩,末),右三味相和一宿。先以醋漿洗面,生布拭之,夜敷藥兩遍,明旦以豬蹄湯洗却,每夜洗之。
⑥ 正要:《飲膳正要》卷1"聚珍異饌·羊皮麪" 補中益氣。羊皮(二個,撏洗净,煮軟)、羊舌(二個,熟)、羊腰子(四個,熟,各切如甲葉)、蘑菇(一斤,洗净)、糟薑(四兩,各切如甲葉),右件用好肉釅湯或清汁,下胡椒一兩、鹽、醋調和。
⑦ 癭詩:《古今事文類聚》前集卷47"汝癭和王仲儀" ……不惟羞把鏡,仍亦愁弔影。内療煩羊靨,外砭廢針穎。
⑧ 外臺:《外臺》卷23"氣癭方" 《古今録驗》療氣癭方……又方:取羊靨一具,去脂含汁,汁盡去皮,日一具,七日含便差。

一具，七日瘥。○《千金》①用羊靥七枚陰乾，海藻、乾薑各二兩，桂心、昆布、逆流水邊柳鬚各一兩，為末，蜜丸茨子大。每含一丸，嚥津。○《雜病治例》②用羊靥、豬靥各二枚，昆布、海藻、海帶各二錢洗焙，牛旁子炒四錢，右為末，搗二靥和丸彈子大。每服一丸，含化嚥汁。

睛。【主治】目赤及翳膜。曝乾為末，點之。時珍。○出《千金》③。熟羊眼中白珠二枚，於細石上和棗核磨汁，點目翳差明，頻用，三四日瘥。孟詵④。

【發明】[時珍曰]羊眼無瞳，其睛不應治目，豈以其神藏於內耶?

筋。【主治】塵物入目，熟嚼納眦中，仰卧即出。《千金翼》⑤。

羖羊角青色者良。【氣味】鹹，溫，無毒。【別錄】⑥曰：苦，微寒。取之無時。勿使中濕，濕即有毒。【甄權⑦曰】大寒。○兔絲為之使⑧。《鑑源》⑨云：羖羊角灰縮賀。賀，錫也。出賀州。【主治】青盲，明目，止驚悸、寒洩。久服安心益氣，輕身。殺疥蟲。入山燒之，辟惡鬼虎狼。《本經》⑩。療百節中結氣，風頭痛，及蠱毒吐血，婦人產後餘痛。《別錄》⑪。燒之，辟蛇。灰，治漏下，退熱，主山瘴溪毒。《日華》⑫。

【附方】舊三，新七。風疾恍惚，心煩腹痛，或時悶絕復甦。以青羖羊角屑微炒，為末，無

---

① 千金：《千金方》卷24"癭瘤第七"　治癭瘤方：海藻、乾薑（各二兩）、昆布、桂心、逆流水柳須（各一兩）、羊靥（七枚，陰乾），右六味末之，蜜丸如小彈子大，含一丸，咽津。

② 雜病治例：《雜病治例·癭》　軟散：瓦松、海藻、昆布、海帶、豬、羊靥子，和為丸如彈子大，每丸含化之。

③ 千金：《千金方》卷6"目病第一"　治目赤及翳方……又方：熟羊眼睛，曝乾，治下篩，敷目兩角。

④ 孟詵：《食療》見《證類》卷17"羖羊角"　《食療》……常患眼痛澀，不能視物，及羞日光并燈火光不得者，取熟羊頭眼睛中白珠子二枚，於細石上和棗汁研之，取如小麻子大，安眼睛上，仰卧，日二夜二，不過三四度差……

⑤ 千金翼：《千金翼方》卷11"眼病第三"　治眯目不明方：椎羊、鹿筋擘之，如披筋法，內筋口中熟嚼，擘眼，內著瞳子瞼上，以手當瞼上輕接之。若有眯者，二七過接，便出之，視眯當著筋出來即止。未出者復為之……

⑥ 別錄：見本頁注⑩。

⑦ 甄權：《證類》卷17"羖羊角"　《藥性論》……又曰：青羊角，亦大寒。

⑧ 兔絲為之使：古本《藥對》見本頁注⑩括號中七情文。

⑨ 鑑源：《證類》卷17"羖羊角"　《丹房鏡源》：羊脂柔銀軟銅。羖羊角縮賀。賀，錫也。

⑩ 本經：《本經》《別錄》（《藥對》）見《證類》卷17"**羖羊角**"　**味鹹**、苦，溫、微寒，無毒。**主青盲，明目，殺疥蟲，止寒泄，辟惡鬼、虎狼，止驚悸**，療百節中結氣，風頭痛及蠱毒，吐血，婦人產後餘痛。燒之殺鬼魅，辟虎狼。**久服安心，益氣輕身**。生河西川谷。取無時，勿使中濕，濕即有毒。（菟絲為之使。）

⑪ 別錄：見上注。

⑫ 日華：《日華子》見《證類》卷17"羖羊角"　牯羊角，退熱，治山瘴溪毒。燒之去蛇。/《食療》：角……燒角作灰，治鬼氣并漏下惡血。（**按**：此條摻入《食療》方。）

時温酒服一錢。《聖惠》①。氣逆煩滿。水羊角燒研，水服方寸匕。《普濟方》②。吐血喘欬。青羖羊角炙焦二枚，桂末二兩，爲末。每服一匕，糯米飲下，日三服。同上③。産後寒熱，心悶極脹百病。羖羊角燒末，酒服方寸匕。《子母秘録》④。水洩多時。羖羊角一枚，白礬末填滿，燒存性，爲末。每新汲水服二錢。《聖惠方》⑤。小兒癇疾。羖羊角燒存性，以酒服少許。《普濟》⑥。赤禿髮落。羖羊角、牛角燒灰等分，豬脂調敷。《普濟》⑦。赤癍瘭子。身面卒得赤癍，或瘭子腫起，不治殺人。羖羊角燒灰，雞子清和塗，甚妙。《肘後》⑧。打撲傷痛。羊角灰，以沙糖水拌，瓦焙焦爲末。每熱酒下二錢，仍探痛處。《簡便》⑨。脚氣疼痛。羊角一副，燒過爲末，熱酒調塗，以帛裹之，取汗，永不發也。

齒 三月三日取之。【氣味】溫。【主治】小兒羊癇寒熱。《別録》⑩。

頭骨 已下並用羖羊者良。【氣味】甘，平，無毒。【時珍曰】按張景陽《七命》⑪云：耶溪之鋌，赤山之精。消以羊骨，(鑮)〔鑮〕以鍛成。註云：羊頭骨能消鐵也。【主治】風眩瘦疾，小兒驚癇。蘇恭⑫。

脊骨。【氣味】甘，熱，無毒。【主治】虛勞寒中羸瘦。《別録》⑬。補腎

① 聖惠：《聖惠方》卷20“治風恍惚諸方” 治風，心煩恍惚，腹中痛，或時悶絶而復蘇……又方：羖羊角屑(微炒)，右搗細羅爲散，不計時候以溫酒調下一錢。
② 普濟方：《普濟方》卷183“上氣腹脹” 治血氣逆心煩滿：用羚羊角或水羊角燒爲灰末，水服方寸匕。
③ 同上：《普濟方》卷188“吐血” 羊角散：治吐血喘咳上氣者。羊角二枚，炙焦 桂心末二兩，右爲末，每服一二匕，日三服，以糯米粥調下。
④ 子母秘録：《證類》卷17“羖羊角” 《子母秘録》：療産後寒熱，心悶極脹百病。羖羊角燒末，酒服方寸匕，未(産)〔瘥〕再服。
⑤ 聖惠方：《聖惠方》卷59“治水瀉諸方” 治水瀉多時不差，方：羖羊角(一枚，用白礬末填滿)，右件藥燒爲灰，都研爲細散，每於食前以新汲水調下二錢。
⑥ 普濟：《普濟方》卷378“驚癇” 治小兒驚癇：右用以羖羊角燒灰，酒服少許。或以羚羊角亦可……
⑦ 普濟：《普濟方》卷48“赤禿” 牛羊角灰出《千金方》：治赤禿髮落塗方。牛羊角等分，燒灰，右研如粉，以豬脂調傅之。(按：今本《千金方》卷13“頭面風第八”同方無羊角。)
⑧ 肘後：《證類》卷17“羖羊角” 《肘後》……又方：療而目身卒得赤班，或痒或瘭子腫起，不即治之，日甚煞人。羖羊角燒爲灰，研令極細，以雞子清和。(按：今本《肘後方》無此方。)
⑨ 簡便：《簡便單方》卷下“廿三雜治” 治打撲傷病，用：羊角屑，以砂糖和，瓦上焙焦，研細末，每二錢，熱酒調下，頭搲痛處。
⑩ 別録：《本經》《別録》(《藥對》)見《證類》卷17“羖羊角” 羊齒：主小兒羊癇寒熱。三月三日取。
⑪ 七命：《御覽》卷344“劍下” 張景陽《七命》曰：楚之陽劍，歐冶所營(陽劍隱患也)。耶谿之鋌，赤山之精。銷踰羊頭(羊頭骨銷之也)，鑮以鍛成……
⑫ 蘇恭：《唐本草》見《證類》卷17“羖羊角” 《唐本》注云……羊頭，療風眩，瘦疾，小兒驚癇……
⑬ 別録：《本經》《別録》(《藥對》)見《證類》卷17“羖羊角” 羊骨：熱。主虛勞，寒中，羸瘦。

虚,通督脉,治腰痛下痢。時珍。

【附方】舊一,新八。老人胃弱。羊脊骨一具搥碎,水五升,煎取汁二升,入青粱米四合,煮粥常食。食治方①。老人虚弱。白羊脊骨一具剉碎,水煮取汁,枸杞根剉一斗,水五斗,煮汁一斗五升,合汁同骨煮至五升,去骨,瓷合盛之。每以一合和温酒一盞調服。《多能鄙事》②。腎虚腰痛。《心鏡》③用羊脊骨一具,搥碎煮,和蒜、薤食,飲少酒妙。○《正要》④用羊脊骨一具搥碎,肉蓯蓉一兩,草果五枚,水煮汁,下葱、醬作羹食。腎虚耳聾。羖羊脊骨一具炙研,磁石煅醋淬七次,白术、黃芪、乾薑炮、白伏苓各一兩,桂三分,爲末。每服五錢,水煎服。《普濟》⑤。虚勞白濁。羊骨爲末,酒服方寸匕,日三。《千金》⑥。小便膏淋。羊骨燒研,榆白皮煎湯,服二錢。《聖惠方》⑦。洞注下痢。羊骨灰,水服方寸匕。《千金方》⑧。疳瘡成漏,膿水不止。用羊羔兒骨,鹽泥固濟,煅過研末五錢,入麝香、雄黃末各一錢,填瘡口。三日外必合。《總微論》⑨。

尾骨。【主治】益腎明目,補下焦虚冷。《正要》⑩。

【附方】新一。虚損昏聾。大羊尾骨一條,水五碗,煮減半,入葱白五莖,荊芥一握,陳皮

① 食治方:《壽親養老》卷1“食治老人脾胃氣弱方” 食治老人脾胃氣弱,勞損不下。食羊脊粥方:大羊脊骨(一具,肥者搥碎)、青粱米(四合,净淘)。右以水五升,煎取二升汁,下米煮作粥,空心食之。可下五味,常服,其功難及。甚效。
② 多能鄙事:《多能鄙事》卷4“飲食類·老人飲食療疾方” 枸杞煎:治老人虚弱。生枸杞根(細剉,一斗,加水五斗,煮取一斗五升,澄清)、白羊脊骨(一具,剉碎,煮,去滓),右用枸杞汁煮羊骨,水煎至五升,乃滤去骨,以瓷盒盛。每用一合,食前温酒一盞,調服。
③ 心鏡:《證類》卷17“羖羊角” 《食醫心鏡》……又,主腎臟虚冷,腰脊轉動不得。羊脊骨一具,嫩者搥碎爛,煮,和蒜薤,空腹食之。兼飲酒少許,妙。
④ 正要:《飲膳正要》卷2“食療諸病·羊脊骨粥” 治下元久虚,腰腎傷敗。羊脊骨(一具,全者,搥碎)、肉蓯蓉(一兩,洗,切作片)、草果(三個)、蓽撥(二錢),右件水熬成汁,滤去滓,入葱白、五味,作麵羹食之。
⑤ 普濟:《普濟方》卷29“腎虚” 羊骨補腎湯:治腎虚寒,耳鳴好睡,日漸痿損。(一名羊腎湯。)羊脛骨(五兩,炙黃,剉,一方用羊腎)、磁石(火煅,醋淬二七遍)、白术(各二兩)、黃耆(剉)、乾薑(炮)、白茯苓(去黑皮,各一兩)、桂去(粗皮,三分),右粗搗篩,每服五錢,水一盞半,煎至一盞,去滓,分温二服,空心夜臥各一。一方用羊脊骨一具,椎碎,不用脛骨。
⑥ 千金:《千金方》卷20“胞囊論第三” 治虚勞尿白濁方……又方:搗乾羊骨末,服方寸匕,日二。
⑦ 聖惠方:《聖惠方》卷58“治膏淋諸方” 治膏淋,臍下妨悶,不得快利……又方:右以羊骨燒灰,搗細羅爲散,每於食前以榆白皮湯調下二錢。
⑧ 千金方:《千金方》卷15“小兒痢第十” 治少小洞注下痢方……又方:羊骨灰,水和服之。
⑨ 總微論:《小兒衛生總微論》卷20“惡瘡論” 烏金散:治疳瘡瘻,出膿水,痛不止,諸藥無效者,有蟲。以羊羔兒骨不拘多少,入藏瓶内,鹽泥固濟,炭火燒合宜,研細,每用末五錢,入麝末一錢,雄黃末一錢,同研拌勻,時看瘡大小,先以通手湯洗膿血净,口含洗之,軟帛拭乾,將藥滿填瘡口,當次生肉,三日外瘡合。
⑩ 正要:《飲膳正要》卷3“獸品·羊肉” 羊骨:熱。治虚勞寒中,羸瘦。

一兩,麪三兩,煮熟,取汁搜麪作索餅,同羊肉四〔兩煮〕熟,和五味食。《多能鄙事》①。

脛骨。音行,亦作骱。又名䯒骨,胡人名頗兒必。入藥煅存性用。【氣味】甘,溫,無毒。【詵②曰】性熱,有宿熱人勿食。○《鑑源》③云:羊䯒骨伏硇。【主治】虛冷勞。孟詵④。脾弱腎虛,不能攝精,白濁,除濕熱,健腰腳,固牙齒,去黶黷,治誤吞銅鐵。時珍。

【發明】【杲⑤曰】齒者骨之餘,腎之標。故牙疼用羊脛骨以補之。【時珍曰】羊脛骨灰可以磨鏡,羊頭骨可以消鐵,故誤吞銅鐵者用之,取其相制也。按張景陽《七命》⑥云:耶溪之鋌,赤山之精。消以(華)〔羊〕骨,(鏵)〔鏷〕以鍛成。註云:羊頭骨能消鐵也。又《名醫錄》⑦云:漢上張成忠女七八歲,誤吞金(饋)〔簪〕子一(雙)〔隻〕,胸膈痛不可忍,憂惶無措。一銀匠炒末藥三錢,米飲服之,次早大便取下。叩求其方,乃羊脛灰一物耳。談野翁亦有此方,皆巧哲格物究理之妙也。

【附方】新十一。**擦牙固齒**。《食鑑》⑧用火煅羊脛骨爲末,入飛鹽二錢,同研勻,日用。○又方⑨:燒白羊脛骨灰一兩,升麻一兩,黃連五錢,爲末,日用。○瀕湖方:用羊脛骨燒過、香附子燒黑各一兩,青鹽煅過、生地黃燒黑各五錢,研用。**濕熱牙疼**。用羊脛骨灰二錢,白芷、當歸、牙皂、青鹽各一錢,爲末,擦之。東垣方⑩。**脾虛白濁**。過慮傷脾,脾不能攝精,遂成此疾。

---

① 多能鄙事:《多能鄙事》卷4"飲食類·老人飲食療疾方" 骨汁煮餅:治虛損昏聾。大羊尾骨(一條,水五大盞煮取一半)、葱白(五莖,去須,切)、荊芥(一握)、陳皮(一兩,湯浸去白)、羊肉(四兩,細切)、麪(三兩),右以骨汁煮藥去滓,用汁搜麪作索餅,却以羊肉入汁煮,和五味,食之。

② 詵:《食療》見《證類》卷17"羖羊角" 《食療》……羊骨熱,主治虛勞,患宿熱人勿食……

③ 鑑源:《丹房鑑源》卷下"諸脂髓篇第十七" (銅)〔䯒〕骨(可伏硇。)

④ 孟詵:見本頁注②。

⑤ 杲:《蘭室秘藏》卷中"口齒咽喉門·口齒論" 論曰:夫齒者,腎之標……(**按**:此門多用羊脛骨灰治牙疼等諸疾。疑時珍據此補"故牙疼用羊脛骨以補之"一句。)

⑥ 七命:《御覽》卷344"劍下" 張景陽《七命》曰……耶谿之鋌,赤山之精。銷踰羊頭(羊頭骨銷之也),鏷以鍛成……

⑦ 名醫錄:《神秘名醫錄》卷下 張成忠,漢陽人。有女年七八歲,因將母金簪子剔齒,含在口中,不覺嚥下,入胸膈上,不下,疼痛數日,醫工難與治療。父母憂惶,更無措手。忽有打銀匠來見,云某能治得,明日方見效……少時,將黑藥一包,炒三錢許,用米飲調,令女子服之。其夜便覺疼可。至天明去大便,見黑藥裹金簪子下來。父母喜,召銀匠與二百千相謝。遂問銀匠覓此方。醫者笑曰:此方用錢不多,只能救急。曰:乃羊脛鋌搗爲末耳。後有名醫曰:羊脛炭能鍛五金,見炭更腹中真火發,金遂軟而下地。

⑧ 食鑑:《食鑒本草》卷上"羊肉" 蹄脛骨:以火煉,爲細末,入飛鹽二錢和均,每早擦牙齒上,漱,去牙齒疏活疼痛。

⑨ 又方:《醫學綱目》卷29"牙齒痛" 刷牙方:羊脛骨灰(一兩)、升麻(一錢)、黃連(一錢),上爲末擦之。(**按**:此非《食鑒》方,另溯其源。)

⑩ 東垣方:(**按**:查李東垣相關書,未能溯得其源。)

以羊脛骨灰一兩，薑制厚朴末二兩，麪糊丸梧子大。米飲下百丸，日二服。一加茯苓一兩半。《濟生方》①。　虛勞瘦弱。用頗兒必四十枚，以水一升，熬減大半，去滓及油，待凝任食。《正要》②。筋骨攣痛。用羊脛骨，酒浸服之。　月水不斷。羊前左脚脛骨一條，紙裏泥封令乾，煅赤，入棕櫚灰等分。每服一錢，温酒服之。　黚贈醜陋。治人面體黧黑，皮厚狀醜。用殺羊脛骨爲末，雞子白和敷，且以白梁米泔洗之。三日如素，神效。《肘後》③。　誤吞銅錢。羊脛骨燒灰，以煮稀粥食，神效。《談埜翁方》④。　咽喉骨哽。羊脛骨灰，米飲服一錢。《聖惠》⑤。

　　懸蹄。

　　毛。【主治】轉筋，醋煮裹脚。孟詵⑥。○又見“氈”。

　　鬚殺羊者良。【主治】小兒口瘡，蠷螋尿瘡，燒灰和油敷。時珍。○出《廣濟》⑦。

　　【附方】新二。香瓣瘡。生面上耳邊，浸淫水出，久不愈。用殺羊鬚、荆芥、乾棗肉各二錢，燒存性，入輕粉半錢。每洗拭，清油調搽。二三次必愈。《聖惠方》⑧。　口吻瘡：方同上。

　　溺。【主治】傷寒熱毒攻手足，腫痛欲斷。以一升，和鹽、豉搗，漬之。李時珍。

　　屎青殺羊者良。【氣味】苦，平，無毒。【時珍曰】制粉霜。【主治】燔之，主小

---

① 濟生方：《濟生方》卷4“小便門·白濁赤濁遺精論治”　羊脛灰丸：治思慮傷脾，脾不攝精，遂致白濁。厚朴（去皮取肉，薑汁炒，二兩）、羊脛（炭火煅過通紅存性，一兩），右爲細末，白水麪糊爲丸如桐子大，每服百丸，空心米飲下。

② 正要：《飲膳正要》卷1“聚珍異饌·頗兒必湯”　即羊辟膝骨。主男女虛勞寒中，羸瘦，陰氣不足。利血脉，益經氣。頗兒必（三四十個，水洗浄），右件用水一鐵絡同熬，四分中熬取一分，澄濾浄，去油去滓，再凝定。如欲食，任意多少。

③ 肘後：《肘後方》卷6“治面皰髮禿身臭心昏鄙醜方第四十九”　療人面體黎黑，膚色粗陋，皮厚狀醜：細搗羚羊脛骨，雞子白和，敷面，乾，以白梁米泔汁洗之。三日如素，神效。

④ 談埜翁方：（按：未見原書，待考。）

⑤ 聖惠：《普濟方》卷401“誤吞諸物”　治誤吞錢入腹：用羊脛骨燒成灰，碾爲末，每服二錢，用温水調下。或米飲下。（按：《聖惠方》無此方，今另溯其源。）

⑥ 孟詵：《食療》見《證類》卷17“殺羊角”　孟詵云：羊毛，醋煮裹脚，治轉筋。角灰，主鬼氣，下血。

⑦ 廣濟：《千金方》卷14“小兒雜病第九”　治小兒口下黄肌瘡方：取殺羊髭燒作灰，和臘月豬脂傅之。角亦可用。／《千金方》卷25“蛇毒第二”　治蠷螋尿方：殺羊髭燒灰，臘月豬脂和封之。（按：未能追溯到《廣濟方》有此方，另溯其源。）

⑧ 聖惠方：《普濟方》卷408“諸瘡”　香瓣散：一名香瓣瘡，一名月耳瘡，一名浸淫瘡。治小兒耳邊、身面上、胸項上，浸微黄水，到處成瘡，用此藥其效如神。荆芥（一兩半）、小棗兒（一十個，二味先燒存性）、殺羝羊鬚（一兩，燒灰，燒存性）、枯白礬（二錢半，另研細），右件三味同研極細，再入輕粉一錢半調研勻，每用少許，小油調搽，重者不過三上，立效。（按：《聖惠方》無此方，今另溯其源。）

兒洩痢,腸鳴驚癇。《別錄》①。燒灰,理聤耳,并署竹刺入肉,治箭鏃不出。《日華》②。燒灰淋汁沐頭,不過十度,即生髮長黑。和雁肪塗頭亦良。藏器③。○【頌④曰】屎納鯽魚腹中,瓦缶固濟,燒灰塗髮,易生而黑,甚效。煮湯灌下部,治大人小兒腹中諸疾,痄濕,大小便不通。燒煙熏鼻,治中惡心腹刺痛,亦熏諸瘡中毒、痔瘻等。治骨蒸彌良。蘇恭⑤。

【附方】舊五,新十六。痄痢欲死。新羊屎一升,水一升,漬一夜,絞汁頓(腹)〔服〕,日午乃食。極重者,不過三服。《總錄》⑥。嘔逆酸水。羊屎十枚,酒二合,煎一合,頓服。未定,更服之。《兵部手集》⑦。反胃嘔食:羊糞五錢,童子小便一大盞,煎六分,去滓,分三服。《聖惠》⑧。小兒流涎。白羊屎頻納口中。《千金》⑨。心氣疼痛。不問遠近,以山羊糞七枚,油頭髮一團,燒灰酒服。永斷根。孫氏《集效方》⑩。妊娠熱病。青羊屎研爛塗臍,以安胎氣。《外臺秘要》⑪。傷寒肢痛,手足疼欲脱。取羊屎煮汁漬之,瘥乃止。或和豬膏塗之,亦佳。《外臺》⑫。時疾陰腫。囊及莖皆熱腫。以羊屎、黃蘗煮汁洗之。《外臺》⑬。疔瘡惡腫。青羊

---

① 別錄:《本經》《別錄》(《藥對》)見《證類》卷17"羖羊角"　羊屎:燔之,主小兒泄痢,腸鳴,驚癇。
② 日華:《日華子》見《證類》卷17"羖羊角"　牯羊糞燒灰,理聤耳並署刺。
③ 藏器:《拾遺》見《證類》卷17"羖羊角"　《陳藏器本草》……屎燒灰,沐髮長黑,和雁肪塗頭,生髮。
④ 頌:《圖經》見《證類》卷17"羖羊角"　……羊屎,方書多用。近人取以内鯽魚腹中,瓦缶固濟燒灰,以塗髭髮,令易生而黑,甚效……
⑤ 蘇恭:《唐本草》見《證類》卷17"羖羊角"　《唐本》注云:羊屎煮湯下灌,療大人小兒腹中諸疾痄濕,大小便不通。燒之熏鼻,主中惡心腹刺痛。熏瘡,療諸瘡中毒痔瘻等,骨蒸彌良。
⑥ 總錄:《聖濟總錄》卷78"痄䐗"　治痄痢久不差羸瘦欲死方:新出羊糞(一升),右一味,以水一升漬經宿,明旦絞汁,頓服之,日午唯食煮飯。極重者,不過三服差。
⑦ 兵部手集:《證類》卷17"羖羊角"　《兵部手集》:療無故嘔逆酸水不止,或吐三五口。食後如此方:羊屎十顆,好酒兩合,煎取一合,頓服即愈。如未定,更服,看大小加減服之,六七歲即五顆。
⑧ 聖惠:《聖惠方》卷47"治反胃嘔噦諸方"　治反胃,見食即嘔噦,方:羊糞(乾濕共七十枚,乾者碎之),右以童子小便一大盞,煎至六分,去滓,分爲二服。
⑨ 千金:《千金方》卷5"小兒雜病第九"　治小兒口中涎出方:以白羊屎納口中。
⑩ 孫氏集效方:《萬應方》卷3"諸氣湯藥"　回生散,又名破棺散:不問遠年近日,心氣疼痛,藥不效者。用山羊糞七粒,油頭髮不拘多少,同灰、米醋半盞調服,除根,永不再發。
⑪ 外臺秘要:《千金方》卷2"妊娠諸病第四"　治妊娠熱病方……又方:青羊屎塗腹上。(按:《外臺》無此方,今另溯其源。)
⑫ 外臺:《外臺》卷2"傷寒手足欲脱疼痛方"　崔氏療傷寒手足熱疼欲脱方:取羊屎煮汁淋之,差止。亦療時疾,陰囊及莖腫。亦可煮黃蘗洗之。
⑬ 外臺:見上注。

屎一升,水二升,漬少時,煮沸,絞汁一升,頓服。《廣濟方》①。 **裏外臁瘡**。羊屎燒存性,研末,入輕粉塗之。《集要》②。 **痘風瘡證**。羊屎燒灰,清油調,敷之。《全幼心鑑》③。 **小兒頭瘡**。羊糞煎湯洗淨,仍以羊糞燒灰,同屋上懸煤,清油調塗。《普濟》④。 **頭風白屑**。烏羊糞煎汁洗之。《聖惠》⑤。 **髮毛黃赤**。羊屎燒灰,和臘豬脂塗之,日三夜一,取黑乃止。《聖惠方》⑥。 **木刺入肉**。乾羊屎燒灰,豬脂和塗,不覺自出。《千金》⑦。 **箭鏃入肉**。方同上。 **反花惡瘡**。鯽魚一箇去腸,以羖羊屎填滿,燒存性。先以米泔洗過,搽之。 **瘰癧已破**。羊屎燒五錢,杏仁燒五錢,研末,豬骨髓調搽。《海上》⑧。 **濕𤻼浸淫**。新羊屎絞汁塗之。乾者燒烟熏之。《聖濟總錄》⑨。 **雷頭風病**。羊屎焙研,酒服二錢。《普濟方》⑩。 **慢脾驚風**。活脾散:用羊屎二十一箇炮,丁香一百粒,胡椒五十粒,爲末。每服半錢,用六年東日照處壁土煎湯調下。《聖濟錄》⑪。

羊胲子乃羊腹內草積塊也。【主治】翻胃。煅存性,每一斤入棗肉、平胃散末一半,和勻。每服一錢,空心沸湯調下。葉氏《摘玄》⑫。

黃羊《綱目》

【釋名】羳羊音煩、繭耳羊。【時珍曰】羊腹帶黃,故名。或云,幼稚曰黃,此羊肥小故

---

① 廣濟方:《外臺》卷30"犯疔腫重發方" 《廣濟》療丁腫犯之重發方:青羊糞(一升),右一味以水二升,漬少時,煮兩沸,絞取汁一升,頓服。無所忌。
② 集要:《醫林集要》卷13"癰疽發背" 治裏外臁瘡,不以年月深淺并效。歌曰:瘡怕生於裏外臁,揀收羊矢不相粘。燒灰存性研爲末,輕粉調涂更脫然。
③ 全幼心鑑:《全幼心鑑》卷4"癍痘證" 百草膏:治嬰孩小兒痘風瘡。乾羊糞燒灰,清油調傅。
④ 普濟:《普濟方》卷363"頭瘡" 治小兒白禿瘡方:用羊糞煎湯,洗去痂,却用雄羊糞燒灰,同屋懸煤炒,爲末,清油調塗之。
⑤ 聖惠:《聖惠方》卷41"治頭風白屑諸方" 治白屑立效方……又方:右用烏羊糞燒作灰,淋取汁,熱暖洗頭。
⑥ 聖惠方:《聖惠方》卷41"治髮黃令黑諸方" 治髮鬢黃赤令黑方……又方:右用羊糞燒灰,以臘月豬脂相和塗之,日三夜一,取黑即止。
⑦ 千金:《千金方》卷25"被打第三" 治竹木刺在皮中不出方:羊屎燥者燒作灰,和豬脂塗刺上。若不出,重塗,乃言不覺刺出時。(一云用乾羊屎末。)
⑧ 海上方:(**按**:查溫氏《海上方》及諸《海上方》佚文,未能溯及其源。)
⑨ 聖濟總錄:《聖濟總錄》卷133"浸淫瘡" 治浸淫瘡,牛屎汁塗方:牛屎新者絞汁,右一味傅之。或取乾者燒烟熏之,亦佳。(**按**:時珍易此方之"牛屎"爲"羊屎"。)
⑩ 普濟方:《普濟方》卷46"首風" 治雷頭風發:雷頭風發聽此言,羊糞將來不使錢。細搗細羅爲細末,送服酒下便安然。
⑪ 聖濟錄:《普濟方》卷372"慢脾風" 活脾散,治小兒慢脾驚風:羊糞(十一個,炮)、丁香(一百粒)、胡椒(五十粒),右爲末,每服半錢,用六年東日照處壁土煎湯調下。(**按**:《外臺》無此方,今另溯其源。)
⑫ 葉氏摘玄:《丹溪摘玄》卷12"翻胃門" 翻胃速安丸:羊頭,羊腰子,腰乃羊腹內羊脊塊也,右煅過存性,末之,每一個入棗肉、平胃散勻,空心沸湯調下一錢。

也。《爾雅》①謂之羱，出西番也。其耳甚小，西人謂之繭耳。

【集解】【時珍曰】黃羊出關西、西番及桂林諸處。有四種，狀與羊同，但低小細肋，腹下帶黃色，角似殺羊，喜臥沙地。生沙漠，能走善臥，獨居而尾黑者，名黑尾黃羊。生野草內，或群至數十者，名曰黃羊。生臨洮諸處，甚大而尾似麞、鹿者，名洮羊。其皮皆可爲裘褥。出南方桂林者，則深褐色，黑脊白斑，與鹿相近也。

肉。【氣味】甘，溫，無毒。《正要》②云：煮湯少味。腦不可食。【主治】補中益氣，治勞傷虛寒。時珍。

髓。【主治】補益功同羊髓。《正要》③。

牛《本經》④中品　　【校正】《別録》⑤上品“牛乳”《拾遺》⑥“犢臍屎”，今併爲一。

【釋名】【時珍曰】按許慎⑦云：牛，件也。牛爲大牲，可以件事分理也。其文象角頭三、封及尾之形。《周禮》⑧謂之大牢。牢乃豢畜之室，牛牢大，羊牢小，故皆得牢名。《內則》⑨謂之一元大武。元，頭也。武，足跡也。牛肥則跡大。猶《史記》稱牛爲四蹄，今人稱牛爲一頭之義。梵書⑩謂之瞿摩帝。○牛之牡者曰牯，曰特，曰犅，曰㸙；牝者曰㹀，曰牸。南牛曰㹊，北牛曰㹶。純色曰犧，黑曰㸚，白曰㹊，赤曰㹥，駁曰犁。去勢曰犍，又曰犗。無角曰牛⑪。子曰犢，生二歲曰㸬，三歲曰犙，四歲曰牭，五歲曰㸺，六歲曰犕。

【集解】【藏器⑫曰】牛有數種，《本經》不言黃牛、烏牛、水牛，但言牛爾。南人以水牛爲牛，北人以黃牛、烏牛爲牛。牛種既殊，入用當別。【時珍曰】牛有㸲牛、水牛二種。㸲牛小而水牛大。

---

① 爾雅：《爾雅·釋畜》（郭注）……羱羊，黃腹。（腹下黃。）
② 正要：《飲膳正要》卷3“獸品·黃羊”　味甘，溫，無毒。補中益氣，治勞傷虛寒。其種類數等成群，至於千數。白黃羊生於野草內。黑尾黃羊，生於沙漠中，能走善臥，行走不成群。其腦不可食。髓骨可食，能補益人。煮湯無味。
③ 正要：見上注。
④ 本經：《本經》《別録》見《證類》卷17“**牛角䚡**　**下閉血，瘀血疼痛，女人帶下血**。燔之。味苦，無毒……
⑤ 別録：《別録》見《證類》卷16“牛乳”　微寒。補虛羸，止渴。
⑥ 拾遺：《證類》卷17“四種陳藏器餘·犢子臍屎”　主卒九竅中出血，燒末，服之方寸匕。新生未食草者，預取之，黃犢爲上。
⑦ 許慎：《説文·牛部》　牛：大牲也。牛，件也。件，事理也。象角頭三、封尾之形。
⑧ 周禮：《周禮注疏》卷31“夏官司馬下”　凡祭祀致福者，展而受之。（……大牢則以牛，左肩臂臑折九個。少牢則以羊，左肩七個……）
⑨ 內則：《禮記·曲禮》　凡祭宗廟之禮，牛曰一元大武……（元，頭也。武，迹也……）
⑩ 梵書：《翻譯名義集》二“畜生第二十二”　瞿摩帝，（此云牛。）
⑪ 牛：《廣韻》卷2“八戈”　“牛，牛無角也。”（**按**：據《廣韻》，“牛”當作“牛”。）
⑫ 藏器：《拾遺》見《證類》卷17“牛角䚡”　《陳藏器本草》……《本經》不言黃牛、烏牛、水牛，但言牛。牛有數種，南人以水牛爲牛，北人以黃牛、烏牛爲牛。牛種既殊，入用亦別也。

犉牛有黄、黑、赤、白、駁雜數色。水牛色青蒼，大腹銳頭，其狀類豬，角若擔矛，能與虎鬭，亦有白色者，鬱林人①謂之(州)〔周〕留牛。又廣南有稷牛，即果下牛，形最卑小，《爾雅》②謂之犤牛，《王會篇》③謂之紉牛是也。牛齒有下無上，察其齒而知其年，三歲二齒，四歲四齒，五歲六齒，六歲以後，每年接脊骨一節也。牛耳聾，其聽以鼻。牛瞳豎而不橫。其聲曰牟，項垂曰胡，蹄肉曰𡐖，百葉曰膍，角胎曰𩩲，鼻木曰桊，嚼草復出曰齝，腹草未化曰聖虀。牛在畜屬土，在卦屬坤，土緩而和，其性順也。《造化權輿》④云：乾陽爲馬，坤陰爲牛。故馬蹄圓，牛蹄坼。馬病則臥，陰勝也；牛病則立，陽勝也。馬起先前足，臥先後足，從陽也；牛起先後足，臥先前足，從陰也。獨以乾健坤順爲説，蓋知其一而已。

黃牛肉。【氣味】甘，溫，無毒。【弘景⑤曰】犉牛惟勝，青牛爲良，水牛惟可充食。【《日華》⑥曰】黃牛肉微毒，食之發藥毒，動病(人)，不如水牛。【詵⑦曰】黃牛動病，黑牛尤不可食。牛者，稼穡之資，不可多殺。若自死者，血脉已絶，骨髓已竭，不可食之。【藏器⑧曰】牛病死者，發痼疾疢癖，令人洞下注病。黑牛白頭者不可食。獨肝者有大毒，令人痢血至死。北人牛瘦，多以蛇從鼻灌之，故肝獨也。水牛則無之。【時珍曰】張仲景⑨云：噉蛇牛，毛髮白而後順者是也。人乳可解其毒。《內則》⑩云：牛夜鳴則(痟)〔庮〕，臭不可食。病死者有大毒，令人生疔暴亡。《食

---

① 鬱林人：《御覽》卷900"牛下" 　《鬱林異物志》曰：周留者，其實水牛，蒼毛豕身，角若擔矛。衛護其犢，與虎爲讎。／又曰：周留牛，毛青大腹，銳頭青尾，其狀似豬。

② 爾雅：《爾雅·釋獸》(郭注)　　犤牛(犤牛庫小，今之犤牛也，即果下牛，出廣州高涼郡。)

③ 王會篇：《御覽》卷898"牛上" 　《周書·王會》曰：卜盧紉牛。紉牛者，牛之大者。大夏兹白牛，數楚每牛，牛之小者也。

④ 造化權輿：《埤雅》卷3"釋獸·牛" 　《造化權輿》云：夫乾爲馬，坤爲牛。乾陽物也，馬故蹄圓。坤陰物也，牛故蹄坼。陽病則陰勝，故馬疾則臥。陰病則陽勝，故牛疾則立。馬陽物也，故起先前足，臥先後足。牛陰物也，故起先後足，臥先前足。世之學者以爲坤牛取順，乾馬取健，蓋知其一而已。

⑤ 弘景：《集注》見《證類》卷17"牛角䚡"　　陶隱居云：此牛，亦犉牛爲勝，青牛最良，水牛爲可充食爾……

⑥ 日華：《日華子》見《證類》卷17"牛角䚡"　　……黃牛肉，溫，微毒。益腰脚。大都食之發藥毒動病，不如水牛也……

⑦ 詵：《食療》見《證類》卷17"牛角䚡"　　孟詵云：牛者，稼穡之資，不多屠殺，自死者，血脉已絶，骨髓已竭，不堪食。黃牛發藥動病，黑牛尤不可食。

⑧ 藏器：《拾遺》見《證類》卷17"牛角䚡"　　《陳藏器本草》云……獨肝者有大毒，食之，痢血至死。北人牛瘦，多以蛇從鼻灌之，則爲獨肝也。水牛則無之。已前二色牛肉，自死者發痼疾疢癖，令人成疰病。落崖死者良……

⑨ 張仲景：《金匱·禽獸魚蟲禁忌并治》　　噉蛇牛肉殺人。何以知之？噉蛇者，毛髮向後順者是。治噉蛇牛肉，食之欲死方：飲人乳汁一升，立愈。

⑩ 內則：《禮記·內則》　　牛夜鳴則庮。

經》①云：牛自死、白首者食之殺人。疥牛食之發痒。黃牛、水牛肉，合豬肉及黍米酒食，並生寸白蟲；合韭、薤食，令人熱病；合生薑食，損齒。煮牛肉，入杏仁、蘆葉易爛，相宜。【詵②曰】惡馬食牛肉即馴，亦物性也。

【主治】安中益氣，養脾胃。《別錄》③。補益腰脚，止消渴及唾涎。孫思邈④。

【發明】【時珍曰】韓㣿⑤言：牛肉補氣，與黃芪同功。觀丹溪朱氏《倒倉法論》而引申觸類，則牛之補土，可心解矣。今天下日用之物，雖嚴法不能禁，亦因肉甘而補，皮角有用也。朱震亨《倒倉論》⑥曰：腸

---

① 食經：《千金方》卷26"鳥獸第五" 黃犍……黃帝云：烏牛自死北首者，食其肉害人。一切牛盛熱時卒死者，總不堪食，食之作腸癰。患甲蹄牛，食其蹄中拒筋，令人作肉刺。獨肝牛肉，食之殺人。牛食蛇者，獨肝。患疥牛馬肉，食之令人身體癢。牛肉共豬肉食之，必作寸白蟲。直爾黍米、白酒、生牛肉共食，亦作寸白蟲，大忌。人下利者，食自死牛肉必加劇。一切牛、馬乳汁及酪，共生魚食之，成魚瘕。六畜脾，人一生莫食。十二月勿食牛肉，傷人神氣。（按：未能溯及《食經》相關內容。《千金方》所載食牛禁忌最多，錄之備參。）
② 詵：《食療》見《證類》卷17"牛角䚡" ……其牛肉取三斤，爛切，將啖解槽，咬人惡馬只兩啖後，頗甚馴良。若三五頓後，其馬獰鈍不堪騎……
③ 別錄：**《本經》《別錄》**見《證類》卷17"**牛角䚡**" 肉：味甘，平，無毒。主消渴，止啘洩，安中益氣，養脾胃。自死者不良。
④ 孫思邈：《千金方》卷26"鳥獸第五" 沙牛髓肉：味甘，平，無毒。主消渴，止唾涎出。安中，益氣力，養脾胃氣。
⑤ 韓㣿：《韓氏醫通》卷下"藥性裁成章第七" 黃牛肉補氣，與綿黃耆同功。
⑥ 倒倉論：《格致餘論·倒倉論》 經曰：腸胃爲市。以其無物不有，而穀爲最多，故謂之倉，若積穀之室也。倒者，傾去積舊而滌濯，使之潔净也。胃居中，屬土，喜容受而不能自運者也。人之飲食，遇適口之物，寧無過量而傷積之乎？七情之偏，五味之厚，甯無傷於冲和之德乎？糟粕之餘，停痰瘀血，互相糾纏，日積月深，鬱結成聚，甚者如核桃之穰，諸般奇形之蟲，中宮不清矣，土德不和也。誠于中形於外，發爲癰疽，爲勞瘵，爲蠱脹，爲癩疾，爲無名奇病。先哲制爲萬病丸、溫白丸等劑，攻補兼施，寒熱並用，期中病情，非不工巧，然不若倒倉之爲便捷也。以黃牡牛，擇肥者買一、二十斤，長流水煮糜爛，融入湯中滤液，以布滤出渣滓，取净汁，再入鍋中，文火熬成琥珀色，則成矣。每飲一鐘，少時又飲，如此者積數十鐘。寒月則重湯溫而飲之。病在上者，欲其吐多。病在下者，欲其利多。病在中者，欲其吐下俱多。全在活法，而爲之緩急多寡也。須先置一室，明快而不通者，以安病人。視所出之物，可盡病根則止。吐利後，或渴不得與湯，其小便必長，取以飲病者，名曰輪回酒。與一二碗，非惟可以止渴，抑且可以滌濯餘垢。睡一二日，覺饑甚，乃與粥淡食之。待三日後，始與少菜羹自養，半月覺精神焕發，形體輕健，沉疴悉安矣。其後須五年忌牛肉……牛，坤土也。黃，土之色也。以順爲德，而效法乎健，以爲功者，牡之用也。肉者，胃之樂也。熟而爲液，無形之物也。橫散入肉絡，由腸胃而滲透肌膚、毛竅、爪甲，無不入也。積聚久則形質成，依附腸胃回薄曲折處，以爲棲泊之窠臼，阻礙津液氣血，薰蒸燔灼成病。自非剖腸刮骨之神妙，孰能去之？又豈合勺銖兩之丸散。所能竄犯其藩牆戶牖乎？竊詳肉液之散溢，腸胃受之，其厚皆倍於前，有似乎腫，其回薄曲折處，非復向時之舊，肉液充滿流行，有如洪水泛漲，其浮莝陳朽，皆推逐蕩漾，順流而下，不可停留。表者因吐而汗，清道者自吐而湧，濁道者自泄而去。凡屬滯礙，一洗而定。牛肉全重厚和順之性，盎然焕然，潤澤枯槁，補益虛損，寧無精神焕發之樂乎？正似武王克商之後，散財發粟，以賑殷民之仰望也。其方出於西域之異人，人于中年後亦行一二次，亦却疾養壽之一助也。

胃爲積穀之室,故謂之倉。倒者,推陳以致新也。胃屬土,受物而不能自運。七情五味,有傷中宮,停痰積血,互相纏糾。發爲癰瘓,爲勞瘵,爲蠱脹,成形成質,爲寒爲臼,以生百病而中宮愈和,自非丸散所能去也。此方出自西域異人。其法:用黃肥牡牛肉二十斤,長流水煮成糜,去滓,濾取液,再熬成琥珀色收之。每飲一鍾,隨飲至數十鍾,寒月溫飲。病在上則令吐,在下則令利,在中則令吐而利,在人活變。吐利後渴,即服其小便一二碗,亦可蕩滌餘垢。睡二日,乃食淡粥。養半月,即精神强健,沉痾悉亡也。須五年忌牛肉。蓋牛,坤土也。黃,土色也。以順德配乾牡之用也。肉者胃之藥也,熟而爲液,無形之物也。故能由腸胃而透肌膚,毛竅爪甲,無所不到。在表者因吐而得汗,在清道者自吐而去,在濁道者自利而除。有如洪水泛漲,陳莝順流而去,盆然渙然,潤澤枯槁,而有精爽之樂也。○【王綸①云】牛肉本補脾胃之物,非吐下藥也,特飲之既滿而溢爾。借補爲瀉,故病去而胃得補,亦奇法也。但病非腸胃者,似難施之。

【附方】新五。**小刀圭**。韓飛霞②曰:凡一切虛病,皆可服之。用小牛犢兒未交感者一隻,臘月初八日或戊己日殺之,去血燖毛洗净,同臟腑不遺分寸,大銅鍋煮之。每十斤,入黃芪十兩,人參四兩,伏苓六兩,官桂、良薑各五錢,陳皮三兩,甘草、蜀椒各二兩,食鹽二兩,淳酒二斗同煮,水以八分爲率,文火煮至如泥,其骨皆槌碎,併濾取稠汁。待冷以甕盛之,埋於土内,露出甕面。凡飲食中,皆任意食之,或以酒調服更妙。肥犬及鹿,皆可依此法作之。**返本丸**。補諸虛百損。用黃犍牛肉去筋膜,切片,河水洗數遍,仍浸一夜,次日再洗三遍,水清爲度。用無灰好酒同入壜内,重泥封固,桑柴文武火煮一晝夜,取出如黃沙爲佳,焦黑無用,焙乾爲末聽用。山藥鹽炒過、蓮肉去心鹽炒過並去鹽、白茯苓、小茴香炒各四兩,爲末。每牛肉牛斤,入藥末一斤,以紅棗蒸熟去皮和搗,丸梧子大。每空心酒下五十丸,日三服。《乾坤生意》③。**腹中痞積**。牛肉四兩切片,以風化石灰一

---

① 王綸:《明醫雜著》卷4"風癥" ……牛肉屬坤土,本補脾胃之物,非吐下藥也。特飲之過多,滿而致吐下耳,以借補以爲瀉,故病去之後,胃得補而氣發生,乃巧法也。若病不屬腸胃者,豈可輕用?

② 韓飛霞:《韓氏醫通》卷下"方訣無隱章第八" 小刀圭(此方士所授,與古方小異):黃牛犢一隻,用未知陰陽者,肥嫩純黃色,先期辦後開藥料。至臘月初八日或本月戊巳日,宰取血,撏毛留皮,碎切,臟腑分寸不遺,用長流水大鍋煮至半熟,加後頂藥:人參(以牛十斤用二兩)、茯苓(去皮,以牛十斤用三兩)、綿黃芪(刮净,以牛十斤用五兩)、良薑(去梗)、肉桂(去粗皮,以牛十斤用五錢)、陳皮(留白,以牛十斤用一兩五錢)、甘草(去皮,以牛十斤用一兩)、花椒(去目,以牛十斤用一兩)、白鹽(臨漉時斟酌入)、醇酒(二斗上下),右件同牛,文武火煮,旋添熟水,常以八分爲節,取牛肉爛如泥,槌骨内之髓,煎化入汁中,漉去滓,但有稠汁,有如稀錫,待冷,入蜜甕,掘黃土坑,埋齊甕口,封固。凡早餐不拘何樣飲食,加此數匙調和,人事勞苦並房欲之後,醇酒調服。造酒至酵來之日,加此甚佳。(曾見飛霞先煉蜜,候膏成,入蜜攪匀,才收甕内。)

③ 乾坤生意:《乾坤生意》卷上"諸虛" 返本丸:補諸虛百損。黃犍牛肉(不拘多少,去筋膜,切片,以河水洗數遍,令血流水盡,仍浸一宿,次日再洗一二遍,水清爲度。用無灰好酒入磁壜内,重泥封固桑柴文武火,一晝夜取出,如黃沙爲佳,焦黑無用。焙乾爲末,每用末半斤,入後藥末一斤爲則)、山藥(葱鹽炒,去葱鹽)、蓮肉(去心,葱鹽炒,去葱鹽)、白茯苓(各四兩)、小茴香(微炒,四兩),右爲細末,和匀,用好紅棗不拘多少,蒸之大爛,剝去皮核,研爲膏,加好酒,入前藥,和劑爲丸如梧桐子大,曬乾,空心溫酒下五十丸,日進三服。久服止一服。切忌用麵糊米飲之類爲丸,不效。

錢擦上,蒸熟食。常食痞自下。《經驗秘方》①。**腹中癖積**。黃牛肉一斤,恒山三錢,同煮熟。食肉飲汁,癖必自消,甚效。《筆峰雜興》②。**牛皮風癬**。每五更炙牛肉一片食,以酒調輕粉敷之。《直指方》③。

　　水牛肉。【氣味】甘,平,無毒。【《日華》④曰】冷,微毒。○宜忌同黃牛。【主治】消渴,止啘、洩,安中益氣,養脾胃。《別錄》⑤。補虛壯健,強筋骨,消水腫,除濕氣。藏器⑥。

　　【附方】舊二,新一。**水腫尿澀**。牛肉一斤熟蒸,以薑、醋空心食之。《心鏡》⑦。**手足腫痛**。傷寒時氣,毒攻手足,痛腫欲斷。牛肉裹之,腫消痛止。《范汪方》⑧。**白虎風痛**,寒熱發歇,骨節微腫。用水牛肉脯一兩,炙黃,燕窠土、伏龍肝、飛羅麪各二兩,砒黃一錢,爲末。每以少許,新汲水和作彈丸大,於痛處摩之。痛止,即取藥拋於熱油鐺中。《聖惠》⑨。

　　頭蹄水牛者良。【氣味】涼。《食經》⑩云:患冷人勿食蹄中巨筋。多食令人生肉刺。【主治】下熱風。孟詵⑪。

　　【附方】舊一。**水腫脹滿**,小便澀者。用水牛蹄一具去毛,煮汁作羹,〔蹄〕切食之。或以水牛尾條切,作腊食。或煮食亦佳。《食醫心鏡》⑫。

---

① 經驗秘方:(**按**:未見原書,待考。)

② 筆峰雜興:(**按**:書佚,無可溯源。)

③ 直指方:《直指方》卷24"疥癬證治"　輕粉治癬方:五更吃炙牛肉一片,細嚼下,少刻,以真輕粉醇酒調下。

④ 日華:《日華子》見《證類》卷17"牛角䚡"　水牛肉,冷,微毒……

⑤ 別錄:見3216頁注③。

⑥ 藏器:《拾遺》見《證類》卷17"牛角䚡"　《陳藏器本草》云:牛肉,平,消水腫,除濕氣,補虛,令人強筋骨壯健……

⑦ 心鏡:《證類》卷17"牛角䚡"　《食醫心鏡》……又主水氣,大腹浮腫,小便澀少……又,牛肉一斤熟蒸,以薑、醋,空心食。

⑧ 范汪方:《外臺》卷2"傷寒手足欲脫疼痛方"　范汪療傷寒熱病,手足腫欲脫方:生牛肉裹之,腫消痛止。

⑨ 聖惠:《聖惠方》卷22"治白虎風諸方"　治白虎風,寒熱發歇,骨節微腫,徹骨疼痛,宜用燕窠土圓摩之,方:燕窠土(二兩)、伏龍肝(二兩)、飛羅麪(二兩)、砒黃(一錢)、水牛肉脯(一兩,炙令黃,別搗羅爲末)、右件藥搗細羅爲散,後入砒黃、牛脯末等和令匀,每將少許以新汲水和如彈圓大,於痛處摩之,候痛止,即取藥拋於熱油鐺中。

⑩ 食經:《普濟方》卷257"食治門·總論"　……患甲蹄牛,食其蹄者,誤食蹄中巨筋,令人作肉刺……(**按**:未溯得《食經》有此文。今錄其近似文備參。)

⑪ 孟詵:《食療》見《證類》卷17"牛角䚡"　孟詵云……又頭、蹄,下熱風,患冷人不可食……

⑫ 食醫心鏡:《證類》卷17"牛角䚡"　《食醫心鏡》:主水浮氣腫,腹肚脹滿,小便澀少。水牛蹄一隻,湯洗去毛如食法,隔夜煮令爛熟取汁作羹。蹄切,空心飽食。又主水氣,大腹浮腫,小便澀少。水牛尾條洗,去毛細切,作腤臢極熟吃之。煮食亦佳。

鼻水牛者良。【主治】消渴,同石燕煮汁服。藏器①。治婦人無乳,作羹食之,不過兩日,乳下無限,氣壯人尤效。孟詵②。療口眼喎斜。不拘乾濕者,以火炙熱,於不患處〔一邊〕熨之,即漸(止)〔正〕。宗奭③。

皮水牛者良。【主治】水氣浮腫,小便澀少。以皮蒸熟,切,入豉汁食之。《心鏡》④。熬膠最良。詳"阿膠"。

乳。【氣味】甘,微寒,無毒。【弘景⑤曰】犙牛乳佳。【恭⑥曰】犙牛乳性平,生飲令人利,熱飲令人口乾,溫可也。水牛乳作酪,濃厚勝犙牛,造石蜜須之。【藏器⑦曰】黑牛乳勝黃牛。凡服乳,必煮一二沸,停冷啜之,熱食即壅。不欲頓服。與酸物相反,令人腹中癥結,患冷氣人忌之。合生魚食,作瘕。【時珍曰】凡取,以物撞之則易得。餘詳"乳酪"下。○制秦艽、不灰木。【主治】補虛羸,止渴。《別錄》⑧。養心肺,解熱毒,潤皮膚。《日華》⑨。冷補,下熱氣。和蒜煎沸食,去冷氣痃癖。藏器⑩。患熱風人宜食之。孟詵⑪。老人煮食有益。入薑、葱,止小兒吐乳,補勞。思邈⑫。治反胃熱噦,補益勞損,潤大腸,治氣痢,除疸黃,老人煮粥甚宜。時珍。

【發明】[震亨⑬曰]反胃噎膈,大便燥結,宜牛羊乳時時啜之,並服四物湯為上策。不可用人乳,人乳有飲食之毒,七情之火也。【時珍曰】乳煎蓽茇,治痢有效。蓋一寒一熱,能和陰陽耳。

---

① 藏器:《拾遺》見《證類》卷17"牛角䚡" 《陳藏器本草》……鼻和石燕煮汁服,主消渴……

② 孟詵:《食療》見《證類》卷17"牛角䚡" 《食療》……又,婦人無乳汁,取牛鼻作羹,空心食之。不過三二日,有汁下無限。若中年壯盛者,食之良……

③ 宗奭:《衍義》卷16"牛角䚡" 又白水牛鼻,乾、濕皆可用,治偏風口喎斜,以火炙熱,於不患處一邊熨之,漸正。

④ 心鏡:《證類》卷17"牛角䚡" 《食醫心鏡》:主水浮氣腫,腹肚脹滿,小便澀少……水牛皮爛煮熟蒸,切於豉汁中食之……

⑤ 弘景:《集注》見《證類》卷16"牛乳" 陶隱居云:犙牛為佳,不用新飲者。

⑥ 恭:《唐本草》見《證類》卷16"牛乳" 《唐本》注云:水牛乳,造石蜜須之,言作酪濃厚,味勝犙牛。犙牛乳,性平。生飲令人痢,熟飲令人口乾,微以溫也。

⑦ 藏器:《拾遺》見《證類》卷16"牛乳" 陳藏器……凡服乳,必煮一二沸,停冷啜之,熱食即壅。不欲頓服,欲得漸消。與酸物相反,令人腹中結癥。凡以乳及溺屎去病,黑牛勝黃牛。

⑧ 別錄:《別錄》見《證類》卷16"牛乳" 微寒。補虛羸,止渴。

⑨ 日華:《日華子》見《證類》卷16"牛乳" 黃牛乳、髓,冷。潤皮膚,養心肺,解熱毒。

⑩ 藏器:《拾遺》見《證類》卷16"牛乳" 陳藏器:黃牛乳,生服利人,下熱氣,冷補,潤膚止渴。和酥煎三五沸食之,去冷氣痃癖,羸瘦。

⑪ 孟詵:《食療》見《證類》卷16"牛乳" 孟詵云:牛乳,寒。患熱風人宜服之。

⑫ 思邈:《千金方》卷26"鳥獸第五" 牛乳汁味甘,微寒,無毒。補虛羸,止渴。入生薑、葱白,止小兒吐乳,補勞。

⑬ 震亨:(按:查朱震亨相關諸書,未能溯得其源。)

按《獨異志》①云：唐太宗苦氣痢，衆醫不效，下詔訪問。（今）〔金〕吾長張寶藏曾困此疾，即具疏以乳煎蓽茇方。上服之立愈，宣下宰臣與五品官。魏徵難之，逾月不擬。上疾復發，復進之又平。因問左右曰：進方人有功，未見除授，何也？徵懼，曰：未知文武二吏。上怒曰：治得宰相，不妨授三品，我豈不及汝耶？即命與三品文官，授鴻臚寺卿。其方用牛乳半斤，蓽茇三錢，同煎減半，空腹頓服。

【附方】舊三，新八。**風熱毒氣**。煎過牛乳一升，生牛乳一升，和勻。空腹服之，日三服。《千金方》②。**小兒熱噦**③。牛乳二合，薑汁一合，銀器文火煎五六沸，量兒與服之。**下虛消渴**。心脾中熱，下焦虛冷，小便多者。〔生〕牛羊乳，每飲三四合。《廣利方》④。**病後虛弱**。取七歲以下、五歲以上黃牛乳一升，水四升，煎取一升，稍稍飲，至十日止。《外臺方》⑤。**補益勞損**。《千金翼》⑥崔尚書方：鍾乳粉一兩，袋盛，以牛乳一升，煎減三分之一，去袋飲乳，日三。○又方：白石英末三斤和黑豆，與十歲以上生犢牸牛食，每日與一兩。七日取牛乳，或熱服一升，或作粥食。其糞以種菜食。百無所忌，能潤藏府，澤肌肉，令人壯健。**腳氣痺弱**。牛乳五升，硫黃三

---

① 獨異志：**《蘇沈良方》卷10"雜記"**　《獨異志》：唐貞觀中，張寶藏爲金吾衛士……時太宗苦於氣痢，衆醫不效。即下詔問殿廷左右，有能治此疾者，當重（黃）〔賞〕之。寶藏曾困其疾，即具疏乳煎蓽撥方。上服之立差，宣下宰臣與五品官。魏徵難之，逾月不進擬。上疾復發，問左右曰：吾前服乳煎蓽撥有功，復命進之，一啜又平。因思：嘗令與（逢）〔進〕方人五品官，不見除授，何也？徵懼曰：奉詔之後，未知文武二吏。上怒曰：治得宰相，不妨且授三品官。我天子也，豈不及汝邪？乃屬聲曰：與三品文官，授鴻臚寺卿。時正六十日矣。其方每服用牛乳半斤，蓽撥三錢匕，同煎減半，空腹頓服。

② 千金方：**《千金方》卷17"積氣第五"**　治氣方……又方：黃牛乳二升，煎取一升，和生乳一升，空腹服之，日二。

③ 小兒熱噦：**《聖惠方》卷84"治小兒嘔吐不止諸方"**　治小兒煩熱噦方：牛乳（二合）、生薑汁（一合），右件藥於銀器中，以慢火煎五六沸，一歲兒飲半合，量兒大小加減服之。（**按**：原無出處，今溯得其源。）

④ 廣利方：**《證類》卷16"牛乳"**　《廣利方》消渴，心脾中熱，下焦虛冷，小便多，漸羸瘦。生牛、羊乳。渴即飲之三四合。

⑤ 外臺：**《證類》卷17"牛角䚡"**　《外臺秘要》：大病後不足，病虛勞，補虛。取七歲以下，五歲以上黃牛乳一升，水四升，煎取一升，如人飢，稍稍飲，不得多，十日服不住，佳。（**按**：《外臺》卷3"天行虛羸"有同方，云出《千金》。可見《千金方》卷10"勞復"。）

⑥ 千金翼：**《千金翼方》卷22"飛煉研煮鐘乳及和草藥服療第一"**　崔尚書乳煎鐘乳，主治積冷上氣，坐臥不得，並療風虛勞損，腰腳弱，補益充悅，強氣力方：鐘乳三兩，右一味研如麵，以夾帛練袋盛，稍寬容，緊系頭，内牛乳一大升中煎之，三分減一分即好，去袋，空飲乳汁，不能頓服，分爲再服亦得……/卷22"飛煉研煮五石及和草藥服療第二"　石英飼犢牛取乳服方：白石英大三斤，以上亦得，右一味搗篩細研，經三兩日研了，取一犢牛十歲以上養犢者，惟瘦甚佳，每日秤一大兩石末，和剉豆與服，經七日即得取乳，每日空腹熱服一升，餘者作粥，任意食之，百無所忌。以五月上旬起服大良。如急要，亦不待時節，終無發也。其牛糞糞地，隨意種菜，還供服乳人吃之，亦佳。

兩，煎取三升，每服三合。羊乳亦可。或以牛乳五合，煎調硫黃末一兩服，取汗尤良。《肘後》①。**肉人怪病**。人頂生瘡五色，如櫻桃狀，破則自頂分裂，連皮剝脫至足，名曰肉人。常飲牛乳自消。夏子益《奇疾方》②。**重舌出涎**。特牛乳飲之。《聖惠》③。**蚰蜒入耳**。牛乳少少滴入即出。若入腹者，飲一二升即化爲水。《聖惠方》④。**蜘蛛瘡毒**。牛乳飲之，良。《生生編》⑤。

血。【氣味】鹹，平，無毒。【主治】解毒利腸，治金瘡折傷垂死，又下水蛭。煮拌醋食，治血痢便血。時珍。

【發明】【時珍曰】按《元史》⑥云：布智兒從太祖征回回，身中數矢，血流滿體，悶仆幾絶。太祖命取一牛，剖其腹，納之牛腹中，浸熱血中，移時遂甦。又云：李庭從伯顔攻郢州，砲傷左脇，矢貫於胸，幾絶。伯顔命剖水牛腹，納其中，良久將甦。何孟春⑦云：予在職方時，問各邊將無知此術者，非讀《元史》弗知也。故書於此，以備緩急。

【附方】新一。**誤吞水蛭**，腸痛黄瘦。牛血熱飲一二升，次早化豬脂一升飲之，即下出也。《肘後》⑧。

脂黄牛者良。煉過用。【氣味】甘、温，微毒。多食發痼疾、瘡瘍。○《鑑源》⑨云：牛脂軟銅。【主治】諸瘡疥癬白禿，亦入面脂。時珍。

【附方】新五。**消渴不止**。括樓根煎：用生括樓根切十〔斤〕，以水三斗，煮至一斗，

---

① 肘後：《肘後方》卷3"治風毒脚弱痹滿上氣方第二十一" 脚氣之病……又方：好硫黄（三兩，末之）、牛乳（五升），先煮乳水五升，仍納硫黄，煎取三升，一服三合。亦可直以乳煎硫黄，不用水也。卒無牛乳，羊乳亦得。

② 奇疾：《傳信適用方》卷下"夏子益治奇疾方三十八道" 第一：頂上生瘡如櫻桃大，有五色，瘡破即項皮斷，上連髮卷去，下去足脱之，乃爲肉人疾。初見此瘡，治但逐日飲牛乳，自消。

③ 聖惠：《聖惠方》卷89"治小兒重舌諸方" 治小兒重舌，舌腫，方：右取牸牛乳，與少許飲之。

④ 聖惠方：《聖惠方》卷89"治小兒百蟲入耳諸方" 治蚰蜒入耳……又方：右以牛酪滿耳灌之，即出。若入腹，食好酪一、二升，爲黄水消出，不盡更服，神效。

⑤ 生生編：（按：僅見《綱目》引録。）

⑥ 元史：《元史》卷123"布扎爾傳" 布扎爾……父子遂俱事太祖。嘗從征討，賜諾爾節巴圖爾名，從征回回、俄羅斯等國。每臨陣，布扎爾奮身力戰，身中數矢。太祖親視之，令人拔其矢，血流滿體，悶仆幾絶。太祖命取一牛，剖其腹，納布扎爾於牛腹，浸熱血中，移時遂甦……/卷162"李庭傳" 李庭……攻沙洋新城，礮傷左脅，破其外堡，復中礮，墜城下，矢貫于胸，氣垂絶。巴延命剖水牛腹，納其中，良久乃甦。

⑦ 何孟春：（按：何氏纂《群方續鈔》，載前代本草未録之方。此《元史》之方恐即時珍引之本。）

⑧ 肘後：《肘後方》卷7"治食中諸毒方第六十六" 食菹菜誤吞水蛭，蛭啖臟血，腸痛，漸黄瘦者：飲牛、羊熱血一二升許，經一宿，便暖豬脂一升飲之，便下蛭。

⑨ 鑑源：《丹房鑑源》卷下"諸脂髓篇第十七" 牛脂（軟銅）。

濾净,入煉净黄牛脂一合,慢火熬成膏,瓶收。每酒服一杯,日三。《總録》①。**腋下胡臭**。牛脂和胡粉塗之,三度永瘥。姚氏②。**食物入鼻**。介介作痛不出。用牛脂一棗大,納鼻中吸入,脂消則物隨出也。《外臺》③。**走精黄病**。面目俱黄,多睡,舌紫,甚面裂,若爪甲黑者死。用豉半兩,牛脂一兩,煎過,綿裹烙舌,去黑皮一重,濃煎豉湯飲之。《三十六黄方》④。

      髓黑牛、黄牛、犎牛者良。煉過用。【氣味】甘,温,無毒。【主治】補中,填骨髓。久服增年。《本經》⑤。安五臟,平三焦,續絶傷,益氣力,止洩利,去消渴,皆以清酒暖服之。《別録》⑥。平胃氣,通十二經脉。思邈⑦。治瘦病,以黑牛髓、地黄汁、白蜜等分,煎服。孟詵⑧。潤肺補腎,澤肌悦面,理折傷,擦損痛,甚妙。時珍。

      【附方】新三。**補精潤肺**,壯陽助胃。用煉牛髓四兩,胡桃肉四兩,杏仁泥四兩,山藥末半斤,煉蜜一斤,同搗成膏,以瓶盛湯煮一日。每服一匙,空心服之。《瑞竹方》⑨。**勞損風濕**。陸(杭)〔抗〕膏:用牛髓、羊脂各二升,白蜜、薑汁、酥各三升,煎三上三下,令成膏。隨意以温酒和服之。《經心録》⑩。**手足皸裂**。牛髓敷之。

---

① 總録:《聖濟總録》卷59"渴利"　治渴利,栝樓根煎方:生栝樓根(去皮,細切,十斤)、黄牛脂(碎切,一合半,鍋内慢火煎令消,濾去滓),右二味,先以水三斗煮生栝樓根,至水一斗,用生絹絞去滓,取汁,内牛脂攪令匀,再内鍋中慢火煎,不住手攪,令水盡,候如膏狀即止,於瓷合中密盛,每日食後,温酒調如雞子黄大服之,日三。

② 姚氏:《千金方》卷24"胡臭漏腋第五"　治胡臭方……又方:牛脂、胡粉(各等分),右二味煎令可丸,塗腋下,一宿即愈。不過三劑。(**按**:《外臺》卷23"胡臭方"引同方,云出《千金》,且云《集驗》同。姚僧垣撰《集驗方》,時珍注出"姚氏"以此。)

③ 外臺:《千金方》卷6"鼻病第二"　治卒食物從鼻中縮入腦中,介介痛,不出方:牛脂(若羊脂,如指頭大),納鼻中,以鼻吸取脂,須臾脂消,則物逐脂俱出也。(**按**:《外臺》無此方,今另溯其源。)

④ 三十六黄方:《聖濟總録》卷61"三十六黄"　走精黄二十,病人惛惛饒睡,四肢疼痛,面目俱黄,舌上紫色,甚則舌面拆裂,及加黑色,此是走精黄,宜用藥烙之:牛脂(壹兩)、豉(半兩),右二味,煎過牛脂,以綿裹作包子,於舌上烙去一重黑皮,濃煎豉湯一盞飲之……

⑤ 本經:《本經》《別録》見《證類》卷17"牛角䚡"　髓:補中,填骨髓。久服增年。髓,味甘,温,無毒。主安五藏,平三焦,温骨髓,補中,續絶益氣,止洩痢,消渴。以酒服之。

⑥ 別録:見上注。

⑦ 思邈:《千金方》卷26"鳥獸第五"　沙牛髓味甘,温,無毒。安五臟,平胃氣,通十二經脉,理三焦約,温骨髓,補中,續絶傷,益氣力。止泄利,去消渴,皆以清酒和暖服之。

⑧ 孟詵:《食療》見《證類》卷17"牛角䚡"　孟詵云:黑牛髓和地黄汁、白蜜等分,作煎服,治瘦病。

⑨ 瑞竹方:《瑞竹堂方》卷7"羨補門"　補精膏:常服壯元陽,益精氣,助胃潤肺。牛髓(四兩,煉去楂)、胡桃(四兩,去皮殻)、杏仁(四兩,去皮尖)、山藥(半斤),右將杏仁、胡桃、山藥三味搗爲膏,蜜一斤,煉去白沫,與牛髓同和匀,入瓷罐内,湯煮一日,空心服一匙。

⑩ 經心録:《外臺》卷17"虛勞百病方"　《經心録》……又陸抗膏:療百病勞損,傷風濕,厚補益,神效。男女通服之方。豬脂(三升)、羊脂(二升)、牛髓(二升並鍊成)、白蜜(二升)、生薑汁(三升),右五味,先煎豬脂等,次下薑汁又煎,次下蜜復煎,候膏成收之。取兩匙,温酒服……

腦水牛、黄牛者良。【氣味】甘,温,微毒。【《心鏡》①曰】牛熱病死者,勿食其腦,令生腸癰。【主治】風眩消渴。蘇恭②。脾積痞氣。潤皴裂,入面脂用。時珍。

【附方】新四。吐血咯血,五勞七傷。用水牛腦一枚,塗紙上陰乾。杏仁煮去皮、胡桃仁、白蜜各一斤,香油四兩,同熬乾,爲末。每空心燒酒服二錢匕。《乾坤秘韞》③。偏正頭風。不拘遠近,諸藥不效者,如神。用白芷、芎藭各三錢,爲細末。以黄牛腦子搽末在上,瓷器内加酒頓熟,乘熱食之,盡量一醉。醒則其病如失,甚驗。《保壽堂方》④。脾積痞氣。牛腦丸:治男婦脾積痞病,大有神效。黄犍牛腦子一箇,去皮筋,擂爛,皮硝末一斤,蒸餅六箇,晒研,和匀,糊丸梧子大。每服二十丸,空心好酒下,日三服。百日有驗。《聖濟總録》⑤。氣積成塊。牛腦散:用牛腦子一箇,去筋,雄雞肚一箇,連〔皮〕黄,並以好酒浸一宿,搗爛,入木香、沉香、砂仁各三兩,皮硝一碗,杵千下,入生銅鍋内,文武火焙乾,爲末,入輕粉三錢,令匀。每服二錢,空心燒酒服,日三服。同上⑥。

心已下黄牛者良。【主治】虚忘,補心。《别録》⑦。

脾。【主治】補脾。藏器⑧。臘月淡煮,日食一度,治痔瘻。和朴硝作脯食,消痞塊。時珍。○出《千金》⑨、《醫通》⑩。

肺。已下水牛者良。【主治】補肺。藏器⑪。

---

① 心鏡:《證類》卷17"牛角䚡" 《食醫心鏡》……又牛盛熱時卒死,其腦食之生腸癰。
② 蘇恭:《唐本草》見《證類》卷17"牛角䚡" ……腦,主消渴、風眩……
③ 乾坤秘韞:《乾坤秘韞·癆瘵》 五味散:治五癆七損傷,吐血咯血,傷力勞證。杏仁(煮去皮尖,一斤)、胡桃仁(一斤)、白蜜(一斤)、香油(四兩)、水牛腦子(一枚),右俱各一處熬乾,爲末,每服二錢,空心燒酒調下。
④ 保壽堂方:《保壽堂方》卷1"諸風門" 治遠年近日偏正頭風,諸藥不效,收效如神。白芷(三錢)、川芎(三錢),爲細末,黄牛腦子一箇,搽藥末在上,磁器内加酒頓熟,乘熱和酒食之,盡量一醉。睡後酒醒,其病如失,甚驗。
⑤ 聖濟總録:《普濟方》卷170"痞氣" 治男子婦人腹痞病,脾積,大有神效:蒸餅(先用發酵者五六個,陰三宿,擘碎曬乾,爲細末)、皮硝(一斤,爲細末)、黄沙牛腦子(一個,鮮者,去了腦皮紅筋,掏細,用滓濾過,入硝末和丸),右一處和匀,醱麵糊爲丸如梧桐子大,每服二十丸,空心好酒送下,日進三服。忌食生冷物、雞、豬肉酢、韭、豆、面麩、青菜,忌一百日,有效驗矣。(按:《聖濟總録》無此方,今另溯其源。)
⑥ 同上:《普濟方》卷170"痞氣" 氣積方:沉香、砂仁、輕粉(各三兩)、牛腦子(一個,用好酒浸一宿,去筋膜)、公雞肚(連皮黄,去筋)、皮硝(一碗),右牛腦子同雞肚,好酒浸一宿,後入沉香、砂仁、皮硝,杵千下,用生銅鍋文武火炒乾,研爲末,後入輕粉。每服一二錢匕,空心燒酒服,日進三服爲妙。(按:《聖濟總録》無此方,今另溯其源。)
⑦ 别録:《本經》《别録》見《證類》卷17"牛角䚡" 心:主虚忘。
⑧ 藏器:《拾遺》見《證類》卷17"牛角䚡" 《陳藏器本草》……五藏,主人五藏……
⑨ 千金:《千金翼方》卷24"腸痔第七" 療痔方:臘月牛脾一具,炙熟食之令盡,即差。
⑩ 醫通:《韓氏醫通》卷下"藥性裁成章第七" 黄牛連貼,用朴硝作脯,消痞塊……
⑪ 藏器:見本頁注⑧。

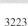

肝。【主治】補肝，明目。《別錄》①。治瘴及痢，醋煮食之。孟詵②。婦人陰䘌，納之引蟲。時珍。

腎。【主治】補腎氣，益精。《別錄》③。治濕痺。孫思邈④。

胃黃牛、水牛俱良。【氣味】甘，溫，無毒。【弘景⑤曰】青牛腸胃，合犬肉、犬血食，病人。【主治】消渴風眩，補五臟，醋煮食之。詵⑥。補中益氣，解毒，養脾胃。時珍。

【附方】新一。噉蛇牛毒。牛肚細切，水一斗，煮一升服，取汗即瘥。《金匱要略》⑦。

膍，一名百葉。【時珍曰】膍，音毗，言其有比列也。牛、羊食百草，與他獸異，故其胃有膍。有胘，有蜂窠，亦與他獸異也。胘即胃之厚處。【主治】熱氣，水氣，治痢，解酒毒、藥毒、丹石毒發熱，同肝作生，以薑、醋食之。藏器⑧。

膽臘月黃牛、青牛者良。【弘景⑨曰】膽原附"黃"條中，今拔出於此，以類相從耳。【氣味】苦，大寒，無毒。【主治】可丸藥。《本經》⑩。除心腹熱渴，止下痢及口焦燥，益目精。《別錄》⑪。臘月釀槐子服，明目，治疳濕彌佳。蘇恭⑫。釀黑豆，百日後取出，每夜吞一枚，鎮肝明目。《藥性》⑬。釀南星末，陰乾，治驚風有奇功。蘇頌⑭。除黃殺蟲，治癰腫。時珍。

---

① 別錄：《本經》《別錄》見《證類》卷17"牛角䚡"　肝：主明目。
② 孟詵：《食療》見《證類》卷17"牛角䚡"　……其肝，醋煮食之治瘦。/……肝，治痢。
③ 別錄：《本經》《別錄》見《證類》卷17"牛角䚡"　腎：主補腎氣，益精。
④ 孫思邈：《千金方》卷26"鳥獸第五"　沙牛髓……腎：去濕痺，補腎氣，益精。
⑤ 弘景：《集注》見《證類》卷17"牛角䚡"　……青牛腸不可共犬肉、犬血食之，令人成病也。
⑥ 詵：《食療》見《證類》卷17"牛角䚡"　肚主消渴，風眩，補五藏，以醋煮食之……
⑦ 金匱要略：《金匱·禽獸魚蟲禁忌并治》　治噉蛇、牛肉，食之欲死方：牛肚細切，以水一斗，煮取一升，暖飲之，大汗出者愈。
⑧ 藏器：《拾遺》見《證類》卷17"牛角䚡"　《陳藏器本草》……肝和腹內百葉，作生薑醋食之，生熱氣，水氣丹毒，壓丹石，發熱，解酒勞……
⑨ 弘景：《集注》見《證類》卷17"牛角䚡"　陶隱居云：此朱書牛角䚡、髓、其膽，《本經》附出"牛黃"條中，此以類相從耳，非上品之藥。今拔出隨例在此，不關件數，猶是黑書別品之限也。
⑩ 本經：《本經》《別錄》見《證類》卷17"牛角䚡"　膽：可丸藥。膽，味苦，大寒。除心腹熱渴，利口焦燥，益目精。
⑪ 別錄：見上注。
⑫ 蘇恭：《唐本草》見《證類》卷17"牛角䚡"　……烏牛膽主明目及疳濕，以釀槐子服之，彌佳……
⑬ 藥性：《藥性論》見《證類》卷17"牛角䚡"　青牛膽，君，無毒。主消渴，利大小腸。臘月牯牛膽，中盛黑豆一百粒，後一百日開取，食後，夜間吞二七枚，鎮肝明目。黑豆盛浸不計多少。
⑭ 蘇頌：《圖經》見《證類》卷16"牛黃"　……黃牛膽以丸藥令方臘日取其汁，和天南星末却內皮中，置當風處踰月，取以合凉風丸，殊有奇效。

【發明】【時珍曰】《淮南子萬畢術》①云：牛膽塗熱釜，釜即鳴。牛膽塗（桂）〔目〕，莫知其誰。註云：能變亂人形。詳見本書。《峋嶁》②云：蛙得牛膽則不鳴。此皆有所制也。

【附方】舊一，新二。穀疸食黄③。用牛膽汁一枚，苦參三兩，龍膽草一兩，爲末，和少蜜丸梧子大。每薑湯下五十丸。男子陰冷。以食茱萸納牛膽中百日，令乾。每取二七枚，嚼，納陰中，良久如火。《千金》④。痔瘻出水。用牛膽、猬膽各一枚，膩粉五十文，麝香二十文，以三味和勻，入牛膽中，懸四十九日取出，爲丸如大麥大。以紙撚送入瘡內，有惡物流出爲驗也。《經驗》⑤。

胞衣。

【附方】新一。臁瘡不斂。牛胞衣一具，燒存性，研搽。《海上方》⑥。

喉白水牛者良。【主治】小兒呷氣。思邈⑦。療反胃吐食，取一具去膜及兩頭，逐節以醋浸炙燥，燒存性，每服一錢，米飲下，神效。時珍。○出《法天生意》⑧。

【發明】【時珍曰】牛喉嚨治呷氣、反胃，皆以類相從也。按《普濟方》⑨云：反胃吐食，藥（物）〔食俱〕不下，結腸三五日至七八日，大便不通，如此者必死。昔全州（周）〔大智〕禪師得正胃散方於異人，十痊八九，君子收之，可濟人命。用白水牛喉一條，去兩頭節并筋、膜、脂、肉及如阿膠

---

① 淮南子萬畢術：《御覽》卷899"牛中"　《淮南子》……又曰：取牛膽塗熱釜，即鳴矣。/又曰：牛膽塗目，莫知其誰。註曰：取八歲黄牛膽，桂二寸，着膽中，百日已成。因使巧工刻象人丈夫，着目下。爲女子，着頭上。爲小兒，着頤下。盛以五綵囊，先宿齋，無令人知也。（按：《御覽》卷736"術"下亦載牛膽塗熱釜事，云出《淮南子萬畢術》。今本《淮南子》無此文。）
② 峋嶁：（按：已查《峋嶁神書》，未能溯得其源。）
③ 穀疸食黄：《千金方》卷10"傷寒發黄第五"　治勞疸穀疸，丸方：苦參（三兩）、龍膽（一兩），右二味末之，牛膽和爲丸。先食以麥粥飲服如梧子五丸，日三。不知稍加之。（按：原無出處，今溯得其源。）
④ 千金：《千金方》卷3"雜治第八"　治陰冷令熱方：納食茱萸于牛膽中令滿，陰乾百日。每取二七枚，綿裹之，齒嚼令碎，納陰中，良久熱如火。
⑤ 經驗：《證類》卷17"牛角䚡"　《經驗方》：痔漏張用方：犍牛兒膽、猬膽各一個，用膩粉五十文，麝香二十文，將猬膽汁、膩粉、麝香和勻，入牛膽內，懸於簷前四十九日，熟。旋取爲丸如大麥，用紙拈送入瘡內後，追出惡物是驗。瘡口漸合，生面蓋瘡內一遍，出惡物。
⑥ 海上方：（按：查溫氏《海上方》及其他《海上方》相關內容，未能溯及其源。）
⑦ 思邈：《千金方》卷26"鳥獸第五"　沙牛髓……喉嚨：主小兒呷。
⑧ 法天生意：（按：書佚，無可溯源。）
⑨ 普濟方：《普濟方》卷36"胃反"　正胃散：治翻胃嘔吐，藥食俱不下，結腸三五日至七八日，大便不通，如此者必死之疾。昔全州大智禪師方，得於異人，服之十全八九。用偶者白水牛喉，收取一條，去兩頭節並筋膜脂肉，有取下如阿膠黑片不可用，須就宰牛人買下，修事了，臨病時施炙調合，用好米醋一大盞浸，頻動浸冷，用微火炙乾，淬醋炙，再炙再淬，醋乾爲度，不見太陽火，研爲細末，用厚紙包收。或遇陰濕時，用連紙包，放微火上溫焙之再收。如有此疾，每服一錢，食前陳米飲調下。輕者一服立效……

黑片,收之。臨時旋炙,用米醋一盞浸之,微火炙乾淬之,再炙再淬,醋盡爲度。研末,厚紙包收。或遇陰濕時,微火烘之再收。遇此疾,每服一錢,食前陳米飲調下。輕者一服立效。

靨水牛者良。【主治】喉痺氣瘻,古方多用之。時珍。

齒。【主治】小兒牛癇。《外臺》①。

【發明】【時珍曰】六畜齒治六癇,皆比類之義也。耳珠先生②有固牙法:用牛齒三十枚,瓶盛固濟,煅赤爲末。每以水一盞,末二錢,煎熱含漱,冷則吐去。有損動者,以末揩之。此亦以類從也。

牛角䚡。【釋名】角胎。【時珍曰】此即角尖中堅骨也。牛之有䚡,如魚之有鰓,故名。胎者,言在角内也。【藏器③曰】水牛、黃犎牛者可用,餘皆不及。久在糞土爛白者,亦佳。【氣味】苦,温,無毒。【甄權④曰】苦、甘。【主治】下閉血瘀血疼痛,女人帶下血,燔之酒服。《本經》⑤。燒灰,主赤白痢。藏器⑥。黃牛者燒之,主婦人血崩,大便下血,血痢。宗奭⑦。水牛者燒之,止婦人血崩,赤白帶下,冷痢瀉血,水洩。《藥性》⑧。治水腫。時珍。○《千金》⑨徐王酒用之。

【發明】【時珍曰】牛角䚡,筋之粹,骨之餘,而䚡又角之精也。乃厥陰、少陰血分之藥,燒之則性澀,故止血痢、崩中諸病。

---

① 外臺:《本經》《別録》見《證類》卷17"牛角䚡"　齒:主小兒牛癇。(**按**:誤注出處,當出《別録》。)

② 耳珠先生:《證類》卷17"牛角䚡"　耳珠先生固牙齒法良。殺牛齒三十枚,固濟瓶中,煅令通赤,取細研爲末。水一盞,末二錢匕,煎令熱,含浸牙齒,冷即吐却,永堅牢。或有損動者,末揩之。

③ 藏器:《拾遺》見《證類》卷17"牛角䚡"　《陳藏器本草》……水牛、黃牛角䚡及在糞土中爛白者,燒爲黑灰,未服,主赤白痢……

④ 甄權:《藥性論》見《證類》卷17"牛角䚡"　黃牛角䚡灰,臣,味苦、甘,無毒。性澀。能止婦人血崩不止,赤白帶下,止冷痢瀉血。

⑤ 本經:《本經》《別録》見《證類》卷17"牛角䚡"　下閉血,瘀血疼痛,女人帶下血。燔之。味苦,無毒。

⑥ 藏器:見本頁注③。

⑦ 宗奭:《衍義》卷16"牛角䚡"　此則黃牛角䚡。用尖燒爲黑灰,微存性,治婦人血崩,大便血及冷痢。

⑧ 藥性:見本頁注④。

⑨ 千金:《千金方》卷21"水腫第四"　徐王煮散治水腫,服輒利小便方:防己、羌活、人參、丹參、牛膝、牛角䚡、升麻、防風、秦艽、穀皮、紫菀、杏仁(去皮尖)、生薑(屑)、附子、石斛(各三兩)、橘皮(一兩,[二兩])、桑白皮(六兩)、白术、澤瀉、茯苓、豬苓、黃連(去火)、郁李仁(各一兩),右二十三味治下篩,爲粗散,以水一升五合,煮三寸匕,取一升,頓服,日再。不能者,但一服。二三月以前可服,主利多而小便澀者,用之大驗。(**按**:《千金方》言"徐王"之方者唯此"徐王煮散",故時珍所言"徐王酒"恐誤。)

【附方】舊四，新二。大腸冷痢①。牸牛角䚡燒灰，飲服二錢，日二次。小兒滯下。牸牛角胎燒灰，水服方寸匕。《千金》②。大便下血。黃牛角䚡一具，煅末，煮豉汁服二錢，日三，神效。《近效方》③。赤白帶下。牛角䚡燒令煙斷、附子以鹽水浸七度去皮，等分爲末，每空心酒服二錢匕。孫用和方④。鼠乳痔疾。牛角䚡燒灰，酒服方寸匕。《塞上方》⑤。蜂蠆（蝱）〔螫〕瘡。牛角䚡燒灰，醋和傅之。《肘後方》⑥。

角。【氣味】苦，寒，無毒。【之才⑦曰】平。【主治】水牛者，燔之，治時氣寒熱頭痛。《別錄》⑧。煎汁，治熱毒風及壯熱。《日華》⑨。牸牛者，治喉痹腫塞欲死，燒灰，酒服一錢。小兒飲乳不快似喉痹者，取灰塗乳上，嚥下即瘥。蘇頌⑩。○出《崔元亮方》。治淋破血。時珍。

【附方】舊二，新一。石淋破血。牛角燒灰，酒服方寸匕，日五服。《總錄》⑪。血上逆心，煩悶刺痛。水牛角燒，末，酒服方寸匕。《子母秘錄》⑫。赤禿髮落。牛角、羊角燒灰等分，豬脂調塗。《聖惠方》⑬。

骨。【氣味】甘，溫，無毒。【主治】燒灰，治吐血鼻洪，崩中帶下，腸風

---

① 大腸冷痢：《證類》卷17"牛角䚡" 《經驗後方》：治冷痢。沙角胎燒灰，粥飲調下兩錢。（按：原無出處，今溯得其源。）
② 千金：《千金方》卷15"小兒痢第十" 治小兒赤白滯下方……又方：牛角腮灰，水和服三方寸匕。
③ 近效方：《外臺》卷25"卒下血方" 《近效》治卒下血，不問丈夫婦人立效，牛角䚡散方：黃牛角䚡（一具，燒赤色，出火，即青碧），右一味爲細，散食前濃煮豉汁，和二錢匕。重者日三，神驗。
④ 孫用和方：《證類》卷17"牛角䚡" 孫用和治赤白帶下。牛角䚡燒令煙斷，附子以鹽水浸泡七度去皮，右件等分，擣羅爲末。每空心酒下二錢匕。
⑤ 塞上方：《證類》卷17"牛角䚡" 《塞上方》：主鼠奶痔。牛角䚡燒作灰末，空心酒服方寸匕。
⑥ 肘後方：《肘後方》卷7"治卒蜂所螫方第五十八" 蜂螫人：燒牛角灰，苦酒和，塗之。
⑦ 之才：《藥對》見《證類》卷17"牛角䚡" 水牛角，平。
⑧ 別錄：**《本經》**《別錄》見《證類》卷17"**牛角䚡**" 水牛角：療時氣寒熱頭痛。
⑨ 日華：《日華子》見《證類》卷17"牛角䚡" ……角煎，治熱毒風并壯熱……
⑩ 蘇頌：《圖經》見《證類》卷16"牛黃" ……崔元亮《海上方》治喉痹，腫塞欲死者，取沙牛角燒刮，取灰細篩，和酒服棗許大，水調亦得。又小兒飲乳不快，覺似喉痹者，亦取此灰塗乳上，咽下即差……
⑪ 總錄：《普濟方》卷215"沙石淋" 療淋方：取牛角燒灰，服方寸匕，日五六服，任意飲酒。（按：《聖濟總錄》無此方，今另溯其源。）
⑫ 子母秘錄：《證類》卷17"牛角䚡" 《子母秘錄》：治血氣逆，心煩悶滿，心痛。燒水牛角末，酒服方寸匕。
⑬ 聖惠方：《千金方》卷13"頭面風第八" 治赤禿方……又方：燒牛角灰，和豬脂敷。（按：《聖惠方》無此方，今另溯其源。）

瀉血，水瀉。《日華》①。治邪瘧。燒灰同豬脂，塗疳瘡蝕人口鼻，有效。時珍。○出《十便》②。

【發明】【時珍曰】東夷以牛骨占卜吉凶，無往不中。牛非含智之物，骨有先事之靈，宜其可入藥治病也。

【附方】新二。鼻中生瘡。牛骨、狗骨燒灰，臈豬脂和敷。《千金》③。水穀痢疾。牛骨灰同六月六日麴炒等分，爲末，飲服方寸匕。乃御傳方也。《張文仲方》④。

蹄甲青牛者良。【主治】婦人崩中，漏下赤白。蘇恭⑤。燒灰水服，治牛癇。和油，塗臁瘡。研末貼臍，止小兒夜啼。時珍。○出《集要》⑥諸方。

【附方】新五。卒魘不寤。以青牛蹄或馬蹄臨人頭上，即活。《肘後》⑦。損傷接骨。牛蹄甲一箇，乳香、沒藥各一錢爲末，入甲內，燒灰，以黃米粉糊和成膏，敷之。《秘韞》⑧。牛皮風癬。牛蹄甲、驢糞各一兩，燒存性，研末，油調，抓破敷之。五七日即愈。《(蘭)〔蘭〕氏經驗方》⑨。臁脛爛瘡。牛蹄甲燒灰，桐油和敷。《海上方》⑩。玉莖生瘡。牛蹄甲燒灰，油調敷之。《奚囊》⑪。

陰莖黃牛、烏牛、水牛並良。【主治】婦人漏下赤白，無子。蘇恭⑫。

牡牛卵囊。【主治】疝氣。一具煮爛，入小茴香、鹽少許，拌食。吳球⑬。

毛。【主治】臍毛，治小兒久不行。蘇恭⑭。耳毛、尾毛、陰毛，並主通淋

① 日華：《日華子》見《證類》卷17"牛角䚡" ……骨髓温，無毒。治吐血鼻洪，崩中帶下，腸風瀉血并水瀉，燒灰用。
② 十便：《普濟方》57"疳蟲蝕鼻生瘡" 治疳蟲蝕人口鼻唇頰作瘡。穿透者洗瘡。又方(出《十便良方》)：右燒牛骨灰末，以臈月豬脂而傅之。瘥。(按：今存《十便良方》殘卷中無此方。)
③ 千金：《千金方》卷6"鼻病第二" 治鼻中生瘡方……又方：燒牛、狗骨灰，以臈月豬脂和，敷之。
④ 張文仲：《外臺》卷25"水痢方" 文仲療水痢百起者……又方：朽骨灰、牛骨灰(亦得)、神麴(炒黃)，右三味等分爲散，空腹飲服一方寸匕。無六月六日麴時，用常麴亦得。(御傳。)
⑤ 蘇恭：《唐本草》見《證類》卷17"牛角䚡" 《唐本》注云……牛懸蹄主婦人崩中，漏赤白……
⑥ 集要：《醫林集要》卷20"小兒門" 一方：治小兒夜啼無眠，用牛甲爲末，貼臍上，啼自止。
⑦ 肘後：《肘後方》卷1"治卒魘寐不寤方第五" 臥忽不寤，勿以火照，火照之殺人……又方：以牛蹄或馬蹄，臨魘人上。亦可治卒死。青牛尤佳。
⑧ 秘韞：《乾坤秘韞·打撲傷損》 接骨丹：牛蹄甲(用黑牛者，一個)、乳香、沒藥(各一錢)，右將乳香、沒藥盛入蹄甲內，燒成黑灰，用小黃米粉水調，麵糊爲膏，以紙攤敷貼。
⑨ 蘭氏經驗方：(按：書佚，無可溯源。)
⑩ 海上方：《孫真人海上仙方後集·第十八證》 裏外臁瘡久不痊，令人行動痛如煎。若知會取牛蹄甲，油拌燒灰傅患邊。
⑪ 奚囊：(按：《奚囊備急方》書佚，無可溯源。)
⑫ 蘇恭：《唐本草》見《證類》卷17"牛角䚡" 《唐本》注云……牛莖主婦人漏下赤白，無子……
⑬ 吳球：(按：已查吳球現存諸書，未能溯得其源。)
⑭ 蘇恭：《唐本草》見《證類》卷17"牛角䚡" 《唐本》注云……臍中毛主小兒久不行……

閉。時珍。

【發明】[時珍曰]古方牛耳毛、陰毛、尾毛,治淋多用之,豈以牛性順而毛性下行耶? 又治瘧病,蓋禳之之義耳。

【附方】舊一,新二。**卒患淋疾**。牛耳中毛燒取半錢,水服。尾毛亦可。《集驗方》①。**小兒石淋**。特牛陰(頭)毛燒灰,漿水服一刀圭,日再。《張文仲方》②。**邪氣瘧疾**。《外臺》③用黑牛尾燒末,酒服方寸匕,日三服。○一用牡牛陰毛七根,黃荊葉七片,縛內關上,亦效。

口涎。【《日華》④曰】以水洗老牛口,用鹽塗之,少頃即出。或以荷葉包牛口使耕,力乏涎出,取之。【主治】反胃嘔吐。《日華》⑤。水服二匙,終身不噎。思邈⑥。吮小兒,治客忤。灌一合,治小兒霍亂。入鹽少許,頓服一盞,治喉閉口噤。時珍。○出《外臺·胡居士方》⑦。

【附方】新七。**噎膈反胃**。《集成》⑧用糯米末,以牛涎拌作小丸,煮熟食。○《危氏得效》⑨香牛飲:用牛涎一盞,入麝香少許,銀盞頓熱。先以帛緊束胃脘,令氣喘,解開,乘熱飲之。仍以丁香汁入粥與食。○《普濟》⑩千(囀)〔轉〕丹:用牛涎、好蜜各半斤,木鱉仁三十箇研末,入銅器熬稠。每以兩匙和粥與食,日三服。**小兒流涎**。取東行牛口中涎沫,塗口中及頤上,自愈。《外臺方》⑪。

① 集驗方:《外臺》卷27"諸淋方" 《集驗》療淋方……又方:取牛耳中毛,燒灰。服半錢匕,立愈。
② 張文仲方:《外臺》卷36"小兒諸淋方" 文仲療小兒淋,兼石淋方:取特牛陰毛燒灰,以漿水服一刀圭,日再服。
③ 外臺:《外臺》卷5"間日瘧方" 《備急》療間日瘧方:燒黑牛尾作灰,酒服方寸匕,日三服。(按:此下一方未能溯得其源。)
④ 日華:《日華子》見《證類》卷17"牛角䚡" ……涎止反胃嘔吐,治噎。要取,即以水洗口後,鹽塗之則重吐出……
⑤ 日華:見上注。
⑥ 思邈:《千金方》卷16"噎塞第六" 又方:老牛涎,棗核大,水中飲之,終身不復噎。
⑦ 外臺:(按:已查《外臺》,未能溯得其源。)
⑧ 集成:《醫學集成》卷5"噎膈二十五" 一法:糯米爲末,以牛涎(取法:以荷葉包牛口,使耕力乏,涎出收之。)拌作小丸,煮熟食之,遂愈,後隨證調理。
⑨ 危氏得效:《得效方》卷5"翻胃" 香牛飲:治哽噎翻胃吐食,神效。先以羯牛,用繩掛開牛口,以净布抹令口舌净,却拖牛舌出來,候有涎出,以椀盛之。每服用八分爲一服。研好麝香末一捻,打匀,却以銀盞盪令温。先以絹帛束縛中脘胃口,令極緊,候氣喘,乘熱解開,隨氣喘一二口便服。藥時先對病患人説,煮白粥惱煩之。並煎丁香汁和粥,服藥罷,隨與粥吃。
⑩ 普濟:《普濟方》卷36"胃反" 千轉丹:治脾胃吐食等病。牛涎(半斤)、好蜜(半斤)、木鱉子(三十個,去油皮),右爲末,牛涎、蜜一處於銀器内用慢火熬,用槐條攪乾爲度,每和白粥兩匙,日進三服。
⑪ 外臺方:《外臺》卷35"小兒口中涎出方" 《千金》療小兒口涎出方……又方:以東行牛口中沫,塗兒口中及頤上。(按:此方見於《千金方》卷5"小兒雜病第九"。)

小兒口噤，身熱吐沫，不能乳。方同上。《聖惠方》①。損目破睛。牛口涎日點二次，避風。黑睛破者亦瘥。《肘後》②。身面疣目。牛口涎頻塗之，自落。《千金》③。

鼻津。【主治】小兒中客忤，水和少許灌之。又塗小兒鼻瘡及濕癬。時珍。○出《外臺》諸方④。

耳垢烏牛者良。【時珍曰】以鹽少許入牛耳中，癢即易取。【主治】蛇傷，惡截毒。恭⑤。○截，毛蟲也。治癰腫未成膿，封之即散。疳蟲蝕鼻生瘡，及毒蛇螫人，並敷之。時珍。

【附方】新三。疔瘡惡腫。黑牛耳垢敷之。《聖惠方》⑥。脅漏出水⑦不止。用烏牛耳垢傅之，即瘥。鼻衄不止。牛耳中垢、車前子末等分，和勻，塞之良。《總錄》⑧。

溺黃犍犉牛、黑牯牛者良。【氣味】苦、辛，微溫，無毒。【之才⑨曰】寒。【主治】水腫，腹脹脚滿，利小便。《別錄》⑩。

【附方】舊三，新五。水腫尿澀。《小品》⑪用烏犍牛尿半升，空腹飲。小便利，良。○《肘後》⑫用黃犍牛尿，每飲三升。老、幼減半。水氣喘促，小便澀。用沙牛尿一斗，訶梨〔勒〕皮末半斤。先以銅器熬尿至三升，入末熬至可丸，丸梧子大。每服茶下三十丸，日三服。當下水及

① 聖惠方：《聖惠方》卷82"治小兒口噤諸方" 治小兒口噤，其病在咽中如麻豆許，令兒吐沫，不能乳哺……又方：右取東行牛口沫塗口及額上，即效。
② 肘後：《肘後方》卷6"治目赤痛暗昧刺諸病方第四十三" 睛爲所傷損破方：牛旋，日二點，避風。黑睛破亦差。
③ 千金：《千金方》卷23"疥癬第四" 去疣目方……又方：取牛口中涎，數塗自落。
④ 外臺諸方：《千金方》卷5"客忤第四" 治小兒卒中忤方，……又方：取牛鼻津服之。/《千金方》卷6"鼻病第二" 治鼻中生瘡方……又方：以牛鼻津敷之。（按：《外臺》無此二方，另溯其源。）
⑤ 恭：《唐本草》見《證類》卷17"牛角䚡" 《唐本》注云……耳中垢主蛇傷，惡截毒……
⑥ 聖惠方：《聖惠方》卷64"治丁瘡諸方" 治丁腫至甚……又方：右以黑牛垢封之差。
⑦ 脅漏出水：《普濟方》卷293"諸瘻" 治脅下生漏瘡如牛眼之狀，膿血不止：用鹽少許，安白牛耳內，然後取耳中垢，以敷瘡上，即瘥。如不用鹽，牛耳不癢，即難取垢。（按：原無出處，今溯得其源。）
⑧ 總錄：《聖濟總錄》卷70"衄不止" 治鼻衄不止，欲死，車前散方：車前子（末）、牛耳中垢（等分），右二味和成梃子，塞鼻中，立止。
⑨ 之才：《集註》見《證類》卷2"〔諸病通用藥〕" 大腹水腫……黃牛溺（寒）。
⑩ 別錄：**《本經》**《別錄》見《證類》卷17"**牛角䚡**" 黃犍牛、烏牯牛溺：主水腫，腹脹脚滿，利小便。
⑪ 小品：《證類》卷17"牛角䚡" 《食醫心鏡》……又烏犍牛尿半升，空心飲之，利小便。（按：錯誤出處，當出《食醫心鏡》。）
⑫ 肘後：《外臺》卷20"水腫方" 《集驗》療水腫方：黃犍牛尿一飲三升。若不覺，更加服之，以得下爲度。療老小者，寧從少起，飲半。（按：今本《肘後方》無此方，今另溯其源。）

惡物爲效。《普濟方》①。 **風毒脚氣**。以銅器,取烏犢牛尿三升,飲之。小便利則消。《肘後》②。
脚氣脹滿,尿澀。取烏犢牛尿一升,一日分服,消乃止。楊炎《南行方》③。 **久患氣脹**。烏牛尿一升,空心溫服,氣散止。《廣濟方》④。 **癥癖鼓脹**。烏牛尿一升,微火煎如稠飴,空心服棗許,當鳴轉病出。隔日更服之。《千金翼》⑤。 **霍亂厥逆**。服烏牛尿二升。《千金方》⑥。 **刺傷中水**。服烏牛尿二升,三服止。梅師⑦。

屎稀者名牛洞。烏牯、黃牯牛者良。【氣味】苦,寒,無毒。《鏡源》⑧云:牛屎抽銅暈。燒火,能養一切藥力。【主治】水腫惡氣。乾者燔之,敷鼠瘻惡瘡。《別錄》⑨。燒灰,敷灸瘡不瘥。藏器⑩。敷小兒爛瘡爛痘,及癰腫不合,能滅瘢痕。時珍。絞汁,治消渴,黃疸,脚氣,霍亂,小便不通。蘇恭⑪。

【發明】[時珍曰]牛屎散熱解毒利溲,故能治腫、疸、霍亂、疳痢、傷損諸疾。燒灰則收濕生肌拔毒,故能治癰疽、瘡瘻、爛痘諸疾也。《宋書》⑫:孫法宗苦頭創。夜有女人至,曰:我天使也。行創本不關善人,使者誤及爾。但取牛糞煮敷之,即驗。如其言果瘥。此亦一異也。

---

① 普濟方:《普濟方》卷194"水腫小便澀" 治水氣,小便澀,喘息氣促,四肢無力,宜服此方:沙牛尿(一斗)、訶黎勒皮(半斤,搗末),右先以牛尿於銅器中煎至二升,入訶黎末,熱令硬軟得所,丸如梧桐子大,每服茶酒任下三十丸,日三服,當下水及惡物爲效。

② 肘後:《肘後方》卷3"治風毒脚弱痹滿上氣方第二十一" 若脛已滿,捏之沒指者:但勤飲烏犢牛溺二三升,使小便利,息漸漸消。當以銅器取尿新者爲佳。無烏牛,純黃者亦可用之。

③ 南行方:《圖經》見《證類》卷16"牛黃" ……楊炎《南行方》療脚氣,小腹脹,小便澀,取烏特牛溺一升,一日分服,腹消乃止……

④ 廣濟方:《外臺》卷7"腹內諸氣及脹不下食方" 《廣濟》:又療久患氣脹,烏牛尿方:取烏牛尿空心溫服一小升,日一服,氣散則止。無所忌。

⑤ 千金翼:《千金翼方》卷19"癖積第五" 治癥癖乃至鼓脹方:取烏牛尿一升,微火煎如稠糖,空腹服大棗許一枚,當鳴轉病出。隔日更服。忌口味。

⑥ 千金方:《普濟方》卷201"霍亂吐利" 治霍亂,吐利不止,心煩,四肢逆冷。以黃牛屎一升,以水二升,煎取一升,以綿濾,傾去滓服。一方用尿。(**按**:今本《千金方》無此方。錄近似方以備考。)

⑦ 梅師:(**按**:查《外臺》未能溯得其源。)

⑧ 鏡源:《證類》卷17"牛角䚡" 《丹房鏡源》云:牛屎,抽銅暈。(**按**:"能養一切藥力",見《證類》卷17"白馬莖"條,云"《丹房鏡源》:馬……糞養一切藥力。"恐誤置於此。)

⑨ 別錄:**《本經》**《別錄》見《證類》卷17"**牛角䚡**" 屎:寒。主水腫,惡氣。用塗門戶,著壁者。燔之,主鼠瘻惡瘡。

⑩ 藏器:《拾遺》見《證類》卷17"牛角䚡" ……屎熱灰,傳灸瘡不差者……

⑪ 蘇恭:《唐本草》見《證類》卷17"牛角䚡" 《唐本》注云……屎主消渴,黃疸,水腫脚氣,小便不通也……

⑫ 宋書:《南史》卷73"孫法宗傳" 孫法宗……後忽苦頭創。夜有女人至,曰:我是天使來相謝。行創本不關善人,使者遠相及。取牛糞煮,傅之即驗。一傅便差,一境賴之。(**按**:《宋書·孫法宗》無此文。)

【附方】舊七,新二十二。水腫溲濇。黃牛屎一升,絞汁飲,溲利,瘥,勿食鹽。梅師①。濕熱黃病。黃牛糞日乾爲末,麵糊丸梧子大。每食前白湯下七十丸。《簡便方》②。霍亂吐下不止,四肢逆冷。《外臺》③用黃牛屎半升,水二升,煮三沸,服半升,止。○《聖惠》④用烏牛糞絞汁一合,以百日兒乳汁一合和,温服。疳痢垂死。新牛屎一升,水一升,攪,澄汁服。不過三服。《必效方》⑤。卒死不省,四肢不收。取牛洞一升,和温酒灌之。或以濕者絞汁亦可。此扁鵲法也。《肘後》⑥。卒陰腎痛。牛屎燒灰,酒和敷之,良。梅師⑦。脚跟腫痛,不能着地。用黃牛屎,入鹽炒熱,罨之。王永輔《惠濟方》⑧。妊娠腰痛。牛屎燒末,水服方寸匕,日三。《外臺》⑨。妊娠毒(痛)〔腫〕。犉牛屎燒灰,水服方寸匕,日三。并以酢和封。《千金方》⑩。子死腹中。濕牛糞塗腹上,良。《産寶》⑪。小兒口噤。白牛糞塗口中,取瘥。《總録》⑫。小兒夜啼。牛屎一塊安席下,勿令母知。《食療》⑬。小兒頭瘡。野外久乾牛屎不壞者燒灰,入

---

① 梅師:《證類》卷 17"牛角䚡" 《梅師方》……又方:治水腫,小便濇。黃牛尿飲一升,日至夜小便濇利。差小者,從少起勿食鹽。

② 簡便方:《奇效單方》卷下"十八五疽" 一用黃牛糞日乾爲末,麵糊爲丸桐子大,每七十丸,食前白湯下。

③ 外臺:《外臺》卷 6"乾濕霍亂及痰飲方" 《必效》:療上吐下痢者,名爲濕霍亂方:黃牛屎半大升許,取水一大升,煮三兩沸,和牛屎濾取汁,服半升即止……

④ 聖惠:《聖惠方》卷 47"治霍亂心腹痛諸方" 治霍亂心腹脹痛,不得利,方:烏牛糞(絞取汁,一合)、百日兒乳汁(一合),右二味攪勻,温温頓服。

⑤ 必效方:《外臺》卷 25"久疳痢及久痢成疳方" 《必效》:又療疳痢久不差,羸瘦著床欲死方:新出羊糞一升,右一味以水一升漬經宿,明旦絞汁頓服之,極重者不過三服。

⑥ 肘後:《肘後方》卷 1"救卒中惡死方第一" 救卒死而四肢不收,矢便者……又取牛洞一升,温酒灌口中。洞者,稀糞也……(按:"矢便",《金匱·雜療方》同方作"失便"。)

⑦ 梅師:《證類》卷 17"牛角䚡" 《梅師方》:治卒陰腎痛。燒牛屎末,和酒傅之,乾即易。

⑧ 惠濟方:王永輔《袖珍方》卷 4"下部" 脚跟疼,不着地,名曰地彈風,用黃牛糞入鹽炒熱,罨之。

⑨ 外臺:《千金方》卷 2"妊娠諸病第四" 治妊娠腰痛方……又方:燒牛屎焦,末。水服方寸匕,日三服。(按:《外臺》無此方,今另溯其源。)

⑩ 千金:《千金方》卷 2"妊娠諸病第四" 治妊娠毒腫方……又方:燒犉牛屎,醋和敷之,乾則易。亦可服方寸匕,日三。

⑪ 産寶:《千金方》卷 2"子死腹中第六" 治子死腹中不出方:以牛屎塗母腹上,立出。(按:今本《産寶》無此方,今另溯其源。)

⑫ 總録:《聖濟總録》卷 167"小兒口噤" 治小兒口噤體熱方……又方:右取白牛尿,塗口中,差。

⑬ 食療:《食療》見《證類》卷 17"牛角䚡" 孟詵云:烏牛糞爲上。又小兒夜啼,取乾牛糞如手大,安卧席下,勿令母知,子母俱吉。

輕粉,麻油調搽。《普濟》①。**小兒白禿**。牛屎厚封之。《秘錄》②。**小兒爛瘡**。牛屎燒灰封之,(減)〔滅〕瘢痕。《千金》③。**痘瘡潰爛**。王兒白龍散:以臘月黃牛屎燒取白灰敷之,或卧之。即易痂疕,而無瘢痕。**癰腫不合**。牛屎燒末,用雞子白和封,乾即易之,神驗也。《千金月令》④。**鼠瘻瘰癧**。《千金》⑤五白(散)〔膏〕:白牛屎、白馬屎、白羊屎、白雞屎、白豬屎各一升,於石上燒灰,漏蘆末二兩,以豬膏一升,煎亂髮一兩,同熬五六沸塗之,神驗。○《肘後》⑥治鼠瘻有核,膿血,用熱牛屎封之,日三。**蜣蜋瘻疾**。熱牛屎封之,日數易,當有蜣蜋出。《千金》⑦。**乳癰初起**。牛屎和酒敷之,即消。《姚僧坦方》⑧。**燥癬瘡痒**。熱牛屎塗之。《千金》⑨。**瘡傷風水**,痛劇欲死者。牛屎燒烟,熏令汁出即愈。《外臺秘要》⑩。(砆)〔跌〕磕傷損。黃牛屎炒熱封之,裹定即效。《簡便》⑪。**湯火燒灼**。濕牛屎搗塗之。姚和衆⑫。**惡犬咬傷**。洗浄毒,以熱牛屎封之,即時痛止。《千金》⑬。**蜂蠆螫痛**。牛屎燒灰,苦酒和敷。《千金方》⑭。**背瘡潰爛**。黃黑牛糞多年者晒乾,爲末,入百草霜勻細,糝之。《談埜翁方》⑮。

黃犢子臍屎。新生未食草者,收,乾之。【主治】九竅四肢指岐間血出,乃暴

---

① 普濟:《普濟方》卷363"頭瘡"　治頭瘡方:野外收乾牛糞,經久不壞者,燒灰存性,以輕麻油調搽。

② 秘錄:《證類》卷17"牛角䚡"　《子母秘錄》……又方:小兒白禿瘡,頭上瘡團團白色。以牛屎傅之。

③ 千金:《千金方》卷5"癰疽瘰癧第八"　治小兒黃爛瘡方……又方:燒牛屎敷之。亦滅瘢。

④ 千金月令:《證類》卷17"牛角䚡"　孫真人云:主癰發數處,取牛糞燒作灰,以雞子白和傅之,乾即易。

⑤ 千金:《千金方》卷23"九漏第一"　治鼠漏及瘰癧,五白膏方:白馬、白牛、白羊、白豬、白雞等屎(各一升)、漏蘆(二斤),右六味咶于石上燒作灰,研,絹篩之,以豬膏一升三合,煎亂髮一兩半,令極沸消盡,乃納諸末,微微火上煎五六沸,藥成。去瘡痂,以鹽湯洗,新綿拭乾,然後敷膏。若無痂,猶須湯洗,日再。若著膏,當以帛裹上,勿令中風冷也,神驗。

⑥ 肘後:《肘後方》卷5"治卒得蟲鼠諸瘻方第四十一"　若已有核,膿血出者:以熱牛屎塗之,日三。

⑦ 千金:《千金方》卷23"九漏第一"　治蜣蜋瘻方:熱牛屎塗之,數數易,應有蜣蜋出。

⑧ 姚僧坦方:《肘後方》卷5"治癰疽妬乳諸毒腫方第三十六"　姚氏乳癰……又方:牛馬矢傅並佳,此並消去。

⑨ 千金:《千金方》卷22"瘭疽第六"　治燥癬方……又方:熱牛屎塗之。

⑩ 外臺秘要:《外臺》卷29"諸瘡中風寒水露方"　《備急》療諸瘡中風寒水露,腫痛,云因瘡而腫者,皆中水及中風寒所作也。其腫氣入腹則殺人也,方:燒黍穰,或牛馬乾糞,桑條菫多烟之物,掘地作坎,於中燒之,以版掩坎上,穿版作小孔,以瘡口當孔上熏之,令瘡汁出盡乃止,又滴熱蠟瘡中佳。

⑪ 簡便:《簡便單方》卷下"廿三雜治"　一或跌□傷腫:用黃牛糞炒熱,覆上布帛裹定即效。

⑫ 姚和衆:《證類》卷17"牛角䚡"　姚氏方……又方:湯火燒灼瘡,單傅濕屎,立痛止,常日用良。

⑬ 千金:《千金方》卷25"蛇毒第二"　治凡犬齧人方……又方:以熱牛屎塗之佳。

⑭ 千金方:《千金方》卷25"蛇毒第二"　治蜂螫方……又方:燒牛屎灰,苦酒和塗之。

⑮ 談埜翁方:(**按**:未見原書,待考。)

怒所爲。燒此，末，水服方寸匕，日四五服，良。藏器①。○出《姚僧坦方》。主中惡霍亂，及鬼擊吐血。以一升，和酒三升，煮汁服。時珍。○出《肘後》②。

屎中大豆。洗、晒收用。【主治】小兒驚癎，婦人難產。蘇恭③。

【附方】舊一，新二。小兒牛癎。白牛屎中豆，日日服之，良。《總微論》④。婦人難產。牛屎中大豆一枚，擘作兩片，一書父，一書子。仍合住，水吞之，立產。咎殷《產寶》⑤。齒落不生。牛屎中大豆十四枚，小開豆頭，以注齒根，數度即生。《千金方》⑥。

聖虀。【時珍曰】按劉恂《嶺表録異》⑦云：廣之容南好食水牛肉，或炮或炙，食訖即啜聖虀消之，調以薑、桂、鹽、醋，腹遂不脹。聖虀如青苔狀，乃牛腸胃中未化草也。【主治】食牛肉作脹，解牛肉毒。時珍。

齝草音癡，一名牛囀草。即牛食而復出者，俗曰回噍。【主治】絞汁服，止噦。藏器⑧。療反胃，霍亂，小兒口噤風。時珍。

【發明】【時珍曰】牛齝治反胃噎膈，雖取象回噍之義，而沾濡口涎爲多，故主療與涎之功同。

【附方】新四。反胃噎膈。大力奪命丸：牛囀草、杵頭糠各半斤，糯米一升，爲末，取黄母牛涎和，丸龍眼大，煮熟食之。入砂糖二兩尤妙。《醫學正傳》⑨。霍亂吐利不止。用烏牛齝草一團，人參、生薑各三兩，甜漿水一升半，煮汁五合，服。《劉涓子鬼遺方》⑩。小兒流涎。用牛噍

---

① 藏器：《證類》卷17"四種陳藏器餘·犢子臍屎"　……姚氏方：人有九竅四肢指岐間血出，乃暴驚所爲，取新生犢子未食草者臍屎，暴乾燒末，水服方寸匕，日四五頓差。人云口鼻出血亦良。

② 肘後：《肘後方》卷1"治卒得鬼擊方第四"　鬼擊之病，得之無漸卒著，如人力刺狀，胸脅腹内，絞急切痛，不可抑按，或即吐血，或鼻中出血，或下血，一名鬼排。治之方……又方：牛子屎一升，酒三升，煮服之。大牛亦可用之。

③ 蘇恭：《唐本草》見《證類》卷17"牛角䚡"　《唐本》注云……屎中大豆，主小兒癎，婦人產難時……

④ 總微：《小兒衛生總微論》卷5"驚癎方治·治五藏五畜癎方"　治脾病牛癎……又方：取白牛屎中豆，服之。

⑤ 咎殷產寶：《證類》卷17"牛角䚡"　《產書》：主難產：牛糞中大豆一枚，擘作兩片，一片書父，一片書子，却合，以少水吞之，立產。（按：今本《經效產寶》無此方。）

⑥ 千金：《千金方》卷5"小兒雜病第九"　治小兒齒落久不生方：以牛屎中大豆二七枚，小開豆頭以注齒根處，數度即生。

⑦ 嶺表録異：《嶺表録異》卷上　容南土風，好食水牛肉，言其脆美，或炰或炙，盡此一牛，既飽，即以鹽、酪、薑、桂調而啜之。虀，是牛腸胃中已化草，名曰聖虀，腹遂不脹。

⑧ 藏器：《拾遺》見《證類》卷17"牛角䚡"　《陳藏器本草》……齝草，絞取汁服，止噦……

⑨ 醫學正傳：《醫學正傳》卷3"噎膈"　大力奪命丸：治膈噎不下食，及翻胃等證。杵頭糠、牛轉草（各半斤）、糯米（一斤），右爲細末，取黄母牛口中涎沫爲丸如龍眼大，入鍋中，慢火煮熟食之，加沙糖二三兩入内丸尤佳。

⑩ 鬼遺方：《外臺》卷35"小兒霍亂方"　劉氏……又療小兒霍亂，空利不吐方：烏牛蓲草（一團）、生薑、人參（各三兩），右三味切，以甜不醋漿水一升半煎，取五合，分服之……

草絞汁,少少與服。《普濟方》①。初生口噤。十日内者,用牛口齝草絞汁灌之。《聖惠》②。

鼻桊音卷。穿鼻繩木也。【主治】木桊:主小兒癇。《別録》③。治消渴,煎汁服,或燒灰,酒服。時珍。○草桊:燒研,傅小兒鼻下瘡。《別録》④。燒灰,吹纏喉風,甚效。時珍。

【附方】新一。消渴。牛鼻木二箇洗剉,男用牝牛,女用牡牛,人參、甘草〔各〕半兩,大白梅(一)〔十〕箇,水四碗,煎三碗,熱服甚妙。《普濟方》⑤。

馬《本經》⑥中品 【校正】《別録》⑦上品出"馬乳",今併爲一。

【釋名】【時珍曰】按許慎⑧云:馬,武也。其字象頭、髦、尾、足之形。牡馬曰(隲)〔騭〕,音質,曰兒;牝馬曰騇,曰(課)〔騍〕,曰草。去勢曰騙。一歲曰(𩥈)音注;二歲曰駒;三歲曰駣;四歲曰騑,音桃。名色甚多,詳見《爾雅》及《説文》。梵書⑨謂馬爲阿濕婆。

【集解】【《別録》⑩曰】馬出雲中。【弘景⑪曰】馬色類甚多,入藥以純白者爲良。其口、眼、蹄皆白者,俗中時有兩三爾。小小用則不必拘也。【時珍曰】《別録》以雲中馬爲良。雲中,今大同府也。大抵馬以西北方者爲勝,東南者劣弱不及。馬應月,故十二月而生。其年以齒別之。在畜屬火,在辰屬午。或云:在卦屬乾,屬金。馬之眼光照人全身者,其齒最少。光愈近,齒愈大。馬食杜衡善走,食稻則足重,食鼠屎則腹脹,食雞糞則生骨眼。以僵蠶、烏梅拭牙則不食,得桑葉乃解。掛鼠狼皮於槽亦不食。遇侮馬骨則不行。以豬槽飼馬,石灰泥馬槽,馬汗著門,並令馬落駒。繫獼猴於厩,辟馬病。皆物理當然耳。

---

① 普濟方:《普濟方》卷362"脾臟" 治小兒脾熱,乳食不下,胸膈痞悶,涎溢不收……又方:右取牛噍草,絞取汁,少少與服之。
② 聖惠:《聖惠方》卷82"治小兒口噤諸方" 治小兒口噤,其病在咽中如麻豆許,令兒吐沫,不能乳哺……又方:右取牛口齝草,絞汁塗上,差。
③ 別録:《唐本草》見《證類》卷17"牛角䚡" 《唐本》注云:《別録》云:牛鼻中木桊療小兒癇。草桊燒之爲屑,主小兒鼻下瘡……
④ 別録:見上注。
⑤ 普濟方:《百一選方》卷12"第十九門" 治消渴:(錢有文知府方。)牛鼻木(二個,洗净,細剉,男患用雌,女患用雄)、甘草、人參(各半兩)、白梅(十個大者),右用水四盌,煎至二盌,濾去滓,熱服爲妙。(按:《普濟方》卷176"辨六經渴病并治"引同方,云出《百一選方》。)
⑥ 本經:《本經》《別録》見《證類》卷17"白馬莖" 味鹹、甘、平,無毒。主傷中,脉絶陰不起,強志益氣,長肌肉肥健,生子,小兒驚癇。陰乾百日……
⑦ 別録:《別録》見《證類》卷16"馬乳" 止渴。
⑧ 許慎:《説文·馬部》 馬:怒也,武也。象馬頭、髦、尾、四足之形……
⑨ 梵書:《翻譯名義集》二"畜生第二十二" 阿濕婆。(此云馬。)
⑩ 別録:《本經》《別録》見《證類》卷17"白馬莖" ……生雲中平澤。
⑪ 弘景:《集注》見《證類》卷17"白馬莖" 陶隱居云……馬色類甚多,以純白者爲良。其口、眼、蹄皆白,俗中時有兩三爾。小小用不必爾……

肉。以純白牡馬者爲良。【氣味】辛、苦，冷，有毒。【詵①曰】有小毒。【士良②曰】有大毒。【思邈③曰】無毒。○【《日華》④曰】只堪煮食，餘食難消。漬以清水，搦洗血盡乃煮。不然則毒不出，患疔腫。或曰以冷水煮之，不可蓋釜。【鼎⑤曰】馬生角，馬無夜眼，白馬青蹄，白馬黑頭者，並不可食，令人癲。馬鞍下肉色黑及馬自死者，並不可食，殺人。馬黑脊而斑臂者，漏，不可食。【蕭炳⑥曰】患痢、生疥人勿食，必加劇。妊婦食之令子過月。乳母食之令子疳瘦。○【詵⑦曰】同倉米、蒼耳食，必得惡病，十有九死。同薑食，生氣嗽。同豬肉食，成霍亂。食馬肉毒發心悶者，飲清酒則解，飲濁酒則加。【弘景⑧曰】秦穆公云：食駿馬肉不飲酒，必殺人。【時珍曰】食馬中毒者，飲蘆（菔）〔根〕汁，食杏仁可解。【主治】傷中除熱下氣，長筋骨，強腰脊，壯健強志，輕身不飢。作脯，治寒熱痿痺。《別錄》⑨。煮汁，洗頭瘡白禿。時珍。○出《聖惠》⑩。

【附方】舊一。豌豆瘡毒。馬肉煮清汁，洗之。《兵部手集》⑪。

鬐膏。鬐，項上也。白馬者良。【氣味】甘，平，有小毒。【《鑑源》⑫云】馬脂柔五金。【主治】生髮。《別錄》⑬。治面䵟，手足皴粗。入脂澤，用療偏風口喎僻。時珍。

---

① 詵：《食療》見《證類》卷17"白馬莖"　孟詵云：肉有小毒……
② 士良：《食性》見《證類》卷17"白馬莖"　陳士良云：馬肉有大毒。
③ 思邈：《千金方》卷26"鳥獸第五"　馬……肉：味辛、苦、平、冷，無毒。
④ 日華：《日華子》見《證類》卷17"白馬莖"　此肉只堪煮，餘食難消。不可多食，食後以酒投之。皆須好清水搦洗三五遍，即可煮食之……
⑤ 鼎：《食療》見《證類》卷17"白馬莖"　《食療》：白馬黑頭，食令人癲。白馬自死，食之害人……蹄無夜眼者勿食。又：黑脊而斑不可食。患瘡疥人切不得食，加增難差……/《集注》見《證類》卷17"白馬莖"　陶隱居云……馬肝及鞍下肉，舊言殺人，食駿馬肉，不飲酒亦殺人。白馬青蹄亦不可食……（按：此段糅入陶弘景之言。）
⑥ 蕭炳：（按：《證類》"白馬莖"條未見引蕭炳此文，亦未能從他處溯及其源。）
⑦ 詵：《食療》見《證類》卷17"白馬莖"　孟詵云……不與倉米同食，必卒得惡，十有九死。不與薑同食，生氣嗽……/……又，食諸馬肉心悶，飲清酒則解，濁酒即加……
⑧ 弘景：《集注》見《證類》卷17"白馬莖"　陶隱居云……馬肝及鞍下肉，舊言殺人，食駿馬肉，不飲酒亦殺人……（按：陶弘景未直接引"秦穆公"言，乃時珍據其所言之事添加。）
⑨ 別錄：《本經》《別錄》見《證類》卷17"白馬莖"　肉：味辛、苦、冷。主熱下氣。長筋強腰脊，壯健強志，輕身不饑。/脯：療寒熱痿痺。（按：時珍所引"傷中"當爲"本經"文，不應列入《別錄》。）
⑩ 聖惠：《普濟方》卷363"頭瘡"　治頭上豆瘡白禿方：用馬肉煮汁洗。（按：《聖惠方》無此方，今另溯其源。）
⑪ 兵部手集：《證類》卷17"白馬莖"　《兵部手集》又方：治豌豆瘡。馬肉爛煮汁洗，乾脯亦得。
⑫ 鑑源：《證類》卷17"白馬莖"　《丹房鏡源》：馬脂柔五金，糞養一切藥力。
⑬ 別錄：《本經》《別錄》見《證類》卷17"白馬莖"　鬐頭膏：主生髮。

【發明】【時珍曰】按《靈樞經》①云：卒口僻急者，頰筋有寒，則急引頰移，頰筋有熱，則縱緩不收。以桑鉤鉤之，以生桑灰置坎中坐之，以馬膏熨其急頰，以白酒和桂末塗其緩頰，且飲美酒，噉炙肉，爲之三拊而已。《靈樞》無註本，世多不知此方之妙。竊謂口頰喎僻，乃風中血脉也。手足陽明之筋絡於口，會太陽之筋絡於目。寒則筋急而僻，熱則筋緩而縱。故左中寒則逼熱於右，右中寒則逼熱於左，寒者急而熱者緩也。急者皮膚頑痺，榮衛凝滯。治法急者緩之，緩者急之。故用馬膏之甘平柔緩，以摩其急，以潤其痺，以通其血脉。用桂、酒之辛熱急束，以塗其緩，以和其榮衛，以通其經絡。桑能治風痺，通節竅也。病在上者，酒以行之，甘以助之。故飲美酒，噉炙肉云。

乳。【時珍曰】漢時以馬乳造爲酒，置（桐）〔挏〕馬之官，謂挏撞而成也。挏，音同。【氣味】甘，冷，無毒。【思邈②曰】性冷利。同魚鱠食，作瘕。【主治】止渴治熱。《別錄》③。作酪，性溫，飲之消肉。蘇恭④。

心已下並用白馬者良。【主治】喜忘。《別錄》⑤。○《肘後方》⑥：治心昏多忘。牛、馬、豬、雞心乾之，爲末。酒服方寸匕，日三，則聞一知十。○【詵⑦曰】患痢人食馬心則痞悶加甚。

肺。【主治】寒熱，小兒莖痿⑧。【掌禹錫⑨曰】小兒無莖痿，疑誤。【時珍曰】按《千金方》⑩無小兒二字。

肝。【氣味】有大毒。【弘景⑪曰】馬肝及鞍下肉，殺人。【時珍曰】按漢武帝⑫云：食肉毋食馬肝。又云⑬：文成食馬肝而死。韋莊云：食馬留肝。則其毒可知矣。方家以豉汁、鼠（失）

---

① 靈樞經：《靈樞・經筋》 ……卒口僻，急者目不合。熱則筋縱，目不開。頰筋有寒，則急引頰移口。有熱，則筋弛縱緩不勝收，故僻。治之以馬膏。膏其急者，以白酒和桂。以塗其緩者，以桑鉤鉤之，即以生桑灰，置之坎中，高下以坐等，以膏熨急頰，且飲美酒，噉美炙肉。不飲酒者自强也，爲之三拊而已。

② 思邈：《唐本草》見《證類》卷16“馬乳” 《唐本》注云：馬乳與驢乳性同，冷利……/《千金方》卷26“鳥獸第五” 黄犍黄帝云……一切牛、馬乳汁及酪，共生魚食之，成魚瘕……（按：孫思邈諸書無馬乳“冷利”之説，乃誤取《唐本草》言。）

③ 別錄：《別錄》見《證類》卷16“馬乳” 止渴。（按：時珍所引“治熱”，乃“馬乳”條《唐本》注之言。）

④ 蘇恭：《唐本草》見《證類》卷16“馬乳” ……胡言馬酪性溫，飲之消肉……

⑤ 別錄：《本經》《別錄》見《證類》卷17“白馬莖” 心：主喜忘。

⑥ 肘後方：《肘後方》卷6“治面皰髮禿身臭心昏鄙醜方第四十九” 療人心孔昏塞，多忘喜卧……又方：取牛、馬、豬、雞、心、乾之、末，向日酒服方寸匕，日三，聞一知十。

⑦ 詵：《食療》見《證類》卷17“白馬莖” 孟詵云：患痢人不得食。

⑧ 小兒莖痿：《本經》《別錄》見《證類》卷17“白馬莖” 肺：主寒熱，小兒莖痿。（按：原無出處，今溯得其源。）

⑨ 掌禹錫：《證類》卷17“白馬莖” 禹錫等今詳：“莖痿”非小兒之疾，二字必誤。

⑩ 千金方：《千金方》卷26“鳥獸・馬” ……肺，主寒熱莖痿……

⑪ 弘景：《集注》見《證類》卷17“白馬莖” 陶隱居云……馬肝及鞍下肉，舊言殺人。

⑫ 漢武帝：《漢書・儒林傳・轅固傳》 ……上曰：食肉毋食馬肝，未爲不知味也……

⑬ 又云：《證類》卷17“白馬莖” 《漢志》：文成食馬肝而死。又韋莊，又玄集序云：食馬留肝。

〔矢〕解之。

【附方】新一。月水不通，心腹滯悶，四肢疼痛。用赤馬肝一片炙研，每食前熱酒服一錢。通乃止。《聖惠》①。

腎。【時珍曰】按熊太古《冀越集》②云：馬有墨在腎，牛有黃在膽，造物之所鍾也。此亦牛黃、狗寶之類，當有功用。惜乎前人不知，漫記於此以俟。

白馬陰莖。【修治】【藏器③曰】凡收，當取銀色無病白馬，春月游牝時，力勢正強者，生取陰乾，百日用。【斆④曰】用時以銅刀破作七片，將生羊血拌蒸半日，晒乾，以粗布〔拭〕去皮及乾血，(挫)〔剉〕碎用。【氣味】甘、鹹，平，無毒。【主治】傷中，(絕脉)〔絕脉〕陰不起，強志益氣，長肌肉肥健，生子。《本經》⑤。小兒驚癇。《別錄》⑥。益丈夫陰氣。【詵⑦曰】陰乾，同肉蓯蓉等分，爲末，蜜丸梧子大。每空心酒下四十丸，日再。百日見效。【甄權⑧曰】主男子陰痿，房中術偏用之。

駒胞衣。【主治】婦人天癸不通。煅存性爲末，每服三錢，入麝香少許，空腹新汲水下，不過三服，良。孫氏《集效》⑨。

眼。白馬者，生殺取之。【氣味】平，無毒。【主治】驚癇腹滿瘧疾。《別錄》⑩。小兒魃病，與母帶之。蘇恭⑪。

夜眼。在足膝上。馬有此能夜行，故名。【主治】卒死尸厥，齲齒痛。時珍。

【附方】舊一，新二。卒死尸厥。用白馬前脚夜目二枚，白馬尾十四莖，合燒，以苦酒丸

---

① 聖惠：《聖惠方》卷72"治婦人月水不通諸方"　治婦人月水不通，心腹滯悶，四肢疼痛……又方：赤馬肝(一片，炙令燥)，右搗細羅爲散，每於食前以熱酒調下一錢。

② 冀越集：《冀越集記》前卷"羊馬駝牛"　……馬有墨在腎，牛有黃在膽。然不皆有也。

③ 藏器：《拾遺》見《證類》卷17"白馬莖"　……凡收白馬莖，當以遊牝時，力勢正強者，生取得爲良……(按：時珍所引"銀色無病白馬"，乃取自《炮炙論》。見下注。)

④ 斆：《炮炙論》見《證類》卷17"白馬莖"　雷公云：要馬無病，嫩身如銀，春收者最妙。臨用以銅刀劈破作七片，將生羊血拌，蒸半日出，曬乾，以粗布拭上皮并乾羊血了，細剉用也……

⑤ 本經：見3235頁注⑥白字。

⑥ 別錄：見3235頁注⑥。

⑦ 詵：《食療》見《證類》卷17"白馬莖"　孟詵云：白莖，益丈夫陰氣，陰乾者末，和蓯蓉蜜丸。空心酒下四十丸，日再，百日見效。

⑧ 甄權：《藥性論》見《證類》卷17"白馬莖"　白馬莖，使，味鹹。能主男子陰痿堅長，房中術偏要。

⑨ 孫氏集效：(按：《三豐張真人神速萬應方》無此方，未能溯得其源。)

⑩ 別錄：《本經》《別錄》見《證類》卷17"白馬莖"　眼：主驚癇，腹滿，瘧疾。當殺用之。(按：出處有誤，當出《本經》。)

⑪ 蘇恭：《唐本草》見《證類》卷17"白馬莖"　……白馬眼主小兒魃，母帶之……

如小豆大。白湯灌下二丸，須臾再服，即甦。《肘後》①。蟲牙齲痛②。用馬夜眼如米大，綿裹納孔中，有涎吐去，永斷根源。或加生附子少許。○《玉機微義》③用馬夜眼燒存性，敷之，立愈。

牙齒已下並用白馬者良。【氣味】甘，平，有小毒。【主治】小兒馬癇。水摩服。《別錄》④。燒灰唾和，塗癰疽丁腫，出根效。藏器⑤。

【附方】舊一，新三。**腸癰未成**。馬牙燒灰，雞子白和，塗之。《千金方》⑥。**疔腫未破**。白馬齒燒灰，先以針刺破乃封之，用濕麪圍腫處，醋洗去之，根出大驗。《肘後》⑦。**赤根疔瘡**。馬牙齒搗末，臘豬脂和敷，根即出也。燒灰亦可。《千金方》⑧。**蟲牙作痛**。馬牙一枚，煅熱投醋中，七次，待冷含之，即止。《唐瑤經驗方》⑨。

骨。【氣味】有毒。【主治】燒灰和醋，敷小兒頭瘡及身上瘡。孟詵⑩。止邪瘧。燒灰和油，敷小兒耳瘡、頭瘡、陰瘡、瘭疽，有漿如火灼。敷乳頭飲兒，止夜啼。時珍。○出《小品》《外臺》諸方⑪。

【附方】舊一。**辟瘟疫氣**。絳袋盛馬骨佩之，男左女右。《肘後方》⑫。

---

① 肘後：《肘後方》卷1"救卒死屍蹶方第二" 尸蹶之病，卒死……救之方……又方：白馬尾(二七莖)、白馬前脚目(二枚)，合燒之，以苦酒丸如小豆，開口吞二丸，須臾服一丸。

② 蟲牙齲痛：《證類》卷17"白馬莖" 《肘後方》……又方：治齒痛：馬夜眼如米大，內孔中。或綿裹著蟲孔中，內之即差，永斷根源。(按：原無出處，今猶得其源。)

③ 玉機微義：《玉機微義》卷30"牙齒門·治虫之劑" 秘方：馬夜眼燒存性，爲末，敷上立愈。

④ 別錄：**《本經》**《別錄》見《證類》卷17"**白馬莖**" 齒：主小兒驚癇。

⑤ 藏器：《拾遺》見《證類》卷17"白馬莖" ……馬牙燒作灰，唾和，緋帛貼疔腫上根出……

⑥ 千金方：《千金方》卷23"腸癰第二" 治內癰未頭者方……又方：馬牙灰和雞子塗之，乾則易。

⑦ 肘後：《證類》卷17"白馬莖" 《肘後方》……又方：背瘡大驗：取白馬齒燒作灰，先以針刺瘡頭，開即以灰封，以濕面周腫處，後以釅醋洗去灰，根出。(按：今本《肘後方》無此方。)

⑧ 千金方：《千金方》卷22"疔瘡第一" 治赤根疔方……又方：搗馬牙齒末，臘月豬脂和敷之，拔根出。亦燒灰用。

⑨ 唐瑤經驗方：(按：書佚，無可溯源。)

⑩ 孟詵：《食療》見《證類》卷17"白馬莖" ……又，小兒患頭瘡，燒馬骨作灰，和醋傅。亦治身上瘡……

⑪ 小品、外臺諸方：《外臺》卷35"小兒夜啼方" 又療小兒夜啼，至明不安寐……又方：取馬骨燒灰，敷乳上，飲兒，啼即止。/《外臺》卷36"小兒月蝕耳瘡方" 又療小兒耳瘡：燒馬骨灰粉，敷之。/《千金方》卷5"癰疽瘰癧第八" 治小兒瘡初起，瘭漿似火瘡，名曰瘭瘡，亦名爛瘡方……又方：馬骨燒灰敷之。/《千金方》卷5"小兒雜病第九" 治小兒陰瘡方：又馬骨末敷之。/《普濟方》卷363"頭瘡" 治小兒頭瘡方：用馬骨一味，煅燒作灰，和醋傅。(按：此功效乃從多家醫方中提取。"止邪瘧"未能溯及其源。)

⑫ 肘後方：《肘後方》卷2"治瘴氣疫癘溫毒諸方第十五" 常用辟瘟……又方：馬蹄末搗屑二兩，絳囊帶之，男左女右。

頭骨。【氣味】甘，微寒，有小毒。【韓保（鼎）〔昇〕①曰】大熱。○【藏器②曰】頭骨埋於午地，宜蠶；浸於上流，絶水蜈蟲。【主治】喜眠，令人不睡。燒灰，水服方寸匕，日三夜一。作枕亦良。《別録》③。治齒痛。燒灰，敷頭、耳瘡。《日華》④。療馬汗氣入瘡痛腫，燒灰敷之，白汁出，良。時珍。

【附方】新三。膽虚不眠。用馬頭骨灰、乳香各一兩，酸棗仁炒二兩，爲末。每服二錢，温酒服。《聖惠》⑤。膽熱多眠。馬頭骨灰、鐵粉各一兩，朱砂半兩，龍腦半分，爲末，煉蜜丸梧子大。每服三十丸，竹葉湯下。《聖惠方》⑥。臁瘡潰爛三四年。馬牙匚骨燒研，先以土窨過，小便洗數次，搽之。

脛骨。【氣味】甘，寒，無毒。【主治】煅存性，降陰火，中氣不足者用之，可代黄芩、黄連。朱震亨⑦。

懸蹄赤白馬俱入用。【氣味】甘，平，無毒。【甄權⑧曰】熱。【主治】驚邪瘈瘲，乳難，辟惡氣鬼毒，蠱疰不祥。《本經》⑨。止衄〔血〕内漏，齲齒。赤馬者治婦人赤崩，白馬者治白崩。《別録》⑩。主癲癇、齒痛。《蜀本》⑪。療腸癰，下

---

① 韓保昇：(按：《證類》卷17“白馬莖”無韓保昇言馬頭骨“大熱”之言。出處及引文均誤。)

② 藏器：《拾遺》見《證類》卷17“白馬莖” 《陳藏器本草》……馬頭骨水上流浸之，則無水蜈(音其)。又埋安午地，令宜蠶……

③ 別録：**《本經》《別録》見《證類》卷17“白馬莖”** 頭骨：主喜眠，令人不睡。/《肘後方》卷6“治面皰髮秃身臭心惛鄙醜方第四十九” 療人嗜眠喜睡方：馬頭骨燒作灰，末服方寸匕，日三夜一。(按：此引文中之方乃出《肘後方》。“作枕亦良”則取自同條《日華子》，見下注。)

④ 日華：《日華子》見《證類》卷17“白馬莖” 頭骨治多睡，作枕枕之。燒灰傅頭、耳瘡佳。

⑤ 聖惠：《聖濟總録》卷42“膽虚不眠” 治膽風不得眠睡，精神恍惚，乳香散方：乳香(研)、馬頭腦骨(灰研，各一兩)、酸棗人(二兩，微炒，研)，右三味，研令細和勻，每服二錢匕，温酒調下，不拘時候。(按：《聖惠方》無此方，今另溯其源。)

⑥ 聖惠方：《聖惠方》卷3“治膽熱多睡諸方” 治膽熱多睡……又方：馬頭骨灰(一兩)、鐵粉(一兩)、朱砂(半兩，研，水飛過)、龍腦(半分)，右件藥同研令勻，煉蜜和爲圓如梧桐子大，每服五圓，以竹葉温湯下，食後服。

⑦ 朱震亨：《衍義補遺·白馬脛骨》 煅過，再研用。味甘，寒，可代黄芩、黄連，中氣不足者用之。/《丹溪治法心要》卷1“火第十” ……治陰火，四物湯加白馬脛骨，用火煅過，降陰火，可代芩、連。

⑧ 甄權：《證類》卷17“白馬莖” 《藥訣》云：馬蹄，味甘，熱，無毒。(按：誤注出處，另溯其源。)

⑨ 本經：**《本經》《別録》見《證類》卷17“白馬莖”** **懸蹄：主驚邪瘈瘲，乳難，辟惡氣鬼毒，蠱疰不祥**，止衄血，内漏，齲齒。生雲中平澤。白馬蹄：療婦人瘻下白崩。赤馬蹄：療婦人赤崩。

⑩ 別録：見上注。

⑪ 蜀本：《證類》卷17“白馬莖” 掌禹錫等按《藥對》及齒痛通用藥云：馬懸蹄，平。孟詵云：懸蹄，主驚癇。(按：非出《蜀本》，另溯其源。)

瘀血帶下，殺蟲。又燒灰入鹽少許，摻走馬疳蝕，甚良。時珍。○出《鉤玄》①諸方。赤馬者辟温瘧。孟詵②。

【附方】舊四，新五。損傷瘀血在腹。用白馬蹄燒烟盡，研末。酒服方寸匕，日三夜一，血化爲水也。《劉涓子鬼遺方》③。婦人血病。方同上。五色帶下。白馬左蹄燒灰，酒服方寸匕，日三。《外臺》④。腸癰腹痛。其狀兩耳輪甲錯，腹痛，或繞臍有瘡如粟，下膿血。用馬蹄灰和雞子白塗，即拔毒氣出。《千金》⑤。蟲蝕肛爛，見五臟則死。以豬脂和馬蹄灰，綿裹導入下部。日數度，瘥。《肘後》⑥。齲齒疼痛。削白馬蹄塞之，不過三度。《千金》⑦。赤禿頭瘡，出膿，晝開夜合。馬蹄燒灰，生油調塗。《聖惠方》⑧。小兒夜啼。馬蹄末敷乳上，飲之。《總錄》⑨。辟禳瘟疫。以絳囊盛馬蹄屑佩之，男左女右。《肘後》⑩。

皮。【主治】婦人臨産，赤馬皮催生，良。孟詵⑪。治小兒赤禿，以赤馬皮、白馬蹄燒灰，和臘豬脂敷之，良。時珍。○出《聖惠》⑫。

鬐毛即鬉也。一名鬣。【氣味】有毒。【主治】小兒驚癇，女子崩中赤白。

---

① 鉤玄：（**按**：查含時珍所引含"鉤玄"二字之書，未能溯得其源。）
② 孟詵：《食療》見《證類》卷17"白馬莖"　孟詵云：赤馬蹄，主辟温瘧。
③ 劉涓子鬼遺方：《證類》卷17"白馬莖"　劉涓子治被打，腹中瘀血。白馬蹄燒煙盡，取灰末，酒服方寸匕，日三夜一。亦治婦人血病，塞上。
④ 外臺：《千金方》卷4"赤白帶下、崩中漏下第三"　治五色帶下方……又方：燒馬左蹄爲末，以酒服方寸匕，日三服。（**按**：《外臺》卷34"帶下方"引同方，云出《千金》，故以《千金方》所載爲源。）
⑤ 千金：《千金方》卷23"腸癰第二"　凡腸癰，其狀兩耳輪紋理甲錯，初患腹中苦痛，或繞臍有瘡如粟，皮熱，便膿血出似赤白下，不治必死方：馬蹄灰，雞子白和塗，即拔氣，不過再。
⑥ 肘後方：《肘後方》卷2"治傷寒時氣温病方第十三"　若病患齒無色，舌上白，或喜睡眠，憒憒不知痛癢處，或下痢，急治下部。不曉此者，但攻其上，不以下爲意。下部生蟲，蟲食其肛，肛爛見五臟便死，治之方……又方：燒馬蹄作灰，細末，豬脂和，塗綿以導下部，日數度瘥。
⑦ 千金：《千金方》卷6"齒病第六"　治齲齒及蟲痛方……又方：切白馬懸蹄如米許，以綿裹著痛處孔中，不過三度。
⑧ 聖惠方：《聖惠方》卷90"治小兒頭瘡諸方"　治小兒頭瘡，晝開出膿，夜即復合者……又方：右以馬蹄燒灰細研，以生油調塗之。
⑨ 總錄：《普濟方》卷361"夜啼"　治小兒夜啼：右用馬蹄末，傅乳上飲，止。（**按**：《聖濟總錄》無此方，今另溯其源。）
⑩ 肘後：《肘後方》卷2"治瘴氣疫癘温毒諸方第十五"　常用辟温病散方……又方：馬蹄末搗屑二兩，絳囊帶之，男左女右。
⑪ 孟詵：《食療》見《證類》卷17"白馬莖"　……赤馬皮臨産鋪之，令産母坐上，催生。
⑫ 聖惠：《普濟方》卷363"頭瘡"　治頭上禿瘡：用赤馬皮、白馬蹄，燒灰爲末，以臘月豬脂和傅之。（**按**：《聖惠方》無此方，今另溯其源。）

《別錄》①。【思邈②曰】赤用赤馬,白用白馬。燒灰,服止血,塗惡瘡。《日華》③。

尾。【主治】女人崩中,小兒客忤。時珍。

【發明】【時珍曰】馬尾,《濟生方》④治崩中,十灰散中用之。又《延壽書》⑤云:刷牙用馬尾,令齒疏損。近人多用燒灰揩拭,最腐齒齦。不可不知。

【附方】舊二。小兒客忤。小兒中馬毒客忤。燒馬尾煙於前,每日熏之,瘥乃止。《聖惠方》⑥。腹內蛇癥。白馬尾切細,酒服。初服〔長〕五分一匕,次服三分一匕,更服二分一匕,不可頓服,殺人。《千金翼》⑦。

腦。【氣味】有毒。【詵⑧曰】食之令人癲。【主治】斷酒,臘月者溫酒服之。孫思邈⑨。

血。【氣味】有大毒。【詵⑩曰】凡生馬血入人肉中,一二日便腫起,連心即死。有人剝馬傷手,血入肉,一夜〔致死〕。

汗。【氣味】有大毒。【弘景⑪曰】患瘡人觸馬汗、馬氣、馬毛、馬尿、馬屎者,並令加劇。【詵⑫曰】馬汗入瘡,毒攻心欲死者,燒粟幹灰淋汁浸洗,出白沫,乃毒氣也。嶺南有人用此得力。

① 別録:《本經》《別録》見《證類》卷17"白馬莖" 鬐毛:主女子崩中赤白。
② 思邈:《千金方》卷4"赤白帶下崩中漏下第二十" 白馬駹散:治帶下方(下白者取白馬駹,下赤者取赤馬駹,隨色取之)……
③ 日華:《日華子》見《證類》卷17"白馬莖" ……又鬐燒灰,止血並傅惡瘡。
④ 濟生方:《濟生方》"婦人門·崩漏論治" 十灰丸:治崩中下血不止。錦灰、黃絹灰、馬尾灰、艾葉灰、藕節灰、蓮蓬灰、油髮灰、 赤松皮灰、棕櫚灰、蒲黃灰,右等分,爲細末,用醋煮糯米糊爲丸,如梧桐子大,每服七十丸,加至一百丸,空心米飲下。
⑤ 延壽書:《延壽書》卷2"起居" 早起不可用刷牙子,恐根浮,兼牙疏,易損極,久之患牙疼。蓋刷牙子皆是馬尾爲之,極有所損。今時出牙者,盡用馬尾灰,蓋馬尾能腐齒根。
⑥ 聖惠方:《聖惠方》卷82"治小兒中馬毒諸方" 治小兒中馬毒,宜用此方:右取馬尾毛于兒前燒,令兒咽氣,及每日燒之。/《證類》卷17"白馬莖" 《簡要濟衆》:治小兒中馬毒,客忤。取馬尾於兒面前燒,令兒咽煙氣,每日燒之,差爲度。(按:時珍所引似取後者。)
⑦ 千金翼:《千金方》卷11"堅癥積聚第五" 治蛇癥方:白馬尾切,長五分,以酒服方寸匕,大者自出。更服二分者一方寸匕,中者亦出。更服三分者一方寸匕,小者復出。不可頓作一服,殺人。(馬尾,一作馬毛。)(按:《千金翼方》無此方,乃出《千金方》。)
⑧ 詵:《食療》見《證類》卷17"白馬莖" 白馬黑頭,食令人癲……
⑨ 孫思邈:《千金方》卷25"卒死第一" 斷酒方……又方:臘月馬腦和酒服之。
⑩ 詵:《食療》見《證類》卷17"白馬莖" ……凡生馬血入人肉中,多只三兩日便腫,連心則死。有人剝馬,被骨傷手指,血入肉中,一夜致死……
⑪ 弘景:《集注》見《證類》卷17"白馬莖" 陶隱居云……人體有瘡,馬汗、馬氣、馬毛亦並能爲害。
⑫ 詵:《食療》見《證類》卷17"白馬莖" 《食療》……又,馬汗入人瘡,毒氣攻作膿,心懣欲絶者,燒粟擀草作灰,濃淋作濃灰汁,熱煮,蘸瘡於灰汁中,須臾白沫出盡即差。白沫者,是毒氣也。此方嶺南新有人曾得力……

【附方】新二。黥刺雕青。以白馬汗搽上,再以汗調水蛭末塗之。子和①。飲酒欲斷。刮馬汗,和酒服之。《千金》②。

白馬溺。【氣味】辛,微寒,有毒。【主治】消渴,破癥堅積聚,男子伏梁積疝,婦人瘕積,銅器承飲之。《別錄》③。洗頭瘡白禿。漬惡刺瘡,日十次,愈乃止。孟詵④。熱飲,治反胃殺蟲。時珍。

【發明】[時珍曰]馬尿治癥瘕有驗。按祖台之《志怪》⑤云:昔有人與其奴皆患心腹痛病。奴死剖之,得一白鱉,赤眼仍活。以諸藥納口中,終不死。有人乘白馬觀之,馬尿墮鱉而鱉縮。遂以灌之,即化成水。其人乃服白馬尿而疾愈。此其徵效也。反胃亦有蟲積者,故亦能治之。

【附方】舊二,新七。肉癥思肉⑥。用白馬尿三升,飲之。當吐肉出,不出者死。食髮成瘕。咽中如有蟲上下是也。白馬尿飲之,佳。《千金》⑦。伏梁心積。銅器承白馬尿一升,旦旦服之,妙。《小品》⑧。婦人乳腫。馬尿塗之,立愈。《產寶》⑨。小兒赤疵生身上者。馬尿頻洗之。《千金》⑩。蟲牙疼痛。隨左右含馬溺,不過三五度瘥。《千金方》⑪。利骨取牙。白馬尿浸茄科三日,炒,為末,點牙即落。或煎巴豆點牙亦落。勿近好牙。鮑氏⑫。狐尿刺瘡,痛甚者。熱白馬尿漬之。《千金》⑬。痞塊心痛。僵蠶末二錢,白馬尿調服,并敷塊上。

---

① 子和:《儒門事親》卷15"諸雜藥方第十七" 取雕青:水蛭(取陰乾為末),先以白馬汗擦青處,後用白馬汗調藥塗之。

② 千金:《千金方》卷25"卒死第一" 斷酒方……又方:刮馬汗和酒與飲,終身不飲。

③ 別錄:《本經》《別錄》見《證類》卷17"白馬莖" 溺:味辛,微寒。主消渴,破癥堅積聚,男子伏梁積疝,婦人瘕疾,銅器承飲之。

④ 孟詵:《食療》見《證類》卷17"白馬莖" 孟詵云:惡刺瘡。取黑馬尿熱漬當愈,數數洗之。(按:原引"洗頭瘡白禿"乃出"日華子"。)

⑤ 志怪:《御覽》卷932"鱉" 《志怪》曰:昔有人與奴俱得心腹病,治不能愈。奴死,乃刳腹視之,得一白鱉,赤眼,甚鮮净。以諸藥内鱉口中,終不死。后有人乘白馬來者,馬溺濺鱉,縮首藏脚。乃試取馬溺灌之,豁然消成水。病者頓飲一升,即愈。

⑥ 肉癥思肉:《千金方》卷11"堅癥積聚第五" 治肉癥,思肉不已,食訖復思者方:空腹飲白馬尿三升,吐肉出。肉不出必死。(按:原無出處,今溯得其源。)

⑦ 千金:《千金方》卷11"堅癥積聚第五" 治髮癥,由人因食而入,久即胸間如有蟲,上下去來,惟欲飲油,一日之中乃至三二升,不欲飲食者方……白馬尿服之亦佳。無馬,白牛亦得。

⑧ 小品:《千金方》卷11"堅癥積聚第五" 治伏梁氣方:白馬尿,銅器中盛取,旦旦服一升。(按:未見《小品方》有此方,另溯其源。)

⑨ 產寶:《證類》卷17"白馬莖" 《產寶》:療乳腫。以馬溺塗之,立愈。

⑩ 千金:《千金方》卷5"癰疽瘰癧第八" 治小兒身右生赤疵方:取馬尿洗之,日四五度。

⑪ 千金:《千金方》卷6"齒病第六" 治齒痛方……又方:含白馬尿,隨左右含之,不過三五口。

⑫ 鮑氏:《普濟方》卷70"揩齒" 一方:點落牙。用茄柯,馬尿浸,三日出,曬乾,剉炒,為末,點牙即落。切切勿近好牙。/又方:用白馬糞煎巴豆,揩牙即落。勿近好齒。(按:未見"鮑氏"有此方,另溯其源。)

⑬ 千金:《千金方》卷25"被打第三" 治惡刺並狐尿刺方……又方:白馬尿温漬之。

《摘玄方》①。

白馬通。【時珍曰】馬屎曰通,牛屎曰洞,豬屎曰零,皆諱其名也。凡屎必達胴腸乃出,故曰通,曰洞。胴,即廣腸也。【氣味】微溫,無毒。《鑑源》②云:馬屎熅火,養一切藥力。【主治】止渴,止吐血、下血、鼻衄、金瘡出血、婦人崩中。《別錄》③。敷頂,止衄。徐之才④。絞汁服,治產後諸血氣,傷寒時疾當吐下者。藏器⑤。治時行病起合陰陽垂死者,絞汁三合,日夜各二服。又治杖瘡、打損傷瘡中風作痛者,炒熱,包熨五十遍,極效。孟詵⑥。絞汁灌之,治卒中惡死。酒服,治產後寒熱悶脹。燒灰水服,治久痢赤白。和豬脂,塗馬咬人瘡,及馬汗入瘡,剝死馬骨刺傷人,毒攻欲死者。時珍。○出《小品》諸方⑦。

【附方】舊五,新十五。吐血不止。燒白馬通,以水研,絞汁一升服。《梅師方》⑧。衄血不止。《錄驗》⑨用綿裹白馬屎塞之。○《千金》⑩用赤馬糞絞汁,飲一二升,并滴鼻內。乾者浸水亦可。口鼻出血。用赤馬糞燒灰,溫酒服一錢。《鈐方》⑪。久痢赤白。馬糞一丸燒灰,

① 摘玄方:《丹溪摘玄》卷10"積聚門" 治痞塊,俗爲脾膀。又治男子,又治婦人久近氣痛……又方:僵蠶爲末,白馬尿調服。再以僵蠶末,以白馬尿調塗塊上。心疼服之尤妙。
② 鑑源:《證類》卷17"白馬莖" 《丹房鏡源》……糞養一切藥力。
③ 別錄:**《本經》**《別錄》見《證類》卷17"**白馬莖**" 屎:名馬通,微溫。主婦人崩中,止渴及吐、下血,鼻衄,金創止血。
④ 徐之才:《證類》卷2"〔諸病通用藥〕" 鼻衄血……《藥對》:熱馬通(微溫。傅頂止衄。使。)……
⑤ 藏器:《拾遺》見《證類》卷17"白馬莖" ……屎絞取汁,主傷寒時疾,服之當吐下。亦主產後諸血氣及時行病起合陰陽垂死者,并溫服之。用馬屎及溺,當以白者最良。
⑥ 孟詵:《食療》見《證類》卷17"白馬莖" 孟詵云:患丁腫,中風疼痛者。炒驢馬糞,熨瘡滿五十遍,極效。男子患,未可及,新差後,合陰陽,垂至死。取白馬糞五升,絞取汁,好器中盛,停一宿。一服三合,日夜二服。
⑦ 小品諸方:《肘後方》卷1"救卒中惡死方第一" 又方取牛馬糞尚濕者,絞取汁,灌其口中,令入喉。若口已禁者,以物强發之。若不可强者,乃扣齒下。若無新者,以人溺解乾者,絞汁。此扁鵲法。/《普濟方》卷354"寒熱" 療產後寒熱,心悶極脹,及百病:以馬通絞取汁一盞,以酒和服之,瘥。/《外臺》卷25"赤白痢方" 《小品》卒久赤白下方:燒馬屎一丸,作灰,分服,酒水隨意服,已試良。/《肘後方》卷7"治卒毒及狐溺棘所毒方第五十二" 人體上先有瘡而乘馬,馬汗若馬毛入瘡中,或但爲馬氣所蒸,皆致腫痛,煩熱入腹則殺人。燒馬鞭皮,末以〔豬〕膏和傅上。/**《外臺》卷40"剝死馬馬骨傷人方"** 《肘後》療剝死馬馬骨傷人手,毒攻欲死方:取死馬腹中屎以塗之,即差。
⑧ 梅師方:《證類》卷17"白馬莖" 《梅師方》:治吐血不止。燒白馬糞研,以水絞取汁,服一升。
⑨ 錄驗:《外臺》卷36"小兒衄血方" 《古今錄驗》療小兒鼻衄不止方:以馬屎綿裹,塞鼻孔中。
⑩ 千金:《千金方》卷6"鼻病第二" 治衄血方……又方:新馬屎汁灌鼻中,及飲之。
⑪ 鈐方:《永類鈐方》卷2"雜病失血" 耳鼻口出血不止:燒赤馬糞灰,溫酒調下一錢。

水服。《肘後方》①。**卒中惡死**。吐利不止，不知是何病，不拘大人小兒，馬糞一丸，絞汁灌之。乾者水煮汁亦可。此扁鵲法也。《肘後》②。**攪腸沙痛**，欲死者。用馬糞研汁飲之，立愈。《經驗方》③。**小兒卒忤**。馬屎三升燒末，以酒三斗，煮三沸，取汁浴兒。避風。《千金》④。**小兒軀啼**，面青腹强，是忤客氣。新馬糞一團，絞汁灌之。《總錄》⑤。**傷寒勞復**。馬屎燒末，冷酒服方寸匕，便驗。《聖惠方》⑥。**熱毒攻肢**，手足腫痛欲脫。以水煮馬屎汁漬之。《外臺》⑦。**風蟲牙痛**。白馬屎汁，隨左右含之，不過三口愈。《聖惠》⑧。**鼻齆不聞**。新馬屎汁，含滿口，灌入即通。《聖惠》⑨。**筋骨傷破**。以熱白馬屎傅之，無瘢。《千金》⑩。**疔腫傷風**，作腫。以馬屎炒熨瘡上五十遍，極效。《聖惠方》⑪。**多年惡瘡**，或痛痒生蟁。用馬糞并齒同研爛，敷上，不過數次。武丞相在蜀時，脛有瘡，痒不可忍，用此而瘥。《兵部手集》⑫。**諸瘡傷水**，或傷風寒痛劇。用馬屎燒烟熏，令汁出愈。《千金方》⑬。**凍指欲墮**。馬糞煮水，漬半日，即愈。《千

---

① 肘後方：《外臺》卷25"赤白痢方" 《小品》卒久赤白下方：燒馬屎一丸作灰，分服，酒水隨意服，已試良。(《肘後》同。)（**按**：今本《肘後方》無此方。）

② 肘後：《肘後方》卷1"救卒中惡死方第一" 救卒死，或先病痛，或常居寢卧，奄忽而絶，皆是中惡，救之方……又方：取牛馬糞尚濕者，絞取汁，灌其口中，令入喉。若口已噤者，以物强發之。若不可强者，乃扣齒下。若無新者，以人溺解乾者，絞取汁。此扁鵲法。

③ 經驗方：《普濟方》卷203"痧證" 又方(出《經驗良方》)：治心痛，絞腸痧腹痛，嘔吐泄瀉，及霍亂中暑，煩渴不省人事。用馬糞研，同蜜搖，濾過，新汲水下，隨手即愈。

④ 千金：《千金方》卷5"客忤第四" 一物馬通浴湯：治少小中忤方。馬通三升，燒令煙絶，以酒一斗，煮三沸，去滓浴兒，即愈。

⑤ 總錄：《千金方》卷5"客忤第四" 治少小卒中客忤，不知人者方：取熱馬屎一丸，絞取汁飲兒，下便愈。亦治中客忤而啼、面青、腹强者。(**按**：《聖濟總錄》無此方，今另溯其源。)

⑥ 聖惠方：《外臺》卷2"傷寒勞復食復方"……深師：療勞復……又方：取馬糞燒搗爲散，冷酒服方寸匕良。三炊頃便驗，神良。(**按**：《聖惠方》無此方，今另溯其源。)

⑦ 外臺：《千金方》卷10"傷寒雜治第一"……治毒熱攻手足，赤腫熱，疼痛欲脫方：煮以馬屎若羊屎汁，漬之，日三度。(**按**：《外臺》卷2"傷寒手足欲脫疼痛方"引同方，云出《千金》。)

⑧ 聖惠：《聖惠方》卷34"治齒疼諸方"……治齒疼立效方……又方：右以白馬尿熱暖，隨病左右含浸齒根，冷即吐之，神效。(**按**：《外臺》卷22"齒痛方"引《集驗》療齒痛方亦作"含白馬尿"。"屎"、"尿"形近，疑誤。)

⑨ 聖惠：《普濟方》卷56"鼻齆" 治齆鼻，不聞香臭，窒塞氣不宣通……又方：以馬新屎汁，仰頭含滿口，灌鼻中。(**按**：《聖惠方》無此方，今另溯其源。)

⑩ 千金：《千金方》卷25"被打第三" 筋骨傷初時，以熱馬屎敷之，無瘢。

⑪ 聖惠方：《普濟方》卷273"諸疔瘡" 治患疔腫中風頭痛者方：以驢馬屎熨瘡，滿五十遍，極效。(**按**：《聖惠方》無此方，今另溯其源。)

⑫ 兵部手集：《證類》卷17"白馬莖" 《兵部手集》：多年惡瘡不差，或痛癢生蟁。爛研馬糞并齒傅上。不過三二遍，良。武相在蜀，自脛有瘡，癢不可忍，得此方便差。

⑬ 千金方：《千金方》卷25"被打第三" 凡因瘡而腫痛，劇者數日死；或中風寒，或中水，或中狐尿刺，治之方：燒黍穰，若牛馬屎，若生桑條，取得多烟之物燒熏，汁出愈。

金》①。**積聚脹滿**。白馬糞同蒜搗膏，敷患處，效。《活人心統》②。**一切漏疾**。白馬通汁，每服一升，良。《千金》③。

屎中粟。【主治】金創，小兒寒熱客忤不能食。蘇恭④。治小兒脇痛。時珍。○《千金》⑤有馬通粟丸。

【附方】舊一。**剝馬中毒**，被骨刺破欲死。以馬腸中粟屎搗敷，以尿洗之，大效。絞汁飲之亦可。《外臺》⑥。

白馬頭蛆見蟲部。

馬絆繩。【主治】煎水，洗小兒癇。蘇恭⑦。燒灰，摻鼻中生瘡。時珍。

東行馬蹄下土。【弘景⑧曰】作方術，可知女人外情。【時珍曰】《淮南萬畢術》⑨云：東行白馬蹄下土，合三家井中泥，置人臍下，即臥不能起也。

驢《唐本草》⑩

【釋名】【時珍曰】驢，臚也。臚，腹前也。馬力在膊，驢力在臚也。

【集解】【時珍曰】驢，長頰廣額，磔耳修尾，夜鳴應更，性善駄負。有褐、黑、白三色，入藥以黑者爲良。女直、遼東出野驢，似驢而色駁，鬃尾長，骨格大，食之功與驢同。西土出山驢，有角如羚羊，詳"羚羊"下。東海島中出海驢，能入水不濡。又有海馬、海牛、海豬、海獺等物，其皮皆供用。【藏器⑪曰】海驢、海馬、海〔牛〕皮毛在陸地，皆候風潮則毛起。物性如此。

---

① 千金：《千金方》卷 22"瘭疽第六"　治凍指欲墮方：馬屎三升，以水煮令沸，漬半日愈。
② 活人心統：《活人心統》卷 3"腫脹門"　麝香除滿膏：治男婦積聚脹滿，血蠱等症……一方：用白馬糞同蒜搗膏敷之，亦效。
③ 千金：《千金方》卷 23"九漏第一"　治諸漏方……又方：服白馬屎汁一升。
④ 蘇恭：《唐本草》見《證類》卷 17"白馬莖"　《唐本》注云……屎中粟主金創，小兒客忤寒熱，不能食……
⑤ 千金：《千金方》卷 5"癖結脹滿第七"　治少小脅下有氣，内痛，喘逆，氣息難，往來寒熱，羸瘦不食，馬通粟丸方：馬通中粟（十八銖）、杏仁、紫菀、細辛（各半兩）、石膏、秦艽、半夏、茯苓、五味子（各六銖），右九味末之，蜜丸，服如小豆十丸，日三服。不知加至二十丸。
⑥ 外臺：《外臺》卷 40"剝死馬馬骨傷人方"　《肘後》療剝死馬，馬骨傷人手，毒攻欲死方：取死馬腹中屎以塗之，即差。（**按**：《證類》《肘後》及《千金》諸書引同皆無"粟"字。）
⑦ 蘇恭：《唐本草》見《證類》卷 17"白馬莖"　《唐本》注云……絆繩主小兒癇，並洗之……
⑧ 弘景：《集注》見《證類》卷 17"白馬莖"　陶隱居云：東行白馬蹄下土作方術，知女人外情……
⑨ 淮南萬畢術：《淮南萬畢術》　東行馬蹄中土，令人臥不起。（取東行日馬蹄下土，三家井中泥，合土和之，置臥人臍上，即不能起。）
⑩ 唐本草：《唐本草》見《證類》卷 18"驢屎"　熬之，主熨風腫瘻瘡……
⑪ 藏器：《證類》卷 16"五種陳藏器餘·海獺"　……海中魚獺、海牛、海馬、海驢等皮毛，在陸地皆候風潮，猶能毛起。《博物志》有此説也。

肉已下通用烏驢者良。【氣味】甘，凉，無毒。【思邈①曰】酸，平。【吳瑞②曰】食驢肉，飲荆芥茶，殺人。妊婦食之，難産。同鳧茈食，令人筋急。病死者有毒。【主治】解心煩，止風狂。釀酒，治一切風。《日華》③。主風狂，憂愁不樂，能安心氣。同五味煮食，或以汁作粥食。孟詵④。補血益氣，治遠年勞損，煮汁空心飲。療痔引蟲。時珍。野驢肉功同。《正要》⑤。

【發明】【宗奭⑥曰】驢肉食之動風，脂肥尤甚，屢試屢驗。《日華子》以爲止一切風狂，未可憑也。

頭肉。【主治】煮汁，服二三升，治多年消渴，無不瘥者。又以漬麴醞酒服，去大風動搖不(伏)〔休〕者。孟詵⑦。亦洗頭風風屑。《日華》⑧。同薑薤煮汁日服，治黃疸百藥不治者。時珍。○出《張文仲方》⑨。

【附方】舊一。中風頭眩，心肺浮熱，肢軟骨疼，語蹇身(驢)〔顫〕。用烏驢頭一枚，如食法，豉汁煮食。《心鏡》⑩。

脂。【主治】敷惡瘡疥癬及風腫。《日華》⑪。和酒服三升，治狂癲，不能語，不識人。和烏梅爲丸，治多年瘧，未發時服二十丸。又生脂和生椒搗熟，綿裹塞耳，治積年聾疾。孟詵⑫。和酒等分服，治卒欬嗽。和鹽塗身體手

---

① 思邈：《千金方》卷 26 "鳥獸第五"　驢肉：味酸，平，無毒……

② 吳瑞：《日用本草》卷 3 "驢肉"　同葇薺食之，患筋急……妊婦食之難産。/《千金方》卷 26 "鳥獸第五"　驢肉：……病死者不任用……(按：本條引文摻入《千金方》之文。)

③ 日華：《日華子》見《證類》卷 18 "驢屎"　驢肉，凉，無毒。解心煩，止風狂。釀酒，治一切風……

④ 孟詵：《食療》見《證類》卷 18 "驢屎"　孟詵云：肉主風狂，憂愁不樂，能安心氣……(按："同五味煮食，或以汁作粥食"乃時珍所添。)

⑤ 正要：《飲膳正要》卷 3 "獸品・野驢"　性味同。比家驢鬃尾長，骨骼大。食之能治風眩。

⑥ 宗奭：《衍義》卷 16 "驢肉"　食之動風，脂肥尤甚，屢試屢驗。日華子以謂止風狂，治一切風，未可憑也。

⑦ 孟詵：《食療》見《證類》卷 18 "驢屎"　……又，頭燖去毛，煮汁以漬曲醞酒，去大風……/《千金方》卷 26 "鳥獸・驢肉"　……其頭燒却毛，煮取汁，以浸麴釀酒，甚治大風動搖不休者……(按：本條引文摻入《千金方》之文。)

⑧ 日華：《日華子》見《證類》卷 18 "驢屎"　……頭汁，洗頭風，風屑……

⑨ 張文仲方：《外臺》卷 4 "黃疸方"　《集驗》：療黃疸百藥不差者，方：驢頭一枚，煮熟，以薑薤嚃之，并隨多少飲汁。(張文仲……同。)

⑩ 心鏡：《證類》卷 18 "驢屎"　《食醫心鏡》：主中風頭眩，心肺浮熱，手足無力，筋骨煩疼，言語似澀，一身動搖：烏驢頭一枚，燖洗如法，蒸令極熟，細切，更於豉汁內煮，著五味調，點少酥食……

⑪ 日華：《日華子》見《證類》卷 18 "驢屎"　……脂，傅惡瘡疥及風腫……

⑫ 孟詵：《食療》見《證類》卷 18 "驢屎"　孟詵云……又，生脂和生椒熟搗，綿裹塞耳中，治積年耳聾。狂癲不能語、不識人者，和酒服三升良……又，脂和烏梅爲丸，治多年瘧，未發時服三十丸……

足風腫。時珍。○出《千金》①。

【附方】舊一，新一。滴耳治聾。烏驢脂少許，鯽魚膽一箇，生油半兩，和勻，納樓葱管中七日，取滴耳中，日二。《聖惠》②。眼中瘜肉。驢脂、白鹽等分，和勻，注兩目眦頭，日三次，一月瘥。《千金》③。

髓。【氣味】甘，温，無毒。【主治】耳聾。時珍。

【附方】新二。多年耳聾。重者用三兩度，初起者一上便效。用驢前脚脛骨打破，向日中瀝出髓，以瓷盒盛收。每用綿點少許入耳內，側卧候藥行。其髓不可多用，以白色者爲上，黃色者不堪。○又方：驢髓以針砂一合，水二合，浸十日。取清水少許，和髓攪勻，滴少許入耳中。外以方新磚半箇燒赤，潑醋，鋪磁石末一兩在磚上，枕之至晚。如此三度，即通。並《普濟方》④。

血。【時珍曰】熱血，以麻油一盞，和攪去沫，煮熟即成白色。此亦可異，昔無言及者。【氣味】鹹，凉，無毒。【主治】利大小腸，潤燥結，下熱氣。時珍。

乳。【氣味】甘，冷利，無毒。【思邈⑤曰】酸，寒。【〔主治〕】小兒熱急黃。多服使利。《唐本》⑥。療大熱，止消渴。孫思邈⑦。小兒熱，急驚邪，赤痢。蕭炳⑧。小兒癇疾客忤，天弔風疾。《日華》⑨。卒心痛連腰臍者，熱服三升。孟詵⑩。蜘蛛咬瘡，器盛浸之。蚰蜒及飛蟲入耳，滴之當化成水。藏器⑪。頻熱

① 千金：《千金翼方》卷23"處療癰疽第九" 療身體手足卒腫方：取驢脂、鹽末傅之。（按：出處欠精確，實出《千金翼方》。）
② 聖惠：《聖惠方》卷36"治耳聾諸方" 治耳聾無不效……又方：鯽魚膽（一枚）、烏驢脂（一分）、生油（半兩），右件藥相和令勻，內蔓葱管中一七日後傾出，每用少許滴於耳中，差。
③ 千金：《千金方》卷6"目病第一" 治目中息肉方：驢脂、石鹽（末），右二味和合令調，注目兩眥頭，日三夜一，瘥。
④ 普濟方：《聖惠方》卷36"治耳久聾諸方" 治久耳聾，宜用此方……又方：驢脛骨髓（一分）、針砂（一合，用水二合浸十日，却取清水少許），右二味和攪令勻，每用少許滴在耳中，以半個淨方磚燒令通赤，用醋潑之，將磁石末一兩鋪在上面，著頭枕之至曉，如此三度差。／治耳聾，無問年月及老小並治之，方：右取驢前蹄脛骨打破，于日陽中以甕合子盛，瀝取髓候盡收貯，每用時以綿乳子點少許於所患耳內，良久，即須且側卧候藥行。其髓不得多用，重者不過一兩度。如新患，點一上便有效。其髓帶赤色者，此是乏髓不堪，白色者爲上也。（按：《普濟方》卷54"久聾"引二方，實出《聖惠方》。）
⑤ 思邈：《千金方》卷26"鳥獸第五" 驢乳味酸，寒。一云大寒，無毒。
⑥ 唐本：《唐本草》見《證類》卷18"驢屎" 乳：主小兒熱，急黃等。多服使痢。
⑦ 孫思邈：《千金方》卷26"鳥獸第五" 驢乳主大熱黃疸，止渴。
⑧ 蕭炳：《四聲本草》見《證類》卷18"驢屎" 蕭炳云：驢乳主熱黃，小兒熱，驚邪，赤痢。
⑨ 日華：《日華子》見《證類》卷18"驢屎" 乳治小兒癇，客忤天弔風疾。
⑩ 孟詵：《食療》見《證類》卷18"驢屎" 《食療》云：卒心痛，絞結連腰臍，取驢乳三升，熱服之差。
⑪ 藏器：《拾遺》見《證類》卷18"驢屎" 《陳藏器本草》云：驢黑者溺及乳，並主蜘蛛咬，以物盛浸之。瘡亦取驢溺處臭泥，傅之亦佳。蚰蜒入耳，取驢乳灌耳中，當消成水。

飲之,治氣鬱,解小兒熱毒,不生痘疹。浸黃連取汁,點風熱赤眼。時珍。○出《千金》諸方①。

【附方】舊一,新三。心熱氣癇。黑驢乳,暖服三合,日再服。《廣利方》②。小兒口噤。驢乳、豬乳各二升,煎一升五合服。《千金》③。重舌出涎④。方同上。撮口胎風。先灸兩乳中三壯,後用此方大驗。用烏驢乳一合,以東引槐枝三寸長十根,火煨,一頭出津,拭净,浸乳中。取乳滴口中甚妙。《聖惠方》⑤。

陰莖。【氣味】甘,溫,無毒。【主治】強陰壯筋。時珍。

駒衣。【主治】斷酒。煅研,酒服方寸匕。《外臺》⑥。

皮。【主治】煎膠食之,治一切風毒,骨節痛,呻吟不止。和酒服更良。孟詵⑦。〔煎〕膠食,主鼻洪吐血,腸風血痢,崩中帶下。其生皮覆瘑疾人良。《日華》⑧。詳見"阿膠"。

【附方】舊一,新一。中風喎僻,骨疼煩躁者。用烏驢皮燖毛,如常治净蒸熟,入豉汁中,和五味煮食。《心鏡》⑨。牛皮風癬。生驢皮一塊,以朴硝醃過,燒灰,油調搽之。名一掃光。李樓《奇方》⑩。

毛。【主治】頭中一切風病,用一斤炒黃,投一斗酒中,漬三日。空心

---

① 千金諸方:《千金方》卷17"積氣第五" 治氣方……又方:驢乳初服三合,三日後日別五合,後至七合,七日後至一升。忌葵菜、豬、魚油等。(按:除治氣外,其餘功效未溯得其源。)
② 廣利方:《證類》卷18"驢屎" 《廣利方》:治心熱風癇。黑驢乳食上暖服三大合,日再服。
③ 千金:《千金方》卷5"小兒雜病第九" 治小兒口噤方……又方:驢乳、豬乳(各一升),右二味合煎,得一升五合,服如杏仁許,三四服瘥。
④ 重舌出涎:《聖惠方》卷36"治重舌諸方" 治重舌口中涎出,宜服此方……又方:驢乳(一升)、豬乳(一升),右二味相和,煎至半升,不計時候服半匙。(按:今本《千金方》無此方,另溯其源。)
⑤ 聖惠:《聖惠方》卷82"治小兒撮口諸方" 治撮口,當兩乳中,高下平以線量,灸之三壯起死,仍用後方:烏驢乳(一、兩合)、東引槐枝(十枚,各長三寸),右以燖火煨槐枝,入火一半,看不煨頭津出,即取拭卻灰,內於乳中浸,須臾便以槐枝點於口中,大驗。
⑥ 外臺:《千金方》卷25"卒死第一" 斷酒方……又方:驢駒衣燒灰,酒飲方寸匕。(按:《外臺》卷31"斷酒方"引同方,云出《千金》。)
⑦ 孟詵:《食療》見《證類》卷18"驢屎" 孟詵云……皮……和毛煎,令作膠,治一切風毒,骨節痛呻吟不止者,消和酒服良。
⑧ 日華:《日華子》見《證類》卷18"驢屎" ……皮,煎膠食,治一切風并鼻洪,吐血,腸風血痢及崩中帶下。/《食療》(所出同上) 孟詵云……皮,復患瘑人良。(按:此條引文糅入《食療》文。)
⑨ 心鏡:《證類》卷18"驢屎" 《食醫心鏡》……又,主中風,手足不隨,骨節煩疼,心躁,口面喎斜。取烏驢皮一領,燖洗如法,蒸令極熟,切,於豉汁中煮。五味和再煮,空心食之。
⑩ 奇方:《怪證奇方》卷下 牛皮癬:生騾皮一塊,入皮硝醃之,燒灰,油搽,一掃光。

細飲令醉，暖臥取汗。明日更飲如前。忌陳倉米、麵。孟詵①。

【附方】新二。小兒客忤。剪驢膊上旋毛一彈子，以乳汁煎飲。《外臺》②。襁褓中風。取驢背前交脊中毛一拇指大，入麝香豆許，以乳汁和，銅器中慢炒，爲末。乳汁和，灌之。《千金》③。

骨。【主治】煮湯，浴歷節風。孟詵④。牝驢骨煮汁服，治多年消渴，極效。時珍。

頭骨。【主治】燒灰和油，塗小兒顖解。時珍。

懸蹄。【主治】燒灰，敷癰疽，散膿水。和油，敷小兒解顖，以瘥爲度。時珍。

【附方】舊一，新三。腎風下注，生瘡。用(顱)〔驢〕蹄二十片燒灰，密陀僧、輕粉各一錢，麝香半錢，爲末，敷之。《奇效方》⑤。天柱毒瘡，生脊大椎上，大如錢，赤色，出水。驢蹄二片，胡粉熬一分，麝香少許，爲末。醋和塗之。乾則摻之。《聖惠》⑥。飲酒穿腸。飲酒過度，欲至穿腸者。用驢蹄硬處削下，水煮濃汁，冷飲之。襄州散將樂小蠻，得此方有效。《經驗方》⑦。鬼瘧不止。用白驢蹄剉炒、砒霜各二分，大黃四兩，菉豆三分，雄黃一分，朱砂半分，研，丸梧子大。未發平旦冷水服二丸，即止。七日忌油。《肘後》⑧。

---

① 孟詵：《食療》見《證類》卷18"驢屎"　孟詵云……又，頭中一切風，以毛一斤，炒令黃，投一斗酒中，漬三日。空心細細飲，使醉，衣覆臥取汗。明日更依前服。忌陳倉米、麥麵等。

② 外臺：《千金方》卷5"客忤第四"　治小兒卒中忤方：剪取驢前膊胛右旋毛，大如彈子，以乳汁煎之，令毛消。藥成，著乳頭飲之，下喉即愈。(按：《外臺》卷35"小兒客忤方"引同方，云出《千金》。)

③ 千金：《千金方》卷5"驚癇第三"　治少小新生中風，二物驢毛散方：驢毛(一把，取背前交脊上會中，拔取如手拇指大一把)、麝香(二豆大)，右以乳汁和，銅器中微火煎令焦熟出，末之。小兒不能飲，以乳汁和之，葦筒貯，瀉著咽中，然後飲乳，令入腹。

④ 孟詵：《食療》見《證類》卷18"驢屎"　……又，骨煮作湯，浴漬身，治歷節風……

⑤ 奇效方：《奇效良方》卷54"瘡科通治方"　驢蹄散：治腎藏風毒，下注生瘡。驢蹄(二十片，燒灰)、密陀僧(一分，研)、輕粉(一錢匕)、麝香(半錢匕)，右研極細末，以帛拭去膿，用些少乾摻，日三四次瘥。

⑥ 聖惠：《聖濟總錄》卷132"諸瘡"　治天柱瘡，生脊大椎上，如錢大，赤色，出黃汁不止，敗蹄散方：驢蹄(削，二十片，燒灰)、胡粉(一分，熬)、麝香(少許，研)，右三味合研，未破以醋煮麵糊，和成膏塗入，已破乾摻。(按：《聖惠方》無此方，今另溯其源。)

⑦ 經驗方：《證類》卷18"驢屎"　《經驗方》：治飲酒過度，欲至穿腸。驢蹄硬處削下者，以水濃煮汁，冷飲之。襄州散將樂小蠻，得此方效。

⑧ 肘後：《肘後方》卷3"治寒熱諸瘧方第十六"　凡鬼瘧：白驢蹄(二分，熬)、大黃(四分)、綠豆(三分，末)、砒霜(二分)、光明砂(半分)、雄黃(一分)，搗蜜丸如梧子，發日平旦冷水服二丸。七日內忌油。

溺。【氣味】辛，寒，有小毒。【主治】浸蜘蛛咬瘡，良。藏器①。治反胃噎病，狂犬咬傷，癬癘惡瘡，並多飲取瘥。風蟲牙痛，頻含漱之，良。時珍。○出《千金》諸方②。【發明】【震亨③曰】一婦病噎，用四物加驢尿與服，以防其生蟲，數十帖而愈。【時珍曰】張文仲《備急方》④言：幼年患反胃，每食羹粥諸物，須臾吐出。貞觀中，許奉御弟及柴、蔣諸名醫奉敕調治，竟不能療。漸疲困，候絕旦夕。忽一衛士云：服驢小便極驗。遂服二合，後食止吐一半。哺時再服二合，食粥便定。次日奏知，則宮中五六人患反胃者同服，一時俱瘥。此物（梢）〔稍〕有毒，服時不可過多。須熱飲之。病深者七日當效。後用屢驗。

【附方】新三。狐尿刺瘡。烏驢尿頓熱漬之。《千金》⑤。白玷風。驢尿、薑汁等分，和勻頻洗。《聖濟録》⑥。耳聾。人中白一分，乾地龍一條，爲末，以烏驢駒尿一合和勻，瓷器盛之。每滴少許入耳。《聖惠》⑦。

屎。【主治】熬之，熨風腫漏瘡。絞汁，主心腹疼痛，諸疰忤。癥瘕，反胃不止，牙齒痛。治水腫，每服五合良。畫體成字者爲燥水，用牝驢（屎）〔尿〕；不成字者爲濕水，用馼驢（屎）〔尿〕。○《唐本》⑧。燒灰吹鼻，止衄甚效。和油，塗惡瘡濕癬。時珍。

---

① 藏器：見 3248 頁注⑪。
② 千金諸方：《唐本草》見《證類》卷 18"驢尿" 尿：主癥癖，胃反吐不止，牙齒痛，水毒。/《千金方》卷 25"蛇毒第二" 治狂犬齧人方……又方：飲驢尿一二升。/《千金方》卷 23"疥癬第四" 治癬方……又方：服驢尿良。/《千金方》卷 6"齒病第六" 治頭面風，口齒疼痛不可忍方……又方：含驢尿，須臾止。
③ 震亨：《丹溪摘玄》卷 12"翻胃門" 一方：治中年婦人，以四物湯加帶白陳皮、留尖桃仁、生甘草、酒紅花，濃煎，入驢尿服之，以防其生蟲也，與數貼而安。
④ 備急方：《外臺》卷 8"胃反方" 《救急》：療胃反方：昔在幼年，經患此疾。每服食餅及羹粥等物，須臾吐出。正觀中，許奉御兄弟及柴蔣等家，時稱名醫，奉敕令療，罄竭心力，所患終不能瘥，漸羸憊，候絕朝夕。忽有一衛士而云服驢小便極驗。此日服食二合，然後食，唯吐一半。哺時又服二合，人定時食粥，吐便即定。迄至今日午時奏知之。大内中有五六人患胃反，同服用，一時俱差。此藥稍有毒，服時不可過多。承取尿及熱服二合，病若深，七日以來服之良。後來療人並差。（《必效》同。）（按：未見《備急方》有此方，另溯其源。）
⑤ 千金：《千金方》卷 25"被打第三" 治惡刺並狐尿刺方：以烏父驢尿漬之。（按："烏父"疑爲"馼"之誤。）
⑥ 聖濟録：《聖惠方》卷 24"治白癜風諸方" 治白癜風……又方：驢尿、生薑汁，右件藥等分相和，洗拭所患處。（按：《聖濟總録》無此方，今另溯其源。）
⑦ 聖惠：《聖惠方》卷 36"治耳聾諸方" 治耳聾及通耳，宜用此方：人中白（一分）、地龍（一條，乾者），右件藥搗羅爲末，取小驢兒尿一合和調，以甆合盛之，滴少許在耳中，立差。
⑧ 唐本：《唐本草》見《證類》卷 18"驢尿" 尿汁：主心腹卒痛，諸疰忤。/尿：主癥癖，胃反吐不止，牙齒痛，水毒。/牝驢尿：主燥水。/馼驢尿：主濕水，一服五合良。燥水者畫體成字，濕水者不成字。

【附方】新四。卒心氣痛。驢屎絞汁五合，熱服即止。《肘後方》①。經水不止及血崩。用黑驢屎燒存性，研末，麵糊丸梧子大。每空心黃酒下五七十丸，神妙。龔雲林《醫鑑》②。疔瘡中風，腫痛。用驢屎炒，熨瘡上五十徧，極效。《普濟方》③。小兒眉瘡。黑驢屎燒研，油調塗，立效。《聖惠方》④。

耳垢。【主治】刮取塗蠍螫。崔氏⑤。

尾軸垢。【主治】新久瘧無定期者。以水洗汁，和麵如彈丸二枚，作燒餅。未發前食一枚，發時食一枚，效。恭⑥。

溺下泥。【主治】傅蜘蛛傷。藏器⑦。

驢槽。【主治】小兒拗哭不止，令三姓婦人抱兒臥之，移時即止，勿令人知。藏器⑧。

【發明】【時珍曰】《錦囊詩》⑨云：繫蟹懸門除鬼疾，畫驢挂壁止兒啼。言關西人以蟹殼懸之，辟邪瘧；江左人畫倒驢挂之，止夜啼。與驢槽止哭之義同，皆厭禳法耳。

騾《食鑑》⑩

【釋名】【時珍曰】騾古文作臝。從馬，從羸，諧聲。

【集解】【時珍曰】騾大于驢而健于馬，其力在腰。其後有鎖骨不能開，故不孳乳。其類有五：牡驢交馬而生者，騾也；牡馬交驢而生者，爲駃騠，音決題；牡驢交牛而生者，爲馲駞，音宅陌；牡牛交驢而生者，爲騊駼，音謫蒙；牡牛交馬而生者，爲駏驉。今俗通呼爲騾矣。

---

① 肘後方：《肘後方》卷1"治卒心痛方第八"　治卒心痛……又方：驢屎，絞取汁五六合，及熱頓服，立定。
② 醫鑑：《古今醫鑑》卷6"崩漏"　黑龍丸(秘方)：專治血崩如神，及經水過多不止者尤效。黑驢糞燒灰存性，爲末，麵糊爲丸，每服五七十丸，空心黃酒送下。
③ 普濟方：《普濟方》卷273"諸疔瘡"　治患疔腫中風頭痛者方：以驢馬屎熨瘡，滿五十遍，極效。
④ 聖惠方：《普濟方》卷363"眉瘡"　治小兒煉胤瘡並眉煉瘡方：用黑驢屎曬乾燒灰，清油調搽，立效。（按：《聖惠方》無此方，今另溯其源。）
⑤ 崔氏：《證類》卷18"驢屎"　《經驗方》……又方：蝎螫，以驢耳垢傅之差。崔給事傳。
⑥ 恭：《唐本草》見《證類》卷18"驢屎"　尾下軸垢：主瘧。水洗取汁，和麵如彈丸二枚，作燒餅。瘧未發前食一枚，至發時食一枚，療瘧無久新，發無期者。
⑦ 藏器：見3248頁注⑪。
⑧ 藏器：《儒門事親》卷5"拗哭不止"　夫小兒拗哭不止，或一二日，或三四日，乃邪祟之氣凑於心，拗哭不止也。有《藏經》一法：以綿絹帶縛手足訖，用三姓婦人淨驢槽，臥小兒於其中。不令傍人知而觀之，候移時則拗哭自止也。（按：非出"藏器"，另溯其源。疑時珍誤將"藏經"作"藏器"。）
⑨ 錦囊詩：（按：僅見《綱目》引錄。未能溯得其源。）
⑩ 食鑑：《食鑑本草》卷上"騾肉"　性頑劣，食之不益人。孕婦忌食。

肉。【氣味】辛、苦,温,有小毒。【寧原①曰】騾性頑劣,肉不益人,孕婦食之難産。
【時珍曰】古方未見用騾者,近時小籍時有其方云。案《吕氏春秋》②云:趙簡子有白騾甚愛之。其
臣陽城(渠胥)〔胥渠〕有疾。醫云:得白騾肝則生,不得則死。簡子聞之,曰:殺畜活人,不亦仁乎?
乃殺騾取肝與之。胥渠病愈。此亦剪鬚以救功臣之意,書之于此,以備醫案。

蹄。【主治】難産。燒灰,入麝香少許,酒服一錢。《普濟方》③。

屎。【主治】打損諸瘡,破傷中風,腫痛,炒焦裹熨之,冷即易。時珍。

駝 宋《開寶》④

【釋名】橐駝《漢書》⑤、駱駝。【時珍曰】駝能負囊橐,故名。方音訛爲駱駝也。

【集解】【馬志⑥曰】野駝、家駝生塞北、河西。其脂在兩峰內,入藥俱可。【頌⑦曰】野駝,今
惟西北番界有之。家駝,則此中人家畜養生息者,入藥不及野駝。【時珍曰】駝狀如馬,其頭似羊,
長項垂耳,脚有三節,背有兩肉峰如鞍形,有蒼、褐、黃、紫數色,其聲曰圓,其食亦齝。其性耐寒惡
熱,故夏至退毛至盡,毛可爲毧。其糞烟亦直上如狼烟。其力能負重,可至千斤,日行二三百里。又
能知泉源水脉風候。凡伏流人所不知,駝以足踏處即得之。流沙夏多熱風,行旅遇之即死,風將至
駝必聚鳴,埋口鼻于沙中,人以爲驗也。其臥而腹不著地,屈足露明者名明駝,最能行遠。于闐有風
脚駝,其疾如風,日行千里。土番有獨峰駝。《西域傳》⑧云:大月氏出一封駝,脊上有一封隆起若封

① 寧原:見前頁注⑩。
② 吕氏春秋:《吕氏春秋》卷8"愛士"　……趙簡子有兩白騾,而甚愛之。陽城胥渠處(陽城,姓。
　胥渠,名。處,猶病也),廣門之官,夜欵門而謁曰:主君之臣胥渠有疾,醫教之曰得白騾之肝,病
　則止(止,愈也),不得則死。謁者入通,董安于御於側。慍曰:譆! 胥渠也,期吾君騾,請即刑焉。
　簡子曰:夫殺人以活畜,不亦不仁乎? 殺畜以活人,不亦仁乎? 於是召庖人殺白騾,取肝以與陽
　城胥渠,處無幾何。
③ 普濟方:(按:《普濟方》無此方。未能溯得其源。)
④ 開寶:《開寶》見《證類》卷18"野駝脂"　無毒。主頑痺風瘙,惡瘡毒腫死肌,筋皮攣縮,踠損筋
　骨。火炙摩之,取熱氣入肉,又以和米粉作煎餅食之,療痔。勿令病人知。脂在兩峰內。生塞
　北、河西。家駝爲用亦可。
⑤ 漢書:《漢書・司馬相如傳》　其獸則麒麟、角端、騊駼、橐駝……(……橐駝者,言其可負橐囊而
　駝物,故以名云。)
⑥ 馬志:見本頁注④。
⑦ 頌:《圖經》見《證類》卷18"野駝脂"　野駝,出塞北、河西,今惟西北蕃界有之。此中盡人家畜養
　生息者,入藥不及野駝耳
⑧ 西域傳:《漢書・西域傳》　……大月氏國……民俗錢貨,與安息同。出一封橐駝。(師古曰:脊
　上有一封也。封言其隆,高若封土也。今俗呼爲封牛。封音峯。)

土,故俗呼爲封牛,亦曰犦牛。《穆天子傳》①謂之(物)〔牿〕牛,《爾雅》②謂之犦牛,嶺南徐聞縣及海康皆出之。《南史》③云:滑國有兩脚駝,諸家所未聞也。

　　駝脂。即駝峰。脂在峰內,謂之峰子油,入藥以野駝者爲良。【宗奭④曰】家駝峰、蹄最精,人多煮熟糟食。【氣味】甘,温,無毒。【鑑源⑤曰】能柔五金。【主治】頑痺風瘙,惡瘡毒腫死肌,筋皮攣縮,踠損筋骨。火炙摩之,取熱氣透肉。亦和米粉作煎餅食之,療痔。《開寶》⑥。治一切風疾,皮膚痺急,及惡瘡腫〔毒〕漏爛,並和藥傅之。大明⑦。主虚勞風有冷積者,以燒酒調服之。《正要》⑧。

　　【附方】新一。周痺。野駝脂鍊凈一斤,入好酥四兩,和勻。每服半匙,加至一匙,日三服。《聖濟總錄》⑨。

　　肉。【氣味】甘,温,無毒。【主治】諸風下氣,壯筋骨,潤肌膚,主惡瘡。大明⑩。

　　乳。【氣味】甘,冷,無毒。【主治】補中益氣,壯筋骨,令人不飢。《正要》⑪。

　　黄。【氣味】苦,平,微毒。【主治】風熱驚疾。時珍。

　　【發明】【時珍曰】駱駝黄,似牛黄而不香。戎人以亂牛黄,而功不及之。

　　毛。【主治】婦人赤白帶下,最良。蘇恭⑫。領毛:療痔,燒灰,酒服方寸匕。時珍。○出崔行功《纂要》⑬。

────────────────

① 穆天子傳:《爾雅翼》卷22“駝” 《穆天子傳》曰:天子飲于文山之下,文山之人獻犿牛二百,以行流沙。郭氏云:駝也……

② 爾雅:《爾雅·釋獸》(郭注) ……犦牛(即犎牛也,領上肉犦胅起,高二尺許,狀如橐駝肉鞍一邊,健行者日三百餘里。今交州合浦徐聞縣出此牛……)

③ 南史:《南史》卷79“夷貊下” 滑國者,車師之別種也……其獸有師子、兩脚駱駝、野驢有角……

④ 宗奭:《衍義》卷16“野駝” 生西北界等處,家生者峰、蹄最精,人多煮熟糟啖……

⑤ 鑑源:《證類》卷18“野駝脂” 《丹房鏡源》云:駝脂可柔金。

⑥ 開寶:見3253頁注④。

⑦ 大明:《日華子》見《證類》卷18“野駝脂” 駱駝温。治風,下氣,壯筋力,潤皮膚。脂療一切風病頑痺,皮膚急,及惡瘡腫毒漏爛,並和藥傅之。野者彌良。

⑧ 正要:《飲膳正要》卷3“獸品·野駝” 駝峰:治虚勞風。有冷積者,用葡萄酒温調峰子油,服之良。好酒亦可。

⑨ 聖濟總錄:《聖濟總錄》卷20“周痺” 治周痺野駝脂方:野駝脂(煉了濾過,一斤),右一味,別入好酥四兩,同煉攪勻,每服半匙,以熱酒半盞和化服之,漸加至一匙,空心、食前各一。

⑩ 大明:見本頁注⑦。

⑪ 正要:《飲膳正要》卷3“獸品·駝” 駝乳……補中益氣,壯筋骨,令人不飢。

⑫ 蘇恭:《圖經》見《證類》卷18“野駝脂” ……蘇恭云:駱駝毛蹄甲,主婦人赤白下最善。

⑬ 纂要:《外臺》卷26“諸痔方” 崔氏療痔方……又方:取駱駝領下毛,燒作灰,可取半雞子大,酒和頓服之。

【附方】新一。陰上痔瘡。駝絨燒灰，水澄過，入炒黃丹等分，爲末，搽之即效。《龔氏經驗方》①。

屎。【主治】乾研嗜鼻，止衄。寇宗奭②。燒烟，殺蚊虻。《博物志》③。

酪音洛○《唐本草》④

【釋名】潼⑤音董。

【集解】【恭⑥曰】牛、羊、水牛、馬乳，並可作酪。水牛乳作者，濃厚味勝。犛牛、馬乳作酪性冷。驢乳尤冷，不堪作酪也。【藏器⑦曰】酪有乾、濕，乾酪更强。【時珍曰】酪潼，北人多造之。水牛、犛牛、犛牛、羊、馬、駝之乳，皆可作之。入藥以牛酪爲勝，蓋牛乳亦多爾。按《飲膳正要》⑧云：造法用乳半杓，鍋內炒過，入餘乳熬數十沸，常以杓縱橫攪之，乃傾出罐盛。待冷，掠取浮皮以爲酥。入舊酪少許，紙封放之即成矣。又乾酪法：以酪晒結，掠去浮皮再晒，至皮盡，却入釜中炒少時，器盛、曝令可作塊，收用。【氣味】甘、酸、寒，無毒。【時珍曰】水牛、馬、駝之酪冷，犛牛、羊乳酪溫。【詵⑨曰】患冷、患痢人勿食羊乳酪，合酢食，成上瘕。【主治】熱毒，止渴，解散發利，除胸中虛熱，身面上熱瘡、肌瘡。《唐本》⑩。止煩渴熱悶，心膈熱痛。《日華》⑪。潤燥利腸，摩腫，生精血，補虛損，壯顏色。時珍。

【發明】【時珍曰】按戴原禮⑫云：乳酪，血液之屬，血燥所宜也。

---

① 龔氏經驗方：（按：書佚，無可溯源。）
② 寇宗奭：《衍義》卷16“野駝” ……糞爲乾末，搐鼻中，治鼻衄。此西蕃多用，嘗進築於彼，屢見。
③ 博物志：《續博物志》卷2 駝糞煙殺蚊、壁虱。（按：非出《博物志》，另溯其源。）
④ 唐本草：《唐本草》見《證類》卷16“酪” 味甘、酸，寒，無毒。主熱毒，止渴，解散發利，除胸中虛熱，身面上熱瘡，肌瘡。
⑤ 潼：（按：據字音字義，疑爲“湩”字形訛。後同不注。）
⑥ 恭：《唐本草》見《證類》卷16“酪” 《唐本》注云：按牛、羊、馬、水牛乳並爾言。驢乳尤冷，不堪作酪也。
⑦ 藏器：《拾遺》見《證類》卷16“酪” 陳藏器：濕酪止渴。味酸，寒，無毒。主馬黑汗，和水灌之，差爲度。乾酪强于濕酪，牛者爲上。
⑧ 飲膳正要：《神隱》卷下“五月·造酪” 嬭子半杓，鍋內炒過，後傾餘嬭，熬數十沸，盛於罐中。候溫，用舊酪少許於嬭子內，攪匀，以紙封罐口。冬月暖處，夏月凉處，頓放則成酪。/七月·乾酪：七八月間造之。烈日晒酪，酪上皮成，掠取再晒，又取皮，無皮方止。得斗許，鍋內炒少時，以盤盛，晒乾，團如餅大，又晒極乾，收之，經年不壞，以供遠行。（按：查《飲膳正要》無造酪法，另溯其源。）
⑨ 詵：《食療》見《證類》卷16“酪” 寒，主熱毒，止渴，除胃中熱，患冷人勿食羊乳酪。
⑩ 唐本：見本頁注④。
⑪ 日華：《日華子》見《證類》卷16“酪” 牛酪，冷。止煩渴熱悶，心膈熱痛。
⑫ 戴原禮：《金匱鉤玄》附論“血屬陰難成易虧論” ……乳酪，血液之物，血燥所宜……

【附方】舊三。**火丹癮癖**。以酪和鹽煮熱,摩之即消。《千金翼》①。**蚰蜒入耳**。華佗方:用牛酪灌入即出。若入腹,則飲二升,即化爲黃水。《廣利方》②。**馬出黑汗**:水化乾酪灌之。藏器③。

酥《別錄》④上品

【釋名】酥油。北虜名馬思哥油。

【集解】【弘景⑤曰】酥出外國,亦從益州來。本牛羊乳所作也。【恭⑥曰】酥乃酪作,其性與酪異。然牛酥勝羊酥,其犛牛酥復勝家牛也。【思邈⑦曰】沙牛、犛牛乳者爲上,白羊者次之。【詵⑧曰】水牛酥與羊酥同功。其羊酥勝牛酥。【汪(珍)〔機〕⑨曰】牛乳冷,羊乳溫。牛酥不離寒,病之兼熱者宜之;羊酥不離溫,病之兼寒者宜之。各有所長也。犛酥雖勝,然而難得。【時珍曰】酥乃酪之浮面所成,今人多以白羊脂雜之,不可不辨。按《臞仙神隱》⑩云:造法以〔牛〕乳入鍋煎二三沸,傾入盆內冷定,待面結皮,取皮再煎,油出去渣,入在鍋內,即成酥油。一法:以桶盛乳,以木〔棍〕安板,搗半日,候沫出,撇取,煎,去焦皮,即成酥也。凡入藥,以微火溶化濾净用之良。

沙牛、白羊酥。【氣味】甘,微寒,無毒。【主治】補五臟,利大小腸,治口瘡。《別錄》⑪。除胸中客熱,益心肺。思邈⑫。除心熱肺痿,止渴止嗽,止吐

---

① 千金翼:《千金翼方》卷17"癭疹第三"　主癭疹方……又方:酪和鹽熱煮,摩之,手下消。
② 廣利方:《證類》卷16"酪"　《廣利方》:療蚰蜒入耳。以牛酪灌耳中,須臾蟲出。入腹即飲酪二升,自消爲黃水。
③ 藏器:見3255頁注⑦。
④ 別錄:《別錄》見《證類》卷16"酥"　微寒。補五藏,利大腸,主口瘡。
⑤ 弘景:《集注》見《證類》卷16"酥"　陶隱居云:酥出外國,亦從益州來。本是牛、羊乳所爲,作之自有法……
⑥ 恭:《唐本草》見《證類》卷16"酥"　《唐本》注云:酥,掬酪作之,其性猶與酪異,今通言功,是陶之未達。然酥有牛酥、羊酥,而牛酥勝羊酥。其犛牛複優於家牛也。
⑦ 思邈:(按:查《千金》及《千金翼》,未能溯得其源。)
⑧ 詵:《食療》見《證類》卷16"酥"　……水牛酥功同,寒,與羊酪同功。羊酥真者勝牛酥。
⑨ 汪機:(按:"機"原作"珍"。其下緊接"時珍曰",當非"時珍"之誤。考《食物本草》亦無此下論述,故亦非汪穎之論。據卷一《歷代諸家本草》,當作"汪機"。汪氏《本草會編》書佚,無可溯源。)
⑩ 臞仙神隱:《神隱》卷上"山居飲食"　用牛嬭,下鍋滾二三沸,舀在盆內,候冷定,面結成酪皮,將酪皮鍋內煎油出,去粗,舀在碗內,即是酥油。一法:用竹筒約長三尺,裝牛嬭於內約七分滿,以木棍長三尺五寸,安拐頭下釘一圓板,安於竹射速攪,搗半日,候沫出,撇於盆內,聚多下鍋煎,撇去焦沫,即成酥油。如嬭多,用缸桶墁盛造亦可。
⑪ 別錄:見本頁注④。
⑫ 思邈:《千金方》卷26"鳥獸第五"　沙牛及白羊酥:味甘,微寒,無毒。除胸中客氣,利大小腸,治口瘡。

血,潤毛髮。《日華》①。 益虛勞,潤臟腑,澤肌膚,和血脉,止急痛。治諸瘡。
溫酒化服,良。時珍。

氂牛酥。【氣味】甘,平,無毒。【主治】去諸風濕痺,除熱,利大便,去
宿食。思邈②。 合諸膏,摩風腫跐跌血瘀。藏器③。

【發明】【時珍曰】酥本乳液,潤燥調營,與血同功。按《生生編》④云:酥能除腹內塵垢,又追
毒氣發出毛孔間也。

【附方】舊二,新一。蜂螫。用酥塗之,妙。《聖惠》⑤。 蟲咬。以酥和(血)〔鹽〕塗之。
《聖惠方》⑥。 眯目。以酥少許,隨左右納鼻中。垂頭少頃,令流入目中,物與淚同出也。《聖濟總
錄》⑦。

醍醐《唐本草》⑧

【集解】【弘景⑨曰】佛書稱乳成酪,酪成酥,酥成醍醐。色黃白作餅,甚甘肥,是也。【恭⑩
曰】醍醐出酥中,乃酥之精液也。好酥一石,有三四升醍醐。熟抨煉,貯器中待凝,穿中至底便津出,
取之。陶言黃白作餅,乃未達之言也。【韓保昇⑪曰】在酥中,盛冬不凝、盛夏不融者,是也。【宗
奭⑫曰】作酪時,上一重凝者為酥,酥上如油者為醍醐。熬之即出,不可多得,極甘美,用處亦少。

---

① 日華:《日華子》見《證類》卷16"酥" 牛酥,涼。益心肺,止渴嗽,潤毛髮,除肺痿,心熱并
　吐血。
② 思邈:《千金方》卷26"鳥獸第五" 氂牛酥:味甘,平,無毒。去諸風濕痺,除熱,利大便,去宿食。
③ 藏器:《拾遺》見《證類》卷16"酥" 陳藏器:酥,堪合諸膏摩風腫,跐跌血瘀。
④ 生生編:(按:僅見《綱目》引錄。)
⑤ 聖惠:《聖惠方》卷57"治蜂螫人諸方" 治蜂螫……又方:右以酥塗之,立愈。
⑥ 聖惠方:《聖惠方》卷57"治諸蟲咬人諸方" 治惡蟲咬,方:右取酥和鹽塗之。
⑦ 聖濟總錄:《聖濟總錄》卷113"眯目" 治雲母等入眼方……又方:酥,右一味,以少許內鼻中,隨
　眯目左右,垂頭臥少時,令流入目中,淚與眯物同出。
⑧ 唐本草:《唐本草》見《證類》卷16"醍醐" 味甘,平,無毒。主風邪痺氣,通潤骨髓。可為摩藥。
　性冷利,功優於酥。生酥中。
⑨ 弘景:《集注》見《證類》卷16"酥" 陶隱居云……佛經稱乳成酪,酪成酥,酥成醍醐。醍醐色黃
　白,作餅,甚甘肥。亦時至江南。
⑩ 恭:《唐本草》見《證類》卷16"醍醐" 《唐本》注云:此酥之精液也。好酥一石,有三四升醍醐,
　熟抨(普利切)煉貯器中待凝,穿中至底便津出得之。陶云黃白色為餅,此乃未達之言。
⑪ 韓保昇:《蜀本草》見《證類》卷16"醍醐" 一說在酥中,盛冬不凝,盛夏不融者是也。
⑫ 宗奭:《衍義》卷16"醍醐" 作酪時,上一重凝者為酪面,酪面上其色如油者為醍醐。熬之即出,
　不可多得,極甘美。雖如此取之,用處亦少,惟潤養瘡痂最相宜。

【敩①曰】醍醐乃酪之漿。凡用以重綿濾過,銅器煎三兩沸用。【藏器②曰】此物性滑,物盛皆透;惟雞子殼及壺蘆盛之乃不出也。

【氣味】甘,冷利,無毒。【主治】風邪痺氣,通潤骨髓,可爲摩藥,功優於酥。《唐本》③。添精補髓,益中填骨。久服延年,百鍊彌佳。孫思邈④。主驚悸,心熱頭疼,明目,傅腦頂心。《日華》⑤。治月蝕瘡,潤養瘡痂最宜。宗奭⑥。

【發明】【機⑦曰】酥、酪、醍醐,大抵性皆潤滑,宜於血熱枯燥之人,其功亦不甚相遠也。

【附方】舊三,新二。風虛濕痺。醍醐二兩,溫酒每服一匙,效。《心鏡》⑧。中風煩熱⑨,皮膚瘙癢。醍醐四兩,每服半匙,溫酒和服,日一。一切肺病,咳嗽膿血不止。用好酥五十斤,煉三遍,當出醍醐。每服一合,日三服,以瘥爲度,神效。《外臺》⑩。鼻中涕血。以三鍊酥中精液灌鼻中。日三夜一,良。《外臺》⑪。小兒鼻塞不通,不能食乳。劉氏用醍醐二合,木香、零陵香各四分,湯煎成膏。塗頭上,并塞鼻中。《外臺》⑫。

乳腐 宋《嘉祐》⑬

【釋名】乳餅。

---

① 敩:《炮炙論》見《證類》卷16“醍醐”　雷公云:是酪之漿。凡用,以綿重濾過,於銅器中沸三兩沸了用。

② 藏器:《拾遺》見《證類》卷16“醍醐”　陳藏器:性滑,以物盛之皆透;唯雞子殼及葫瓢盛之不出。

③ 唐本:見3257頁注⑧。

④ 孫思邈:《千金方》卷26“鳥獸第五”　醍醐:味甘,平,無毒。補虛,去諸風痺,百煉乃佳。甚去月蝕瘡。添髓,補中填骨,久服增年。

⑤ 日華:《日華子》見《證類》卷16“醍醐”　醍醐,止驚悸,心熱頭疼,明目,傅腦頂心。

⑥ 宗奭:見3257頁注⑫。

⑦ 機:(按:或出《本草會編》。書佚,無可溯源。)

⑧ 心鏡:《證類》卷16“醍醐”　《食醫心鏡》……又方:主補虛,去風濕痺。醍醐二大兩,暖酒一杯,和醍醐一匙服之。

⑨ 中風煩熱:《聖惠方》卷96“食治中風諸方”　治中風煩熱,皮膚瘙癢,醍醐酒方:醍醐(四兩),右件藥以暖酒一中盞調下半匙。(按:原無出處,今溯得其源。)

⑩ 外臺:《外臺》卷9“咳嗽膿血方”　又療肺病咳嗽膿血,及唾涕血出不止方:好酥五十斤,右三遍煉,停凝當出醍醐,服一合,日三,以差止。

⑪ 外臺:《千金方》卷18“咳嗽第五”　治一切肺病咳嗽膿血,及唾血不止方,又方:三煉酥如雞子黃,適寒溫灌鼻中,日再夜一。(按:《外臺》卷9“咳嗽膿血方”引同方,云出《千金》。)

⑫ 外臺:《外臺》卷35“小兒鼻塞方”　劉氏療小兒鼻寒不通,喫乳不得方:醍醐(三合)、青木香、零陵香(各四分),右三味切,和前成膏,取少許,以膏和撚爲丸。或以膏塗兒頭上及塞鼻中,以通佳。

⑬ 嘉祐:《嘉祐》見《證類》卷16“乳腐”　微寒。潤五藏,利大小便,益十二經脉。微動氣。細切如豆,麵拌,醋漿水煮二十餘沸,治赤白痢,小兒患,服之彌佳。(新補,見孟詵及蕭炳。)

【集解】【時珍曰】諸乳皆可造,今惟以牛乳者爲勝爾。按《臞仙神隱書》①云:造乳餅法,以牛乳一斗,絹濾入釜,煎五沸,水解之。用醋點入,如豆腐法,漸漸結成,漉出以帛裹之。用石壓成,入鹽甕底收之。○又造乳團法:用酪五升煎滾,入冷漿水半升,必自成塊。未成,更入漿一盞。至成,以帛包,搦,如乳餅樣收之。○又造乳線法:以牛乳盆盛,晒至四邊清水出,煎熱,以酸〔嬭〕漿點成。漉出揉擦數次,扯成塊,又入釜盪之。取出,捻成薄皮,竹簽捲扯數次,捆定晒乾,以油煠熟食。

【氣味】甘,微寒,無毒。【詵②曰】水牛乳凉,犛牛乳温。【主治】潤五臟,利大小便,益十二經脉。微動氣。孟詵③。治赤白痢,切如豆大,麪拌,酸漿水煮二十沸,頓服。小兒服之,彌良。蕭炳④。

【附方】新一。血痢不止。乳腐一兩,漿水一鍾,煎服。《普濟方》⑤。

阿膠《本經》⑥上品

【釋名】傅致膠《本經》⑦。○【弘景⑧曰】出東阿,故名阿膠。【時珍曰】阿井,在今山東兗州府陽穀縣東北六十里,即古之東阿縣也。有官舍禁之。酈道元《水經註》⑨云:東阿有井大如輪,深六七丈,歲常煮膠以貢天府者,即此也。其井乃濟水所注,取井水煮膠,用攪濁水則清。故人服之,下膈疏痰止吐。蓋濟水清而重,其性趨下,故治淤濁及逆上之痰也。

---

① 臞仙神隱書:《神隱》卷上“山居飲食” 造乳餅:取牛奶一斗,絹濾入鍋,煎三五沸,水解,用醋點入,漸漸結成,漉出,絹布之類裹之,以石壓之。/收藏乳餅:取乳餅在鹽甕底,不拘年月,要用取出洗净蒸軟,食用一如新者。/就乳團:用酪五升,下鍋燒滾,入冷漿水半升,自然撮成塊。如未成塊,更用漿水一盞,決成塊。濾滓,以布包團,搦如乳餅樣。春秋酪滾,提下鍋,用漿水就之。夏月滾,傾入盆就。/造乳線法:用牛奶不拘多少,盛於磁盆内,曬候四邊有洌水出方成,下鍋温熱,以酸奶漿點之,用杓攪動,漉出,放於木盆内,用手揉擦三兩次。搭成塊,又下舊湯鍋内再錫,捻成絹片樣,上竹木棍捲扯,仍下本鍋内再錫,捲扯三十五次,上净床曬乾收起。如用時,温油煠熟,灑蜜或白砂糖食用。

② 詵:《圖經》見《證類》卷16“牛黄” ……凡牛之入藥者,水牛、犛牛、黄牛,取乳及造酥酪、醍醐等,然性亦不同,水牛乳凉,犛牛乳温,其肉皆寒也……(按:誤注出處,當出《圖經》。)

③ 孟詵:見3258頁注⑬。

④ 蕭炳:見3258頁注⑬。

⑤ 普濟方:《普濟方》卷212“血痢” 治血痢百方無效,不問遠近……又方:用乳腐一兩,切,以漿水一中盞,煎至半盞,去滓,温服之。

⑥ 本經:《本經》《别録》(《藥對》)見《證類》卷16“阿膠” 味甘,平、微温,無毒。主心腹内崩,勞極洒洒如瘧狀,腰腹痛,四肢酸疼,女子下血,安胎,丈夫小腹疼,虚勞羸瘦,陰氣不足,脚酸不能久立,養肝氣。久服輕身益氣。一名傅致膠。生東平郡。煮牛皮作之。出東阿。(畏大黄,得火良。)

⑦ 本經:見上注白字。

⑧ 弘景:《集注》見《證類》卷16“阿膠” 陶隱居云:出東阿,故曰阿膠也……

⑨ 水經注:《水經注》卷5“河水” 又東北過茌平縣西……大城北門内西側皋上有大井,其巨若輪,深六七丈,歲嘗煮膠以貢天府,《本草》所謂阿膠也,故世俗有阿井之名。

【集解】【《别録》①曰】阿膠出東平郡東阿縣,煮牛皮作之。【弘景②曰】今东都亦能作之。用皮有老少,膠有清濁。熬時須用一片鹿角即成膠,不爾不成也。膠有三種:清而薄者,畫家用;清而厚者名(覆盆)〔盆覆〕膠,入藥用;濁而黑者不入藥,但可膠物爾。【頌③曰】今郾州亦能作之,以阿縣城北井水作煮者爲真。其井官禁,真膠極難得,貨者多僞。其膠以烏驢皮得阿井水煎成乃(集)〔佳〕爾。今時方家用黃明膠,多是牛皮。本經阿膠亦用牛皮,是二皮可通用。但今牛皮膠制作不甚精,止可膠物,故不堪入藥也。陳藏器言諸膠皆能療風止洩補虛,而驢皮膠主風爲(是)〔最〕,此阿膠所以勝諸膠也。【時珍曰】凡造諸膠,自十月至二三月間,用沙牛、水牛、驢皮者爲上,豬、馬、騾、駝皮者次之,其舊皮鞋履等物者爲下。俱取生皮水浸四五日,洗刮極净。熬煮,時時攪之,恒添水。至爛,濾汁再熬成膠,傾盆内待凝,近盆底者名坌膠,煎膠水以鹹苦者爲妙。大抵古方所用多是牛皮,後世乃貴驢皮。若僞者皆雜以馬皮、舊革鞍靴之類,其氣濁臭,不堪入藥。當以黃透如琥珀色,或光黑如瑿漆者爲真。真者不作皮臭,夏月亦不濕軟。

【修治】【弘景④曰】凡用皆火炙之。【斅⑤曰】凡用,先以豬脂浸一夜,取出,於柳木火上炙燥研用。【時珍曰】今方法或炒成珠,或以麵炒,或以□炙,或以蛤粉炒,或以草灰炒,或酒化成膏,或水化膏,當各從本方也。【氣味】甘,平,無毒。【《别録》⑥曰】微溫。【張元素⑦曰】性平味淡,氣味俱薄,浮而升,陽也。入手(少)〔太〕少陰、足少陰、厥陰經。○得火良。薯蕷爲之使。畏大黃。【主治】心腹内崩,勞極洒洒音蘇如瘧狀,腰腹痛,四肢酸痛,女子下血,安胎。久服輕身益氣。《本經》⑧。丈夫小腹痛,虛勞羸瘦,陰氣不足,脚酸不

---

① 别録:見前頁注⑥。

② 弘景:《集注》見《證類》卷 16“阿膠” ……今東都下亦能作之,用皮亦有老少,膠則有清濁。凡三種:清薄者畫用。厚而清者名爲盆覆膠,作藥用之,皆火炙,丸散須極燥,入湯微炙爾。濁黑者可膠物,不入藥用,用一片鹿角即成膠,不爾不成也。

③ 頌:《圖經》見《證類》卷 16“阿膠” ……今郾州皆能作之,以阿縣北城北井水作煮爲真。造之,阿井水煎烏驢皮,如常煎膠法。其井官禁,真膠極難得,都下貨者甚多,恐非真。尋方書所説:所以勝諸膠者,大抵以驢皮得阿井水乃佳耳……此膠功用,皆謂今之阿膠也。故陳藏器云:諸膠皆能療風止泄補虛,而驢皮膠主風爲最。又今時方家用黃明膠,多是牛皮,《本經》阿膠,亦用牛皮,是二皮亦通用。然今牛皮膠製作不甚精,但以膠物者,不堪藥用之……

④ 弘景:見本頁注②。

⑤ 斅:《炮炙論》見《證類》卷 16“阿膠” 雷公云:凡使,先於豬脂内浸一宿,至明出,於柳木火上炙,待泡了,細碾用。

⑥ 别録:見 3259 頁注⑥。

⑦ 張元素:《醫學啓源》卷下“用藥備旨·阿膠” ……《主治秘要》云:性平味淡,氣味俱薄,浮而升,陽也……/《湯液本草》卷下“阿膠” ……入手太陰,足少陰經、厥陰經……/《心》云:……出東阿。得火良。/《證類》卷 16“阿膠” 《藥性論》……薯蕷爲之使。(**按**:時珍所引此條糅合多書而成。)

⑧ 本經:見 3259 頁注⑥白字。

能久立,養肝氣。《別録》①。堅筋骨,益氣止痢。《藥性》②。○【頌③曰】止洩痢,得黃連、蠟尤佳。療吐血衄血,血淋尿血,腸風下痢,女人血痛血枯,經水不調,無子,崩中帶下,胎前産後諸疾。男女一切風病,骨節疼痛,水氣浮腫,虛勞咳嗽喘急,肺痿唾膿血,及癰疽腫毒。和血滋陰,除風潤燥,化痰清肺,利小便,調大腸聖藥也。時珍。

【發明】【藏器④曰】諸膠皆主風、止洩、補虛,而驢皮主風爲最。【宗奭⑤曰】驢皮煎膠,取其發散皮膚之外也。用烏者,取烏色屬水,以制熱則生風之義,如烏蛇、烏鴉、烏雞之類皆然。【時珍曰】阿膠大要只是補血與液,故能清肺益陰而治諸證。按陳自明⑥云:補虛用牛皮膠,去風用驢皮膠。成無己⑦云:陰不足者補之以味,阿膠之甘以補陰血。楊士瀛⑧云:凡治喘嗽,不論肺虛肺實,可下可温,須用阿膠以安肺潤肺。其性和平,爲肺經要藥。小兒驚風後瞳人不正者,以阿膠倍人參煎服最良。阿膠育神,人參益氣也。又痢疾多因傷暑伏熱而成,阿膠乃大腸之要藥。有熱毒留滯者,則能疏導;無熱毒留滯者,則能平安。數説足以發明阿膠之藴矣。

【附方】舊四,新十四。攤緩偏風。治攤緩風及諸風,手脚不遂,腰脚無力者。驢皮膠微炙熟。先煮葱豉粥一升,别〔貯〕。又以水一升,煮香豉二合,去滓入膠,更煮七沸,膠烊如(錫)〔餳〕,頓服之。(乃)〔及〕暖喫葱豉粥。如此三四劑即止。若冷喫粥,令人嘔逆。《廣濟方》⑨。肺

① 別録:見 3259 頁注⑥。
② 藥性:《藥性論》見《證類》卷 16“阿膠” 阿膠,君。主堅筋骨,益氣止痢。薯蕷爲之使。
③ 頌:《圖經》見《證類》卷 16“阿膠” ……又膠之止洩,得蠟、黃連尤佳……
④ 藏器:《拾遺》見《證類》卷 16“阿膠” 《陳藏器本草》……凡膠俱能療風止洩補虛,驢皮膠主風爲最。
⑤ 宗奭:《衍義》卷 16“驢肉” 煎膠用皮者,取其發散皮膚之外也,仍須烏者。用烏之意,如用烏雞子、烏蛇、烏鴉之類。其物雖治風,然更取其水色,蓋以制熱則生風之義。
⑥ 陈自明:《婦人良方·辨識修製藥物法度》 阿膠(……補虛用牛皮膠,治風用驢皮膠……)
⑦ 成无己:《註解傷寒論》卷 6“辨少陰病脉證并治法第十一” 黃連阿膠湯方……雞〔子〕黃、阿膠之甘以補血。
⑧ 杨士瀛:《仁齋小兒方》卷 4“喘咳·咳嗽喘嗽證治” 人參枳實湯……凡治喘嗽,不論肺實肺虛,可汗可温,藥中須用阿膠,便得安肺潤肺,其性和平,肺經要藥。/《仁齋小兒方》卷 2“中風證治” 阿膠散……阿膠育神。凡驚風後,眼中瞳人不正,可以阿膠一倍,人參半倍,煎與之。/《直指方》卷 2“治痢要訣” ……蓋痢疾多因傷暑伏熱,酒麵炙爆醖釀而成,其阿膠尤大腸之要藥。有熱毒留滯則能疏導,無熱毒留滯則能安平……
⑨ 廣濟方:《圖經》見《證類》卷 16“阿膠” ……《廣濟方》:療攤緩風及諸風,手脚不遂,腰脚無力者。驢皮膠炙令微起,先煮葱豉粥一升,别貯,又以水一升,煮香豉二合,去滓,内膠更煮六七沸,膠烊如餳,頓服之。及煖,喫前葱豉粥,任意多少,如冷喫令人嘔逆,頓服三四劑即止。禁如藥法……

風喘促，涎潮眼竄。用透明阿膠切炒，以紫蘇、烏梅肉焙研等分，水煎服之。《直指》①。**老人虛秘**②。阿膠炒二錢，葱白三根，水煎化，入蜜二匙，溫服。**胞轉淋閟**。阿膠三兩，水二升，煮七合，溫服。《千金方》③。**赤白痢疾**。黃連阿膠丸：治腸胃氣虛，冷熱不調，下痢赤白，裏急後重，腹痛，小便不利。用阿膠炒過，水化成膏一兩，黃連三兩，伏苓二兩，爲末，搗丸梧子大。每服五十丸，粟米湯下，日三。《和劑局方》④。**吐血不止**。《千金翼》⑤用阿膠炒二兩，蒲黃六合，生地黃三升，水五升，煮三升，分〔三〕服。○《經驗》⑥治大人、小兒吐血。用阿膠炒、蛤粉各一兩，辰砂少許，爲末。藕節搗汁，入蜜調服。**肺損嘔血**，并開胃。用阿膠炒三錢，木香一錢，糯米一合半，爲末。每服一錢，百沸湯點服，日一。《普濟》⑦。**大衄不止**，口耳俱出。用阿膠炙〔半兩〕，蒲黃半兩，每服二錢，水一盞，生地黃汁一合，煎至六分，溫服。急以帛繫兩乳。《聖惠》⑧。**月水不調**。阿膠一錢，蛤粉炒成珠，研末，熱酒服即安。一方：入辰砂末半錢。**月水不止**。阿膠炒焦爲末，酒服二錢。《秘韞》⑨。**妊娠尿血**。阿膠炒黃爲末，食前粥飲下二錢。《聖惠》⑩。**妊娠血痢**⑪。阿膠二兩，酒一升半，煮一升，頓服。**妊娠下血**不止。阿膠三兩炙，爲末，酒一升半煎化

---

① 直指：《仁齋小兒方》卷1"截風定搐治法" 阿膠散：治風熱涎潮，喘促，搐掣竄視。透明阿膠（炒，二錢半）、紫蘇（二錢），右爲末，每服一錢，入烏梅同少許同煎，灌下，神效。熱出於肺，熱則生風，阿膠清肺行小便故也，肺風用之尤妙。

② 老人虛秘：《得效方》卷6"秘澀" 葱白散：治老人大便不通。葱白（貳莖）、阿膠（壹片），右以水煎葱候熟，不用，却入阿膠溶開，溫服。（**按**：原無出處，今溯得其源。）

③ 千金方：《千金方》卷20"胞囊第三" 治胞轉，小便不得方……又方：阿膠三兩，水二升，煮取七合，頓服之。

④ 和劑局方：《局方》卷6"治瀉痢" 黃連阿膠丸：治腸胃氣虛，冷熱不調，下痢赤白，狀如魚腦，裏急後重，臍腹疼痛，口燥煩渴，小便不利。阿膠（碎炒，一兩）、黃連（去毛，三兩）、茯苓（去皮，二兩），右黃連、茯苓同爲細末，水調阿膠末，搜和，丸如梧桐子大。每服二十丸，溫米飲下，食前服。

⑤ 千金翼：《千金翼方》卷18"吐血第四" 主衄血方……又方：生地黃（三斤，切）、阿膠（二兩，炙）、蒲黃（六合），右三味以水五升，煮取三升，分三服。

⑥ 經驗：《普濟方》卷188"吐血" 辰膠散：治大人小兒吐血。阿膠（炒）、蛤粉（各一兩）、辰砂（少許），右爲細末，和粉紅色藕節擂汁，和蜜調下。（**按**：不明《經驗》來源。另溯其源。）

⑦ 普濟：《普濟方》卷190"嘔血" 阿膠散（出《經驗良方》）：治傷損嘔血，開胃。阿膠（三個好者，炒）、木香（一錢）、糯米（一合半），右爲細末，每服一錢，百沸湯點，不拘時。

⑧ 聖惠：《聖惠方》卷37"治鼻大衄諸方" 治大衄，口耳皆出血不止，阿膠散方：阿膠（半兩，搗碎，炒令黃燥）、蒲黃（一兩），右件藥搗細羅爲散，每服二錢，以水一中盞，入生地黃汁二合，煎至六分，不計時候溫服。

⑨ 秘韞：《乾坤生意》卷下"濟陰" 一方：治月水不止。用阿膠炒枯，爲末，用好酒空心調服。艾湯亦可。（**按**：《乾坤秘韞》無此方。）

⑩ 聖惠：《聖惠方》卷74"治妊娠尿血諸方" 治妊娠尿血……又方：阿膠（一兩，搗碎，炒令黃燥），右件藥搗細羅爲散，每於食前以粥飲調下二錢。

⑪ 妊娠血痢：《證類》卷16"阿膠" 《楊氏產乳》：療妊娠血痢。阿膠二兩，以酒一升半，煮取一升，頓服。（**按**：原無出處，今溯得其源。）

服,即愈。○又方:用阿膠末二兩,生地黃半斤擣汁,入清酒二升,分三服。《梅師方》①。**妊娠胎動**。《删繁》②用阿膠炙研二兩,香豉一升,葱一升,水三升,煮取一升,入膠化服。○《産寶》③膠艾湯:用阿膠炒〔二兩〕,熟艾葉二兩,葱白一升,水四升,煮一升,分服。**産後虛悶**。阿膠炒、枳殼炒各一兩,滑石二錢半,爲末,蜜丸梧子大。每服五十丸,温水下。未通,再服。《和劑局方》④。**久嗽經年**。阿膠炒、人參各二兩,爲末。每用三錢,豉湯一盞,入葱白少許,煎服,日三次。《聖濟總録》⑤。

黄明膠《綱目》

【釋名】牛皮膠《食療》⑥、水膠《外臺》⑦、海犀膏。

【正誤】【權⑧曰】白膠,一名黃明膠。【頌⑨曰】今方家所用黃明膠多是牛皮。本經阿膠亦用牛皮,是二膠亦通用。但今牛皮膠製備不精,故不堪用,止以膠物耳。而鹿角膠,《本經》謂之白膠,處處能作。但功倍于牛膠,故鮮有真者。【時珍曰】案《本經》,白膠一名鹿角膠,煮鹿角作之;阿膠一名傅致膠,煮牛皮作之。其說甚明。黃明膠即今水膠,乃牛皮所作,其色黃明,非白膠也,但非阿井水所作耳。甄權以黃明爲鹿角白膠,唐慎微又采黃明諸方附之,並誤矣。今正其誤,析附阿膠之後。但其功用亦與阿膠仿佛。苟阿膠難得,則真牛皮膠亦可權用。其性味皆平補,宜于虛熱。若

① 梅師方:《證類》卷16“阿膠” 梅師方:妊娠無故卒下血不止。取阿膠三兩,炙,擣末,酒一升半,煎令消,一服愈。又一方:以阿膠二兩,擣末,生地黃半斤,搗取汁,以清酒三升,絞汁,分三服。

② 删繁:《外臺》卷33“妊娠胎動方” 《删繁》:療女人懷妊,胎動不安,葱豉安胎湯方:香豉(一升,熬)、葱白(切,一升)、阿膠(二兩,炙),右三味切,以水三升,煮二物,取一升,去滓,下阿膠,更煎膠烊服。一日一夕可服三四劑。

③ 産寶:《婦人良方》卷12“胎動不安方論第四” 《産寶》方治胎動:熟艾、阿膠(各二兩)、葱白(一升),右以水四升,煮取一升半,分爲三服。

④ 和劑局方:《局方》卷9“治婦人諸疾” 阿膠枳殼丸:治産後虛羸,大便秘澀。阿膠(碎炒)、枳殼(浸,去瓤,麩炒,各二兩)、滑石(研飛,爲衣,半兩),右爲末,煉蜜丸如梧桐子大。每服二十丸,温水下。半日來未通再服。

⑤ 聖濟總録:《聖濟總録》卷65“久嗽” 治久咳嗽,阿膠飲方:阿膠(炙燥,一兩)、人參(二兩),右二味搗羅爲散,每服三錢匕,豉湯一盞,入葱白少許,同煎三沸,放温,遇嗽時呷三五呷。依前温暖,備嗽時再呷之。

⑥ 食療:《拾遺》見《證類》卷5“青琅玕” 陳藏器云……自然灰,今時以牛皮膠作假者,非也。(**按**:《食療》無此名,陳藏器所云牛皮膠亦不作黃明膠用。)

⑦ 水膠:《證類》卷16“白膠” 《斗門方》……海犀膏……水膠是也。(**按**:查《外臺》無“水膠”二字,此出《斗門方》。下“海犀膏”出處同此。)

⑧ 權:《藥性論》見《證類》卷16“白膠” ……白膠又名黃明膠。

⑨ 頌:《圖經》見《證類》卷16“阿膠” ……又今時方家用黃明膠,多是牛皮,《本經》阿膠亦用牛皮,是二皮亦通用。然今牛皮膠製作不甚精,但以膠物者,不堪藥用之。當以鹿角所煎者,而鹿角膠《本經》自謂之白膠,云出雲中,今處處皆得其法,可以作之。但功倍勞于牛膠,故鮮有真者,非自製造,恐多僞耳。

鹿角膠則性味熱補，非虛熱者所宜，不可不致辯也。

【氣味】甘，平，無毒。【主治】吐血、衄血、下血、血淋，下痢，妊婦胎動血下，風濕走注疼痛，打撲傷損，湯火灼瘡，一切癰疽腫毒，活血止痛，潤燥，利大小腸。時珍。

【附方】新二十四。肺痿吐血。黃明膠炙乾、花桑葉陰乾各二兩，研末。每服三錢，生地黃汁調下。《普濟方》①。肺破出血，或嗽血不止。用海犀膏即水膠一大片炙黃，塗酥再炙，研末。用白湯化三錢服之，即止。《斗門方》②。吐血咯血。黃明膠一兩切片炙黃，新綿一兩燒研。每服一錢，食後米飲服，日再。《食療》③。衄血不止。黃明膠盪奭，帖山根至髮際。《三因》④。妊娠下血。黃明膠二兩，酒煮化，頓服之。《肘後方》⑤。欬嗽不瘥。黃明膠炙研。每服一錢，人參末二錢，薄豉湯二盞，葱白少許，煎沸。嗽時溫呷三五口，即止。《食療》⑥。腎虛失精。水膠三兩，研末。以酒二盌化服，日三服。《千金》⑦。面上木痺。牛皮膠化，和桂末厚塗一二分，良。葉氏《摘玄方》⑧。寒濕脚氣。牛皮膠一塊細切，麪炒成珠，研末。每服一錢，酒下，其痛立止。萬氏⑨。風濕走痛。牛皮膠一兩，薑汁半盃，同化成膏，攤紙上，熱貼之，冷即易，甚效。一加乳香、没藥一錢。《鄧筆峰方》⑩。脚底木硬。牛皮膠，生薑汁化開，調南星末塗上，烘物熨之。尸脚坼裂。烊膠着布上，烘貼之。《千金方》⑪。破傷中風。黃明膠燒存性，研末。酒

---

① 普濟方：《普濟方》卷27"肺痿"　補肺散：治肺痿勞傷吐血。黃明膠（炙燥，二兩）、花桑葉（陰乾，二兩），右爲細散，每服三錢，用生地黃汁調下。糯米飲亦得。

② 斗門方：《證類》卷16"白膠"　《斗門方》：治肺破出血，忽嗽血不止者。用海犀膏一大片，於火上炙，令焦黃色後，以酥塗之。又炙再塗，令通透可碾爲末，用湯化三大錢匕，放冷服之，即血止。水膠是也，大驗。

③ 食療：《食療》見《證類》卷16"白膠"　……又，止吐血咯血，黃明膠一兩，切作小片子，炙令黃，新綿一兩，燒作灰細研，每服一錢匕，新米飲調下，不計年歲深遠並宜，食後臥時服。

④ 三因：《三因方》卷9"不内外因證治"　治鼻衄立效……一法：用黃膠，湯令軟，貼鼻㞠中。

⑤ 肘後方：《證類》卷16"白膠"　《肘後方》：妊娠卒下血：以酒煮〔白〕膠二兩，消盡頓服。（按：今本《肘後方》無此方。）

⑥ 食療：《食療》見《證類》卷16"白膠"　……治咳嗽不差者，黃明膠炙令半焦爲末，每服一錢匕，人參末二錢匕，用薄豉湯一盞八分，葱少許，入銚子煎一兩沸後，傾入盞，遇咳嗽時呷三五口後，依前溫暖，却准前咳嗽時喫之也……

⑦ 千金：《千金方》卷19"精極第四"　治虛勞尿精方……又方：乾膠三兩，末之，以酒二升和，分温爲三服，瘥止。（一方用鹿角膠。）

⑧ 葉氏摘玄方：（按：《丹溪摘玄》無此方，葉氏《摘玄方》書佚。）

⑨ 萬氏：《積善堂方》卷下　治一切寒濕脚氣，用牛皮膠一塊，以刀細切，入鍋内同㸇麪炒成珠，研爲細末，每服用酒調下一錢，其痛即止。

⑩ 鄧筆峰方：（按：書佚，無可溯源。）

⑪ 千金方：《千金方》卷22"癉疽第六"　治人脚無冬夏常拆裂，名曰尸脚方……又方：烊膠，膠乾，帛貼上。

服二錢,取汗。《普濟方》①。　跌撲傷損。真牛皮膠一兩,乾冬瓜皮一兩剉,同炒存性,研末。每服五錢,熱酒一鍾調服。仍飲酒二三鍾,暖臥,微汗痛止,一宿接元如故。藺氏②。　湯火傷灼。水煎膠如糊,冷掃塗之。《斗門》③。　一切腫毒,已成未成。用水膠一片,水漬爽,當頭開孔貼之。未有膿者自消,已潰者令膿自出。王燾《外臺秘要》④。　諸般癰腫。黃明膠一兩,水半升化開,入黃丹一兩煮勻,以翎掃上瘡口。如未成者,塗其四圍自消。《本事方》⑤。　便毒初起。水膠溶化,塗之即散。《直指》⑥。　乳癰初發。黃明水膠,以濃醋化,塗之立消。楊起《簡便方》⑦。　背疽初發。《阮氏經驗方》⑧用黃明牛皮膠四兩,酒一盞,重湯頓化,隨意飲盡。不能飲者,滾白湯飲之。服此毒不內攻,不傳惡症。○談埜翁《試效方》⑨以新瓦上燒存性,研末,酒二盞服之。○《唐氏經驗方》⑩又加穿山甲四片,同燒存性。云極妙無比。　瘰癧結核。黑牛皮膠溶化,攤膏貼之。已潰者,將膏搓作線,長寸許,紝入孔中,頻換拭之,取效。《楊氏經驗》⑪。　小兒痘瘢⑫。黃明膠炒,研末,溫酒調服一錢匕。痘已出者,服之無瘢;未出者,服之瀉下。　物入耳中。以麻繩剪令頭散,着膠粘上,徐引出之。《千金》⑬。

---

① 普濟方:《普濟方》卷113"破傷風"　治破傷風:黃明膠燒存性,調二錢,以好酒調之。
② 藺氏:(按:書佚,無可溯源。)
③ 斗門:《證類》卷16"白膠"　《斗門方》……又方:治湯火瘡。用水煎膠,令稀稠得所,待冷塗瘡。
④ 外臺秘要:《外臺》卷24"癰腫方"　又凡腫已潰未潰者方:以膠一片,水漬令軟納納然,稱腫之大小貼,當頭上開孔。若已潰還合者,膿當被膠急撮之,膿皆出盡。未有膿者,腫當自消矣。
⑤ 本事方:《本事方》卷6"金瘡癰疽打撲諸瘡破傷風"　斂瘡內消方:黃明膠一兩,水半升消了,入黃丹一兩,再煮三五沸,又放溫冷。以雞毛掃在瘡口上。如未成即塗腫處,自消。
⑥ 直指:《直指方》卷23"便毒證治"　膠方:便毒初發。水膠用水溶開,塗敷。
⑦ 簡便方:(按:查《經驗奇效單方》,未能溯得其源。)
⑧ 阮氏經驗方:(按:書佚,無可溯源。)
⑨ 試效方:(按:未見原書,待考。)
⑩ 唐氏經驗方:(按:書佚,無可溯源。)
⑪ 楊氏經驗:《奇效單方》卷上"十二瘡瘍"　治瘰癧未穿,用黑牛皮膠溶,攤作膏藥,貼患處。已潰,將前膠搓作燈草大,一寸長,頻作潰處,頻換頻拭,即愈。(按:未見《楊氏經驗》有此方,另溯其源。)
⑫ 小兒痘瘢:《普濟方》卷404"痘疹後滅瘢痕"　療小兒面上瘡,痘子滅瘢法:用黃明膠慢火炙,爲末,溫酒調服一錢。已出者服之無瘢,未出服之瀉下。(按:原無出處,今溯得其源。)
⑬ 千金:《千金方》卷6"耳疾第八"　治耳中有物不可出方:以弓弦從一頭,令散,傅好膠柱,著耳中物上停之,令相著,徐徐引出。(按:《普濟方》卷55"百蟲入耳"引同方,云出《千金》,方用"麻繩",方後又云"用弓弦尤妙"。《千金方》卷6"耳疾"原作"弓弦"。時珍或轉引自《普濟方》。)

牛黄《本經》①上品

【釋名】丑寶。【時珍曰】牛屬丑,故隱其名。《金光明經》②謂之瞿盧折娜。

【集解】【《別錄》③曰】牛黄生隴西及晉地,特牛膽中得之,即陰乾百日使燥,無令見日月光。【普④曰】牛死則黄入膽中,如雞子黄也。【弘景⑤曰】舊云神牛出入鳴吼者有之,夜視有光走入牛角中,以盆水承而吐之,即墮落水中。今人多就膽中得之。一子大如雞子黄,相重疊。藥中之貴,莫復過此。一子及三二分,好者直五六千至一萬也。多出梁州、益州。【恭⑥曰】牛黄今出萊州、密州、淄州、青州、巂州、戎州。牛有黄者,必多吼唤,喝迫而得者,謂之生黄,最佳。黄有三種:散黄粒如麻豆;漫黄若雞卵中黄糊,在肝膽間;圓黄爲塊,形有大小,並在肝膽中。多生于犙特牛,其牳牛未聞有黄也。【頌⑦曰】今出登、萊州。他處或有,不甚佳。凡牛有黄者,身上夜有光,眼如血色,時復鳴吼,恐懼人。又好照水,人以盆水承之,伺其吐出,乃喝迫,即墮下水中,取得陰乾百日。一子如雞子黄大,重疊可揭折,輕虚而氣香者佳。然人多偽之,試法但揩摩手甲上,透甲黄者爲真。【雷⑧曰】此有

---

① 本經:《本經》《別錄》(《藥對》)見《證類》卷16"牛黄" 味苦,平,有小毒。主驚癇寒熱,熱盛狂痓。除邪逐鬼。療小兒百病,諸癇熱口不開,大人狂癲。又墮胎。久服輕身增年,令人不忘。生晉地平澤,於牛得之,即陰乾百日,使時燥,無令見日月光。(人參爲之使,得牡丹、菖蒲利耳目。惡龍骨、地黄、龍膽、蜚蠊,畏牛膝。)

② 金光明經:《金光明經》卷7"大辯才天女品第十五之一" ……牛黄(瞿盧折娜)……(按:陳明《漢譯佛經中的天竺藥名札記(三)》見《中醫藥文化》第13卷3期14-16頁,對牛黄佛經中名"瞿盧折娜"或"瞿嚧折娜"、"瞿嚧者那"有詳論。)

③ 別錄:見本頁注①。(按:時珍改"於牛得之"爲"特牛膽中得之"。)

④ 普:《證類》卷16"牛黄" 吳氏云:牛黄無毒,牛出入呻者有之,夜光走角中,牛死入膽中,如雞子黄。

⑤ 弘景:《集注》見《證類》卷16"牛黄" 陶隱居云:舊云神牛出入,鳴吼者有之。伺其出角上,以盆水承而吐之,即墮落水中。今人多皆就膽中得之,多出梁益。一子如雞子黄大,相重迭。藥中之貴,莫復過此。一子及三二分,好者直五六千至一萬。

⑥ 恭:《唐本草》見《證類》卷16"牛黄" 《唐本》注云:牛黄今出萊州。密州、淄州、青州、舊州、戎州。牛有黄者,必多吼唤,喝迫而得之,謂之生黄,最佳。黄有三種,散黄粒如麻豆,慢黄若雞卵中黄,糊在肝膽。圓黄爲塊形,有大小,並在肝膽中。多生於犙特牛。其吳牛未聞有黄也。

⑦ 頌:《圖經》見《證類》卷16"牛黄" 牛黄,出晉地平澤,今出登、萊州,它處或有,不甚佳。凡牛有黄者,毛皮光澤,眼如血色,時復鳴吼,又好照水。人以盆水承之,伺其吐出,乃喝迫,即墮落水中。既得之,陰乾百日,一子如雞子黄大,其重迭可揭折,輕虚而氣香者佳。然此物多偽,今人試之,皆揩摩手甲上,以透甲黄者爲真。

⑧ 雷:《炮炙論》見《證類》卷16"牛黄" 雷公云:凡使有四件,第一是生神黄,賺得者;次有角黄,是取之者;又有心黄,是病死後識者剥之,擘破取心,其黄在心中,如濃黄醬汁,採得便投於水中,黄霑水復便如碎蒺藜子許如豆粒,硬如帝珠子;次有肝黄,其牛身上,光眼如血,色多酖弄,好照水,自有夜光,恐懼人或有人別採之,可有神妙之事……/《圖經》(所見同上) 又云:此有四種,喝迫而得者名生黄,其殺死而在角中得者名角中黄。心中剥得者名心黄,初在心中如漿汁,取得便投水中,沾水乃硬如碎蒺藜或皂莢子是也。肝膽中得之者名肝黄。大抵皆不及喝迫得者最勝……(按:對照以上溯源,時珍當引自《圖經》,未遵雷公原文。)

四種。喝迫而得者,名生神黄。殺死在角中得者,名角中黄。牛病死後心中剥得者,名心黄,初在心中如黄漿汁,取得便投水中,沾水乃硬,如碎蒺藜及豆與帝珠子者是也。肝膽中得者名肝黄,大抵皆不及生黄爲勝。【宗奭①曰】牛黄輕鬆,自然微香。西戎有犛牛黄,堅而不香。又有駱駝黄,極易得,亦能相亂,不可不審之。

【修治】【敩②曰】凡用,單搗,細研如塵,絹裹定,以黄嫩牛皮裹,懸井中一宿,去水三四尺,明早取之。【氣味】苦,平,有小毒。【《日華》③曰】甘,凉。【普④曰】無毒。○【之才⑤曰】人參爲之使。得牡丹、昌蒲,利耳目。惡龍骨、龍膽、地黄、常山、蜚蠊,畏牛膝、乾漆。【時珍曰】《別録》言牛黄惡龍膽,而錢乙治小兒急驚疳病,凉驚丸、麝香丸皆兩用之,何哉?龍膽治驚癇解熱殺蟲,與牛黄主治相近,亦肝經藥也,不應相惡如此。【主治】驚癇寒熱,熱盛狂痓,除邪逐鬼。《本經》⑥。療小兒百病,諸癇熱,口不開,大人狂顛,又墮胎。久服,輕身增年,令人不忘。《別録》⑦。主中風失音口噤,驚悸,天行時疾,健忘虛乏。《日華》⑧。安魂定魄,辟邪魅,卒中惡,小兒夜啼。甄權⑨。益肝膽,定精神,除熱,止驚痢,辟惡氣,除百病。思邈⑩。清心化熱,利痰凉驚。寧原⑪。痘瘡紫色,發狂譫語者可用。時珍。○出王氏方⑫。

【發明】【李杲⑬曰】牛黄入肝,治筋病。凡中風入臟者,必用牛、雄、腦、麝之劑,入骨髓,透肌膚,以引風出。若風中腑及血脉者用之,恐引風邪流入於骨髓,如油入麪,莫之能出也。【時珍曰】牛之黄,牛之病也。故有黄之牛,多病而易死。諸獸皆有黄,人之病黄者亦然。因其病在心及肝

① 宗奭:《衍義》卷16"牛黄"　亦有駱駝黄,皆西戎所出也。駱駝黄極易得,醫家當審別考而用之,爲其形相亂也。黄牛黄輕鬆,自然微香,以此爲異。蓋又有犛牛黄,堅而不香。

② 敩:《炮炙論》見《證類》卷16"牛黄"　……凡用須先單搗,細研如塵,却絹裹。又用黄犍牛皮裹,安于井面上,去水三四尺已來一宿,至明方取用之。

③ 日華:《日華子》見《證類》卷16"牛黄"　牛黄,凉……

④ 普:見3266頁注④。

⑤ 之才:古本《藥對》見3266頁注①括號中七情文。

⑥ 本經:見3266頁注①白字。

⑦ 別録:見3266頁注①。

⑧ 日華:《日華子》見《證類》卷16"牛黄"　牛黄,凉,療中風失音,口噤,驚悸,婦人血噤,驚悸,天行時疾,健忘虛乏。

⑨ 甄權:《藥性論》見《證類》卷16"牛黄"　……能辟邪魅,安魂定魄,小兒夜啼。主卒中惡。

⑩ 思邈:《千金方》卷5"初生出腹第二"　牛黄益肝膽,除熱,定精神,止驚,辟惡氣,除小兒百病也。

⑪ 寧原:《食鑑本草》卷上"牛肉"　黄:治大人小兒驚癇,搐搦煩熱之疾。清心化熱,利痰凉驚。

⑫ 王氏方:(按:出處欠明,未能溯源。)

⑬ 李杲:《醫學發明》卷9"中風有三"　……中臟,痰涎昏冒,宜至寶丹之類鎮墜。若中血脉,中腑之病,初不宜用龍、麝、牛黄。爲麝香治脾入肉,牛黄入肝治筋,龍腦入腎治骨。恐引風深入骨髓,如油入面,莫之能出……

膽之間，凝結成黃，故還能治心及肝膽之病。正如人之淋石復能治淋也。按《宋史》①云：宗澤知萊州，使者取牛黃。澤云：方春疫癘，牛飲其毒則結爲黃。今和氣流行，牛無黃矣。觀此，則黃爲牛病，尤可徵矣。

【附方】舊四，新四。**初生三日**，去驚邪，辟惡氣。以牛黃一豆許，以赤蜜如酸棗許，研匀，綿蘸，令兒吮之，一日令盡。《姚和衆方》②。**七日口噤**。牛黃爲末，以淡竹瀝化一字，灌之。更以豬乳滴之。《外臺》③。**初生胎熱**，或身體黃者。以真牛黃一豆大，入蜜調膏，乳汁化開，時時滴兒口中。形色不實者，勿多服。錢氏《小兒方》④。**小兒熱驚**。牛黃一杏仁大，竹瀝、姜汁各一合，和匀與服。《總微論》⑤。**驚癇嚼舌**，迷悶仰目。牛黃一豆許，研，和蜜水灌之。《廣利方》⑥。**小兒驚候**。小兒積熱毛焦，睡語，欲發驚者。牛黃六分，朱砂五錢，同研。以犀角磨汁，調服一錢。《總微論》⑦。**腹痛夜啼**。牛黃一豆許，乳汁化服。仍書田字於臍下。《聖惠方》⑧。**痘瘡黑陷**。牛黃二粒，朱砂一分，研末。蜜浸臙脂，取汁調搽，一日一上。王氏《痘疹方》⑨。

鮓荅《綱目》

【集解】【時珍曰】鮓荅生走獸及牛馬諸畜肝膽之間，有肉囊裹之，多至升許，大者如雞子，小者如栗，如榛。其狀白色，似石非石，似骨非骨，打破層叠。嘉靖庚子年，蘄州侯屠殺一黃牛得此物，人無識者。有番僧云：此至寶也，牛、馬、豬畜皆有之，可以祈雨。西域有密咒，則霖雨立至。不知咒

---

① 宋史：《宋史》卷360“宗澤傳”　宗澤，字汝霖，婺州義烏人……知萊州掖縣，部使者得旨市牛黃。澤報曰：方時疫癘，牛飲其毒則結爲黃。今和氣橫流，牛安得黃？

② 姚和衆方：《證類》卷16“牛黃”　姚和衆：治小孩初生三日去驚邪，辟惡氣，牛黃一大豆許，細研，以赤蜜酸棗許，熟研，以綿蘸之令兒吮之，一日令盡。

③ 外臺：《聖惠方》卷82“治小兒口噤諸方”　治初生兒至七日已來口噤，方：牛黃（一錢，細研），右以竹瀝調一字灌之，更以豬乳點口中，差。（**按**：《外臺》卷35有方，用藥雖同，治證則異，非時珍所引。）

④ 錢氏小兒方：（**按**：查《小兒藥證直訣》無此方，未能溯得其源。）

⑤ 總微論：《小兒衛生總微論》卷5“驚癇方下”　生葛飲子：治熱極不已，欲發驚癇。生葛汁（一合）、竹瀝（一合）、牛黃（如杏仁許，別研），右相和，每服半合，量大小與之，無時。

⑥ 廣利方：《證類》卷16“牛黃”　《廣利方》：治孩子驚癇不知，迷悶，嚼舌仰目，牛黃一大豆研和，蜜水服之。

⑦ 總微論：《小兒衛生總微論》卷5“驚癇方下”　治小兒心胸積熱毛焦，睡中狂語，欲發驚。朱砂（半兩，研，水飛）、牛黃（六分），右同研如粉，每服一錢，磨犀角水調服，量大小與之，無時。

⑧ 聖惠方：《聖惠方》卷82“治小兒夜啼諸方”　治小兒腹痛夜啼……又方：右以牛黃如小豆大，乳汁化破服之……又方：右臍下書田字，差。

⑨ 王氏痘疹方：（**按**：未見該書存世，待考。）

者,但以水浸搬弄,亦能致雨。後攷陶九成《輟耕録》①所載鮓荅,即此物也。其言曰:蒙古人禱雨,惟以净水一盆,浸石子數枚,淘漉玩弄,密持咒語,良久輒雨。石子名鮓荅,大者如雞卵,小者不等,乃走獸腹中所産,獨牛、馬者最妙,蓋牛黄、狗寶之類也。又按《京房易占》②云:兵强主武,則牛腹生石。據此則鮓荅、狗寶同一類也。但生于狗腹者爲狗寶耳。

【氣味】甘、鹹,平,無毒。【主治】驚癇毒瘡。時珍。

狗寶《綱目》

【集解】【時珍曰】狗寶生癩狗腹中,狀如白石,帶青色,其理層叠,亦難得之物也。按賈似道《悦生隨抄》③云:任丘縣民家一犬甚惡,後病衰,爲衆犬所噬而死。剖之,其心已化,似石非石,其重如石,而包膜絡之如寒灰,觀其脉理猶是心,不知何緣致此? 嘗聞人患石淋,有石塊刀斧不能破。又嘗見龍脛骨中髓皆是白石,虎目光落地亦成白石,星之光氣也落則成石,松亦化石,蛇、蟹、蠶皆能成石。萬物變化如此,不可一概斷也。時珍嘗静思之,牛之黄,狗之寶,馬之墨,鹿之玉,犀之通天,獸之鮓荅,皆物之病,而人以爲寶也。人靈於物而猶不免此病,況物乎? 人之病淋有沙石者,非獸之鮓荅乎? 人之病癖有心似金石者,非狗之寶乎? 此皆囿於物而不能化者,故禽鳥有生卵如石者焉。按《程氏遺書》④載:有波斯人發閩中古塚,棺内俱盡,惟心堅如石。鋸開觀之,有山水青碧如畫,傍有一女,靚粧憑欄。蓋此女有愛山癖,朝夕注意,故纚結如此。又《宋潜溪文集》⑤載:臨川浮屠法循,行(献)〔般〕舟三昧法,示寂後火焚,惟心不化,出五色光,有佛像高三寸,非骨非石,百體具足。又徽水有優婆塞,行禪觀之法,及死火葬,心内包觀音像如刻成。此皆志局於物,用志不分,精靈氣液

---

① 輟耕録:《輟耕録》卷 4"禱雨"　往往見蒙古人之禱雨者,非若方士然。至於印令旗劍、符圖氣訣之類,一無所用,惟取净水一盆,浸石子數枚而已。其大者若雞卵,小者不等。然後黙持密咒,將石子淘漉玩弄,如此良久,輒有雨。豈其静定之功已成,特假此以愚人耳? 抑果異物耶? 石子名曰鮓荅,乃走獸腹中所産,獨牛馬者最妙,恐亦是牛黄、狗寶之屬耳。
② 京房易占:《唐開元占經》卷 117"牛咎徵·牛疫"　京房曰:……兵强主武,則牛生石。
③ 悦生隨抄:《説郛》弓 20《悦生隨抄》　舅氏慈公遠好記異事。一日遠來相訪,言任丘縣友人養惡犬甚猛,群犬莫能勝。晚年既衰,瘁爲衆犬所嚙,憒憒不食而死。剖其心,已化爲石,而膜絡包之,似石非石,色如寒灰,重如磚瓦,觀其脉縷真心也。不知何緣至此。然嘗聞人患石淋者,皆旋細石痕塊,有刀斧不破者。頃嘗見龍頸骨中髓,皆是白石。虎目光落地,亦成白石。星光,氣也,落則成石。松亦成石。蛇、蟹、蠶皆成石。萬物變化,不可一概斷,耳目所不聞見者,何限哉。
④ 程氏遺書:《文憲集》卷 28"録客語"　……甲客云:近有奇事。臨川浮屠曰法循者,常行般舟三昧,一夕示寂闍維,心獨不化,乃集爐火煅之,俄出五色光屬天。就視之,獲佛像高三寸,非金非石,具顏面手足,及衣之襞積,若刻成者……丙客云:不然也,某在澂水時,親覩一事,與臨川正類。有優婆塞,負販淮中。遇異人授以禪觀之法。逮歸,不言不笑,唯好同結廬山社者游。死後火葬,心内包觀自在像,鸚鵡軍持皆具,是未可非也……昔波斯人來閩,相古墓有寶氣,乃謁墓隣,以錢數萬市之。墓隣諱,不與。波斯曰:汝無庸爾也。此墓已無主五百年矣。墓隣始受錢。波斯發之,見棺衾肌肉潰盡,唯心堅如石。鋸開觀之,佳山水,青碧如畫。傍有一女,靚妝,凭欄凝睇。蓋此女有愛山癖,朝夕吐吞清氣,故能融結,至於如此。(按:查《二程遺書》未見載此事者,見宋濂《潛溪文集》,今本名《文憲集》。)
⑤ 宋潜溪文集:見上注。

因感而凝形,正如孕女感異像而成鬼胎之類,非祥也,病也,有情之無情也。

【氣味】甘、鹹,平,有小毒。【主治】噎食及癰疽瘡瘍。時珍。

【附方】新四。噎食病,數月不愈者。用狗寶爲末。每服一分,以威靈仙二兩、鹽二錢,搗如泥,將水一鍾攪勻,去滓調服,日二。不過三日愈,後服補劑。《杏林摘要》①。狗寶丸。治癰疽發背諸毒,初覺壯熱煩渴者。用癩狗寶一兩、臘月黑狗膽、臘月鯉魚膽各一枚,蟾酥二錢,蜈蚣炙七條,硇砂、乳香、没藥、輕粉、雄黄、烏金石各一錢,粉霜三錢,麝香一分,同爲末。用首生男兒乳一合,黄蠟三錢,熬膏和丸緑豆大。每服一丸或三丸,以白丁香七枚研,調新汲水送下。暖卧,汗出爲度。不過三服立效,後食白粥補之。《濟生方》②。赤疔瘡。狗寶丸:用狗寶八分,蟾酥二錢,龍腦二錢,麝香一錢,爲末,好酒和丸麻子大。每服三丸,以生葱三寸同嚼細,用熱葱酒送下,暖卧,汗出爲度。後服流氣追毒藥,貼拔毒膏,取愈。《通玄論》③。反胃膈氣。丁丹厓祖傳狗寶丸:用硫黄、水銀各一錢,同炒成金色,入狗寶三錢,爲末。以雞卵一枚,去白留黄,和藥攪勻,紙封泥固,煻火煨半日,取出研細。每服五分,燒酒調服,不過三服見效。楊氏《頤真堂方》④。

底野迦《唐本草》⑤

【集解】【恭⑥曰】出西戎。彼人云:用豬膽作之。狀似久壞丸藥,赤黑色。胡人時將至此,甚珍重之。試用有效。【頌⑦曰】宋時南海亦或有之。

【氣味】苦,寒,無毒。【主治】百病中惡,客忤邪氣,心腹積聚。《唐本草》⑧。

① 杏林摘要:(按:書佚,無可溯源。)
② 濟生方:《濟生方》“癰疽疔腫門・癰疽論治” 狗寶圓:專治癰疽發背,附骨疽,諸般惡瘡。狗寶(一兩,生用,癩狗腹中得之)、蟾酥(二錢)、乳香(別研)、没藥(別研)、雄黄、硇砂、輕粉、麝香、鉛白霜、粉霜(別研,以上各一錢)、金頭蜈蚣(七個,頭、尾、脚足炙黄色,研如泥)、烏金石(即石炭,袁州萍鄉縣有之,二錢)、鯉魚膽(七個,乾者用之,去皮,臘月者尤佳)、狗膽(一個,乾者用之,去皮,黑狗者,臘月者好)、頭胎孩兒乳(一合)、黄蠟(三錢),右先將頭胎兒乳、黄蠟放在銚内,文武火化開,用前藥末和成劑,放在瓷器内,要用,旋圓如麻子大兩圓,如病大三圓,用白丁香七個,直者爲妙,以新汲水化開,送下狗寶圓。腰以下病食前服,腰以上食後服,如人行三里,用熱葱白粥投之,即以衣被蓋定,汗出爲度。以後只吃瓜齏白粥,常服十奇散,留頭四邊,以烏龍膏貼之。
③ 通玄論:(按:書佚,無可溯源。)
④ 頤真堂方:(按:書佚,無可溯源。)
⑤ 唐本草:《唐本草》見《證類》卷16“底野迦” 味辛、苦,平,無毒。主百病中惡,客忤邪氣,心腹積聚。出西戎。
⑥ 恭:《唐本草》見《證類》卷16“底野迦” 《唐本》注云:彼人云:用諸膽作之,狀似久壞丸藥,赤黑色。胡人時將至此,甚珍貴。試用有效。
⑦ 頌:《圖經》見《證類》卷16“牛黄” ……又有底野迦,是西戎人用諸膽和合作之,狀似久壞丸藥,赤黑色,今南海或有之。
⑧ 唐本草:見本頁注⑤。

諸血《拾遺》①

【集解】【時珍曰】獸畜有水陸之産,方土之殊,寒熱温涼之不同,有毒無毒之各異。陳氏概以《諸血》立條,主病似欠分明,姑存其舊而已。其各血主治,俱見本條。

【氣味】甘,平。【主治】補人身血不足,或患血枯,皮上膚起,面無顔色者,皆不足也,並宜生飲。又解諸藥毒、菌毒,止渴,除丹毒,去煩熱。藏器②。

諸朽骨《拾遺》③

【集解】【時珍曰】朽骨不分何骨,然亦當取所知無毒之骨可也。

【主治】骨蒸。○東墻腐骨磨醋,塗痕令滅。又塗瘒瘍風瘑癬白爛者,東墻向陽也。藏器④。治風牙痛,止水痢。時珍。

【附方】舊一,新三。骨蒸發熱。多取諸朽骨,洗净土氣,釜煮;入桃柳枝各五斗,煮枯;再入棘針三斗,煮減半;去滓,以酢漿水和之,煮三五沸。令患者正坐散髮,以湯從頂淋之,唯熱爲佳。若心悶,可少進冷粥。當得大汗,出惡氣。汗乾乃粉身,食豉粥。《拾遺》⑤。水痢不止。朽骨灰,六月六日麴炒,等分,爲末,飲服方寸匕。乃御傳方也。《張文仲方》⑥。風牙作痛。東墻下朽骨,削牙,煻火中煨熱,病處咬之,冷即易。《外臺秘要》⑦。打擊青腫。墻上朽骨,和唾於石上磨,塗之,乾即易。《千金》⑧。

① 拾遺:《證類》卷 18“五種陳藏器餘‧諸血” 味甘,平。主補人身血不足。或因患血枯,皮上膚起,面無顔色者,皆不足也。並生飲之。又解諸藥毒、菌毒,止渴,除丹毒,去煩熱,食筋令人多力。

② 藏器:見上注。

③ 拾遺:《證類》卷 16“五種陳藏器餘‧諸朽骨” 主骨蒸。多取净洗,刮却土氣,於釜中煮之,取桃、柳枝各五斗煮,枯棘針三斗煮減半,去滓,以酢漿水和之煮三五沸,將出。令患者散髮正坐,以湯從頂淋之,唯熱爲佳。若心悶,可進少冷飯,當得大汗,去惡氣,汗乾可粉身。食豉粥,羸者少與。又東牆腐骨,醋磨塗痕得滅,及除瘒瘍風、瘑癬白爛。東牆,牆之東,最向陽也。

④ 藏器:見上注。

⑤ 拾遺:見上注。

⑥ 張文仲方:《外臺》卷 25“水痢方” 文仲療水痢百起者……又方:朽骨灰、牛骨灰(亦得)、神麴(炒黄),右三味等分爲散,空腹飲服一方寸匕。無六月六日麴時,用常麴亦得。御傳。

⑦ 外臺秘要:《外臺》卷 22“牙疼痛及蟲方” 《必效》:療牙風疼方:取東牆下朽骨,削之如疼牙齒許大,於煻灰中煨燒令熱,於所痛處齧之,冷即易之。

⑧ 千金:《千金方》卷 25“被打第三” 治被打擊頭眼青腫方……又方:牆上朽骨,唾于石上研磨,塗之,乾即易。

震肉《拾遺》①

【集解】【藏器②曰】此六畜爲天雷所霹靂者，因其事而用之也。【時珍曰】按《雷書》③云：雷震六畜肉，不可食，令人成大風疾。

【主治】小兒夜驚，大人因驚失心，作脯食之。藏器④。

敗鼓皮《別錄》⑤下品　　【校正】原在草部，宋本移入獸部。

【集解】【宗奭⑥曰】此是穿敗者，不言是何皮，馬、驢皮皆可爲之，當以黃牛皮者爲勝。唐韓退之所謂"牛溲、馬勃，敗鼓之皮，醫師收畜，待用無遺"者也。今用處絶少，尤好煎膠。

【氣味】平，無毒。【主治】中蠱毒。《別錄》⑦。○【弘景⑧曰】燒作屑，水和服之。病人即喚蠱主姓名，往呼本主取蠱即瘥，與白〔蘘〕〔蘘〕荷同功。治小便淋瀝，塗月蝕耳瘡，並燒灰用。時珍。○出《藥對》⑨。

【附方】舊三。中蠱毒。《梅師方》⑩云：凡中蠱毒，或下血如鵝肝，或吐血，或心腹切痛，如有物咬。不即治之，食人五臟即死。欲知是蠱，但令病人吐水，沉者是，浮者非也。用敗鼓皮燒灰，酒服方寸匕。須臾，自呼蠱主姓名。○《外臺秘要》⑪云：治蠱，取敗鼓皮廣五寸，長一尺，薔薇根五寸，如拇指大，水一升，酒三升，煮二升，服之。當下蠱蟲，即愈。月蝕瘡。《集驗》用救月蝕鼓

---

① 拾遺：《證類》卷17"四種陳藏器餘·震肉"　無毒。主小兒夜驚，大人因驚失心。亦作脯與食之。此畜爲天雷所霹靂者是。

② 藏器：見上注。

③ 雷書：（**按**：僅見《綱目》引錄。未能溯得其源。）

④ 藏器：見本頁注①。

⑤ 別錄：《別錄》見《證類》卷18"敗鼓皮"　平。主中蠱毒。

⑥ 宗奭：《衍義》卷16"敗鼓皮"　黃牛皮爲勝。今不言是何皮，蓋亦以驢、馬皮爲之者。唐韓退之所謂牛溲、馬勃、敗鼓之皮，俱收並蓄，待用無遺者。今用處亦少，尤好煎膠。專用牛皮，始可入藥。

⑦ 別錄：見本頁注⑤。

⑧ 弘景：《集注》見《證類》卷18"敗鼓皮"　陶隱居云：此用穿敗者，燒作屑，水和服之。病人即喚蠱主姓名，仍往令其呼取蠱，便差。白蘘荷亦然。

⑨ 藥對：《證類》卷2"〔諸病通用藥〕"　小便淋：《藥對》……敗鼓皮（平，主利小便，臣。）（**按**："塗月蝕耳瘡"非出《藥對》，乃出《外臺》所引《集驗方》。見3273頁注①。）

⑩ 梅師方：《證類》卷18"敗鼓皮"　《梅師方》：治卒中蠱毒，下血如鵝肝，晝夜不絶，藏腑壞敗待死。知蠱姓名方，破鼓皮燒灰服，自呼名治之即去。又欲知蠱毒主姓名，取敗鼓皮少許，燒末飲服，病人須臾自當呼蠱主姓名。

⑪ 外臺秘要：《外臺》卷28"中蠱毒方"　《小品》療蠱方：鼓皮（廣五寸，長一尺）、薔薇根（五寸，如足拇趾大，細切。本方云莨菪根）。右二味，以水一升，清酒三升，煮取一升，頓服之，當下蠱，即愈。

皮,掌大一片,以苦酒三升漬一宿,塗之。或燒灰,豬脂調塗。《外臺》①。

氈《拾遺》②

【集解】【時珍曰】氈屬甚多,出西北方,皆畜毛所作。其白、其黑者,本色也。其青、烏、黄、赤者,染色也。其氈毯、褐纈、氀毻、氀氈等稱者,因物命名也。大抵入藥不甚相遠。

烏氈。【氣味】無毒。【主治】火燒生瘡,令不着風水,止血,除賊風。燒灰,酒服二錢匕,治產後血下不止。久臥吸人脂血,損顏色,上氣。藏器③。

【附方】新四。墜損疼痛。故馬氈兩段,酒五升,鹽一抄,煮熱裹之,冷即易,三五度瘥。《廣濟方》④。牙疳鼻疳。氈褐不拘紅黑燒存性、白礬燒枯各一錢,尿桶白鹼一錢半,燒過,同研搽,神效。《簡便》⑤。夜夢魘寐。以赤纈一尺,枕之即安。《肘後》⑥。赤白崩漏。氈燒灰,酒服二錢。白崩用白氈,紅崩用紅氈。《海上》⑦。

六畜毛蹄甲《本經》⑧下品

【集解】【弘景⑨曰】六畜,謂牛、羊、豬、馬、雞、(駝)〔狗〕也。驢、騾亦其類。各條已有主療,亦不必出此矣。【時珍曰】此係《本經》一品,姑存以見古蹟。

【氣味】鹹,平,有毒。【主治】鬼疰蠱毒,寒熱驚癇,癲痓狂走。駱駝毛

---

① 外臺:《外臺》卷29"月蝕瘡方" 《集驗》:療月蝕瘡方:救月蝕,鼓皮如手許大一片,以苦酒三升漬一宿,以塗瘡上。或云燒作灰,脂和敷之。

② 拾遺:《證類》卷16"五種陳藏器餘·烏氈" 無毒。主火燒生瘡,令不著風水,止血,除賊風。燒爲灰,酒下二錢匕,主產後血下不止,久臥吸人脂血,令人無顏色,上氣。

③ 藏器:見上注。

④ 廣濟方:《外臺》卷29"墜損方" 《廣濟》:療墜損骨肉,苦疼痛不可忍方:故馬氈兩段,其氈欲得故膩者,於鐺中以酒五升,著一抄鹽,煮令熱,即内氈於鐺中,看氈熱,便用裹所損處,冷即易之。勿令久熱,傷肉,如是三五遍,痛定即止。仍服止痛藥散,即漸差。

⑤ 簡便:《簡便單方》卷下"十七口齒" 治牙疳,亦治鼻疳:白城(一錢半,燒灰净,□内取)、氈褐(不拘紅黑,燒灰)、枯礬(各一錢),右爲細末,濕者乾搽,乾者先潤油後搽藥。

⑥ 肘後:《肘後方》卷1"治卒魘寐不寤方第五" 辟魘寐方……又方:真赤闟方一(赤)〔尺〕,以枕之。

⑦ 海上:《普濟方》卷346"產後惡露不絶" 治產後血不止:用烏氈燒爲灰,酒下二錢。(按:温氏《海上方》無此方。今録近似方備參。)

⑧ 本經:《本經》《別錄》見《證類》卷18"六畜毛蹄甲" 味鹹,平,有毒。主鬼疰蠱毒,寒熱驚癇,癲痓狂走。駱駝毛尤良。

⑨ 弘景:《集注》見《證類》卷18"六畜毛蹄甲" 陶隱居云:六畜,謂馬、牛、羊、豬、狗、雞也。騾、驢亦其類。駱駝,方家並少用。且馬、牛、羊、雞、豬、狗毛蹄,亦各出其身之品類中,所主療不必同此矣。

尤良。《本經》①。

六畜心《綱目》②

【集解】【時珍曰】古方多用六畜心治心病，從其類也。而又有殺時驚氣入心、怒氣入肝、諸心損心、諸肝損肝之説，與之相反。【主治】心昏多忘，心虛作痛，驚悸恐惑。時珍。

【附方】新二。健忘。心孔昏塞，多忘喜誤。取牛、馬、豬、雞、羊、犬心，乾之爲末。向日酒服方寸匕，日三服，聞一知十。《外臺》③。蛕蟲心痛。用六畜心，生切作四臠，縱橫割路，納朱砂或雄黃于中，吞之，蟲死即愈。《集驗》④。

諸肉有毒《拾遺》⑤

牛獨肝　黑牛白頭　牛馬生疔死

羊獨角　黑羊白頭　豬羊心肝有孔　馬生角　白羊黑頭　馬鞍下黑肉

馬肝　白馬黑頭　六畜自死首北向

馬無夜眼　白馬青蹄

六畜自死口不閉　猘犬肉

犬有懸蹄　六畜疫病瘡疥死

鹿白臆　鹿文如豹　諸畜帶龍形　獸岐尾　諸獸赤足

諸畜肉中有米星　獸並頭

禽獸肝青　諸獸中毒箭死

---

① 本經：見前頁注⑧。
② 綱目：原脱。今據本卷目録補。
③ 外臺：《普濟方》卷17"心健忘"　療人心孔昏塞，多忘喜誤（出《聖惠方》）：取牛、馬、豬、雞心，乾之、末，向日酒服方寸匕，日三。聞一知十。（按：《外臺》無此方，今另溯其源。查《聖惠方》亦未見此方。）
④ 集驗：《外臺》卷7"多唾停飲心痛方"　《集驗》：療心痛唾多，似蟲者方：取六畜心，隨得生，切作四臠，刀縱橫各一割破之，内少真朱砂著中，平旦吞之，蟲死愈矣。無真朱砂，可用雄黃、麝香也。
⑤ 拾遺：《證類》卷18"五種陳藏器餘·諸肉有毒"　獸岐尾殺人。鹿豹文殺人。羊心有孔殺人。馬蹄夜目，五月已後食之殺人。犬懸蹄，肉有毒殺人，不可食。米甕中肉殺人。漏沾脯殺人。肉中有有星如米殺人。羊脯三月已後，有蟲如馬尾，有毒殺人。脯曝不燥，火燒不動，入腹不銷，久置黍米甕中，令人氣閉。白馬鞍下肉，食之損人五藏。馬及鹿膳白不可食。乳酪及大酢和食，令人爲血痢。驢、馬、兔肉，妊娠不可食。乳酪煎魚膾瓜和食，立患霍亂。豬、牛肉和食，令人患寸白蟲。諸肉煮熟不斂水，食之成瘕，食兔肉食乾薑，令人霍亂。市得野中脯，多有射罔毒。食諸肉過度，還飲肉汁即消，食腦立銷。

脯沾屋漏　米甕中肉脯

六畜肉熱血不斷　祭肉自動

諸肉經宿未煮　六畜五臟着草自動　脯曝不燥　生肉不斂水

六畜肉得鹹酢不變色　肉煮不熟　肉煮熟不斂水　六畜肉墮地不沾

塵　肉落水浮　肉汁器盛閉氣

六畜肉與犬犬不食者　乳酪煎膾

已上並不可食，殺人病人，令人生癥腫疔毒。

諸心損心　諸腦損陽滑精

六畜脾一生不可食　諸肝損肝

諸血損血敗陽

經夏臭脯痿人陰成水病　魚餒肉敗　諸脂然燈損目

本生命肉令人神魂不安

春不食肝　夏不食心　秋不食肺　冬不食腎　四季不食脾

解諸肉毒《綱目》

中六畜肉毒。六畜乾屎末，伏龍肝末，黃蘗末，赤小豆燒末，東壁土末，白扁豆。並水服。飲人乳汁、頭垢一錢，水服，起死人。豆豉汁服。

馬肉毒。蘆根汁，嚼杏仁，甘草汁，飲美酒。

馬肝毒。豬骨灰，牡鼠屎，豆豉，狗屎灰，人頭垢。並水服。

牛馬生疔。澤蘭根擂水，豬牙灰水服，生菖蒲擂酒，甘菊根擂水，甘草煎湯服，取汁。

牛肉毒。豬脂化湯飲，甘草湯，豬牙灰水服。

獨肝牛毒。人乳服之。

狗肉毒。杏仁研水服。

羊肉毒。甘草煎水服。

豬肉毒。杏仁研汁，豬屎絞汁，韭菜汁，朴硝煎汁，豬骨灰調水，大黃湯。

藥箭肉毒。大豆煎汁，鹽湯。

諸肉過傷。本畜骨灰水服，生韭汁，芫荽煎汁。

食肉不消。還飲本汁即消，食本獸腦亦消。

本草綱目獸部目録第五十一卷

獸之二　獸類三十八種

獅《綱目》	虎《別録》○酉耳、駮馬、渠搜、黃腰附	豹《別録》
貘《圖經》	象《開寶》	犀《本經》
犛牛《綱目》○牦牛、犝牛、海牛、日支牛、山牛附		牦牛《綱目》
野馬《綱目》	野猪《唐本草》	豪猪《綱目》
熊《本經》○羆、魋附	麢羊《本經》○山驢附	山羊《日用》
鹿《本經》	麋《本經》	雙頭鹿《拾遺》 麂《開寶》
麞《別録》	麝《本經》	靈貓《拾遺》 貓《蜀本草》
貍《別録》	風貍《拾遺》	狐《別録》 貉《衍義》
貒《唐本草》	貛《食物》	木狗《綱目》 豺《唐本草》
狼《拾遺》	兔《別録》	敗筆《唐本草》 山獺《綱目》
水獺《別録》	海獺《拾遺》	膃肭獸《開寶》 猾《炮炙論》

右附方舊八十七,新一百四十六。

獸之三　鼠類一十二種

鼠《別録》○鼢鼠、鼳鼠、鼲鼠、鼩鼱、水鼠、冰鼠、火鼠、鼹鼠、蝟鼠附		
鼹鼠《別録》	隱鼠《拾遺》	
鼯鼠《綱目》	竹䶉《綱目》	土撥鼠《拾遺》 貂鼠《綱目》
黃鼠《綱目》	鼬鼠《綱目》○即鼠狼	鼷鼠《拾遺》 食蛇鼠《綱目》
猬《本經》		

右附方舊二十四,新四十二。

獸之四　寓類怪類共八種

獼猴《證類》○玃、豦附	狨《拾遺》○猨、獨附	果然《拾遺》○蒙頌、獑猢附

猩猩《綱目》○野女附　　　狒狒《拾遺》○山都、山𤟤、木客、山獁附

罔兩《綱目》　　　　　　彭侯《綱目》　　　　　封《綱目》

右附方舊一，新無。

本草綱目獸部第五十一卷

獸之二　獸類三十八種

獅《綱目》

【釋名】狻猊音酸倪，《爾雅》①作狻麑、虓許交切。○【時珍曰】獅爲百獸長，故謂之獅。虓，象其聲也。梵書②謂之僧伽彼。《説文》③云"一名白澤"。今攷《瑞應圖》④，白澤能言語，非獅也。

【集解】【時珍曰】獅子出西域諸國，狀如虎而小，黄色，亦如金色猱狗，而頭大尾長。亦有青色者，銅頭鐵額，鉤爪鋸牙，弭耳昂鼻，目光如電，聲吼如雷。有耏鬣，牡者尾上茸毛大如斗，日走五百里，爲毛蟲之長。怒則威在齒，喜則威在尾。每一吼則百獸辟易，馬皆溺血。《爾雅》言其食虎豹。虞世南⑤言其拉虎吞貔，裂犀分象。陶九成⑥言其食諸禽獸，以氣吹之，羽毛紛落。熊太古⑦言其乳入牛、羊、馬乳中，皆化成水。雖死後，虎豹不敢食其肉，蠅不敢集其尾。物理相畏如此。然《博物志》⑧載：魏武帝至白狼山，見物如貍，跳至獅子頭殺之。《唐史》⑨載高宗時，伽毘耶國獻天鐵獸，

---

① 爾雅：《爾雅·釋獸》(郭注)　狻麑如虦貓，食虎豹。(即獅子也……)

② 梵書：《翻譯名義集》二"畜生第二十二"　僧伽彼。(或呬(詞孕)多。此云師子。)

③ 説文：《御覽》卷889"獅子"　《説文》：虓，獅子也。/《獸經》《説文》曰：一名白澤。《瑞應圖》記曰：黄帝巡於東海，白澤出，能言語。"(按：今本《説文》無"白澤"名。)

④ 瑞應圖：見上注。

⑤ 虞世南：《御覽》卷889"師子"　虞世南《師子賦》曰……倏來忽往，瞋目電曜，發聲雷響，拉虎吞貔，裂犀分象……

⑥ 陶九成：《輟耕録》卷24"帝廷神獸"　……惟獅子則以掌擎而吹之，毛羽紛然脱落，有若燖洗者，此其所以異於諸獸也。古云"獅子吼"，蓋不易於吼，一吼則百獸爲之辟易也。

⑦ 熊太古：《冀越集記》後集"物理相畏"　……師子吼，諸獸畏之。其乳入牛馬羊乳中，即化成水。及死，虎豹不敢食其肉。物理之相畏如此，故本草論藥性有相畏相反，無不信然。

⑧ 博物志：《博物志》卷10　魏武帝伐蹋頓，經白狼山，逢師子，使格之，殺傷甚衆。忽見一物從林中出，如貍，上帝車軛上，師子將至，便跳上師子頭，師子伏不敢起，遂殺之，得師子還。未至四十里，雞犬皆無鳴吠。

⑨ 唐史：《酉陽雜俎》卷16"毛篇"　天鐵熊：高宗時，加(一曰伽)毗葉國獻天鐵熊，擒白象、師子。(按：此引自《酉陽雜俎》，誤載出處。)

能擒獅、象。則獅雖猛悍，又有制之者也。西域畜之，七日内取其未開目者調習之，若稍長則難馴矣。

屎。【時珍曰】陶氏①註蘇合香，誤以爲獅屎。陳氏②正其誤，言獅屎極臭，赤黑色。今攷補於此。【主治】服之破宿血，殺百蟲。燒之去鬼氣。藏器③。

虎《別録》④中品

【釋名】烏麎音徒，《左傳》⑤作於菟，《漢書》⑥作烏㦬、大蟲《肘後》⑦、李耳。【時珍曰】虎，象其聲也。魏子才⑧云：其文從虍從儿，象其蹲踞之形。從人者非也。揚雄《方言》⑨云：陳、魏之間，謂之李父。江淮、南楚之間，謂之李耳，或謂之於麎。自關東、西謂之伯都。珍按：李耳當作狸兒。蓋方音轉狸爲李，兒爲耳也。今南人猶呼虎爲貓，即此意也。郭璞謂虎食物，值耳則止，故呼李耳，觸其諱。應邵⑩謂南郡李翁化爲虎，故呼李耳。皆穿鑿不經之言也。《爾雅》⑪云：虎，淺毛曰虦貓，音棧。白虎曰甝，音含。黑虎曰䝙，音育。似虎而五指曰貙，音傴。似虎而非真曰彪。似虎而有角曰虒，音嘶。

---

① 陶氏：《集注》見《證類》卷 12“蘇合香” 陶隱居云：俗傳云是師子屎，外國説不爾。
② 陳氏：《拾遺》見《證類》卷 12“蘇合香” 陳藏器云：按師子屎，赤黑色，燒之去鬼氣，服之破宿血，殺蟲。蘇合香，色黄白，二物相似而不同。人云：師子屎是西國草木皮汁所爲，胡人將來，欲人貴之，飾其名爾。
③ 藏器：見上注。
④ 別録：《別録》見《證類》卷 17“虎骨” 主除邪惡氣，殺鬼疰毒，止驚悸，主惡瘡鼠瘻。頭骨尤良。/膏：主狗嚙瘡。/爪：辟惡魅。/肉：主惡心欲嘔，益氣力。
⑤ 左傳：《御覽》卷 891“虎上” 《左傳》……楚人謂乳爲穀，謂虎爲於菟……
⑥ 漢書：《漢書·叙傳》 ……楚人謂乳“穀”，謂虎“於㦬”（……於音烏，㦬字或作菟，並音塗。）
⑦ 肘後：《千金方》卷 5“癰疽瘰癧第八” 治小兒頭瘡經年不瘥方……又方：取大蟲脂傅之。亦治白禿。（按：今本《肘後方》無“大蟲”二字。）
⑧ 魏子才：《六書精蘊》卷 6“鳥獸” 虎……象其蹲踞正坐之形。上象其首，下象其兩脅開張也……俗書下從人，義不可訓。
⑨ 方言：《方言》卷 8 虎：陳魏宋楚之間或謂之李父。江淮南楚之間謂之李耳（虎食物值耳即止，以觸其諱故），或謂之於麎（於，音烏。今江南山夷呼虎爲麎，音狗竇）。自關東西或謂之伯都（俗曰：伯都事神虎説）。
⑩ 應邵：《御覽》卷 891“虎上” 《風俗通》曰：呼虎爲李耳。俗説虎本南郡中盧李氏公所化，爲呼李耳因喜，呼班便怒。
⑪ 爾雅：《爾雅·釋獸》（郭注） 虎，竊毛謂之虦貓（竊，淺也）……甝，白虎；䝙，黑虎……貙獌似狸。（按：“似虎而非真曰彪。似虎而有角曰虒”未能溯得其源。）

【集解】【頌①曰】虎，本經不載所出，今多山林處皆有之。【時珍曰】按《格物論》②云：虎，山獸之君也。狀如猫而大如牛，黃質黑章，鋸牙鈎爪，鬚健而尖，舌大如掌，生倒刺，項短鼻齆。夜視，一目放光，一目看物，聲吼如雷，風從而生，百獸震恐。《易（卦通）〔通卦〕驗》③云：立秋虎始嘯，仲冬虎始交。或云月暈時乃交。又云虎不再交，孕七月而生。又云虎知衝破，能畫地觀奇偶以卜食。今人效之，謂之虎卜。虎噬物，隨月旬上下而囓其首尾。其搏物，三躍不中則捨之。人死於虎，則爲倀鬼，導虎而行。虎食狗則醉，狗乃虎之酒也。聞羊角烟則走，惡其臭也。虎害人、獸，而猵、鼠能制之，智無大小也。獅、駮、酋耳、黃腰、渠搜能食虎，勢無强弱也。《抱朴子》④云：虎五百歲則變白。又海中有虎鯊能變虎。古有貙虎變人，貙人變虎之説，亦自有是理也。

【附録】酋耳。《瑞應圖》⑤云：酋耳似虎絶大，不食生物，見虎、豹即殺之，太平則至。郭璞⑥云：即騶虞也。白虎黑文，尾長於身。駮。《山海經》⑦云：駮狀如馬，白身黑尾，一角鋸牙，能食虎、豹。《周書》⑧謂之茲白。《説苑》⑨云：師曠言鵲食猬，猬食駿驥，駿驥食豹，豹食駮，駮食虎。渠搜。《逸周書》⑩云：渠搜，西戎露犬也，能食虎、豹。一云犴，胡犬也，能逐虎。黃腰。《蜀

---

① 頌：《圖經》見《證類》卷17"虎骨"　虎骨并睛、爪，本經不載所出州土，今有山林處皆有之……
② 格物論：《古今合璧事類備要》卷77"走獸門·虎"　格物總論（虎，山獸之君，屬陽。狀如猫，而大如黃牛，黑章，鈎爪鋸牙，舌不大，於掌生倒刺，鬚健尖而光。夜視一目放光，一目看物，獵人候而射之，光墜於地成白石。兩脅間及尾端皆有骨如乙字，長一二寸許者，即其威也……其怒而吼也，聲如雷，百獸爲之震恐，而風從之生矣……）
③ 易通卦驗：《御覽》卷891"虎上"　《易通卦驗》曰：立秋虎始嘯。/《月令》曰：仲冬虎始交。/《春秋考異郵》曰：三九二十七，七者，陽氣成，故虎七月而生。陽立於七，故虎首尾長七尺，般般文者，陰陽雜也。/《茅亭客話》卷8"李吹口"　……凡爲虎傷死及溺水死者，魂曰倀鬼。凡月暈虎必交也。凡虎食狗必醉。狗，虎之酒也。凡虎不傷醉人……（按：《説郛》本《茅亭客話》"李吹口"作"李次口"。）
④ 抱朴子：《抱朴子内篇》卷3"对俗"　……虎及鹿、兔皆壽千歲，滿五百歲者，其毛色白。/《證類》卷20"二十三種陳藏器餘·魚虎"　……生南海，亦有變爲虎者。/《爾雅翼》卷19"貙"　《博物志》稱江漢有貙人，能化爲虎……而《吳都賦》注乃言"貙，虎屬，能化爲人"。與前説反……
⑤ 瑞應圖：《説郛》弓32《耳目記》　周永昌中，涪州多虎暴。有一獸，似虎而絶大，逐一虎噬殺之。録奏檢《瑞應圖》，乃酋耳也，不食生物，有虎則殺之。
⑥ 郭璞：《説文·虍部》　虞，騶虞也。白虎黑文，尾長於身。仁獸，食自死之肉。（按：此非郭璞所注。）
⑦ 山海經：《山海經》卷8"海外北經"　北海内有獸，其狀如馬，名曰駒騄……有獸焉，其名曰駮，狀如白馬，鋸牙……食虎豹。
⑧ 茲白：《逸周書》卷7"王會解"　正北方義渠以茲白。茲白者，若白馬、鋸牙，食虎豹。
⑨ 説苑：《説苑》卷18　……師曠曰：鵲食猬，猬食駿驥，駿驥食豹，豹食駮，駮食虎。
⑩ 逸周書：《逸周書》卷7"王會解"　……渠叟以鼩犬。鼩犬者，露犬也，能飛食虎豹。（渠叟，西戎之別名也。）/《爾雅翼》卷19"犴"　犴，胡地之野犬也（似狐而小。）……字通於豻……犴，即此胡犬也……星禽家言犴是猛獸，能食師子、虎豹。

志》①名黃腰獸。鼬身狸首，長則食母，形雖小，而能食虎及牛、鹿也。又孫愐②云：㺉，音斛，似豹而小，腰以上黃，以下黑，形類犬，食獼猴，名黃腰。**齁鼠**。見"獤"下。

虎骨。【修治】【頌③曰】虎骨用頭及(頸)〔脛〕骨，色黃者佳。凡虎身數物，俱用雄虎者勝。藥箭射殺者不可入藥，其毒浸漬骨血間，能傷人也。【時珍曰】凡用虎之諸骨，並槌碎去髓，塗酥，或酒，或醋，各隨方法，炭火炙黃入藥。【氣味】辛，微熱，無毒。【之才④曰】平。【主治】〔除〕邪惡氣，殺鬼疰毒，止驚悸，治惡瘡鼠瘻。頭骨尤良。《別錄》⑤。治筋骨毒風攣急，屈伸不得，走注疼痛，治尸疰腹痛，傷寒，溫氣，溫瘧，殺犬咬毒。甄權⑥。雜朱畫符，療邪。頭骨作枕，辟惡夢魘。置戶上，辟鬼。陶弘景⑦。煮汁浴之，去骨節風毒腫。和醋浸膝，止脚痛腫，脛骨尤良。初生小兒煎湯浴之，辟惡氣，去瘡疥，驚癇鬼疰，長大無病。孟詵⑧。追風定痛健骨，止久痢脫肛，獸骨鯁咽。時珍。

【發明】【頌⑨曰】李絳《兵部手集》有虎骨酒，治臂脛痛。崔元亮《海上方》治腰脚不隨，並

---

① 蜀志：《說郛》弓 109《感應經》 《蜀地志》：黃腰獸，鼬身狸首，生子長大能自活，則群逐其母，令不得歸。形雖小，能殺牛、鹿及虎。

② 孫愐：《御覽》卷 913"石㺉" 《說文》曰：㺉(呼木切)，類犬，腰以上黃，腰以下黑，食母猴。或曰㺉似犎羊。(**按**：孫愐《廣韻》卷 5"㺉"無此文。今本《說文·豕部》作："㺉，小豚也。"時珍所引，當據《御覽》。)

③ 頌：《圖經》見《證類》卷 17"虎骨" 虎骨并睛、爪，本經不載所出州土，今有山林處皆有之。骨用頭及脛，色黃者佳。睛亦多偽，須自獲者乃真。爪並指骨毛穴之，以系小兒臂上辟惡鬼。兩脅間及尾端皆有威，如乙字，長一二寸許。此數物，皆用雄虎者勝。凡鹿、虎之類，多是藥箭射殺者，不可入藥。蓋藥毒浸漬骨血間，猶能傷人也……

④ 之才：《藥對》見《證類》卷 17"虎骨" 虎骨，平。

⑤ 別錄：見 3279 頁注④。

⑥ 甄權：《藥性論》見《證類》卷 17"虎骨" 虎骨，臣。殺犬咬毒。味辛，微熱，無毒。治筋骨毒風攣急，屈伸不得，走疰疼痛，主尸疰、腹痛，治溫瘧，療傷寒溫氣。

⑦ 陶弘景：《集注》見《證類》卷 17"虎骨" 陶隱居云……虎頭作枕，辟惡魘。以置戶上，辟鬼……骨雜朱畫符，療邪……

⑧ 孟詵：《食療》見《證類》卷 17"虎骨" 《食療》：又，主腰膝急疼，煮作湯浴之；或和醋浸亦良。主筋骨風急痛，脛骨尤妙。又，小兒初生，取骨煎湯浴，其孩子長大無病。……/孟詵云……又，眼睛主瘧病，辟惡，小兒熱，驚悸。膽，主小兒疳痢，驚神不安，研水服之。骨煮湯浴，去骨節風毒……

⑨ 頌：《圖經》見《證類》卷 17"虎骨" ……李絳《兵部手集方》有虎骨酒法，治臂脛痛，不計深淺皆效。用虎脛骨二大兩，粗搗熬黃，羚羊角一大兩，屑，新芍藥二大兩，切細，三物以無灰酒浸之，春夏七日，秋冬倍日。每旦空腹飲一杯。冬中速要服，即以銀器物盛，火爐中暖養之，三兩日，即可服也。又崔元亮《海上方》治腰脚不隨。取虎腰脊一具，細剉訖，又以斧於石上更搥碎，又取前兩脚全骨，如前細搥之，兩件並於鐵床上，以文炭火灸炙，翻轉候待脂出甚，則投濃美無灰酒中，密封，春夏一七日，秋冬三七日。每日空腹隨飲，性多則多飲，性少則少飲。未飯前三度溫飲之，大戶以酒六七升止，小戶二斗止。患十年已上者，不過三劑，七年以下者，一劑必差。忌如藥法。又一方：虎脛骨五六寸已來，淨刮去肉、膜等、塗酥炙令極黃熟，細搗，絹袋子盛，以酒一斗，置袋子於瓷瓶中，然後以煻火微煎，至七日後任情吃之，當微利，便差。

有虎脛骨酒方。【宗奭①曰】風從虎者，風，木也；虎，金也。木受金制，焉得不從。故虎嘯而風生，自然之道也。所以治風病攣急，屈伸不得，走疰，骨節風毒，癲（疰）〔疾〕驚癇諸病，皆此義也。【汪機②曰】虎之强悍，皆賴於脛，雖死而脛猶砭立不仆，故治脚脛無力用之。【時珍曰】虎骨通可用。凡辟邪疰，治驚癇溫瘧，瘡疽頭風，當用頭骨；治手足諸風，當用脛骨；腰背諸風，當用脊骨，各從其類也。按吳球《諸證辨疑》③云：虎，陰也；風，陽也。虎嘯風生，陽出陰藏之義，故其骨能追風定痛。虎之一身筋節氣力，皆出前足，故以脛骨爲勝。

【附方】舊十，新八。**健忘驚悸**。預知散：用虎骨酥炙、白龍骨、遠志肉等分，爲末。生姜湯服，日三服。久則令人聰慧。《永類鈐方》④。**臂脛疼痛**。虎骨酒治之，不計深淺皆效。用虎脛骨二大兩，搗碎炙黃，羚羊角屑一大兩，新芍藥二大兩，切。三物以無灰酒浸之，養至七日，秋冬倍之。每日空腹飲一盃，若要速服，即以銀器物（成）〔盛〕，於火爐中暖養三二日，即可服也。《兵部手集》⑤。**腰脚不隨**，攣急冷痛。取虎脛骨五六寸，刮去肉膜，塗酥炙黃，搗細，絹袋盛之，以瓶盛酒一斗浸之，爐火微溫，七日後，任情飲之，當微利便效也。又：虎腰脊骨一具，前兩脚全骨一具，並於石上以斧槌碎，安鐵床上，文炭火炙，待脂出則投無灰濃酒中密封，春夏七日，秋冬三七日，任性日飲三度。患十年以上者，不過三劑；七年以下者，一劑必瘥。崔元亮《海上方》⑥。**白虎風痛**，走注，兩（脂）〔膝〕熱腫。用虎脛骨，塗酥炙黃、黑附子炮裂去皮各一兩，爲末。每服二錢，酒下，日再服。《經驗（良）〔後〕方》⑦。**歷節痛風**。虎脛骨酒炙三兩，沒藥（七）〔半〕兩，爲末。每服二錢，溫酒下，日三服。《聖濟總錄》⑧。**歷節走痛**，百節皆痛不可忍。用虎頭骨一具，塗酥炙黃槌碎，絹袋盛，置二斗清酒中，浸五宿，隨性飲之，妙。《聖惠方》⑨。**筋骨急痛**。虎骨和通草煮汁，空肚

---

① 宗奭：《衍義》卷16"虎骨"　……人或問曰：風從虎何也？風，木也；虎，金也。木受金制，焉得不從？故呼嘯則風生，自然之道也。所以治風攣急，屈伸不得，走疾，癲疰，驚癇，骨節風毒等，乃此義爾。

② 汪機：（**按**：或出《本草會編》。書佚，無可溯源。）

③ 諸證辨疑：《諸證辨疑》卷3"論虎潛丸"　古人立虎潛丸，方中用虎脛骨一味，其理幽雅。蓋虎者，陰也，虎嘯則風生。風者，陽也。以其骨能追風定痛，此陰出陽藏之義也。況虎一身筋節力氣，皆出前足脛中，以其性氣藏焉。故人收此用之，所以名曰虎潛丸。今人用別骨者，非虎潛之義也。學者鑒之，辨其義理，庶幾無誤手。

④ 永類鈐方：《永類鈐方》卷6"雜病健忘"　豫知散：治神思虛弱健忘。白龍骨、生虎骨（酥炙）、遠志肉（等分），細末，生薑湯下，日三服，令人聰慧。

⑤ 兵部手集：見3281頁注⑨。

⑥ 崔元亮海上方：見上注。

⑦ 經驗後方：《證類》卷17"虎骨"　《經驗後方》白虎風，走注疼痛，兩膝熱腫。虎脛骨塗酥炙，黑附子炮裂去皮臍，各一兩爲末。每服溫酒調下二錢匕，日再服。

⑧ 聖濟總錄：《聖濟總錄》卷10"歷節風"　治歷節風，百骨節疼痛，晝夜不可忍，沒藥散方：沒藥（研，半兩）、虎脛骨（酒炙，三兩），右二味搗研爲末，每服二錢匕，溫酒調下，日三服，不計時候。

⑨ 聖惠方：《證類》卷17"虎骨"　《聖惠方》：治歷節風，百節疼痛不可忍，用虎頭骨一具，塗酥炙黃，搥碎，絹袋盛，用清酒二斗浸五宿，隨性多少煖飲之，妙。（**按**：今本《聖惠方》卷23"治歷節風諸方"同方作"虎脛骨"。時珍乃引自《證類》。）

服半升,覆臥,少時汗出爲效。切忌熱食,損齒。小兒不可與食,恐齒不生。《食療》①。**休息痢疾**,經年不愈。取大蟲骨黃焦,搗末。飲服方寸匕,日三,取效。《張(大)〔文〕仲方》②。**痔漏脫肛**。虎脛骨兩節,以蜜二兩炙赤,搗末,蒸餅丸梧子大。每凌晨溫酒下二十丸,取效。《勝金》③。**肛門凸出**。虎骨燒末,水服方寸匕,日三。《外臺》④。**獸骨鯁咽**。虎骨爲末,水服方寸匕。《外臺》⑤。**惡犬咬傷**。虎骨刮末,水服方寸匕,并傅之。《小品方》⑥。**湯火傷灼**。虎骨炙焦研敷,神效。《龔氏易簡方》⑦。**月蝕疳瘡**。虎頭骨二兩搗碎,豬脂一斤,熬膏塗之。《神效方》⑧。**小兒白禿**。虎骨末,油調塗之。《普濟》⑨。**足瘡嵌甲**。以橘皮湯浸洗,輕剪去甲,以虎骨末敷之,痛即止。《便民圖纂》⑩。**臁脛爛瘡**。以薑汁洗拭,刮虎骨末敷之。《便民圖纂》⑪。

　　威骨。【藏器⑫曰】虎有威骨如乙字,長一寸,在脇兩傍,破肉取之。尾端亦有,不及脇骨。令人有威,帶之臨(宮)〔官〕佳。無官則爲人所憎。

　　肉。【氣味】酸,平,無毒。【宗奭⑬曰】微鹹。【弘景⑭曰】俗方言:熱食虎肉,壞人齒。

---

① 食療:《食療》見《證類》卷17"虎骨"　《食療》……又,和通草煮汁,空腹服半升,覆蓋臥少時,汗即出,治筋骨節急痛切忌熱食,損齒。小兒齒生未足,不可與食,恐齒不生。

② 張文仲方:《證類》卷17"虎骨"　張文仲:治痢久不下,經時不愈者,此名休息。取大蟲骨炙令黃燋,搗末。飲服方寸匕,日三,即愈。

③ 勝金:《證類》卷17"虎骨"　《勝金方》:治大腸痔漏并脫肛。以虎脛骨兩節,蜜二兩,炙令赤,搗末蒸餅,丸如桐子大。每服凌晨溫酒下二十丸,隔夜先和大腸後,方服此藥。

④ 外臺:《外臺》卷26"卒大便脫肛方"　《肘後》:療卒大便脫肛方……又方:燒虎骨末,水服方寸匕,日三,即差。(**按**:今本《肘後》無此方。)

⑤ 外臺:《證類》卷17"虎骨"　《外臺秘要》:療鯁。取虎骨爲末,水服方寸匕。/《千金方》卷16"噎塞第六"　治哽咽方:以虎骨末若狸骨,服方寸匕。(**按**:《外臺》卷8"諸骨哽方"引同方,云出《千金》。)

⑥ 小品方:《外臺》卷40"狂犬咬人方"　《小品》:療狂犬咬人方:刮狼牙或虎牙、骨末,服方寸匕。已發狂如猘犬者,服此藥即愈。

⑦ 龔氏易簡方:(**按**:書佚,無可溯源。)

⑧ 神效方:《證類》卷17"虎骨"　《集驗方》:療月蝕瘡:虎頭骨二兩,搗碎,同豬脂一升熬,以骨黃取塗瘡上。(**按**:誤注出處,實爲《集驗方》。)

⑨ 普濟:《普濟方》卷363"頭瘡"　療禿瘡方:取虎骨爲末,油調塗之。

⑩ 便民圖纂:《便民圖纂》卷12"雜治"　脚指縫爛……甌甲痛甚者,用橘皮濃煎湯洗浸良久,足甲與肉自離,輕手煎去,研虎骨末傅之,痛即止。

⑪ 便民圖纂:《便民圖纂》卷12"瘡腫"　臁瘡:用薑汁洗淨挹乾,刮虎骨傅上。

⑫ 藏器:《拾遺》見《證類》卷17"虎骨"　《陳藏器本草》云:虎威,令人有威,帶之臨官佳,無官爲人所憎。威,有骨如乙字,長一寸,在脅兩傍,破肉取之。尾端亦有,不如脅者……

⑬ 宗奭:《衍義》卷16"虎骨"　頭、脛與脊骨入藥。肉微鹹……

⑭ 弘景:《集注》見《證類》卷17"虎骨"　陶隱居云:俗方熱食虎肉,壞人齒,信自如此。

【詵①曰】正月勿食虎，傷神。【時珍曰】虎肉作土氣，味不甚佳。鹽食稍可。【主治】惡心欲嘔，益氣力，止多唾。《別錄》②。食之治瘧，辟三十六種精魅。入山虎見畏之。孟詵③。

【附方】新一。脾胃虛弱，惡心不欲飲食。虎肉半斤切，以葱、椒、醬調，炙熟，空心冷食。《壽親養老方》④。

膏。【主治】狗齧瘡。《別錄》⑤。納下部，治五痔下血。孟詵⑥。服之治反胃，煎消，塗小兒頭瘡白禿。時珍。

【附方】新一。一切反胃。虎脂半斤切，清油一斤，瓦瓶浸一月，密封勿令洩氣。每以油一兩，入無灰酒一盞，溫服，以瘥爲度。油盡再添。《壽域神方》⑦。

血。【主治】壯神强志。【時珍曰】獵人李次口云⑧：熱刺虎之心血飲之，能壯神志。又《抱朴子》⑨云：三月三日殺取虎血、鴨血等，以合種之，初生草似胡麻子，取其實合用，可以移形易貌。

肚。【主治】反胃吐食。取生者勿洗，存滓穢，新瓦固煅存性，入平胃散末一兩和勻。每白湯服三錢，神效。時珍。○出《保壽堂方》⑩。

腎。【主治】瘰癧。【時珍曰】《千金》⑪治瘰癧，雌黄芍藥丸中用之。袁達《禽蟲述》⑫

---

① 詵：《食療》見《證類》卷17"虎骨"　《食療》……又，正月勿食虎肉。

② 別錄：見3279頁注④。/《千金方》卷26"鳥獸第五"　虎肉：味酸，無毒。主惡心欲嘔，益氣力，止多唾……（按："止多唾"乃糅入《千金方》內容。）

③ 孟詵：《食療》見《證類》卷17"虎骨"　孟詵云：肉，食之入山，虎骨有畏，辟三十六種精魅……

④ 壽親養老方：《壽親養老》卷1"食治老人脾胃氣弱方"　食治老人脾胃虛弱，惡心，不欲飲食，常嘔吐，虎肉炙方：虎肉（半斤，切作臠）、葱白（半握，細切），右件以椒、醬、五味調炙之，空心食，冷爲佳。不可熱食，損齒。

⑤ 別錄：見3279頁注④。

⑥ 孟詵：《食療》見《證類》卷17"虎骨"　孟詵云……膏內下部，治五痔下血。

⑦ 壽域神方：《延壽神方》卷1"翻胃部"　治一切翻胃，不問新久，冷熱二證并效如神：虎脂半斤，切如豆大，用清油一斤，瓦瓶浸虎脂一月，厚綿筋紙封口，勿令氣泄。每用清油一兩，入無灰酒一大盞，調勻，不時溫服，病日減，服盡此油可全愈。其虎脂再添油再浸，再可活二人，神效……

⑧ 李次口：《茅亭客話》卷8"李吹口"　……李遂以戟刺之，仍以短刃刺虎心前，取血升餘飲之……問向來飲虎血何也？李云飲其血以壯吾志也。（按：《說郛》節錄《茅亭客話》作"李次口"。）

⑨ 抱朴子：《抱朴子內篇》卷19"遐覽"　……又有白虎七變法，取三月三日所殺白虎頭皮，生馳血、虎血、紫綬、履組、流萍，以三月三日合種之。初生草似胡麻，有實，即取此實種之。一生輒一異。凡七種之，則用其實合之，亦可以移形易貌，飛沈在意……

⑩ 保壽堂方：《保壽堂方》卷3"脾胃門"　治翻胃方，用生虎肚、少存肚內穢糞，多用新瓦，下盛上蓋，周圍紙筋泥封固，微火焙乾存性，爲末。每平胃散末一兩，對虎肚末二錢，滾白水調服，神效。

⑪ 千金：《千金方》卷23"九漏第一"　雌黄芍藥圓治瘰癧漏始發於頸，有根……（按：文長不錄。）

⑫ 禽蟲述：《禽蟲述》　……象口隱於頤，虎腎懸於腹……

云：虎腎懸于腹，象口隱於頤。

膽。【主治】小兒驚癇。藏器①。小兒疳痢，神驚不安，研水服之。孟詵②。

睛。【修治】【頌③曰】虎睛多僞，須自獲者乃真。【斅④曰】凡使虎睛，須問獵人。有雌有雄，有老有嫩，有殺得者。惟中毒自死者勿用之，能傷人。虎睛以生羊血浸一宿，漉出，微火焙乾，搗粉用。【時珍曰】《千金》治狂邪，有虎睛湯、虎睛丸，並用酒浸，炙乾用。【主治】癲疾。《別錄》⑤。瘧病，小兒熱疾驚悸。孟詵⑥。驚啼客忤，疳氣，鎮心安神。《日華》⑦。明目去翳。時珍。

【附方】舊二，新一。虎睛丸。治癲疾發作，涎潮搐搦，時作譫語。虎睛一對，微炒、犀角屑、大黃、遠志去心各一兩，梔子仁半兩，爲末，煉蜜丸綠豆大。每溫酒服二十丸。小兒驚癇瘈瘲。用虎睛細研，水調灌之，良。《經驗〔後〕方》⑧。小兒夜啼。用大蟲眼睛一隻，爲散，以竹瀝調少許與喫。《姚和衆方》⑨。邪瘧時作。生虎睛一枚，臘月豬血少許，朱砂、阿魏各一分，爲末。端午日取粽尖七枚和，丸黍米大，每綿包一丸，塞耳中，男左女右。《聖惠方》⑩。

虎魄。【藏器⑪曰】凡虎夜視，一目放光，一目看物。獵人候而射之，弩箭纔及，目光即墮入地，得之如白石者是也。【宗奭⑫曰】陳氏所謂乙骨及目光墮地之説，終不免於誣也。【時珍曰】乙

---

① 藏器：《拾遺》見《證類》卷17"虎骨" ……膽，主小兒驚癇。
② 孟詵：《食療》見《證類》卷17"虎骨" ……膽，主小兒疳痢，驚神不安，研水服之……
③ 頌：《圖經》見《證類》卷17"虎骨" ……睛亦多僞，須自獲者乃真。
④ 斅：《炮炙論》見《證類》卷17"虎骨" 雷公云：虎睛，凡使，須知採人，問其源，有雌有雄，有老有嫩，有殺得者，唯有中毒自死者勿使，却有傷人之患。夫用虎睛，先於生羊血中浸一宿漉出，微微火上焙之，乾搗成粉，候衆藥出，取合用之。
⑤ 別錄：《唐本草》見《證類》卷17"虎骨" 《唐本》注云：《別錄》云……其眼睛主癲……
⑥ 孟詵：《食療》見《證類》卷17"虎骨" ……又，眼睛主瘧病，辟惡，小兒熱，驚悸……
⑦ 日華：《日華子》見《證類》卷17"虎骨" ……又睛鎮心及小兒驚啼，疳氣，客忤。
⑧ 經驗後方：《證類》卷17"虎骨" 《經驗後方》……又方：治小兒驚癇瘈瘲。以虎睛細研，水調灌之良，大小加減服之。
⑨ 姚和衆方：《證類》卷17"虎骨" 姚和衆治小兒夜啼。取大蟲眼睛一隻爲散，以竹瀝調少許與喫。
⑩ 聖惠方：《聖惠方》卷52"治瘧發作無時諸方" 治瘧發作時節不定，寒熱甚者，方：虎睛（一枚，生搗細末）、臘月豬血（少許）、朱砂（一分，細研）、阿魏（一分，末），右件藥都研令匀，取五月五日修合，用糭子尖七枚和圓如黍粒大。如有患者，男左女右以綿裹一圓内鼻中，便定。
⑪ 藏器：《拾遺》見《證類》卷17"虎骨" ……凡虎夜視，以一目放光，一目看物。獵人候而射之，弩箭纔及，目光隨墮地，得之者如白石是也。
⑫ 宗奭：《衍義》卷16"虎骨" ……陳藏器所注乙骨之事，及射之目光墮地如白石之説，必得之於人，終不免其所誣也……

骨之説不爲怪。目光之説,亦猶人繼死則魄入於地,隨即掘之,狀如鈇炭之義。按《茅亭客話》①云: 獵人殺虎,記其頭項之處,月黑掘下尺餘方得,狀如石子、琥珀。此是虎之精魄淪入地下,故主小兒驚癇之疾。其説甚詳。寇氏未達此理耳。【主治】驚邪,辟惡鎮心。藏器②。

鼻。【主治】癲疾,小兒驚癇。《別録》③。懸户上,令生男。弘景④。○【時珍曰】按《龍(河魚圖)〔魚河圖〕》⑤云:虎鼻懸門中一年,取熬作屑,與婦飲,便生貴子。勿令人及婦知,知則不驗。又云:懸於門上,宜子孫帶印綬。此與古者胎教欲見虎豹,皆取其勇壯之義同也。

牙。【主治】丈夫陰瘡及疽瘻。孫思邈⑥。殺勞蟲,治猘犬傷,發狂。刮末,酒服方寸匕。時珍。

【附方】新一。白虎風痛。大虎牙一副四個,赤足蜈蚣十條,酒浸三日,晒乾,天麻二兩,乳香、没藥各一兩、麝香半兩,爲末。每服二錢,温酒下,一日三服。《聖濟總録》⑦。

爪。【頌⑧曰】爪并指、骨、毛俱可用,以雄虎爲勝。【主治】繫小兒臂,辟惡魅。《別録》⑨。○【時珍曰】《外臺》⑩辟鬼魅,用虎爪、蟹爪、赤朱、雄黄爲末,松脂和丸,每正旦焚之。

皮。一名鼻毘。見《莊子》⑪。【主治】瘧疾。藏器⑫。辟邪魅。時珍。

① 茅亭客話:《茅亭客話》卷8"李吹口" ……凡虎視,只以一目放光,一目看物。獵人捕得,記其頭藉之處,須至月黑掘之尺餘,方得如石子,色琥珀狀,此是虎目精魄,淪入地而成琥珀之稱,因此主療小兒驚癇之疾……

② 藏器:《拾遺》見《證類》卷17"虎骨" ……眼光主驚邪,辟惡,鎮心。

③ 別録:《唐本草》見《證類》卷17"虎骨" 《唐本》注云:《別録》云……鼻,主癲疾,小兒驚癇。

④ 弘景:《集注》見《證類》卷17"虎骨" ……鼻懸户上,令生男……

⑤ 龍魚河圖:《御覽》卷891"虎上" 《龍魚河圖》曰:懸文虎鼻門上,宜官,子孫帶印綬。懸虎鼻門中,周一年,取燒作屑,與婦飲之,二月中便有兒,生貴子。勿令人知之,泄則不驗也。亦勿令婦見之。

⑥ 孫思邈:《千金翼方》卷20"陰病第八" 治丈夫陰頭生瘡,如石堅大者方:刀割虎牙及豬牙末,豬脂煎令變色,去滓,日三塗之。

⑦ 聖濟總録:《聖濟總録》卷10"白虎風" 治白虎風,骨節疼痛不可忍者,麝香散方:麝香(研,半兩)、没藥(研)、乳香(研,各一兩)、虎牙(最大長者,用一副四個)、蜈蚣(十條赤足完全者,酒浸三日,暴乾)、天麻(二兩),右六味搗研爲細散,和匀,每服二錢匕,温酒調下,不拘時候,日二三服。

⑧ 頌:《圖經》見《證類》卷17"虎骨" 爪并指骨毛存之,以繫小兒臂上辟惡鬼,兩脅間及尾端皆有威,如乙字,長一二寸許,此數物,皆用雄虎者勝。

⑨ 別録:見3279頁注④。/《集注》見《證類》卷17"虎骨" ……爪以懸小兒臂,辟惡鬼。

⑩ 外臺:《外臺》卷13"鬼魅精魅方" 《必效》辟鬼魅方:虎爪、赤朱、雄黄、蟹爪,右四味搗令碎,以松脂融之暖,和爲丸,不然硬。正朝旦及有狐鬼處焚之,甚效。以熏巫人,即神去。王三師云奇效。忌生血物。

⑪ 莊子:《左傳·莊公十年》 ……自雩門竊出,蒙皋比而先犯之。(雩門,魯南城門。皋比,虎皮。) (按:非出《莊子》,實出《左傳》,或因"莊公"筆誤爲"莊子"。)

⑫ 藏器:《拾遺》見《證類》卷17"虎骨" ……肉及皮主瘧……

【發明】【時珍曰】按應劭《風俗通》①云:虎者陽物,百獸之長,能辟鬼魅,今人卒中惡病,燒皮飲之,或繫衣服,亦甚驗也。《起居雜記》②云:虎、豹皮上睡,令人神驚。其毛入瘡,有大毒。

鬚。【主治】齒痛。弘景③。○段成式《酉陽雜俎》④云:許(遠)〔隱〕齒痛,仙人鄭思遠拔虎鬚令插之,痛即愈。

屎。【主治】惡瘡。《別録》⑤。鬼氣。藏器⑥。療瘰癧痔漏。燒研酒服,治獸骨哽。時珍。

【附方】舊一。瘰癧。着手、足、肩、背,累累如米起,色白,刮之汁出,愈而復發。虎屎白者,以馬屎和之,晒乾燒灰粉之。《千金》⑦。

屎中骨。【主治】爲屑,治火瘡。《別録》⑧。破傷風。時珍。

【附方】新一。斷酒。虎屎中骨燒灰,酒服方寸匕,即不飲。《千金方》⑨。

豹《別録》⑩中品

【釋名】程《列子》⑪、失剌孫。【時珍曰】豹性暴,故曰豹。按許氏《説文》⑫云:豹之脊長,行則脊隆豸豸然,具司殺之形,故字從豸、從勺。王氏《字説》⑬云:豹性勺物而取,程度而食,故字從勺,又名曰程。《列子》⑭云:青寧生程,程生馬。沈氏《筆談》⑮云:秦人謂豹爲程,至今延州猶

---

① 風俗通:《風俗通義》卷 8“桃梗、葦茭、畫虎” ……虎者陽物,百獸之長也。能執搏挫鋭,噬食鬼魅。今人卒得惡,遇燒悟虎皮飲之。繫其爪,亦能辟惡,此其驗也。

② 起居雜記:(按:書佚,無可溯源。)

③ 弘景:《集注》見《證類》卷 17“虎骨” 陶隱居云……鬚療齒痛……

④ 酉陽雜俎:《酉陽雜俎》卷 16“毛篇” 虎交而月暈。仙人鄭思遠常騎虎。故人許隱齒痛求治,鄭曰:唯得虎鬚,及熱插齒間即愈。鄭爲拔數莖與之,因知虎鬚治齒也。

⑤ 別録:《唐本草》見《證類》卷 17“虎骨” 《唐本》注云:《別録》云,屎,主惡瘡……

⑥ 藏器:《拾遺》見《證類》卷 17“虎骨” ……屎主鬼氣……

⑦ 千金:《千金方》卷 22“瘰癧第六” 凡瘰癧著手足肩背,累累如米起,色白,刮之汁出,瘥後得發方……又方:虎屎白者,以馬屎和之,曝乾,燒爲灰,粉之良。

⑧ 別録:《唐本草》見《證類》卷 17“虎骨” 《唐本》注云:《別録》云……其中屎中骨爲屑,主火瘡……

⑨ 千金方:《千金方》卷 25“卒死第一” 斷酒……又方:虎屎中骨燒末,和酒與飲。

⑩ 別録:《別録》見《證類》卷 17“豹肉” 味酸,平,無毒。主安五藏,補絶傷,輕身益氣。久服利人。

⑪ 列子:《列子·天瑞》 ……程生馬……(按:釋“程”爲“豹”,見本節下文“筆談”注。)

⑫ 説文:《説文·豸部》 豸:獸長脊,行豸豸然,欲有所司殺形。凡豸之屬皆从豸。豹:似虎,圜文。从豸勺聲。

⑬ 字説:《埤雅》卷 3“釋獸·豹” ……《字説》曰:虎、豹、貍皆能勺物而取焉。大者猶勺而取不足,爲大也。小者雖勺而取,所取小矣,不足言也。故於豹言勺……

⑭ 列子:《列子·天瑞》 ……青寧生程,程生馬,馬生人……

⑮ 筆談:《夢溪筆談》卷 3“辨證一” 《莊子》云:程生馬。嘗觀文字注:秦人謂豹曰程。子至延州,人至今謂虎豹爲程,蓋言蟲也。方言如此,抑亦舊俗也。

然。東胡謂之失剌孫。

【集解】【弘景①曰】豹至稀有，入用亦鮮，惟尾可貴。【恭②曰】陰陽家有豹尾神，車駕鹵簿有豹尾車，名可尊重耳。真豹有何可貴？未審陶據奚説。【頌③曰】今河洛、唐、鄧間或有之。然豹有數種。《山海經》有玄豹。《詩》有赤豹，尾赤而文黑也。《爾雅》有白豹，即貘也，毛白而文黑。郭璞註云：貘能食銅鐵。與貘同名。不知入藥果用何類。古今醫方鮮見。【宗奭④曰】豹毛赤黃，其文黑，如錢而中空，比比相次。又有土豹，毛更無紋，色亦不赤，其形亦小。此各有種，非能變形也，聖人假喻耳，恐醫家不知，故書之。【時珍曰】豹，遼東及西南諸山時有之。狀似虎而小，白面團頭，自惜其毛采。其文如錢者，曰金錢豹，宜爲裘。如艾葉者，曰艾葉豹，次之。又西域有金線豹，文如金線。海中有水豹，上應箕宿。《禽蟲述》⑤云：虎生三子，一爲豹。則豹有變者，寇氏未知爾。豹畏蛇與〔鼢〕鼠，而獅、駮、渠搜能食之。《淮南子》⑥云：獝令虎申，蛇令豹止，物有所制也。《廣志》⑦云：狐死首丘，豹死首山，不忘本也。豹胎至美，爲八珍之一。

肉。【氣味】酸，平，無毒。【思邈⑧曰】温，微毒。正月勿食，傷神損壽。【主治】安五臟，補絕傷，輕身益氣，(冬)〔久〕服利人。《別録》⑨。壯筋骨，强志氣，耐寒暑，令人猛健。《日華》⑩。辟鬼魅神邪，宜腎。孫思邈⑪。

【發明】【詵⑫曰】豹肉令人志性粗豪，食之便覺，少頃消化乃定。久食亦然。【宗奭⑬曰】此

---

① 弘景：《集注》見《證類》卷17“豹肉”　陶隱居云：豹至稀有，爲用亦鮮，惟尾可貴。

② 恭：《唐本草》見《證類》卷17“豹肉”　《唐本》注云：陰陽神豹尾及車駕鹵薄豹尾，名可尊重。真豹尾何可貴？未審陶據奚理。

③ 頌：《圖經》見《證類》卷17“豹肉”　豹肉，本經不載所出州土，今河洛、唐、鄧間或有之。頭骨，燒灰沐頭，去風屑。脂，可合生髮藥，朝塗而暮生。謹按：豹有數種，有赤豹，《詩》云：赤豹，黃羆。陸機《疏》云：尾赤而文黑，謂之赤豹。有玄豹，《山海經》云：幽都之山，有玄虎、玄豹。有白豹，《爾雅》云：貘，白豹。郭璞注云：似熊，小頭庳脚，黑白駁，能舐食銅鐵及竹。骨節強直，中實少髓。皮辟濕，人寢其皮，可以驅温瘴。或曰：豹，白色者，別名貘。唐世多畫貘作屏，白居易有贊序之。不知入藥果用何類？古今醫方鮮有用者……

④ 宗奭：《衍義》卷16“豹肉”　毛赤黃，其紋黑如錢而中空，比比相次……又有土豹，毛更無紋，色亦不赤，其形亦小。此各自有種，非能變爲虎也，聖人假喻而已。恐醫家未喻，故書之。

⑤ 禽蟲述：《禽蟲述》　……虎生三子，一爲豹……

⑥ 淮南子：《淮南子・説林訓》　狐死首丘，寒將翔水，各哀其所生。/《御覽》卷892“豹”　《廣志》曰……狐死首丘，豹死首山，是性之異也。/《淮南子》曰：獝使虎申，蛇令豹止，物各有所制也。

⑦ 廣志：見上注。

⑧ 思邈：《千金方》卷26“鳥獸第五”　豹肉：味酸、温，無毒……/狸肉……黃帝云：正月勿食虎、豹、狸肉，傷人神，損壽。

⑨ 別録：見3287頁注⑩。

⑩ 日華：《日華子》見《證類》卷17“豹肉”　肉，微毒。壯筋骨，强志氣，令人猛健。

⑪ 孫思邈：《千金方》卷26“鳥獸第五”　豹肉：……宜腎，安五臟，補絕傷，輕身益氣，久食利人。

⑫ 詵：《食療》見《證類》卷17“豹肉”　《食療》：補益人。食之令人強筋骨，志性粗疎。食之即覺也，少時消即定。久食之，終令人意氣粗豪。唯令筋健，能耐寒暑。正月食之傷神。

⑬ 宗奭：《衍義》卷16“豹肉”　此獸猛捷過虎，故能安五藏，補絕傷，輕身……

獸猛捷過虎,故能安五臟,補絶傷,輕身,壯筋骨也。

脂。【主治】合生髮膏,朝塗暮生。孟詵①。亦入面脂。時珍。

鼻。【主治】狐魅,同狐鼻,水煮服。藏器②。○【時珍曰】按《外臺》③治夢與鬼交及狐狸精魅,載《崔氏方》中用之。

頭骨。【主治】燒灰淋汁,去頭風白屑。孟詵④。作枕辟邪。時珍。○出《五行志》⑤。

皮。【藏器⑥曰】不可藉睡,令人神驚。其毛入人瘡中,有毒。【時珍曰】按《林邑記》⑦云:廣西南界有唼臘蟲,食死人尸,不可驅逐。惟以豹皮覆之,則畏而不來。

貘音陌,亦作貊○宋《圖經》⑧　　【校正】原附"豹"下,今分出。

【釋名】【時珍曰】按陸佃⑨云:皮爲坐毯卧褥,能消膜外之氣,故字從膜省文。

【集解】【頌⑩曰】郭璞云:似熊而頭小腳卑,黑白駁文,毛淺有光澤。能舐食銅鐵,及竹骨蛇虺。其骨節強直,中實少髓。或云與《爾雅》貘,白豹同名。唐世多畫貘作屏,白樂天有贊序之。今

---

① 孟詵:《食療》見《證類》卷17"豹肉"　　孟詵云……脂可合生髮膏,朝塗暮生……
② 藏器:《拾遺》見《證類》卷17"豹肉"　　《陳藏器本草》云:豹,主鬼魅神邪,取鼻和狐鼻煮服之,亦主狐魅也。
③ 外臺:《外臺》卷13"鬼神交通方"　　崔氏:療夢與鬼神交通,及狐狸精魅等方:野狐鼻(炙)、豹鼻(炙,各七枚)、狐頭骨(一具,炙)、雄黃、膃肭臍、鬼箭羽、露蜂房(炙)、白术、虎頭骨(炙,各一兩)、阿魏藥(二兩,炙)、驢、馬、狗、駝、牛等毛(各四分,燒作灰,若骨蒸,加死人腦骨一兩,炙),右十五味並大秤兩,擣篩爲散,攪使調匀,又先以水煮松脂候烊,接取以和散。和散之時,勿以手攪,將虎爪攪和爲丸如彈丸,以熏患者。欲熏之時,蓋覆衣被,勿令藥煙泄外。別擣雄黃爲末以藉藥,燒藥節度,一如熏香法,其藥欲分於床下燒熏彌善。忌桃李、雀肉等。
④ 孟詵:《食療》見《證類》卷17"豹肉"　　……頭骨,燒灰淋汁,去白屑。
⑤ 五行志:《新唐書》卷34"五行志"　　……韋后妹嘗爲豹頭枕以辟邪,白澤枕以辟魅,伏熊枕以宜男,亦服妖也。
⑥ 藏器:(按:查《證類》所引"藏器"文,未能溯得其源。)
⑦ 林邑記:《御覽》卷892"豹"　　《林邑國記》曰:西南界有唼臘虫,食死人肉。豹皮覆尸,畏而不來。
⑧ 圖經:《圖經》見《證類》卷17"豹肉"　　……有白豹,《爾雅》云:貘,白豹。郭璞注云:似熊,小頭庳腳,黑白駁,能舐食銅鐵及竹。骨節強直,中實少髓。皮辟濕,人寢其皮,可以驅溫瘴。或曰:豹,白色者,別名貘。唐世多畫貘作屏,白居易有贊序之。不知入藥果用何類?古今醫方鮮有用者。今黔、蜀中時有貘,象鼻犀目,牛尾虎足。土人鼎釜,多爲所食,頗爲山居之患,亦捕以爲藥。其齒、骨極堅,以刀斧椎煅鐵皆碎,落火亦不能燒。人得之詐爲佛牙、佛骨,以誑俚俗。
⑨ 陸佃:《埤雅》卷4"釋獸·貘"　　皮辟溫濕,以爲坐毯卧褥,則消膜外之氣,字從膜省,蓋以此也。
⑩ 頌:《圖經》見《證類》卷17"豹肉"　　《爾雅》云:貘,白豹。郭璞注云:似熊,小頭庳腳,黑白駁,能舐食銅鐵及竹。骨節強直,中實少髓……或曰:豹,白色者,別名貘。唐世多畫貘作屏,白居易有贊序之。不知入藥果用何類?古今醫方鮮有用者。今黔、蜀中時有貘,象鼻犀目,牛尾虎足。土人鼎釜,多爲所食,頗爲山居之患,亦捕以爲藥。其齒、骨極堅,以刀斧椎煅鐵皆碎,落火亦不能燒。人得之詐爲佛牙、佛骨,以誑俚俗。

黔、蜀及峨眉山中時有。貘，象鼻犀目，牛尾虎足。土人鼎釜，多爲所食，頗爲山居之患，亦捕以爲藥。其齒骨極堅，以刀斧椎鍛，鐵皆碎，落火亦不能燒。人得之詐充佛牙、佛骨，以誑俚俗。【時珍曰】世傳羚羊角能碎金剛石者即此，物相畏耳。按《説文》①云：貘似熊，黃白色，出蜀中。《南中志》②云：貘大如驢，狀似熊，蒼白色，多力，舐鐵消千斤，其皮溫暖。《埤雅》③云：貘似熊，獅首豺髮，鋭鬐卑脚，糞可爲兵切玉，尿能消鐵爲水。又有嚙鐵、豻、昆吾兔，皆能食銅鐵，亦貘類也。並附之。

【附録】**嚙鐵**。【時珍曰】按《神異經》④云：南方有獸，角足大小狀如水牛，毛黑如漆，食鐵而飲水，糞可爲兵，其利如鋼，名曰嚙鐵。《唐史》⑤云：吐火羅獻大獸，高七尺，食銅鐵，日行三百里。

豻。《禽書》⑥云：豻應井星，胡狗也。狀似狐而黑，身長七尺，頭生〔一〕角，老則有鱗，能食虎豹、蛟龍、銅鐵。獵人亦畏之。**狡兔**。《拾遺記》⑦云：狡兔生昆吾山，形如兔，雄黃雌白，食丹石、銅鐵。昔吳王武庫兵器皆盡，掘得二兔，一白一黃，腹中腎、膽皆鐵，取鑄爲劍，切玉如泥。

皮。【主治】寢之，可驅溫癘，辟濕氣、邪氣。蘇頌⑧。

膏。【主治】癰腫，能透肌骨。【時珍曰】段成式⑨云：貘膏性利，銅、鐵、瓦器盛之悉透，惟以骨盛則不漏。

尿。【主治】吞銅鐵入腹者，水和服之，即化爲水。

---

① 説文：《説文・豸部》　貘：似熊而黃黑色，出蜀中。从豸莫聲。

② 南中志：《御覽》卷908"貘"　《廣志》曰：貘大如驢，色蒼白，舐鐵消十斤，其皮溫暖。（**按**：查晉・常璩《華陽國志》卷4《南中志》，無時珍所引文。）

③ 埤雅：《埤雅》卷4"釋獸・貘"　貘獸似熊，象鼻犀目，師首豺髮，小頭庳脚，黑白駁，能舐食銅鐵及竹，鋭鬐，骨實無髓，皮辟溫濕，以爲坐毯卧褥，則消膜外之氣。字從膜省蓋以此也……舊云：貘糞爲兵可以切玉，其溺又能消鐵爲水。

④ 神異經：《神異經・中荒經》　南方有獸焉，角足大小，形狀如水牛，皮毛黑如漆，食鐵飲水，其糞可爲兵器，其利如剛，名曰嚙鐵。

⑤ 吐火羅：《新唐書》卷221下"西域下・吐火羅"　……永徽元年，獻大鳥，高七尺，色黑，足類槖駝，翅而行，日三百里，能噉鐵，俗謂駝鳥……

⑥ 禽書：《爾雅翼》卷19"豻"　豻，胡地之野犬也（似狐而小）。或云狐犬，謂狐與犬合所生也。字通於犴……犴即此胡犬也……然豻之類，大率象其色。星禽家言豻是猛獸，能食師子、虎、豹。今獄中所畫獸首是其象，故曰犴獄云。（**按**：查《禽星易見》等書，未有與時珍所引相合者，今録《爾雅翼》之文備參。）

⑦ 拾遺記：《拾遺記》卷10"昆吾山"　……其山有獸大如兔，毛色如金，食土下之丹石，深穴地以爲窟。亦食銅鐵，膽腎皆如鐵。其雌者色白如銀。昔吳國武庫之中，兵刃鐵器俱被食盡，而封署依然。王令檢其庫穴，獵得雙兔，一白一黃，殺之開其腹，而有鐵膽腎，方知兵刃之鐵爲兔所食。王乃召其劍工，令鑄其膽腎以爲劍，一雌一雄，號干將者雄，號鏌鋣者雌，其劍可以切玉。

⑧ 蘇頌：《圖經》見《證類》卷17"豹肉"　皮辟濕，人寢其皮，可以驅溫癘。

⑨ 段成式：《酉陽雜俎》卷16"毛篇"　貘澤大如犬，其膏宣利，以手所承，及於銅鐵、瓦器中貯悉透，以骨盛則不漏。

象宋《開寶》①

【釋名】【時珍曰】許慎《説文》②云：象字篆文，象耳、牙、鼻、足之形。王安石《字説》③云：象牙感雷而文生，天象感氣而文生。故天象亦用此字。《南越志》④云：象聞雷聲則牙花暴出，逡巡復没。古語云：犀因望月文生角，象爲聞雷花發牙。**伽耶**出《北户録》⑤。

【集解】【頌⑥曰】《爾雅》云：南方之美者，有梁山之犀、象焉。今多出交趾、潮、循諸州。彼人捕得，爭食其肉，云肥〔脆〕堪作炙。陳藏器云：象具十二生肖肉，各有分段，惟鼻是其本肉，炙食、糟食更美。又膽不附肝，隨月在諸肉間，如正月即在虎肉也。徐鉉云：象膽隨四時，春在前左足，夏在前右足，秋後左足，冬後右足也。淳化中一象春斃。太宗命取膽不獲，使問鉉。鉉以此對，果得于前左足。世傳荆蠻山中亦有野象。然楚、粤之象皆青黑，惟西方拂林、大食諸國，乃多白象。樊綽《雲南記》、〔平居誨《於闐行程記》〕皆言其事。【時珍曰】象出交、廣、雲南及西域諸國。野象多至成群。番人皆畜以服重，酋長則飾而乘之。有灰、白二色，形體擁腫，面目醜陋。大者身長丈餘，高稱之，大六尺許。肉倍數牛，目纖若豕，四足如柱，無指而有爪甲，行則先移左足，卧則以臂着地。其頭不能俯，其頸不能回，其耳下嚲。其鼻大如臂，下垂至地。鼻端甚深，可以開合。中有小肉爪，能拾針芥。食物飲水皆以鼻卷入口，一身之力皆在于鼻，故傷之則死。耳後有穴，薄如鼓皮，刺之亦死。口内有食齒，兩吻出兩牙夾鼻，雄者長六七尺，雌者纖尺餘耳。交牝則在水中，以胸相貼，與諸獸不同。許慎云三年一乳。古訓云五歲始産，六十年骨方足，其性能久識。嗜芻、豆、甘蔗與酒，而畏烟火、獅子、巴蛇。南人殺野象，多設機穽以陷之。或埋象鞋於路，以貫其足。捕生象則以雌象爲媒而誘獲之，飼而狎之，久則漸解人言。使象奴牧之，制之以鉤，左右前却罔不如命也。其皮可作甲

---

① 開寶：《開寶》見《證類》卷16"象牙" 　無毒。主諸鐵及雜物入肉，刮取屑細研，和水傅瘡上，及雜物刺等立出。/齒：主癇病，屑爲末，炙令黄，飲下。/肉：味淡。不堪噉。多食令人體重。主禿瘡，作灰和油塗之。/睛：主目疾，和乳滴目中。/胸前小横骨：令人能浮水，作灰酒服之。身有百獸肉，皆自有分段，惟鼻是其本肉，餘並雜肉。
② 説文：《説文·象部》　象：長鼻牙，南越大獸，三年一乳，象耳、牙、四足之形……
③ 字説：《埤雅》卷4"釋獸·象" 　《字説》曰：象齒感雷，莫之爲而文生，天象亦感氣，莫之爲而文生……
④ 南越志：《爾雅翼》卷18"象" 　……其牙長一尺，每雷震，必倉卒間似花暴出，逡巡隱没……/《五燈會元》卷6"青原下六世·九峯虔禪師法嗣" 　……次問如何是祖師西來意？師曰：犀因翫月紋生角，象被雷驚花入牙……
⑤ 北户録：《北户録》卷2"象鼻炙" 　梁翔法師云：象，一名伽郍。/《翻譯名義集》二"畜生第二十二" 　伽耶。（或那伽，或那先，此云象。）
⑥ 頌：《圖經》見《證類》卷16"象牙" 　象牙，舊不著所出州郡，《爾雅》云：南方之美者，有梁山之犀、象焉。今多出交趾、潮、循州亦有之。彼人捕得，爭食其肉，云肥脆堪作炙。或曰象有十二種肉，配十二辰屬，惟鼻是其肉。又膽不附肝，隨月在諸肉間。淳化中，上苑一馴象斃，太宗命取膽不獲，使問徐鉉，鉉曰：當在前左足，既而剖足果得。又問其故，鉉曰：象膽隨四時，今其斃在春，故知左足也。世傳荆蠻山中亦有野象。蓋《左氏傳》所謂楚師燧象以奔吴軍，是其事也。然楚、粤之象皆青，惟西竺、弗林、大食諸國乃多白象。樊綽《雲南記》、平居誨《於闐行程記》皆言其事

鞦鼓，濕時切條，可貫器物。【甄權①曰】西域重象牙，用飾牀座。中國貴之以爲笏。象每蛻牙，自埋藏之，崑崙諸國人以木牙潛易取焉。【《日華》②曰】象蹄底似犀，可作帶。

牙。《真臘風土記》③云：象牙，殺取者上也。自死者次之，蛻于山中多年者下矣。或謂一歲一換牙者，非也。【氣味】甘，寒，無毒。【主治】諸鐵及雜物入肉，刮牙屑和水敷之，立出。治癎病。刮齒屑，炒黄研末，飲服。《開寶》④。諸物刺咽中，磨水服之亦出。舊梳屑尤佳。蘇頌⑤。主風癎驚悸，一切邪魅精物，熱疾骨蒸及諸瘡，並宜生屑入藥。時珍。

【發明】【時珍曰】世人知然犀可見水怪，而不知沉象可驅水怪。按《周禮》⑥壺涿氏掌水蟲，欲殺其神者，以橭木貫象齒而沉之，則其神死而淵爲陵。註云：橭木，山榆也。以象齒作十字，貫于木而沉之，則龍、罔象之類死也。又按陶貞白⑦云：凡夏月合藥，宜置象牙于傍。合丹竈，以象牙夾竈，得雷聲乃能發光。觀此，則象之辟邪，又不止于驅怪而已，宜乎其能治心肝驚癎、迷惑邪魅之疾也。而昔人罕解用之，何哉？

【附方】舊二，新四。小便不通，脹急者。象牙生煎服之。《救急》⑧。小便過多。象牙燒灰，飲服之。《總錄》⑨。痘疹不收。象牙屑，銅銚炒黄紅色，爲末。每服七八分或一錢，白水下。王氏《痘疹》⑩。諸獸骨鯁。象牙磨水吞之。《永類方》⑪。骨刺入肉。象牙刮

---

① 甄權：《海藥》見《證類》卷 16"象牙"　……西域重之，用飾床座。中國貴之以爲笏。昆侖諸國有象，生於山谷，每遇解牙，人不可取，昆侖以白木削爲牙而用易之……（按：誤注出處，當出《海藥》。）

② 日華：《日華子》見《證類》卷 16"象牙"　……蹄底似犀，可作帶。

③ 真臘風土記：《真臘風土記・出產》　……每一象死，方有二牙。舊傳謂每歲一換牙者，非也。其牙以摽而殺之者，上也。自死而隨時爲人所取者次之。死於山中多年者，斯爲下矣……

④ 開寶：見 3291 頁注①。

⑤ 蘇頌：《圖經》見《證類》卷 16"象牙"　……象牙，主諸物刺人肉，刮取屑細研，和水傅瘡上，刺立出。咽中刺，則水調飲之。舊牙梳屑尤佳。齒及肉、目睛等，醫方亦或有用者。

⑥ 周禮：《周禮注疏》卷 37"秋官司寇第五・壺涿氏掌"　……除水蟲，以炮土之鼓敺之，以焚石投之……若欲殺其神，則以牡橭午貫象齒而沉之，則其神死淵爲陵。（疏……橭，讀爲枯。枯，榆木名。以橭爲幹穿孔，以象牙從橭貫之，爲十字沈之水中，則其神死……）

⑦ 陶貞白：《酉陽雜俎》卷 16"毛篇"　……陶貞白言：夏月合藥，宜置牙於藥旁……/《爾雅翼》卷 18"象"　……仙方合丹，忌雷震驚。以象牙夾丹竈，得雷聲乃能發光……

⑧ 救急：《普濟方》卷 216"小便不通"　治小便不通：用象牙生煎服之。或燒灰吃下。（按：《新增救急易方》《急救良方》無此方，另溯其源。）

⑨ 總錄：《普濟方》卷 216"小便利多"　治腹冷夜起：用象牙末燒灰，米飲下。（按：《聖濟總錄》無此方，另溯其源。）

⑩ 王氏痘疹方：（按：未見該書存世，待考。）

⑪ 永類方：《永類鈐方》卷 2"雜病咽喉"　咽喉骨鯁，獸骨：磨象牙器水，吞下良。

末,以水煮白梅肉調塗,自軟。《簡要濟衆》①。鍼箭入肉②。象牙刮末,水和敷之,即出也。

肉。【氣味】甘、淡,平,無毒。【主治】燒灰,和油塗禿瘡。多食令人體重。《開寶》③。生煮汁服,治小便不通。燒灰飲服,治小便多。《日華》④。

【發明】【時珍曰】按《吕氏春秋》⑤云:肉之美者,旄象之約。又《爾雅翼》⑥云:象肉肥脆,少類豬肉,味淡而含滑。則其通小便者,亦淡滲滑竅之義。燒之則從火化,故又能縮小便也。

膽。【修治】【𢾗⑦曰】凡使勿用雜膽。其象膽乾了,上有青竹文斑光膩,其味微帶甘。入藥勿便和衆藥,須先搗成粉,乃和衆藥。【氣味】苦,寒,微毒。【主治】明目治疳。《日華》⑧。治瘡腫,以水化塗之。治口臭,以綿裹少許貼齒根,平旦漱去,數度即瘥。《海藥》⑨。

【發明】【時珍曰】象膽明目,能去塵膜也,與熊膽同功。雷𢾗《炮炙論》⑩云"象膽揮粘"是矣。

【附方】新一。內障目翳,如偃月,或如棗花。用象膽半兩,鯉魚膽七枚,熊膽一分,牛膽半兩,麝香一分,石決明末一兩,爲末,糊丸菉豆大。每茶下十丸,日二。《總録》⑪。

睛。【主治】目疾,和人乳滴目中。藏器⑫。

---

① 簡要濟衆:《證類》卷16"象牙"　《簡要濟衆》:主小兒誤爲諸骨及魚骨刺入肉不出。水煮白梅肉,爛研後,調象牙末,厚傅骨刺處,自軟。

② 鍼箭入肉:《證類》卷16"象牙"　《肘後方》:治箭并金折在肉中:細刮象牙屑,以水和傅上,即出。(按:原無出處,今溯得其源。查今本《肘後方》無此方。)

③ 開寶:見3291頁注①。

④ 日華:《日華子》見《證類》卷16"象牙"　象牙,平。治小便不通,生煎服之。小便多,燒灰飲下……

⑤ 吕氏春秋:《吕氏春秋》卷14"本味"　肉之美者……旄象之約。

⑥ 爾雅翼:《爾雅翼》卷18"象"　……鼻肉爲炙,肥脆,小類豬而含滑。

⑦ 𢾗:《炮炙論》見《證類》卷9"盧會"　雷公云:凡使,勿用雜膽,其象膽乾了,上有青竹文斑并光膩,微微甘,勿便和衆藥搗。此藥先搗成粉,待衆藥末出,然後入藥中。此物是胡人殺得白象,取膽乾入漢中是也。

⑧ 日華:《日華子》見《證類》卷16"象牙"　……膽,明目及治疳……

⑨ 海藥:《證類》卷16"象牙"　《南海藥譜》云:象膽,以清水和塗瘡腫上,並差。又口臭,每夜和水研少許,綿裹貼齒根上。每夜含之,平明暖水洗口,如此三五度差。(按:時珍將《海藥本草》與《南海藥譜》視爲同一書,故出處有誤。)

⑩ 炮炙論:《證類》卷1"雷公炮炙論·序"　……象膽揮粘,乃知藥有情異……

⑪ 總録:《聖濟總録》卷112"內障眼針後用藥"　治內障,偃月翳如凝脂,一邊厚,一邊薄,狀如偃月,針後及內障棗花翳,針後四膽丸方:象膽(半兩)、鯉魚膽(七枚)、熊膽(一分)、牛膽(半兩)、石決明(搗研,一兩)、麝香(研,一錢),右六味搗研爲末,麵糊和丸如梧桐子大,每服空心茶清下十丸。

⑫ 藏器:《拾遺》見《證類》卷16"象牙"　陳藏器云……膽主目疾,和乳滴目中。

皮。【主治】下疳,燒灰和油敷之。又治金瘡不合。時珍。

【發明】[時珍曰]象肉壅腫,人以斧刃刺之,半日即合。故近時治金瘡不合者,用其皮灰。

骨。【主治】解毒。時珍。胸前小橫骨,燒灰酒服,令人能浮。《開寶》①。

【附方】新一。象骨散。治脾胃虚弱,水穀不消,噫氣吞酸,吐食霍亂,泄瀉膿血,臍腹疼痛,裏急頻併,不思飲食諸證。用象骨四兩炒,肉豆蔻炮、枳殼炒各一兩,訶子肉炮、甘草各二兩,乾姜半兩炮,爲末。每服三錢,水一盞半,煎至八分,和滓熱服,食前,日三次。《宣明方》②。

犀《本經》③中品

【釋名】兕。[時珍曰]犀字,篆文象形。其牸名兕,亦曰沙犀。《爾雅翼》④云:兕與牸字音相近,猶牂之爲牯也。大抵犀、兕是一物,古人多言兕,後人多言犀,北音多言兕,南音多言犀,爲不同耳。詳下文。梵書⑤謂犀曰朅伽。

【集解】《別録》⑥曰:犀出永昌山谷及益州。永昌,即今滇南也。【弘景⑦曰】今出武陵、交州、寧州諸遠山。犀有二角,以額上者爲勝。又有通天犀角,上有一白縷,直上至端,夜露不濡,入藥至神驗。或云此是水犀角,出水中,《漢書》所謂駭雞犀者,置米飼雞,皆驚駭不敢食。置屋上,烏鳥不敢集。又有牸犀,角甚長,文理似犀,不堪入藥。【恭⑧曰】牸是雌犀,文理膩細,斑白分明,俗謂之

---

① 開寶:見 3291 頁注①。
② 宣明方:《宣明論方》卷 10"泄痢總論" 象骨散:治脾胃虚弱,心腹脹滿,水穀不消,噫氣吞酸,食輒嘔吐,霍亂,泄瀉膿血,四肢沉重,臍腹疼痛裏急,夜起頻并,不思飲食,皆可治之。象骨(四兩,炒)、訶子(取肉,二兩)、肉豆蔻(一兩)、甘草(二兩)、乾薑(半兩),右爲末,每服三錢,水一盞半,煎至八分,和滓熱服,食前,日三服。
③ 本經:《本經》《別録》(《藥對》)見《證類》卷 17"犀角" 味苦、酸、鹹、寒、微寒,無毒。主百毒蟲疰,邪鬼瘴氣,殺鈎吻、鴆羽、蛇毒,除邪,不迷惑魘寐,療傷寒溫疫,頭痛寒熱,諸毒氣。久服輕身,駿健。生永昌山谷及益州。(松脂爲之使,惡藋菌、雷丸。)
④ 爾雅翼:《爾雅翼》卷 18"兕" 兕,似牛,一角,青色,重千斤。或曰即犀之牸者……或但謂之牸,蓋即兕也。猶牂殺近牯,以其爲牂之牯。熊音近雄,以爲羆之雄。而兕音近牸云……然郭又云:犀亦有一角者也,但古人多言兕,今人多言犀,北人多言兕,南人多言犀,爲不同耳。
⑤ 梵書:《翻譯名義集》二"畜生第二十二" 朅(去謁)伽。(此云犀牛。)
⑥ 別録:見本頁注③。
⑦ 弘景:《集注》見《證類》卷 17"犀角" 陶隱居云:今出武陵、交州、甯州諸遠山。犀有二角,以額上者爲勝。又有通天犀,角上有一白縷,直上至端,此至神驗。或云是水犀角,出水中,《漢書》所云駭雞犀者,以置米中,雞皆驚駭不敢啄。又置屋中,烏鳥不敢集屋上。又云:通天犀者,夜露不濡,以此知之。凡犀見成物,皆被蒸煮,不堪入藥,惟生者爲佳。雖是犀片亦是已經煮炙,況用屑乎? 又有牸犀,其角甚長,文理亦似犀,不堪藥用。
⑧ 恭:《唐本草》見《證類》卷 17"犀角" 《唐本》注云:牸是雌犀,文理細膩,斑白分明,俗謂斑犀。服用爲上,然充藥不如雄犀也。

斑犀。服用爲上，入藥不如雄犀。【藏器①曰】犀無水陸二種，但以精粗言之。通天者，腦上之角，經千歲，長且銳，白星徹端，能出氣通天，則能通神、破水、駭雞，故曰通天。《抱朴子》言此犀刻爲魚，銜之入水，水開三尺是也。【頌②曰】犀角，今以南海者爲上，黔、蜀者次之。犀似水牛，豬首、大腹、卑脚。脚似象，有三蹄。黑色。舌上有刺，好食棘刺。皮上每一孔生三毛，如豕。有一角、二角、三角者。《爾雅》云：兕似牛，犀似豕。郭璞注云：兕一角，色青，重千斤。犀似水牛，三角，一在頂上，一在額上，一在鼻上。鼻上者食角也。又名奴角，小而不〔墮〕〔橢〕。亦有一角者。劉恂《嶺表録異》云：犀有二角。一〔角〕〔在〕額上爲兕犀，一在鼻上爲胡帽犀。牯犀亦有二角，皆謂之毛犀，而今人多傳一角之説。此數種角俱有粟文，觀紋之粗細爲貴賤。貴者有通天花文，犀有此角者，必自惡其影，常飲濁水，不欲照見也。絶品者有百物之形。或云犀之通天者乃其病，理不可知也。角文有倒插者，一半已下通；有正插者，一半以上通；有腰鼓插者，中斷不通。其類極多，故波斯呼象牙爲白暗，犀角爲黑暗，言難識也。犀中最大者墮羅犀，一株重七八斤，云是牯犀額角。其花多作撒豆斑，色深者，堪作帶胯。斑散色淺者，可作器皿耳。或云兕乃犀之雌者，亦似水牛而青色，皮堅厚可以爲鎧，未知的否。唐醫吳士皋言：海人取犀，先於山路多植朽木，如豬羊棧。其犀前脚直，常依木而息，爛木忽折，倒仆久不能起，因格殺之。又云：犀每歲一退角，必自埋于山中，海人潛作木角易之，再三不離其處。若直取之，則後藏于別處，不可尋矣。【李珣③曰】通天犀乃胎時見天上物過，形于角上，

① 藏器：《拾遺》見《證類》卷17“犀角” ……本經有通天犀，且犀無水陸二種，並以精粗言之。通天者，腦上角千歲者，長且銳，白星徹，端能出氣，通天則能通神，可破水、駭雞，故曰通天。《抱朴子》曰：通天犀有白理如線者，以盛米，雞即駭矣。其眞者，刻爲魚，銜入水，水開三尺……

② 頌：《圖經》見《證類》卷17“犀角” 犀角，出永昌山谷及益州，今出南海者爲上，黔、蜀者次之。犀似牛，豬首、大腹、庫脚，脚有三蹄。色黑。如食棘。其皮每一孔皆生三毛。頂一角，或云兩角，或云三角。謹按郭璞《爾雅》注云：犀，三角，一在頂上，一在額上，一在鼻上。鼻上者即食角也，小而不橢。亦有一角者。《嶺南録異》曰：犀有二角，一在額上爲兕犀，一在鼻上爲胡帽犀。牯犀亦有二角，皆爲毛犀，而今人多傳一角之説。此數種角俱有粟文，以文之粗細爲貴賤。角之貴者，有通天花文。犀有此角，必自惡其影，常飲濁水，不欲照見也。其文理絶好者，則有百物之形。或云犀之通天者是其病，理不可知也。文有倒插者，有正插者，有腰鼓插者。其倒插者，一半已下通；正插者，一半已上通；腰鼓插者，中斷不通。其類極多，足爲奇異。故波斯呼象牙爲白暗，犀角爲黑暗，言難識別也。犀中最大者墮羅犀，一株有重七八斤者，云是牯犀額角，其花多作撒豆斑，色深者，堪帶胯；斑散而色淺者，但可作器皿耳。或曰：兕是犀之雌者，未知的否？凡犀入藥者，有黑、白二種，以黑者爲勝，其角尖又勝。方書多言生犀，相承謂未經水火中過者是，或謂不然。蓋犀有捕得殺而取者爲生犀，有得其蜕角者爲退犀，亦猶用鹿角法耳。唐相段文昌門下醫人吳士皋，因職於南海，見舶主言海人取犀牛之法，先於山路多植木，如豬羊棧。其犀以前脚直，常依木而息，多年柏朽爛，犀忽倚之，即木折犀倒，久不能起，因格殺而取其角。又云：犀每自退角，必培之埋之，海人知處，即潛作木寓角而易之，再三不離其處，時複有得者，若直取之，則犀去於別山退藏，不可尋也。未知今之取犀角，果如此否。

③ 李珣：《海藥》見《證類》卷17“犀角” 謹按《異物志》云：山東海水中，其牛樂聞絲竹。彼人動樂，牛則出來，以此採之。有鼻角、頂角，鼻角爲上……又按：通天犀，胎時見天上物命過，並形於角上，故云通天犀也。欲驗，於月下以水盆映，則知通天矣。《正經》云是山犀，少見水犀。《五溪記》云：山犀者，食於竹木，小便即竟日不盡，夷獠家以弓矢而採，故曰黔犀。又劉孝標言：犀隨角，里人以假角易之，未委虛實。

故曰通天。但于月下以水盆映之則知。按《五溪記》云：山犀食竹木，其小便即竟日不盡。夷獠以弓矢采之，名曰黔犀。又《異物志》云：山東海水中有牛，樂聞絲竹。彼人動樂，則牛出聽，因而采之。有鼻角、頂角，以鼻角爲上。本草止知山犀，未見水犀。【宗奭①曰】川犀、南犀紋細，烏犀有紋顯露，黃犀紋絕少，皆不及西番者，紋高、雨腳顯也。物象黃、外黑者爲正透，物象黑、外黃者爲倒透。蓋以烏色爲正，以形像肖物爲貴。既曰通犀，必須文頭顯著，黃黑分明，有雨腳潤滑者爲第一。【時珍曰】犀出西番、南番、滇南、交州諸處。有山犀、水犀、兕犀三種，又有毛犀似之。山犀居山林，人多得之，水犀出入水中，最爲難得。並有二角，鼻角長而額角短。水犀皮有珠甲，而山犀無之。兕犀即犀之牸者，亦曰沙犀，止有一角在頂，文理細膩，斑白分明，不可入藥。蓋牯角文大，而牸角文細也。洪武初，九真曾貢之，謂之獨角犀是矣。陳藏器謂犀無水陸，郭璞謂有三角，蘇頌謂毛犀爲牸犀，皆出訛傳，今並正之。毛犀即(旄牛)〔犛牛〕也，見本條。犀角紋如魚子形，謂之粟紋。紋中有眼，謂之粟眼。黑中有黃花者爲正透，黃中有黑花者爲倒透，花中復有花者爲重透，並名通犀，乃上品也。花如椒豆斑者次之，烏犀純黑無花者爲下品。其通天夜視有光者名夜明犀，故能通神開水，飛禽走獸見之皆驚。又《山海經》②有白犀，白色。《開元遺事》③有辟寒犀，其色如金，交趾所貢，冬月暖氣襲人。《白孔六帖》④有辟暑犀，唐文宗得之，夏月能清暑氣。《嶺表錄異》⑤有辟塵犀，爲簪梳帶胯，塵不近身。《杜陽編》⑥有蠲忿犀，云爲帶，令人蠲去忿怒。此皆希世之珍，故附見之。

　　犀角 番名低密。【修治】【弘景⑦曰】入藥惟雄犀生者爲佳。若犀片及見成器物皆被蒸煮，不堪用。【頌⑧曰】凡犀入藥有黑白二種，以黑者爲勝，角尖又勝。生犀不獨未經水火者，蓋犀有捕得殺取者爲上，蛻角者次之。【宗奭⑨曰】鹿取茸，犀取尖，其精銳之力盡在是也。以西番生犀磨

----

① 宗奭：《衍義》卷 16"犀角"　凡入藥須烏色，未經湯水浸煮者，故曰生犀。川犀及南犀，紋皆細。烏犀尚有顯紋者露。黃犀紋絕少，皆不及西番所出紋高，雨腳顯也。物像黃，外黑者爲正透。物像黑，外黃者爲倒透。蓋以烏爲正，以形象肖物者爲貴。既曰通犀，又須紋頭顯，黃黑分明，透不脫，有雨腳滑潤者爲第一……

② 山海經：《山海經》卷 5"中山經"　……又東南二百里曰琴鼓之山……其獸多豕鹿，多白犀，其鳥多鴆。

③ 開元遺事：《開元天寶遺事》卷上"辟寒犀"　開元二年冬至，交趾國進犀一株，色黃如金。使者請以金盤置于殿中，溫溫然有暖氣襲人。上問其故，使者對曰：此辟寒犀也……

④ 白孔六帖：《白孔六帖》卷 97"犀"　辟暑犀(文宗延學士於內庭，李訓講《周易》時，方盛夏，上命取辟暑犀以賜。)

⑤ 嶺表錄異：《嶺表錄異》卷中　辟塵犀(爲婦人簪梳，塵不着也。)

⑥ 杜陽編：《杜陽雜編》卷下　咸通九年，同昌公主出降……又帶蠲忿犀、如意玉。其犀圓如彈丸，入土不朽爛，帶之令人蠲忿怒……

⑦ 弘景：見 3294 頁注⑦。

⑧ 頌：見 3295 頁注②。

⑨ 宗奭：《衍義》卷 16"犀角"　……鹿取茸，犀取尖，其精銳之力盡在是矣。犀角尖，磨服爲佳。若在湯散，則屑之。西蕃者佳。

服爲佳,入湯、散則屑之。【斅①曰】凡使,勿用奴犀、牸犀、病水犀、攣子犀、無潤犀。惟取烏黑肌皺、拆裂光潤者錯屑,入臼杵,細研萬匝乃用。【李珣②曰】凡犀角鋸成,當以薄紙裹于懷中蒸燥,乘熱擣之,應手如粉。故《歸田録》云:翡翠屑金,人氣粉犀。

【氣味】苦、酸、鹹,寒,無毒。【《别録》③曰】微寒。【李珣④曰】大寒,無毒。【甄權⑤曰】牯犀角,甘、辛,有小毒。【張元素⑥曰】苦、酸,寒,陽中之陰也。入陽明經。○【之才⑦曰】松脂爲之使。惡雷丸、雚菌。【時珍曰】升麻爲之使。惡烏頭、烏喙。【斅⑧曰】忌鹽,及妊婦勿服,能消胎氣。

【主治】百毒蠱疰,邪鬼瘴氣,殺鉤吻、鴆羽、蛇毒,除邪,不迷惑魘寐。久服輕身。《本經》⑨。傷寒温疫,頭痛寒熱,諸毒氣。令人駿健。《别録》⑩。辟中惡毒氣,鎮心神,解大熱,散風毒。治發背癰疽瘡腫,化膿作水。療時疾,熱如火,煩毒入心,狂言妄語。《藥性》⑪。治心煩,止驚,鎮肝明目,安五臟,補虚勞,退熱消痰,解山瘴溪毒。《日華》⑫。主風毒攻心,毷氉熱悶,赤痢,小兒麩豆,風熱驚癎。《海藥》⑬。燒灰水服,治卒中惡心痛,飲食中毒,藥毒熱毒,筋骨中風,心風煩悶,中風失音,皆瘥。以水磨服,治小兒驚熱。山犀、

---

① 斅:**《炮炙論》見《證類》卷17"犀角"** 雷公曰:凡使,勿用奴犀、牸犀、病水犀、攣子犀、下角犀、淺水犀、無潤犀。要使烏黑肌粗皺、坼裂光潤者上。凡修治之時,錯其屑入臼中,擣令細,再入鉢中研萬匝,方入藥中用之……

② 李珣:**《海藥》見《證類》卷17"犀角"** ……凡犀屑了,以紙裹於懷中良久,合諸色藥物,絶爲易擣……/**《歸田録》卷2** 凡物有相感者,出於自然,非人智慮所及,皆因其舊俗而習知之……而翡翠屑金,人氣粉犀,此二物則世人未知者……

③ 别録:見3294頁注③。

④ 李珣:**《海藥》見《證類》卷17"犀角"** ……大寒,無毒……

⑤ 甄權:**《藥性論》見《證類》卷17"犀角"** 牯犀角,君,味甘,有小毒……

⑥ 張元素:**《醫學啓源》卷下"用藥備旨·燥降收"** 氣之薄者,陽中之陰……犀角:氣寒,味苦酸……(**按**:犀角"入陽明經"未能直接溯得其源。《本草發揮》卷1"升麻"引"海藏云":"犀角地黄湯乃陽明之聖藥也。"疑時珍據此補其歸經。)

⑦ 之才:**古本《藥對》**見3294頁注③括號中七情文。

⑧ 斅:**《炮炙論》見《證類》卷17"犀角"** 雷公曰……婦人有妊勿服,能消胎氣。凡修治一切角,大忌鹽也。

⑨ 本經:見3294頁注③白字。

⑩ 别録:見3294頁注③。

⑪ 藥性:**《藥性論》見《證類》卷17"犀角"** ……能辟邪精鬼魅,中惡毒氣,鎮心神,解大熱,散風毒,能治發背癰疽瘡腫,化膿作水,主療時疾熱如火,煩悶,毒入心中,狂言妄語。

⑫ 日華:**《日華子》見《證類》卷17"犀角"** 犀角,味甘、辛。治心煩,止驚,安五藏,補虚勞,退熱消痰,解山瘴溪毒,鎮肝明目,治中風失音,熱毒風,時氣發狂。

⑬ 海藥:**《海藥》見《證類》卷17"犀角"** ……主風毒攻心,毷氉熱悶,擁毒赤痢,小兒麩豆,風熱驚癎,並宜用之……

水犀,功用相同。孟詵①。磨汁,治吐血、衄血、下血,及傷寒畜血,發狂譫語,發黃發斑,痘瘡稠密,内熱黑陷,或不結痂,瀉肝凉心,清胃解毒。時珍。

【發明】【時珍曰】犀角,犀之精靈所聚,足陽明藥也。胃爲水穀之海,飲食藥物必先受之,故犀角能解一切諸毒。五藏六府,皆禀氣于胃,風邪熱毒,必先干之。故犀角能療諸血,及驚狂斑痘之證。《抱朴子》②云:犀食百草之毒,及衆木之棘,所以能解毒。凡蠱毒之鄉,有飲食,以此角攪之,有毒則生白沫,無毒則否。以之煮毒藥,則無復毒勢也。《北户録》③云:凡中毒箭,以犀角刺瘡中,立愈。由犀食百毒棘刺也。昔温嶠過武昌牛渚磯,下多怪物。嶠然犀角照之,而水族見形。《淮南子》④云:"犀角置穴,狐不敢歸。"則犀之精靈辟邪不惑,于此益可見矣。

【附方】舊六,新七。吐血不止,似鵝鴨肝。用生犀角、生桔梗〔各〕一兩爲末。每酒服二錢。《總録》⑤。中忤中惡,鬼氣。其證或暮夜登厠,或出郊外,驀然倒地,厥冷握拳,口鼻出清血,須臾不救,似乎尸厥,但腹不鳴,心腹暖爾。勿移動,令人圍繞,燒火打鼓,或燒蘇合香、安息香、麝香之類,候醒乃移動。用犀角五錢,麝香、朱砂各二錢五分,爲末。每水調二錢服,即效。〔華〕佗方⑥。卧忽不寤⑦。若以火照之則殺人。但唾其面,痛齧其踵及大趾甲際,即活。以犀角爲枕,即令〔不〕魘。小兒驚癇,不知人,嚼舌仰目者。犀角濃磨水服之,立效。爲末亦可。《廣利

---

① 孟詵:《食療》見《證類》卷17"犀角"　《食療》:此只是山犀牛,未曾見人得水犀取其角。此兩種者,功亦同也。其生角,寒。可燒成灰,治赤痢。研爲末,和水服之。又,主卒中惡心痛,諸飲食中毒,及藥毒熱毒,筋骨中風,心風煩悶,皆差。又,以水磨取汁,與小兒服,治驚熱。鼻上角尤佳……

② 抱朴子:《抱朴子内篇》卷17"登涉"　以其角爲導毒藥,爲湯以此導攪之,皆生白沫湧起,則了無復勢也。以攪無毒物則無沫起也,故以是知之者也。若行異域有蠱毒之鄉,每於他家飲食,則常先以犀攪之也……通天犀所以能煞毒者,其爲獸專食百草之有毒者,及衆木有刺棘者,不妄食柔滑之草木也。(按:《證類》卷17"犀角"亦節引上《抱朴子》之言。)

③ 北户録:《北户録》卷1"通犀"　……或中茋箭刺,置於創中立愈。蓋犀食百毒棘刺故也。

④ 淮南子:《御覽》卷909"狐"　《淮南萬畢術》曰:犀角置狐穴中,狐不歸。

⑤ 總録:《聖濟總録》卷68"吐血不止"　治吐血似鵝鴨肝,晝夜不止,生犀散方:犀角(二兩,鎊屑,生用)、桔梗(二兩,生用),右二味搗羅爲散,暖酒調下二錢匕。

⑥ 華佗方:《丹溪心法附餘》卷24"十危病方"　華佗十件危病方(經驗方):六。治中忤中惡鬼氣。其證暮夜或登厠,或出郊野,或遊冷屋,或行人所不至之地,忽然眼見鬼物,鼻口吸着惡鬼氣,驀然倒地,四肢厥冷,兩手握拳,鼻口出清血。性命逡巡,須臾不救。此證與尸厥同,但腹不鳴,心腹俱暖。凡中惡驀然倒地,切勿移動其屍,即令親戚衆人圍繞,打鼓燒火,或燒麝香、安息香、蘇合香、樟木之類,直候醒記人事,方可移歸。犀角(四錢)、麝香、朱砂(各二錢半),右爲末,每服二錢,井水調下。(按:上方早見於《世醫得效方》卷10"救急",名朱犀散,然與"華佗"無涉。觀其文,時珍乃引自《丹溪心法附餘》。)

⑦ 卧忽不寤:《肘後方》卷1"治卒魘寐不寤方第五"　辟魘寐方……又方:作犀角枕佳。以青木香納枕中,並帶。(按:原無出處,今溯得其源。)

方》①。**痘瘡稠密**，不拘大人小兒。生犀于澀器中，新汲水磨濃汁，冷飲服之。錢氏《小兒方》②。**消毒解熱**。生犀角尖，磨濃汁，頻飲之。同上。**服藥過劑**。犀角燒末，水服方寸匕。《外臺》③。**中毒煩困**。方同上。**食雉中毒**。吐下不止。用生犀角末方寸匕，新汲水調服，即瘥。《聖惠方》④。**蠷螋尿瘡**。狀如茱萸，中央白膿，惡寒壯熱。磨犀角汁塗之。《千金方》⑤。**瘭疽毒瘡**，喜著十指，狀如代指，根深至肌，能壞筋骨，毒氣入臟殺人。宜燒鐵烙之，或灸百壯，日飲犀角汁取瘥。《千金方》⑥。**山嵐瘴氣**。犀角磨水服之，良。《集簡方》。**下痢鮮血**。犀角、地榆、生地黃各一兩，爲末，煉蜜丸彈子大。每服一丸，水一升，煎五合，去滓溫服。《聖惠方》⑦。

犛牛 毛、俚、來三音○《綱目》

【釋名】毛犀《廣志》⑧、貓牛《漢書註》⑨、麾牛 音麻、犏牛 音作、竹牛《昨夢錄》⑩、犪牛 音抽。○【時珍曰】犛者，髦也，其髦可爲旌旄也。其體多長毛，而身角如犀，故曰毛犀。《汲

---

① 廣利方:《證類》卷17"犀角" 《廣利方》:治孩子驚癇不知人，迷悶，嚼舌仰目者。犀角末半錢匕，水二大合，服之立效。

② 錢氏小兒方:《小兒藥證直訣》卷下"生犀散" 生犀散:消毒氣，解內熱。生犀(凡盛物者，皆經蒸煮，不堪用，須生者爲佳)，右一物不拘多少，於澀器物中，用新水磨濃汁，微溫飲一茶腳許，乳食後，更量大小加減之。

③ 外臺:《外臺》卷31"服藥過劑及中毒方" 服藥過劑及中毒，多煩悶欲死方……又方:燒犀角，水服一方寸匕。

④ 聖惠方:《聖惠方》卷39"治食六畜百獸肝中毒諸方" 治雉肉作膾，食之吐下，方:生犀角末一錢，以新汲水調下，即差。

⑤ 千金方:《千金方》卷25"蛇毒第二" 論曰:凡蠷螋蟲尿人影，著處便令人病瘡。其狀身中忽有處瘡痛如芒刺，亦如刺蟲所螫後，起細痞瘰作聚如茱萸子狀也，四邊赤，中央有白膿如黍粟，亦令人皮肉急，舉身惡寒壯熱。劇者連起竟腰脅胸也。治之法，初得之，磨犀角塗之，止其毒，治如火丹法。

⑥ 千金方:《千金方》卷22"瘭疽第六" 論曰:瘭疽者……厚肉處即割去之，亦燒鐵烙之，令焦如炭，或灸百壯，或飲葵根汁，或飲藍青汁，若犀角汁，及升麻汁、竹瀝、黃龍湯等諸單方，治專去其熱取瘥。其病喜著十指，故與代指相似，人不識之，呼作代指。不急治之，亦逐脉上入臟殺人。

⑦ 聖惠方:《普濟方》卷212"血痢" 療下痢鮮血:乾地黃、犀角、地榆(各二兩)，右搗篩，蜜丸如彈子大，每服一丸，水一升，煎取五合，去滓溫服，極效。(**按**:《聖惠方》無此方，今另溯其源。)

⑧ 廣志:(**按**:《御覽》卷898"牛上"引《廣志》論牛，有"麾牛"，無"毛犀"。今"麾牛"下未注出處，恐當注"廣志"。"毛犀"一名見曹昭《格古論》，可參下文"格古論"注。)

⑨ 漢書注:《漢書·司馬相如傳》(顏師古注) ……其獸則庸旄貘犛，沈牛麈麋(……師古曰:庸即今之犎牛也，旄牛即今所謂偏牛者也，犛牛即今之貓牛者也……)

⑩ 昨夢錄:《說郛》弓34《昨夢錄》 西夏有竹牛……

冢周書》①作犛牛,顏師古②作貓牛,《爾雅》③作犘牛,音皆相近也。《山海經》④作牜乍牛,西人呼爲竹牛,因角理如竹也。或云竹即牜乍音之轉,而犛又竹音之轉也。楊慎《丹鉛録》⑤云:毛犀即象也。狀如犀而角小,善知吉凶。古人呼爲貓豬,交、廣人謂之豬神是矣。

【集解】【時珍曰】犛牛出西南徼外,居深山中野牛也。狀及毛、尾俱同(犓)〔牦〕牛,牦小而犛大,有重千斤者,其尾名曰氂,亦可爲旄旌纓帽之用。唐、宋西徼諸州貢之。《中山經》⑥云:荆山多犛牛。郭璞註云:牦牛之屬也,其色黑。又《昨夢録》⑦云:西夏竹牛重數百斤,角甚長而黃黑相間,製弓極勁。彼人以偽犀角,卒莫能辨。曹昭《格古論》⑧云:毛犀即犛牛也,角之花斑,皆類山犀而無粟紋。其理似竹,不甚爲奇,故謂毛犀。觀此,則犛之角勝于牦,而牦之毛尾勝于犛也。又有野牛與此相類者,並附于左。

【附録】犤牛。音危。又名夔牛。如牛而大,肉重數千斤,出蜀山中。犪牛。《廣志》⑨云:出日南及潯州大賓縣。色青黃,與蛇同穴。性嗜鹽,人裹手塗鹽取之。其角如玉,可爲器。海牛。《齊地志》⑩云:出登州海島中。形似牛,鼉脚鮎毛,其皮甚軟,可供百用。脂可然燈。《寰宇志》⑪名潛牛,《廣志》⑫名犰牛。(曰)〔月〕支牛。《玄中記》⑬云:出西胡及大月氏國。今日割取肉,明日其創即復合也。山牛。狀如牛,而角有枝,如鹿茸。

角。【氣味】酸、鹹,涼,無毒。【主治】驚癇熱毒,諸血病。時珍。

① 汲冢周書:(按:查該書及《逸周書》佚文,均未溯得其源。)
② 顏師古:見 3299 頁注⑨。
③ 爾雅:《爾雅·釋獸》(郭注)　犘牛(出巴中,重千斤)。
④ 山海經:(按:已查原書,未能溯及其源。)
⑤ 丹鉛録:(按:已查楊慎諸書,未能溯及其源。)
⑥ 中山經:《山海經》卷 5“中山經”　東北百里曰荆山……其中多犛牛。(旄,牛屬也,黑色,出西南徼外也……)
⑦ 昨夢録:《説郛》弓 34《昨夢録》　西夏有竹牛,重數百斤,角甚長而黃黑相間。用以製弓極佳,尤且健勁……夏人常雜犀角以市焉,人莫有知……
⑧ 格古論:《新增格古要論》卷 6“珍寶論·毛犀”　其色與花斑皆類山犀,而無粟紋,其紋理似竹,故謂之犛犀。此非犀也,不爲奇也,故曰毛犀。
⑨ 廣志:《御覽》卷 172“潯州”　《郡國志》曰:大賓縣,漢布山縣地,有堂牛,與蛇同穴,牛嗜鹽。俚人以皮裹手塗鹽,入穴探之,牛舐之出外,則不得入,取其角爲器。一曰糖牛。(按:誤注出處,今另溯其源。)
⑩ 齊地志:《御覽》卷 900“牛下”　《齊地記》曰:東萊牛島上,嘗以五月,海牛産乳。海牛形似牛而無角,駩色,虎聲,爪牙亦如虎,脚似鼉魚,尾似鮎魚,尾長尺餘,其皮甚軟,可供百用。牛見人奔入水,以杖擊鼻則得之。
⑪ 寰宇志:《寰宇通志》卷 102“肇慶府”　潛牛:生江中,形似魚,能上岸與牛鬥,角軟還入水,輒堅復出。
⑫ 廣志:《御覽》卷 898“牛上”　《廣志》曰:……潛牛,形狀似水牛,一名犰(音沉)牛……
⑬ 玄中記:《御覽》卷 900“牛下”　《玄中記》曰:大月支及西胡有牛,名曰反牛,今日割取其肉三四斤,明日其肉已復,創即愈也。

黃。【氣味】【主治】驚癇癲狂。

【發明】【時珍曰】犛牛亦有黃，彼人以亂牛黃，但堅而不香，云功用亦相近也。其角亦可亂犀，但無粟紋，蘇頌《圖經》誤以爲牯犀角者是也。亦可用，而功不及犀，《昨夢録》《格古論》説之詳矣。

犛牛音毛○《綱目》

【釋名】犣牛音鬛，○《爾雅》①、犏牛音偏。○【時珍曰】犛與旄同，或作毛。《後漢書》②云：冉駹夷出犛牛，一名犣牛，重千斤，毛可爲旄，觀此則犛牛之名，蓋取諸此。顏師古③云：犛牛即犏牛也。而葉盛《水東日記》④云：毛牛與封牛合，則生犏牛，亦類毛牛，偏氣使然。故謂之犏。然則犏又毛之遺種耶。

【集解】【時珍曰】犛牛出甘肅臨洮，及西南徼外，野牛也。人多畜養之。狀如水牛，體長多力，能載重，迅行如飛，性至粗梗。髀、膝、尾、背、胡下皆有黑毛，長尺許。其尾最長，大如斗，亦自愛護，草木鉤之，則止而不動。古人取爲旌旄，今人以爲纓帽。毛雜白色者，以茜染紅色。《山海經》⑤云：潘侯之山有旄牛，狀如牛而四足節生毛。即此也。其肉味美，故《呂氏春秋》⑥云：肉之美者，犛、象之肉也。

喉靨。【主治】項下瘿氣。時珍。

【發明】【時珍曰】犛牛，古方未見用者，近世《臞仙壽域方》⑦載治瘿氣方，用其喉靨，亦因類之義也。其方用犏牛喉脆骨二寸許一節，連兩邊扇動脆骨取之，或煮或燒，仰卧頓服。仍取巧舌，即靨子也，嚼爛嚥之，食頃乃嚥。病人容貌必瘦减，而瘿自内消矣。不過二服即愈，云神妙無比也。

野馬《綱目》

【集解】【時珍曰】按郭璞⑧云：野馬似馬而小，出塞外。今西夏、甘肅及遼東山中亦有之。取其皮爲裘，食其肉，云如家馬肉，但落地不沾沙耳。《爾雅》⑨云：䮤如馬，一角似鹿茸。不角者，騉

---

① 爾雅：《爾雅·釋畜》（郭注）　犣牛（旄牛也。）
② 後漢書：《後漢書》卷86“西南夷”　冉駹夷者……有旄牛，無角，一名童牛，肉重千斤，毛可爲〔耳毛〕……
③ 顏師古：《漢書·司馬相如傳》（顏師古注）　（師古曰：……旄牛即今所謂偏牛者也……）
④ 水東日記：《水東日記》卷16　莊浪屬環雪山之地，産毛牛，毛雜黑白二色，長甚……毛牛與黃牛合，則生犏牛，亦頗類毛牛。又有山中野牛，亦相類……
⑤ 山海經：《山海經》卷3“北山經”　又北二百里曰潘侯之山……有獸焉，其狀如牛，而四節生毛，名曰旄牛。
⑥ 呂氏春秋：《呂氏春秋》卷14“本味”　肉之美者……旄象之約。
⑦ 臞仙壽域方：（按：查《延壽神方》無此方，未能溯得其源。）
⑧ 郭璞：《爾雅·釋畜》（郭注）　野馬（如馬而小。出塞外。）
⑨ 爾雅：《爾雅·釋獸》　䮤如馬，一角，不角者騉。

也。《山海經》①云：北海有獸，狀如馬，色青，名曰駒駼。此皆野馬類也。

肉。【氣味】甘，平，有小毒。【主治】人病馬癇，筋脉不能自收，周痹肌肉不仁。思邈②。○《心鏡》③治上證，用肉一斤，豉汁煮熟，入五味、葱白，作腌腊及羹粥，頻食之。白煮亦可。

陰莖。【氣味】酸、鹹，溫，無毒。【主治】男子陰痿縮，少精。孫思邈④。

【發明】【時珍曰】野馬，孫思邈《千金方》載有功用，而本草不收，今采補之。

野豬《唐本草》⑤

【集解】【宗奭⑥曰】野豬，陝、洛間甚多。形如家豬，但腹小脚長，毛色褐，作群行。獵人惟敢射最後者。若射中前者，則散走傷人。其肉赤色如馬肉，食之勝家豬，牝者肉更美。【詵⑦曰】冬月在林中食橡子。其黃在膽中，三歲乃有，亦不常得。【時珍曰】野豬處處深山中有之，惟關西者時或有黃。其形似豬而大，牙出口外，如象牙。其肉有至二三百斤者。能與虎鬬。或云：能掠松脂、曳沙泥塗身，以禦矢也。最害田稼，亦唼蛇虺。《淮南子》⑧曰：野彘有艽莔槎櫛，堀虛連比，以象宮室，陰以防雨，景以蔽日。亦其知也。范（至）〔致〕能《虞衡志》⑨云：嶺南一種嬾婦，似山豬而小，善害田禾。惟以機軸紡織之器置田所，則不復近也。

肉。【氣味】甘，平，無毒。【宗奭⑩曰】微動風。【詵⑪曰】不發病、減藥力，與家豬不同。但青蹄者不可食，微動風。【時珍曰】服巴豆藥者忌之。【主治】癲癇，補肌膚，益五

---

① 山海經：《山海經》卷8"海外北經" 北海內有獸，其狀如馬，名曰駒駼。（陶塗兩音見《爾雅》。）
② 思邈：《千金方》卷26"鳥獸第五" 馬……肉：辛，平，無毒。主人馬癇，筋脉不能自收，周痹，肌不仁。病死者不任用。
③ 心鏡：《證類》卷17"白馬莖" 《食醫心鏡》：治馬癇動發無時，筋脉不收，周痹，肌肉不仁。野馬肉一斤，細切，於豉汁中煮，著五味，葱白調和，作腌腊食之。作羹粥及白煮喫妙。
④ 孫思邈：《千金方》卷26"鳥獸第五" 馬……野馬陰莖：味酸、鹹，溫，無毒。主男子陰痿縮，少精。
⑤ 唐本草：《唐本草》見《證類》卷18"野豬黃" 味辛、甘，平，無毒。主金瘡，止血生肉。療癲癇。水研如棗核，日二服，效。
⑥ 宗奭：《衍義》卷16"野豬黃" 黃在膽中，治小兒諸癇疾。京西界野豬甚多，形如家豬，但腹小脚長，毛色褐，作群行，獵人惟敢射最後者，射中前奔者，則群豬散走傷人。肉色赤如馬肉，其味甘，肉復軟，微動風。黃不常有，間得之，世亦少用。食之尚勝家豬。
⑦ 詵：《食療》見《證類》卷18"野豬黃" 孟詵云：野豬，主補肌膚，令人虛肥。膽中有黃，研如水服之，治疰病……其冬月在林中食橡子……/三歲膽中有黃，和水服之，主鬼疰癇病……
⑧ 淮南子：《淮南子·修務訓》 ……野彘有艽（仇）莔（梢）槎櫛，堀虛連比，以像宮室，陰以防雨，景以蔽日，此亦鳥獸之所以知求合於其所利……
⑨ 虞衡志：《桂海虞衡志·志獸》 嬾婦，如山豬而小，喜食禾田，夫以機軸織紙之器掛田所，則不復近。安平七源等州有之。
⑩ 宗奭：見本頁注⑥。
⑪ 詵：《食療》見《證類》卷18"野豬黃" 《食療》……又，其肉，主癲癇，補肌膚，令人虛肥。雌者肉美。肉色赤者，補人五藏，不發風虛氣也。其肉勝家豬也……青蹄者，不可食。

臟，令人虛肥，不發風虛氣。孟詵①。炙食，治腸風瀉血，不過十頓。《日華》②。

【附方】舊一。久痔下血。野豬肉二斤，着五味炙，空腹食之。作羹亦得。《食醫心鏡》③。

脂。臘月鍊過取之。【主治】鍊净和酒日三服，令婦人多乳，十日後，可供三四兒。素無乳者亦下。孟詵④。悦色，除風腫毒（治）〔瘡〕疥癬。《日華》⑤。

黃。【氣味】〔辛〕、甘，平，無毒。【主治】金瘡，止血生肉。療癲癇，水研如棗核許服之，日二服，效。《唐本》⑥。研水服，治血痢疰病。藏器⑦。治惡毒風，小兒疳氣，客忤天弔。《日華》⑧。

膽。【主治】惡熱毒氣。孟詵⑨。鬼疰癲癇，小兒諸疳，水研棗許服，日二。時珍。○出《衛生方》⑩。

齒。【主治】燒灰水服，治蛇咬毒。藏器⑪。

頭骨。【主治】邪瘧。《聖惠方》⑫中用之。

【附方】新一。積年下血。野豬頭一枚，桑西枝一握，附子一枚，同入瓶内煅過，爲末，每服二錢，粥飲空心服。《聖惠方》⑬。

---

① 孟詵：見前頁注⑪。

② 日華：《日華子》見《證類》卷18"野豬黃" 野豬，主腸風瀉血，炙食，不過十頓……

③ 食醫心鏡：《證類》卷18"野豬黃" 《食醫心鏡》：主久痔，野雞下血不止，肛邊痛：豬肉二斤，切，著五味炙，空心食。作羹亦得。

④ 孟詵：《食療》見《證類》卷18"野豬黃" 孟詵云……其膏，鍊令精細，以二匙和一盞酒服，日三服，令婦人多乳。服十日，可供三四孩子……

⑤ 日華：《日華子》見《證類》卷18"野豬黃" ……脂，悦色，并除風腫毒瘡疥癬。臘月陳者佳……

⑥ 唐本：見3302頁注⑤。

⑦ 藏器：《食療》見《證類》卷18"野豬黃" 孟詵云：野豬……膽中有黃。研如水服之，治疰病。（按：誤注出處，當出《食療》。）

⑧ 日華：《日華子》見《證類》卷18"野豬黃" ……膽中黃，治鬼疰，癇疾及惡毒風，小兒疳氣，客忤，天吊……

⑨ 孟詵：《食療》見《證類》卷18"野豬黃" 《食療》……又膽，治惡熱毒邪氣，内不發病，減藥力，與家豬不同……

⑩ 衛生方：《衛生易簡方》卷4"瘴瘧" 治鬼疰癲癇及惡毒熱氣，小兒諸疳：用野豬膽水研少許，日二服效。

⑪ 藏器：《食療》見《證類》卷18"野豬黃" ……齒，作灰服，主蛇毒……（按：誤注出處，當出《食療》。）

⑫ 聖惠方：（按：《聖惠方》無此方，未能溯及其源。）

⑬ 聖惠方：《聖惠方》卷60"治積年腸風下血不止諸方" 治腸風積年下血不止，方：野狸頭（一枚）、桑樹西枝（一握，剉）、附子（一枚），右件藥都入瓶子内，用鹽泥固濟候乾，以炭火燒令通赤，候冷取出，搗細羅爲散，每於食前以温粥飲調下二錢。（按：《普濟方》卷37"腸風下血"引同方，云出《聖惠方》，亦作"野狸頭"。疑時珍誤引。）

外腎。【主治】連皮燒存性，研，米飲服，治崩中帶下，及腸風瀉血，血痢。《日華》①。

皮。【主治】燒灰，塗鼠瘻惡瘡。時珍。○《外臺方》②中用。

豪豬《綱目》

【釋名】蒿豬《唐本》③、山豬《通志》④、豪豬音原俞、狟豬音丸、鸞豬。【時珍曰】《説文》⑤云：豪，豕鬣如筆管者。能激毫射人故也。郭璞⑥曰：吳、楚呼爲鸞豬。《星禽》⑦云：壁水㺄，豪豬也。

【集解】【頌⑧曰】豪豬，陝、洛、江東諸山中並有之。髦間有豪如箭，能射人。【時珍曰】豪豬處處深山中有之，多者成群害稼。狀如豬，而項脊有棘鬣，長近尺許，粗如箸，其狀似笴及猬刺，白本而黑端。怒則激去，如矢射人。羌人以其皮爲韀。郭璞云：狟豬自爲牝牡而孕也。張師正《倦遊録》⑨云：南海有泡魚，大如斗，身有棘刺，能化爲豪豬。巽爲魚，坎爲豕，豈巽變坎乎？

肉。【氣味】甘，大寒，有毒。【頌⑩曰】不可多食。發風，令人虛羸。【主治】多膏，利大腸。蘇頌⑪。

肚及屎。【氣味】寒，無毒。【主治】水病，熱風，鼓脹。同燒存性，空心

---

① 日華：《日華子》見《證類》卷18“野豬黃” ……外腎和皮，燒作灰，不用絶過爲末，飲下，治崩中帶下，并腸風瀉血及血痢。

② 外臺方：《外臺》卷23“九瘻方” 深師：療鼠瘻方：鰻鱺魚（四兩）、野豬皮一兩、巴豆十五枚、斑貓二十枚（去足頭羽，熬）、五月五日蟾蜍一枚（炙）、臘月豬脂五分。右七味，搗野豬皮下篩，合諸藥更搗下篩，内鰻鱺魚，以膏和搗千杵，平旦未食服如梧桐子二枚……此方驗。

③ 唐本：《唐本草》見《證類》卷21“蛞蝓” 《唐本》注云……豪豬，亦名蒿豬。

④ 通志：《方輿勝覽》卷39“邕州” 土産……山豬（即豪豬，身有棘刺，能振發以禦人。二三百爲羣，以害苗稼。）（按：查《通志》無“山豬”二字。）

⑤ 説文：《説文·希部》 彙：豕，鬣如筆管者。出南郡。

⑥ 郭璞：《山海經》卷2“西山經” 又西五十二里曰竹山……有獸焉，其狀如豚而白毛，大如笄而黑端，名曰毫彘。（狟豬也，夾髀有粗豪，長數尺，能以脊上毫射物。亦自爲牝牡。狟或作豭。吳楚呼爲鸞豬，亦此類也。）

⑦ 星禽：（按：已查《禽星易見》及相關書，未能溯得其源。）

⑧ 頌：《圖經》見《證類》卷18“豚卵” ……一名豪豬，髦間有毫如箭，能射人。陝、洛、江東諸山中並有之……

⑨ 倦遊録：《倦遊雜録·嶺南嗜好》 ……泡（去聲）魚大者如斗，身有刺，化爲豪豬。

⑩ 頌：《圖經》見《證類》卷18“豚卵” ……肉亦甘美，多膏，皆不可多食，發風氣，利大腸，令人虛羸。

⑪ 蘇頌：見上注。

温酒服二錢匕。用一具即消。孟詵①。乾燒服之,治黃疸。蘇恭②。連屎燒研,酒服,治水腫,脚氣,奔豚。時珍。

【發明】【詵③曰】此豬多食苦參,故能治熱風水脹,而不治冷脹也。【時珍曰】豪豬本草不載,惟孟氏《食療本草·貒》條説之。

熊《本經》④上品

【釋名】【時珍曰】熊者雄也。熊字篆文象形。俗呼熊爲豬熊,羆爲人熊、馬熊,各因形似以爲別也。《述異記》⑤云:在陸曰熊,在水曰能,即鯀所化者。故熊字從能。《續搜神記》⑥云:熊居樹孔中,東土人擊樹,呼爲子路則起,不呼則不動也。又狒狒亦名人熊,見本條。

【集解】【《別録》⑦曰】熊生雍州山谷。十一月取之。【弘景⑧曰】今東西諸山皆有之,自非易得。【頌⑨曰】今雍、洛、河東及懷慶衛山中皆有之。形類大豕,而性輕捷,好攀緣,上高木,見人則顛倒自投於地。冬蟄入穴,春月乃出。其足名蹯,爲八珍之一,古人重之,然腼之難熟。熊性惡鹽,食之即死。出《淮南子》。【時珍曰】熊如大豕而竪目,人足黑色。春夏膘肥時,皮厚筋弩,每升木引氣,或墮地自快,俗呼跌膘,即莊子所謂熊經鳥申也。冬月蟄時不食,飢則舐其掌,故其美在掌,謂之熊蹯。其行山中雖數千里,必有跧伏之所,在石巖枯木中,山人謂之熊舘。劉敬叔《異苑》⑩云:熊性惡穢物及傷殘,捕者置此物于穴,則合穴自死。或爲棘刺所傷出血,爪之,至骨即斃也。陸佃《埤雅》⑪云:其膽春近首,夏在腹,秋在左足,冬在右足。熊、羆皆壯毅之物,屬陽,故書以喻不二心之

---

① 孟詵:《食療》見《證類》卷21"貒皮" 《食療》云……又有一種,村人謂之豪豬,取其肚燒乾,和肚屎用之,擣末細羅,每朝空心温酒調二錢匕。有患水病鼓脹者,服此豪豬肚一箇便消,差……

② 蘇恭:《唐本草》見《證類》卷21"蛞蝓" 《唐本》注云……豪豬……其肚合屎乾燒爲灰,主黃疸,豬之類也。

③ 詵:《食療》見《證類》卷21"貒皮" 《食療》云……此豬多食苦參,不理冷脹,只理熱風水脹。

④ 本經:《本經》《別録》見《證類》卷16"熊脂" 味甘,微寒,微温,無毒。主風痹不仁筋急,五藏腹中積聚,寒熱羸瘦,頭瘍白秃,面皯皰,食飲吐嘔。久服强志,不饑輕身,長年。生雍州山谷。十一月取。

⑤ 述異記:《述異記》卷上 堯使鯀治洪水,不勝其任,遂誅鯀於羽山,化爲黃能,入於羽泉。今會稽祭禹廟不用熊,曰黃能,即黃熊也(奴來反)。陸居曰熊,水居曰能……

⑥ 續搜神記:《御覽》卷908"熊" 《續搜神記》曰……又曰:熊無穴,或居大樹孔中。東土呼熊爲子路,以物擊樹,云子路可起,於是便下,不呼則不動也。

⑦ 別録:見本頁注④。

⑧ 弘景:《集注》見《證類》卷16"熊脂" 陶隱居云……今東西諸山縣皆有之,自是非易得物爾……

⑨ 頌:《圖經》見《證類》卷16"熊脂" 熊脂并膽,出雍州山谷,今雍、洛、河東及懷、衛山中皆有之。熊形類犬豕,而性輕捷,好攀緣,上高木,見人則顛倒自投地而下。冬多入穴而蟄,始春而出……其足蹯,爲食珍之貴,古人最重之,然腼之難熟,多食之令人耐寒……熊惡鹽,食之則死。

⑩ 異苑:《異苑》卷3 熊獸藏於山穴,穴裏不得見穢及傷殘,見則舍穴外死。人欲捕者,便令一人臥其藏内,餘伴執杖隱在巖側。熊輒共舁出,人不致傷損,傍人仍得騁其矛。

⑪ 埤雅:《埤雅》卷3"釋獸·熊" 熊……其膽春在首,夏在腹,秋在左足,冬在右足。

臣,而《詩》①以爲男子之祥也。

【附録】羆、魋音頹。【時珍曰】熊、羆、魋,三種一類也。如豕色黑者,熊也;大而色黃白者,羆也;小而色黃赤者,魋也。建平人呼魋爲赤熊,陸機謂"羆爲黃熊"是矣。羆,頭長脚高,猛憨多力,能拔樹木,虎亦畏之。遇人則人立而攫之,故俗呼爲人熊。關西呼豭熊。羅願《爾雅翼》②云:熊有豬熊,形如豕;有馬熊,形如馬。即羆也。或云羆即熊之雄者。其白如熊白,而理粗味減,功用亦同。

脂。【釋名】熊白。【弘景③曰】脂即熊白,乃背上肪,色白如玉,味甚美,寒月則有,夏月則無。其腹中肪及身中脂,煎鍊過亦可作藥而不中噉。【修治】【斅④曰】凡取得,每一斤入生椒十四個,同鍊過,器盛收之。【氣味】甘,微寒,無毒。【《別録》⑤曰】微溫。【《日華》⑥曰】涼。其脂燃燈,烟損人眼,令失光明。【主治】風痺不仁,筋急,五臟腹中積聚,寒熱羸瘦,頭瘍白禿,面上䵟皰。久服强志不飢,輕身長年。《本經》⑦。飲食嘔吐。《別録》⑧。治風,補虛損,殺勞蟲,酒鍊服之。《日華》⑨。長髮令黑,悦澤人面。蘇恭⑩。治面上䵟䵟及瘡。《藥性》⑪。

【附方】舊二,新一。令髮長黑。熊脂、蔓荆子末等分,和勻,醋調塗之。《聖惠方》⑫。髮毛黃色。以熊脂塗髮梳散,入床底,伏地一食頃,即出,便盡黑。不過用脂一升,效。《千金》⑬。白

---

① 詩:《詩·小雅·斯干》　大人占之,維熊維羆,男子之祥。
② 爾雅翼:《爾雅翼》卷19"羆"　……蓋羆乃熊類……今獵者云:熊有兩種:豬熊,其形如豬。馬熊,其形如馬。各有牝牡。問以羆,則云熊是其雄,羆即熊之雌者。羆爲尤猛,或曰羆大於熊,蓋熊爲羆之雄而稱熊……/《毛詩草木鳥獸蟲魚疏》卷下"有熊有羆"　……羆,有黃羆,有赤羆,大於熊。其脂如熊白而粗理,不如熊白美也。
③ 弘景:《集注》見《證類》卷16"熊脂"　陶隱居云:此脂即是熊白,是背上膏,寒月則有,夏月則無。其腹中肪及身中膏,煎取可作藥,而不中噉……
④ 斅:《炮炙論》見《證類》卷16"熊脂"　雷公云:凡收得後,煉過,就器中安生椒,每一斤熊脂入生椒十四個,煉了,去脂革並椒,入瓶中收,任用。
⑤ 別録:見3305頁注④。
⑥ 日華:《日華子》見《證類》卷16"熊脂"　熊白,涼,無毒……/《食療》見《證類》卷16"熊脂"　……脂與豬脂相和燃燈,煙入人目中,令失光明。緣熊脂煙損人眼光……
⑦ 本經:見3305頁注④白字。
⑧ 別録:見3305頁注④。
⑨ 日華:《日華子》見《證類》卷16"熊脂"　……治風,補虛損,殺勞蟲。脂,强心……
⑩ 蘇恭:《唐本草》見《證類》卷16"熊脂"　……脂,長髮令黑,悦澤人面;酒煉服之,差風痺……
⑪ 藥性:《藥性論》見《證類》卷16"熊脂"　……又云:熊脂,君。能治面上䵟䵟及治瘡。
⑫ 聖惠方:《聖惠方》卷41"生髮令長諸方"　令髮易長方……又方:熊脂(一兩)、蔓荆子(一兩,末),右件藥相和令勻,以醋調塗之,髮即漸長。
⑬ 千金:《千金翼方》卷5"生髮黑髮第八"　髮黃方……又方:熊脂塗髮,梳之,散頭床底,伏地一食頃即出,形盡當黑,用之不過一升。

禿頭癬①。熊白傅之。

肉。【氣味】甘，平，無毒。《別録》②曰：微温。【弘景③曰】有痼疾不可食熊肉，令終身不除。【鼎④曰】若腹中有積聚寒熱者食之，永不除也。十月勿食之。傷神。【主治】風痺，筋骨不仁。功與脂同。孫思邈⑤。補虛羸。孟詵⑥。

【發明】【時珍曰】按劉河間⑦云：熊肉振羸，兔目明眂。因其氣有餘，以補不足也。

【附方】舊二。中風痺疾⑧。中風，心肺風熱，手足風痺不隨，筋脉五緩，恍惚煩燥。熊肉一斤切，入豉汁中，和葱、姜、椒、鹽作腌臘，空腹食之。腳氣風痺，五緩筋急。用熊肉半斤，如上法食之。並《食醫心鏡》⑨。

掌。【修治】《聖惠方》⑩云：熊掌難胹，得酒、醋、水三件同煮，熟即大如皮毬也。【主治】食之可禦風寒，益氣力。《日華》⑪。

膽。【頌⑫曰】熊膽陰乾用。然多偽者，但取一粟許滴水中，一道若線不散者爲真。【時珍曰】按錢乙⑬云：熊膽佳者通明。每以米粒點水中，運轉如飛者良。餘膽亦轉，但緩爾。周密《齊東埜語》⑭云：熊膽善辟塵。試之以净水一器，塵幕其上，投膽米許，則凝塵豁然而開也。【氣味】

---

① 白禿頭癬：《證類》卷16"熊脂" 《楊氏産乳》：療白禿瘡及髮中生癬，取熊白傅之。（按：原無出處，今溯得其源。）

② 別録：見3305頁注④。

③ 弘景：《集注》見《證類》卷16"熊脂" 陶隱居云……痼疾不可食熊肉，令終身不除愈。

④ 鼎：《食療》見《證類》卷16"熊脂" 《食療》……若腹中有積聚寒熱者，食熊肉永不除差……十月勿食，傷神……

⑤ 孫思邈：《千金方》卷26"鳥獸第五" 熊肉：味甘，微寒，微温，無毒。主風痺不仁，筋急五緩……

⑥ 孟詵：《日華子》見《證類》卷16"熊脂" ……治風，補虛損……（按：誤注出處，當出《日華子》。）

⑦ 劉河間：《保命集》卷上"本草論第九" ……熊肉振羸，兔肝明視，所謂因其氣有餘，補不足也如此……

⑧ 中風痺疾：《證類》卷16"熊脂" 《食醫心鏡》……又方：主中風，心肺風熱，手足不隨及風痺不任，筋脉五緩，恍惚煩躁。熊肉一斤，切，如常法調和作腌臘。空腹食之。（按：原無出處，今溯其源。）

⑨ 食醫心鏡：《證類》卷16"熊脂" 《食醫心鏡》：療腳氣，風痺不仁，五緩筋急。熊肉半斤，於豉汁中和薑、椒、葱白、鹽、醬作腌臘。空腹食之。

⑩ 聖惠方：《證類》卷16"熊脂" 《聖惠方》……熊掌得酒、醋、水三件，煑熟即腹大如皮毬，食之耐風寒。（按：今本《聖惠方》無此方。）

⑪ 日華：《日華子》見《證類》卷16"熊脂" ……掌，食可禦風寒，此是八珍之數……

⑫ 頌：《圖經》見《證類》卷16"熊脂" ……膽，陰乾用。然亦多偽，欲試之，取粟顆許，滴水中，一道若線不散者爲真……

⑬ 錢乙：《説郛》弓27《暇日記》 錢乙言熊膽奇藥，家有小兒，不可無此。佳者色通明，如米粒，用草莛點入水轉如飛。惟性急者良。〔餘〕膽入水亦能轉，但緩耳。勇士所聚，爲膽故也。

⑭ 齊東埜語：《齊東野語》卷4"經驗方" 熊膽善辟塵。試之之法：以净水一器，塵羃其上，投膽粟許，則凝塵豁然而開……

苦,寒,無毒。【權①曰】惡防己、地黄。【主治】時氣熱盛,變爲黄疸,暑月久痢,疳蠶心痛,疰忤。蘇恭②。治諸疳、耳鼻瘡、惡瘡,殺蟲。《日華》③。小兒驚癎瘈瘲,以竹瀝化兩豆許服之,去心中涎,甚良。孟詵④。退熱清心,平肝明目,去翳,殺蛔、蟯蟲。時珍。

【發明】【時珍曰】熊膽,苦入心,寒勝熱,手少陰、厥陰、足陽明經藥也。故能涼心平肝殺蟲,爲驚癎疰忤,翳障疳痔,蟲牙蚘痛之劑焉。

【附方】舊四,新六。赤目障翳。熊膽丸:每以膽少許化開,入冰片一二片,銅器點之,絶奇。或淚痒,加生姜粉些須。《齊東埜語》⑤。初生目閉。由胎中受熱也。以熊膽少許蒸水洗之,一日七八次。如三日不開,服四物加甘草、天花粉。《全幼心鑑》⑥。小兒鼻蝕。熊膽半分,湯化抹之。《聖惠方》⑦。十年痔瘡。熊膽塗之神效,一切方不及也。《外臺》⑧。腸風痔漏。熊膽半兩,入片腦少許研,和豬膽汁塗之。《壽域方》⑨。蛔蟲心痛。熊膽一大豆,和水服之,大效。《外臺》⑩。小兒驚癎。方見主治。風蟲牙痛。熊膽三錢,片腦四分,每以豬膽汁調少許搽之。《攝生方》⑪。水弩射人。熊膽塗之。更以雄黄同〔用〕,酒磨服,即愈。《斗門

---

① 權:《藥性論》見《證類》卷16"熊脂" 熊膽,臣,惡防己、地黄……
② 蘇恭:《唐本草》見《證類》卷16"熊脂" 《唐本》注云:熊膽,味苦,寒,無毒。療時氣熱盛,變爲黄疸,暑月久痢,疳蠶心痛,疰忤。
③ 日華:《日華子》見《證類》卷16"熊脂" 熊白……殺勞蟲……膽,治疳瘡,耳鼻瘡及諸疳疾。
④ 孟詵:《食療》見《證類》卷16"熊脂" 《食療》……小兒驚癎瘈瘲,熊膽兩大豆許,和乳汁及竹瀝服並得,去心中涎,良。
⑤ 齊東埜語:《齊東野語》卷4"經驗方" 熊膽善辟塵……以之治目障翳,極驗。每以少許,净水略調,開盡筋膜、塵土,入冰腦一二片,或淚痒,則加生薑粉些小,時以銀筋點之,絶奇。赤眼亦可用。余家二老婢俱以此奏效。
⑥ 全幼心鑑:《全幼心鑑》卷2"眼閉證" 小兒初生眼閉者,由産母食熱物毒物,致成斯疾。治法當以熊膽少許,蒸,水洗眼上,一日七八次。如三日不開,用生地黄湯服。仍洗。乳母須要服山茵陳湯以眼開。
⑦ 聖惠方:《聖惠方》卷87"治小兒鼻疳諸方" 治小兒疳瘡蟲蝕鼻……又方:右用熊膽半分,以湯化調塗於鼻中。
⑧ 外臺:《千金方》卷23"五痔第三" 治五痔十年不瘥方:塗熊膽取瘥止,神良。一切方皆不及此。(按:《外臺》卷26"五痔數年不差方"引同方,云出《千金》。)
⑨ 壽域方:《延壽神方》卷4"痔漏部" 治痔漏腸風……一方:用熊膽半兩,片腦少許,爲末,膽汁調敷妙。
⑩ 外臺:《外臺》卷7"諸蟲心痛方" 《必效》:療蚘(於沕切。作蛔非。)心痛方……又方:取熊膽如大豆,和水服,大效。
⑪ 攝生方:《攝生衆妙方》卷9"齒牙門" 治風蟲牙疼……又方:(雄)〔熊〕膽(五錢)、片腦(四分),右爲末,用豬膽汁調搽患處。

方》①。**諸疳羸瘦**。熊膽、使君子末等分,研匀,瓷器蒸溶,蒸餅丸麻子大。每米飲下二十丸。《保幼大全》②。

腦髓。【主治】諸聾。蘇恭③。療頭旋。摩頂,去白禿風屑,生髮。《日華》④。

血。【主治】小兒客忤。蘇恭⑤。

骨。【主治】作湯,浴歷節風,及小兒客忤。孟詵⑥。

<h2 style="text-align:center">麢羊《本經》⑦中品</h2>

【釋名】羚羊俗、麔羊音鈐、九尾羊。【時珍曰】按王安石《字説》⑧云:鹿則比類,而環角外向以自防,麢則獨棲,懸角木上以遠害,可謂靈也。故字從鹿,從靈省文。後人作羚。許慎《説文》⑨云:麢,山羊也,大而細角。《山海經》⑩作羬,云狀如羊而馬尾。費信《星槎勝覽》⑪云:阿丹國羚羊,自胸中至尾,垂九塊,名九尾羊。

【集解】《別録》⑫曰:羚羊角出石城及華陰山谷。采無時。【弘景⑬曰】今出建平、宜都諸蠻山中及西域。多兩角,一角者爲勝。角多節,蹙蹙圓繞。別有山羊角極長,惟一邊有節,節亦疏

---

① 斗門方:《證類》卷 16“熊脂” 《斗門方》:治水弩射人。用熊膽塗之。更以雄黄同用酒磨服之,即愈。

② 保幼大全:《小兒衛生總微論》卷 12“治諸疳雜證方” 熊膽丸:治諸疳羸瘦。熊膽、使君子仁(各等分),右研細,放入磁器中蒸熔,宿蒸餅,就丸麻子大,米飲送下二十丸,無時。

③ 蘇恭:《唐本草》見《證類》卷 16“熊脂” ……腦,療諸聾……

④ 日華:《日華子》見《證類》卷 16“熊脂” ……腦髓,去白禿風屑,療頭旋并髮落……

⑤ 蘇恭:《唐本草》見《證類》卷 16“熊脂” ……血,療小兒客忤……

⑥ 孟詵:《食療》見《證類》卷 16“熊脂” 《食療》……其骨煮湯浴之,主歷節風,亦主小兒客忤……

⑦ 本經:《本經》《別録》見《證類》卷 17“羚羊角” 味鹹、苦、寒、微寒,無毒。主明目,益氣,起陰,去惡血注下,辟蠱毒惡鬼不祥,安心氣,常不厭寐,療傷寒,時氣寒熱,熱在肌膚,温風注毒伏在骨間,除邪氣驚夢,狂越僻謬及食噎不通。久服强筋骨,輕身,起陰益氣,利丈夫。生石城山川谷及華陰山,採無時。

⑧ 字説:《埤雅》卷 5“釋獸·羚羊” ……《字説》云:鹿比其類,環其角外嚮以自防。麢獨棲,其角木上,是所謂雷。夫其如此,亦以遠害其禽也,亦所以爲靈也。

⑨ 説文:《説文·鹿部》 麢:山羊而大者,細角。從鹿,咸聲。麢:大羊而細角。從鹿,雷聲。

⑩ 山海經:《山海經》卷 2“西山經” 華山之首曰錢來之山……有獸焉,其狀如羊而馬尾,名曰羬羊……

⑪ 星槎勝覽:《星槎勝覽·阿丹國》 ……地産羚羊,自胸中至尾垂九塊,名爲九尾羊……

⑫ 別録:見本頁注⑦。

⑬ 弘景:《集注》見《證類》卷 17“羚羊角” 陶隱居云:今出建平、宜都諸蠻中及西域。多兩角,一角者爲勝。角甚多節,蹙蹙園繞。別有山羊角長極長,惟一邊有節,節亦疏大,不入藥用。《爾雅》名羱羊,而羌夷云:只此名羚羊角,甚能陟峻。短角者乃是山羊爾。亦未詳其正。

大，不入藥用。乃《爾雅》名羱羊者，羌夷以爲羚羊，能陟峻岅。【恭①曰】羚羊，南山、商、(浙)〔洛〕間大有，今出梁州、(直)〔真〕州、洋州亦貢。其角細如人指，長四五寸，而文蹙細。山羊或名野羊，大者如牛，角可爲鞍橋。又有山驢，大如鹿，皮可作靴，有兩角，大小如山羊角，俗人亦用之。陶氏所謂一邊有粗文者是此，非山羊也。【藏器②曰】山羊、山驢、羚羊，三種相似，而羚羊有神，夜宿防患，以角掛樹不着地。但角彎中深銳緊小，有掛痕者爲真。如此分別，其疏慢無痕者非也。真角，耳邊聽之集集鳴者良。陶言一角者謬也。【頌③曰】今秦、隴、龍、蜀、金、商州山中皆有之，戎人多捕得來貨。其形似羊，青色而大。其角長一二尺，有節如人手指握痕，又最堅勁。郭璞註《爾雅》云：麢似羊而大，其角細而圓銳，好在山崖間。羱似吳羊，其角大而(墮)〔橢〕，出西方。本草諸註各異。觀今所市者，與《爾雅》之(羚)〔羱〕羊，陶註之山羊，蘇註之山驢，大都相似。今人相承用之，以爲(羱)〔羚〕羊。〔其〕細角長四五寸者，往往彎中有磨角成痕處。詳諸説，此乃真羚羊角，而世多不用何也？又閩、廣山中，出一種野羊，彼人亦謂之羚羊也。陳氏謂耳邊聽之鳴者良。今牛羊諸角但殺之者，聽之皆有聲，不獨羚角也。自死角則無聲矣。【宗奭④曰】諸角附耳皆集集有聲，不如有掛痕一説爲盡之。然有偽作者，宜察焉。【時珍曰】羚羊似羊，而青色毛粗，兩角短小；羱羊似吳羊，兩角長大；山驢，驢之身而羚之角，但稍大而節疏慢耳。陶氏言羚羊有一角者，而陳氏非之。按《寰宇志》⑤云：安南高石山出羚羊，一角極堅，能碎金剛石。則羚固有一角者矣。金剛石出西域，狀如紫石英，百鍊不消，物莫能擊，惟羚羊角扣之，則自然冰泮也。又貘骨偽充佛牙，物亦不能破，用此角擊之即碎，皆相畏耳。羚羊皮，西人以作座褥。

---

① 恭：《唐本草》見《證類》卷17"羚羊角"　《唐本》注云：《爾雅》云：羚，大羊。羊如牛大，其角堪爲鞍橋。一名羱羊，俗名山羊，或名野羊。善鬥至死。又有山驢，大如鹿，皮堪靴用，有兩角，角大小如山羊角。前言其一邊有蹙文又疏慢者是此也。陶不識，謂山羊，誤矣。二種並不入藥。而俗人亦用山驢角者。今用細如人指，長四五寸，蹙文細者。南山、商、浙間大有，今出梁州、直州、洋州亦貢之。

② 藏器：《拾遺》見《證類》卷17"羚羊角"　《陳藏器本草》……山羊、山驢、羚羊，三種相似，醫工所用，但信市人，遂令湯丸或致乖舛。且羚羊角有神，夜宿以角掛樹不著地。但取角彎中深銳緊小，猶有掛痕者即是真，慢無痕者非，作此分別，餘無它異。真角，耳邊聽之集集鳴者良。陶云一角者，謬也。

③ 頌：《圖經》見《證類》卷17"羚羊角"　羚羊角，出石城山谷及華陰山，今秦、隴、龍、蜀、金、商州山中皆有之。戎人多捕得來貨，其形似羊也，青而大，其角長一二尺，有節如人手指握痕，又至堅勁。今入藥者皆用此角。謹按《爾雅》云：羚，大羊。羱，如羊。郭璞注云：羚，似羊而大，角圓銳，好在山崖間。羱似吳羊而大角，角橢，出西方……觀今市貨者，與《爾雅》所謂羱羊，陶注所謂山羊，唐注所謂山驢，大都相似。今人相承用之，以爲羱羊其細角長四五寸，如人指多節蹙蹙圜繞者，其間往往彎中有磨角成痕處，京師極多，詳本草及諸家所出，此乃是真羱羊，而世多不用，不知其所以然者何也？又陳藏器謂：真角，耳邊聽之集集鳴者良。今牛羊諸角，但殺之者聽之皆有聲，不必專羚羊也，自死角則無聲矣。

④ 宗奭：《衍義》卷16"羚羊角"　令皆取有掛痕者。陳藏器取耳邊聽之集集鳴者良。亦強出此説，未嘗遍試也。今將他角附耳，皆集集有聲，不如有掛痕一説盡矣。然多偽爲之，不可不察也。

⑤ 寰宇志：《寰宇通志》卷118"安南"　羚羊角：高石山出，一角而中實，極堅，能碎金剛石。

【附録】山驢。【恭曰】見上文。【時珍曰】《南史》①云:滑國出野驢,有角。《廣志》②云:驢羊似驢。《山海經》③云:晋陽懸甕之山、女几之山、荊山、綸山,並多閭,郭璞註云:閭即羭也。似驢而岐蹄,馬尾,角如麠羊,一名山驢。俗人亦用其角以代羚羊。又《北山經》④云:太行之山,有獸名䮝,狀如麠羊,而四角馬尾,有距善旋,其(名)〔鳴〕自叫。此亦山驢之類也。

羚羊角。【修治】【斅⑤曰】凡用,有神羊角甚長,有二十四節,内有天生木胎。此角有神力,抵千牛。凡使不可單用,須要不(折)〔拆〕元對,繩縛,鐵銼銼細,重重密裹,避風,以旋旋取用,搗篩極細,更研萬匝入藥,免刮人腸。【氣味】鹹,寒,無毒。【《别録》⑥曰】苦,微寒。【甄權⑦曰】甘,〔温。能縮銀〕。【主治】明目,益氣起陰,去惡血注下,辟蠱毒,惡鬼不祥,〔安心氣〕,常不魘寐。《本經》⑧。除邪氣驚夢,狂越僻謬,療傷寒時氣寒熱,熱在肌膚,(温)〔濕〕風注毒,伏在骨間,及食噎不通。久服,强筋骨輕身,起陰益氣,利丈夫。《别録》⑨。治中風筋攣,附骨疼痛。作末蜜服,治卒熱悶及熱毒痢血,疝氣。摩水塗腫毒。孟詵⑩。治一切熱毒風攻注,中惡毒風,卒死昏亂不識人,散産後惡血衝心煩悶,燒末酒服之。治小兒驚癇,治山瘴及噎塞。《藥性》⑪。治驚悸煩悶,心胸惡氣,瘰癧惡瘡,溪毒。藏器⑫。平

---

① 南史:《南史》卷79"夷貊下・北狄" 滑國……其獸有師子、兩脚駱駝,野驢有角……
② 廣志:《初學記》卷29"獸部" 羊……《廣志》曰:驢羊似驢。
③ 山海經:《山海經》卷3"北山經" 又北五十里……。曰縣雍之山,……其獸多閭麋。(閭,即羭也,似驢而歧蹄,角如麠羊,一名山驢。/卷5"中山經" 東北百里曰荆山……其獸多閭麋。/又東北百二十里曰女几之山……其獸多豹虎,多閭麋麖麂。/又東北三百五十里曰綸山……其獸多閭麈麢㚟。
④ 北山經:《山海經》卷3"北山經" 北次三經之首曰太行之山……有獸焉,其狀如麠羊……而四角,馬尾,而有距,其名曰䮝……其鳴自訆……
⑤ 斅:《炮炙論》見《證類》卷17"羚羊角" 雷公:凡所用亦有神羊角。其神羊角長二十四節,内有天生木胎。此角有神力,可拉千牛之力也。凡修事之時,勿令單用,不復有驗,須要不拆原對,以繩縛之,將鐵錯子錯之,旋旋取用,勿令犯風,錯末盡處,須三重紙裹,恐力散也。錯得了即單擣,擣盡,背風頭,重篩過,然入藥中用之,若更研萬匝了,用之更妙,免刮人腸也。
⑥ 别録:見3309頁注⑦。
⑦ 甄權:《藥性論》見《證類》卷17"羚羊角" 羚羊角,臣,味甘……/《丹房鑑源》卷下"諸脂髓篇第十七" 秸羊角(縮錫)。
⑧ 本經:見3309頁注⑦白字。
⑨ 别録:見3309頁注⑦。
⑩ 孟詵:《食療》見《證類》卷17"羚羊角" 孟詵云……又角,主中風筋攣,附骨疼痛,生摩和水塗腫上及惡瘡,良。又卒熱悶,屑作末,研和少蜜服。亦治熱毒痢及血痢。
⑪ 藥性:《藥性論》見《證類》卷17"羚羊角" ……能治一切熱毒風攻注,中惡毒風,卒死昏亂不識人,散産後血冲心煩悶,燒末酒服之。主小兒驚癇,治山瘴,能散惡血。燒灰治噎塞不通。
⑫ 藏器:《拾遺》見《證類》卷17"羚羊角" 《陳藏器本草》云:羚羊角,主溪毒及驚悸煩悶,卧不安,心胸間惡氣毒,瘰癧……

肝舒筋,定風安魂,散血下氣,辟惡解毒,治子癇瘈疾。時珍。

【發明】【時珍曰】羊,火畜也,而羚羊則屬木,故其角入厥陰肝經甚捷,同氣相求也。肝主木,開竅于目。其發病也,目暗障翳,而羚羊角能平之。肝主風,在合爲筋,其發病也,小兒驚癇,婦人子癇,大人中風搐搦,及筋脉攣急,歷節掣痛,而羚角能舒之。魂者,肝之神也,發病則驚駭不寧,狂越僻謬,魘寐卒死,而羚角能安之。血者,肝之藏也,發病則瘀滯下注,疝痛毒痢,瘡腫瘰癧,産後血氣,而羚角能散之。相火寄于肝膽,在氣爲怒,病則煩懣氣逆,噎塞不通,寒熱及傷寒伏熱,而羚角能降之。羚之性靈,而筋骨之精在角,故又能辟邪惡而解諸毒,碎佛牙而燒烟走蛇虺也。《本經》《別録》甚著其功,而近俗罕能發揚,惜哉。

【附方】舊七,新四。噎塞不通。羚羊角屑爲末,飲服方寸匕,并以角摩噎上。《外臺》①。胸脇(通)〔痛〕滿。羚羊角燒末,水服方寸匕。《子母秘録》②。腹痛熱滿。方同上。墮胎腹痛,血出不止。羚羊角燒灰三錢,豆淋酒下。《普濟》③。産後煩悶,汗出,不識人。《千金》④用羚羊角燒末,東流水服方寸匕。未愈再服。○又方:加芍藥、枳實等分炒,研末,湯服。血氣逆煩。羚羊角燒末,水服方寸匕。《肘後方》⑤。臨産催生。羚羊角一枚,刮尖〔爲〕末,酒服方寸匕。《産寶》⑥。小兒下痢。羚羊角中骨燒末,飲服方寸匕。《秘録》⑦。遍身赤丹。羚羊角燒灰,雞子清和,塗之神效。《外臺》⑧。赤瘢如瘡,瘙痒,甚則殺人。羚羊角磨水,摩之數百遍爲妙。《肘後方》⑨。山嵐瘴氣。羚羊角末水服一錢。《集簡方》。

---

① 外臺:《外臺》卷8"諸噎方" 深師:療噎方……又方:羚羊角,右一物多少自在,末之,飲服亦可。以角摩噎上,良。

② 子母秘録:《證類》卷17"羚羊角" 《子母秘録》:治胸脇痛及腹痛熱滿:燒羚羊角末,水服方寸匕。

③ 普濟:《普濟方》卷343"墮胎後血不出" 治妊娠墮胎後血不出,小腹滿痛:用羚羊角燒灰,細研如麵,每服三錢正,不計早晚,以豆淋酒調下。

④ 千金:《千金方》卷2"産難第五" 羚羊角散:治産後心悶,是血氣上冲心,方:羚羊角一枚,燒作灰,下篩,以東流水服方寸匕。若未瘥,須臾再服,取悶瘥乃止。/卷3"惡露第五" 治産後下血不盡,煩悶腹痛方:羚羊角(炭火燒成炭,刮取三兩)、芍藥(二兩,熬令黃)、枳實(一兩,細切,令黃),右三味治下篩,煮水作湯,服方寸匕,日再夜一,稍加至二匕。

⑤ 肘後方:《證類》卷17"羚羊角" 《肘後方》:血氣逆心煩滿:燒羚羊角,若水羊角末,水服方寸匕。(按:今本《肘後方》無此方。)

⑥ 産寶:《證類》卷17"羚羊角" 《産寶》:令易産。羚羊角一枚,刮尖爲末,以酒調方寸匕。

⑦ 秘録:《證類》卷17"羚羊角" 《子母秘録》……又方:治小兒洞下痢:羊角中骨燒末,飲服方寸匕。

⑧ 外臺:《外臺》卷30"赤丹方" 又若已遍身赤者方,又新附方:羚羊角無多少,即燒之爲灰,令極細,以雞子清和塗之,極神效。無雞子,以水和塗之,亦妙。

⑨ 肘後方:《外臺》卷30"赤丹方" 《肘後》:療面目身體卒得赤斑或黑斑,如瘡狀,或癢,搔之隨手腫起。不急療之,日甚殺人,方:羚羊角,煎,以摩之數百遍。若無,用牛脂及豬脂。有解毒藥者,皆可用摩,務令分散毒氣,神妙。(按:今本《肘後方》無此方。)

肉。【氣味】甘，平，無毒。【主治】惡瘡。藏器①。和五味炒熟，投酒中，經宿飲之，治筋骨急强，中風。北人恒食，南人食之，免蛇蟲傷。孟詵②。

肺。【氣味】同肉。【主治】水腫鼓脹，小便不利。時珍。

【發明】〔時珍曰〕羚羊肺，本草不收。《千金翼》③載太醫山璉治韋司業水腫莨菪丸用之，蓋取其引藥入肺，以通小便之上源也。其方用羚羊肺一具，沸湯微煤過，曝乾爲末。莨菪子一升，用三年酢浸一伏時，蒸熟搗爛，和丸梧子大。每用四（十）丸，麥門冬湯食後服，候口中乾，妄語爲驗。數日小便大利即瘥。無羚羊，以青羊（膽）亦可代之。

膽。【氣味】苦，寒，無毒。【主治】面上奸黯如雀卵色，以〔酒〕二升，同煮三沸，塗四五次良。時珍。

【附方】新一。面䵟。羚羊膽、牛膽各一枚，醋二升，同煮三沸，頻塗之。《外臺》④。

鼻。【主治】炙研，治五尸遁尸邪氣。時珍。○《外臺》⑤方中用之。

山羊《日用》⑥

【釋名】野羊《圖經》⑦、羱羊。【時珍曰】羊之在原野者，故名。

【集解】【弘景⑧曰】山羊即《爾雅》羱羊，出西夏，似吳羊而大角、角（墮）〔橢〕者，能陟峻坂，

① 藏器：《拾遺》見《證類》卷17"羚羊角" ……肉，主蛇咬，惡瘡……
② 孟詵：《食療》見《證類》卷17"羚羊角" 孟詵云：羚羊，北人多食，南人食之，免爲蛇蟲所傷。和五味子炒之，投酒中經宿，飲之治筋骨急强，中風……
③ 千金翼：《千金翼方》卷19"水腫第三" 莨菪圓，治水氣腫，鼓脹，小便不利。山連治韋司業得差，司業侄云表所送，云數用神驗。莨菪子（一升）、殺羊肺（一具，青羊亦佳），右二味湯微煤，肺即薄切之，暴乾搗末，以三年大醋浸莨菪子，一伏時出之，熬令變色，熟搗如泥，和肺末蜜和搗作圓。食後一食久，服如梧子四圓，麥門冬飲服之。以喉中乾，口粘，浪語爲候，數日小便大利，即瘥。（按：《外臺》卷20"水氣腫鼓脹方"引《千金翼》，"殺"作"羚"。）
④ 外臺：《外臺》卷32"面奸黯方" 又療面䵟方……又：羚羊膽、牛膽，右二味以醋二升，合煮三沸，塗之，差。
⑤ 外臺：《外臺》卷13"遁尸方" 《廣濟》：療初得遁尸及五尸，經年不差，心腹短氣方：鸛骨（三寸，炙）、羚羊鼻（二枚，炙令焦）、乾薑（一兩）、麝香（二分，研）、蜥蜴（一枚，炙）、斑猫（十四枚，去翅足，熬）、雞屎白（三兩，熬）、巴豆（五枚，去心皮，熬令黑）、芫青（二十枚，去翅足，熬）、藜蘆（一兩，去蘆頭，熬令黃），右十味搗篩，蜜和丸，空腹以飲服如小豆三丸，日二服，稍加至六七丸，以知爲度，至吐利。忌生冷、油膩、豬肉、蒜、粘食、陳臭、蘆筍。一方無斑猫、雞屎白、巴豆、芫青、藜蘆。
⑥ 日用：《日用本草》卷3"山羊肉" 味甘，性熱，無毒。角生極長，節生一邊，與羚羊相似。有掛痕爲羚羊，無者爲山羊。色青，利産婦，不利時患人。主蛇蛟、惡瘡，筋骨急强，中風虛勞，益氣。
⑦ 圖經：《圖經》見《證類》卷17"羖羊角" ……閩、廣山中，出一種野羊，彼人謂之羚羊……
⑧ 弘景：《集注》見《證類》卷17"羚羊角" 陶隱居云……別有山羊角長極長，惟一邊有節，節亦疏大，不入藥用。《爾雅》名羱羊，而羌夷云：只此名羚羊角，甚能陟峻。短角者乃是山羊爾。亦未詳其正。

羌夷以爲羚羊,角極長,惟一邊有節,節亦疏大,不入藥用。【恭①曰】山羊大如牛,或名野羊,善鬭至死,角堪爲鞍橋。【頌②曰】閩、廣山中一種野羊,彼人謂之羚羊,其皮厚硬,不堪炙食,其肉頗肥。【吳瑞③曰】山羊似羚羊,色青。其角有掛痕者爲羚羊,無者爲山羊。【時珍曰】山羊有二種。一種大角盤環,肉至百斤者。一種角細者,《説文》④謂之(莧)〔莧〕羊,音桓。陸氏⑤云:羱羊狀如驢而群行,其角甚大,以時墮角,暑天塵露在上,生草戴行。故《代都賦》云:羱羊養草以盤桓。

肉。【氣味】甘,熱,無毒。【頌⑥曰】南方野羊,多噉石香薷,故腸臟頗熱,不宜多食之。【主治】南人食之,肥軟益人,治冷勞,山嵐瘧痢,婦人赤白帶下。蘇頌⑦。療筋骨急强、虛勞,益氣,利産婦,不利時疾人。吳瑞⑧。

鹿《本經》⑨中品　【校正】《本經》⑩上品“白膠”、中品“鹿茸”,今併爲一條。

【釋名】斑龍。【時珍曰】鹿字篆文,象其頭、角、身、足之形。《爾雅》⑪云:鹿牡曰麚,音加;牝曰麀,音攸;其子曰麛,音迷;絶有力曰麝,音堅。斑龍名出《澹寮方》⑫。按《乾寧記》⑬云:鹿與遊龍相戲,必生異角。則鹿得稱龍,或以此與?梵書⑭謂之密利迦羅。

【集解】【時珍曰】鹿,處處山林中有之。馬身羊尾,頭側而長,高脚而行速。牡者有角,夏至

---

① 恭:《唐本草》見《證類》卷17“羚羊角”　《唐本》注云:《爾雅》云:羚,大羊。羊如牛大,其角堪爲鞍橋。一名羱羊,俗名山羊,或名野羊。善鬥至死……

② 頌:《圖經》見《證類》卷17“羖羊角”　……閩、廣山中,出一種野羊,彼人謂之羚羊,其皮厚硬,不堪多食,肉頗肥軟……

③ 吳瑞:見3313頁注⑥。

④ 説文:《説文·莧部》　莧:山羊,細角者。

⑤ 陸氏:《埤雅》卷5“釋獸·羱羊”　羱羊似吳羊而大角,角橢善鬭,至死釋獸,所謂驢如馬,羱如羊者即此是也。羱羊之在原,不可牢畜者也。一云狀若驟而群行,暑天塵露在其角上,生草戴行,愛之獨寢。《(伐)〔代〕都賦》所謂羱羊養草以盤旋是也。《廣志》曰:羱羊角重於肉。舊云羱羬,並以時墮角,其羱角尤大。

⑥ 頌:《圖經》見《證類》卷17“羖羊角”　……閩、廣山中出一種野羊……肉頗肥軟,益人,兼主冷勞,山嵐瘧痢,婦人赤白下。然此羊多噉石香薷,故腸藏頗熱,亦不宜多食也……

⑦ 蘇頌:同上注。

⑧ 吳瑞:見3313頁注⑥。

⑨ 本經:《本經》《別錄》(《藥對》)見《證類》卷17“**鹿茸**”　味甘,酸,**温**,微温,無毒。**主漏下惡血,寒熱驚癇,益氣强志,生齒不老**,療虛勞,洒洒如瘧,羸瘦,四肢酸疼,腰脊痛,小便利,泄精溺血,破留血在腹,散石淋癰腫,骨中熱疽。(瘻)〔養〕骨,安胎下氣,殺鬼精物,不可近陰,令痿。久服耐老。四月、五月解角時取,陰乾。使時燥。(麻勃爲之使。)

⑩ 本經:《本經》見《證類》卷16“**白膠**”(**按**:原文見本條下文3322頁“白膠”注②。)

⑪ 爾雅:《爾雅·釋獸》　鹿,牡麚,牝麀。其子麛,其迹速,絶有力麝。

⑫ 澹寮方:《澹寮方》卷8“補益門”　茸珠丹(一名斑弄圓)……

⑬ 乾寧記:《炮炙論》見《證類》卷17“鹿茸”　……其麋角頂根上有黃色毛若金線,兼傍生小尖也,色蒼白者上。注《乾寧記》云:其鹿與游龍相戲,乃生此異爾……

⑭ 梵書:《翻譯名義集》二“畜生第二十二”　蜜利伽羅。(此云鹿。)

則解,大如小馬,黃質白斑,俗稱馬鹿。牝者無角,小而無斑,毛雜黃白色,俗稱麀鹿,孕六月而生子。鹿性淫,一牡常交數牝,謂之聚麀。性喜食龜,能別良草。食則相呼,行則同旅,居則環角外向以防害,臥則口朝尾閭,以通督脉。殷仲堪云:鹿以白色爲正。《述異記》①云:鹿千歲爲蒼,又五百歲爲白,又五百歲爲玄。玄鹿骨亦黑,爲脯食之,可長生也。《埤雅》②云:鹿乃仙獸,自能樂性,六十年必懷瓊於角下,〔角有〕斑痕紫色,行則有涎,不復急走。故曰:鹿戴玉而角斑,魚懷珠而鱗紫。沈存中《筆談》③云:北狄有駝鹿,極大而色蒼黃,無斑。角大而有文,堅瑩如玉,茸亦可用。《名苑》④云:鹿之大者曰麐,群鹿隨之,視其尾爲準。其尾能辟塵,拂氈則不蠹,置茜帛中,歲久紅色不黯也。

鹿茸。【修治】【《別錄》⑤曰】四月、五月解角時取,陰乾,使時燥。【恭⑥曰】鹿茸,夏收之陰乾,百不收一,且易臭,惟破之火乾大好。【敩⑦曰】凡使鹿茸,用黃精自然汁浸兩日夜,漉出切焙搗用,免渴人也。又法:以鹿茸鋸作片,每五兩用羊脂三兩,拌天靈蓋末塗之,慢火炙令內外黃脆,以鹿皮裹之,安室中一宿,則藥魂歸矣。乃慢火焙乾,搗末用。【日華⑧曰】只用酥炙炒研。【宗奭⑨曰】茸上毛,先以酥薄塗勻,于烈焰中灼之,候毛盡微炙。不以酥,則火焰傷茸矣。【時珍曰】《澹寮》《濟生》諸方,有用酥炙、酒炙及酒蒸焙用者,當各隨本方。

【發明】【《抱朴子》⑩曰】南山多鹿,每一雄遊,牝百數至,春羸瘦,入夏惟食菖蒲即肥。當角

---

① 述異記:《述異記》卷上　鹿千年化爲蒼,又五百年化爲白,又五百年化爲玄。漢成帝時,山中人得玄鹿,烹而視之,骨皆黑色。仙者説:玄鹿爲脯,食之壽二千歲。

② 埤雅:《埤雅》卷 3“釋獸·鹿”　……舊説鹿者仙獸,常自能樂性,從其雲泉,至六十年必懷瓊於角下,角有斑痕,紫色如點,行或有涎出於口,不復能急走也。蓋鹿戴玉而角斑,魚懷珠而鱗紫,故有諸中未有不形於外也。

③ 筆談:《夢溪筆談》卷 26“藥議”　……又北方戎狄中有麋、麖、麈。駝麈極大而色蒼,麖黃而無斑。亦鹿之類,角大而有文,瑩瑩如玉,其茸亦可用。

④ 名苑:《埤雅》卷 3“釋獸·麈”　麈,獸中似鹿而大,其尾辟塵,以置蓓帛中,能令歲久紅色不黝。又以拂氈不蠹……《名苑》曰:鹿之大者曰麈,群鹿隨之,皆視麈所往,尾所轉爲準……

⑤ 別錄:見 3314 頁注⑨。

⑥ 恭:《唐本草》見《證類》卷 17“鹿茸”　《唐本》注云:鹿茸,夏收,陰乾,百不收一,縱得一干,臭不任用。破之火乾,大好。

⑦ 敩:《炮炙論》見《證類》卷 17“鹿茸”　雷公云:凡使,先以天靈蓋作末,然後鋸解鹿茸作片子,以好羊脂,拌天靈蓋末,塗之於鹿茸上,慢火炙之,令內外黃脆了,用鹿皮一片裹之,安室上一宿,其藥魂歸也。至明則以慢火焙之,令脆,方擣作末用之。每五兩鹿茸,用羊脂三兩,炙盡爲度。又制法:用黃精自然汁浸兩日夜了,漉出焙令乾,細擣用,免渴人也……

⑧ 日華:《日華子》見《證類》卷 17“鹿茸”　……酥炙入用。

⑨ 宗奭:《衍義》卷 16“鹿茸”　……茸最難得,不破及不出却血者,蓋其力盡在血中,獵時多有損傷故也。茸上毛先薄,以酥塗勻,於烈焰中急灼之。若不先以酥塗,恐火焰傷茸。俟毛净,微炙入藥。今人亦能將麻茸僞之,不可不察也……

⑩ 抱朴子:《證類》卷 6“昌蒲”　《抱朴子》:南中多鹿,每一雄遊牝百數,至春羸瘦,蓋遊牝多也。及夏,則唯食昌蒲一味,却肥,當角解之時,其茸甚痛。獵人逢之,其鹿不敢逸走,伏而不動,獵者先以繩系其茸截取之,以其血未散,然後斃鹿……

解之時,其茸甚痛。獵人得之,以索繫住取茸,然後斃鹿,鹿之血未散也。【宗奭①曰】茸,最難得不破及不出却血者,蓋其力盡在血中故也。世以如紫茄者爲上,名茄子茸,取其難得耳。然此太嫩,血氣未具,其實少力。堅者又大老,惟長四五寸,形如分岐馬鞍,茸端如瑪瑙紅玉,破之肌如朽木者最善,人亦將麋(角)〔茸〕僞爲之,不可不察。按沈存中《筆談》②云:《月令》冬至麋角解,夏至鹿角解。陰陽相反如此,今人以麋、鹿茸作一種者,疏矣。或刺麋、鹿血以代茸,云茸亦血,此大誤矣。麋茸利補陽,鹿茸利補陰,須佐以他藥則有功。凡含血之物,肉差易長,筋次之,骨最難長。故人自胚胎至成人,二十年骨髓方堅。惟麋、鹿角自生至堅,無兩月之久,大者至二十餘斤。計一日夜須生數兩,凡骨之生,無速于此。雖草木易生,亦不及之。此骨之至强者,所以能補骨血,堅陽道,益精髓也。頭者諸陽之會,上鍾于茸角,豈可與凡血爲比哉?【時珍曰】按熊氏《禮記疏》③云:鹿是山獸,屬陽,情淫而遊山,夏至得陰氣解角,從陽退之象。麋是澤獸,屬陰,情淫而遊澤,冬至得陽氣而解角,從陰退之象也。餘見角下。【氣味】甘,溫,無毒。【《別錄》④曰】酸,微溫。【甄權⑤曰】苦、辛。○麻勃爲之使。○【詵⑥曰】鹿茸不可以鼻嗅之。中有小白蟲,視之不見,入人鼻必爲蟲顙,藥不及也。【主治】漏下惡血,寒熱驚癇,益氣强志,生齒不老。《本經》⑦。療虛勞,洒洒如瘧,羸瘦,四肢酸疼,腰脊痛,小便(數)利,洩精溺血,破瘀血在腹,散石淋癰腫,骨中熱疽癢,安胎下氣,殺鬼精物,久服耐老。不可近丈夫陰,令痿。《別錄》⑧。補男子腰腎虛冷,脚膝無力,夜夢鬼交,精溢自出,女人

① 宗奭:《衍義》卷16“鹿茸” ……茸最難得,不破及不出却血者,蓋其力盡在血中,獵時多有損傷故也……按《月令》冬至一陽生,麋角解。夏至一陰生,鹿角解。各逐陰陽分合,如此解落。今人用麋、鹿茸作一種,殆疏矣。凡麋、鹿角自生至堅完,無兩月之久,大者二十餘斤,其堅如石,計一晝夜須生數兩。凡骨之類,成長無速於此。雖草木至易生,亦無能及之,豈可與凡骨血爲比。麋茸利補陽,鹿茸利補陰。凡用茸,無須大嫩,唯長四五寸,茸端如馬瑙紅者最佳。須佐以他藥,則有功。

② 筆談:《夢溪筆談》卷26“藥議” 按《月令》冬至麋角解,夏至鹿角解。陰陽相反如此。今人以麋、鹿茸作一種,殆疏也。又有刺麋、鹿血以代茸,云茸亦血耳。此大誤也。竊詳古人之意,凡含血之物,肉差易長,其次筋難長,最後骨難長。故人自胚胎至成人,二十年骨髓方堅。唯麋角自生至堅,無兩月之久。大者乃重二十餘斤,其堅如石。計一晝夜須生數兩。凡骨之頓成長,神速無甚於此。雖草木至易生者,亦無能及之。此骨之至强者,所以能補骨血,堅陽道,强精髓也,豈可與凡血爲比哉?麋茸利補陽,鹿茸利補陰。凡用茸,無樂大嫩……

③ 禮記疏:《禮記·月令》(熊安生疏) ……麋角解,水泉動……疏(……熊氏云:鹿是山獸,夏至得陰氣而解角。麋是澤獸,故冬至得陽氣而解角。今以麋爲陰獸,情淫而遊澤,冬至陰方退,故解角,從陰退之象。鹿是陽獸,情淫而遊山,夏至得陰氣而解角,從陽退之象……)

④ 別錄:見3314頁注⑨。

⑤ 甄權:《藥性論》見《證類》卷17“鹿茸” 鹿茸,君,味苦、辛……/古本《藥對》見3314頁注⑨括號中七情文。

⑥ 詵:《食療》見《證類》卷17“鹿茸” 孟詵:鹿茸,主益氣。不可以鼻嗅,其茸中有小白蟲,視之不見,入人鼻必爲蟲顙,藥不及也。

⑦ 本經:見3314頁注⑨白字。

⑧ 別錄:見3314頁注⑨。

崩中漏血，赤白帶下，炙末，空心(酒)〔温〕酒服方寸匕。① 壯筋骨。《日華》②。生精補髓，養血益陽，强筋健骨，治一切虚損，耳聾目暗，眩運虚痢。時珍。

【發明】【時珍曰】按《澹寮方》③云：昔西蜀〔藥〕市中，嘗有一道人貨斑龍丸，一名茸珠丹。每大醉高歌曰：尾閭不禁滄海竭，九轉靈丹都謾說。惟有斑龍頂上珠，能補玉堂關下穴。朝野遍傳之。其方蓋用鹿茸、鹿角膠、鹿角霜也。又戴原禮《證治要訣》④治頭眩運，甚則屋轉眼黑，或如物飛，或見一爲二，用茸珠丹甚效。或用鹿茸半兩，無灰酒三盞，煎一盞，入麝香少許，温服亦效。云茸生于頭，類之相從也。

【附方】舊一，新八。斑龍丸。治諸虚。用鹿茸，酥炙或酒炙亦可、鹿角膠炒成珠、鹿角霜、陽起石煅紅酒淬、肉從容酒浸、酸棗仁、柏子仁、黃芪蜜炙各一兩，當歸、黑附子炮、地黃九蒸九焙各八錢，辰朱砂半錢，各爲末，酒糊丸梧子大。每空心温酒下五十丸。《澹寮》⑤。鹿茸酒。治陽事虚痿，小便頻數，面色無光。用嫩鹿茸一兩，去毛切片，山藥末一兩，絹袋裹，置酒(壜)〔瓶〕中，七日開瓶，日飲三盞。將茸焙，作丸服。《普濟方》⑥。(陰)〔腎〕虚腰痛，不能反仄。鹿茸炙、兔絲子各一兩，舶茴香半兩，爲末，以羊腎二對，(去)〔法〕酒煮爛，搗泥和丸梧子大，陰乾。每服三十

① 補男子……方寸匕：《藥性論》見《證類》卷17"鹿茸" ……主補男子腰腎虚冷，脚膝無力，夜夢鬼交，精溢自出，女人崩中，漏血。炙末，空心温酒服方寸匕。又主赤白帶下，入散用。(按：原未注出處，插在《日華子》功效之前。)
② 日華：《日華子》見《證類》卷17"鹿茸" 鹿茸，補虚羸，壯筋骨，破瘀血，殺鬼精，安胎，下氣……
③ 澹寮方：《澹寮方》卷8"補益門" 茸珠丹(一名斑龍圓)：昔西蜀藥市中，常有黑髮朱顏道人，每大醉高歌屬聲曰：尾閭不禁滄溟竭，九轉靈丹都謾說。惟有斑龍頂上珠，能補玉堂關下血。即貨此藥也，朝野遍傳，多不能得其真方……
④ 證治要訣：《證治要訣》卷9"虚損門·眩暈" 有頭風證，耳內常鳴，頭上有如鳥雀啾啾之聲，切不可全謂耳鳴爲虚，此頭腦挾風所爲也。有眩暈之甚，抬頭則屋轉，眼常黑花，觀其常如有物飛動，或見物爲兩。宜小五七散。或芎附湯、生料正元飲加鹿茸一錢，下靈砂丹。或用正元飲，炒川椒一十五粒，下茸硃圓。若不效，則獨用鹿茸一味，每服半兩，用無灰酒三盞，煎至一盞，去滓，入麝香少許服。緣鹿茸生於頭，頭暈而治以鹿茸，蓋以類相從也。曾有頭疼痛不愈，服茸硃丹而效。
⑤ 澹寮：《澹寮方》卷8"補益門" 茸珠丹(一名斑龍圓)……鹿茸(去皮毛，切片，酥炙，無酥則用濁酒炙，壹兩)、鹿角膠(炒珠子，壹兩)、鹿角霜(壹兩)、陽起石(煅，酒淬，壹兩)、大附子(炮去皮臍，捌錢)、當歸(去蘆尾，捌錢)、地黃(九蒸，捌錢)、辰砂(別研，半錢)、肉蓯蓉(壹兩)、酸棗仁(去殼，搗成膏，壹兩)、柏子仁(去殼，同酸棗仁搗膏，壹兩)、黃芪(蜜炙，壹兩)，右爲細末，酒煮糊爲圓如梧桐子大，每服伍拾圓，空心温酒湯下，即食少糕粥壓之。
⑥ 普濟方：《普濟方》卷219"補壯元陽" 鹿茸酒：治虚弱，陽事不舉，面色不明，小便頻數，飲食不思。好鹿茸(五錢，多用一兩，去皮切片)、乾山藥(一兩，爲末)，右以生薄絹裹，用好酒一瓶，浸七日後，開瓶飲酒，日三盞爲度。酒盡再將酒一瓶浸。吃了却將鹿茸焙乾，留爲補藥用之，又妙。

五丸,溫酒下,日三服。《本事方》①。**精血耗潤**,耳聾口渴,腰痛白濁,上燥下寒,不受峻補者。鹿茸酒蒸、當歸酒浸各一兩,焙爲末,烏梅肉煮膏搗丸梧子大。每米飲服五十丸。《濟生方》②。**腰膝疼痛**傷敗者。鹿茸塗酥炙紫,爲末,每(服)〔溫〕酒服一錢。《續千金方③》。**小便頻數**。鹿茸一對,酥炙爲末。每服二錢,溫酒下,日三服。《鄭氏家傳方》④。**虛痢危困**,因血氣衰弱者。鹿茸酥炙一兩爲末,入麝香五分,以燈心煮棗肉,和丸梧子大。每空心米飲下三五十丸。《濟生方》⑤。**飲酒成泄**,骨立不能食,但飲酒即泄。用嫩鹿茸酥炙、肉蓯蓉煨一兩,生麝香五分,爲末,陳白米飯丸梧子大。每米飲下五十丸。名香茸丸。《普濟方》⑥。**室女白帶**。因衝任虛寒者。鹿茸酒蒸焙二兩,金毛狗脊、白斂各一兩,爲末,用艾煎醋,打糯米糊丸梧子大。每溫酒下五十丸,日二。《濟生》⑦。

　　角。【頌⑧曰】七月採角。以鹿年久者,其角更好。煮以爲膠,入藥彌佳。【斅⑨曰】鹿角要黄色緊重尖好者。此鹿食靈草,所以異衆鹿也。

　　【修治】【詵⑩曰】凡用鹿角、麋角,並截段錯屑,以蜜浸過,微火焙,令小變色,曝乾,搗篩爲

---

① 本事方:《本事方》卷2"肺腎經病"　治腎經虛,腰不能轉仄,麋茸丸:麋茸(一兩,恰如鹿茸,無麋茸以鹿茸代)、菟絲子(取末,一兩)、舶上茴香(半兩),右爲末,以羊腎二對,法酒煮爛,去膜,研如泥,和圓如梧子大,陰乾。如腎膏少,入酒糊佐之。每服三五十元,溫酒鹽湯下。

② 濟生方:《濟生方》"諸虛門·虛損論治"　黑圓:治精血耗竭,面色黧黑,耳聾目昏,口乾多渴,腰痛腳弱,小便白濁,上燥下寒,不受峻補。鹿茸(酒蒸)、當歸(去蘆,酒浸),右等分,爲細末,煮烏梅膏爲圓如桐子大,每服五十圓,空心米飲下。

③ 續千金方:《證類》卷17"鹿茸"　《續千金方》:治腰膝疼痛傷敗。鹿茸不限多少,塗酥炙紫色爲末,溫酒調下一錢匕。

④ 鄭氏家傳方:《普濟方》卷216"小便利多"　治日夜小便頻數(出《鄭氏家傳渴濁方》):鹿茸(一對,酥炙),右爲末,每服二列,空心溫酒下,日進三服。

⑤ 濟生方:《濟生方》"大便門·痢疾論治"　香茸圓:治下痢危困。麝香(半錢,別研,臨時入)、鹿茸(燎去皮毛,酥炙,一兩),右鹿茸爲細末,方入麝香,以燈心煮棗肉爲圓如梧桐子大,每服五十圓,空心食前用米飲送下。若每料添滴乳香半兩尤有效。

⑥ 普濟方:《得效方》卷5"泄瀉"　虛者,香茸丸:治飲酒多,遂成酒泄,骨立不能食。但再飲一二盞,泄作幾年矣。嫩鹿茸(草火燎去毛,酥炙黄)、肉豆蔻(火煨)、生麝香(另研),右爲末,白陳米飯爲圓如梧子大,每服五十圓,空腹米飲下。熱者,酒蒸黄連圓。(**按**:《普濟方》卷208"諸瀉"引同方,云出《危氏方》。)

⑦ 濟生:《濟生方》"婦人門·帶下論治"　白斂丸:治室女沖任虛寒,帶下純白。鹿茸(醋蒸,焙,二兩)、白斂、金毛狗脊(燎去毛,各一兩),右爲細末,用艾煎醋汁,打糯米糊爲丸如梧桐子大,每服五十丸,空心溫酒下。

⑧ 頌:《圖經》見《證類》卷17"鹿茸"　……七月採角。鹿年歲久者,其角堅好,煮以爲膠,入藥彌佳……

⑨ 斅:《炮炙論》見《證類》卷17"鹿茸"　……鹿角,使之勝如麋角。其角要黄色、緊重、尖好者。緣此鹿食靈草,所以異其衆鹿……

⑩ 詵:《食療》見《證類》卷17"鹿茸"　《食療》云……角,主癰疽瘡腫,除惡血。若腰脊痛,折傷,多取鹿角並截取尖,錯爲屑,以白蜜淹浸之,微火熬令小變色,曝乾,搗篩令細,以酒服之。輕身益力,强骨髓,補陽道。角,燒飛爲丹,服之至妙。但於瓷器中或瓦器中,寸截,用泥裹,大火燒之一日,如玉粉。亦可炙令黄,末,細羅,酒服之益人……

末。或燒飛爲丹，服之至妙。以角寸截，泥裹，于器中大火燒一日，如玉粉也。【時珍曰】按崔行功《(要纂)〔纂要〕》方①鹿角粉法：以鹿角寸截，炭火燒過，搗末，水和成團，以絹袋三五重盛之，再煅再和，如此五度，以牛乳和，再燒過研用。【氣味】鹹，溫，無毒。杜仲爲之使。【主治】惡瘡癰腫，逐邪惡氣，留血在陰中。除少腹血痛，腰脊痛，折傷惡血。益氣。《別録》②。猫鬼中惡，心腹(疼)〔疰〕痛。蘇恭③。水磨汁服，治脱精尿血，夜夢鬼交。醋磨汁塗瘡瘍癰腫熱毒。火炙熱，熨小兒重舌、鵝口瘡。《日華》④。蜜炙研末酒服，輕身强骨髓，補陽道絶傷。又治婦人夢與鬼交者，清酒服一撮，即出鬼精。燒灰，治女子胞中餘血不盡欲死，以酒服方寸匕，日三，甚妙。孟詵⑤。

【發明】【時珍曰】鹿角，生用則散熱行血，消腫辟邪；熟用則益腎補虛，强精活血；鍊霜熬膏，則專于滋補矣。

【附方】舊十六，新十九。服鹿角法。鹿角屑十兩，生附子三兩去皮臍，爲末。每服二錢，空心溫酒下。令人少睡，益氣力，通神明。彭祖方⑥。腎消尿數。鹿角一具，炙搗篩，溫酒每服方寸匕，日二。《外臺》⑦。骨虛勞極，面腫垢黑，脊痛不能久立，血氣衰憊，髮落齒枯，甚則喜唾。用鹿角二兩，牛膝酒浸焙一兩半，爲末，煉蜜丸梧子大。每服五十丸，空心鹽酒下。《濟生》⑧。

---

① 纂要：《外臺》卷32"鹿角桃花粉方" 崔氏：鹿角粉方：取角三四寸，截之，乃向炊竈底燒一遍，去中心虛惡者，并除黑皮訖，搗作末，以絹篩下，水和，帛練四五重，置角末於中，絞作團，大小任意，於炭火中燒，即將出火令冷，又搗碎作末，還以水和，更以帛練四五重，絞作團，如此四五遍燒，搗碎。皆以水和，已後更三遍，用牛乳和、燒、搗一依前法，更搗碎，於瓷器中用玉鎚研作末，將和桃花粉佳。

② 別録：《本經》《別録》（《藥對》）見《證類》卷17"**鹿茸**"角：味鹹，無毒。**主惡瘡癰腫，逐邪惡氣留血在陰中。**除小腹血急痛，腰脊痛，折傷惡血，益氣。七月採。（杜仲爲之使。）

③ 蘇恭：《唐本草》見《證類》卷17"鹿茸" ……角，主貓鬼中惡，心腹疰痛……

④ 日華：《日華子》見《證類》卷17"鹿茸" 角，療患瘡癰腫熱毒等，醋摩傅。脱精尿血，夜夢鬼交，並治之，水摩服。小兒重舌，鵝口瘡，炙熨之。

⑤ 孟詵：《食療》見《證類》卷17"鹿茸" 孟詵云：角錯爲屑，白蜜五升，淹之，微火熬令小變，暴乾，更搗篩服之，令人輕身益氣，强骨髓，補絶傷。又婦人夢與鬼交者。鹿角末三指一撮，和清酒服，即出鬼精。又，女子胞中餘血不盡欲死者。以清酒和鹿角灰，服方寸匕，日三夜一，甚效……

⑥ 彭祖方：《聖惠方》卷94"神仙服鹿角法" 神仙服鹿角法：鹿角屑(十兩)、附子(一兩，去皮臍，生用)，右件藥搗細羅爲散，每服以溫酒調下二錢，日三服。令人少睡，益氣力，通神明，得力速矣。（出《彭祖傳》中。）

⑦ 外臺：《外臺》卷11"消中消渴腎消方" 又腎消，夜尿七、八升方：鹿角一具，炙令焦，右一味搗篩，酒服方寸匕，漸漸加至一匕半。

⑧ 濟生：《濟生方》"諸虛門·五勞六極論治" 鹿角丸：治骨虛極，面腫垢黑，脊痛不能久立，氣衰髮落齒槁，腰脊痛，甚則喜唾。鹿角(二兩)、川牛膝(去蘆，酒浸，焙，一兩半)，右爲細末，煉蜜爲丸如梧桐子大，每服七十丸，空心鹽湯送下。

腎虚腰痛,如錐刺不能動搖。鹿角屑三兩,炒黃研末。空心温酒服方寸匕,日三。《肘後方》①。卒腰脊痛,不能轉側。鹿角五寸燒赤,投二升酒中,浸一宿飲。梅師②。婦人腰痛。鹿角屑熬黃研,酒服方寸匕,日五六服。《楊氏產(乱)〔乳〕》③。妊娠腰痛。鹿角截五寸長,燒赤,投一升酒中,又燒又浸,如此數次,細研。空心酒服方寸匕。《產寶》④。產後腹痛,血不盡者。鹿角燒研,豉汁服方寸匕,日二。《子母秘錄》⑤。妊娠下血不止。鹿角屑、當歸各半兩,水三盞,煎減半,頓服,不過二服。《普濟方》⑥。胎死腹中。鹿角屑三寸匕,煮葱豉湯和服,立出。《百一》⑦。墮胎血瘀不下,狂悶寒熱。用鹿角屑一兩爲末,豉湯服一錢,日三。須臾血下。《聖惠方》⑧。胞衣不下。鹿角屑三分爲末,姜湯調下。《產乳》⑨。產後血運。鹿角一段,燒存性,出火毒,爲末,酒調灌下即醒。楊拱《醫方摘要》⑩。婦人白濁,滑數虛冷者。鹿角屑炒黃爲末,酒服二錢。《婦人良方》⑪。筋骨疼痛。鹿角燒存性,爲末。酒服一錢,日二。食後喜嘔。鹿角燒末二兩,人參一兩,爲末。薑湯服方寸匕,日三。《肘後方》⑫。小兒嗽疾。鹿角粉、大豆末等分,

① 肘後方:《證類》卷17"鹿茸" 《百一方》……又方:主腎臟虛冷,腰脊痛如錐刺,不能動搖:鹿角屑二大兩,熬令微黃擣末,空腹煖酒一杯,投鹿角末方寸匕,服之,日三兩服。(**按**:今本《肘後方》無此方。)

② 梅師:《證類》卷17"鹿茸" 《梅師方》……又方:治卒腰痛,暫轉不得。鹿角一枚長五寸,酒二升,燒鹿角令赤,内酒中浸一宿,飲之。

③ 楊氏產乳:《證類》卷17"鹿茸" 《楊氏產乳》:療腰痛。鹿角屑熬令黃赤,研,酒服方寸匕,日五六服。

④ 產寶:《證類》卷17"鹿茸" 《產寶》:治妊娠卒腰痛方:以鹿角截五寸,燒令爛赤,内酒一大升中浸之,冷又燒赤又浸,如此數過,細研,空心酒調鹿角末方寸匕。

⑤ 子母秘錄:《證類》卷17"鹿茸" 《子母秘錄》:療煩悶腹痛,血不盡:鹿角燒末,豉汁服方寸匕,日二服,漸加至三錢匕。

⑥ 普濟方:《普濟方》卷344"諸血" 治妊娠忽然下血,腰痛不可忍:鹿角(剉細)、當歸(剉,各半兩),右擣作一服,以水三盞,煎至一半,空心食前頓服,不過二服即安。

⑦ 百一:《證類》卷17"鹿茸" 《百一方》……又方:胎死得效方:鹿角屑二三方寸匕,煮葱豉湯和服之,立出。

⑧ 聖惠:《聖惠方》卷77"治妊娠墮胎後血下不止諸方" 治妊娠墮胎,下血不盡,苦煩滿欲極,時時寒熱狂悶,方:鹿角(二兩,擣爲灰,細研),右以水一大盞,煎豉一合,取汁六分,分爲三服,每服調下散二錢,日三四服。

⑨ 產乳:《普濟方》卷357"胞衣不下" 治胞衣不下,及胎死敗血入胞中……以鹿角鎊屑三分,爲末,煮葱白湯調下……(**按**:未見《產乳》有此方,另溯其近似方。)

⑩ 醫方摘要:《醫方摘要》卷10"產後" 產後血運……又方:用鹿角一段,燒存性,出火毒,爲末,酒調,灌下即醒。

⑪ 婦人良方:《婦人良方》卷8"婦人遺尿失禁方論" 治婦人久積虛冷,小便白濁,滑數不禁……又方 以鹿角屑炒令黃,爲細末,空心,温酒調二錢。

⑫ 肘後方:《肘後方》卷4"治卒胃反嘔哯方第三十" 治食後喜嘔吐者:燒鹿角灰二兩,人參一兩,擣末,方寸匕,日三服。

相和乳調,塗乳上飲之。《古今録驗》①。**小兒瘧疾**。鹿角生研爲末,先發時以乳調一字服。《千金》②。**小兒滯下**赤白者。用鹿角灰、髮灰等分,水服三錢,日二。《千金方》③。**小兒重舌**。鹿角末塗舌下,日三。《姚和衆方》④。**小兒流涎**,脾熱也。鹿角屑末,米飲服一字。《普濟方》⑤。**面上皯皰**。鹿角尖磨濃汁,厚塗之,神效。**面上風瘡**。鹿角尖磨酒塗之。《聖惠》⑥。**咽喉骨髓**。鹿角爲末,含之嚥津。《斗門方》⑦。**蹉跌損傷**,血瘀骨痛。鹿角末,酒服方寸匕,日三。《千金方》⑧。**竹木入肉**不出者。鹿角燒末,水和塗上,立出。久者不過一夕。《千金方》⑨。**蠼螋尿瘡**。鹿角燒末,苦酒調(服)〔敷〕。《外臺》⑩。**五色丹毒**。鹿角燒末,豬脂和敷。《肘後方》⑪。**發背初起**。鹿角燒灰,醋和塗之,日五六易。《千金》⑫。**乳發初起**。不治殺人。鹿角磨濃汁塗之。并令人嗍去黃水,隨手即散。《梅師方》⑬。**吹奶焮痛**。鹿角屑炒黃爲末,酒服二錢。仍以梳梳之。《唐氏經驗方》⑭。**下注腳瘡**。鹿角燒存性,入輕粉同研,油調塗之。《集要》⑮。**瘑毒腫毒**。鹿角尖磨濃汁塗之,甚妙。《瀕湖方》。**癩疽有蟲**。鹿角燒,末,苦酒和塗。磨汁亦可。**妖魅貓鬼**,病人不肯言鬼。以鹿角屑搗末,水服方寸匕,即

---

① 古今録驗:《證類》卷17"鹿茸" 《古今録驗》……又方:治小兒嗽。鹿角粉、大豆末等分相和,乳調塗奶上飲兒。

② 千金:《千金方》卷5"傷寒第五" 治小兒溫瘧方……又方:鹿角末,先發時便服一錢匕。

③ 千金方:《千金方》卷5"癖結脹滿第七" 治少小吐痢方:亂髮(半兩、燒)、鹿角(六銖),右二味末之,米汁服一刀圭,日三服。

④ 姚和衆方:《證類》卷17"鹿茸" 姚和衆:治小兒重舌。鹿角末細篩,塗舌下,日三度。

⑤ 普濟方:《普濟方》卷362"脾臟" 治小兒脾熱,乳食不下,胸膈痞悶,涎溢不收……又方:右取鹿角末,炒令焦,更研令細,以清粥飲調下一字。

⑥ 聖惠:《普濟方》卷52"面瘡" 治面上肺風瘡方:用無灰酒于沙盌缽內,濃磨鹿角尖傅之。兼服和劑局方,治腎臟風黃耆丸即愈。(**按**:《聖惠方》無此方,今另溯其源。)

⑦ 斗門方:《證類》卷17"鹿茸" 《斗門方》:治骨鯁。用鹿角爲末,含津咽下,妙。

⑧ 千金方:《千金方》卷25"被打第三" 治四肢骨碎,筋傷蹉跌方……又方:酒服鹿角散方寸匕,日三。

⑨ 千金方:《千金方》卷25"被打第三" 治刺在人肉中不出方……又方:燒鹿角末,以水和塗之,立出。久者不過夕。

⑩ 外臺:《外臺》卷40"蠼螋尿方" 《集驗》療蠼螋尿瘡方:燒鹿角搗末,以苦酒和敷之……

⑪ 肘後方:《外臺》卷30"白丹方" 《肘後》療白丹方……又方:燒鹿角作灰,以豬膏敷之。(**按**:今本《肘後方》無此方。)

⑫ 千金:《千金方》卷22"發背第三" 治發背方……又方:燒鹿角灰,醋和敷之,日四五。

⑬ 梅師方:《證類》卷17"鹿茸" 《梅師方》……又方:治發乳房初起微赤,不急治之即殺人。鹿角以水磨濁汁塗腫上,赤即隨手消。

⑭ 唐氏經驗方:(**按**:書佚,無可溯源。)

⑮ 集要:《醫林集要》卷13"癩疽發背·通治方" 腳上生瘡,謂之下注。鹿角(燒存性)爲末,入輕粉,香油調敷。/《普濟方》卷276"下注瘡" 治腳上生惡瘡,調之。下注用:鹿角燒灰,爲末,輕粉油調,塗瘡上。(**按**:《普濟方》首出此方。時珍所引出《集要》。)

言實也。《録驗》①。

　　　白膠，一名鹿角膠。《本經》②。粉名鹿角霜。【甄權③曰】白膠，一名黄明膠。○【時珍】正誤見"黄明膠"。

　　【修治】【《別録》④曰】白膠生雲中，煮鹿角作之。【弘景⑤曰】今人少復煮作，惟合角弓用之。其法：先以米潘汁漬七日令軟，煮煎如作阿膠法耳。又一法：剉角令細，入乾牛皮一片，即易消爛。不爾，雖百年無一熟也。【恭⑥曰】鹿角、麋角，但煮濃汁重煎，即爲膠矣，何必使爛？欲求爛亦不難，陶未見耳。【詵⑦曰】作膠法：細破寸截，以河水浸七日令軟，方煮之。【斅⑧曰】采全角鋸開，並長三寸，以物盛，于急水中浸一百日取出，刀刮去黄皮，拭净。以釅醋煮七日，旋旋添醋，勿令少歇。（成）〔戌〕時不用着火，只從子至戌也。日足，角軟如粉，搗爛，每（一）〔十〕兩入無灰酒一鎰，煮成膠，陰乾研篩用。【時珍曰】今人呼煮爛成粉者，爲鹿角霜。取粉熬成膠，或只以濃汁熬成膏者，爲鹿角膠。按胡濚《衛生方》⑨云：以米泔浸鹿角七日令軟，入急流水中浸七日，去粗皮，以東流水、桑柴火煮七日，旋旋添水，入醋少許，搗成霜用。其汁加無灰酒，熬成膠用。又邵以正《濟急方》⑩云：用新角三對，寸截，盛于長流水浸三日，刮净，入楮實子、桑白皮、黄蠟各二兩，鐵鍋中水煮

① 録驗：《證類》卷 17 "鹿茸"　《古今録驗》：療妖魅貓鬼，病人不肯言鬼方：鹿角屑，擣散，以水服方寸匕，即言實也。

② 本經：《本經》《別録》（《藥對》）見《證類》卷 16 "白膠"　味甘，平、温，無毒。主傷中勞絶，腰痛羸瘦，補中益氣，婦人血閉無子，止痛安胎，療吐血下血，崩中不止，四肢酸疼，多汗淋露，折跌傷損。久服輕身延年。一名鹿角膠。生雲中。煮鹿角作之。（得火良，畏大黄。）

③ 甄權：《藥性論》見《證類》卷 16 "白膠"　白膠，又名黄明膠……

④ 別録：見本頁注②。

⑤ 弘景：《集注》見《證類》卷 16 "白膠"　陶隱居云：今人少復煮作，惟合角弓，猶言用此膠爾。方藥用亦稀，道家時須之。作白膠法：先以米潘汁漬七日令軟，然後煮煎之，如作阿膠爾。又一法：即細剉角，與一片乾牛皮，角即消爛矣。不爾，相厭百年，無一熟也。

⑥ 恭：《唐本草》見《證類》卷 16 "白膠"　《唐本》注云：麋角、鹿角，但煮濃汁重煎，即爲膠矣，何至使爛也？求爛亦不難得，當是未見煮膠，謬爲此説也。

⑦ 詵：《食療》見《證類》卷 17 "鹿茸"　《食療》云……若欲作膠者，細破寸截，以饋水浸七日，令軟方煮也……

⑧ 斅：《炮炙論》見《證類》卷 17 "鹿茸"　……採得角了，須全戴者，並長三寸，鋸解之。以物盛。於急水中浸之，一百日滿出，用刀削去粗皮一重了，以物拭水垢，令净，然後用醋煮七日，旋旋添醋，勿令火歇。戌時不用著火，只從子時至戌時也。日足，其角白色軟如粉，即細擣作粉，却以無灰酒煮其膠陰乾。削了重研篩過用。每修事十兩，以無灰酒一鎰，煎乾爲度也。

⑨ 衛生方：（按：查《衛生易簡方》無此文，未能溯得其源。）

⑩ 濟急方：《秘傳經驗方·治諸虛損》　煮煉鹿霜膠法：用新麋角三對，每對各長二寸截斷，長流水浸三日，刷去垢，每角一斤，用楮實子一兩、桑白皮、黄蠟各二兩，以鐵鍋器内用水煮三晝夜，魚眼湯慢火煮，不可斷火。常添熱湯，不可添冷水，毋令露角。三日取出角，削去黑皮，薄切，晒乾碾爲末，即成鹿霜也。

三日夜，不可少停。水少即添湯。日足，取出刮净，晒研爲霜。韓悉《醫通》①云：以新鹿角寸截，囊盛，于流水中浸七日，以瓦缶入水，桑柴火煮，每一斤入黄蠟半斤，以壺掩住，水少旋添。其角軟，以竹刀刮净，搗爲霜用。

【氣味】甘，平，無毒。【《別録》②曰】温。○得火良，畏大黄。【主治】傷中勞絶，腰痛羸瘦，補中益氣。婦人血閉無子，止痛安胎。久服輕身延年。《本經》③。療吐血下血，崩中不止，四肢作痛，多汗淋露，折跌傷損。《別録》④。男子損臟氣，氣弱勞損，吐血。婦人服之，令有子，安胎去冷，治漏下赤白。《藥性》⑤。炙搗酒服，補虚勞，長肌益髓，令人肥健，悦顔色。又治勞嗽，尿精尿血，瘡瘍腫毒。時珍。

【發明】【斆⑥曰】凡使，鹿角勝于麋角。【頌⑦曰】今醫家多用麋茸、麋角，云力緊于鹿也。【時珍曰】蘇東坡《良方》⑧云：鹿陽獸，見陰而角解；麋陰獸，見陽而角解。故補陽以鹿角爲勝，補陰以麋角爲勝。其不同如此，但云鹿勝麋，麋勝鹿，疏矣。按此説與沈存中鹿茸利補陰，麋茸利補陽之説相反。以理與功推之，蘇説爲是。詳見《茸》下。

【附方】舊七，新一。異類有情丸。《韓氏醫通》⑨云：此方自製者。凡丈夫中年覺衰，便可服餌。蓋鹿乃純陽，龜、虎屬陰，血氣有情，各從其類，非金石草木比也。其方用鹿角霜，治法見上，龜板酒浸七日，酥炙研，各三兩六錢，鹿茸燂乾，酒洗净，酥塗炙，研，虎脛骨，長流水浸七日，蜜塗

① 醫通：《韓氏醫通》卷下"方訣無隱章第八"　異類有情丸：此方自製。鹿角霜（以角之新者，寸截，囊置長流水中七日，瓦缶水煮，每角一斤，入黄蠟半斤，缶口用露酒一壺掩之，别沸流水旋添，勿令下渴，桑柴火足十一時，其角軟矣，竹刀刮去黑皮，取白者舂細爲霜……）
② 別録：見 3322 頁注②。／古本《藥對》見 3322 頁注②括號中七情文。
③ 本經：見 3322 頁注②白字。
④ 別録：見 3322 頁注②。
⑤ 藥性：《藥性論》見《證類》卷 16"白膠"　……能主男子腎藏氣，氣衰虚勞損。婦人服之令有子，能安胎，去冷，治漏下赤白，主吐血。
⑥ 斆：《炮炙論》見《證類》卷 17"鹿茸"　雷公云……鹿角，使之勝如麋角……
⑦ 頌：《圖經》見《證類》卷 17"鹿茸"　……今醫家多貴麋茸、麋角，力緊于鹿……
⑧ 良方：《蘇沈良方》卷 1"論鹿茸麋茸"　按《月令》：冬至麋角解，夏至鹿角解，陰陽相反如此。今人用麋、鹿茸作一種，殆疏也……麋茸利補陽，鹿茸利補陰……（按：此説亦見於《夢溪筆談》卷 26"藥議"。）
⑨ 韓氏醫通：《韓氏醫通》卷下"方訣無隱章第八"　異類有情丸（此方自製）：鹿角霜（以角之新者，寸截，囊置長流水中七日，瓦缶水煮，每角一斤，入黄蠟半斤，缶口用露酒一壺掩之，别沸流水旋添，勿令下渴，桑柴火，足十一時，其角軟矣。竹刀切去黑皮，取白者，□細爲霜　鹿茸新如紫茄者，熏乾，酒洗數過，酥油塗，炭火炙令透，爲細末）、龜板（八字紋具者，醇酒浸七日，酥炙透黄）、虎脛骨（新而真者，長流水浸七日，蜜酥和炙透），右霜、板各三兩六錢，茸、脛各二兩四錢，重羅極細，用水火煉白蜜，入獖豬脊骨髓九條，同舂劑爲丸如梧子大。每空心鹽湯下五七十九丸，周而復始。丈夫中年覺衰，便可服餌。此方鹿純陽也，龜純陰也，血氣有情，各從其類，非金石草木例也。如厚味善飲之人，可加豬膽汁一二合於和劑中，以寓降火之義。

酥炙，各二兩四錢，水火煉蜜，入豬脊髓九條，搗丸梧子大。每空心鹽湯下五七九十丸，如厚味善飲者，加豬膽汁一二合，以寓降火之義。**盜汗遺精**。鹿角霜二兩，生龍骨炒、牡蠣煅各一兩，爲末，酒糊丸梧子大。每鹽湯下四十丸。《普濟》①。**虛勞尿精**。白膠二兩，炙爲末，酒二升和，溫服。《外臺》②。**虛損尿血**。白膠三兩炙，水二升煮一升四合，分服。《外臺》③。**小便不禁**。上熱下寒者，鹿角霜爲末，酒糊和丸梧桐子大，每服三四十丸，空心溫酒下。《普濟》④。**小便頻數**。鹿角霜、白茯苓等分，爲末，酒糊丸梧子大，每服三十丸，鹽湯下。梁氏《總要》⑤。**男子陽虛**，甚有補益。方同上。**湯火灼瘡**。白膠水煎，令稠，待冷塗之。《斗門方》⑥。

齒。【主治】鼠瘻，留血，心腹痛。不可近丈夫陰。蘇恭⑦。

骨。【氣味】甘，微熱，無毒。【主治】安胎下氣，殺鬼精物，久服奈老，可酒浸服之。孟詵⑧。作酒，主內虛，續絕傷，補骨除風。思邈⑨。燒灰水服，治小兒洞注下痢。時珍。

【附方】新一。**補益虛羸**。鹿骨煎：用鹿骨一具，枸杞根二升，各以水一斗，煎汁五升，和勻，共煎五升，日二服。《千金》⑩。

---

① 普濟：《普濟方》卷33“腎虛漏濁遺精” 　三白丸：治遺精白濁，及滑泄盜汗。龍骨（生用，一兩）、牡蠣（煅，一兩）、鹿角霜（二兩），右爲末，酒煮麵糊爲丸如梧桐子大，每服四十丸，空心食前用鹽湯送下。

② 外臺：《千金方》卷19“精極第四” 　治虛勞尿精方：乾膠三兩，末之，以酒二升和，分溫爲三服，瘥止。（一方用鹿角膠。）（按：《外臺》卷16“虛勞尿精方”引同方，云出《千金》。）

③ 外臺：《外臺》卷27“尿血方” 　蘇澄療尿血方……又方：膠三兩，炙，以水二升，煮取一升四合，分再服。

④ 普濟：《普濟方》卷216“小便遺失” 　鹿角霜丸：治上熱下焦寒，小便不禁。用鹿角帶頂骨者，不以多少，鋸作鋌子長三寸，洗淨，用水桶內浸三冬五晝夜，用清水浸，同入鑊內煮之，覺湯少，添溫湯，日夜不絕，候角酥糜爲度。輕漉出，用刀削去皮如雪白，放在篩子上，候白乾，火焙之。其汁漫火熬爲膠。俟角極乾，爲細末，酒糊爲丸如梧桐子大，每服三十粒至四十粒，空心溫酒鹽湯下。

⑤ 梁氏總要：《朱氏集驗方》卷2“便數” 　雙白丸：白茯苓（去皮）、鹿角霜，右等分，細末，酒糊丸梧桐子大。每服三十丸，空心鹽湯下。（此二方《梁氏總要》本。）

⑥ 斗門方：《證類》卷16“白膠” 　《斗門方》……又方：治湯火瘡。用水煎膠，令稀稠得所，待冷塗瘡。

⑦ 蘇恭：《唐本草》見《證類》卷17“鹿茸” 　……齒，主留血氣，鼠瘻，心腹痛，不可近丈夫陰。

⑧ 孟詵：《食療》見《證類》卷17“鹿茸” 　……骨，溫。主安胎，下氣，殺鬼精，可用浸酒……

⑨ 思邈：《千金方》卷26“鳥獸第五” 　鹿……骨：主內虛，續絕傷，補骨，可作酒……

⑩ 千金：《千金方》卷12“風虛雜補酒煎第五” 　小鹿骨煎（一云獐骨），治一切虛羸，皆服之方：鹿骨（一具，碎）、枸杞根（切，二升），右二味各以水一斗，別器各煎汁五升，去滓澄清，乃合一器共煎取五升，日二服盡，好將慎。皆用大斗。

肉。【氣味】甘，温，無毒。【詵①曰】九月已後，正月已前，堪食。他月不可食，發冷痛。白臆者、豹文者，並不可食。鹿肉脯炙之不動，及見水而動，或曝之不燥者，並殺人。不可同雉肉、蒲白、鮿魚、蝦食，發惡瘡。《禮記》云：食鹿去胃。【主治】補中益氣力，强五臟。生者療中風口僻，割片薄之。《別録》②。○華佗③云：中風口偏者，以生肉同生椒搗貼，正即除之。補虚瘦弱，調血脉。孟詵④。養血生容，治産後風虚邪僻。時珍。○《外臺》⑤有鹿肉湯。

【發明】【思邈⑥曰】壺居士言鹿性多警烈，能别良草，止食葛花葛葉、鹿葱、鹿藥、白蒿、水芹、甘草、蕪苍、齊頭蒿、山蒼耳，他草不食。處必山岡，故産則歸下澤。饗神用其肉者，以其性烈清淨也。凡藥餌之人，久食鹿肉，服藥必不得力，爲其食解毒之草制諸藥也。【弘景⑦曰】野獸之中，麋、鹿可食生，則不羶腥。又非十二辰屬，八卦無主，且温補，于人生死無尤，道家許聽爲（補）〔脯〕，過其餘，雖雞、犬、牛、羊補益，于亡魂有愆責，並不足食。【宗奭⑧曰】（三禮取）〔三祀皆以〕鹿臘，亦取此義，且味亦勝他肉。【時珍曰】邵氏言：鹿之一身皆益人，或煮，或蒸，或脯，同酒食之之良。大抵鹿乃仙獸，純陽多壽之物，能通督脉，又食良草，故其肉、角有益無損。陶説亦妄耳。

頭肉。【氣味】平。【主治】消渴，夜夢鬼物，煎汁服，作膠彌善。蘇

---

① 詵：《食療》見《證類》卷17"鹿茸"　謹按：肉，九月後，正月前食之……自外皆不食，發冷痛……凡是鹿白臆者，不可食。/《肘後方》卷7"治防避飲食諸毒方第六十七"　雜鳥獸他物諸忌法……暴脯不肯燥，及火炙不動，并見水而動，並勿食。/《禮記·內則》　……弗食……鹿胃。（亦皆爲不利人也……）（按：時珍乃揉合上數則而成文。）

② 別録：《別録》見《證類》卷17"鹿茸"　肉　温。補中，强五藏，益氣力。生者療口僻，割薄之。

③ 華佗：《食療》見《證類》卷17"鹿茸"　孟詵云……又生肉，主中風，口偏不正，以生椒同搗傅之，專看正即速除之。（按：非出"華佗"，原見《食療》。）

④ 孟詵：《食療》見《證類》卷17"鹿茸"　肉……則補虚羸瘦弱，利五藏，調血脉……

⑤ 外臺：《千金方》卷3"虚損第一"　鹿肉湯：治産後虚羸勞損，補乏方：鹿肉（四斤）、乾地黃、甘草、芎藭（各三兩）、人參、當歸（各二兩）、黃耆、芍藥、麥門冬、茯苓（各二兩，〔各三兩〕）、半夏（一升）、大棗（二十枚）、生薑（二兩），右十三味㕮咀，以水二斗五升煮肉，取一斗三長，去肉納藥，煎取五升，去滓，分四服，日三夜一。（按：《外臺》無此方，今另溯其源。）

⑥ 思邈：《千金方》卷26"鳥獸第五"　鹿……胡居士云：鹿性驚烈，多别良草，恒食九物，餘者不嘗。群處必依山岡，産歸下澤，饗神用其肉者，以其性烈清淨故也。凡餌藥之人，不可食鹿肉，服藥必不得力。所以然者，以鹿常食解毒之草，是故能制毒，散諸藥故也。九草者，葛葉花、鹿葱、鹿藥、白蒿、水芹、甘草、齊頭蒿、山蒼耳、蕪苍。

⑦ 弘景：《集注》見《證類》卷17"鹿茸"　陶隱居云：野肉之中，麋鹿可食，生則不羶腥。又非辰屬，八卦無主，而兼能温補，於人即生死無尤，故道家許聽爲脯，過其餘肉。雖牛、羊、雞、犬補益，充肌膚，於亡魂皆爲愆責，並不足噉……

⑧ 宗奭：《衍義》卷16"鹿茸"　他獸肉多屬於十二辰及八卦。昔黃帝立子、丑等爲十二辰以名月，又以名獸，配十二辰屬。故麋鹿肉爲肉中第一者，避十二辰也。味亦勝他肉。三祀皆以鹿臘，其義如此……

恭①。〇【宗奭②曰】頭可釀酒，須於作漿時，稍益葱、椒。

【附方】新一。老人消渴。鹿頭一箇，去毛煮爛，和五味，空心食，以汁嚥之。《鄙事》③。

蹄肉。【氣味】平。【主治】諸風，腳膝骨中疼痛，不能踐地，同豉汁、五味煮食。孫思邈④。

脂。【主治】癰腫死肌，溫中，四肢不隨，頭風，通腠理。不可近陰。蘇恭⑤。【時珍曰】此乃《本經》麋脂正文，而蘇氏以註鹿脂，二脂功或同耶？

【附方】新一。面上〔皯皰：鹿脂〕塗之，日〔再〕。《聖惠方》⑥。

髓。煉净入藥。【氣味】甘，溫，無毒。【主治】丈夫女子傷中絕脉，筋急痛，欬逆，以酒和，服之良。《別錄》⑦。同蜜煮服，壯陽道，令有子。同地黃汁煎膏服，填骨髓，壯筋骨，治嘔吐。《日華》⑧。補陰强陽，生精益髓，潤燥澤肌。時珍。

【發明】【頌⑨曰】髓可作酒，唐方多有其法。【時珍曰】鹿髓，近方稀用者。《删繁方》⑩治肺虛毛悴，酥髓湯用之。《御藥院方》滋補藥，用其脊髓和酒熬膏丸藥，甚爲有理。白飛霞《醫通》⑪云：取鹿腦及〔豬〕〔諸〕骨髓鍊成膏，每一兩，加鍊蜜二兩鍊勻，瓷器密收，用和滋補丸藥劑甚妙。凡腰痛屬腎虛寒者，以和古方摩腰膏，薑汁化一粒擦腎堂，則暖氣透入丹田如火，大補元陽。此法甚佳，人鮮知之。

① 蘇恭：《唐本草》見《證類》卷17“鹿茸” 《唐本》注云：頭，主消渴。煎之可作膠，服之彌善……

② 宗奭：《衍義》卷16“鹿茸” ……頭亦可釀酒，然須作漿時，稍益葱椒……

③ 鄙事：《多能鄙事》卷4“飲食類·老人飲食療疾方” 煮鹿頭治老人消渴：以鹿頭一箇，燎去毛，刮净洗，煮爛，和五味，空心食，以汁嚥之極妙。

④ 孫思邈：《千金方》卷26“鳥獸第五” 鹿……蹄肉：平。主腳膝骨中疼痛，不能踐地……

⑤ 蘇恭：《唐本草》見《證類》卷17“鹿茸” ……髓脂，主癰腫死肌，溫中，四肢不隨，風頭，通腠理。一云不可近陰……

⑥ 聖惠方：《聖惠方》卷40“治面上皰諸方” 治面上皰子……又方：右以麋脂塗皰上，日再塗之。

⑦ 別錄：《別錄》見《證類》卷17“鹿茸” 髓 味甘，溫。主丈夫、女子傷中絕脉，筋急痛，欬逆。以酒和服之，良。

⑧ 日華：《日華子》見《證類》卷17“鹿茸” 髓，治筋骨弱，嘔吐。地黃汁煎作膏，填骨髓。蜜煮，壯陽，令有子。

⑨ 頌：《圖經》見《證類》卷17“鹿茸” ……鹿髓可作酒，唐方多有其法……

⑩ 删繁方：《外臺》卷16“脾勞虛寒方” 《删繁》：療脾勞虛損消瘦，四肢不舉，毛悴色夭，牛髓補虛寒丸方：牛髓、鹿髓、羊髓、白蜜、酥、棗肉(研，爲脂，各一升)、人參(四分)、生地黃(十斤，切，酒二升，漬三宿，出暴，還内酒中，取盡暴乾)、桂心、茯苓(各四分)、乾薑、白术、芎藭(各五分)、甘草(六分)，右十四味搗篩，内五髓中，微火煎攪，可爲丸如梧子……

⑪ 醫通：《韓氏醫通》卷下“方訣無隱章第八” 外鹿髓丸：不拘獵燕屠市，所有鹿之脛骨髓，煎作油，漉净，加蜜，如前煉法。每用和古方摩腰膏、九陽丹之類，老薑湯化少許，以擦摩腎俞，大補元陽。凡骨節痛，屬虛寒者，其效如神。

【附方】新一。鹿髓煎。治肺痿欬嗽，傷中脉絕，用鹿髓、生地黄汁各七合，酥、蜜各一兩，杏仁、桃仁各三兩去皮炒，酒一升，同搗取汁，先煎杏仁、桃仁、地黄汁減半，入三味煎如稀餳。每含一匙嚥下，日三。《聖惠》①。

腦。【主治】入面脂，令人悦澤。蘇頌②。刺入肉内不出，以腦敷之，燥即易，半日當出。深師③。

精。【主治】補虚羸勞損。時珍。

【發明】【韓悉④曰】王師授予鹿峻丸方，云：鹿稟純陽，而峻者，天地初分之氣，牝牡相感之精也。醫書稱鹿茸、角、血、髓大有補益，而此峻則入神矣。其法：用初生牡鹿三五隻，苑圍馴養。每日以人參煎湯，同一切草藥，任其飲食。久之，以硫黄細末和入，從少至多，燥則漸減，周而復始。大約三年之内，一旦毛脱筋露，氣盛陽極，却以牝鹿隔苑誘之，欲交不得，則精洩于外。或令其一交，即設法取其精，瓦器收之，香粘如餳，是爲峻也。用和鹿角霜一味爲丸，空心鹽酒下，大起胎羸虛瘵危疾，凡服滋補丸藥，用此入鍊蜜和劑絕妙。【時珍曰】按《老子》⑤云：骨弱筋柔而握固。未知牝牡之合而峻作者，精之至也。峻，音子催切，赤子陰也。今作鹿精之名，亦未爲(穗)〔穩〕。

血。【主治】陰痿，補虚，止腰痛鼻衄，折傷，狂犬傷。蘇恭⑥。和酒服，治肺痿吐血，及崩中帶下。《日華》⑦。諸氣痛欲危者，飲之立愈。汪穎⑧。大補虚損，益精血，解痘毒、藥毒。時珍。

① 聖惠：《聖濟總錄》卷 49"肺痿"　治傷中脉絕筋急，肺痿咳嗽，鹿髓煎方：鹿髓(半升)、蜜、酥(各一兩)、生地黄(取汁，五合)、杏人、桃人(各三兩，湯浸去皮尖，雙人，炒，搗碎，酒一升研，濾取汁)，右六味，先煎桃人、杏人，地黄汁減半，次下鹿髓、酥蜜，煎如稀餳，每服一匙頭許，徐徐咽服，空心，食前，日三。(按：《聖惠方》無此方，今另溯其源。)
② 蘇頌：《圖經》見《證類》卷 17"鹿茸"　……其腦入面膏。
③ 深師：《外臺》卷 29"竹木刺不出方"　深師療刺不出方：以鹿腦厚敷上，燥復易之，半日即出。
④ 韓悉：《韓氏醫通》卷下"方訣無隱章第八"　鹿峻丸(以下四方王師秘授)：鹿稟純陽，一名斑龍。峻者，天地初分之氣，牝牡相感之精也。醫書稱鹿茸、角、血、髓，大補益於人，此峻則入神矣。其法：用初生牡鹿三五隻，苑囿馴養，每日以人參煎湯，同一切藥草，任其飲食。久之，以硫黄細末和入，從少至多。燥則漸減，周而復始。大約三年之内，一旦毛脱筋露，氣勝陽極，却別以牝鹿隔苑誘之，欲交不得，或泄精於外，或令其一交，即設法取其精，收置磁器，香(貼)〔粘〕如(錫)〔餳〕，是爲峻也。隨以所宜補藥，古方如八味地黄丸、補陰丸、固本丸之類。以此峻加煉蜜三分之一，同和丸劑。或以和鹿角霜一味爲丸，空心鹽酒送下，用起虚瘵危疾尤捷。予之胎羸，賴此再造，願與人人共焉。
⑤ 老子：《道德經》下篇"五十五章"　骨弱筋柔而握固……未知牝牡之合而朘作，精之至；
⑥ 蘇恭：《唐本草》見《證類》卷 17"鹿茸"　……血，主狂犬傷，鼻衄，折傷，陰痿，補虚，止腰痛……
⑦ 日華：《日華子》見《證類》卷 17"鹿茸"　……又血治肺痿吐血，及崩中帶下，和酒服之，良。
⑧ 汪穎：《食物本草》卷 3"獸類·鹿"　又云，諸氣痛欲危者，飲之立止，至效……

【發明】【頌①曰】近世有服鹿血酒者，云得於射生者，因采捕入山失道，數日飢渴將委頓。惟獲一生鹿，刺血數升飲之，飢渴頓除。及歸，遂覺血氣充盛異人。有效而服之者，刺鹿頭角間血，酒和飲之更佳。【時珍曰】近世韓飛霞②補益方有斑龍晏法，孫氏③解痘毒有陰陽二血丸，皆古所未知者。而沈存中又以刺血代茸爲非，亦一說也。

【附方】新三。斑龍晏④。用馴養牡鹿一二隻，每日以人參一兩煎水與飲，將滓拌土產草料米豆，以時餵之，勿雜他水草。百日之外露筋，可用矣。晏法：夜前減其食，次早將布縛鹿於床，首低尾昂，令有力者抱定前足，有角者執定角，無角者以木囊頭拘之，使頭不動。用三稜針刺其眼之大眦前毛孔，名天池穴。以銀管長三寸許插向鼻梁，坐定，咂其血，飲藥酒數盃。再咂再飲，以醉爲度。鼻中流出者，亦可接和酒飲。飲畢避風，行升降工夫，爲一晏也。用生肌藥敷鹿穴，養之。月可一度，一鹿可用六七年。不拘男女老少，服之終身無疾而壽，乃仙家服食丹方二十四品之一也。藥酒以八珍散加沉香、木香煮之。陰陽二血丸。治小兒痘瘡，未出者稀，已出者減。用鹿血、兔血，各以青紙盛，置灰上，晒乾，乳香、沒藥各一兩，雄黃、黃連各五錢，朱砂、麝香〔各〕一錢，爲末。煉蜜丸綠豆大。每服十九，空心酒下。兒小者減之。孫氏《集效方》⑤。鼻血時作。乾鹿血炒枯，將酒醇薰二三次，仍用酒醇半盃和服之。

---

① 頌：《圖經》見《證類》卷17"鹿茸"　……近世有服鹿血酒，云得於射生者，因採捕入山，失道數日，饑渴將委頓，惟獲一生鹿，刺血數升飲之，饑渴頓除，及歸，遂覺血氣充盛異常。人有效其服餌，刺鹿頭角間血，酒和飲之更佳……

② 韓飛霞：《韓氏醫通》卷下"方訣無隱章第八"　斑龍宴：此鹿不拘初生，但馴養牡者一二隻，每日煎人參一兩，湯飲之，渣和草料飼之。每用預夜減食，次晨空心，以布縛鹿於床，首低尾昂，用三稜針刺眼大眦前毛孔，名天池穴。銀管三寸許，插向鼻梁，吮其血，和以藥酒，（任意，或八珍散加沉香、木香煮者。）盡量。月可（以）〔一〕度，鹿無恙。若有屠刺鹿血，乘熱和酒一醉，亦妙。

③ 孫氏：《萬應方》卷4"小兒科"　陰陽二血丸○治小兒痘瘡已出未出俱宜服：鹿血（用青紙下繃灰將血頃於紙上晒乾）、兔血（如前製）、乳香、沒藥（各一錢）、雄黃、射香、黃連（各五分）、硃砂（各一分）。右爲末，煉蜜爲丸菉豆大，每服十九，空心酒下，一月小兒黍米湯、乳汁下。痘瘡不出紫陽湯下。氣不利枳殼湯下。血虛者人參當歸湯下。

④ 斑龍宴：《皆效方》　斑龍宴：斑龍者，鹿也。氣稟純陽，活血，補氣血，非金石草本之比，乃仙家服食丹法，二十四品之一。予賦屢病瘵，賴此再造。欲共於人，奈何術多天禁，訣待口傳，知音者依此餂養，廣延方士，未必無相值也。馴牡鹿一隻，每日以好人參五六錢，煎水與喫，藥渣拌米、豆、麥，同各色土產藥餂養，以時□□雜水雜草，百日之外，筋骨可用矣。宴法：夜前減食，次晚將鹿後二足用布懸起前二足，有力者抱定，在角執角，無角者用木囊頭拘之，握其兩耳，使頭不掉側，先用三稜鐵鍼刺開天（地）〔池〕穴，用銀筒如筯，一頭斜銳入穴。主者坐定，咂其血十數口，飲藥酒數盃，復咂復飲，以醉爲度。鼻中流出者，亦可和酒。飲畢即避風，行升降工夫。坐臥至醒，是爲一宴也。用生肌藥傅鹿穴，又養又宴，漸隨人意，一年可宴十二度，一鹿可用五七年，不拘男女老壯，能用之終身，無疾而壽矣。人參、白朮、茯苓、甘草、當歸、芍藥、地黃、川芎（各一錢）、沉香、木香（各五分），右十味預煮，無灰酒一尊窨久，用時少加椒薑葱，仍乾肉壓之，牛羊肉尤妙。（**按**：原無出處，今溯得其源。）

⑤ 孫氏集效方：見本頁注③。

腎。【氣味】甘，平，無毒。【主治】補腎氣。《別録》①。補中，安五臟，壯陽氣，作酒及煮粥食之。《日華》②。

【附方】舊一。腎虛耳聾。用鹿腎一對，去脂膜，切，以豉汁入粳米二合煮粥食。亦可作羹。《聖惠方》③。

膽。【氣味】苦，寒，無毒。【主治】消腫散毒。時珍。

筋。【主治】勞損續絶。蘇恭④。塵沙眯目者，嚼爛挼入目中，則粘出。時珍。

【附方】舊一。骨鯁。鹿筋漬軟，搓索令緊，大如彈丸。持筋端吞至鯁處，徐徐引之，鯁着筋出。《外臺》⑤。

麚。【主治】氣瘻，以酒漬，炙乾，再浸酒中，含嚥汁，味盡更易，十具乃愈。《深師》⑥。

皮。【主治】一切漏瘡，燒灰和豬脂納之，日五六易，愈乃止。時珍。

糞。【主治】經日不産，乾、濕各三錢，研末，薑湯服，立效。經驗⑦。

胎糞。【主治】解諸毒。【時珍曰】按范曄《〔後〕漢書》⑧云：冉駹夷出鹿，食藥草，其胎中麚糞可療毒也。

麋《本經》⑨下品

【釋名】【時珍曰】陸佃⑩云：麋喜音聲。班固⑪云：麋性淫迷。則麋之名義取乎此。《爾

---

① 別録：《別録》見《證類》卷17"鹿茸"　腎，平，主補腎氣。
② 日華：《日華子》見《證類》卷17"鹿茸"　腎，補中，安五藏，壯陽氣。作酒及煮粥服。
③ 聖惠方：《聖惠方》卷97"食治耳鳴耳聾諸方"　治腎氣虛損，耳聾，鹿腎粥方：鹿腎（一對，去脂膜，切）、粳米（二合），右於豉汁中相和，煮作粥，入五味如法調和，空腹食之。作羹及入酒並得，食之。
④ 蘇恭：《唐本草》見《證類》卷17"鹿茸"　……筋，主勞損續絶……
⑤ 外臺：《千金方》卷16"噎塞第六"　治諸哽方：取鹿筋，漬之令濡，合而縈之，大如彈丸，以線系之，持筋端吞之入喉，推至哽處，徐徐引之，哽著筋出。（按：《外臺》卷8"諸骨哽方"引同方，云出《千金》。）
⑥ 深師：《證類》卷17"鹿茸"　深師方：療五瘻。取鹿厭以家酒漬，炙乾，内酒中，更炙令香，含咽汁，味盡更易，十具愈。
⑦ 經驗：（按：書目不明，待考。）
⑧ 後漢書：《後漢書》卷86"南蠻西南夷傳"　冉駹夷者……又有食藥鹿，鹿麑有胎者，其腸中糞亦療毒疾……
⑨ 本經：**《本經》**《別録》（《藥對》）見《證類》卷18"**麋脂**"　味辛，温，無毒。**主癰腫惡瘡死肌，寒風濕痺，四肢拘緩不收，風頭腫氣，通腠理**，柔皮膚。不可近陰，令痿。**一名宮脂**。（畏大黄。）/角：味甘，無毒。主痺，止血，益氣力。生南山山谷及淮海邊。十月取。
⑩ 陸佃：《埤雅》卷3"釋獸·麋"　……或曰麋喜音聲，麖喜文彩，故麋从弭，麖从章。今獵戶以彩服舞麋……
⑪ 班固：《漢書·五行志》　……嚴公十七年，冬，多麋……麋之爲言迷也，蓋牝獸之淫者也……

【集解】【《别录》②曰】麋生南山山谷及淮海边。十月取之。【弘景③曰】今海陵间最多。千百爲群，多牝少牡。【時珍曰】麋，鹿屬也。牡者有角。鹿喜山而屬陽，故夏至解角；麋喜澤而屬陰，故冬至解角。麋似鹿而色青黑，大如小牛，肉蹄，目下有二竅爲夜目。故《淮南子》④云：孕女見麋而子四目也。《博物志》⑤云：南方麋千百爲群，食澤草。踐處成泥，名曰麋畯，人因耕獲之。其鹿所息處，謂之鹿場也。今獵人多不分别，往往以麋爲鹿。牡者猶可以角退爲辨，牝者通目爲麈鹿矣。

麋脂，一名(官)〔宫〕脂。《本經》⑥。○【時珍曰】《别録》言十月取脂，煉過收用。而《周禮》⑦冬獻狼，夏獻麋。註云：狼膏聚，麋膏散。聚則温，散則凉，以順時也。【氣味】辛，温，無毒。忌桃、李，畏大黄。【主治】癰腫惡瘡，死肌，寒風濕痺，四肢拘緩不收，風頭腫氣，通腠理。《本經》⑧。柔皮膚，不可近陰，令痿。《别録》⑨。治少年氣盛，面生瘡皰，化脂塗之。時珍。

【正誤】【弘景⑩曰】人言麋一牡輒交十餘牝，交畢即死。其脂墮地，經年，人得之名曰(道)〔遁〕脂，酒服至良。夫麋性乃爾淫快，不應痿人陰。一方言不可近陰，令陰不痿，此乃有理。【恭⑪曰】遊牝畢即死者，虚傳也。遍問山澤人，無此説。

肉。【氣味】甘，温，無毒。【詵⑫曰】多食令人弱房，發脚氣。妊婦食之，令子目病。【弘景⑬曰】不可合豬肉、雉肉食，發痼疾。合蝦及生菜、梅、李食，損男子精氣。【主治】益氣補

① 爾雅：《爾雅·釋獸》 麋，牡麈牝麇，其子麆。
② 别録：見 3329 頁注⑨。
③ 弘景：《集注》見《證類》卷 18"麋脂" 陶隱居云：今海陵間最多，千百爲群，多牝少牡……
④ 淮南子：《淮南子·説山訓》 ……孕婦見兔而子缺唇，見麋而子四目……
⑤ 博物志：《後漢書·郡國志三·廣陵郡》 有長洲澤，吳王濞太倉在此(縣多麋。《博物記》曰："千千爲羣，掘食草根，其處成泥，名曰麋畯。民人隨此畯種稻，不耕而穫，其收百倍。"(按：時珍誤注"博物志"。)
⑥ 本經：見 3329 頁注⑨白字。
⑦ 周禮：《周禮注疏》卷 4"獸人掌" ……冬獻狼，夏獻麋，春秋獻獸物。(狼膏聚，麋膏散，聚則温，散則凉，以救時之苦也……)
⑧ 本經：見 3329 頁注⑨白字。
⑨ 别録：見 3329 頁注⑨。
⑩ 弘景：《集注》見《證類》卷 18"麋脂" 陶隱居云……人言一牡輒交十餘牝，交畢即死。其脂墮土中，經年，人得之方好，名曰遁脂，酒服至良。尋麋性乃爾淫快，不應痿人陰。一方言不可近陰，令陰不痿，此乃有理……
⑪ 恭：《唐本草》見《證類》卷 18"麋脂" ……言游牝畢即死者，此亦虚傳，遍問山澤人，不聞遊牝因致死者。
⑫ 詵：《食療》見《證類》卷 18"麋脂" 孟詵云……謹按：肉……多食令人弱房，發脚氣……
⑬ 弘景：《集注》見《證類》卷 18"麋脂" 陶隱居云……麋肉不可合蝦及生菜、梅、李、果實食之，皆病人……出《彭祖傳》中。/《食療》見《證類》卷 18"麋脂" 孟詵云：麋肉……不與雉肉同食。(按：時珍引此文時，亦摻入其他書籍所載禁忌。)

中,治腰脚。孟詵①。補五臟不足氣。禹錫②。

【發明】【時珍曰】按陸農師③云:鹿以陽爲體,其肉食之燠;麋以陰爲體,其肉食之寒。觀此,則《別錄》麋脂令人陰痿,孟詵言多食肉令人弱房,及角、肉不同功之説,亦此意也。

茸。【修治】與鹿茸同。【氣味】甘,温,無毒。【主治】陰虚勞損,一切血病,筋骨腰膝酸痛,滋陰益腎。時珍。

麋角。【修治】【斆④曰】麋角以頂根上有黄毛若金線,兼旁生小尖,色蒼白者爲上。【詵⑤曰】凡用麋角,可五寸截之,中破,炙黄爲末,入藥。【時珍曰】麋、鹿茸角,今人罕能分別。陳自明⑥以小者爲鹿茸,大者爲麋茸,亦臆見也。不若親視其采取時爲有準也。造麋角膠、麋角霜,並與鹿角膠、鹿角霜同法。又《集靈方》⑦云:用麋角一雙,水浸七日,刮去皮,錯屑,以銀瓶盛牛乳浸一日,乳耗再加,至不耗乃止。用油紙密封瓶口。別用大麥鋪鍋中三寸,上安瓶,再以麥四周填滿。入水浸一伏時,水耗旋加,待屑軟如麵取出。焙研成霜用。【氣味】甘,熱,無毒。【主治】風痺,止血,益氣力。《別錄》⑧。刮屑熬香,酒服,大益人。弘景⑨。○出《彭祖傳》中。酒服,補虚勞,添精益髓,益血脉,暖腰膝,壯陽悦色。療風氣,偏治丈夫。《日華》⑩。作粉常服,治丈夫冷氣及風,筋骨疼痛。若卒心痛,一服立瘥。漿水磨泥塗面,令人光華,赤白如玉可愛。孟詵⑪。滋陰養血,功與茸同。時珍。

【發明】【詵⑫曰】麋角常服,大益陽道,不知何因與肉功不同也。煎膠與鹿角膠同功,茸亦

---

① 孟詵:《食療》見《證類》卷18"麋脂"　孟詵云:麋肉,益氣補中,治腰脚……
② 禹錫:《食療》見《證類》卷18"麋脂"　孟詵云……謹按:肉多無功用,所食亦微補五藏不足氣。(按:本條"孟詵云"乃《嘉祐》所引,故時珍注出"嘉祐"。)
③ 陸農師:《埤雅》卷4"釋獸·麋"　……蓋鹿肉食之燠,以陽爲體也。麋肉食之寒,以陰爲體也。以陽爲體者,以陰爲末。以陰爲體者,以陽爲末。角,末也,故其應陰陽如此……
④ 斆:《炮炙論》見《證類》卷17"鹿茸"　雷公云……其麋角頂根上有黄色毛若金線,兼傍生小尖也,色蒼白者上……
⑤ 詵:《食療》見《證類》卷18"麋脂"　……理角法:可五寸截之,中破,炙令黄香後末……
⑥ 陳自明:《婦人良方·辨識修制藥物法度·諸花並去萼蒂》　鹿茸(揀嫩而有血色者佳。大者爲麋茸,小者爲鹿茸……)
⑦ 集靈方:(按:僅見《綱目》引録。未能溯得其源。)
⑧ 別録:見3329頁注⑨。
⑨ 弘景:《集注》見《證類》卷18"麋脂"　……其角刮取屑熬香,酒服之大益人事。出《彭祖傳》中。
⑩ 日華:《日華子》見《證類》卷18"麋脂"　角,添精補髓,益血脉,暖腰膝,悦色,壯陽,療風氣,偏治丈夫,勝鹿角。
⑪ 孟詵:《食療》見《證類》卷18"麋脂"　孟詵云……和酒空腹服三錢匕。若卒心痛,一服立差。常服之令人赤白如花,益陽道,不知何因與肉功不同爾。亦可煎作膠,與鹿角膠同功。茸,甚勝鹿茸,仙方甚重。又丈夫冷氣及風,筋骨疼痛。作粉長服。又于漿水中研爲泥,塗面令不皺,光華可愛。又常俗人以皮作靴熏脚氣。
⑫ 詵:見上注。

勝鹿茸，仙方甚重之。【恭①曰】麋茸功力勝鹿茸，角煮膠亦勝白膠。詳見"鹿茸""鹿角"下。【《日華》②曰】麋角屬陰，故治腰膝不仁，補一切血病也。【時珍曰】鹿之茸角補陽，右腎精氣不足者宜之；麋之茸角補陰，左腎血液不足者宜之。此乃千古之微秘。前人方法雖具，而理未發出，故論者紛紜。又《楊氏家藏方》③治虚損有二至丸，兩角並用。但其藥性過温，止宜於陽虚寒濕血痺者耳，於左腎無與焉。孫思邈《千金方》④言：麋角丸凡一百一十方，惟容成子羔所服者，特出衆方之外，子羔服之羽化。今觀其方，比二至丸似可常服，並集於下。

【附方】新五。麋角丸。補心神，安臟腑，填骨髓，理腰脚，能久立，聰耳明目，髮白更黑，貌老還少。凡麋角，取當年新角連腦頂者爲上，看角根有斫痕處亦堪用。蜕角根下平者不堪。取角五具，或四具、三具、二具、一具爲一劑。去尖一大寸，即各長七八寸，取勢截斷，量把鎊得。即于長流水中，以竹器盛懸浸十宿。如無長流水處，即於浄盆中滿着水浸，每夜易换。軟即將出，削去皺皮，以利鎊鎊取白處，至心即止。以清粟米泔浸兩宿，初經一宿即乾，握瀝去舊水，置新絹上曝乾，擇去惡物粗骨皮及鎊不勾者。以無灰美酒於大磁器中浸，經兩宿，其藥及酒俱入浄釜中。初用武火煮一食久，後以文火微煎，如蟹目沸。以柳木篦徐徐攪，不得住手。時時添酒，以成煎爲度。煎時皆須

---

① 恭：**《唐本草》見《證類》卷 18"麋脂"**　《唐本》注云：麋茸，服之功力勝鹿茸，煮爲膠亦勝白膠……

② 日華：**《日華子》見《證類》卷 18"麋脂"**　角……按《月令》麋角屬陰，夏至角解，蓋一陰生也。治腰膝不仁，補一切血病也。

③ 楊氏家藏方：**《家藏方》卷 9"補益方叁拾陸道"**　二至圓：補虚損，生精血，去風濕，明目聰耳，强健腰脚，和悦陰陽，既濟水火，以服百疾不生。鹿角（鎊細，以真酥貳兩，無灰酒壹升，煮乾，慢火炒令乾）、蒼耳（酒浸壹宿，炒乾）、麋角（鎊細，以真酥貳兩，米醋壹升，煮乾，慢火炒乾，叁味各半斤）……

④ 千金方：**《千金方》卷 19"補腎第八"**　麋角丸方：取當年新角連腦頂者爲上，看角根有斫痕處亦堪用，退角根下平者，是不堪。諸麋角丸方，凡有一百一十方，此特出衆方之外，容成子羔服而羽化。夫造此藥，取角五具，或四具、三具、兩具，一具爲一劑，先去尖一大寸，即各長七八寸，取勢截斷，量把鎊得，即於流水中以竹器盛懸，浸可十宿。如無長流水處，即於浄盆中滿著水浸，每夜易之。即將出，削去皺皮以利鎊。鎊取白處，至心即止。以清粟米泔浸之，經兩宿。初經一宿即乾，握去舊水，置新絹上曝乾，浄擇，去惡物粗骨皮及鎊不勾者，即以無灰美酒於大白瓷器中經浸兩宿。其酒及器物隨藥多少。其藥及酒俱入浄釜中。初武火煮一食久後，即又著火微煎，如蟹目沸。以柳木篦長四尺、闊三指，徐攪之。困即易人，不得住。時時更添美酒，以成煎爲度。煎之皆須平旦下手，不得經兩宿，仍看屑消似稀膠，即以牛乳五大升，酥一斤，以次漸下後藥：秦艽、人參、甘草、肉蓯蓉、檳榔、麋角（一條，炙令黄爲散，與諸藥同制之）、通草、菟絲子（酒浸兩宿，待乾别擣之，各一兩）。右擣爲散。如不要補，即不須此藥共煎。又可一食時候，藥似稠粥即止火，少時歇熱氣，即投諸藥散相合，攪之相得，仍待少時漸稠堪作丸，即以新器中盛之，以衆手一時丸之如梧子大。若不能衆手丸，旋暖漸丸亦得。如粘手，著少酥塗手。其服法：空腹取三果漿以下之。如無三果漿，酒下亦得。初服三十丸，日加一丸，至五十丸爲度，日二服。初服一百日内，忌房室，服經一月，腹内諸疾自相驅逐，有微痢勿怪。漸後多洩氣，能食，明耳目，補心神，安臟腑，填骨髓，理腰脚，能久立，髮白更黑，貌老還少。其患氣者，加枳實、青木香，准前各一大兩。若先曾服丹石等藥，即以三黄丸食上壓令宣洩。如飲酒、食麵口乾，鼻中氣粗，眼澀，即以蜜漿飲之，即止。如不止，加以三黄丸使微利。諸如此，一度發動已後，方使調暢……

平旦下手,不得經宿。仍看屑〔消〕如稀膠,即以牛乳五升,酥一(片)〔斤〕,以次漸下後項藥。仍以麋角一條,炙令黃爲末,與諸藥同製之。檳榔、通草、秦芁、肉蓯蓉、人參、兔絲子酒浸兩宿別搗晒乾、甘草各一兩,右搗爲末。將膠再煎一食頃,似稀稠粥即止火。少時投諸藥末相和,稠粘堪作丸,即以新器盛貯,以棗手一時丸如梧子大。如粘手,着少酥塗手。其服餌之法:空腹以酒下之,初服三十丸,日加一丸,加至五十丸爲度,日二服,至一百日内,忌房室。服經一月,腹内諸疾自相驅逐,有微利勿怪。漸後多泄氣能食。患氣者,加枳實、青木香各一兩。服至二百日,面皺光澤。一年,齒落更生,强記,身輕若風,日(後)〔行〕數百里。二年,令人肥飽少食。七十已上服之,却成後生。三年,腸作筋(體)〔髓〕,預見未明。四年,常飽不食,自見仙人。三十下服之不輟,顏一定而不變。修合時須在净室中,勿令陰人、雞、犬、孝子等見。婦人服之尤佳。如飲酒食麪,口乾眼澀内熱者,即服三黃丸微利之。如此一度發動已後,方始調暢也。《千金》①。二至丸。補虛損,生精血,去風濕,壯筋骨。用鹿角鎊細,以真酥一兩,無灰酒一升,慢火炒乾,取四兩;麋角鎊細,以真酥二兩,米醋一升煮乾,慢火炒乾,取半兩;蒼耳子酒浸一宿焙,半斤;山藥、白茯苓、黃芪蜜炙各四兩;當歸酒浸焙,五兩;肉蓯蓉酒浸焙、遠志去心、人參、沉香各二兩,熟附子一兩。通爲末,酒煮糯米糊丸梧子大。每服五十丸,温酒、鹽湯任下,日二服。《楊氏家藏方》②。麋角丸③。治五癆,皮緩毛瘁,血脉枯槁,肌膚薄着,筋骨羸弱,飲食不美,四肢無力,爪枯髮落,眼昏唇燥。用麋角屑一斤,酒浸一宿,大附子生去皮臍一兩半,熟地黃四兩。用大麥米一升,以一半藉底,以一半在上,以二布巾隔覆,炊一日,取出藥、麥各焙,爲末,以浸藥酒,添清酒煮麥粉爲糊,和杵三千下,丸如梧子大。每服五十丸,食前用温酒或米湯送下,日三服。○一方④只用麋角鎊屑,酥炒黃色五兩,熟附子末半兩,酒糊丸服。麋角霜丸。補元臟,駐顏色。用麋角一副,水浸七日,刮去皺皮,鎊爲屑,盛在一銀瓶内,以牛乳汁浸一日,常令乳高二寸,如乳耗更添,直候不耗,用油單(紙)〔數〕重密封瓶口,别用大麥一斗,安在别(瓶)〔甑〕内,約厚三寸,上安麋角瓶,更用大麥周圍填實,露瓶口,不住火蒸一伏時,如鍋内水耗,

---

① 千金:見前頁注④。
② 楊氏家藏方:《家藏方》卷9"補益方叁拾陸道" 二至圓:補虛損,生精血,去風濕,明目聰耳,强健腰脚,和悦陰陽,既濟水火,久服百疾不生。鹿角(鎊細,以真酥貳兩,無灰酒壹升煮乾,慢火炒令乾)、蒼耳(酒浸壹宿,炒乾)、麋角(鎊細,次真酥貳兩,米醋壹升煮乾,慢火炒乾。叁味各半斤)、當歸(伍兩,細切,酒浸壹宿,焙乾)、山藥、白茯苓(去皮)、黃芪(蜜炙,叁味各肆兩)、人參(去蘆頭)、沉香、沙苑蒺藜(揀去土,净洗,焙乾)、遠志(去心)、肉蓯蓉(酒浸壹宿,切,焙乾,伍味各貳兩)、附子(炮,去皮臍,壹兩),右件爲細末,用酒叁升,糯米叁合煮爛和搗,圓如梧桐子大,每服伍拾圓至壹百圓,温酒、鹽湯任下,空心。
③ 麋角丸:《三因方》卷9"五癆治法" 麋角丸:治五癆皮緩毛瘁,血脉枯槁,肌肉薄著,筋骨羸弱,飲食不滋,庶事不興,四肢無力,爪枯髮落,眼昏唇燥,疲憊不能支持。麋角(鎊,一斤,酒浸一宿)、熟地黃(四兩)、大附子(生,去皮臍,一兩半)。右用大麥米二升,以一半藉底,一半在上,以二布巾隔覆,炊一日,取出藥與麥,别焙乾爲末,以浸藥酒,添清酒煮麥粉爲糊,搜和得所,杵三千下,丸如梧子大。每服五十丸,温酒、米湯任下,食前服。(按:原無出處,今溯得其源。)
④ 一方:《雞峰普濟方》卷4"補虛" 麋角丸:治真元虧耗,營衛勞傷,精液不固,大便不調,食少乏力。久服填骨髓,補虛勞,駐顏色,去萬病。生麋角鎊爲屑,十兩、附子一兩,右爲細末,酒煮麪糊爲丸如梧桐子大,每服三十丸至四十丸,空心米飲下。(按:原無出處,今溯得其源。)

即旋添熱湯，須頻看，角屑粉爛如麪，即住火取出，用細篩子漉去乳，焙乾，每料八兩；附子炮裂去皮、乾山藥各三兩。右爲末，蒸棗肉和丸如梧子大。每服十五丸至二十丸，空心用温鹽酒送下。煉蜜丸亦可。《總録》①。　麋角丸。彭祖云：使人丁壯不老，房室不勞損，氣力顏色不衰者，莫過麋角。其法：刮爲末十兩，用生附子一枚合之，雀卵和丸，日服二十丸，温酒下，二十日大效。亦可單熬爲末酒服，亦令人不老，但性緩不及附子者。《彭祖服食經》②。

骨。【主治】虛勞至良。煮汁釀酒飲，令人肥白，美顏色。禹錫③。

皮。【主治】作靴、韈，除脚氣。孟詵④。

雙頭鹿《拾遺》⑤

【釋名】茶苜机。【時珍曰】茶苜机，音蔡茂机，番言也。出《博物志》。舊本訛作茶苄机，又作余義，亦茶苜之訛也。

【集解】【藏器⑥曰】按張華《博物志》⑦云：茶苜机出永昌郡，是兩頭鹿名也，似鹿兩頭。其胎中屎以四時取之。范曄《後漢書》⑧云：雲陽縣有神鹿，兩頭，能食毒草。《華陽國志》⑨云：此鹿出雲陽南郡熊舍山。即余義也。【時珍曰】按盛弘之《荆州記》⑩云：武陵郡雲陽山點蒼山，産兩頭獸，

---

① 總録：《聖濟總録》卷185"補壯元陽"　補暖元藏，駐顏，麋角霜丸方：麋角(一副，用水浸一七日，刮去皴皮，鎊爲屑，盛在一銀瓶内，以牛乳浸一日，如乳耗更添，直候不耗，於麋角屑上，乳深二寸，用油單數重密封瓶口，别用大麥一斗安在甑内，約厚三寸，上安瓶，更用大麥周圍填實，露瓶口，不住火蒸一復時，如鍋内水耗，即旋添熱湯，須頻取角屑看，爛加面相似即住火取出，用細篩子漉去乳，焙乾，每料用乾角屑八兩)、附子(炮裂，去皮臍)、山芋(各三兩)，右三味搗羅爲末，以棗肉和丸梧桐子大，每日空心温鹽酒下十五丸至二十丸。

② 彭祖服食經：《千金方》卷20"雜補第七"　論曰：彭祖云：使人丁壯不老，房室不勞損氣力，顏色不衰者，莫過麋角。其法：刮之爲末，十兩，用生附子一枚合之，酒服方寸匕，日三，大良，亦可熬令微黄，單服之，亦令人不老，然遲緩不及附子者。又以雀卵和爲丸，彌佳，服之二十日大有效。

③ 禹錫：《食療》見《證類》卷18"麋脂"　孟詵云……骨除虛勞至良，可煮骨作汁釀酒飲之，令人肥白，美顏色。(按：此條爲《嘉祐》收載，故時珍標出"禹錫"。)

④ 孟詵：《食療》見《證類》卷18"麋脂"　孟詵云……又常俗人以皮作靴熏脚氣。

⑤ 拾遺：《證類》卷16"五種陳藏器餘·蔡苜機屎"　主蛇虺毒，兩頭麋屎也。出永昌郡。取屎以傅瘡。《博物志》云：蔡余義獸，似鹿，兩頭。其胎中屎，四時取之。未知今有此物否，蔡苜機，餘義也。范曄《後漢書》云：雲陽縣有神鹿，兩頭，能食毒草。《華陽國志》曰：此鹿出雲陽郡熊舍山，即此餘義也。

⑥ 藏器：見上注。

⑦ 博物志：《御覽》卷906"鹿"　《博物志》：雲南郡出茶首。茶首，其音爲蔡茂。是兩頭鹿名也。獸似鹿，兩頭。其腹中胎，常以四月中取。可以治蛇虺毒。永昌亦有之。(按：今本《博物志》無此文。)

⑧ 後漢書：《後漢書》卷86"南蠻西南夷列傳"　永平十二年……雲南縣有神鹿兩頭，能食毒草。

⑨ 華陽國志：《華陽國志》卷4"南中記"　雲南郡……有熊倉山。上有神鹿，一身兩頭，食毒草。

⑩ 荆州記：《御覽》卷913"兩頭獸"　盛弘之《荆州記》曰：武陵郡西有陽山，山有獸如鹿，前後有頭，常以一頭食，一頭行。山中時有見之者。

似鹿，前後有頭，一頭食，一頭行，山人時或見之。段成式《雜俎》①云：雙頭鹿矢名耶希。夷人謂鹿爲耶，謂屎爲希。按《唐韻》屎字又音希。即此義也。

胎中屎。【主治】敷惡瘡，蛇虺毒。藏器②。

麂宋《開寶》③附

【釋名】麞即古麂字。【時珍曰】麂味甘旨，故從旨。又《字説》④云：山中有虎，麂必鳴以告，其聲几几然，故曰麂。大者曰麖。

【集解】【馬志⑤曰】麂生東南山谷。【頌⑥曰】今有山林處皆有之，而均、房、湘、漢間尤多，乃麞類也。按《爾雅》云：麂，大麕，旄(尾)〔毛〕狗足。謂毛長也。南人往往食其肉，然堅韌不及麞味美。其皮作履舄，勝於諸皮。又有一種類麂而大者名麖，不堪藥用。《山海經》云：女几之山多麖麂。即此。【宗奭⑦曰】麂，麞屬而小於麞。其口兩邊有長牙，好鬪。其皮爲第一，無出其右者，但皮多牙傷痕。其聲如擊破鈸。四方皆有，山深處頗多。【時珍曰】麂居大山中，似麞而小，牡者有短角，黧色豹脚，脚矮而力勁，善跳越。其行草莽，但循一徑。皮極細膩，靴、韈珍之。或云亦好食蛇。《符瑞志》⑧有銀麂，白色。今施州山中出一種紅麂，紅色。

肉。【氣味】甘，平，無毒。【主治】五痔病。煠熟，以薑、醋進之，大有效。藏器⑨。

頭骨。【氣味】辛，平，無毒。【主治】燒灰飲服，治飛尸。藏器⑩。

---

① 雜俎：《酉陽雜俎》卷16“毛篇”　耶希：有鹿兩頭，食毒草，是其胎矢也。夷謂鹿爲耶，矢爲希。
② 藏器：見 3334 頁注⑤。
③ 開寶：《開寶》見《證類》卷18“麂”　味甘，平，無毒。主五痔病。炸出以薑、醋進之，大有效。又云：多食能動人痼疾。頭骨：爲灰飲下，主飛屍。生東南山谷。
④ 字説：《爾雅翼》卷20“麂”　《字説》曰：麂，虎所在，必鳴以告。鹿屬馮而安者，亦其聲几几然。出東南山谷，今有山林處皆有，而均房襄漢間尤多。實麞類也……又有一種類麂而更大，名麖……
⑤ 馬志：見本頁注③。
⑥ 頌：《圖經》見《證類》卷18“麂”　麂，出東南山谷，今有山林處皆有，而均、房、湘、漢間尤多，實麞類也，謹按《爾雅》：麂(與几同)，大麕，旄毛狗足。釋曰：麕亦麞也。旄毛，玃(音猱)，長毛也。大麕，毛長狗足者名麂。南人往往食其肉，然堅韌，不及麞味美。多食之則動痼疾。其皮作履舄，勝於衆皮。頭亦入藥用，採無時。又有一種類麂而更大，名麖(音京)，不堪藥用。《山海經》曰“女几之山，其獸多麖麂”是此。
⑦ 宗奭：《衍義》卷16“麂”　麂，獐之屬，又小於獐，但口兩邊有長牙，好鬥，則用其牙。皮爲第一，無出其右者，然多牙傷痕。四方皆有，山深處則頗多。其聲如擊破鈸。
⑧ 符瑞志：《宋書》卷28“符瑞志”　銀麂，刑罰得共，民不爲非則至。/《明一統志》卷66“施州衛軍民指揮使司”　土産……紅麂……
⑨ 藏器：《拾遺》見《證類》卷18“麂”　味辛。主野雞病。煠出作生，以薑、酢進食之，大有效……
⑩ 藏器：《拾遺》見《證類》卷18“麂”　……頭骨爲灰，飲下之，主飛尸。

皮。【主治】作鞾、韈，除濕氣脚痹。時珍。

麏《別錄》①中品

【釋名】麏。音君，亦作麏。【時珍曰】獵人舞采，則麏、麇注視。麏喜文章，故字從章。陸氏②曰：麏性驚憚，故謂之麏。又善聚散，故又名麏。囷，圓倉也。《爾雅》③云：麏，牡曰麌，音語；牝曰麏，音栗；其子曰麆，音助。大者曰麇，音庖。古語云：四足之美有麇，是矣。

【集解】【頌④曰】麏，今陂澤淺草中多有之。其類甚多，麏乃總名也。有有牙者，有無牙者，其牙不能噬齧。【時珍曰】麏，秋冬居山，春夏居澤。似鹿而小，無角，黃黑色，大者不過二三十斤。雄者有牙出口外，俗稱牙麏。其皮細軟，勝於鹿皮，夏月毛毺而皮厚，冬月毛多而皮薄也。《符瑞志》⑤有銀麏，白色。云王者刑罰中理則出。《運斗樞》⑥云：樞星散爲麏鹿。

【正誤】【詵⑦曰】麏中往往得香如栗子大，不能全香。亦治惡病。【時珍曰】麏無香，有香者麝也。俗稱土麝，呼爲香麏是矣。今正之。

肉。【氣味】甘，溫，無毒。【詵⑧曰】八月至十一月食之，勝羊。十二月至七月食之，動氣。多食令人消渴。若瘦惡者，食之發痼疾。不可合鵠肉食，成癥疾。又不可合梅、李、蝦食，病人。【主治】補益五臟。《別錄》⑨。益氣力，悅澤人面。思邈⑩。釀酒有祛風之功。寧原⑪。

【發明】【弘景⑫曰】俗云白肉是麏。其膽白，易驚怖也。【詵⑬曰】肉同麋肉釀酒，良。道家

---

① 別錄：《別錄》見《證類》卷17"麏骨"　微溫，主虛損洩精。/肉：溫。補益五藏。/髓：益氣力，悅澤人面。

② 陸氏：《埤雅》卷3"釋獸‧麏"　……或曰：麏性善驚，故从章……麏性善聚善散，故从囷。囷，聚也，亦散也。

③ 爾雅：《爾雅‧釋獸》（郭注）　麏，牡麌，牝麏，其子麆。

④ 頌：《圖經》見《證類》卷17"麏骨"　麏骨及肉。《本經》不載所出州土，今陂澤淺草中多有之。亦呼爲麇。麏之甚多，麏其總名也。有有牙者，有無牙者，用之皆同。然其牙不能噬齧……

⑤ 符瑞志：《宋書》卷28"符瑞志"　白麏，王者刑罰理則至。

⑥ 運斗樞：《御覽》卷907"麏"　《春秋運斗樞》曰：樞星散爲麏。/《御覽》卷906"鹿"　《春秋運斗樞》曰：瑤光散而爲鹿……

⑦ 詵：《食療》見《證類》卷17"麏骨"　……又其中往往得香栗子大，不能全香。亦治惡病……

⑧ 詵：《食療》見《證類》卷17"麏骨"　孟詵云……其肉八月至十一月食之。勝羊肉；自十二月至七月食，動氣也。又若瘦惡者食，發痼疾也。/《集注》見《證類》卷17"麏骨"　陶隱居云……麋肉不可合鵠肉食，成癥痼也。（按：此條糅入陶弘景所言。）

⑨ 別錄：見本頁注①。

⑩ 思邈：《千金方》卷26"鳥獸第五"　獐……髓：益氣力，悅澤人面……（按：此一條當是髓之功效。）

⑪ 寧原：《食鑑本草》卷上"獐肉"　骨……釀酒有補下之功。（按：此非獐肉之功。）

⑫ 弘景：《集注》見《證類》卷17"麏骨"　陶隱居：俗云白肉是麏，言白膽易驚怖也……

⑬ 詵：《食療》見《證類》卷17"麏骨"　孟詵云：肉亦同麋釀酒，道家名爲白脯，惟麏鹿是也。餘者不入……/……道家用供養星辰者，蓋爲不管十二屬，不是腥膩也。

以其肉供養〔星辰〕,名爲白脯,云不屬十二辰,不是腥膩,無禁忌也。【時珍曰】麇膽白性怯,飲水見影輒奔,道書①謂麋鹿無魂也。【藏器②曰】人心粗豪者,以其心肝曝乾爲末,酒服一具,便即小膽。若怯者食之,則轉怯不知所爲。

【附方】舊一,新一。通乳。麇肉煮食,勿令婦知。《子母秘録》③。消瘤。用麇肉或鹿肉剖如厚脯,炙熱揩之。可四炙四易,出膿便愈。不除,再以新肉用之。《外臺秘要》④。

髓腦。【主治】益氣力,悦澤人面。《别録》⑤。治虚風。【時珍曰】《千金》⑥治暗風薯蕷煎,治虚損天門冬煎,並用之。【頌⑦曰】唐方有麇髓〔煎〕並麇骨酒,並補下。

骨。【氣味】甘,微温,無毒。【主治】虚損洩精。《别録》⑧。益精髓,悦顔色。《日華》⑨。○【時珍曰】《千金》⑩治産後虚損有麇骨湯,煮汁煎藥。

麝《本經》⑪上品

【釋名】射父《爾雅》⑫、香麞。【時珍曰】麝之香氣遠射,故謂之麝。或云麝父之香來射,故名,亦通。其形似麞,故俗呼香麞。梵書⑬謂麝香曰莫訶婆伽。

---

① 道書:《酉陽雜俎》續集卷8“支動” 衛公……又説,道書中言:麋鹿無魂。故可食。
② 藏器:《拾遺》見《證類》卷17“麇骨” 《陳藏器本草》云:麇,主人心粗豪,取心、肝暴乾爲末,酒下一具,便即小膽。若小心食之,則轉怯不知所爲。道家名白脯者,麋鹿是也。
③ 子母秘録:《證類》卷17“麇骨” 《子母秘録》:主乳無汁。麇肉臛食,勿令婦人知。
④ 外臺秘要:《千金翼方》卷24“丹疹第五” 瘤病方:取獐、鹿二肉治如厚脯,火炙令熱,揩掩瘤上,冷更炙揩,可四炙四易,痛膿便愈。不除,更炙新肉用之。(按:《外臺》卷23“瘤方”引同方,云出《千金翼》。)
⑤ 别録:見3336頁注①。
⑥ 千金:(按:《千金方》卷14“風眩第四”有薯蕷煎(方略),卷12“髓虚實第四”脚弱方均用到骨。)
⑦ 頌:《圖經》見《證類》卷17“麇骨” ……唐方有麇骨酒及麇骨煎並補下,其腦亦入面膏。
⑧ 别録:見3336頁注①。
⑨ 日華:《日華子》見《證類》卷17“麇骨” 骨,補虚損,益精髓,悦顔色……
⑩ 千金:《千金方》卷3“虚損第一” 治産後虚乏,五勞七傷,虚損不足,臟腑冷熱不調,獐骨湯方:獐骨(一具)、遠志、黄耆、芍藥、乾薑、防風、茯苓(一作茯神)、厚朴(各三兩)、當歸、橘皮、甘草、獨活、芎藭(各二兩)、桂心、生薑(各四兩),右十五味㕮咀,以水三斗煮獐骨,取二斗,去骨納藥,煎取五升,去滓,分五服。
⑪ 本經:《本經》《别録》見《證類》卷16“麝香” 味辛,温,無毒。主辟惡氣,殺鬼精物,温瘧蠱毒,癇痓,去三蟲,療諸凶邪鬼氣,中惡,心腹暴痛,脹急痞滿,風毒。婦人産難,墜胎,去面䵟(音孕)、目中膚翳。久服除邪,不夢寤魘寐,通神仙。生中臺川谷及益州、雍州山中。春分取之,生者益良。
⑫ 爾雅:《爾雅·釋獸》(郭注) 麝父,臍足。(脚似麢,有香。)
⑬ 梵書:《翻譯名義集》三“衆香第三十四” 莫訶婆伽。(此云麝。)

【集解】【《別録》①曰】麝生中臺山谷，及益州、雍州山中。春分取香，生者益良。【弘景②曰】麝形似麞而小，黑色，常食柏葉，又噉蛇。其香正在陰莖前皮內，別有膜袋裹之。五月得香，往往有蛇皮骨。今人以蛇退皮裹香，云彌香，是相使也。麝夏月食蛇、蟲多，至寒則香滿，入春臍內急痛，（曰）〔自〕以爪剔出，着屎溺中覆之，常在一處不移。曾有遇得，乃至一斗五升者，此香絕勝殺取者。昔人云是精，溺凝作，殊不爾也。今出羌夷者多真好，出隨郡、義陽、晉溪諸蠻中者亞之。出益州者形扁，仍以皮膜裹之，多偽。凡真香，一子分作三四子，刮取血膜，雜以餘物，裹以四足膝皮而貨之，貨者又復偽之。彼人言但破看一片，毛共在裹中者爲勝。今惟得活者看取，必當全真耳。【頌③曰】今陝西、益、（州）〔利〕、河東諸路山中皆有，而秦州、文州諸蠻中尤多。蘄州、光州或時亦有，其香絕小，一子纔若彈丸，往往是真，蓋彼人不甚作偽爾。其香有三等。第一生香，名遺香，乃麝自剔出者，然極難得，價同明珠。其香聚處，遠近草木不生或焦黃也。今人帶香過園林，則瓜果皆不實，是其驗也。其次臍香，乃捕得殺取之。其三心結香，乃麝見大獸捕逐，驚畏失心，狂走墜死。人有得之，破心見血流出脾上，作乾血塊者，不堪入藥。又有一種水麝，其香更奇，臍中皆水，瀝一滴於斗水中，用灑衣物，其香不歇。唐天寶中，虞人曾一獻之，養於囿中，每以針刺其臍，捻以真雄黃，則臍復合，其香倍於肉麝。此説載在《酉陽雜俎》，近不復聞有之，或有之而人不識矣。【慎微④曰】楊億《談苑》云：商汝山中多麝，遺糞常在一處不移，人以是獲之。其性絕愛其臍，爲人逐急，即投巖，舉爪剔裂其

---

① 別録：見前頁注⑪。

② 弘景：《集注》見《證類》卷16"麝香"　陶隱居云：麝形似麞，常食柏葉，又噉蛇，五月得香，往往有蛇皮骨，故麝香療蛇毒。今以蛇蜕皮裹麝香彌香，則是相使也。其香正在麝陰莖前皮內，別有膜裹。今出隨郡、義陽、晉熙諸蠻中者亞之。出益州者形扁，仍以皮膜裹之。一子真香，分糅作三四子，刮取血膜，雜以餘物，大都亦有精粗，破看一片，毛共在裹中者爲勝，彼人以爲誌。若于諸羌夷中得者多真好，燒當門沸良久即好。今惟得活者，自看取之，必當全真爾。生香，人云是精溺凝作之，殊不爾。麝夏月食蛇、蟲多，至寒香滿，入春患急痛，自以脚剔出之，著屎溺中覆之，皆有常處。人有遇得，乃至一斗五升也。用此香乃勝殺取者。帶麝非但香，亦辟惡。以真者一子，置頸間枕之，辟惡夢及尸疰鬼氣。

③ 頌：《圖經》見《證類》卷16"麝香"　麝香，出中臺山谷及益州、雍州山中，今陝西、益、利、河東諸路山中皆有之，而秦州、文州諸蠻中尤多。形似麞而小，其香正在陰前皮內，別有膜裹之。春分取之，生者益良。此物極難得真。蠻人采得，以一子香，刮取皮膜，雜内餘物，裹以四足膝皮，共作五子。而土人買得，又得分糅一爲二三，其偽可知。惟生得之，乃當全真耳。蘄、光山中，或時亦有，然其香絕小，一子纔若彈丸，往往是真香，蓋彼人不甚能作偽爾。一説香有三種：第一生香，麝子夏食蛇、蟲多，至寒則香滿，入春急痛，自以爪剔出之，落處遠近草木皆焦黃，此極難得，今人帶真香過園中，瓜果皆不實，此其驗也。其次臍香，乃捕得殺取者。又其次心結香，麝被大獸捕逐，驚畏失心，狂走巔墜崖谷而斃，人有得之，破心見血流出，作塊者是也，此香乾燥不可用。又有一種水麝，其香更奇好，臍中皆水，瀝一滴于斗水中，令濯衣，其衣至弊而香不歇。唐天寶初，虞人常獲一水麝，詔養於囿中，每取以針刺其臍，捻以真雄黃，則其創復合，其香氣倍於肉麝，近歲不復聞有之……

④ 慎微：《證類》卷16"麝香"　楊文公《談苑》：公常言：商汝山多群麝，所遺糞常就一處，雖遠逐食，必還走之，不敢遺迹他所，慮爲人獲，人反以是求得，必掩群而取之。麝絕愛其臍，每爲人所逐，勢急即投巖，舉爪剔裂其香，就縶而死，猶拱四足保其臍。李商隱詩云：投巖麝退香。許渾云：尋麝採生香。

香,就縶而死,猶拱四足保其臍。故李商隱詩云:投巖麝自香。許渾詩云:尋麝采生香。【時珍曰】
麝居山,麞居澤,以此爲別。麝出西北者香結實,出東南者謂之土麝,亦可用,而力次之。南中靈貓
囊,其氣如麝,人以雜之。見本條。

麝臍香。【修治】【敩①曰】凡使麝香,用當門子尤妙。以子日開之,微研用,不必苦細
也。【氣味】辛,溫,無毒。【甄權②曰】苦、辛。忌大蒜。【李(廷)〔鵬〕飛③曰】麝香不可近
鼻,有白蟲入腦,患癲。久帶其香透關,令人成異疾。【主治】辟惡氣,殺鬼精物,去三蟲
蠱毒,溫瘧驚癇。久服,除邪,不夢寤魘寐。《本經》④。療諸凶邪鬼氣,中惡,
心腹暴痛,脹急痞滿,風毒,去面䵟、目中膚翳,婦人產難墮胎,通神仙。《別
錄》⑤。佩服及置枕間,辟惡夢,及尸疰鬼氣。又療蛇毒。弘景⑥。○《抱朴子》⑦
云:入山辟蛇,以麝香丸着足爪中有效。因麝噉蛇,故以厭之也。治蛇、蠶咬,沙(蟲)〔蝨〕
溪瘴毒,辟蠱氣,殺臟腑蟲,治瘧疾,吐風痰,療一切虛損惡病。納子宮,暖
水臟,止冷帶下。《日華》⑧。熟水研服一粒,治小兒驚癇客忤,鎮心安神,止
小便利。又能蝕一切癰瘡膿水。《藥性》⑨。又云:入十香丸服,令人百毛九竅皆香。除
百病,治一切惡氣及驚怖恍惚。孟詵⑩。療鼻窒,不聞香臭。好古⑪。通諸竅,
開經絡,透肌骨,解酒毒,消瓜果食積,治中風,中氣,中惡,痰厥,積聚癥瘕。
時珍。

---

① 敩:《炮炙論》見《證類》卷16"麝香" ……凡使麝香,並用子日開之,不用苦細研篩用之也。
② 甄權:《藥性論》見《證類》卷16"麝香" 麝香,臣,禁食大蒜,味苦、辛……
③ 李鵬飛:《延壽書》卷3"走獸" 麝肉共鵠肉食,作瘕。此物夏月食蛇。帶其香,日久透關成異
   疾。不得近鼻,有白蟲入腦,患蟲顙。
④ 本經:見3337頁注⑪白字。
⑤ 別錄:見3337頁注⑪。
⑥ 弘景:見3338頁注②。
⑦ 抱朴子:《證類》卷16"麝香" 《抱朴子》云:辟蛇法:入山以麝香丸著足爪中,皆有效。又麝香及
   野豬皆噉蛇,故以厭之。
⑧ 日華:《日華子》見《證類》卷16"麝香" 辟邪氣,殺鬼毒蠱氣,瘧疾,催生墮胎,殺藏腑蟲,制蛇、
   蠶咬,沙蝨溪瘴毒,吐風痰,內子宮,暖水藏,止冷帶疾。
⑨ 藥性:《藥性論》見《證類》卷16"麝香" ……除百邪魅,鬼疰心痛,小兒驚癇客忤,鎮心安神,以
   當門子一粒,丹砂相似,細研,熟水灌下。止小便利,能蝕一切癰瘡膿。入十香丸,令人百毛九竅
   皆香。療鬼疰腹痛。
⑩ 孟詵:《食療》見《證類》卷16"麝香" 《食療》:作末服之,辟諸毒熱,殺蛇毒,除驚怖恍惚。蠻人
   常食,似麞肉而腥氣。蠻人云:食之不畏蛇毒故也。臍中有香,除百病,治一切惡氣疰病。研了
   以水服之。
⑪ 好古:《湯液大法》卷4"癰腫" 鼻窒……鼻不聞香臭(……麝香)。

【發明】【李杲①曰】麝香入脾治内〔病。凡〕風病在骨髓者宜用之，使風邪得出。若在肌肉用之，反引風入骨，如油入麪之不能出也。【朱震亨②曰】五臟之風，不可用麝香以瀉衛氣。口鼻出血，乃陰盛陽虚，有升無降，當補陽抑陰，不可用腦、麝輕揚飛竄之劑。婦人以血爲主，凡血海虚而寒熱盗汗者，宜補養之，不可用麝香之散，琥珀之燥。【嚴用和③曰】中風不省者，以麝香、清油灌之，先通其關，則後免語蹇癱瘓之證，而他藥亦有效也。【時珍曰】嚴氏言風病必先用麝香，而丹溪謂風病、血病必不可用，皆非通論。蓋麝香走竄，能通諸竅之不利，開經絡之壅遏。若諸風、諸氣、諸血、諸痛、驚癇、癥瘕諸病，經絡壅閉，孔竅不利者，安得不用爲引導以開之通之耶？非不可用也，但不可過耳。《濟生方》④治食瓜果成積作脹者用之，治飲酒成消渴者用之，云果得麝則壞，酒得麝則敗，此得用麝之理者也。

【附方】舊七，新十三。**中風不省**。麝香二錢，研末，入清油二兩，和匀灌之，其人自甦也。《濟生》⑤。**中惡客忤**，項强欲死。麝香少許，乳汁〔調〕塗兒口中取效。醋調亦可。《廣利方》⑥。**小兒驚啼**，發歇不定。真麝香一字，清水調服，日三。《廣利》⑦。**小兒中水**⑧。單以麝香如大豆三枚，奶汁調，分三四服。**破傷風水**，毒腫痛不可忍。麝香末一字納瘡中，出盡膿

① 李杲：**《醫學發明》卷 9“中風有三”** ……中臟，痰涎昏冒，宜至寶丹之類鎮墜。若中血脉，中腑之病，初不宜用龍、麝、牛黄。爲麝香治脾入肉……恐引風深入骨髓，如油入面，莫之能出……/**《醫壘元戎》卷 12“厥陰證”** 至寶丹……龍、麝、牛、雄、犀、珀、金、硃，皆入骨髓，透肌膚之劑，而使風邪得以出於外也。初病風疾，未及於裹，便服入透骨肌之藥，是引賊入家，如油入麵，不可出也……（**按**：時珍取二書之意化裁成文。）

② 朱震亨：**《局方發揮》** 又曰：治口鼻血出。夫口鼻出血，皆是陽盛陰虚，有升無降，血隨氣上，越出上竅。法當補陰抑陽，氣降則血歸經，豈可以輕揚飛竄之腦麝，佐之以燥悍之金石乎？/予曰：婦人以血爲主，血屬陰，易於虧欠，非善調攝者，不能保全也。余方是否，姑用置之。若神仙聚寶丹，則有不能忘言者。其方治血海虚寒，虚熱盗汗，理宜補養，琥珀之燥，麝香之散，可以用乎？

③ 嚴用和：（**按**：查《嚴氏濟生方》，未能溯得其源。）

④ 濟生方：**《濟生方》“癥瘕積聚門・積聚論治”** 阿魏丸：治胃怯弱，食肉食麪，或食生果，停滯中焦，不能尅化，致腹脹疼痛，嘔吐不食，或利或秘，悉主之……生果傷，用麝香湯下。

⑤ 濟生：**《瑞竹堂方》卷 1“諸風門”** 麝香散：治卒風啞中，忽然倒地，不省人事，左癱右瘓，口眼喎斜，諸藥未服者，服此藥。真麝香（二錢或三錢，研細）、真香油（二三兩），右若遇此證，急將麝香研細，調入清油内攪匀，將患人口斡開灌下，其人自蘇。不惟只治中風，又全其後。語言不謇，手足不癱，服此藥後，方服順氣疏風之藥，爲麝香通關，餘藥可以能行至病所也。（**按**：《嚴氏濟生方》無此方。）

⑥ 廣利方：**《證類》卷 16“麝香”** 《廣利方》：治中惡客忤垂死。麝香一錢，重研，和醋二合服之，即差……

⑦ 廣利：**《證類》卷 16“麝香”** 《廣利方》……又方：治小兒驚啼，發歇不定。用真好麝香研細。每服清水調下一字，日三服。量兒大小服。

⑧ 小兒中水：**《證類》卷 16“麝香”** 楊氏《産乳》：療中水氣，已服藥未平除。宜單服麝香如大豆三枚，細研，奶汁調，分爲四五服。（**按**：原無出處，今溯得其源。）

水,便效。《普濟》①。**中惡霍亂**。麝香一錢,醋半盞,調服。《聖惠方》②。**小兒邪瘧**。以麝香研墨,書"去邪辟魔"四字於額上。《經驗》③。**諸果成積**,傷脾作脹,氣急。用麝香一錢,生桂末一兩,飯和,丸菉豆大。大人十五丸,小兒七丸,白湯下。蓋果得麝則落,木得桂即枯故也。《濟生》④。**消渴飲水**。因飲酒或食果實過度,雖能食而口渴飲水,數尿。以麝香當門子,酒和作十餘丸,枳椇子煎湯送下。蓋麝香敗酒壞果,枳椇亦敗酒也。《濟生》⑤。**偏正頭痛**,久不除者。晴明時,將髮分開,用麝香五分,皂角末一錢,薄紙裹置患處。以布包炒鹽于上熨之,冷則易。如此數次,更不再發。《簡便單方》⑥。**五種蠱毒**。麝香、雄黃等分爲末,以生羊肝如指大,以刀割開,裹藥吞之。《衛生》⑦。**口內肉毬**。有根如線五寸餘,如釵股,吐出乃能食物,捻之則痛徹心者,麝香一錢研水服之,日三,自消。夏子益《奇疾方》⑧。**催生易產**。《續十全方》⑨:麝香一錢,水研服,立下。○《濟生》⑩勝金散:治人弱難產。麝香一錢,鹽豉一兩,以舊青布裹之,燒紅爲末,以秤錘淬酒,服二錢即下。郭稽中⑪云:婦人產難及橫逆生者,乃兒枕破而敗血裹子,服勝金散逐其敗血,

---

① 普濟:《普濟方》卷113"破傷風" 治一切破傷風,水毒腫痛不可勝忍:用麝香末一(字)錢,納在破傷瘡口中,用舊罩罘紙裹定,取出盡膿水便效。

② 聖惠方:《聖惠方》卷56"治屍厥諸方" 治中惡暴死……又方:研麝香一錢,醋和灌之,即活。

③ 經驗:《證類》卷16"麝香" 《經驗後方》:治瘧,麝香少許,研墨,書額上:去邪辟魔。

④ 濟生:《濟生方》"脹滿門·脹滿論治" 桂香丸:治大人小兒過食雜果,腹脹氣急。肉桂(不見火,一兩)、麝香(別研,一錢),右爲細末,飯丸如綠豆大,大人十五丸,小兒七丸,不拘時候,熟水送下。未痊再服。

⑤ 濟生:《普濟方》卷253"解酒毒" 麝香丸(出《本草》):治飲酒稍多,及傷瓜果,虛熱在脾,飲水無度,狀似消渴。大抵消中之疾,往往脾氣既衰,元氣耗散,土不制水,故水益不收冷。脾有熱而元氣不衰者,非消渴也,此藥主之。麝香當門子(不拘多少),右件研細,以好酒濡之爲丸如綠豆大,每服一十丸,煎枳椇子湯送下。明日再服,以不渴爲度。枳椇子,亦謂之癩漢指頭,蓋取其似也。小兒喜食之。食前服。(**按**:《嚴氏濟生方》無此方,另溯其源。)

⑥ 簡便單方:《奇效單方》卷上"十一諸痛" 治偏正頭疼年久不愈者:天熱晴明日,將患人發分開,用麝香(五分)、皂角末(一錢),薄紙包放患處,將鹽炒熱,布包,於麝香上熨之,冷再易。如此數次,更不再發。

⑦ 衛生:《衛生易簡方》卷5"蠱毒" 治五種蠱:用雄黃、麝香(等分),爲末,以生羊肺如指大,以刀開,裹藥吞之。

⑧ 奇疾方:《傳信適用方》卷下"夏子益治奇疾方三十八道" 第三十四:口內生肉球,臭惡,自己惡見,有根線長五寸餘,〔如〕釵股,吐球出以飲食了,却吞其線,以手輕捏,痛徹於心,(力)困不可言。治用吃水調麝一錢,三宿驗。

⑨ 續十全方:《證類》卷16"麝香" 《續十全方》:令易產。麝香一錢研,水調之服,立差。

⑩ 濟生:《濟生方》"婦人門·校正郭稽中產後二十一論治" 第三論曰:難產者何? 答曰:胎成之後,子居腹中,每食母血,食血有餘,遂成積塊,謂之兒枕,子欲生時,血塊先破,爲敗血散裹其子,所以難產。當服勝金散……勝金散:麝香(一錢)、鹽豉(一兩,舊青布袋裹,燒令紅,急以乳錘研令細),右爲細末,取秤錘燒紅,以酒淬之,調下藥一錢匕。

⑪ 郭稽中:《產育保慶集》卷上 第二論:難產者何也? 答曰:胎側有成形塊,呼爲兒枕。子欲生時,枕破,與敗血裹其子,故難產。但服勝金散,逐其敗血,即自生。若逆生橫生,並皆治之。

自生也。死胎不下。麝香當門子一枚,桂心末二錢,温酒服,即下。《本事方》①。痔瘡腫毒。麝香當門子、印城鹽等分,塗之。不過三次。《外臺》②。鼠咬成瘡。麝香封之妙。《經驗》③。蠶咬成瘡。蜜調麝香傅之。《廣利方》④。山嵐瘴氣。水服麝香三分解之。《集簡方》。蟲牙作痛。香油抹筯頭,蘸麝香末,綿裹炙熱咬之。換三三次,其蟲即死,斷根,甚妙。《醫方摘要》⑤。

肉。【氣味】甘,温,無毒。【詵⑥曰】蠻人常食之,似麝肉而腥氣,云食之不畏蛇毒也。【主治】腹中癥病。時珍。

【附方】新一。小兒癥病。麝肉二兩切焙,蜀椒三百枚炒,搗末,以鷄子白和丸小豆大。每服二三丸,湯下,以知爲度。《范汪方》⑦。

靈貓《拾遺》⑧

【釋名】靈貍作蛉者非、香貍《雜俎》⑨、神貍《離騷》註⑩、類。【時珍曰】自爲牝牡,又有香氣,可謂靈而神矣。

【集解】【藏器⑪曰】靈貓生南海山谷,狀如貍,自爲牝牡。其陰如麝,功亦相似。按《異物志》云:靈貍一體自爲陰陽。剜其水道連囊,以酒洒陰乾,其氣如麝。若雜入麝香中,罕能分別,用之亦如麝焉。【頌⑫曰】香貍出南方,人以作膾生,如北地狐生法,其氣甚香,微有麝氣。【時珍曰】按

---

① 本事:《本事方》卷 10“婦人諸疾” 下死胎方:桂末(二錢)、麝香當門子(一個),同研,暖酒服,須臾如手推下。比之用水銀等,此藥不損血氣。(趙和叔傳。)

② 外臺:《外臺》卷 26“諸痔方” 《必效》:熨痔法,痔頭出,或疼痛不可堪忍方……又方:以麝香當門子,印成鹽相和,以手塗痔頭上。若令人著亦佳。其痛不可忍者,不過兩度永差。

③ 經驗:《證類》卷 16“麝香” 《經驗後方》……又方:治鼠咬人。麝香封上,用帛子系之。

④ 廣利方:《證類》卷 16“麝香” 《廣利方》……又方:治蠶咬人。麝香細研,蜜調塗之,差。

⑤ 醫方摘要:(按:查《醫方摘要》無此方。底本於“齒病”一節有重頁,或有漏頁。)

⑥ 詵:《食療》見《證類》卷 16“麝香” 《食療》……蠻人常食,似麝肉而腥氣。蠻人云:食之不畏蛇毒故也……

⑦ 范汪方:(按:查《外臺》及《證類》等相關書,未能溯得其方。)

⑧ 拾遺:《證類》卷 17“四種陳藏器餘·靈貓” 陰,味辛,温,無毒。主中惡鬼氣,飛尸蠱毒,心腹卒痛,狂邪鬼神,如麝用之。功似麝,生南海山谷。如貍,自爲牝牡,亦云蛉貍。《異物志》云:靈貍一體自爲陰陽,剜其水道連囊,以酒灑,陰乾。其氣如麝,若雜真香。罕有別者,用之亦如麝焉。

⑨ 雜俎:《酉陽雜俎》卷 16“毛篇” 香貍,取其水道連囊,以酒澆,乾之,其氣如真麝。

⑩ 離騷注:(按:《離騷》王逸注并無“神貍”名,此時珍據楊慎《丹鉛總録》之説而注。詳見本條下文“丹鉛録”注。)

⑪ 藏器:見本頁注⑧。

⑫ 頌:《圖經》見《證類》卷 17“貍骨” ……南方有一種香貍,人以作鱠,生若北地狐,生法其氣甚香,微有麝氣……

段成式①言，香狸有四外腎，則自能牝牡者，或由此也。劉郁《西域記②》云：黑契丹出香狸，文似土豹，其肉可食，糞溺皆香如麝氣。楊慎《丹鉛錄》③云：予在大理府見香貓如狸，其文如金錢豹。此即《楚辭》所謂"乘赤豹兮載文狸"，王逸註爲神狸者也。《南山經》所謂亹爰之山有獸焉，狀如狸而有髦，其名曰類，自爲牝牡，食者不妬。《列子》④亦云：亹爰之獸，自孕而生，曰類。疑即此物也。又《星禽真形圖》⑤：心月狐有牝牡兩體，其神狸乎？珍按：劉、楊二説與《異物志》所説相合，則類即靈狸無疑矣。類、狸字音亦相近也。

肉。【氣味】甘，溫，無毒。

陰。【氣味】辛，溫，無毒。【主治】中惡〔鬼〕氣，飛尸蠱疰，心腹卒痛，狂邪鬼神，鬼瘧疫氣，夢寐邪魘，鎮心安神。藏器⑥。

貓《蜀本草》⑦

【釋名】家狸。【時珍曰】貓，苗、茅二音，其名自呼。陸佃⑧云：鼠害苗而貓捕之，故字從苗。《禮記》⑨所謂迎貓爲其食田鼠也。亦通。《格古論》⑩云：一名烏圓。或謂蒙貴即貓，非矣。

【集解】【時珍曰】貓，捕鼠小獸也，處處畜之。有黃、黑、白、駮數色，狸身而虎面，柔毛而利齒。以尾長腰短，目如金銀，及上齶多稜者爲良。或云：其睛可定時。子、午、卯、酉如一線，寅、申、巳、亥如滿月，辰、戌、丑、未如棗核也。其鼻端常冷，惟夏至一日則暖。性畏寒而不畏暑，能畫地卜食，隨月旬上下齧鼠首尾，皆與虎同，陰類之相符如此。其孕也，兩月而生，一乳數子，恒有自食之者。俗傳牝貓無牡，但以竹箒掃背數次則孕，或用斗覆貓於竈前，以刷箒頭擊斗，祝竈神而求之亦孕。此與以雞子祝竈而抱雛者相同。俱理之不可推者也。貓有病，以烏藥水灌之，甚良。世傳薄荷醉貓，死貓引竹，物類相感然耳。

肉。【氣味】甘，酸，溫，無毒。【主治】勞疰，鼠瘻蠱毒。

① 段成式：《物類相感志·禽魚》　香狸生四箇外腎。（按：《酉陽雜俎》無此文，今另溯其源。）
② 西域記：《西使記》　……契丹國……香貓似土豹，糞溺皆香如麝。（按：《西域記》乃誤書名。）
③ 丹鉛錄：《丹鉛總錄》卷5"鳥獸類"　文狸：《楚辭·九歌》乘赤豹兮載文狸。王逸注云：神狸，而不言其狀。按《山海經》：亹爰之山有獸焉，狀如狸而有髦，其名曰類，自爲牡牝。余在大理嘗見之，其狀如狸，其文如豹，土人名曰香髦，疑即此物也。星家衍心星爲狐，《二十八宿真形圖》：心星有牡牝兩體，其王逸所謂神狸之説乎？
④ 列子：《列子·天瑞》　……亹爰之獸，自孕而生，曰類。
⑤ 星禽真形圖：（按：未能溯得其源。）
⑥ 藏器：見3342頁注⑧。
⑦ 蜀本草：《唐本草》見《證類》卷17"狸骨"　《唐本》注云……家狸亦好，一名貓也。（按：誤注出處，當出《唐本草》。）
⑧ 陸佃：《埤雅》卷4"釋獸·貓"　鼠善害苗，而貓能捕鼠，去苗之害，故貓之字從苗。
⑨ 禮記：《禮記·郊特牲》　……迎貓，爲其食田鼠也。
⑩ 格古論：《古今合璧事類備要別集》卷84"畜產門·貓"　格物總論（貓能捕鼠……一名蒙貴，一名烏圓。）

【發明】【時珍曰】本草以貓、貍爲一類註解。然貍肉入食，貓肉不佳，亦不入食品。故用之者稀。胡澄《易簡方》①云：凡預防蠱毒，自少食貓肉，則蠱不能害。此亦《隋書》②所謂貓鬼野道之蠱乎。《肘後》③治鼠瘻核腫，或已潰出膿血者，取貓肉如常作羹，空心食之，云不傳之法也。昔人皆以瘻子爲鼠涎毒所致，此乃《淮南子》④所謂貍頭治瘕及鼠齧人瘡。又云，狐目貍腦，鼠去其穴，皆取其相制之義耳。

頭骨。【氣味】甘，溫，無毒。【主治】鬼疰蠱毒，心腹痛，殺蟲治疳，及痘瘡變黑，瘰癧鼠瘻惡瘡。時珍。

【發明】【時珍曰】古方多用貍，今人多用貓，雖是二種，性氣相同，故可通用。孫氏⑤治痘瘡倒黶，用人、貓、豬、犬四頭骨。方見"人類"。

【附方】新九。心下鱉瘕。用黑貓頭一枚燒灰，酒服方寸匕，日三。《壽域》⑥。痰齁發喘。貓頭骨燒灰，酒服三錢便止。《醫學正傳》⑦。貓鬼野道，病歌哭不自由。臘月死貓頭燒灰，水服一錢匕，日二。《千金方》⑧。多年瘰癧不愈。用貓頭、蝙蝠各一個，俱撒上黑豆，同燒存性，爲末摻之。乾則油調。内服五香連翹湯，取效。《集要》⑨。走馬牙疳。黑貓頭燒灰，酒服方寸匕。《壽域方》⑩。小兒陰瘡⑪。貓頭骨燒灰，傅之即愈。鼠咬瘡痛。貓頭燒灰，油調敷之，以瘥爲度。《趙氏方》⑫。收斂癰疽。貓頭一箇煅研，雞子十箇煮熟去白，以黄煎出油，入白

① 易簡方：《衛生易簡方》卷5"蠱毒" 治預防蠱，自小用貓肉食之，則蠱不能害。
② 隋書：《隋書·高祖下》 ……五月辛亥，詔畜貓鬼、蠱毒、厭魅，野道之家，投於四裔。
③ 肘後：《肘後方》卷5"治卒得蟲鼠諸瘻方第四十一" 若已有核，膿血出者……又方：取貓貍一物，料理作羹如食法，空心進之。鼠子死出，又當生吞，其功彌效。
④ 淮南子：《淮南子·説山訓》 貍頭愈鼠，雞頭已瘻……此類之推也（鼠嚙人創，貍愈之……）/《御覽》卷911"獸部" 《淮南萬畢術》曰：狐目貍腦，鼠去其穴。
⑤ 孫氏：《萬應方》卷5"小兒科" 無價散：治小兒豆瘡不發，倒（壓）〔靨〕咬牙。人骷髏（兩半）、狗頭、豬牙義骨（各一兩），右各火煅存性，硃砂三錢，共爲末，每服一字，量人大小，用生蜜水調下。三月三日，五月五日，臘月八日合，黄道日修合。
⑥ 壽域：（按：查《延壽神方》，未能溯得其源。）
⑦ 醫學正傳：《醫學正傳》卷2"哮喘" 治哮喘……又方：用貓兒頭骨燒灰，酒調二三錢，一服便止。
⑧ 千金方：《千金方》卷25"蛇毒第二" 治貓鬼野道病，歌哭不自由方……又方：臘月死貓兒頭灰，水服一錢匕，日二。
⑨ 集要：《醫林集要》卷14"瘰癧門" 治瘰癧瘡多年不瘥神效：蝙蝠（一個）、貓頭（一個），右以二物俱撒上黑豆，同燒其骨化碎，爲細末。濕即乾摻，乾油調傅。内服五香連翹湯，效。
⑩ 壽域方：《延壽神方》卷3"嬰孺部" 治走馬牙疳……一方：用黑貓兒頭一箇，燒灰爲末，酒調服妙。
⑪ 小兒陰瘡：《外臺》卷36"小兒陰瘡及腫方" 《備急》：療小兒陰瘡方……又方：貓兒骨燒作灰，敷之即差。（按：原無出處，今溯其源。）
⑫ 趙氏方：（按：查《濟急仙方》《仙傳外科集驗方》，皆未溯得其源。）

蠟少許,調灰敷之,外以膏護住,神妙。《醫方摘要》①。對口毒瘡。貓頭骨燒存性,研。每服三五錢,酒服。吳球《便民食療》②方。

腦。紙上陰乾。【主治】瘰癧鼠瘻潰爛,同莽草等分,爲末,納孔中。時珍。○出《千金》③。

眼睛。【主治】瘰癧鼠瘻,燒灰,井華水服方寸匕,日三。出《外臺④》。

牙。【主治】小兒痘瘡倒黶欲死,同人牙、豬牙、犬牙燒炭,等分,研末,蜜水服一字,即便發起。時珍。

【發明】【時珍曰】痘瘡歸腎則變黑。凡牙皆腎之標,能入腎發毒也。内有貓牙,又能解毒,而熱證亦可用云。

舌。【主治】瘰癧鼠瘻,生晒研敷。《千金》⑤。

涎。【主治】瘰癧,刺破塗之。時珍。

肝。【主治】勞瘵殺蟲,取黑貓肝一具,生晒研末,每朔、望五更酒調服之。時珍。○出《直指》⑥。

胞衣。【主治】反胃吐食,燒灰,入硃砂末少許,壓舌下,甚效。時珍。○出《楊氏經驗》⑦。

皮毛。【主治】瘰癧諸瘻,癰疽潰爛。時珍。

【附方】新六。乳癰潰爛見内者。貓兒腹下毛,坩鍋内煅存性,入輕粉少許,油調封之。《濟生秘覽》⑧。瘰癧鼠瘻。以石菖蒲生研(盒)〔盦〕之,微破,以貓兒皮連毛燒灰,用香油調傅。内服白斂末,酒下,多多爲上。仍以生白斂搗爛,入酒少許,傅之效。《證治要訣》⑨。鬢邊生瘤。

---

① 醫方摘要:《醫方摘要》卷9"癰疽" 立應首貓散:收斂瘡口之要藥。貓頭一個,炭火煅過,研極細末,別用雞子十數個,煮熟,去白用黃,入銚内煎黑油,去渣,加白臘少許,成膏,磁器盛貯。二三日後待火毒已泄,調貓頭灰傅瘡口,外用膏藥貼之。

② 便民食療:(按:僅見《綱目》引録。未能溯得其源。)

③ 千金:《千金方》卷23"九漏第一" 治瘰癧方……又:貓腦、莽草,右二味等分,爲末,著孔中。

④ 外臺:《千金方》卷23"九漏第一" 治瘰癧方……又方:貓兩眼陰乾,燒灰,井花水服方寸匕,日再。(按:《外臺》此無此方,今另溯其源。)

⑤ 千金:《千金方》卷23"九漏第一" 治瘰癧方……又方:乾貓舌末,敷瘡上。

⑥ 直指:《直指方》卷9"癆瘵證治" 貓肝方:殺瘵蟲。黑貓(生取肝,曬乾),右爲末,月首五更,空心醇酒調服。或用酒浸而食之。

⑦ 楊氏經驗:(按:書佚,無可溯源。)

⑧ 濟生秘覽:(按:書佚,無可溯源。)

⑨ 證治要訣:《證治要訣》卷11"瘡毒門·瘰癧" 瘰癧之病,皆血氣壅結,根在臟腑。多結於項頸之間,纍纍大小無定,發作寒熱,膿血潰漏,或此没彼起……先以石菖蒲爛研,盦患處,微破,却以貓貍皮連毛燒灰,香油調傅,一味白斂末,酒調服。多多爲上。仍以酒一呷傅白斂盦患處。掘取生者尤好。

貓頸上毛、豬頸上毛各一把，鼠屎一粒，燒研，油調傅之。《壽域》①。**鬼舐頭瘡**。貓兒毛燒灰，膏和傅之。《千金》②。**鼻擦破傷**。貓兒頭上毛煎碎，唾粘傅之。《衛生易簡》③。**鼠咬成瘡**。貓毛燒灰，入麝香少許，唾和封之。貓鬚亦可。《救急易方》④。

尿。以薑或蒜擦牙、鼻，或生葱紝鼻中，即遺出。【主治】蜒蚰諸蟲入耳，滴入即出。時珍。○出《儒門事親》⑤。

屎。【修治】臘月采乾者，泥固，燒存性，收用。【主治】痘瘡倒陷不發，瘰癧潰爛，惡瘡蠱疰，蠍螫鼠咬。時珍。○痘靨有無價散，見"人類"。燒灰水服，治寒熱鬼瘧，發無期度者，極驗。《蜀本草⑥》。

【附方】舊一，新七。**小兒瘧疾**。烏貓屎一錢，桃仁七枚，同煎，服一盞立瘥。《溫居士方》⑦。**腰脚錐痛**，支腿者。貓兒屎燒灰，唾津調，塗之。《永〔賴〕〔類〕鈐方》⑧。**蠱疰腹痛**。雄貓屎燒灰，水服。《外臺》⑨。**瘰癧潰爛**。臘〔月〕貓屎，以陰陽瓦合，鹽泥固濟，煅過研末，油調搽之。《儒門事親》⑩。**鬼舐頭禿**。貓兒屎燒灰，臘豬脂和，傅之。《千金》⑪。**鼠咬成瘡**。貓屎揉之，即愈。《壽域方》⑫。**蠍螫作痛**。貓兒屎塗之，三五次即瘥。《心鏡》⑬。**齁哮痰**

---

① 壽域：《得效方》卷12"瘡毒" 三物散：治鬢邊生軟癤，名髮鬢。有數年不愈者，此極妙。豬頸上毛、貓頸上毛（各乙撮，燒灰）、鼠屎（乙粒），右爲末，清油調傅。或加輕粉尤妙。（**按**：《延壽神方》無此方，今另溯其源。）

② 千金：《千金方》卷13"頭面風第八" 治鬼舐頭方……又方：貓兒毛灰膏和敷之。

③ 衛生易簡：《衛生易簡方》卷9"折傷" 治負重擔肩破：用剪貓兒頭上毛，以不語唾粘貼破處。（**按**：此方主治與時珍所引有異。疑引文之"鼻"爲"肩"之誤。）

④ 救急易方：《救急易方》卷5"物傷門·一百二十四" 治鼠咬：用貓毛燒灰，入麝香少許，津唾調敷。或用貓屎涂之亦可。

⑤ 儒門事親：《儒門事親》卷15"諸雜藥方第十七" 治蚰蜒入耳中：上用貓尿灌耳中，立出。取貓尿用盆盛貓，以生薑擦牙大妙。

⑥ 蜀本注：《唐本草》見《證類》卷17"狸骨" 《唐本》注云：狸屎灰，主寒熱鬼瘧，發無期度者，極驗。家狸亦好，一名貓也。（**按**：誤注出處，當出《唐本草》。）

⑦ 溫居士方：《孫真人海上仙方後集·第九十證》 幼小孩兒抱瘧子，烏貓取糞最相宜。七個桃仁同煎服，病前一盞顯良醫。

⑧ 永類鈐方：《永類鈐方》卷7"雜病脚氣" 止痛……又：用貓糞燒灰，艷痛處，即汗。無汗處，以唾濕而艷之。

⑨ 外臺：《千金方》卷17"飛屍鬼疰第八" 治蠱疰方：燒貓兒屎灰，水服之。用雄貓兒。（**按**：《外臺》無此方，今另溯其源。）

⑩ 儒門事親：《儒門事親》卷15"瘡瘍癰腫第一" 治瘰癧……又方：將臘月貓糞，用新瓦兩個合在內，外用鹽泥固濟，燒成灰，以小油調，塗瘡口上。

⑪ 千金：《千金方》卷13"頭面風第八" 治鬼舐頭方……又方：燒貓兒屎，臘月豬脂敷之。

⑫ 壽域方：《延壽神方》卷3"毒蟲所傷部" 治鼠咬，用貓屎塗之，立愈。

⑬ 心鏡：《證類》卷17"狸骨" 《食醫心鏡》：治蠍螫人痛不止：以貓兒屎塗螫處，併三即差。

欬。貓糞燒灰，砂糖湯服一錢。葉氏《摘玄》①。

貍《別錄》②中品

【釋名】野貓。【時珍曰】按《埤雅》③云：獸之在里者，故從里，穴居薶伏之獸也。《爾雅》④云：貍子曰豰，音曳。其足蹯，其迹內，音鈕，指頭處也。

【集解】〔弘景⑤曰〕貍類甚多，今人用虎貍，無用貓貍者，然貓貍亦好。又有色黃而臭者，肉亦主鼠瘻。〔頌⑥曰〕貍，處處有之。其類甚多，以虎斑文者堪用，貓斑者不佳。南方一種香貍，其肉甚香，微有麝氣。〔宗奭⑦曰〕貍形類貓，其文有二，一如連錢，一如虎文，皆可入藥。肉味與狐不相遠。江南一種牛尾貍，其尾如牛，人多糟食，未聞入藥。〔時珍曰〕貍有數種。大小如狐，毛雜黃黑有斑，如貓而圓頭大尾者爲貓貍，善竊雞、鴨，其氣臭，肉不可食。有斑如貙虎，而尖頭方口者爲虎貍，善食蟲鼠果實，其肉不臭，可食。似虎貍而有黑白錢文相間者，爲九節貍，皮可供裘領。《宋史》⑧安陸州貢野貓、花貓，即此二種也。有文如豹，而作麝香氣者爲香貍，即靈貓也。南方有白面而尾似牛者，爲牛尾貍，亦曰玉面貍，專上樹木食百果，冬月極肥，人多糟爲珍品，大能醒酒。張揖《廣雅》⑨云：玉面貍，人捕畜之，鼠皆帖伏不敢出也。一種似貓貍而絕小，黃斑色，居澤中，食蟲、鼠及草根者，名犼，音迅。又登州島上有海貍，貍頭而魚尾也。

肉。【氣味】甘，平，無毒。【詵⑩曰】溫。正月勿食，傷神。【時珍曰】《內則》⑪：食貍

---

① 摘玄：《丹溪摘玄》卷18"哮門" 治哮方……又方：用貓糞燒灰，調好砂糖湯送下。

② 別錄：《別錄》見《證類》卷17"貍骨" 味甘，溫，無毒。主風疰尸疰鬼疰，毒氣在皮中淫躍如針刺者，心腹痛，走無常處，及鼠瘻惡瘡。頭骨尤良。肉：療諸疰。陰莖：主月水不通，男子陰癩，燒之，以東流水服之。

③ 埤雅：《埤雅》卷4"釋獸·貍" 貍豸在里者，里人所居也。貍穴而薶焉，故貍又通於薶字。

④ 爾雅：《爾雅·釋獸》(郭注) 貍子，豰。（今或呼豿貍。）……貍狐貒貈醜，其足蹯（皆有掌蹯），其迹內（內指頭處）。

⑤ 弘景：《集注》見《證類》卷17"貍骨" 陶隱居：云：貍類甚多，今此用虎貍，無用貓者，貓貍亦好。其骨至難別，自取乃可信。又有貍，色黃而臭，肉亦主鼠瘻。及貍肉作羹如常食法並佳。

⑥ 頌：《圖經》見《證類》卷17"貍骨" 貍骨及肉，《本經》不載所出州土，今處處有之。其類甚多，以虎斑文者堪用，貓斑者不佳……南方有一種香貍，人以作膾，生若北地狐，生法其氣甚香，微有麝氣……

⑦ 宗奭：《衍義》卷16"貍骨" 形類貓，其紋有二：一如連錢者，一如虎紋者，此二色貍皆可入藥。其肉味與狐不相遠。江西一種牛尾貍，其尾如牛，人多糟食，未聞入藥。

⑧ 宋史：《明一統志》卷60"興都" 舊安陸州，春秋爲鄖鄀名都……土產：綿花、漆、麂、野貓、花貓（麂及野貓、花貓皮，皆歲輸貢）。（按：《宋史》無此文，今另溯其源。）

⑨ 廣雅：（按：已查原書，未能溯得其源。）

⑩ 詵：《食療》見《證類》卷17"貍骨" 《食療》……正月勿食，傷神。

⑪ 內則：《禮記·內則》 ……貍去正脊……（皆爲不利人也。）/《千金方》卷1"服餌第八" 藜蘆忌貍肉。

去正脊，爲不利人也。○反藜蘆。【主治】諸瘻。《別錄》①。治溫鬼毒氣，皮中如鍼刺。時珍。○出《太平御覽》②。作羹臛，治痔及鼠瘻，不過三頓，甚妙。蘇頌。○出《外臺》③。補中益氣，去遊風。孫思邈。④

【附方】新二。腸風痔瘻，下血年深日近者。如聖散：用臘月野狸一枚蟠在罐內，炒大棗半升，枳殼半斤，甘草四兩，豬牙皂莢二兩，同入罐內蓋定，瓦上穿一孔，鹽泥固濟，煅令乾。作一地坑，以十字瓦支住罐子，用炭五秤，煅至黑煙盡、青煙出取起，濕土罨一宿，爲末。每服二錢，鹽湯下。一方：以狸作羹，其骨燒灰酒服。《楊氏家藏方》⑤。風冷下血，脫肛疼痛。野狸一枚，大瓶盛之，泥固，火煅存性，取研，入麝香二錢。每食前米飲服二錢。《聖惠方》⑥。

膏。【主治】鼳鼠咬人成瘡，用此摩之，并食狸肉。時珍。

肝。【主治】鬼瘧。時珍。

【附方】新一。鬼瘧經久，或發或止。野貓肝一具，瓶盛，熱豬血浸之，封口，懸乾去血，取肝研末；猢猻頭骨、虎頭骨、狗頭骨各一兩，麝香一分，爲末，醋糊丸芡子大。發時手把一丸嗅之。仍以緋帛包一丸繫中指上。《聖惠方》⑦。

陰莖。【主治】女人月水不通，男子陰㿗，燒灰，東流水服。《別錄》⑧。

骨。頭骨尤良。【氣味】甘，溫，無毒。【主治】風痓尸痓，鬼痓毒氣，在皮中淫（濯）〔躍〕，如鍼刺著，心腹痛，走無常處，及鼠瘻惡瘡。《別錄》⑨。燒灰

---

① 別錄：見前頁注②。
② 太平御覽：《御覽》卷912"狸"　《本草》曰：狸肉甘，無毒。主風濕，鬼毒氣，皮中如針刺。
③ 外臺：《外臺》卷26"諸痔方"　以狸肉作羹食之，或作脯食之，不過三頓，無不差。/《圖經》見《證類》卷17"狸骨"　肉主痔，可作羹臛食之。（按：時珍當引自《外臺》。）
④ 孫思邈：《千金方》卷26"鳥獸第五"　狸肉：溫，無毒。補中，輕身益氣，亦治諸注。
⑤ 楊氏家藏方：《家藏方》卷13"腸風痔漏方"　如聖散：治年深日近腸風下血，或諸般痔漏。臘月野狸（一枚，盤在瓦罐子內）、大棗（半升）、枳殼（半升）、甘草（四兩，寸截）、豬牙皂角（二兩），都入在罐子內，上用瓦子蓋定，瓦片子上鑽小竅子，都用鹽泥固濟，令乾，作一地坑，用十字瓦支定，令罐子不著地，用炭五秤簇燒至黑烟盡，若有青烟出，便去火取出，用濕土罨一宿。右件研令極細，每服二錢，鹽湯調下。一方取野狸淨肉製造作美食，次將骨燒灰研細，每服一錢，溫酒調下，並空心食前。
⑥ 聖惠方：《聖惠方》卷60"治脫肛諸方"　治大腸風冷，下血不止，脫肛疼痛，宜服此方：野狸（一頭），右以大瓷瓶一所可容得者，內於瓶中，以厚泥固濟，候瓶乾，以大火燒之，才及烟盡，住火候冷取出，入麝香末半兩研令勻，於瓷器中收之，每於食前以溫粥飲調下二錢。
⑦ 聖惠方：《聖惠方》卷52"治鬼瘧諸方"　治鬼瘧，或發或止，經久不差，方：野貓肝（一具，用甆瓶盛，內熱豬血浸，封口懸放別處，待血乾，取肝用之）、猢猻頭骨（一兩）、狗頭骨（一兩）、虎頭骨（一兩）、麝香（一分，細研），右件藥搗羅爲末，入麝香研令勻，以醋煮麵糊和圓如雞頭實大，男左女右，以緋帛於中指上系一圓，即差。如未差，即以醋茶下一圓，甚妙。
⑧ 別錄：見3347頁注②。
⑨ 別錄：見3347頁注②。

酒服,治一切遊風。《(保鼎)〔日華〕》①。炒,末,治噎病,不通飲食。《藥性》②。
燒灰水服,治食野鳥肉中毒。頭骨炙研或燒灰,酒服二錢,治尸疰、邪氣腹
痛及痔瘻,十服後見驗。孟詵③。○【宗奭④曰】炙骨,和雄黃、麝香爲丸服,治痔及瘻甚效。
殺蟲,治疳痢㿀癧。時珍。

【發明】【頌⑤曰】華佗治尸疰有狸骨散,用其頭。【時珍曰】狸骨、貓骨性相近,可通用之。
《衛生(保)〔寶〕鑑》⑥治諸風心癇神應丹,用狸全身燒過入藥。

【附方】舊一,新一。㿀癧腫痛久不瘥。用狸頭、蹄骨、並塗酥炙黃,爲散。每日空心米
飲下一錢匕。《聖惠》⑦。㿀癧已潰。狸頭燒灰,頻傅之。《千金》⑧。

屎。五月收乾。【主治】燒灰,水服,主鬼瘧寒熱。孟詵⑨。燒灰,和臘豬
脂,敷小兒鬼舐頭瘡。《千金》⑩。

　　　　　　風狸《拾遺》⑪　　　【校正】原附“狸”下,今分出。

【釋名】風母《綱目》、風生獸同、平猴同、狤𤟤音吉屈。○【時珍曰】風狸能因風騰
越,死則得風復生,而又治風疾,故得風名。狤𤟤言其詰崛也。

【集解】【藏器⑫曰】風狸生邕州以南。似兔而短,棲息高樹上,候風而吹至他樹。食果子,

────────────

① 日華:《日華子》見《證類》卷17“狸骨”　骨,治遊風惡瘡,頭骨最妙……又狸頭,燒灰酒服,治一
　切風。(按:原誤注出“保鼎”,據引文當出“日華”。)
② 藥性:《藥性論》見《證類》卷17“狸骨”　狸骨,臣。亦可單用。頭骨炒末,治噎病,不通食飲。
③ 孟詵:《食療》見《證類》卷17“狸骨”　孟詵云:骨,主痔病,作羹臛食之,不與酒同食。其頭燒作
　灰,和酒服二錢匕,主痔。又食野鳥肉中毒,燒骨灰服之差。炙骨和麝香、雄黃爲丸,治痔及瘻
　瘡……/《食療》:尸疰,腹痛,痔瘻。炙之令香,末,酒服二錢,十服後見驗。頭骨最妙。治尸疰邪
　氣,燒爲灰,酒服二錢……
④ 宗奭:《衍義》卷16“狸骨”　炙骨和麝香、雄黃爲丸服,治痔及瘻瘡,甚效。
⑤ 頌:《圖經》見《證類》卷17“狸骨”　……皆當用頭骨。華佗方有狸骨散,治尸疰……
⑥ 衛生寶鑑:《衛生寶鑒》卷9“風癇”　神應丹:治諸風心癇病。狐肝(一具)、烏鴉(一隻)、鴟鵂
　(一個)、白礬(一兩,生)、生犀角(一兩)、野狸(一個,去腸肚皮毛,入新罐内,黃泥固濟,炭火煨
　令焦黃色,却用),右爲末,酒打糊丸如皂角子大,朱砂爲衣,每服一丸,溫酒送下,無時。
⑦ 聖惠:《聖惠方》卷66“治久㿀癧諸方”　治㿀癧腫硬疼痛,時久不差……又方:狸頭、蹄骨等,右
　件藥並塗酥炙黃,搗細羅爲散,每於空心以粥飲調下一錢。
⑧ 千金:《千金方》卷23“九漏第一”　治㿀癧方……又方:狸頭一枚,炙,搗篩,飲服方寸匕,日二。
⑨ 孟詵:《食療》見《證類》卷17“狸骨”　孟詵云……糞燒灰,主鬼瘧。
⑩ 千金:《千金》卷13“頭面風第八”　治鬼舐頭方:燒貓兒屎,以臘月豬脂和傅上。
⑪ 拾遺:《拾遺》見《證類》卷17“狸骨”　《陳藏器本草》云:風狸溺,主諸色風,人取養之,食果子以
　籠之。溺如乳,甚難得。似兔而短,在高樹候風而吹至彼樹。出邕州已南。
⑫ 藏器:見上注。

其尿如乳，甚難得，人取養之乃可得。【時珍曰】今攷《十洲記》①之風生獸，《（廣）〔南〕州異物志》②之平猴，《嶺南異物志》③之風母，《酉陽雜俎》④之猱猴，《虞衡志》⑤之風狸，皆一物也。但文有大同小異爾。其獸生嶺南及蜀西徼外山林中，其大如狸如獺，其狀如猿猴而小，其目赤，其尾短如無，其色青黃而黑，其文如豹。或云一身無毛，惟自鼻至尾一道有青毛，廣寸許，長三四分。其尿如乳汁，其性食蜘蛛，亦唼薰陸香。晝則跧伏不動如猬，夜則因風騰躍甚捷，越巖過樹，如鳥飛空中。人網得之，見人則如羞而叩頭乞憐之態。人摳擊之，倏然死矣，以口向風，須臾復活。惟碎其骨、破其腦乃死。一云刀斫不入，火焚不焦，打之如皮囊，雖鐵擊其頭破，得風復起。惟石菖蒲塞其鼻，即死也。一云此獸常持一杖，指飛走悉不能去，見人則棄之。人獲得，擊打至極，乃指示人。人取以指物，令所欲如意也。二説見《十洲記》及《嶺南志》，未審然否？

腦。【主治】酒浸服，愈風疾。時珍。○出《嶺南志》⑥。和菊花服至十斤，可長生。《十洲記》⑦。

尿。【主治】諸風。藏器⑧。大風疾。《虞衡志》⑨。

狐《別録》⑩下品

【釋名】【時珍曰】《埤雅》⑪云：狐，孤也。狐性疑，疑則不可以合類，故其字從孤省。或云狐

---

① 十洲記：《御覽》卷908“風母”　《十洲記》曰：炎州有風生獸，似豹，青色，大如猩猩，燒之不死，斫刺不入，以鐵椎鍜其（刀）頭乃死，以其口向風，須臾活。以石上菖蒲塞其鼻即死。取其腦，菊華和服之，盡十斤，壽五百歲。

② 南州異物志：《御覽》卷908“風母”　《南洲異物記》曰：風母獸一名平猴，狀如猴，無毛，赤目，若行逢人便叩頭，似如懼罪自乞人。若摳打之，恇然死地，無復氣息，少得風吹，須臾能起。

③ 嶺南異物志：《御覽》卷908“風母”　《嶺南異物志》曰：風猩如猿猴而小。晝則跧伏不能動，夜則騰躍甚疾，好食蜘蛛蟲。打殺，以口向風復活。唯破腦不復生矣。以酒浸，愈風疾。南人相傳云：此獸常持一小杖，遇物則指，飛走悉不能去。人有得之者，所指必有獲。夷人施罟網既得其獸，不復見其杖，杖之數百，乃肯爲人取。或云邕州首領審洞得之，洞資産巨萬，僮伎數百，洞甚秘其事。

④ 酉陽雜俎：《酉陽雜俎》卷16“毛篇”　猱猴，徼外勃樊州，熏陸香所出也，如楓脂，猱猴好唼之，大者重十斤，狀似獺，其頭身四支了無毛，唯從鼻上竟脊至尾有青毛，廣一寸，長三四分……

⑤ 虞衡志：《桂海虞衡志·志獸》　風狸狀如黃猨，食蜘蛛，晝則拳曲如猬，遇風則飛行空中。其溺及乳汁主大風疾奇效。

⑥ 嶺南志：見本頁注③。

⑦ 十洲記：見本頁注①。

⑧ 藏器：見3349頁注⑪。

⑨ 虞衡志：見本頁注⑤。

⑩ 別録：《別録》見《證類》卷18“狐陰莖”　味甘，有毒。主女子絶産，陰癢，小兒陰頹卵腫。五藏及腸：味苦，微寒，有毒。主蠱毒寒熱，小兒驚癇。雄狐屎：燒之辟惡。在木、石上者是。

⑪ 埤雅：《埤雅》卷4“釋獸·狐”　……狐性好疑，貒性好睡，又皆藏獸，故狐貉之厚以居，而蜡祭息民以狐裘也……《説文》曰：狐，從孤省。狐性疑，疑則不可以合類，故從孤省也……又曰：狐狼知虛實，虎豹識衝破。蓋實即虛也。狐狼搏物，皆以虛擊孤，狐從孤省。又或以此故也。音胡，疑詞也。

知虛實，以虛擊實，實即孤也，故從孤，亦通。

【集解】〔弘景①曰〕江東無狐，狐出北方及益州。形似貍而黃，善爲魅。〔恭②曰〕形似小黃狗，而鼻尖尾大，全不似貍。〔頌③曰〕今江南亦時有之，汴、洛尤多。北土作（鱠）〔膾〕生食之。其性多疑審聽，故捕者多用置。〔時珍曰〕狐，南北皆有之，北方最多。有黃、黑、白三種，白色者尤稀。尾有白錢文者亦佳。日伏于穴，夜出竊食。聲如嬰兒，氣極臊烈。毛皮可爲裘，其腋毛純白，謂之狐白。許慎④云：妖獸，鬼所乘也。有三德，其色中和，小前大後，死則首丘。或云狐知上伏，不度阡陌。或云狐善聽冰，或云狐有媚珠。或云狐至百歲，禮北斗而變化，爲男女淫婦以惑人。又能擊尾出火。或云狐魅畏狗。千年老狐，惟以千年枯木然照，則見真形。或云犀角置穴，狐不敢歸。《山海經》⑤云：青丘之山，有狐九尾，能食人。食之不蠱。〔鼎⑥曰〕狐魅之狀，見人或又手有禮，或祇揖無度，或靜處獨語，或裸形見人也。

肉。【氣味】甘，溫，無毒。〔詵⑦曰〕有小毒。《禮記》⑧云：食狐去首，爲害人也。
【主治】同腸作臛食，治瘡疥久不瘥。蘇恭⑨。煮炙食，補虛損，及五臟邪氣，患蠱毒寒熱者，宜多服之。孟詵⑩。作膾生食，暖中去風，補虛勞。蘇頌⑪。

【附方】舊一。狐肉羹。治驚癇恍惚，語言錯謬、歌笑無度，及五臟積冷，蠱毒寒熱諸病。用狐肉一片及五臟治淨，入豉汁煮熟，入五味作羹，或作粥食。京中以羊骨汁、鯽魚代豉汁，亦妙。《食醫心鏡》⑫。

---

① 弘景：《集注》見《證類》卷18"狐陰莖" 陶隱居云：江東無狐，皆出北方及益州間。形似貍而黃，亦善能爲魅。
② 恭：《唐本草》見《證類》卷18"狐陰莖" 《唐本》注云……鼻尖似小狗，惟大尾，全不似貍。
③ 頌：《圖經》見《證類》卷18"狐陰莖" ……今江南亦時有，京、洛尤多。形似黃狗，鼻尖尾大，北土作膾生食之，甚暖……/《衍義》卷16"狐" ……此獸多疑，極審聽人智，出之以多疑審聽而捕，取捕者多用置。（按：末句實出《衍義》卷16"狐"。）
④ 許慎：《說文·犬部》 狐：祅獸也。鬼所乘之。有三德：其色中和，小前大後，死則丘首。從犬，瓜聲。
⑤ 山海經：《山海經》卷1"南山經" 又東三百里曰青邱之山……有獸焉，其狀如狐而九尾……能食人，食者不蠱。
⑥ 鼎：《食療》見《證類》卷18"狐陰莖" 《食療》……其狐魅狀候，或又手有禮見人，或於靜處獨語，或裸形見人，或祇揖無度，或多語，成緊口，又手坐，禮度過，常尿屎亂放，此之謂也……
⑦ 詵：《食療》見《證類》卷18"狐陰莖" 《食療》：肉，溫，有小毒……
⑧ 禮記：《禮記·內則》 ……狐去首，豚去腦，魚去乙，鱉去醜。（皆爲不利人也。）
⑨ 蘇恭：《唐本草》見《證類》卷18"狐陰莖" 《唐本》注云：狐肉及腸，作臛食之，主疥瘡久不差者……
⑩ 孟詵：《食療》見《證類》卷18"狐陰莖" 孟詵云：狐補虛，煮炙食之。又主五藏邪氣，患蠱毒寒熱，宜多服之。
⑪ 蘇頌：《圖經》見《證類》卷18"狐陰莖" ……去風，補虛勞……
⑫ 食醫心鏡：《證類》卷18"狐陰莖" 《食醫心鏡》：治驚癇，神情恍惚，語言錯謬、歌笑無度，兼五藏積冷，蠱毒寒熱。狐肉一片及五藏，治如食法，豉汁中煮，五味和作羹，或作粥，炙食並得。京中以羊骨汁、鯽魚替豉汁。

五臟及腸肚。【氣味】苦，微寒，有毒。【主治】蠱毒寒熱，小兒驚癇。《別錄》①。補虛勞，隨臟而補，治惡瘡疥。生食，治狐魅。《日華》②。作羹臛，治大人見鬼。孟詵③。○肝燒灰，治風癇及破傷風，口緊搐強。時珍。○古方治諸風心癇有狐肝散，及《衛生寶鑑》④神應散、《普濟方》⑤治破傷中風金烏散中並用之。

【附方】新四。勞瘧瘴瘧。野狐肝一具陰乾，重五日(五)更初，北斗下受氣爲末，粳米〔飯〕作丸菉豆大。每以一丸緋帛裹，繫手中指，男左女右。《聖惠》⑥。鬼瘧寒熱。野狐肝膽一具，新瓶內陰乾，阿魏一分，爲末，醋糊丸芡子大。發時男左女右把一丸嗅之。仍以緋帛包一丸，繫手中指。《聖惠》⑦。中惡蠱毒。臘月狐腸燒末，水服方寸匕。《千金》⑧。牛病疫疾。恭⑨曰：狐腸燒灰，〔和〕水灌之，勝獺也。

膽。臘月收之。【主治】人卒暴亡，即取雄狐膽，溫水研灌，入喉即活。移時者無及矣。蘇頌⑩。○出《續傳信方》。辟邪瘧，解酒毒。時珍。○《萬畢術》⑪云：狐血漬黍，令人不醉。高誘註云：以狐血漬黍米、麥門冬，陰乾爲丸。飲時以一丸置舌下含之，令人不

---

① 別錄：見 3350 頁注⑩。
② 日華：《日華子》見《證類》卷 18"狐陰莖"　狐，暖，無毒。補虛勞，治惡瘡疥，隨藏而補……心、肝生服，治狐魅……
③ 孟療：《食療》見《證類》卷 18"狐陰莖"　……小兒驚癇及大人見鬼，亦作羹臛食之，良……
④ 衛生寶鑑：《衛生寶鑒》卷 9"名方類集·風癇"　神應丹：治諸風心癇病。狐肝(一具)、烏鴉(一隻)、鴟梟(一箇)、白礬(一兩，生)、生犀角(一兩)、野狸(一箇，去腸肚皮毛，入新罐內，黃泥固濟，炭火煨令焦黃色，却用)。右爲末，酒打糊丸如皂角子大，硃砂爲衣。每服一丸，溫酒送下，無時。
⑤ 普濟方：《普濟方》卷 113"破傷風"　金烏散：治破傷中風，牙關緊急，四肢强鞕。不下食。烏鴉(一隻，去嘴足並毛翅)、天麻、白附子(炮)、狐肝(一具，同烏鴉入罐子內，蚯蚓泥固濟，燒烟盡，用三兩，搗爲末)，入後藥：天南星(炮)、白僵蠶(炒)、烏蛇(酒浸，去皮骨，炙)、藿香葉、桑螵蛸炙(各一兩)。右爲散，每服一錢匕，溫酒調下，晝夜五服。
⑥ 聖惠方：《聖惠方》卷 52"治勞瘧諸方"　治勞瘧時久不斷……又方：野狐肝(一具，陰乾)，右於重五日更初往北斗下受氣，搗羅爲末，以粳米飯和圓如綠豆大，用緋帛子裹一圓，于男左女右手中指上系之。
⑦ 聖惠：《聖惠方》卷 52"治鬼瘧諸方"　治鬼瘧，進退不定……又方：阿魏(一分，細研)、野狐肝(一具，並膽收於新瓦罐內貯，陰乾爲末)，右件藥都研令勻，用醋煮麵糊和圓如雞頭實大，男左女右手把一圓，如未差，即以緋帛系中指上，不住嗅之。
⑧ 千金：《千金方》卷 25"卒死第一"　治卒忤方……又方：臘月野狐腸燒末，以水服方寸匕。死鼠灰亦佳。
⑨ 恭：《唐本草》見《證類》卷 18"狐陰莖"　……腸主牛疫，燒灰和水灌之乃勝獺……
⑩ 蘇頌：《圖經》見《證類》卷 18"狐陰莖"　……《續傳信方》云：臘月收雄狐膽，若有人卒暴亡未移時者，溫水微研，灌入喉即活。常須預備，救人移時，即治無及矣……
⑪ 萬畢術：《淮南萬畢術》　取門冬、赤黍漬以狐血，陰乾之。欲飲酒，取一丸置舌下，酒吞之，令人不醉。

醉也。

【附方】新一。狐膽丸。治邪瘧發作無時。狐膽一箇，硃砂、砒霜各半兩，阿魏、麝香、黃丹、菉豆粉各一分，爲末，五月五日午時，粽子尖和丸梧子大。空心及發前，冷〔醋〕湯服二丸。忌熱物。《聖惠方》①。

陰莖。【氣味】甘，微寒，有毒。〔思邈②曰〕有小毒。【主治】女子絕產，陰中痒，小兒陰癩卵腫。《別錄》③。婦人陰脱。時珍。

【附方】新〔一〕。小兒陰腫。狐陰莖炙，爲末，空心酒服。《千金方》④。

頭。【主治】燒之辟邪。同貍頭燒灰，傅瘰癧。時珍。《千金》⑤。

目。【主治】破傷中風。時珍。

【發明】〔時珍曰〕狐目治破傷風，方見劉氏《保壽堂方》⑥，云神效無比。臘月收取狐目陰乾，臨時用二目一副，炭火微燒存性，研末，無灰酒服之。又《淮南萬畢術》⑦云：狐目、貍腦，鼠去其穴。謂塗穴辟鼠也。

鼻。【主治】狐魅病，同豹鼻煮食。時珍。

唇。【主治】惡刺入肉，杵爛，和鹽封之。《聖惠》⑧。

口中涎液。【主治】入媚藥。〔嘉謨⑨曰〕取法：小口瓶盛肉，置狐常行處。狐爪不得，徘徊于上，涎入瓶中，乃收之也。

四足。【主治】痔漏下血。時珍。

【附方】新一。痔漏，反花瀉血者。用狐手足一副陰乾，穿山甲、猬皮各三兩，黃明膠、白附子、五靈脂、蜀烏頭、川芎藭、乳香各二兩，剉細，入砂鍋內固濟候乾，炭火煅紅，爲末。入木香末一

---

① 聖惠方：《聖惠方》卷52“治瘧發作無時諸方” 治瘧寒熱發作無時，服此方：砒霜（半兩）、朱砂（半兩）、麝香（一分）、阿魏（一分）、狐膽（一枚）、黃丹（一分）、綠豆麪（一分），右件藥都細研令勻，五月五日午時，用糭子尖和圓如梧桐子大，空心及發前以冷醋湯下二圓。忌食熱物。

② 思邈：《千金方》卷26“鳥獸第五” 狐陰莖：味甘，平，有小毒……

③ 別錄：見3350頁注⑩。

④ 千金：《千金方》卷5“小兒雜病第九” 治小兒陰腫方：狐莖，炙，搗末，酒服之。

⑤ 千金：《千金方》卷23“九漏第一” 治瘰癧方……又方：狐頭、貍頭灰敷上。

⑥ 保壽堂方：《保壽堂方》卷1“諸風門” 治破傷風神效方：狐狸二目，不拘三五七付，晾乾收貯。凡有破傷風者，將二目炭火微燒存性，搗爛，無灰酒調下立效。

⑦ 淮南萬畢術：《御覽》卷911“鼠” 《淮南萬畢術》曰：狐目貍腦，鼠去其穴。（以塗鼠穴即去。）

⑧ 聖惠：《聖惠方》卷68“治惡刺諸方” 治惡刺……又方：右用雄野狐唇搗和鹽封之。

⑨ 嘉謨：《本草蒙筌》卷9“狐陰莖” ……口中涎液，合媚藥合接易成。（以小口罐盛肉，置狐所常經處，狐見肉欲唻，爪不能入，徘徊不舍，涎皆入罐中，故得取爲媚藥。）

兩，以芫荽煎酒調下二錢，日三服，屢效。《永類鈐方》①。

皮。【主治】辟邪魅。時珍。

尾。【主治】燒灰辟惡。《日華》②。○頭尾燒灰，治牛疫，和水灌之。

雄狐屎。【恭③曰】在竹、木及石上，尖頭者是也。【主治】燒之辟惡。《別錄》④。
去瘟疫氣。蘇恭⑤。治肝氣心痛，顏色蒼蒼如死灰狀而喘息者，以二升燒灰，
和薑黃三兩搗末，空腹酒下方寸匕，日再，甚效。蘇頌⑥。○出崔元亮《海上方》。
療惡刺入肉，燒〔灰，和〕臘月豬脂封之。《千金》⑦。

【附方】舊一，新一。鬼瘧寒熱⑧。雄狐屎、蝙蝠屎各一分，爲末，醋糊丸芡子大。發時
男左女右，手把一丸嗅之。一切惡瘻，中有冷瘻肉者。用正月狐糞乾末，食前新汲水下一錢匕。
日二。《千金方》⑨。

貉音鶴○《衍義》⑩　【校正】原係"貒"下，今分出。

【釋名】【時珍曰】按《字説》⑪云：貉與貛同穴各處，故字從各。《説文》⑫作貈，亦作貉。《爾
雅》⑬：貉子曰貊，音陌。其〔子曰貒〕〔雌曰貆〕，音惱。原本以貊作貆者，訛矣。

---

① 永類鈐方：《永類鈐方》卷13"五痔"　《經驗》：治痔漏翻花，瀉血：狐手足（一副，陰乾）、川山甲、
猬皮（各三兩）、黃明膠、川芎、白附子、川烏頭、乳香、五靈脂（各二兩），粗末，入砂鍋内固濟候乾，
炭火煅通紅，入麝香研，芫荽酒調下二錢，日三服，屢效。

② 日華：《日華子》見《證類》卷18"狐陰莖"　……頭、尾灰治牛疫，以水飲……雄狐尾燒辟惡。

③ 恭：《證類》卷18"狐陰莖"　《唐本餘》……雄狐糞在竹木間、石上，尖頭堅者是也。（按：《唐本
餘》乃《蜀本草》，非出"蘇恭"。）

④ 別錄：見3350頁注⑩。

⑤ 蘇恭：《證類》卷18"狐陰莖"　《唐本餘》：雄狐糞燒之去瘟疫病……（按：《唐本餘》非《唐本草》，
乃《蜀本草》，故注"蘇恭"乃誤。）

⑥ 蘇頌：《圖經》見《證類》卷18"狐陰莖"　……崔元亮《海上方》治五種心痛云：肝心痛，則顏色蒼蒼
如死灰狀而喘息大，用野狐糞二升燒灰，薑黃三兩，搗研爲末。空腹酒下方寸匕，日再服，甚效……

⑦ 千金：《證類》卷18"狐陰莖"　《千金方》：惡刺，取狐屎灰，臘月膏和，封孔上。（按：今本《千金
方》無此方。）

⑧ 鬼瘧寒熱：《聖惠方》卷52"治鬼瘧諸方"　治鬼瘧，進退不定……又方：雄野狐糞（一分）、蝙蝠糞
（一分），右件藥搗羅爲末，用醋煮麵糊和圓如雞頭實大，臨發時男左女右手把一圓嗅之。（按：原
無出處，今溯得其源。）

⑨ 千金：《千金方》卷23"九漏第一"　治諸漏方……又方：正月雄狐屎陰乾，杵末，水和服。

⑩ 衍義：《衍義》卷16"貒"　……貉，形如小狐，毛黃褐色，野獸中貒肉最甘美，仍益瘦人。

⑪ 字説：《埤雅》卷4"釋獸·貉"　《字林》曰：貉似貍，善睡。狐善疑，貉善睡，故狐貉之厚以居也。
其營窟，與貛皆爲曲穴，以避雨暘，亦以防患……俗云：貛貉同穴而異處。貛之出穴，以貉爲
導……（按：未見《字説》有此佚文，另溯其源。）

⑫ 説文：《説文·豸部》　貈：似狐，善睡獸……

⑬ 爾雅：《爾雅·釋獸》（郭注）　貉子，貆。（其雌者名貒。）

本草綱目引文溯源　四　蟲鱗介禽獸人部

【集解】【宗奭①曰】貉形如小狐，毛黄褐色。【時珍曰】貉生山野間。狀如貍，頭銳鼻尖，斑色。其毛深厚温滑，可爲裘服。與獾同穴而異處，日伏夜出，捕食蟲物，出則獾隨之。其性好睡，人或蓄之，以竹叩醒，已而復寐，故人好睡者謂之貉睡。俗作渴睡，謬矣。俚人又言其非好睡，乃耳聾也，故見人乃知趨走。《考工記》②云：貉踰汶則死，土氣使然也。王浚川③言北曰狐，南曰貉，《星禽書》④言氐土貉是千歲獨狐化成者，並非也。

肉。【氣味】甘，温，無毒。【主治】元臟虚勞及女子虚憊。蘇頌⑤。

貒 音湍 ○《唐本草》⑥

【釋名】貛㹠⑦、豬貛。【時珍曰】貒，團也，其狀團肥也。《爾雅》⑧云：貒子曰（貗）〔貗〕，其足蹯，其迹内。蹯，足掌也。内，指頭跡也。

【集解】【頌⑨曰】貒，似犬而矮，尖喙黑足，褐色。與貛、貉三種，大抵相類，而頭、足小別。郭璞註《爾雅》云：貒，一名貛。以爲一物，然方書説其形狀差別也。【宗奭⑩曰】貒肥矮，毛微灰色，頭連脊毛一道黑，短尾，尖嘴而黑。蒸食極美。【時珍曰】貒即今豬貛也。處處山野間有之。穴居，狀似小豬㹠，形體肥而行鈍。其耳聾，見人乃走。短足短尾，尖喙褐毛，能孔地食蟲蟻瓜果。其肉帶土氣，皮毛不如狗貛。蘇頌所註乃狗貛，非貒也。郭璞謂貛即貒，亦誤也。

肉。【氣味】甘、酸，平，無毒。【主治】水脹久不瘥，垂死者，作羹食之，下水大效。蘇恭⑪。○《聖惠》⑫用粳米、葱、豉作粥食。服丹石動熱，下痢赤白久不

---

① 宗奭：見前頁注⑩。
② 考工記：《周禮注疏》卷 39"冬官考工記" ……貉踰汶則死，此地氣也……
③ 王浚川：《御覽》卷 909"貉" 《後秦記》曰：姚襄遣參軍薛瓚使桓温，温以故戲瓚。瓚曰：在北曰狐，在南曰貉，何所問也。（按：查王浚川《雅述》《慎言》，未見時珍所引之言。今另溯其源。）
④ 星禽書：《禽星易見》"演禽賦·龍入鑊湯" 氐禽在天曰天儒星，其宿只四星，位居天竭。豫州宋國分野爲地禽，生在谷之中，其形似犬，乃千年狐精化而成。貉營曲穴，以避風雨，亦以防患。此亦鳥獸之智也。
⑤ 蘇頌：《圖經》見《證類》卷 18"狐陰莖" ……貉肉主元藏虚劣及女子虚憊，方書亦稀用之。
⑥ 唐本草：《唐本草》見《證類》18"貒" 肉、胞、膏：味甘，平，無毒。主上氣乏氣，欬逆。酒和三合服之，日二。又主馬肺病，蟲顙等病。肉：主久水脹不差，垂死者作羹臛食之，下水大效。胞：乾之。湯摩如雞卵許，空腹服。吐諸蟲毒。
⑦ 藏器：《拾遺》見《證類》卷 18"貒" 《陳藏器本草》……一名貛㹠，極肥也。
⑧ 爾雅：《爾雅·釋獸》（郭注） 貒，子貗。（貒，豚也。一名貛。）/貍、狐、貒、貈醜，其足蹯。（皆有掌蹯。）其迹内。（内，指頭處。）
⑨ 頌：《圖經》見《證類》卷 18"狐陰莖" ……狐之類貒，似犬而矮，尖喙黑足，褐色，與貛、貉三種，而大抵相類。頭、足小別。郭璞註《爾雅》云：貒一名貛，乃是一物，然方書説其形差別也……
⑩ 宗奭：《衍義》卷 16"貒" 肥矮，毛微灰色，頭連脊毛一道黑，嘴尖黑，尾短闊，蒸之極美。
⑪ 蘇恭：見本頁注⑥。
⑫ 聖惠：《聖惠方》卷 96"食治水腫諸方" 治十種水病不差，垂命。方：貒豬肉（半斤，細切），右用粳米三合，水三升，入葱、豉、椒、薑作粥，每日空腹食之。

瘥,煮肉露一宿,空腹和醬食,一頓即瘥。瘦人煮和五味食,長肌肉。孟詵①。○【宗奭②曰】野獸中惟貒肉最甘美,益瘦人。治上氣虛乏,欬逆勞熱,和五味煮食。吳瑞③。

膏。【主治】蜣蜋蠱毒,胸中哽噎,怵怵如蟲行,欬血,以酒和服,或下,或吐,或自消也。崔行功④。

胞。【主治】蠱毒,以臘月乾者,湯摩如雞子許,空腹服之。《唐本草》⑤。

骨。【主治】上氣欬嗽,(多)〔炙〕研,酒服三合,日二,取瘥。孟詵⑥。

獾《食物》⑦

【釋名】狗獾音歡、天狗。【時珍曰】獾又作貛,亦狀其肥鈍之貌。蜀人呼爲天狗。

【集解】【汪穎⑧曰】狗獾,處處山野有之,穴土而居,形如家狗而脚短,食果實。有數種相似。其肉味甚甘美,皮可爲裘。【時珍曰】貒,豬獾也;獾,狗獾也。二種相似而略殊。狗獾似小狗而肥,尖喙矮足,短尾深毛,褐色。皮可爲裘領。亦食蟲蟻瓜果。又遼東女真地面有海獾皮,可供衣裘,亦此類也。

肉。【氣味】甘、酸,平,無毒。【主治】補中益氣,宜人。汪穎⑨。小兒疳瘦,殺蚘蟲,宜噉之。蘇頌⑩。功與貓同。時珍。

木狗《綱目》

【集解】【時珍曰】按熊太古《冀越集》⑪云:木狗生廣東左、右江山中。形如黑狗,能登木。

---

① 孟詵:《食療》見《證類》卷18"貓"　孟詵云:貓,主服丹石,勞熱,患赤白痢多時不差者,可煮肉,經宿露中,明日空腹和醬食之,一頓即差。又,瘦人可和五味煮食,令人長脂肉肥白。曾服丹石,可時時服之,丹石惡發熱,服之妙。

② 宗奭:《衍義》卷16"貓"　……野獸中貓肉最甘美,仍益瘦人。

③ 吳瑞:《日用本草》卷3"貓肉"　主上氣咳逆,水脹不差,垂死,作羹臛食。

④ 崔行功:《外臺》卷28"五蠱方"　崔氏療五蠱毒方……二曰蜣蜋蠱,得之胸中忽然或哽,入咽怵怵如蟲行,咳而有血方:服獾肫脂即下,或吐或自消也……

⑤ 唐本草:見3355頁注⑥。

⑥ 孟詵:《食療》見《證類》卷18"貓"　肉,平,味酸。骨,主上氣咳嗽,炙末,酒和三合服之。日二,其嗽必差。

⑦ 食物:《食物本草》卷3"獸類"　山狗獾:形如家狗,脚微短,好鮮食果食,味甘美。皮可爲裘。有數種,在處有之,蜀中出者名天狗。

⑧ 汪穎:見上注。

⑨ 汪穎:(按:盧和、汪穎《食物本草》無此文,未能溯得其源。引文疑爲時珍新添。)

⑩ 蘇頌:《圖經》見《證類》卷18"狐陰莖"　……獾肉主小兒疳瘦,噉之殺蚘蟲……

⑪ 冀越集:《冀越集記》前集"兩江所產"　……又產木狗,形如黑狗,能登木,其皮可爲衣褥,能運動人身氣血。昔聞世皇有足疾,取其皮爲袴,故人貴之也……

其皮爲衣褥，能運動血氣。元世祖有足疾，取以爲袴，人遂貴重之，此前所未聞也。珍嘗聞蜀人言：川西有玄豹，大如狗，黑色，尾亦如狗。其皮作裘、褥，甚暖。冬月遠行，用其皮包肉食，數日猶溫，彼土亦珍貴之。此亦木狗之屬也。故附見于此云。

皮。【主治】除脚痹風濕氣，活血脉，暖腰膝。時珍。

豺音儕○《唐本草》[1]

【釋名】豺狗。【時珍曰】按《字説》[2]云：豺能勝其類，又知祭獸，可謂才矣，故字從才。《埤雅》[3]云：豺，柴也。俗名體瘦如豺是矣。

【集解】【時珍曰】豺，處處山中有之，狼屬也。俗名豺狗，其形是狗而頗白，前矮後高而長尾。其體細瘦而健猛，其毛黃褐而鬝鬝，其牙如錐而噬物，群行虎亦畏之。又喜食羊，其聲如犬，人惡之，以爲引魅不祥。其氣臊臭可惡。羅願[4]：世傳狗爲豺之舅，見狗輒跪，亦相制耳。

肉。【氣味】酸，熱，有毒。【詵[5]曰】豺肉食之，損人精神，消人脂肉，令人瘦。

皮。【氣味】熱。【主治】冷痹（軟），脚氣，熟之以纏裹病上，即瘥。蘇恭[6]。療諸疳痢，腹中諸瘡，煮汁飲，或燒灰酒服之。〔其灰〕亦可傅齷齒瘡。孟詵[7]。又曰：〔頭骨〕燒灰和酒灌解槽牛馬，便馴良附人。治小兒夜啼，百法不效，同狼屎中骨燒灰等分，水服少許，即定。時珍。○出《總錄》[8]。

狼《拾遺》[9]

【釋名】毛狗。【時珍曰】《禽書》[10]云：狼逐食，能倒立，先卜所向，獸之良者也。故字從

---

[1] 唐本草：《唐本草》見《證類》卷18"豺皮" 性熱。主冷痹，脚氣，熟之以纏病上，即差。

[2] 字説：《埤雅》卷3"釋獸·豺" ……又曰：瘦如豺。豺，柴也，豺體細瘦，故謂之豺棘。人骨立，謂之柴，毀義取諸此舊説……《字説》曰：豺亦獸也，乃能獲獸，能勝其類，又知以時祭，可謂才矣……（**按**：《字説》佚，《埤雅》存其佚文。）

[3] 埤雅：見上注。

[4] 羅願：《爾雅翼》卷19"豺" ……世傳狗者豺之舅，豺遇狗，輒跪如拜狀……

[5] 詵：《食療》見《證類》卷18"豺皮" ……肉，酸，不可食，消人脂肉，損人神情。

[6] 蘇恭：見本頁注[1]。

[7] 孟詵：《食療》見《證類》卷18"豺皮" 孟詵云：主疳痢，腹中諸瘡，煮汁飲之，或燒灰和酒服之。其灰傅齷齒瘡……／寒。頭骨燒灰，和酒灌解槽牛、馬，便馴良，即更附人也。

[8] 總錄：《普濟方》卷361"夜啼" 治小兒夜啼：以狼屎中骨燒作末，服如黍米大，即定。（**按**：《聖濟總錄》無此方，另溯其源。）

[9] 拾遺：《證類》卷18"五種陳藏器餘·狼筋" 如織絡袋子，似筋膠所作，大小如鴨卵，人有犯盜者熏之，當脚攣縮，因之獲賊也。或云：是狼胜下筋。又云：蟲所作，未知孰是。狼大如狗，蒼色，鳴聲諸孔皆涕。（**按**：《酉陽雜俎》及《爾雅翼》等書皆作"諸孔皆沸"，"沸"較"涕"義長。）

[10] 禽書：《埤雅》卷4"釋獸·狼" ……豺祭狼卜，又善逐獸，皆獸之有才智者，故豺從才，狼從良作也。里語曰：狼卜食，狼將遠逐食，必先倒立，以卜所向……（**按**：未查得《禽書》。時珍所引當出《埤雅》。）

良。《爾雅》①云：牡曰獾，牝曰狼，其子曰獥，音叫。

【集解】【藏器②曰】狼大如狗，蒼色，鳴聲則諸孔皆沸。【時珍曰】狼，犲屬也，處處有之。北方尤多，喜食之。南人呼爲毛狗是矣。其居有穴。其形大如犬而銳頭尖喙，白頰駢脇，高前廣後，脚不甚高，能食雞、鴨、鼠物。其色雜黃黑，亦有蒼灰色者。其聲能大能小，能作兒啼以魅人，野俚尤惡其冬鳴。其腸直，故鳴則後竅皆沸，而糞爲烽煙，直上不斜。其性善顧而食庆踐藉。老則其胡如袋，所以跋胡疐尾，進退兩患。其象上應奎星。【穎③曰】狽足前短，〔先〕知食所在；狼足後短，負之而行，故曰狼狽。

狼筋。【藏器④曰】狼筋如織絡袋子，又若筋膠所作，大小如鴨卵。人有犯盜者，熏之即脚攣縮，因之獲賊也。或言是狼膁下筋，又言是蟲所作，未知孰是。【時珍曰】按李石《續博物志》⑤云：唐時有狼巾，一作狼筋，狀如大蝸，兩頭光，帶黃色。有段祐失金帛，集奴婢於庭焚之，一婢臉瞤，乃竊器者。此即陳氏所謂狼筋也。愚謂其事蓋術者所爲，未必實有是理，而羅氏《爾雅翼》⑥解爲狼膁中筋，大於雞卵，謬矣。

肉。【氣味】鹹，熱，無毒。味勝狐、犬。【主治】補益五臟，厚腸胃，填骨髓，腹有冷積者宜食之。時珍。○出《飲膳正要》⑦。

膏。【主治】補中益氣，潤燥澤皺，塗諸惡瘡。時珍。

【發明】【時珍曰】臘月煉淨收之。《禮記》⑧云：小切狼臅膏，與稻米爲酏。謂以狼胸臆中膏，和米作粥糜也。古人多食狼肉，以膏煎和飲食。故《內則》⑨食狼去腸，《周禮》⑩獸人冬獻狼，取其膏聚也。諸方亦時用狼之屬、牙、皮、糞，而本草並不著其功用，止有陳藏器述狼筋疑似一説，可謂缺矣。今通據《飲膳正要》諸書補之云。

---

① 爾雅：《爾雅·釋獸》　狼，牡獾牝狼，其子獥，絶有力迅。
② 藏器：見 3357 頁注⑨。
③ 穎：《食物本草》卷 3“獸類·狼”　……昔言狼狽是二物，狽前二足絶短，先知食之所在，指以示狼，狼負以行，匪狼不能動……
④ 藏器：見 3357 頁注⑨。
⑤ 續博物志：《續博物志》卷 3　唐武宗四年，官市郎巾有疑爲狼筋者。有老僧云：貧道昔曾以一千於賈胡市，得三枚，狀如巨蜮，兩頭光，帶黃色。涇帥段祐宅失銀器十餘，集奴婢環庭，炙之，蟲慄動。有一女奴臉唇瞤動，乃竊器者。
⑥ 爾雅翼：《爾雅翼》卷 19“狼”　……故以狼跋胡疐尾比之。膁中有筋，大如雞子。又筋滿身如織絡之狀。盜不可辨者，焚狼筋以示之，則爲盜者變慄無所容。或曰郎巾者，菌之類，非此獸之筋也……
⑦ 飲膳正要：《飲膳正要》卷 3“獸肉·狼肉”　味鹹，性熱，無毒。主補益五臟，厚腸胃，填精髓。腹有冷積者，宜食之。味勝狐、犬肉。
⑧ 禮記：《禮記·內則》　……取稻米，舉糔溲之，小切狼臅膏，以與稻米爲酏……
⑨ 內則：《禮記·內則》　狼去腸……（皆爲不利人也。）
⑩ 周禮：《周禮注疏》卷 4　獸人掌罟田獸，辨其名物……冬獻狼，夏獻麋，春秋獻獸物。（狼膏聚……）

牙。【主治】佩之，辟邪惡氣。刮末水服，治猘犬傷。燒灰水服方寸匕，治食牛中毒。時珍。○出《小品》①諸方。

喉嚨。【主治】噎病，日乾爲末，每以半錢入飯內食之，妙。《聖惠》②。

皮。【主治】暖人，辟邪惡氣。○嗉下皮，搓作條，勒頭，能去風止痛。《正要》③。○《淮南子萬畢術》④云：狼皮當户，羊不敢出。

尾。【主治】繫馬胸前，辟邪氣，令馬不驚。《正要》⑤。

屎。【主治】瘰癧，燒灰，油調封之。又治骨哽不下，燒灰，水服之。時珍。○出《外臺》《千金方》⑥。

屎中骨。【主治】小兒夜啼，燒灰，水服二黍米大，即定。又能斷酒。《千金》⑦。

【附方】新一。破傷風。狼虎穿腸骨四錢炙黄，桑花、蟬蛻各二錢，爲末。每服一錢，米湯調下。若口乾者，不治。經驗方⑧。

兔《別録》⑨中品

【釋名】明眎。【時珍曰】按魏子才《六書精（要）〔蘊〕》⑩云：兔子篆文象形。一云⑪：吐而

---

① 小品：《外臺》卷40“狂犬咬人方”　《小品》療狂犬咬人方：刮狼牙，或虎牙骨末，服方寸匕。已發狂如猘犬者，服此藥即愈。/《千金方》卷24“解食毒第一”　治食牛肉中毒方：狼牙燒灰，水服方寸匕，良。（一作猪牙。）

② 聖惠：《聖惠方》卷50“治食噎諸方”　治噎病方：狼喉結曝乾，搗羅爲末，入半錢於飯內食之。

③ 飲膳正要：《飲膳正要》卷3“獸肉·狼肉”　狼喉嗉皮，熟成皮條，勒頭去頭痛。狼皮，熟作番皮，大暖。

④ 淮南子萬畢術：《御覽》卷909“狼”　《淮南萬畢術》曰：取狼皮以當空户，則羊畏不敢出矣。

⑤ 正要：《飲膳正要》卷3“獸肉·狼肉”　狼尾，馬胸堂前帶之，辟邪，令馬不驚。

⑥ 外臺、千金：《千金方》卷23“九漏第一”　治瘰癧方……又方：狼屎灰敷之。/卷16“噎塞第六”　治骨鯁在喉，衆治不出方……又方：燒虎狼屎服之。（按：《外臺》卷8“諸骨哽方”引同方，云出《千金方》。）

⑦ 千金：《千金方》卷5“客忤第四”　治小兒夜啼不已，醫所不治者方：取狼屎中骨，燒作灰末，水服如黍米粒大二枚，即定。（按：“狼屎中骨斷酒”方唯見《千金方》卷25“卒死第一”，藥用“虎屎中骨”。）

⑧ 經驗方：（按：查《普濟方》等相關書，皆未溯得其源。）

⑨ 別録：《別録》見《證類》卷17“兔頭骨”　平，無毒。主頭眩痛，癲疾。/骨：主熱中消渴。/腦：主凍瘡。/肝：主目暗。/肉：味辛，平，無毒。主補中益氣。

⑩ 六書精蘊：《六書精蘊》卷6“鳥獸”　兔：湯故切。狡獸，善走，不以走取象，象其垂尾縮足，反顧望月形……

⑪ 一云：《埤雅》卷3“兔”　兔口有缺，吐而生子，故謂之兔。兔，吐也……

生子，故曰兔。《禮記》①謂之明眎，言其目不瞬而瞭然也。《説文》②：兔子曰娩，音萬。狡兔曰㕙，音俊，曰㲦，音讒。梵書③謂兔爲舍迦。

【集解】【頌④曰】兔處處有之，爲食品之上味。【時珍曰】按《事類合(壁)〔璧〕》⑤云：兔大如貍而毛褐，形如鼠而尾短，耳大而鋭。上唇缺而無脾，長鬚而前足短。尻有九孔，跌居，趫捷善走。舐雄毫而孕，五月而吐子。其大者爲㲟，音綽，似兔而大，青色，首與兔同，足與鹿同。故字象形。或謂兔無雄，而中秋望月中顧兔以孕者，不經之説也。今雄兔有二卵，《古樂府》⑥有"雄兔脚撲速，雌兔眼迷離"，可破其疑矣。《主物簿》⑦云：孕環之兔，懷於左腋，毛有文采，至百五十年，環轉於腦，能隱形也。王廷相《雅述》⑧云：兔以潦爲鼈，鼈以旱爲兔。熒(或)〔惑〕不明，則雌生兔。

肉。【氣味】辛，平，無毒。【詵⑨曰】酸，冷。【時珍曰】甘，寒。按《内則》⑩云：食兔去尻，不利人也。《風俗通》⑪云：食兔髓多，令人面生髓骨。【弘景⑫曰】兔肉爲羹，益人。妊娠不可食，令子缺唇。不可合白雞肉及肝、心食，令人面黄。合獺肉食，令人病遁尸。與薑、橘同食，令人心痛、霍亂。又不可同芥食。【藏器⑬曰】兔尻有孔，子從口出，故妊婦忌之，非獨爲缺唇也。大抵久食絶人血脉，損元氣、陽事，令人痿黄。八月至十月可食，餘月傷人神氣。兔死而眼合者殺(之)〔人〕。

---

① 禮記：《禮記·曲禮》　凡祭宗廟之禮……兔曰明視……
② 説文：《説文·㲋部》　㕙，狡兔也，兔之駿者……/娩，兔子也。娩，疾也，从女兔，芳萬切……
③ 梵書：《翻譯名義集》二"畜生第二十二"　舍命迦。(此云兔。)
④ 頌：《圖經》見《證類》卷17"兔頭骨"　兔，舊不著所出州土，今處處有之，爲食品之上味……
⑤ 事類合璧：《古今合璧事類備要別集》卷79"走獸門·兔"　格物總論(兔，鼠形，尾匾弯短，大如猫，毛色褐，耳大而鋭且卓，口缺長鬚，尻九孔，跌居，趫捷善走。舐雄毛而孕，生子從口中出。其子娩，敷万反。或曰㹯，奴侯反。㕙，其狡者。㲟，又其大者也……又一種似兔而大，青色，象形，首與兔同，足與鹿同，是㲟也，亦兔類。或謂兔無雄，望月而孕。當有能辨之者。)
⑥ 古樂府：《爾雅翼》卷21"兔"　……《古樂府》亦云："雄兔脚撲朔，雌兔眼迷離。二獸逐地走，安能知我是雄雌。"盖雌雄之難辨者云爾。
⑦ 主物簿：《埤雅》卷3"釋獸·兔"　……《主物簿》云：孕環之兔懷於左腋，毛有文彩間色，至百五十年當轉環於腦，能隱形，人不復見矣。
⑧ 雅述：《雅述》下篇　兔以潦而化鼈，鼈以旱而化兔。/《御覽》卷907"兔"　《春秋考異尤(郵)》曰：熒惑不明，雌生兔焉。(按："熒惑不明則雌生兔"非出《雅述》。)
⑨ 詵：《食療》見《證類》卷17"兔頭骨"　兔頭骨並同肉，味酸。謹按：八月至十月，其肉酒炙喫，與丹石人甚相宜。注：以性冷故也……
⑩ 内則：《禮記·内則》　……兔去尻……(皆爲不利人也。)
⑪ 風俗通：《御覽》卷907"兔"　《風俗通》曰：食兔髓(音牝)者，令人面生髓……
⑫ 弘景：《集注》見《證類》卷17"兔頭骨"　陶隱居云：兔肉爲羹，亦益人。妊娠不可食，令子唇缺。其肉不可合白雞肉食之，面發黄。合獺肉食之，令人病遁尸。/《食療》見《證類》卷17"兔頭骨"　……肉，不宜與薑、橘同食之，令人卒患心痛，不可治也……(按：此條糅合二家之説。)
⑬ 藏器：《拾遺》見《證類》卷17"兔頭骨"　……兔竅有五六穴，子從出口，今懷妊忌食其肉者，非爲缺唇，亦緣口出。/《食療》見《證類》卷17"兔頭骨"　……八月至十月，其肉酒炙喫，與丹石人甚相宜……大都絶人血脉，損房事，令人痿黄……又，兔死而眼合者，食之殺人。二月食之傷神……(按：此條糅合二家之説。)

【主治】補中益氣。《別録》①。熱氣濕痺,止渴健脾。炙食,壓丹石毒。《日華》②。臘月作醬食,去小兒豌豆瘡。《藥性》③。凉血,解熱毒,利大腸。時珍。

【發明】【宗奭④曰】兔者,明月之精。有白毛者,得金之氣,入藥尤效。凡兔至秋深時可食,金氣全也,至春、夏則味變矣。然作醬必用五味,既患豌豆瘡,又食此物,發毒太甚,恐斑爛損人。【時珍曰】兔至冬月齕木皮,已得金氣而氣内實,故味美。至春食草麥,而金氣衰,故不美也。今俗以飼小兒,云令出痘稀,蓋亦因其性寒而解熱耳。故又能治消渴,壓丹石毒。若痘已出,及虛寒者宜戒之。劉純《治例》⑤云:反胃,結腸甚者難治,常食兔肉則便自行。又可證其性之寒利矣。

【附方】舊一。消渴羸瘦。用兔一隻,去皮、爪、五藏,以水一斗半煎稠,去滓澄冷,渴即飲之。極重者不過二兔。崔元亮《海上方》⑥。

血。【氣味】鹹,寒,無毒。【主治】凉血活血,解胎中熱毒,催生易産。時珍。

【附方】新六。蟾宫丸。《乾坤秘韞》⑦治小兒胎毒,遇風寒即發痘疹,服此可免,雖出亦稀。用兔二隻,臘月八日刺血於漆盤内,以細麯炒熟和丸緑豆大。每服三十丸,緑豆湯下。每一兒食一劑,永安,甚效。○《楊氏經驗方》⑧加硃砂三錢,酒下。名兔砂丸。兔血丸。小兒服之,終身不出痘瘡,或出亦稀少。臘月八日,取生兔一隻刺血,和蕎麥麯,少加雄黄四五分,候乾,丸如菉豆大。初生小兒以乳汁送下二三丸。遍身發出紅點,是其徵驗也。但兒長成,常以兔肉啖之,尤妙。劉氏《保壽堂方》⑨。催生丹。治産難。臘月兔血,以蒸餅染之,紙裹陰乾,爲末。每服二錢,乳

---

① 別録:見 3359 頁注⑨。
② 日華:《日華子》見《證類》卷 17"兔頭骨" 肉治渴,健脾。生吃壓丹毒。/《拾遺》見《證類》卷 17 "兔頭骨" 《陳藏器本草》云:兔,寒,平。主熱氣濕痺……(按:此條糅合二家之説。)
③ 藥性:《藥性論》見《證類》卷 17"兔頭骨" 臘月肉作醬食,去小兒豌豆瘡……
④ 宗奭:《衍義》卷 16"兔" 有白毛者,全得金之氣也,入藥尤功。餘兔至秋深時則可食,金氣全也。才至春夏,其味變……然作醬必使五味。既患豌豆瘡,又食此,則發毒太甚,恐斑爛損人。
⑤ 治例:《雜病治例·膈噎》 逐滯血:多有積血停於内而致,當消息逐之。大便澀者,多難治,常令食兔肉,則便利。
⑥ 海上方:《圖經》見《證類》卷 17"兔頭骨" ……崔元亮《海上方》……又一方,用兔一隻,剝去皮、爪、五藏等,以水一斗半煎使爛,骨肉相離,漉出骨肉,斟酌五升汁,便澄濾令冷,渴即服之。極重者不過三兔……
⑦ 乾坤秘韞:《乾坤秘韞·嬰孺》 蟾宫丸:治小兒稟受胎原毒氣,但遇風寒之氣,即發痘疹,服此杜絶病根。如受穢毒重者,雖出亦稀,有神驗,永免痘疹之憂。右用兔一隻,至臘月八日將兔刺血於金漆桌上,用飛羅麵拌和成劑停當,丸如菉豆大,每服三十丸,菉豆煎湯吞下,無時。每一兒服此一劑,永保安康。
⑧ 楊氏經驗方:(按:書佚,無可溯源。)
⑨ 保壽堂方:《保壽堂方》卷 1"小兒門" 治痘疹要方,名兔血丸:腊月八日,取採生兔一隻,取血,以蕎麵和之,少加雄黄四五分,候乾成餅,凡初生小兒三日後,如菉豆大者與二三丸,乳汁送下。遍身發出紅点,是其徵驗。有終身不出痘疹者,雖出亦甚稠密也。嬰兒已長成,會飲食者,就以兔肉啖之,尤妙……

香湯下。《指迷方》①。心氣痛。《瑞竹堂方》②用臘兔血和茶末四兩,乳香末二兩,搗丸芡子大。每溫醋化服一丸。○《(譚)〔談〕埜翁方》③:臘月八日,取活兔血和麪丸梧子大。每白湯下二十一丸。

腦。【主治】塗凍瘡。《別錄》④。催生滑胎。時珍。同髓治耳聾。蘇恭⑤。

【附方】舊二,新二。催生散。用臘月兔腦髓一箇,攤紙上(夾)〔令〕勻,陰乾,剪作符子,于面上書"生"字一箇。候母痛極時,用釵股夾定,燈上燒灰,煎丁香酒調下。《博濟方》⑥。催生丹。臘月取兔腦髓一箇,塗紙上吹乾,入通明乳香末二兩,同研令勻。於臘日前夜,安卓子上,露星月下。設茶果,齋戒焚香,望北拜告曰:大道弟子某,修合救世上難生婦人藥,願降威靈,佑助此藥,速令生產。禱畢,以紙包藥,露一夜。天未明時,以豬肉搗,和丸芡子大,紙袋盛,懸透風處。每服一丸,溫醋湯下。良久未下,更用冷酒下一丸,即(瘥)〔產〕。乃神仙方也。《經驗方》⑦。手足皸裂。用兔腦髓生塗之。《聖惠》⑧。發腦發背,及癰疽熱癤惡瘡。用臘月兔頭搗爛,入瓶內密封,惟久愈佳。每用塗帛上厚封之,熱痛即如冰也。頻換取瘥乃止。《勝金》⑨。

骨。【主治】熱中,消渴,煮汁服。《別錄》⑩。○【頌⑪曰】崔元亮《海上方》治消渴

---

① 指迷方:《指迷方》卷4"婦人科"　兔血散:治難產最要,臨產服之。臘兔血,右用蒸餅,切片子,蘸血陰乾,爲末,煎乳香湯調服二錢。

② 瑞竹堂方:《瑞竹堂方》卷2"心氣痛門"　應痛丸:治急心氣痛不可忍者。好茶末(四兩)、揀乳香(二兩),右爲細末,用臘月兔血和丸如雞頭大,每服一丸,溫醋送下,不拘時候。

③ 談埜翁方:(按:未見原書,待考。)

④ 別錄:見3359頁注⑨。

⑤ 蘇恭:《唐本草》見《證類》卷17"兔頭骨"　……膏主耳聾。

⑥ 博濟方:《博濟方》卷4"胎產"　滑胎散……又方:用臘月兔頭腦髓一個,攤於紙上均,剪作符子,於一面畫"生"字一個,覺陣頻動時,於母釵子股上夾定,燈焰上燒灰,盞子盛了,煎丁香酒調下。

⑦ 經驗方:《證類》卷17"兔頭骨"　《經驗方》:催生丹:兔頭二個,臘月內取頭中髓塗於淨紙上,令風吹乾,通明乳香二兩,碎入前乾兔髓同研。來日是臘,今日先研,俟夜星宿下安棹子上,時果、香、茶、同一處排定,須是潔淨齋戒焚香,望北拜告云:大道弟子某,修合救世上難生婦人藥,願降威靈,佑助此藥,速令生產。禱告再拜,用紙貼同露之,更燒香至來日,日未出時,以豬肉和,丸如雞頭大,用紙袋盛貯透風懸。每服一丸,醋湯下,良久未產,更用冷酒下一丸,即產。此神仙方絕驗。

⑧ 聖惠:《聖惠方》卷68"治手足皸裂諸方"　治手足皸裂成瘡……又方:右以兔腦生塗之良。

⑨ 勝金:《證類》卷17"兔頭骨"　《勝金方》:治發腦、發背及癰疽,熱癤,惡瘡等。臘月兔頭,細剉,入瓶內密封,惟久愈佳。塗帛上厚封之,熱痛傅之如冰,頻換差。

⑩ 別錄:見3359頁注⑨。

⑪ 頌:《圖經》見《證類》卷17"兔頭骨"　……崔元亮《海上方》療消渴羸瘦,小便不禁。兔骨和大麥苗,煮汁服極效。

羸瘦，小便不禁，兔骨和大麥苗煮汁服，極效。煮汁服，止霍亂吐利。時珍。○《外臺》①用之。治鬼疰，瘡疥刺風。《日華》②。【藏器③曰】醋磨塗久疥，妙。

頭骨。臘月收之。【氣味】甘、酸，平，無毒。【主治】頭眩痛，癲疾。《別錄》④。連皮毛燒存性，米飲服方寸匕，治天行嘔吐不止，以瘥爲度。蘇頌⑤。○出《必效方》。連毛燒灰酒服，治產難下胎，及產後餘血不下。《日華》⑥。○陸氏⑦用葱湯下。燒末，傅婦人產後陰脫，癰疽惡瘡。水服，治小兒疳痢。煮汁服，治消渴不止。時珍。

【附方】舊一，新一。預解痘毒。十二月取兔頭煎湯浴小兒，(凉)〔除〕熱去毒，令出痘稀。《飲(善)〔膳〕正要》⑧。產後腹痛。兔頭炙熱摩之，即定。《必效》⑨。

肝。【主治】目暗。《別錄》⑩。明目補勞，治頭旋眼眩。《日華》⑪。○和決明子作丸服，甚明目。切洗生食如羊肝法，治丹石毒發上衝，目暗不見物。孟詵⑫。

【發明】【時珍曰】按劉守真⑬云：兔肝明目，因其氣有餘，以補不足也。眼科書云：兔肝能瀉肝熱。蓋兔目瞭而性冷故也。

---

① 外臺：《外臺》卷35"小兒霍亂雜病方"　劉氏療小兒霍亂，空吐不痢方：人參(六分)、生薑(四分)、厚朴(二分，炙)、橘皮(一分)、兔骨(一兩，炙，碎)，右五味切，以水一升二合，煎取四合服之，即利。下部又以杏仁、鹽(少許)、皂莢末(少許)，麵和硬，溲如棗核大，以綿裹内之，便通。奶母忌熱麵。大效。

② 日華：《日華子》見《證類》卷17"兔頭骨"　兔骨，治瘡疥刺風，鬼疰。

③ 藏器：《拾遺》見《證類》卷17"兔頭骨"　……骨，主久疥，醋摩傅之……

④ 別錄：見3359頁注⑨。

⑤ 蘇頌：《圖經》見《證類》卷17"兔頭骨"　……《必效方》療天行嘔吐，不下食，取臘月兔頭并皮毛燒令烟盡，擘破作黑灰，擣羅之，以飲汁服方寸匕則下食。不差更服，燒之勿令火耗，頻用皆效無比……

⑥ 日華：《日華子》見《證類》卷17"兔頭骨"　頭骨和毛、髓燒爲丸，催生落胎并產後餘血不下。

⑦ 陸氏：《婦人良方》卷17"催生方論第三"　陸氏方云……又方：臘月兔頭(一枚，燒爲灰)，右爲細末，葱白煎湯調二錢，立生。

⑧ 飲膳正要：《飲膳正要》卷1"乳母食忌"　凡小兒未生瘡疹時，用臘月兔頭並毛骨，同水煎湯洗兒，除熱去毒，能令斑疹諸瘡不生，雖有亦稀少。

⑨ 必效：《外臺》卷34"產後腹中絞刺痛方"　《必效》：療產後腹痛方……又方：兔頭炙令熱，以熨產婦腹。如刀絞痛者，熨之立定。

⑩ 別錄：見3359頁注⑨。

⑪ 日華：《日華子》見《證類》卷17"兔頭骨"　肝，明目，補勞，治頭旋眼疼。

⑫ 孟詵：《食療》見《證類》卷17"兔頭骨"　孟詵云：肝，主明目，和決明子作丸服之。又，主丹石人上冲，眼暗不見物，可生食之，一如服羊子肝法。

⑬ 劉守真：《保命集》卷上"本草論第九"　……熊肉振羸，兔肝明視，所謂因其氣有餘，補不足也如此……

【附方】新一。風熱目暗。肝腎氣虛,風熱上攻,目腫暗。用兔肝一具,米三合,和豉汁,如常煮粥食。《普濟》①。

皮毛。臘月收之。【主治】燒灰,酒服方寸匕,治產難及胞衣不出,餘血搶心,脹刺欲死者,極驗。蘇恭②。煎湯,洗豌豆瘡。《藥性》③。頭皮灰:主鼠瘻及鬼疰,毒氣在皮中如鍼刺者。毛灰:主灸瘡不瘥。藏器④。皮灰:治婦人帶下。毛灰:治小便不利。餘見"敗筆"下。時珍。

【附方】舊一,新一。婦人帶下。兔皮燒烟盡,爲末。酒服方寸匕,以瘥爲度。《外臺》⑤。火燒成瘡:兔腹下白毛貼之。候毛落即瘥。《百一》⑥。

屎。臘月收之。【釋名】明月砂《聖惠》⑦、翫月砂《集驗》⑧、兔蕈《炮炙論》⑨。【主治】目中浮瞖,勞瘵五疳,疳瘡痔瘻,殺蟲解毒。時珍。

【發明】【時珍曰】兔屎能解毒殺蟲,故治目疾、疳勞、瘡痔方中往往用之。諸家本草並不言及,亦缺漏也。按沈存中《良方》⑩云:江陰万融病勞,四體如焚,寒熱煩躁,一夜夢一人腹擁一月,光明使人心骨皆寒。及寤而孫元規使人遺藥,服之遂平。扣之,則明月丹也,乃悟所夢。

① 普濟:《普濟方》卷72"腎肝虛眼黑暗"　兔肝粥:治肝腎氣虛,風熱上攻,目腫暗。兔肝(一具,細切)、米(三合),右以豉汁,如常煮粥,空腹頓食之。
② 蘇恭:《唐本草》見《證類》卷17"兔頭骨"　《唐本》注云:兔皮、毛,合燒爲灰酒服,主產難後衣不出,及餘血搶心,脹欲死者,極驗……
③ 藥性:《藥性論》見《證類》卷17"兔頭骨"　……臘毛煎湯洗豌豆瘡……
④ 藏器:《唐本草》見《證類》卷17"兔頭骨"　……頭皮,主鬼疰,毒氣在皮中針刺者。又云:主鼠瘻。膏,主耳聾。/《拾遺》見《證類》卷17"兔頭骨"　《陳藏器本草》……毛,燒灰,主灸瘡不差。(按:時珍揉合二家之文。)
⑤ 外臺:《外臺》卷34"帶下方"　《必效》:療婦人帶下方:取兔皮燒令烟斷,爲末,酒服方寸匕,妙。
⑥ 百一:《證類》卷17"兔頭骨"　《百一方》:火燒已破方:取兔腹下白毛燒膠,以塗毛上,貼瘡立差,待毛落即差。
⑦ 聖惠:《聖濟總錄》卷89"虛勞羸瘦"　治諸勞極瘦垂困,明月丸方:兔屎(四十九枚)……(按:《聖惠方》無此名,見《聖濟總錄》。另《蘇沈良方》卷5"治諸瘵明月丹"與此同。"兔屎"又名"明月砂",或首出《綱目》。)
⑧ 集驗:《證類》卷17"兔頭骨"　《集驗方》:治痔疾下血疼痛不止,以翫月砂不限多少……砂,即兔子糞是也。
⑨ 炮炙論:《證類》卷1《雷公炮炙論·序》　云如兔蕈(俗六,兔屎)許者……
⑩ 良方:《蘇沈良方》卷5"治諸瘵明月丹"　兔屎(四十九枚)、硇砂(如兔屎相類大者,四十九枚),右用生蜜丸,以生甘草半兩,碎,浸一夜,取汁,五更初下七丸,勿令病人知。勞藥下後頻看,若有蟲,急打殺,以桑火油煎使焦,棄惡水中。三日不下,更服。須月三日以後,望前服之。忌見喪服、色衣、婦人、貓犬之類。後服治勞補藏藥,取瘥。威愍孫元規藏此方,數能活人。江陰萬融病瘵,四體如焚,垂困,一夜夢神,腹擁一月,大如盤,明爛不可正視,逼人心骨皆寒,已而悸寤。俄有人扣關,乃威愍使人遺之藥,服之遂瘥。問其名,則明月丹也,始悟向之所夢。大抵此藥最治熱瘵。又云:傷寒煩燥骨熱皆治療。

【附方】舊二,新五。**明月丹**。治勞瘵,追蟲。用兔屎四十九粒,硇砂如兔屎大四十丸粒,爲末,生蜜丸梧子大。月望前,以水浸甘草一夜,五更初取汁送下七丸。有蟲下,急鉗入油鍋內煎殺。三日不下,再服。《蘇沈良方》①。**五痔下痢**。兔屎炒半兩,乾蝦蟆一枚燒灰,爲末,綿裹如蓮子大,納下部,日三易之。《聖惠方》②。**大小便秘**。明月砂一匙安臍中,冷水滴之令透,自通也。《聖惠》③。**痔瘡下(蟲)〔血,痛疼〕**不止者。用翫月砂慢火炒黃,爲末。每服二錢,入乳香五分,空心温酒下,日三服。即兔糞也。《集驗方》④。**月蝕耳瘡**。望夜,取兔屎納蝦蟆腹中,同燒末,傅之。《肘後》⑤。**痘瘡入目**生翳。用兔屎日乾,爲末。每服一錢,茶下即安。《普濟方》⑥。**痘後目翳**。直往山中東西地上,不許回顧,尋兔屎二七粒,以雌雄檳榔各一箇同磨,不落地井水調服。百無一失,其效如神。藺氏《經驗方》⑦。

敗筆《唐本草》⑧

【集解】【時珍曰】上古殺青書竹帛,至秦蒙恬⑨以兔毫作筆。後世復以羊、鼠諸毛爲之,惟兔毫入藥用。

筆頭灰。【氣味】微寒,無毒。【主治】水服,治小便不通,小便數難淋瀝,陰腫脫肛,中惡。《唐本》⑩。酒服二錢,治男子交婚之夕莖萎。《藥性》⑪。酒服二錢,治難產。漿飲服二錢,治咽喉痛,不下飲食。時珍。○出《范汪方》⑫。

---

① 蘇沈良方:見前頁注⑩。
② 聖惠方:《聖惠方》卷60"治痔瘺諸方" 治痔瘺,腸頭挺出……又方:乾蝦蟆(一枚,燒灰)、兔糞(半兩,微炒),右件藥細研爲散,用綿裹蓮子大,內下部中,三易效。
③ 聖惠:(**按**:《聖惠方》無此方,未能溯得其源。)
④ 集驗方:《證類》卷17"兔頭骨" 《集驗方》:治痔疾,下血痛疼不止:以玩月砂不限多少,慢火熬令黃色爲末。每二錢入乳香半錢,空心温酒調下,日三四服,差。砂,即兔子糞是也。
⑤ 肘後:《肘後方》卷5"治癰癬疥漆瘡諸惡瘡方第三十九" 療大人小兒卒得月蝕方:於月望夕取兔屎,及納蝦蟆腹中,合燒爲灰末,以敷瘡上,瘥。
⑥ 普濟方:《普濟方》卷84"斑痘瘡入眼" 治疹瘡入眼,黃昏暗翳(出《經驗良方》):以兔屎炒乾,爲末,每服好茶清調下一錢即安。須待疹瘡安後服。
⑦ 藺氏經驗方:(**按**:書佚,無可溯源。)
⑧ 唐本草:《唐本草》見《證類》卷17"筆頭灰" 年久者,主小便不通,小便數難,陰腫,中惡,脫肛,淋瀝。燒灰水服之。
⑨ 蒙恬:《爾雅翼》卷21"兔" ……其毫利爲筆。韓愈傳毛穎稱:蒙恬取兔毫爲筆。乃不其然。蒙恬所造,即秦筆耳,以枯木爲管,鹿毛爲柱,羊毛爲皮,所謂蒼毫,非兔毫竹管也。兔毫自漢以來有之耳,崔豹説之甚詳。
⑩ 唐本:見本頁注⑧。
⑪ 藥性:《藥性論》見《證類》卷17"筆頭灰" 筆頭灰,微寒。亦可單用,燒灰治男子交婚之夕莖痿。取灰酒服之良,其筆是使乏者。
⑫ 范汪方:《證類》卷17"筆頭灰" 范汪方:治喉中腫痛不得飲食。燒筆頭灰,漿飲下方寸匕。

【發明】【時珍曰】筆不用新而用敗者，取其沾濡膠墨也。膠墨能利小便、胎産故耳。

【附方】舊二，新一。**小便不通**，數而微腫。用陳久筆頭一枚燒灰，水服。《外臺》①。**心痛不止**。敗筆頭三箇燒灰，無根水服，立效。《經驗方》②。**難産催生**。《勝金方》③聖妙寸金散：用敗筆頭一枚燒灰，研，生藕汁一盞調下，立産。若母虛弱及素有冷疾者，温汁服之。○陸氏④治難産第一方：用兔毫筆頭三箇燒灰，金箔三片，以（臈）〔蠟〕和丸，酒服。

山獺《綱目》

【集解】【時珍曰】山獺出廣之宜州嵯峒及南丹州，土人號爲插翹。其性淫毒，山中有此物，凡牝獸皆避去，獺無偶則抱木而枯。猺女春時成群入山，以采物爲事。獺聞婦人氣，必躍來抱之，（次）〔刺〕骨而入，牢不可脱，因扼殺之。負歸，取其陰一枚，直金一兩，若得抱木死者尤奇貴。峒獠甚珍重之，私貨出界者罪至死。然本地亦不常有，方士多以鼠璞、猴胎僞之。試之法，但令婦人摩手極熱，取置掌心，以氣呵之，即趯然而動，蓋陰氣所感也。此說出范石湖《虞衡志》、周草窗《齊東野語》⑤中，而不載其形狀，亦缺文也。

陰莖。【氣味】甘，熱，無毒。【主治】陽虚陰痿，精寒而清者，酒磨少許服之。獠人以爲補助要藥。時珍。

骨。【主治】解藥箭毒，研少許敷之，立消。時珍。

---

① 外臺：《外臺》卷27"小便不通方" 《近效》：療小便不通，數而微腫方：取陳久筆頭，燒作灰，和水服之。

② 經驗方：（**按**：查《普濟方》等相關書，未能溯得其源。）

③ 勝金方：《證類》卷17"筆頭灰" 勝金方：催産，治難産。聖妙寸金散方：敗筆頭一枚，燒爲灰，細研爲末，研生藕汁一盞調下，立産。若産母虛弱及素有冷疾者，恐藕冷動氣，即於銀器内重湯煖過後服。

④ 陸氏：《婦人良方》卷17"催産方論第三" 陸氏方云：此難産第一方。金箔（三片）、兔毫筆頭（三箇，燒爲灰），右二味和停，用蠟爲圓如梧子大，作一服，温酒下。

⑤ 齊東野語：《齊東野語》卷20"山獺治箭毒" 世傳補助奇僻之品，有所謂山獺者，不知始於何時。謂以少許磨酒，飲之立驗。然本草醫方皆所不載，止見《桂海虞衡志》云：出宜州嵯峒。峒人云：獺性淫毒，山中有此物，凡牝獸悉避去。獺無偶，抱木而枯。峒獠尤貴重之。能解箭毒。中箭者，研其骨少許，傅之立消。一枚直金一兩。或得殺死者，功力劣。抱木枯死者，土人自稀得之。然今方術之士，售僞以愚世人者，類以鼠璞、猴胎爲之。雖殺死者亦未之見也。周子功嘗使大理，經南丹州，即此物所産之地。其土人號之曰插翹，極爲貴重。一枚直黃金數兩。私貨出界者，罪至死。方春時，猺女數千，歌嘯山谷，以尋藥挑菜爲事。獺性淫，或聞婦人氣，必躍升其身，刺骨而入，牢不可脱，因扼殺而藏之。土人驗之之法，每令婦人摩手極熱，取置掌心，以氣呵之，即趯然而動，蓋爲陰氣所感故耳。然其地亦不常有……

水獺《別録》①下品

【釋名】水狗。【時珍曰】王氏《字説》②云：正月、十月獺兩祭魚，知報本反始，獸之多賴者。其形似狗，故字從犬，從賴。大者曰獱，音賓，曰猵，音編。又桓〔譚〕〔寬〕《鹽鐵論》③以獨爲猵，群爲獺，如猨之與獨也。

【集解】〔弘景④曰〕獺多出溪岸邊。有兩種，入藥惟取以魚祭天者。一種獱獺，形大而（頸）〔頭〕如馬，身似蝙蝠，不入藥用。【頌⑤曰】江湖多有之。四足俱短，頭與身尾皆褊，毛色若故紫帛。大者身與尾長三尺餘。食魚，居水中，亦休木上。嘗藂置大水甕中，在内旋轉如風，水皆成旋渦。西戎以其皮飾氅服領袖，云垢不着染。如風霾瞖目，但就拭之即去也。【時珍曰】獺狀似青狐而小，毛色青黑，似狗，膚如伏翼，長尾四足，水居食魚。能知水信爲穴，鄉人以占潦旱，如鵲巢知風也。古有"熊食鹽而死，獺飲酒而斃"之語，物之性也。今川、沔漁舟，往往馴畜，使之捕魚甚捷。亦有白色者。或云獱獺無雌，以猨爲雌，故云猨鳴而獺候。

肉。【氣味】甘、鹹，寒，無毒。【思邈⑥曰】甘，温。【弘景⑦曰】不可雜兔肉食。【主治】煮汁服，療疫氣温病，及牛馬時行病。《別録》⑧。水氣脹滿，熱毒風。《日華》⑨。骨蒸熱勞，血脉不行，榮衞虚滿，及女子經絡不通，血熱，大小腸秘。消男子陽氣，不宜多食。蘇頌⑩。

---

① 別録：《別録》見《證類》卷18"獺肝"　味甘，有毒。主鬼疰蠱毒，却魚鯁，止久嗽，燒服之。肉：療疫氣温病及牛、馬時行病。煮屎灌之亦良。

② 字説：《埤雅》卷3"釋獸·獺"　……《字説》曰：豺亦獸也，乃能獲獸，能勝其類，又知以時祭，可謂才矣。獺非能勝其類也，然亦知報本，反始非無賴者。

③ 鹽鐵論：《御覽》卷912"獺"　《鹽鐵論》曰：水有獱（音頻）獺而池魚勞，國有强禦而齊民消也。獨頻曰獱，群曰獺……

④ 弘景：《集注》見《證類》卷18"獺肝"　陶隱居：獺有兩種：有獱獺，形大，頭如馬，身似蝙蝠，不入藥用……

⑤ 頌：《圖經》見《證類》卷18"獺肝"　獺，舊不著所出州土，今江湖間多有之……/《衍義》卷16"獺"　四足俱短，頭與身尾皆褊，毛色若故紫帛，大者身與尾長三尺餘，食魚，居水中，出水亦不死，亦能休於大木上，世謂之水獺。嘗藂置大水甕中，於其間旋轉如風水，謂之旋塵起，四面高，中心凹下，觀者駭目。（皮）西戎將以飾氅服領袖，問之云垢不著，如風霾瞖目，即就袖口、飾目中即出……（**按**：引文揉合二家之説而成文。）

⑥ 思邈：《千金方》卷26"鳥獸第五"　獺肝……獺肉：味辛，平，澀，無毒……

⑦ 弘景：《集注》見《證類》卷18"獺肝"　……其肉不可與兔肉雜食。

⑧ 別録：見本頁注①。

⑨ 日華：《日華子》見《證類》卷18"獺肝"　獺肉，平，無毒。治水氣脹滿，熱毒風。

⑩ 蘇頌：《圖經》見《證類》卷18"獺肝"　……入藥當以取魚祭天者，其肉性寒。主骨蒸熱勞，血脉不行，營衞虚滿，及女子經絡不通，血熱，大小腸秘澀。然消陽氣，不益男子，宜少食……

【發明】【詵①曰】患〔寒〕熱毒風水虛脹者。取水獺一頭,去皮,連五臟及骨、頭〔尾等〕炙乾爲末。水服方寸匕,日二服,十日瘥。若冷氣脹者,服之甚益也。只治熱,不治冷,爲其性寒耳。

【附方】舊一。折傷。水獺一箇支解,入罐內固濟,待乾煅存性,爲末。以黃米煮粥攤患處,糝獺末於粥上,布裹之。立止疼痛。《經驗後方》②。

肝。【頌③曰】諸畜肝葉,皆有定數。惟獺肝一月一葉,十二月十二葉,其間又有退葉。用之須見形乃可驗。不爾多僞也。【氣味】甘,溫,有毒。【甄權④曰】鹹,微熱,無毒。【頌⑤曰】肉及五臟皆寒,惟肝溫也。【主治】鬼疰蠱毒,止久嗽,除魚鯁,並燒灰酒服之。《別錄》⑥。治上氣咳嗽,虛勞(嗽)〔瘦〕病。《藥性》⑦。傳尸勞極,虛汗客熱,四肢寒瘧及產勞。蘇頌⑧。殺蟲。時珍。

【發明】【宗奭⑨曰】獺肝治勞,用之有驗。【頌⑩曰】張仲景治冷勞有獺肝丸,崔氏治九十種蠱疰、傳尸骨蒸、伏連殗殜、諸鬼毒癘疾有獺肝丸,二方俱妙。【詵⑪曰】疰病,一門悉患者,以肝一具火(燒)〔炙,末〕,水服方寸匕,日再服之。【葛洪⑫云】尸疰鬼疰,乃五尸之一,又挾諸鬼邪爲害。其病變動,乃有三十六種至九十九種。大略使人寒熱,沉沉默默,不知病之所苦,而無處不惡。積月累年,淹滯至死。死後傳人,乃至滅門。覺有此候,惟以獺肝一具,陰乾爲末,水服方寸匕,日三。以瘥

---

① 詵:《食療》見《證類》卷18"獺肝" ……又,若患寒熱毒,風水虛脹,即取水獺一頭,剝去皮,和五藏、骨、頭、尾等,炙令乾。杵末,水下方寸匕,日二服,十日差。/……謹按,服之下水脹,但熱毒風虛脹,服之即差。若是冷氣虛脹,食益虛腫甚也。只治熱不治冷,不可一概爾。

② 經驗後方:《證類》卷18"獺肝" 《經驗後方》:治折傷。水獺一個,用罐子內以泥固濟,放乾,燒灰細末。以黃米煮粥,於傷處攤,以水獺一錢末粥上糝,便用帛子裹系。立止疼痛。

③ 頌:《圖經》見《證類》卷18"獺肝" ……諸畜肝皆葉數定。惟此肝一月一葉,十二月十二葉,其間又有退葉。用之須見形乃可驗,不爾多僞也……

④ 甄權:《藥性論》見《證類》卷18"獺肝" 獺肝,君,味鹹,微熱,無毒……

⑤ 頌:《圖經》見《證類》卷18"獺肝" ……五藏及肉皆寒,惟肝溫……

⑥ 別錄:見3367頁注①。

⑦ 藥性:《藥性論》見《證類》卷18"獺肝" ……能治上氣咳嗽,勞損疾,尸疰瘦病……

⑧ 蘇頌:《圖經》見《證類》卷18"獺肝" ……主傳尸勞極,四肢寒瘧,虛汗客熱,亦主產勞……

⑨ 宗奭:《衍義》卷16"獺" ……肝,用之有驗。(按:此"有驗"並非針對"治勞"而言。)

⑩ 頌:《圖經》見《證類》卷18"獺肝" ……張仲景有治冷勞獺肝丸方。又主鬼疰,一門皆染者,取肝一具火炙之,水服方寸匕,日再。崔氏治九十種蠱疰及傳尸、骨蒸、伏連殗殜、諸鬼毒癘疫等獺肝丸。二方俱妙……

⑪ 詵:《食療》見《證類》卷18"獺肝" 孟詵云:獺肝,主疰病。相染一門悉患者,以肝一具火炙末,以水和方寸匕服之,日再服。

⑫ 葛洪:《肘後方》卷1"治尸注鬼注方第七" 尸注鬼注病者,葛云即是五尸之中尸注,又挾諸鬼邪爲害也。其病變動,乃有三十六種至九十九種,大略使人寒熱淋瀝,沉沉默默,不的知其所苦,而無處不惡,累年積月,漸就頓滯,以至於死,死後復傳之旁人,乃至滅門。覺知此候者,便宜急治之,方……又方:獺肝一具,陰乾,搗末,水服方寸匕,日三。一具未瘥,更作。姚氏云神良。

爲度。【時珍曰】按《朝野僉載》①云：五月五日午時，急砍一竹，竹節中必有神水，瀝取和獺肝爲丸，治心腹積聚病甚效也。

【附方】舊二，新一。 鬼魅。獺肝末水服方寸匕，日三。《千金翼》②。 腸痔有血。獺肝燒末，水服一錢。《肘後方》③。 下血不止。用獺肝一副煮熟，入五味食之妙。《飲膳正要》④。

腎。【氣味】同肉。【主治】益男子。蘇頌⑤。

膽。【氣味】苦，寒，無毒。【主治】眼翳黑花，飛蠅上下，視物不明。入點藥中。蘇頌⑥。

【正誤】[宗奭⑦曰]古語云：蟾肪軟玉，獺(肝)〔膽〕分盃。謂以膽塗竹刀或犀角篦上，畫酒中即分也。嘗試之不驗，蓋妄傳耳。但塗盃唇，使酒稍高于盞面耳。不可不正之。

【附方】新一。 月水不通。獺肝丸：用乾獺膽一枚，乾狗膽、硇砂、川椒炒去汗、目各一分，水蛭炒黃十枚，爲末，醋糊丸菉豆大。每服五丸，當歸酒下，日一服。《聖惠方》⑧。

髓。【主治】去瘢痕。時珍。

【發明】[時珍曰]按《集異記》⑨云：吳主鄧夫人爲如意傷頰，血流啼叫，太醫云：得白獺髓，雜玉與琥珀傅之，當滅此痕。遂以百金購得白獺，合膏而痊。但琥珀太多，猶有赤點如痣。

骨。【主治】含之，下魚骨鯁。陶弘景⑩。煮汁服，治嘔噦不止。《藥性》⑪。

---

① 朝野僉載：《雲仙雜記》卷7"竹節中神水"（《說郛》本）　重午日午時有雨，則急斫一竿竹，竹節中必有神水，瀝取和獺肝爲圓，治心腹塊聚等病。（出《金門歲節》。）（按：《朝野僉載》無此方。）

② 千金翼：《千金方》卷14"風癲第五"　治百邪鬼魅方……又方：水服獺肝末，日三。（按：《證類》卷18"獺肝"附方出《千金翼》，查《千金翼》無此方，另溯其源。）

③ 肘後方：《證類》卷18"獺肝"　《肘後方》……又方：治腸痔，大便常有血：燒獺肝，服一錢匕。（按：今本《肘後方》無此方。）

④ 飲膳正要：《飲膳正要》卷2"食療諸病·獺肝羹"　治久痔下血不止：獺肝（一副），右件煮熟，入五味，空腹食之。

⑤ 蘇頌：《圖經》見《證類》卷18"獺肝"　……腎，主益男子……

⑥ 蘇頌：《圖經》見《證類》卷18"獺肝"　……膽，主眼翳黑花，飛蠅上下，視物不明。亦入點藥中。

⑦ 宗奭：《衍義》卷16"獺"　……又《本草·序例》言：獺膽分杯，嘗試之，不驗。惟塗於盞唇，但使酒稍高於盞面。分杯之事，亦古今傳誤言也，不可不正之。

⑧ 聖惠方：《聖惠方》卷72"治婦人月水不通諸方"　治婦人月水不通，心腹滯悶，四肢疼痛……又方：水蛭（十枚，炒令微黃）、川椒（一分，去目及閉口者，微炒去汗）、硇砂（一分，細研）、獺膽（一枚，乾者）、狗膽（一分，乾者），右件藥搗羅爲末，以醋煮麵糊和圓如菉豆大，每於食前當歸酒下五圓。

⑨ 集異記：《證類》卷18"獺肝"　《酉陽雜俎》云：吳·孫和寵鄧夫人，嘗醉舞，如意誤傷鄧頰，血流啼叫彌苦。命吳太醫合藥。曰：得白獺髓，雜玉與琥珀屑，當滅此痕。和以百金購得白獺合膏，琥珀太多，及差不減，左頰赤點如痣。（按：《集異記》無此文。《酉陽雜俎》卷8"黜"引文大同。時珍當轉引自《證類》。）

⑩ 陶弘景：《集注》見《證類》卷18"獺肝"　……其骨亦療食魚骨鯁……

⑪ 藥性：《藥性論》見《證類》卷18"獺肝"　……其骨治嘔噦不止。

足。【主治】手足皸裂。蘇恭①。煮汁服，治魚骨鯁，并以爪爬喉下。藏器②。爲末酒服，殺勞瘵蟲。時珍。

皮毛。【主治】煮汁服，治水癊病。亦作褥及履屜着之。藏器③。産母帶之。易産。張傑④。

屎。【主治】魚臍瘡，研末水和敷之，即膿出痛止。【藏器⑤曰】亦主驢馬蟲顙，及牛疫疾，研水灌之。治下痢，燒末，清旦飲服一小盞，三服愈。赤用赤糞，白用白糞。時珍。○出《古今録驗》⑥。

海獺《拾遺》⑦

【集解】【藏器⑧曰】海獺生海中。似獺而大如犬，脚下有皮如〔人〕胼拇，毛着水不濡。人亦食其肉。海中又有海牛、海馬、海驢等，皮毛在陸地，皆候風潮，猶能毛起。説出《博物志》。【時珍曰】大獱小獺，此亦獺也。今人以其皮爲風領，云亞于貂焉。如淳註《博物志》⑨云：海獱頭如馬，自腰以下似蝙蝠，其毛似獺，大者五六十斤，亦可烹食。

膃肭獸上烏忽切，下女骨切○宋《開寶》⑩附

【釋名】骨䐭《説文》⑪作貀，與肭同、海狗。【时珍曰】《唐韻》⑫：膃肭，肥貌。或作骨

---

① 蘇恭：《唐本草》見《證類》卷18“獺肝”　《唐本》注云：《别録》云，獺四足，主手足皸裂。
② 藏器：《拾遺》見《證類》卷18“獺肝”　《陳藏器本草》云：獺主魚骨鯁不可出者，取足於項下爬之，亦煮汁食……
③ 藏器：《拾遺》見《證類》卷18“獺肝”　……皮毛，主水癊病者，作褥及履屜著之，并煮汁服……
④ 張傑：《證類》卷18“獺肝”　《子母秘録》：易産，令母帶獺皮。（按：《宋史藝文志》載《子母秘録》爲唐·張傑撰。）
⑤ 藏器：《拾遺》見《證類》卷18“獺肝”　……屎主魚臍瘡。研傅之，亦主驢馬蟲顙，細研灌鼻中。
⑥ 古今録驗：《證類》卷18“獺肝”　《古今録驗》：療重下下赤者。取獺赤糞下白者，取白糞燒末。清旦空腹以飲服一小杯，三旦飲之愈。
⑦ 拾遺：《證類》卷16“五種陳藏器餘·海獺”　味鹹，無毒。主人食魚中毒，魚骨傷人，痛不可忍，及鯁不下者，取皮煮汁服之。海人亦食其肉，似獺，大如犬，脚下有皮，如人胼拇，毛著水不濡，海中魚獺、海牛、海馬、海驢等皮毛，在陸地皆候風潮，猶能毛起。《博物志》有此説也。
⑧ 藏器：見上注。
⑨ 博物志：《御覽》卷912“獺”　……又如淳注《博物志》曰：獱如馬，自腰以下似扁蝠，毛似獺，大可五六十斤。淳同鄉人吉武景福中征遼東時，爲運船至於海中，有猵獺跳上船，船人皆謂海神，共叩頭敬禮。船左武令人云：但魚耳，可烹而食之。
⑩ 開寶：《開寶》見《證類》卷18“膃肭臍”　味鹹，無毒。主鬼氣尸疰，夢與鬼交，鬼魅狐魅，心腹痛，中惡邪氣，宿血結塊，疹癖羸瘦等。骨䐭獸，似狐而大，長尾。生西戎。
⑪ 説文：《説文·豸部》　貀：獸，無前足。
⑫ 唐韻：《原本廣韻》卷5“十四黠”　肭（膃肭，肥皃。）

貀,訛爲骨訥,皆番言也。

【集解】【藏器①曰】骨貀獸,生西番突厥國,胡人呼爲阿慈勃他你。其狀似狐而大,長尾。臍似麝香,黃赤色,如爛骨。【甄權②曰】膃肭臍是新羅國海內狗外腎也。連而取之。【李珣③曰】按《臨海志》云:出東海水中。狀若鹿形,頭似狗,長尾。每日出即浮在水面,崑崙家以弓矢射之,取其外腎陰乾百日,味甘香美也。【頌④曰】今東海旁亦有之。舊說似狐長尾。今滄州所圖乃是魚類,而豕首兩足。其臍紅紫色,上有紫斑點,全不相類,醫家多用之。《異魚圖》云:試其臍,于臘月衝風處,置盂水浸之,不凍者爲真也。【敩⑤曰】膃肭臍多僞者。海中有獸號曰水烏龍,海人取其腎,以充膃肭臍,其物自別。真者,有一對則兩重薄皮裹丸核;其皮上自有肉黃毛,一穴三莖。收之器中,年年濕潤如新。或置睡犬頭上,其犬忽驚跳若狂者爲真也。【宗奭⑥曰】今出登、萊州。其狀非狗非獸,亦非魚也。但前(脚)〔即〕似獸而尾即魚。身有短密淡青白毛,毛上有深青黑點,久則亦淡,腹脅下全白色。皮厚韌如牛皮,邊將多取以飾鞍轡。其臍治腹臍積冷,〔精〕衰,脾腎勞極有功,不待別試也。似狐長尾之說,今人多不識之。【時珍曰】按《唐書》⑦云:骨貀獸出遼西、營州及結骨國。《一統志》⑧云:膃肭臍出女直及三佛齊國。獸似狐,脚高如犬,走如飛,取其腎漬油名膃肭臍。觀此,則似狐之說非無也。蓋似狐似鹿者,其毛色爾;似狗者,其足形也;似魚者,其尾形也。入藥用外

---

① 藏器:《拾遺》見《證類》卷18"膃肭臍" 陳藏器云:如爛骨,從西蕃來。骨肭獸,似狐而大,長尾。臍似麝香,黃赤色。生突厥國,胡人呼爲阿慈勃他你。

② 甄權:《藥性論》見《證類》卷18"膃肭臍" 膃肭臍,君,大熱。此是新羅國海內狗外腎也。連而取之……

③ 李珣:《海藥》見《證類》卷18"膃肭臍" 謹按《臨海志》云:出東海水中。狀若鹿形,頭似狗,長尾。每遇日出,即浮在水面,昆侖家以弓矢而採之,取其外腎,陰乾百日,其味甘、香美,大溫,無毒……

④ 頌:《圖經》見《證類》卷18"膃肭臍" 膃肭臍,出西戎,今東海傍亦有之,云是新羅國海狗腎。舊說是骨訥獸,似狐而大,長尾,其皮上自有肉黃毛,三莖共一穴。今滄州所圖,乃是魚類,而豕首兩足。其臍紅紫色,上有紫斑點,全不相類……《異魚圖》云:試膃肭臍者,於臘月沖風處,置盂水浸之,不凍者爲真也。

⑤ 敩:《炮炙論》見《證類》卷18"膃肭臍" 雷公云:凡使,先須細認,其僞者多。其海中有獸號曰水烏龍,海人採得煞之,取腎將入諸處,在藥中修合。恐有誤,其物自殊,有一對,其有兩重薄皮裹丸氣肉核,皮上自有肉黃毛,三莖共一穴。年年蔭濕,常如新。兼將於睡著犬,躐足置於犬頭,其犬驀驚如狂,即是真也……

⑥ 宗奭:《衍義》卷16"膃肭臍" 今出登、萊州……今觀其狀,非狗非獸,亦非魚也。但前即似獸,尾即魚,其身有短密淡青白毛,腹脅下全白,仍相間於淡青,白毛上有深青黑點,久則色復淡,皮厚且韌,如牛皮,邊將多取以飾鞍轡。其臍治臍腹積冷,精衰,脾腎勞極有功,不待別試也。似狐長尾之說,蓋今人多不識。

⑦ 唐書:《新唐書》卷217下"回鶻下" ……後世得其地者,訛爲結骨……其獸有野馬、骨咄……

⑧ 一統志:《明一統志》卷89"于闐" 土產……膃肭臍……/《明一統志》卷90"三佛齊國" 土產……膃肭臍(獸形如狐,脚高如犬,走如飛。取其腎以漬油,名膃肭臍。)

腎而曰臍者,連臍取之也。又《異物志》①云:貀獸出朝鮮,似貍,蒼黑色,無前兩足,能捕鼠。郭璞②云:晉時召陵扶夷縣獲一獸,似狗豹文,有角兩脚。據此則貀有水陸二種,而藏器所謂似狐長尾者,其此類與?

膃肭臍,一名海狗腎。 【修治】【敩③曰】用酒浸一日,紙裹炙香剉搗。或於銀器中,以酒煎熟合藥。【時珍曰】以漢椒、樟腦同收,則不壞。【氣味】鹹,大熱,無毒。【李珣④曰】味甘香,美,大温。【主治】鬼氣尸疰,夢與鬼交,鬼魅狐魅,心腹痛,中惡邪氣,宿血結塊,痃癖羸瘦。藏器⑤。治男子宿癥氣塊,積冷勞氣,腎精衰損,多色成勞,瘦悴。《藥性》⑥。補中,益腎氣,暖腰膝,助陽氣,破癥結,療驚狂癇疾。《日華》⑦。五勞七傷,陰痿少力,腎虛,背膊勞悶,面黑精冷,最良。《海藥》⑧。

【發明】【時珍曰】《和劑局方》⑨治諸虛損有膃肭臍丸,今人滋補丸藥中多用之,精不足者補之以味也。大抵與蓯蓉、瑣陽之功相近。亦可同糯米、法麴釀酒服。

猾 音滑 ○《炮炙論》⑩

【集解】【敩⑪曰】海中有獸名曰猾,其髓入油中,油即沾水,水中生火,不可救止,以酒噴之即滅。不可于屋下收。故曰水中生火,非猾髓而莫能。【時珍曰】此獸之髓,水中生火,與樟腦相同。其功亦當與樟腦相似也。第今無識之者。

---

① 異物志:(**按**:未能溯得其源。)
② 郭璞:《爾雅·釋獸》(郭注)　貀無前足。(晉太康七年,召陵扶夷縣檻得一獸,似狗豹文,有角,兩足,即此種類也。或説:貀似虎而黑,無前兩足。)
③ 敩:《炮炙論》見《證類》卷18"膃肭臍"　……若用,須酒浸一日後,以紙裹,微微火上炙令香,細剉單擣用也。
④ 李珣:見3371頁注③。
⑤ 藏器:見3370頁注⑩。(**按**:誤注出處,實出《開寶》。)
⑥ 藥性:《藥性論》見《證類》卷18"膃肭臍"　……主治男子宿癥氣塊,積冷勞氣,羸瘦,腎精衰損多也,成腎勞瘦悴
⑦ 日華:《日華子》見《證類》卷18"膃肭臍"　膃肭獸,熱。補中益氣,腎暖腰膝,助陽氣,破癥結,療驚狂癇疾及心腹疼,破宿血。
⑧ 海藥:《海藥》見《證類》卷18"膃肭臍"　……主五勞七傷,陰痿少力,腎氣衰弱虛損,背膊勞悶,面黑精冷,最良……
⑨ 和劑局方:《局方》卷5"補虛損"　膃肭臍圓:補虛壯氣,煖腎祛邪,益精髓,和脾胃,進飲食,悦顏色。治五勞七傷,真氣虛憊,臍腹冷痛,肢體酸疼,腰背拘急,脚膝緩弱,面色黧黑,肌肉消瘦,目暗耳鳴,口苦舌乾。腹中虛鳴,脅下刺痛。飲食無味,心常慘戚,夜多異夢,晝少精神。小便滑數,時有餘瀝。房室不舉,或夢交通。及一切風虛痼冷,並宜服之。膃肭臍(壹對,慢火酒炙令熟)……
⑩ 炮炙論:《證類》卷1"《雷公炮炙論》序"　……水中生火,非猾骨髓而莫能。(海中有獸名曰猾,以髓入在油中,其油沾水,水中火生,不可救之,用酒噴之即烻,勿於屋下收。)
⑪ 敩:見上注。

○獸之三　鼠類一十二種

鼠《別錄》①下品　　【校正】舊在蟲魚部，今據《爾雅》②移入獸部。

【釋名】雠鼠音錐、老鼠《綱目》、首鼠《史記》③、家鹿。【時珍曰】此即人家常鼠也。以其尖喙善穴，故南陽人謂之雠鼠。其壽最長，故俗稱老鼠。其性疑而不果，故曰首鼠。嶺南人食而諱之，謂爲家鹿。鼠字篆文，象其頭、齒、腹、尾之形。

【集解】【弘景④曰】入藥用牡鼠，即父鼠也。其膽纔死便消，不易得也。【時珍曰】鼠形似兔而小，青黑色。有四齒而無牙，長鬚露眼。前爪四，後爪五。尾文如織而無毛，長與身等。五臟俱全，肝有七葉，膽在肝之短葉間，大如黃豆，正白色，貼而不垂。《衛生家寶方》⑤言其膽紅色者何耶？鼠孕一月而生，多者六七子。惠州獠民⑥取初生閉目未有毛者，以蜜養之，用獻親貴。挾而食之，聲猶唧唧，謂之蜜唧。《淮南子》⑦云：魚食巴豆而死，鼠食巴豆而肥。段成式⑧云：鼠食鹽而身輕，食砒而即死。《易》⑨云：艮爲鼠。《春秋運斗樞》⑩云：玉（樞）〔衡〕星散而爲鼠。《抱朴子》⑪云：鼠壽三百歲，善憑人而卜，名曰仲。能知一年中吉凶，及千里外事。鼠類頗繁，《爾雅》《說文》所載，後世未能悉知。後世所知者，二書復未盡載。可見格物無窮也。

---

① 別錄：《別錄》見《證類》卷22"牡鼠"　微溫，無毒。療踒折，續筋骨，擣傅之，三日一易。四足及尾，主婦人墮胎，易出。肉：熱，無毒。主小兒哺露大腹，炙食之。糞：微寒，無毒。主小兒癇疾，大腹，時行勞復。

② 爾雅：《爾雅·釋獸》（郭注）　鼠屬（此上皆鼠之屬類也。鼠，小獸也……）

③ 史記：《史記·魏其武安侯列傳》　……怒曰：與長孺共一老禿翁，何爲首鼠兩端……）

④ 弘景：《集注》見《證類》卷22"牡鼠"　陶隱居云：牡鼠，父鼠也……膽，主目暗，但纔死膽便消，故不可得之。

⑤ 衛生家寶方：《衛生家寶方》卷5"治耳疾"　治多年久患耳聾，不可治者，服此十日內見效，永除根本。勝金透關散：川烏（一箇炮去皮臍。一方草烏用尖）、華陰細辛（二件各二錢重）、膽礬（半錢）、活鼠（一箇繫定，熱湯浸死，破喉開取膽，真紅是）……

⑥ 惠州獠民：《朝野僉載》卷2　嶺南獠民好爲蜜唧。即鼠胎未瞬，通身赤蠕者，飼之以蜜。釘之筵上，囁囁而行，以筯挾取啖之，唧唧作聲，故曰蜜唧。

⑦ 淮南子：《淮南子·說林訓》　……魚食巴菽而死，鼠食之而肥（菽，豆總名）。

⑧ 段成式：《酉陽雜俎續集》卷8"支動"　鼠食鹽則身輕。

⑨ 易：《易小傳》卷4"下經"　……蓋離而爲艮，艮爲鼠，離性上炎，无德而貪齕鼠之象也……

⑩ 春秋運斗樞：《御覽》卷911"鼠"　《春秋運斗樞》：玉衡星散而爲鼠。

⑪ 抱朴子：《抱朴子內篇》卷3"對俗"　……鼠壽三百歲，滿百歲則色白，善憑人而卜，名曰仲。能知一年中吉兇，及千里外事……

【附録】騣鼠音終。郭璞①云：其大如拳，其文如豹，漢武帝曾獲得以問終軍者。鼸鼠音平。許慎②云：一名黔鼠，音含。斑文。鸝鼠音離艾。孫愐③云：小鼠也，相銜而行。李時珍云：按《秦〔州〕記》④及《草木子》⑤皆載群鼠數萬，相銜而行，以爲鼠妖者，即此也。䶂鼱音劬精。似鼠而小。即今地鼠也。○又《爾雅》、《説文》⑥有鼸、鼶、鼳、鼨、鼬、鼧、鼰八鼠，皆無攷證。○音歟、斯、廷、吠、時、文、鶴、博也。水鼠。李時珍云：似鼠而小，食菱、芡、魚、蝦。或云小魚、小蟹所化也。冰鼠。東方朔⑦云：生北荒積冰下，皮毛甚柔，可爲席，臥之却寒。食之已熱。火鼠。李時珍云：出西域及南海火州。其山有野火，春夏生，秋冬死，鼠產于中，甚大。其毛及草木之皮，皆可織布，污則燒之即潔，名火浣布⑧。鼵鼠音突。郭璞⑨云：鳥鼠同穴山，在今隴西首陽〔山〕〔縣〕之西南。其鳥爲鵌，音涂，狀如家雀而黃黑色。其鼠爲鼵，狀如家鼠而色小黃，尾短。鳥居穴外，鼠居穴內。蟨鼠音蹶。《爾雅》⑩云：（北）〔西〕方有比肩獸焉，與邛邛巨虛比，爲嚙甘草。即有難，邛邛巨虛負而走。其名曰蟨。李時珍云：今契丹及交河北境有跳兔。頭、目、毛色皆似兔，而爪足似鼠。前足僅寸許，後足近尺。尾亦長，其端有毛。一跳數尺，止即蹶仆，此即蟨鼠⑪也。土人掘食

---

① 郭璞：《爾雅·釋獸》（郭注）　豹文，鼮鼠。（鼠文彩如豹者。漢武帝時得此鼠，孝廉郎終軍知之，賜絹百匹。）

② 許慎：《説文·鼠部》　鼸：鼸，令鼠。从鼠平聲。黔：鼠屬。从鼠，今聲。讀若含。

③ 孫愐：《原本廣韻》卷4“十四泰”　鸝鼠，小鼠，相銜而行。）

④ 秦州記：《御覽》卷911“鼠”　《秦州記》曰：乞佛虜乾歸，未移抱罕金城，見鼠有數萬頭，將諸小鼠各銜馬屎，群行而渡洮麗二水。悉上抱罕。自是二年而乾歸徙焉。

⑤ 草木子：《草木子》卷3上“克謹篇”　乙未年中，江淮間群鼠擁集如山，尾尾相銜度江，過江東來。湖廣群鼠數十萬，度洞庭湖，望四川而去，夜行晝伏，路皆成蹊，不依人行正道，皆遵道側，其羸弱者走不及，多道斃。

⑥ 爾雅，説文：《爾雅·釋獸》（郭注）　……鼸鼠（以頰裹藏食）……鼶鼠（夏小正曰：鼶鼬則穴）……鼨鼠（未詳）。鼬鼠（《山海經》説獸云：狀如鼬鼠。然則形未詳）……鼧鼠、鼰鼠（皆未詳）。/《説文·鼠部》　鼱：精鼱鼠也。（按：鼱，不載《爾雅》《説文》，見於《廣韻》《集韻》，鼠名也。）

⑦ 東方朔：《御覽》卷911“鼠”　東方朔《神異經》曰：北方有冰萬里，厚百丈，有鼸鼠在冰下出焉。其形如鼠，食草木，肉重千斤，可以作脯，食之已熱除熱病也。其毛長可八尺，可爲蓐臥之，可以却寒治風病也……

⑧ 名火浣布：《御覽》卷820“火浣布”　《抱朴子》曰：海中蕭丘常有自生火，常以春起而秋滅，丘方十里，當火起滿洲……又有白鼠，毛長三寸許，亦居此洲上空木中，入火中不燒灼也。其毛又可績以爲布。故火浣有三種。（按：原無出處，今溯得其源。）

⑨ 郭璞：《爾雅·釋鳥》（郭注）　鳥鼠同穴，其鳥爲鵌，其鼠爲鼵。（鼵如人家鼠而短尾，鵌似鵽而小，黃黑色。入地三四尺，鼠在內，鳥在外。今在隴西首陽縣鳥鼠同穴山中。）

⑩ 爾雅：《爾雅·釋地》　……西方有比肩獸焉，與邛邛岠虛比。爲邛邛岠虛嚙甘草，即有難，邛邛岠虛負而走，其名謂之蟨。

⑪ 蟨鼠：《爾雅翼》卷21“蟨”　……《子虛賦》曰：蹵蛩蛩，轔距虛。張揖以爲邛邛青獸，其狀如馬，距虛似贏而小……又《本草》稱距虛食菴䕡子而仙，則是物之至駿者，故昔之言駿馬，前類飛鳥，後類距虛，以其前軒而後輕也……（郭璞曰：距虛即蛩蛩變文，互言耳。）（按：原無出處。然時珍所引似皆出于《爾雅翼》。）

之。郭璞以邛邛巨虛爲獸名，兔前鼠後。張揖註《漢書》云：邛邛青獸，狀如馬。巨虛似騾而小。本草稱巨虛食菴藺子而仙，則是物之至駿者也。

　　牡鼠。【氣味】甘，微溫，無毒。【《日華》①曰】凉。牝鼠並不入藥。【主治】療
蹉折，續筋骨，生擣傅之，三日一易。《別錄》②。豬脂煎膏，治打撲折傷、凍
瘡、湯火傷。【詵③曰】臘月以油煎枯，去滓熬膏收用。【頌④曰】油煎入蠟，傅湯火傷，滅瘢痕極
良。煎油治小兒驚癇。《日華》⑤。五月五日同石灰擣收，傅金瘡神效。時珍。
煎膏治諸瘡瘻，臘月燒之，辟惡氣。弘景⑥。○梅師⑦云：正旦朝所居處埋鼠，辟瘟疫也。

　　【發明】【劉完素⑧曰】鼠善穿而用以治瘡瘻者，因其性而爲用也。

　　【附方】舊五，新八。**鼠瘻潰爛**。鼠一枚，亂髮一雞子大，以三歲臘〔月〕豬脂煎，令消
盡，以半塗之，以半酒服。姚云不傳之妙法也。葛氏⑨。**滅諸瘢痕**。大鼠一枚，以臘豬脂四兩，
煎至銷盡，濾淨，日塗三五次。先以布拭赤，避風。《普濟方》⑩。**瘡腫熱痛**。靈鼠膏：用大雄鼠
一枚，清油一斤煎焦，滴水不散，濾再煎，下炒紫黃丹五兩，柳枝不住攪勻，滴水成珠，下黃蠟一兩，熬
帶黑色成膏，瓷瓶收之，出火毒。每用攤貼，去痛而凉。《經驗方》⑪。**潰癰不合**。老鼠一枚，燒
末傅之。《千金方》⑫。**蛇骨刺人**，痛甚。用死鼠燒傅。《肘後》⑬。**破傷風病**，角弓反張，牙

---

① 日華：《日華子》見《證類》卷22"牡鼠"　鼠，凉，無毒……（**按**："牝鼠並不入藥"未能溯及其源。）
② 別録：見 3373 頁注①。
③ 詵：《食療》見《證類》卷22"牡鼠"　孟詵云……又，取臘月新死者一枚，油一大升，煎之使爛，絞
　　去滓，重煎成膏。塗凍瘡及折破瘡。
④ 頌：《圖經》見《證類》卷18"鼳鼠"　……脂，主湯火瘡，臘日取活鼠，以油煎爲膏，療湯火瘡，滅瘢
　　疵，極良……
⑤ 日華：《日華子》見《證類》卷22"牡鼠"　……治小兒驚癇疾，以油煎令消，入蠟傅湯火瘡。
⑥ 弘景：《集注》見《證類》卷22"牡鼠"　陶隱居云……臘月鼠，燒之辟惡氣。
⑦ 梅師：《證類》卷22"牡鼠"　《梅師方》……又方：臘月鼠向正旦朝所居處埋之，辟溫疫。
⑧ 劉完素：《保命集》卷上"本草論第九"　……鼠善穿而用以治漏。所謂因其性而爲用者如此……
⑨ 葛氏：《肘後方》卷5"治卒得蟲鼠諸瘻方第四十一"　葛氏卒得鼠瘻……若已有核，膿血出
　　者……又方，取鼠中者一枚，亂髮如雞子大，以三歲臘月豬脂煎之，令鼠骨肉及髮盡消。半塗之，
　　半酒服，鼠從瘡中出。姚云秘不傳之法。
⑩ 普濟方：《普濟方》卷52"滅瘢痕"　臘脂膏：治面上瘢痕方。臘脂（四升）、大鼠（一枚），右入鐺
　　中，以文火煎之，待鼠消盡，以新綿濾去渣，入瓷盒盛。每用先以布拭令瘢痕色赤，次以膏塗之，
　　三五度瘥。避風。
⑪ 經驗方：《證類》卷22"牡鼠"　《經驗方》：靈鼠膏：以大雄鼠一枚渾用，清油一斤，慢火煎鼠焦，於
　　水上試油不散，即以綿濾去滓澄清，重拭銚子令净，再以慢火煎上件油。次下黃丹五兩，炒令色
　　變，用柳木箆子，不住手攪令勻，再于水上試滴，候凝，即下黃蠟一兩，又熬帶黑色，方成膏。然後
　　貯於瓷合器中，候硬，合地上出火毒三兩日，傅貼瘡腫，去痛而凉。
⑫ 千金方：《千金方》卷22"癰疽第二"　治膿潰後瘡不合方：燒鼠皮一枚作末，敷瘡孔中。
⑬ 肘後：《肘後方》卷7"治蛇瘡敗蛇骨刺人入口繞身諸方第五十四"　蛇骨刺人毒痛方……又方：
　　燒死鼠，搗敷之瘡上。

噤肢强。用鼠一頭和尾燒灰,以臘豬脂和傅之。梅師①。**項强身急**②。取活鼠去五臟,乘熱貼之,即瘥也。**婦人狐瘕**。因月水來,或悲或驚,或逢疾風暴雨被濕,致成狐瘕,精神恍惚,令人月水不通,胸、脅、腰、背痛引陰中,小便難,嗜食欲嘔,如有孕狀。其瘕手足成形者,殺人。未成者,可治。用新鼠一枚,以新絮裹之,黃泥固住,入地坎中,桑薪燒其上,一日夜取出,去絮,入桂心末六銖,爲末。每酒服方寸匕。不過二服,當自下。《外臺·素女經》③。**令子易産**。取鼠燒末,井花水服方寸匕,日三。《子母秘録》④。**乳汁清少**。死鼠一頭燒末,酒服方寸匕,勿令婦知。同上⑤。**杖瘡腫痛**。未毛鼠同桑椹子入麻油中浸釀。臨時取塗,甚效。《西湖志》⑥。**湯火傷瘡**。小老鼠泥包燒研,菜油調塗之。《談埜翁方》⑦。**小兒傷乳**,腹脹煩悶欲睡。燒鼠二枚爲末,日服二錢,湯下。《保幼大全》⑧。

　　鼠肉。已下並用牡鼠。【氣味】甘,熱,無毒。【主治】小兒哺露大腹,炙食之。《別録》⑨。小兒疳疾,腹大貪食者,黃泥裹,燒熟去骨,取肉和五味、豉汁作羹食之。勿食骨,甚瘦人。孟詵⑩。主骨蒸勞極,四肢羸瘦,殺蟲及小兒疳

---

① 梅師:《證類》卷22"牡鼠"　梅師方……又方:治因瘡中風,腰脊反張,牙關口噤,四肢强直,鼠一頭和尾燒作灰,細研,以臘月豬脂傅之。

② 項强身急:《證類》卷22"牡鼠"　《肘後方》……又方:治項强身中急者:取活鼠破其腹去五藏,就熱傅之,即差。(**按**:原無出處,今溯得其源。查今本《肘後方》無此方。)

③ 外臺·素女經:《外臺》卷34"八瘕方"　《素女經》……六曰狐瘕。狐瘕者,婦人月水當日數來,而反悲哀自恐,若以遠行逢暴風疾雨,電雷驚恐,被濕罷(音疲)倦少氣,心中恍惚未定,四肢懈墮振寒。若瘺瘀脉氣絶,精神遊亡,邪氣入于陰裏不去,則生狐瘕之聚,食人子藏,令人月水閉不通,少腹瘀滯,胸脅膺背痛,陰中腫,小便難,胞門子户不受男精。五藏氣盛,令人嗜食,欲嘔喜唾。多所思,如有身狀,四肢不舉。有此病者,終身無子。其瘕有手足,卒成形者殺人。未者可療,以長針急持刺之,行以毒藥有法,瘕當下即愈矣。又療狐瘕方:取新死鼠一枚,裹以新絮,塗以黃土,穿地坎足没鼠形,置其中,桑薪灼其上,一日一夜出,分去絮,内桂心末六銖,酒服二方寸匕,病當下。甚者不過再服,差止。

④ 子母秘録:《證類》卷22"牡鼠"　《子母秘録》:令子易産。取鼠燒末,以井花水服方寸匕,日三服。

⑤ 同上:《證類》卷22"牡鼠"　《子母秘録》……又方:治乳無汁。死鼠一頭燒作末,以酒服方寸匕,勿令婦人知。

⑥ 西湖志:《西湖遊覽志餘》卷19"術技名家"　杭城有鬻杖丹膏者,雖血穢狼籍,一敷而愈。又有胎骨丸,將杖時服之,雖杖不傷。若不杖,則内熱臃腫,必破血而後已。予曾祖亦取桑椹子及未毛之鼠,以麻油釀之,以施傷者傅之,立效……

⑦ 談埜翁方:(**按**:未見原書,待考。)

⑧ 保幼大全:《小兒衛生總微論》卷13"食氣積癖論"　大麥麵:治乳食過飽,煩悶腹脹,但欲睡……小兒食不知饑飽,但燒鼠二枚,爲末,服之。

⑨ 別録:見3373頁注①。

⑩ 孟詵:《食療》見《證類》卷22"牡鼠"　孟詵云:牡鼠,主小兒癇疾。腹大貪食者,可以黃泥裹燒之,細揀去骨,取肉和五味汁作羹,與食之。勿令食著骨,甚瘦人……

瘦。酒熬入藥。蘇頌①。炙食,治小兒寒熱諸疳。時珍。

【附方】舊三,新一。水鼓石水,腹脹身腫者。以肥鼠一枚,取肉煮粥。空心食之,兩三頓即愈。《心鏡》②。小兒癥瘕。老鼠肉煮汁作粥食之。《姚和衆方》③。乳汁不通。鼠肉作羹食,勿令知之。《產書》④。箭鏃入肉。大雄鼠一枚取肉,薄批焙研。每服二錢,熱酒下。瘡癢則出矣。《集要》⑤。

肝。【主治】箭鏃不出。搗塗之。聤耳出汁,每用棗核大,乘熱塞之,能引蟲也。時珍。

膽。【主治】目暗。弘景⑥。點目,治青盲雀目不見物。滴耳,治聾。時珍。

【發明】【時珍曰】癸水之位在子,氣通于腎,開竅于耳,注精于瞳子,其標爲齒。鼠亦屬子宮癸水,其目夜明,在卦屬艮,其精在膽,故膽能治耳聾、青盲,睛能明目,而骨能生齒,皆腎病也。諸家本草不言鼠膽治聾,而葛洪《肘後方》⑦甚稱其妙,云能治三十年老聾。若卒聾者不過三度也。有人側臥瀝膽入耳,盡膽一箇,須臾汁從下耳出。初時益聾,十日乃瘥矣。後世群方祖此,亦多用之。

【附方】舊一,新三。耳卒聾閉。以鼠膽汁二枚滴之,如雷鳴時即通。《本事方》⑧。多年老聾。《衛生家寶方》⑨勝金透關散:用活鼠一枚繫定,熱湯浸死,破喉取膽,真紅色者是也。用川烏頭一箇炮去皮,華陰細辛〔各〕二錢,膽(樊)〔礬〕半錢,爲末,以膽和勻,再焙乾研細,入麝香半字。用鵝翎管吹入耳中,口含茶水,日二次。十日見效,永除根本。○《聖惠》⑩治久聾:臘月取鼠膽

---

① 蘇頌:《圖經》見《證類》卷18"鼫鼠" ……而近世醫方用其肉,主骨蒸勞極,四肢羸瘦,殺蟲。亦主小兒疳瘦,去其骨,以酒熬入藥……

② 心鏡:《證類》卷22"牡鼠" 《食醫心鏡》:主水鼓石水,腹脹身腫肥。鼠一枚,剝皮細切煮粥,空心吃之,頻食三兩度,差。

③ 姚和衆方:《證類》卷22"牡鼠" 姚和衆:治小兒癥瘕,煮老鼠肉汁煮粥與食。

④ 產書:《證類》卷22"牡鼠" 《產書》:下乳汁。以鼠作臛,勿令知與食。

⑤ 集要:《醫林集要》卷14"傷損門·金瘡" 一方:取箭頭在骨內取不出者,大雄鼠一枚,取精肉薄批,焙,爲末,每服二錢,熱酒下。若覺箭瘡癢,不抓,忍癢少時,箭頭自出。

⑥ 弘景:《集注》見《證類》卷22"牡鼠" 陶隱居云……膽,主目暗。

⑦ 肘後方:《肘後方》卷6"治卒耳聾諸病方第四十四" 葛氏:耳卒聾,取鼠膽內耳內,不過三愈。有人云:側臥瀝一膽盡,須臾膽汁從下邊出,初出益聾,半日頃乃差。治三十年老聾。

⑧ 本事方:《本事方後集》卷5"治諸鼻耳等患" 治耳聾:鼠膽兩個,右一味滴入耳中,三次使,立效。

⑨ 衛生家寶方:《衛生家寶方》卷5"治耳疾" 治多年久患耳聾不可治者,服此十日內見效,永除根本。勝金透關散:川烏(一個,炮去皮臍,一方草烏用尖)、華陰細辛(二件各二錢重)、膽礬(半錢)、活鼠(一個,系定熱湯浸死,破喉開,取膽真紅色是),右三味爲末,用鼠膽調和勻,再焙令乾,煞細,却入麝香半字,用鵝毛管吹入耳中,吹時口含茶清,仍少時。

⑩ 聖惠:《聖惠方》卷36"治耳久聾諸方" 治久聾二三十年不差者……又方:熊膽(一分)、鼠膽(二枚,十二月收者),右件藥以水和,旋取如菉豆大滴入耳中,日一兩度差。

二枚,熊膽一分,水和,旋取綠豆大,滴耳中,日二次。**青盲不見**。雄鼠膽、鯉魚膽各二枚,和勻滴之,立效。《聖惠方》①。

鼠印。即外腎也。【主治】令人媚悦。【時珍曰】按南宮從《岣嶁神書·鼠印合歡》②註云:雄鼠外腎之上,有文似印,兩腎相對,有符篆朱文九遍者尤佳。以十一二月,或五月五日、七月七日、正月朔旦子時,面北向子位,刮取陰乾,如篆刻下,佩於青囊中,男左女右,繫臂上。人見之無不懽悦,所求如心也。

脂。【主治】湯火傷。蘇頌③。耳聾。時珍。

【附方】新一。**耳聾**。鼠脂半合,青鹽一錢,蚯蚓一條,同和化,以綿蘸捻滴耳中,塞之。《聖惠方》④。

腦。【主治】針棘竹木諸刺,在肉中不出,擣爛厚塗之即出。箭鏑針刃在咽喉、胸膈諸隱處者,同肝擣塗之。又塗小兒解顱。以綿裹塞耳,治聾。時珍。○出《肘後》《總錄》⑤。

頭。【主治】瘻瘡鼻瘜,湯火傷瘡。時珍。

【附方】舊一,新二。**鼻瘜膿血**。正月取鼠頭燒灰,以臘月豬脂調敷之。《外臺》⑥。**湯火傷灼**。死鼠頭,以臘月豬脂煎令消盡,傅之則不作瘢,神效。《千金方》⑦。**斷酒不飲**。臘鼠頭燒灰、柳花末等分,每睡時酒服一盃。《千金》⑧。

目。【主治】明目,能夜讀書,術家用之。陶弘景⑨。

【發明】見"膽"下。

---

① 聖惠方:《聖惠方》卷89"治小兒青盲諸方" 治小兒青盲不見物,方:鼠膽、鯉魚膽(各二枚,取汁),右件二味相和,點眼用之,立效。

② 岣嶁神書:(**按**:已查原書,未能溯得其源。)

③ 蘇頌:《圖經》見《證類》卷18"鼺鼠" ……脂,主湯火瘡……

④ 聖惠方:《聖惠方》卷36"治耳久聾諸方" 治久聾二三十年不差者,滴耳鼠脂方:鼠脂(半合)、青鹽(一錢)、地龍(一條,系頭撚取汁),右件藥以鼠脂、地龍汁調青鹽,溫過,綿蘸之,即側卧撚滴耳中。

⑤ 肘後、總錄:《證類》卷22"牡鼠" 《肘後方》……又方:箭鏑及針、刀刃在咽喉、胸膈諸隱處不出方:杵鼠肝及腦傅之。(**按**:今本《肘後方》無此方。)/《聖惠方》卷36"治卒耳聾諸方" 治耳卒聾方……又方:鼠腦髓,右以綿裹少許,塞耳竅中。(**按**:今本《聖濟總錄》無此方,另溯其源。)

⑥ 外臺:《外臺》卷22"口唇舌鼻雜療方" 又療鼻中外查瘤膿血出者:正月取鼠頭燒灰,和臘豬膏傅之。

⑦ 千金方:《千金方》卷25"火瘡第四" 治火燒瘡方:死鼠頭一枚,臘月豬膏煎令消盡以敷。乾即敷,瘢不作瘢,神效。亦治小兒火瘡。

⑧ 千金:《千金方》卷25"卒死第一" 斷酒方……又方:臘月鼠頭灰、柳花,右二味等分,爲末,黃昏時酒服一杯。

⑨ 陶弘景:《集注》見《證類》卷22"牡鼠" 陶隱居云……鼠目,主明目,夜見書,術家用之……

【附方】舊一。目澀好眠。取一目燒研，和魚膏點入目眦。兼以絳囊盛兩枚佩之。《肘後方》①。

涎。【氣味】有毒。墜落食中，食之令人生鼠瘻，或發黃如金。

脊骨。【主治】齒折多年不生者，研末，日日揩之，甚效。藏器②。

【發明】見“膽”下。○《雷公炮炙論·序》③云：長齒生牙，賴雄鼠之骨末。

【附方】新一。牙齒疼痛。老鼠一箇去皮，以硇砂擦上，三日肉爛化盡，取骨瓦焙，爲末，入蟾酥二分，樟腦一錢。每用少許，點牙根上立止。孫氏《集效方》④。

四足及尾。【主治】婦人墮胎易出。《別錄》⑤。燒服，催生。《日華》⑥。

皮。【主治】燒灰，封癰疽口冷不合者。生剝，貼附骨疽瘡，即追膿出。時珍。

糞。【弘景⑦曰】兩頭尖者是牡鼠屎。【氣味】甘，微寒，無毒。【時珍曰】有小毒。食中誤食，令人目黃成疸。【主治】小兒疳疾大腹。葱、豉同煎服，治時行勞復。《別錄》⑧。○【頌⑨曰】張仲景及古今名方多用之。治癇疾，明目。《日華》⑩。煮服，治傷寒勞復發熱，男子陰易腹痛，通女子月經，下死胎。研末服，治吹奶乳癰，解馬肝毒，塗鼠瘻瘡。燒存性，傅折傷、疔腫諸瘡、貓犬傷。時珍。

【發明】【時珍曰】鼠屎入足厥陰經，故所治皆厥陰血分之病，上列諸證是矣。

【附方】舊八，新十五。傷寒勞復。《外臺》⑪用雄鼠屎二十枚，豉五合，水二升，煮一升，

---

① 肘後方：《肘後方》卷6“治面皰髮禿身臭心昏鄙醜方第四十九” 療人嗜眠喜睡方……又方：公鼠目一枚，燒作屑，魚膏和，注目外眥，則不肯眠。兼取兩目，絳囊裹帶。

② 藏器：《拾遺》見《證類》卷22“牡鼠” 陳藏器序：雄鼠脊骨，未長齒多年不生者效。

③ 雷公炮炙論序：《證類》卷1“雷公炮炙論序” ……長齒生牙，賴雄鼠之骨末。（其齒若折，年多不生者，取雄鼠脊骨作末，揩折處，齒立生如故。）

④ 孫氏集效方：《萬應方》卷4“咽喉口齒科” 治牙疼方：老鼠一個，剝皮，用硇砂擦上三日，肉爛化盡，取骨，瓦上焙乾，右爲末，加樟腦一錢，蟾酥二分，共爲末，每用少許，點牙根，立止。

⑤ 別錄：見3373頁注①。

⑥ 日華：《日華子》見《證類》卷22“牡鼠” ……足，燒食，催生。

⑦ 弘景：《集注》見《證類》卷22“牡鼠” ……其屎兩頭尖，專療勞復……

⑧ 別錄：見3373頁注①。／《日華子》見《證類》卷22“牡鼠” ……葱、豉煎服，治勞復……

⑨ 頌：《圖經》見《證類》卷18“鼴鼠” ……糞，主傷寒勞復。張仲景《傷寒論》及古今名方多用之……

⑩ 日華：《日華子》見《證類》卷22“牡鼠” ……雄鼠糞，頭尖硬者是。治癇疾，明目……

⑪ 外臺：《證類》卷22“牡鼠” 《外臺秘要》：治勞復方，用鼠屎頭尖者二十枚，豉五合，水二升，煮取一升，頓服。（按：《外臺》卷2“傷寒勞復食復方”引“鼠屎豉湯方”，及《千金方》卷10“勞復第二”引方略異。時珍當引自《證類》。）

頓服。○《活人書》①鼠屎豉湯:治勞復發熱。用雄鼠屎二七枚,卮子十四枚,枳殼三枚,爲粗末。水一盞〔半〕,葱白二寸,豉三十粒,煎一盞,分三服。**男子陰易**及勞復。瘕鼠屎湯:用瘕鼠屎兩頭尖者十四枚,韭根一大把,水二盞,煎一盞,溫服,得粘汗爲效。未汗再服。○《南陽活人方》②。**大小便秘**。雄鼠屎末,傅臍中,立效。《普濟方》③。**室女經閉**。牡鼠屎一兩炒研,空心溫酒服二錢。《千金方》④。**子死腹中**⑤。雄鼠屎二七枚,水三升,煮一升,取汁作粥食。胎即下。**產後陰脱**。以溫水洗軟,用雄鼠屎燒煙熏之即入。熊氏⑥。**婦人吹奶**。鼠屎七粒,紅棗七枚去核,包屎,燒存性,入麝香少許,溫酒調服。《集要》⑦。**乳癰初起**。雄鼠屎七枚研末,溫酒服,取汗即散。《壽域方》⑧。**乳癰已成**。用新濕鼠屎、黃連、大黃各等分,爲末,以黍米粥清和,塗四邊,即散。《姚僧坦方》⑨。**鼠瘻潰壞**。新鼠屎一百粒,收(蜜)〔密〕器中五六十日,杵碎即傅之,效。《千金方》⑩。**疔瘡惡腫**。鼠屎、亂髮等分,燒灰,針瘡頭納入,大良。《普濟方》⑪。**鬼擊**

---

① 活人書:《類證活人書》卷18"雄鼠屎湯" 治勞復。梔子(十四枚,掰),枳殼(三枚),雄鼠屎(十四枚,兩頭尖者),右爲粗末。每服四錢,水一盞半,入葱白二寸,香豉三十粒,同煎至一盞,去滓,分二服。勿令病人知鼠屎。

② 南陽活人方:《類證活人書》卷17"瘕鼠糞湯" 療傷寒病後,男子陰易及諸般勞復。韭根(一大把)、瘕鼠糞(十四枚,兩頭尖者是也)。右兩味,水二升,煮取半升,去滓,再煎三沸,溫湯盡服,必有粘汗出爲效。未汗再作服。

③ 普濟方:《普濟方》卷216"小便不通" 治小便不通:用老鼠屎三五粒或七粒,爲細末,用漿水調下。白礬、麝香少許,研細末,水調成膏子,貼在臍内,用膏藥封。

④ 千金方:《證類》卷22"牡鼠" 《千金方》……又方:治室女月水不通。用鼠屎一兩,燒灰研,空心溫酒調下半錢。(**按**:今本《千金方》無此方。)

⑤ 子死腹中:《證類》卷22"牡鼠" 《子母秘録》……又方:治妊娠子死腹中:雄鼠屎一七枚,以水三升,煮取一升,去滓取汁,以作粥食之,胎即下。(**按**:原無出處,今溯得其源。)

⑥ 熊氏:《〈婦人良方〉校注補遺》卷23"產後陰脱玉門不閉方論第九" 〔熊附〕子宮脱出,以溫水浸軟,却用雄鼠糞燒煙熏入。

⑦ 集要:《醫林集要》卷13"癰疽發背門" 婦人吹奶用:棗七枚,去核,入鼠矢七粒,久鍛存性,研末,入射香少許,溫酒調服。

⑧ 壽域方:《延壽神方》卷4"癰疽部" 治吹奶……一方:用鼠糞七粒,好酒半碗,同研熱服,蓋覆汗出。

⑨ 姚僧坦方:《千金方》卷23"腸癰第二" 治乳癰方:大黃、鼠屎(新者,各一分)、黃連(二分),右三味擣黃連、大黃末,合鼠屎共治,以黍米粥清和,敷乳四邊,痛止即愈。無黍米,粟米、粳米亦得。(**按**:《外臺》卷34"乳癰腫"引自"備急",方後注"千金同"。《肘後方》卷5"治癰疽妒乳諸毒腫方"引作"姚氏",時珍或據此出"姚僧坦方"。)

⑩ 千金方:《證類》卷22"牡鼠" 《千金方》:治鼠瘻。以新鼠屎一百粒已來,收置密器中五六十日,杵碎,即傅瘡孔。(**按**:今本《千金方》無此方。)

⑪ 普濟方:《普濟方》卷273"諸瘡腫門" 又方:療疔腫。鼠屎、亂髮。右等分燒作灰。針瘡頭,内藥,大良。

吐血，胸腹刺痛。鼠屎燒末，水服方寸匕。不省者灌之。《肘後》①。折傷瘀血，傷損筋骨疼痛。鼠屎燒末，豬脂和傅，急裹，不過半日痛止。《梅師方》②。中馬肝毒。雄鼠屎三七枚，和水研，飲之。梅師③。馬咬踏瘡，腫痛作熱。鼠屎二七枚，故馬鞘五寸，和燒研末，豬脂調敷之。梅師④。狂犬咬傷。鼠屎二升，燒末傅之。《梅師方》⑤。猫咬成瘡。雄鼠屎燒灰，油和傅之。曾經效驗。《壽域》⑥。兒齒不生。雌鼠屎兩頭圓者三七枚，一日一枚拭其齒。勿食鹹酸。或入麝香少許尤妙。《小品》⑦。小兒白禿。鼠屎瓦煅存性，同輕粉、麻油塗之。《百一方》⑧。小兒鹽䵵。鼠屎燒研，水酒空心服之。一歲一錢。小兒燕窩生瘡。鼠屎研末，香油調搽。毒蛇傷螫。野鼠屎，水調塗之。邵真人《經驗方》⑨。

壞土。見⑩

鼢鼠 音偃○《別錄》⑪下品

【釋名】田鼠《禮記》⑫、鼢鼠 音憤、隱鼠。【時珍曰】田鼠偃行地中，能壅土成坴，故得諸名。

---

① 肘後：《肘後方》卷1"治卒得鬼擊方第四" 鬼擊之病，得之無漸卒著，如人力刺狀，胸脅腹內，絞急切痛，不可抑按。或即吐血，或鼻中出血，或下血，一名鬼排。治之方……又方：燒鼠屎末，服如黍米。不能飲之，以少水和納口中。

② 梅師方：《證類》卷22"牡鼠" 梅師方……又方：治從高墜下傷損，傷骨疼痛，叫喚不得，瘀血著在肉。以鼠屎燒末，以豬脂和，傅痛上，急裹，不過半日，痛乃止。

③ 梅師：《證類》卷22"牡鼠" 梅師方：治食馬肝有毒，殺人者，以雄鼠屎三七枚，和水研，飲服之。

④ 梅師：《證類》卷22"牡鼠" 梅師方……又方：馬咬人踏破作瘡，腫毒熱痛方：鼠屎二七枚、馬鞘五寸故者，相和燒爲末，以豬脂和傅之。

⑤ 梅師方：《證類》卷22"牡鼠" 梅師方……又方：治狂犬咬人。取鼠屎二升燒末，研傅瘡上。

⑥ 壽域：《延壽神方》卷3"惡獸所傷部" 治貓咬傷人，常有隔窗放尿，被貓咬其陰頭，其人將死。用老鼠糞燒灰，麻油調傅，立效。豈非物類相感，而可以相制乎。

⑦ 小品：《外臺》卷36"小兒齒不生方" 《小品》療少小齒落不生方……又方：取雌鼠屎三七枚，以一枚拭齒根處，盡此止，二十一日齒當生。雌鼠屎，頭尖是也。

⑧ 百一方：《百一選方》卷19"第二十七門" 治小兒禿瘡，亨老傳：鼠糞不以多少，新瓦上煅存性，入輕粉、麻油調塗。

⑨ 邵真人經驗方：《秘傳經驗方》 又方：治蛇傷甚者，雖腫立效。用野鼠糞調涂之妙。

⑩ 見：此下闕文。"鼠壞土"見卷一"土之一"。

⑪ 別錄：《別錄》見《證類》卷18"鼴鼠" 味鹹，無毒。主癰疽，諸瘻蝕惡瘡，陰𪏆爛瘡。在土中行。五月取令乾，燔之。

⑫ 禮記：《禮記·郊特牲》 ……古之君子，使之必報之。迎貓，爲其食田鼠也……

【集解】【《別録》①曰】鼹鼠在土中行。五月取令乾，燔之。【弘景②曰】此即鼢鼠也，一名隱鼠。形如鼠而大，無尾，黑色尖鼻，甚强，常穿地中行，討掘即得。今山林中別有大如水牛者，一名隱鼠。【藏器③曰】隱鼠，陰穿地中而行，見日月光則死，于深山林木下土中有之。其大如牛者，名同物異耳。【頌④曰】處處田隴間多有之。《月令》"田鼠化爲鴽"者即此。其形類鼠而肥，多膏，旱歲爲田害。【宗奭⑤曰】鼹，脚絶短，(僅)〔但〕能行，尾長寸許，目極小，項尤短，最易取，或安竹弓射取飼鷹。陶引如水牛者釋之，誤矣。【時珍曰】許慎⑥言鼢乃伯勞所化。《月令》⑦季春田鼠化爲鴽，《夏小正》⑧八月鴽爲鼠，是二物交化，如鷹、鳩然也。鴽乃鵪類。隆慶辛未夏秋大水，蘄、黄頻江之地，鼢鼠遍野，皆櫛魚所化。蘆稼之根，齧食殆盡，則鼢之化，不獨一種也。

肉。【氣味】鹹，寒，無毒。【主治】燔之，療癰疽諸瘻，蝕惡瘡、陰䘌爛瘡。《別録》⑨。久食去風，主瘡疥痔瘻。藏器⑩。治風熱久積，血脉不行，結成癥疽，可消。又小兒食之，殺蚘蟲。蘇頌⑪。

膏。【主治】摩諸瘡。藏器⑫。

糞。【主治】蛇虺螫傷腫痛，研末，豬脂調塗。時珍。

壤土。見⑬

---

① 別録：見前頁注⑪。
② 弘景：《集注》見《證類》卷 18"鼹鼠"　陶隱居云：俗中一名隱鼠，一名鼢鼠。形如鼠大而無尾，黑色，長鼻甚强，常穿耕地中行，討掘即得。今諸山林中，有獸大如水牛，形似豬，灰赤色，下脚似象，胸前、尾上皆白，有力而鈍，亦名鼹鼠……
③ 藏器：《拾遺》見《證類》卷 18"鼹鼠"　……又，隱鼠，陰穿地而行，見日月光則死，于深山林木下土中有之……既小鼢鼠亦是鼹鼠，即是有二鼹，物異名同爾。
④ 頌：《圖經》見《證類》卷 18"鼹鼠"　鼹鼠，舊不著所出州土，云在土中行者，今處處田隴間多有之。一名鼢鼠。《爾雅》：鼠屬，鼢鼠是其一。郭璞云：地中行者，化爲鴽者，皆爲此也。其形類鼠而肥，多膏，色黑，口鼻尖大，常穿地行。旱歲則爲田害……
⑤ 宗奭：《衍義》卷 16"鼹鼠"　鼢鼠也。其毛色如鼠，今京畿田中甚多。脚絶短，但能行，尾長寸許，目極小，項尤短。兼易掘取，或安竹弓射之，用以飼鷹。陶不合更引：今諸山林中，大如水牛，形似豬，灰赤色者也。設使是鼠，則孰能見其溺精成鼠也。陶如此輕信，但真醇之士，不以無稽之言爲妄矣。今經云在土中行，則鼢鼠無疑。
⑥ 許慎：《説文・鼠部》　鼢：地行鼠，伯勞所作也。一曰偃鼠……
⑦ 月令：《禮記・月令》　季春之月……桐始華，田鼠化爲鴽，虹始見，蓱始生。
⑧ 夏小正：《御覽》卷 25"秋下"　《夏小正》曰……鴽爲鼠，九月内火。
⑨ 別録：見 3381 頁注⑪。
⑩ 藏器：《拾遺》見《證類》卷 18"鼹鼠"　《陳藏器本草》云：鼹鼠肉主風，久食主瘡疥痔瘻……
⑪ 蘇頌：《圖經》見《證類》卷 18"鼹鼠"　……肉，性寒。主風熱久積，血脉不行，結成瘡疽，食之，可消去。小兒食之，亦殺蚘蟲……
⑫ 藏器：《拾遺》見《證類》卷 18"鼹鼠"　……膏堪摩諸惡瘡……
⑬ 見：此下闕文。"鼢鼠壤土"見卷一"土之一"。

隱鼠《拾遺》①

【釋名】鼹鼠音偃、偃牛《綱目》、鼠母同、鼢②古役反。

【集解】【弘景③註"鼹鼠"】曰：諸山林中，有獸大如水牛，形似豬，灰赤色，下脚似象，胸前尾上皆白，有力而鈍，亦名隱鼠。人取食之，肉亦似牛，多以作脯。乃云是鼠王，其（靖）〔精〕溺一滴落地，輒成一鼠，災年則多出也。【藏器④曰】此是獸類，非鼠之儔。大如牛而前脚短，皮入鞍韉用。《莊子》所謂"鼹鼠飲河，不過滿腹"者。陶言是鼠王，精滴成鼠，遍訪山人無其說，亦不能土中行。此乃妄說，陶誤信爾。【頌⑤曰】鼹鼠出滄州及胡中。似牛而鼠首黑足，大者千斤。多伏于水，又能堰水放沫。彼人食其肉。【時珍曰】按《異物志》⑥云：鼠母頭脚似鼠，口銳蒼色，大如水牛而畏狗。見則主水災。《晋書》⑦云：宣城郡出隱鼠，大如牛，形似鼠，褲脚類象而驢蹄，毛灰赤色，胸前尾上白色。有力而鈍。《金樓子》⑧云：晋寧縣境出大鼠，狀如牛，土人謂之偃牛。時出山遊，毛落田間，悉成小鼠，苗稼盡耗。《梁書》⑨云：倭國有山鼠如牛，又有大蛇能吞之。據此則隱鼠非無，而陶說有本，諸家闢之太甚者，未深攷耳。又《爾雅》⑩云：鼹身似鼠而馬蹄，長鬚而賊，一歲千斤，秦人謂之小驢者，即此物也。

膏。【主治】痔瘻惡瘡。陶弘景⑪。

---

① 拾遺：《拾遺》見《證類》卷18"鼹鼠"　《陳藏器本草》云……如經所言，乃是今之鼢鼠，小口尖者，其鼹鼠是獸，非鼠之儔。大如牛，前脚短，皮入鞍韉用。《莊子》云：飲河滿腹者……陶又云此是鼠王，其溺精一滴成一鼠。災年則多，是處皆有，又能土中行。今博訪山人，無精溺成鼠事，亦不能土中行。此是人妄說，陶聞而記爾。既小鼢鼠亦是鼹鼠，即是有二鼹，物異名同爾。

② 鼢：（按：即《爾雅·釋獸》"鼶"。"鼶"爲"鼸"的訛字。）

③ 弘景：《集注》見《證類》卷18"鼹鼠"　陶隱居云：俗中一名隱鼠，一名鼢鼠。形如鼠大而無尾，黑色，長鼻甚强，常穿耕地中行，討掘即得。今諸山林中，有獸大如水牛，形似豬，灰赤色，下脚似象，胸前、尾上皆白，有力而鈍，亦名鼹鼠。人長取食之，肉亦似牛肉，多以作脯。其膏亦云主瘻，乃云此是鼠王，其精溺一滴落地，輒成一鼠，穀有鼠災年則多出。恐非虛爾。

④ 藏器：見本頁注①。

⑤ 頌：《圖經》見《證類》卷18"鼹鼠"　……獸類中亦有一種名鼹鼠，似牛而鼠首，足黑色，大者千斤。多伏于水，又能堰水放沫。出滄州及胡中。彼人取其肉食之……

⑥ 異物志：《異物志》　鼠母，頭脚似鼠，毛蒼口銳，大如水牛而畏狗。水田時有，外災起於鼠。

⑦ 晋書：《初學記》卷29"獸部"　鼠……尾白，毛蒼（郭璞《洞林》曰：宣城郡有隱鼠，大如牛，形似鼠，象脚，脚有三甲，皆如驢蹄。身赤色，胸前尾上白……）（按：《晋書》無此文。）

⑧ 金樓子：《金樓子》卷5"志怪"　晋寧縣境内出大鼠，狀如牛，土人謂之鼹鼠。天時將災，則從山出遊畎畆，散落其毛，悉成小鼠，盡耗五稼。

⑨ 梁書：《御覽》卷933"蛇上"　《梁書》曰：倭國有獸如牛，名山鼠……

⑩ 爾雅：《爾雅·釋獸·寓屬》（郭注）　鼶鼠：身長須而賊。秦人謂之小驢。（鼶似鼠而馬蹄，一歲千斤，爲物殘賊。）（按："鼶"爲"鼸"之訛字，時珍徑改作"鼹"。）

⑪ 陶弘景：見本頁注③。

鼫鼠 音石〇《綱目》

【釋名】碩鼠 與鼫同，出《周易》①、齟鼠 音酌，出《廣雅》②、雀鼠 出《埤雅》③、䶂鼠 音俊，出《唐韻》④。〇【時珍曰】碩，大也，似鼠而大也。關西方音轉鼫爲齟，訛齟爲雀。蜀人謂之䶂鼠，取其毛作筆。俊亦大也。

【集解】【時珍曰】鼫鼠處處有之。居土穴樹孔中，形大於鼠，頭似兔，尾有毛，青黃色，善鳴，能人立，交前兩足而舞。好食粟、豆，與鼢鼠俱爲田害。鼢小居田，而鼫大居山也。范成大⑤云：賓州鼫鼠專食山豆根，土人取其腹乾之入藥，名鼫鼠肚。陸機⑥謂此亦有五技，與螻蛄同名者，誤矣。

肚。【氣味】甘，寒，無毒。【主治】咽喉痺痛，一切熱氣，研末含嚥，神效。時珍。〇出《虞衡志》⑦。

竹䶉 留、柳二音〇《綱目》

【釋名】竹㹠。【時珍曰】䶉狀其肥，㹠言其美也。

【集解】【時珍曰】竹䶉，食竹根之鼠也。出南方，居土穴中。大如兔，人多食之，味如鴨肉。《燕山錄》⑧云：煮羊以䶉，煮鱉以蚊。物性相感也。

肉。【氣味】甘，平，無毒。【主治】補中益氣，解毒。時珍。

土撥鼠 《拾遺》⑨

【釋名】鼧鼥 音駝撥、荅剌不花 出《正要》⑩。〇【時珍曰】按《唐書》⑪有鼧鼥鼠，即此

---

① 周易：《周易注疏》卷4　（坤下離上）……九四：晉如鼫鼠，貞厲。
② 廣雅：《廣雅》卷10“釋獸”　齟鼠，鼫鼠。
③ 埤雅：《埤雅》卷11“釋蟲·鼠”　……鼫鼠，兔首，似鼠而大，能人立，交前兩足而舞。害稼者一名雀鼠。
④ 唐韻：（按：已查《唐韻》，未能溯得其源。）
⑤ 范成大：《桂海虞衡志·志獸》　石鼠，專食山豆根。賓州人以其腹乾之，治咽喉疾效如神。謂之石鼠肚。
⑥ 陸璣：《毛詩草木鳥獸蟲魚疏》卷下“碩鼠”　……《本草》又謂螻蛄爲石鼠，亦五技。古今方土名，蟲鳥物異名同，故異也。
⑦ 虞衡志：見本頁注⑤。
⑧ 燕山錄：《埤雅》卷11“釋蟲·鼠”　……栗鼠若今竹䶉之類。蓋鼠食竹，故曰竹䶉。《燕山錄》曰：煮羊以䶉，煮鱉以蚊。言其性類相感，省火易熟有如此者。
⑨ 拾遺：《證類》卷16“五種陳藏器餘·土撥鼠”　味甘，平，無毒。主野雞瘻瘡。肥美，煮食之宜人。生西蕃山澤。穴土爲窠，形如獺，夷人掘取食之。《魏略》云：大秦國，出辟毒鼠。近似此也。
⑩ 正要：《飲膳正要》卷3“獸品·塔剌不花”　一名土撥鼠……
⑪ 唐書：《新唐書》卷40“地理志”　……蘭州……土貢：麩金、麝香、鼧鼥鼠……

也。貔貅，言其肥也。《唐韻》①作鸈鸈，音僕朴，俗訛爲土撥耳。蒙古人名荅剌不花。

【集解】〔藏器②曰〕土撥鼠，生西番山澤間，穴土爲窠，形如獺。夷人掘取食之。《魏（志）〔略〕》③云：大秦國出辟毒鼠，近似此也。【時珍曰】皮可爲裘，甚暖，濕不能透。

肉。【氣味】甘，平，無毒。【時珍曰】按《飲膳正要》④云：雖肥而煮之無油，味短，多食難尅化，微動風。【主治】野雞瘻瘡，煮食肥美。藏器⑤。

頭骨。【主治】小兒夜臥不寧，懸之枕邊即安。時珍。

貂鼠《綱目》

【釋名】栗鼠《爾雅翼》⑥、松狗。【時珍曰】貂亦作鼦。羅願⑦云：此鼠好食栗及松皮，夷人呼爲栗鼠、松狗。

【集解】【時珍曰】按許慎說文⑧云：貂，鼠屬，大而黃黑色，出丁零國。今遼東、高麗及女直、韃靼諸胡皆有之。其鼠大如獺而尾粗。其毛深寸許，紫黑色，蔚而不耀。用皮爲裘、帽、風領，寒月服之，得風更暖，着水不濡，得雪即消，拂面如焰，拭眯即出，亦奇物也。惟近火則毛易脱。漢制侍中冠，金璫飾首，前插貂尾，加以附蟬，取其内勁而外温。毛帶黃色者，爲黃貂，白色者，爲銀貂。

肉。【氣味】甘，平，無毒。

毛皮。【主治】塵沙眯目，以裘袖抆之，即去。時珍。

黄鼠《綱目》

【釋名】禮鼠《韓文》⑨、拱鼠同上、鼲鼠音渾、貔貍。【時珍曰】黃鼠，晴暖則出坐穴口，見人則交其前足，拱而如揖，乃竄入穴。即《詩》⑩所謂“相鼠有體，人而無禮”。《韓文》⑪所謂“禮鼠拱而立”者也。古文謂之鼲鼠，遼人呼爲貔貍，或以貔貍爲竹鰡、貍、獾者非，胡人亦名令邦。

---

① 唐韻：《原本廣韻》卷5“屋” 鸈（鸈鸈，鼠名。）
② 藏器：見3384頁注⑨。
③ 魏略：見上注。
④ 飲膳正要：《飲膳正要》卷3“獸品·塔剌不花” ……味甘，無毒。主野雞瘻瘡，煮食之宜人。生山后草澤中。北人掘取以食，雖肥，煮則無油，湯無味。多食難克化，微動氣。
⑤ 藏器：見3384頁注⑨。
⑥ 爾雅翼：《爾雅翼》卷21“貂” 貂鼠，屬大而黃黑，好在木上，亦謂之栗鼠……
⑦ 羅願：《爾雅翼》卷9“樅” ……今貂鼠好在松上食松皮，人謂之松狗。所謂松柏之鼠，當謂此耳……
⑧ 說文：《說文·豸部》 貂：鼠屬。大而黃黑，出胡丁零國。从豸，召聲。
⑨ 韓文：韓愈《城南聯句》 ……牽柔誰繞縈。禮鼠拱而立……（按：此聯句可見《韓昌黎集》《全唐詩》《埤雅》等多種書中。）
⑩ 詩：《詩·鄘風·相鼠》 相鼠有體，人而無禮！人而無禮，胡不遄死？
⑪ 韓文：見本頁注⑨。

【集解】【時珍曰】黃鼠出太原、大同、延、綏及沙漠諸地皆有之，遼人尤爲珍貴。狀類大鼠，黃色，而足短善走，極肥。穴居有土窟如牀榻之狀者，則牝牡所居之處，秋時畜豆、粟、草木之實以禦冬，各爲小窖，別而貯之。村民以水灌穴而捕之。味極肥美，如豚子而脆。皮可爲裘領。遼、金、元時以羊乳飼之，用供上膳，以爲珍饌，千里贈遺。今亦不甚重之矣。最畏鼠狼，能入穴啣出也。北胡又有青鼠，皮亦可用。銀鼠，白色如銀，古名𪕧鼠，音吸。《抱朴子》①言：南海白鼠重數斤，毛可爲布也。《百感錄》②云：西北有獸類黃鼠，短喙無目，性狡善聽，聞人足音輒逃匿，不可卒得，土人呼爲瞎撞。亦黃鼠類也。

肉。【氣味】甘，平，無毒。《正要》③云：多食發瘡。【主治】潤肺生津。煎膏貼瘡腫，解毒止痛。時珍。

【發明】【時珍曰】黃鼠，北方所食之物，而方書無載。按《經驗良方》④有靈鼠膏，云治諸瘡腫毒，去痛退熱。用大黃鼠一箇，清油一斤，慢火煎焦，水上試油不散，乃濾滓澄清再煎。次入炒紫黃丹五兩，柳枝不住攪勻，滴水成珠，下黃蠟一兩，熬黑乃成。去火毒三日，如常攤貼。

鼬鼠 音佑○《綱目》

【釋名】黃鼠狼《綱目》、鼪鼠音生去聲、䶂鼠音谷、地猴。【時珍曰】按《廣雅》⑤，鼠狼即鼬也。江東呼爲鼪。其色黃赤如柚，故名。此物健於捕鼠及禽畜，又能制蛇虺。《莊子》⑥所謂"騏驥捕鼠，不如貍、鼪"者，即此。

【集解】【時珍曰】鼬，處處有之。狀似鼠而身長尾大，黃色帶赤，其氣極臊臭。許慎所謂似貂而大，色黃而赤者，是也。其毫與尾可作筆，嚴冬用之不折，世所謂"鼠鬚栗尾"者，是也。

肉。【氣味】甘，臭，溫，有小毒。【主治】煎油，塗瘡疥，殺蟲。時珍。

心、肝。【氣味】臭，微毒。【主治】心腹痛，殺蟲。時珍。

【附方】新一。心腹痛。用黃鼠心肝肺一具，陰乾，瓦焙爲末，入乳香、没藥、孩兒茶、血竭末各三分。每服一錢，燒酒調下，立止。《海上仙方》⑦。

---

① 抱朴子：《藝文類聚》卷80"火"　《抱朴子》曰：南海之中，蕭丘之中……又曰：有白鼠，大者重數斤，毛長三寸，居空木中，其毛亦可績爲布……（按：今本《抱朴子》無此文。）

② 百感錄：（按：書佚，無可溯源。）

③ 正要：《飲膳正要》卷3"獸品黃鼠"　黃鼠：味甘平，無毒。多食發瘡。

④ 經驗良方：《普濟方》卷272"諸瘡腫"　靈鼠膏（出《經驗方》）：治瘡腫去痛。以大黃鼠一枚，渾用清油一斤，慢火煎鼠燋，於水上試油不散，即以綿濾去渣，澄清，重拭銚子令净，以慢火煎上件油，次下黃丹五兩，炒令色變，柳木篦子不住手攪令勻，再於水上試滴，候凝，即下黃臘一兩，又熬帶黑色方成膏，然後貯於瓷中，放在土地上出火毒三兩日。敷貼瘡腫，去痛而涼。

⑤ 廣雅：《廣雅》卷10"釋獸"　鼠狼，鼬（由溜）。

⑥ 莊子：《莊子·秋水》　騏驥驊騮，一日而馳千里，捕鼠不如貍、鼪，言殊技也。

⑦ 海上仙方：（按：查溫氏《海上方》及其他《海上方》相關諸書，均未溯得其源。）

鼷鼠《拾遺》①

【釋名】甘口鼠。【時珍曰】鼷乃鼠之最小者,齧人不痛,故曰甘口。今處處有之。

【集解】【藏器②曰】鼷鼠極細,卒不可見。食人及牛、馬等皮膚成瘡,至死不覺。《爾雅》云有螫毒,《左傳》云食郊牛角者,皆此物也。《博物志》云:食人死膚,令人患惡瘡。醫書云:正月食鼠殘,多爲鼠瘻,小孔下血者,皆此病也。治之之法,以(豬)〔貍〕膏摩之,及食貍肉爲妙。鼷無功用,而爲人害,故著之。

食蛇鼠《綱目》

【集解】【時珍曰】按《唐書》③云:罽賓國貢食蛇鼠,喙尖尾赤,能食蛇。有被蛇螫者,以鼠嗅而尿之即愈。今雖不聞説此,恐時有貢者,存此以備攷證。

尿。【主治】蛇虺傷螫。時珍。

猬《本經》④中品　　【校正】舊在蟲魚部,今據《爾雅》移入獸部。

【釋名】彙古猬字,俗作蝟、毛刺《爾雅》⑤、蝟鼠。【時珍曰】按《説文》⑥彙字篆文象形,頭足似鼠,故有鼠名。【宗奭⑦曰】蝟皮治胃逆,開胃氣有功。其字從虫從胃,深有理焉。

【集解】【《別録》⑧曰】猬生楚山川谷田野,取無時,勿使中濕。【弘景⑨曰】處處野中時有此獸。人犯之,便藏頭足,毛刺人,不可得。能跳入虎耳中,而見鵲便自仰腹受啄,物相制如此。其脂

---

① 拾遺:《證類》卷21"二十一種陳藏器餘・鼷鼠"　有毒。食人及牛、馬等皮膚成瘡,至死不覺。此蟲極細,不可卒見。《爾雅》云:有蟲毒,食人至盡不知。《左傳》曰:食郊牛角者也。《博物志》云:食人死膚,令人患惡瘡,多是此蟲食。主之法,當以貍膏摩之及食貍肉。凡正月食鼠。殘多爲鼠瘻,小孔下血者,是此病也。

② 藏器:見上注。

③ 唐書:《新唐書》卷221上"西戎・罽賓"　……十六年,獻褥特鼠,喙尖尾赤,能食蛇,螫者嗅且尿,瘡即愈……

④ 本經:《本經》《別録》(《藥對》)見《證類》卷21"猬皮"　味苦,平,無毒。主五痔,陰蝕,下血赤白五色,血汁不止,陰腫痛引腰背,酒煮殺之。又療腹痛疝積,亦燒爲灰,酒服之。生楚山川谷田野。取無時,勿使中濕。(得酒良,畏桔梗、麥門冬。)

⑤ 爾雅:《爾雅・釋獸》(郭注)　彙,毛刺。(今蝟,狀似鼠。)

⑥ 説文:《説文・希部》　彙:蟲,似豪豬者。從希,胃省聲。

⑦ 宗奭:《衍義》卷17"猬皮"　……此物兼治胃逆,開胃氣有功。從蟲、從胃,有理焉……

⑧ 別録:見本頁注④。

⑨ 弘景:《集注》見《證類》卷21"猬皮"　陶隱居云:田野中時有此獸,人犯近,便藏頭足,毛刺人,不可得捉,能跳入虎耳中。而見鵲便自仰腹受啄,物有相制,不可思議爾。其脂烊鐵注中,內少水銀,則柔如鉛錫矣。

烊鐵，中入少水銀則柔如鉛錫。【《蜀圖經》①曰】猬狀如貓、狆。大者如狆，小者如瓜。脚短，尾長寸餘。蒼白色，脚似豬蹄者佳，鼠脚者次之。去肉，取皮火乾。又有山枳鼠，皮正相似，但尾端有兩岐爲別。又有虎鼠，皮亦相類，但以味酸爲別。又有山狙，頗相似，而皮類兔皮，其色褐，味甚苦。俱不堪用。【時珍曰】猬之頭，觜似鼠，刺毛似豪豬，蹗縮則形如芡房及栗房，攢毛外刺，尿之即開。《炙轂子》②云：刺端分兩頭者爲猬，如棘針者爲蚧。與《蜀》説不同。《廣韻》③云：似猬而赤尾者，名暨居。【宗奭④曰】乾猬皮并刺作刷，治紕帛絶佳。世有養者，去而復來。

【正誤】【恭⑤曰】猬極獰鈍，大如狆，小如瓜，惡鵲聲，故反腹受啄，欲掩取之，猶鷸、蚌也。虎耳不受雞卵，且去地三尺，猬何能跳之而入？野俗鄙言，遂爲雅記，深可怪也。【宗奭⑥曰】《唐〔本〕》註擯陶，理（以）〔亦〕當然。【時珍曰】按《淮南子》⑦云：猬使虎申，蛇令豹止。又云：鵲屎中猬。緯書⑧云：火爍金，故鵲啄猬。觀此則陶説非妄也，而蘇氏斥之，寇氏和之，非矣。蜈蚣制龍、蛇，蜒蚰、蛞蝓制蜈蚣，豈在大小利鈍耶？物畏其天耳。《蜀圖經》所謂虎鼠即齣鼠，亦猬中一種也。孫愐⑨：齣，鼠，能飛，食虎豹。《談藪》⑩云：虎不敢入山林，而居草薄者，畏木上有趣鼠也。鼠見虎過，則咆噪拔毛投之，虎必生蟲瘡潰爛至死。齣、趣音相近耳。猬能制虎，觀此益可徵矣。今正其誤。

皮。【修治】細剉，炒黑入藥。【氣味】苦，平，無毒。【甄權⑪曰】甘，有小毒。得酒

---

① 蜀圖經：《蜀本草》見《證類》卷21“猬皮” 勿用山枳鼠皮，正相似，但山枳毛端有兩岐爲別。又有虎鼠皮亦相類，但以味酸爲別。又有山貁皮類兔皮，頗相似，其色褐，其味甚苦，亦不堪用。《圖經》云：狀如貓、狆。脚短刺，尾長寸餘。蒼白色，取去肉火乾良也。（按：《蜀本草》并未另撰《圖經》，所引《圖經》即唐《圖經》。）

② 炙轂子：《埤雅》卷4“釋獸·猬” 猬，可以治胃疾。《炙轂子》曰：刺端分兩岐者曰猬，如棘針者曰蚧……

③ 廣韻：《原本廣韻》卷4“八未” 暨（暨居，獸，似蝟，毛赤也。）

④ 宗奭：《衍義》卷17“猬皮” 取乾皮兼刺用，刺作刷，治紕帛絶佳……世有養者，去而復來，久亦不去……

⑤ 恭：《唐本草》見《證類》卷21“猬皮” 《唐本》注云：猬極獰鈍，大者如小狆，小者猶瓜大，或惡鵲聲，故反腹令啄，欲掩取之，猶蚌、鷸爾。虎耳不受雞卵，且去地三尺，猬何能跳之而入？野俗鄙説，遂爲雅記，深可怪也。

⑥ 宗奭：《衍義》卷17“猬皮” ……隱居所説跳入虎耳及仰腹受啄之事，《唐本》注見擯，亦當然。

⑦ 淮南子：《御覽》卷892“豹” 《淮南子》曰：猬使虎申，蛇令豹止，物有所制也。／卷912“猬” 《淮南子》曰：鵲屎中猬，爛而生蠅……（按：今本《淮南子》未見此文。）

⑧ 緯書：《埤雅》卷4“釋獸·猬” ……傳曰：猬膽甘，棟蜜苦。一曰火鑠金，故鵲啄猬。猬能制虎，鵲能制猬，蓋物之相制。（按：未見緯書載此文。《埤雅》所載，或引自緯書。）

⑨ 孫愐：《原本廣韻》卷4“三十六效” 齣（鼠屬，能飛，食虎豹。又音酌。）

⑩ 談藪：《談藪》 ……至寺問：山中有虎乎？曰：無有。何以無。曰：山中皆大林，虎安敢來。余曰：林木森森，虎所隱庇，何爲不來？曰：大木上多趣鼠，虎過其下，鼠必鳴噪，自拔其毛，投虎身，著處必生蟲，則徧身瘡爛，以至乎死，故畏不敢至……

⑪ 甄權：《藥性論》見《證類》卷21“猬皮” 猬皮，臣，味甘，有小毒……／古本《藥對》見3387頁注④括號中七情文。

良。畏桔梗、麥門冬。【主治】五痔陰蝕，下血，赤白五色血汁不止，陰腫，痛引腰背，酒煮殺之。《本經》①。療腹痛疝積，燒灰酒服。《別錄》②。治腸風瀉血，痔痛有頭，多年不瘥，炙末，飲服方寸匕。燒灰吹鼻，止衄血。甚解一切藥力。《藥性》③。

【附方】舊五，新八。五痔下血。《衍義》④云：用猬皮合穿山甲等分，燒存性，入肉豆蔻一半，〔末之〕。空腹熱米飲服一錢，妙。○《外臺》⑤用猬皮〔方〕三指大，熏黃如棗大，熟艾一錢，穿地作坑，調和取便熏之，取口中有烟氣爲佳。火氣稍盡即停，三日將息，更熏之，三度永瘥。勿犯風冷，羹臛將養，切忌雞、魚、豬、生冷，二十日後補之。腸痔有蟲。猬皮燒末，生油和塗。《肘後方》⑥。腸風下血。白刺猬皮一枚銚内爆焦，去皮留刺，木賊半兩炒黑，爲末。每服二錢，熱酒調下。《楊氏家藏方》⑦。蟲毒下血。猬皮燒末，水服方寸匕，當吐出毒。《千金翼》⑧。五色痢疾。猬皮燒灰，酒服二錢。《壽域方》⑨。大腸脱肛。猬皮一斤燒，磁石煅五錢，桂心五錢，爲末。每服二錢，米飲下。葉氏《摘玄》⑩。塞鼻止衄。猬皮一枚，燒末。半錢，綿裹塞之。《聖惠》⑪。鼻中瘜肉。猬皮炙爲末，綿裹塞之，日三。《千金》⑫。眼睫倒刺。猬刺、棗針、白

---

① 本經：見 3387 頁注④白字。
② 別錄：見 3387 頁注④。
③ 藥性：《藥性論》見《證類》卷 21"猬皮" ……主腸風瀉血，痔病有頭，多年不差者，炙末，白飲下方寸匕。燒末，吹，主鼻衄。甚解一切藥力。
④ 衍義：《衍義》卷 17"猬皮" ……合穿山甲等分，燒存性，治痔，入肉豆蔻一半，末之，空肚熱米飲調二錢服……
⑤ 外臺：《千金方》卷 23"五痔第三" 治五痔方……又方：猬皮（方三指大，切）、熏黃（棗大，末）、熟艾（雞子大），右三味，穿地作孔，調和取便熏之，口中熏黃烟氣出爲佳，火氣消盡即停。停三日將息，更熏之，凡三率，永瘥。勿犯風冷，羹臛將補，慎豬、雞等。（按：《外台》卷 26"五痔方"引同方，云出《千金》。）
⑥ 肘後方：《外臺》卷 26"痔下部如蟲齧方" 《肘後》：療痔，下部癢痛如蟲齧方……又方：以猬皮燒灰傅之。（按：今本《肘後方》無此方。）
⑦ 楊氏家藏方：《家藏方》卷 13"腸風痔漏方" 猬皮散：治腸風下血。白刺猬皮（一枚，於銚子内爆針焦，去皮只用針）、木賊（半兩，炒黃），右件爲細末，每服二錢，熱酒調下，空心食前。
⑧ 千金翼：《千金翼方》卷 20"蠱毒第二" 治蠱毒方……又方：燒猬皮灰，以水服方寸匕，差。
⑨ 壽域方：《延壽神方》卷 1"痢部" 五色痢，用刺猬皮燒灰，爲末，每服一錢，溫酒調下。
⑩ 葉氏摘玄：《丹溪摘玄》卷 5"脱肛門" 猬皮散：治肛門因洞泄或用力太過，脱出不收。猬皮（一個，燒灰）、磁石（煅，五錢）、桂心（五分），右末之，每二錢，米飲下。
⑪ 聖惠：《聖惠方》卷 37"治鼻衄諸方" 治鼻衄，塞鼻散方：右以猬皮一枚，燒爲灰，細研，每用半錢，綿裹内鼻中，數易之差。
⑫ 千金：《千金方》卷 6"鼻病第二" 治鼻中息肉方：炙猬皮末，綿裹塞之三日。

芷、青黛等分,爲末,隨左右目搐鼻中,口含冷水。《瑞竹堂方》①。**反胃吐食**。猬皮燒灰,酒服。或煮汁,或五味淹炙食。《普濟》②。**小兒驚啼**。狀如物刺。用猬皮三寸燒末,傅乳頭飲兒。《子母秘録》③。**猘犬咬傷**。猬皮、頭髮等分燒灰,水服。《外臺》④。

肉。【氣味】甘,平,無毒。【藏器⑤曰】食之去骨。誤食令人瘦劣,諸節漸小也。【主治】反胃,炙黃食之。亦煮汁飲。又主瘻。藏器⑥。炙食,肥下焦,理胃氣,令人能食。孟詵⑦。

脂。【氣味】同肉。【詵⑧曰】可煮五金八石,伏雄黃,柔鐵。【主治】腸風瀉血。《日華》⑨。溶滴耳中,治聾。藏器⑩。塗禿瘡疥癬,殺蟲。時珍。

【附方】新一。**虎爪傷人**。刺猬脂,日日傅之。內服香油。

腦。【主治】狼瘻。時珍。

心、肝。【主治】蟻瘻蜂瘻,瘰癧惡瘡,燒灰,酒服一錢。時珍。

膽。【主治】點目,止淚。化水,塗痔瘡。時珍。治鷹食病。寇宗奭⑪。

【附方】新一。**痘後風眼**,發則兩瞼紅爛眵淚。用刺(胃)〔猬〕膽汁,用簪點入,痒不可當,二三次即愈。尤勝烏鴉膽也。董炳《集驗方》⑫。

---

① 瑞竹堂方:《瑞竹堂方》卷9"頭面口眼耳鼻門"　青黛散:治眼倒睫極效。猬刺、棗樹上黃直(棘針)、香白芷、青黛(研,上各等分),爲細末。左眼倒睫,口噙水,左鼻内搐之。右眼倒睫,右鼻搐之。

② 普濟:《普濟方》卷36"胃反"　治反胃逆:用猬皮燒灰,酒調。又可煮汁服。又可五味淹炙食,良效。

③ 子母秘録:《證類》卷21"猬皮"　《子母秘録》:小兒卒驚啼,狀如物刺:燒猬皮三寸爲末,乳頭飲兒,飲服亦得。

④ 外臺:《外臺》卷40"狂犬咬人方"　《小品》療狂犬咬人方……又方:頭髮、猬皮(燒作灰末,等分),和水飲一杯。若或已目赤口噤者,可折齒灌之。

⑤ 藏器:《拾遺》見《證類》卷21"猬皮"　《陳藏器本草》云:猬脂主耳聾,可注耳中。皮及肉主反胃,炙黃食之。骨食之令人瘦,諸節漸縮小。肉食之主瘻。/《食療》見《證類》卷21"猬皮"　孟詵云……不得食骨,令人瘦小。(**按**:此條糅合二家之説。)

⑥ 藏器:見上注。

⑦ 詵:《食療》見《證類》卷21"猬皮"　孟詵云:猬,食之肥下焦,理胃氣。其脂可煮五金八石,皮燒灰酒服治胃逆。又煮汁服止反胃。又可五味淹、炙食之……

⑧ 詵:見上注。(**按**:"伏雄黃,柔鐵"未能溯得其源。)

⑨ 日華:《日華子》見《證類》卷21"猬皮"　……脂治腸風瀉血……

⑩ 藏器:見本頁注⑤。

⑪ 寇宗奭:《衍義》卷17"猬皮"　……膽治鷹食病……

⑫ 董炳集驗方:(**按**:書佚,無可溯源。)

○獸之四　寓類怪類共八種

獼猴《(類證)〔證類〕》①

【釋名】沐猴《史記》②、爲猴《説文》③、胡孫《格古論》④、王孫《柳文》⑤、馬留《倦游録》⑥、狙。【時珍曰】按班固《白虎通》⑦云：猴，候也。見人設食伏機，則憑高四望，善于候者也。猴好拭面如沐，故謂之沐，而後人訛沐爲母，又訛母爲獼，愈訛愈失矣。《説文》⑧云：爲字象母猴之形。即沐猴也，非牝也。猴形似胡人，故曰胡孫。《莊子》⑨謂之狙。養馬者厩中畜之，能辟馬病，胡俗稱馬留云。梵書⑩謂之摩斯咤。

【集解】【慎微⑪曰】獼猴有數種，總名禺屬。取色黄、面赤、尾長者用。人家養者不主病，爲其食雜物，違本性也。按《抱朴子》⑫云：猴八百歲變爲猨，猨五百歲變爲玃，玃千歲變爲蟾蜍。【時珍曰】猴，處處深山有之。狀似人，眼如愁胡，而頰陷有嗛。嗛音歉，藏食處也。腹〔無〕脾以行消食，尻無毛而尾短。手足如人，亦能竪行。聲嗝嗝若欬。孕五月而生子，生子多浴于澗。其性躁動害物，畜之者使坐杙上，鞭搐旬月乃馴也。其類有數種。小而尾短者，猴也；似猴而多髯者，麂也；似猴而大者，玃也；大而尾長赤目者，禺也；小而尾長仰鼻者，狖也；似狖而大者，果然也；似狖而小者，蒙頌也；似狖而善躍越者，獑䏶也；似猴而長臂者，猨也；似猨而金尾者，狨也；似猨而大，能食猨、猴

---

① 證類：《證類》卷18"獼猴"　味酸，平，無毒。肉，主諸風勞，釀酒彌佳。頭角，主瘴瘧。作湯，治小兒則辟驚，鬼魅寒熱。手，主小兒驚癇口噤。屎，主蜘蛛咬。肉爲脯，主久瘧。皮，主馬疫氣。此物數種者都名禺屬。取色黄、尾長、面赤者是。人家養者，肉及屎並不主病，爲其食息雜，違其本真也。（唐慎微續添）
② 史記：《史記·項羽本紀》　……説者曰：人言楚人沐猴而冠耳。果然。（《集解》：張晏曰：沐猴，獼猴也……）
③ 説文：《説文·爪部》　爲：母猴也……下腹爲母猴形。王育曰：爪，象形也。
④ 格古論：《古今合璧事類備要別集》卷79"走獸門·猴"　格物總論（猴，猱也，獼也。一名王孫，一名胡孫……）
⑤ 柳文：《柳河東集》卷18"騷一十首"　《憎王孫文》（……後漢王延壽嘗爲王孫賦，有云：顔狀類乎老公，軀體，似乎小兒，則猴之類，而小者也……）
⑥ 倦游録：《倦遊雜録·着也馬留》　京師優人以雜物布地，遣沐猴認之，即曰："着也馬留。"
⑦ 白虎通：（按：查《白虎通》，未能溯得其源。）
⑧ 説文：見本頁注③。
⑨ 莊子：《莊子·逍遥遊》　狙公賦芧曰："朝三而暮四。"衆狙皆怒……（按：《莊子》"狙"字凡數見，皆猴也。）
⑩ 梵書：《翻譯名義集》二"畜生第二十二"　摩斯吒。（或麼（上聲）迦吒，或末迦吒。此云獼猴。）
⑪ 慎微：見本頁注①。
⑫ 抱朴子：《抱朴子內篇》卷3"對俗"　……獼猴壽八百歲變爲猨，猨壽五百歲變爲玃。玃千歲，蟾蜍壽千歲，騏驎壽二千歲……

者,獨也。不主病者,並各以類附之。

【附録】獲音却。【時珍曰】獲,老猴也。生蜀西徼外山中,似猴而大,色蒼黑,能人行。善攫持人物,又善顧盼,故謂之獲。純牡無牝,故又名獲父,亦曰猳獲。善攝人婦女爲偶,生〔子。又〕《〔神〕異經》①云:西方有獸名猳,大如驢,狀如猴,善緣木。純牝無牡,〔群〕居要路,執男子合之而孕。此亦獲類,而牝牡相反者。蠷音據。案郭璞②云:建平山中有之。大如狗,狀如猴,黃黑色,多髥鬣。好奮頭,舉石擲人。《西山經》③云:崇吾之山有獸焉,狀如禺而長臂善投,名曰舉父。即此也。

肉。【氣味】酸,平,無毒。【主治】諸風勞,釀酒彌佳。作脯食,治久瘧。慎微④。食之辟瘴疫。時珍。

【發明】【時珍曰】《異物志》⑤言:南方以獼猴頭爲鮓。《臨海志》⑥言:粵民喜啖猴頭羹。又巴徼人捕猴,鹽藏,火熏食,云甚美。

頭骨。【主治】瘴瘧。作湯,浴小兒驚癇,鬼魅寒熱。慎微⑦。

【附方】舊一。鬼瘧,進退不定。用胡孫頭骨一枚,燒研。空心溫酒服一錢,臨發再服。《聖惠方》⑧。

手。【主治】小兒驚癇口禁。慎微⑨。

屎。【主治】塗蜘蛛咬。慎微⑩。小兒臍風撮口及急驚風,燒末,和生蜜少許灌之。時珍。○出《心鑑》及《衛生方》⑪。

---

① 神異經:《神異經·中荒經》　西方深山有獸焉,面目手足毛色如猴,體大如驢。善緣高木。皆雌無雄,名猳。順人,三合而有子,要路彊牽男人,將上絕冢之上,取菓并竊五穀食,更合三畢而定,十月乃生。
② 郭璞:《爾雅·釋獸》(郭注)　蠷,迅頭。(今建平山中有蠷,大如狗,似獼猴,黃黑色,多髥。好奮迅其頭,能舉石摛人。獲類是也。)
③ 西山經:《山海經》卷 2"西山經"　……有獸焉,其狀如禺而文臂,豹虎而善投,名曰舉父(或作夸父)。
④ 慎微:見 3391 頁注①。
⑤ 異物志:《異物志》　南方人以獼猴頭爲酢。
⑥ 臨海志:《御覽》卷 861"羹"　《臨海水物志》曰:民皆好啖猴頭羹。雖五肉臛不能及之。其俗言:寧負千石之粟,不願負猴頭羹臛。
⑦ 慎微:見 3391 頁注①。
⑧ 聖惠方:《聖惠方》卷 52"治鬼瘧諸方"　治鬼瘧,進退不定……又方:獼猴頭骨(一枚,燒灰),右細研爲散,空腹以溫酒調一錢服,臨發時再服。
⑨ 慎微:見 3391 頁注①。
⑩ 慎微:見上注。
⑪ 心鑑及衛生方:《全幼心鑑》卷 2"臍風證"　狐孫糞爲極細末,用乳汁食,乳前調化服。/《衛生易簡方》卷 12"急慢驚風"　治小兒驚風:用獼孫糞燒灰存性,碗覆地上出火毒,爲末,生蜜調少許灌之。

皮。【慎微①曰】治馬疫氣。【時珍曰】《馬經》②言:馬厩畜母猴,辟馬瘟疫。逐月有天癸流草上,馬食之,永無疾病。

狨戎、松二音○《拾遺》③

【釋名】猱難逃切。【時珍曰】狨,毛柔長如絨,可以藉,可以緝,故謂之狨。而猱字亦從柔也。或云生于西戎,故從戎也。猱古文作夒,象形。今呼長毛狗爲猱,取此象。

【集解】【藏器④曰】狨生山南山谷中,似猴而大,毛長,黃赤色。人將其皮作鞍褥。【時珍曰】楊億《談苑》⑤云:狨出川峽深山中。其狀大小類猿,長尾作金色,俗名金線狨。輕捷善緣木,甚愛其尾。人以藥矢射之,中毒即自齧其尾也。宋時文武三品以上許用狨座,以其皮爲褥也。

【附錄】猿。【時珍曰】猿善援引,故謂之猨,俗作猿。産川、廣深山中。似猴而長大,其臂甚長,能引氣,故多壽。或言其通臂者,誤矣。臂骨作笛,甚清亮。其色有青、白、玄、黃、緋數種。其性静而仁慈,好食果實。其居多在林木,能越數丈,着地即泄瀉死,惟附子汁飲之可免。其行多群,其(鳴)〔雄〕善啼,一鳴三聲,凄切入人肝脾。范氏《桂海志》⑥云:猿有金絲者黃色,玉面者黑色,及身面俱黑者。或云黃是牡,黑是牝,牝能嘯,牡不能也。王濟《日詢記》⑦云:廣人言猿初生毛黑而雄,老則變黃,潰去勢囊,轉雄爲雌,與黑者交而孕。數百歲,黃又變白也。時珍案:此説與《列子》貐變化爲猨,《莊子》蝯狙以猨爲雌之言若相合,必不妄也。獨。【時珍曰】獨,似猨而大,其性獨,一鳴即止,能食猨猴。故諺曰"獨一鳴而猨散"。獨夫蓋取諸此。或云即黃腰也,又見《虎》下。

肉及血。【氣味】缺。【主治】食之,調五痔病,久坐其皮亦良。藏器⑧。
脂。【主治】瘡疥,塗之妙。同上。

----

① 慎微:見 3391 頁注①。
② 馬經:(按:僅見《綱目》引録。未能溯得其源。)
③ 拾遺:《證類》卷 18"五種陳藏器餘·狨獸" 無毒。主五野雞病。取其脂傅瘡,亦食其血肉,亦坐其皮,積久野雞病皆差也。似猴而大,毛長,黃赤色。生山南山谷中。人將其皮作鞍褥。
④ 藏器:見上注。
⑤ 談苑:《埤雅》卷 4"釋獸·狨" 狨,蓋猿狖之屬。輕捷,善緣木。大小類猿,長尾,尾作金色,今俗謂之金線狨者是也。生川峽深山中。人以藥矢射殺之,取其尾爲卧褥、鞍被、坐毯。狨甚愛其尾,中矢毒即自齧斷其尾,以擲之,惡其爲深患也……
⑥ 臨海志:《桂海虞衡志·志獸》 猿有三種,金絲者黃,玉面者黑,純黑者面亦黑。金絲、玉面皆難得。或云純黑者雄,金絲者雌。又云:雄能嘯,雌不能也。猿性不耐著地,著地輒瀉以死,煎附子汁飲之即生。
⑦ 日詢記:《君子堂日詢手鏡》 ……又有人云:猿初生皆黑而雄,至老毛色轉黑爲黃,潰去其勢與囊,即轉雄爲雌,遂與黑者交而孕……有人云:猿初生時黑,至百歲漸成黃而爲雌,又數百歲方變爲白,其有黑毛自頂貫脊又異。
⑧ 藏器:見本頁注③。

果然《拾遺》①

【釋名】禺音遇、狖音又，或作貁、貐、蜼狖、壨二音，或作貜、仙猴。【時珍曰】郭璞②云：果然，自呼其名。羅願③云：人捕其一，則舉群啼而相赴，雖殺之不去也。謂之果然，以來之可必也。大者爲然，爲禺；小者爲狖，爲蜼。南人名仙猴，俗作猓獌。

【集解】【藏器④曰】案《南州異物志》云：交州有果然獸，其名自呼。狀大于猨，其體不過三尺，而尾長遇頭。鼻孔向天，雨則挂木上，以尾塞鼻孔。其毛長柔細滑，白質黑文，如蒼鴨脇邊斑毛之狀，集之爲裘褥，甚温暖。《爾雅》：蜼，仰鼻而長尾，即此也。【時珍曰】果然，仁獸也。出西南諸山中。居樹上，狀如猨，白面黑頰，多髯而毛采斑斕，尾長于身，其末有岐，雨則以岐塞鼻也。喜群行，老者前，少者後。食相讓，居相愛，生相聚，死相赴。柳子所謂仁讓孝慈者是也。古者畫蜼爲宗彝，亦取其孝讓而有智也。或言猶像之猶，即狖也。其性多疑，見人則登樹，上下不一，甚至奔觸，破頭折脛。故人以比心疑不決者，而俗呼駭愚爲癡猨也。

【附録】蒙頌。【時珍曰】蒙頌一名蒙貴，乃蜼之又小者也。紫黑色，出交趾，畜以捕鼠，勝于貓、貍。

獼猴音慚胡。許氏《説文》⑤作斬貙，乃蝯蜼之屬。黑身，白腰如帶，手有長毛，白色，似握版之狀。《蜀地志》⑥云：獼猴似猴而甚捷，在樹上欻然騰躍，如飛鳥也。

肉。【氣味】鹹，平，無毒。【主治】瘧瘴寒熱，同五味煮臛食之，併坐其皮，取效。藏器⑦。

【發明】【時珍曰】案鍾毓《果然賦》⑧云：似猴象猨，黑頰青身。肉非佳品，惟皮可珍。而《吕氏春秋》⑨云：肉之美者，玃、猱之炙。亦性各有不同耶？

---

① 拾遺：《證類》卷18"五種陳藏器餘・果然肉"　味鹹，無毒。主瘧瘴寒熱，煮食之，亦坐其皮爲褥。似猴，人面，毛如蒼鴨，肋邊堪作褥。《南州異物志》云：交州有果然獸，其名自呼，如猿，白質黑文，尾長過其頭，鼻孔向天，雨以尾塞鼻孔，毛温而細。《爾雅》：蜼，仰鼻而長尾。郭注與此相似也。

② 郭璞：《御覽》卷910"果然"　《山海經》曰：果然，獸似獼猴，以名自呼……（按《山海經》卷5"中山經"有"多猨蜼"，郭璞注無《御覽》所引之文。）

③ 羅願：《爾雅翼》卷20"狖"　……李肇曰：舊説劍南人之采猓然者，獲一猓獌，則數十猓獌可盡得矣。何也？猓獌性仁，不忍傷其類，見被獲者，聚族而啼。雖殺之，終不忍去也。然則謂之果然者，以其來之可必歟……

④ 藏器：見本頁注①。

⑤ 説文：《説文・鼠部》　貙：斬貙鼠。黑身，白腰若帶。手有長白毛，似握版之狀。類蝯蜼之屬。从鼠，胡聲。

⑥ 蜀地志：《御覽》卷913"獼猴"　《蜀地志》曰：獼猴獸似獼猴，爲獸奇捷，常在樹上，欻焉騰躍，百步五十步若鳥。

⑦ 藏器：見本頁注①。

⑧ 果然賦：《藝文類聚》卷95"果然"　魏鍾毓《果然賦》曰：果然似猴象猨，黑頰青身。肉非嘉餚，唯皮爲珍。

⑨ 吕氏春秋：《吕氏春秋》卷14"本味"　肉之美者，猩猩之唇，獾獾之炙。/《御覽》卷910"玃"　《吕氏春秋》曰：肉之美者，玃猱之炙。（按：時珍當轉引自《御覽》。）

猩猩本作狌,音生○《綱目》

【釋名】【時珍曰】猩猩能言而知來,猶惺惺也。

【集解】【時珍曰】猩猩,自《爾雅》①、《逸周書》②以下數十説,今參集之云。出哀牢夷及交趾封溪縣山谷中。狀如狗及獼猴,黃毛如猨,白耳如豕,人面人足,長髮,頭顏端正,聲如兒啼,亦如犬吠,成群伏行。阮汧③云:封溪俚人以酒及草屐置道側,猩猩見即呼人祖先姓名,罵之而去。頃復相與嘗酒着屐,因而被擒,檻而養之。將烹,則推其肥者,泣而遣之。西胡取其血染毛罽不黯,刺血必箠而問其數,至一斗乃已。又按《禮記》④亦云猩猩能言,而郭義恭《廣志》云猩猩不能言,《山海經》⑤云猩猩能知人言,三説不同。大抵猩猩略似人形,如猨猴類耳。縱使能言,當若鸚鵒之屬,亦未必盡如阮氏所説也。又羅願《爾雅翼》⑥云:古之説猩猩者,如豕、如狗、如猴。今之説猩猩者,與狒狒不相遠。云如婦人被髮袒足,無膝群行,遇人則手掩其形,謂之野人。據羅説則似乎後世所謂野女、野婆者也。豈即一物耶?

【附錄】**野女**。唐蒙《博物志》⑦云:日南有野女,群行覓夫。其狀白色,徧體無衣襦。周密《齊東野語》⑧云:野婆出南丹州,黃髮椎髻,裸形跣足,儼然若一嫗也。群雌無牡。上下山谷如飛猱。自腰已下有皮蓋膝,每遇男子必負去求合。嘗爲健夫所殺,死以手護腰間。剖之得印方寸,瑩

---

① 爾雅:《爾雅·釋獸》(郭注)　猩猩,小而好啼。(《山海經》曰:人面豕身,能言語。今交趾封谿縣出猩猩,狀如貛狙,聲似小兒啼。)
② 逸周書:《逸周書》卷7"王會經"　……穢人前,兒前鬼,若獼猴,立行,聲似小兒……
③ 阮汧:《古今事文類聚》後集卷37"猩猩銘"　……阮汧云:使封溪,見邑人云猩猩在山谷間,常有數百爲群。里人以酒并糟設於路側,又愛著屐,里人織草爲屐,更相連結。猩猩見酒及屐,知里人設張,則知張者祖先姓字及呼名,云奴欲張我。捨爾而去。復自再三,相謂曰:試共嘗酒及飲其味。逮乎醉,因取屐而著之,乃爲人之所擒,皆獲輒無遺者,遂置檻中,隨其所欲而飲之。將烹,里人索其肥者,乃自推肥,泣而遣之……西國番人取其血,染毛罽色鮮不黯。或曰:若刺其血,問之爾與我幾許?猩猩曰二升,果足其數。若加之,鞭捶而問之,隨所加而得,至於一斗。弗如此,未肯頓輸……
④ 禮記:《御覽》卷908"猩猩"　《禮記》曰:猩猩能言,不離禽獸。/《廣志》曰:猩猩似狟(音丸),聲如兒啼,不聞其言。
⑤ 山海經:《山海經》卷18"海內經"　有鹽長之國……有青獸人面,名曰猩猩。(能言語也……)
⑥ 爾雅翼:《爾雅翼》卷19"猩猩"　……蓋古文言猩猩者皆如此,一以爲豕身,一以爲狀如貛狙,一以爲若黃狗。郭氏贊曰:厥狀似猴,號音若嚶。後世之談猩猩者,以爲若婦人被髮,但足無膝,常群行,遇人則以手自掩其形。好飲酒著履……
⑦ 唐蒙博物志:《丹鉛總錄》卷11"史籍類"　韻語紀異物……日南有野女,群行不見夫,其狀晶且白,徧體無衣襦。(唐蒙《博物記》)
⑧ 齊東野語:《齊東野語》卷7"野婆"　邕宜以西,南丹諸蠻,皆居窮崖絕谷間,有獸名野婆,黃髮椎髻,跣足裸形,儼然一嫗也。上下山谷如飛猱,自腰已下,有皮纍垂蓋膝,若犢鼻,力敵數壯夫,喜盜人子女。然性多疑畏罵,已盜,必復至失子家窺伺之,其家知爲所竊,則積隣里大罵不絕口,往往不勝罵者之衆,則挾以還之。其群皆雌,無匹偶,每遇男子,必負去求合。嘗爲健夫,設計擠之大壑中,展轉哮吼,脛絕不可起。猺人集衆刺殺之,至死以手護腰間不置,剖之得印方寸,瑩若蒼玉,字類符篆,不可識,非鑴非鏤,蓋自然之文。然亦竟莫知其所寶爲何用也……

若蒼玉，有文類符篆也。【時珍曰】合此二説與前阮氏、羅氏之説觀之，則野女似即猩猩矣。又雄鼠卵有文如符篆，治鳥腋下有鏡印，則野婆之印篆非異也。亦當有功用，但人未知耳。

肉。【氣味】甘、鹹，温，無毒。【主治】食之不昧不飢，令人善走，窮年無厭，可以辟穀。時珍。○出《逸書》《山海經》《水經》①。

【發明】【時珍曰】《逸書》言：猩猩肉食之，令人不昧。其〔惺惺〕〔猩猩〕可知矣。古人以爲珍味。故《荀子》②言：猩猩能言笑，二足無毛，而人啜其羹，食其肉。《吕氏春秋》③云："肉之美者，猩猩之唇，獾獾之炙"，是矣。

狒狒 音費○《拾遺》④

【釋名】𩑣𩑣 與狒同，亦作𩔖、梟羊《山海經》⑤、野人《方輿志》⑥、人熊。【時珍曰】《爾雅》⑦作狒，《説文》⑧作𩔖，從𩑣，從凶，從内，象形。許慎云：北人呼爲土螻。今人呼爲人熊。按郭璞謂山都即狒狒，稍似差別，抑名同物異與？

【集解】【藏器⑨曰】狒狒出西南夷。《爾雅》云：狒狒，如人被髮，迅走食人。《山海經》云：

① 逸書、山海經、水經：（**按**：以上諸書，未能溯得其源。）
② 荀子：《**藝文類聚**》卷 95"猩猩"　孫卿子曰：狌狌能言笑，亦二足，無尾。而君子啜其羹，食其胾。故人非，以二足無毛，以知禮也……/《**荀子**》卷 3"非相篇第五"　……然則人之所以爲人者，非特二足無毛也，以其有辨也。今夫猩猩形笑，亦二足而毛也。（**按**：時珍似糅合以上二書而撰此條。）
③ 吕氏春秋：《**吕氏春秋**》卷 16"本味"　……肉之美者，猩猩之唇，獾獾之炙……
④ 拾遺：《**證類**》卷 17"四種陳藏器餘·𩔖𩔖"　亦作𩔖（同扶沸反），無毒。飲其血，令人見鬼也。亦堪染緋，髮可爲頭髮。出西南夷。如猴。宋孝建中，獠子以西波尸地，高城郡安西縣主簿韋文禮進雌雄二頭。宋帝曰：吾聞𩔖𩔖，能負千鈞，若既力如此，何能致之？彼土人丁鑾進曰：𩔖𩔖見人喜笑，則上唇掩其目，人以釘釘著額任其賓士，候死而取之。髮極長，可爲頭髮，血堪染靴，其毛一似獼猴，人面紅赤色，作人言馬聲（或作鳥字），善知生死。飲其血，使人見鬼。帝聞而欣然命工圖之。亦出《山海經》。《爾雅》云：狒狒如人，被髮迅走，食人。亦曰梟羊，彼俗亦謂之山都。郭景純有贊（文繁不載），脯帶脂者，薄割火上炙熱，於人肉傅癲上，蟲當入脯中，候其少頃揭却，須臾更三五度，差。
⑤ 山海經：《**山海經**》卷 10"海内南經"　梟陽國在北朐之西，其爲人人面，長唇黑身，有毛反踵，見人笑亦笑，左手操管。（《周書》曰：州靡髳騩者，人身反踵，自笑，笑則上唇掩其面……）（**按**：據《爾雅》注，"梟陽"即"梟羊"別名。）
⑥ 方輿志：《**方輿勝覽**》卷 52"崇慶府·晉原"　味江（……有野人以壺酒獻王，王使投之江中，三軍飲之皆醉，因名。）
⑦ 爾雅：《**爾雅·釋獸**》（郭注）　狒狒如人，被髮，迅走，食人。（梟羊也。《山海經》曰：其狀如人，面長唇黑，身有毛，反踵，見人則笑交。廣及南康郡山中亦有此物，大者長丈許。俗呼之曰山都。）
⑧ 説文：《**説文·内部**》　𩔖周成王時，州靡國獻𩔖。人身，反踵，自笑，笑即上唇掩其目。食人。北方謂之土螻。《尔疋》云：𩔖𩔖，如人，被髮。一名梟陽。從屰，象形。
⑨ 藏器：見本頁注④。

梟羊人面,長脣黑身,有毛反踵,見人則笑,笑則上脣掩目。郭璞云:交、廣及南康郡山中亦有此物。大者長丈餘,俗呼爲山都。宋(建武)〔孝建〕中,獠人進雌雄二頭。帝問土人丁鑾。鑾曰:其面似人,紅赤色,毛似獼猴,有尾。能人言,如鳥聲。善知生死,力負千鈞。反踵無膝,睡則倚物。獲人則先笑而後食之。獵人因以竹筒貫臂誘之,俟其笑時,抽手以錐釘其脣着額,候死而取之。髮極長,可爲頭髮。血堪染靴及緋,飲之使人見鬼也。帝乃命工圖之。【時珍曰】按《方輿志》①云:沸沸,西蜀及處州山中亦有之,呼爲人熊。人亦食其掌,剥其皮。閩中沙縣幼山有之,長丈餘,逢人則笑,呼爲山大人,或曰野人及山魈也。又鄧(顯)〔德〕明《南康記》②云:山都,形如崑崙人,通身生毛。見人輒閉目,開口如笑。好在深澗中翻石覓蟹食之。珍按:鄧氏所説,與《北山經》③之山獋、《述異記》④之山都、《永嘉記》⑤之山鬼、《神異經》⑥之山獟、《玄中記》⑦之山精、《海録(雜)〔碎〕事》⑧之山丈、《文字指歸》⑨之旱魃、《搜神記》⑩之治鳥,俱相類,乃山怪也。今並附之。以備考證。

【附録】山都。【時珍曰】任昉《述異記》⑪云:南康有神曰山都。形如人,長二丈餘,黑色,赤目黄髮。深山樹中作窠,狀如鳥卵,高三尺餘,内甚光采,體質輕虛,以鳥毛爲褥,二枚相連,上雄下雌。能變化隱形,罕睹其狀,若木客、山獟之類也。 山獋。【時珍曰】《北山經》⑫云:山(揮)

---

① 方輿志:(按:《方輿勝覽》無此文,未能溯得其源。)
② 南康記:《御覽》卷884"鬼下" 鄧德名《南康記》曰:山都形如崑崙人,通身生毛,見人輒閉眼,張口如笑。好在深澗中,翻石覓蟹噉之。
③ 北山經:《山海經》卷3"北山經" 又北二百里曰獄法之山……有獸焉,其狀如犬而人面,善投,見人則笑,其名山獋(音暉),其行如風(言疾),見則天下大風。
④ 述異記:《御覽》卷884"鬼下" 《述異記》曰:南康有神,名曰山都,形如人,長二尺餘,黑色,赤目,髮黄被之……
⑤ 永嘉記:《御覽》卷942"蟹" 《永嘉郡記》曰:安國縣有山鬼,形體如人,而一脚裁,長一尺許。好噉鹽……
⑥ 神異經:《神異經·西荒經》 西方深山中有人焉,身長尺餘,袒身。捕蝦蟹。性不畏人。見人止宿,暮依其火以炙蝦蟹,伺人不在,而盜人鹽,以食蝦蟹。在深山臊,其音自叫。人嘗以竹著火中,爆烞而出,臊皆驚憚。犯之令人寒熱。此雖人形而變化,然亦鬼魅之類,今所在山中皆有之。
⑦ 玄中記:《御覽》卷886"精" 《玄中記》曰……又曰:山精如人,一足,長三四尺。食山蟹。夜出晝藏,人晝日不見,夜聞其聲。千歲蟾蜍食之。
⑧ 海録碎事:《海録碎事》卷22上"走獸門·山丈山姑" 山魈,嶺南皆有。一足,反踵,手足皆三指。雄曰山丈,雌曰山姑。夜扣人門,雄求金繒,雌求脂粉。
⑨ 文字指歸:《説郛》弓35下《可談》 世傳婦人有産鬼形者,不能執而殺之,則飛去,夜復歸,就乳多瘵其母,俗呼爲旱魃。亦分男女,女魃竊其家物以出,男魃竊外物以歸……
⑩ 搜神記:《搜神記》卷12 越地深山中有鳥,大如鳩,青色,名曰冶鳥……此鳥白日見其形是鳥也,夜聽其鳴亦鳥也,時有歡樂者,便作人形,長三尺,至澗中取石蟹,就火炙之。人不可犯也。越人謂此鳥是越祝之祖也。
⑪ 述異記:《御覽》卷884"鬼下" 《述異記》云:南康有神,名曰山都。形如人,長二尺餘,黑色,赤目,髮黄被之。於深山樹中作窠,窠形如堅鳥卵,高三尺許,内甚澤,五色鮮明。二枚沓之,中央相連。土人云:上者雄舍,下者雌室。旁悉開口如規。體質虛輕,頗似木筒。中央以鳥毛爲褥。此神能變化隱身,罕覿其狀。蓋木客、山獟之類也……
⑫ 北山經:見本頁注③。

〔猥〕狀如犬而人面，善投，見人則笑，其行如風，見則天下大風。**木客**。【又曰】《幽明録》①云：生南方山中。頭面語言不全異人，但手腳爪如鉤利。居絶巖間，死亦殯殮。能與人交易，而不見其形也。今南方有鬼市，亦類此。又有木客鳥，見禽部。**山猱**。【又曰】東方朔《神異經》②云：西方深山有人，長丈餘，袒身，捕蝦、蟹，就人火炙食之。名曰山猱，其名自呼。人犯之則發寒熱。蓋鬼魅耳，所在亦有之。惟畏爆竹熚爆聲。劉義慶《幽明録》③云：東昌縣山巖間有物如人，長四五尺，裸身被髮，髮長五六寸，能作呼（肅）〔嘯〕聲，不見其形。每從澗中發石取蝦、蟹，就火炙食。《永嘉記》④云：安國縣有山鬼，形如人而一腳，僅長一尺許。好盜伐木人鹽，炙石蟹食。人不敢犯之，能令人病及焚居也。《玄中記》⑤云：山精如人，一足，長三四尺。食山蟹，夜出晝伏。千歲蟾蜍能食之。《抱朴子》⑥云：山精形如小兒，獨足向後。夜喜犯人，其名曰（魃）〔蚑〕，呼其名則不能犯人。《白澤圖》⑦云：山之精，狀如鼓，色赤，一足，名曰夔，亦曰揮文，呼之可使取虎豹。《海録碎事》⑧云：嶺南有物，一足反踵，手足皆三指。雄曰山丈，雌曰山姑，能夜叩人門求物也。《神異記》⑨云：南方有魃，一名旱母，長二三尺，裸形，目在頂上，行走如風。見則大旱，遇者得之，投溷中則旱除。《文字指歸》⑩云：旱魃，山鬼也。所居之處天不雨。女魃入人家，能竊物以出；男魃入人家，能竊物以歸。時珍謹按：諸説雖少有參差，大抵俱是怪類，今俗所謂獨腳鬼者是也。邇來處處有之。能隱形入人家淫亂，致人成疾，放火竊物，大爲家害。法術不能驅，醫藥不能治，呼爲五通七郎諸神而祀之，蓋未知其原如此。故備載之，非但博聞而已。其曰呼其名則無害，千歲蟾蜍能食之者，非治法歟？引申觸類，必有能制之者。又有治鳥，亦此類，見禽部。精怪之屬甚夥，皆爲人害。惟《白澤圖》《玄中記》

---

① 幽明録：《御覽》卷884“鬼下” 鄧德明《南康記》曰……又曰：木客，頭面語聲亦不全異人，但手腳爪如鉤利，高巖絶峰，然後居之。能斫榜，牽著樹上聚之。昔有人欲就其買榜，先置物樹下，隨量多少取之。若合其意，便將去，亦不横犯也。但終不與人面對交語作市井。死皆知殯（歛）〔殮〕之，不令人見其形也……（**按**：未見《幽明録》有此文，另溯其源。）

② 神異經：見3397頁注⑥。

③ 幽明録：《御覽》卷883“鬼上” 《幽明録》曰……又曰：東昌縣山有物形如人，長四五尺，裸身被髮，髮長五六寸，常在高山巖石間住，暗啞作聲而不成語，能嘯相呼，常隱於幽昧之間，不可恒見。有人伐木宿於山中，至夜眠後，此物抱子從澗中發石取蝦蟹，就人火邊燒炙以食……

④ 永嘉記：《御覽》卷942“蟹” 《永嘉郡記》曰：安國縣有山鬼，形體如人，而一腳裁，長一尺許。好噉鹽，伐木人鹽輒偷將去。不甚畏人，人亦不敢伐木，犯之即不利也……

⑤ 玄中記：見3397頁注⑦。

⑥ 抱朴子：《抱朴子内篇》卷17“登涉” ……抱朴子曰：山中精之形如小兒，而獨足走向後，喜來犯人，人入山，若夜間聞人音聲，大語其名曰蚑，知而呼之，即不敢犯人也……

⑦ 白澤圖：《御覽》卷886“精” 《白澤圖》曰……又曰：山之精名夔，狀如鼓，一足而行。以其名呼之，可使取虎豹。

⑧ 海録碎事：見3397頁注⑧。

⑨ 神異記：《神異經·南荒經》 南方有人，長二三尺，裸身，而目在頂上，走行如風，名曰𤟤。所之國大旱（俗曰旱魃），一名格子。善行市朝衆中，遇之者投著厠中乃死，旱灾消。詩曰：旱魃爲虐。或曰：生捕得，殺之，禍去福來。（**按**：“𤟤”，《藝文類聚》卷100“旱”引同文作“魃”。“格子”，《御覽》卷883“鬼上”引同文作“狢”。）

⑩ 文字指歸：見3397頁注⑨。

《抱朴子》《酉陽雜俎》諸書載之頗悉,起居者亦不可不知。然正人君子,則德可勝妖,自不敢近也。

肉。【氣味】無毒。【主治】作脯,連脂薄割炙熱,貼人癬疥,能引蟲出,頻易取瘥。藏器①。

罔兩《綱目》

【集解】[時珍曰]罔兩,一作魍魎,又作方良。《周禮》②方相氏執戈入壙,以驅方良是矣。罔兩好食亡者肝,故驅之。其性畏虎、柏,故墓上樹石虎,植柏。《國語》云"木石之怪,夔、罔兩;水石之怪,龍、罔象",即此。《述異記》③云:秦時陳倉人獵得獸,若彘若羊。逢二童子曰:此名弗述,又名蝹,在地上食死人腦。但以柏插其首則死。此即罔兩也。雖于藥石無與,而于死人有關,故錄之。其方相有四目,若二目者爲魃,皆鬼物也,古人設人像之。昔費長房識李娥藥丸用方相腦,則其物亦入辟邪方藥,而法失傳矣。

彭侯《綱目》

【集解】[時珍曰]按《白澤圖》④云:木之精名曰彭侯,狀如黑狗,無尾,可烹食。千歲之木有精曰賈朏,狀如豚,食之味如狗。《搜神記》⑤云:吳時敬叔伐大樟樹血出,中有物,人面狗身。敬叔云:此名彭侯。乃烹而食之,味如狗也。

肉。【氣味】甘、酸,溫,無毒。【主治】食之辟邪,令人志壯。《白澤圖》⑥。

封《綱目》

【集解】[時珍曰]按《江鄰幾雜志》⑦云:徐積於廬州河次得一小兒,手無指無血,懼而埋之。

① 藏器:見 3396 頁注④。
② 周禮:《周禮注疏》卷 31"夏官司馬下" 方相氏掌蒙熊皮,黃金四目,玄衣朱裳,執戈揚盾,帥百隸而時難,以索室毆疫……大喪,先匶,及墓,入壙,以戈擊四隅,毆方良。(壙,穿地中也方。良,罔兩也。天子之椁柏,黃腸爲裏,而表以石焉。《國語》曰:木石之怪,夔,罔兩。)
③ 述異記:《述異記》卷下 秦穆公時,陳倉人掘地得物,若羊非羊,若豬非豬。繆公道中逢二童子,曰此名蝹,常在地中食死人腦。若以松柏穿其首則死,故今種柏在墓上,以防其害也。/《酉陽雜俎》卷 13"尸穸" ……四目曰方相,兩目曰倛據。費長房識李娥一曰俄藥丸,謂之方相腦。則方相或鬼物也,前聖設官象之。
④ 白澤圖:《御覽》卷 886"精" 《白澤圖》曰……木之精名彭侯,狀如黑狗,無尾,可烹而食之。千載木其中有虫,名曰賈朏,狀如豚,食之如狗肉味。
⑤ 搜神記:《搜神記》卷 18 吳先主時,陸敬叔爲建安太守,使人伐大樟樹,下數斧,忽有血出,樹斷,有物,人面狗身,從樹中出。敬叔曰:此名彭侯。乃烹食之,其味如狗……
⑥ 白澤圖:(按:已查《太平御覽》等相關書,未能溯得此功效之源。)
⑦ 江鄰幾雜志:《江鄰幾雜志·輯補》 徐縝廷評監廬州稅,河次得一小兒手,無血,懼,埋之。案:《白澤圖》所謂封,食之多力。

此《白澤圖》所謂封，食之多力者也。田（九）〔汝〕成《西湖志》①云：董表儀撤屋掘土，得一肉塊。術士云：太歲也。棄之亦無害。又《山海經》②：務隅之山及開明南、北，東南海外並有視肉。郭璞註云：聚肉形如牛肝，有兩目。食之無盡，尋復生如舊也。此皆封類可食者，但人不知耳。又海中一種土肉，正黑，長五寸，大如小兒臂，有腹無口目，有三十足，可炙食。此又蟲、魚之屬，類乎封者也。

---

① 西湖志：《西湖遊覽志餘》卷26“幽怪傳疑”　董表儀家住沙河塘，欲搬屋，掘土。術者言：太歲方不可興工。董不信，既而掘深三尺，得一肉塊，漫漫然。人言即太歲也。董甚悔惡，投諸河後亦無禍。

② 山海經：《山海經》卷6“海外南經”　狄山……帝堯葬於陽……視肉（聚肉形如牛肝，有兩目也。食之無盡，尋復更生如故。）……**卷8“海外北經”**　務隅之山……青鳥……視肉……**卷11“海內西經”**　開明北有視肉……開明南有……視肉。/**卷14“大荒東經”**　……東北海外，又有……視肉。（聚肉有眼。）甘華甘柤，百穀所在。

本草綱目人部目録第五十二卷

李時珍曰:《神農本草》人物惟髮髲一種,所以別人于物也。後世方伎之士,至于骨、肉、膽、血,咸稱爲藥,甚哉不仁也。今于此部凡經人用者,皆不可遺。惟無害于義者,則詳述之。其慘忍邪穢者則略之,仍闕斷于各條之下。通計三十五種,不復分類。舊本二十五種。今移五種入服器部,自玉石部移入一種。

《神農本草經》一種梁·陶弘景註　　《名醫別錄》五種梁·陶弘景註

《唐本草》一種唐·蘇恭　　《本草拾遺》八種唐·陳藏器

《日華本草》二種宋人大明　　《開寶本草》一種宋·馬志

《嘉祐本草》四種宋·掌禹錫　　《證類本草》一種宋·唐慎微

《本草蒙筌》一種明·陳嘉謨　　《本草綱目》一十三種明·李時珍

【附註】魏·吳普《本草》　　李當之《藥録》　　宋·雷斆《炮炙》

　　齊·徐之才《藥對》　　唐·孫思邈《千金》　　甄權《藥性》

　　孟詵《食療》　　蜀·韓保昇《重註》　　宋·寇宗奭《衍義》

　　元·李杲《法象》　　王好古《湯液》　　朱震亨《補遺》

　　明·汪機《會編》

○人之一　凡三十五種,附二條

髮髲《本經》	亂髮《別錄》	頭垢《別錄》	耳塞《日華》
膝垢《綱目》	爪甲《綱目》	牙齒《日華》	人屎《別錄》
小兒胎屎《綱目》	人尿《別錄》	溺白垽《唐本》○即人中白	秋石《蒙筌》
淋石《嘉祐》	癖石《綱目》	乳汁《別錄》	婦人月水《嘉祐》
人血《拾遺》	人精《嘉祐》	口津唾《綱目》	齒垽《嘉祐》
人汗《綱目》	眼淚《綱目》	人氣《綱目》	人魄《綱目》
髭鬚《證類》	陰毛《拾遺》	人骨《拾遺》	天靈蓋《開寶》
人胞《拾遺》	胞衣水《拾遺》	初生臍帶《拾遺》	人勢《綱目》
人膽《拾遺》	人肉《拾遺》	木乃伊《綱目》	

方民《綱目》　　　人傀《綱目》

右附方舊六十七，新二百二十。

本草綱目人部第五十二卷

○人之一

髮髲音被○《本經》①

【釋名】(鬆)〔鬆〕音總，甄權②、髮髢音剃，亦作鬄。○【李當之③曰】髮髲是童男髮。【弘景④曰】不知髮髲審是何物。髲字書記所無。或作蒜字，今人呼斑髮爲蒜髮，書家亦呼亂髮爲鬌，恐即鬌也。童男之理，或未全明。【恭⑤曰】此髮髲根也，年久者用之神效。字書無髲字，即髢字之誤矣。既有亂髮，則髮髲去病。用陳久者，如船茹、敗天翁、蒲席，皆此例也。《甄立言本草》作鬆，鬆亦髮也。鬌乃髮美貌，有聲無質，陶説非矣。【宗奭⑥曰】髮髲、亂髮，自是兩等。髮髲味苦，即陳舊經年歲者，如橘皮、半夏取陳者入藥更良之義。今人謂之頭(髮)〔髮〕。其亂髮條中自無用髲之義，二義甚明，不必過搜索也。【時珍曰】髮髲，乃剪髢下髮也；亂髮，乃梳櫛下髮也。按許慎《説文》⑦云：大人曰髡，小兒曰(髦)〔鬌〕。顧野王《玉篇》⑧云：髮，鬌也。鬌，髮髲也。二説甚明。古

---

① 本經：《本經》《別錄》見《證類》卷15"髮髲"　味苦，溫、小寒，無毒。主五癃關格不通，利小便水道，療小兒癇，大人痓，仍自還神化。合雞子黄煎之，消爲水，療小兒驚熱。

② 甄權：《唐本草》見《證類》卷15"髮髲"　……甄立言作鬆(音總)……(按："髮髲"條無《藥性論》文。時珍謂甄權撰《藥性論》。今既無《藥性論》，則以"甄立言"所云注出"甄權"似不妥當。)

③ 李當之：《集注》見《證類》卷15"髮髲"　陶隱居云：李云：是童男髮……

④ 弘景：《集注》見《證類》卷15"髮髲"　陶隱居云……不知此髮髲，審是何物？且髲字書記所無，或作蒜音，人今呼斑髮爲蒜髮，書家亦呼亂髮爲鬌，恐髲即舜音也。童男之理，未或全明。

⑤ 恭：《唐本草》見《證類》卷15"髮髲"　《唐本》注云：此髮髲根也，年久者用之神效。即髲字誤矣。既有亂髮及頭垢，則闕髲明矣。又頭垢功劣於髮髲，猶去病用陳久者梳及船茹、敗天翁、蒲席皆此例。甄立言作鬆(音總)。鬆，亦髮也。字書無髲字，但有髮鬌。鬌，髮美貌，作丘權音，有聲無質，則髲爲真者也。

⑥ 宗奭：《衍義》卷16"髮髲"　髮髲與亂髮自是兩等。髮髲味苦，即陳舊經年歲者。如橘皮皆橘也，而取其陳者。狼毒、麻黄、吴茱萸、半夏、枳實之類，皆須陳者，謂之六陳，入藥更良。敗蒲亦然，此用髮之義耳。今人又謂之頭髮。其亂髮條中，自無用髲之義，此二義甚明，亦不必如此過謂搜索。

⑦ 説文：《説文·髟部》　鬌：髦髮也。从髟弟聲。大人曰髡，小人曰鬌，盡及身毛曰氂。

⑧ 玉篇：《玉篇》卷5"髟部"　……髢(切達計切。髮髲也)。鬌(同上，又先歷切)。髮(皮寄切，鬌也)。

者刑人鬀髮，婦人以之被髻，故謂之髲髢。《周禮》①云王后、大人之服，有以髮髢爲首飾者是矣。又《詩》云：鬒髮如雲，不屑髢也。甄權所謂髮鬆，雷斅所謂二十男子頂心剪下髮者，得之矣。李當之以爲童男髮，陶弘景以爲髲髮，蘇恭以爲髮根，宗奭以爲陳髮者，並誤矣。且顧野王在蘇恭之前，恭不知《玉篇》有髲字，亦欠考矣。毛萇《詩傳》②云：被之僮僮。被，首飾也。編髮爲之，即此髲也。

【修治】【斅③曰】髮髢，是男子年二十已來，無疾患，顏貌紅白，于頂心剪下者。入丸藥膏中用，先以苦參水浸一宿，漉出入瓶子，以火煅赤，放冷研用。【時珍曰】今人以皂莢水洗净，晒乾，入罐固濟，煅存性用，亦良。

【氣味】苦，温，無毒。《別錄》④：小寒。【主治】五癃關格不通，利小便水道，療小兒驚，大人痓。仍自還神化。《本經》⑤。合雞子黃煎之，消爲水，療小兒驚熱百病。《別錄》⑥。止血悶血運，金瘡傷風，血痢，入藥燒存性。用煎膏，長肉消瘀血。大明⑦。

【發明】【韓保昇⑧曰】《本經》云"自還神化"。李當之云：神化之事，未見別方。按《異苑》云：人髮變爲鱓魚。神化之異，應此者也。又藏器⑨曰：生人髮掛果樹上，烏鳥不敢來食其實。又人逃走，取其髮于緯車上却轉之，則迷亂不知所適。此皆神化。【時珍曰】髮者血之餘。埋之土中，千年不朽，煎之至枯，復有液出。誤食入腹，變爲癥蟲；煅治服餌，令髮不白。此正神化之應驗也。

【附方】舊二，新四。石淋痛澀。髮髢燒存性，研末。每服用一錢，井水服之。《肘後方》⑩。傷寒黃病。髮髢燒研，水服一寸匕，日三。《傷寒類要》⑪。胎衣不下。亂髮、頭髮

---

① 周禮：《周禮注疏》卷 8"追師"　追師掌王后之首服……（鄭司農云……次次第髮長短爲之，所謂髮髢服之以見王……《詩》云：玼兮玼兮，其之翟也。鬒髮如雲，不屑髢也……）
② 詩傳：《毛詩注疏》卷 2"國風·召南·采蘩"　被之僮僮，夙夜在公。傳：被，首飾也……
③ 斅：《炮炙論》見《證類》卷 15"髮髢"　雷公云：凡使之，是男子年可二十已來，無疾患，顏貌紅白，於頂心剪下者髮是。凡於丸散膏中，先用苦參水浸一宿，漉出入瓶子，以火煅之令通赤，放冷研用。
④ 別錄：見 3403 頁注①。
⑤ 本經：見 3403 頁注①白字。
⑥ 別錄：見 3403 頁注①。
⑦ 大明：《日華子》見《證類》卷 15"髮髢"　髮，温。止血悶血運，金瘡傷風，血痢，入藥燒灰，勿令絕過。煎膏，長肉消瘀血也。
⑧ 韓保昇：《蜀本草》見《證類》卷 15"髮髢"　《本經》云：仍自還神化。李云：神化之事，未見別方。按《異苑》云：人髮變爲鱔魚。神化之異，應此者也。
⑨ 藏器：《拾遺》見《證類》卷 15"髮髢"　陳藏器云：生人髮掛果樹上，烏鳥不敢來食其實。又人逃走，取其髮於緯車上却轉之，則迷亂不知所適矣。
⑩ 肘後方：《證類》卷 15"髮髢"　《肘後方》：治石淋：燒灰，水服之，良。（按：今本《肘後方》無此方。）
⑪ 傷寒類要：《證類》卷 15"髮髢"　《傷寒類要》：治黃。取燒灰，水服一寸匕，日三。

結，撩喉、口中。《〔孫〕真人方》①。**小兒客忤**，因見生人所致。取來人顖上髮十莖、斷兒衣帶少許，合燒研末。和乳飲兒，即愈。《千金方》②。**急肚疼病**。用本人頭髮三十根，燒過酒服。即以水調芥子末，封在臍內，大汗如雨，即安。《談埜翁方》③。**瘰癧惡瘡**。生髮灰，米湯服二錢。外以生髮灰三分，皂莢刺灰二分，白（芨）〔及〕一分，爲末。乾摻，或以猪膽汁調。《直指方》④。

亂髮《別錄》⑤

【釋名】血餘《綱目》、人退。【時珍曰】頭上曰髮，屬足少陰、陽明；耳前曰鬢，屬手、足少陽；目上曰眉，屬手、足陽明；脣上曰髭，屬手陽明；頦下曰鬚，屬足少陰、陽明；兩頰曰髯，屬足少陽。其經氣血盛，則美而長；氣多血少，則美而短；氣少血多，則少而惡；氣血俱少，則其處不生。氣血俱熱，則黃而赤；氣血俱衰，則白而落。《素問》⑥云：腎之華在髮。王冰註云：腎主髓，腦者髓之海，髮者腦之華，腦減則髮素。滑壽註⑦云：水出高原，故腎華在髮。髮者血之餘，血者水之類也。今方家呼髮爲血餘，蓋本此義也。《龍木論》⑧謂之人退焉。葉世傑《草木子》⑨云：精之榮以鬚，氣之榮以眉，血之榮以髮。《類苑》⑩云：髮屬心，稟火氣而上生；鬚屬腎，稟水氣而下生；眉屬肝，稟木氣而側生。故男子腎氣外行而有鬚，女子、宦人則無鬚，而眉髮不異也。說雖不同，亦各有理，終不若分經

---

① 孫真人方：《證類》卷15“亂髮”　《經驗方》：孫真人催胎衣不下，亂髮頭髮結撩喉口中。

② 千金方：《千金方》卷5“客忤第四”　治少小兒人來，卒不佳，腹中作聲者，二物燒髮散方：用向來者人囟上髮十莖、斷兒衣帶少許，合燒灰，細末，和乳飲兒，即愈。

③ 談埜翁方：（**按**：未見原書，待考。）

④ 直指：《直指方》卷22“發瘰證治”　癰疽、癌、瘰、惡瘡妙方：生髮（燒，留性，三分）、皂莢刺（燒，帶生，二分）、白及（一分），右細末，乾摻或井水調敷。皂莢刺能行諸藥。又方：生髮燒，留性，末之，米湯調服。兼敷。漏瘡亦效。

⑤ 別錄：《別錄》見《證類》卷15“亂髮”　微溫。主欬嗽，五淋，大小便不通，小兒驚癇，止血。鼻衄，燒之吹内立已。

⑥ 素問：《素問·六節藏象論篇》（王冰注）　……腎者，主蟄。封藏之本，精之處也。其華在髮……（……腦者，髓之海，腎主骨髓。髮者，腦之所養，故華在髮……）

⑦ 滑壽註：《讀素問鈔》卷上“藏象”　……其華在髮，（腎者水也，出高原，宜其華在髮也。抑髮者血之餘，血者水之類，又其黑色，故云。）

⑧ 龍木論：《百一選方》卷9“第十二門”　治眼疾五退散，治内障得效。龍蛻（蛇皮）、蟬蛻、鳳凰蛻（烏雞卵殼）、佛蛻（蠶紙）、人蛻（男子退髮），右等分，不以多少，一處同燒作灰，研爲細末，每服一錢，用熟豬肝喫，不拘時候，日進三服。（**按**：《秘傳眼科龍木論》卷7“諸家秘要名方”引此方，云出《百一選方》。）

⑨ 草木子：《草木子》卷1下“觀物篇”　夫人形之所以生也，必資於精氣血三者。精之榮以鬚，氣之榮以眉，血之榮以髮……

⑩ 類苑：《夢溪筆談》卷18“技藝”　……大率髮屬於心，稟火氣，故上生。鬚屬腎，稟水氣，故下生。眉屬肝，故側生。男子腎氣外行，上爲鬚，下爲勢。故女子、宦人無勢，則亦無鬚，而眉髮無異於男子，則知不屬腎也。（**按**：《事實類苑》卷51“占象醫藥·鬚髮眉所主臟”引此文，云出“沈括《筆談》”，故直溯其源。）

者爲的。劉〔安君〕〔君安〕①云：欲髮不落，梳頭滿千遍。又云：髮宜多梳，齒宜數叩。皆攝精益腦之理爾。又崑齋吳玉有《白髮辨》②，言髮之白雖有遲早老少，皆不係壽之脩短，由祖傳及隨事感應而已。援引古今爲証，亦自有理。文多不錄。

【氣味】苦，微溫，無毒。【主治】欬嗽，五淋，大小便不通，小兒驚癇，止血。鼻衄，燒灰吹之立已。《別錄》③。燒灰，療轉胞，小便不通，赤白痢，哽噎，癰腫，狐尿刺，尸疰，疔腫骨疽雜瘡。蘇恭④。消瘀血，補陰甚捷。震亨⑤。

【發明】【時珍曰】髮乃血餘，故能治血病，補陰，療驚癇，去心竅之血。劉君安⑥以己髮合頭垢等分燒存性，每服豆許三丸，名曰還精丹，令頭不白。又老唐方，亦用自己亂髮洗净，每一兩入川椒五十粒，泥固，入瓶煅黑研末，每空心酒服一錢，令髮長黑。此皆補陰之驗也。用椒者，取其下達爾。○【弘景⑦曰】俗中嫗母爲小兒作雞子煎，用其父梳頭亂髮，雜雞子黃熬，良久得汁，與兒服，去痰熱，療百病。

【附方】舊十六，新廿四。孩子熱瘡。亂髮一團如梨子大，雞子黃十個，煮熟，同于銚子內熬，至甚乾始有液出，旋置盞中，液盡爲度。用傅瘡上，即以苦參粉粉之，神妙。詳見“雞子黃”下。劉禹錫《傳信方》⑧。小兒班疹。髮灰，飲服三錢。《子母秘錄》⑨。小兒斷臍。即用清油調髮灰傅之，不可傷水。臍濕不乾亦傅之。小兒重舌欲死者。以亂髮灰半錢，調傅舌下。不住用之。《簡要濟眾方》⑩。小兒燕口，兩角生瘡。髮灰三錢，飲汁服。《子母秘錄》⑪。小兒

① 君安：《證類》卷15“亂髮” 《服氣精義方》：劉君安曰：欲髮不脱，梳頭滿千遍。

② 白髮辨：（按：書佚，無可溯源。）

③ 別錄：見 3405 頁注⑤。

④ 蘇恭：《唐本草》見《證類》卷15“亂髮” 《唐本》注云：亂髮灰，療轉胞，小便不通，赤白痢，哽噎，鼻衄，癰腫，狐尿刺，尸疰，丁腫，骨疽雜瘡。古方用之也。

⑤ 震亨：《衍義補遺·髮》 補陰之功甚捷。/《丹溪手鏡》卷中“溺血” 髮灰能消瘀血，通關，醋湯二錢。

⑥ 劉君安：《證類》卷15“頭垢” 《服氣精義》云：劉君安：燒已髮，合頭垢等分，合服，如大豆許三丸。名曰還精，令頭不白。/……老唐云：收自己亂頭髮，洗净，乾，每一兩入椒五十粒，泥封固，入爐大火一煅如黑糟，細研。酒服一錢匕，髭髮長黑。

⑦ 弘景：《集注》見《證類》卷15“髮髲” 陶隱居云：李云：是童男髮。神化之事，未見別方。今俗中嫗母，爲小兒作雞子煎，用髮雜熬，良久得汁與兒服，去痰熱，療百病。而用髮皆取其父梳頭亂者爾……

⑧ 傳信方：《圖經》見《證類》卷19“丹雄雞” ……劉禹錫《傳信方》云：亂髮雞子膏，主孩子熱瘡。雞子五枚，去白取黃，亂髮如雞子許大，二味相和，於鐵銚子中，炭火熬，初甚乾，少頃即髮焦，遂有液出，旋取，置一瓷碗中，以液盡爲度，取塗熱瘡上，即以苦參末粉之……（按：《證類》卷15“亂髮”附方作“經驗方”。）

⑨ 子母秘錄：《證類》卷15“亂髮” 《子母秘錄》……又方：治小兒斑瘡、豌豆瘡，髮灰飲汁服三錢匕。

⑩ 簡要濟眾方：《證類》卷15“亂髮” 《簡要濟眾》：治小兒重舌欲死。以亂髮灰細研，以半錢傅舌下。日不住用之。

⑪ 子母秘錄：《證類》卷15“亂髮” 《子母秘錄》……又方：治小兒驚，口兩角生瘡。燒亂髮和豬脂塗之。

吻瘡。髮灰,和猪脂塗之。《聖惠方》①。 **小兒驚啼**。亂油髮燒研,乳汁或酒服少許,良。《千金方》②。 **鼻血眩冒**欲死者。亂髮燒研,水服方寸匕。仍吹之。《梅師方》③。 **鼻血不止**。血餘燒灰,吹之立止,永不發。男用母髮,女用父髮。○《聖惠》④用亂髮灰一錢,人中白五分,麝香少許,爲末,嗜鼻。名三奇散。 **肺疽吐血**。髮灰一錢,米醋二合,白湯一琖,調服。《三因方》⑤。 **欬嗽有血**。小兒胎髮灰,入麝香少許,酒下。每個作一服,男用女,女用男。《朱氏集驗》⑥。 **齒縫出血**。頭髮切,入銚内炒存性,研,摻之。華佗《中藏經》⑦。 **肌膚出血**。胎髮燒灰,傅之即止。或吹入鼻中。《證治要訣》⑧。 **諸竅出血**。頭髮、敗椶、陳蓮蓬,並燒灰等分。每服三錢,木香湯下。《聖惠》⑨。 **上下諸血**。或吐血,或心衄,或内崩,或舌上出血如簪孔,或鼻衄,或小便出血,並用亂髮灰,水服方寸匕,一日三服。《聖濟》⑩。 **無故遺血**。亂髮及爪甲燒灰,酒服方寸匕。《千金方》⑪。 **小便尿血**。髮灰二錢,醋湯服。《永類方》⑫。 **血淋苦痛**。亂髮燒存性二錢,入麝少許,米飲服。《聖惠》⑬。 **大便瀉血**。血餘半兩燒灰,雞冠花、柏葉各一兩,爲末。卧時酒

---

① 聖惠方:《聖惠方》卷90"治小兒燕口生瘡諸方" 治小兒燕口,兩吻生瘡,方:亂髮(燒灰,細研),右以豬脂和傅之。

② 千金方:《千金方》卷5"客忤第四" 治小兒驚啼方……又方:酒服亂髮灰。

③ 梅師方:《證類》卷15"亂髮" 《梅師方》:治鼻衄出血,眩冒欲死:燒亂髮細研,水服方寸匕,須臾更吹鼻中。

④ 聖惠:《聖惠方》卷84"治小兒傷寒鼻衄諸方" 治小兒傷寒,鼻衄經數日不止,方:右取亂髮燒灰細研,頻頻吹少許於鼻中良。/《聖惠方》卷37"治鼻久衄諸方" 治鼻衄久不止方:亂髮灰(一錢)、人中白(半兩)、麝香(半錢,細研),右件藥相和細研,吹小豆大入鼻中,立效。

⑤ 三因:《三因方》卷9"尿血證治" 髮灰散……髮灰……右一味每服二錢,以米醋二合,湯少許調服。以井花水調亦得。兼治肺疽、心衄。

⑥ 朱氏集驗:《朱氏集驗方》卷7"失血" 單方:治嗽血,咳血。用小兒胎髮燒灰,麝香酒調下。每個小兒胎髮作一服。婦人病用男子胎髮,男子病用女胎髮。

⑦ 中藏經:《普濟方》卷69"齒間血出" 治牙齒出血,及走馬疳。右用頭髮飥鑞,用剃面刀子細切,銚内慢火炒存性,爲末。(按:《中藏經》未見此方,另溯其源。)

⑧ 證治要訣:《證治要訣》卷4"諸血門·肌衄" 血從毛孔而出,名曰肌衄。以男胎髮燒灰,盦之。

⑨ 聖惠:《直指方》卷26"血疾證治" 黑散子:諸竅出血並主之。隔年蓮蓬、敗棕櫚、頭髮(並燒存性,等分),右爲末,每服二錢,煎南木香湯調下。或只用棕櫚燒灰,米湯調下,亦可。(按:《聖惠方》無此方,今另溯其源。)

⑩ 聖濟:《普濟方》卷188"吐血" 血餘散(出《聖惠方》),治吐血,或心衄,或内崩,或舌上出血如簪孔者:用燒亂髮灰,水服方寸匕,日三服。(按:《聖濟總録》《聖惠方》皆無此方,今另溯其源。)

⑪ 千金方:《千金方》卷2"妊娠諸病第四" 治婦人無故尿血方……又方:爪甲、亂髮,右二味並燒末,等分,酒服方寸匕,日三。飲服亦得。

⑫ 永類:《永類鈐方》卷13"淋閉" 髮灰散:治小便尿血。並治肺癰,心衄吐血。一方用蜜丸下。右用髮燒灰,每二錢,以米醋二合,湯一盞,調服。

⑬ 聖惠:《得效方》卷8"諸淋" 治血淋。若單小便出血如尿,此爲莖衄,此主之。右以亂髮不以多少,燒爲灰,入麝香少許,每服用米醋泡湯調下。(按:《聖惠方》無此方,今另溯其源。)

服二錢，來早以温酒一盞投之。一服見效。《普濟》①。**胎産便血**。髮灰，每飲服二錢。咎殷《産寶》②。**女人漏血**。亂髮洗净燒研，空心温酒服一錢。《婦人良方》③。**月水不通**。童男童女髮各三兩燒灰，斑蝥二十一枚，糯米炒黄，麝香一錢，爲末。每服一錢，食前熱薑酒下。《普濟》④。**婦人陰吹**。胃氣下泄，陰吹而正喧，此穀氣之實也，宜豬膏髮煎導之。用豬膏半斤，亂髮雞子大二枚，和煎，髮消藥成矣。分再服，病從小便中出也。張仲景方⑤。**女勞黄疸**。因大熱大勞交接後入水所致，身目俱黄，發熱惡寒，小腹滿急，小便難。用膏髮煎治之，即上方。《肘後》⑥。**黄疸尿赤**。亂髮灰，水服一錢，日三次，秘方也。《肘後》⑦。**大小便閉**。亂髮灰三指撮，投半升水服。姚氏⑧。**乾霍亂病**，脹滿煩躁。亂髮一團燒灰，鹽湯二升，和服取吐。《十便良方》⑨。**尸疰中惡**。《子母秘録》⑩用亂髮如雞子大，燒研，水服。○一方：用亂髮灰半兩，杏仁半兩去皮、尖，研，煉蜜丸梧子大。每温酒日下二三十丸。**破傷中風**。亂髮如雞子大，無油器中熬焦黑，

---

① 普濟：《普濟方》卷38"臟毒下血"　血餘散：治瀉血臟毒，一服效。血餘(半兩，燒灰)、雞冠花根、柏葉(各一兩)，右爲末，臨卧温酒調下二錢，來晨酒一盞投之，立愈。
② 咎殷産寶：《經效産寶》卷下"産後小便遺血方論"　又小便利血：亂髮(燒灰，研如粉)，右米飲服方寸匕。
③ 婦人良方：《婦人良方》卷1"崩中漏下生死脉方論第十七"　治婦人漏下不斷方：亂髮(皂莢水洗，燒爲細末)，空心温酒調下一錢。
④ 普濟：《聖惠方》卷72"治婦人月水久不通諸方"　治婦人月水久不通，烏金散方：童男髮髮(三兩，燒灰)、童女髮(三兩，燒灰)、斑猫(三七枚，糯米拌炒令黄，去翅足)，右件藥入麝香一錢同研令細，每於食前以熱生薑酒調下一錢。(按：《普濟方》卷333"月水不通"引此方，云出《聖惠方》。)
⑤ 張仲景方：《金匱·婦人雜病脉證并治》　胃氣下泄，陰吹而正喧，此穀氣之實也，膏髮煎導之。豬膏髮煎方：豬膏(半斤)、亂髮(如雞子大，三枚)，右二味和膏中煎之，髮消藥成，分再服。病從小便出。
⑥ 肘後：《肘後方》卷4"治卒發黄膽諸黄病第三十一"　女勞疸者，身目皆黄，發熱惡寒，小腹滿急，小便難。由大勞大熱交接，交接後入水所致。治之方……又方：亂髮如雞子大，豬膏半斤，煎令消盡，分二服。
⑦ 肘後：《肘後方》卷4"治卒發黄膽諸黄病第三十一"　又方：燒亂髮，服一錢匕，日三服。秘方，此治黄疸。
⑧ 姚氏：《證類》卷15"亂髮"　姚氏……又方：治大小便不通。燒亂髮末三指撮，投半升水中，一服。
⑨ 十便良方：《聖惠方》卷47"治乾霍亂諸方"　治乾霍亂不吐不利，胸膈煩渴，心腹脹痛，宜服此方：鹽(二錢)、亂髮灰(二錢)，右件藥以水一中盞煎鹽至六分，放温，調發灰頓服，良久再服。(按：《十便良方》卷15"霍亂"引此方，云出《聖惠方》。)
⑩ 子母秘録：《證類》卷15"亂髮"　《子母秘録》：治尸疰：燒亂髮如雞子大，爲末，水服之差。/《聖惠方》卷56"治尸疰諸方"　治尸疰惡氣，寒熱悶絶，宜服此方……又方：亂髮灰(半兩)、杏人(半兩，湯浸，去皮尖、双人)，右件藥研如脂，煉少蜜和圓如梧桐子大，每服不計時候以温酒下五圓，日三四服。

研，以好酒一盞沃之，入何首烏末二錢，灌之。少頃再灌。《本草衍義》①。**沐髮中風**。方同上。**令髮長黑**。亂髮洗晒，油煎焦枯，研末，擦髮良。《聖惠》②。**擦落耳鼻**。頭髮瓶盛泥固，煅過研末，以擦落耳、鼻，乘熱蘸髮灰綴定，軟帛縛住，勿令動，自生合也。《經驗良方》③。**聤耳出膿**。亂髮裹杏仁末塞之。《聖惠》④。**吞髮在咽**。取自己亂髮燒灰，水服一錢。《延齡至寶方》⑤。**蜈蚣螫咬**⑥。頭髮燒烟熏之。**疔腫惡瘡**。亂髮、鼠屎等分，燒灰，針入瘡內，大良。《聖惠》⑦。**瘡口不合**。亂髮、露蜂房、蛇蛻皮各燒存性一錢，用溫酒食前調服，神妙。《蘇沈良方》⑧。**下疳濕瘡**。髮灰一錢，棗核七個，燒研，洗，貼。《心鑑》⑨。**大風癘瘡**。用新竹筒十個，內裝黑豆一層，頭髮一層，至滿，以稻糠火盆內煨之。候汁滴出，以盞接承，翎掃瘡上，數日即愈。亦治諸瘡。邵真人《經驗方》⑩。

頭垢《別錄》⑪

【釋名】梳上者，名曰百齒霜。【弘景⑫曰】術云頭垢浮針，以肥膩故耳。今當用悅澤人者，其垢可丸也。

【氣味】鹹、苦，溫，有毒。

---

① 本草衍義：《衍義》卷16"髮髲" ……右以亂髮如雞子大，無油器中熬焦黑，就研爲末，以好酒一盞沃之，何首烏末二錢同勻攪，候溫灌之，下嚥過一二刻再灌，治破傷風及沐髮中風，極效。

② 聖惠：（**按**：已查原書，未能溯得其源。）

③ 經驗良方：《普濟方》卷53"耳聾諸疾" 治擦落耳鼻（出《經驗良方》）：用頭髮入罐子，鹽泥固濟，煅過，爲細灰末，乘急以所擦落耳鼻，蘸灰綴定，以軟絹帛縛定愈。

④ 聖惠：《聖惠方》卷36"治耳腫諸方" 治耳卒腫……又方：杏人（半兩，湯浸，去皮微炒），右搗如膏，撚如棗核大，亂髮纏裹，塞於耳內，日二易之。

⑤ 延齡至寶方：《證類》卷15"亂髮" 姚氏：治食中誤吞髮，繞喉不出，取已頭亂髮燒作灰，服一錢匕，水調。

⑥ 蜈蚣螫咬：《百一選方》卷17"第二十五門" 治蜈蚣傷……又方……又頭髮烟熏。（**按**：原無出處，今溯得其源。）

⑦ 聖惠：《普濟方》卷273"諸疔腫" 療疔腫：鼠屎、亂髮（右等分，燒作灰），針瘡頭，內藥，大良。（**按**：《聖惠方》無此方，今另溯其源。）

⑧ 蘇沈良方：《蘇沈良方》卷9"治癰瘡瘍久不合" 僕嘗讀《本草》：露蜂房、蛇蛻皮、亂髮（各燒灰），每味取一錢匕，酒調服，治瘡久不合神驗，僕屢試之。燒灰略存性。

⑨ 心鑑：（**按**：查《全幼心鑑》，未能溯得其源。）

⑩ 邵真人經驗方：《秘傳經驗方》 治風癩瘡，黃水瘡，此方神效：用新竹筒十箇，內裝黑豆一層，頭髮一層，數層至滿，以稻糠皮火煨之，於火盆內周圍用火煨，竹筒內汁滴出，以盞接之，鵝翎蘸掃於瘡上，數日即愈。

⑪ 別錄：《別錄》見《證類》卷15"頭垢" 主淋閉不通。

⑫ 弘景：《集注》見《證類》卷15"頭垢" 陶隱居云：術云：頭垢浮針，以肥膩故爾。今當用悅澤人者，其垢可丸。又主噎，亦療勞復。

【主治】淋閉不通。《別録》①。療噎疾，酸漿煎膏用之，立愈。又治勞復。弘景②。中蠱毒、蕈毒，米飲或酒化下，並取吐爲度。大明③。

【附方】舊九，新十五。天行勞復。含頭垢棗核大一枚，良。《類要》④。預防勞復。傷寒初愈，欲令不勞復者。頭垢燒研，水丸梧子大，飲服一丸。《外臺秘要》⑤。頭身俱痛煩悶者。頭垢豆許，水服。囊盛蒸豆，熨之。《肘後》⑥。小兒霍亂⑦。梳垢，水服少許。小兒哭疰。方同上。百邪鬼魅。方同上。並《千金》⑧。婦人吹乳。百齒霜，以無根水丸梧子大。每服三丸，食後屋上倒流水下，隨左右暖臥，取汗甚效。或以胡椒七粒，同百齒霜和丸，熱酒下，得汗立愈。《衛生寶鑑》⑨。婦人乳癰。酒下梳垢五丸，即退消。婦人足瘡，經年不愈，名裙風瘡。用男子頭垢，桐油調作隔紙膏，帖之。並《簡便》⑩。臁脛生瘡。頭垢、枯礬研勻，豬膽調傅。《壽域》⑪。下疳濕瘡。鹽蟶盛頭垢，再以一蟶合定，煅紅，出火毒，研，搽。楊氏⑫。小兒緊唇。頭垢塗之。《肘後》⑬。菜毒脯毒。凡野菜、諸脯肉、馬肝、馬肉毒，以頭垢棗核大，含之嚥

---

① 別録：見前頁注⑪。
② 弘景：見前頁注⑫。
③ 大明：《日華子》見《證類》卷15"頭垢"　溫。治中蠱毒及蕈毒，米飲或酒化下，並得以吐爲度。
④ 類要：《證類》卷15"頭垢"　《傷寒類要》：傷寒天行病後勞復，含頭垢如棗核大一丸。
⑤ 外臺秘要：《千金方》卷10"勞復第二"　欲令病人不復方：燒頭垢如梧子大，服之。（按：《外臺》卷2"傷寒勞復食復方"引此方，云出《千金方》。）
⑥ 肘後：《肘後方》卷3"治中風諸急方第十九"　若頭身無不痛，顛倒煩滿欲死者：取頭垢如大豆大，服之。並囊貯大豆，蒸熟，逐痛處熨之。作兩囊，更番爲佳。若無豆，亦可蒸鼠壤土，熨。
⑦ 小兒霍亂：《普濟方》卷395"霍亂"　治小兒惡氣霍亂方：用梳箆垢水和飲之。（按：原無出處，今溯其源。）
⑧ 千金：《千金方》卷17"飛尸鬼疰第八"　治哭疰方：梳齒間刮取垢，水服之。/《千金方》卷14"風癲第五"　治百邪鬼魅方：服頭垢小豆大。
⑨ 衛生寶鑑：《衛生寶鑒》卷18"産後扶持營衛"　勝金丹：治婦人吹奶極有效。百齒霜（即梳上髮之垢也。不以多少），右一味，用無根水丸如桐子大，每服三丸，倒流水送下，食後。病左乳左臥，右乳右臥，溫覆出汗。
⑩ 簡便：《奇效單方》卷上"十二瘡瘍"　治乳癰，用櫛垢爲丸，酒下即退。/《奇效單方》卷下"廿一婦人"　治女子裙風瘡，經年不愈，用：男子頭垢不拘多少，以桐油調，做隔紙膏，貼之。
⑪ 壽域：《延壽神方》卷4"臁瘡部"　治遠年近日時外臁瘡……一方：用人頭上垢刮、枯白礬，同爲末，豬膽調搽。
⑫ 楊氏：《奇效單方》卷上"十二瘡瘍"　治下疳，用鹽蟶一個，剪去小頭，填入頭垢，另以一蟶去頭套上，懸炭火內燒紅，放地上出火毒，爲細末，濕則乾搽，乾則菜油調搽。（按："楊氏"或指"楊起"，編《經驗奇效單方》。）
⑬ 肘後：《證類》卷15"頭垢"　葛稚川：治緊唇，以頭垢傅之。

汁，能起死人。或白湯下亦可。《小品方》①。　自死肉毒②。故頭巾中垢一錢，熱水服，取吐。
猘犬毒人③。頭垢、猬皮等分燒灰，水服一盃，口噤者灌之。○犬咬人瘡重發者。以頭垢少許納
瘡中，用熱牛屎封之。諸蛇毒人。梳垢一團，尿和傅上。仍炙梳出汗，熨之。並《千金》④。　蜈
蚣螫人。頭垢、苦參末，酒調傅之。《篋中》⑤。　蜂蠆螫人。頭垢封之。　蟲蟻螫人。同上。
並《集簡》。　竹木刺肉不出。頭垢塗之，即出。劉涓子⑥。　飛絲入目。頭上白屑少許，揩之
即出。《物類相感志》⑦。　赤目腫痛。頭垢一芥子，納入取淚。《摘玄方》⑧。　噎吐酸漿。漿
水煎頭垢豆許，服一盃，效。《普濟方》⑨。

<h3 style="text-align:center">耳塞《日華》⑩</h3>

【釋名】耳垢《綱目》、腦膏《日華》⑪、泥丸脂。【時珍曰】《修真指南》⑫云：腎氣從脾
右畔上入于耳，化爲耳塞。耳者，腎之竅也。腎氣通則無塞，塞則氣不通，故謂之塞。

【氣味】鹹、苦，溫，有毒。

【主治】顛狂鬼神及嗜酒。大明⑬。　蛇、蟲、蜈蚣螫者，塗之良。時珍。

【附方】新六。　蛇蟲螫傷。人耳垢、蚯蚓屎，和塗，出盡黄水，立愈。《壽域》⑭。　破傷

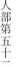

---

① 小品方：《千金方》卷24“解食毒第一”　治食野菜、馬肝肉、諸脯肉毒方：取頭垢如棗核大吞之，
　起死人。（按：未見《小品方》有此文。今另溯其源。）
② 自死肉毒：《聖惠方》卷39“治食六畜百獸肝中毒諸方”　治食六畜鳥獸肝中毒，方：右以樸頭垢
　一錢，溫水和服。（按：原無出處，今溯得其源。）
③ 猘犬毒人：《千金方》卷25“蛇毒第二”　猘犬嚙人方……又方：頭髮、猬皮，右二味各等分，燒灰，
　水和飲一杯。口噤者，折齒納藥。/《千金方》卷25“蛇毒第二”　治凡犬嚙人方……又方：以頭
　垢少少納瘡中。（按：原無出處，另溯其源。）
④ 千金：《千金方》卷25“蛇毒第二”　治衆蛇毒方……又方：梳中垢如指大，長一寸，尿和敷之。又
　方：炙梳汗出，熨之。
⑤ 篋中：《證類》卷15“頭垢”　錢相公《篋中方》：治蜈蚣咬人。以頭垢膩和苦參末，酒調傅之。
⑥ 劉涓子：《證類》卷15“頭垢”　劉涓子：治竹木刺在肉中不出。以頭垢塗之即出。
⑦ 物類相感志：《物類相感志·身體》　飛絲入人眼而腫者，頭上風屑少許揩之。
⑧ 摘玄方：（按：《丹溪摘玄》無此方，未能溯得其源。）
⑨ 普濟方：《普濟方》卷35“噎酸”　治噎酸漿：用取頭垢，漿水煎煮膏服之，驗。一方水煎服。
⑩ 日華：《日華子》見《證類》卷15“耳塞”　溫。治癲狂鬼神及嗜酒。又名腦膏、泥丸脂。
⑪ 日華：見上注。
⑫ 修真指南：（按：僅見《綱目》引録。未能溯得其源。）
⑬ 大明：見本頁注⑩。
⑭ 壽域：《延壽神方》卷3“毒蟲所傷部”　治蜈蚣咬……一方：用耳垢少許，塗咬處，疼即止。（按：
　此與時珍所引略異，録以備參。）

中風。用病人耳中膜，并刮爪甲上末，唾調，塗瘡口，立效。《儒門事親方》①。抓瘡傷水②，腫痛難忍者。以耳垢封之，一夕水盡出而愈。鄭師甫云：余常病此，一丐傳此方。疔疽惡瘡。生人腦即耳塞也、鹽泥等分，研勻，以蒲公英汁和作小餅封之，大有效。《聖惠》③。一切目疾。耳塞晒乾，每以粟許，夜夜點之。《聖惠》④。小兒夜啼，驚熱。用人耳塞、石蓮心、人參各五分，乳香二分，燈花一字，丹砂一分，爲末。每薄荷湯下五分。《普濟》⑤。

膝頭垢《綱目》

【主治】唇緊瘡，以綿裹燒研傅之。《外臺》⑥。

爪甲《綱目》

【釋名】筋退。【時珍曰】爪甲者，筋之餘，膽之外候也。《靈樞經》⑦云：肝應爪。爪厚色黃者膽厚，爪薄色紅者膽薄，爪堅色青者膽急，爪㽞色赤者膽緩，爪直色白者膽直，爪惡色黑者膽結。

【氣味】甘、鹹，無毒。

【主治】鼻衄，細刮嗜之，立愈。眾人甲亦可。宗奭⑧。催生，下胞衣，利小便，治尿血，及陰陽易病，破傷中風，去目瞖。時珍。

懷妊婦人爪甲：取末點目，去瞖障。藏器⑨。

---

① 儒門事親方：《儒門事親》卷15“破傷風邪第十三” 治破傷風：病人耳塞，並爪甲上刮末，唾津調塗瘡口上，立效。無瘡口者難用。
② 抓瘡傷水：《醫說》卷10“瘡·耳塞敷瘡” 鄭師甫云：嘗患足上傷手瘡，水入腫痛，不可行步。有丐者令以耳塞敷之，一夕水盡出愈。（《邵氏見聞錄》）。（按：原無出處，今溯得其源。）
③ 聖惠：《普濟方》卷273“諸疔瘡” 一撚金散，治疔疽惡瘡不出，疔內消：蒲公英（取汁）、鹽泥、生人腦（耳塞是也，後二味各等分），右爲末，用蒲公英掘折取白汁，和二味爲小餅。兒有瘡，用竹刀割破上一餅，用膏藥封貼，大有神效。此藥定疼內消。（按：《聖惠方》無此方，今另溯其源。）
④ 聖惠：《普濟方》卷86“一切眼疾雜治” 治一切眼疾不能效者：以人耳中塞，如濕暴乾，爲末，以小粟許，每夜注之良。（按：《聖惠方》無此方，今另溯其源。）
⑤ 普濟：《普濟方》卷361“夜啼” 蓮心散：治小兒夜啼，驚熱。石蓮心（半兩）、人耳塞（半錢）、乳香（二分，別研）、人參（半兩）、燈花（一字）、丹砂（一分，別研），右爲散，每服半字，以薄荷湯調下，不計時候。
⑥ 外臺：《外臺》卷22“緊唇方” 崔氏療緊唇方：取膝頭垢，綿裹燒傅之。
⑦ 靈樞經：《靈樞·本藏》 肝應爪，爪厚色黃者膽厚，爪薄色紅者膽薄，爪堅色青者膽急，爪濡色赤者膽緩，爪直色白無約者膽直，爪惡色黑多紋者膽結也。
⑧ 宗奭：《衍義》卷16“人指甲” 治鼻衄，細細刮取，俟血稍定，去瘀血，於所衄鼻中搐之，立愈。獨不可備，則眾人取之，甚善……
⑨ 藏器：《嘉祐》見《證類》卷15“懷妊婦人爪甲” 取細末置目中，去瞖障。（新補，見陳藏器。）

【附方】舊三,新二十。斬三尸法。《太上玄科》①云:常以庚辰日去手爪,甲午日去足爪。每年七月十六日將爪甲燒灰,和水服之。三尸九蟲皆滅,名曰斬三尸。〇一云:甲寅日三尸遊兩手,翦去手爪甲;甲午日三尸遊兩足,翦去足爪甲。消除脚氣。每寅日割手足甲,少侵肉,去脚氣。《外臺秘要》②。破傷中風。手足十指甲,香油炒研,熱酒調,呷服之,汗出便好。〇《普濟》③治破傷風,手足顫掉,搐搖不已。用人手足指甲燒存性六錢,薑制南星、獨活、丹砂各二錢,爲末。分作二服,酒下,立效。陰陽易病④。用手足爪甲二十片,中衣襠一片,燒灰。分三服,溫酒下。男用女,女用男。小兒腹脹。父母指爪甲燒〔灰〕,傅乳上飲之。《千金》⑤。小便轉胞。自取爪甲,燒灰水服。男女淋疾。同上。並《肘後》⑥。小便尿血。人指甲半錢,頭髮一錢半,燒,研末。每服一錢,空心溫酒下。《聖濟録》⑦。妊娠尿血。取(大)〔夫〕爪甲燒灰,酒服。《千金》⑧。胞衣不下。取本婦手足爪甲,燒灰酒服。即令有力婦人抱起,將竹筒于胸前趕下。《聖惠》⑨。

諸痔腫痛。鹽繭内入男子指甲令滿,外用童子頂髮纏裹,燒存性,研末,蜜調傅之。仍日

① 太上玄科:《雲笈七籤》卷45"祕要訣法(修真旨要)·制三尸日第二十一" 凡甲寅、庚申之日,是三尸鬼競亂精神之日也。不可與夫婦同室寢食,可慎之。甲寅日可割指甲,甲午日可割脚甲,此日三尸遊處,故以割除,以制尸魄也。/《雲笈七籤》卷83"庚申部·五行紫文除尸蟲法" 又法:常以七月十六日去手爪甲,燒作灰服之,即自滅(消九蟲,下三尸)。/又法:凡寅日去手爪甲,午日去足爪甲,名之斬三尸。(按:《太上玄科》未見其書,亦未查得其佚文,録近似文以備參。)
② 外臺:《外臺》卷18"脚氣論" ……每至丑寅日,割手足爪甲,丑日指,寅日足。亦宜十二日一度,割少侵肉去氣。……
③ 普濟:《普濟方》卷113"破傷風" 治破傷風,手足戰掉不已者:朱砂(別研)、南星(薑制)、獨活(去皮,各二錢)、人手足指甲(燒絶烟,六錢),右爲細末,分作三分,酒調服之,立效。
④ 陰陽易病:《外臺》卷2"傷寒陰陽易方" 又療交接勞復,卵腫縮腹中,絞痛便欲死者方……又方:取女人手足爪二十枚,女人衣中裳一尺,燒,右二味末,以酒服。亦米汁飲服之。(按:原無出處,今溯得其源。)
⑤ 千金:《千金方》卷5"癖結脹滿第七" 治少小腹脹滿方:燒父母指甲灰,乳頭上飲之。
⑥ 肘後:《外臺》卷27"胞轉方" 《肘後》又療小便忍久致胞轉方:自取爪甲火燒,服之。(《備急》同。)/《證類》卷15"懷妊婦人爪甲" 葛稚川……又方:治婦人淋:自取爪甲燒灰,水服。亦治尿血。
⑦ 聖濟録:《聖濟總録》卷96"小便出血" 治小腸尿血方:指甲(半錢)、頭髮(一分),右二味燒灰研匀,空心溫酒調一錢匕,頓服。
⑧ 千金:《千金方》卷2"妊娠諸病第四" 治婦人無故尿血方……又方:取夫爪甲燒作灰,酒服之。
⑨ 聖惠:《普濟方》卷357"胞衣不出" 治胎衣不下。惡血湊心。其證心頭迷悶。胎衣逆上冲心。須臾不治。則其母即亡……用婦人自己手足指甲燒灰。酒調下。須臾又進一服。更令有力婦人抱起。徐徐將竹筒於心上趕下爲妙。(按:《聖惠方》無此方,今另溯其源。)

日吞牛膽制過槐子，甚效。萬表《積善堂方》①。

　　針刺入肉。凡針折入肉及竹木刺者，刮人指甲末，用酸棗擣爛，塗之。次日定出。《聖惠方》②。

　　飛絲入目。刮爪甲末，同津液點之，其絲自聚拔出也。《危氏得效方》③。**物入目中**。左手爪甲，刀刮屑末，燈草蘸點瞖上，三次即出也。**瘢痘生瞖、一切目疾**。並以木賊擦取爪甲末，同朱砂末等分，研勻，以露水搜丸芥子大。每以一粒點入目内。《聖惠》④。**目生花瞖**。刀刮爪甲細末，和乳點之。《集簡方》。**目生珠管**。手爪甲燒灰、貝齒燒灰、龍骨各半兩，爲末，日點三四次。《聖惠方》⑤。**積年瀉血**。百藥不效。用人指甲炒焦、麝香各二錢半，乾薑炮三兩，白礬枯過、敗皮巾燒灰各一兩，爲末。每粥飲一錢，日二服。《聖濟總録》⑥。**鼻出衄血**。刀刮指甲細末，吹之即止，試驗。《簡便方》⑦。

牙齒《日華》⑧

　　【釋名】【時珍曰】兩旁曰牙，當中曰齒。腎主骨，齒者，骨之餘也。女子七月齒生，七歲齒齔，三七腎氣平而真牙生，七七腎氣衰，齒稿髮素。男子八月齒生，八歲齒齠，三八腎氣平而真牙生，五八腎氣衰，齒稿髮墮。錢乙⑨云：小兒變蒸蛻齒，如花之易苗。不及三十六齒者，由蒸之不及其數也。

────────────

① 積善堂方：《積善堂方》卷下　神繭散：主諸痔有神效。蠶繭内入男子指甲，以滿爲度，外面用童子髮纏裹，燒存性，蜜調付之，仍於臘月八日，取黑牛膽，入槐角子以滿爲度，百日開，用空心酒吞十餘粒，極妙。

② 聖惠方：《普濟方》卷304"竹木針刺"　治針入肉方：刮指甲末同酸棗仁搗爛，唾調塗上，次日定出。（**按**：《聖惠方》無此方，今另溯其源。）

③ 危氏得效方：《得效方》卷16"通治"　飛絲入眼腫痛方：刮指甲上細屑，箸頭點津液，點爪屑入眼中，其絲自聚，拔去。

④ 聖惠：《普濟方》卷364"瘡入眼外障附論"　消瞖丸：治小兒斑瘡，眼生障瞖。硃砂、指甲末（不拘男子婦人，先入水内淨洗指甲，拭乾，用木賊草打取細末），右件等分，再同研令極細，以露水搜和，丸如芥子，每用一粒，於夜卧時以新筆蘸水點在眼内，夜半更點一粒。（**按**：《聖惠方》無此方，今另溯其源。）

⑤ 聖惠方：《聖惠方》卷33"治眼生珠管諸方"　治眼生珠管，宜點貝齒散方：貝齒（燒灰）、手爪甲（燒灰）、龍骨（已上三味各半兩），右件藥同研令極細，每用少許點珠管上，日三四度，甚妙。

⑥ 聖濟總録：《聖惠方》卷60"治積年腸風下血不止諸方"　治積年腸風瀉血，百藥無效，宜服此方：敗皮巾子（一兩，燒灰）、人指甲（一分，炒焦）、乾薑（三兩，炮裂，爲末）、麝香（一分）、白礬（一兩，燒灰），右件藥相和，細研如面，每於食前以温粥飲調下一錢。（**按**：《聖濟總録》無此方，今另溯其源。）

⑦ 簡便方：《奇效單方》卷上"六諸血"　治鼻出血，一用刀刮指甲細末，吹入鼻内。

⑧ 日華：《日華子》見《證類》卷15"人牙齒"　平。除勞治瘧，蠱毒氣。入藥燒用。

⑨ 錢乙：《小兒藥證直訣》卷上"變蒸"　……是以小兒須變蒸蛻齒者，如花之易苗，所謂不及三十二齒，由變之不及，齒當與變日相合也，年壯而視齒方明。

【氣味】甘、鹹，熱，有毒。【主治】除勞治瘧，蠱毒氣。入藥燒用。藏器①。治乳癰未潰，痘瘡倒黶。時珍。

【發明】【時珍曰】近世用人牙治痘瘡陷伏，稱爲神品，然一概用之，貽害不淺。夫齒者，腎之標，骨之餘也。痘瘡則毒自腎出，方長之際，外爲風寒穢氣所冒，腠理閉塞，血澀不行，毒不能出，或變黑倒黶。宜用此物，以酒、麝達之，竄入腎經，發出毒氣，使熱令復行，而瘡自紅活，蓋劫劑也。若伏毒在心，昏冒不省人事，及氣虚色白，痒塌不能作膿，熱痱紫泡之證，止宜解毒補虚。苟誤用此，則鬱悶聲啞，反成不救，可不慎哉？高武《痘疹管見》②云：左仲恕言變黑歸腎者，宜用人牙散。夫既歸腎矣，人牙豈能復治之乎？

【附方】舊一，新七。痘瘡倒黶。《錢氏小兒方》③用人牙燒存性，入麝香少許，温酒服半錢。○聞人規《痘疹論》④云：人牙散治痘瘡方出，風寒外襲，或變黑，或青紫，此倒黶也。宜温肌發散，使熱氣復行而斑自出。用人齒脱落者，不拘多少，瓦罐固濟，煅過出火毒，研末。出不快而黑陷者，豶豬血調下一錢；因服凉藥，血澀倒陷者，入麝香，温酒服之。其效如神。○無價散⑤：用人牙、貓牙、猪牙、犬牙等分，火煅研末，蜜水調服一字。乳癰未潰。人牙齒燒研，酥調貼之。《肘後方》⑥。五般聤耳，出膿血水。人牙燒存性，麝香少許，爲末吹之。名佛牙散。《普濟方》⑦。漏瘡惡瘡。乾水生肌，用人牙灰、油髮灰、雄雞内金灰各等分，爲末，入麝香、輕粉少許，油調傅之。《直指方》⑧。陰疽不發，頭凹沉黯，不疼無熱。服内補散不起，必用人牙煅過、穿山甲炙各一分，

---

① 藏器：見前頁注⑧。(**按**：誤注出處，當出《日華子》。)

② 痘疹管見：**《痘疹正宗》卷2“古方發揮”** 左仲恕謂：齒者，腎之標，故歸腎。變黑者用人牙散。豈仲恕自待之見歟？然既歸腎，豈人牙能治之哉？

③ 錢氏小兒方：**《錢氏小兒方訣外編》卷9“附方”** 退陷散：治瘡疹倒黶黑陷。人牙燒存性，入麝香少許。每服半錢，温酒少許調下。

④ 痘疹論：**《痘疹論》卷3“既出而腹脹者何”** 人齒散：治瘡疹已出而不快，既出而倒黶，患瘡疹作寒熱，而脉反遲者。或攻皮膚而出遲。或面額赤，脉不洪大者。或服凉藥過多，血澀氣弱。或出未快，隱隱在皮膚間。以酒調服之。錢乙附方治瘡疹倒黶，入麝香酒調服之尤佳……若黑色者，名曰鬼瘡子，用豶豬血調下貳錢，移時再服之。人齒(壹箇，燒存性)，右用人齒脱落者，以甆瓶固濟，大火煆令通赤，候冷，取出爲末，用薄荷酒調服半錢，良久脉平，毒氣散，瘡如粟米而出。

⑤ 無價散：**《普濟方》卷403“瘡疹出不快”** 無價散：治斑瘡發出不快……人猫猪狗臘晨燒，少許微將蜜水調。百者救生無一死，萬鋌黄金也可銷。右將前四物於臘日早晨日未出，盛貯於銷一鋌銀鍋子内，用木炭火籠煆令烟盡白色爲度。但有發瘡，以覺有瘡，或發不快，倒推黑靨，一切惡瘡，並皆治之。每遇小童，但覺瘡証，每用藥一字，用蜜調服，萬無一失。據此藥工效無名可揚，故以無價散呼之。上項用人、猫、猪、狗四般、乾糞，依上法治用。

⑥ 肘後方：**《證類》卷15“人牙齒”** 葛稚川：治乳癰：取人牙齒燒灰細研，酥調貼癰上。

⑦ 普濟方：**《普濟方》卷55“耳聾有膿”** 麝香佛手散：治五般耳出膿血水者。人牙(煆過存性，出火氣)、麝香(少許)，右爲細末，吹耳内少許，即乾。亦治小兒豆瘡出現面靨者，酒調一字服之，即出。

⑧ 直指方：**《直指方》卷22“漏瘡證治”** 人牙散：治漏瘡惡瘡，生肌，裹欲乾則用。人牙、油髮(各燒存性)、雄雞内金(各等分)，右爲末，入麝香、輕粉少許，濕則摻，乾則麻油調敷。

爲末。分作兩服，用當歸、麻黃煎酒下。外以薑汁和麵傅之。○又方：川烏頭、硫黄、人牙煅過爲末，酒服亦妙。楊仁齋《直指方》①。

<h2 style="text-align:center">人屎《別録》②　　附人中黃</h2>

【釋名】人糞《別録》③、大便。【時珍曰】屎、糞乃糟粕所化，故字從米，會意也。

【氣味】苦，寒，無毒。【主治】時行大熱狂走，解諸毒，擣末，沸湯沃服之。《別録》④。傷寒熱毒，水漬飲之，彌善。新者，封丁腫，一日根爛。蘇恭⑤。骨蒸勞復，癰腫發背瘡漏，痘瘡不起。時珍。

糞清。【釋名】黃龍湯弘景⑥、還元水《菽園記》⑦、人中黃。【弘景⑧曰】近城市人以空罌塞口，納糞中，積年得汁，甚黑而苦，名爲黃龍湯，療瘟病垂死者皆瘥。【大明⑨曰】臘月截淡竹去青皮，浸滲取汁，治天行熱疾中毒，名糞清。浸皂莢、甘蔗，治天行熱疾，名人中黃。【震亨⑩曰】人中黃，以竹筒入甘草末于内，竹木塞兩頭，冬月浸糞缸中，立春取出，懸風處陰乾，破竹取草，晒乾用。【汪機⑪曰】用棕皮綿紙上鋪黃土，澆糞汁淋土上，濾取清汁，入新甕内，椀覆定，埋土中。一年取出，清若泉水，全無穢氣，年久者彌佳，比竹筒滲法更妙。【主治】天行熱狂，熱疾，中

---

① 直指方：《直指方》卷22"癰疽證治"　當歸酒：治癰疽陰證，頭平向内，沉黯不疼，渾身患處不熱……又更不發起，用：穿山甲（頭截片，蘸醋炒焦）、生人牙（煅留性，各一分），右爲末，分作兩服，用辣桂、當歸、去節麻黃煎酒，食前調下。患處用生薑汁和麵厚塗。或用川烏、硫黃、人牙煅，並細末，酒調敷之。
② 別録：《別録》見《證類》卷15"人屎"　寒。主療時行大熱狂走，解諸毒，宜用絶乾者擣末。沸湯沃服之。東向圍厠溺坑中青泥，療喉痺，消癰腫，若已有膿即潰。
③ 別録：（按：查《證類》，無此別名。）
④ 別録：見本頁注②。
⑤ 蘇恭：《唐本草》見《證類》卷15"人屎"　《唐本》注云：人屎，主諸毒，卒惡熱黃悶欲死者。新者最效，須與水和服之。其乾者燒之煙絶，水漬飲汁，名破棺湯。主傷寒熱毒，水漬飲彌善。破丁腫開，以新者封之，一日根爛。
⑥ 弘景：《集注》見《證類》卷15"人屎"　陶隱居云……今近城寺別塞空罌口，内糞倉中，積年得汁，甚黑而苦，名爲黃龍湯，療温病垂死皆差。
⑦ 菽園記：《菽園雜記》卷7　還元水者，臘月以空瓶，不拘大小，細布緘其口，引之以索，浸糞厠中，日久糞汁滲入，瓶滿自沉，取埋土中二三年，化爲清水，略無臭氣。凡毒瘡初發時，取一盞飲之，其毒自散。此法聞之沈通理先生，嘗試之有效。
⑧ 弘景：見本頁注⑥。
⑨ 大明：《日華子》見《證類》卷15"人屎"　糞清，冷。臘月截淡竹，去青皮，浸滲取汁。治天行熱狂、熱疾、中毒，并惡瘡、蕈毒，取汁服。浸皂莢、甘蔗，治天行熱疾。
⑩ 震亨：《丹溪心法》卷1"瘟疫五"　作人中黃法：以竹筒兩頭留節，中作一竅，内甘草於中，仍以竹木釘閉竅，於大糞缸中浸一月，取出曬乾。大治疫毒。
⑪ 汪機：（按：或出《本草會編》。書佚，無可溯源。）

毒,蕈毒,惡瘡。大明①。熱毒濕毒,大解五臟實熱。飯和作丸,清痰,消食積,降陰火。震亨②。

【附方】舊十三,新二十。勞復食復。人屎燒灰,酒服方寸匕。《千金方》③。熱病發狂,奔走似癲,如見鬼神,久不得汗,及不知人事者。以人中黃入大罐內,以泥固濟,煅半日,去火毒,研末。新汲水服三錢。未退再服。《斗門方》④。大熱狂渴。乾陳人屎爲末,于陰地净黃土中作五六寸小坑,將末三兩匙于坑中,以新汲水調勻,良久澄清,細細與飲即解。世俗謂之地清。寇宗奭《衍義》⑤。勞極骨蒸。亦名伏連傳尸,此方甚驗。用人屎、小便各一升,新粟米飯五升,六月六日麴半餅,以瓶盛,封密室中,二七日並消,亦無惡氣。每旦服一合,午再服之,神效。張文仲《備急方》⑥。骨蒸熱勞。取人屎乾者,燒令外黑,納水中澄清。每旦服一小升,薄晚服童便一小升,以瘥爲度。既常服,可就作坑,燒屎三升,夜以水三升漬之,稍稍減服。此方神妙,非其人莫浪傳之。《外臺秘要》⑦。嘔血吐痰,心煩骨蒸者。人中黃爲末,每服三錢,茜根汁、竹瀝、薑汁和勻,服之。《丹溪方》⑧。鼻衄不止。人屎尖燒灰,水服一二錢,并吹鼻中。《千金方》⑨。噎膈反胃,諸藥不效。真阿魏一錢,野外乾人屎三錢,爲末,五更以姜片蘸食,能起死人。乃趙(王)〔玉〕困方也。《永類鈐方》⑩。噎食不下。人屎入蘿蔔內,火煉三炷香,取研,每服三分,黃酒下,三服

---

① 大明:見前頁注⑨。
② 震亨:《丹溪心法》卷1"瘟疫五" 又方:温病,亦治食積痰熱,降陰火。人中黃飯丸綠豆大,下十五丸。
③ 千金方:《千金方》卷10"勞復第二" 治食勞方……又方:燒人屎,水服方寸匕。
④ 斗門方:《證類》卷15"人屎"《斗門方》:治熱病及時疾,心躁狂亂奔走,狀似癲癇,言語不定,久不得汗,及時疾不知人事者。以人中黃不以多少,入大罐內,以泥固濟,大火煅半日,去火,候冷取出,於地上以盆蓋之,又半日許,細研如麵。新汲水調下三錢。或未退再作,差。
⑤ 衍義:《衍義》卷16"人屎" 用乾陳人屎爲末,于陰地净黃土中,作五六寸小坑,將末三兩匙於坑中,以新汲水調勻,良久,俟澄清,與時行大熱狂渴須水人飲之,愈。今世俗謂之地清。然飲之勿極意,恐過多耳……
⑥ 備急方:《外臺》卷13"伏連方" 文仲療伏連,病本緣極熱氣相易,相連不斷,遂名伏連,亦名骨蒸傳尸,比用此方甚驗。人屎(五大升,濕者)、人小便(一升)、新炊粟飯(五大升)、六月六日麴(半餅,熬碎),右四味取一瓷瓶盛,密封置一室中,二七日並消,一無惡氣。每旦服一大合,晝二服,無不差者……
⑦ 外臺秘要:《外臺》卷13"骨蒸方" 又療骨蒸極熱方(非其人莫浪傳):取乾人糞,燒令外黑,內水中澄清,每旦服一小升,薄晚後服小便一小升,以差爲限。既常服,不可朝朝取,作大坑燒二升,夜以水三升漬之,稍稍減。服小便勿用自身者,小兒者佳。
⑧ 丹溪方:(按:已查朱丹溪相關書,未能溯得其源。)
⑨ 千金方:《千金方》卷6"鼻病第二" 治鼻衄方……又方:取人屎尖燒灰,水服,並吹少許鼻中,止。
⑩ 永類鈐方:《永類鈐方》卷4"雜病五噎五膈" 翻胃……又:真阿魏末少,郊外野人拋下乾人糞多,作末,五更初,薑片蘸食,能起死人。(趙玉困傳。)

效。《海上名方》①。**痘瘡不起**。《儒門事親》②治痘瘡倒靨及灰白下陷,用童子糞乾者,新瓦煅過。每一兩入龍腦一分,研勻。每服半錢至一錢,蜜水調下。○四靈無價散:治痘瘡黑陷,腹脹危篤者,此爲劫劑。用人糞、猫糞、豬糞、犬糞等分,臘月初旬收埋高燥黃土窖內,至臘八日取出,炒罐盛之,鹽泥固濟,炭火煅令烟盡爲度。取出爲末,入麝香少許,研勻,瓷器密封收之。一歲一字,二歲半錢,三歲一錢,蜜水調下,須臾瘡起。此乃以毒攻毒。用火化者,從治之義也。**發背欲死**。燒屎灰,醋和傅之,乾即易。《肘後方》③。**一切癰腫**未潰。用乾人糞末、麝香各半錢,研勻,以豆大,津調貼頭外,以醋麵作錢護之。膿潰去藥。寇宗奭衍義④。**丁腫初起**。刮破,以熱屎尖傅之,乾即易。不過十五遍,即根出立瘥。《千金》⑤。**五色丹毒**。黃龍湯飲二合,并塗之,良。《千金方》⑥。**九漏有蟲**。乾人屎、乾牛屎,隔綿貼之,蟲聞其氣即出。若痒則易之,蟲盡乃止。《千金》⑦。**疳蝕口鼻**,唇頰穿者。綿裹人屎貼之,必有蟲出。《十便良方》⑧。**小兒唇緊**。人屎灰傅之。《崔知悌方》⑨。**小兒陰瘡**。人屎灰傅之。《外臺秘要》⑩。**產後陰脫**。人屎炒赤爲末,酒服方寸匕,日二服。《千金方》⑪。**鬼舐頭瘡**。取小兒糞,和臘豬脂傅之。《千金方》⑫。**金瘡腸出**。乾人屎末粉之,即入。《千金方》⑬。**鍼瘡血出**不止。用人屎燒研,傅之。《千金方》⑭。**馬血入瘡**,腫痛。用人糞一雞子大服之,并塗之。《千金方》⑮。**毒蛇咬螫**。人屎厚

---

① 海上名方:(**按**:已查引用《海上名方》最多之《普濟方》,未能溯得其源。)

② 儒門事親:(**按**:已查原書,未能溯得其源。)

③ 肘後方:《肘後方》卷5"治癰疽妬乳諸毒腫方第三十六" 癰腫雜效方,療熱腫……又方:燒人糞作灰,頭醋和如泥,塗腫處,乾數易,大驗。

④ 衍義:《衍義》卷16"人屎" ……又治一切癰癤熱毒,膿血未潰,疼痛不任:用乾末、麝香各半錢,同研細,抄一豆大,津唾貼瘡心,醋麵錢子貼定,膿潰出,去藥。

⑤ 千金:《千金方》卷22"疔腫第一" 治疔腫病,忌見麻勃,見之即死者方……又方:以人屎尖敷之,立瘥。

⑥ 千金:《千金方》卷22"丹毒第四" 治小兒五色丹方……又方:服黃龍湯二合,並敷患上。

⑦ 千金:《千金方》卷23"九漏第一" 治九漏方……又方:乾牛屎、乾人屎,右二味搗,先幕綿瘡右,綿上著屎,蟲聞屎香出。若癢,即舉綿去之,更加緊取屎綿某著如前,候蟲出盡乃止。

⑧ 十便良方:《外臺》卷22"鼻生瘡及疳蟲蝕方" 療疳蟲蝕鼻生瘡方……又方:綿裹人屎灰,夜臥著之。(**按**:《十便良方》無此方,另溯其源。)

⑨ 崔知悌方:《外臺》卷22"緊唇方" 崔氏療緊唇方……又方:燒人屎灰敷之。

⑩ 外臺秘要:《外臺》卷36"小兒陰瘡及腫方" 《備急》療小兒陰瘡方:人屎燒作灰以敷之,即差。

⑪ 千金:《千金方》卷3"雜治第八" 治產後陰下脫方:燒人屎爲末,酒服方寸匕,日三。

⑫ 千金:《證類》卷15"人屎" 《千金方》……又方:治鬼舐頭:取兒糞,臘月豬脂和傅。(**按**:《千金方》卷13"頭面風第八"附方治鬼舐頭方用"貓兒屎"。《外臺》卷32引《千金》同方亦作"貓屎"。故疑《證類》引方時脫"貓"字。)

⑬ 千金:《千金方》卷25"火瘡第四" 治金瘡破腹,腸突出欲令入方:取人屎乾之以粉,腸即入矣。

⑭ 千金方:《千金方》卷25"火瘡第四" 治針灸瘡血出不止方:燒人屎灰敷之。

⑮ 千金:《千金方》卷25"蛇毒第二" 治馬血入瘡中方:服人糞如雞子,復以糞敷瘡上。

封之，即消。《千金》①。**蠱毒百毒**，及諸熱毒，時氣熱病，口鼻出血。用人屎尖七枚燒灰，水調頓服，温覆取汗即愈。勿輕此方，神驗者也。《外臺秘要》②。**諸毒卒惡**，熱悶欲死者。新糞汁，水和服。或乾者燒末，漬汁飲。名破棺湯。唐·蘇恭③。**解藥箭毒**。毒箭有三種。交廣夷人用焦銅作箭鏃，嶺北諸處以蛇毒螫物汁著筒中漬箭鏃，此二種纔傷皮肉，便洪膿沸爛而死。若中之，便飲汁并塗之，惟此最妙。又一種用射罔煎塗箭鏃，亦宜此方。姚僧坦《集驗方》④。**野葛芋毒**、**山中毒菌**，欲死者。並飲糞汁一升，即活。《肘後方》⑤。**漏肉脯毒**。人屎燒灰，酒服方寸匕。《肘後方》⑥。**惡犬咬傷**。左盤龍，即人屎也，厚封之，數日即愈。《藺氏經驗方》⑦。**心腹急痛**，欲死。用人屎同蜜攪匀，新汲水化下。《生生編》⑧。

小兒胎屎《綱目》

【主治】惡瘡，食瘜肉，除面印字，一月即瘥。藏器⑨。治小兒鬼舐頭，燒灰和臘豬脂塗之。時珍。

人屎 奴弔切，亦作溺○《別録》⑩

【釋名】溲《素問》⑪、小便《素問》⑫、輪迴酒《綱目》、還元湯。【時珍曰】尿，從尸從水，會意也。方家謂之輪迴酒、還元湯，隱語也。飲入于胃，遊溢精氣，上輸于脾。脾氣散精，上歸于

---

① 千金：《千金方》卷25"蛇毒第二" 治蛇螫方：人屎厚塗，帛裹即消。
② 外臺秘要：《千金方》卷24"蠱毒第四" 治諸熱毒或蠱毒，鼻中及口中吐血，醫所不治方：取人屎尖七枚，燒作火色，置水中研之，頓服即愈。亦解百毒，時氣熱病之毒，服已，温覆取汗。勿輕此方，極神即驗。（**按**：《外臺》無此方，今另溯其源。）
③ 蘇恭：見3416頁注⑤。
④ 集驗方：《證類》卷15"人屎" 姚氏方：毒箭有三種，交廣、夷州用燋銅作箭鏃，嶺北諸處以蛇毒螫物，汁著筒中，漬箭鏃。此二種纔傷皮，便洪膿沸爛而死。若中之，便飲屎汁，并以傅之，亦可療，惟此最妙。又一種，用射罔以塗箭鏃，人中之亦困。若著實處不死，近腹亦宜急療，今葛氏方是射罔者耳。
⑤ 肘後方：《肘後方》卷7"治卒中諸藥毒救解方第六十五" 姚方，中諸毒藥，及野葛已死方：新小便和人屎，絞取汁一升，頓服，入腹即活。解諸毒，無過此汁。
⑥ 肘後方：《肘後方》卷7"治食中諸毒方第六十六" 食鬱肉，謂在蜜器中，經宿者，及漏脯，茅屋汁沾脯，爲漏脯，此前並有毒：燒人屎，末，酒服方寸匕。
⑦ 藺氏經驗方：（**按**：書佚，無可溯源。）
⑧ 生生編：（**按**：僅見《綱目》引録。）
⑨ 藏器：《證類》卷15"一十種陳藏器餘·新生小兒臍中屎" 主惡瘡，食瘜肉，除面印字盡。候初生，取胎中屎也。初生臍，主瘻。燒爲灰，飲下之。
⑩ 別録：《別録》見《證類》卷15"人溺" 療寒熱頭疼，温氣。童男者尤良。
⑪ 素問：《素問·氣厥論篇》 肺消者，飲一溲二，死不治。
⑫ 素問：《素問·四時刺逆從論篇》 ……膀胱病，小便閉。

肺,通調水道,下輸膀胱。水道者,闌門也。主分泌水穀,糟粕入于大腸,水汁滲入膀胱。膀胱者,州都之官,津液之府,氣化則能出矣。《陰陽應象論》①云:清陽爲天,濁陰爲地。地氣上爲雲,天氣下爲雨。故清陽出上竅,濁陰出下竅。

【氣味】鹹,寒,無毒。【主治】寒熱頭痛,温氣。童男者尤良。《別録》②。主久嗽上氣失聲,及癥積滿腹。蘇恭③。明目益聲,潤肌膚,利大腸,推陳致新,去欬嗽肺痿,鬼氣痓病。停久者,服之佳。恐冷,則和熱湯服。藏器④。止勞渴,潤心肺,療血悶熱狂,撲損,瘀血在内運絶,止吐血鼻衄,皮膚皴裂,難産,胎衣不下,蛇犬咬。大明⑤。滋陰降火甚速。震亨⑥。殺蟲解毒,療瘧、中暍。時珍。

【發明】【弘景⑦曰】若人初得頭痛,直飲人尿數升,亦多愈。合葱、豉作湯服,彌佳。【宗奭⑧曰】人溺,須童子者佳。産後温飲一盃,壓下敗血惡物。有飲過七日者。過多恐久遠血臟寒,令人發帶病,人亦不覺。若氣血虛無熱者,尤不宜多服。此物性寒,故熱勞方中用之。【震亨⑨曰】小便降火甚速。常見一老婦,年逾八十,貌似四十。詢其故。常有惡病,人教服人尿,四十餘年矣。且老健無他病,而何謂之性寒不宜多服耶?凡陰虛火動,熱蒸如燎,服藥無益者,非小便不能除。【時珍曰】小便性温不寒,飲之入胃,隨脾之氣上歸于肺,下通水道而入膀胱,乃其舊路也。故能治肺病,引火下行。凡人精氣,清者爲血,濁者爲氣;濁之清者爲津液,清之濁者爲小便,小便與血同類也。

---

① 陰陽應象論:《素問·陰陽應象大論》 ……故清陽爲天,濁陰爲地。地氣上爲雲,天氣下爲雨。雨出地氣,雲出天氣……故清陽出上竅,濁陰出下竅……
② 別録:見 3419 頁注⑩。
③ 蘇恭:《唐本草》見《證類》卷 15"人溺" ……又主癥積滿腹,諸藥不差者。服之皆下血片塊,二十日即出也。亦主久嗽上氣失聲……
④ 藏器:《拾遺》見《證類》卷 15"人溺" 《陳藏器本草》云:溺,寒。主明目,益聲,潤肌膚,利大腸,推陳致新,去欬嗽肺痿,鬼氣痓病。彌久停臭者佳。恐冷,當以熱物和温服……
⑤ 大明:《日華子》見《證類》卷 15"人溺" 小便,涼。止勞渴嗽,潤心肺,療血悶熱狂,撲損瘀血運絶及困乏,揩洒皮膚治皴裂,能潤澤人。蛇、犬等咬,以熱尿淋患處。難産及胞衣不下,即取一升,用薑、葱各一分,煎三兩沸,乘熱飲,便下。吐血、鼻洪,和生薑一分絞汁,並壯健丈夫小便一升,乘熱頓飲,差。
⑥ 震亨:《衍義補遺·人尿》 ……降火最速。
⑦ 弘景:《集注》見《證類》卷 15"人溺" 陶隱居云:若人初得頭痛,直飲人尿數升,亦多愈,合葱、豉作湯,彌佳。
⑧ 宗奭:《衍義》卷 16"人溺" 須童男者。産後温一杯飲,壓下敗血惡物。有飲過七日者,過多,恐久遠血藏寒,令人發帶病,人亦不覺。氣血虛無熱者,尤不宜多服。此亦性寒,故治熱勞方中亦用。
⑨ 震亨:《衍義補遺·人尿》 嘗見一老婦,年逾八十,貌似四十,詢之有惡病,人教之服人尿,此婦服之四十餘年,且老健無他病,而何謂性寒,不宜多服歟?降火最速。

故其味鹹而走血,治諸血病也。按《褚澄遺書》①云:人喉有竅,則欬血殺人。喉不停物,毫髮必欬,血既滲入,愈滲愈欬,愈欬愈滲。惟飲溲溺,則百不一死;若服寒涼,則百不一生。又吳球《諸證辨疑》②云:諸虛吐衄咯血,須用童子小便,其效甚速。蓋溲溺滋陰降火,消瘀血,止吐衄諸血。但取十二歲以下童子,絕其烹炮鹹酸,多與米飲,以助水道。每用一盞,入薑汁或韭汁二三點,徐徐服之,日進二三服。寒天則重湯溫服,久自有效也。又成無己③云:傷寒少陰證,下利不止,厥逆無脉,乾嘔欲飲水者。加人尿、豬膽汁鹹苦寒物于白通湯薑附藥中,其氣相從,可去格拒之患也。

【附方】舊七,新三十八。頭痛至極。童便一盞,豉心半合,同煎至五分,溫服。《聖濟總錄》④。熱病咽痛。童便三合,含之即止。《聖惠方》⑤。骨蒸發熱。三歲童便五升,煎取一升,以蜜三匙和之。每服二碗,半日更服。此後常取自己小便服之,輕者二十日、重者五十日瘥。二十日後,當有蟲如蚰蜒,在身常出。十步內聞病人小便臭者,瘥也。台州丹仙觀道士張病此,自服神驗。孟詵《必效方》⑥。男婦怯証。男用童女便,女用童男便,斬頭去尾,日進二次,乾燒餅壓之,月餘全愈。《聖惠方》⑦。久嗽涕唾,肺痿時時寒熱,煩赤氣急。用童便去頭尾少許五合,取大粉甘草一寸,四破浸之,露一夜,去甘草,平旦頓服,或入甘草末一錢同服亦可,一日一劑。童子忌

---

① 褚澄遺書:《褚氏遺書·津潤》 ……小竅喉,有竅則咳血殺人,腸有竅則便血殺人。便血猶可止,咳血不易醫。喉不停物,毫髮必咳,血滲入喉,愈滲愈咳,愈咳愈滲。飲溲溺則百不一死,服寒涼則百不一生。血雖陰類,運之者其陽乎。

② 諸證辨疑:《諸證辨疑》卷3"失血" 嘗治諸虛,吐衄咯血,藥中每入童便半合,其效甚速。或單用,以童湯頓服,無不應效。蓋溲溺降火滋陰,又能消瘀血,止吐衄諸血。先賢有言,凡諸失血,服寒速,十無一生,服溲者,百無一死,其言信矣。童便一名溲溺,一名輪回,一名還元湯。但取年十二歲以下,無欲者童子,絕其烹炮鹹味,令其潔净,多與米飲湯水,以助水道。既絕厚味,況吃湯水之多,溺下無力,亦當與其淡肉味。凡溺下,却以磁器盛之,少頃每一鍾少入生薑自然汁二三點,攪匀徐徐服之,日進二三次。如天寒,却以重湯溫服,服此,但以飲食相遠爲妙。

③ 成無己:《注解傷寒論》卷6"辨少陰病脉證並治法第十一" 少陰病,下利,脉微,爲寒極陰勝,與白通湯復陽散寒。服湯利不止,厥逆無脉,乾嘔煩者,寒氣太甚,內爲格拒,陽氣逆亂也,與白通湯加豬膽汁湯以和之。

④ 聖濟總錄:《聖惠方》卷40"治頭痛諸方" 治頭痛不可忍,方:童子小便(一盞)、豉心(半合),右件藥同煎至五分,去滓,溫溫頻服。(按:《聖濟總錄》無此方,另溯其源。)

⑤ 聖惠方:(按:已查原書,未能溯得其源。)

⑥ 必效方:《外臺》卷13"骨蒸方" 《必效》:骨蒸病,小便方:取三歲童子小便五升,煎取一大升,以三匙蜜和,爲兩服,中間如人行二十里服。此以後每自小便即取服,仍去前後,取中央者。病輕者二十日,病重者五十日。二十日以後,當有蟲蚰蜒兒,其蟲在身當處出,俱令去人五步十步,聞病人小便臭者無不差。台州丹仙觀張道士自服,非常神驗。

⑦ 聖惠方:《普濟方》卷228"虛勞" 治男子婦人怯證:男子用小女兒小便,日進二次,乾燒餅壓之。婦人服童子小便,依前服,月餘日全效。(按:《聖惠方》無此方,今另溯其源。)

食五辛熱物。姚僧坦《集驗方》①。**肺痿欬嗽、鬼氣疰病**。停久臭溺，日日溫服之。《集驗方》②。**吐血鼻洪**。人溺，姜汁和勻，服一升。《日華子》③。**齒縫衄血**。童便溫熱含之，立止。《聖惠方》④。**消渴重者**。衆人溺坑中水，取一盞服之。勿令病人知，三度瘥。《聖惠方》⑤。**癥積滿腹**，諸藥不瘥者。人溺一服一升，下血片塊，二十日即出也。《蘇恭本草》⑥。**絞腸沙痛**。童子小便服之，即止。《聖惠方》⑦。**卒然腹痛**。令人騎其腹，溺臍中。《肘後方》⑧。**下痢休息**。杏仁去皮麩炒，研，以豬肝一具，切片，水洗肝净，置净鍋中，一重肝，一重杏仁，舖盡，以童便二升同煎乾，放冷，任意食之。《聖惠方》⑨。**瘧疾渴甚**。童便和蜜，煎沸，頓服。《簡便方》⑩。**瘴瘧諸瘧**，無問新久。童便一升，入白蜜二匙，攪去白沫，頓服，取吐碧綠痰出爲妙。若不然，終不除也。《聖惠方》⑪。**中暍昏悶**。夏月人在途中熱死，急移陰處，就掬道上熱土擁臍上作窩，令人溺滿，暖氣透臍即甦，乃服地漿、蒜水等藥。○林億⑫云：此法出自張仲景，其意殊絕，非常情所能及，本草所能關，實救急之大術也。蓋臍乃命蒂，暑暍傷氣，溫臍所以接其元氣之意。**中**

---

① 集驗方：《外臺》卷10"肺痿方"　《集驗》：又療肺痿，時時寒熱，兩頰赤氣急方：童子小便，每日晚取之，去初末少許，小便可有五合，取上好甘草，量病人中指節，男左女右，長短截之，炙令熟，破作四片，内小便中，置於閑净處露一宿，器上橫一小刀，明日平旦去甘草，頓服之，每日一劑。其童子勿令吃五辛。忌海藻、菘菜、熱麵。

② 集驗方：《普濟方》卷27"肺痿"　治肺痿咳嗽，鬼氣痊病：取溺久停臭者佳。恐冷，當以熱物和溫服之。

③ 日華子：見3420頁注⑤。

④ 聖惠方：（**按**：已查原書，未能溯得其源。）

⑤ 聖惠方：《證類》卷5"三十五種陳藏器餘·市門衆人溺坑中水"　無毒。主消渴重者，取一小盞服之，勿令病人知，三度差。（**按**：《聖惠方》無此方，出處有誤，當出《拾遺》。）

⑥ 蘇恭本草：見3420頁注③。

⑦ 聖惠方：《普濟方》卷203"痧證"　治痧子絞腸，病危急之甚，用黑神散：用童子小便調服。如不止，再調服，立愈。（**按**：《聖惠方》無此方，今另溯其源。）

⑧ 肘後方：《肘後方》卷1"治卒腹痛方第九"　治卒腹痛方……又方：令人騎其腹，溺臍中。

⑨ 聖惠方：《聖惠方》卷59"治休息痢諸方"　治休息痢羸瘦，宜服此方：杏人（二兩，湯浸，去皮尖、雙人，麩炒微黄色）、豶豬肝（一具，去筋膜，切作片），右件肝以水洗去血，瀝出後於净鐺中一重肝，一重杏人，入盡後用童子小便二升入鐺中，以物蓋，慢火煎令小便盡即熟，放冷任意食之。

⑩ 簡便方：《奇效單方》卷上"第九瘧疾"　一患瘧人熱甚作渴，以童便和蜜煎沸，頻服。

⑪ 聖惠方：《聖惠方》卷52"治瘧發作無時諸方"　治瘧無問新久，發作無時……又方：童子小便（一升）、蜜（三匙），右相和煎三四沸，溫溫頓服之，每發日平旦即一服，直至發時勿食，重者不過三服。

⑫ 林億：《外臺》卷28"熱暍方"　夫熱暍不可得冷，得冷便死。療之方，以屈革帶繞暍人臍，使三四人尿其中，令溫……又方：取道中熱塵土以積暍人心下，多之爲佳。少冷即易，通氣也……／又凡此療自經溺暍之法，並出自張仲景爲之，其意理殊絕，殆非常情所及。本草之所能開悟。實拯救人之大術矣。（**按**：此文糅合《外臺》"熱暍"多方而成，與"林億"無關，誤注出處。）

惡不醒。令人尿其面上即甦。此扁鵲法也。《肘後方》①。三十年癩、一切氣塊、宿冷
惡病。苦參二大斤，童子小便一斗二升，煎取六升，和糯米及麵，如常法作酒服。但腹中諸疾皆
治。酒放二三年不壞，多作救人神效。《聖惠方》②。金瘡中風。自己小便，日洗二三次，不妨入
水。《聖惠》③。金瘡血出不止。飲人尿五升。《千金方》④。打傷瘀血攻心者。人尿煎服
一升，日一服。《蘇恭本草》⑤。折傷跌撲。童便入少酒飲之。推陳致新，其功甚大。○薛己云：
予在居庸，見覆車被傷七人，仆地呻吟，俱令灌此，皆得無事。凡一切傷損，不問壯弱，及有無瘀血，
俱宜服此。若脅脹，或作痛，或發熱煩躁口渴，惟服此一甌，勝似他藥。他藥雖效，恐無瘀血，反致誤
人。童便不動臟腑，不傷氣血，萬無一失。軍中多用此，屢試有驗。《外科發揮》⑥。杖瘡腫毒。
服童便良。《千金方》⑦。火燒悶絕，不省人事者。新尿頓服二三升，良。《千金方》⑧。刺在
肉中。溫小便漬之。《千金》⑨。人咬手指。瓶盛熱尿，浸一夜，即愈。《通變要法》⑩。蛇
犬咬傷。《日華子》⑪云：以熱尿淋患處。○《千金方》⑫治蝮蛇傷人，令婦人尿于瘡上，良。蛇

① 肘後方：《肘後方》卷 1"救卒中惡死方第一" 救卒死，或先病痛，或常居寢臥，奄忽而絕，皆是中
惡，救之方……又方：以小便灌其面，數回即能語。此扁鵲方法。
② 聖惠方：《普濟方》卷 378"癩瘡復發" 治癩三十年患者一瘥方：苦參（二大斤）、童子小便（一斗
二升煎苦參，取出，六升），右以粥米及面和前汁作酒，十餘日當熟，澄清，一服半雞子許。四五歲
服一升，永瘥。非止癩疾，但腹中諸病悉治，神驗曾試。亦治一切氣塊，宿冷癖心痛惡病皆治。
放二三年酒不壞。可多作，救人神效。（按：《聖惠方》無此方，今另溯其源。）
③ 聖惠：《傳信適用方》卷下"治雜病" 治刀傷及竹木刺血出：急以自己小便淋洗三兩次，立止。
不妨入水。（按：《聖惠方》無此方，《普濟方》卷 302"金刃所傷"引此方，云出《傳信適用方》，今
直溯其源。）
④ 千金方：《千金方》卷 25"火瘡第四" 治金瘡血出不止方……又方：飲人尿三升愈。
⑤ 蘇恭：《唐本草》見《證類》卷 15"人溺" 《唐本》注云：尿，主卒血攻心，被打內有瘀血。煎服之，
一服一升……
⑥ 外科發揮：《外科心法》卷 6"杖瘡" ……予戊辰年，公事居庸關，見覆車被傷者七人，仆地呻吟，
一人未蘇。予俱令以熱童便灌之，皆得無事……大凡損傷，不問壯弱，及有無瘀血停積，俱宜服
熱童便，以酒佐之，推陳致新，其功甚大。若脅脹，或作痛，或發熱煩躁，口乾喜冷，惟飲熱童便一
甌，勝服他藥。他藥雖亦可取效，但有無瘀血，恐不能盡識，反致悮人。惟童便不動臟腑，不傷氣
血，萬無一失。嘗詢諸營操軍，常有墜馬傷者，何以愈之？俱對曰：惟服熱童便即愈。此其屢試
之驗亦明矣。（按：《外科發揮》無此文，另溯其源。）
⑦ 千金方：《千金方》卷 25"被打第三" 治杖瘡方……又方：服小便良。
⑧ 千金方：《千金方》卷 25"火瘡第四" 治火燒悶絕不識人，以新尿冷飲之，及冷水和蜜飲之。
⑨ 千金：《千金方》卷 25"被打第二" 治刺在人肉中不出方……又方：溫小便漬之。
⑩ 通變要法：《通變要法》卷下"人齒傷" 主方經驗：治人齒咬破指頭，痛不可忍，久則爛脫手指并
手掌。諸方書不載。急用人尿，使瓶承之，用患指浸在內，一宿即愈。如爛者，用食蛇龜殼燒灰
敷之。如無龜，用鱉殼燒灰搽敷亦可。
⑪ 日華子：見 3420 頁注⑤。
⑫ 千金方：《千金方》卷 25"蛇毒第二" 治蝮蛇毒方：令婦人尿瘡上。

纏人足。就令尿之便解。《肘後方》①。 蜂蠆螫傷。人尿洗之。《肘後方》②。 蜘蛛咬毒。久臭人溺，于大甕中坐浸。仍取烏雞屎炒，浸酒服之。不爾，恐毒殺人。《陳藏器本草》③。 百蟲入耳。小便少少滴入。《聖惠方》④。 勞聾已久。童子小便，乘熱少少頻滴之。《聖惠方》⑤。 赤目腫痛。自己小便，乘熱抹洗，即閉目少頃。此以真氣退去邪熱也。《普濟方》⑥。 腋下狐臭。自己小便，乘熱洗兩腋下，日洗數次，久則自愈。《集簡方》。 傷胎血結，心腹痛。取童子小便，日服二升，良。《楊氏產乳》⑦。 子死腹中。以夫尿二升，煮沸飲之。《千金方》⑧。 中土菌毒、合口椒毒。人尿飲之。《肘後方》⑨。 解諸菜毒。小兒尿和乳汁，服二升。《海上方》⑩。 催生下胞。人溺一升，入葱、姜各一分，煎二三沸，熱飲便下。《日華子本草》⑪。 痔瘡腫痛。用熱童尿，入礬三分洗之，一日二三次，效。《救急方》⑫。

溺白垽 音魚覲切〇《唐本草》⑬

【釋名】人中白。【時珍曰】滓淀爲垽，此乃人溺澄下白垽也。以風日久乾者爲良。入藥並以瓦煅過用。

① 肘後方：《肘後方》卷7“治蛇瘡敗蛇骨刺人入口繞身諸方第五十四” 蛇卒繞人不解方：以熱湯淋即解。亦可令就尿之。
② 肘後方：《肘後方》卷7“治卒蜂所螫方第五十八” 蜂螫人：取人尿洗之。
③ 陳藏器本草：《拾遺》見《證類》卷15“人溺” ……久臭溺，浸蜘蛛咬，於大甕中坐浸。仍取烏雞屎炒，浸酒服。不爾，恐毒人……
④ 聖惠方：《聖濟總錄》卷115“百蟲入耳” 治蚰蜒入耳，灌耳小便方：小便半盞，右一味，少少灌入耳中，即出。（按：《聖惠方》無此方，今另溯其源。）
⑤ 聖惠方：《聖濟總錄》卷114“勞聾” 治勞聾滴耳方：童子小便，右一味，以少許灌入耳中。（按：《聖惠方》無此方，今另溯其源。）
⑥ 普济方：《普濟方》卷363“目赤腫痛” 又方：余平生免赤眼之患，用之如神，大人小兒俱可用。凡眼赤澀之初，即用自己小便，張目溺出一半，可用指按抹眼中。尿畢，閉目少頃，開後即效。此以真氣逐去邪熱故也。
⑦ 楊氏產乳：《證類》卷15“人溺” 《楊氏產乳》：療傷胎血結心腹痛。取童子小便，日服二升，差。
⑧ 千金方：《千金方》卷2“子死腹中第六” 治胎死腹中……又方：取夫尿二升，煮令沸，飲之。
⑨ 肘後方：（按：查今本《肘後方》，未能溯得其源。）
⑩ 海上方：《千金方》卷24“解食毒第一” 治食諸菜中毒方……小兒尿、乳汁，共服二升亦好。（按：《海上方》未見此方，另溯其源。）
⑪ 日華子本草：見3420頁注⑤。
⑫ 救急方：《救急易方》卷6“瘡瘍門” 治肛門邊腫硬，癢痛不可忍：用白礬三分，碎研，以熱童便二盞化開洗痔，一日二三次，立效。
⑬ 唐本草：《別錄》見《證類》卷15“溺白垽” 療鼻衄，湯火灼瘡。（按：誤注出處，實出《別錄》。）

【氣味】鹹,平,無毒。【大明①曰】凉。【主治】鼻衄,湯火灼瘡。《唐本》②。燒研,主惡瘡。蘇恭③。治傳尸熱勞,肺痿,心膈熱,(羸)〔羸〕瘦渴疾。大明④。降火,消瘀血,治咽喉口齒生瘡疳䘌,諸竅出血,肌膚汗血。時珍。

【發明】〔震亨⑤曰〕人中白,能瀉肝火、三焦火並膀胱火,從小便中出,蓋膀胱乃此物之故道也。【時珍曰】人中白,降相火,消瘀血,蓋鹹能潤下走血故也。今人病口舌諸瘡用之有效,降火之驗也。張(果)〔杲〕《醫説》⑥云:李七常苦鼻衄,僅存喘息。張思順用人中白散,即時血止。又延陵鎮官(魯)〔曾〕棠鼻血如傾,白衣變紅,頭空空然。張(潤之)用人中白藥治之即止,並不再作。此皆散血之驗也。

【附方】舊一,新十四。大衄久衄。人中白一團雞子大,綿五兩,燒研。每服二錢,温水服。《聖惠方》⑦。諸竅出血。方同上。鼻衄不止,五七日不住者。人中白,新瓦焙乾,入麝香少許,温酒調服,立效。《經驗方》⑧。膚出汗血。方同上。偏正頭痛。人中白、地龍炒等分爲末,羊膽汁丸芥子大。每新汲水化一丸,注鼻中(畜)〔搐〕之。名一滴金。《普濟方》⑨。水氣腫滿。人尿,煎令可丸。每服一小豆大,日三服。《千金方》⑩。脚氣成漏。跟有一孔,深半寸許,其痛異常。用人中白煅,有水出,滴入瘡口。戴原禮《證治要訣》⑪。小兒霍亂。尿滓

① 大明:《日華子》見《證類》卷15“溺白垽”　人中白,涼……
② 唐本:見3424頁注⑬。
③ 蘇恭:《唐本草》見《證類》卷15“溺白垽”　《唐本》注云:溺白垽燒研,主緊唇瘡。
④ 大明:《日華子》見《證類》卷15“溺白垽”　……治傳尸熱勞,肺痿,心膈熱,鼻洪吐血,羸瘦渴疾。是積尿垽入藥。
⑤ 震亨:《衍義補遺·人中白》　能瀉肝火,散陰火……
⑥ 醫説:《醫説》卷4“鼻衄”　饒州市民李七,常苦鼻衄,垂至危困……經五日,復如前,僅存喘息。而張思順以明州刊王氏單方,刮人中白置新瓦上,火逼乾,以温湯調服,即時血止,至今十年不作。張監潤之江口鎮,適延陵鎮官曾棠入府,府委至務,同視海舶,曾著白茸毛背子,盛服濟潔。正對談之,次血忽出如傾,變所服爲紅色。駭曰:素有此疾,特不過點滴耳,今猛烈可畏,覺頭空空然,殆有性命之慮。張曰:君勿憂,我當漸治一藥。移時而就,持與之,血亦止,不復作。人中白者,旋盆内積瀙垢是也……
⑦ 《聖惠方》:《聖濟總録》卷70“大衄”　治鼻衄至一斗,並大衄,聖效方:線(五兩)、人中白(一團,如雞子黄大),右二味燒爲灰,研細,每服二錢匕,温水調下。(按:《聖惠方》無此方,今另溯其源。)
⑧ 經驗方:《證類》卷15“溺白垽”　《經驗方》:治血汗,鼻衄五、七日不住,立效。以人中白不限多少,刮在新瓦上,用火逼乾,研,入麝香少許,用酒下。
⑨ 普濟方:《普濟方》卷46“首風”　一滴金丸:治首風,及偏正頭疼。人中白、地龍(炒,各一分),右爲細末,入羊膽汁和丸如芥子大,每用一丸,新汲水一滴化開,點在兩鼻竅中,搐。
⑩ 千金方:《千金方》卷21“水腫第四”　治水通身腫方……又方:煎人尿令可丸,服如小豆大,日三。
⑪ 證治要訣:《證治要訣》卷3“諸氣門·脚氣”　脚氣跟注一孔,深半寸許,每下半日,疼異常。此乃脚氣注成漏。以人中白於火上煅,中有水出,滴入瘡口。

末,乳上服之良。《千金方》①。**鼻中息肉**。人中白瓦焙,每温湯服一錢。《朱氏集驗方》②。**痘瘡倒陷**。臘月收人中白,火煅爲末。温水服三錢,陷者自出。《儒門事親》③。**口舌生瘡**。溺桶垽七分,枯礬三分,研勻。有涎拭去,數次即愈。《集簡方》。**小兒口疳**:人中白煅、黄蘗蜜炙焦爲末等分,入冰片少許,以青布拭净,摻之,累效。陸氏《經驗方》④。**走馬牙疳**。以小便盆内白屑,取下入瓷瓶内,鹽泥固濟,煅紅研末,入麝香少許,貼之。此汴梁李提領方⑤也。○又方:用婦人尿桶中白垢火煅一錢,銅緑三分,麝香一分,和勻貼之,尤有神效。**痘疹煩熱**。人中白或老糞缸白垢,洗净研末。每白湯或酒服二錢。《痘疹便覽方》⑥。

<h2 style="text-align:center">秋石《蒙筌》⑦</h2>

【釋名】秋冰。【時珍曰】《淮南子》⑧丹成,號曰秋石。言其色白質堅也。近人以人中白煉成白質,亦名秋石,言其亦出于精氣之餘也。再加升打,其精致者,謂之秋冰,此蓋倣海水煎鹽之義。方士亦以鹽入爐火煅成僞者,宜辨之。【嘉謨⑨曰】秋石須秋月取童子溺,每缸入石膏末七錢,

---

① 千金方:《千金方》卷5"癖結脹滿第七"　治小兒霍亂方:研尿滓,乳上服之。
② 朱氏集驗方:《朱氏集驗方》卷7"失血"　治鼻痔……又方:人中白新瓦上火逼,以温湯調服即止。
③ 儒門事親:《儒門事親》卷15"小兒病證第十二"　治斑瘡倒壓方……又方:人中白,臘月者最佳,通風處以火煅成煤,水調三五錢,陷者自出。
④ 陸氏經驗方:(**按**:或出《積德堂經驗方》。僅見《綱目》引録。未能溯得其源。)
⑤ 李提領方:《百一選方》卷19"第二十七門"　治走馬疳,并疳瘡等疾:右以人中白火煅通紅,地上去火毒,研細,入麝香少許傅之,及治一切疳瘡、惡瘡赤爛等疾,不過三兩次必效。
⑥ 痘疹便覽方:(**按**:《痘疹便覽》書佚,查《治痘精祥大全》未見存其佚文。)
⑦ 蒙筌:《本草蒙筌》卷12"人溺"　秋石丹煉,務在秋時。聚童溺多著缸盛,用秋露須以布取。(清晨露水盛降之時,用布二、三匹鋪禾草梢上一宿,即時濕透攪入盆内收之。)石膏水飛細末,桑枝刀削直條。四者辦齊,如法煉就。(每溺一缸,投石膏末七錢,桑條攪混二次。過半刻許,其精英漸沉于底,清液自浮于上,俟其澄定,將液傾流。再以别溺滿攪如前,投末混攪,傾上留底,俱勿差違。待溺攪完,清液傾盡,方入秋露水一桶於内,亦以桑條攪之。水静即傾,如此數度,滓穢洗滌,汙味鹹除。制畢,重紙封面,灰滲曬乾,成爲堅凝,囫圇取出。其英華之輕清者自浮結面上,質白。原石膏末並餘滓之重濁者,並沉聚底下,質緇而黷。面者留用,底者遺置。制度如期,靈性完具。入藥拯濟,誠養丹田。若復入罐固封,文火煅煉半刻,色雖白甚,性却變温,終不及曬者優也。)謂之秋石,名實相符。然陰陽分煉略殊,由男女所屬不一。陰煉者爲男屬陽,孤陽不生,必取童女真陰,男病取女溺煉。即采陰補陽之法;陽煉者謂女屬陰,獨陰不成,務求童男純陽,女病,求男溺煉。亦陽配陰之方。采彼有餘,補我不足。兩無偏勝,才得生成。《内經》云:一陰一陽之謂道,偏陰偏陽之謂疾。實竊此竟爾……奈何世醫未得真授,四時妄爲。溺雖求諸男人,無問年之老幼。陰陽采補,懵然罔知;秋露石膏,纖毫蔑有。但加皂莢,入水攪澄。或向日乾,指爲陰煉。或用火煅,陽煉爲云。鹵莽雖成,玄妙盡失,于道何合,于名何符? 只可謀利欺人,安能應病獲效? 語曰:名不正則言不順,言不順則事不成。理勢必然,不待忖料而後識也。
⑧ 淮南子:(**按**:查《淮南鴻烈解》,未能溯得其源。)
⑨ 嘉謨:見本頁注⑦。

桑條攪，澄定傾去清液。如此二三次，乃入秋露水一桶，攪澄。如此數次，滓穢滌净，鹹味減除。以重紙舖灰上晒乾，完全取起，輕清在上者爲秋石，重濁在下者刮去。古人立名，實本此義。男用童女溺，女用童男溺，亦一陰一陽之道也。世醫不取秋時，雜收人溺，但以皂莢水澄，晒爲陰煉，煅爲陽煉。盡失于道，何合于名？媒利敗人，安能應病？況經火煉，性却變温耶？

【氣味】鹹，温，無毒。【主治】虛勞冷疾，小便遺數，漏精白濁。時珍。滋腎水，養丹田，返本還元，歸根復命，安五臟，潤三焦，消痰欬，退骨蒸，軟堅塊，明目清心，延年益壽。嘉謨①。

【發明】【時珍曰】古人惟取人中白、人尿治病，取其散血、滋陰降火、殺蟲解毒之功也。王公貴人惡其不潔，方士遂以人中白設法煅煉，治爲秋石。葉夢得《水雲録》②極稱陰陽二煉之妙；而《瑣碎録》③乃云秋石味鹹走血，使水不制火，久服令人成渴疾。蓋此物既經煅煉，其氣近温。服者多是淫慾之人，藉此放肆，虛陽妄作，真水愈涸，安得不渴耶？況甚則加以陽藥，助其邪火乎？惟丹田虛冷者，服之可耳。觀病淋者水虛火極，則煎熬成沙成石，小便之煉成秋石，與此一理也。

【附方】新十二。秋石還元丹。久服去百病，强骨髓，補精血，開心益志，補暖下元，悦色進食。久則臍下常如火暖，諸般冷疾皆愈。久年冷勞虛憊者，服之亦壯盛。其法：以男子小便十石，更多尤妙。先揢大鍋一口于空室内，上用深瓦甑接鍋口，以紙筋杵石灰泥甑縫并鍋口，勿令通風。候乾，下小便約鍋中七八分以來，灶下用焰火煮之。若湧出，即少少添冷小便。候煎乾，即人中白也。入好罐子内，如法固濟，入炭爐中煅之。旋取二三兩，再研如粉，煮棗瓢和丸如綠豆大。每服五七丸，漸加至十五丸，空心温酒或鹽湯下。其藥常要近火，或時復養火三五日，則功效更大也。《經驗(良)方》④。陰陽二煉丹。世之煉秋石者，但得火煉一法。此藥須兼陰陽二煉，方爲至藥。火煉乃陽中之陰，得火而凝，入水則釋，歸于無體，蓋質去味存，此離中之虛也。水煉乃陰中之陽，得水而凝，遇曝而潤，千歲不變，味去質留，此坎中之實也。二物皆出于心腎二臟，而流于小腸，水火螣蛇玄武正氣，外假天地之水火，凝而爲體。服之還補太陽、相火二臟，〔實〕爲養命之本。空心服陽煉，日午服陰煉。此法極省力，與常法功用不侔，久疾服之皆愈。有人得瘦疾且嗽，諸方不

① 嘉謨：《本草蒙筌》卷12"人溺" ……滋腎水返本還元，養丹田歸根復命。安和五臟，潤澤三焦。消咳逆稠痰，退骨蒸邪熱。積塊軟堅堪用，鼓脹代鹽可嘗。明目清心，延年益壽。

② 水雲録：《蘇沈良方》卷1"秋石方" 凡世之煉秋石者，但得火煉一法而已。此藥須兼用陰陽二石，方爲至藥。今具二法于後……（按：《水雲録》未見傳世。録近似文以備參。）

③ 瑣碎録：《醫説》卷9"秋石不可久服" 服秋石久而成渴疾，蓋鹹能走血，血走令人渴，不能制水妄行。（《瑣碎録》。）

④ 經驗方：《證類》卷15"溺白垽" 《經驗方》……又方：秋石還元丹：大補，暖。悦色進食，益下元。久服去百疾，强骨髓，補精血，開心益志。煉人中白方：男子小便十石，更多不妨。先揢大鍋灶一副於空屋内，鍋上用深瓦甑接鍋口令高，用紙筋杵石灰，泥却甑縫並鍋口，勿令通風。候乾，下小便，只可於鍋中及七八分已來，灶下用焰火煮。專令人看之，若湧出，即添冷小便些小。勿令湧出，候乾細研，入好合子内，如法固濟，入炭爐中煅之。旋取三二兩，再研如粉，煮棗瓢爲丸，如菉豆大。每服五、七丸，漸至十五丸，空心温酒、鹽湯下。久服，臍下常如火暖，諸般冷疾皆愈。久年冷勞虛憊甚者，服之皆壯盛。其藥末常近火收，或時復養火三五日，功效大也。

效，服此即瘥。有人病顛腹鼓，日久加喘滿，垂困，亦服此而安也。○陽煉法：用人尿十餘石，各用桶盛。每石入皂莢汁一碗，竹杖急攪百千下，候澄去清留垽。併作一桶，如前攪澄，取濃汁一二斗濾淨，入鍋熬乾，刮下擣細。再以清湯煮化，〔筲〕箕舖紙淋過，再熬。如此數次，直待色白如雪方止。用沙盒固濟，火煅成質，傾出。如藥未成，更煅一二次，候色如瑩玉，細研。入砂盒內固濟，頂火養七晝夜，取出攤土上，去火毒，為末，棗膏丸梧桐子大。每空心溫酒下二十丸。○陰煉法：用人尿四五石，以大缸盛。入新水一半，攪千回，澄定，去清留垽。又入新水攪澄，直候無臭氣，澄下如膩粉，方以曝乾。刮下再研，以男兒乳和如膏，烈日晒乾，蓋假太陽真氣也。如此九度，為末，棗膏和丸梧子大。每午後溫酒下三十丸。葉石林《水雲錄》①。**秋冰乳粉丸**。固元陽，壯筋骨，延年不老，卻百病。用秋冰五錢，頭生男乳晒粉五錢，頭生女乳晒粉五錢，乳香二錢五分，麝香一分，為末。煉蜜丸芡子大，金箔為衣，烏金紙包，黃蠟匱收，勿令洩氣。每月用乳汁化服一丸，仍日飲乳汁助之。○秋冰法：用童男童女尿垽各一桶，入大鍋內，桑柴火熬乾，刮下，入河水一桶攪化，隔紙淋過。復熬刮下，再以水淋鍊之。如此七次，其色如霜，或有一斤。入罐內，上用鐵燈盞蓋定，鹽泥固濟，升打三炷香。看秋石色白如玉，再研，再如前升打。燈盞上用水徐徐擦之，不可多，多則不結；不可少，少則不升。自辰至未，退火冷定。其盞上升起者，為秋冰。味淡而香，乃秋石之精英也，服之滋腎水，固元陽，降痰火。其不升者，即尋常秋石也。味鹹苦，蘸肉食之，亦有小補。楊氏《頤（貞）〔真〕堂經驗方》②。**直指秋石丸**。治濁氣干清，精散而成膏淋，黃白赤黯，如肥膏、密油之狀。用秋石、鹿角

---

① 水雲錄：《蘇沈良方》卷1"秋石方"　凡世之煉秋石者，但得火煉一法而已。此藥須兼用陰陽二石，方為至法。今具二法于後。凡火煉秋石，陽中之陰，故得火而凝，入水則釋然消散，歸于無體。蓋質去但有味在，此離中之虛也。水煉秋石，陰中之陽，故得水而凝，遇暴潤，千歲不變。味去而質留，此坎中之實。二物皆出于心腎二臟，而流于小腸。水火二臟，騰蛇元武正氣，外假天地之水火，凝而為體。服之還補太陽、相火二臟，上為養命之本。具方于後：陰煉法：小便三五石，夏月雖腐敗亦堪用。分置大盆中，以新水一半以上相和，旋轉攪數百匝，放令澄清，撤去清者，留濁腳，又以新水同攪，水多為妙。又澄去清者，直候無臭氣，澄下秋石如粉，即止。暴乾，刮下。如膩粉光白，粲然可愛，都無氣臭為度。再研，以乳男子乳，和如膏，烈日中暴乾。如此九度。須揀好日色乃和，蓋假太陽真氣也。第九度即丸如梧桐子大，暴乾，每服三十丸，溫酒吞下。陽煉法：小便不計多少，大約兩桶為一擔。先以清水揉好皂角濃汁，以布絞去滓。每小便一擔桶，入皂角汁一盞，用竹篦急攪，令轉百子遭乃止。直候小便澄清，白濁者皆碇底，乃徐徐撤去清者不用，只取濁腳，併作一滿桶。又用竹篦子攪百餘匝，更候澄清。又撤去清者不用。十數擔，不過取得濃腳一二斗。其小便須先以布濾過，勿令有滓。取得濃汁，入淨鍋中煎乾，刮下搗碎，再入鍋，以清湯煮化。乃于筲箕內，丁淋下清汁，再入鍋熬乾。又用湯煮化，再依前法丁淋。如熬乾，色未潔白，更准前丁淋，直候色如霜雪即止。乃入固濟沙盒內，歇口火煅成汁，傾出。如藥未成窩，更煅一兩度，候瑩白五色即止。細研，入沙盒內固濟，頂火四兩，養七晝夜。久養火尤善。再研，每服二錢，空心溫酒下。或用棗肉為丸如梧桐子大，每服三十丸亦得，空心服……（**按**：《水雲錄》未見傳世。錄近似文以備參。）

② 頤真堂經驗方：（**按**：書佚，無可溯源。）

膠炒、桑螵蛸炙各半兩，白伏苓一兩，爲末，糕糊丸梧子大。每服五十丸，人參湯下。《仁齋直指方》①。**秋石交感丹**。治白濁遺精。秋石一兩，白茯苓五錢，兔絲子炒五錢，爲末。用百沸湯一盞，井華水一盞，煮糊丸梧子大。每服一百丸，鹽湯下。《鄭氏家傳方》②。**秋石四精丸**：治思慮色欲過度，損傷心氣，遺精，小便數。秋石、白茯苓各四兩，蓮肉、芡實各二兩，爲末，蒸棗肉和丸梧子大。每空心鹽湯下三十丸。《永類鈐方》③。**秋石五精丸**。常服補益。秋石一兩，蓮肉六兩，真川椒紅五錢，小茴香五錢，白伏苓二兩，爲末，棗肉和丸梧子大。每服三十丸，鹽湯、溫酒空心下。○**秋石法**：用童男、童女潔净無體氣、疾病者，沐浴更衣，各聚一石。用潔净飲食及鹽湯與之，忌葱、蒜、韭、姜、辛辣、羶腥之物。待尿滿缸，以水攪澄取人中白，各用陽城瓦罐，鹽泥固濟，鐵線扎定，打火一炷香。連換鐵線，打七火。然後以男、女者秤匀，和作一處，研開，以河水化之，隔紙七層濾過，仍熬成秋石，其色雪白。用潔净香濃乳汁和成，日晒夜露，但乾即添乳汁，取日精月華，四十九日數足，收貯配藥。劉氏《保壽堂經驗方》④。**腫脹忌鹽**。只以秋石拌飲食。待腫脹消，以鹽入罐煅過，少少用之。《摘玄方》⑤。**赤白帶下**。真秋石研末，蒸棗肉搗丸梧子大。每服六十丸，空心醋湯下。《摘玄方》⑥。**噎食反胃**。秋石，每用一錢，白湯下，妙。《醫方摘要》⑦。**服丹發熱**。有人服伏火丹藥多，腦後生瘡，熱氣冉冉而上。一道人教灸風市數十壯而愈。仍時復作，又教以陰煉秋石，用大豆黃卷煎湯下，遂愈。和其陰陽也。王(清明)〔明清〕《餘話》⑧方。

① 仁齋直指方：《直指方》卷16"諸淋證治"　秋石丸：治濁氣干清，精散而成膏淋，黃赤白黯如肥膏油蜜之狀。白茯苓(一兩)、桑螵蛸(蜜炙)、鹿角膠(搗碎，炒黃焦，末之)、秋石(各半兩)，右末，研和糕糊丸桐子大，每服五十丸，人參煎湯下。

② 鄭氏家傳方：《普濟方》卷180"痟腎小便白濁"　支感丸(出《鄭氏家傳渴濁方》)：治白濁遺精。兔絲子(酒炙)、白茯苓(各五錢)、秋石(一兩)，右爲末，百沸湯一盞，井花水一盞，爲陰陽水，煮糊爲丸，鹽酒湯下。

③ 永類鈐方：《永類鈐方》卷13"諸虛勞極五臟虛寒實熱"　經驗四精丸：治思慮色欲過度，損傷心氣，遺精，小便頻數。白茯苓、秋石(各四兩)、(蓮肉去心)、水雞頭(生沼中，粉紅色，在上結子垂下，各二兩)，細末，蒸棗肉杵丸梧子大，鹽酒、鹽湯下三十丸。

④ 保壽堂經驗方：《保壽堂方》卷1"補益門"　秋石五精丸：秋石(一兩。童男、女潔净無體氣者，沐浴更衣，各聚一室。用精潔飲食及鹽湯與之，忌葱、蒜、韭、牛肉不潔之物，椒、茶不用尤妙。聚童便各盈矼，然後男女童便各另熬成秋石。各另用另成瓦罐，鹽泥固濟，鐵線固定，打一火，一炷香爲度。連換鐵線，打七火。然後以男、女秋石秤匀，和成一處，如成塊，研開，以龍水將紙七層濾過，用鍋仍熬成秋石，其色雪白。用初生男胎、潔净婦人香濃乳汁和成，日曬夜露，但乾即添乳汁，待日精月華取足四十九日後，入藥用五精丸，方見後)。蓮肉(六兩)、川椒(五錢，真川椒方佳)，小茴香(五錢)，白茯苓(一兩)，爲丸，用人乳汁吞下初生男胎者。

⑤ 摘玄方：《丹溪摘玄》卷16"脹滿門"　鼓證：浮腫不退，口淡，不宜食鹽。浮腫退，用鹽入瓶内，水口黃泥固濟，大火中燒通紅，以鹽食之。

⑥ 摘玄方：(**按**：《丹溪摘玄》無此方，未能溯得其源。)

⑦ 醫方摘要：《醫方摘要》卷5"翻胃"　服秋石法：每用一錢，滾白湯調下，治翻胃甚效。

⑧ 餘話：(**按**：已查原書，未能溯得其源。)

<h2 style="text-align:center">淋石_{宋《嘉祐》①} 【校正】自玉石部移入此。</h2>

淋石宋《嘉祐》①　　【校正】自玉石部移入此。

【集解】【藏器②曰】此是患石淋人溺中出者,正如小石,收之爲用。【時珍曰】此是淫慾之人,精氣鬱結,陰火煎熬,遂成堅質。正如滾水結鹼,鹵水煎鹽,小便煉成秋石,同一義理也。

【氣味】鹹,温,無毒。【主治】石淋,水磨服之,當得碎石隨溺出。_{大明③。}噎病吐食,俗名澀飯病。_{藏器④。}

癖石《綱目》

【集解】【時珍曰】有人專心成癖及病癥塊,凝結成石。如牛黄、狗寶、鮓荅之類,皆諸獸之病也。觀夫星隕爲石,沙淋、石淋及釋氏顱顖結成舍利子,皆精氣凝結而然。故《格物論》⑤云:石者,氣之核也。群書所載,如寶圭化石,老樹化石,皆無情之變異也。魚、蛇、蝦、蟹,皆能化石,乃有情之變異也。《世説》⑥載貞婦登山望夫,化而爲石,此蓋志一不分,遂入于無情也。《宋史》⑦載石工采石,陷入石穴,三年掘出猶活,見風遂化爲石,此蓋吞納石氣,久而與之俱化也。夫生形尚全化石,則頑心癥癖之化石,亦其理也。《程子遺書》⑧云:波斯人發古墓,見肌膚都盡,惟心堅如石。鋸開,中有山水如畫,旁有一女,憑闌凝睇,蓋此女有愛山水癖,遂致融結如此。宋濂⑨云:一浮屠行大〔般〕

---

① 嘉祐:《開寶》見《證類》卷5“淋石” 無毒,主石淋。此是患石淋人或於溺中出者,如小石,水磨服之,當得碎石隨溺出。(**按**:誤注出處,實出《開寶》。)

② 藏器:《拾遺》見《證類》卷5“淋石” 陳藏器云:溺中出,正如小石,非他物也。候出時收之,淋爲用最佳也……

③ 大明:見本頁注①。(**按**:誤注出處,實出《嘉祐》。)

④ 藏器:《拾遺》見《證類》卷5“淋石” ……又主噎病吐食,俗云澀飯病者效。

⑤ 格物論:《御覽》卷52“石下” 《物理論》云:土精爲石。石,氣之核也。氣之生石,猶人筋絡之生爪牙也。(**按**:誤注出處,另溯其源。)

⑥ 世説:《御覽》卷52“石下” 《世説》曰:武昌陽新縣北山上有望夫石,狀若人立者。傳云昔有貞婦,其夫從役,遠赴國難,攜弱子餞送此山,立望而化爲石。

⑦ 宋史:《宋史》卷62“五行志” ……崑山縣工采石而山壓。三年六月,它工采石鄰山,聞其聲呼,相應答如平生。其家鑿石出之,見其妻,喜曰:久閉乍風,肌膚如裂。俄頃,聲微嘿不語,化爲石人,貌如生。

⑧ 程子遺書:《文憲集》卷28“録客語” ……昔波斯人來閩,相古墓有寶氣,乃謁墓隣,以錢數萬市之。墓隣諱不與,波斯曰:汝無庸爾也,此墓已無主五百年矣。墓隣始受錢。波斯發之,見棺衾肌肉潰盡,唯心堅如石,鋸開觀之,佳山水青碧如畫,傍有一女,靚妝凭欄凝睇。蓋此女有愛山癖,朝夕吐吞清氣,故能融結至於如此……(**按**:查《二程遺書》未見載此事者,實出宋濂《文憲集》。)

⑨ 宋濂:《文憲集》卷28“録客語” 予養疴官舍,有三客候予,予命侍史速入,環坐榻前。甲客云:近有奇事,臨川浮屠曰法循者常行般舟三昧,一夕,示寂閣,維心獨不化,乃集熾火煅之,俄出五色光,屬天就,視之獲佛像高三寸,非金非石,具顔面手足,及衣之襞積若刻成者,因取寘净庪上,次早觀之,舍利已纍纍生矣。乙客云:惡有是爾,搆虚飾僞者,爲之以欺世耳。丙客云:不然也。某在瀫水時,親覩一事,與臨川正類。有優婆塞負,貶淮中,遇異人授以禪觀之法。逮歸,不言不笑,唯好同結廬山社者游。死後火葬,心内包觀自在像,鸚鵡軍持皆具,是未可非也……

舟三昧法，示寂後焚之，惟心不化，狀如佛像，非金非石。又一人行禪觀法，及死火葬，心內包觀音像悉具。醫書云：一人病癥死，火化有塊如石。此皆癥癖頑凝成石之蹟，故併錄之。

【主治】消堅癖，治噎膈。<small>時珍。</small>

乳汁《別錄》①

【釋名】嬭汁《綱目》、仙人酒。【時珍曰】乳者化之信，故字從孚，化省文也。方家隱其名，謂之仙人酒、生人血、白朱砂，種種名色。蓋乳乃陰血所化，生于脾胃，攝于衝任。未受孕則下為月水，既受孕則留而養胎，已產則赤變為白，上為乳汁，此造化玄微，自然之妙也。邪術家乃以童女矯揉取乳，及造反經為乳諸說，巧立名謂，以弄貪愚。此皆妖人所為，王法所誅，君子當斥之可也。凡入藥並取首生男兒、無病婦人之乳，白而稠者佳。若色黃赤、清而腥穢如涎者，並不可用。有孕之乳，謂之忌嬭，小兒飲之吐瀉，成疳魃之病，最為有毒也。

【氣味】甘、鹹，平，無毒。【大明②曰】涼。【主治】補五臟，令人肥白悅澤。療目赤痛多淚，解獨肝牛肉毒，合濃豉汁服之，神效。《別錄》③。和雀屎，去目中弩肉。<small>蘇恭④。</small>益氣，治瘦悴，悅皮膚，潤毛髮，點眼止淚。<small>大明⑤。</small>

【發明】【弘景⑥曰】漢張蒼年老無齒，妻妾百數，常服人乳，故年百歲餘，身肥如瓠。【宗奭⑦曰】人乳汁治目之功多，何也？人心生血，肝藏血，（脾）〔肝〕受血則能視。蓋水入于經，其血乃成。又曰：上則為乳汁，下則為月水。故知乳汁則血也。用以點眼，豈不相宜？血為陰，故性冷。臟寒人，如乳餅、酥酪之類，不可多食。雖曰牛羊乳，然亦不出乎陰陽之造化耳。老人患口瘡不能食，但飲人熱乳甚良。【時珍曰】人乳無定性。其人和平，飲食沖淡，其乳必平。其人暴躁，飲酒食辛，或有火病，其乳必熱。凡服乳須熱飲。若晒曝為粉，入藥尤佳。《南史》⑧載宋何尚之積年勞病，飲

---

① 別錄：《別錄》見《證類》卷15"人乳汁"　主補五藏，令人肥白悅澤。

② 大明：《日華子》見《證類》卷15"人乳汁"　人乳，冷……

③ 別錄：見本頁注①。/《唐本草》見《證類》卷15"人乳汁"　《唐本》注云：《別錄》云：首生男乳，療目赤痛多淚，解獨肝牛肉毒，合豉濃汁服之神效。（按：本條糅合《別錄》與《唐本草》引《別錄》，二《別錄》實非同一書。）

④ 蘇恭：《唐本草》見《證類》卷15"人乳汁"　《唐本》注云……又取和雀屎，去目赤胬肉。

⑤ 大明：《日華子》見《證類》卷15"人乳汁"　……益氣，治瘦悴，悅皮膚，潤毛髮，點眼止淚。并療赤目，使之明潤也。

⑥ 弘景：《集注》見《證類》卷15"人乳汁"　陶隱居云：張蒼常服人乳，故年百歲余，肥白如瓠。

⑦ 宗奭：《衍義》卷16"人乳汁"　治目之功多，何也？人心生血，肝藏血，肝受血則能視。蓋水入於經，則其血乃成。又曰：上則為乳汁，下則為月水，故知乳汁則血也。用以點眼，豈有不相宜者。血為陰，故其性冷。藏寒人，如乳餅酪之類，不可多食。雖曰牛、羊乳，然亦不出乎陰陽造化爾。西戎更以駝、馬乳為酥酪。老人患口瘡不能食，飲人熱乳，良。

⑧ 南史：《南史》卷30"列傳第二十·何尚之"　何尚之……因患勞病積年，飲婦人乳乃得差。/《南史》卷52"始興忠武王憺"　……又普通中北侵，攻穰城，城內有人年二百四十歲，不復能食穀，唯飲曾孫婦乳……

婦人乳而瘥。又言:穰城老人年二百四十歲,惟飲曾孫婦乳也。按白飛霞《醫通》①云:服人乳,大能益心氣,補腦髓,止消渴,治風火證,養老(猶)〔尤〕宜。每用一吸,即以紙塞鼻孔,按唇貼齒而漱,乳與口津相和,然後以鼻内〔引上吸〕,使氣由明堂入腦,方可徐徐嚥下,如此五七吸爲一度。不漱而吸,何異飲酪? 止于腸胃而已。

【附方】舊三,新十二。**服乳歌**。仙家酒,仙家酒,兩個壺盧盛一斗。五行釀出真醍醐,不離人間處處有。丹田若是乾涸時,嚥下重樓潤枯朽。清晨能飲一升餘,返老還童天地久。**虛損勞瘵**。德生丹:用無病婦人乳三酒盃,將磁碟晒極熱,置乳于中,次入麝香末少許,木香末二分,調勻服。後飲濃茶一酒盞,即陽敗。次日服接命丹。接命丹:用乳三酒盃,如前晒碟盛人乳,并人胞末一具調服,服畢,面、膝俱赤,如醉思睡,只以白粥少少養之。《集簡方》。**虛損風疾**。接命丹:治男婦氣血衰弱,痰火上升,虛損之證;又治中風不語,左攤左緩,手足疼痛,動履不便,飲食少進諸證。用人乳二盃,香甜白者爲佳,以好梨汁一盃和勻,銀石器内頓滾滾。每日五更一服,能消痰補虛,生血延壽。此乃以人補人,其妙無加。《攝生衆妙方》②。**中風不語**,舌根强硬。三年陳醬五合,人乳汁五合,相和,研,以生布絞汁,隨時少少與服,良久當語。《聖惠方》③。**卒不得語**。人乳半合,美酒半升,和服。《范汪方》④。**失音不語**。人乳、竹瀝各二合,温服。《摘玄》⑤。**月經不通**。日飲人乳三合。《千金方》⑥。**眼熱赤腫**。人乳半合,古銅錢十文,銅器中磨令變色,稀稠成煎,瓶收,日點數次。或以乳浸黃連,蒸熱洗之。《聖惠方》⑦。**初生不尿**。人乳四合,葱白一

---

① 醫通:《韓氏醫通》卷下"同類勿藥章"　服人乳,大能益心氣,補腦,治消渴,治風火證,養老尤宜。每用一吸,即以指塞鼻孔,按唇貼齒而漱,乳與口津相和,然後以鼻内引上吸,使氣由明堂入腦,方可徐徐咽下。凡五七吸爲一度,不漱而服者,何異飲酪,止於腸胃爾。

② 攝生衆妙方:《攝生衆妙方》卷2"補養門"　接命丹:治男婦氣血衰弱,痰火上升,虛損之症,左癱右瘓,中風不語,手足臂體疼痛,動履不便,飲食少進,甚效。以人乳二酒盞,香甜白者爲佳,以好梨捲汁一酒盞,傾放銀鏇中,或錫器内,入湯鍋内頓滾熱,有黃沫起,開青路爲度。每日五更後一服,能消痰,補諸虛,生血延壽。乃以人補人,其效無加。其中風不語,半身不遂,曾服此方治驗。

③ 聖惠方:《聖惠方》卷19"治中風不得語諸方"　治卒中風不語,舌根强硬,宜服此方:陳醬(五合,三年者妙)、人乳汁(五合),右件藥相和研,以生布絞取汁,不計時候少少與服,良久當語。

④ 范汪方:《外臺》卷14"風不得語方"　《古今録驗》:療卒不得語方。取人乳汁半合,以著美酒半升中合攪,分爲再服。(《肘後》、范汪同。)

⑤ 摘玄:《丹溪摘玄》卷1"中風門"　治失音不語,一方用竹瀝、人乳各二分,水服。

⑥ 千金方:《千金方》卷4"月經不調第四"　治産後月水往來,乍多乍少,仍復不通,時時疼痛,小腹裏急,下引腰身重方……又方:飲人乳汁三合。

⑦ 聖惠方:《聖惠方》卷32"治眼赤諸方"　治肝熱眼赤痛,點乳汁煎方:人乳汁(半合)、古字錢(十枚),右以乳汁於銅器中磨錢令變色,煎稀稠成煎即住,内甆瓶中盛,每以銅箸頭點少許點目眥頭,日三五度。/《聖濟總録》卷107"目癢急及赤痛"　治眼癢急及赤痛。點眼方:黃連(去須,剉碎,半兩),右一味,以人乳浸,點目眥中。(**按**:時珍將二書之方併爲一條。)

寸，煎滚，分作四服，即利。《劉涓子鬼遺方》①。**初生吐乳**。人乳二合，簾籂篾少許，鹽二粟大，同煎沸，入牛黃米許，與服。《劉涓子鬼遺方》②。**癰膿不出**。人乳汁和麵傅之，比曉膿盡出，不可近手。《千金方》③。**臁脛生瘡**，人乳、桐油等分，和勻，以鵝翎掃塗，神效。《摘玄》④。**嗽蛇牛毒**。牛嗽蛇者，毛髮向後，其肉殺人。但飲人乳汁一升，立愈。《金匱要略》⑤。**中牛馬毒**。人乳飲之良。《千金》⑥。**百蟲入耳**。人乳滴之即出。《聖惠方》⑦。

婦人月水 宋《嘉祐》⑧　附月經衣

【釋名】月經《素問》⑨、天癸《素問》、紅鉛。【時珍曰】女子，陰類也，以血爲主。其血上應太陰，下應海潮。月有盈虧，潮有朝夕，月事一月一行，與之相符，故謂之月水、月信、月經。經者，常也，有常軌也。天癸者，天一生水也。邪術家謂之紅鉛，謬名也。女人之經，一月一行，其常也；或先或後，或通或塞，其病也。復有變常而古人並未言及者，不可不知。有行期只吐血衄血，或眼耳出血者，是謂逆行。有三月一行者，是謂居經，俗名按季。有一年一行，是謂避年。有一生不行而受胎者，是謂暗經。有受胎之後，月月行經而產子者，是謂盛胎，俗名垢胎。有受胎數月，血忽大下而胎不隕者，是謂漏胎。此雖以氣血有餘不足言，而亦異於常矣。女子二七天癸至，七七天癸絕，其常也。有女年十二、十三而產子。如《楮記室》⑩所載，平江蘇達卿女，十二受孕者。有婦年五十、六十

① 劉涓子鬼遺方：《外臺》卷 35 "小兒驚癇啼壯熱不喫嬭吐不已不小便方"　劉氏……又療小兒初生不小便方：人乳（四合）、葱白（一寸），右二味相和煎，分爲四服，即小便利，神效。
② 劉涓子鬼遺方：《外臺》卷 35 "小兒驚癇啼壯熱不喫嬭吐不已不小便方"　劉氏……又療小兒初生吐不止方：人乳（二合）、簾籂篾（少許）、鹽（兩粟米大），右三味，煎三兩沸，牛黃兩米許，研和與服，即差止。
③ 千金方：《千金方》卷 22 "癰疽第二"　治癰有膿令潰方……又方：人乳和麵敷上，比曉膿血出並盡，不用近手。
④ 摘玄：（**按**：《丹溪摘玄》無此方，未能溯得其源。）
⑤ 金匱要略：《金匱·禽獸魚蟲禁忌并治》　嗽蛇牛肉殺人，何以知之？嗽蛇者，毛髮向後順者是也。治嗽蛇、牛肉，食之欲死方：飲人乳汁一升，立愈。
⑥ 千金：《千金方》卷 24 "解食毒第一"　治食牛馬肉中毒方：飲人乳汁良。
⑦ 聖惠方：（**按**：《聖惠方》無此方。查《聖濟》《普濟》諸方，皆用"驢乳"或"牛乳"，未見用"人乳"者。）
⑧ 嘉祐：《嘉祐》見《證類》卷 15 "婦人月水"　解毒箭并女勞復。
⑨ 素問：《素問·上古天真論篇》　……歧伯曰：女子七歲腎氣盛，齒更髮長……二七而天癸至，任脉通，太衝脉盛，月事以時下，故有子。（癸謂壬癸，北方水，乾名也。任脉、衝脉皆奇經脉也。腎氣全盛，衝任流通，經血漸盈，應時而下……）（**按**："天癸"下之"素問"同此。）
⑩ 楮記室：《輟耕録》卷 24 "十二生子"　至元丁丑，民間謠言拘刷童男女，以故婚嫁不問長幼而亂倫者多矣。平江蘇達卿時，爲上海吏，有女年十二，贅里人浦仲明之子爲壻，明年生一子。（**按**：《説郛》卷 25 下《楮記室》無時珍所引文，今另溯其源。）

而産子。如《遼史》①所載,(嫗)〔函〕普妻六十餘,生二男一女者。此又異常之尤者也,學醫者之于此類,恐亦宜留心焉。

【氣味】鹹,平,無毒。【主治】解毒箭并女勞復。弘景②。

月經衣。【主治】金瘡血湧出,炙熱熨之。又主虎狼傷及箭鏃入腹。藏器③。

【發明】[時珍曰]女人入月,惡液腥穢,故君子遠之,爲其不潔,能損陽生病也。煎膏治藥,出痘持戒,脩錬性命者皆避忌之,以此也。《博物志》④云:扶南國有奇術,能令刀斫不入,惟以月水塗刀便死。此是穢液壞人神氣,故合藥忌觸之。此説甚爲有據。今有方士邪術,鼓弄愚人,以法取童女初行經水服食,謂之先天紅鉛,巧立名色,多方配合,謂《參同契》之金華,《悟真篇》之首經,皆此物也。愚人信之,吞嚥穢滓,以爲秘方,往往發出丹癍,殊可嘆惡。按蕭了真《金丹詩》⑤云:一等旁門性好淫,强陽復去採他陰。口含天癸稱爲藥,似恁洳沮枉用心。嗚呼! 愚人觀此,可自悟矣。凡紅鉛方,今並不錄。

【附方】舊七,新五。**熱病勞復**。丈夫熱病〔差〕後,交接復發,忽卵縮入腸,腸痛欲死。燒女人月經赤衣爲末,熟水服方寸匕,即定。扁鵲方⑥。**女勞黄疸**,氣短聲沉。用女人月經和血衣燒灰,酒服方寸匕,一日再服,三日瘥。孟詵《必效方》⑦。**霍亂困篤**。童女月經衣和血燒灰,酒服方寸匕。百方不瘥者用之。《千金方》⑧。**小兒驚癇**,發熱。取月候血和青黛,水調服一錢,入口即瘥。量兒加減。《聖惠方》⑨。**令婦不妬**。取婦人月水布裹蝦蟆,于厠前一尺,入地五寸

---

① 遼史:《金史》卷1"本紀第一·世紀" 金之始祖諱函普,初從高麗來,年已六十餘矣……并許六十之婦,始祖乃以青牛爲聘禮而納之,并得其貲産,後生二男,長烏魯,次斡魯,一女注思板,遂爲完顔部人。(按:誤注出處,實出《金史》。)

② 弘景:見3433頁注⑧。(按:誤注出處,實出《嘉祐》。)

③ 藏器:《拾遺》見《證類》卷15"婦人月水" 陳藏器云:經衣,主驚瘡血湧出,取衣熱炙熨之。又燒末傅虎、狼傷瘡,燒末酒服方寸匕,日三。主箭鏃入腹。

④ 博物志:《嘉祐》見《證類》卷15"浣褌汁" 解毒箭,并女勞復亦善。扶南國舊有奇術,能令斫不入,惟以月水塗刀便死。此是污穢壞神氣也,人合藥所以忌觸之。此既一種物,故從屎溺之例。(按:《博物志》無此文,乃見《嘉祐》。)

⑤ 金丹詩:《金丹大成集》卷11"七言絶句·七十八" 一等傍門性好淫,强陽復去採他陰。口含天癸稱爲藥,似恁淤沮枉用心。

⑥ 扁鵲方:《證類》卷15"婦人月水" 《梅師方》:治丈夫熱病差後,交接復發,忽卵縮入腸,腸中絞痛欲死。燒女人月經赤衣爲灰,熟水調方寸匕服。(按:誤注出處。)

⑦ 必效方:《外臺》卷4"女勞疸方" 《必效》:女勞之黄,氣短聲沉者,宜服此方:取婦女月經布和血衣,燒作灰,以酒空腹服方寸匕,日再服,不過三日必差。

⑧ 千金方:《千金方》卷20"霍亂第六" 治霍亂醫所不治方:童女月經衣合血燒末,酒服方寸匕。秘之,百方不瘥者用方。

⑨ 聖惠方:《普濟方》卷378"驚癇" 治驚癇發熱,如無癇,但似熱,即與服之:右用取月候血,和青黛、新汲水調,一服大一錢,入口即瘥。量兒增減,如神。(按:《聖惠方》無此方,今另溯其源。)

埋之。張華《博物志》①。**癰疽發背**。一切腫毒，用胡燕窠土、鼠坌土、榆白皮、栝樓根，等分爲末，以女人月經衣，水洗取汁和傅腫上，乾即易之。潰者封其四圍。五日瘥。《千金方》②。**男子陰瘡**。因不忌月事行房，陰物潰爛，用室女血衲，瓦上燒存性，研末，麻油調傅之。**解藥箭毒**。交州夷人，以焦銅爲〔鏃、塗〕毒藥于鏃鋒上，中人即沸爛，須臾骨壞，但服月水、屎汁解之。《博物志》③。**箭鏃入腹**，或肉中有聚血。以婦人月經衣燒灰，酒服方寸匕。《千金方》④。**馬血入瘡、剝馬刺傷**。以婦人月水塗之，神效。姚僧坦《集驗方》⑤。**虎狼傷瘡**。月經衣燒末，酒服方寸匕，日三。陳藏器⑥。

人血《拾遺》⑦

【集解】【時珍曰】血猶水也。水穀入于中焦，泌別薰蒸，化其精微，上注于肺。流溢于中，布散于外。中焦受汁，變化而赤，行于隧道，以奉生身，是之謂血，命曰營氣。血之與氣，異名同類；清者爲營，濁者爲衛；營行于陰，衛行于陽；氣主煦之，血主濡之。血體屬水，以火爲用，故曰氣者血之帥也。氣升則升，氣降則降；氣熱則行，氣寒則凝；火活則紅，火死則黑。邪犯陽經則上逆，邪犯陰經則下流。蓋人身之血，皆生于脾，攝于心，藏于肝，布于肺，而施化于腎也。仙家煉之，化爲白汁，陰盡陽純也。萇弘死忠，血化爲碧。人血入土，年久爲燐，皆精靈之極也。

【氣味】鹹，平，有毒。【主治】羸病人皮肉乾枯，身上麩片起，又狂犬咬，寒熱欲發者，並刺血熱飲之。藏器⑧。

【發明】【時珍曰】肉乾麩起，燥病也，不可卒潤也。飲人血以潤之，人之血可勝刺乎？夫潤燥、治狂犬之藥亦夥矣，奚俟于此耶？始作方者，不仁甚矣，其無後乎？虐兵、殘賊，亦有以酒飲人血者，此乃天戮之民，必有其報，不必責也。諸方用血，惟不悖于理者，收附于下。

【附方】新六。**吐血不止**。就用吐出血塊，炒黑爲末。每服三分，以麥門冬湯調服。蓋

① 博物志：《説郛》弓 109《感應類從志》　蛙布在厠，婦不妬。草髮在竈，婦安夫。（以婦月水布喂蝦蟆，於厠前入地一尺五寸許，即令婦人不妬忌⋯⋯）（按：《博物志》無此文，另溯其源。）
② 千金方：《千金方》卷 22“發背第三”　治癰疽發背已潰未潰，及諸毒腫方：栝樓根、榆白皮、胡燕窠、鼠坌土，右四味等分，末之，以女人月經衣，水洗取汁，和如泥，封腫上，乾易。潰者四面封之，已覺即封。從一日至五日，令瘥。
③ 博物志：《證類》卷 15“婦人月水”　《博物志》：交州夷人以焦銅爲鏃，毒藥塗於鏃鋒上，中人即沸爛，須臾骨壞。以月水、屎汁解之。
④ 千金方：《千金方》卷 25“火瘡第四”　治卒爲弓弩矢所中不出，或肉中有聚血方：取女人月經布燒作灰屑，酒服之。
⑤ 集驗方：《千金方》卷 25“蛇毒第二”　治馬血入瘡中方⋯⋯又方：取婦人月水敷之，神良。
⑥ 陳藏器：見 3434 頁注③。
⑦ 拾遺：《證類》卷 15“一十種陳藏器餘·人血”　主羸病人皮肉乾枯，身上麩片起。又狂犬咬，寒熱欲發者，並刺熱血飲之。
⑧ 藏器：見上注。

血不歸元，則積而上逆；以血導血歸元，則止矣。吳球《諸証〔辨〕疑》①。衄血不止。《聖濟總錄》②用白紙一張，接衄血令滿，于燈上燒灰，作一服，新汲水下。勿用病人知。○《儒門事親》③就用本衄血，紙撚蘸點眼内，左點右，右點左。此法大妙。金瘡内漏。取瘡中所出血，以水和服之。《千金》④。産乳血運。取釅醋，和産婦血如棗大，服之。《聖惠方》⑤。小兒赤疵。針父脚中，取血貼之，即落。《千金方》⑥。小兒疣目。以針決其四邊，取患瘡膿汁傅之。忌水三日，即潰落也。《千金方》⑦。

<h2>人精 宋《嘉祐》⑧</h2>

【集解】【時珍曰】營氣之粹，化而爲精，聚于命門。命門者，精血之府也。男子二八而精滿一升六合。養而充之，可得三升；損而喪之，不及一升。謂精爲峻者，精非血不化也；謂精爲寶者，精非氣不養也。故血盛則精長，氣聚則精盈。邪術家蠱惑愚人，取童女交〔垢〕〔姤〕，飲女精液，或以己精和其天癸，吞嚥服食。呼爲鉛汞，以爲秘方，放恣貪淫，甘食穢滓，促其天年。吁！愚之甚矣，又將誰尤？按鮑景翔⑨云：神爲氣主，神動則氣隨；氣爲水母，氣聚則水生。故人之一身，貪心動則津生，哀心動則淚生，愧心動則汗生，慾心動則精生。

【氣味】甘，温。【主治】和鷹屎，滅瘢。弘景⑩。塗金瘡血出，湯火瘡。時珍。

【附方】舊三，新一。面上靨子。人精和鷹屎白塗之，數日愈。《千金方》⑪。身面粉

---

① 諸證辨疑：《諸證辨疑》卷3"失血" 一少年患吐血，來如湧泉，諸藥弗效，虛羸體削，病甚懸革。一日請予脉之，沉弦細濡，其脉爲順，血積而又來，寒而又積，予疑血不歸源故也。嘗聞血道血歸，未嘗用此，遂生意用病者吐出之血，以瓦器盛之，待凝，用銅鍋内炒血黑色，以紙盛，放在泥地上許久，出火毒。然後用瓷缽細研爲末，每服五分，以麥門冬去心，煎湯調下，進二三服，其血則止，而血道血歸之説，果然矣。後頻服茯苓補心湯數十帖，以杜將來。保養半年，其人形氣如舊時……
② 聖濟總錄：（按：查《聖濟總錄》無此方。未能溯得其源。）
③ 儒門事親：（按：查《儒門事親》無此方。未能溯得其源。）
④ 千金：《千金方》卷25"火瘡第四" 治金瘡内漏方：還自取瘡中血，著杯中，水合服，愈。
⑤ 聖惠方：《普濟方》卷348"産後血量" 治産後血量方：右極酸醋和所産血一棗大，服之。井水噀面。（按：《聖惠方》無此方，今另溯其源。）
⑥ 千金方：《千金方》卷5"癰疽瘰癧第八" 治小兒身右有赤黑疵方：針父脚中，取血貼疵上，即消。
⑦ 千金方：《千金方》卷5"癰疽瘰癧第八" 治小兒疣目方：以針及小刀子決目四面，令似血出，取患瘡人瘡中汁、黄膿敷之，莫近水三日，即膿潰根動自脱落。
⑧ 嘉祐：《嘉祐》見《證類》卷15"人精" 和鷹屎，亦滅瘢。
⑨ 鮑景翔：《丹鉛總録》卷16"博物類" 天一生水……鮑景翔曰：神爲氣，主神動則氣隨。氣爲水母，氣聚則水生。人之一身，貪心動則津生，哀心動則淚生，愧心動則汗生，欲心動則精生……
⑩ 弘景：見本頁注⑧。
⑪ 千金方：《千金方》卷6"面藥第九" 滅瘢痕，無問新舊必除之：以人精和鷹屎白敷之，日二。白蜜亦得。

瘤。人精一合,青竹筒盛,于火上燒,以器承取汁,密封器中。數數塗之,取效止。《肘後方》①。瘰癧腫毒。女人精汁,頻頻塗之。湯火傷灼,令不痛,易愈無痕。《肘後》②用人精、鷹屎白,日日塗之。○《千金》③用女人精汁,頻頻塗之。

口津唾《綱目》④

【釋名】靈液《綱目》、神水《綱目》、金漿《綱目》、醴泉。【時珍曰】人舌下有四竅:兩竅通心氣,兩竅通腎液。心氣流入舌下爲神水,腎液流入舌下爲靈液。道家謂之金漿玉醴。溢爲醴泉,聚爲華池,散爲津液,降爲甘露,所以灌漑臟腑,潤澤肢體。故脩養家嚥津納氣,謂之清水灌靈根。人能終日不唾,則精氣常留,顏色不槁;若久唾,則損精氣,成肺病,皮膚枯涸。故曰遠唾不如近唾,近唾不如不唾。人有病,則心腎不交,腎水不上,故津液乾而真氣耗也。秦越人《難經》⑤云:腎主五液。入肝爲淚,入肺爲涕,入脾爲涎,入心爲汗,自入爲唾也。

【氣味】甘、鹹,平,無毒。【主治】瘡腫、疥癬、皴皰,五更未語者,頻塗擦之。又明目退翳,消腫解毒,辟邪,粉水銀。時珍。

【發明】【時珍曰】唾津,乃人之精氣所化。人能每旦漱口擦齒,以津洗目,及常時以舌舐拇指甲,揩目,久久令人光明不昏。又能退翳,凡人有雲翳,但每日令人以舌舐數次,久則真氣熏及,自然毒散翳退也。《范東陽方》⑥云:凡人魘死,不得叫呼,但痛咬脚跟及拇指甲際,多唾其面,徐徐喚之,自省也。按《黃震日抄》⑦云:晋時南陽宗定伯夜遇鬼。問之,答曰:我新死鬼也。問其所惡,曰:不喜唾耳。急持之,化爲羊。恐其變化,因大唾之,賣得千錢。乃知鬼真畏唾也。

【附方】新四。代指腫痛。以唾和白硇砂,搜麪作楷子,盛唾令滿,著硇末少許,以指浸之,一日即瘥。《千金方》⑧。手足發疣。以白粱米粉,鐵鐺炒赤,研末,以衆人唾和傅厚一寸,即

----

① 肘後方:《證類》卷15"人精" 《肘後方》:治瘤:人精一合,半合亦得,青竹筒盛,火上燒炮之,以器承取汁,密置器中,數傅瘤上,良。(按:今本《肘後方》無此方。)

② 肘後:《證類》卷15"人精" 《肘後方》……又方:治湯火灼,令不痛,又速愈瘕痕:以人精和鷹屎白,日傅上,痕自落。(按:今本《肘後方》無此方。)

③ 千金:《千金方》卷25"火瘡第四" 治一切湯火所傷方:初著,即以女人精汁塗之,瘥。

④ 綱目:(按:《大觀證類》卷15"人精"之後有"人口中涎及唾"一藥,注云"新補見陳藏器"。《政和證類》脱此藥。時珍所據爲《政和證類》,故誤將"口津唾"作《綱目》新出之藥。)

⑤ 難經:《難經·四十九難》 ……腎主液。入肝爲泣,入心爲汗,入脾爲涎,入肺爲涕,自入爲唾。

⑥ 范東陽方:(按:《范東陽方》原書已佚。查《證類》《外臺》等存其佚文相關書,未能溯得其源。)

⑦ 黃震日抄:《黃氏日抄》卷67"跋" ……晋有南陽宗定伯,夜逢鬼,鬼問誰?誑曰:我亦鬼,且新死,未知何所惡?曰:不喜唾。因負鬼,急持之,化爲羊。恐其變化,大唾之,賣得千錢。鬼猶畏唾,況平胃散乎?

⑧ 千金方:《千金方》卷22"瘭疽第六" 治代指方……又方:以唾和白硇砂,搜面作碗子,盛唾著硇砂如棗許,以爪指著中,一日瘥。

消。《肘後方》①。**腋下狐氣**。用自己唾擦腋下數過,以指甲去其垢,用熱水洗手數遍,如此十餘日則愈。**毒蛇螫傷**。急以小便洗去血,隨取口中唾,頻頻塗之。楊拱《醫方摘要》②。

齒垽_{音居近切〇宋《嘉祐》③}

【釋名】齒垢。

【氣味】鹹,溫,無毒。【主治】和黑虱研塗,出箭頭及惡刺,破癰腫。蘇恭④。塗蜂螫。時珍。

【附方】新二。**竹木入肉**,針撥不盡者。以人齒垢封之,即不爛也。葉氏《通變要法》⑤。**毒蛇螫傷**。先以小便洗去血,次以牙垽封而護之,甚妙,且不痛腫。《醫方摘要》⑥。

人汗《綱目》

【集解】【時珍曰】汗出于心,在內則爲血,在外則爲汗。故曰:奪汗者無血,奪血者無汗。

【氣味】鹹,有毒。飲食食之,令人生疔毒。時珍。

眼淚《綱目》

【集解】【時珍曰】淚者肝之液,五臟六腑津液皆上滲于目。凡悲哀笑欬,則火激于中,心系急而臟腑皆搖,搖則宗脉感而液道開,津上溢,故涕泣出焉。正如甑上水滴之意也。

【氣味】鹹,有毒。凡母哭泣墮子目,令子傷睛生瞖。時珍。

人氣《綱目》

【主治】下元虛冷,日令童男女,以時隔衣進氣臍中,甚良。凡人身體骨節痹痛,令人更互呵熨,久久經絡通透。又鼻衄金瘡,噓之能令血斷。

---

① 肘後方:《證類》卷25"白粱米" 《肘後方》:手足忽發疣:取粱粉,鐵鐺熬令赤,以塗之,以眾人唾和塗上,厚一寸,即消。(**按**:今本《肘後方》無此方。)

② 醫方摘要:《醫方摘要》卷12"蛇咬" 治毒蛇傷,急以小便洗去血,次取口中唾涂之,又以牙垽封傷處,傅而護之甚妙,且不痛腫。

③ 嘉祐:《別錄》見《證類》卷15"人牙齒" (齒垽:溫。和黑虱研塗,出箭頭并惡刺,破癰腫。)

④ 蘇恭:《證類》卷15"人牙齒" 李世績:治箭頭不出及惡刺,以齒垽和黑虱研塗之。(**按**:此方乃唐慎微所引,非見於《唐本草》之文。"人牙齒"首見《日華子》,亦不可能有《唐本》注。故時珍注出"蘇恭"乃誤,可注出"李世勣"。)

⑤ 通變要法:(**按**:已查原書,未能溯得其源。)

⑥ 醫方摘要:《醫方摘要》卷12"蛇咬" 治毒蛇傷,急以小便洗去血,次取口中唾涂之,又以牙垽封傷處,傅而護之甚妙,且不痛腫。

時珍。

【發明】〔時珍曰〕醫家所謂元氣相火，仙家所謂元陽真火，一也。天非此火不能生物，人非此火不能有生。故老人、虛人，與二七以前少陰同寢，藉其薰蒸，最爲有益。杜甫詩[1]云：“暖老須燕玉”，正此〔意也〕。但不可行淫，以喪寶促生耳。近時術家令童女以氣進入鼻竅、臍中、精門，以通三田，謂之接補。此亦小法，不得其道者，反以致疾。按謝承《續漢書》[2]云：太醫史循宿禁中，寒疝病發，求火不得。衆人以口更噓其背，至旦遂愈。劉敬叔《異苑》[3]云：孫家奚奴治虎傷蛇噬垂死者，以氣禁之，皆安。又葛洪《抱朴子》[4]云：人在氣中，氣在人中，天地萬物，無不須氣以生。善行氣者，内以養身，外以却惡，然行之有法。從子至巳爲生氣之時，從午至亥爲死氣之時，常以生氣時，鼻中引氣，入多出少，閉而數之，從九九、八八、七七、六六、五五而止，乃微吐之，勿令耳聞。習之既熟，增至千數，此爲胎息。或春食東方青氣，夏食南方赤氣，秋食西方白氣，冬食北方黑氣，四季食中央黃氣，亦大有效。故善行氣者，可以避飢渴，可以延年命，可以行水上，可以居水中，可以治百病，可以入瘟疫。以氣噓水則水逆流，噓火則火遥滅，噓沸湯則手可探物，噓金瘡則血即自止，噓兵刃則刺不能入，噓箭矢則矢反自射，噓犬則不吠，噓虎狼則伏退，噓蛇蜂則不動。吴、越有禁咒行氣之法，遇有大疫，可與同牀，不相傳染。遇有精魅，或聞聲，或現形，擲石放火，以氣禁之，皆自絶。或毒蛇所傷，噓之即愈。若在百里之外，遥以我手噓咒，男左女右，亦即可安。夫氣出于無形，用之其效至此，而况絶穀延年乎？時珍按：此即吾内養浩然靈氣也。符篆家取祖氣即此，但彼徒皆氣餒，庸人依倣，安得驗哉？

人魄《綱目》

【集解】〔時珍曰〕此是縊死人，其下有物如麩炭，即時掘取便得，稍遲則深入矣。不掘則必有再縊之禍。蓋人受陰陽二氣，合成形體。魂魄聚則生，散則死。死則魂升于天，魄降于地。魄屬陰，其精沉淪入地，化爲此物。亦猶星隕爲石，虎死目光墜地化爲白石，人血入地爲燐爲碧之意也。

【主治】鎮心，安神魄，定驚怖顛狂，磨水服之。時珍。

---

① 杜甫詩：《九家集注杜詩》卷32“獨坐二首”　竟日雨冥冥，雙崖洗更青……煖老須燕玉，(唐寧王有煖玉鞍，又有煖玉盃以爲飲器，不煖而自熱。)充饑憶楚萍……(按：集註杜甫詩者將“燕玉”注爲“不煖而自熱”的玉器，時珍釋爲少女。)

② 續漢書：《御覽》卷743“疝”　《後漢書》：太醫皮循，從獵上林還，暮宿殿門下，寒疝病發。時鄧訓直事，聞循聲，起往問曰：冀得火以熨背。訓至太官門，爲求火不得，乃以口噓其背，復呼同盧郎共更噓，至朝遂愈。(按：查《後漢書》無此文。)

③ 異苑：《異苑》卷9　元嘉初，上虞孫溪奴多諸幻伎……虎傷蛇噬，煩毒隨死，禁護皆差……

④ 抱朴子：《抱朴子內篇》卷5“至理”　人在氣中，氣在人中，自天地至於萬物，無不須氣以生者也。善行氣者，内以養身，外以却惡。然百姓日用而不知焉。吴越有禁咒之法，甚有明效。多炁耳，知之者可以入大疫之中，與病人同牀，而己不染……或有邪魅山精侵犯人家，以瓦石擲人，以火燒人屋舍，或形現往來，或但聞其聲音言語，而善禁者，以炁禁之，皆即絶……入山林多溪毒蝮蛇之地，凡人暫經過，無不中傷，而善禁者，以炁禁之……

髭鬚《（類證）〔證類〕》①

【釋名】【時珍曰】觜上曰髭，頤下曰鬚，兩頰曰髯。詳見"亂髮"下。

【主治】燒研，傅癰瘡。慎微②。

【發明】【慎微③曰】唐李勣病。醫云：得鬚灰服之方止。太宗聞之，遂自剪髭，燒灰賜服，復令傅癰，立愈。故白樂天詩云：剪鬚燒藥賜功臣。又宋呂夷簡疾。仁宗曰：古人言髭可治疾，今朕剪髭與之合藥，表朕意也。

陰毛《拾遺》④

【主治】男子陰毛：主蛇咬，以口含二十條嚥汁，令毒不入腹。藏器⑤。橫生逆產，用夫陰毛二七莖燒研，豬膏和丸大豆大，吞之。《千金方》⑥。婦人陰毛：主五淋及陰陽易病。時珍。

【附方】新二。陰陽易病。病後交接，卵腫或縮入腹，絞痛欲死。取婦人陰毛燒灰飲服，仍以洗陰水飲之。《聖濟總錄》⑦。牛脹欲死。婦人陰毛，草裹與食，即愈。《外臺秘要》⑧。

人骨《拾遺》⑨

【釋名】【時珍曰】許慎⑩云：骨者，肉之核也。《靈樞經》⑪云：腎主骨。有《骨度篇》，論骨之大小、長短、廣狹甚詳。見本書。

【主治】骨病，接骨，臁瘡，並取焚棄者。藏器⑫。

---

① 證類：《證類》卷15"人髭"　唐李績嘗疾。醫診之云：得鬚灰服之，方止。太宗遂自剪髭，燒灰賜服之，復令傅癰瘡，立愈。故白樂天云：剪須燒藥賜功臣。仁宗皇帝賜呂夷簡：古人有語，髭可治疾，今朕剪髭與之合藥，表朕意。

② 慎微：見上注。

③ 慎微：見上注。

④ 拾遺：《證類》卷15"一十種陳藏器餘·男子陰毛"　主蛇咬，口含二十條，咽其汁，蛇毒不入腹內。

⑤ 藏器：見上注。

⑥ 千金方：《千金方》卷2"逆生第七"　治逆生及橫生不出，手足先見者……又方：取夫陰毛二七莖，燒，以豬膏和丸如大豆，吞之，兒手即持丸出，神驗。

⑦ 聖濟總錄：《普濟方》卷146"傷寒後陰陽易"　治男女交感冒，不問陰陽皆可服……又方：用取女陰上毛，燒灰服之。或以湯三升，洗陰汁服之，愈。（**按**：《聖濟總錄》無此方，另溯其源。）

⑧ 外臺：（**按**：已查《外臺》，未能溯得其源。）

⑨ 拾遺：（**按**：已查《證類》，未能溯得其源。）

⑩ 説文：《説文·骨部》　骨：肉之覈也……

⑪ 靈樞經：《靈樞·九鍼論》　五主：心主脉，肺主皮，肝主筋，脾主肌，腎主骨。／《靈樞·骨度》　黃帝問于伯高曰：脉度言經脉之長短，何以立之？伯高曰：先度其骨節之大小、廣狹、長短，而脉度定矣……

⑫ 藏器：（**按**：已查《證類》，未能溯得其源。）

【發明】【時珍曰】古人以掩暴骨爲仁德,每獲陰報。而方伎之流,心乎利欲,乃收人骨爲藥餌,仁術固如此乎?且犬不食犬骨,而人食人骨可乎?父之白骨,惟親生子刺血瀝之即滲入。又《酉陽雜俎》①云:荆州一人損脛,張七政以藥酒,破肉去〔碎〕骨一片,塗膏而愈,二年復痛。張曰:所取骨寒也。尋之尚在牀下,以湯洗綿裹收之,其痛遂止。氣之相應如此,孰謂枯骨無知乎。仁者當悟矣。

【附方】新四。代杖。燒過人骨爲末,空心酒服三錢,受杖不腫不作瘡,久服皮亦厚也。《醫林集要》②。接骨。燒過童子骨一兩,乳香二錢,喜紅絹一方,燒灰爲末,熱酒調服。先以桐木片札定,立效。《醫林集要》③。臁瘡。燒過人骨碎者,爲末摻之。《壽域神方》④。折傷。死童子骨煅過,香瓜子仁炒乾,爲末。好酒下,止痛極速。《扶壽精方》⑤。

天靈蓋 宋《開寶》⑥

【釋名】腦蓋骨《綱目》、仙人蓋《綱目》、頭顱骨。【志⑦曰】此乃死人頂骨十字解者,方家婉其名耳。【藏器⑧曰】此是天生天賜,蓋押一身之骨,顖門未合,即未有也。【時珍曰】人之頭圓如蓋,穹窿象天,泥丸之宮,神靈所集。修煉家取坎補離,復其純乾,聖胎圓成,乃開顱顖而出入之,故有天靈蓋諸名也。

【修治】【藏器⑨曰】凡用彌腐爛者乃佳。有一片如三指闊者,取得,用燖灰火罨一夜。待腥穢氣盡,却用童兒溺于瓷鍋子中煮一伏時,漉出。于屋下掘一坑,深一尺,置骨于中一伏時,其藥魂歸神妙。陽人使陰,陰人使陽。【好古⑩曰】方家有用檀香湯洗過,酥炙用,或燒存性者。男骨色不

---

① 酉陽雜俎:《酉陽雜俎》卷5"怪術" 王潛在荆州,百姓張七政善治傷折。有軍人損脛,求張治之。張飲以藥酒,破肉,去碎骨一片,大如兩指,塗膏封之,數日如舊。經二年餘,脛忽痛,復問張,張言:前爲君所出骨寒則痛,可遣覓也。果獲於牀下,令以湯洗,貯於絮中,其痛即愈……

② 醫林集要:《醫林集要》卷14"傷損" 一方,治遭杖打,不青不腫,不成杖瘡,如人骨燒灰,爲末,酒調三錢,空心服。久服皮益厚。

③ 醫林集要:《醫林集要》卷14"傷損" 接骨仙方:治跌撲閃内,骨折疼痛等證。童子骨(已故者,燒灰,一兩)、乳香(二錢)、喜紅絹(一方,燒灰,右爲末),每服三錢,熱酒杯服,不拘時候,立效。

④ 壽域神方:《延壽神方》卷4"臁瘡部" 治遠年近日裏外臁瘡……一方:用燒過人骨碎者,爲末,搽爛瘡上,妙。

⑤ 扶壽精方:《扶壽精方》卷下"折傷門" 又:死童子骸骨(煅過)、香瓜子仁(炒乾,等分),爲末,好酒下,止痛極速。

⑥ 開寶:《開寶》見《證類》卷15"天靈蓋" 味鹹,平,無毒。主傳尸尸疰,鬼氣伏連,久瘧勞瘵,寒熱無時者。此死人頂骨十字解者,燒令黑,細研,曰白飲和服,亦合諸藥爲散用之。方家婉其名爾。

⑦ 志:見上注。

⑧ 藏器:《拾遺》見《證類》卷15"天靈蓋" 陳藏器云:彌腐爛者入用。有一片如三指闊,此骨是天生天賜,蓋押一身之骨,未合即未有,只有囟門。取得後,用燖灰火罨一夜。待腥穢氣出盡,却用童兒溺,于瓷鍋子中煮一伏時滿,漉出。於屋下掘一坑,可深一尺,置天靈蓋於中一伏時,其藥魂歸神妙。陽人使陰,陰人使陽。

⑨ 藏器:見上注。

⑩ 好古:(按:遍查王好古相關書籍,未能溯得其源。)

赤,女骨色赤,以此別之也。

【氣味】鹹,平,無毒。【時珍曰】有毒。【主治】傳尸尸疰,鬼氣伏連,久瘴勞瘵,寒熱無時者,燒令黑,研細,白飲和服,亦合丸散用。《開寶》①。治肺痿,乏力羸瘦,骨蒸盜汗等,酥炙用。大明②。退心經蘊寒之氣。《本草權度》③。

【發明】【楊士瀛④曰】天靈蓋治尸疰。尸疰者,鬼氣也。伏而未起,故令淹纏,得枯骸枕骨治之,則魂氣飛越,不復附人,故得瘥也。【陳承⑤曰】《神農本經》人部,惟髮髲一物,其餘皆出後世醫家,或禁術之流,奇怪之(俞)〔論〕耳。近見醫家用天靈蓋治傳尸病,未有一效。殘忍傷神,殊非仁人之用心。苟有可易,仁者宜盡心焉。必不得已,則宜以年深漬朽,絕尸氣者可也。

【附方】舊一,新十。天靈蓋散。追取勞蟲。天靈〔蓋〕二指大,以檀香煎湯洗過,酥炙,一氣咒七遍云:雷公神,電母聖,逢傳尸,便須定,急急如律令。尖檳榔五枚,阿魏二分,麝香三分,辰砂一分,安息香三分,甘遂三分,爲末,每服三錢。用童便四升,入銀石器內,以葱白、薤白各二七莖,青蒿二握,桃枝、甘草各二莖,五寸長者,柳枝、桑枝、酸榴枝各二莖,七寸長,同煎至一升。分作(二次)〔二盞〕,五更初,調服前藥一服。蟲不下,約人行十里,又進一服,天明再進。取下蟲物,名狀不一,急擿入油鐺煎之。其蟲觜青赤黃色可治,黑白色難治,然亦可斷傳染之患。凡修合,先須齋戒,于遠處凈室,勿令病人聞藥氣,及雞犬貓畜、孝子婦人,一切觸穢之物見之。蟲下後,以白粥補之。數日之後,夢人哭泣相別,是其驗也。《上清紫庭仙方》⑥。

---

① 開寶:見前頁注⑥。
② 大明:《日華子》見《證類》卷15"天靈蓋" 天靈蓋,治肺痿,乏力羸瘦,骨蒸勞及盜汗等,入藥酥炙用。
③ 本草權度:《本草權度》卷下"臟腑應候屬用藥味·心" 天靈蓋:臣,寒,退心經蘊寒積之氣。
④ 楊士瀛:《直指方》卷9"癆瘵方論" ⋯⋯蓋尸疰者,鬼氣也。伏而未起,故令淹纏,得枯骸枕骨治之,魂氣飛越,不復附人,於是乎瘥。
⑤ 陳承:**陳承"別説"見《證類》卷15"天靈蓋"** 謹按:天靈蓋,《神農本經》人部惟髮髲一物外,餘皆出後世醫家,或禁術之流,奇怪之論,殊非仁人之用心。世稱孫思邈有大功於世,以殺命治命,尚有陰責,沉於是也。近數見醫家用以治傳尸病,未有一效者。信《本經》不用,未爲害也。殘忍傷神,又不急於取效,苟有可易,仁者宜盡心焉。苟以是説爲然,決爲庸人之所惑亂。設云非此不可,是不得已,則宜以年深塵泥所漬朽者爲良,以其絕尸氣也。
⑥ 上清紫庭仙方:《急救仙方》卷10"上清紫庭追癆仙方論法" 醫傳尸方越王文:治癆取蟲,經驗天靈蓋散:天靈蓋(兩指大,以檀香煎湯洗過,用酥涂炙,咒牙遍云:雷公神,電母聖,逢傳癆,便須定,急急如律令)、阿魏(二分,細研)、麝香(三分,別研)、辰砂(一分,別研)、安息香(三分,銅刀子切,入缽內研,同諸藥拌和)、檳榔(如雞心者五個,爲末)、連珠甘遂(二分,爲末。一本不用此味),右六味研極細,和令匀,每服三大錢,同後湯使下。薤白、葱白(各二七莖)、青蒿(二握)、甘草(二莖,五寸許)、桃枝(以下并用向東南嫩者)、柳枝、桑白皮(一云桑枝)、酸石榴根(一云枝,各二握,七寸許),右八味須選凈潔處採,用童子小便四升,於銀石器內文武火煎至一升,濾去渣,分作三盞,將前藥末調下,五更初服。男患女煎,女患男煎。服藥後如覺欲吐,即用白梅肉止之。五更盡覺臟腑鳴,須轉下蟲及惡物黃水、異糞物。若一服未下,如人行五七里,又進一服,至天明更進一服,并溫吃。如瀉不止,用龍骨、黃連等分爲末,熟水調下五錢,次吃白梅粥補之。

虛損骨蒸。《千金方》①用天靈蓋如梳大，炙黃，以水五升，煮取二升，分三服，起死神方也。○張文仲《備急方》②用人頭骨炙三兩，麝香十兩，爲末，〔和蜜〕擣千杵，丸梧子大。每服七丸，飲下，日再服。若胸前有青脉出者，以針刺，看血色未黑者，七日瘥。 小兒骨蒸。體瘦心煩。天靈蓋酥炙，黃連等分，研末，每服半錢，米飲下，日二服。《聖惠方》③。 諸瘰寒熱。天靈蓋煅，研末，水服一字，取效。《聖惠方》④。 膈氣不食。天靈蓋七個，每個用黑豆四十（丸）〔九〕粒，層層隔封，水火升降，楊梅色，冷定取出，去豆不用，研末，每服一錢，溫酒下。孫氏《集效方》⑤。 青盲不見。方見"龍腦香"下⑥。 痘瘡陷伏。灰平不長，煩燥氣急。用天靈蓋燒研，酒服三分。○一方：入雄黃二分，其瘡自然起發。《痘疹經驗方》⑦。 下部疳瘡。天靈蓋煅，研末，先以黃蘗湯洗净摻之，神效。○又一方，入紅褐小紅棗等分，同燒研。《劉氏經驗方》⑧。 臁瘡濕爛。人頂骨燒研二錢，龍骨三錢，金絲硫黃一錢，爲末。用冬蘿蔔萄芽陰乾，熬水洗之，乃貼。劉松石《保壽堂方》⑨。 小兒白禿：大豆、髑髏骨各燒灰等分，以臘豬脂和塗。姚僧坦《集驗方》⑩。

① 千金方：《千金方》卷16"癥冷積熱第八"　治骨蒸方：天靈蓋如梳大，炙令黃，碎，以水五升，煮取二升，分三服。起死人神方。
② 備急方：《外臺》卷13"虛損慘悴作骨蒸方"　張文仲療虛損慘悴不食，四體勞強，時翕翕熱，無氣力，作骨蒸候方……又方：人頭骨（三大兩，炙）、麝香（一十兩），右二味擣篩和蜜，擣一千杵，丸如梧子，一服七丸，日再服，以粥飲送藥。若胸前有青脉出者，以鍼刺看血色，未變黑者服藥七日必差。每日午時，能更服後丸一服亦好。藥既無毒，於事不妨。
③ 聖惠方：《聖惠方》卷88"治小兒骨熱諸方"　治小兒骨熱體瘦，心神煩躁，天靈蓋散方：天靈蓋（一枚，塗酥炙令黃）、黃連（半兩，去須），右件藥擣細羅爲散，每服以粥飲調下半錢，日三四服。更量兒大小加減服之。
④ 聖惠方：《普濟方》卷197"諸瘰"　治諸瘰疾：用天靈蓋不拘多少，煅過爲末，每服一字，水調服。（按：《聖惠方》無此方，今另溯其源。）
⑤ 集效方：《萬應方》卷3"諸氣湯藥"　膈氣方：天靈蓋七個，每個用黑豆四十九粒，層層隔封，水火升降，楊梅色，冷定取出，去豆不用，每服一錢，好酒送下。
⑥ 方見龍腦香下：（按：《綱目》卷34"龍腦香"未見"青盲不見"方，亦無用天靈蓋之方。）
⑦ 痘疹經驗方：（按：書佚，無可溯源。）
⑧ 劉氏經驗方：《秘傳經驗方》　治疳瘡神效：天靈蓋火煅爲末，先用黃柏煎湯净洗後摻上藥即愈，已經驗。（按：此將邵以正《秘傳經驗方》誤題《劉氏經驗方》。劉氏即劉長春。）
⑨ 保壽堂方：《保壽堂方》卷2"諸瘡門"　治臁瘡：燒過人頂骨灰三錢，龍骨三錢，金絲硫黃一錢，右一處爲末。用冬蘿蔔萄芽陰乾，熬水洗之，瘡濕用没子乾貼，瘡乾熬水洗之。
⑩ 集驗方：《外臺》卷32"白禿方"　《集驗》：療白禿方……又方：以大豆、髑髏骨二味各燒末，等分，以臘月豬脂和如泥，塗之，立差。

人胞《拾遺》①

【釋名】胞衣《拾遺》②、胎衣《綱目》、紫河車《綱目》、混沌衣《綱目》、混元母《蒙筌》③、佛袈裟《綱目》、仙人衣。【時珍曰】人胞，包人如衣，故曰胞衣。方家諱之，別立諸名焉。丹書云：天地之先，陰陽之祖，乾坤之橐籥，鉛汞之匡廓，胚胎將兆，九九數足，我則乘而載之，故謂之河車。其色有紅、有緑、有紫，以紫者爲良。

【修治】[吳球④曰]紫河車，古方不分男女。近世男用男，女用女。一云：男病用女，女病用男。初生者爲佳，次則健壯無病婦人者亦可。取得，以清米泔擺净，竹器盛，于長流水中洗去筋膜，再以乳香酒洗過，篾籠盛之，烘乾研末。亦有瓦焙研者，酒煮擣爛者，甑蒸擣晒者，以蒸者爲佳。董炳⑤云：今人皆酒煮火焙及去筋膜，大誤矣。火焙水煮，其子多不育，惟蒸擣和藥最良。筋膜乃初結真氣，不可剔去也。

【氣味】甘、鹹，温，無毒。【主治】血氣（羸）〔羸〕瘦，婦人勞損，面黚皮黑，腹内諸病漸瘦者，治净，以五味和之，如餡䭔法與食之，勿令婦知。藏器⑥。○䭔，音甲，餅也。治男女一切虛損勞極，癲癇，失志恍惚，安心養血，益氣補精。吳球⑦。

【發明】[震亨⑧曰]紫河車治虛勞，當以骨蒸藥佐之。氣虛加補氣藥，血虛加補血藥，以側柏葉、烏藥葉俱酒洒，九蒸九曝，同之爲丸，大能補益，名補腎丸。【時珍曰】人胞雖載于《陳氏本

---

① 拾遺：《證類》卷15"一十種陳藏器餘·人胞"　主血氣羸瘦，婦人勞損，面黚皮黑，腹内諸病漸瘦悴者，以五味和之，如餡䭔（音甲，餅也）法，與食之，勿令知。婦人胞衣變成水，味辛，無毒。主小兒丹毒，諸熱毒，發寒熱不歇，狂言妄語，頭上無辜髮立，虛痞等。此人產後時，衣埋地下，七八年化爲水，清澄如真水。南方人以甘草、升麻和諸藥物盛埋之，三五年後撥去，取爲藥，主天行熱病，立效。

② 拾遺：見上注。

③ 蒙筌：《本草蒙筌》卷12"紫河車"　……稽諸古方，又名混沌皮，又名混元丹……

④ 吳球：《諸證辨疑》卷3"或問遺精、白濁、淋瀝、遺尿辨"　陰陽養壽丹：補陰血，養陽氣，壯筋骨，久服延年。紫河車（一具，紫河車一名混沌皮，即胞衣。本草古方不分男婦，今世俗女病用男，男病用女胎，但取初產者爲佳，其次壯盛婦人之胎取之亦有道理。洗净，布絞乾，蒸熟擣爛爲糊，却入後項藥末，同擣爲丸）……

⑤ 董炳：（按：書佚，無可溯源。）

⑥ 藏器：見本頁注①。

⑦ 吳球：《諸證辨疑》卷3"或問遺精、白濁、淋瀝、遺尿辨"　吾父杏林翁常云：凡虛損中諸症，務要得紫河車，取效甚速。入血藥中則補血，入氣藥中則養氣，入去熱藥中則退熱。又治癲癇健忘，怔忡失志之患，及恍惚驚怖入心，神不守舍，多言不定，此藥大能安心養血定神。又治骨蒸傳屍，數種虛勞邪熱，滋陰補陽，乃養壽之聖也。予用此藥累驗，故並録於後。

⑧ 震亨：《丹溪纂要》卷2"第二十九虛損"　補天丸：治氣血俱虛甚者。紫河車（一具，紫河車即胞衣，本草及古方不分男女，世傳男用女胎者，女用男胎者，俱以初胎爲佳），右以補腎丸藥爲末，河車水洗净，酒米糊丸。（或以河車蒸熟，擣藥末就丸亦可。）虛勞者當以骨蒸藥佐之。（又，一云氣虛加補氣藥，血虛加補血藥。）一方用側柏葉、烏藥葉、苜葉苜葉未詳，俱酒浸，九蒸九曝，爲丸，亦名補腎丸，同紫河車爲丸。

草》，昔人用者尤少。近因丹溪朱氏言其功，遂爲時用。而括蒼吳球始創大造丸一方，尤爲世行。其方藥味平補，雖無人胞，亦可服餌，其説詳見本方下。按《隋書》①云：琉球國婦人産乳，必食子衣。張師正《倦游録》②云：八桂獠人産男，以五味煎調胞衣，會親啖之。此則"諸獸生子，自食其衣"之意，非人類也。崔行功《小兒方》③云：凡胎衣宜藏于天德月德吉方。深埋緊築，令兒長壽。若爲豬狗食，令兒顛狂；蟲蟻食，令兒瘡癬；鳥鵲食，令兒惡死；棄于火中，令兒瘡爛。近于社廟污水井竈街巷，皆有所禁。按此亦"銅山西崩，洛鍾東應"，自然之理也。今復以之蒸煮炮炙，和藥擣餌，雖曰以人補人，取其同類，然以人食人，獨不犯崔氏之禁乎？其異于琉球獠人者，亦幾希矣。

【附方】舊一，新六。**河車丸**。治婦人療疾勞嗽，虛損骨蒸等證。用紫河車初生男子者一具，以長流水中洗净，熟煮擘細，焙乾研，山藥二兩，人參一兩，白茯苓半兩，爲末，酒糊丸梧子大，麝香養七日。每服三五十丸，温服，鹽湯下。《永類鈐方》④。**大造丸**。吳球云：紫河車即胞衣也。兒孕胎中，臍系于胞，胞系母脊，受母之蔭，父精母血，相合生成，真元所鍾，故曰河車。雖禀後天之形，實得先天之氣，超然非他金石草木之類可比。愚每用此得效，用之女人尤妙。蓋本其所自出，各從其類也。若無子及多生女，月水不調，小産、難産人服之，必主有子。危疾將絶者，一二服，可更活一二日。其補陰之功極重，百發百中。久服耳聰目明，鬚髮烏黑，延年益壽，有奪造化之功，故名大造丸。用紫河車一具，男用女胎，女用男胎，初生者，米泔洗净，新瓦焙乾研末，或以淡酒蒸熟，擣晒研末，氣力尤全，且無火毒；敗龜板年久者，童便浸三日，酥炙黄二兩，或以童便浸過，石上磨净，蒸熟晒研，尤妙；黄蘗去皮，鹽酒浸，炒一兩半；杜仲去皮，酥炙一兩半；牛膝去苗，酒浸晒，一兩二錢；肥生地黄二兩半。入砂仁六錢，白伏苓二兩，絹袋盛，入瓦罐，酒煮七次，去伏苓、砂仁不用。杵地黄爲膏，聽用。天門冬去心、麥門冬去心、人參去蘆各一兩二錢，夏月加五味子七錢。各不犯鐵器，爲末，同地黄膏入酒、米糊丸如小豆大。每服八九十丸，空心鹽湯下，冬月酒下。女人去龜板，加當歸二兩，以乳煮糊爲丸。男子遺精，女人帶下，並加牡蠣粉一兩。○世醫用陽藥滋補，非徒無益，

① 隋書：《隋書》卷81"流求國"　……或男女相悦，便相匹偶。婦人産乳，必食子衣。産後以火自炙，令汗出，五日便平復……
② 倦游録：《倦遊雜録·啗男胎衣》　桂州婦人産男者，取其胞衣，净濯細切，五味煎調之，召至親者合宴，置酒以啗。若不預者，必致忿争。
③ 小兒方：《外臺》卷35"小兒藏衣法"　崔氏凡藏兒衣法……然後依月吉，地向陽高燥之處，入地三尺埋之，瓶上土厚一尺七寸，惟須牢築，令兒長壽，有智慧。若藏衣不謹，爲豬狗所食者，令兒癲狂。蟲蟻食者，令兒病惡瘡。犬鳥食之，令兒兵死。近社廟傍者，令兒見鬼。近深水洿池，令兒溺死。近故竈傍，令兒驚惕。近井傍者，令兒病聾盲。棄道路街巷者，令兒絶嗣無子。當門户者，令兒聲不出，耳聾。著水流下者，令兒青盲。棄於火裏者，令兒生瘑瘡。著林木頭者，令兒自絞死。如此之忌，皆須慎之。又安産婦及藏衣天德、月空法……凡藏兒衣，皆依此法，天德、月空處埋之。若有遇反支者，宜以衣内新瓶盛，密封塞口，掛於宅外福德之上，向陽高燥之處，待過月，然後依法埋藏之，大吉。
④ 永類鈐方：《永類鈐方》卷16"勞瘵、骨蒸、五心煩熱、血風勞氣"　河車丸：治療疾勞嗽，虛損骨蒸等疾。河車（一枚，初生男子者良，長流水中洗盡血，熟煮，擘細小片，焙乾，盡一日内研）、白茯苓（半兩）、揀參（一兩）、山藥（二兩，嗽甚者五味子湯下）。細末，麵糊丸梧子大，麝香末爲衣，每服三五十丸，温酒鹽湯空心下。

爲害不小。蓋邪火只能動欲,不能生物。龜板、黃蘗,補陽補陰,爲河車之佐,加以杜仲補腎强腰,牛膝益精壯骨,四味通爲足少陰經藥,古方加陳皮名補腎丸也。生地黃凉血滋陰,得伏苓、砂仁同黃蘗則走少陰,白飛霞以此四味爲天一生水丸也。天、麥門冬能保肺氣,不令火炎,使肺氣下行生水。然其性有降無升,得人參則鼓動元氣,有升有降,故同地黃爲固本丸也。又麥門冬、人參、五味子三味,名生脉散,皆爲肺經藥。此方配合之意,大抵以金水二臟爲生化之原,加河車以成大造之功故也。一人病弱,陽事大痿,服此二料,體貌頓異,連生四子。一婦年六十已衰憊,服此壽至九十尤强健。一人病後不能作聲,服此氣壯聲出。一人病痿,足不任地者半年,服此後能遠行。《諸證辨疑》①。

五勞七傷,吐血虛瘦。用初生胞衣,長流水中洗去惡血,待清汁出乃止,以酒煮,爛搗如泥,入白伏神末和丸梧子大。每米飲下百丸。忌鐵器。《朱氏集驗方》②。 **久癲失志**,氣虛血弱者。紫河

① 諸證辨疑:《活人心統》卷3"虛損門·大造方並論" 按:紫河車即胎衣也。兒孕胞中,臍系於胞,系母腰,受母之陰。父精母血相合生成真元,氣之所鐘也。名紫河車者,蓋天地之先,陰陽之祖,胎將兆九數足,此則乘之者也,故名。其歷念篇曰:混皮釋氏,謂之佛袈娑,制服之能,却病延壽。但不可常得之物,且有所嫌忌,古人不用耳。愚每制此方惠之人人,其效應可數。有一人禀氣素弱,陽事大痿,因以河車配他藥一服,體貌改易,連生數子。一婦人年近六十時已衰,備用河車加補血藥作丸服甚效。每自制服,壽至九十强健,如中年人。一人大病,久不作聲,一人患痿,足不任地,服之半年,病去如元。用於女人尤妙,蓋本所自出,而各從其類也。若多生女及無子,夫婦服之,生男者歷歷可數。病危者一二服,可更生補益之功。其至極矣,故名。大造丸配合諸藥用之。制法:紫河車一畢米泔洗净,新瓦焙乾爲末,初生者炒,依法制之,頗熱,火毒未去故也。莫若蒸曬乾,又有銀器,加淡酒水內蒸化入藥。意者生用,氣力尤全。又云:男女互用,然亦不可拘。若婦人實壯者,二胎亦可。敗龜板年久者佳,童便浸三日,酥炙黃,二兩。按:此酥炙亦去火毒。嘗見河南胡良醫云,龜板童便浸,磁碗片刮去内外皮膜,蒸熟曬乾,爲末,最妙。黃柏去皮,鹽酒浸炒至褐色,一兩五錢。邪火只能動欲,不能生物。俗醫用陽藥滋補,非徒無益,爲害不小。上二味補陽、補陰居多,最用爲河車之佐。杜仲去絲,一兩五錢,酥炙,主腎虛精損,腰疼餘瀝。牛膝去苗,酒浸曬乾,一兩二錢,下部之藥引諸藥而行。已上四味足少陰腎經藥,古方加陳皮,名補腎丸。生地黃,淮慶肥大者,二兩五錢,入砂仁六錢,白茯苓一塊,重二兩,稀絹同入銀罐,好酒煮乾,再添者七次,去茯砂仁不用。蓋地黃得茯苓、砂仁及黃柏則走足少陰。陶尚文以此四味爲天一生水丸,秘而不得。天門冬去心,一兩二錢,人參去蘆,一兩,麥門冬去心,一兩二錢。夏月加五味子七錢,上四味少陰藥。二冬保肺氣,不令火刑,降肺氣,下行腎水。然其性有降無升,得則補而降。本草云,主多生子是也。上方加地黃名固本丸。麥門冬、五味子、人參三味名生脉散,此方配合之意,大抵以金水二臟爲生化之原,加河車以成大造之功。右藥除地黃,另用木石臼内杵春一日餘,藥各爲末,和地黃膏再搗極匀,酒米丸如小豆大,每服八九十丸,空心淡鹽湯下,寒月好酒下。男子遺精,婦人帶白,並加牡蠣粉一兩。婦人加當歸二兩,去敗龜板。此當合二料。一女胎紫河車,有龜板,無當歸者,男用。一男胎紫河車,無龜板,有當歸者,女用。余嘗用此,以乳煮爛,同地黃搗膏爲丸,不宜焙用。有火者切宜慎之。(按:吳球《諸證辨疑》有用紫河車之方,無大造丸。吳球《活人心統》有大造丸方及論,與時珍所引有同有異。今備録之。)

② 朱氏集驗方:《朱氏集驗方》卷7"失血" 治吐血,失血後,應男子失血,勞疾後:用婦人初生男子胎衣,以長流水直是不住洗去惡血,待清汁出方妙。以酒煮直待爛爲度,却不用鐵器煮,止用瓶鉢之類,俟其爛,取去杵爛如泥,次入茯神末三五兩,又杵,覺乾又入酒些小,又杵,圓如梧桐子大。每服百十圓,米飲或酒下。或用人參湯於中,更加茯苓、當歸尤妙。云:服時有些逆人愚見,加少麝香于中尤妙。(並朱佐方。)

車治浄，爛煮食之。《劉氏經驗方》①。**大小癇疾**。初生胎衣一具，長流水洗浄，仍以水浸，春三、夏一、秋五、冬七日，焙乾爲末，羌活、天麻、防風各半兩，白姜蠶、白附子各一兩，南星二兩，川烏一個，全蠍二十一個，爲末，糊丸梧子大，朱砂爲衣。每服五十丸，好酒下。《乾坤秘韞》②。**解諸蠱毒**。不拘草蠱、蛇蠱、蜣蜋蠱，其狀入咽刺痛欲死。取胞衣一具洗切，曝乾爲末，熟水調服一錢匕。《梅師方》③。**目赤生瞖**。初生孩兒胞衣，曝乾焙研細末，日日傅目眦中，愈乃止。《千金》④。

胞衣水《拾遺》⑤

【修治】【藏器⑥曰】此乃衣埋地下，七八年化爲水，澄徹如冰。南方人以甘草、升麻和諸藥，瓶盛埋之，三五年後掘出，取爲藥也。

【氣味】辛，凉，無毒。【主治】小兒丹毒，諸熱毒，發寒熱不歇，狂言妄語，頭上無辜髮竪，虚痞等證，天行熱病，飲之立效。藏器⑦。反胃〔久〕病，飲一鍾當有蟲出。時珍。

初生臍帶《拾遺》⑧

【釋名】命蒂。【時珍曰】胎在母腹，臍連于胞，胎息隨母。胎出母腹，臍帶既剪，一點真元，屬之命門丹田。臍乾自落，如瓜脱蒂。故臍者，人之命蒂也。以其當心腎之中，前直神闕，後直命門，故謂之臍。臍之爲言齊也。

【主治】燒末飲服，止瘧。藏器⑨。解胎毒，傅臍瘡。時珍。

【附方】新三。**臍汁不乾**。綿裹落下臍帶，燒研一錢，入當歸頭末一錢，麝香一字，摻之。

———————————

① 劉氏經驗方：劉氏經驗方：(**按**：查《保壽堂方》《秘傳經驗方》，均未能溯得其源。)
② 乾坤秘韞：《乾坤秘韞·癲癇》 治癇疾方：羌活、天麻（各五錢）、僵蠶（一兩）、川烏（一枚，大者）、全蝎（二十一個，去翅足）、南星（二兩，大者）、防風（五錢）、白附子（一兩），右用婦人初生胞衣一個，長流水漂浄，春三夏一，秋五冬七，然後焙乾，爲末，入前藥交和，爲丸如梧桐子大，以朱砂爲衣，每服五十丸，用好酒送下。
③ 梅師方：《證類》卷 15“人胞” 《梅師方》：治草蠱，其狀入咽刺痛欲死者。取胞衣一具切，暴乾爲末。熟水調一錢匕，最療蛇蠱、蜣蜋、草毒等。
④ 千金：《千金方》卷 6“目病第一” 治目赤及瞖方……又方：新生孩子胞衣，曝乾，燒末，敷目眥中。
⑤ 拾遺：《證類》卷 15“一十種陳藏器餘·人胞” ……婦人胞衣變成水，味辛，無毒。主小兒丹毒，諸熱毒，發寒熱不歇，狂言妄語，頭上無辜髮立，虚痞等。此人産後時，衣埋地下，七八年化爲水，清澄如真水。南方人以甘草、升麻和諸藥物盛埋之，三五年後撥去，取爲藥。主天行熱病，立效。
⑥ 藏器：見上注。
⑦ 藏器：見上注。
⑧ 拾遺：《拾遺》見《證類》卷 15“一十種陳藏器餘·初生臍” 主瘧，燒爲灰，飲下之。
⑨ 藏器：見上注。

《全幼心鑑》①。**預解胎毒**。初生小兒十三日，以本身剪下臍帶燒灰，以乳汁調服，可免痘患。或入朱砂少許。《保幼大全》②。**痘風赤眼**。初生小兒臍帶血，乘熱點之，妙。《海上方》③。

人勢《綱目》

【釋名】陰莖。【時珍曰】人陰莖，非藥物也。陶九成《輟耕録》④載：杭州沈生犯姦事露，引刀自割其勢，流血經月不合。或令尋所割勢，擣粉酒服，不數日而愈。觀此則下蠶室者，不可不知此法也。故附于此云。

【主治】下蠶室，創口不合。時珍。

人膽《拾遺》⑤

【氣味】苦，涼，有毒。【主治】鬼氣，尸疰，伏連。藏器⑥。久瘧，噎食，金瘡。時珍。

【發明】【時珍曰】北虜戰場中，多取人膽汁傅金瘡，云極效。但不可再用他藥，必傷爛也。若先敷他藥，即不可用此。此乃殺場救急之法，收膽乾之亦可用，無害于理也。有等殘忍武夫，殺人即取其膽和酒飲之，云令人勇。是雖軍中謬術，君子不爲也。

【附方】新三。**久瘧連年、噎食不下**。用生人膽一個，盛糯米令滿，入麝香少許，突上陰乾。一半青者治瘧，一半黑者治噎，並爲末。每服十五粒，瘧用陳皮湯下，噎用通草湯下。俱出《普濟方》⑦。**鬼瘧進退**不定者。用人膽、朱砂、雄黃、麝香等分，爲末，醋糊丸綠豆大。每綿裹一丸，納鼻中即瘥，男左女右，一丸可治二人。《聖惠方》⑧。

---

① 全幼心鑑：《全幼心鑑》卷2"臍瘡"　封臍散：當歸（去蘆，一錢）、綿縛臍帶（燒灰，一錢，或舊錦），右爲極細末，入麝香一小字同研，少許，乾摻臍。

② 保幼大全：（**按**：查《小兒衛生總微論方》無此方。）

③ 海上方：（**按**：查溫氏《海上方》及《海上方》諸書及其佚文，均未溯得其源。）

④ 輟耕録：《輟耕録》卷9"割勢"　杭州赤山之陰，曰籌箕泉，黃大癡所嘗結廬處。其徒弟沈生，狎近側一女道姑，同門有欲白之於師。沈懼，引厨刀自割其勢，几死，衆救得活，而瘡口流血，經月餘不合。偶問諸閹奴，教以煅所割勢，擣粉酒服。如其言，不數日而愈。

⑤ 拾遺：《證類》卷15"一十種陳藏器餘·人膽"　主鬼氣，尸疰，伏連。

⑥ 藏器：見上注。

⑦ 普濟方：《普濟方》卷200"久瘧"　治久病瘧疾，連年不瘥：用生牛膽一個，裝糯米滿，入麝香少許，陰乾，每服一十五粒。瘧疾陳皮湯送下，噎食通草湯送下。隨收得裝滿，烟頭上陰乾。（**按**：時珍所引爲"生人膽"，《普濟方》爲"生牛膽"，餘皆同。疑時珍誤引。）

⑧ 聖惠方：《聖惠方》卷52"治鬼瘧諸方"　治鬼瘧，進退不定，神效方：人膽、朱砂、雄黃、麝香（各等分），右件藥相和，研令勻細，以醋煮麵糊和圓如菉豆大，每用綿裹一圓內鼻中即差。每圓可治二人。

人肉《拾遺》①

【主治】療疾。藏器②。

【發明】【時珍曰】張杲《醫説》③言：唐開元中，明〔州〕人陳藏器著《本草拾遺》，載人肉療羸瘵。閭閻有病此者多割股。案陳氏之先，已有割股、割肝者矣，而歸咎陳氏，所以罪其筆之于書，而不立言以破惑也。本草可輕言哉。嗚呼！身體髮膚，受之父母，不敢毀傷。父母雖病篤，豈肯欲子孫殘傷其支體，而自食其骨肉乎？此愚民之見也。按何孟春《(余)〔餘〕冬序録》④云：江伯兒母病，割脇肉以進。不愈，禱于神，欲殺子以謝神。母愈，遂殺其三歲子。事聞太祖皇帝，怒其絶倫滅理，杖而配之。下禮部議曰：子之事親，有病則拜托良醫，至于呼天禱神，此懇切至情不容已者。若卧冰割股，事屬後世。乃愚昧之徒，一時激發，務爲詭異，以驚世駭俗，希求旌表，規避徭役。割股不已，至于割肝，割肝不已，至于殺子。違道傷生，莫此爲甚。自今遇此，不在旌表之例。嗚呼！聖人立教，高出千古，韙哉如此。又陶九成《輟耕録》⑤載：古今亂兵食人肉，謂之想肉，或謂之兩脚羊。此乃盜賊之無人性者，不足誅矣。

木乃伊《綱目》

【集解】【時珍曰】按陶九成《輟耕録》⑥云：天方國有人年七八十歲，願捨身濟衆者，絶不飲食，惟澡身啖蜜，經月便溺皆蜜。既死，國人殮以石棺，仍滿用蜜浸之，鐫年月于棺，瘞之。俟百年後

---

① 拾遺：《證類》卷 15“一十種陳藏器餘·人肉”　治療疾。
② 藏器：見上注。
③ 醫説：《醫説》卷 4“勞瘵·人肉治羸疾”　開元間，明州人陳藏器撰《本草拾遺》云：人肉治羸疾。自此閭閻相效割股。
④ 餘冬序録：《餘冬序録摘抄》卷 1　……青州府日照縣民江伯兒者，母病，剖脇肉以食之。不愈，乃禱於岱嶽，願母病愈，則殺子以祭。已而母病愈，竟殺其三歲子祭。事聞太祖，怒曰：父子天倫至重，禮父爲長，子三年服。今百姓乃乎殺其子，絶滅倫理，宜亟捕治之。遂逮伯兒，杖百謫戍海南。命禮部詳議旌表孝行事例。禮部議之事，親居則致其敬，養則致其樂，有疾則拜託良醫，嘗進善藥。至於呼天禱神，此懇切之至情，人子之心不容已者。若卧冰割股，前古所無，事出後世，亦是見聞。割肝之舉，殘害爲最，且如父母止有一子，割股割肝或至喪生，卧冰或至凍死，使父母無依，宗祀乏主，豈不反爲大不孝乎。原其所自，愚昧之徒，一時激發，及務爲詭異以驚之輩，以驚俗駭世，希求旌表，規避徭役。割股不已，至於割肝。割肝不已，至於殺子。違道傷生，莫此爲甚。自今人子，遇父母病，醫治弗愈，無所控訴，不得已而卧冰割股，亦聽其爲，不在旌表之例。詔從之。太祖之議，所以立教於天下者高矣。
⑤ 輟耕録：《輟耕録》卷 9“想肉”　天下兵甲方殷，而淮右之軍嗜食人……酷毒萬狀，不可具言，總名曰想肉。以爲食之而使人想之也……宋莊季裕《雞肋編》云……又通目爲兩脚羊……此兵革間之流慘耳，君子所不願聞者。
⑥ 輟耕録：《輟耕録》卷 3“木乃伊”　回回田地有年七十八歲老人，自願捨身濟衆者，絶不飲食，惟澡身啖蜜，經月，便溺皆蜜。既死，國人殮以石棺，仍滿用蜜浸，鐫志歲月于棺蓋，瘞之。俟百年後，啓封，則蜜劑也。凡人損折肢體，食少許，立愈。雖彼中亦不多得，俗曰蜜人。番言木乃伊。

起封，則成蜜劑。遇人折傷肢體，服少許立愈。雖彼中亦不多得，亦謂之蜜人。陶氏所載如此，不知果有否。姑附卷末，以俟博識。

方民《綱目》

【李時珍曰】人稟性于乾坤，而囿形于一氣，橫目二足，雖則皆同，而風土氣習，自然不一。是故蟲處頭而黑，豕居遼而白。水食者腥，草食者羶。膏（梁）〔粱〕藜藿，腸胃天淵；菉褐羅紈，肌膚玉石。居養所移，其不能齊者，亦自然之勢也。故五方九州，水土各異。其民生長，氣息亦殊。乃集方民，附于部末，以備醫診云。

　　東方海濱傍水，魚鹽之地。其民食魚而嗜鹹，黑色疏理。其病多癰瘍，其治宜砭石。○西方陵居多風，水土剛彊。其民不衣而褐〔薦〕，華食而肥脂，其病生于內，其治宜毒藥。○北方地高陵居，風寒冰冽。其民野處而乳食。其病臟寒生滿，其治宜灸焫。○南方地下，水土弱，霧露所聚。其民嗜酸而食胕，緻理而赤色。其病多攣痹，其治宜微鍼。○中央地平濕。其民食雜而不勞，其病多痿蹙，其治宜導引按蹺。出《素問》①。

　　九州殊題，水泉各異；風聲氣習，剛柔不同。青州，其音角羽，其泉鹹以酸，其氣舒遲，其人聲緩。○荊揚，其音角徵，其泉酸以苦，其氣慓輕，其人聲急。○梁州，其音商徵，其泉苦以辛，其氣剛勇，其人聲塞。○兗豫，其音宮徵，其泉甘以苦，其氣平靜，其人聲端。○雍冀，其音商羽，其泉辛以鹹，其氣駛烈，其人聲捷。○徐州，其音角宮，其泉酸以甘，其氣悍勁，其人聲雄。出《河圖括地象》②。

---

① 素問：《素問·異法方宜論篇》　……故東方之域，天地之所始生也。魚鹽之地，海濱傍水，其民食魚而嗜鹹，皆安其處，美其食。魚者使人熱中，鹽者勝血，故其民皆黑色疏理，其病皆為癰瘍。其治宜砭石。故砭石者，亦從東方來之。西方者，金玉之域，沙石之處，天地之所收引也。其民陵居而多風，水土剛強，其民不衣而褐薦，其民華食而脂肥，故邪不能傷其形體。其病生於內，其治宜毒藥。故毒藥者，亦從西方來。北方者，天地所閉藏之域也。其地高陵，居風寒冰冽。其民樂野處而乳食，藏寒生滿病。其治宜灸焫。故灸焫者，亦從北方來。南方者，天地所長，養陽之所盛處也。其地下水土弱，霧露之所聚也。其民嗜酸而食胕，故其民皆緻理而赤色。其病攣痹。其治宜微鍼。故九鍼者，亦從南方來。中央者，其地平以濕，天地所以生萬物也眾。其民食雜而不勞，故其病多痿厥寒熱。其治宜導引按蹺。故導引按蹺者，亦從中央出也。故聖人雜合以治，各得其所宜，故治所以異，而病皆愈者。得病之情，知治之大體也。

② 河圖括地象：《御覽》卷157“敘州”　《河圖》曰：九州殊題，水泉剛柔各異。青、徐角羽集，寬舒遲，人聲緩，其泉鹹以酸。荊、揚角徵會，氣漂輕，人聲急，其泉酸以苦。梁州商徵接，剛勇漂，人聲騫，其泉苦以辛。兗、豫宮徵合，平靜有慮，人聲端，其泉甘以苦。雍、冀合商羽，端駛烈，人聲捷，其泉辛以鹹。

堅土之人剛,弱土之人懦,(壚)〔沙〕土之人細,息土之人美,耗土之人醜。出《孔子家語》①。

山林之民毛而瘦,得木氣多也。川澤之民黑而津,得水氣多也。丘陵之民團而長,得火氣多也。墳衍之民晳而方,得金氣多也。原隰之民豐而痹,得土氣多也。出《宋太史集》②。

荆州一男二女,楊州二男五女,青州二男二女,兗州二男三女,幽州一男三女,并州二男三女,豫州二男三女,雍州三男二女,冀州五男三女。出《周禮》③。

土地生人,各以類應。故山氣多男,澤氣多女,水氣多瘖,風氣多聾,林氣多癃,木氣多傴,石氣多力,下氣多尰,險氣多癭,谷氣多痹,丘氣多狂,廣氣多仁,陵氣多貪,暑氣多夭,寒氣多壽,輕土多利,重土多遲,清水音小,濁水音大,湍水人重,中土多聖賢。出《淮南子鴻烈解》④。

人傀公回切,怪異也○《綱目》

【李時珍曰】太初之時,天地絪縕。一氣生人,乃有男女。男女構精,乃自化生。如草木之始生子,一氣而後有根及子,爲種相繼也。人之變化,有出常理之外者,亦司命之師所當知,博雅之士所當識,故撰爲人傀,附之部末,以備多聞耆舊之徵。

---

① 孔子家語:《孔子家語疏證》卷6"執轡" ……是故堅土之人剛,弱土之人柔,壚土之人大,沙土之人細,息土之人美,秏土之人醜……

② 宋太史集:《文憲集》卷27"雜著·禄命辯" ……人資天地以生。山林之民毛而力,謂得木氣之多也。川澤之民黑而津,謂得水氣之多也。得火氣之多,則丘陵之民專而長也。得金氣之多,則墳衍之民晳而瘠也。至於豐肉而庳,則得土氣之多,而所謂原隰之民也。人之賦氣有薄厚短長,而富貴賤貧壽夭,此固然也……(**按**:《宋太史集》乃明宋濂所撰,今名《文憲集》。)

③ 周禮:《周禮注疏》卷33"職方氏" ……乃辨九州之國,使同貫利……東南曰揚州……其民二男五女……正南曰荆州……其民一男二女……河南曰豫州……其民二男三女……正東曰青州……其民二男二女……河東曰兗州……其民二男三女……正西曰雍州……其民三男二女……東北曰幽州……其民一男三女……河内曰冀州……其民五男三女……正北曰并州……其民二男三女。

④ 淮南子鴻烈解:《淮南子·地形篇》 ……土地各以其類生。是故山氣多男,澤氣多女,障氣多喑(音瘖,啼極而無聲也),風氣多聾,林氣多癃,木氣多傴,岸下氣多腫,石氣多力,險阻氣多癭(氣衝喉而結,多癭咽也),暑氣多夭(夭折不終也),寒氣多壽,谷氣多痹,丘氣多狂,衍氣多仁(下而污者爲衍),陵氣多貪,輕土多利,重土多遲(利疾也),清水音小,濁水音大(音聲也),湍水不輕,遲水人重,中土多聖人。皆象其氣,皆應其類。

《易》①曰：一陰一陽之謂道。男女搆精，萬物化生。乾道成男，坤道成女。此蓋言男女生生之機，亦惟陰陽造化之良能焉耳。齊司徒褚澄②言：血先至，裏精則生男；精先至，裏血則生女。陰陽均至，非男非女之身；精血散分，駢胎品胎之兆。《道藏經》③言：月水止後一、三、五日成男，二、四、六日成女。東垣李杲④言：血海始淨一、二日成男，三、四、五日成女。《聖濟經》⑤言：因氣而左動，陽資之則成男；因氣而右動，陰資之則成女。丹溪朱震亨乃非褚氏而是東垣，主《聖濟》左右之説而立論，歸于子宮左右之系。諸説可謂悉矣。時珍竊謂褚氏未可非也，東垣未盡是也。蓋褚氏以精血之先後言，《道藏》以日數之奇偶言；東垣以女血之盈虧言，《聖濟》、丹溪以子宮之左右言，各執一見。會而觀之，理自得矣。夫獨男獨女之胎，則可以日數論；而駢胎品胎之感，亦可以日數論乎？稽之諸史，載一産三子、四子者甚多。其子有半男半女，或男多女少，男少女多。《西樵野記》⑥載國朝天順時，楊州民家一産五男，皆育成。觀此，則一、三、五日爲男，二、四、六日爲女之説，豈其然哉？焉有一日受男而二日復受女之理乎？此則褚氏、《聖濟》、丹溪主精血子宮左右之論爲有見，而《道藏》、東垣日數之論爲可

---

① 易：《周易注疏》卷11"繫辭上"　……乾道成男，坤道成女。乾知大始，坤作成物。乾以易知，坤以簡能。……故神无方而易无體，……。一陰一陽之謂道。／《周易集解》卷16　……天地絪縕，萬物化醇……男女觀精，萬物化生。

② 褚澄：《褚氏遺書·受形》　男女之合，二精交暢。陰血先至，陽精後衝，血開裏精，精入爲骨，而男形成矣。陽精先入，陰血後參，精開裏血，血入居本，而女形成矣……陰陽均至，非男非女之身。精血散分，駢胎品胎之兆……

③ 道藏經：《婦人良方》卷10"娠子論第二"　……《道藏經》云：有求子法云：婦人月信初止後，一日、三日、五日值男女旺相日，陽日陽時交合，有子多男。若男女稟受皆壯，則多子。一有怯弱，則少子。以此推之，理可概見焉。

④ 李杲：《蘭室秘藏》卷下"小兒門·瘈疭論"　夫人之始生也，血海始淨，一日、二日，精勝其血，則爲男子；三日、四日、五日，血脉已旺，精不勝血，則爲女子。

⑤ 聖濟經：《聖濟經》卷2"原化篇·孕元立本章第一"　天之德，地之氣，陰陽之至和，相爲流薄於一體……／"凝形殊稟章第二"　男女媾精，萬物化生，天地陰陽之形氣寓焉……（三月之時，陰陽冲矣。於是陽勝爲男，陰勝爲女。苟在人者，能外資陽物，助陽而勝陰，則變女爲男，理之必至，又何疑哉！）／《婦人良方》卷10"娠子論第二"　《聖濟經》云：天之德，地之氣，陰陽之至和，相爲流薄於一體。因氣而左動則屬陽，陽資之則成男。因氣而右動則屬陰，陰資之而成女。《易》稱乾道成男，坤道成女。此男女之別也。（**按**：《婦人良方》引《聖濟經》之下，僅前半爲原文。後半文成男成女之理不同於《聖濟經》。古無引號，故時珍誤將其後半亦作爲出《聖濟經》。）

⑥ 西樵野記：（**按**：未見原書，待考。）

疑矣。王叔和《脉經》，以脉之左右浮沉，辨猥生之男女；高陽生《脉訣》，以脉之縱橫逆順，別駢、品之胎形。恐亦臆度，非確見也。王冰《玄珠密語》①言：人生三子，主太平；人生三女，國淫失政；人生十子，諸侯競位；人生肉塊，天下飢荒。此乃就人事而論，則氣化所感，又別有所關也。夫乾爲父，坤爲母，常理也。而有五種非男，不可爲父；五種非女，不可爲母，何也？豈非男得陽氣之虧，而女得陰氣之塞耶？五不女：螺、紋、鼓、角、脉也。螺者，牝竅内旋，有物如螺。紋者，竅小，即實女也。鼓者，無竅如鼓也。角者，有物如角，古名陰挺是也。脉者，一生經水不調，及崩帶之類是也。五不男：天、犍、漏、怯、變也。天者，陽痿不用，古云天宦是也。犍者，陽勢閹去，寺人是也。漏者，精寒不固，常自遺洩也。怯者，舉而不强，或見敵不興也。變者，體兼男女，俗名二形，《晋書》②以爲亂氣所生，謂之人疴。其類有三：有值男即女、值女即男者；有半月陰、半月陽者；有可妻不可夫者。此皆具體而無用者也。胎足十月而生，常理也，而有七月、八月生者，十二三月生者，十四五月生者。或云氣虛也。虞摶《醫學正傳》③言，有十七八月至二十四五月而生。劉敬叔《異苑》④言：太原溫磐石母，孕三年乃生，豈亦氣虛至于許久耶？今有孕七月而生子者，多可育；八月而生者，多難育。七變而八不變也。○《魏略》⑤云：黃牛羌人，孕六月而生。○《博物志》⑥云：獠人孕七月而生。○《晋書》⑦云：符堅母，孕十二月生。劉搁母，孕十三月生。○《漢書》⑧云：堯及昭

---

① 玄珠密語：《玄珠密語》卷16“五行類應紀篇·中央鎮星地土倮蟲皆應土” ……人生十子，諸侯競位。人生三子，主太平。人生三女，國淫失政。人生肉塊，天下饑荒。人生無陰，國無朝典……

② 晋書：《晋書》卷29“五行志·人疴” 惠帝之世，京洛有人兼男女體，亦能兩用人道，而性尤淫，此亂氣所生……

③ 醫學正傳：《醫學正傳》卷1“醫學或問” ……子曾見有十二三月，或十七八月，或二十四五箇月生者，往往有之，俱是氣血不足，胚胎難長故耳……

④ 異苑：《異苑》卷8 太原溫盤石母，懷身三年，然後生，墮地便坐而笑，髮覆面，牙齒皆具。

⑤ 魏略：《御覽》卷360“孕” 《魏略》曰……又曰：黃牛羌種，孕身六月生。

⑥ 博物志：《博物志》卷2 荆州極西南界，至蜀郡諸山夷，名曰獠子。婦人姙娠，七月而產，臨水生兒，便置水中。浮則收養之，沈便棄之。

⑦ 晋書：《晋書》卷113“符堅傳” 符堅……其母苟氏，嘗游漳水，祈子於西門豹祠。其夜夢與神交，因而有孕，十二月而生堅焉……/《晋書》卷101“劉元海傳” ……吾昔從邯鄲，張冏母司徒氏相云：吾當有貴子孫三世，必大昌仿像相符矣。自是十三月而生元海，左手文有其名，遂以名焉……

⑧ 漢書：《漢書·外戚列傳》 ……拳夫人進爲倢伃，居鉤弋宫，大有寵。〔太〕始三年生昭帝，號鉤弋子，任身十四月乃生。上曰：聞昔堯十四月而生，今鉤弋亦然。乃命其所生門曰堯母門……

帝，皆以十四月生。○《三十國春秋》①云：劉聰母，孕十五月乃生。○《搜神記》②云：黃帝母名附寶，孕二十五月而生帝。胞門子臟，爲奇恒之府，所以爲生人之户，常理也；而有自脇產、自額產、自背產、自髀產者，何也？豈子臟受氣駁雜，而其系有不同，如《宋史》所記男陰生于脊，女陰生于頭之類耶？《史記》③云：陸終氏娶鬼方之女，孕而左脇出三人，右脇出三人。六人子孫，傳國千年。天將興之，必有尤物。如脩已背坼而生禹，簡狹胸坼而生契也。○《魏志》④云：黃初六年，魏郡太守孔羨表言：汝南屈雍妻王氏，以去年十月十二日生男兒，從右腋下、小腹上而出。其母自若，無他畏痛。今瘡已愈，母子全安。○《異苑》⑤云：晋時，魏興李宣妻樊氏，義熙中懷孕不生，而額上有瘡。兒從瘡出，長爲軍將，名胡兒。○又云：晋時，常山趙宣母，妊身如常，而髀上作痒，搔之成瘡。兒從瘡出，母子平安。○《野史》⑥云：莆田尉舍之左，有市人妻生男，從股髀間出。瘡合，母子無恙。可證屈雍之事。浮屠氏言釋迦生于摩耶之右脇，亦此理也。○《嵩山記》⑦云：陽翟有婦人，妊三十月乃生子。從母背上出，五歲便入山學道。○《瑯琊〔漫〕鈔》⑧云：我朝成化中，宿州一婦孕，脇腫如癰。及期兒從癰出，瘡痏隨合。其子名佛記兒。○【時珍曰】我明隆慶五年二月，唐山縣民婦有孕，左脇腫起，兒從脇生，俱無恙。陽生陰長，孤陽不生，獨陰不長，常理也。而有思士不妻而感，思女不夫而孕；婦女生鬚，丈夫出湩，男子產兒者，何也？豈其氣脉時有變易，如女國自孕，雄

---

① 三十六國春秋：《晉書》卷102"劉聰傳"　劉聰……母曰張夫人，初，聰之在孕也，張氏夢日入懷，寤而以告，元海曰：此吉徵也，慎勿言。十五月而生聰焉……

② 搜神記：《御覽》卷135"黃帝母"　《帝王世紀》曰：黃帝有熊氏少典之子，母曰附寶……附寶孕二十五月，生黃帝於壽丘。

③ 史記：《史記·楚世家》　吳回生陸終，陸終生子六人，坼剖而產焉。（《集解》干寶曰……然案六子之世，子孫有國，升降六代，數千年間，迭至霸王、天將，興之必有尤物乎？若夫前志所傳，脩已背坼而生禹，簡狹胸剖而生契。）

④ 魏志：《御覽》卷361"產"　《魏志》曰：黃初六年三月，魏郡太守孔羨，表黎陽令程放書言：掾汝南屈雍妻王，以去年十月十二日在草生男兒，從右腋生，水腹下而出。其母自若，無他異痛。今瘡已愈，母子安全，無災無害也。

⑤ 異苑：《異苑》卷8　晉安帝義熙中，魏興李宣妻樊氏懷姙，過期不孕，而額上有瘡，兒穿之以出。長爲將，今猶存，名胡兒……/長山趙宣母，姙身如常，而髀上瘡，搔之成瘡，兒從瘡出，母子平安。

⑥ 野史：《通志·氏族略·周異姓國》　臣按：浮屠氏稱釋迦生於摩耶夫人之右脇，亦此理也。近莆田尉舍之左，有市人之妻生男，從股髀間出，亦能創合，母子無它。此又足以明屈雍之事不誣……

⑦ 嵩山記：《路史》卷46"啓母石"　《嵩高記》云：陽翟婦妊三十月，子從背出，五歲入山學道。（按：《嵩山記》書佚，今轉引其文。）

⑧ 瑯琊漫鈔：《瑯琊漫抄》　成化辛丑，宿州奏一婦人，自孕下生一男。弘治改元戊申，余按宿，召視之，八歲矣，名佛記兒，是黃醫官之甥。先是母娠時，脇腫如癰。比就褥，母昏暈不知，視脇已平，痏甫合，乃知脇下生也。

雞生卵之類耶？《史記》①云：姜源見巨人跡，履之而生棄。有娀氏吞玄鳥卵而生契。皆不夫而孕也。○《宣政録》②云：宋宣和初，朱節妻年四十一，夕頷癢，至明鬚長尺餘。○《草木子》③云：元至正間，京師一達婦，髭鬚長尺餘也。○《漢書》④云：南陽李元，全家疫死，止一孫初生數旬。蒼頭李善自哺乳之，乳爲生渾。○《唐書》⑤云：元德秀兄子褓褓喪親，德秀自乳之，數日乳中渾流，能食乃止。○《宋史》⑥云：宣和六年，都城有賣青果男子，孕而生(了)〔子〕，蓐母不能收，易七人，始免而(逊)〔逃〕去。○《西樵野記》⑦云：明嘉靖乙酉，橫涇傭農孔方，忽患膨脹，憒憒幾數月，自脇産一肉塊。剖視之，一兒肢體毛髮悉具也。**男生而覆，女生而仰，溺水亦然。陰陽秉賦，一定不移，常理也。而有男化女、女化男者，何也？豈乖氣致妖，而變亂反常耶？**《京房易占》⑧云：男化爲女，宮刑濫也。女化爲男，婦政行也。《春秋潛潭(包)〔巴〕》⑨云：男化女，賢人去位。女化男，賤人爲王。**此雖以人事言，而其臟腑經絡變易之微，不可測也。**《漢書》⑩云：哀帝建平中，豫章男子化爲女子，嫁人生一子。○《續漢書》⑪云：獻帝建安二十年，越巂男子化爲女子。○【李時珍曰】我朝隆慶二年，山西御史宋纁疏言：静樂縣民李良雨，娶妻張氏已四載矣，後因貧出其妻，自傭于人。隆慶元年正月，偶得腹痛，時作時止。二年二月初九日，大痛不止，至四月内，腎囊不覺退縮入腹，變爲女人

---

① 史記：《史記·周本紀》　……姜原爲帝嚳元妃。姜原出野，見巨人迹，心忻然説，欲踐之。踐之而身動如孕者，居期而生子……/《史記·殷本紀》　殷契，母曰簡狄。有娀氏之女，爲帝嚳次妃。三人行浴，見玄鳥墮其卵，簡狄取吞之，因孕生契……

② 宣政録：《宣政雜録》　宣和初，都下有朱節以罪置外州，其妻年四十，居望春門外。忽一夕，頤頷癢甚，至明鬚出長尺餘。人問其實，莫知所以……（按：《宣政録》爲明張錦撰。《宣政雜録》爲宋江萬里撰。時珍誤注。）

③ 草木子：《草木子》卷3上“克謹篇”　又京師齊化門東街，達達一婦人，生髭鬚長一尺餘。

④ 漢書：《後漢書》卷81“獨行列傳·李善”　李善字次孫。南陽淯陽人，本同縣李元蒼頭也。建武中疫疾，元家相繼死没，唯孤兒續始生數旬……善深傷李氏而力不能制，乃潛負續逃去，隱山陽瑕丘界中，親自哺養，乳爲生渾……

⑤ 唐書：《新唐書》卷194“卓行傳”　元德秀，字紫芝，河南人……兄子褓褓喪親，無資得乳媪。德秀自乳之，數日渾流，能食乃止……

⑥ 宋史：《宋史》卷62“五行志”　……宣和六年，都城有賣青果男子，孕而生子，蓐母不能收，易七人，始免而逃去……

⑦ 西樵野記：（按：未見原書，待考。）

⑧ 京房易占：《漢書·五行志》　襄王十三年，魏有女子化爲丈夫。《京房易傳》曰：女子化爲丈夫，茲謂陰昌，賤人爲王。丈夫化爲女子，茲謂陰勝，厥咎亡。一曰：男化爲女，宮刑濫也。女化爲男，婦政行也。

⑨ 春秋潛潭巴：《御覽》卷887“變化”　《春秋潛潭巴》曰：女子化爲丈夫，賢人去位君獨居。丈夫化爲女子，陰氣淖，小人聚。

⑩ 漢書：《漢書·五行志》　哀帝建平中，豫章有男子化爲女子，嫁爲人婦，生一子……

⑪ 續漢書：《後漢書》卷9“孝獻帝紀第九”　七年夏，五月庚戌……是歳越巂寯男子化爲女子。

陰戶。次月經水亦行，始換女粧，時年二十八矣。○《洪範五行傳》①云：魏襄王十三年，有女子化爲丈夫。○《晉書》②云：惠帝元康中，安豐女子周世寧，以漸化爲男子，至十七八而性氣成。○又孝武皇帝寧康初，南郡女子唐氏，漸化爲丈夫。○《南史》③云：劉宋文帝元嘉二年，燕有女子化爲男。○《唐書》④云：僖宗光啓二年春，鳳翔郿縣女子朱亂，化爲丈夫，旬日而死。**人異于物，常理也。而有人化物、物化人者，何也？豈人亦太虛中一物，並囿于氣交，得其靈則物化人，失其靈則人化物耶？抑譚子所謂"至淫者化爲婦人，至暴者化爲猛虎，心之所變，不得不變"，孔子所謂"物老則羣精附之，爲五酉之怪"者邪？**《譚子化書》⑤云：老楓化爲羽人，自無情而之有情也。賢婦化爲貞石，自有情而之無情也。○《世説》⑥：武昌貞婦，望夫化而爲石。○《宋史》⑦云：崑山石工采石，陷入石穴，三年掘出猶活，見風遂化爲石。○《幽冥録》⑧云：陽羡小吏吳龕，于溪中拾一五色浮石，歸置床頭，至夜化爲女子。○《左傳》⑨云：堯殛鯀于羽山，其神化爲黃熊，入于淵。黃熊，龍類也。○《續漢書》⑩云：靈帝時，江夏黃氏母，浴水化爲黿，入于淵。○《搜神記》⑪云：魏文帝黃初中，清河宋士宗母，浴于室，

---

① 洪範五行傳：《御覽》卷887"變化" 《洪範五行傳》曰：魏襄王十三年……是歲魏有女子化爲丈夫者……

② 晉書：《晉書》卷29"五行志·人痾" 惠帝元康中，安豐有女子周世寧，年八歲，漸化爲男，至十七八而氣性成……/孝武帝寧康初，南郡州陵女唐氏，漸化爲丈夫。

③ 南史：（**按**：已查《南史》，未能溯得其源。）

④ 唐書：《新唐書》卷36"五行志" ……二年春，鳳翔郿縣女子未亂，化爲丈夫，旬日而死……

⑤ 譚子化書：《化書》卷1"老楓" 老楓化爲羽人，朽麥化爲蝴蝶，自無情而之有情也。賢女化爲貞石，山坵化爲百合，自有情而之無情也……

⑥ 世説：《御覽》卷48"望夫山" 又記曰：武昌郡奉新縣北山上有望夫石，狀如人立者。今古傳云：昔有貞婦，其夫從役，遠赴國難。攜弱子餞送於此山，既而立望，其夫乃化爲石，因以爲名焉。（**按**：《世説新語》無此文，另溯其源。）

⑦ 宋史：《宋史》卷62"五行志" ……是歲，崑山縣工采石而山壓。三年六月，它工采石鄰山，聞其聲呼，相應答如平生。其家鑿石出之，見其妻，喜曰：久閉乍風，肌膚如裂。俄頃，聲微嘿不語，化爲石人，貌如生。

⑧ 幽冥録：《御覽》卷52"石下" 劉義慶《幽明録》曰：陽羡縣小吏吳龕，有主人在溪南，嘗以一日掘頭船送水溪內，見一五色浮石，取內床頭，至夜化成一女子也。

⑨ 左傳：《春秋左傳注疏》卷44 ……昔堯殛鯀于羽山，其神化爲黃熊，以入于羽淵，實爲夏郊三代祀之……

⑩ 續漢書：《後漢書》卷27"五行志·人化" 靈帝時，江夏黃氏之母，浴而化爲黿，入于深淵。其後時出，見初浴簪一銀釵，及見猶在其首。

⑪ 搜神記：《搜神記》卷14 魏黃初中，清河宋士宗母，夏天於浴室裏浴，遣家中大小悉出，獨在室中。良久，家人不解其意，於壁穿中窺之，不見人體，見盆水中有一大黿。遂開戶，大小悉入，了不與人相承，嘗先著銀釵猶在頭上。相與守之啼泣，無可奈何，意欲求去，永不可留。視之積日，轉懈，自捉出戶外，其去甚駛，逐之不及，遂便入水。後數日，忽還，巡行宅舍如平生，了無所言而去……

化爲黿,入于水,時復還家。○《異苑》①云:宋文帝元嘉中,高平黃秀,入山經日,遂化爲熊。○《淮南子》②云:牛哀病七日,化而爲虎,搏殺其兄。○《郡國志》③云:藤州夷人,往往化貓。貓,小虎也,有五指。○《博物志》④云:江漢有貓人,能化爲虎。○《唐書》⑤云:武后時,郴州左史,因病化虎,擒之乃止,而虎毛生矣。○又憲宗元和二年,商州役夫,將化爲虎,衆以水沃之,乃不果。○顧微《廣州記》⑥云:滇陽縣俚民,一兒年十五六,牧牛,牛日舐兒甚快,舐處悉白,俄兒病死,殺牛以供客。食此牛者,男女二十餘人,悉化爲虎。○《隋書》⑦云:文帝七年,相州一桑門,化爲蛇,繞樹自抽,長二丈許。○《抱朴子》⑧云:狐、狼、猴、玃,滿三百歲,皆能變人。《參同契》⑨云:燕雀不生鳳,狐兔不字馬,常理也。而有人產蟲獸神鬼、怪形異物者,何也?豈其視聽言動,觸于邪思,隨形感應而然耶?又有人生于卵、生于馬者,何也?豈有神異憑之,或因有感遘而然耶?《博物志》⑩云:徐偃王之母,產卵棄之,孤獨老母取伏之,出一兒,後繼徐國。○《異說》⑪云:漢末有馬生人,名曰馬異。及長,亡入胡地。人具四肢七竅,常理也。而荒裔之外,有三首、比肩、飛頭、垂尾之民。此雖邊徼餘氣所生,同于鳥獸,不可與吾同胞之民例論,然亦異矣。《山海經》⑫云:三首國,一身三首,在

① 異苑:《異苑》卷8　元嘉三年,邵陵高平黃秀,無故入山,經日不還……逾年伐山人見之,其形盡爲熊矣。

② 淮南子:《御覽》卷891"虎上"　《淮南萬畢術》……又曰:昔者牛哀病七日,化而爲虎。其兄啓户而入,虎搏而殺之……

③ 郡國志:《御覽》卷172"嶺南道‧藤州"　《郡國志》曰……夷人往往化爲貓。(貓,小虎也。)

④ 博物志:《爾雅翼》卷19"貓"　……《博物志》稱:江漢有貓人,能化爲虎。(按:今本《博物志》卷6作"江陵有猛人"。)

⑤ 唐書:《新唐書》卷36"五行志"　長安中,郴州佐史,因病化爲虎,欲食其姊。擒之,乃人也。雖未全化,而虎毛生矣……元和二年,商州洪崖冶役夫,將化爲虎,衆以水沃之,不果化。

⑥ 廣州記:《御覽》卷900"牛下"　顧微《廣州記》曰:陽縣里民,有一兒年十五六,牧牛,牛忽舐此兒,隨所舐處,肉悉白净而甚快,遂聽牛日日舐之,兒俄而病死。其家葬兒,殺此牛以供賓客,凡食此牛肉者,男女二十餘人,悉變爲虎。

⑦ 隋書:《隋書》卷23"五行下‧裸蟲之孽"　開皇六年,霍州有老翁化爲猛獸。七年,相州有桑門變爲蛇,尾繞樹而自抽,長二丈許。

⑧ 抱朴子:《初學記》卷29"獸部"　狐……《抱朴子》:《玉策記》曰:狐及狸、狼,皆壽八百歲。滿三百歲,暫變爲人形。

⑨ 參同契:《周易參同契》上篇　……是以燕雀不生鳳,狐兔不乳馬,水流不炎上,火動不潤下。

⑩ 博物志:《博物志》卷8　徐偃王志云:徐君宮人娠而生卵,以爲不祥,棄之水濱。獨孤母有犬名鵠蒼,獵于水濱,得所弃卵,銜以來歸。獨孤母以爲異,覆煖之,遂蚨成兒。生時正偃,故以爲名。徐君宮中聞之,乃更録取。長而仁智,襲君徐國……

⑪ 異說:《草木子》卷2下"鈎玄篇"　……漢末,馬生人,名馬異,亡入於胡……(按:"異說"來源不明,唯《草木子》引用。)

⑫ 山海經:《山海經》卷6"海外南經"　三首國……在其東,其爲人一身三首。(一曰在鑿齒東。)

崐崙東。○《爾雅》①云:北方有比肩民,半體相合,迭食而迭望。○《異物志》②云:嶺南溪峒中,有飛頭蠻,項有赤痕,至夜以耳爲翼,飛去食蟲物,將曉復還如故也。《搜神記》③載:吳將軍朱桓一婢,頭能夜飛,即此種也。○《永昌志》④云:西南徼外有濮人,生尾如龜,長三四寸,欲坐則先穿地作孔,若誤折之,便死也。是故天地之造化無窮,人物之變化亦無窮。賈誼賦⑤所謂:天地爲爐兮造化爲工,陰陽爲炭兮萬物爲銅。合散消息兮安有常則,千變萬化兮未始有極。忽然爲人兮何足控搏,化爲異物兮又何足患?此亦言變化皆由于一氣也。膚學之士,豈可恃一隅之見,而概指古今六合無窮變化之事物爲迂怪耶?

---

① 爾雅:《爾雅·釋地》(郭注) 北方有比肩民焉,迭食而迭望。(此即半體之人,各一目、一鼻、一孔、一臂、一脚,亦猶魚鳥之相合,更望備驚急。)
② 異物志:《博物志》卷9 南方有落頭民,其頭能飛,其種人常有所祭祀,號曰蟲落,故因取名焉。以其頭飛,因眼便去,以耳爲翼,將曉還復著體。吳時往往得此人也。(按:《南方異物志》書佚。查《太平御覽》等存其佚文諸書,未能溯得其源。錄此以備參。)
③ 搜神記:《搜神記》卷12 ……吳時,將軍朱桓得一婢,每夜臥後,頭輒飛去,或從狗竇,或從天窗中出入,以耳爲翼,將曉復還,數數如此,傍人怪之……
④ 永昌志:《御覽》卷791"南蠻七·尾濮" 《永昌郡傳》曰:郡西南千五百里徼外,有尾濮,尾若龜形,長三四寸,欲坐輒先穿地空,以安其尾。若避逅,誤折尾便死……
⑤ 賈誼賦:《史記·屈原賈生列傳》 ……且夫天地爲爐兮,造化爲工。陰陽爲炭兮,萬物爲銅。合散消息兮,安有常則?千變萬化兮,未始有極。忽然爲人兮,何足控搏。化爲異物兮,又何足患……

參考文獻

説明：

1.以下爲《本草綱目引文溯源》所用參考文獻類集。共分4表。前3表以《本草綱目》卷一"歷代諸家本草""引據古今醫家書目""引據古今經史百家書目"所出書目爲綱，後列已參考之書目(含原著與轉引之書)及不同版本。無法尋得原著者亦予説明。第4表爲"原書目之外所引文獻"，列舉未進入以上3書目、但與《綱目》引文溯源相關之書。《綱目》正文僅出書名，未引内容；或《綱目》所引諸家書中的二級引文，均無須溯源。此類書名不入本"參考文獻"，若欲檢索其義，可參同系列著作《本草綱目辭典》。

2.凡已佚之書，列舉其佚文所見之主要書名及引用形式(如"白大字""墨蓋子━下"等)。存有佚文之書，凡已經見於4表者，則略去其朝代、作者等，僅述其書名。

3.凡屬《本草綱目引文溯源》脚注所用書名簡稱，均加方括號括注。

表一　歷代諸家本草

A01	《神農本草經》	1　見《證類本草·序例》及各藥條之白大字(陰文)。 2　〔日本〕森立之著，孫屏等校點：《本草經考注》，北京：學苑出版社，2000。 3　尚志鈞著：《神農本草經校點》，蕪湖：皖南醫學院科研處印，1981。 4　馬繼興主編：《神農本草經輯注》，北京：人民衛生出版社，1995。 5　〔日〕森立之著，中國長春中醫學院醫古文教研室、日本北里研究所東洋醫學綜合研究部合編：《本草經考注》，北京：學苑出版社，2002。
A02.1	《名醫别録》	1　見《證類本草》各藥條具有以下特徵之黑大字(陽文)：與白大字相雜，或黑大字後徑附小字(畏惡反忌等内容)、"陶隱居"云，或在《證類》"有名未用"部之黑大字。另外《證類》卷三以後各卷分目録中，凡黑大字藥名前後無任何出處文字者，該藥即屬《别録》藥。 2　那琦、謝文全重輯：《重輯名醫别録》。 3　〔梁〕陶弘景集，尚志鈞輯校：《名醫别録》，北京：人民衛生出版社，1986。
A02.2	《本草經集注》①	1　原著有出土殘卷多種，詳見馬繼興：《中國出土古醫書考釋與研究》，上海：上海科學技術出版社，2015。 2　《證類》中凡在《本經》《别録》、古本《藥對》(藥物七情内容)之後的"陶隱居云"文字，以及序例中某些篇節，均爲《本草經集注》内容。 3　〔梁〕陶弘景編，尚志鈞、尚元藕輯校：《本草經集注》，北京：人民衛生出版社，1994。

3459

---

① 本草經集注：《綱目》無此書名。李時珍誤以《名醫别録》即陶弘景著，故未出此書名。

A03	《桐君采藥録》	見《本草經集註》天門冬、續斷、藥本、苦菜、占斯等藥條引用。另《吳普本草》所引數十處"桐君曰",不明是否出自此《藥録》。
A04	《雷公藥對》	1 即《本草經集注》諸藥大字正文後、内容爲七情(畏惡反忌使等)之古注,以及《序録》之末,按玉石、草木、蟲獸、果、菜、米食分類之諸藥七情内容(俗稱"七情表")。 2 〔北齊〕徐之才原著,尚志鈞、尚元勝輯校:《雷公藥對》,合肥:安徽科學技術出版社,1994。
A05	《李氏藥録》	1 見《證類本草》中之《吳普本草》、陶隱居云、《唐本草》《蜀本草》等所引《李氏本草》、"李云"("李"或作"季")佚文。 2 《太平御覽》《説郛》亦載《李當之藥録》佚文。
A06	《吳氏本草》	1 見《證類本草》《太平御覽》《藝文類聚》等書所存《吳氏本草》《吳普本草》、"吳氏"等佚文。 2 〔魏〕吳普著,尚志鈞等輯校:《吳普本草》,北京:人民衛生出版社影印本,1987。
A07	《雷公炮炙論》	1 見《證類本草》墨蓋子━下所引"雷公云"文字,及《序例》所引《雷公炮炙論序》。 2 〔隋〕雷斅原著,尚志鈞輯校:《雷公炮炙論》,蕪湖:皖南醫學院科研科油印,1983(該書後與《瀕湖炮炙法》合刊,由安徽科學技術出版社1991正式出版)
A08	《唐本草》	1 〔唐〕蘇敬等:《新修本草》(殘卷五種),見馬繼興《中國出土古醫書考釋與研究》(中卷),上海:上海科學技術出版社,2015。 2 《千金翼方》卷二至卷四爲《本草》,此爲該書全部藥條正文,但無注説。 3 《證類本草》中,該書新增藥條爲黑大字,末注"《唐本》先附"。其餘藥條下冠以"《唐本》注"之文字爲該書注説。 4 〔日〕岡西爲人:《重輯新修本草》,學術圖書刊行會,昭和五十三年(1978)。 5 〔唐〕蘇敬等撰,尚志鈞輯校:《唐·新修本草》(輯復本),合肥:安徽科學技術出版社,1981。 6 〔唐〕蘇敬等撰:《新修本草》,上海:上海古籍出版社影印本,1985。
A09	《藥總訣》	1 《陶貞白文集》載《藥總訣》自序。 2 《證類本草》于錫銅鏡鼻、石鹽、馬蹄、牡鼠等藥條下轉引《嘉祐本草》所載《藥訣》佚文。
A10	《藥性本草》	1 《證類本草》轉引《嘉祐本草》所載《藥性論》佚文(冠以"《藥性論》云")。 2 〔唐〕甄權著,尚志鈞輯校:《藥性論》,蕪湖:皖南醫學院科研科油印,1983。
A11	《千金食治》	見《千金要方》卷二十六《食治》(版本見《千金要方》)。
A12	《食療本草》	1 〔唐〕孟詵、張鼎:《食療本草》(殘卷,存二十六味藥),見馬繼興《中國出土古醫書考釋與研究》(中卷),上海:上海科學技術出版社,2015 2 《證類本草》在陳藏器《本草拾遺》《開寶本草》《嘉祐本草》《本草圖經》、唐慎微墨蓋子━下保留部分佚文(冠以"《食療》"、"孟詵"、"張鼎《食療》")。 3 謝海洲等輯:《食療本草》,北京:人民衛生出版社,1983。 4 〔唐〕孟詵原著,〔唐〕張鼎增補,鄭金生、張同君譯注:《食療本草譯注》,上海:上海古籍出版社,2007、2018。
A13	《本草拾遺》	1 見《證類本草》轉引《開寶本草》《嘉祐本草》《本草圖經》等所録佚文,以及唐慎微墨蓋子━下所輯佚文。多標記爲陳藏器《本草拾遺·序例》、陳藏器《拾遺序》《陳藏器本草》、陳藏器餘、陳藏器拾遺、陳藏器等。 2 〔唐〕陳藏器著,尚志鈞輯校:《本草拾遺》,蕪湖:皖南醫學院科研科油印,1983。 3 〔唐〕陳藏器原著,那琦、謝文全、林麗玲重輯:《本草拾遺》,臺中:華夏文獻資料出版社,1988。

A14.1	《海藥本草》	1　見《證類本草》轉引若干卷次後之《海藥餘》,墨蓋子▬下"《海藥》云"。 2　《綱目》所云《海藥本草》,尚包括《嘉祐本草》所載《南海藥譜》佚文。 3　〔五代〕李珣著,尚志鈞輯校:《海藥本草》,蕪湖:皖南醫學院科研科油印,1983(該輯校本鉛印,北京:人民衛生出版社出版,1997)。
A14.2	《南海藥譜》	見《證類本草》轉載《嘉祐本草》所引《南海藥譜》云"。
A15	《四聲本草》	1　見《證類本草》轉載《嘉祐本草》所引"蕭炳云"。 2　〔唐〕蕭炳著,尚志鈞校:《四聲本草》,安徽科學技術出版社,2006。
A16	《删繁本草》	見《證類本草》轉載《嘉祐本草》所引"楊損之云"。
A17	《本草音義》	見《證類本草》轉載《開寶本草》所引"李含光《音義》"。另《唐本》注引甄立言《音義》。
A18	《本草性事類》	書佚,無佚文存世。
A19	《食性本草》	見《證類本草》轉載《嘉祐本草》所引"陳士良云"。
A20	《蜀本草》	1　見《證類本草》轉載《嘉祐本草》所引《蜀本》《蜀本注》。另或考《開寶本草》所引"別本注",《證類本草》所引《唐本餘》《唐本》,亦屬《蜀本草》内容。 2　〔後蜀〕韓保昇著,尚志鈞輯校:《蜀本草》,合肥:安徽科學技術出版社,2005。
A21	《開寶本草》	1　《證類本草》中,該書新增藥條爲黑大字,末注"今附"。其餘藥條下冠以"今注"、"今按""今詳"、"又按"之文字爲該書注説。另存序言。 2　〔宋〕盧多遜、李昉等撰,尚志鈞輯校:《開寶本草》(輯複本),合肥:安徽科學技術出版社,1998。
A22	《嘉祐補註本草》	1　《證類本草》中,該書新增藥條爲黑大字,末注"新補"。其餘藥條下增補資料則冠以"臣禹錫等謹按"。另存《嘉祐補註總敘》《補注所引書傳》等内容。 2　〔宋〕掌禹錫等奉敕撰,那琦、謝文全、李一弘重輯:《重輯嘉祐補註神農本草》,臺北:臺灣中國醫藥學院中國藥學研究所,1989。 3　〔宋〕掌禹錫等撰,尚志鈞輯復:《嘉祐本草輯複本》,北京:中醫古籍出版社,2009。
A23	《圖經本草》	1　《證類本草》中存《本草圖經序》《圖經本草奏敕》、諸藥圖。另《圖經》曰"以下文字,以及書末《本經外草類》《本經外木蔓類》一百味藥均屬此書。 2　〔宋〕蘇頌編輯,尚志鈞輯校:《本草圖經》,合肥:安徽科學技術出版社,1994。 3　〔宋〕蘇頌編輯,胡乃長、王致譜輯校:《圖經本草》,福州:福建科學技術出版社,1988。
A24.1	《證類本草》[《大觀證類》]	1　〔宋〕唐慎微纂、艾晟校:《經史證類備急本草》,宋嘉定四年(1211)劉甲潼州刻本,有配補。 2　〔宋〕唐慎微纂、艾晟校:《經史證類大觀本草》,明初翻刻元大德六年(1302)宗文書院刻本。 3　〔宋〕唐慎微纂、艾晟校:《經史證類大觀本草》,朝鮮覆刻元大德六年(1302)宗文書院刻本。 4　〔宋〕唐慎微纂、艾晟校:《經史證類大觀本草》,清光緒三十年(1900)柯逢時《武昌醫學館叢書》影刻本。 5　〔宋〕李朝正輯纂:《備急總效方》,大阪武田科學振興財團杏雨書屋(影印本),2005。(該書保留大量《證類本草》附方)
A24.2	《證類本草》[《證類》《政和證類》]	6　〔宋〕唐慎微纂:《重修政和經史證類備用本草》,金泰和下己酉(1249)晦明軒刻本①,北京:人民衛生出版社影印本,1957。 7　〔宋〕唐慎微纂:《重修政和經史證類備用本草》,明萬曆間朝鮮古活字覆刊成化四年(1468)本。 8　〔宋〕唐慎微纂,尚志鈞等校點:《證類本草》(校點本),北京:華夏出版社,1993。

---

① 該本爲本書校勘重要參校本。此本由張存惠將《本草衍義》逐條散入《證類本草》,是爲後之《政和證類》祖本。其中涉及《本草衍義》内容,本書均用《衍義》單行之元覆刊宋宣和元年(1119)刻本。

A25	《本草別説》[《別説》]	即〔宋〕陳承：《重廣補注神農本草並圖經》。（按：《證類本草》墨蓋子▬下存陳承於44味藥物之末所添按語，冠以"別説云"。時珍即稱該書爲《本草別説》。）
A26	《日華諸家本草》[《日華子》]	1　見《證類本草》轉載《嘉祐本草》所引"《日華子》云"。部分《嘉祐本草》新補藥亦或註明出《日華子》。 2　〔五代吳越〕日華子著，尚志鈞輯校，《日華子本草》，蕪湖：皖南醫學院科研科油印，1983。安徽科學技術出版社，2005年合刊
A27	《本草衍義》[《衍義》]	1　〔宋〕寇宗奭：《本草衍義》，元覆刊宋宣和元年（1119）本。見《海外中醫珍善本古籍叢刊》，北京：中華書局，2016。 2　見《重修政和經史證類備用本草》卷一《新添本草衍義序》，以及諸藥之末"《衍義》曰"。 3　〔宋〕寇宗奭：《本草衍義》，見《叢書集成初編》，上海：商務印書館據十萬卷樓叢書本排印，1937。 4　〔宋〕寇宗奭：《本草衍義》，《中國再造善本》，據宋淳熙十二年江西轉運司刻慶元元年重修本影印。 5　〔宋〕寇宗奭：《本草衍義》，《中國再造善本》，據元刻本影印，2005。
A28	《潔古珍珠囊》	1　〔金〕張元素：《潔古珍珠囊》，見元·杜思敬《濟生拔粹》，上海涵芬樓影印元延祐二年（1315）刻本，1938。（《中華再造善本》亦予影印）。 2　《珍珠囊》，見明經廠《醫要集覽》本 3　題〔元〕李東垣著，《潔古老人珍珠囊》，《叢書集成新編》新文豐出版公司據《濟生拔粹》卷第五影印。
A29	《用藥法象》	見元王好古《湯液本草》引東垣先生《用藥心法》、東垣先生《藥類法象》。
A30	《湯液本草》	1　〔元〕王好古：《湯液本草》，北京：中醫古籍出版社影印，1996。 2　〔元〕王好古撰，崔掃塵、尤榮輯點校：《湯液本草》，北京：人民衛生出版社校點本，1987。
A31	《日用本草》	1　〔元〕吳瑞編輯：《家傳日用本草》，明嘉靖四年（1525）吳鎮重刊本。見《海外中醫珍善本古籍叢刊》，北京：中華書局，2016。 2　〔元〕吳瑞編輯，鄭金生點校：《日用本草》，見《海外回歸中醫善本古籍叢書》第九冊，北京：人民衛生出版社，2003。
A32	《本草歌括》	1　〔元〕胡仕可編次，〔明〕熊宗立補增：《圖經節要補增本草歌括》，明成化元年（1465）熊氏種德堂刻本。 2　〔元〕胡仕可編輯，鄭金生點校：《增補圖經節要補增本草歌括》，見《海外回歸中醫善本古籍叢書》第九冊，北京：人民衛生出版社，2003。
A33	《本草衍義補遺》[《衍義補遺》]	1　〔元〕朱震亨：《本草衍義補遺》，明嘉靖十五年（1536）刻本。 2　〔元〕朱震亨：《本草衍義補遺》，見《朱丹溪醫學全書》，北京：中國中醫藥出版社，1991。
A34	《本草發揮》	1　〔明〕徐彥純：《本草發揮》，見《歷代本草精華叢書》影印明刊本，上海：上海中醫藥大學出版社，1994。 2　〔明〕徐彥純：《本草發揮》，見《薛氏醫按》本（日本藏）。
A35	《救荒本草》	1　〔明〕朱橚著：《救荒本草》，明嘉靖四年（1525）畢昭蔡天佑刻本。 2　〔明〕朱橚著：《救荒本草》，《四庫全書》本。 3　〔明〕朱橚著，王家葵、張瑞賢、李敏校注：《救荒本草校釋與研究》：北京：中醫古籍出版社，2007。 4　〔明〕朱橚撰，倪根金校注，張翠君參注：《救荒本草校注》：北京：中國農業版社，2008。 5　〔明〕朱橚著，王錦秀、湯彥承譯注：《救荒本草譯注》：上海：上海古籍出版社，2015。
A36	《庚辛玉册》	未見該書存世。《本草綱目》引其若干佚文。
A37	《本草集要》	1　〔明〕王綸：《本草集要》，明正德五年（1510）刻本。見《歷代本草精華叢書》影印明成化間黑口刻本（書末有配補），上海：上海中醫藥大學出版社，1994。（按：《續四庫全書》990·子部·醫家類所收即此本。） 2　〔明〕王綸輯，張瑞賢等校注：《本草集要》，北京：學苑出版社，2011。

A38	《食物本草》	1 〔明〕盧和、汪穎,佚名氏繪圖:《食物本草》,明抄彩繪本。(按:此爲4卷全本,藏國家圖書館,近二十餘年間有《中國本草全書》、國家圖書館出版社、文學出版社等多種彩色影印本,均出此藏本)。 2 杏雨書屋藏:《繡像食物本草》,影印明抄彩繪本。武田科學振興財團發行。(按:此本爲三卷,殘脱卷一,其餘各卷剜改爲卷上中下)。 3 〔明〕盧和、汪穎:《食物本草》,明隆慶四年(1570)金陵仲氏後泉書室一樂堂刻本。 4 〔明〕盧和、汪穎:《食物本草》,明萬曆間胡文焕精抄本。
A39	《食鑑本草》	1 〔明〕寧源:《食鑑本草》,虎林胡氏文會堂萬曆二十年(1592)刻本。 2 題〔元〕吴瑞:《日用本草》,見《歷代本草精華叢書》(一)《食物本草》,上海中醫藥大學出版社據該書明萬曆四十八年錢允治刻本影印,1994。(按:此書十卷。卷八至十題爲"元海寧吴瑞編輯"。據考内容即寧源《食鑑本草》。此書原版北京大學亦藏,且多錢允治。谷中虛序。)
A40	《本草會編》	未見該書存世。《本草綱目》引其若干佚文。
A41	《本草蒙筌》	1 〔明〕陳嘉謨:《本草蒙筌》,明書林劉氏闞山堂、劉氏本誠書堂刻本。 2 〔明〕陳嘉謨:《本草蒙筌》,明萬曆元年(1573)周氏仁壽堂刻本。見《歷代本草精華叢書》影印,上海:上海中醫藥大學出版社,1994。(按:《續四庫全書》九九一·子部·醫家類亦影印此本,乃未經增訂本。) 3 〔明〕陳嘉謨撰,王淑民等點校:《本草蒙筌》,北京:人民衛生出版社,1988。
A42	《本草綱目》[《綱目》]	1 〔明〕李時珍著:《本草綱目》,明萬曆金陵胡承龍刻本[金陵本],日本國會圖書館藏[日本國會本]。 2 〔明〕李時珍著:《本草綱目》,版本同上,中國中醫科學院圖書館藏[中研院本]。 3 〔明〕李時珍著:《本草綱目》,版本同上,上海市圖書館藏[上圖本]。 4 〔明〕李時珍著:《本草綱目》,版本同上,美國國會圖書館藏[美國國會本]。 5 〔明〕李時珍著:《本草綱目》,版本同上,日本國立公文書館内閣文庫藏[内閣本]。 6 〔明〕李時珍著:《本草綱目》,明末製錦堂遞修本,洛陽晁會元藏[製錦堂本]。 7 〔明〕李時珍著:《本草綱目》,明萬曆三十一年(1603)江西刻本[江西本]。 8 〔明〕李時珍著:《本草綱目》,明崇禎十三年(1640)武林錢蔚起刻[錢本]。 9 〔明〕李時珍著:《本草綱目》,清四庫全書刻本[四庫本]。 10 〔明〕李時珍著:《本草綱目》,清光緒十一年(1885)張紹棠味古齋刻本[張本]。 11 〔明〕李時珍著:本草綱目》(校點本),北京:人民衛生出版社,1982[人衛本]。 12 〔明〕李時珍著,劉衡如、劉山永校注:(新校注)本草綱目,北京:華夏出版社,2013[華夏本]。 13 〔明〕李時珍著,錢超塵等校點:《本草綱目》,上海:上海科學技術出版社,2008。[上科本]。 14 〔明〕李時珍著,尚志鈞、任何校點:《本草綱目》,合肥:安徽科學技術出版社,2001。[安科本]。 15 〔明〕李時珍著,張志斌、鄭金生校點:《本草綱目影校對照》,北京:科學出版社、龍門書局,2018。[科學本]。

表二 引據古今醫家書目

B1	《黄帝素問》王冰註	1 〔唐〕王冰注:《重廣補注黄帝内經素問》,見《四部叢刊·子部》,上海:上海涵芬樓景印明顧從德宋本。 2 〔唐〕王冰注:《黄帝内經素問》,北京:人民衛生出版社影印本,1956。 3 〔唐〕王冰注:《黄帝内經素問》,北京:人民衛生出版社,(梅花本),1963。(按:該書2012年再版。)

B2	唐玄宗《開元廣濟方》	1 題〔唐〕唐明皇(李隆基)御製。見《外臺秘要》大量引録。 2 同上：見《本草拾遺》、宋《本草圖經》《證類本草》墨蓋子━下引録數條。
B3	《天寶單方圖》	題〔唐〕唐明皇(李隆基)御製。見宋《本草圖經》引録數條，名爲《天寶方》《天寶單行方》《天寶單方藥圖》等。
B4	唐德宗《貞元廣利方》	題〔唐〕唐德宗(李適)撰。見《證類本草》墨蓋子━下引其佚文。
B5	《太倉公方》	1 原文出〔漢〕司馬遷《史記·扁鵲倉公列傳》。 2 見宋《本草圖經》《證類本草》墨蓋子━下作"太倉公"。
B6	宋太宗《太平聖惠方》[《聖惠方》]	1 〔宋〕王懷隱等撰：《太平聖惠方》，日本寬政六年(1792)多紀氏影抄南宋紹興十七年(1147)福建轉運司刻本。見《海外中醫珍善本古籍叢刊》，北京：中華書局，2016。 2 〔宋〕王懷隱等撰，鄭金生、汪惟剛、董志珍校點：《太平聖惠方》，北京：人民衛生出版社出版，2016。
B7	《扁鵲方》三卷	原名《扁鵲肘後方》，已佚。見葛洪《肘後方》引扁鵲，《證類本草》引"扁鵲云"。
B8	張仲景《金匱玉函方》	1 參〔漢〕張機《金匱要略》[《金匱》]。 2 〔漢〕張機著，〔晋〕王叔和集，〔宋〕林億等編：《金匱玉函經》，清康熙五十六年(1717)起秀堂刻本，北京：人民衛生出版社影印，1955。 3 日本漢方學術部編：《傷寒雜病論》(《傷寒論》《金匱要略》)三訂版，日本：東洋學術出版社，2000。
B9	《華佗方》十卷	書佚。宋《本草圖經》引此名。(按：據考《綱目》中所引"華佗"之文，或直接引自《中藏經》，或取自不同的書。如《華佗治彭城夫人方》實據《三國志·魏書·華佗傳》化裁而成。"華佗危病方"實出《丹溪心法附餘》卷二十四"十危病附方"篇等。
B10	張仲景《傷寒論》成無己註	1 〔漢〕張仲景著，〔晉〕王叔和撰次。錢超塵、郝萬山整理：《傷寒論》，北京：人民衛生出版社，2005。 2 〔漢〕張仲景著，〔晉〕王叔和撰次，〔金〕成無己注，〔明〕汪濟川校：《註解傷寒論》，北京：人民衛生出版社，1963。 3 〔漢〕張仲景述，〔晉〕王叔和撰次，〔金〕成無己注解，：《註解傷寒論》，見《中華再造善本》據元至正二十五年西園余氏刻本影印。 4 〔日〕日本漢方協會學術部編：《傷寒雜病論》(《傷寒論》、《金匱要略》)，日本市川市：東洋學術出版社，2000。
B11	《支太醫方》	未見書目著録。《肘後方》《外臺秘要》、宋《本草圖經》《證類本草》墨蓋子━下或存"支太醫方"。
B12	張文仲《隨身備急方》	書佚。見《外臺秘要》、宋《本草圖經》《證類本草》墨蓋子━下引"張文仲"佚文。
B13	《徐文伯方》	《證類本草》《本草綱目》均僅存其目，未引其方。
B14	初虞世《古今録驗方》	此唐代書，非宋代初虞世撰。書佚。見《外臺秘要》、宋《本草圖經》《證類本草》墨蓋子━下引其佚文。
B15	《秦承祖方》	書佚。《本草綱目》存其目，未引其文。
B16	王燾《外臺秘要方》[《外臺》]	1 〔唐〕王燾撰：《外臺秘要方》，日本影宋精抄本。見《海外中醫珍善本古籍叢刊》，北京：中華書局，2016。 2 〔唐〕王燾撰：《外臺秘要方》，見《中華再造善本》影印宋紹興兩浙東路茶鹽司刻本。 3 〔唐〕王燾撰：《外臺秘要方》，見《東洋醫學善本叢書》，日本大阪：オリエソト出版社，1981。
B17	華佗《中藏經》	1 〔漢〕華佗撰，〔清〕孫星衍校：《華氏中藏經》，《叢書集成初編》影《平津館叢書》本，上海：商務印書館，1939。 2 〔漢〕華佗撰，《中藏經》(八卷本)，日本寬保二年(1742)浪華林刻本。

B18	姚和衆《延齡至寶方》	書佚。《證類本草》引《姚和衆方》。另參姚和衆《童子秘訣》條。
B19	范汪《東陽方》	書佚。《外臺秘要》《證類本草》均引其佚文。
B20	孫真人《千金備急方》(《千金方》)	1 〔唐〕孫思邈著:《備急千金要方》,江户醫學影北宋本,北京:人民衛生出版社出版影印,1955。 2 〔唐〕孫思邈著:《備急千金要方》,《中華再造善本》影印元刻本。 3 〔唐〕孫思邈著:《千金方》(《千金要方》,劉更生等校點;《千金翼方》,張瑞賢等校點),北京:華夏出版社,1993。
B21	《孫真人食忌》	書佚。見《證類本草》墨蓋子一下引其佚文。
B22	孫真人《千金翼方》	1 〔唐〕孫思邈撰,〔宋〕林億等校:《千金翼方》,元大德十一年(1307)梅溪書院刻本(有抄補)。見《海外中醫珍善本古籍叢刊》,北京:中華書局,2016。 2 〔唐〕孫思邈撰,〔宋〕林億等校:《千金翼方》,北京:人民衛生出版社據清翻刻元大德梅溪書院本縮影本,1955。
B23	孫真人《枕中記》	見《證類本草》墨蓋子一下引此書佚文五條。(按:以《枕中記》爲名之書多種,如《道藏》有《枕中方》等,然均未題爲"孫真人"撰。)
B24	《席延賞方》	未見書目著録。僅見《證類本草》墨蓋子一下引"席延賞方"兩條。
B25	孫真人《千金髓方》	書佚。見《證類本草》墨蓋子一下引其佚文四條。
B26	葉天師《枕中記》	書佚。見《證類本草》墨蓋子一下引其佚文一條。
B27	《篋中秘寶方》	書名首見《證類本草·所出經史書》,然《證類本草》正文未引該書。《本草綱目》所引兩條,經溯源均非源自《篋中秘寶方》。
B28	許孝宗《篋中方》	書佚。宋《本草圖經》引此書名數條,未言作者。《本草綱目》轉引《圖經》之文時或冠以"許孝宗"。
B29	《錢氏篋中方》	書佚。見《證類本草》墨蓋子一下引"錢相公篋中方"佚文九條。
B30	劉禹錫《傳信方》	書佚。宋《本草圖經》等書引其佚文三十餘條。
B31	王顔《續傳信方》	書佚。宋《本草圖經》引其佚文若干條。
B32	《延年秘録》	書佚。《外臺秘要》引其佚文若干條。《普濟方》亦加引録。
B33	柳州《救三死方》	書佚。宋《本草圖經》引其文,今存《證類本草》。兩處作唐·柳柳州纂,一處作唐·劉禹錫纂《柳州救三死方》。
B34	李絳《兵部手集方》	書佚。見宋《本草圖經》《證類本草》墨蓋子一下引其佚文三十餘條。
B35	《御藥院方》	1 見《證類本草》墨蓋子一下引北宋佚名氏《御藥院方》。 2 〔元〕許國禎編:《癸巳新刊御藥院方》,朝鮮古活字本。見《海外中醫珍善本古籍叢刊》,北京:中華書局,2016。 3 〔元〕許國禎著,王淑民、闞雪鳴點校:《御藥院方》,北京:人民衛生出版社,1992。
B36	崔行功《纂要方》	"崔行功"或考爲"崔知悌"。書佚。《外臺秘要》引"崔氏"甚多。宋《本草圖經》《證類本草》墨蓋子一下亦出引若干條。《本草綱目》引"《崔行功小兒方》"亦出《外臺》所引"崔氏"。
B37	《劉涓子鬼遺方》	1 〔南北朝〕龔慶宣撰:《劉涓子鬼遺方》,《叢書集成初編》據《畫齋叢書》本排印,上海:商務印書館,1935~1937。 2 《本草經集注》《外臺秘要》《證類本草》墨蓋子一下等書亦存其若干佚文。
B38	乘閑《集效方》	書佚。《證類本草》引"乘閑方"一條、"集效方"二條。

參考文獻

B39	陳延之《小品方》	1 北里研究所附屬東洋醫學總合研究所醫史文獻研究室:《小品方》·《黃帝内經明堂·古鈔本殘卷》,東京:北里研究所附屬東洋醫學總合研究所刊。 2 《外臺秘要》引此書甚多。另《唐本草》、宋《本草圖經》《證類本草》墨蓋子一下等亦存其佚文。 3 〔晉〕陳延之撰,高文鑄輯校注釋.《小品方》,北京:中國中醫藥出版社,1995。
B40	葛洪《肘後百一方》[《肘後方》]	1 〔晉〕葛洪撰,〔南朝梁〕陶弘景補,〔金〕楊用道附廣:《葛仙翁肘後備急方》,明萬曆二年(一五七四)李栻序刊本。廣東省出版集團、廣東科學技術出版社,2000。 2 〔晉〕葛洪原著,〔梁〕陶弘景增補,尚志鈞輯校:《補輯肘後方》,合肥:安徽科學技術出版社,1983。
B41	《服氣精義方》	書佚。見《證類本草》墨蓋子一下引其佚文三條。《本草綱目》均加轉引,然未注出此書。
B42	謝士泰《删繁方》	書佚。《外臺秘要》、宋《本草圖經》等書存其若干佚文。
B43	胡洽居士《百病方》	書佚。《外臺秘要》、宋《本草圖經》等書存其若干佚文。
B44	孫兆《口訣》	書佚。《證類本草》引此書及"《孫兆方》"。
B45	梅師《集驗方》	未見書目著録,僅《本草綱目》出此書名。《證類本草》墨蓋子一下引《梅師方》一百零八條,《本草綱目》多轉引之,然《引據古今醫家書目》未出"梅師方"書名。
B46	崔元亮《海上集驗方》	書佚。宋《本草圖經》引"《崔元亮海上方》"、"《崔元亮集驗方》"數十首。
B47	深師《脚氣論》即梅師	《本草拾遺》《海藥本草》引"脚氣論"各一條,未言作者。《本草綱目》謂其作者爲深師,且誤指深師即梅師。
B48	姚僧坦《集驗方》	書佚。《外臺秘要》引此書甚多。宋《本草圖經》引"姚僧垣"三方,《證類本草》墨蓋子一下引《集驗方》數十處。
B49	《孫氏集驗方》	未見書目著録。《本草綱目》雖出其書名,且置於唐宋醫方書之間,然未引其方。另有書名近似之《孫氏集效方》,即《萬應方》卷三、四。
B50	孟詵《必效方》	書佚。《外臺秘要》、宋《本草圖經》《證類本草》墨蓋子一下均引若干方。
B51	平堯卿《傷寒類要》	書佚。《證類本草》墨蓋子一下引《傷寒類要》四十餘條,乃北宋高若訥撰。《本草綱目》轉引之,誤題作者爲平堯卿。平堯卿撰《傷寒證類要略》,非《傷寒類要》。
B52	《斗門方》	書佚。宋《本草圖經》引《斗門方》一首,《證類本草》墨蓋子一下引《斗門方》五十餘首,引《斗門經》僅一方。
B53	韋宙《獨行方》	書佚。宋《本草圖經》引其方16首。
B54	王玟《傷寒身驗方》	書佚。《本草拾遺》引其佚文一條。
B55	《勝金方》	書佚。《證類本草》墨蓋子一下引此書三十餘條。
B56	文潞公《藥準》	書佚。《證類本草》墨蓋子一下引"潞公《藥準》"一條。
B57	周應《簡要濟衆方》	書佚。《證類本草》墨蓋子一下引其佚文50餘條。
B58	《塞上方》	書佚。《證類本草》墨蓋子一下引其佚文數條。
B59	王袞《博濟方》	1 〔宋〕王袞撰:《王氏博濟方》,見四庫全書本。 2 〔宋〕王袞撰:《博濟方》,北京:商務印書館,1959。 3 〔宋〕王袞撰:《博濟方》,見《歷代中醫珍本集成》,上海:上海三聯書店,1990。
B60	沈存中《靈苑方》	1 書佚。《證類本草》墨蓋子一下引其佚文16條。 2 〔宋〕沈括撰,上海中醫學院圖書館編:《靈苑方》,上海:上海中醫學院出版社,1975。

B61	《救急方》	1 書佚。宋《本草圖經》《證類本草》墨蓋子一下各引其佚文一條。 2 見《普濟方》等書所引同名書。 3 即〔明〕張時徹《急救良方》之錯誤簡稱。
B62	張潞大效方	《證類本草》墨蓋子一下有"張潞云:烏髭鬢大效方",誤被元人將"大效方"作書名。
B63	崔知悌《勞瘵方》	《證類本草》墨蓋子一下引《治勞瘵方》一首。《本草綱目》作崔知悌之書,然未引其方。
B64	《近效方》	書佚。《外臺秘要》多引其佚文。宋《本草圖經》《證類本草》墨蓋子一下略加采擇。
B65	陳抃《經驗方》	書佚。《證類本草》墨蓋子一下多引《經驗方》,或作《經驗前方》。《本草綱目》轉引之,謂爲陳抃撰。陳抃撰《手集備急經效方》,非此《經驗方》。
B66	陳氏《經驗後方》	書佚。《證類本草》墨蓋子一下多引此書。《本草綱目》轉引之,謂爲陳氏撰。
B67	《蘇沈良方》東坡、存中	1 〔宋〕蘇軾、沈括著:《蘇沈良方》,北京:人民衛生出版社影印本,1956。 2 〔宋〕蘇軾、沈括撰:《蘇沈良方》,見《叢書集成初編》據《聚珍版叢書》排印,上海:商務印書館,1939。
B68	《十全博救方》	《證類本草》墨蓋子一下引此書七方。另同書還有《十全方》四方、《續十全方》9方、《新續十全方》一方,不明與《十全博救方》是否爲同一書。
B69	咎殷《食醫心鏡》	1 書佚。《證類本草》墨蓋子一下引此書120餘方。 2 〔唐〕咎殷著:《食醫心鑒》,見《歷代中醫珍本集成》,上海:三聯書店,1990。
B70	《必用方》	未見書目著録,亦未見《證類本草》引録。《本草綱目》雖出此書名,正文亦未引用。疑爲宋初虞世《古今録驗養生必用方》之簡稱,重出于此。
B71	張傑《子母秘録》	書佚。《證類本草》墨蓋子一下引此書180餘方。
B72	楊氏《産乳集驗方》	書佚。《證類本草》墨蓋子一下引"《楊氏産乳》"60餘方。
B73	咎殷《産寶》	1 書佚。《證類本草》墨蓋子一下引"産寶方""産寶論"27條。《婦人大全良方》引50餘條。《醫方類聚》引300餘條。 2 〔唐〕咎殷著:《經效産寶》,北京:人民衛生出版社影印本,1955。 3 〔唐〕咎殷著:《經效産寶》,見《續修四庫全書》1006·子部·醫家類,據清光緒七年(1881)影宋刻本影印。
B74	《譚氏小兒方》	書佚。《證類本草》墨蓋子一下引該書名及"譚氏小兒"、"譚氏方"、"譚氏"共14處。
B75	《小兒宮氣方》	書佚。《證類本草》墨蓋子一下引該書名及"宮氣方"共8條。
B76	《萬全方》	《外臺秘要》引此書一方。《證類本草》未引此書。《綱目》出此書目,正文亦未引此書。
B77	《太清草木方》	書佚。《證類本草》墨蓋子一下引此書名及"《太清草木諸方》"各一條。宋《本草圖經》引"《太清卉木方》"一條。
B78	李翱《何首烏傳》	1 〔唐〕李翱撰:《李文公集》卷十八《何首烏録》,見四庫全書本。 2 〔唐〕李翱:《何首烏傳》,見《說郛》宛委山堂本。 3 宋《本草圖經》及《證類本草》墨蓋子一下均引《何首烏傳》。
B79	《普救方》	即此下《神醫普救方》,當系重出書名。
B80	《神仙服食方》	書佚。宋《本草圖經》引該書二條。
B81	嵩陽子《威靈仙傳》	原篇佚。宋《本草圖經》引其文。
B82	《寒食散方》	不見其他書目著録。《證類本草》未見引。《本草綱目》亦未引其文。
B83	賈相公《牛經》	原名《醫牛經》。書佚。《證類本草》墨蓋子一下引"賈相公進過《牛經》"、"賈相公《牛經》"、"賈相《牛經》",共六條。

B84	賈誠《馬經》	不見其他書目著錄。《證類本草》亦未見引。《本草綱目》引《馬經》一條，來源不明。下文另出《馬經》，當系重出。
B85	《靈樞經》	1　《靈樞經》，北京：人民衛生出版社(梅花本)，1963。 2　《靈樞經》，見《四部叢刊·子部》，上海：上海涵芬樓藏明府居敬堂刻本。（按：《叢書集成新編》第 44 冊亦是同一底本。）
B86	王冰《玄珠密語》	1　〔唐〕啟玄子述：《素問六氣玄珠密語》，明《正統道藏》《太玄部》第 665 卷。 2　〔唐〕王冰撰：《素問六氣玄珠密語》，明成化抄本，北京：中醫古籍出版社影印本，1996。 3　〔唐〕王冰著，張登本校注：《玄珠密語》，見《王冰醫學全書》，北京：中國中醫藥出版社，2006。
B87	張杲《醫説》	〔宋〕張杲撰：《醫説》，上海：上海科學技術出版社影印本，1984。
B88	《黃帝書》	未見他書著錄。〔明〕胡文焕《華陀内照圖》引此名。《本草綱目》引此書三條，溯其源乃出《千金要方》卷 26《食治》所引"黃帝云"之文。
B89	《褚氏遺書》	1　題〔齊〕褚澄著：《褚氏遺書》，上海：上海古籍出版社影印《四庫全書》本，1989。 2　題〔齊〕褚澄編：《新刊褚氏遺書》，日本刻本(底本爲胡文焕校刻本，前後有多個序跋)
B90	李濂《醫史》	1　〔明〕李濂著：《醫史》，見《四庫全書存目叢書》，濟南，齊魯出版社影印，1995。 2　〔明〕李濂著：《醫史》，見《續修四庫全書》1030·子部·醫家類，上海：上海古籍出版社，
B91	秦越人《難經》	1　《難經》，見《中國科學院圖書館館藏善本醫書》，北京：中醫古籍出版社，1991。 2　〔吳〕吕廣等注，〔明〕王九思等編：《難經集註》，北京：人民衛生出版社影印本，1956。
B92	《聖濟總録》	1　〔宋〕趙佶敕編，〔日〕杉本良仲等校刊：《聚珍版聖濟總録》，重慶：西南師範大學出版社，北京：人民出版社，2011 年。 2　〔宋〕趙佶敕編，鄭金生、汪惟剛、犬卷太一校點：《聖濟總録》，北京：人民衛生出版社，2013 年。
B93	劉氏《病機賦》	〔明〕劉全備撰：《合刻劉全備先生病機藥性賦》，明成化二十年(1484)刊近聖居藏板。見《海外中醫珍善本古籍叢刊》，北京：中華書局，2016。
B94	皇甫謐《甲乙經》	1　〔晉〕皇甫謐撰：《針灸甲乙經》，日本抄本，底本爲明正統二年(1437)刊本。 2　〔晉〕皇甫謐撰：《針灸甲乙經》，明萬曆二十九年(1601)吳勉學校刻《古今醫統正脉全書》本。 3　〔晉〕皇甫謐著：《針灸甲乙經》，北京：人民衛生出版社，1962。
B95	宋徽宗《聖濟經》	1　〔宋〕宋徽宗著，〔宋〕吳禔注，〔明〕施沛較：《宋徽宗聖濟經》，見《海外中醫珍善本古籍叢刊》影印《靈蘭二集》（明崇禎間施衙藏版）。北京：中華書局，2016。 2　〔宋〕趙佶著，〔宋〕吳禔注，劉淑清點校：《聖濟經》，北京：人民衛生出版社，1990。
B96	劉克用《藥性賦》	〔明〕劉全備撰：《合刻劉全備先生病機藥性賦》，明成化二十年(1484)刊近聖居藏板。見《海外中醫珍善本古籍叢刊》，北京：中華書局，2016。
B97	王叔和《脉經》	1　〔晉〕王叔和撰，〔宋〕林億等編：《脉經》，見《海外中醫珍善本古籍叢刊》影印明刊覆宋紹聖三年(1096)本。北京：中華書局，2016。 2　〔晉〕太醫令王叔和撰，賈君、郭君雙整理：《脉經》，北京：人民衛生出版社，2007。
B98	張仲景《金匱要略》[《金匱》]	1　〔漢〕張仲景述，〔晉〕王叔和集，〔宋〕林億等詮次：新編金匱要略方論，見《四部叢刊·子部》，上海：商務印書館影印明刊《古今醫統正脉》本。 2　〔日〕日本漢方協會學術部編：《傷寒雜病論》(《傷寒論》、《金匱要略》)，日本市川市：東洋學術出版社，2000。 3　〔漢〕張仲景撰，何任、何若苹整理：《金匱要略》，北京：人民衛生出版社，2005。
B99	《彭祖服食經》	不見其他書目著錄。《本草綱目》所引該書一條，疑揉合《本草經集注》《太平聖惠方》諸書而成。

B100	巢元方《病原論》	1 〔隋〕巢元方奉敕撰:《諸病源候論》,日本多紀氏天保四年(1833)影宋抄本。見《海外中醫珍善本古籍叢刊》,北京:中華書局,2016。 2 南京中醫學院校釋:《諸病源候論校釋》,北京:人民衛生出版社,1982。 3 丁光迪主編:《諸病源候論校注》,北京:人民衛生出版社,1991。 4 段逸山編著:《諸病源候論通檢》,上海:上海辭書出版社,2008。
B101	《神農食忌》	書佚。《本草綱目》存此書目,未見引文。
B102	《神仙服食經》	書佚。《太平御覽》卷998存該書佚文。
B103	宋俠《經心録》	書佚。《外臺秘要》引該書22條,《醫心方》引該書52條。
B104	魏武帝《食制》	原作《魏武四時食制》。書佚。《初學記》《太平御覽》存該書佚文十餘條。
B105	《李氏食經》	書佚。《本草綱目》存此書目,且有引文一條,資料來源不明。
B106	王執中《資生經》	1 〔宋〕王執中著:《針灸資生經》,北京:中國書店影印本,1987。 2 〔宋〕王執中編纂,王宗欣、黃龍祥校注:《針灸資生經》,見《針灸名著集成》,北京:華夏出版社,1996。
B107	婁居中《食治通説》	書佚。宋·張杲《醫説》、明·穆世錫《食物輯要》等書存少量佚文。《本草綱目》存此書目,未見引文。
B108	《飲膳正要》	1 〔元〕忽思慧著:《飲膳正要》,北京:中國書店影印本(底本爲明景泰刻本),1985。(按:《四部叢刊續編·子部》《續修四庫全書》底本均同。) 2 〔元〕忽思慧著,劉正書點校:《飲膳正要》,北京:人民衛生出版社,1986。
B109	劉河間《原病式》	1 〔金〕刘完素著:《素問玄機原病式》,北京:人民衛生出版社影印本,1956。 2 〔金〕刘完素著:《素問玄機原病式》,見《河間醫集》,北京:人民衛生出版社,1998。
B110	《太清靈寶方》	書佚。《本草拾遺》引"《靈寶方》"佚文一條。
B111	《玄明粉方》	非書名,乃藥物專篇名。《證類本草》卷三"玄明粉"墨蓋子▬下引《仙經》之文,即此方。
B112	劉河間《宣明方》	1 〔金〕刘完素著:《黃帝素問宣明論方》,見《河間醫集》,北京:人民衛生出版社,1998。 2 〔金〕刘完素撰:《黃帝素問宣明論方》,見《中國醫學大成續集》(影印本),上海:上海科學技術出版社,2000。
B113	戴起宗《脉訣刊誤》	1 〔元〕戴起宗撰:《脉訣刊誤》,見《海外中醫珍善本古籍叢刊》影印《醫學集覽》明萬曆三十一年(1603)序刊本。北京:中華書局,2016。 2 〔元〕戴起宗撰:《脉訣刊誤》,北京:中國書店影印,1986。
B114	吳猛《服椒訣》	不見他書著録。《本草綱目·蜀椒》引此文,來源不明。
B115	許洪《本草指南》	1 〔宋〕陳師文等撰,許洪注:《增注太平惠民和劑局方》,附:《指南總論》,見《海外中醫珍善本古籍叢刊》影印朝鮮活字覆刊元大德八年(1304)余志安勤有堂本。北京:中華書局,2016。 2 〔宋〕太平惠民和劑局編,劉景源點校:《太平惠民和劑局方》,附:許洪《指南總論》。北京:人民衛生出版社,1985。
B116	黃氏《本草權度》	〔明〕黃濟之著:《本草權度》,北京:中醫古籍出版社影印本,1997。
B117	陸氏《證治本草》	〔明〕陸之柷撰:《證治本草》,明隆慶五年(1571)阮白嵩校刻本。(按:《本草綱目》存其目,有評論而未引用。)
B118	土宿真君《造化指南》	未見該書存世。《本草綱目》存其目并多引其文,或引作"《土宿真君本草》"、"《土宿本草》"、"土宿真君"、"土宿"等。
B119	《醫餘録》	即《醫餘》,見《醫説》引録其文。

B120	《月池人參傳》李言聞	書佚。僅見《本草綱目》存其目，并于"人參"條下引其文。
B121	胡演《升煉丹藥秘訣》	書佚。《本草綱目》存目，并引其文，或引作"丹藥秘訣""升煉方""胡演"等。
B122	《名醫録》	〔宋〕黨永年撰：《神秘名醫録》，明嘉靖三十二年（1553）西川成都府黄魯曾刻本。
B123	《月池艾葉傳》	一名《蘄艾傳》。書佚。僅見《本草綱目》存其目，并于"艾"條下引其文。
B124	張子和《儒門事親》	1 〔金〕張子和著：《儒門事親》，明新安吳勉學校刊本。 2 〔金〕張子和撰，鄧鐵濤、賴疇整理：《儒門事親》，北京：人民衛生出版社，2006。
B125	張潔古《醫學啓源》	〔金〕張元素原著，任應秋點校：《醫學啓源》，北京：人民衛生出版社，1978。
B126	《菖蒲傳》	全名《神仙服食靈草菖蒲丸方傳》，見《道藏要籍選刊》（九），上海：上海古籍出版社，1989。
B127	《醫鑑》龔氏	1 〔明〕龔信編，〔明〕龔廷賢續編：《新刊古今醫鑑》，見《海外中醫珍善本古籍叢刊》影印明萬曆間周氏萬卷樓刊本。北京：中華書局，2016。 2 〔明〕龔信纂輯，〔明〕龔廷賢續編，〔明〕王肯堂訂補：《古今醫鑑》，北京：商務印書館，1958。
B128	《活法機要》	1 〔金〕李杲著：《活法機要》，見《濟生拔萃》，上海涵芬樓影印，1938。 2 〔金〕李東垣：《活法機要》，見張年順等主編《李東垣醫學全書》，北京：中國中醫藥出版社，2006。
B129	楊天惠《附子傳》	1 〔宋〕楊天惠撰：《彰明附子記》，節本見《賓退録》，《叢書集成初編》據《學海類編》本排印，上海：商務印書館，1939。 2 〔宋〕楊天惠撰：《彰明附子記》，見《説郛三種》宛委山堂本第 106 卷。
B130	《潔古家珍》	題〔金〕張元素撰：《潔古家珍》，見《濟生拔萃》，上海涵芬樓影印，1938。（按：《中華再造善本》亦爲《濟生拔萃》本。）
B131	李東垣《醫學發明》	1 〔金〕李杲著：《醫學發明》，見《濟生拔萃》，上海涵芬樓影印，1938。（按：《中華再造善本》亦爲《濟生拔萃》本。） 2 〔金〕李東垣著：《醫學發明》，見張年順主編《李東垣醫學全書》，北京：中國中醫藥出版社，2006。
B132	東垣《辨惑論》	1 〔金〕李杲著：《内外傷辨惑論》，北京：人民衛生出版社，1959。 2 〔金〕李東垣著：《内外傷辨惑論》，見張年順主編《李東垣醫學全書》，北京：中國中醫藥出版社，2006。
B133	東垣《脾胃論》	1 〔金〕李杲著：《脾胃論》，見上海涵芬樓影印《濟生拔萃》本，1938。（按：《中華再造善本》亦爲《濟生拔萃》本。） 2 〔金〕李東垣撰，文魁、丁國華整理：《脾胃論》，北京：人民衛生出版社，2005。
B134	東垣《蘭室秘藏》	1 〔金〕李杲著：《蘭室秘藏》，見上海涵芬樓影印《濟生拔萃》，1938。（按：《中華再造善本》亦爲《濟生拔萃》本。） 2 〔金〕李東垣撰，文魁、丁國華整理：《蘭室秘藏》，北京：人民衛生出版社，2005。
B135	《東垣試效方》	1 〔金〕李杲著：《東垣試效方》，上海：上海科學技術出版社影印本，1984。 2 〔金〕東垣先生：《東垣試效方》，日本江戶抄本（文政丁亥丹波元昕據《醫方類聚》輯校）。 3 〔金〕李東垣著：《東垣試效方》，見《李東垣醫學全書》，北京：中國中醫藥出版社，2006。
B136	王海藏《醫家大法》	〔元〕王好古纂：《伊尹湯液仲景廣爲大法》，見《海外中醫珍善本古籍叢刊》影印明嘉靖十三年（1534）跋刊本。北京：中華書局，2016。

B137	海藏《醫壘元戎》	1 〔元〕王好古:《海藏編類醫壘元戎》,見《中華再造善本》影印《濟生拔萃》本。 2 〔元〕王好古著:《醫壘元戎》,日本江户抄本(丹波元簡手跋本)。 3 〔元〕王好古著:《醫壘元戎》,上海:上海古籍出版社,1989。
B138	海藏《此事難知》	1 〔元〕王好古編:《此事難知》,北京:人民衛生出版社影印本,1956。(按:《本草綱目》雖存此書目,却未引此書。) 2 〔元〕王好古著:《此事難知》,見盛增秀主編《王好古醫學全書》,北京:中國中醫藥出版社,2004。
B139	海藏《陰證發明》	1 〔元〕王好古著:《陰證略例》,上海:商務印書館,1956。 2 〔元〕王好古著:《陰證略例》,見盛增秀主編《王好古醫學全書》,北京:中國中醫藥出版社,2004。
B140	羅天益《衛生寶鑑》	1 〔元〕羅謙甫類集:《衛生寶鑑》,見《中華再造善本》影印《濟生拔萃》本。 2 〔元〕羅天益著:《衛生寶鑒》,北京:人民衛生出版社,1987。
B141	丹溪《格致餘論》	1 〔元〕朱震亨撰,《格致餘論》,見《叢書集成初編》據《古今醫統正脉》排印,上海:商務印書館,1936。 2 〔元〕朱震亨撰,施仁潮整理:《格致餘論》,北京:人民衛生出版社,2005。
B142	丹溪《局方發揮》	1 〔元〕朱震亨撰,《局方發揮》,見《叢書集成初編》據《古今醫統正脉》排印,上海:商務印書館,1937。 2 〔元〕朱震亨著:《局方發揮》,北京:人民衛生出版社影印本,1956。
B143	盧和《丹溪纂要》	〔元〕朱丹溪著,〔明〕盧和纂注:《新鋟丹溪先生醫書纂要心法》,見《海外中醫珍善本古籍叢刊》影印明萬曆二十九年(1601)劉龍田喬山堂刊本。北京:中華書局,2016。
B144	《丹溪醫案》	〔元〕朱震亨撰,〔明〕戴思恭編:《丹溪醫按》,清同治五年(1866)櫪鶴峰抄本。(按:實地訪求該書藏館,未能尋得此書。)
B145	楊珣《丹溪心法》	〔明〕楊珣集纂:《丹溪心法》,明正德三年(1508)盧翊刻本。(按:《本草綱目》雖存此書目,未引其文。)
B146	方廣《丹溪心法附餘》	1 〔元〕朱震亨著,〔明〕方廣編:《丹溪心法附餘》,明嘉靖十五年(1536)姚文清刻本。 2 〔明〕方廣編,王英、曹釩、林紅校注:《丹溪心法附餘》,北京:中國中醫藥出版社,2015。
B147	《丹溪活套》	見〔明〕虞摶《醫學正傳》諸病脉法或方法之"丹溪活套"一項。
B148	程充《丹溪心法》	1 〔元〕朱震亨著:《丹溪心法》,上海:上海科學技術出版社,1959。 2 〔元〕朱震亨著:《丹溪心法》,見《丹溪醫集》,北京:人民衛生出版社,1993。
B149	滑伯仁《攖寧心要》	一名《五臟方》。〔元〕滑壽撰:《攖寧生五臟補瀉心要》。見《海外中醫珍善本古籍叢刊》影印日本寶曆七年(1757)皇都書鋪刻本。北京:中華書局,2016。
B150	《惠民和劑局方》[《局方》]	1 〔宋〕陳師文等撰:《太平惠民和劑局方》。日本室町(1393~1574)末據宋本抄。 2 〔宋〕陳師文等撰、吴珽增廣:《增廣校正和劑局方》,宋刊本。 3 〔宋〕陳師文等撰:《增廣太平惠民和劑局方》《和劑局方圖經本草》《諸品藥石炮製總論》《指南總論》,元廬陵古林書堂刻本。 4 〔宋〕陳師文等撰,許洪注:《增注太平惠民和劑局方》,附:《指南總論》,朝鮮活字覆刊元大德八年(1304)余志安勤有堂本。(以上 4 種均見《海外中醫珍善本古籍叢刊》,北京:中華書局,2016。) 5 〔宋〕太平惠民和劑局編,劉景源點校:《太平惠民和劑局方》,附《指南總論》。北京:人民衛生出版社,1985。
B151	陳言《三因方》	1 〔宋〕陳言編:《三因極一病証方論》,見《中華再造善本》據宋刻本影印。 2 〔宋〕陳言著:《三因極一病証方論》,北京:人民衛生出版社,1957。
B152	孫真人《千金月令方》	書佚。《證類本草》墨蓋子〖下引其佚文五條。

B153	嚴用和《濟生方》	1 〔宋〕嚴用和撰:《嚴氏濟生方》《嚴氏濟生續方》,見《海外中醫珍善本古籍叢刊》影印日本室町初期抄本。北京:中華書局,2016。 2 〔宋〕嚴用和著,浙江省中医研究所文献组、湖州中医院整理:《重订严氏济生方》,北京:人民卫生出版社,1980。
B154	王氏《易簡方》王碩	〔宋〕王碩撰,巢因慈點校:《易簡方》,北京:人民衛生出版社,1995。
B155	楊子建《萬全護命方》	書佚。《普濟方》多引此書。《綱目》或引作《護命方》。
B156	繼洪《澹寮方》	〔元〕釋繼洪編:《澹寮集驗秘方》,日本文化九年(1812)藍川慎抄本。
B157	《指迷方》王貺	〔宋〕王貺撰:《全生指迷方》,見《叢書集成初編》據《墨海金壺》排印,上海:商務印書館,1939。 〔宋〕王貺撰,李世懋、花金芳點校:《全生指迷方》(與《洪氏集驗方》合刊),北京:人民衛生出版社,1986。(按:《本草綱目》原誤作《是齋指迷方》或《易簡方》,見"独活条"。)
B158	楊士瀛《仁齋直指方》	1 〔宋〕楊士瀛編撰:《新刊仁齋直指方論》《新刊仁齋直指小兒方論》,見《中華再造善本》據宋景定元年至五年環溪書院本影印(尚含《新刊仁齋直指方論醫學真經》《新刊仁齋傷寒類書活人總括》),北京:北京圖書館出版社,2005。 2 〔宋〕楊士瀛編撰:《新刊仁齋直指方論》,見《海外中醫珍善本古籍叢刊》影印朝鮮古活字本(翻印環溪書院本)。北京:中華書局,2016。
B159	余居士《選奇方》	1 見《婦人大全良方》《普濟方》引其佚文。 2 〔宋〕余綱撰:《芝田余居士證論選奇方後集》,見《海外中醫珍善本古籍叢刊》影印日本江戶時期抄本。北京:中華書局,2016。
B160	《黎居士簡易方》	1 〔宋〕黎民壽撰:《黎居士簡易方論》,日本江戶時期抄本。見《海外中醫珍善本古籍叢刊》,北京:中華書局,2016。 2 〔宋〕黎民壽撰,張志斌點校:《黎居士簡易方論》,見《海外回歸中醫善本古籍叢書(續)》第二冊,北京:人民衛生出版社,2010。
B161	《楊氏家藏方》楊倓	〔宋〕楊倓編次:《楊氏家藏方》,見《海外中醫珍善本古籍叢刊》影印南宋淳熙十二年(1185)閩中憲司刻本。北京:中華書局,2016。
B162	《濟生拔萃方》杜思敬	1 〔元〕杜思敬編:《濟生拔萃》,元延祐二年(1315)刻本,上海涵芬樓影印,1938。 2 〔元〕杜思敬編:《濟生拔萃》,見《中華再造善本》據元刻本影印。北京:北京圖書館出版社,2006。
B163	胡濙《衛生易簡方》	〔明〕胡濙撰:《衛生易簡方》,北京:人民衛生出版社,1984。
B164	朱端章《衛生家寶方》	〔宋〕朱端章原輯,〔宋〕徐安國編類:《衛生家寶方》《衛生家寶湯方》,日本江戶初期影宋抄本。見《海外中醫珍善本古籍叢刊》,北京:中華書局,2016。
B165	許學士《本事方》	1 〔宋〕許叔微述:《類證普本事方》,見《海外中醫珍善本古籍叢刊》影印南宋寶祐元年(1253)余氏明經堂刊本。北京:中華書局,2016。 2 〔宋〕許叔微述:《類證普本事方後集》,見《海外中醫珍善本古籍叢刊》影印南宋寶祐間建安余唐卿宅刻本。北京:中華書局,2016。
B166	《雞峰備急方》張銳	1 〔宋〕張銳著:《雞峰普濟方》,上海:上海科學技術出版社,1987。 2 〔宋〕張銳著:《雞峰普濟方》,北京:中醫古籍出版社影印本,1988。
B167	孫用和《傳家秘寶方》	1 《證類本草》墨蓋子▬下引"孫用和"、"孫尚藥"、"《孫兆口訣》"《孫兆方》"等20餘條。 2 〔宋〕孫用和撰:《傳家秘寶脉證口訣并方》,日本影宋抄本(有殘缺)。
B168	王隱君《養生主論》	〔元〕王珪著:《泰定養生主論》,見《四庫全書存目叢書》,濟南:齊魯出版社影印,1995。 (元)王珪著:《泰定養生主論》,北京:学苑出版社,2003。

B169	真西山《衛生歌》	〔明〕高濂《遵生八牋》卷一"清修妙論牋"(按:此乃詩歌名,非書籍。載此歌全文。宋·真西山:《衛生歌并敘》,見《道藏》洞真部方法類《修真十書》卷八。
B170	趙士紓《九籥衛生方》	書佚。《幼幼新書》出其書目并引其方。
B171	王方慶《嶺南方》	書佚。宋《本草圖經》引該書一條。
B172	《嶺南衛生方》	〔宋〕李璆撰,〔宋〕張致遠輯,〔元〕釋繼洪纂修:《嶺南衛生方》,北京:中醫古籍出版社影印日本天保十二年(1841)刻本,1983。
B173	初虞世《養生必用方》	即《古今録驗養生必用方》。書佚。《證類本草》墨蓋子▬下引該書佚文(冠以初虞世)十餘條。因該書全名嵌有"古今録驗"四字,故李時珍誤以宋人初虞世爲唐代《古今録驗方》一書作者。
B174	周定王《普濟方》	〔明〕朱橚等編:《普濟方》,北京:人民衛生出版社,1959。
B175	虞摶《醫學正傳》	1 〔明〕虞摶編集:《醫學正傳》,見《海外中醫珍善本古籍叢刊》影印朝鮮古活字甲辰印本。北京:中華書局,2016。 2 〔明〕虞摶編:《醫學正傳》,北京:人民衛生出版社,1981。
B176	李仲南《永類鈐方》	1 〔元〕李仲南集成:《永類鈐方》,見《海外中醫珍善本古籍叢刊》影印朝鮮正統三年(1438)刻本。北京:中華書局,2016。 2 〔元〕李仲南撰,王均寧等整理:《永類鈐方》,北京:人民衛生出版社,2006。
B177	周定王《袖珍方》	1 〔明〕李恒等撰:《魁本袖珍方大全》,見《海外中醫珍善本古籍叢刊》影印明弘治十七年(1504)羅氏集賢堂刻本。北京:中華書局,2016。 2 〔明〕李恒撰,楊金萍等校注:《袖珍方》,北京:中國中醫藥出版社,2015。
B178	傅滋《醫學集成》	〔明〕傅滋撰:《(新刊)醫學集成》,見《中醫古籍孤本大全》據明正德十一年(1516)刻本影印本,北京:中醫古籍出版社,1995。
B179	薩謙齋《瑞竹堂經驗方》[《瑞竹堂方》]	1 〔元〕沙圖穆蘇撰:《瑞竹堂經驗方》,見《海外中醫珍善本古籍叢刊》影印明高濂校刻本。北京:中華書局,2016。 2 〔元〕薩謙齋著,浙江省中醫研究所文獻組、湖州中醫院重訂:《瑞竹堂經驗方》,北京:人民衛生出版社,1982。
B180	王履《溯洄集》	1 〔元〕王履著:《醫經溯洄集》,見《叢書集成初編》,據《古今醫統正脈全書》排印,上海:商務印書館,1937。 2 〔元〕王履編著:《醫經溯洄集》,北京:人民衛生出版社影印本,1956。 3 〔元〕王履編著,章升懋點校:《醫經溯洄集》,北京:人民衛生出版社,1993。
B181	葉氏《醫學統旨》	〔明〕葉文齡編集:《醫學統旨》,見《海外中醫珍善本古籍叢刊》影印明隆慶六年(1572)序、玉夏齋藏板。北京:中華書局,2016。
B182	萬表《積善堂經驗方》	1 〔明〕鹿園居士編:《萬氏積善堂集驗方》,明余氏正慎堂刻本。 2 〔明〕程鋭校:《萬氏積善堂秘驗滋補諸方》,日本江户時期抄本。 3 〔明〕萬表集:《萬氏家抄方》,明萬曆三十年(1602)刻本。見北京:中醫古籍出版社,1995。 4 〔明〕萬表集,齊馨、永清點校:《萬氏濟世良方》,北京:中醫古籍出版社,2000。
B183	戴原禮《證治要訣》	1 〔明〕戴原禮撰:《秘傳證治要訣》,見《叢書集成初編》,據《古今醫統正脈全書》排印,上海:商務印書館,1937。 2 〔明〕戴元禮撰:《證治要訣類方》,見《叢書集成初編》,據《古今醫統正脈全書》排印,上海:商務印書館,1939。 3 〔明〕戴原禮撰,沈鳳閣點校:《秘傳證治要訣及類方》,北京:人民衛生出版社,1995。
B184	《醫學綱目》	1 〔明〕樓英著:《醫學綱目》,明嘉靖四十四年(1565)曹灼序刊本。 2 〔明〕樓英著,高登瀛、魯兆麟點校:《醫學綱目》,北京:人民衛生出版社,1987。

B185	孫氏《仁存堂經驗方》	1　書佚無可考。《普濟方》引其佚文。 2　〔元〕孫仁存撰：《仁存孫氏治病活法秘方》，日本文化二年（1805）抄本。（按：經核對，此书與《仁存堂經驗方》不同。）
B186	戴原禮《金匱鉤玄》	〔元〕朱震亨撰，〔明〕戴原禮校補：《金匱鉤玄》，見《四庫全書》本。 〔元〕朱震亨著：《金匱鉤玄》，見《丹溪醫集》，北京：人民衛生出版社，1993。
B187	《醫學指南》	〔明〕薛己撰：《醫學指南》，據明刻本複製本。
B188	楊氏《頤真堂經驗方》	書佚。僅《本草綱目》引"頤真堂方""頤貞堂經驗方"各一條。
B189	劉純《玉機微義》	1　〔明〕徐用誠撰，劉純補：《玉機微義》，見《海外中醫珍善本古籍叢刊》影印明嘉靖十八年（1539）葉秀校作德堂刊本。北京：中華書局，2016。 2　〔明〕劉純著：《玉機微義》，見劉純醫學全集，北京：人民衛生出版社，1986。
B190	《醫學切問》	書佚。《普濟方》存其佚文20餘條。
B191	陸氏《積德堂經驗方》	不見他書著録。僅《本草綱目》引此書，或標作"積德堂方""積德方"。
B192	劉純《醫經小學》	1　〔明〕劉純著：《醫經小學》，明正統三年（1438）姑蘇陳有戒序刻本。 2　〔明〕劉純著：《醫經小學》，上海：上海科學技術出版社，1986。
B193	王璽《醫林集要》	1　〔明〕王璽集：《醫林類證集要》，見《海外中醫珍善本古籍叢刊》影印朝鮮古活字印本（覆明成化十八年春德堂十卷本）。北京：中華書局，2016。 2　〔明〕王璽集：《醫林類證集要》，見《海外中醫珍善本古籍叢刊》影印明嘉靖八年（1529）書林日新劉氏刻二十卷本。北京：中華書局，2016。
B194	《德生堂經驗方》	書佚。《普濟方》引該書220餘條。《本草綱目》轉引，或標作"德生堂方"。
B195	臞僊《乾坤秘韞》	〔明〕朱權編：《乾坤生意》《乾坤生意密韞》，見《海外中醫珍善本古籍叢刊》影印明成化十四年（1478）序刊本。北京：中華書局，2016。
B196	饒氏《醫林正宗》	〔明〕饒鵬撰：《新刊東溪節略醫林正宗》，明嘉靖七年（1528）序刊本。見《海外中醫珍善本古籍叢刊》，北京：中華書局，2016。
B197	《法生堂經驗方》	書佚無可考。僅《本草綱目》引"法生堂方"一條。
B198	臞僊《乾坤生意》	〔明〕朱權編：《乾坤生意》《乾坤生意密韞》，明成化十四年（1478）序刊本。見《海外中醫珍善本古籍叢刊》，北京：中華書局，2016。
B199	周文采《醫方選要》	〔明〕周文采輯：《醫方選要》，見《四庫全書存目叢書》，明刊本。濟南：齊魯書社，1995。
B200	劉松篁《保壽堂經驗方》〔《保壽堂方》〕	〔明〕劉松石撰：《松篁崗劉氏保壽堂活人經驗方》，明萬曆三十七年（1609）刻本。
B201	窺玄子《法天生意》	書佚無可考。僅《本草綱目》引此書三方。
B202	楊拱《醫方摘要》	〔明〕楊拱纂輯：《新刊精選醫方摘要》，見《海外中醫珍善本古籍叢刊》影印明萬曆十四年（1586）生春堂刻本。北京：中華書局，2016。
B203	陳日華《經驗方》	書佚。《婦人大全良方》《普濟方》等書引其方。
B204	《梁氏總要》	書佚。南宋·朱佐《類編朱氏集驗醫方》引此書。
B205	《醫方大成》	〔元〕孫允賢類編，熊彥明增補：《新編南北經驗醫方大成》，見《海外中醫珍善本古籍叢刊》影印元刻本。北京：中華書局，2016。
B206	《王仲勉經驗方》	書佚無可考。僅《本草綱目》引其方。

B207	吴球《活人心統》	1 〔明〕吴球撰：《活人心統》，見《海外中醫珍善本古籍叢刊》影印日本江户初期抄本。北京：中華書局，2016。 2 〔明〕吴球撰，王咪咪校點：《活人心統》，見《海外回歸中醫善本古籍叢書》第五册，北京：人民衛生出版社，2003。
B208	方賢《奇效良方》	1 〔明〕方賢輯：《太醫院經驗奇效良方大全》，見《續修四庫全書》1001・子部・醫家類，上海：上海古籍出版社，2002。 2 〔明〕董宿輯録，〔明〕方賢續補，田代華等點校：《奇效良方》，天津：天津科學技術出版社，2003。
B209	劉長春《經驗方》	即〔明〕邵以正《秘傳經驗方》。（按：該書爲《青囊雜纂》（叢書）之一，誤題劉長春撰。）
B210	吴球《諸證辨疑》	1 〔明〕吴球著撰：《新鍥太醫院鰲頭諸症辨疑》，明書林余秀峰刻本。見《海外中醫珍善本古籍叢刊》，北京：中華書局，2016。 2 〔明〕吴球撰，萬芳、鍾贛生校點：《諸症辨疑》，見《海外回歸中醫善本古籍叢書【續】》第九册，北京：人民衛生出版社，2010。
B211	閻孝忠《集效方》	1 附於〔宋〕錢乙《小兒藥證直訣》之末。 2 〔宋〕閻孝忠撰：《閻氏小兒方論》，見清周學海《周氏醫學叢書》，清光緒、宣統間池阳周氏福慧雙修館刻本。
B212	《禹講師經驗方》	〔明〕胡文焕校：《華陀内照圖》，附：《新添長葛禹講師益之晉陽郭教授之才三先生經驗婦人産育名方并小兒方》。見《海外中醫珍善本古籍叢刊》影印刊刻本。北京：中華書局，2016。（按：《本草綱目》引《禹講師經驗方》四方，有兩方出此書。）
B213	趙氏《儒醫精要》	1 〔明〕趙繼宗著：《儒醫精要》，日本慶安元年（1648）刻本。見《海外中醫珍善本古籍叢刊》，北京：中華書局，2016。 2 〔明〕趙繼宗著，鄭金生、楊梅香點校：《儒醫精要》，見《海外回歸中醫善本古籍叢書》（第十二册），北京：人民衛生出版社，2003。
B214	孫天仁《集效方》	〔明〕孫天仁集：《新刊三丰張真人神速萬應方》（《萬應方》）（孫天仁《集效方》見於該書卷三、四），見《海外中醫珍善本古籍叢刊》影印日本江户時期抄本。北京：中華書局，2016。按：參B243《張三丰仙傳方》。
B215	《戴古渝經驗方》	書佚無可考。僅《本草綱目》引其一方。
B216	《瀕湖醫案》	書佚。《本草綱目》引其中一案。
B217	《試效録驗方》	書佚無可考。僅《本草綱目》引其一方。
B218	《龔氏經驗方》	書佚無可考。《本草綱目》雖存此目，未引其文。另有《龔氏易簡方》，不明是否同書。
B219	《瀕湖集簡方》	《本草綱目》存此目。未見單行本存世，惟《本草綱目》多引其中之方。
B220	《經驗濟世方》	〔明〕陳仕賢輯：《經驗濟世良方》，見《海外中醫善本古籍叢刊》影印明嘉靖三十九年（1560）序刊本。北京：中華書局，2016。
B221	《藺氏經驗方》	書佚無可考。《本草綱目》引其方。另有"蘭氏經驗方""藺氏經驗方""蘭氏方"，或即此書名之誤。
B222	楊起《簡便方》	〔明〕楊起集：《經驗奇效單方》，見《海外中醫珍善本古籍叢刊》影印日本江户時期抄本。北京：中華書局，2016。
B223	《孫一松試效方》	書佚無可考。僅《本草綱目》引其一方。
B224	《阮氏經驗方》	書佚無可考。僅《本草綱目》引其三方。
B225	坦僊《皆效方》	〔元〕王好古《伊尹湯液仲景廣爲大法》，附：《皆效方》。見《海外中醫珍善本古籍叢刊》影印明嘉靖十三年（1534）跋刊本。北京：中華書局，2016。
B226	董炳《集驗方》	全名《避水集驗方》。書佚。《本草綱目》引其方十餘首，或標作"《董氏集驗方》""《避水方》""《董炳驗方》""《董氏方》"等。
B227	《趙氏經驗方》	即邵以正《秘傳經驗方》，爲《青囊雜纂》（叢書）之一，誤題趙氏（趙宜真）撰。

B228	《危氏得效方》危亦林	1 〔元〕危亦林撰：《世醫得效方》，明正德元年(1506)魏氏仁實書堂重刊本。見《海外中醫珍善本古籍叢刊》，北京：中華書局，2016。 2 〔元〕危亦林撰：《世醫得效方》，見《海外中醫珍善本古籍叢刊》影印朝鮮洪熙元年(1425)春川府覆元刊本。北京：中華書局，2016。 3 〔元〕危亦林編著：《世醫得效方》，上海：上海科學技術出版社，1964。
B229	朱佐《集驗方》	《本草綱目》誤認該書作者爲"朱端章"。 1 〔宋〕朱佐集：《類編朱氏集驗醫方》，宋咸淳元年(1265)序刊本。見《海外中醫珍善本古籍叢刊》，北京：中華書局，2016。 2 〔宋〕朱佐編集：《類編朱氏集驗醫方》，北京：人民衛生出版社，1983。
B230	《楊氏經驗方》	疑爲楊誠《經驗方》，書佚無可考。《本草綱目》引其方十餘首。
B231	《居家必用方》	《本草綱目》雖引此目，但未引其書。疑即下文(742)《居家必用事類全集》簡稱。
B232	《經驗良方》	1 書佚。《普濟方》《醫方類聚》多引其方。其中《普濟方》引此書名多達 360 處。《綱目》所引此書以出《普濟方》者居多。 2 見邵真人《經驗良方》。
B233	《唐瑶經驗方》	書佚。《本草綱目》引其方 40 餘首。
B234	鄧筆峰《衛生雜興》	書佚。《本草綱目》引其方 30 餘首，或標以"雜興方""鄧筆峰方""筆峰方"等。
B235	《救急易方》	〔明〕趙季敷(叔文)撰，熊佑編：《新增救急易方》，明成化二十一年(1485)序刊本。見《海外中醫珍善本古籍叢刊》，北京：中華書局，2016。(按：《綱目》或引作《趙叔文醫方》)。
B236	《張氏經驗方》	書佚。《外科精要》《類編朱氏集驗醫方》均引此書。
B237	王英《杏林摘要》	書佚。《本草綱目》引其方十餘首。
B238	《急救良方》	1 〔明〕張時徹撰：《急救良方》，明嘉靖二十九年(1550)著者自刻本。 2 〔明〕張時徹輯，康維點校：《急救良方》，北京：中醫古籍出版社，1987。
B239	《龔氏經驗方》	前已有同名書，此乃重出書名。
B240	白飛霞《韓氏醫通》	1 〔明〕韓悉撰：《韓氏醫通》，見《海外中醫珍善本古籍叢刊》影印明嘉靖元年(1522)序刊本。北京：中華書局，2016。 2 〔明〕韓悉撰，丁光迪點校：《韓氏醫通》，北京：人民衛生出版社，1989。
B241	白飛霞《方外奇方》	書佚。僅見《本草綱目》引此書三方，另引"《白飛霞方》"，或即此書。
B242	《徐氏家傳方》	〔明〕徐守貞：《急救仙方》(卷一至五)，見《道藏要籍選刊》(九)，上海：上海古籍出版社，1989。(按：該書即《青囊雜纂》之《徐氏胎產方》。《綱目》正文亦引《徐氏胎產方》之名。)
B243	《張三丰仙傳方》	〔明〕孫天仁集：《新刊三丰張真人神速萬應方》，日本江户時期抄本。見《海外中醫珍善本古籍叢刊》，北京：中華書局，2016。(按：此書四卷，《張三丰真人秘傳仙方》即《張三丰仙傳方》，見於該書卷一。卷三、四爲《孫天仁集效方》，《綱目》引作《孫氏集效方》。參 B214 孫天仙《集效方》。)
B244	溫隱居《海上方》	〔宋〕溫大明撰集：《溫氏隱居助道方服藥須知》，朝鮮覆刻杭州德夫本。見《海外中醫珍善本古籍叢刊》，北京：中華書局，2016。
B245	《鄭氏家傳方》	即《鄭氏家傳渴濁方》。書佚。《普濟方》引該書之方甚多。
B246	《王氏奇方》	書佚無可考。僅《本草綱目》引其一方。
B247	《海上仙方》	1 〔宋〕温大明撰：《新刻温隱居海上仙方前集》，見《中國醫學科學院圖書館館藏善本醫書》，北京：中醫古籍出版社，1991。 2 題〔唐〕孫真人撰：《新刻孫真人海上仙方後集》，見《中國醫學科學院圖書館館藏善本醫書》，北京：中醫古籍出版社，1991。

B248	談野翁《試驗方》	原名《試驗小方》。書佚。《本草綱目》引此書50餘方。
B249	丘玉峰《群書日抄》	〔明〕丘濬撰:《群書抄方》,明刻本(附《群方續抄》)
B250	《海上名方》	書佚。《普濟方》存其佚文數十條。
B251	包會《應驗方》	書佚。《普濟方》存其佚文十餘條。
B252	何子元《群書續抄》	〔明〕何孟春(子元)輯:《群書續抄》。(此書附於丘濬《群書抄方》之後。有明刻本。《本草綱目》存其目,藥條下未見引其名。)
B253	《十便良方》	1　〔宋〕郭坦集編:《備全古今十便良方》(存31卷),日本江户初期影宋抄本。見《海外中醫珍善本古籍叢刊》,北京:中華書局,2016。 2　〔宋〕郭坦集編:《新編近時十便良方》(存十卷),宋代萬卷樓刻本。 3　〔宋〕郭坦編輯,張志斌、農漢才校點:《十便良方》,見《海外回歸中醫善本古籍叢書【續】》第六册,北京:人民衛生出版社,2010。
B254	孟氏《詵詵方》	書佚。《黎居士簡易方論》引"詵詵方""詵詵書"佚文。《本草綱目》藥條下未引此書。
B255	張氏《灊江切要》	書佚無可考。《本草綱目》存此目,并引《灊江方》二首。
B256	李樓《怪證奇方》	〔明〕李樓纂集:《新刻怪證奇方》,見《海外中醫珍善本古籍叢刊》影印日本江户初期抄本(底本爲明萬曆間胡文焕校本)。北京:中華書局,2016。
B257	《生生編》	不見他書著録。書佚。《本草綱目》引該書40餘方。
B258	邵真人《青囊雜纂》	〔明〕邵以正編:《青囊雜纂》,明弘治崇德堂刻本。(按:《本草綱目》在此書名下所引之方,多出該叢書之子書。)
B259	夏子益《奇疾方》	原名《治奇疾方》。單行之書佚。《傳信適用方》《雞峰普濟方》《世醫得效方》等書引其文。本草綱目引此書,或標作"奇病方""怪證奇疾方""夏氏奇疾方""夏子益奇疾方""夏子益方"等。
B260	《摘玄方》	同名書有《丹溪摘玄》《葉氏摘玄方》等。《本草綱目》所引雖或見於《丹溪摘玄》,然亦有來源不明者。
B261	趙宜真《濟急仙方》	題〔元〕趙宜真撰:《濟急仙方》。(按:即《青囊雜纂》子書之一。)
B262	《纂要奇方》	書佚無可考。《本草綱目》引該書四方。另有《纂奇方》,疑亦爲此書。
B263	《端效方》	〔元〕施圓撰:《端效方》。書佚,部分佚文可見於《醫方類聚》《永樂大典》等書。《普濟方》雖未出該書名,然《本草綱目》所引《端效方》之文却可見於《普濟方》。
B264	王永輔《惠濟方》	〔明〕王永輔編:《王醫官纂集簡選袖珍書》(又名《袖珍方大全》),明洪武二十四年(1391)序刻本。(按:該書又名《惠濟方》《簡選袖珍良方》)
B265	《奚囊備急方》	書佚無可考。《本草綱目》引此書三方,或標作"奚囊"。
B266	史堪《指南方》	1　〔宋〕史堪撰:《史載之方》,見《叢書集成初編》據《十萬卷樓叢書本》排印,上海:商務印書館,一九三九。 2　〔宋〕史堪著:《史載之方》《指南方》,見《歷代中醫珍本集成》本,上海:上海三聯書店,1990。
B267	王璆《百一選方》	1　〔宋〕王璆撰:《是齋百一選方》,日本:寬政十一年(1799)濯纓堂刻本。 2　〔宋〕王璆原輯,劉耀、張世亮、劉磊點校:《是齋百一選方》,上海:上海科學技術出版社,2003。
B268	臞仙《壽域神方》	〔明〕朱權編:《延壽神方》,明崇禎元年(1628)青陽閣本。見《海外中醫珍善本古籍叢刊》,北京:中華書局,2016。

3477

B269	陳直《奉親養老書》	〔元〕鄒鉉編次：《壽親養老新書》。見《海外中醫珍善本古籍叢刊》影印朝鮮李朝中期刊本。北京：中華書局，2016。（按：該書卷一爲宋·陳直原撰《奉親養老書》） 〔元〕鄒鉉編次：《壽親養老新書》，北京：中國書店影印清同治本，1986。
B270	《世醫通變要法》	〔明〕葉廷器撰：《世醫通變要法》，見《中醫孤本大全》，據明嘉靖十八年（1539）刻本影印。北京：中醫古籍出版社，1993。
B271	吳旻《扶壽精方》	1　〔明〕吳旻編：《扶壽精方》，見《海外中醫珍善本古籍叢刊》影印日本文政四年（1821）抄本。北京：中華書局，2016。 2　〔明〕吳旻輯，〔明〕王來賢續編：《扶壽精方》，北京：中醫古籍出版社，1986。
B272	李鵬飛《三元延壽書》[《延壽書》]	〔元〕李鵬飛編：《三元參贊延壽書》，明建文元年（1399）劉淵然重刊本。見《海外中醫珍善本古籍叢刊》，北京：中華書局，2016。（按：李時珍誤該書作者爲李廷飛。）
B273	何大英《發明證治》	〔明〕何經才（大英）撰：《發明證治》，明刻本。（按：有現代書目著録，然未能得見此書。）
B274	王氏《醫方捷徑》	〔明〕王宗顯輯：《醫方捷徑》，爲《必用醫學須知》第四集，見《海外中醫珍善本古籍叢刊》，北京：中華書局，2016。
B275	《保慶集》	即《產育寶慶集》。與下出郭稽中《婦人方》爲同書，重出此名。
B276	《保生餘録》	〔明〕張介庵集刻：《保生餘録》，明嘉靖十五年（1536）跋刊本。見《海外中醫珍善本古籍叢刊》，北京：中華書局，2016。
B277	《神醫普救方》	書佚。宋《本草圖經》引該書一條。
B278	楊炎《南行方》	書佚。宋《本草圖經》引該書六條。
B279	彭用光《體仁彙編》	〔明〕彭用光撰：《體仁彙編》，明嘉靖二十八年（1549）南昌傅氏體仁堂刻本。
B280	《傳信適用方》	1　〔宋〕吳彥夔撰：《傳信適用方》，《四庫全書》本。 2　〔宋〕吳彥夔撰：《傳信適用方》，北京：人民衛生出版社，1956。 3　〔宋〕吳彥夔撰，臧守虎校注：《傳信適用方》，上海：上海科學技術出版社，2003。
B281	王氏《究原方》	“王氏”當誤。〔宋〕張松：《究原方》（一名《究源方》），書佚。《仁齋直指》《普濟方》引其文。
B282	王節齋《明醫雜著》	1　〔明〕王綸著：《明醫雜著》，明嘉靖己酉序刊本。 2　〔明〕王綸著，沈鳳閣點校：《明醫雜著》，北京：人民衛生出版社，1995。
B283	《攝生妙用方》	1　〔明〕張時徹撰：《攝生衆妙方》，明嘉靖四十一年（1562）江西布政司刻本。見《海外中醫珍善本古籍叢刊》，北京：中華書局，2016。 2　〔明〕張時徹輯，張樹生點校：《攝生衆妙方》，北京：中醫古籍出版社，2004。
B284	艾元英《如宜方》	1　〔元〕艾元英著：《如宜方》，濟南：齊魯出版社影印明初刻本，1995。 2　〔元〕艾元英原撰，〔明〕嘉嘗獻增補：《鼎雕陳氏家傳如宜妙濟回生捷録》，見《海外中醫珍善本古籍叢刊》影印明萬曆三十八年（1610）黃廉齋刻本。北京：中華書局，2016。
B285	《濟生秘覽》	書佚無可考。《本草綱目》引其書九方。另引“秘覽”一方，不明出此書抑或《錦囊秘覽》。
B286	《王氏手集》	書佚無可考。《本草綱目》引其書一方。
B287	《蕭靜觀方》	書佚無可考。《本草綱目》引未引此名，然引《葛靜觀方》，疑即“蕭靜觀方”之誤。
B288	《錦囊秘覽》	書佚無可考。《本草綱目》引其書一方。另引“秘覽”一方，不明出此書抑或《濟生秘覽》。
B289	《唐仲舉方》	書佚無可考。《本草綱目》引其書一方。
B290	《楊堯輔方》	書佚無可考。《本草綱目》引其書一方。

B291	《金匱名方》	書佚。《本草綱目》存其目而未引其方。
B292	嚴月軒方	非書名,乃方之出處。見《普濟方》所引。
B293	鄭師甫方	非書名,乃方之出處。見宋邵博《聞見後録》。
B294	芝隱方	方劑名。見《普濟方》所引《海上方》。
B295	《通妙真人方》	即〔明〕邵以正:《秘傳經驗方》(《青囊雜纂》子書之一),清抄本。
B296	《三十六黃方》	書佚。見《聖濟總録》卷61引"《三十六黃》"。
B297	葛可久《十藥神書》	〔元〕葛可久著:《十藥神書》,北京:人民衛生出版社,1956。
B298	蘇游《玄感傳尸論》	書佚。《外臺秘要》存其若干佚文。
B299	《上清紫庭追勞方》	1 〔宋〕著者佚名:《上清紫庭追勞仙方》,即《青囊雜纂》(叢書)子書之一。 2 〔宋〕著者佚名:《上清紫庭追勞仙方論法》,見《急救仙方》卷十,《道藏要籍選刊》(九),上海:上海古籍出版社,1989。
B300	朱肱《南陽活人書》	1 〔宋〕朱肱著:《類證活人書》,見《叢書集成初編》據《古今醫統正脉全書》排印,上海:商務印書館,1939。 2 〔宋〕朱肱撰,萬友生等點校:《活人書》,北京:人民衛生出版社,1993。
B301	韓祗和《傷寒書》	〔宋〕韓祗和著:《傷寒微旨論》,上海:上海三聯書店,1990。
B302	龐安時《傷寒總病論》	1 〔宋〕龐安時撰,《傷寒總病論》,清道光三年(1823)黃氏士禮居覆宋刻本。 2 〔宋〕龐安時撰,《傷寒總病論》,見《海外中醫珍善本古籍叢刊》影印日本江户時期多紀氏校勘抄本。北京:中華書局,2016。
B303	吳綬《傷寒蘊要》	〔明〕吳綬編輯:《傷寒蘊要全書》,見《海外中醫珍善本古籍叢刊》影印日本江户初期抄本。北京:中華書局,2016。
B304	趙嗣真《傷寒論》	即〔元〕趙嗣真《活人釋疑》。書佚。《玉機微義》存該書佚文。
B305	成無己《傷寒明理論》	〔金〕成無己撰:《傷寒明理論》,見《中華再造善本》據宋刻本影印。北京:北京圖書館出版社,2003。 〔金〕成無己撰:《傷寒明理論》,見《海外中醫珍善本古籍叢刊》影印元刊本,有抄補。北京:中華書局,2016。
B306	劉河間《傷寒直格》	1 〔金〕劉完素撰:《新刊河間劉守真傷寒直格》(或作《新刊河間劉守真傷寒論方》),見《中華再造善本》據元天曆元年(1328)建安翠巖精舍刻本影印。北京:北京圖書館出版社,2005。 2 〔金〕劉完素撰:《傷寒直格》,見《河間醫集》,北京:人民衛生出版社,1998。
B307	陶華《傷寒十書》	1 〔明〕陶華撰:《新刊陶節庵傷寒十書》,明嘉靖十年(1531),明德書屋刻本 2 〔明〕陶華撰,黃瑾明、傅錫欽點校:《傷寒六書》,北京:人民衛生出版社,1990。 (按:《本草綱目》引文不取叢書名,多取子書或作者名。)
B308	李知先《活人書括》	〔宋〕李知先撰:《活人書括》,書佚。《本草綱目》引其中傷寒歌。
B309	陳自明《婦人良方》	1 〔宋〕陳自明編注:《新編婦人大全良方》,朝鮮古活字本見《海外中醫珍善本古籍叢刊》,北京:中華書局,2016。 2 〔宋〕陳自明著,余瀛鰲等點校:《婦人大全良方》,北京:人民衛生出版社,1985。 3 〔宋〕陳自明原著,余瀛鰲等點校:《<婦人良方>校注補遺》,上海:上海科學技術出版社,1991。
B310	郭稽中《婦人方》	1 〔宋〕郭稽中撰:《産育寶慶集》,《叢書集成初編》據《函海》本排印,上海:商務印書館,1939。 2 〔宋〕郭稽中纂:《産育寶慶集》,見《歷代中醫珍本集成》,上海:上海三聯書店,1990。

B311	熊氏《婦人良方補遺》	1 〔宋〕陳自明撰;〔明〕熊宗立補遺:《新刊婦人良方補遺大全》,明正德四年(1509)陳氏存德書堂刻本。 2 〔宋〕陳自明著,〔明〕熊宗立補遺,〔明〕薛己校注,余瀛鰲等點校:《婦人良方校注補遺》,上海:上海科學技術出版社,1991。
B312	胡氏濟陰方	見〔明〕胡濚《衛生易簡方》"婦人"篇。
B313	《婦人明理論》	書佚。《本草綱目》引其佚文。追溯此佚文之源,見於《婦人良方大全》所引作《明理方》或《明理方論》。
B314	《婦人千金家藏方》	書佚無可考。《本草綱目》引其佚文一條。
B315	《便產須知》	1 〔明〕佚名氏撰:《便產須知》,明嘉靖十七年(1538)跋刊本。見《海外中醫珍善本古籍叢刊》,北京:中華書局,2016。 2 見《普濟方》轉引之《便產須知》。
B316	《二難寶鑑》	〔明〕李榮撰:《二難寶鑑》(《閨門寶鑑》《博愛心鑑撮要》),明福建邵武刻本。(按:《本草綱目》藥物條下未引其文。)
B317	《婦人經驗方》	書佚。《婦人良方大全》引其佚文若干條。
B318	錢乙《小兒直訣》	1 〔宋〕錢乙傳、閻孝忠集:《錢氏小兒藥證直訣》,宋刊本,配補雙芙閣影抄及仿宋刊本)。見《海外中醫珍善本古籍叢刊》,北京:中華書局,2016。 2 〔宋〕錢乙著,閻孝忠編集,郭君雙整理,《小兒藥證直訣》,北京:人民衛生出版社,2006。 3 〔宋〕錢乙著,《小兒藥證直訣》,《叢書集成初編》據《聚珍版叢書》本排印。
B319	劉昉《幼幼新書》	1 〔宋〕劉昉編録:幼幼新書,宋刊本。見《海外中醫珍善本古籍叢刊》,北京:中華書局,2016。 2 〔宋〕劉昉編録:幼幼新書,日本寬政三年(1791)抄本。 3 〔宋〕劉昉著,幼幼新書點校組點校:幼幼新書,北京:人民衛生出版社,1987。
B320	《幼科類萃》	〔明〕王鑾撰;《幼科小兒方》,見《海外中醫珍善本古籍叢刊》影印日本文政六年(1823)抄本。北京:中華書局,2016。(按:《綱目》正文未引録。)
B321	《陳文中小兒方》	1 〔宋〕陳文中撰:《陳氏小兒病源方論》,明刻本。 2 〔宋〕陳文中撰:《陳氏小兒痘疹方論》,明萬曆刻本。 3 〔宋〕陳文中著:《陳氏小兒病源·痘疹方論》,北京:商務印書館,1958。
B322	曾世榮《活幼心書》	1 〔元〕曾世榮撰:《活幼心書》,北京:北京市中國書店,1985。 2 〔元〕曾世榮撰著:《活幼心書》,見《中國醫學大成》重刊訂正本,上海:上海科學技術出版社,1990。
B323	徐用宣《袖珍小兒方》	1 〔明〕徐用宣編集:《袖珍小兒方》,見《海外中醫珍善本古籍叢刊》影印明嘉靖十一年(1532)贛州府刻本(配補抄本)。北京:中華書局,2016。 2 〔明〕徐用宣撰:《袖珍小兒方》,見《四庫全書存目叢書》,濟南:齊魯書社,1995。
B324	張渙《小兒方》	〔宋〕張渙撰:《小兒醫方妙選》。書佚。《幼幼新書》存其佚文。《本草綱目》轉引之,或標作"醫方妙選"。
B325	寇衡美《全幼心鑑》	1 〔明〕寇平撰:《全幼心鑑》,上海:上海古籍出版社影印。1995。(按:《本草綱目》誤題其名爲"寇衡"。) 2 明·寇平撰,王尊旺校注:《全幼心鑑》。北京:中國中醫藥出版社,2015。
B326	演山《活幼口議》	1 〔元〕曾世榮著:《活幼口議》,北京:中醫古籍出版社影印本,1985。 2 〔元〕曾世榮撰:《活幼口議》,見《續修四庫全書》1009·子部·醫家類,上海:上海古籍出版社,2000。
B327	《阮氏小兒方》	書佚無可考。《本草綱目》引此書佚文二條。

B328	魯伯嗣《嬰童百問》	1　〔明〕魯伯嗣撰：《嬰童百問》，明天啟間南城翁少麓刻本（題王宇泰重訂）。 2　〔明〕魯伯嗣撰：《嬰童百問》，北京：人民衛生出版社，1961。
B329	《活幼全書》	〔明〕錢大用著述，〔明〕吳良翰校正：《秘傳活幼全書》，明弘治八年（1495）中和堂刻本。
B330	《鄭氏小兒方》	1　〔宋〕鄭端友著：《全嬰論》，見《海外中醫珍善本古籍叢刊》影印日本文政二年（1819）抄本。北京：中華書局，2016。 2　〔南宋〕鄭端友撰，萬芳，鍾贛生校點：《全嬰論》，見《海外回歸中醫善本古籍叢書【續】》第十冊，北京：人民衛生出版社，2010。
B331	湯衡《嬰孩寶書》	原書佚。佚文見〔宋〕鄭惠卿撰：《編集諸家嬰兒病證幼幼方論》，日本天保十五年（1844）抄本。見《海外中醫珍善本古籍叢刊》，北京：中華書局，2016。（按：《綱目》或引作《湯氏寶書》，或誤作《嬰孩寶鑒》《楊氏嬰孩寶鑒》。）
B332	《衛生總微論》	1　〔宋〕佚名：《小兒衛生總微方》，見《中國醫學大成》重刊訂正本，上海：上海科學技術出版社，1990。（按：即《保幼大全》。） 2　〔宋〕著者佚名，吳康健點校：《小兒衛生總微論方》，北京：人民衛生出版社，1990。
B333	《鮑氏小兒方》	書佚。《本草綱目》引此書名為"鮑方氏""鮑氏"十餘條。溯之之源，均可見於《普濟方》所引"鮑氏方"，并非兒科專書。故該書名之"小兒"二字當誤。
B334	湯衡《嬰孩妙訣》	〔宋〕湯衡撰：《嬰孩妙訣論》。書佚。未見佚文存世。《本草綱目》亦未引其佚文。
B335	姚和眾《童子秘訣》	書佚。《證類本草》引《姚和眾小兒方》。另參《姚和眾延齡至寶方》條。
B336	《全嬰方》	即鄭端友《全嬰論》，此名乃其簡稱。參前《鄭氏小兒方》。
B337	王日新《小兒方》	書佚。《本草綱目》引其二方。
B338	《小兒宮氣集》	《本草綱目》其餘卷次均未引此書。其名與前"小兒宮氣方"當爲同書，重出此名。
B339	魏直《博愛心鑒》	1　〔明〕魏直撰：《痘疹全書博愛心鑒》，日本正德六年（1716）松葉軒貞躬刻本。 2　〔明〕魏直著：《補要小兒痘疹方論別集博愛心鑒》，明刻本。
B340	高武《痘疹管見》	〔明〕高武輯著：《痘疹正宗》，見《海外中醫珍善本古籍叢刊》影印日本江戶時期抄嘉靖間四明墨川子王臨刻本。北京：中華書局，2016。
B341	李言聞《痘疹證治》	書佚。《本草綱目》引其方一首。
B342	《痘疹要訣》	明代同名書較多，此書無作者姓名。《本草綱目》引其方一首。溯方之源，於明盧鋐《新刊痘疹證治要訣》（一名《痘疹要訣》）可見有近似之方。
B343	李實《痘疹淵源》	書佚無可考。《本草綱目》除此書目外未引其文。
B344	聞人規《痘疹》	〔宋〕聞人規撰：《痘疹論》，上海：上海古籍出版社影印本，1995。
B345	張清川《痘疹便覽》	〔明〕張清川撰：《痘疹便覽》，書佚。（按：〔明〕何佖輯《治疹精詳大全》存該書名目及佚文，題作"張清川方論"。見《海外中醫珍善本古籍叢刊》，北京：中華書局，2016。）
B346	陳自明《外科精要》	1　〔宋〕陳自明編：《外科精要》，朝鮮古活字本。見《海外中醫珍善本古籍叢刊》，北京：中華書局，2016。 2　〔宋〕陳自明編：《（真本）外科精要》，日本刻本津輕氏藏板。 3　〔宋〕陳自明編，〔明〕薛己校注：《外科精要》，北京：人民衛生出版社，1982。
B347	薛己《外科心法》	1　〔明〕薛己撰：《外科心法》，見《海外中醫珍善本古籍叢刊》影印《醫學集覽》明萬曆三十一年（1603）序刊本。北京：中華書局，2016。 2　〔明〕薛己著：《外科心法》，見盛維忠主編《薛立齋醫學全書》，北京：中國中醫藥出版社，1999。
B348	《外科通玄論》	書佚。《本草綱目》除此書目外，另引《通玄論》三方。

B349	齊德之《外科精義》	1 〔元〕齊德之纂集:《外科精義》,見《叢書集成初編》,據《古今醫統正脉全書》影印,商務印書館,1936。 2 〔元〕齊德之著,裘欽豪點校:《外科精義》,北京:人民衛生出版社,1990。
B350	薛己《外科發揮》	1 〔明〕薛己撰:《外科發揮》,見《海外中醫珍善本古籍叢刊》影印《醫學集覽》明萬曆三十一年(1603)序刊本。北京:中華書局,2016。 2 〔明〕薛己著:《外科發揮》,見盛維忠主編《薛立齋醫學全書》,北京:中國中醫藥出版社,1999。
B351	薛己《外科經驗方》	〔明〕薛己撰:《外科經驗方》,見《海外中醫珍善本古籍叢刊》影印《醫學集覽》明萬曆三十一年(1603)序刊本。北京:中華書局,2016。
B352	楊清叟《外科秘傳》	1 〔元〕楊清叟撰:《仙傳外科集驗方》,見《道藏要籍選刊》(九),上海:上海古籍出版社,1989。 2 〔元〕楊清叟撰,〔明〕趙宜真輯,韋以宗點校:《仙傳外科集驗方》,人民衛生出版社,1991。
B353	李迅《癰疽方論》	1 〔宋〕李迅撰:《集驗背疽方》,見《歷代中醫珍本集成》(25),上海:上海三聯書店出版,1990。 2 〔宋〕李迅著,趙正山點校:《集驗背疽方》(與《衛濟寶書》合刊),北京:人民衛生出版社,1989。
B354	周文采《外科集驗方》	1 〔明〕周文采撰:《外科集驗方》,上海:上海古籍書店據明弘治十一年(1499)刻本影印,1980。 2 〔明〕周文采撰:《外科集驗方》,北京:中醫古籍出版社據明嘉靖二十四年(1545)南京禮部刻本影印,1985。
B355	《眼科龍木論》	1 〔宋元間〕佚名氏編:《秘傳眼科龍木總論》,明萬曆三年(1575)廣東刊本。 2 李熊飛校注:《秘傳眼科龍木論校注》,北京:人民衛生出版社,1998。
B356	《飛鴻集》	〔明〕胡廷用編集:《新編鴻飛集論眼科》,見《海外中醫珍善本古籍叢刊》影印明嘉靖三十五年(1556)劉氏日新堂刻本。北京:中華書局,2016。(按:該書原由胡胡大成家藏,故或題胡大成《鴻飛集論》。書中有"田日華序",然無《綱目》所引《飛鴻集》或《鴻飛集》諸方。)
B357	倪維德《原機啓微集》	〔明〕倪維德撰:《原機啓微》,見《海外中醫珍善本古籍叢刊》影印《醫學集覽》明萬曆三十一年(1603)序刊本。北京:中華書局,2016。
B358	《明目經驗方》	〔明〕撰者佚名:《明目神驗方》,明弘治十三年(1500)重刊本。見《海外中醫珍善本古籍叢刊》,北京:中華書局,2016。(按:《綱目》或引作《明目集驗方》《明目方》。)
B359	《宣明眼科》	書佚無可考。《本草綱目》引其書一方。
B360	《眼科針鉤方》	書佚。《本草綱目》除書目著錄外,未引方。
B361	《咽喉口齒方》	書佚。《本草綱目》除書目著錄外,未引其方。

表三　引據古今經史百家書目

C362	《易經注疏》王弼	〔魏〕王弼注,〔晉〕韓康伯注,〔唐〕孔穎達疏:《周易正義》,見《十三經註疏》,中華書局影印本,1980。
C363	《詩經注疏》孔穎達、毛萇	1 〔漢〕毛亨傳,〔漢〕鄭玄箋,〔唐〕孔穎達疏:《毛詩正義》,見《十三經註疏》,中華書局影印本,1980。 2 向熹:《詩經詞典》,成都:四川人民出版社,1986。 3 〔宋〕朱熹著:《詩經集傳》,《四庫全書》本。(按:《綱目·薇》引《詩疏》實出此書。)

C364	《爾雅注疏》李巡、邢昺、郭璞	1 〔晉〕郭璞注:《爾雅》,《叢書集成初編》影《五雅全書》本,上海:商務印書館,1937。 2 〔宋〕邢昺校定,《爾雅注疏》,見《十三經註疏》,中華書局影印本,1980。
C365	《尚書注疏》孔安國	〔漢〕孔安國傳:《尚書》,見清·阮元校刻《十三經注疏》,北京:中華書局影印,1980。
C366	《春秋左傳注疏》杜預	〔周〕左丘明傳,〔晉〕杜預注,〔唐〕孔穎達疏:《春秋左傳正義》,見《十三經註疏》,中華書局影印本,1980。
C367	《孔子家語》	1 〔魏〕王肅撰,〔清〕陳士珂疏證:《孔子家語疏證》,《叢書集成初編》據《湖北叢書》本排印,上海:商務印書館,1939。 2 〔魏〕王肅注,《孔子家語》,見《四部叢刊初編·子部》,上海:上海涵芬樓影印翻宋本,1922。
C368	《禮記注疏》鄭玄	1 〔東漢〕鄭玄注,〔唐〕賈公彥疏。見清·阮元校刻《十三經注疏》,北京:中華書局影印,1980。(按:此書有李學勤主編《十三經註疏》校點本,北京大學出版社,1999。) 2 〔東漢〕鄭玄注,〔唐〕陸德明意義,賈公彥疏。見《四庫全書》本。 3 〔東漢〕鄭玄注,〔唐〕孔穎達撰:《禮記正義》,見清·阮元校刻《十三經注疏》,北京:中華書局影印,1980。
C369	《周禮注疏》	1 〔東漢〕鄭玄注,〔唐〕賈公彥義疏:《周禮注疏》,見清·阮元校刻《十三經注疏》,北京:中華書局影印,1980。 2 〔東漢〕鄭玄訓注,〔元〕吳澄考注,〔明〕周夢暘批評,《考工記》,《叢書集成新編》影《三代遺書》本,臺北:新文豐出版公司,1986。(按:另參《周禮註疏》卷40、41,爲《冬官考工記》。)
C370	張湛注《列子》	〔晉〕張湛注:《列子》,《叢書集成初編》據《鐵華館叢書》本排印,上海:商務印書館,1939。
C371	郭象注《莊子》	〔戰國〕莊周撰:《莊子》,見《諸子集成》,上海:上海書店影印,1986。
C372	楊倞注《荀子》	〔周〕荀況撰〔唐〕楊倞注〔清〕盧文弨、謝墉同校:《荀子》,《叢書集成新編》影《抱經堂叢書》本,臺灣:新文豐出版公司,1986。
C373	《淮南子鴻烈解》[《淮南子》]	1 〔漢〕劉安著:《淮南鴻烈解》,見《叢書集成初編》,據《漢魏叢書》本影印,商務印書館,1937。 2 〔漢〕劉安撰:《淮南子》,見《諸子集成》,上海:上海書店,1986。
C374	《呂氏春秋》	1 〔戰國〕呂不韋撰:《呂氏春秋》,見《四部叢刊初編·子部》,上海:上海涵芬樓影印明·宋邦乂等刊本。1922。 2 〔戰國〕呂不韋撰:《呂氏春秋》,見《諸子集成》,上海:上海書店影印,1986。
C375	葛洪《抱朴子》	1 〔晉〕葛洪撰:《抱朴子内篇》、《外篇》,見《叢書集成初編》影《平津館叢書》本,上海:商務印書館,1936。 2 〔晉〕葛洪著,顧久譯註:《抱朴子内篇全譯》,貴陽:貴州人民出版社,1995。
C376	《戰國策》	1 〔漢〕高誘注:《戰國策》,見《叢書集成初編》據《士禮居叢書》景宋本排印,上海:商務印書館,1937。 2 〔西漢〕劉向集録:《戰國策》,上海:上海古籍出版社,1998。
C377	司馬遷《史記》	〔漢〕司馬遷撰:《史記》,北京:中華書局,1959。
C378	班固《漢書》	〔漢〕班固撰:《漢書》,北京:中華書局點校本,1962。
C379	范曄《後漢書》	〔南朝宋〕范曄撰:《後漢書》,北京:中華書局點校本,1965。
C380	陳壽《三國志》	〔晉〕陳壽撰:《三國志》,北京:中華書局點校本,1982。
C381	王隱《晉書》	書佚。《太平御覽》等多種書中存其佚文。(按:今通行《晉書》乃唐·房玄齡撰,時珍未引,然其引《錢神論》等書亦可見於房氏《晉書》。)

C382	沈約《宋書》	〔南朝梁〕沈約撰：《宋書》，北京：中華書局點校本，1974。
C383	蕭顯明《梁史》	書佚。《本草綱目》正文未見引該書佚文。（按：今通行之《梁書》爲唐·姚思廉撰，《綱目》未見引。）
C384	李延壽《北史》	〔唐〕李延壽撰：《北史》，北京：中華書局點校本，1975。
C385	魏徵《隋書》	〔唐〕魏徵等撰：《隋書》，北京：中華書局點校本，1973。
C386	歐陽修《唐書》	〔宋〕歐陽修、宋祁撰：《新唐書》，北京：中華書局點校本，1975。
C387	王瓘《軒轅本紀》	書佚。韓保昇《蜀本草》引其佚文（今見《證類本草》）。
C388	《穆天子傳》	1　〔晉〕郭璞注，〔清〕洪頤煊校：《穆天子傳》，《叢書集成初編》據《平津館叢書》本排印，上海：商務印書館，1937。 2　〔宋〕掌禹錫《嘉祐本草》引此書。
C389	《秦穆公傳》	《證類本草》墨蓋子⌒下引"秦穆公"，言秦穆公善馬被食事。原見《史記》卷五《秦本紀》。
C390	《蜀王本紀》	又稱《蜀本紀》《蜀紀》。書佚。《太平御覽》《本草拾遺》等書引其佚文。
C391	《魯定公傳》	《證類本草》墨蓋子⌒下引"魯定公母"單服五加酒故事。此事原出京里先生《神仙服餌丹石行藥法》，見《道藏·洞玄部·玉訣類》，非有專書也。
C392	《漢武故事》	1　題〔漢〕班固撰：《漢武故事》，《叢書集成新編》影《古今逸史》本，臺北：新文豐出版公司，1986。 2　見《藝文類聚》《太平御覽》《本草拾遺》等書引漢武帝故事。
C393	《漢武内傳》	1　題〔漢〕班固撰：《漢武帝内傳》，《叢書集成初編》據《守山閣叢書》本排印，上海：商務印書館，1937。 2　《證類本草》墨蓋子⌒下引《漢武帝内傳》數條。
C394	《壺居士傳》	1　《證類本草》墨蓋子⌒下兩引"壺居士"。 2　《千金方》引"胡居士"，《本草綱目·鹿茸》轉引時改作"壺居士"。
C395	《崔魏公傳》	《證類本草·生薑》墨蓋子⌒下引"唐崔魏公"夜暴亡故事。此故事原出《北夢瑣言》。《本草綱目》云出"唐小説"。
C396	《李寶臣傳》	《證類本草》墨蓋子⌒下兩引"唐李寶臣"故事。《本草綱目》僅出此目，未引其文。
C397	《何君謨傳》	《證類本草》墨蓋子⌒下引"何君謨"之論説。《本草綱目》僅出此目，未引其文。
C398	《李孝伯傳》	《證類本草》墨蓋子⌒下引"後魏李孝伯傳"，原出《魏書》。《本草綱目》轉載《證類》所引，然誤作出《後魏書》。
C399	《李司封傳》	《證類本草·犀角》墨蓋子⌒下引"李司封"一條。《本草綱目》僅出此目，未引其文。
C400	《柳宗元傳》	《證類本草》未引此傳，僅有《柳州救三死方》。《本草綱目》僅出此目，餘亦未引其名。
C401	《梁四公記》	原誤作《梁四公子記》。其書無全帙存世。《太平廣記》《説郛》可見殘篇。《太平御覽》等書存若干佚文。
C402	《唐武后別傳》	《證類本草·烏頭》墨蓋子⌒下引"唐武后"一條，其事原出《舊唐書·武承嗣傳》。《本草綱目》僅出此目，未引其文。
C403	《南岳魏夫人傳》	1　著者佚名：《南嶽魏夫人傳》，《叢書集成新編》影《顧氏文房小説》本，臺北：新文豐出版公司，1986。 2　見《證類本草》引"《紫靈元君南嶽夫人内傳》"之藥方二首。
C404	《三茅真君傳》	宋《本草圖經》引《三茅君傳》作白蔘醬方。
C405	葛洪《神仙傳》	〔晉〕葛洪撰：《神仙傳》，見《四庫全書》。

C406	干寶《搜神記》	〔晉〕干寶撰:《搜神記》,《叢書集成初編》據《秘册匯函》本排印,上海:商務印書館,1937。
C407	《紫靈元君傳》	參前"南岳魏夫人傳"。紫靈元君與南嶽夫人乃同一人,不當分作兩處。《本草綱目》因襲前人之誤,重出此目。
C408	劉向《列仙傳》	1 〔漢〕劉向撰:《列仙傳》,潮陽鄭國勳刻《龍谿精舍叢書》本,1917。 2 〔漢〕劉向撰:《列仙傳》,見《道藏》洞真部·記傳類。
C409	徐鉉《稽神録》	〔宋〕徐鉉撰:《稽神録》,《叢書集成初編》影《津逮秘書》本,上海:商務印書館,1939。
C410	《玄中記》	1 書佚。見《藝文類聚》《太平御覽》《千金要方》《證類本草》《説郛》等書存佚文或殘卷。 2 〔晉〕郭璞撰,〔清〕茆泮林輯:《玄中記》,《叢書集成初編》據《十種古逸書》本排印,上海:商務印書館,1936。
C411	《洞微志》	書佚。《醫説》《説郛》《證類本草》墨蓋子▬下存其斷簡殘篇。
C412	郭憲《洞冥記》	題〔漢〕郭憲撰:《漢武帝别國洞冥記》(《别國洞冥記》),《叢書集成新編》影《古今逸史》本,臺北:新文豐出版公司,1986。
C413	樂史《廣異記》	1 書佚。《文苑英華》《太平廣記》《説郛》《證類本草》等書存其斷簡殘篇。(按:作者當爲唐·戴君孚,樂史乃誤。) 2 〔唐〕戴君孚撰:《廣異記》,《叢書集成初編》據《龍威秘書》本排印,上海:商務印書館,1939。
C414	劉敬叔《異苑》	〔南朝宋〕劉敬叔撰:《異苑》,《叢書集成新編》影《學津討原》本,臺北:新文豐出版公司,1986。
C415	《王子年拾遺記》	〔前秦〕王嘉撰,〔梁〕蕭綺録:《拾遺記》,《叢書集成新編》影《古今逸史》本,臺灣:新文豐出版公司,1986。(按:《本草綱目》有一處誤稱"王子年《拾遺録》",此易與《大業拾遺録》簡稱相混。)
C416	《太平廣記》	〔宋〕李昉等撰:《太平廣記》,北京:中華書局點校本,1961。
C417	吴均《續齊諧記》	1 唐《本草拾遺》、宋《本草圖經》等書均引其佚文。 2 〔梁〕吴均撰:《續齊諧記》,《叢書集成新編》影《古今逸史》本,臺北:新文豐出版公司,1986。(按:書佚。今本非全帙。)
C418	段成式《酉陽雜俎》	1 〔唐〕段成式撰:《酉陽雜俎》,附《續集》,《叢書集成初編》據《學津討原》本排印,上海:商務印書館,1937。 2 〔唐〕段成式撰:《酉陽雜俎》,北京:中華書局校點本,1981。
C419	《異術》	書佚。《藝文類聚》《證類本草》墨蓋子▬下等引其佚文。
C420	《建平王典術》	書佚。一名《典術》。《藝文類聚》《太平御覽》《嘉祐本草》《證類本草》墨蓋子▬下等引其佚文。
C421	杜佑《通典》	〔唐〕杜佑撰:《通典》,見《四庫全書》本。
C422	《異類》	一名《異類傳》。書佚。《本草拾遺》《太平御覽》等書引其佚文。
C423	何承天《纂文》	書佚。《太平御覽》存其佚文較多。《證類本草》墨蓋子▬下引其二方。
C424	張華《博物志》	〔西晉〕張華撰:《博物志》,見《叢書集成初編》影《漢魏叢書》本,上海:商務印書館,1939。
C425	《魏略》	書佚。《三國志》裴松之注引其佚文。另《本草拾遺》亦引佚文三條,《開寶本草》引佚文一條。
C426	東方朔《神異經》	題〔漢〕東方朔撰:《神異經》,《叢書集成新編》影《漢魏叢書》本,臺北:新文豐出版公司,1986。

C427	盛弘之《荆州記》	書佚。《水經注》《太平寰宇記》《初學記》《北堂書鈔》《太平御覽》《本草拾遺》等書引其佚文。
C428	郭璞注《山海經》	〔晉〕郭璞傳:《山海經》,《叢書集成初編》據《經訓堂叢書》本排印,上海:商務印書館,1939。
C429	何晏《九州記》	原作《九州論》。書佚。《初學記》《藝文類聚》《太平御覽》《證類本草》墨蓋子⌐下均引其佚文。《本草綱目》僅出此書目,未引此書。
C430	宗懍《荆楚歲時記》	〔梁〕宗懍撰:《荆楚歲時記》,《叢書集成新編》影《寶顔堂秘笈》本,臺北:新文豐出版公司,1986。
C431	《華山記》	書佚。《太平寰宇記》《證類本草》墨蓋子⌐下引其佚文。《本草綱目》僅出此書目,未引此書。
C432	顧微《廣州記》	1　書佚。《齊民要術》《藝文類聚》《太平御覽》等引其佚文甚多。 2　《本草拾遺》《海藥本草》亦引其佚文。 3　另有裴淵《廣州記》,二書常混淆。《本草綱目》引顧微之書時,或誤注"裴淵"。
C433	徐表《南州記》	書佚。《本草拾遺》《嘉祐本草》引其佚文。《海藥本草》所引多達18條。《本草綱目》轉引時或誤稱《南州異物志》《南方異物志》。
C434	《嵩山記》	書佚。《本草綱目》引其佚文一條,溯文之源,乃出《路史》所引盧元明《嵩高記》。
C435	裴淵《廣州記》	書佚。《齊民要術》《藝文類聚》《太平御覽》諸書多引其佚文,或與顧微《廣州記》同時引用。參顧微《廣州記》。
C436	萬震《南州異物志》	1　書佚。《齊民要術》《藝文類聚》《太平御覽》多存其佚文。 2　《本草拾遺》《嘉祐本草》、宋《本草圖經》亦引此書,未冠作者名。《本草綱目》云其作者爲"萬震"。
C437	《南蠻記》	宋《本草圖經》引《南蠻地志》,《證類本草》墨蓋子⌐下引《通典·南蠻記》《通典》,今可見《通典》卷188《南蠻·林邑》。
C438	楊孚《異物志》	1　一名《交州異物志》《南裔異物志》《楊氏異物志》《南裔志》等。原書全帙不存。部分佚文見《水經注》《北户錄》等書。 2　〔東漢〕楊孚撰:《異物志》,廣州:廣東科技出版社影印道光三十年(1850)本,2009。
C439	房千里《南方異物志》	書佚。《初學記》《本草拾遺》《太平御覽》《嘉祐本草》等均引其佚文(未載作者)。"房千里"爲《本草綱目》所增。
C440	《太原地志》	《證類本草》"大瓠藤水"下《海藥》引《太原記》,無"太原地志"名。《本草綱目》雖出此目,未引其文。
C441	劉恂《嶺表録異》	〔唐〕劉恂撰:《嶺表録異》,《叢書集成初編》據《聚珍版叢書》本排印,上海:商務印書館,1936。
C442	孟琯《嶺南異物志》	書佚。《太平御覽》《爾雅翼》等引其佚文。
C443	《永嘉記》	書佚。《嘉祐本草》引一條佚文。《本草綱目》引《永嘉記》,實出《太平御覽》所引《永嘉郡記》。
C444	朱應《扶南記》	書佚。宋《本草圖經》引其佚文一條。
C445	張氏《燕吴行役記》	書佚。宋《本草圖經》引其佚文一條。《本草綱目》轉引時改作《燕吴行紀》。
C446	《南越志》	1　《本草綱目》原作"《南城志》"。據其引文溯源,乃出《嘉祐本草》、宋《本草圖經》所引《南越志》。 2　書佚。《水經注》《齊民要術》《北户錄》《嶺表録異》《證類本草》等書多引其佚文。

C447	《五溪記》	書佚。《太平御覽》《海藥本草》等引其佚文。
C448	王氏《番禺記》	未見此書存世。《證類本草》未引此書。《本草綱目》雖出此目,亦未引其文。
C449	《白澤圖》	書佚。《太平御覽》《本草拾遺》《證類本草》墨蓋子❙下等引其佚文。
C450	軒轅述《寶藏論》	書佚。見《證類本草》所存《寶藏論》佚文。
C451	青霞子《丹臺録》	書佚。《庚辛玉册》曾用此書。《本草綱目》僅引"青霞子",未引《丹臺録》。
C452	《斗門經》	僅《證類本草》墨蓋子❙引《斗門經》一方。《本草綱目》雖出此目,并未引用,疑即《斗門方》一書重出。
C453	獨孤滔《丹房鑑源》	〔唐〕獨孤滔撰:《丹房鑑源》,明《正統道藏·洞神部·衆術類》(十九集)。
C454	《東華真人煮石法》	證類本草❙下存其"《東華真人煮石經》"文一條。此條原出京里先生《神仙服餌丹石行藥法》,見《道藏·洞玄部·玉訣類》,非有專書也。
C455	《房室經》	《證類本草》墨蓋子❙下引《房室經》一條,來源不明。《本草綱目》書目誤作《房室圖》,正文誤引作《房屋經》。
C456	《太清草木記》	前有《太清草木方》,此書名當重出。
C457	《神仙芝草經》	《證類本草·黄精》條❙下引《道藏·神仙芝草經》。今本《道藏》未見。
C458	《異魚圖》	書佚。僅宋《本草圖經》引佚文數條。
C459	《太清石壁記》	題〔唐〕楚澤先生編:《太清石壁記》,見《道藏·洞神部·衆術類·興字號》。
C460	《靈芝瑞草經》	《證類本草·黄芝》條❙下引此書,來源不明。
C461	《狐剛子粉圖》	1 又名《五金粉圖訣》。書佚。《證類本草·麝香》墨蓋子❙下引此書。 2 《西溪叢語》引此書一條。《本草綱目》轉引之。
C462	《魏王花木志》	書佚。《齊民要術》《太平御覽》《證類本草》墨蓋子❙下等引其佚文。
C463	《夏禹神仙經》	書佚。《證類本草·昌蒲》墨蓋子❙下引其佚文一條。
C464	《四時纂要》	書佚。《太平御覽》《册府元龜》等書存其佚文。《證類本草所出經史方書》出此書目,然《證類》未引其文。《本草綱目》同此。
C465	賈思勰《齊民要術》	〔後魏〕賈思勰撰:《齊民要術》,《叢書集成初編》據《漸西村舍叢刊》本排印,上海:商務印書館,1939。
C466	《三洞要録》	書佚無可考。《證類本草》墨蓋子❙下引佚文二條。
C467	郭義恭《廣志》	書佚。《水經注》《太平御覽》多引其文。《本草拾遺》《海藥本草》《開寶本草》《嘉祐本草》、宋《本草圖經》《證類本草》墨蓋子❙下共引該書佚文 37 條。
C468	氾勝之《種植書》	原名《氾勝之書》《氾勝之十八篇》。書佚。《太平御覽》等書中多引其佚文。《本草經集注》《唐本草》亦引數條佚文。
C469	《八帝聖化經》	全名《道書八帝聖化經》。《證類本草·天門冬》墨蓋子❙下引佚文一條。
C470	崔豹《古今注》	〔晉〕崔豹撰:《古今注》,《叢書集成初編》據《顧氏文房小説》本排印,上海:商務印書館,1937。
C471	丁謂《天香傳》	書佚。宋《本草圖經》《香乘》等書引其佚文。
C472	《八帝玄變經》	一名《太上八帝玄變經》。《證類本草》墨蓋子❙下引其文五條。此下《本草綱目》另出《太上玄變經》,即《證類》所引《太上八帝玄變經》,當系重出。
C473	陸機《詩義疏》	即此《鳥獸草木蟲魚疏》,當屬重出。
C474	陸羽《茶經》	〔唐〕陸羽撰:《茶經》,《叢書集成新編》影《百川學海》本,臺灣:新文豐出版公司,1986。

C475	《神仙感應篇》	原名《神仙感應傳》。《記纂淵海》《古今合璧事類備要》等引其文,且更名《神仙感應篇》。其文亦可見《神仙感遇傳》。(見《四庫全書存目叢書·子部》)
C476	李畋《該聞録》	書佚。《證類本草》墨蓋子一下引"《李畋該聞集》"一條,即出此書。
C477	張鷟《朝野僉載》	〔唐〕張鷟撰:《朝野僉載》,《叢書集成初編》據《寶顏堂秘笈》本排印,上海:商務印書館,1936。
C478	《神仙秘旨》	書佚無可考。《證類本草》墨蓋子一下引其佚文一條。
C479	楊億《談苑》	書佚。《證類本草》墨蓋子一下引其佚文六條。 〔宋〕楊億口述,黄鑑筆録,宋庠整理:《楊文公談苑》,上海:上海古籍出版社,1993。
C480	《開元天寶遺事》	1 〔後周〕王仁裕撰:《開元天寶遺事》,《叢書集成新編》影《顧氏文房小説》本,臺北:新文豐出版公司,1986。 2 見《四庫全書》本。
C481	《修真秘旨》	書佚。《證類本草》墨蓋子一下引其八方。
C482	《宣政録》	1 《本草綱目》引此書文一條。溯其文之源,實出宋《宣政雜録》。 2 〔宋〕闕名撰:《宣政雜録》,《叢書集成新編》第87册據《説海》本排印,臺北:新文豐出版公司,1986。 3 〔宋〕江萬里撰:《宣政録》,見《説郛》,《四庫全書》本。
C483	鄭氏《明皇雜録》	1 〔唐〕鄭處誨撰:《明皇雜録》,北京:中華書局點校本,1994。 2 〔唐〕鄭處誨撰:《明皇雜録》,見《叢書集成新編》影《守山閣叢書》本,臺北:新文豐出版公司,1986。
C484	潁陽子《修真秘訣》	書佚。《證類本草·烏頭》墨蓋子一下引其一方。
C485	《五行書》	原名《雜五行書》。書佚。《齊民要術》《初學記》《藝文類聚》《太平御覽》等書均引《雜五行書》佚文。《本草拾遺》亦引《五行書》一條。《本草綱目》所引《五行書》,乃轉引《齊民要術》所引《雜五行書》。
C486	孫光憲《北夢瑣言》	1 〔五代末〕孫光憲撰:《北夢瑣言》,北京:中華書局點校本,2002。 2 〔五代末〕孫光憲纂集:《北夢瑣言》,見《叢書集成初編》,據《雅雨堂叢書》本排印,上海:商務印書館,1939。
C487	《左慈秘訣》	書佚無可考。《證類本草》墨蓋子一下引其文一條。
C488	《廣五行記》	書佚。《太平御覽》《太平廣記》《證類本草》墨蓋子一下等引其佚文。
C489	歐陽公《歸田録》	〔宋〕歐陽修撰:《歸田録》,《叢書集成新編》影《學津討原》本,臺北:新文豐出版公司,1986。
C490	陶隱居《登真隱訣》	1 〔梁〕陶弘景撰:《登真隱訣》,見《道藏·洞玄部·玉訣類》。 2 〔梁〕陶弘景撰,王家葵輯校:《登真隱訣輯校》,北京:中華書局,2011。
C491	《遁甲書》	同名書甚多。《本草綱目·梧桐》條引《遁甲書》之文,可見《記纂淵海》《埤雅》《説郛》等書。
C492	沈括《夢溪筆談》	〔宋〕沈括述:《元刊夢溪筆談》,北京:文物出版社影印元茶陵東山書院刻本,1975。
C493	耳珠先生訣	《證類本草》墨蓋子一下引"耳珠先生固牙齒法"。《本草綱目》誤作書名《耳珠先生訣》。
C494	《龍魚河圖》	書佚。《齊民要術》《太平御覽》《文苑英華》《證類本草》墨蓋子一下引等引其佚文。
C495	景焕《野人閑話》	1 《證類本草》墨蓋子一下引此書三條。 2 《説郛》宛委山堂本、商務印書館本均存此書殘卷。
C496	韓終《采藥詩》	《證類本草》墨蓋子一下引此詩。原詩出處不明。

C497	王充《論衡》	〔漢〕王充撰:《論衡》,《叢書集成初編》影《漢魏叢書》本,上海:商務印書館,1939。
C498	黃休復《茆亭客話》	〔宋〕黃休復撰:《茅亭客話》,《叢書集成新編》影《學津討原》本,臺北:新文豐出版公司,1986。
C499	《金光明經》	1 全名《金光明最勝王經》,見乾隆《大藏經·大乘五大部外重譯經》第 0122 部。 2 劉鹿鳴譯註:《金光明經》,北京:中華書局,2010。
C500	《顏氏家訓》	〔北齊〕顏之推撰:《顏氏家訓》,《叢書集成初編》據《抱經堂叢書》本排印,上海:商務印書館,1937。
C501	《范子計然》	書佚。《初學記》《藝文類聚》《太平御覽》《嘉祐本草》等書中引其佚文。
C502	宋齊丘《化書》	〔南唐〕譚峭撰:《譚子化書》,《叢書集成新編》影《寶顏堂秘笈》本,臺北:新文豐出版公司,1986。
C503	《楚辭》	〔漢〕劉向編集,王逸章句:《楚辭》,見《叢書集成新編》第 58 冊影《湖北叢書》本,臺北:新文豐出版公司,1986。
C504	李善注《文選》	1 〔梁〕蕭統編,〔唐〕李善注:《文選》,見《四庫全書》本。 2 〔梁〕蕭統編,〔唐〕李善注:《文選》,清同治八年湖北崇文書局重雕重刻宋淳熙本《文選》。 3 〔梁〕蕭統編,〔唐〕李善注:《文選》,北京:中華書局影印胡克家重校本,1977。
C505	《張協賦》	即《都蔗賦》。存《藝文類聚》《太平御覽》等書。《證類本草》墨蓋子⌐下引"《張協都蔗賦》"。《本草綱目》出《張協賦》書目,未引其文。
C506	《本事詩》	〔唐〕孟棨撰:《本事詩》,《叢書集成初編》據《顧氏文房小說》本排印,上海:商務印書館,1939。
C507	《江淹集》	1 〔梁〕江淹撰:《江文通集》,見《四庫全書》本。（按:江淹《黃連頌》《石蜐賦》均見于此文集） 2 〔梁〕江淹撰,〔梁〕胡之驥注:《梁江文通集》,見《續修四庫全書》1304·集部·別集類,上海:上海古籍出版社,2002。
C508	宋王微讚	誤書名。乃《證類本草》墨蓋子⌐下引宋·王微《黃連贊》《茯苓贊》《桃飴贊》的統稱。王微之詩亦爲《初學記》引錄。
C509	《庾肩吾集》	1 〔梁〕庾肩吾撰:《庾肩吾集》,見明張溥輯《汉魏六朝百三家集》(《四庫全書》本)。 2 《證類本草》墨蓋子⌐下引"梁庾肩吾《答陶隱居賚术啟》"。
C510	陳子昂集	1 《嘉祐本草》、宋《本草圖經》引"陳子昂《觀玉篇》"。 2 〔唐〕陳子昂撰:《陳拾遺集》,見《四庫全書》本。 3 〔唐〕陳子昂著,徐鵬校:《陳子昂集》,北京:中華書局,1960。
C511	陸龜蒙詩	1 〔唐〕陸龜蒙著:《松陵集》,見《叢書集成續編》集部第 154 冊據《湖北叢書》影印。上海:上海書店,1995。 2 〔唐〕陸龜蒙著:《松陵集》,見《四庫全書》本。（按:《本草綱目》引陸龜蒙詩一聯,出《松陵集》卷六"偶掇野蔬寄襲美有作"。）
C512	梁簡文帝《勸醫文》	《證類本草》墨蓋子⌐下引"梁簡文帝勸醫文"之句四處。此文存《初學記》。
C513	許慎《說文解字》(《說文》)	1 〔漢〕許慎撰:《說文解字》,北京:中華書局,1963。 2 〔漢〕許慎撰:《說文解字》,上海:上海教育出版社,2003。
C514	呂忱《字林》	1 書佚。《太平御覽》《册府元龜》等書存其衆多佚文。《本草拾遺》《嘉祐本草》、宋《本草圖經》亦引少量佚文。 2 〔晉〕呂忱撰:《字林》,見《叢書集成續編》第 67 冊影《青照堂叢書》本,臺北:新文豐出版公司,1988。

C515	周伯琦《六書正譌》	〔元〕周伯琦撰：《六書正譌》，見《四庫全書》。（按：《本草綱目》出此書目，未引其文。）
C516	周伯琦《說文字原》	1 〔元〕周伯琦撰：《説文字原》，見《中華再造善本》據元至正十五年（1355）高德基等刻公文紙印本影印。北京：北京圖書館館出版社，2004。 2 〔元〕周伯琦撰：《説文字原》，見《四庫全書》。（按：《本草綱目》出此書目，未引其文。）
C517	王安石《字説》	書佚。《埤雅》《字説解》等書多引其説。《本草綱目》轉引之。
C518	趙古則《六書本義》	〔元〕趙撝謙撰：《六書本義》，見《四庫全書》。
C519	顧野王《玉篇》	〔梁〕顧野王撰：《玉篇》，宋·澤存堂本，北京：北京市中國書店影印本，1982。
C520	孫愐《唐韻》	書佚。《重修廣韻》等書存其文。（參《廣韻》）
C521	魏子才《六書精蘊》	1 〔明〕魏校撰：《六書精蘊》，見《四庫全書存目叢書》（189 册），濟南：齊魯書社，1997。 2 〔明〕魏校撰：《六書精蘊》，見《六藝之一録》（《四庫全書》本）。
C522	《倉頡解詁》	題〔晉〕郭璞撰。書佚。《齊民要術》《藝文類聚》《太平御覽》《陳氏香譜》等書存其佚文。
C523	丁度《集韻》	1 〔宋〕丁度等修：《集韻》，見《四庫全書》本。 2 〔宋〕丁度等編：《宋刻集韻》，北京：中華書局影印宋本，2015。
C524	黄公紹《古今韻會》	〔元〕黄公紹、熊忠撰：《古今韻會舉要》，北京：中華書局，2000。（亦有《四庫全書》本。）
C525	《洪武正韻》	〔明〕樂韶鳳等奉勅撰：《洪武正韻》，見《四庫全書》。（按：《本草綱目》正文未見引用。）
C526	陰氏《韻府群玉》	〔元〕陰時夫編，陰中夫注：《韻府群玉》，見《四庫全書》。
C527	包氏《續韻府群玉》	書佚無可考。僅見《本草綱目》出此書目，未見引其文。
C528	《急就章》	一名《急就篇》。〔漢〕史遊撰：《急就篇》，《叢書集成初編》影《天壤閣叢書》本，上海：商務印書館，1936。
C529	張揖《廣雅》	〔魏〕張揖撰：《廣雅》，《叢書集成初編》影《小學匯函》本，上海：商務印書館，1936。
C530	孫炎《爾雅正義》	書佚。《集韻》《初學記》《文選》李善注《太平御覽》等書存其佚文。
C531	孔鮒《小爾雅》	〔漢〕孔鮒撰，〔宋〕宋咸注：《小爾雅》，《叢書集成初編》據《顧氏文房小説》本排印，上海：商務印書館，1939。
C532	曹憲《博雅》	1 〔魏〕張揖撰，〔隋〕曹憲音：《廣雅》（一名《博雅》），《叢書集成初編》影《小學匯函》本，上海：商務印書館，1936。 2 〔隋〕曹憲撰，〔清〕王念孫校：《博雅音》，《叢書集成初編》影《畿輔叢書》本，上海：商務印書館，1939。
C533	羅願《爾雅翼》	〔宋〕羅願撰，〔元〕洪焱祖釋：《爾雅翼》，《叢書集成初編》據《學津討原》本排印，上海：商務印書館，1939。
C534	楊雄《方言》	〔漢〕揚雄撰，〔晉〕郭璞注，〔清〕盧文弨校：《輶軒使者絶代語釋別國方言》，《叢書集成初編》影《聚珍版叢書》本，上海：商務印書館，1936。
C535	陸佃《埤雅》	〔宋〕陸佃撰：《埤雅》，《叢書集成初編》影《五雅全書》本，上海：商務印書館，1936。
C536	《埤雅廣義》	不見他書著録。疑爲〔明〕牛衷《埤雅廣要》之誤。《本草綱目》未見引該書之文。
C537	劉熙《釋名》	〔漢〕劉熙撰：《釋名》，《叢書集成初編》影《小學匯函》本，上海：商務印書館，1939。

C538	司馬光《名苑》	書佚。《本草綱目》引其佚文,溯文之源,其一見明·楊慎《丹鉛摘錄》。其二見宋·蔡卞《毛詩名物解》。
C539	陸機《鳥獸草木蟲魚疏》	〔晉〕陸機撰:《毛詩草木鳥獸蟲魚疏》,《叢書集成初編》影《古經解匯函》本,上海:商務印書館,1936。
C540	師曠《禽經》	1 題〔周〕師曠,〔晉〕張華註:《禽經》,見明刻《夷門廣牘》本。 2 題〔周〕師曠撰,〔晉〕張華註:《禽經》,見《叢書集成新編》第44冊影《百川學海》本,臺灣:新文豐出版公司,1986。
C541	袁達《禽蟲述》	〔明〕袁達撰:《禽蟲述》,見明·汪仕賢《山居雜志》。
C542	淮南八公《相鶴經》	1 見《太平御覽》卷916引"淮南八公《相鶴經》",北京:中華書局(縮印宋本),1960。 2 題〔周〕浮丘公,《相鶴經》,見《説郛》清順治三年(1646)宛委山堂刻本。
C543	黃省曾《獸經》	1 〔明〕黃省曾撰:《獸經》,見明刻《夷門廣牘》本,書林書局(影印),2015。 2 〔明〕黃省曾撰,〔明〕周履靖增補:《獸經》,見《叢書集成新編》第44冊影《夷門廣牘》本,臺北:新文豐出版公司,1986。
C544	王元之《蜂記》	《本草綱目》引此文,溯其源,乃引自宋·謝維新《古今合璧事類備要·別集》。
C545	朱仲《相貝經》	題〔漢〕朱仲撰:《相貝經》,見《説郛三種》商務本卷15、宛委山堂本卷97。
C546	《龜經》	無名氏撰:《龜經》,見《叢書集成新編》影《藝海珠塵》本,臺北:新文豐出版公司,1986。(按:《本草綱目》雖出此目,未引其文。)
C547	張世南《質龜論》	〔明〕周履靖校梓:《質龜論》,見《叢書集成新編》第24冊影印《夷門廣牘》本,臺灣:新文豐出版公司,1986。(按:《説郛》載北宋·陳師道《箕龜論》,内容與《質龜論》同。)
C548	鍾毓《果然賦》	見《藝文類聚》《太平御覽》所引。
C549	《馬經》	前《引據古今醫家書目》已載賈誠《馬經》,《本草綱目》僅引《馬經》一處,故此名當系重出。
C550	傅肱《蟹譜》	〔宋〕傅肱撰:《蟹譜》,《叢書集成初編》據《百川學海》本排印,上海:商務印書館,1939。
C551	李石《續博物志》	〔宋〕李石撰:《續博物志》,《叢書集成初編》影《古今逸史》本,上海:商務印書館,1936。
C552	韓彦直《橘録》	〔宋〕韓彦直撰:《橘録》,《叢書集成初編》據《百川學海》本排印,上海:商務印書館,1936。
C553	毛文錫《茶譜》	〔後蜀〕毛文錫撰:《茶譜》,有多種輯本見於網絡,精粗不一。
C554	唐蒙《博物志》	〔漢〕唐蒙撰:《博物記》,見清·馬國翰《玉函山房》輯佚本。(按:《本草綱目》所引此書,乃糅合《後漢書·郡國志》劉昭注引、《太平御覽》《丹鉛餘録》等書,略加改動。)
C555	蔡襄《荔枝譜》	〔宋〕蔡襄撰:《荔枝譜》,《叢書集成初編》據《百川學海》本排印,上海:商務印書館,1936。
C556	蔡宗顔《茶對》	原名《茶山節對》。書佚。寇宗奭《本草衍義》引其文。
C557	張華《感應類從志》	〔晉〕僧贊寧撰:《感應類從志》,見《説郛》、《四庫全書》本。(按:《本草綱目》所引《感應志》《張華物類志》,皆與贊寧《感應類從志》相符。)
C558	歐陽修《牡丹譜》	〔宋〕歐陽修撰:《洛陽牡丹記》,《叢書集成初編》據《百川學海》本排印,上海:商務印書館,1937。
C559	劉貢父《芍藥譜》	〔宋〕劉攽(貢父)撰:《芍藥譜》,見清·劉灝《廣群芳譜》引用。(按:《綱目》正文未見引用此書。)

C560	贊寧《物類相感志》	1　〔宋〕蘇軾撰:《物類相感志》,《叢書集成初編》據《寶顏堂秘笈》本排印,上海:商務印書館,1937。 2　〔宋〕僧贊寧撰:《感應類從志》,見《説郛三種》,上海:上海古籍出版社,1988。
C561	范成大《梅譜》	〔宋〕范成大撰:《梅譜》,《叢書集成初編》據《百川學海》本排印,上海:商務印書館,1939。
C562	范成大《菊譜》	〔宋〕范成大撰:《菊譜》,《叢書集成初編》據《百川學海》本排印,上海:商務印書館,1939。
C563	楊泉《物理論》	1　書佚。《齊民要術》《初學記》《藝文類聚》《太平御覽》等書存其佚文。 2　〔晉〕楊泉撰,〔清〕孫星衍校輯:《物理論》,《叢書集成新編》影《平津館叢書》本,臺北:新文豐出版公司,1986。
C564	劉蒙《菊譜》	〔宋〕劉蒙撰:《菊譜》,《叢書集成初編》據《百川學海》本排印,上海:商務印書館,1939。
C565	史正志《菊譜》	〔宋〕史正志撰:《菊譜》,《叢書集成初編》據《百川學海》本排印,上海:商務印書館,1939。
C566	王佐《格古論》	〔明〕曹昭撰,〔明〕舒敏編,〔明〕王佐增:《新增格古要論》,《叢書集成新編》影《惜陰軒叢書》本,臺北:新文豐出版公司,1986。
C567	陳翥《桐譜》	〔宋〕陳翥撰:《桐譜》,《叢書集成初編》據《唐宋叢書》本排印,上海:商務印書館,1939。
C568	沈立《海棠記》	〔宋〕陳思撰:《海棠譜》,《叢書集成初編》據《百川學海》本排印,上海:商務印書館,1939。(按:該書收録了北宋·沈立《海棠記》序及部分内容。)
C569	《天玄主物簿》	書佚。《埤雅》引其佚文數條。
C570	陳仁玉《菌譜》	〔宋〕陳仁玉撰:《菌譜》,《叢書集成新編》影《百川學海》本,臺灣:新文豐出版公司,1986。
C571	王西樓《野菜譜》	1　〔明〕王磐撰:《王西樓先生野菜譜》,萬曆丙戌(1586)跋刊本。 2　〔明〕王磐(西樓)撰:《野菜譜》,見明·姚可成《食物本草》(22卷本)書前。
C572	穆修靖《靈芝記》	書佚。《本草綱目》出此書目,未引其文。
C573	戴凱之《竹譜》	〔晉〕戴凱之撰:《竹譜》,《叢書集成初編》據《百川學海》本排印,上海:商務印書館,1939。
C574	葉庭珪《香譜》	書佚。南宋·陳敬《香譜》、明·周嘉冑《香乘》等引其佚文。
C575	李德裕《平泉草木記》	〔宋〕李德裕:《平泉山居草木記》,見《説郛三種》宛委山堂本卷68,上海:上海古籍出版社,1988。
C576	僧贊寧《竹譜》	1　〔宋〕吳僧贊寧著:《筍譜》,明萬曆間新安汪士賢校本。 2　〔宋〕釋贊寧撰:《筍譜》,《叢書集成新編》第44冊影《百川學海》本,臺灣:新文豐出版公司,1986。(按:《綱目》誤題書名爲《竹譜》。)
C577	洪駒父《香譜》	〔宋〕洪芻撰:《香譜》,《叢書集成初編》據《學津討原》本排印,上海:商務印書館,1937。
C578	周敘《洛陽花木記》	〔宋〕周敘撰:《洛陽花木記》,見《説郛三種》商務本卷36、宛委山堂本卷104,上海:上海古籍出版社,1988。(按:《本草綱目》出此書目,未引其文。)
C579	蘇易簡《紙譜》	〔宋〕蘇易簡輯:《文房四譜》,《叢書集成初編》影《學海類編》本,上海:商務印書館,1839。
C580	蘇氏《筆譜》	〔宋〕蘇易簡輯:《文房四譜》,《叢書集成初編》影《學海類編》本,上海:商務印書館,1839。

C581	《洛陽名園記》	〔宋〕李廌(一題李格非)撰:《洛陽名園記》,《叢書集成初編》影《古今逸史》本,上海:商務印書館,1936。
C582	蘇氏《硯譜》	〔宋〕蘇易簡輯:《文房四譜》,《叢書集成初編》影《學海類編》本,上海:商務印書館,1839。
C583	蘇氏《墨譜》	〔宋〕蘇易簡輯:《文房四譜》,《叢書集成初編》影《學海類編》本,上海:商務印書館,1839。。
C584	張果《丹砂秘訣》	又名《丹砂要訣》。〔唐〕張果撰:《玉洞大神丹砂真要訣》,見《道藏·洞神部·衆術類·清七》。
C585	杜季陽《雲林石譜》	〔宋〕杜綰撰:《雲林石譜》,《叢書集成初編》據《知不足齋叢書》本排印,上海:商務印書館,1936。
C586	《九鼎神丹秘訣》	題狐剛子述:《黃帝九鼎神丹經訣》,見《道藏·洞神部·衆術類》。
C587	張果《玉洞要訣》	即(584《丹砂秘訣》之《玉洞大神丹砂真要訣》,見《道藏·洞神部·衆術類·清七》。(按:《綱目》將此一書分爲兩簡稱。)
C588	李德裕《黃冶論》	見《文苑英華》卷739引《黃冶論》全文。
C589	昇玄子《伏汞圖》	書佚。《西溪叢語》卷下引其試消石法。
C590	桓寬《鹽鐵論》	〔漢〕桓寬撰:《鹽鐵論》,《叢書集成新編》第26冊影《岱南閣叢書》本,臺北:新文豐出版公司,1986。
C591	《大明一統志》	〔明〕李賢等撰:《明一統志》,見《四庫全書》本。
C592	韋述《兩京記》	書佚。《古今事文類聚》引此書"李"之佚文一條。
C593	《寶貨辨疑》	題〔宋〕掌公貉者撰:《寶貨辨疑》,見《居家必用事類全書》戊集。又見《格致叢書》。
C594	《太平寰宇記》	1 〔宋〕樂史撰:《太平寰宇記》(殘),《叢書集成初編》影《古逸叢書》本,上海:商務印書館,1936。 2 〔宋〕樂史撰:《太平寰宇記》,《四庫全書》本。
C595	祝穆《方輿勝覽》	〔宋〕祝穆撰:《宋本方輿勝覽》,宋咸淳刻本,上海:上海古籍出版社影印,1991。
C596	嵇含《南方草木狀》	1 〔晉〕嵇含撰:《南方草木狀》,廣州:廣東科技出版社,影印本明萬曆二十年(1592)刻本,2009。 2 〔晉〕嵇含撰:《南方草木狀》,見《叢書集成初編》,據《百川學海》宋本排印,上海:商務印書館,1939。 3 中國科學院昆明植物研究所:《南方草木狀考補》,昆明:雲南民族出版社,1991。
C597	《逸周書》	〔周〕孔晁注:《逸周書》(一名《汲塚周書》),《叢書集成初編》影《抱經堂叢書》本,上海:商務印書館,1937。
C598	酈道元注《水經》	1 〔後魏〕酈道元撰:《水經注》,《叢書集成新編》第90冊影《聚珍版叢書》本,臺北:新文豐出版公司,1986。 2 〔後魏〕酈道元撰:《水經注》,見《四庫全書》本。
C599	沈瑩《臨海水土記》	書佚,即《臨海異物志》。 1 《齊民要術》等書存其佚文。 2 《本草拾遺》《嘉祐本草》各引《臨海異物志》佚文一條。 3 著者佚名:《臨海異物志》(殘本),《叢書集成新編》影《唐宋叢書》本,臺北:新文豐出版公司,1986。
C600	《汲冢竹書》	〔清〕洪頤煊校:《竹書紀年》,《叢書集成初編》據《平津館叢書》本排印,上海:商務印書館,1937。(按:《綱目》出此書目,正文未引此書文。)
C601	陸澄《續水經》	書佚。有佚文見〔宋〕文瑩《玉壺清話》(《説郛》本)。
C602	《臨海異物志》	即前C599瑩《臨海水土記》,此名重出。

C603	左氏《國語》	〔吳〕韋昭注:《國語》,《叢書集成初編》據《士禮居叢書》本排印,上海:商務印書館,1937。
C604	《三輔黃圖》	1　〔漢〕佚名撰,〔清〕畢沅校:《三輔黃圖・補遺》,《叢書集成初編》據《經訓堂叢書》本排印,上海:商務印書館,1936。 2　〔漢〕佚名撰,〔清〕孫星衍、莊逵吉校:《三輔黃圖》,《叢書集成初編》影《平津館叢書》本,上海:商務印書館,1936。
C605	陳祈暢《異物志》	書佚。《本草拾遺・摩廚子》引佚文一條。
C606	謝承《續漢書》	書佚。《水經注》《太平御覽》《本草拾遺》等書引其佚文。
C607	《三輔故事》	1　書佚。《三輔黃圖》《太平御覽》《漁隱叢話》《古今事文類聚》等書存其佚文。 2　〔清〕張澍編輯:《三輔故事》,《叢書集成初編》影《二酉堂叢書》本,上海:商務印書館,1936。
C608	曹叔雅《異物志》	一名《廬陵異物記》。書佚。《爾雅翼》《太平寰宇記》《太平御覽》等書引其佚文。
C609	法盛《晉中興書》	〔南朝宋〕何法盛撰:《晉中興書》,見《説郛》等宛委山堂本卷59。(按:書佚。佚文亦見《太平御覽》。)
C610	張勃《吳録》	書佚。《北堂書鈔》《初學記》《太平御覽》等引其佚文。
C611	薛氏《荊揚異物志》	原名《荊揚以南異物志》。書佚。《太平御覽》《爾雅翼》等引少量佚文。
C612	《後魏書》	1　〔北齊〕魏收撰:《魏書》,北京:中華書局點校本,1974。 2　見《太平御覽》卷914引《後魏書》。
C613	環氏《吳紀》	書佚。《初學記》《太平御覽》等引其佚文。
C614	萬震《涼州異物志》	書佚。《初學記》《太平御覽》等書引其佚文。原書不著撰人,《本草綱目》誤作萬震撰。
C615	《南齊書》	〔梁〕蕭子顯撰:《南齊書》,北京:中華書局點校本,1974。
C616	《東觀秘記》	《本草綱目》卷八"金"引此名。溯其文源,見《太平御覽》卷811所引《漢東園秘記》。
C617	劉欣期《交州記》	〔晉〕劉欣期撰,〔清〕曾釗輯:《交州記》,《叢書集成初編》據《嶺南遺書》本排印,上海:商務印書館,1937。
C618	《唐會要》	1　〔宋〕王溥撰:《唐會要》,北京:中華書局點校本,1955。 2　〔宋〕王溥撰:《唐會要》,《叢書集成初編》據《聚珍版叢書》本排印,上海:商務印書館,1936。
C619	劉義慶《世説》	〔南朝宋〕劉義慶撰,〔梁〕劉孝標注:《世説新語》,《叢書集成新編》第83冊影《惜陰軒叢書》本,臺北:新文豐出版公司,1986。
C620	范成大《桂海虞衡志》	〔宋〕范成大撰:《桂海虞衡志》,《叢書集成新編》第91冊影《古今逸史》本,臺北:新文豐出版公司,1986。
C621	《五代史》	1　見《嘉祐本草》引《五代史》。 2　〔宋〕薛居正等撰:《舊五代史》,北京:中華書局點校本,1976。
C622	《世本》	1　書佚。《初學記》《藝文類聚》《太平御覽》等書多引其佚文。 2　〔漢〕宋衷注,〔清〕孫馮翼輯:《世本》,《叢書集成初編》據《十種古逸書》本排印,上海:商務印書館,1937。
C623	東方朔《林邑記》	1　書佚。《太平御覽》等書多引其佚文。 2　題〔漢〕東方朔撰:《林邑記》,見《説郛三種》宛委山堂本卷61,上海:上海古籍出版社,1988。
C624	《南唐書》	〔宋〕陸遊撰:《南唐書》,《叢書集成初編》影《秘册彙函》本,上海:商務印書館,1937。

C625	《類編》	〔宋〕陳昱(日華):《夷堅志類編》。書佚。《醫說》引其書20餘處。
C626	東方朔《十洲記》	題〔漢〕東方朔撰:《海內十洲記》,《叢書集成新編》第26冊影《古今逸史》本,臺北:新文豐出版公司,1986。
C627	《宋史》	〔元〕脫脫等撰:《宋史》,北京:中華書局點校本,1974。
C628	《逸史》	一名《唐逸史》《盧氏逸史》。書佚。《古今事文類聚》引《唐逸史》佚文。
C629	任豫《益州記》	〔晉〕任豫撰:《益州記》,見《說郛》宛委山堂本卷61。
C630	《遼史》	〔元〕脫脫等撰:《遼史》,北京:中華書局點校本,1974。
C631	野史	非特指某書。《本草綱目》引"野史"四處,來源不一。"甘蔗"條一出《全芳備祖後集》引《野史》,一出《江南野史》。"蛺蝶"條出《說郛》。"人傀"條出《通志》。
C632	宋祁《劍南方物贊》	〔宋〕宋祁撰:《益部方物略記》,《叢書集成初編》影《秘冊匯函》本,上海:商務印書館,1936。(按:《綱目》正文引作《益州方物記》《益部記》《益部方物記》《益州方物圖》《益部方物圖》《方物贊》等。)
C633	《元史》	〔明〕宋濂等撰:《宋史》,北京:中華書局點校本,1974。
C634	費信《星槎勝覽》	〔元〕費信撰:《星槎勝覽》,《叢書集成新編》第98冊影《紀錄彙編》本,臺北:新文豐出版公司,1986。
C635	周達觀《真臘記》	〔元〕周達觀撰:《真臘風土記》,《叢書集成新編》第91冊影《古今逸史》本,臺北:新文豐出版公司,1986。
C636	《吾學編》	〔明〕鄭曉撰:《吾學編》,明隆慶元年(1567)鄭履淳刻本。
C637	顧岕《海槎録》	〔明〕顧岕撰:《海槎餘録》,見《叢書集成新編》第91冊影《知不足齋》本,臺北:新文豐出版公司,1986。
C638	劉郁《出使西域記》	〔元〕劉郁撰:《西使記》,《叢書集成初編》據《學海類編》本排印,上海:商務印書館,1936。
C639	《大明會典》	〔明〕徐溥等纂修:《大明會典》,明正德四年(1509)司禮監刻本。(按:《四庫全書》本作《明會典》。)
C640	朱輔《溪蠻叢笑》	〔宋〕朱輔撰:《溪蠻叢笑》,《叢書集成新編》第91冊影《說海》本,臺北:新文豐出版公司,1986。
C641	袁滋《雲南記》	書佚。《太平御覽》等書引其佚文。
C642	《太平御覽》〔《御覽》〕	〔宋〕李昉等撰:《太平御覽》,北京:中華書局(縮印宋本),1960。
C643	陳彭年《江南別録》	〔宋〕陳彭年撰:《江南別録》,《叢書集成新編》第115冊影《學海類編》本,臺北:新文豐出版公司,1986。
C644	《永昌志》	作者不明,書佚。《本草綱目》轉引此名之文,見《太平御覽》引《永昌郡傳》。
C645	《册府元龜》	〔北宋〕王欽若等編:《册府元龜》,北京:中華書局(縮印宋本),1960。
C646	《江南異聞録》	無此書名。《本草綱目》引此書一條,溯文之源,乃《白孔六帖》所引《江淮異人録》,北宋·吳淑撰。
C647	《蜀地志》	書佚無可考。《太平御覽》等書引其佚文。
C648	《集事淵海》	〔明〕佚名氏編:《群書集事淵海》,明弘治刻本,岳麓書社影印,1991。
C649	李肇《國史補》	1 〔唐〕李肇撰:《唐國史補》,上海:上海古籍出版社,1957。 2 〔唐〕李肇撰:《唐國史補》,見《叢書集成新編》83冊影《學津討原》本,臺北:新文豐出版公司,1986。

C650	《華陽國志》	〔晉〕常璩撰：《華陽國志》，《叢書集成初編》據《函海》本排印，上海：商務印書館，1939。
C651	馬端臨《文獻通考》	〔唐〕馬端臨撰：《文獻通考》，北京：中華書局影印本，1960。
C652	《楚國先賢傳》	書佚。《太平御覽》《說郛》等書均引其佚文。《本草綱目》轉引《太平御覽》所存《楚國先賢傳》佚文一條，作者不明。
C653	《茅山記》	書佚無可考。《太平御覽》等引此書佚文。《本草綱目》雖出此目，未引其文。
C654	《白孔六帖》	1　〔唐〕白居易撰，〔南宋〕孔傳續撰：《白孔六帖》，《四庫全書》本。 2　〔唐〕白居易撰，〔南宋〕孔傳續撰：《白孔六帖》，明刻本。
C655	葛洪《西京雜記》	題〔漢〕劉歆撰，〔晉〕葛洪録，〔清〕盧文弨校：《西京雜記》，《叢書集成新編》第112冊影《抱經堂叢書》本，臺北：新文豐出版公司，1986。
C656	《太和山志》	〔明〕任自垣撰：《太嶽太和山志》，明宣德六年(1431)刻本。
C657	《古今事類合璧》	〔宋〕謝維新撰：《古今合璧事類備要》，見《四庫全書》本。(按：《本草綱目》所引《格物論》三條，即出此書各事類前之《格物總論》。)
C658	周密《齊東野語》	〔宋〕周密撰：《齊東野語》，《叢書集成初編》據《學津討原》本排印，上海：商務印書館，1939。
C659	《西涼記》	〔後涼〕段龜龍撰：《涼州記》。《說郛》宛委山堂本卷61。(按：《綱目》引作《西涼記》，文出《太平御覽》引《涼州記》，文與《說郛》同。)
C660	祝穆《事文類聚》	〔宋〕祝穆撰：《古今事文類聚》，四庫全書本。
C661	周密《癸辛雜識》	〔宋〕周密撰：《癸辛雜識》，《叢書集成新編》第84冊影《學津討原》本，臺北：新文豐出版公司，1986。
C662	《荊南志》	書佚。《太平御覽》《太平寰宇記》等書引其佚文。《綱目》書目引作《荊南記》。
C663	歐陽詢《藝文類聚》	1　〔唐〕歐陽詢輯：《藝文類聚》，宋刻本。 2　〔唐〕歐陽詢輯：《藝文類聚》，《四庫全書》本。
C664	周密《浩然齋日鈔》	〔宋〕周密撰：《浩然齋視聽鈔》《浩然齋意抄》，見《說郛三種》，上海：上海古籍出版社，1988。(按：《綱目》引作《浩然齋抄》《浩然齋日鈔》。)
C665	《永州記》	未見他書著録。《本草綱目》所引此書之文，可見《醫說》卷3“食穿山甲動舊風疾”。
C666	鄭樵《通志》	〔宋〕鄭樵撰，王樹民點校：《通志二十略》，北京：中華書局點校本，1995。
C667	周密《志雅堂雜鈔》	〔宋〕周密撰：《志雅堂雜鈔》，《叢書集成新編》第87冊影《粵雅堂叢書》本，臺北：新文豐出版公司，1986。
C668	《南裔志》	《本草綱目》原誤作“《南裔記》”。此即前C438《南裔異物志》重出之名。
C669	陶九成《說郛》	1　〔明〕陶宗儀等編：《說郛》，上海商務印書館排印《涵芬樓》本，1927。 2　〔明〕陶宗儀等編，〔清〕陶珽重編：《說郛》，宛委山堂刻本。 3　〔明〕陶宗儀等編：《說郛三種》，上海：上海古籍出版社，1988。
C670	羅大經《鶴林玉露》	〔宋〕羅大經撰：《鶴林玉露》，《叢書集成初編》據《稗海》本排印，上海：商務印書館，1939。
C671	竺法真《羅浮山疏》	書佚。《北户録》《太平御覽》引作《登羅山疏》，《齊民要術》引作《登羅浮山疏》。
C672	虞世南《北堂書鈔》	1　〔唐〕虞世南編著：《北堂書鈔》，見《四庫全書》本。 2　〔唐〕虞世南編著：《北堂書鈔》，北京：學苑出版社影印本，1998。

C673	陶九成《輟耕録》	1　〔元〕陶宗儀撰:《南村輟耕録》,北京:中華書局,1959。 2　〔元〕陶宗儀撰:《輟耕録》,見《叢書集成初編》,據《津逮秘書》本排印,上海:商務印書館,1936。
C674	田汝成《西湖志》	〔明〕田汝成撰:《西湖遊覽志》《西湖遊覽志餘》,見《四庫全書》本。
C675	賈似道《悦生隨鈔》	〔宋〕賈似道撰:《悦生隨抄》,見《説郛三種》,上海:上海古籍出版社,1988。
C676	葉盛《水東日記》	〔明〕葉盛撰:《水東日記》,《叢書集成新編》第85册影《紀録彙編》本,臺北:新文豐出版公司,1986。
C677	《南郡志》	未見他書著録。《本草綱目·鱸魚》引此書之文,溯其文之源,見唐·劉餗《隋唐嘉話》、顏師古《大業拾遺記》(一名《南部煙花録》)。
C678	徐堅《初學記》	〔唐〕徐堅等著:《初學記》,北京:中華書局,1962。
C679	徐氏《總龜對類》	有《新刊補訂源流總龜對類大全》殘卷存世。《本草綱目·青琅玕》引"《徐氏總龜》"之文,尚未溯得其源。
C680	伏琛《齊地記》	書佚。《水經注》《太平寰宇記》《太平御覽》等引其佚文。作者爲晉·伏琛,《本草綱目》誤作"伏深"。
C681	《文苑英華》	1　〔唐〕李昉等編:《文苑英華》,北京:中華書局,1966。 2　〔唐〕李昉等編:《文苑英華》,見《四庫全書》本。
C682	邵桂子《甕天語》	〔宋末元初〕邵桂子撰:《雪舟脞語》(一名《甕天脞語》)。見《説郛三種》商務本卷57,宛委山堂本卷29。上海:上海古籍出版社,1988。(按:《本草綱目》"鼠麴草"引此書之文,與明·楊慎《丹鉛餘録》卷12所引近似。)
C683	《郡國志》	書佚無可考。《本草綱目·人傀》引其文,與《太平御覽》卷172"昭州"所引《郡國志》多同。
C684	《錦繡萬花谷》	1　〔宋〕佚名氏撰:《錦繡萬花谷》,明弘治七年會通館翻印序刊本。 2　〔宋〕佚名氏撰:《錦繡萬花谷》,見《四庫全書》本。(按:《本草綱目》雖出此目,未引此書。)
C685	毛直方《詩學大成》	1　〔元〕林楨輯:《聯新事備詩學大成》,北京:北京圖書館出版社,2006。 2　〔元〕林楨編集:《聯新事備詩學大成》,見《續修四庫全書》1221·子部·類書類,上海:上海古籍出版社,2002。(按:《本草綱目》雖出此目,未直引其書。)
C686	《鄴中記》	書佚。《水經注》《北堂書鈔》《初學記》《藝文類聚》等均引其佚文。
C687	洪邁《夷堅志》	〔宋〕洪邁撰,何卓點校:《夷堅志》,北京:中華書局,1981。
C688	蘇子《仇池筆記》	1　〔宋〕蘇軾撰:《仇池筆記》,見《叢書集成初編》,據《龍威秘書》本排印,上海:商務印書館,1936。 2　〔宋〕蘇軾撰:《東坡志林》,北京:中華書局,1981。(按:《仇池筆記》部分内容見於該書。)
C689	《廉州記》	書佚。《本草綱目》引作《廉州志》,作者、刊行情況均不明。
C690	《淮南萬畢術》	〔漢〕劉安撰,〔清〕孫馮翼輯:《淮南萬畢術》,見《叢書集成初編》據《問經堂叢書》本排印,上海:商務印書館,1939。
C691	鮮于樞《鉤玄》	未見其他書目著録。《本草綱目》引此書3方。
C692	辛氏《三秦記》	書佚。《水經注》《初學記》《本草拾遺》《藝文類聚》《太平御覽》等引其佚文。
C693	高氏《事物紀原》	1　〔宋〕高承撰:《事物紀原》,北京:中華書局點校本,1989。 2　〔宋〕高承撰,李果訂:《事物紀原》,見《叢書集成初編》據《惜陰軒叢書》本排印,上海:商務印書館,1937。

C694	《松窗雜録》	〔唐〕李濬撰：《松窗雜録》，見《叢書集成新編》第83冊影《奇晉齋叢書》本，臺北：新文豐出版公司，1986。（按：《本草綱目》原誤作《松窗雜記》。）
C695	《金門記》	未見他書著録。《本草綱目·神水》引其文，溯文之源，可見《雲仙雜記》（《說郛》卷119下）引《金門歲節》。
C696	伏侯《中華古今注》	〔後唐〕馬縞撰：《中華古今注》，見《叢書集成初編》據《百川學海》本排印，上海：商務印書館，1939。（按：《本草綱目》誤題作者爲"伏侯"。）
C697	杜寶《大業拾遺録》	1　一名《大業雜記》。書佚。《太平御覽》《說郛》（誤作劉義慶撰）等書引其佚文。 2　〔唐〕杜寶撰：《大業雜記》，《叢書集成新編》第83冊影《指海》本，臺灣：新文豐出版公司，1986。
C698	周處《風土記》	書佚。《水經注》《齊民要術》及唐、宋諸多類書引其佚文。
C699	應劭《風俗通》	1　〔漢〕應劭撰：《風俗通義》，《叢書集成初編》影《兩京遺編》本，上海：商務印書館，1937。 2　〔漢〕應劭撰：《風俗通義》，見《中華再造善本》據元大德九年（1305）無錫州學刻本影印。北京：北京圖書館出版社，2005。
C700	蘇鶚《杜陽編》	〔唐〕蘇鶚撰：《杜陽雜編》，見《叢書集成初編》據《學津討原》本排印，上海：商務印書館，1939。
C701	《嵩高記》	〔北魏〕盧元明撰。《嵩高記》（一名《嵩高山廟記》，或名《嵩山記》）。書佚。《本草綱目》引此名佚文一條。溯此文之源，出《太平御覽》所引《嵩高山記》。
C702	班固《白虎通》	〔漢〕班固撰：《白虎通》，《叢書集成初編》影《抱經堂叢書》本，上海：商務印書館，1936。
C703	方勺《泊宅編》	〔宋〕方勺撰：《泊宅編》（附：《提要》《補辨》），《叢書集成新編》第86冊影《讀畫齋叢書》本，臺北：新文豐出版公司，1986。
C704	《襄沔記》	書佚。《太平寰宇記》《太平御覽》等引其佚文。《本草綱目》引該書一條，出《太平寰宇記》卷145。
C705	服虔《通俗文》	書佚。後世字書、類書存其佚文，《太平御覽》徵引尤多。
C706	《方鎮編年録》	原作《方鎮編年》。《本草綱目》引其文一條，見宋·王銍《雲仙雜記》、元·陶宗儀《說郛》所引。
C707	鄧德明《南康記》	1　書佚。《水經注》《初學記》《藝文類聚》《太平御覽》等引其佚文。（《本草綱目》誤題作者爲"鄧顯明"。） 2　〔晉〕鄧德明《南康記》。見《說郛三種》宛委山堂本卷61。
C708	顏師古《刊謬正俗》	1　〔唐〕顏師古撰：《匡謬正俗》，《叢書集成初編》影《小學匯函》本，上海：商務印書館，1936。 2　《嘉祐本草》引"顏師古《刊謬正俗》"二條，因避諱改"匡"爲"刊"。
C709	楊慎《丹鉛録》	1　〔明〕楊慎撰：《鉛丹雜録》《鉛丹續録》《俗言》，《叢書集成初編》據《函海》本排印，上海：商務印書館，1936。 2　〔明〕楊慎撰，王大淳箋證：《鉛丹總録箋證》，杭州：浙江古籍出版社，2013。
C710	《方國志》	未見他書著録。《本草綱目》引該兩條，均可見《嶺外代答》有近似文。
C711	杜臺卿《玉燭寶典》	〔隋〕杜臺卿撰：《玉燭寶典》，《叢書集成初編》影《古逸叢書》本，上海：商務印書館，1939。
C712	劉績《霏雪録》	〔明〕劉績撰：《霏雪録》，《叢書集成初編》據《古今說海》本排印，上海：商務印書館，1939。
C713	荀伯子《臨川記》	1　書佚。《太平廣記》《太平御覽》等可見其佚文，但無《本草綱目》所引《臨川記》之文。 2　《本草綱目·楓香脂》引《臨川記》"楓人"之文。原出《南方草木狀》《嶺表録異》等書。

C714	《河圖玉版》	書佚。《水經注》《荆楚歲時記》《太平御覽》等引其佚文。《本草綱目·白玉髓》條引此書,其文可見《太平御覽》卷50。原注出《河圖》。
C715	葉夢得《水雲録》	《本草綱目》引《水雲録》四處,溯文之源,其中秋石"陰陽二煉丹"頗類《蘇沈良方》之"秋石方"。餘皆不知來源。
C716	洪皓《松漠紀聞》	〔宋〕洪皓撰:《松漠紀聞》,《叢書集成新編》第117冊影《學津討原》本,臺北:新文豐出版公司,1986。
C717	《河圖括地象》	1 書佚。《後漢書》《水經注》《太平御覽》等書引其佚文。 2 〔漢?〕不著撰人:《河圖括地象》,《説郛》宛委山堂本卷5。
C718	孫柔之《瑞應圖記》	書佚。《唐開元占經》《太平御覽》等書引其佚文。(按:《綱目》轉引時誤作"張氏《瑞應圖》"。)
C719	《江湖紀聞》	〔元〕郭霄鳳撰:《新刊分類江湖紀聞》,北京:北京圖書館出版社,2005。
C720	《春秋題辭》	書佚。《太平御覽》引其佚文。
C721	許善心《符瑞記》	《本草綱目》雖出此目,然未引其書。另引《符瑞志》兩條。溯文之源,即梁·沈約《宋書·符瑞志》。許善心乃《隋書經籍志》所載《符瑞記》作者,與《本草綱目》所引《符瑞志》無關。
C722	王安貧《武陵記》	《本草綱目》引此書一條,溯文之源,見《酉陽雜俎》所引。
C723	《春秋運斗樞》	書佚。《爾雅翼》《藝文類聚》《太平御覽》等引其佚文。
C724	《夏小正》	〔宋〕傅崧卿注:《夏小正戴氏傳》,《叢書集成初編》據《士禮居叢書》本排印,上海:商務印書館,1937。
C725	趙葵《行營雜録》	1 〔宋〕趙葵撰:《行營雜録》,見《説郛》宛委山堂本。 2 〔宋〕趙葵撰:《行營雜録》,《叢書集成新編》87冊影《説海》本,臺北:新文豐出版公司,1986。
C726	《春秋元命包》	一名《春秋元命苞》。書佚。《太平御覽》等書引其佚文。
C727	崔寔《四民月令》	1 書佚。《藝文類聚》《太平御覽》等書引其佚文。(按:《本草綱目》誤其名爲《四時月令》。正文或引作《崔寔月令》。) 2 〔漢〕崔寔撰,〔民國〕唐鴻學校輯:《四民月令》,《叢書集成新編》80冊影《怡蘭堂》本,臺北:新文豐出版公司,1986。
C728	張匡鄴《行程記》	一作《于闐國行程録》。書佚。宋《本草圖經》引其佚文。
C729	《春秋考異郵》	書佚。《太平御覽》等書載其佚文。
C730	《月令通纂》	〔明〕黃諫撰:《月令通纂》,見《四庫全書》本。
C731	金幼孜《北征録》	〔明〕金幼孜撰:《金文靖公北征録》、《北征後録》。《叢書集成新編》第120冊影《紀録彙編》本,臺北:新文豐出版公司,1986。
C732	《禮斗威儀》	1 書佚。《藝文類聚》《太平御覽》等書引其佚文。 2 〔明〕孫瑴輯:《古微書》,《叢書集成初編》影《墨海金壺》本,上海:商務印書館,1939。(按:《叢書集成新編》24冊亦收該書。)
C733	王禎《農書》	〔元〕王禎撰:《農書》,《叢書集成新編》第47冊影《聚珍版叢書》本,臺北:新文豐出版公司,1986。
C734	張師正《倦游録》	1 〔宋〕張師正撰:《倦游雜録》,見《説郛》商務本卷14、卷37,宛委山堂本卷33。 2 〔宋〕張師正撰,李裕民輯校:《倦遊雜録》,上海:上海古籍出版社,1993。
C735	《孝經援神契》	1 書佚。《初學記》《藝文類聚》《太平御覽》、孫瑴《古微書》等書存其佚文。 2 〔漢〕著者佚名注:《孝經援神契》,《説郛》宛委山堂本卷5存其殘卷。
C736	王旻《山居録》	一名《山居要術》。見元代《居家必用事類全集·戊集》(742)。

參考文獻

本草綱目引文溯源　四　蟲鱗介禽獸人部

C737	段公路《北户錄》	1　〔唐〕段公路撰，〔唐〕崔龜圖注：《北户錄》，《叢書集成初編》據《十萬卷樓叢書》本排印，上海：商務印書館，1936。 2　〔唐〕段公路纂，〔唐〕崔龜圖注：《北户錄》，清光緒六年（1880）陸心源十萬卷樓據宋本重雕。
C738	《周易通卦驗》	1　書佚。《太平御覽》《説郛》等書引其佚文。 2　〔漢〕鄭康成注：《易緯通卦驗》，《四庫全書》輯佚本。
C739	《山居四要》	1　〔明〕汪汝懋編輯：《山居四要》，見《壽養叢書全集》，北京：中國中醫藥出版社，1997。 2　〔明〕汪汝懋編集：《山居四要》，日本藏精抄本（底本爲元至正庚子序刊本。）
C740	胡嶠《陷虜記》	〔宋〕歐陽修：《新五代史》，北京：中華書局，1974。（按：該書卷七十三轉述已佚之《陷虜記》的部分内容。該書一名《陷北記》。）
C741	京房《易占》	一名《周易占》、《京房易卦》。《太平御覽》等書引其佚文。
C742	《居家必用》	〔元〕佚名氏撰：《居家必用事類全集》，明刻本。（見《四庫全書存目叢書》）
C743	《隋煬帝開河記》	題〔唐〕韓偓撰：《煬帝開河記》，《叢書集成新編》第81冊影《古今逸史》本，臺灣：新文豐出版公司，1986。（另《説郛》宛委山堂本亦存此書）
C744	劉向《洪範五行傳》	書佚。《隋書·五行志》《太平御覽》等書存其佚文。
C745	《便民圖纂》	1　〔明〕鄺璠刻：《便民圖纂》，北京：農業出版社，1982。 2　〔明〕鄺璠刻：《便民圖纂》，見《續修四庫全書》子部·農家類（明萬曆刊本）。上海：上海古籍出版社，2002。
C746	《玉策記》	書佚。《抱朴子内篇》引其佚文。《本草綱目》轉引時或作《玉策經》。
C747	《遁甲開山圖》	書佚。《水經注》《太平御覽》《説郛》等書引其佚文。
C748	劉伯温《多能鄙事》	題〔明〕劉基編：《多能鄙事》。明嘉靖癸亥（1563）范惟一校刻本。
C749	《述征記》	書佚。《水經注》《封氏聞見録》《藝文類聚》《太平御覽》等書引其佚文。
C750	南宫從《岣嶁神書》	1　題〔明〕九霞子撰：《岣嶁神書》，見清《藝海彙編》本。 2　《岣嶁神書》，年代不明之刻本。
C751	臞仙《神隱書》	〔明〕朱權製：《神隱》，明刊本（卷下後半部抄補）。見《海外中醫珍善本古籍叢刊》，北京：中華書局，2016。
C752	任昉《述異記》	〔梁〕任昉撰：《述異記》，《叢書集成新編》第82冊影《龍威秘書》本，臺北：新文豐出版公司，1986。
C753	《皇極經世書》	〔宋〕邵雍撰：《皇極經世書》。見《道藏·太玄部》。
C754	《務本新書》	書佚。元·司農司：《農桑輯要》、元·王禎《農書》引其佚文。
C755	祖冲之《述異記》	書佚。《北堂書鈔》《藝文類聚》《太平御覽》《太平廣記》等書引其佚文。《本草綱目》未見引其文。
C756	《性理大全》	〔明〕胡廣等奉敕撰：《性理大全》，《四庫全書》本。（按：《本草綱目》未直接引用。）
C757	俞宗本《種樹書》	〔元〕俞宗本撰：《種樹書》（二種），《叢書集成初編》據《漸西村舍叢刊》本排印，上海：商務印書館，1937。
C758	薛用弱《集異記》	〔唐〕薛用弱撰：《集異記》，《叢書集成初編》據《顧氏文房》本排印，上海：商務印書館，1939。
C759	《五經大全》	《五經大全》版本甚多。《本草綱目》雖出此目，未直接引用。
C760	《起居雜記》	書佚無可考。《本草綱目》引其文一條，未能溯得其文來源。

C761	陳翱《卓異記》	題〔唐〕李翱述:《卓異記》,《叢書集成初編》據《顧氏文房》本排印,上海:商務印書館,1936。(按:《本草綱目》未直接引用此書。該書作者有陳翱、李翱、陳翰多種記載。)
C762	《通鑑綱目》	〔宋〕司馬光著:《資治通鑑》,北京:中華書局點校本,1956。(按:《本草綱目》雖出此目,未直接引用。)
C763	《洞天保生錄》	書佚無可考。《本草綱目》引其文三條,均未溯得其源。
C764	《神異記》	書佚。《本草綱目》引其文一條,溯文之源,見《太平御覽》所引《神異經》。
C765	《程氏遺書》	1　〔宋〕程顥、程頤語錄:《二程全書》,明萬曆三十四年(1606)徐必達刻河南程氏祠堂印本。(本草綱目"狗寶"、"癖石"條所引《程氏遺書》文實出明·宋濂《潛溪文集》。) 2　〔宋〕朱熹編:《河南程氏遺書》,見《國學基本叢書》本,上海:商務印書館,1935。
C766	林洪《山家清供》	〔宋〕林洪著:《山家清供》,《叢書集成初編》影《夷門廣牘》本,上海:商務印書館,1936。
C767	李元《獨異志》	1　原書佚,殘存三卷。《醫說》《錦繡萬花谷》等書引其佚文。(按:作者有李元、李亢、李冗多種記載。) 2　〔唐〕李冗撰:《獨異志》,《叢書集成初編》據《稗海》本排印,上海:商務印書館,1936。
C768	《朱子大全》	1　〔宋〕朱熹著:《朱子全書》,見《四部備要》子部,上海中華書局據明胡氏刻本校刊,1912。(按:該書一名《晦庵先生朱文公集》《朱文公文集》。《本草綱目》正文未引此書名,僅引"朱子""朱晦庵"。) 2　〔宋〕朱熹著:《詩經集傳》,《四庫全書》本。(《綱目·薇》引《詩疏》之文,實出此書。)
C769	《閨閤事宜》	1　見前 C742《居家必用事類全集·庚集》。 2　明·胡文煥編輯:《新刻香奩潤色》,見《海外中醫珍善本古籍叢刊》影印日本江户時期抄本。北京:中華書局,2016。(按:該本内容與《閨閤事宜》相似。)
C770	《錄異記》	〔唐〕杜光庭撰:《錄異記》,《叢書集成新編》第 82 冊影《秘册》本,臺北:新文豐出版公司,1986。
C771	《老子》	1　〔魏〕王弼注:《老子道德經》,《叢書集成初編》據《聚珍版叢書》本排印,上海:商務印書館,1939。 2　《老子道德經》,見《四部叢刊初編·子部》,上海:商務印書館縮印常熟瞿氏藏宋本。1922。
C772	陳元靚《事林廣記》	1　〔宋〕陳元靚撰:《事林廣記》,北京:中華書局,1999。 2　〔宋〕陳元靚撰:《新編纂圖增類群書類要事林廣記》,見《和刻本類書集成》第一輯(影印日本貞亨元年洛陽書肆鐫行本,上海:上海古籍出版社,1990。 3　〔宋〕陳元靚輯:《纂圖增新群書類要事林廣記》,見《中華再造善本》影印至元六年鄭氏積誠堂刻本)。北京:北京圖書館出版社,2005。
C773	戴祚《甄異傳》	1　一名《甄異記》《甄異錄》。書佚。《齊民要術》《北堂書鈔》《太平御覽》《冊府元龜》等書引其佚文。《說郛》存其殘卷。 2　〔南北朝〕戴祚撰:《甄異記》,《叢書集成新編》第 82 冊影《龍威秘書》本,臺北:新文豐出版公司,1986。
C774	《鶡冠子》	〔宋〕陸佃解:《鶡冠子》,《叢書集成初編》影《子彙》本,上海:商務印書館,1939。
C775	《事海文山》	書佚無可考。僅《本草綱目》引此名一條,來源不明。
C776	《異聞記》	一作《異聞集》。書佚。《太平廣記》《類說》等書引其佚文。《本草綱目》引《異聞記》一條,溯文之源,乃見《古今合璧事類備要·外集》所引"龍駒持月",末注"異聞集"。

C777	《管子》	1 〔漢〕劉向注,戴望校正:《管子》,見《諸子集成》,上海:上海書店出版社,1986。 2 〔唐〕房玄齡注:《管子》,見《四部叢刊初編·子部》,上海涵芬樓影印鐵琴銅劍樓藏宋刊本。1922。
C778	《萬寶事山》	〔明〕錢紹撰:《新刊增补萬寶事山》,明萬曆十五年(1587)金陵昆岡周氏刻本残卷。(按:《本草綱目》雖出此目,未直接引用。)
C779	祖台之《志怪》	書佚。《藝文類聚》《太平御覽》等書引其佚文。
C780	《墨子》	〔戰國〕墨翟撰,〔清〕畢沅校注:《墨子》,《叢書集成初編》據《經訓堂叢書》本排印,上海:商務印書館,1939。
C781	《奚囊雜纂》	書佚無可考。《本草綱目》雖出此目,未引其文。
C782	陶氏《續搜神記》	1 題〔晉〕陶潛撰:《搜神後記》,《叢書集成初編》影《秘册匯函》本,上海:商務印書館,1936。 2 《太平御覽》存有今傳世本《搜神後記》所無之文。(按:《本草綱目》引《續搜神記》一條,乃轉引自《太平御覽》卷908"熊"。)
C783	《晏子春秋》	〔春秋齊〕晏嬰撰,〔清〕孫星衍校:《晏子春秋》,《叢書集成初編》據《經訓堂叢書》本排印,上海:商務印書館,1937。
C784	《三洞珠囊》	〔唐〕王懸河編:《三洞珠囊》,見《道藏·太平部》。
C785	楊氏《洛陽伽藍記》	〔北魏〕楊衒之撰:《洛陽伽藍記》,《叢書集成新編》第26册影《學津討原》本,臺北:新文豐出版公司,1986。
C786	《董子》	1 書佚。《藝文類聚》《太平御覽》等書引其佚文。《本草綱目》所引該書之文,并未見諸書有存。 2 〔漢〕董仲舒撰:《董子文集》,《叢書集成初編》據《畿輔叢書》本排印,上海:商務印書館,1937。
C787	陶隱居《雜録》	書佚。《茶經》引其佚文。
C788	《太上玄科》	書佚無可考。宋·俞琰《周易參同契發揮》等書引其書。《本草綱目》引該書斬三尸法,亦可見于《道藏·雲笈七籤》,然未言《太上玄科》。
C789	賈誼《新書》	〔漢〕賈誼撰,〔清〕盧文弨校:《新書》,《叢書集成初編》據《抱經堂叢書》本排印,上海:商務印書館,1937。
C790	《西樵野記》	〔明〕侯甸撰:《西樵野記》(存卷1-卷5),見《四庫全書存目叢書》子部,濟南:齊魯書社。1995。
C791	《太清外術》	書佚無可考。《本草綱目》引其佚文,有可見《酉陽雜俎》者,有可見《爾雅翼》者,均未言出《太清外術》。
C792	《韓詩外傳》	〔漢〕韓嬰著〔清〕周廷宷校注:《韓詩外傳校注》,《叢書集成新編》第18册影《畿輔叢書》本,臺北:新文豐出版公司,1986。
C793	《琅琊漫鈔》	〔明〕文林撰:《琅琊漫鈔》,《叢書集成初編》據《學海類編》本排印,上海:商務印書館,1939。
C794	魯至剛《俊靈機要》	〔明〕魯至剛撰:《神仙秘旨俊靈機要》,明刻本。
C795	劉向《説苑》	〔漢〕劉向撰:《説苑》,《叢書集成初編》據《漢魏叢書》本排印,上海:商務印書館,1937。
C796	姚福《庚己編》	〔明〕陸粲撰:《庚己編》,見《叢書集成初編》,據《記録彙編》本影印,上海:商務印書館,1937。(按:《本草綱目》誤作者爲姚福。)
C797	《地鏡圖》	1 書佚。《藝文類聚》《太平御覽》等書引其佚文或残卷。 2 《地鏡圖》,見《説郛三種》(宛委山堂第60種)。

C798	杜恕《篤論》	書佚。《太平御覽》《埤雅》等書引其佚文。
C799	王明清《揮麈餘話》	〔宋〕王明清撰:《揮麈録前録・後録・三録・餘話》,《叢書集成初編》影《津逮秘書》本,上海:商務印書館,1936。
C800	《五雷經》	書佚無可考。《本草綱目・雹》條引其文二條,未能溯得其源。
C801	盧諶《祭法》	原名《雜祭法》。書佚。《初學記》《太平御覽》等書引其佚文。
C802	景焕《牧豎閑談》	〔宋〕景焕撰:《牧豎閑談》,《説郛》商務印書館本第 7 卷,宛委山堂本第 19 卷。
C803	《雷書》	未見他書著録。《本草綱目》引其文數條,均未溯得其源。
C804	王叡《炙轂子》	1 一名《炙轂子雜録注解》。全帙不存。《古今事文類聚》《埤雅》《類説》等引其佚文或殘卷。 2 〔唐〕王叡纂。《説郛》商務本卷 43 有《炙轂子雜録》,宛委本卷 23 有《炙轂子録》。)
C805	陳霆《兩山墨談》	〔明〕陳霆撰:《兩山墨談》,《叢書集成初編》據《惜陰軒叢書》本排印,上海:商務印書館,1936。
C806	《乾象占》	原書未見。《本草綱目》引此書一條,未能溯得其源。
C807	葉世傑《草木子》	〔明〕葉子奇:《草木子》,北京:中華書局,1959。
C808	《葦航紀談》	〔南宋〕蔣津(或作趙葵)撰:《葦航紀談》,《説郛》商務本第 7 卷、宛委本第 20 卷均存其殘本。(按:《本草綱目》誤此書名爲《葦航細談》。)
C809	《列星圖》	一名《大象列星圖》《天象列星圖》。書佚。《太平御覽》引其佚文。
C810	梁元帝《金樓子》	1 〔梁〕蕭繹撰:《金樓子》,《知不足齋叢書》第九册。 2 〔梁〕蕭繹撰:《金樓子》,《叢書集成新編》第 21 册影《知不足齋》本,臺北:新文豐出版公司,1986。
C811	《孫升談圃》	〔宋〕孫升述、劉延世録:《孫公談圃》,《叢書集成新編》第 83 册影《百川學海》本,臺北:新文豐出版公司,1986。
C812	《演禽書》	原書未見。《本草綱目》未引此書名,然有《星禽》《星禽書》《禽書》《星禽真形圖》等同類書名,未能溯得其源。
C813	蔡邕《獨斷》	〔漢〕蔡邕撰:《獨斷》,《叢書集成新編》第 28 册影《抱經堂叢書》本,臺北:新文豐出版公司,1986。(按:《本草綱目》雖出此目,未引其文。)
C814	龐元英《談藪》	〔宋〕龐元英撰:《談藪》,《叢書集成新編》第 86 册影《説海》本,臺北:新文豐出版公司,1986。
C815	《吐納經》	書佚。《太平御覽》等書引其佚文。(按:《本草綱目》引此書一條,源出《太平御覽》卷 669 所引《仙經》,非《吐納經》。)
C816	王浚川《雅述》	〔明〕王廷相撰,王孝魚點校:《雅述》,見《王廷相集》(三),中華書局,1989。
C817	《愛竹談藪》	《本草綱目》所引此書内容與前龐元英《談藪》同。
C818	謝道人《天竺經》	書佚。《本草綱目・枸杞地骨皮》條引"謝道人《天竺經》"方,出《外臺秘要》所引。然《綱目》引據書目誤作"謝道人《天空經》"。
C819	章俊卿《山堂考索》	〔宋〕章如愚輯:《山堂考索》,《四庫全書》本。(按:該書一名《群書考索》。)
C820	彭乘《墨客揮犀》	〔宋〕彭乘撰:《墨客揮犀》,《叢書集成新編》第 86 册影《守山閣叢書》本,臺北:新文豐出版公司,1986。
C821	魏伯陽《參同契》	〔漢〕魏伯陽撰:《周易參同契註》,見《道藏・太玄部》。

參考文獻

3503

C822	洪邁《容齋隨筆》	1　〔宋〕洪邁著：《容齋筆記》，光緒元年新豐洪氏十三公祠印行（含《隨筆》《續筆》《三筆》《四筆》《五筆》）。 2　〔宋〕洪邁著：《容齋筆記》，上海：上海古籍出版社，1978。
C823	蔡絛《鐵圍山叢談》	1　〔梁〕蔡絛撰：《鐵圍山叢談》，《知不足齋叢書》第九册。 2　〔宋〕蔡絛撰：《鐵圍山叢談》，《叢書集成新編》地 84 册影《知不足齋叢書》本，臺北：新文豐出版公司，1986。
C824	蕭了真《金丹大成》	1　〔元〕蕭廷芝撰：《修真十書金丹大成》，見《道藏·洞真部·方法類》。 2　〔元〕蕭廷之撰：《金丹大成集》，見《諸真元奥集成》（《四庫全書》本）第七卷。《本草綱目》引作"蕭了真"、"蕭了真金丹詩"。
C825	《百川學海》	〔宋〕左圭輯：《百川學海》武進陶氏據咸淳本影印，1927。
C826	侯延慶《退齋閑覽》	〔宋〕侯延慶撰：《退齋雅聞録》，見《説郛》商務本卷 48、宛委本卷 17。（按：《本草綱目》金陵本誤著録爲"侯延賞《退齊閑覽》"。）
C827	《許真君書》	題〔東晉〕施岑編：《西山許真君八十五化録》，見《正統道藏》"洞玄部·譜録類"。
C828	《翰墨全書》	〔宋〕劉應李撰：《新編事文類聚翰墨大全》，明初刻本，見《四庫全書存目叢書》子部第 169 册，濟南：齊魯書社。1995。
C829	《遯齋閑覽》	一作《遁齋閑覽》。〔宋〕陳正敏撰：《遯齋閑覽》，見《説郛》商務本第 32 卷、宛委本第 25 卷。
C830	陶弘景《真誥》	〔梁〕陶弘景撰：《真誥》。見《道藏·洞玄部》。（《類説》存節本。）
C831	《史系》	《本草綱目》誤著此書爲《文系》。書佚。《太平御覽》引其佚文。
C832	顧文薦《負暄録》	〔宋〕顧文薦撰：《負暄雜録》，見《説郛》商務本第 18 卷、宛委山堂本第 24 册。
C833	《朱真人靈驗篇》	書佚。《普濟方》引其佚文。
C834	朱子《離騷辨證》	一名《楚辭集注辨證》。〔宋〕朱熹集注：《楚辭集注·辨證·後語》，清光緒間《古逸叢書》本。
C835	陸文量《菽園雜記》	〔明〕陸容撰：《菽園雜記》，《叢書集成初編》據《墨海金壺》本排印，上海：商務印書館，1936。
C836	《太上玄變經》	乃前《八帝玄變經》之重出書目。
C837	何孟春《餘冬録》	1　〔明〕何孟春撰：《餘冬序録摘抄内外編》，見《叢書集成初編》，據《紀録彙編》本影印，上海：商務印書館，1937。 2　〔明〕何孟春撰：《餘冬序録》，《四庫全書存目叢書》影印明嘉靖七年（1528）郴州家塾刻本。
C838	王明清《揮麈録》	見前 C799 王明清《揮麈餘話》。（按：《本草綱目》出此目時誤作者爲"王性之"。）
C839	李筌《太白經注》	〔唐〕李筌撰：《神機制敵太白陰經》，《叢書集成初編》影《守山閣叢書》本，上海：商務印書館，1937。
C840	黄震《慈溪日鈔》	一名《黄氏日抄》。〔宋〕黄震撰：《黄氏日抄古今紀要逸編》，《叢書集成初編》據《知不足齋叢書》本排印，上海：商務印書館，1939。
C841	趙與時《賓退録》	〔宋〕趙與旹撰：《賓退録》，《叢書集成初編》，據《學海類編》本排印，上海：商務印書館，1939。
C842	《八草靈變篇》	書佚。未見他書著録或引用。《本草綱目·馬齒莧》所引，與《寶藏論》近似，未能溯得其源。
C843	《類説》	1　〔宋〕曾慥撰：《類説》，《四庫全書》本。 2　〔宋〕曾慥輯：《類説》，見《北京圖書館古籍珍本叢刊》62 册據明天啟六年（1626）岳鍾秀刻本影印，北京：書目文獻出版社，2000。

C844	葉石林《避暑録》	〔宋〕葉夢得撰:《避暑録話》,《叢書集成初編》據《津逮秘書》本排印,上海:商務印書館,1939。
C845	《鶴頂新書》	原書未見,亦無他書著録。《本草綱目》引其文,未能溯得其源。
C846	吳淑《事類賦》	1 〔宋〕吳淑撰:《事類賦》,《四庫全書》本。 2 〔宋〕吳淑撰并注:《事類賦》,見《中華再造善本》據宋紹興十六年(1146)兩浙東路茶鹽司刻本影印。北京:北京圖書館出版社,2006。
C847	《劉禹錫嘉話録》	〔唐〕韋絢述:《劉賓客嘉話録》,《叢書集成初編》據《顧氏文房》本排印,上海:商務印書館,1936。
C848	《造化指南》	此即前土宿真君《造化指南》,當重出此目。
C849	左思《三都賦》	即《蜀都賦》《吳都賦》《魏都賦》三賦。見《六臣注文選》,《四庫全書》本。
C850	姚寬《西溪叢話》	〔宋〕姚寬輯:《西溪叢語》,《叢書集成初編》據《學津討原》本排印,上海:商務印書館,1939。
C851	《修真指南》	原書未見,亦無他書著録或引用。《本草綱目》所引之文,未能溯得其源。
C852	葛洪《遐觀賦》	《太平御覽》引録該賦。
C853	俞琰《席上腐談》	〔宋〕俞琰撰:《席上腐談》,《叢書集成初編》據《寶顏堂秘笈》本排印,上海:商務印書館,1936。
C854	《周顛仙碑》	1 一作《周顛仙人傳》。《江西通志》卷142載《御製周顛仙人傳》,題"明太祖"製。見《四庫全書》。 2 明太祖撰:《御製周顛仙人傳》,見《叢書集成初編》,據《紀録彙編》影印,商務印書館,1939。
C855	魯褒《錢神論》	1 房玄齡《晉書》卷94"魯褒傳"摘引此文。 2 《古今事文類聚續集》卷26存其全文。
C856	胡仔《漁隱叢話》	〔宋〕胡仔撰:《苕溪漁隱叢話前後集》,《叢書集成初編》據《海山仙館叢書》本排印,上海:商務印書館,1937。
C857	《劉根別傳》	書佚。《太平御覽》《藝文類聚》等書引其佚文。
C858	綦母《錢神論》	1 《太平御覽》卷836引"綦母氏《錢神論》"之文。 2 《古今事文類聚續集》卷26亦引"綦母氏《錢神論》"。
C859	熊太古《冀越集》	〔元〕熊太古撰:《冀越集記》,清乾隆四十七年(1782)吳翌鳳鈔本,見《四庫全書存目叢書》子部第239冊,濟南:齊魯書社。1995。
C860	《法華經》	〔姚秦〕釋鳩摩羅什譯:《妙法華蓮經》,見《半畝園叢書‧新刊釋氏十三經》。
C861	嵇康《養生論》	1 〔晉〕嵇康撰:《養生論》,見《嵇中散集》,《四庫全書》本。 2 〔晉〕嵇康撰:《嵇中散集》,見《四部叢刊初編‧集部》,上海:上海涵芬樓借江安傅氏雙鑑樓藏明嘉靖刊本影印。1922。
C862	王濟《日詢手記》	〔明〕王濟撰:《君子堂日詢手鏡》,《叢書集成初編》影《紀録彙編》本,上海:商務印書館,1936。
C863	《涅槃經》	1 〔北凉〕天竺三藏曇无讖譯:《南傳大般涅槃經》。 2 《本草綱目》所引之文,或可見於《外臺秘要方》《説郛》等。
C864	王之綱《通微集》	書佚無可考。(按:《本草綱目》雖出此目,未引其文。)
C865	李氏《仕學類鈔》	書佚無可考。(按:《本草綱目》雖出此目,未引其文。)
C866	《圓覺經》	〔唐〕罽賓沙門佛陀多羅譯:《大方廣圓覺修多羅了義經》,見《大正藏》第17冊。(按:《本草綱目》雖出此目,未引其文。)

C867	儲泳《祛疑説》	〔宋〕儲泳撰:《祛疑説》,《叢書集成初編》據《百川學海》本排印,上海:商務印書館,1939。(按:《本草綱目》誤作者名爲儲泳,且未引其文。)
C868	周必大《陰德録》	原書罕見。《永類鈐方》引其方,《普濟方》再轉引。
C869	《楞嚴經》	〔唐〕般刺密帝譯:《大佛頂首楞嚴經》。
C870	《文字指歸》	〔隋〕曹憲撰:《文字指歸》,見《小學鈎沉》本,清嘉慶二十二年(1817)山陽汪廷珍據高郵王氏刊本續刊。
C871	《翰苑叢記》	書佚。《醫説》引其文,原名《翰苑叢紀》。
C872	《變化論》	原書不見他書著録。《荆楚歲時記》《埤雅》等書引其佚文。《本草綱目》所引龍易骨、蛇易皮之文,見《搜神記》(《説郛》本)。
C873	《造化權輿》	書佚。《埤雅》引其佚文。
C874	《解頤新語》	〔明〕皇甫汸撰:《解頤新语》,《四庫全書提要》著録,然未見原書存世。
C875	《自然論》	書佚。《埤雅》引此文。
C876	潘塤《楮記室》	〔明〕潘塤輯:《楮記室》,見《四庫全書存目叢書》子部·類書類第 194 冊影印明·潘蔓刻本。濟南:齊魯書社。1995。
C877	趙潘《養痾漫筆》	〔宋〕趙潘撰:《養痾漫筆》,《叢書集成新編》第 87 冊影《稗海》本,臺北:新文豐出版公司,1986。
C878	劉義慶《幽明録》	〔南朝宋〕劉義慶撰:《幽明録》,《叢書集成新編》第 82 冊影《琳琅秘室叢書》本,臺北:新文豐出版公司,1986。(按:一作《幽冥録》。)
C879	仇遠《稗史》	1　〔元〕仇遠撰:《稗史》,見《武林往哲遺著》本,清·光緒中錢塘丁氏嘉惠堂刊本。 2　〔元〕仇遠撰:《山村遺集》《稗史》,見《叢書集成續編》第 133 冊影印光緒乙未(1895)錢塘丁氏刊本,臺北:新文豐出版公司,1986。
C880	《江鄰幾雜志》	1　〔宋〕江休復(鄰幾)撰:《雜志》,見《説郛》商務印書館本第 2 卷。 2　一名《嘉祐雜志》。〔宋〕江休復撰:《嘉祐雜志》,見《四庫全書》本。
C881	《百感録》	〔明〕陳相(一作丁相)撰。書佚。《本草綱目》引其文一條。
C882	《魏武帝集》	1　〔明〕張溥輯:《魏武帝集》,見《漢魏六朝百三家集》中。 2　丁福保原輯:《曹操集》,北京:中華書局,1959。
C883	張耒《明道雜志》	〔宋〕張耒撰:《明道雜誌》,《叢書集成初編》據《顧氏文房》本排印,上海:商務印書館,1939。
C884	《海録碎事》	〔宋〕葉廷珪撰:《海録碎事》,見《四庫全書》本。
C885	《魏文帝集》	1　〔明〕張溥輯:《魏文帝集》,見《漢魏六朝百三家集》(《四庫全書》本)中。 2　〔明〕曹丕撰,魏宏燦校注:《曹丕集校注》,合肥:安徽大學出版社,2009。
C886	唐小説	非特指一書。《本草綱目》引此名二處,其一出《北夢瑣言》,另一出《太平廣記》所引《會昌解頤録》。
C887	《瑣碎録》	1　〔宋〕温革撰:《分門瑣碎録》,明末清初抄本,見《續四庫書》影印。 2　〔宋〕温革撰:化振紅校注:《分門瑣碎録校注》,成都:巴蜀書社,2009。
C888	《曹子建集》	1　〔漢〕曹植撰:《曹子建集》,見《四庫全書》本。 2　〔漢〕曹植撰:《曹子建集》,見《四部叢刊初編·集部》影印江安傅氏雙鑑樓藏明活字本,上海:上海商務印書館。1922。
C889	《林氏小説》	唐末五代初林罕著。原爲刻石。《埤雅》等書引其文。
C890	《治聞記》	《本草綱目》所出書目誤作《治聞説》。正文引《治聞記》,見宋《本草圖經》原引。該書爲唐·鄭遂(一作鄭常)撰,今未見原書存世。

C891	《韓文公集》	1 〔唐〕韓愈撰,〔宋〕廖瑩中輯注:《昌黎先生集》,見《四部備要》本。 2 〔唐〕韓愈撰,〔宋〕廖瑩中校正:《昌黎先生集》,見《中華再造善本》據宋咸淳廖氏世綵堂刻本影印。北京:北京圖書館出版社,2005。
C892	《晁以道客語》	〔宋〕晁説之撰:《晁氏客語》,《叢書集成初編》據《百川學海》本排印,上海:商務印書館,1936。
C893	《龍江録》	未見他書著録。《本草綱目》引其文,溯其文源出《西京雜記》(參 C655《西京雜記》)。
C894	《柳子厚文集》	1 〔唐〕柳宗元撰,〔宋〕韓醇撰:《訓詁柳先生文集・外集・新編外集》,見《四庫全書》本。(按:《本草綱目》未引總集名,多引集中之文名。) 2 〔唐〕柳宗元著:《柳河東集》,見《萬有文庫》本,上海:商務印書館,1929。
C895	劉跂《暇日記》	〔宋〕劉跂撰:《暇日記》,見《説郛》商務印書館本第 4 卷、宛委本 27 卷。
C896	《靈仙録》	題〔唐〕馮贄撰:《雲仙雜記》,見《叢書集成初編》排印,上海:商務印書館,1939。
C897	《歐陽公文集》	〔宋〕《歐陽修》撰:《文忠集》,見《四庫全書》本。(按:《本草綱目》引文不用集名,徑用其中子集名,如《歸田録》。)
C898	康譽之《昨夢録》	〔宋〕康譽之撰:《昨夢録》,見《説郛》商務印書館本第 21 卷、宛委山堂本第 34 卷。
C899	《白獺髓》	〔宋〕張仲文撰:《白獺髓》,《叢書集成新編》87 冊影《歷代小説》本,臺北:新文豐出版公司,1986。
C900	《三蘇文集》	〔清〕謝璿箋注:《詳註三蘇文集》,上海會文堂新記書局,1934。(按:《本草綱目》雖出此目,未徑引此集名。)
C901	《坦齋筆衡》	〔宋〕葉寘撰:《坦齋筆衡》,見《説郛》商務印書館本第 18 卷。(按:《本草綱目》出"邢坦齋筆衡","邢"字衍。)
C902	《異説》	未見他書著録。《本草綱目・人傀》條引其文,可見於《草木子》。
C903	《宛委録》	〔明〕王世貞撰:《弇州山人四部稿》《續稿》,見《四庫全書》本。(按:該書附録有《宛委餘編》。)
C904	《蘇黃手簡》	未見他書著録,無可考。(按:《本草綱目》雖出此目,未引其文。)
C905	張世南《游宦紀聞》	〔宋〕張世南撰:《游宦紀聞》,《叢書集成初編》據《知不足齋叢書》本排印,上海:商務印書館,1936。(按:《本草綱目》雖出此目,未引其文。)
C906	高氏《蓼花洲閑録》	〔宋〕高文虎撰:《蓼花洲閑録》,《叢書集成初編》據《古今説海》本排印,上海:商務印書館,1936。(按:另《説郛》宛委山堂本亦有此書)
C907	《山谷刀筆》	〔宋〕黃庭堅撰:《山谷老人刀筆》,見《紛欣閣叢書》本。
C908	何薳《春渚紀聞》	〔宋〕何薳撰:《春渚紀聞》,《叢書集成新編》第 82 冊影印《學津討原》本,臺北:新文豐出版公司,1986。
C909	畢氏《幕府燕閑録》	〔宋〕畢仲苟撰:《幕府燕閑録》,見《説郛》商務本第 3 卷、第 14 卷,宛委山堂本第 41 卷。
C910	《李太白集》	1 〔唐〕李白撰,〔宋〕楊齊賢集註,〔元〕蕭士贇補註:《李太白集分類補注》,見《四庫全書》本。 2 〔唐〕李白著:《李太白集》,見《國學基本叢書簡編》,上海:商務印書館,1936。
C911	《東坡詩集》	1 〔宋〕蘇軾原撰,〔宋〕王十朋輯:《蘇東坡詩集》,見《四庫全書》本。 2 〔宋〕蘇軾撰:《東坡全集》,見《四庫全書》本。 3 〔宋〕蘇軾著:《東坡全集》,見《國學基本叢書簡編》用《萬有文庫》本印行,上海:商務印書館,1933~1934。
C912	吳澄《草廬集》	〔元〕吳澄撰:《吳文正集》,見《四庫全書》本。

C913	《杜子美集》	1 〔唐〕杜甫撰:《杜工部集》,見《四部備要》本。 2 〔唐〕杜甫原撰,〔宋〕郭知達集註:《九家集注杜詩》,見《四庫全書》本。
C914	《黃山谷集》	〔宋〕黃庭堅撰:《山谷集》,見《四庫全書》本。
C915	吳萊《淵穎集》	〔元〕吳萊撰:《淵穎集》,《叢書集成新編》第71冊影印《金華叢書》本,臺北:新文豐出版公司,1986。
C916	《王維詩集》	1 〔唐〕王維撰,〔清〕趙殿成注:《王右丞集箋注》,見《四庫全書》本。(按:《本草綱目》未直引其書名,或引作《王維詩》《王維櫻桃詩》等。) 2 〔唐〕王維:《須溪先生校本唐王右丞集》,見《中華再造善本》據元刻本影印。北京:北京圖書館出版社,2005。
C917	《宋徽宗詩》	《本草綱目》引"宋徽宗詩",或轉引自明·楊慎《丹鉛餘錄》。
C918	楊維楨《鐵厓集》	1 〔元〕楊維楨撰:《鐵厓古樂府》《樂府補》,見《四庫全書》本。 2 〔元〕楊維楨撰:《鐵厓先生古樂府》,見《四部叢刊初編·集部》,上海:商務印書館影印瞿氏鐵琴銅劍樓藏明成化刊本。1922。
C919	《岑參詩集》	〔唐〕岑參撰:《岑嘉州詩》,見《四部叢刊初編》。(按:《本草綱目》出此書目,未引其文。)
C920	王元之集	宋·王禹偁:《小畜集》,見《四庫全書》本。(按:《本草綱目·啄木鳥》引王元之詩,出《小畜集》。)
C921	宋景濂《潛溪集》	1 〔明〕宋濂撰:《文憲集》,見《四庫全書》本。 2 〔明〕宋濂撰:《文憲集》,長春:吉林出版集團社,2005。
C922	《錢起詩集》	1 〔唐〕錢起撰:《錢考功集》,見《四部叢刊初編·集部》本,上海:商務印書館影印明活字本。1922。 2 〔唐〕錢起撰:《錢仲文集》,見《四庫全書》本。
C923	《梅堯臣集》	1 〔宋〕梅堯臣撰:《宛陵集》,見《四庫全書》本。 2 〔宋〕梅堯臣撰:《宛陵先生文集》,見《四部備要》本。
C924	方孝孺《遜志齋集》	〔明〕方孝孺撰:《遜志齋集》,見《四庫全書》本。
C925	白樂天《長慶集》	1 〔唐〕白居易撰:《白氏長慶集》,見《四庫全書》本。 2 〔唐〕白居易撰:《白氏長慶集》,見《四部叢刊初編·集部》,上海:商務印書館影印翻宋本。1922。
C926	王荊公《臨川集》	1 〔宋〕王安石撰:《臨川集》,見《四庫全書》本。 2 《本草綱目》引王荊公《瘦詩》,未見《臨川集》,見宋·祝穆《古今事文類聚》、宋·李壁《王荊公詩注》。
C927	吳玉《崑山小稿》	書佚無可考。《本草綱目》引"崑齋吳玉《白髮辨》",未能溯得其源。
C928	元稹《長慶集》	〔唐〕元稹撰:《元氏長慶集》,見《四庫全書》本。
C929	《邵堯夫集》	1 〔宋〕邵雍撰:《擊壤集》,見《道藏·太玄部》。 2 《本草綱目》引"邵堯夫詩",乃轉引宋·潘自牧《記纂淵海》。
C930	《陳白沙集》	〔明〕陳獻章撰:《陳白沙集》,見《四庫全書》本。(按:《本草綱目》雖出此目,未直接引其書。)
C931	《劉禹錫集》	1 〔唐〕劉禹錫撰:《劉賓客文集》,見《四庫全書》本。 2 〔唐〕劉禹錫著:《劉賓客文集》,見《叢書集成新編》第59冊影印《畿輔叢書》本,臺北:新文豐出版公司,1986。
C932	《周必大集》	〔宋〕周必大撰:《文忠集》,見《四庫全書》本。(按:《本草綱目》雖出此目,未直接引其書。)

C933	《何仲默集》	〔明〕何景明撰:《大復集》,見《四庫全書》本。(《本草綱目》雖出《何仲默集》一目,却未引此書名,僅引"何景明"一處。)
C934	《張籍詩集》	〔唐〕張籍撰:《張司業集》,見《四庫全書》本。(按:《本草綱目》僅引"唐張籍詩"一條。)
C935	楊萬里《誠齋集》	〔唐〕楊萬里撰:《誠齋集》,見《四庫全書》本。(按:《本草綱目》未引此書名,然引"楊萬里""楊誠齋"之詩。)
C936	《張東海集》	〔明〕張弼撰:《張東海集》,見《盛明百家詩後編》本。(按:《本草綱目》雖出此目,未引其文。)
C937	李紳文集	〔唐〕李紳撰:《追昔遊集》,見《四庫全書》本。(按:《本草綱目》所出"李紳文集"一目,書志無著録。循其引文溯源,乃知出李紳《追昔遊集》。)
C938	范成大《石湖集》	〔宋〕范成大撰:《石湖詩集》,見《四庫全書》本。
C939	《楊升菴集》	〔明〕楊慎撰:《升庵集》,見《四庫全書》本。
C940	《李義山集》	1 〔唐〕李商隱撰:《李義山詩集》,見《四庫全書》本。(按:《本草綱目》未引此書名,然引"李商隱""李義山"之詩。) 2 〔唐〕李義山撰,徐樹穀箋注:《李義山文集》,清康熙戊子(1708)序刊本。
C941	《陸放翁集》	1 〔宋〕陸游撰:《劍南詩稿》,見《四庫全書》本。 2 〔宋〕陸游撰:《陸放翁全集》,見《四部備要》本。 3 〔宋〕陸游撰:《新刊劍南詩稿》,宋淳熙十四年(1187)嚴州郡齋刻本。
C942	《唐荆川集》	〔明〕唐順之撰:《荆川集》,見《四庫全書》本。(按:《本草綱目》雖出此目,未直接引其文。)
C943	《左貴嬪集》	西晉・左芬作。書佚。《藝文類聚》《初學記》《太平御覽》等書引其佚文。
C944	《陳止齋集》	〔宋〕陳傅良撰:《止齋文集》(一名《止齋集》),見《四庫全書》本。(按:《本草綱目》引"陳止齋盗蘭説"即出此集。)
C945	焦希程集	明・焦希程撰。未見他書著録。《本草綱目・石芝》條提及"嘉靖丁己僉事焦希程賦詩紀之",未能溯得其源。
C946	《王梅溪集》	〔宋〕王十朋撰:《梅溪集》,見《四庫全書》本。(按:《本草綱目》又引作《王龜齡集》。)
C947	《張宛丘集》	1 〔宋〕張耒撰:《宛邱集》,見《四庫全書》本(有提要未見書)。 2 〔宋〕張耒撰:《宛丘文粹》,見《四庫全書・蘇門六君子文粹》。 3 〔宋〕張耒撰:《柯山集》,見《四庫全書》本。(按:《本草綱目・鳳仙》條引"張宛丘呼爲菊婢"則見於宋・陳景沂《全芳備祖集》、謝維新《古今合璧事類備要》、楊柏嵒《六帖補》等。)
C948	《方虚谷集》	1 〔元〕方回撰:《桐江集》,見《宛委別藏》本。 2 〔元〕方回撰:《桐江續集》,見《四庫全書》本。
C949	葛氏《韻語陽秋》	1 〔宋〕葛立方(常之)撰:《韻語陽秋》,見《四庫全書》本。 2 〔宋〕葛立方著:《韻語陽秋》,見《叢書集成初編》據《學海類編》本排印。1939。
C950	《蔡氏詩話》	一名《蔡寬夫詩話》。〔北宋〕蔡啟(寬夫)撰。書佚。宋・阮閲《詩話總龜》、蔡正孫《詩林廣記》等書引其佚文。(按:《本草綱目・鸑鴷》引《蔡氏詩話》,見《倦遊雜録》。)
C951	《古今詩話》	原作《古今詩話録》。〔宋〕李頎編。書佚。《詩話總龜》《漁隱叢話》等書引其佚文。
C952	《錦囊詩對》	〔明〕朱安著。未見他書著録。書佚。《本草綱目》雖出此目,未引其名。《綱目》卷50"鱸"條引《錦囊詩》一聯,不明是否引自該書。

D1	《紹興本草》	1　〔宋〕王繼先等校定：《紹興校定經史證類備急本草》，日本神谷克禎抄本(殘)。 2　鄭金生整理：《南宋珍稀本草三種》，北京：人民衛生出版社，2007。
D2	《履巉巖本草》	1　〔元〕王介撰繪：《履巉巖本草》，明抄彩繪本。 2　鄭金生整理：《南宋珍稀本草三種》，北京：人民衛生出版社，2007。
D3	《寶慶本草折衷》	1　〔宋〕陳衍撰：《寶慶本草折衷》，元刻本(殘)。 2　鄭金生整理：《南宋珍稀本草三種》，北京：人民衛生出版社，2007。
D4	《三十六水法》	作者不詳。全名《服雲母諸石藥消化三十六水法》，見《道藏·洞神部·衆術類》。(按：《本草綱目》所引《三十六水方》即取材于此書。)
D5	《外丹本草》	〔宋?〕崔昉撰，年代不詳。書佚。(按：南宋·姚寬《西溪叢話》引崔昉《爐火本草》兩條，內容與《外丹本草》同。《綱目》多引此書，其資料來源不明。)
D6	《李東垣先生藥性賦》	題〔元〕李東垣撰：《新刻校正大字李東垣藥性賦》，明萬曆二年(1574)書林葉清庵重刊本，見《海外中醫珍善本古籍叢刊》，北京：中華書局，2016。
D7	《東垣珍珠囊》	題〔元〕李東垣撰，〔明〕吳文炳考證：《新刻東垣李先生精著珍珠囊藥性賦》，明萬曆、天啟間閩三建書林劉欽恩刻本。見《海外中醫珍善本古籍叢刊》，北京：中華書局，2016。(按：《綱目·歷代諸家本草》於《潔古珍珠囊》下提及"後人翻爲韻語，以便記誦，謂之《東垣珍珠囊》，謬矣。")
D8	《勿聽子藥性賦》	〔明〕熊宗立(勿聽子)補撰：《新刊訂訛大字勿聽子藥性賦》，明萬曆二年(1574)書林葉清庵重刊本，見《海外中醫珍善本古籍叢刊》，北京：中華書局，2016。(按：《綱目·歷代諸家本草》於《本草歌括》下提及熊宗立藥性賦，即此本。)
D9	汪機《辨明醫雜著忌用參耆論》	〔明〕汪機：《石山醫案》，明嘉靖十年(1531)陳桷校刻本。(按：該本"附錄"有此文，署曰"正德庚辰(1520)二月朔旦新安門省之撰"。)
D10	《讀素問鈔》	〔元〕滑壽撰，佚名氏續注。《讀素問鈔》，明正德刻本。(按：《綱目》引滑壽《素問》注文，當出自此書。)
D11	《脉訣》	題〔晉〕王叔和撰著，〔明〕周一朋編録：《新刊校正王叔和脉訣》，明萬曆六年(1578)富春堂刊本。見《海外中醫珍善本古籍叢刊》，北京：中華書局，2016。
D12	《雲岐子保命集》	〔明〕張璧撰：《雲岐子保命集論類要》，見《濟生拔萃》9-10冊(《中華再造善本》)。
D13	《醫宗三法》	〔明〕馮愈纂：《醫宗三法》，日本江户時期抄本。見《海外中醫珍善本古籍叢刊》，北京：中華書局，2016。
D14	《倒倉論》	書篇名。見《格致餘論》《丹溪心法》《丹溪纂要》諸書。
D15	《便民食療》	〔明〕吳球撰。原作《食療便民》。書佚。僅見《本草綱目》引"便民食療方"。
D16	《病機氣宜保命集》	1　〔金〕劉完素述：《病機氣宜保命集》，見《叢書集成初編》，據《古今醫統正脉全書》排印，上海：商務印書館，1937。(按：此書與《活法機要》《潔古家珍》常混爲一談。) 2　〔金〕劉完素：《病機氣宜保命集》，見宋乃光《劉完素醫學全書》，北京：中國中醫藥出版社，2006。
D17	《雜病治例》	1　〔明〕劉純著：《雜病治例》，見《四庫全書存目叢書》，濟南：齊魯出版社影印明成化刻本，1995。 2　〔明〕劉純編輯：《雜病治例》，見日本江户時期抄本。 3　〔明〕劉純著：《雜病治例》，見《劉純醫學全集》，北京：人民衛生出版社，1986。
D18	《丹溪摘玄》	〔明〕佚名氏撰：《丹溪摘玄》，北京：中醫古籍出版社據明萬曆抄本影印，2005。
D19	《丹溪治法心要》	〔元〕朱丹溪撰，〔明〕佚名氏傳。日本江户初期抄本。見《海外中醫珍善本古籍叢刊》，北京：中華書局，2016。(此書雖未見其名，然其中"桔梗"條多有時珍所引丹溪之論。)

D20	《脉因證治》	題〔元〕朱丹溪撰,湯望久校輯:《脉因證治》,見田思勝《朱丹溪醫學全書》,北京:中國中醫藥出版社,2006。
D21	《丹溪手镜》	題〔元〕朱丹溪撰:《丹溪手镜》見田思勝《朱丹溪醫學全書》,北京:中國中醫藥出版社,2006。
D22	《集要方》	〔宋〕方導編類:《方氏編類家藏集要方》,日本天保間小島學古影抄南宋慶元三年(1197)自序本。見《海外中醫珍善本古籍叢刊》,北京:中華書局,2016。
D23	《葉氏方》	〔宋〕葉大廉類編:《葉氏錄驗方》,日本江戶初期據南宋嘉泰本抄本。見《海外中醫珍善本古籍叢刊》,北京:中華書局,2016。
D24	《葉氏摘玄方》	著者佚名:《葉氏摘玄方》,書佚。(按:《本草綱目》引此書十餘方,約半數可見於今本《丹溪摘玄》,其餘來源不明。)
D25	《應急良方》	〔明〕胡文焕撰:《應急良方》,見《壽養叢書》,北京:中國中醫藥出版社,1997。
D26	《龔氏易簡方》	書佚無可考。《本草綱目》引此書二方。不明是否前《龔氏經驗方》之異名。
D27	《潘氏經驗方》	書佚無可考。《本草綱目·乳香》條引此書。
D28	《醫方摘玄》	〔明〕張用謙撰:《醫方摘玄》。書佚。(按:《本草綱目》引此書 5 方。)
D29	《保生方》	書佚無可考。見《普濟方》引錄。
D30	《傳心方》	宋代或宋以前書,已佚。(按:《本草綱目》引作《心傳方》。據佚文溯源,此書即《婦人良方大全》所引《傳心方》。作者不明。)
D31	《集玄方》	僅見《本草綱目》引錄。
D32	陸氏	《本草綱目》引"陸氏"2 方,均見《婦人良方大全》卷 17。(按:此"陸氏"或爲南宋初名儒陸子正。)
D33	胡氏婦人方	書佚。《本草綱目》引此書佚文,據其佚文溯源,其方出《婦人大全良方》所引之"胡氏"。
D34	《信效方》	書佚。佚文存《婦人良方大全》《普濟方》《普濟本事方》等書。
D35	《胎産須知》	書志無載。《綱目》引此書一條,與《普濟方》所載《便産須知》方同。
D36	《癍論萃英》	〔明〕王好古撰:《癍論萃英》,見《濟生拔萃》,上海涵芬樓影印,1938。(按:《中華再造善本》亦爲《濟生拔萃》本。)
D37	謝氏小兒方	《本草綱目》引其 1 方,溯其源乃出《玉機微義》"謝氏燒針丸"。
D38	《痘疹經驗方》	書佚無可考。《本草綱目·天靈蓋》條引此書。
D39	《外科理例》	1 〔明〕汪機撰:《外科理例》,見《四庫全書》本。 2 〔明〕汪機撰:《外科理例》,見高爾鑫《汪石山醫學全書》,北京:中國中醫藥出版社,2006。
D40	《尚書正義》	〔漢〕孔安國傳,〔唐〕孔穎達疏:《尚書正義》,見《十三經註疏》,中華書局影印本,1980。
D41	《逸書》	〔清〕馬國翰輯撰:《古文尚書》,見《玉函山房輯佚書》楚南書局本。
D42	《逸禮》	書佚。《太平御覽》等書存其佚文。
D43	《孟子》	〔清〕焦循著:《孟子正義》,見《諸子集成》,上海:上海書店,1986。
D44	《關尹子》	〔春秋〕尹喜撰:《關尹子》,見《叢書集成初編》,據《子彙》影印,上海:商務印書館,1936。
D45	《尸子》	〔春秋〕尸佼撰:《尸子》,見《叢書集成新編》第 20 冊影《湖海》本,臺北:新文豐出版公司,1986。

D46	《鬼谷子》	1　見《酉陽雜俎》引其文。 2　〔周〕著者佚名:《鬼谷子》,《叢書集成新編》第20冊影《子彙》本,臺北:新文豐出版公司,1986。
D47	《周易集解》	〔唐〕李鼎祚撰:《周易集解》,見《叢書集成初編》,據《學津討原》本排印,上海:商務印書館,1936。
D48	《東觀漢記》	〔漢〕班固等撰:《東觀漢記》,《叢書集成新編》第111冊影印《聚珍版叢書》排印本,上海:商務印書館,1986。(按:《本草綱目》或引作《東觀記》。)
D49	《晉書》	〔唐〕房玄齡等撰:《晉書》,北京:中華書局點校本,1974。
D50	《梁書》	〔唐〕姚思廉撰:《梁書》,北京:中華書局點校本,1973。
D51	《吳越春秋》	〔東漢〕趙曄撰:《吳越春秋》,見《叢書集成初編》,據《逸史》影印,上海:商務印書館,1937。
D52	《路史》	〔南宋〕羅泌撰:《路史》,見《中華再造善本》據宋刻本影印。北京:北京圖書館出版社,2005。(按:《綱目》所引逸書《嵩山記》,其佚文可見《路史》。)
D53	《切韻》	〔隋〕陸法言撰。《切韻》,書佚。(按:後世增修此書而爲《唐韻》《廣韻》。)
D54	《廣韻》	〔宋〕陳彭年等重修:《覆宋本重修廣韻》,《叢書集成新編》影《古逸叢書》本,臺北:新文豐出版公司,1986。(按:《本草綱目》正文引此書,或誤稱孫愐《廣韻》。《四庫全書》有《原本廣韻》。)
D55	《翻译名義集》	〔宋〕法雲編。《翻译名義集》。見《四部叢刊初編‧子部》,上海:商務印書館影印南海潘氏藏宋刊本,1922。
D56	《茶谱》	〔后蜀〕毛文錫:《茶谱》,見〔宋〕吳淑《事類賦》。《四庫全書》亦收此書。
D57	《北苑茶録》	〔宋〕丁謂撰:《北苑茶録》,書佚。宋代與茶相關諸書多引其文。《本草衍義》亦提及此書。
D58	《糖霜譜》	〔宋〕王灼撰:《糖霜譜》。見《叢書集成初編》,據《學津討原》本排印,上海:商務印書館,1936。
D59	《洞天清禄集》	〔宋〕趙希鵠撰:《洞天清禄集》,見《叢書集成新編》第50冊影《讀畫》本,臺北:新文豐出版公司,1986。(按:《綱目》引此書,誤作《洞天録》。)
D60	《扶南傳》	原名《扶南土俗傳》。〔三國吳〕康泰撰。書佚。《水經注》《太平御覽》《藝文類聚》等書存其佚文。
D61	《羅浮山記》	約爲南北朝人所撰。書佚。《水經注》《顏氏家訓》《太平御覽》等書均引其佚文。(按:《綱目》引此書2條,均轉引自《太平御覽》。)
D62	樊綽《蠻書》	〔唐〕樊綽撰:《蠻書》,《叢書集成新編》第98冊影《琳琅秘室叢書》排印本,北京:商務印書館,1986。(一名《雲南記》)
D63	《地理志》	〔唐〕杜佑撰:《通典》。見《四庫全書》本。(按:《通典》卷188"南蠻‧林邑",被《本草衍義》引作《地里志》。《本草綱目》又誤作《地理志》。)
D64	《嶺外代答》	〔宋〕周去非撰:《嶺外代答》,見《叢書集成初編》據《學津討原》本排印,上海:商務印書館,1936。(按:《方國志》僅見《綱目》引録,無可溯源。今溯得《嶺外代答》有近似文,或爲其源也。)
D65	《江南野史》	〔宋〕龍袞撰:《江南野史》,《叢書集成新編》影《四庫》本,臺北:新文豐出版公司,1986。(按:該書載盧絳病痁疾食甘蔗而愈事。)
D66	《使琉球録》	〔明〕陳侃撰:《使琉球録》。見《叢書集成初編》據《紀録彙編》本影印,上海:商務印書館,1937。
D67	《記纂淵海》	〔宋〕潘自牧撰:《記纂淵海》,見《中華再造善本》據宋刻本影印。北京:北京圖書館出版社,2004。

D68	《春秋潛潭巴》	〔漢〕佚名氏撰:《春秋潛潭巴》,書佚。《藝文類聚》《太平御覽》《說郛》等書引其佚文。
D69	《琴操》	題〔漢〕蔡邕:《琴操》,見《叢書集成新編》53 冊影《平津館叢書》本,北京:商務印書館,1986。
D70	《齊諧記》	〔劉宋〕東陽無疑撰。《齊諧記》。書佚。《太平御覽》《物類相感志》《醫説》等書引其佚文。(按:《本草綱目》引唐·薛用弱《齊諧志》,乃《齊諧記》之誤。)
D71	《格物粗談》	〔宋〕蘇軾著:《格物粗談》,見《叢書集成新編》43 冊影《學海類編》本,北京:商務印書館,1986。
D72	《邵氏聞見録》	〔宋〕邵伯温著:《河南邵氏聞見前録》,《叢書集成初編》據《學津討原》本排印,上海:商務印書館,1939。
D73	《聞見後録》	〔宋〕邵博著:《河南邵氏聞見後録》,《叢書集成初編》據《津逮秘書》本排印,上海:商務印書館,1936。(按:《本草綱目》所引《聞見録》,實包括《聞見後録》之文)
D74	《續墨客揮犀》	題〔宋〕彭乘撰:《續墨客揮犀》,《叢書集成新編》第 87 冊影《說海》本,臺北:新文豐出版公司,1986。
D75	沈周《雜記》	〔明〕沈周撰:《石田雜記》,《叢書集成初編》影《學海類編》本,上海:商務印書館,1936。
D76	《簷曝偶談》	〔明〕顧元慶撰:一作《簷曝偶談》。見《丛书集成三编》中有《檐曝偶谈一卷明顾元庆著说库》,册数:第 067 册 583 页。
D77	《陰符經》	1 《黄帝阴符经》,見《道藏·洞真部·本文類》。 2 題〔唐〕李筌疏:《黄帝阴符经疏》,見《道藏·洞真部·玉訣類》。
D78	《續仙傳》	〔南唐〕沈汾(或作"玢""份")撰:《續神仙傳》,《叢書集成初編》據《夷門廣牘》本排印,上海:商務印書館,1936。
D79	《海客論》	〔五代〕李光玄:《海客論》,出《道藏·太玄部·別上》。
D80	《悟真篇》	〔宋〕張伯端撰,翁淵明注:《紫阳真人悟真篇注疏》《金液還丹悟真篇》。見《道藏·洞真部·玉诀类》
D81	《金丹大成集》	〔宋〕蕭廷芝(了真子)撰:《修真十书金丹大成集》,見《道藏·洞真部·方法類》。
D82	《雲笈七籤》	〔宋〕張君房輯:《雲笈七籤》,見《道藏·太玄部·学上》。
D83	《寒蟬賦》	〔西晉〕陸雲撰:《陸士龍集》,見《四部備要·集部》,中華書局,1936。(按:《綱目·蟬花》引該賦小序見於此書。)
D84	《詩話總龜》	〔宋〕阮閲編撰:《增修詩話總龜》。見《四部叢刊初編·集部》明嘉靖刊本縮印。(按:該書存有《古今詩話》等書佚文。)
D85	《全芳備祖》	1 〔宋〕陳景沂編輯:《全芳備祖集》,《四庫全書》本。 2 〔宋〕陳景沂編輯:《全芳備祖》,北京:農業出版社(影宋本),1982。

藥物正名索引

二　畫

丁香 …………… 2311
人肉 …………… 3449
人血 …………… 3435
人汗 …………… 3438
人尿 …………… 3419
人面子 ………… 2270
人骨 …………… 3440
人胞 …………… 3444
人屎 …………… 3416
人氣 …………… 3438
人傀 …………… 3451
人參 …………… 752
人勢 …………… 3448
人魄 …………… 3439
人精 …………… 3436
人蝨 …………… 2741
人膽 …………… 3448
九牛草 ………… 1083
九仙子 ………… 1527
九里香草 ……… 1675
九香蟲 ………… 2703
九龍草 ………… 1674
刀豆 …………… 1789
刀鞘 …………… 2631

三　畫

三七 …………… 845
三白草 ………… 1275
三角風 ………… 1677

三家洗盌水 …… 384
土芋 …………… 1974
土伏苓 ………… 1520
土馬駿 ………… 1655
土殷孽 ………… 589
土黄 …………… 639
土菌 …………… 2027
土落草 ………… 1670
土當歸 ………… 883
土蜂 …………… 2663
土蜂窠 ………… 411
土撥鼠 ………… 3384
土齒 …………… 1665
土墼 …………… 422
大木皮 ………… 2609
大豆 …………… 1761
大豆黄卷 ……… 1770
大豆豉 ………… 1792
大青 …………… 1120
大空 …………… 2568
大風子 ………… 2469
大黄 …………… 1294
大黄蜂 ………… 2664
大麥 …………… 1712
大麻 …………… 1696
大戟 …………… 1315
大腹子 ………… 2176
大薊小薊 ……… 1106
弋共 …………… 1667
小青 …………… 1122
小兒胎屎 ……… 3419

小兒群 ………… 1673
小麥 …………… 1705
小蘗 …………… 2366
口津唾 ………… 3437

四　畫

山丹 …………… 1983
山羊 …………… 3313
山豆根 ………… 1528
山枇杷柴 ……… 1677
山岩泉水 ……… 377
山茱萸 ………… 2512
山茶 …………… 2558
山柰 …………… 965
山韭 …………… 1849
山蛩蟲 ………… 2803
山棗 …………… 2271
山蛤 …………… 2796
山蒜 …………… 1869
山慈姑 ………… 900
山樝 …………… 2098
山薑 …………… 968
山嬰桃 ………… 2137
山鵲 …………… 3125
山獺 …………… 3366
山礬 …………… 2526
千年艾 ………… 1071
千步峰 ………… 408
千里及 ………… 1580
千金鑷 ………… 1670
千金藤 ………… 1527

千歲子 …………… 2270	木狗 …………… 3356	水萍 …………… 1607
及己 …………… 917	木威子 …………… 2163	水蛇 …………… 2865
弓弩絃 …………… 2632	木香 …………… 959	水蛭 …………… 2733
女青 …………… 1249	木蝱 …………… 2779	水楊 …………… 2441
女貞 …………… 2521	木核 …………… 2607	水楊梅 …………… 1289
女萎 …………… 1524	木麻 …………… 2568	水黽 …………… 2819
女菀 …………… 1191	木蓮 …………… 1564	水蓼 …………… 1271
女麴 …………… 1809	木賊 …………… 1165	水銀 …………… 527
王不留行 …………… 1232	木綿 …………… 2561	水銀草 …………… 1674
王瓜 …………… 1493	木槿 …………… 2554	水銀粉 …………… 533
王明 …………… 1667	木藜蘆 …………… 1349	水精 …………… 503
王孫 …………… 836	木蘭 …………… 2302	水靳 …………… 1918
井口邊草 …………… 1661	木蠹蟲 …………… 2748	水蕨 …………… 1965
井中苔及萍藍 …………… 1649	木鼈子 …………… 1462	水龜 …………… 2947
井底泥 …………… 417	五子實 …………… 2166	水蘇 …………… 1050
井泉水 …………… 369	五加 …………… 2529	水藻 …………… 1616
井泉石 …………… 578	五母麻 …………… 1668	水獺 …………… 3367
天子藉田三推犁下土 …… 406	五色石脂 …………… 570	牛 …………… 3214
天牛 …………… 2762	五色符 …………… 1668	牛奶藤 …………… 1582
天仙蓮 …………… 1676	五羽石 …………… 731	牛扁 …………… 1437
天仙藤 …………… 1574	五辛菜 …………… 1877	牛脂芳 …………… 1676
天名精 …………… 1140	五味子 …………… 1449	牛黃 …………… 3266
天花蕈 …………… 2026	五倍子 …………… 2675	牛魚 …………… 2917
天芥菜 …………… 1676	五斂子 …………… 2166	牛鼻拳 …………… 2646
天門冬 …………… 1502	不灰木 …………… 568	牛領藤 …………… 1582
天竺桂 …………… 2300	不彫木 …………… 2563	牛膝 …………… 1185
天師栗 …………… 2074	太一餘粮 …………… 617	牛蝨 …………… 2740
天蛇 …………… 2872	太陽土 …………… 405	牛齝草 …………… 1662
天雄 …………… 1372	太陽石 …………… 732	毛莨 …………… 1436
天靈蓋 …………… 3441	犬尿泥 …………… 416	毛蓼 …………… 1274
夫編子 …………… 2270	牙齒 …………… 3414	升麻 …………… 883
木乃伊 …………… 3449	比目魚 …………… 2925	爪甲 …………… 3412
木天蓼 …………… 2564	水中白石 …………… 650	父陛根 …………… 1668
木甘草 …………… 1663	水甘草 …………… 1292	月季花 …………… 1485
木瓜 …………… 2091	水仙 …………… 903	月桂 …………… 2301
木耳 …………… 2019	水苦蕒 …………… 1956	丹砂 …………… 517
木竹子 …………… 2269	水英 …………… 1261	丹參 …………… 832
木芙蓉 …………… 2557	水松 …………… 1622	六畜毛蹄甲 …………… 3273

本草綱目引文溯源 四 蟲鱗介禽獸人部

六畜心	3274	艾	1063	石流青	712
文石	1666	艾火	392	石蛇	653
文蛤	2994	艾納香	1017	石斛	1624
文鰩魚	2933	古文錢	475	石斑魚	2904
方民	3450	古厕木	2605	石腎	730
方解石	563	古塚中水	378	石脾	730
火炭母草	1274	古磚	424	石蒜	902
火鍼	393	古鏡	472	石蚴	3005
火藥	731	古櫬板	2606	石腦	590
户限下土	407	术	797	石腦油	592
弔	2834	可聚實	1664	石蓴	2013
孔公孽	587	石中黄子	619	石膏	553
孔雀	3130	石瓜	2471	石蜜	2246
巴旦杏	2048	石耳	2031	石蕊	1650
巴朱	1666	石芝	602	石麪	599
巴豆	2462	石灰	594	石燕	651
巴戟天	817	石帆	1622	石燕	3097

五 畫

		石合草	1583	石鮅魚	2905
玉	492	石決明	2989	石龍子	2842
玉井水	375	石芸	1666	石龍芮	1434
玉柏	1657	石花菜	2013	石龍芻	1167
玉蜀黍	1738	石見穿	1677	石鍾乳	581
玉簪	1418	石肝	730	石膽	628
巧婦鳥	3094	石長生	1630	石蟹	653
甘土	401	石松	1658	石髓	591
甘松香	964	石刺木	2593	石蠶	654
甘草	739	石肺	730	石鼊	2701
甘遂	1320	石荆	2552	石鹼	434
甘蔗	2243	石胡荽	1634	石鼈	654
甘蕉	1153	石南	2543	布	2613
甘劍子	2269	石炭	593	布里草	1673
甘鍋	422	石香薷	1033	占斯	2592
甘藍	1268	石首魚	2890	甲煎	3008
甘藤	1572	石韋	1628	田中泥	417
甘藷	1979	石耆	732	田父	2796
甘露	361	石覓	1631	田麻	1673
甘露蜜	362	石逍遥	1672	田蠃	3009
		石流赤	712	由跋	1395

四味果	2270	白蒿	1078	吉利草	924
生瓜菜	1961	白楊	2443	吉祥草	1669
生熟湯	382	白薇	921	地耳	2031
生薑	1902	白獅子石	733	地衣草	1651
代赭石	611	白緣子	2270	地防	2825
仙人杖	2602	白頭翁	840	地茄子	1673
仙人杖草	1958	白龍鬚	1643	地黄	1172
仙人草	1641	白斂	1522	地椒	2204
仙人掌草	1641	白鮮	892	地筋	908
仙茅	824	白藥子	1532	地楊梅	1289
白及	842	白蟻泥	413	地榆	829
白玉髓	497	白鷳	3080	地蜈蚣草	1289
白石英	509	白鱓泥	415	地膚	1226
白石華	731	瓜藤	1583	地漿	379
白羊石	645	印紙	2627	地錦	1639
白苣	1954	冬瓜	2000	地龍藤	1581
白芷	945	冬灰	433	地膽	2719
白花菜	1930	冬青	2523	耳塞	3411
白花蛇	2857	冬霜	363	芋	1971
白花藤	1553	市門土	407	芍藥	951
白芥	1887	市門溺坑水	385	芒	908
白豆	1783	玄石	610	芝	2015
白豆蔻	976	玄明粉	686	芎藭	934
白辛	1665	玄參	827	朴消	679
白附子	1385	玄精石	675	西瓜	2237
白青	627	半天河	366	百丈青	1582
白英	1554	半夏	1397	百舌	3117
白茅	904	半邊蓮	1289	百舌窠中土	411
白茅香	1015	必思荅	2269	百合	1979
白兔藿	1552	必栗香	2326	百兩金	1672
白背	1665	奴柘	2485	百草	1660
白前	922	奴哥撒兒	1678	百草花	1660
白馬骨	2608	皮巾子	2619	百草霜	428
白瓷器	422	皮腰袋	2619	百脉根	821
白扇根	1668	皮靴	2621	百部	1508
白堊	399			百稜藤	1577
白魚	2889	**六 畫**		百藥祖	1672
白棘	2507	戎鹽	668	灰藋	1968

灰藥 …………………… 2825
列當 …………………… 791
死人枕席 …………… 2625
邪蒿 …………………… 1914
光明鹽 ………………… 671
曲節草 ………………… 1096
肉豆蔻 ………………… 986
肉蓯蓉 ………………… 789
朱砂根 ………………… 924
朱砂銀 ………………… 447
朱鱉 …………………… 2968
竹 ……………………… 2593
竹付 …………………… 1667
竹黃 …………………… 2601
竹魚 …………………… 2888
竹筍 …………………… 1984
竹蓐 …………………… 2029
竹蜂 …………………… 2669
竹蝨 …………………… 2782
竹雞 …………………… 3082
竹籃 …………………… 2645
竹鼺 …………………… 3384
竹蠹蟲 ………………… 2751
伏牛花 ………………… 2559
伏龍肝 ………………… 418
伏翼 …………………… 3097
伏雞子根 …………… 1526
延胡索 ………………… 894
仲思棗 ………………… 2081
自然灰 ………………… 418
自然銅 ………………… 449
自經死繩 …………… 2624
行夜 …………………… 2776
合新木 ………………… 2607
合歡 …………………… 2410
衣帶 …………………… 2618
衣魚 …………………… 2769
決明 …………………… 1224

羊 ……………………… 3188
羊茅 …………………… 1678
羊屎柴 ………………… 1677
羊桃 …………………… 1561
羊實 …………………… 1664
羊蹄 …………………… 1589
羊躑躅 ………………… 1422
并苦 …………………… 1667
米粃 …………………… 1839
汗衫 …………………… 2617
守宮 …………………… 2844
安石榴 ………………… 2111
安息香 ………………… 2340
祁婆藤 ………………… 1583
那耆悉 ………………… 2609
防己 …………………… 1543
防風 …………………… 875
防葵 …………………… 1309
朵梯牙 ………………… 732

七　畫

扶芳藤 ………………… 1566
扶桑 …………………… 2556
赤土 …………………… 401
赤小豆 ………………… 1772
赤地利 ………………… 1556
赤車使者 …………… 1034
赤翅蜂 ………………… 2670
赤涅 …………………… 1665
赤赫 …………………… 1665
赤銅 …………………… 447
赤箭天麻 …………… 792
赤翠 …………………… 1665
赤龍浴水 …………… 379
孝子衫 ………………… 2617
芫花 …………………… 1424
芫青 …………………… 2717
芰實 …………………… 2261

芙樹 …………………… 2608
花乳石 ………………… 643
芥 ……………………… 1883
芥心草 ………………… 1673
芡實 …………………… 2263
杜父魚 ………………… 2904
杜仲 …………………… 2371
杜若 …………………… 966
杜衡 …………………… 916
杜鵑 …………………… 3127
杏 ……………………… 2038
杉 ……………………… 2288
杉菌 …………………… 2024
杓 ……………………… 2641
杓上砂 ………………… 651
李 ……………………… 2035
車前 …………………… 1240
車脂 …………………… 2638
車渠 …………………… 3000
車輦土 ………………… 407
車螯 …………………… 2997
車轍中水 …………… 379
豆黃 …………………… 1798
豆蔻 …………………… 973
豆腐 …………………… 1798
豕 ……………………… 3147
吳茱萸 ………………… 2210
貝子 …………………… 3001
貝母 …………………… 896
見腫消 ………………… 1292
吹火筒 ………………… 2631
牡丹 …………………… 956
牡荊 …………………… 2545
牡蒿 …………………… 1083
牡蠣 …………………… 2976
何首烏 ………………… 1511
伯勞 …………………… 3114
皂莢 …………………… 2412

皂莢蕈	2024	青蚨	2707	松蘿	2589
皂莢蠹蟲	2753	青紙	2627	枾	2104
佛甲草	1634	青琅玕	498	東風菜	1936
佛掌花	1677	青魚	2887	東家雞棲木	2605
卮子	2499	青葙	1099	東廧	1748
返魂香	2355	青蒿	1074	東壁土	404
坐拏草	1420	青蒿蠹蟲	2752	刺虎	1672
含水藤	1573	青腰蟲	2737	刺蜜	2248
含春藤	1583	青雌	1665	兩頭蛇	2871
角落木皮	2608	青精乾石䭀飯	1802	雨水	359
角蒿	1080	青黛	1266	郁李	2516
迎春花	1220	長石	562	虎	3279
辛夷	2303	長松	777	虎耳草	1634
兑草	1663	亞麻	1695	虎杖	1276
沙參	767	茉莉	1012	虎掌天南星	1388
沙棠果	2185	苦瓜	2012	果然	3394
沙蝨	2819	苦芙	1111	昆布	1620
沙糖	2245	苦芥子	1673	門臼塵	432
没藥	2335	苦茄	1993	明水	362
沈香	2305	苦草	1607	罔兩	3399
初生臍帶	3447	苦菜	1951	知母	786
君遷子	2110	苦瓠	1996	知杖	1667
尿坑泥	416	苦參	887	牦牛	3301
尿桶	2647	苦棗	2082	使君子	1460
阿井水	377	苦蕎麥	1719	帛	2613
阿月渾子	2146	苜蓿	1942	金	438
阿芙蓉	1758	英草華	1663	金牙石	645
阿息兒	1678	茼麻	1120	金星石銀星石	640
阿勒勃	2185	苟印	2872	金星草	1629
阿膠	3259	茆質汗	1673	金莖	1665
阿魏	2349	苧麻	1117	金剛石	646
附子	1350	茄	1989	金蛇銀蛇	2864
陀得花	1671	茅香	1014	金魚	2907
忍冬	1569	扶栘	2445	金絲草	926
		林檎	2103	金盞草	1235

八　畫

		枇杷	2131	金稜藤	1583
青鶴	3112	松	2280	金橘	2130
青玉	497	松楊	2445	金櫻子	2515

金罌	2823			胡葱	1860
乳汁	3431	**九　畫**		胡椒	2205
乳穴水	375	珂	3004	胡燕窠土	409
乳腐	3258	珊瑚	500	胡盧巴	1123
乳蟲	2747	玻瓈	503	胡頽子	2513
肥皂莢	2424	封	3399	胡蘿蔔	1918
兔	3359	封石	731	荔枝	2155
兔肝草	1669	封華	1663	荔枝草	1674
兔棗	1664	垣衣	1651	南瓜	2005
狐	3350	城東腐木	2605	南燭	2527
狗	3178	荆三棱	999	南藤	1576
狗舌草	1244	茜草	1539	柰	2101
狗尾草	1252	茈胡	869	柑	2125
狗脊	812	草石蠶	1983	柯樹	2459
狗蠅	2739	草豉	1931	柘	2483
狗寶	3269	草麻繩索	2646	柘蠹蟲	2750
狒狒	3396	草犀	923	相思子	2470
底野迦	3270	草蜘蛛	2726	柚	2128
放杖木	2566	草鞋	2622	枳	2491
卷柏	1656	蒿蒿	1914	枳椇	2190
炊單布	2644	茵蔯蒿	1071	柞木	2562
河砂	650	蒿蒿	1914	柏	2274
河豚	2922	䓪草	1663	枸杞地骨皮	2533
河煎	1667	茯苓	2571	枸杞蟲	2704
河邊木	2606	茶蛀蟲	2753	枸骨	2524
波羅蜜	2183	茖葱	1859	枸橘	2498
治鳥	3142	茗	2221	枸櫞	2129
宜南草	1671	茺蔚	1084	栅木皮	2607
空青	620	故木砧	2640	柳	2435
郎君子	3016	故炊帚	2644	柳寄生	2592
建水草	1671	故蓑衣	2620	柳蠹蟲	2749
屈草	1662	胡瓜	2006	柱下土	408
牀脚下土	408	胡荽	1915	威靈仙	1535
降真香	2318	胡桐淚	2354	研朱石鎚	2638
姑活	1668	胡桃	2140	厚朴	2367
姑獲鳥	3142	胡菫草	1673	砒石	636
		胡黄連	858	砂接子	2820
		胡麻	1683	砂鍋	422

藥物正名索引

3521

砭石 …………………… 647
韭 ……………………… 1843
省藤 …………………… 1578
昨葉何草 ……………… 1652
毗梨勒 ………………… 2165
炭火 …………………… 391
骨碎補 ………………… 1626
骨路支 ………………… 1583
香蒲蒲黃 ……………… 1601
香蕈 …………………… 2025
香薷 …………………… 1031
香爐灰 ………………… 433
秋石 …………………… 3426
鬼臼 …………………… 1410
鬼車鳥 ………………… 3143
鬼屎 …………………… 412
鬼針草 ………………… 1291
鬼督郵 ………………… 917
鬼膊藤 ………………… 1582
鬼齒 …………………… 2603
禹餘粮 ………………… 615
侯騷子 ………………… 2270
食茱萸 ………………… 2218
食蛇鼠 ………………… 3387
食鹽 …………………… 659
胞衣水 ………………… 3447
狨 ……………………… 3393
風貍 …………………… 3349
風貍肚内蟲 …………… 2822
疥拍腹 ………………… 1668
帝休 …………………… 2609
秈 ……………………… 1728
迷迭香 ………………… 1016
前胡 …………………… 873
柒紫 …………………… 1666
洗手足水 ……………… 385
洗兒湯 ………………… 385
津符子 ………………… 2269

突厥雀 ………………… 3088
扁青 …………………… 626
神水 …………………… 366
神丹 …………………… 733
神鍼火 ………………… 393
神麴 …………………… 1812
神護草 ………………… 1662
屋内壖下蟲塵土 ……… 413
屋遊 …………………… 1652
屋漏水 ………………… 367
陟釐 …………………… 1647
飛廉 …………………… 1115
蚤休 …………………… 1408
紅白蓮花 ……………… 2261
紅藍花 ………………… 1103
紅麴 …………………… 1813

十　畫

秦艽 …………………… 866
秦皮 …………………… 2407
秦荻藜 ………………… 1970
秦椒 …………………… 2194
秦龜 …………………… 2953
珠鼈 …………………… 2968
馬 ……………………… 3235
馬刀 …………………… 2983
馬先蒿 ………………… 1081
馬肝石 ………………… 732
馬勃 …………………… 1659
馬逢 …………………… 1664
馬陸 …………………… 2801
馬兜鈴 ………………… 1465
馬絆繩 ………………… 2646
馬腦 …………………… 501
馬蓼 …………………… 1272
馬瘍木根皮 …………… 2608
馬齒莧 ………………… 1946
馬鞭 …………………… 2632

馬鞭草 ………………… 1244
馬檳榔 ………………… 2189
馬蕲 …………………… 1922
馬蘭 …………………… 1029
都念子 ………………… 2187
都咸子 ………………… 2188
都桷子 ………………… 2187
都管草 ………………… 883
荼菜 …………………… 1613
莢蒾 …………………… 2406
莽草 …………………… 1430
莧 ……………………… 1944
荻皮 …………………… 2607
莘草 …………………… 1663
莎草香附子 …………… 1002
茛菪 …………………… 1327
真珠 …………………… 2986
桂牡桂 ………………… 2289
桂蠹蟲 ………………… 2750
桔梗 …………………… 772
桃榔子 ………………… 2181
桐 ……………………… 2387
桐油繖紙 ……………… 2627
栝樓 …………………… 1485
桃 ……………………… 2055
桃花石 ………………… 575
桃符 …………………… 2629
桃寄生 ………………… 2591
桃橛 …………………… 2629
桃蠹蟲 ………………… 2750
桐核 …………………… 2607
格注草 ………………… 1438
索干 …………………… 1667
連枷關 ………………… 2634
連翹 …………………… 1255
豇豆 …………………… 1786
栗 ……………………… 2071
夏冰 …………………… 365

夏枯草	1092	狼毒	1307	浮石	600
原蠶	2698	郭公刺	1677	流水	368
畢澄茄	2208	病人衣	2617	浸藍水	384
蚌	2980	唐夷	1667	屐屫鼻繩	2623
蚯	2870	瓷甌中白灰	432	陸英	1258
蚰蟲	2821	拳參	925	陵石	731
蚊母鳥	3044	粉錫	459	陳廩米	1799
特生礜石	634	粉霜	537	陳華	1663
秫	1744	益決草	1663	陰毛	3440
秘惡	1667	益符	2825	陰地厥	1082
透骨草	1674	益智子	980	通草	1547
倚待草	1670	烟藥	733	通脫木	1550
俳蒲木	2607	酒	1826	能鼈	2967
射干	1413	酒杯藤子	2271	桑	2473
皋蘆	2228	消石	687	桑上寄生	2587
息王藤	1582	海月	3015	桑花	1658
烏木	2455	海芋	1439	桑莖實	1664
烏古瓦	423	海松子	2169	桑根下土	409
烏芋	2265	海金沙	1288	桑柴火	391
烏臼木	2460	海紅	2090	桑鳸	3113
烏韭	1654	海紅豆	2470	桑蠹蟲	2748
烏爹泥	417	海馬	2937	納鼈	2967
烏蛇	2861	海桐	2392	紙	2626
烏賊魚	2927	海根	1274	紡車絃	2633
烏鴉	3122	海梧子	2269		
烏頭	1377	海帶	1619		
烏藥	2323	海豚魚	2924	**十一畫**	
烏蘞苺	1558	海蛤	2991	舂杵頭細糠	1840
師系	1667	海蛇	2935	理石	561
徐長卿	919	海燕	3016	琉璃	504
殷孽	588	海蘊	1619	排草香	1015
釜臍墨	427	海藻	1617	接骨木	2566
豺	3357	海獺	3370	菾菜	1935
豹	3287	海蠃	3007	菠薐	1519
狼	3357	海鰕	2937	菥蓂	1938
狼牙	1311	海鷓魚	2933	萊菔	1895
狼把草	1251	海鰻鱺	2912	菘	1881
狼尾草	1747	海蠶	2703	菫	1920
				勒魚	2892

黃土	401	草薢	1516	敗筆	3365
黃大豆	1771	菊	1055	敗鼓皮	3272
黃石華	731	菩薩石	515	敗瓢	1999
黃白支	1668	萍蓬草	1612	敗醬	1218
黃瓜菜	1960	菠薐	1933	眼淚	3438
黃皮果	2270	乾陀木	2608	野芧草	1676
黃羊	3213	乾苔	1648	野馬	3301
黃花了	1672	乾薑	1909	野菊	1060
黃花蒿	1078	菰	1605	野豬尾	1583
黃芩	861	菰米	1748	野豬	3302
黃明膠	3263	梗雞	2825	曼陀羅花	1421
黃耆	746	梧桐	2389	曼遊藤	1582
黃連	847	梅	2048	啄木鳥	3119
黃秫	1666	麥門冬	1192	異草	1663
黃屑	2608	麥飯石	649	蛆	2737
黃蒸	1809	梓	2383	蚺蛇	2853
黃楊木	2563	梳篦	2634	蚱蟬	2753
黃蜀葵	1209	梫木	2527	蚯蚓	2804
黃鼠	3385	梭頭	2633	蚯蚓泥	413
黃精	778	救月杖	2630	蛇含	1247
黃寮郎	1672	救赦人者	1668	蛇角	2873
黃頷蛇赤楝蛇	2866	區余	1667	蛇狀	940
黃環狼跋子	1501	蝛蟲	2820	蛇芮草	1276
黃藥子	1529	厠籌	2647	蛇苺	1459
黃藤	1552	硇砂	694	蛇黃	654
黃蟲	2825	雪蠶	2704	蛇眼草	1675
黃鮬魚	2905	鹵鹹	672	蛇魚草	1675
黃顙魚	2921	雀	3088	蛇婆	2865
黃櫨	2366	雀梅	1665	蛇蛻	2850
黃礜	728	雀麥	1715	唼臘蟲	2824
黃護草	1662	雀甕	2687	崖椒	2203
黃辯	1666	雀醫草	1662	崖棕	1642
菴摩勒	2163	常山蜀漆	1339	甜瓜	2230
菴藺	1060	常吏之生	1669	梨	2084
菴羅果	2100	常春藤	1567	側子	1375
菖蒲	1594	敗天公	2620	兜納香	1017
萵苣	1955	敗石	1666	假蘇	1035
萎蕤	782	敗船茹	2640	船底苔	1649

船虹 …………… 1668	淡竹葉 …………… 1198	葡萄酒 …………… 1837
舵菜 …………… 2027	淡菜 …………… 3006	葱 …………… 1850
釣樟 …………… 2322	婆娑石 …………… 641	葶藶 …………… 1235
釣藤 …………… 1551	婆羅得 …………… 2433	落葵 …………… 1961
釵子股 …………… 923	梁上塵 …………… 430	落雁木 …………… 1579
魚子 …………… 2945	寄居蟲 …………… 3014	萱草 …………… 1197
魚虎 …………… 2934	密陀僧 …………… 468	萹蓄 …………… 1280
魚狗 …………… 3043	陽火陰火 …………… 388	菓耳 …………… 1134
魚師 …………… 2934	陽起石 …………… 604	茳草 …………… 1272
魚脂 …………… 2944	陽烏 …………… 3022	楮 …………… 2485
魚笱 …………… 2645	隈支 …………… 2271	椰子 …………… 2178
魚網 …………… 2645	婦人月水 …………… 3433	椑柿 …………… 2109
魚魷 …………… 2944	貫衆 …………… 814	楊梅 …………… 2055
魚鮓 …………… 2943	細辛 …………… 914	椋子 …………… 2186
魚鱗 …………… 2944	終石 …………… 731	粟 …………… 1741
魚鱠 …………… 2942		棗 …………… 2075
象 …………… 3291	**十二畫**	棗猫 …………… 2712
猪牙石 …………… 732	琥珀 …………… 2579	棗蠹蟲 …………… 2751
麻黃 …………… 1159	斑珠藤 …………… 1582	酢漿草 …………… 1637
麻鞋 …………… 2621	斑鳩 …………… 3111	酥 …………… 3256
鹿 …………… 3314	斑蝥 …………… 2713	雁 …………… 3028
鹿角菜 …………… 2014	款冬花 …………… 1220	雄黃 …………… 541
鹿良 …………… 1664	越王餘算 …………… 1621	雲母 …………… 505
鹿梨 …………… 2088	越瓜 …………… 2005	雲實 …………… 1332
鹿蹄草 …………… 1218	越砥 …………… 647	紫鉚 …………… 2674
鹿藿 …………… 1967	貢龜 …………… 2960	紫石英 …………… 513
章魚 …………… 2932	彭侯 …………… 3399	紫石華 …………… 730
産死婦人冢上草 …… 1661	壺盧 …………… 1994	紫花地丁 …………… 1290
商陸 …………… 1304	握雪礜石 …………… 635	紫貝 …………… 3003
旋花 …………… 1478	惡實 …………… 1128	紫佳石 …………… 731
旋覆花 …………… 1097	葉下紅 …………… 1677	紫金牛 …………… 925
牽牛子 …………… 1470	葫 …………… 1870	紫金藤 …………… 1575
剪春羅 …………… 1234	萬一藤 …………… 1582	紫荆 …………… 2552
剪草 …………… 1542	葛 …………… 1496	紫草 …………… 838
清風藤 …………… 1577	葛上亭長 …………… 2718	紫背金盤 …………… 1642
淋石 …………… 3430	葛花菜 …………… 2026	紫菫 …………… 1921
淮木 …………… 2604	葎草 …………… 1559	紫菜 …………… 2012
淫羊藿 …………… 822	葡萄 …………… 2238	紫菀 …………… 1189

紫參	835	湯瓶內鹼	729	蒲公英	1958
紫葳	1480	温湯	376	蒲席	2635
紫葛	1558	温藤	1582	蒲扇	2635
紫給	1666	滑石	563	蒸餅	1808
紫藍	1666	溲疏	2542	蒸籠	2643
紫藤	1579	寒具	1807	莎木麵	2183
棠梨	2089	寒號蟲	3104	椿樗	2374
景天	1632	補骨脂	989	楠	2320
蛞蝓	2814	犀	3294	楝	2394
蛤蚧	2847	犀洛	1664	楊梅	2133
蛤蜊	2995	粥	1803	楊搖子	2269
蛟龍	2835	隔山消	1677	楊櫨	2543
黑石華	731	絡石	1562	楄梓	2097
無名異	579	絲瓜	2007	楸	2385
無花果	2184			槐	2398
無食子	2427	**十三畫**		榆	2446
無風獨搖草	1671			榆仁醬	1820
無患子	2425	璏珥	2956	櫚欄	2457
無漏子	2180	瑞香	1012	楓柳	2591
黍	1733	載	1669	楓香脂	2326
筋子根	1670	遠志	818	榲木	2568
鈆	453	塚上土	409	榲擔尖	2634
鈆丹	464	蒜	1865	酪	3255
鈆光石	732	蓍	1062	碎米柴	1677
鈆霜	457	蓮藕	2249	雷丸	2585
番木鼈	1464	蒔蘿	1927	雷墨	657
番紅花	1105	葦芨	982	零餘子	1978
貂鼠	3385	墓頭回	1678	雹	364
飯	1801	薛草	1750	當歸	928
飯籮	2643	蓖麻	1333	睡菜	2014
猩猩	3395	蒼耳蠹蟲	2752	路石	1666
猬	3387	蓬草子	1749	蛺蝶	2708
猾	3372	蓬砂	700	蜈蚣	2797
訶黎勒	2429	蓬莪茂	997	蜆	2984
道中熱土	407	蓬藟	1453	蜂蜜	2653
遂石	731	蒿雀	3093	蛷螋轉丸	412
遂陽木	2607	蒟蒻	1396	蜣蜋	2758
曾青	623	蒟醬	985	蜀羊泉	1217
		蒴藋	1259		

蜀葵	1205	溪鬼蟲	2816	蜘蛛香	945
蜀椒	2196	溺白垽	3424	箬	1148
蜀黍	1737	粱	1738	箘桂	2299
雉	3076	辟虺雷	924	剡耳草	1675
稗	1747	預知子	1469	銅青	451
筋	2641	絹	2612	銅弩牙	478
節華	1663			銅壺滴漏水	383
節氣水	374	**十四畫**		銅鼓草	1675
鼠	3373			銅礦石	451
鼠李	2519	碧海水	376	銃楔	2631
鼠尾草	1250	碧霞石	732	銀	442
鼠婦	2771	嘉魚	2894	銀朱	538
鼠麴草	1222	蓴	1615	銀杏	2138
鼠壤土	412	蔓荊	2550	銀膏	447
催風使	1672	蔓椒	2204	貍	3347
鳧	3035	蕲草	1589	鳳仙	1419
魁蛤	2999	蓼菜	1930	鳳凰	3129
鉤吻	1440	蓼	1269	豪豬	3304
鉤栗	2148	蓼蠃	3014	腐婢	1777
貉	3354	榛	2145	瘯蠡	2958
亂髮	3405	榧實	2166	韶子	2189
膃肭獸	3370	楮藤子	1468	弊帚	2644
詹糖香	2343	樺木	2455	滿江紅	1677
獅	3278	榹榆	2450	滿陰實	1664
解毒子	1531	槙植	2096	漆	2379
解諸肉毒	3275	酸棗	2504	漆器	2637
蘆藥	1670	酸筍	1987	漏蘆	1112
廉薑	966	酸模	1592	漏籃子	1376
麂	3335	酸漿	1214	寡婦牀頭塵土	432
麂目	2186	豨薟	1145	蜜香	2310
新雉木	2607	鳶尾	1417	蜜栗子	580
粳	1725	蜚蛋	2780	蜜蒙花	2560
慈石	606	蜚蠊	2825	蜜蜂	2661
慈母枝葉	2608	蜚蠊	2775	蜜蠟	2658
慈姑	2267	雌黃	550	褌襠	2616
慈烏	3121	蜻蛉	2709	鳲鳩	3112
煙膠	425	蝸牛	2811	熊	3305
溪狗	2796	蝸蠃	3012	綿	2615
		蜘蛛	2721		

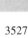

藥物正名索引

3527

縬木	2456
緑毛龜	2958
緑豆	1778
緑青	624
緑礬	724
緑鹽	677

十五畫

犛牛	3299
髮髲	3403
駝	3253
駝鳥	3131
撮石合草	1674
賣子木	2563
赭魁	1525
熱湯	380
穀精草	1286
撥火杖	2630
蕘花	1429
蕕車香	1016
鞋底下土	408
蕨	1964
蕤核	2510
蕓薹	1878
蕺	1962
蕳子	2271
蕪荑	2450
蕪荑醬	1821
蕪菁	1889
蕎麥	1716
蕏	1279
蕁麻	1438
樗雞	2710
樝子	2095
麨	1805
橡實	2148
槲實	2151
樟	2321

樟腦	2348
樻子	2269
橄欖	2161
豌豆	1784
醋	1821
醋林子	2221
醉魚草	1429
豬苓	2583
豬腰子	2471
豬窠草	1662
豬槽上垢土	416
豬槽中水	384
豬藍子	1676
震肉	3272
震燒木	2606
齒垽	3438
蝛蟷	2984
蝌斗	2795
蝮蛇	2867
蝦蟆	2790
幞頭	2619
墨	425
稷	1731
稻	1720
黎豆	1789
箭笴及鏃	2632
質汗	2339
衛矛	2524
貓	3343
膝頭垢	3412
鴇	3031
魴魚	2901
劉寄奴草	1094
諸蛇	2873
摩厨子	2188
糅	1806
潦水	360
鳩	3141

鳲鳥漿	1669
彈丸土	418
漿水	382
練鵲	3118
線香	1017
緣桑蠃	2816

十六畫

髭鬚	3440
擔羅	2997
礜石	648
薑黃	992
燕	3095
燕脂	1105
燕蓐草	1661
燕齒	1665
薤	1861
薯蕷	1975
薇蘅	1090
薇	1965
薏苡	1751
蕹菜	1934
薄荷	1041
樹孔中草	1661
橉木	2459
橙	2126
橘	2116
頭巾	2618
頭垢	3409
醍醐	3257
醍醐菜	1970
醒醉草	1677
璺	2582
歷日	2628
盧會	2353
盧精	1667
鴨脚青	1676
鴨跖草	1199

鶋	3139	燒尸墢上土	408	螳蜋桑螵蛸	2684
積雪草	1044	燒酒	1836	螻蛄	2764
穇子	1746	燧火	390	螺蛳泥	415
篤耨香	2344	螢火	2767	螺厴草	1636
學木核	2607	營實牆蘼	1483	螠螮	2728
錫	471	燈火	394	氈	3273
錫悋脂	446	燈心草	1168	繁縷	1939
鋼鐵	481	燈花	395	鼢鼠壤土	413
鍋蓋	2643	燈盞	2638	鍼線袋	2635
錦	2612	燈盞油	2638	鍾馗	2628
錦地羅	924	澤漆	1318	鍛竈灰	433
貓	3355	澤瀉	1585	鴿	3086
鷗	3136	澤蘭	1027	爵牀	1034
鷗鵃	3137	壁錢	2727	貘	3289
鮓荅	3268	隱鼠	3383	鮧魚	2918
鮑魚	2939	縛豬繩	2646	鮠魚	2917
獨用將軍	1291			鮫魚	2926
獨用藤	1583	**十七畫**		氈屟	2620
獨活羌活	879			䗪蟲	2773
獨脚仙	1674	環腸草	1675	鵁鶄	3038
獨脚蜂	2670	黿	2968	麋	3329
鴛鴦	3037	藍	1261	糟	1838
磨刀水	384	藍蛇	2871	糞坑底泥	416
凝水石	673	藍澱	1265	糞藍	1666
龍	2828	藍藤	1583	燭燼	396
龍手藤	1582	薗茹	1313	縮砂蔤	977
龍舌草	1593	蕳菌	2030		
龍荔	2160	穭豆	1786	**十八畫**	
龍涎石	732	薰草零陵香	1020		
龍珠	1214	薰陸香乳香	2330	翹搖	1966
龍常草	1168	藁本	943	騏驎竭	2337
龍眼	2159	薺	1936	藜	1969
龍葵	1211	薺苨	769	藜蘆	1345
龍腦香	2344	薺薴	1053	藥王草	1670
龍膽	911	薑草	1281	藤黃	1581
龍鬚菜	2014	檉柳	2440	欄木	2457
甑	2641	檀	2406	檳榔	2171
甑氣水	383	檀香	2316	覆盆子	1455
		檀桓	2365	礞石	642

瞿麥 …………………… 1229
蟲白蠟 ………………… 2673
蟬花 …………………… 2757
鵠 ……………………… 3030
鵝 ……………………… 3025
鵝抱 …………………… 1526
鵝項草 ………………… 1675
鵜鶖 …………………… 3022
簟 ……………………… 2636
礜石……………………… 631
鼫鼠 …………………… 3384
鼬鼠 …………………… 3386
雙頭鹿 ………………… 3334
雙頭蓮 ………………… 1676
鎮宅大石………………… 733
鎖陽……………………… 792
翻白草 ………………… 1957
雞涅 …………………… 1664
雞脚草 ………………… 1669
雞腸草 ………………… 1941
雞窠草 ………………… 1661
餻 ……………………… 1806
鮹魚 …………………… 2925
鯉魚 …………………… 2880
鯇魚 …………………… 2887
鯽魚 …………………… 2895
癖石 …………………… 3430
離鬲草 ………………… 1641
離婁草 ………………… 1662
糧罌中水………………… 378
鵜鶘 …………………… 3024
鯊魚 …………………… 2904
醬 ……………………… 1819
斷罐草 ………………… 1670

十九畫

鼃 ……………………… 2792
鵲 ……………………… 3124
藿香 …………………… 1018
蘋 ……………………… 1611
蘆 ……………………… 1149
蘆火竹火………………… 392
蘆蠹蟲 ………………… 2752
蘇 ……………………… 1046
蘇方木 ………………… 2453
蘇合香 ………………… 2341
蘑菰蕈 ………………… 2026
虈蒿 …………………… 1081
攀倒甑 ………………… 1292
麴 ……………………… 1810
櫓罟子 ………………… 2269
櫧子 …………………… 2147
蟴菜 …………………… 1090
繫彌子 ………………… 2270
麗春草 ………………… 1096
蠗 ……………………… 2997
蠅 ……………………… 2739
蠍 ……………………… 2729
蟾蜍 …………………… 2784
蟻 ……………………… 2736
蟻垤土…………………… 413
羅晃子 ………………… 2269
羅勒 …………………… 1928
穬麥 …………………… 1715
簸箕舌 ………………… 2645
簷溜下泥………………… 416
簾箔 …………………… 2637
臘雪……………………… 364
鵰 ……………………… 3134
鯪鯉 …………………… 2838
鯧魚 …………………… 2895
鯢魚 …………………… 2920
鯔魚 …………………… 2889
蟹 ……………………… 2969
鶉 ……………………… 3084
繳脚布 ………………… 2619
蘡薁 …………………… 2240
蘭草 …………………… 1023
蘘荷 …………………… 1156
蘗木 …………………… 2358
櫸 ……………………… 2433
礬石……………………… 713
櫰香 …………………… 2326
醴泉……………………… 375
懸鉤子 ………………… 1458
罌子桐 ………………… 2391
罌子粟 ………………… 1755
鶡雞 …………………… 3080
蠐螬 …………………… 2744
鶚 ……………………… 3135
鶚龜 …………………… 2959
鶻嘲 …………………… 3126
穭豆 …………………… 1783
蟲螽 …………………… 2777
鰻魚 …………………… 2890
鯑魚 …………………… 2919
鰌魚 …………………… 2914
鰕 ……………………… 2935
貛 ……………………… 3356
獼猴 …………………… 3391
獼猴桃 ………………… 2242
爐甘石…………………… 576
灌草 …………………… 1663

二十畫

寶石……………………… 502
鶩 ……………………… 3031
攝龜 …………………… 2959
騾 ……………………… 3252
櫻桃 …………………… 2135
露水……………………… 360
露筋草 ………………… 1674
露蜂房 ………………… 2665
霹靂礁…………………… 656

鷃 …………………… 3085	鷦鴩 …………………… 3081	鷺 …………………… 3039
蠟梅 …………………… 2559	麚 …………………… 3336	蠨蛆 …………………… 2954
鐵 …………………… 479	鷲雉 …………………… 3079	鸊鷉 …………………… 3040
鐵華粉 ………………… 486		邏箕柴 ………………… 1677
鐵落 …………………… 484	**二十三畫**	鱟魚 …………………… 2973
鐵椎柄 ………………… 2631	蠮螉 …………………… 2671	鸓鼠 …………………… 3023
鐵精 …………………… 485	蠱蟲 …………………… 2823	鱤魚 …………………… 2890
鐵漿 …………………… 488	鼹鼠 …………………… 3381	鱧魚 …………………… 2907
鐵線草 ………………… 925	鼷鼠 …………………… 3387	鱧腸 …………………… 1252
鐵熱 …………………… 487	鱖魚 …………………… 2902	鰤魚 …………………… 2885
鐵鏽 …………………… 487	鱓魚 …………………… 2912	鱠殘魚 ………………… 2906
鷄冠 …………………… 1101	鱗蛇 …………………… 2857	鱣魚 …………………… 2915
鷂鷄 …………………… 3021	鱘魚 …………………… 2916	鷹 …………………… 3132
鰌魚 …………………… 2893	鱛魚 …………………… 2906	鼈 …………………… 2960
鰷魚 …………………… 2905	欒荊 …………………… 2551	鸀鳿 …………………… 3038
麝 …………………… 3337	欒華 …………………… 2426	鸒鴉 …………………… 3036
竈馬 …………………… 2777	鷸 …………………… 3085	鸎 …………………… 3118
二十一畫	纈霞草 ………………… 1676	鼉龍 …………………… 2836
鶴 …………………… 3019	**二十四畫及以上**	鱭魚 …………………… 2892
蠡實 …………………… 1125	鹽麩子 ………………… 2219	鸐雉 …………………… 3078
續隨子 ………………… 1325	鹽龍 …………………… 2849	驢 …………………… 3246
續斷 …………………… 1109	鹽膽水 ………………… 377	驢尿泥 ………………… 416
二十二畫	鹽藥 …………………… 678	鼶鼠 …………………… 3103
蘿藦 …………………… 1555	靈牀下鞋 ……………… 2624	鱵魚 …………………… 2906
蘽米 …………………… 1814	靈牀上果子 …………… 2271	鸕鷀 …………………… 3041
蘼蕪 …………………… 939	靈砂 …………………… 540	鱸魚 …………………… 2902
蘁水 …………………… 382	靈壽木 ………………… 2567	鸛 …………………… 3020
蘹香 …………………… 1923	靈貓 …………………… 3342	鑿柄木 ………………… 2631
蘹香蟲 ………………… 2705	蠶 …………………… 2689	鸚䳌 …………………… 3127
鷗 …………………… 3040	蠶豆 …………………… 1785	麢羊 …………………… 3309
鰻鱺魚 ………………… 2909	蠶芮草 ………………… 1275	鬱金 …………………… 994
鱅魚 …………………… 2886	蠶繭草 ………………… 1675	鬱金香 ………………… 1013
		鸜鵒 …………………… 3116

（R-0039.01）

ISBN 978-7-5088-5575-2

9 787508 855752 >

定價:350.00圓

科学出版社 中医药出版分社

联系电话: 010-64019031 010-64037449
E-mail:med-prof@mail.sciencep.com